ロジャー・W・バイアード 著
溝口史剛 監訳

小児および若年成人における突然死

病気・事故・虐待の適切な鑑別のために

明石書店

SUDDEN DEATH
IN THE YOUNG
Third edition

Sudden Death in the Young, Third edition
by Roger W. Byard
© Cambridge University Press 2010
This translation is published by arrangement
with the Syndicate of the Press of the University of Cambridge

医学の発展に寄与してくれた、
本書に登場したすべての子どもと
若者に本書を捧げる

『小児および若年成人における突然死』の刊行にあたって

　死亡——これは、医学・医療がもっとも避けたい事象の1つであるが、ヒトは必ず死亡し、死亡には必ずその原因が存在する。多くの場合、年齢が高い人から順に死亡していくが、若年者が先に死亡することもある。これは逆縁といわれ、その悲しみは消えることなく、逆に強まるともいわれている。

　小児や若い人を対象とする医療では、その保護者に対応する場合が多い。突然死亡した場合の経緯はいつも同じである。死亡した小児の保護者は、必ず「何故、子どもは死ななければならなかったのか？」と詰問する。そして、「二度と同じことが起こらないようにして欲しい」と切望する。時には、「あの時、公園に行っていいと言わなければ、あの子は遊具から転落死しなかったかもしれない」と自分自身を問い詰めることもある。

　突然死に関わった医師は、「できうる限りの検査をしても何もわからない。どうしたらいいのか？ 医師にできることは何なのか？」と無力感に苛まれる。しかし、すぐに次の患者が目の前に現れ、その治療に追われることになる。

　こうした状況が毎日起こり続けているが、多くの場合、問題が解決することはなく、漫然と日々が過ぎていく。

　最近、死亡した乳幼児の診療録を調査する機会があったが、突然死の事例では、なぜ死亡したのかまったくわからない事例がかなりの数みられた。中には、診療録はなく、救急搬送の記録であるA4の用紙1枚に、住所、氏名、生年月日が記載され、記録部分は「心肺停止」とだけ書かれたものもあった。臨床医からすれば、あとは警察や法医学の仕事で、自分たちの関わる領域ではないと考えたものと思われるが、これが現実なのである。すなわち、医学の領域の中では、「突然死」はそれぞれの病態の最終結果としてのみ認識され、「突然死」の原因を究明し、次の診療に役立てるという考えはほとんどみられない。

　この本は、「突然死」を医学の一つの領域として明示しており、小児の突然死のすべてが網羅されている。今回は第3版で、前の版に比べ突然死の年齢層が幅広くとられている。事故によって死亡した事例では、みる機会がない写真がたくさん収載されている。各章末尾に示された文献の引用件数は膨大である。乳児突然死症候群（SIDS）にも1章が割かれ、1000編を超える文献が示されている。まさに小児の突然死の成書となっている。突然死を経験して困ったら、まずはこの本を開いてみるのがよい。

　臨床医であれば、突然死の事例に遭遇する可能性があるが、いつ遭遇するかはまったくわからない。5年後かもしれないし、1時間後かもしれない。死亡に至る直接の原因は、脳、心臓、肺のいずれか、あるいはそれらが組み合わされた機能不全であり、治療法は、脳、心臓、肺の機能の回復と維持である。心肺蘇生が必要な状況の治療法は定式化していて考える必要はないが、なぜ心肺蘇生が必要な状況になったのかを考えることが不可欠である。心肺蘇生をしながら、普段の様子、既往歴、数十分前からの状況を聞き、検体を採取し、X線検査やCT撮影を行い、原因を探ることになる。そして、この成書で事例の病態を比較、検討する必要がある。

　わが国において、小児の突然死に取り組む場合の最大の課題は事例収集の問題である。米国、英国、オーストラリアなどではChild Death Review（CDR：小児の死亡登録・検証制度）が稼働しており、小児の死因を検討するシステムが法的に整備されている。この本は、CDRのシステムの上での突然死として取り扱われていると思われるが、わが国では、まずはCDRのシステムを構築することから始めなければならない。

　近年、次世代シーケンサーを用いた臨床研究が始まり、これまで全くわからなかったことがわかるよ

うになってきた。遺伝子のエクソン領域のDNA解析（全エクソーム解析）が行われるようになり、これから7〜8年間はいろいろな異常がみつかることと思われる。突然死の事例に関しても、検体を保存しておき、この技術を導入すれば、新しいDNA異常や新しい疾患概念が生まれることが期待される。しかし、これらの解析を行う前には、臨床医が診察を行い、病態や検査結果からいろいろな疾患を鑑別し、わかっている疾患を除外する作業が不可欠である。そのときにも、突然死のすべてを網羅したこの本が役立つと思われる。

小児の突然死のすべてが網羅されたこの大著の訳出は、わが国の小児の突然死に対して大きく貢献すると期待される。溝口史剛氏をはじめ、いろいろな先生方が分担されて短期間に出版されることになった。先生方の地道な努力に心より敬意を表したいと思う。突然死の原因が一事例でも多く究明され、予防につながるように願っている。

2015年8月

緑園こどもクリニック

山中　龍宏

原著（第 3 版）日本語版刊行によせて

自身の無知に気づくことは，
知への大きな第一歩である
　　　　　　ベンジャミン・ディズレイリ（1804–1881）

　本書の初版は 1994 年に，『乳幼児期，小児期，思春期における突然死（Sudden Death in Infancy, Childhood and Adolescence）』のタイトルで出版された。タイトルが物語る通り，特に小児思春期の予期せぬ突然死の原因となる病態や疾病に焦点をあてた書籍であったが，年月を経て本書の範囲は広がり，第 3 版では死産や子宮内の病態を扱う章やセクションが新たに設けられ，また 30 歳程度までの致死的疾病について幅広く対象となった。後者を新たに対象として加えた理由は簡単であり，思春期以降 10 年以内ぐらいまでに致死的となる病態の多くは，思春期の後期にも致死的となりうるためである。妊婦および胎児期の死亡を新たに加えたのは，単にこれまでの版に欠けていたものを加えたというだけの理由である。

　若年層の突然死の状況やそれに対しての取り組みは，この 20 年で大きく変化した。特に乳児や幼小児の突然死に対しては，現場検証の実施は組織的に包括的に行われるようになり，剖検も国際標準プロトコルに則って施行されるようになった。その結果，危険な睡眠環境というもののリスクが明確化され，それにより睡眠環境の改善キャンペーンの実施に結びつき，乳児突然死症候群の実数は減少した。現在では，材質が何であれ，ベビーベッドの中に柔らかい物質を入れた状態で乳児を寝かせることの危険性については，広く認識されている。乳児突然死症候群（SIDS: Sudden Infant Death Syndrome）の研究が進むことは，SIDS との鑑別を要する各種病態の同定精度の向上に寄与し，また脆弱な乳児が致死的経過をたどる可能性を高めるリスク要因の同定にも寄与する。例えば脳幹部の神経病理学の研究は，SIDS で死亡した一部の乳児には神経伝達物質やその受容体に異常がみられうることを明らかにした。

　病歴の再検証・完全な形の死亡現場検証・各種画像診断やその他の補助的検査を含む包括的剖検の 3 つの要素を完全に満たしていなければ，突然に死亡した乳児の死因を SIDS に帰することはできない，ということは極めて重要なポイントである。このようなステップを適切に踏まなくては，多くの内因死の同定はしえず，また内因死ほど数は多くはないであろうが，外因死の同定もできないであろう。体表観察のみに依拠した判断は，Casper の法則の例を持ち出すまでもなく，意義のある内的な損傷所見を見逃すこととなる，ということはもはや常識となっている（Casper の法則：空気中に置かれた死体の腐敗の進行度を 1 とすれば，水中死体の腐敗は 2 倍遅くなり，土中に埋めた場合は 8 倍遅いという法則）。

　若年層における剖検の対象となる内因死の種類は，ここ数年で変化してきており，生前に気づかれることのなかった先天性疾患により突然死をきたした，という事例は年々減少している。このことはおそらく，多くの病態に対して家族のスクリーニングや遺伝子カウンセリングを含め，適切な出生前検査を行いうるようになり，また出生後の治療法に関しても改善しているためであろうと思われる。Marfan 症候群は，医学管理の改善やより早期の手術実施がなされることで，ここ数十年で生命予後が著しく改善している病態の典型例である。また急性喉頭蓋炎による死亡なども，インフルエンザ桿菌（Hemophilus influenzae）に対しての予防接種が導入された地域では，現在はほとんど認められなくなっている。

　剖検の実践も，包括的な薬毒物スクリーニング検査・各種の微生物学的検査・代謝疾患検査・遺伝医学検査などの補助的検査の実施に，大きく依存するように変化してきた。特に乳幼児の骨損傷や頭蓋内損傷の評価を行う際に，CT や MRI など補助的検査

を用いるのは、ほぼ定着したといえよう。このような優れたモダリティーの利用は剖検情報を補完することとなり、また剖検を実施する際のガイドともなる。

　Negative autopsy（剖検を実施しても、有意な所見が認められない）という概念は、Brugada症候群・QT延長症候群・生前の心電図が正常であった特発性心室細動・短連結性異型トルサードドポアント（short-coupled variant of torsade de pointes）・カテコラミン誘発性多型性心室頻拍などの致死的不整脈により突然死をきたす事例の多くは、心臓に何らの解剖学的異常も認められない、という事実から研究が発展していった。「アジア人の若い男性が夜間に突然死をきたす」という事例の多くは、Brugada症候群によるということが現在判明している。このようなチャネロパチー（注：イオンチャネルのサブユニットやイオンチャネルに関係する他のタンパク質の機能が妨害されて発症する疾患の総称）の診断のための死亡事例の家族に対する遺伝子スクリーニングも、フォローアップの一環として標準的に提供すべき事項である。

　幼小児における虐待死は、いまだに議論のある領域であり、多くの学説が提案されては破棄されてきた。ただし乳児においては低酸素が硬膜下血腫の原因となる、という説には明確な疑義が唱えられている。また揺さぶりのみで致死的となりうるということは、動物モデルにより証明されている。動物実験における鈍的頭部損傷を加えた後の急速な脳浮腫の進行に鑑み、硬膜外血腫を除き、「頭蓋内損傷事例で長時間の意識清明期を認めうる」という主張は否定的である。その他にも例えば、頭部損傷が反復することで複合的な影響が生じるという、いわゆる「セカンドインパクト症候群」という概念は、スポーツ分野以外においてはなおさら確立された概念とはいえない状況にある。その他にも、従前いわれていたこととは異なり、挫傷の色調により必ずしも損傷日時が正確に推定できるわけではないということが明確化している。

　若年層における予期せぬ突然死に対しての我々の理解はいまだに発展途上の状態であり、突然死に至る病態に対しても不明な点は多く、調査はしばしば困難である。ある疾病の徴候を理解し、その疾病に対しての新規治療の反応性を理解するためには、注意深い剖検は欠かすことはできない。臨床医が生前に実施した各種検査で十分と感じるようになってきたためか、残念ながら若年層の死亡例においてすら、病院における剖検率は低下している。注意深く実施された包括的な剖検は、実際に治療にあたる医師や家族、そして地域社会にとっても有用となる新規の事実を発見しうる究極の医学検査であり、このような傾向は由々しき事態である。若年層における予期せぬ突然死を解明する上で、剖検に基づく各種の研究が測り知れないほど貴重な役割を果たしてきたことに、疑いの余地はない。冒頭で引用したディズレイリの言葉をみれば、私たちが既に答えをすべて知っていると思うことは、大いなる誤りであるということがわかっていただけるであろう。本書は、若年層に生じうる予期せぬ突然死の原因となる膨大な範囲の病態や外傷について要約した書籍である。それらの多くは、本書の巻末の補足で示したような広く用いられているプロトコルに基づいた完全な死亡現場検証と包括的剖検評価の実施がなされない限り、同定することは不可能であるということを改めて強調しておきたい。

アデレード大学病理診断部
南オーストラリア州法科学部門
ロジャー・W・バイアード

原著第 3 版序文

　本書の第 2 版の出版以降も、小児病理／法医学というサブスペシャリティは、小児死亡事例の詳細な調査を行う上でますます欠くことができないものとなっている。小児死亡事例は、司法的対応において最も困難な事例であるといえるが、今後もその傾向は続くであろう。小児死亡の原因となる病態は、それぞれが比較的稀な病態であることが多く、臨床医にとっても法医学者にとっても経験を蓄積していくことが困難である。このような状況にあるがゆえに、小児期特有の不明瞭で複雑な状況について詳記し、可能な限りのアトラスを掲載した本書は、極めて有用なものとなるであろう。またこのような理由から、本書はあえて希少な病態について、より詳細に記載している。本書は、稀にしか遭遇することのない疾病や外傷についてのガイドを求める病理／法医学者、法律家、臨床医にとって、その理解を深める一助となるはずである。

　第 3 版では取り扱う対象を、胎児期から周産期、新生児、乳幼児期、小児期、思春期、そして若年成人にまで広げている──それゆえにタイトルを第 2 版までの『乳幼児期、小児・思春期における突然死（Sudden Death in Infancy, Childhood and Adolescence）』から、『小児および若年成人における突然死（Sudden Death in The Young）』に変更している。具体的には、胎児期・周産期の病態と産科的病態についての章を追加し、対象とする年齢の上限を、20 代後半から 30 代に入る頃にまで広げている。このような対応を行った理由は明らかである。司法の実践の現場では、胎児の病態や産科的な病態というのは毎日のように取り扱う問題であり、また思春期後期の子どもが死に至る病態は、しばしば小児および若年成人の致死的病態との連関があるためである。また第 3 版では多くの章で、予期せぬ死亡を起こしうる稀な病態について、大幅な加筆修正を行っている。

　特に意図的損傷（事故）の章、ならびに非意図的損傷（虐待・自殺）といった、外因に関する章は小児若年成人の死亡における重要性に鑑み、可能な範囲で拡充を行った。そのことは、地域で小児や若年成人の外因性の損傷や死亡が発生することを防ぐ上で病理／法医学が重要な役割を担っている、ということを示すことにもつながっているはずである。ご存知のように、注目を浴びる事例の裁判において交わされる質疑は、虐待の可能性を明確化していくことの困難性や、死因を特定することの困難性を、常につまびらかにしているのである。

　さらに、この第 3 版では全章を通し 350 点を超える新しいフルカラー写真を追加している。小児期に死亡をもたらす病態の多くは稀であるという点に鑑み、可能な限りの写真を掲載する労力を惜しまなかった。もちろんすべての読者が、いわゆる教科書としての本書がアトラスのような体裁をとることを好むわけではないであろう。しかし「一枚の写真は千の言葉に勝る」の言葉の通り、具体的な写真が掲載されていることにより、本文の文字量を実質的に減らすことができていることに関しては歓迎することであろう。

　豊富な写真や図表の存在に加え、第 1 版、第 2 版に引き続き、多くの参考文献を第 3 版でも列記しているが、新規に追加した参考文献数は数百編にのぼる。このようなスタイルを継続したのは、本書が小児死亡事例を前にして可能な限りの情報の収集を試みる実践家に対しての「ワンストップショップ（本書を参照すればあらゆることが事足りる）」を目指しているためである。本書を参照することにより、多くの時間を費やすことなく、本文中の論説の根拠となった論文を手にとり、参照することができるであろう。参考文献は最新の文献だけではなく、可能な限り古典的文献も含めて網羅している。このような方法は一部の科学的分野では一般的な対応ではないかもしれない。ただし、法医学や臨床医学において

は、過去に詳細に記載されたが今日ではあまり論文として記載されることのない病態というものが、数多く存在しているのである。つまり、古い時代の法医学者や臨床医がしばしば経験していた病態を、近年の医師があまり経験することがなくなっているということもあるのである（それゆえにヒポクラテスやウィルヒョウやカスパルの時代の文献というのも、参考文献として掲載する価値を持つのである）。

原著論文に比べて「症例報告」は価値が低いものとみなされがちであるが、臨床的観察から得られた知見というものは、疾病に対しての異なる見方を提供するものであり、独特な病態生理学的側面を例示する上で、極めて重要な意義を有するものである。それゆえ可能な限り、症例の詳細についても提示を行っている。「事例の羅列は、データとは呼べない」との言が科学分野ではしばしばなされるが、その主張は「詳細になされた観察は医学分野でも司法の分野でも極めて重要な役割を帯びている」ということへの知識不足から発せられているのである。

遺伝医学の進歩は目覚ましいが、本書でも多くの疾病の遺伝医学的バックグラウンドについて言及した。本書が対象とする死亡事例では、遺伝医学的検討を行う初めての機会が剖検時であることも多いであろう。剖検時に組織サンプリングをはじめとした適切な調査を行うことは、正確な死後診断を行う上で極めて重要な役割を帯びている。

第1版、第2版でも述べてきたように、我々は小児期に死亡に至る多くの病態のメカニズムを発見する最前線にいるのである。我々は子どもの死を前にして、その死への理解を深め診断の精度を高めなければならない。そしてそれこそが、子どもの死亡を防ぐための精度の高い検査や治療の発展につながっていくのである。小児期に死亡に至る多くの病態が希少である点に鑑みると、そのような希少疾患を同定し、より詳細な学問的検証を積み上げていく上で、死後調査を尽くすことは最も肝要といえる。

本書は、現時点で筆者が知る限りの最新で正確な知識を反映させたものである。しかしながら、このような希少疾患の持つ病態の複雑性というものは、さらに新しい情報が蓄積されることで病態生理の解釈や概念というものが変わりうる、ということをも意味している。ただそのことは、「小児および若年成人の突然死」という医学分野の知見が、我々の歩みとともに蓄積されたということを意味するにすぎないのである。

小児病理／法医学というのは、積み上げられてきた法医学体系を小児事例において実践するための、現在進行形の学問体系である。地域社会・小児科病棟から法医学の現場に引き継がれた死亡事例は、たいていの場合、容易な事例ではない。稀な状況である場合も多く、しばしば極めて複雑な様相を呈しており、剖検で得られる所見は軽微であり、鑑別診断は多岐に及び、病理／法医学教室の中だけで完結することはできない。ある種の所見についての医学的見解が定まっているわけではない状況下にもかかわらず、検察の立証や弁護人の弁護のために、法廷において所見に対しての公式な見解を求められることも少なくない。このような問題は依然解決されないままではあるものの、現時点での医学的知見について網羅的に記載された本書は、この小児および若年成人の突然死という事態に直面し困難を感じている病理／法医学者、臨床医、法律家にとって有用な情報を提供し、道筋を照らすものとなろう。本書はそのような各分野の専門家の相互理解を助け、必ずや互いの連携を強化する一助になるであろう。

アデレード大学病理診断部
南オーストラリア州法科学部門
ロジャー・W・バイアード

第 1 版、第 2 版への書評抜粋

「この本書第 2 版は、第 1 版と比較してもさらに、小児期の突然死に関する間違いなく世界水準の書であり、現時点では類書のない唯一無二の本である。グレイの『解剖学』、グリーンフィールドの『神経病理学』といった教科書同様、バイアードの教科書は子どもの死を前にしてさまざまな混乱の状況下に置かれた専門職にとっての、確かな道しるべとなるであろう」
　　　第 2 版緒言より
　　　Professor Bernard Knight, CBE（英帝国勲爵士）

「本書は乳幼児期・小児期の突然死に関するあらゆる医学的局面につき網羅的に記した、実質的に唯一無二の情報源である」
　　　第 1 版緒言より
　　　V. DiMaio,『米国病理／法医学誌（*American Journal of Forensic Medicine and Pathology*）』編集長

「臨床医、病理／法医学者、研究者に望まれた傑出した教科書である。すべての章は、まるで解剖台の上で見識の深い法医学者が、臨床医や警察官などの調査者に対して質疑応答に答えているかのような感覚で、読み進めることができる」
　　　『ニューイングランド医学誌（*The New England Journal of Medicine*）』

「包括的に、詳細に書かれた、興味深い教科書である。臨床家、病理／法医学者、警察官、ソーシャルワーカー、法律家にとって必携の書といえよう」
　　　『ランセット（*The Lancet*）』誌

「乳幼児期・小児期の突然死の調査の必要性に迫られ、所見の解釈を求められた時に開く最初の書となるであろう」
　　　『小児期・周産期疫学（*Paediatric and Perinatal Epidemiology*）』誌

「図表がふんだんに用いられ、かつその構成が緻密である。体裁的にも非常に魅力的な驚異的な本である。すべての医学図書館、病理／法医学教室、小児科学教室に常備されるべき一冊である」
　　　『小児思春期医学雑誌（*Archives of Pediatrics and Adolescent Medicine*）』

「著名なリーダ的立場の小児法医学者による包括的な教科書である。間違いなく当該分野のゴールドスタンダードな教科書となるであろう」
　　　『外傷性損傷誌（*Journal of Trauma Injury*）』

「法医学者、小児科医、法律家が自身の書庫にぜひとも置く必要のある、基準の書である」
　　　『法医科学誌（*Journal of Forensic Science*）』

謝　辞

　まずはじめに本書の第 1 版ならびに第 2 版の出版に貢献していただいた Stephen Cohle 医師、ならびに多大な助言をいただいた Terry Donald 医師に感謝申し上げる。また、本章の共著者となるなど継続的な支援をいただいた、南オーストラリア州アデレードの法医学教室ならびに小児・周産期病院の同僚に感謝申し上げる。John Gilbert 医師、Yee Khong 教授、Lynette Moore 医師、Neil Langlois 医師、Rebecca Scroop 医師、Jill Lipsett 医師、Alan Cala 医師、Sonja Klebe 医師（オーストラリア、アデレード）、Michael Tsokos 教授（ドイツ、ベルリン）、Henry Krous 医師（米国、サンディエゴ）、Torleiv Rognum 教授（ノルウェー、オルソー）、Jan Sperhake 医師（ドイツ、ハンブルグ）、Erich Muller（オーストリア、ビエナ）、Guy Rutty 教授（英国、レスター）らには、写真や図表の提供をしていただいた。前南オーストラリア州監察医の Wayne Chivell 判事、現南オーストラリア州監察医の皆様ならびに監察事務局の皆様には事例の詳細について掲載する許可をいただいた。南オーストラリア州警察（SAPOL）の司法対応・写真撮影部門にも、写真掲載に関して労力を割いていただいた。

　参考文献や写真の整理にご協力いただいたアデレード大学の Diane Todd と Dale Caville、ならびに版権取得にご協力いただいた Anna Hodson にも感謝申し上げる。また、特に Richard Barling にも感謝申し上げる。彼の献身なくては本書は世に出なかった。

　最後に編集者である Renèe Amyot に感謝申し上げる。彼女の継続的な導きやサポート、ならびに丁寧な編集作業が本書出版を可能なものとした。

　本書に掲載した写真の転載許可をいただいた版権保持者は以下の通りである。写真 2.10 ならびに写真 2.94 – *J. Clin. Forensic Med.* 2001;8:214–17 ©2001, Churchill Livingstone; 写真 2.12 ならびに写真 2.13 – *Am. J. Forensic Med. Pathol.* 2002;23:45–7 ©2002, Lippincott Williams & Wilkins; 表 2.2、図 2.11、図 2.18、図 2.19、図 2.42、図 2.77、図 2.101、図 2.116、図 2.123 ならびに 図 2.137 – *Perspect. Pediatr. Pathol.* 2000;3:405–18 ©2000, Springer-Verlag GmbH & Co. KG; 写真 2.16 – *J. Paediatr. Child Health* 2004;40:639–41; 図 2.43 – *Am. J. Forensic Med.Pathol.* 2002;23:45–7 ©2002, Lippincott Williams & Wilkins; 写真 2.50 – *J. Paediatr. Child Health* 2004;40:305–7; 写真 2.52、写真 2.62、写真 2.65、写真 2.69 ならびに写真 2.75 – *J. Clin. Forensic Med.* 1996;3:115–22 ©1996, Churchill Livingstone; 写真 2.53 –*Scand. J. Forensic Sci.* 2003;9:62–73; 写真 2.56 – *Am. J. Forensic Med. Pathol.* 1993;14:296–302 ©1993, Lippincott Williams & Wilkins; 写真 2.61 – *Scand. J. Forensic Sci.* 2006;12:22–4 ; 写真 2.63 – *Scand. J. Forensic Sci.* 2005; 11:18–20; 写真 2.72 – *J. Paediatr. Child Health* 1997;33:171–3 ©1997, Blackwell Science Asia; 写真 2.74 – *Am. J. Forensic Med. Pathol.* 1995; 16:177–80©1995, Lippincott Williams & Wilkins; 写真 2.75 – *Forensic Sci. Int.* 1996;83: 105–9 ©1996, Elsevier Science; 写真 2.80 – *J. Forensic Sci.* 2008; 53:1178–80 Copyright ASTM International; 写真 2.81 ならびに写真 2.82 – *J. Forensic Leg. Med.* 2009; 16:340–2©2009, Elsevier Science; 写真 2.83 – *J. Paediatr. Child Health* 2001;37:201–2 ©2001, Blackwell Science Asia; 写真 2.97 –*Pediatr. Pathol.* 1990;10:837–41; 写真 2.98 ならびに図 2.100 – *J. Forensic Sci.* 1996;41:438–41 Copyright ASTM International; 写真 2.104 – *Am. J. Forensic Med. Pathol.* 1988;9:252–4 ©1988, Lippincott Williams & Wilkins; 写真 2.126, 2.127, 2.128, ならびに 2.129 – *Forensic Sci. Int*. 2007:171:118–21 ©2007, Elsevier Science; 写真 2.131 ならびに 2.132 – *Am. J. Forensic Med. Pathol.* 2003;24:298–302 ©2003, Lippincott Williams & Wilkins; 写真 2.135 ならびに写真 2.136 – *Am. J. Forensic Med. Pathol.* 1999;20:73–7 ©1999, Lippincott Williams & Wilkins; 写真 2.142、写

謝 辞

写真 2.143、写真 2.145、図 2.146 ならびに写真 2.147 – *Am. J. Forensic Med. Pathol.* 2007; 28:131–6 ©2007, Lippincott Williams & Wilkins; 写真 2.148 ならびに写真 2.150 – *Am. J. Forensic Med. Pathol.* 2006: 27:256–9 ©2006, Lippincott Williams & Wilkins; 写真 2.149 – *Am. J. Forensic Med. Pathol.* 2000:21:225–9 ©2000, Lippincott Williams & Wilkins; 写真 2.152– *Am. J. Forensic Med. Pathol.* 2002;23:238–4 ©2002, Lippincott Williams & Wilkins; 写真 2.155 – *Am. J. Forensic Med. Pathol.* 2002;23:364–7 ©2002, Lippincott Williams & Wilkins; 写真 2.159 ならびに写真 2.160 – *Arch. Pathol. Lab. Med.* 1992;116:654–6 ©1992, American Medical Association; Frontispiece, Chapter 3 – *Pediatr. Surg. Int.* 1991;6:401–6 ; 写真 3.11 – *Forensic Sci. Med. Pathol.* 2005; 1:37–40 of Springer publishers; 写真 3.48 – *Forensic Sci. Med. Pathol.* 2008;4:187–92 of Springer publishers; 写真 3.82 – *Int. J. Leg. Med.* 2009 epub ; 写真 3.114、写真 3.115 ならびに 写真 3.116 – *Forensic Sci. Med. Pathol.* 2008;4:159–63. Springer publishers; 写真 3.122 – *Am. J. Forensic Med. Pathol.* 2007;28:255–8 ©2007,Lippincott Williams & Wilkins; 図 3.129 – *J. Clin. Forensic Med.* 2000;7:6–9 ©2000, Churchill Livingstone; 写真 4.21 – *J. Forensic Sci.* 2002;47:202–4 Copyright ASTM International,; 写真 4.22 – *Forensic Sci. Med. Pathol.* 2009, epub of Springer publishers; 写真 4.24 – *J. Forensic Leg. Med.* (2009), ©Elsevier Science; 写真 4.25 – *Int. J. Pediatr. Otorhinolaryngol.* 1993;28:77–81. ©1993, Elsevier Science; 写真 4.53 ならびに写真 4.54 – *J. Forensic Sci.* 2009;54:919–22 Copyright ASTM International; 写真 4.63 – *Surg. Pathol.* 1993;5:55–62 ©1993, Westminster Publications; 写真 5.13 – *Am. J. Cardiovasc. Pathol.* 1990; 3:333–6 ; 写真 5.59 – *Pediatr. Surg. Int.* 1992;7:464–7; 図 6.14 ならびに写真 6.79 – *Cardiovasc. Patltol.* 1996;5:243–57 ©1996, Elsevier Science; 写真 6.18 – *Arch. Pathol. Lab. Med.* 1991;115:770–73 ©1991, American Medical Association; 写真 6.25 ならびに写真 6.26 – *Pediatr. Pathol.* 1992;12:231–6 ; 写真 6.28 – *J. Forensic Sci.* 1991;36:1234–9 Copyright ASTM International; 写真 6.33 ならびに写真 6.34 – *Pathology* 2001;33:235–8 ©2001, Taylor & Francis, http://www.tandf.co.uk/journals; 写真 6.38、写真 9.2 ならびに写真 12.6 – *Med. Sci. Law* 1991 ;31:157–61 ©1991, British Academy of Forensic Sciences; 写真 6.43 – *Forensic Sci. Med. Pathol.* 2005; 1:215–20. Springer publishers; 写真 6.44 – *Forensic Sci. Int.* 1991;51:197–202 ©1991, Elsevier Science; 写真 6.52 ならびに写真 7.22 – *Eur. J. Pediatr.* 1991;150:224–7 ©1991, Springer-Verlag GmbH & Co. KG; 写真 6.76 – *Arch. Pathol. Lab. Med.* 1990; 114:142–4 ©1990, American Medical Association; 写真 6.80– *J. Forensic Sci.* 1995;40:599–601 Copyright ASTM International, ; 写真 6.85 – *Cardiovasc. Pathol.* 2002; 11:296–9 ©Elsevier Science; 写真 7.5a ならびに 写真 7.6a – *Pediatr. Surg. Int.* 1992;7:464–7 ; 写真 7.5b – *J. Paediatr. Child Health* 1990;26:12–6 ©1990, Blackwell Science Asia; 写真 7.8 – *Int. J. Pediatr. Otorhinolaryngol.* 1990;20:107–12 ©1990 Elsevier Science; 写真 7.9 ならびに図 7.11 – *Am. J. Forensic Med. Pathol.* 1996; 17:255–9©1996, Lippincott Williams & Wilkins; 写真 7.15 – *Forensic Sci. Med. Pathol.* 2005;l:91–6. Springer publishers; 写真 8.12、写真 8.15、写真 8.16 ならびに写真 8.22– 写真 8.24 – *Pediatr. Neurosci.* 1991–92:17:88–94 ; 写真 8.25 – *J. Forensic Sci.*1993:38:210–303 Copyright ASTM International, ; 写真 8.31 – *J. Cliti. Forensic Med.* 2007; 14:42–5 ©2007, Elsevier Science; 写真 8.37 ならびに写真 8.38 – *Am. J. Forensic Med. Pathol.* 1996; 17:260–63 ©1996, Lippincott Williams & Wilkins; 写真 8.39 – *Am. J. Forensic Med. Pathol.* 2001;22:207–10 ©2001, Lippincott Williams & Wilkins; 写真 8.43 – *J. Forensic Sci.* 1991;36:1229–33 Copyright ASTM International; 写真 8.44 – *J. Forensic Sci.* 2003;48:172–6 Copyright ASTM International ; 写真 8.48 ならびに図 8.50 – *J. Forensic Sci.* 2007:52:1164–70 Copyright ASTM International; 写真 8.53 – *J. Forensic Sci.* 2001;46:913–15 Copyright ASTM International ; 写真 10.12 – *Ped. Develop. Pathol.* 2008;15:205–9; 写真 10.13– 写真 10.15 – *J. Clin. Forensic Med.* 2001;8:81–5 ©2001, Churchill Livingstone; 写真 10.33 – *Can. J. Gastroenterol.* 1989;3:58–60; 写真10.38 – *Pathology* 1992;24:170–71 ©1992, Taylor & Francis, http://www.tandf.co.uk/journals; 写真 10.45 – *Am. J. Forensic Med. Pathol.* 2000;21:90–92 ©2000, Lippincott Williams & Wilkins; 写真 11.25 ならびに写真 11.26 – *Forensic Sci. Med. Pathol.* 2007;3:53–5. Springer publishers; 写真 12.2 – *Am. J. Clin. Pathol.* 990;93:579–82. the *American*

Journal of Clinical Pathology; 写真 13.43 – *Am. J. Forensic Med. Pathol.* 2001;22:391–4 ©2001, Lippincott Williams &Wilkins; 写真 14.9 ならびに写真 14.10 – *J. Clin. Pathol.* 1993;46;108–12 ©1993 BMJ Publishing Group; 図 14.13– *Am. J. Clin. Nutr.* 1994;60:189–94. the *American Journal of Clinical Nutrition.* © *Am. J. Clin. Nutr.* American Society for Clinical Nutrition; 図 14.14 – *Aust. J. Forensic Sci.* 2008;40:85–92 ©2008, Taylor & Francis; 図 14.17 – *Am. J. Forensic Med. Pathol.* 2000; 21:311–14 ©2000, Lippincott Williams & Wilkins; 写真 14.35 – *Pediatr. Pathol.* 1993;13:53–7 ©1993, Taylor & Francis, http://www.tandf.co.uk/journals.

目　次

『小児および若年成人における突然死』の刊行に
　あたって　v
原著（第3版）日本語版刊行によせて　vii
原著第3版序文　ix
第1版、第2版への書評抜粋　xi
謝　辞　xii

第1部　序　論

第1章　小児における突然死：概説、ならびに問題点の整理　3

はじめに　3
突然とは、どのくらい「突然」であるのか？　3
予期せぬとは、どのぐらい「予期しえない」ものであったか？　4
死亡前に全く健康状態に問題はなかった、とした場合の「全く問題ない」とは何を指すのか？　4
突然死をきたす病態のうち、主に報告が成人例のみに限られているものや、小児では理論的に起こりうるとしてのみ報告されている病態というものは存在するのか？　4
概　説　4
頻　度　5
突然死の原因　5
乳幼児ならびに小児の突然死症例の調査に関する問題点　7

第2部　非意図的損傷

第2章　事　故　15

はじめに　16
損傷のタイプ　17

多発外傷　18
大動脈損傷　26
心臓震盪　27
腹部外傷　28
頭部外傷　30
溺　死　34
窒　息　39
塞栓症　58
熱　傷　59
感　電　62
中　毒　64
異食症　65
違法ドラッグと薬物乱用　66
農場での死亡　71
穿通性損傷　72
銃火器損傷による死亡　72
動物との接触による死亡　73
高体温症　78
脱水症　79
低体温症　79
スポーツ関連死　80
医原性損傷　81
その他　85
事故と災害で死亡した事例の身元特定　86

第3部　意図的損傷

第3章　虐待死、ならびに自殺　109

はじめに　110
死亡現場調査　113
鈍的外力による頭部外傷　117
皮膚軟部組織損傷　139
骨　折　146

胸腹部損傷　151
熱　傷　157
銃火器損傷（射創）　161
鋭器損傷　163
所見に乏しい虐待死、稀な虐待死、およびその他の虐待死　164
性虐待／性暴力被害　171
医原性殺人　184
代理によるミュンヒハウゼン症候群　185
心肺蘇生にともなう損傷　190
宗教に関連する虐待（ritual abuse）　193
自　傷　194
「虐待と酷似する病態」　195
心　中（Murder-suicide）　197
自　殺　199
専門家証言　201

第4部　自然死（内因死）

第4章　感染症　237

はじめに　238
心血管系疾患　239
呼吸器疾患　248
中枢神経系感染症　258
血液感染症　261
消化管感染症　262
泌尿生殖器感染症　267
全身性感染症　268

第5章　心臓疾患　286

はじめに　287
感染症および関連疾患　288
先天性心疾患　289
先天性心疾患と遺伝子　297
心筋症　298
筋ジストロフィー　305
弁膜異常症　306
腫　瘍　313
刺激伝導障害　319
剖検時に所見が認められない病態（negative autopsy）　322
その他の病態　327

第6章　脈管疾患　353

はじめに　354
大動脈の異常　355
冠動脈異常　362
静脈の異常　382
先天性血管異常　386
肺血管異常　391
その他の血管障害　398

第7章　呼吸器疾患　441

はじめに　441
気管支喘息　442
上気道閉塞　445
気管支肺異形成症　455
急性肺炎　457
急性間質性肺炎　457
嚢胞性線維症　457
広範性肺出血　458
特発性肺ヘモジデローシス　459
緊張性気胸　459
Pickwic 症候群／肥満　460

第8章　神経疾患　469

はじめに　470
脳卒中　470
腫　瘍　484
てんかん　488
代謝疾患　492
感染症　495
中枢神経系の構造異常、発達異常　495
Rett 症候群　500
Lafora 病　501
Friedreich 失調症　503
結節性硬化症（Bourneville-Pringle 病）　503
神経線維腫症　506
透明中隔 - 視神経異形成症　512
多発性硬化症　512

急性出血性白質脳炎（Hurst病）　512
Guillain-Barré症候群　514
Déjérine-Sottas病　514
Joubert症候群　515
筋ジストロフィー　515
白質ジストロフィー　515
家族性自律神経失調症　515
先天性中枢性低換気症候群　516
嚥下性失神　516
新生児驚愕症　516
低酸素性虚血性脳症　516
乳児突然死症候群（SIDS）　516

第9章　血液疾患　539

はじめに　539
異常ヘモグロビン症　539
悪性血液腫瘍　544
凝固異常症　547
血小板疾患　549
貧血　552
溶血性尿毒症症候群　553
多血症　553
脾臓疾患　553

第10章　消化器疾患、および泌尿生殖器疾患　562

消化器疾患　562
泌尿生殖器疾患　578

第11章　代謝疾患、および内分泌疾患　589

代謝疾患　590
脂肪酸酸化異常症　590
炭水化物代謝異常症　595
アミノ酸代謝異常症　597
尿素サイクル異常症　598
有機酸代謝異常症　598
その他の代謝異常症　598
高脂血症　601
Menkes症候群　602

Reye症候群　603
出血性ショック脳症症候群　605
その他の疾患　606
内分泌疾患　606

第12章　その他の自然死　625

はじめに　626
結合織疾患　626
骨系統疾患　634
皮膚疾患　637
筋疾患　638
染色体異常／発達遅滞　639
免疫系疾患　648

第5部　母体疾患、胎児期疾患、および新生児疾患

第13章　母体疾患、胎児期疾患、および新生児疾患　673

はじめに　673
妊娠合併症：母体死亡　674
妊娠合併症：胎児死亡　683
新生児殺　689
水中出産による死亡　698
死後分娩（棺内分娩）　700

第6部　乳児突然死症候群

第14章　乳児突然死症候群　711

はじめに（歴史的背景を含めて）　712
疫学　719
診断　731
剖検実施前の諸段階　732
病理学的特徴　734
SIDSを引き起こしうる各種病態　740
虐待／殺人による死亡　762
結語　763

補　足
　補足Ⅰ　剖検に関しての情報を記載した
　　　　　　　　パンフレット　819
　補足Ⅱ　突然の予期せぬ（説明困難な）乳児死亡調査
　　　　　　——報告用紙　822
　補足Ⅲ　小児の司法解剖ガイドライン　833
　補足Ⅳ　剖検に関する国際標準プロトコル　837
　補足Ⅴ-1　CDC作成の成長曲線　845
　補足Ⅴ-2　日本の成長曲線　857
　補足Ⅵ　乳児期の組織重量一覧　861
　補足Ⅶ　20歳未満の体重別標準心臓重量　862
　補足Ⅷ　虐待の可能性がある場合の
　　　　　　剖検時チェックリスト　863
　補足Ⅸ　代謝性疾患の可能性がある場合の
　　　　　　剖検時チェックリスト　864

監訳者あとがき　867
索　引　868
症候群索引　881
微生物索引　886

第1部

序 論

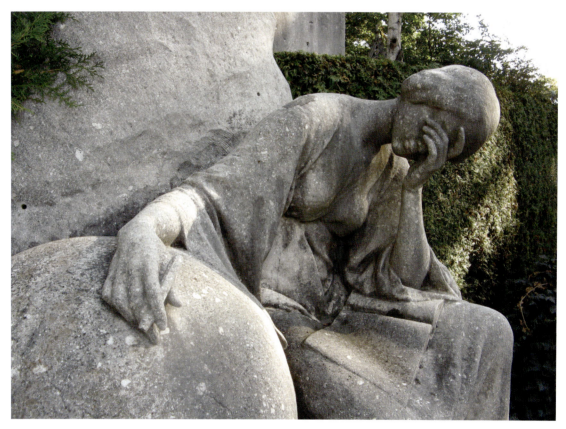

「我々にとって子どもが目の前で死んでしまうということ以上に、耐えがたいほどの苦しみをもたらすものはない」
エウリピデス（紀元前480〜406年）

第1章 小児における突然死：概説、ならびに問題点の整理

はじめに…3
突然とは、どのくらい「突然」であるのか？…3
予期せぬとは、どのぐらい「予期しえない」ものであったか？…4
死亡前に全く健康状態に問題はなかった、とした場合の「全く問題ない」とは何を指すのか？…4
突然死をきたす病態のうち、主に報告が成人例のみに限られているものや、小児では理論的に起こりうるとしてのみ報告されている病態というものは存在するのか？…4

概　説…4
頻　度…5
突然死の原因…5
乳幼児ならびに小児の突然死症例の調査に関する問題点…7
   小児剖検の質　7
   専門家によるエビデンスの提示　7
   臓器の保存　8
   カウンセリング　8
   小児死亡事例検証委員会（チャイルド・デス・レビュー）　9

はじめに

　小児期の内因疾患に関しての理解は飛躍的に進んできた。中でも遺伝医学的分野の発展は目覚ましいものがある。例えば現在では、単一遺伝子変異から、数百に及ぶ複雑な遺伝子変異まで、900以上の病因遺伝子が同定されている。このことは、突然の予期せぬ小児死亡事例が発生した場合に、正確にその病因を同定するために家族内スクリーニングや遺伝カウンセリングを行うことまでもが、小児病理／法医学者の職責となってきているということを意味している［1–4］。

　死亡原因となった可能性のある内因疾患につき評価するとともに、病理／法医学者は常に同時に、意図的であれ偶発的であれ、外傷などの外因が関与している可能性を考慮し、必要時には検視官、製品安全性評価の専門家、小児の事故予防の市民団体などと、連絡を取り合わなければならない。予防医学的観点から、病理／法医学者もこのような活動を行う必要があり、今後専門家教育を充実させるとともに、調査／捜査のために有益となりうる情報は、死体安置所の中にとどめるのではなく、地域に還元しなくてはならない［5–8］。つまりは、小児の突然死事例における病理／法医学的評価の範囲というものは、単なる肉眼的部検（マクロ剖検）や顕微鏡的検査（ミクロ剖検）を行うにとどまらず、極めて多岐に及ぶのである。本書の冒頭にあたり、まず小児の突然の予期せぬ死亡といった場合の、「突然」や「予期せぬ」という用語の定義を明確化したい。

突然とは、どのくらい「突然」であるのか？

　突然死の定義というのは極めて曖昧なものである。症状出現から死に至るまでの時間でいうならば、症状出現直後に死亡した場合のみを突然死と定義して報告を行っている者もいれば、1時間後まで、6時間後まで、さらには24時間後までの死亡を突然死に含めて報告を行っている者もいる。本書では、その定義を厳密に定めることは臨床的に重要な病態の除外につながりかねず、また臨床実践上はあまり有益とはならないと考え、文献や著者自身の経験症例を引用する際には、その定義にはこだわらずにかなり柔軟性を持たせている。ただ、一般的な定義としての「死亡児が、死亡前に全く健康状態に

第1部 序論

問題はないとみなされていたか、何らかのごく軽微な疾病に罹患していたにすぎず、また重大な疾病に罹患していたとしてもその病状が安定していた」場合に関して、本書は取り扱っている。病歴から判断して死が全く不可避であったか否かはさておき、いずれの事例であっても共通しているのは、児に死に至るほどの急激な病態の悪化が認められている点にある。本書で紹介している事例の多くは、ベッド上で死亡した状態で発見されたり、通常の生活を送っている最中に、心肺停止状態に陥っている。

予期せぬとは、どのぐらい「予期しえない」ものであったか？

「予期せぬ」という用語は、致死的疾患に罹患している患者に生じた死亡に関して言及する際には適切な用語とはならない、という議論はありうる。しかし、そのような議論を持ち出すとするならば、Marfan症候群、Fallot四徴症、鎌状赤血球症、大動脈弁狭窄症、心筋炎、気管支肺異形成など、少し例を挙げるだけでもこれだけの患者に対して、予期せぬ死亡という用語を用いることができなくなってしまう。このような言葉の意味合いに関連した混乱を回避する唯一の方法は、「予期せぬ」という言葉自身の使用を避け、突然に起こった死亡そのものに焦点を置くことである。そうすることで、免疫不全状態にある白血病患者に認められた真菌性血栓塞栓による突然死や、脳腫瘍患者における大量脳内出血による突然死が生じた場合に、それが本当に「予期せぬ」出来事であったのかどうかについて過度に分析する事態を避けつつ、議論を進めることができるであろう。このような事例においても、たいていは事態を予測する前に死亡は起こってしまうのである。

死亡前に全く健康状態に問題はなかった、とした場合の「全く問題ない」とは何を指すのか？

養育者や医師が、子どもに何らの異常は認められない、もしくは異常が認められていたとしてもごく軽微なもので、受診や治療を緊急に要する疾病が潜在する可能性はないと判断していた場合、その子どもは「全く健康状態に問題はなかった」との評価が下されることとなるであろう。もちろん、その判断が常に正確であるとは限らない。特にネグレクトや虐待のケースではなおさらである。

突然死をきたす病態のうち、主に報告が成人例のみに限られているものや、小児では理論的に起こりうるとしてのみ報告されている病態というものは存在するのか？

もし臨床的特徴や病理学的特徴がすべての年齢層においてほぼ同一といえる病態があった場合、たとえ稀であったとしてもそのような病態が小児においても突然死をきたしうる、と考えるのは至極当然である。そのような可能性に鑑み、本書(最新版である第3版)では20代後半や時には30歳を過ぎる頃までに対象を広げて、突然死をきたしうる病態につき言及している。

概説

予期せぬ突然死事例は大きく以下の3つのグループに分けられる。

(1) 心停止／循環虚脱により、これまで全く健康と思われていた人物が、予期せずに数時間内に死に至った、というグループ。このグループにはデッド・イン・ベッド事例(気づかれた際にはベッド上で亡くなっていた事例)も含まれる——例：ある種の先天性心疾患、脳出血、外傷、乳児突然死症候群(SIDS: sudden infant death syndrome)。

(2) 軽度の徴候が認められていた人物が、予期せずに数時間内に死に至った、というグループ。このグループに該当する例としては、種々の多様な感染症(例：ウイルス性心筋炎や細菌性髄膜炎)などが挙げられる。微熱や軽度の上気道炎症状を呈していたり、いつもより元

気がなかったなどの軽微な症状が先行していた後に突然死してSIDSと診断された乳児は、このグループに分類される。またこのグループには、(a) 軽症疾患を基礎疾患として有していた群、(b) 重度疾患の徴候を有していたが軽微な所見のみであった群、(c)（重篤な虐待・ネグレクト事例のように）重篤な症状や徴候が見過ごされたか、故意に無視されていた群、が含まれる。他にも例えば冠動脈の走行異常のある人物に貧血などの付加的要因が加わり、心筋が低酸素状態に陥るなど、時には後天的な疾病への罹患が既に有している疾患に影響し致死的経過をたどることもある。
(3) 重篤な疾病に罹患しているが、症状は安定していた人物が突然死に至ったグループ。このグループに該当する例としては、気管支喘息やてんかんの基礎疾患を有していた場合などが挙げられる。

以降の各章では、小児および若年成人に突然死をもたらしうる病態を、表でもリストアップしている。それらの病態の中には、小児期早期に特有で通常10歳以前に死亡する病態もあれば、思春期後期や成人期初期に死亡する病態もある。ある種の先天性心疾患は出生後数か月以内に突然死に至る病態である一方で、気管支喘息による突然死はより年長の人物に認められる、といったパターンがこのような年齢依存的な致死率変動の例として挙げられる。

頻　度

小児期の突然死は地域ごとにもその発生率は異なり、年ごとでも発生率は異なるものである。それゆえ小児期の突然死の発生率を正確に算出することは極めて困難である [9]。加えて、死亡診断書に記載されている診断名は完全に正確であるというわけではなく、特に剖検がなされていない事例ではなおさらである。1歳以上20歳未満における内因性の突然死の発生頻度は、年間10万人あたり0.5から13.8まで報告によりまちまち [9–11] であるが、これはこの年齢群の死亡の2～5％に該当する頻度である [12–14]。

外傷に関しては、オーストラリアのメルボルンで実施された研究によれば、15歳未満の子どもにおける外傷による死亡率は、外傷全体で10万人あたり10.6と報告されている。一方米国からの報告では、20歳未満の子どもにおける致死的外傷の発生率は10万人あたり30.3と報告されている [16]。なお、突然死は女児に比し男児に多いとの報告もある [17]。

州レベルや郡レベルでのチャイルド・デス・レビュー制度を構築することで、より正確に死因が同定できるようになったのみならず、小児死亡の予防対策の推進にもつながった、との報告がある [18]。米国におけるより正確な死亡率のデータは、米国保健社会福祉省（DHHS: US Department of Health and Human Services）から入手が可能である [19]。

突然死の原因

突然死の原因については次章以降で詳細について述べていくが、SIDS は数十年前に比べて目覚ましい減少が認められているものの、依然としてこ10年間にわたる生後1週以降の乳児の予期せぬ突然死（SUID: Sudden Unexplained Infant Death）の中で、最も多い原因疾患である [20, 21]。1歳を過ぎた場合、突然死をきたす内因疾患として、悪性新生物、先天奇形、感染が多くを占めるようになる [9, 22, 23]。

小児期に突然死をきたす感染症としては、心筋炎、髄膜炎、喉頭蓋炎、気管支肺炎、細気管支炎、気管気管支炎、敗血症性ショック、胃腸炎、腹膜炎などが挙げられる [24]。1～21歳の年齢群における207例の突然死事例（年齢中央値4.3歳）の研究では、感染症は最大の死亡原因であったと報告されている [25]。Taggart と Craver により報告された剖検例の検証では、小児死亡の原因として中枢神経系感染症および敗血症が最も頻度の高い病態であったと報告されている [26]。これらは中枢神経系腫瘍や血液腫瘍に続発して発症していた。

Neuspiel と Kuller の研究によれば、心血管系の先天奇形や後天的病態による突然死は、感染症による死亡に比してより年長児に認められている（年齢中央値16.2歳）が、感染症と同様、小児期の突然死の原因として頻度の高いものである [25]。頻度の高い心臓血管系疾患としては、肥大型心筋症、拡

張型心筋症、大動脈弁狭窄症、先天性冠動脈異常、Fallot四徴症、Ebstein奇形、肺高血圧症、僧帽弁逸脱症、伝導障害、Eisenmenger症候群などが挙げられる［27］。これらの疾患の相対頻度は、報告によりさまざまである。例えばTopazとEdwardsによる研究報告［28］では、僧帽弁逸脱症の頻度は心筋炎とほぼ同じ24％ほどであったが、大動脈弁狭窄症の頻度はわずか4％であったと報告されている。一方でLambertらの研究報告［29］では、大動脈弁狭窄症の頻度は18％と報告されており、粘液腫様変性をともなった僧帽弁逸脱症はわずか1例のみであった、と報告されている。また先天性心疾患、特にFallot四徴症と大血管転位の術後患者の突然死は、無視しえないほど多いとされている［23］。

激しい身体活動を行っている小児および若年成人のスポーツ選手に突然死が認められた場合、最も可能性が高い病態は心血管系疾患である。例えばMaronらは、13～30歳に突然死した運動選手29名中28名までもに心血管系の構造異常が認められたと報告している［30］。構造異常のうち最も多かったものは肥大型心筋症（48％）であったと報告されているが、一方でCorradoらによって行われた同様の研究では、構造異常として右心低形成（27％）が最多であったと報告されている。このような異なる結果となったのは、研究対象となった集団の違いであるのか、診断のために行った検査手法の違いであるのか、剖検されることとなった事例に偏りがあったためであるのか、明確化することは困難である。

その他の小児および若年成人の突然死の原因としては、てんかん、頭蓋内出血、喘息などが挙げられる［25, 32, 33］。より頻度の低いものとして、血液疾患、消化管疾患、泌尿生殖器疾患、代謝疾患、内分泌疾患、遺伝子疾患、免疫疾患などが原因となることもある。

「事故（accident）」という用語の使用は、ほとんどの事故は予測可能であり、予防しうるという観点から、可能な避けるべきであるという議論が近年提起されている〔訳注：accidentという用語は、「予測できない」「避けようのない」というニュアンスが強い用語である〕［34］。確かにこのような視点を持つことには、若干の利点があるであろう。ただしすべての損傷が予防可能であるというわけではなく、またほとんどの人々にとっては「事故（accident）」という用語を用いるほうが、そのいわんとすることがより明確に理解できるということもまた事実である。また自然死（内因死）以外の死因の分類としては、法医学上の標準的カテゴリーとして「殺人」「自殺」「事故」「不詳」という分類が用いられている。このような理由から本書では引き続き「事故（accident）」という用語を用いることとした。

小児期の、非意図的損傷としての事故死の中で最も頻度の高いものは、交通事故ならびに溺水である。その他の小児期の事故死の原因としては、固体熱源熱傷、液体熱傷、転落、薬物中毒、虐待性外傷が挙げられる［15, 35］。米国サウスカロライナ州の思春期の子どもの死亡事例についての後方視的研究では、事故死が最多（36％）であり、次いで殺人（16％）、自然死（12％）の頻度であった。事故死の原因としては主に交通事故（54％）、溺死（21％）、薬物中毒（12％）、銃火器による損傷（5％）が挙げられ、また事故死が最も頻度的に多かった年齢群は10～14歳であった。15～19歳の年齢群では殺人が最も多い死因であり、うち銃火器が成傷器である事例が最も多かった、とも報告されている［36］。

完全で包括的な剖検が実施された後でも依然として原因が不詳である小児および若年成人の突然死事例の比率というのは、剖検が実施された際の死後硬直の状況や、剖検によって得られた所見に対してどのような解釈が後に加えられるかによって、大きく影響を受ける［37］。このような「不詳死」と診断せざるをえない事例が存在するという事実は、突然死症例の調査における不確実性や、死因を同定するための標準的法医学的手法というものが不十分であるということを改めて強調するものである。例えば、25年間に及ぶ米軍の18～35歳の新兵、のべ620万人の中で、非外傷性の突然死をきたした126例を調査した研究によれば、剖検を行った後にもその死因は不詳とされていた事例が35％も存在していた［38］。ただ、QT延長症候群やBrugada症候群、およびカテコラミン誘発性多形性心室頻拍のような「剖検によっても有意な所見が得られない病態」であっても、今日では剖検時にスクリーニング検査を行うことが可能となっている（第5章参照）。

乳幼児ならびに小児の突然死症例の調査に関する問題点

小児剖検の質

　小児期の疾患や損傷の複雑性に鑑みると、剖検検索の際には極めて広範にわたる解剖と組織のサンプリングが必要であり、それだけではなく必要性に応じて、放射線医学的検索、微生物的検索、代謝疾患スクリーニング、遺伝学的分析などの補助的診断検査を行う必要がある。数多くの文献で、乳児剖検の際の検索や補助的診断検査は極めて不十分であるということが報告され、今や広く知られている［39, 40］。このことは、サリー・クラーク（Sally Clark）の事例（英国の弁護士であるサリー・クラークが2人の息子を殺害したとして終身刑を受けた事例）が如実に表してるといえよう［41, 42］。法廷は後にこの判決を破棄している〔訳注：2人の乳幼児がSIDSで死ぬ確率は7300万分の1であるとの証言をもとに、他にこれといった重要な証拠が提示されることなく有罪判決が下ったが、最終的に2件目の子どもの死が細菌感染によるものであることがわかり、再審で無罪判決が下された事件である。なお再審請求で無罪を勝ち取った4年後、サリー・クラークは自殺をしている〕。

　マクロ剖検時にルーチンのステップを省略したり、ミクロ剖検としての病理組織学的検索が省略されていたことで、事例が訴追された際に適切な剖検所見の確認を行うことができなかったことが、問題を大きくした。加えて、可能性があるとされた重要な疾患は変遷し、診断も時とともに変更されていた。最近の文献でも、乳児突然死症例に対して監査を行ったところ、多くの事例で剖検所見の記載は簡易的であり、「法医学的調査や状況調査はしばしば不十分で非専門的になされていた」と指摘されている。残念なことに、死亡時に呈していた所見・死亡時に下された診断・死亡時に行われた状況調査の正確性などを後に検証しようとしても、その時点では極めて多くの鑑別すべき状況が生じてしまっており、実際に実施することは極めて困難である。

　時として問題が、長年にわたって多くの症例を含んでいるということもある。カナダのトロントで行われた一連の小児突然死の調査状況を、オンタリオの小児法医／病理学専門医が後方視的に検証した報告である『オンタリオ州小児法医／病医理学調査』では、複数の事例で極めて調査が不十分であり、そのことが法廷での誤審につながっていた、と結論づけられている［44, 45］。

　多くの問題点がこの調査で明らかになり、それを受けて、小児法医学の専門医制度を法的に整備し、教育体制を構築し、採用と確保体制を確立し、制度を維持するために十分な資金投入すべきである、という4本柱の提言がなされることとなった［45］。

専門家によるエビデンスの提示

　専門家によるエビデンスの提示（意見書・鑑定書の作成・法廷証言）に関しては、第3章で詳述しており、ここでは概略につき記載する。多くの国々で、訴追に至った小児や若年成人の突然死事例において、提出された医学的エビデンスの質に関しての懸念がある状態となっている。確かに頭頸部の鈍的外傷など、入手しうる文献が限定的な場合や、文献が入手しえたとしても研究方法が後方視的研究でエビデンスレベルが高くない場合や、同様の状況に対しての工学実験モデルや動物実験モデルが存在しない場合など、的確な医学的エビデンスを提示することが困難な場合も存在する。つまり法廷の場で提示される専門家証言は、個人的経験に基づくものである場合もあり、時にそれが不適切な場合や、中には経験していない事象に関しての個人的意見にとどまっている場合もあるのである。

　英国の制度をもとに発展した対審裁判手続きのシステム〔訳注：裁判を対立する当事者間の争いとみなし、裁判官が一種の受動的な審判者としての役割を担うシステム〕は、専門家が専門家証言を行う際に、自身の立場を明確にしたり理性的に振る舞うことができなくなってしまうことも多い。裁判官や陪審員の目からみて信頼に足るという印象を与えるために、また逆に信頼に足らないという印象を与えるために、専門家はおそらく司法家から練りに練った質問を長時間受けることとなるであろう。行われる質問が、専門家がすぐに適切な回答を行うことができない専門性に乏しい人物であるということを印象づけることを目的とした、そもそも答えのない質問であることもある。

　このような医学的な問題から焦点が外れてしまう潜在的リスクに対応する1つの方法は、公判前に会議や討論を行う場を用意することである。そのこと

により専門家は、論争となりうる点につき整理することができ、広く同意がなされる事項とそうではない事項について、明確にすることができる。このような、法廷に複数の専門家が同時に登場する「ホット・タブ」と呼ばれる手法は、専門家同士が争点となっている証拠について話し合ったり質問をし合ったりすることができることとなる〔訳注：オーストラリアでは 2005 年より、コンカレント・エビデンス方式といわれるこのような方法が実際に採用されている。複数の証人が 1 つのボックスに座って一緒に熱く議論している様子を、熱い風呂に一緒につかっている様にたとえて、ホット・タブと俗に呼称されている〕。このような手法は、論争のある司法裁判ケースに対応する上で、すべての証拠や関連文献を検証することを可能とするような、より優れた方法といえる [46]。

臓器の保存

近年、特に小児事例を中心として、遺族からの同意のない臓器保存に関する調査が複数回行われたが、残念なことに医療の分野では、剖検時に保存された各種臓器の組織は教育目的や研究目的に使用してよいとみなすという、地域のコミュニティの期待に反するような文化が存在していた。もちろん現在では、剖検時に保存された各種臓器の組織の取り扱いは、極めて厳格で透明性が担保されている。ただ、剖検時に保存された各種臓器や臓器組織を対象とした研究が、多くの医学の発展をもたらしてきた、という事実も認識しておく必要もある。例えば、カナダのモントリオールにあるマギル大学医学博物館の館長である Maud Abbott 医師の貴重な著作である『先天性心疾患アトラス（The Atlas of Congenital Cardiac Disease）』の存在によって、稀な先天性心奇形の多様性に関する理解が促進され、その結果多くの患者への治療法が改善したのである。

この分野の発展の鍵となるのは、遺族と協調できる体制と法的整備である（そのような意味で、臓器提供体制の整備とよく似ているといえよう）。臓器保存の問題というのは極めて繊細な問題ではあるが、研究や教育のために臓器保存を行うことは、それが適切な方法で行われるのであれば、推奨されるべきであるといえる。臓器を保存させて欲しいとの申し出に対し、「将来同様の疾患に罹患した患者の役に立つ知識が得られるなら、ぜひとも医学教育などに役立てて欲しい」と協力をいとわない遺族も少なくはない。遺族と直接接触して説明を尽くし、どのようにその後臓器が取り扱われるのかについても明白にし、倫理委員会の承認も得た上で研究を実施することを徹底していくことで、不適切な管理がまかり通っていた過去を払拭し、今後も病理組織学的研究を継続することは十分に可能である [47, 48]。なお、剖検の際に遺族が知りたいであろう情報をまとめた「剖検に際して」という情報提供のためのパンフレットを、本書の巻末に補足 I として掲載している。

カウンセリング

自身の子どもが突然、予期せず死亡してしまった養育者は、子どもが乳児の場合には特に、執刀した法医学者に剖検時の所見につき確認したいと思うものである。養育者が法医学者との面会を望むのは、確認したい質問事項があるためという場合もあるが、たいていの場合は、自宅や病院から子どもが連れていかれ、その後斎場で再会する間に子どもと向き合っていた人物と会いたい、という感情からである。養育者と会うという機会は法医学者にとっても、子どもの死亡という事実を法医学者が深刻に受け止めていること、ならびに子どもへ最大限の配慮と尊厳を持って対応がなされたということを養育者に改めて伝える貴重な機会ともなる。剖検を行うすべての法医学者は、求められた場合に、養育者と面会することが可能な体制を確立しておくことが望まれる。

当然のことながら、養育者との面会の際には、診断に関するあらゆる疑義や、臓器の保存や処理に対するあらゆる質問に関して、常に公明正大で誠実に対応することが求められる。面接の際に、法医学者では回答することが困難な質問がなされる可能性もあり、サポート役としてのソーシャルワーカーやカウンセラーが同席することが、常に推奨される。このような面接の場を常に用意するのは決して容易なことではないが、剖検の執刀を担う法医学者にとって、自身の責務の重大性や遺族が感じる極めて深い喪失感を再認識することにもなるであろう。このような面接の機会を持ったり、面接に立ち会った人物であれば、小児事例に対し適切な剖検が行われることがいかに重要であるかについて、十分に理解することができるはずである。反対に、剖検が不十分に

行われた場合の遺族との面接は、遺族にとってさらなる苦悩や問題を抱えさせることとなってしまうことを肝に銘じる必要がある。

小児死亡事例検証委員会
（チャイルド・デス・レビュー）

近年、乳幼児や小児の死亡事例に対し、多機関が参画して検証を行う委員会組織（チャイルド・デス・レビュー）が、盛んに設置されている［49–51］。チャイルド・デス・レビューは、多種多様な専門家が特定の事例の特定の要因に関してだけ情報を提供するのではなく、包括的に問題点を話し合うものであり、行政府や社会福祉組織の体制や行動指針に直接的に影響を与えうるものである。このような枠組みで死亡事例の検証を行うことで、さまざまな現場の問題点を改善するための分析が行われることとなり、そこで打ち出された勧告というものは、関連諸機関に送付されることとなっている。このような組織を設置することによって、診断・治療上の問題や社会的問題についてより適切な評価を行うことができるようになり、また予後を不良とさせてしまっている諸問題に対して、従前よりもより時宜を得た対応が可能となり、予防可能性のある死亡に関してより焦点をあてた対策がなされるようになるのである。

参考文献

1. Dietz, H. C. & Pyeritz, R. E. (1994). Molecular biology: to the heart of the matter. *The New England Journal of Medicine*, **330**, 930–2.
2. Goodwin, J. F. (1997). Sudden cardiac death in the young: a family history of sudden death needs investigation. *British Medical Journal*, **314**, 843.
3. Gregersen, N., Andresen, B. S., & Bross, P. (2000). Prevalent mutations in fatty acid oxidation disorders: diagnostic considerations. *European Journal of Pediatrics*, **159** (Suppl. 3), S213–18.
4. Karch, S. B. (2007). Changing times: DNA resequencing and the "nearly normal autopsy". *Journal of Forensic and Legal Medicine*, **14**, 389–97.
5. Byard, R. W. (1999). Preventative pathology and childhood injury. *Injury Prevention*, **5**, 292–3.
6. Byard, R. W. (2000). Accidental childhood death and the role of the pathologist. *Pediatric and Developmental Pathology*, **3**, 405–18.
7. Rivara, F. P., Grossman, D. C., & Cummings, P. (1997a). Injury prevention. First of two parts. *The New England Journal of Medicine*, **337**, 543–8.
8. Rivara, F. P., Grossman, D. C., & Cummings, P. (1997b). Injury prevention. Second of two parts. *The New England Journal of Medicine*, **337**, 613–18.
9. Denfield, S. W. & Garson, A., Jr. (1990). Sudden death in children and young adults. *Pediatric Clinics of North America*, **37**, 215–31.
10. Fish, F. A. (2005). Screening for sudden death in young patients. *Seminars in Pediatric Neurology*, **12**, 39–51.
11. Morentin, B., Aguilera, B., Garamendi, P. M., & Suarez-Mier, M. P. (2000). Sudden unexpected nonviolent death between 1 and 19 years in north Spain. *Archives of Disease in Childhood*, **82**, 456–61.
12. Berger, S., Dhala, A., & Friedberg, D. Z. (1999). Sudden cardiac death in infants, children, and adolescents. *Pediatric Clinics of North America*, **46**, 221–34.
13. Driscoll, D. J. & Edwards, W. D. (1985). Sudden unexpected death in children and adolescents. *Journal of the American College of Cardiology*, **5**, 118–21B.
14. Molander, N. (1982). Sudden natural death in later childhood and adolescence. *Archives of Disease in Childhood*, **57**, 572–6.
15. Nolan, T. & Penny, M. (1992). Epidemiology of non-intentional injuries in an Australian urban region: results from injury surveillance. *Journal of Paediatrics and Child Health*, **28**, 27–35.
16. Guyer, B. & Gallagher, S. S. (1985). An approach to the

16. epidemiology of childhood injuries. *Pediatric Clinics of North America*, **32**, 5–15.
17. Gillette, P. C. & Garson, A., Jr. (1992). Sudden cardiac death in the pediatric population. *Circulation*, **85** (Suppl.), I64–9.
18. Bowen, K. A. & Marshall, W. N., Jr. (2004). Child deaths of unknown cause: review of 7 years' experience. *Clinical Pediatrics*, **43**, 803–8.
19. Minino, A. M., Heron, M. P., Murphy, S. L., & Kochanek, K. D. (2007). Deaths: final data for 2004. *National Vital Statistics Reports*, **55**, 1–119.
20. Byard, R. W. (1991). Possible mechanisms responsible for the sudden infant death syndrome. *Journal of Paediatrics and Child Health*, **27**, 147–57.
21. Côté, A., Russo, P., & Michaud, J. (1999). Sudden unexpected deaths in infancy: what are the causes? *The Journal of Pediatrics*, **135**, 437–43.
22. Corey Handy, T. & Buchino, J. J. (1998). Sudden natural death in infants and young children. *Clinics in Laboratory Medicine*, **18**, 323–38.
23. Vetter, V. L. (1985). Sudden death in infants, children, and adolescents. *Cardiovascular Clinics*, **75**, 301–13.
24. Parham, D. M., Savell, V. H., Kokes, C. P., *et al*. (2003). Incidence of autopsy findings in unexpected deaths of children and adolescents. *Pediatric and Developmental Pathology*, **6**, 142–55.
25. Neuspiel, D. R. & Kuller, L. H. (1985). Sudden and unexpected natural death in childhood and adolescence. *The Journal of the American Medical Association*, **254**, 1321–5.
26. Taggart, M. W. & Craver, R. (2006). Causes of death, determined by autopsy, in previously healthy (or near healthy) children presenting to a children's hospital. *Archives of Pathology and Laboratory Medicine*, **130**, 1780–5.
27. Klitzner, T. S. (1990). Sudden cardiac death in children. *Circulation*, **82**, 629–32.
28. Topaz, O. & Edwards, J. E. (1985). Pathologic features of sudden death in children, adolescents, and young adults. *Chest*, **87**, 476–82.
29. Lambert, E. C., Menon, V. A., Wagner, H. R., & Vlad, P. (1974). Sudden unexpected death from cardiovascular disease in children: a cooperative international study. *The American Journal of Cardiology*, **34**, 89–96.
30. Maron, B. J., Roberts, W. C., McAllister, H. A., Rosing, D. R., & Epstein, S. E. (1980). Sudden death in young athletes. *Circulation*, **62**, 218–29.
31. Corrado, D., Thiene, G., Nava, A., Rossi, L., & Pennelli, N. (1990). Sudden death in young competitive athletes. clinicopathologic correlations in 22 cases. *The American Journal of Medicine*, **89**, 588–96.
32. Kitada, M., Nakagawa, T., & Yamaguchi, Y. (1990). A survey of sudden death among school children in Osaka prefecture. *Japanese Circulation Journal*, **54**, 401–11.
33. Norman, M. G., Taylor, G. P., & Clarke, L. A. (1990). Sudden, unexpected, natural death in childhood, *Pediatric Pathology*, **10**, 769–84.
34. Davis, R. M. & Pless, B. (2001). BMJ bans "accidents". *British Medical Journal*, **322**, 1320–1.
35. Norton, L. E. (1983). Child abuse. *Clinics in Laboratory Medicine*, **3**, 321–42.
36. Batalis, N. I. & Collins, K. A. (2005). Adolescent death: a 15-year retrospective review. *Journal of Forensic Sciences*, **50**, 1444–9.
37. Wren, C., O'Sullivan, J. J., & Wright, C. (2000). Sudden death in children and adolescents. *Heart*, **83**, 410–13.
38. Eckart, R. E., Scoville, S. L., Campbell, C. L., *et al*. (2004). Sudden deaths in young adults: a 25-year review of autopsies in military recruits. *Annals of Internal Medicine*, **141**, 829–34.
39. Byard, R. W. (2001). Inaccurate classification of infant deaths in Australia: a persistent and pervasive problem. *The Medical Journal of Australia*, **175**, 5–7.
40. Byard, R.W. & Krous, H. F. (2004). Pediatric forensic pathology in crisis. *Pediatric and Developmental Pathology*, **7**, 212–13.
41. Byard, R. W. (2004). Unexpected infant death: lessons from the Sally Clark case. *The Medical Journal of Australia*, **181**, 52–4.

42. Watkins, S. J. (2000). Conviction by mathematical error? *British Medical Journal*, **320**, 2–3.
43. ***R. v. Clark*** [2003] EWCA Crim 1020 (Supreme Court of Judicature, Court of Appeal (Criminal Division), 11 April 2003). Available at www.bailii.org/ew/cases/EWCA/Crim/2003/1020.rtf.
44. Byard, R. W. (2006). Pediatric forensic pathology: the practice, the prose and the problems. *Forensic Science Medicine and Pathology*, **2**, 135–6.
45. Goudge, S. T. (2008). Inquiry into Pediatric Forensic Pathology in Ontario: report. (online) Toronto: *Inquiry into Pediatric Forensic Pathology in Ontario*. Available at www.goudgeinquiry.ca (accessed June 2009).
46. Byard, R. W. (2009). Sophistry or justice: are the two mutually exclusive? *Forensic Science Medicine and Pathology*, **5**, 165–6.
47. Byard, R.W. (2007). The use of archival tissues, organs and pathology museums: "*mortui vivos docent*" (let the dead teach the living). *Forensic Science Medicine and Pathology*, **3**, 175–6.
48. Krous, H. F., Byard, R. W., & Rognum, T. O. (2004). Pathology research into SIDS: where do we go from here? *Pediatrics*, **114**, 492–4.
49. Brandon, M., Dodsworth, J., & Rumball, D. (2005). Serious case reviews: learning to use expertise. *Child Abuse Review*, **14**, 160–76.
50. Bunting, L. & Reid, C. (2005). Reviewing child deaths: learning from the American experience. *Child Abuse Review*, **14**, 82–96.
51. Durfee, M., Parra, J. M., & Alexander, R. (2009). Child fatality review teams. *Pediatric Clinics of North America*, **56**, 379–87.
52. American Academy of Pediatrics Committee on Child Abuse and Neglect and Committee on Community Health Services (1993). Investigation and review of unexpected infant and child deaths. *Pediatrics*, **92**, 734–5.
53. Hobbs, C. J., Wynne, J. M., & Gelletlie, R. (1995). Leeds inquiry into infant deaths: the importance of abuse and neglect in sudden infant death. *Child Abuse Review*, **4**, 329–39.

第 2 部
非意図的損傷

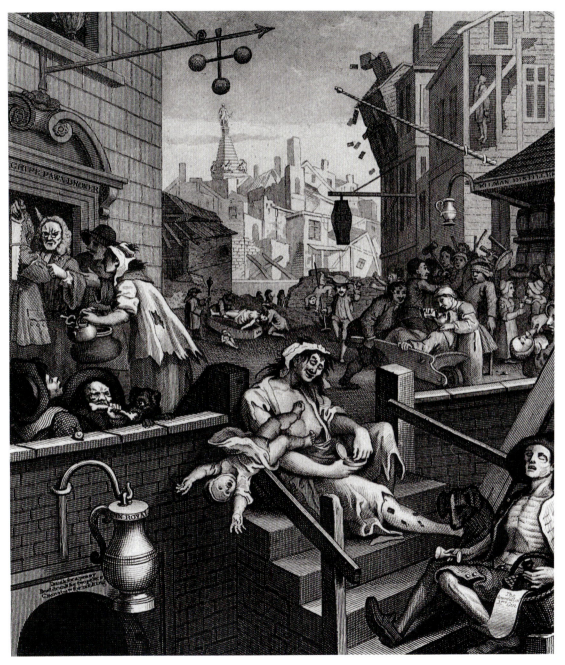

「酒場の裏通り (*Gin Alley*)」19 世紀のエッチング版画 (Hogarth 作)
貧困と劣悪な生育環境に置かれた乳児に迫る危険が、生々しく描かれている。

第2章 事故

はじめに…16
損傷のタイプ…17
多発外傷…18
 交通外傷　18
  自動車の運転者ならびに歩行者　18
   シートベルト損傷　20
   ジュニアシート（ブースターシート）関連損傷　22
   エアバッグ損傷　22
  歩行者としての事故死　23
  自転車／オートバイ運転者としての事故死　23
   パターン損傷　24
 オフロードでの事故　24
  オフロード車　24
  私道での事故　26
  スノーモービル　26
大動脈損傷…26
心臓震盪…27
腹部外傷…28
 鈍的外力損傷のメカニズム　29
頭部外傷…30
 頭部外傷のメカニズム　31
溺　死…34
 死亡に至るメカニズム　36
 剖検所見　36
 特殊な状況　38
  バケツ内溺死　38
  浴槽内溺死　38
  スイミングプールでの溺死　38
窒　息…39
 定　義　39
 剖検診断　39
 「睡眠中の事故」による窒息死　41
 覆いかぶさり死（Overlaying）　47
 頭部の絞扼　48
 体位性窒息（positional asphyxia）　49
 圧挫性窒息　49
 異物嵌頓／遊走　50
 小児および若年成人に発生するその他の縊死の形態　55
 その他の窒息をきたす状況　56
 自己性愛行動（自慰行為）による窒息　56
塞栓症…58
 空気塞栓　58
 異物塞栓　59
 その他の塞栓症　59
熱　傷…59
感　電…62
中　毒…64
異食症…65
違法ドラッグと薬物乱用…66
 コカイン　66
 揮発性物質　66
 ガソリン　68
 オピオイド　70
 アンフェタミン　70
 アルコール　71
農場での死亡…71
穿通性損傷…72
銃火器損傷による死亡…72
動物との接触による死亡…73
 陸上における動物の襲撃　73
 水辺や水中における動物の襲撃　76
 動物の捕食による死後の死体損壊　77
高体温症…78
脱水症…79
低体温症…79
スポーツ関連死　80
 セカンドインパクト症候群　81
医原性損傷…81
 麻酔関連死　81
 外科手術およびその他の医療関連死　82
 医学的治療に使用した薬物に関連した死亡　84
 その他の病院内死亡　84
その他…85
 伝統医療／民間療法や代替医療により生じた障害や疾病　85
事故と災害で死亡した事例の身元特定…86

第 2 部　非意図的損傷

はじめに

　本章は、乳児の睡眠中の事故、交通外傷、薬物事故、動物による損傷、医療過誤など、非常に多彩な状況について触れている。扱うトピックはさまざまであるが、予期せぬ死亡を引き起こすものであったこと、ならびにその原因が意図的なものではなかったことは共通している。事故、すなわち非意図的外傷は小児や若年成人の死亡理由の多くを占めるが、その起こりやすさは年齢によりさまざまである。例えば、15〜19歳の死亡理由の55〜71％が事故であるが、乳児では事故による死亡はわずか3〜5％にすぎない。

　これら2つの年齢群において、事故による死亡率がこれほど異なるのは、運動能力や活動性が基本的に異なっているためである。乳幼児は運動能力が限定的なため事故に遭遇するリスクは低いが、探索行動を行う際に、潜在的危険を認識できないこと、危険な状況に遭遇した時に回避できないこと、解剖学および生理学的に未熟であること、などが基盤となり問題が生ずる。思春期以降になると、よりリスクの高い活動を頻繁に行うようになる。米国の1987年の統計では、1〜24歳までの5万4239名の死亡例のうち、実に2万5814名が事故により死亡していたと報告されている。また、その約10年後のカリフォルニア州の調査では、1996〜1998年の間に4歳未満の小児の致死的事故が636件生じていた、と報告されている［1-3］（表2.1）。

　米国の2006年の統計では、15〜24歳の致死的事故の5大原因は、自動車による交通外傷（66.2％）、中毒（18.1％）、溺死（3.8％）、他の陸上交通手段が原因の交通外傷（1.7％）、転落（1.5％）の順であった。対して、1〜4歳の年齢層では、交通外傷（29.3％）、溺死（28.4％）、火災／熱傷（12.5％）、窒息（8.5％）、自動車以外の交通外傷（歩行者として）（7％）の順であったと報告されている［4］。

　致死的事故の発生率は国によって大きく異なっている。例えば、1984〜1986年の米国における1〜19歳までの事故による総死亡率は人口10万人あたり30.5と報告されており、カナダの26.1、ノルウェーの22.3、フランスの21.5、イングランドおよびウェールズの15.6、オランダの13.1を上回っている［5］。オーストラリアの統計では、同じく人口10万人あたり、4歳以下で10.8、5〜9歳で5.3、10〜14歳で6.4、15〜24歳で29.2と報告されている［6］。

　南オーストラリア州における34年間（1963〜96年）の小児の死亡369名の検証では、交通外傷189名、溺死63名、睡眠中の事故（ベッドでの窒息等）40名、火災／熱傷24名、異物誤嚥／誤飲14名、中毒10名、感電死6名、種々の窒息5名、スポーツ関連死4名、転落2名、産業死（工場での死亡）1名、列車事故1名、とさまざまな事故により子どもは死亡していた。また15名の死亡は、農場で起きていたと報告されている［7, 8］。その詳細について表2.2にまとめ、掲示している。また、うつ、不安神

表 2.1　年齢別の事故死のタイプ

	年　齢				
	＜1歳	1〜4歳	5〜9歳	10〜14歳	15〜19歳
全死亡のうち事故死の占める割合	3%	39%	48%	48%	55%
交通外傷	23%	34%	55%	59%	80%
溺死	13%	23%	15%	13%	6%
火災、熱傷	11%	24%	13%	5%	1%
銃火器	＜1%	1%	3%	7%	3%
中毒	2%	1%	1%	＜1%	1%
転落	4%	2%	1%	1%	1%
窒息	19%	2%	2%	3%	1%
その他	28%	13%	9%	11%	7%

出典：*Accident Facts* (1990). Chicago, IL: National Safety Council.

第2章　事故

表2.2　1963年から1996年にかけて南オーストラリア州で事故死した0～16歳の小児369名の詳細

カテゴリー	事例数	男児	女児	年齢幅	平均年齢
交通外傷					
特定不能	66	35	31	1～14歳	6歳5か月
自動車同乗中	27	13	14	1か月～13歳	4歳9か月
歩行者として	69	47	22	6か月～15歳11か月	7歳5か月
自転車	24	17	7	5歳7か月～15歳8か月	10歳2か月
自動二輪	3	2	1	6歳6か月～13歳	9歳10か月
溺死	63	46	17	3か月～12歳8か月	3歳6か月
睡眠中の事故死（ベッドでの窒息等）	40	25	15	1か月～4歳	10か月
火災／熱傷	24	11	13	1歳1か月～14歳2か月	5歳1か月
異物誤嚥／誤飲	14	12	2	3か月～8歳	2歳2か月
中毒	10	5	5	1歳1か月～6歳	2歳9か月
農場での死亡[a]	10	6	4	2歳6か月～11歳6か月	4歳10か月
感電死	6	4	2	2～12歳	5歳8か月
その他の窒息	5	5	0	3～9歳	5歳5か月
スポーツ関連死	4	4	0	3歳9か月～14歳10か月	9歳3か月
転落	2	1	1	3歳2か月～14歳	8歳7か月
産業死（工場での死亡）	1	0	1	9歳6か月	9歳6か月
列車事故	1	1	0	12歳4か月	12歳4か月
計	369	234	135	1か月～15歳11か月	5歳2か月

[a] 農場での死亡としては、他にも5名の死亡（窒息2名、溺死1名、焼死1名、交通外傷死1名）があったが、それぞれ別のカテゴリーに含めた。

経症、注意欠如障害などの精神的疾病や問題を有する小児は、熱傷、中毒、頭部外傷といった事故にあいやすい高リスク群であることが判明している[9]。

損傷のタイプ

交通外傷は、すべての年齢層における事故死の多くを占めており、乳児においては23%、15～19歳の年齢層に至っては80%に達する[10]。以下に挙げる研究では、交通外傷以外にも、若年者に生じる致死的事故についても詳細に触れられている。

例えば、米国ノースカロライナ州で行われた研究では、4歳未満の小児の事故死の原因のうち最も多かったものは火災／熱傷であり、交通外傷（歩行者としての事故を含む）、窒息、溺死の順で続いていた。15～19歳の年齢層では、交通外傷と溺死が最も多く、自殺および殺人も数多く認められていた[11]。

地域外傷センターで治療された、致死的となりうる重症小児外傷事例267名のうち、55%は交通外傷、27%は転落、10%はスポーツ外傷などその他の外傷であった。交通外傷の事例のうち75%は歩行者としての事故であった。致死率は6.7%であったが、死亡例17名のうち14名が頭部外傷事例であった[12]。思春期事例の溺死と自動車による交通外傷死のおよそ半数は、飲酒後の事例であった[13]。

米国外傷センターを受診した15歳未満の小児3472名を対象とした研究では、交通関連外傷は全入院症例の29%を占めていた、と報告されている。5～10歳の子どもでは、転落外傷や交通関連外傷が多く、溺水、穿通外傷、虐待による外傷が次に続いていた。この年齢層の全外傷に占める割合は5%にすぎないのにもかかわらず、全死亡に占める割合は40%にものぼっていた。また死亡事例の75%は頭部外傷を負っており、致死的外傷のほとんどは鈍的外

力によるものであった、とも報告されている［14］。

　米国においては、銃火器損傷も 15 〜 19 歳の事故死の主因となっている［15］が、銃火器損傷の頻度は国による差異が顕著であり、例えばオーストラリアやヨーロッパの一部では非常に稀である。

　一方、乳児の外傷の受傷機転のパターンは、年長児とは異なっている。例えば Corey らは、11 年間にわたる乳児事故死例 36 名を検証しているが、19 名（53％）は窒息死であった、と報告している［16］。19 名中 8 名は物理的に安全でない睡眠環境下での事故であり、6 名は毛布などの覆いかぶさり、3 名はビニール袋による窒息、2 名は異物誤飲による窒息であった。残りの 17 名のうち 4 名（11％）が溺死、3 名（8％）が自宅火災による熱傷、3 名（8％）が交通外傷、2 名（6％）が低体温、1 名（3％）が高所からの転落、1 名（3％）がアルコール誤飲による中毒であった。

　ニューヨーク州健康局が実施した研究では、乳児の死亡原因として事故は、周産期の状況、先天的異常に次ぎ、3 番目に多い原因であったと報告されている［17］。この研究では 1984 〜 1988 年の間に、156 名の乳児の事故死が記録されているが、そのうち 39 名（25％）が火災、60 名（38％）が窒息（27 名が絞頸、22 名が食物による窒息、11 名が異物による窒息）であり、19 名（12％）が交通外傷、15 名（10％）が溺死、23 名（15％）はその他の原因によって事故死していたとのことである。

　乳幼児は他者への依存度が高いため、特に事故による外傷をきたしたり事故死するリスクが高く、養育者が死亡したり何らかの理由で十分に子どもの世話ができない状態になった場合、なおさらである。このような一例として、南オーストラリア州では、養育者が死亡したために 1 歳、2 歳半、3 歳の 3 名の子どもが家に閉じ込められた状態になり脱水のため死亡した、という事例がある（写真 2.1）［18］。

多発外傷

交通外傷

自動車の運転者ならびに歩行者

　自動車事故で死亡した小児・思春期の子どもは、一般的には同様の事故に遭遇して死亡した成人と同様の損傷を負う傾向にある。外傷の程度や範囲は、衝突の状況、衝突時のスピード、そしてシートベルトが装着されていたかどうかによって異なる。致死的な事例では、しばしば頭部・胸部・腹部にまたがる多発外傷をきたしている。自動車事故に典型的な外傷としては、脳裂傷／挫傷をともなう頭蓋骨骨折、環軸後頭骨の骨折や脱臼、脊椎骨折、肋骨・骨盤・四肢骨折、大動脈離断、肺および心臓の裂傷、肝臓および脾臓の裂傷などが挙げられる（写真 2.2–2.8）。以下に述べる外傷の多くは自動車事故に特有のものではないが、自動車事故の際に頻度がとても多いものであるため、ここで詳細に記述しておく。

　チャイルドシートに固定されていない乳児は、特に自動車事故の際に外傷をきたすリスクが高く、前方に投げ出されて車のインテリアに衝突したり、事故の反動で抱っこをしていた成人とダッシュボード／フロントガラスとの間に挟まれることで、受傷する［19］。このような形の受傷は、自動車以外にもボートなどの高速移動体の衝突事故でも生じる（写

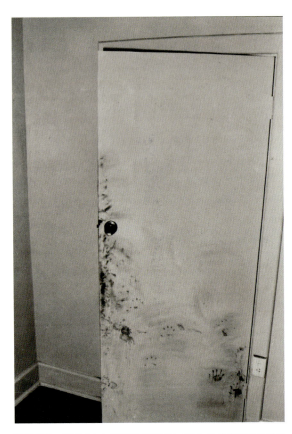

写真 2.1　施錠された寝室のドアに残された 2 歳半男児の手の跡。本児の母親はてんかん発作でベッド上で死亡していた。本児はドアのハンドルに手が届かず、1 歳の弟とともに脱水で死亡していた。

第 2 章　事故

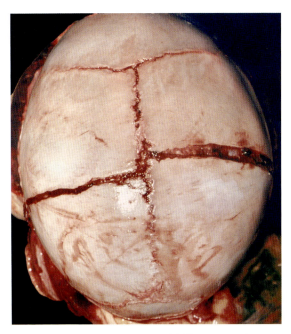

写真 2.2　自動車事故による鈍的頭部外傷で死亡した小児に認められた、頭蓋骨の対称性骨折と縫合離解。

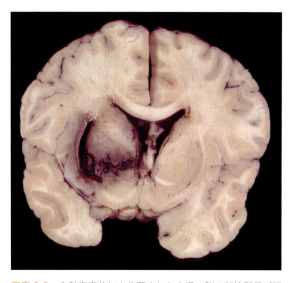

写真 2.3　自動車事故により死亡した小児の脳の剖検所見（冠状断面）。基底核の断裂が確認される。

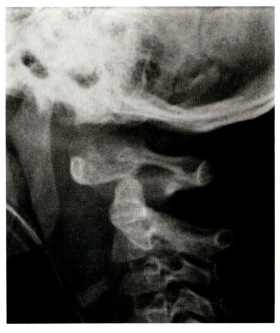

写真 2.4　自動車事故により環椎後頭骨骨折脱臼をきたした 3.5 歳児の頸椎レントゲン写真。

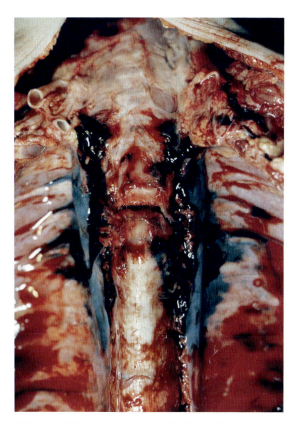

写真 2.5　自動車事故により死亡した小児の剖検所見。上部胸椎骨折と周囲の間質出血が認められた。

19

第2部　非意図的損傷

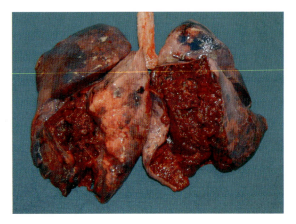

写真2.6　自動車事故で死亡した15歳男児の肺の剖検所見。圧迫性鈍的胸部外傷としての、肺挫傷をともなう肺裂傷が認められた。

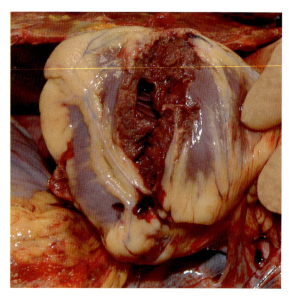

写真2.7　自動車事故により死亡した17歳女児の剖検時心臓所見。心臓裂傷が認められた。

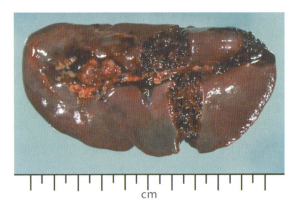

写真2.8　自動車事故により死亡した小児の脾臓の剖検所見。多発性脾臓裂傷が認められた。

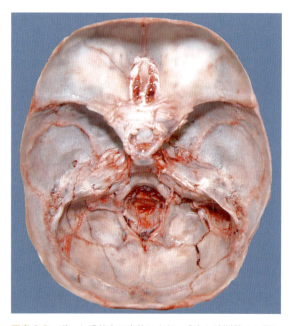

写真2.9　ボート乗船中の事故により、成人と遮断壁との間に挟まれ死亡した乳児の頭蓋骨。後頭蓋窩に粉砕骨折が認められる。本児は乗船中にシートベルトで固定されていなかった。

真2.9）。

　シートベルトによって致死的な大動脈損傷や頸動脈損傷を負った2例（次項参照）、車内に閉じ込められ大量の気化ガソリンを吸い込み死亡した16歳男児例、乗っていたトラックが横転し土砂に埋もれ死亡した12歳男児例など、通常認めない機序の自動車事故死例を著者も南オーストラリア州で何例か経験している（写真2.10）［20–22］。自動車に同乗中に事故死した小児の年齢別概要について、図2.11に提示した。

シートベルト損傷

　シートベルトが自動車事故による死亡や外傷の発生率を減らしたことには疑う余地がないが、時にシートベルトによって損傷を負うことがある。そのようなシートベルト損傷のパターンは、使用されていたシートベルトのタイプによって異なるものである。2点固定式ベルト（ラップベルト）では、腸管や腸間膜の裂傷・穿孔・離断をきたしたり、実質臓器や横隔膜の破裂などをきたしうる。ラップベルトをしていた際に働く過度の屈曲に続発して腰椎の骨折や脱臼をきたすことがあるが、それに加え大動脈や大静脈の損傷をきたすこともありうる。このよう

第2章 事故

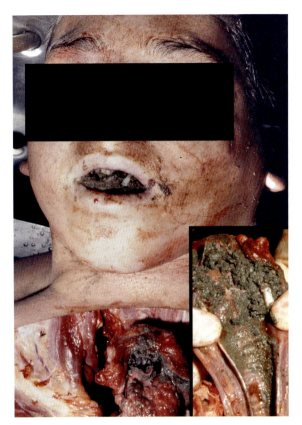

写真2.10 土砂を積んだトラックが横転し、下敷きになり死亡した12歳男児。上気道のみならず、気管内（囲み写真）にも土砂が充満していた。

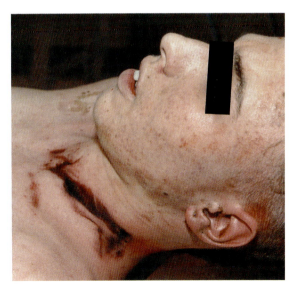

写真2.12 シートベルト損傷で死亡した15歳男児。左頸部を斜走する羊皮様の擦過痕（シートベルト痕）が認められている。皮下の総頸動脈の断裂が死因であった。

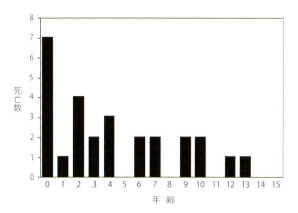

図2.11 南オーストラリア州における、事故死した小児369名のうち乗り物に同乗中に死亡した27名の年齢分布。年齢が長じるにつれ、死亡数は減少していた。

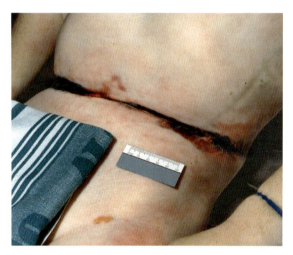

写真2.13 シートベルト損傷で死亡した10歳男児。腹部に深く凹んだ羊皮様の擦過痕（シートベルト痕）が認められる。シートベルトによる大動脈断裂が死因であった。

な外傷は、臓器がシートベルトと椎体の間で圧迫されること、腸管の固定部位に剪断・減速力がかかりやすいこと、腹腔内圧が急激に上昇すること、などのメカニズムが働くことにより生じる。3点固定式ベルト（ラップショルダーベルト）では、胸骨・肋骨・鎖骨骨折に加え、肺・心臓・腕神経叢・大動脈・大動脈分枝（頸動脈など）の損傷をきたしうる（写真2.12, 2.13）。

年齢によって生じやすい損傷は異なる。例えば、チャイルドシートに固定されていない乳幼児では、ジャックナイフのように体が折れ曲がってシートベルトを飛び出し、ダッシュボードやフロントガラスに衝突しやすい。これは乳幼児の頭部が相対的に大

第 2 部　非意図的損傷

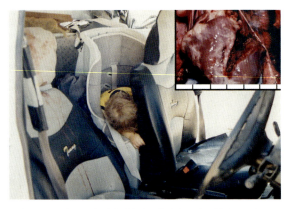

写真 2.14　本児は自動車乗車中に後方から強く衝突されたことにより、心臓破裂をきたし死亡した。本事例のように、チャイルドシートやジュニアシートが正しく装着されていたとしても、衝突の力が十分に大きければ、死亡事故は発生しうる。

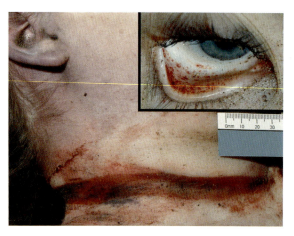

写真 2.15　シートベルト損傷として縊死した 18 歳男児。左頸部を取り巻くように羊皮様のシートベルト痕が認められている。結膜に著明な点状出血をともなっていた（囲み写真）。

きく、重心が高いことによる。4〜9 歳の年齢層では、シートベルトが正しく装着されていない場合、ベルトが成人に比し小さな腸骨棘を乗り越え、児がベルトの下に潜り込む形になりやすく、腹部損傷をきたす頻度が高い [22]。成人の同乗者の膝の上に乗っていた小児では、ベルトによる気管離断などの外傷が起こりやすくなり、肩ハーネスしか装着していなかった児が車外に投げ出され頸部が切断した、という症例も報告されている [24, 25]。もちろん車体構造が相当に破壊されるような高エネルギーの交通外傷の場合、ベルトを正しく装着していたとしても、絶対安全とはいい切れない（写真 2.14）。

交通事故の際に、シートベルトが首に巻きついたり、シートベルトで体が固定されてしまうことは、稀である。しかし意識を失っていたり、脱出することが不可能なほどに損傷を負ってしまったり、首回りにシートベルトが絡みやすいほどに体格が小さい場合には、そのようなことが生じるリスクとなる。著者はこのような事例として、シートベルトにより頸部が圧迫されて死亡した 18 歳男性例や 21 歳女性例を経験している。両事例とも、顔面には著明な点状出血が認められていた（写真 2.15）[24]。

ジュニアシート（ブースターシート）関連損傷

チャイルドシートの対象年齢を過ぎた幼児では、座面の高さを増して成人用のシートベルトを使用できるようにするために、ブースターシートやクッションが使われることがある。ブースターシートは専用のハーネスによって固定する場合もあれば、シートベルトを利用して固定する場合もあるが、いずれにせよ、そこに児の体重が加わることで、しっかりと固定されるようになる。子どもの腹部と接触する部位に合成樹脂でできた腹あて（インパクトシールド）を使用するタイプもあれば、ブースターシートを固定したシートベルトをそのまま子どもの固定に用いるタイプもある。衝突時にしっかりと固定がなされていなかった場合、ブースターシートごと子どもが前方に滑り、頸部前面にシートベルト損傷を引き起こす場合がある。このような事故の一例を写真 2.16 に提示した [26]。本事例はブースターシートがしっかりと固定されておらず、衝突時に前方に滑り出し、その結果、子どもがシートベルトの下に潜り込む形になり、前頸部の軟部組織損傷をきたし、死亡した。

エアバッグ損傷

車両の衝突時に膨らんだエアバッグによって頸部の過伸展をきたし、脊髄離断をともなう環軸椎頭骨脱臼や頸椎骨折をきたしたり、硬膜下出血、くも膜下出血、びまん性脳浮腫をともなう鈍的頭部外傷をきたし、死に至ることがある。エアバッグ損傷による死亡例の衝突時速度は低速のことも多く、シートベルトの着用の有無にかかわらず、助手席に座っていた小児や後ろ向きチャイルドシートに乗っていた乳児に起きることが多い [27]。小児はチャイルドシートなどに不適切に固定されることが多いこと、身体が小さく床に足をついて体を支えることができ

第2章 事故

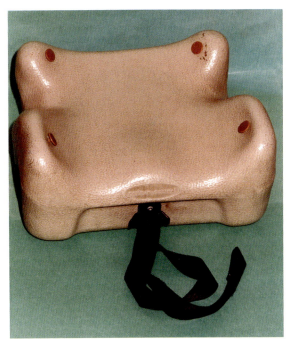

写真 2.16 固定されていない状態で7歳男児に使用されていたブースターシート(座面のみのジュニアシート)。衝突により滑り出し、児はシートベルトの下に潜り込む形となってしまった。

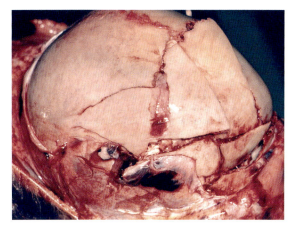

写真 2.17 歩行中に列車に轢かれ、粉砕骨折をきたした小児の頭蓋骨。列車との衝突事故は、極めて広範性の外傷をきたしやすい。

ないこと、エアバッグが開いた際に頭頸部が衝突する可能性が高いこと、などからとりわけエアバッグ損傷をきたしやすい。衝突時に全く固定されていなかった小児では、エアバッグによって頸部離断をきたすことすらありうる [28, 29]。年長児であっても体格が小さい場合、同様な外傷を受けやすく、そのような事例としてエアバッグ損傷により死亡した軟骨無形成症の17歳女児の報告例がある [30]。

歩行者としての事故死

幼小の子どもは自動車の危険性を理解しておらず、確認をせずに道路に急に飛び出したりすることがあり、歩行者としての事故にあいやすい。子どもは体格が小さいため運転者が視認しづらく、事故の際に重傷損傷となるリスクが高い。道路上で子どもが働いているような国では、小児の交通事故死亡率が高く、特に10歳以下の場合、死亡リスクが高い。このような理由から、自動車は「子ども殺しの道具（natural predator of the young）」とも呼ばれてきた [31–33]。適切な監護の欠如は、一貫して小児の交通外傷死のリスク要因であり続けている [34]。

南オーストラリア州で行われた研究によると、小児の歩行中の致死的外傷のうち最多の部位は頭部外傷（91.2％）であり、腹部外傷（50％）、胸部外傷（47.1％）、頸部外傷（38.2％）と続いていた、と報告されている [35]。これら部位の外傷はしばしば重傷であり、即死の場合も多かった。最も重大な外傷の組み合わせは頭部・胸部・腹部損傷（14.7％）であり、頭部・胸部損傷（11.8％）、頭部・頸部・腹部損傷（11.8％）と続いていた、とも報告されている。小児の胸壁は柔軟性に富むため、重症の胸部外傷であっても肋骨骨折をともなわないこともある [36, 37]。四肢外傷自体は生命に関わることは少ないが、交通外傷死例の88％で認められていたとの報告もある [35]。親が自宅の玄関先でバック走行していた際に轢かれ死亡した幼児が稀ならず報告されている点は着目に値する [35, 38, 39]。なお列車事故による外傷はより重傷になりやすく、列車の下敷きになり轢かれた場合、身体の離断や破砕をともなう（写真 2.17）。歩行者として事故死した小児の年齢別の概要につき、図 2.18 に提示した。

自転車／オートバイ運転者としての事故死

図 2.19 に示すように、自転車運転中の致死的外傷の発生率は思春期早期に増加する。なぜなら、それ以下の年齢層の小児が自転車に乗る際には、親が見守り交通量の多い道路に出ることがあまりないためである。年齢が長じるにつれて、自宅から離れたところに行きたいという欲求が高まり、子どもは潜在的に危険な環境に出て行ってしまうようになる。全年齢層を通じ、自転車に乗る子どもが増える

に連れて、致死的事故にあう子どもの数も増加する[40]。

自転車に乗っている最中に事故にあった場合は重傷になりやすく、特に自動車に引きずられるような事故にあった場合、なおさらである。そのような事故の場合、頭部、胸部、腹部、そして軟部組織に及ぶ多発外傷となることが一般的であるが、内臓の脱出や裂離をともなうこともある（写真 2.20）。

パターン損傷

時に事故にあった子どもに残る外傷のパターン損傷が、衝突した乗り物を特定したり、衝突の性質を明確化するのに役立つことがある。これは特にひき逃げのケースや、複数の自動車に轢かれたケースの際に有用となる。例えばバンパー痕の高さは、乗り物を特定したり、衝突した時に被害者が立っていたか、前後のどちらから衝突したか、乗り物がバック走行をしていたか、などを特定するのに役立つ。そのため、このようなパターン痕を認める遺体を剖検する際には、注意深く損傷所見を記載するとともに、的確に写真撮影を行うことが重要となる。骨に陥凹が認められた場合、その部位が衝突面であることを示唆するなど、下肢のレントゲン画像を撮影することも、衝突の方向を決めるのに有用となりうる。粉々になったフロントガラスによる顔面の賽の目状の損傷は、最もよく認めるパターン損傷である（写真 2.21）。タイヤ轍痕や格子状のカーグリル痕などの極めて特徴的なパターン痕を認める場合もある（写真 2.22–2.25）。

オフロードでの事故
オフロード車

オフロード車（ATV: All-terrain vehicles）は大型の低空気圧タイヤを装着した、3輪もしくは4輪の一人乗り未舗装路専用自動車である。オフロード車の運転者のうち16歳以下の子どもの占める割合は14％であるにもかかわらず、オフロード車運転中に外傷を負った事例の40～50％は16歳以下の子どもが占めている。米国では2000年に、オフロード車運転中の外傷を負った16歳以下の子どもは3万3000名おり、うち600名以上が死亡していたと報告されている[41]。最も多かったのは四肢骨折

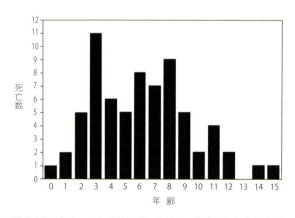

図 2.18　南オーストラリア州における、事故死した小児369名のうち歩行中の事故で死亡した69名の年齢分布。3～10歳の間でリスクが高いことがみてとれる。

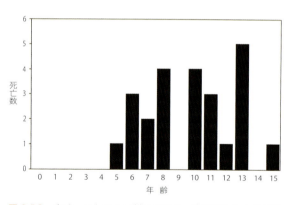

図 2.19　南オーストラリア州における、事故死した小児369名のうち自転車に乗っていた際に死亡した24名の年齢分布。小児期後半から思春期にかけてリスクが高いことがみてとれる。

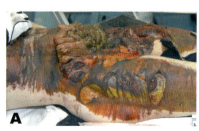
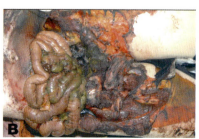

写真 2.20　自転車運転中にトラックに轢かれ、しばらくの間引きずられ死亡した18歳男児。内臓が脱出している（A・B）。

第 2 章　事 故

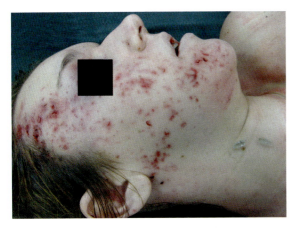

写真 2.21　自動車運転中に事故を起こし、粉砕したウインドウガラスにより賽の目状の損傷を負った 17 歳男児。頸部付近にはガラス破片も写り込んでいる。

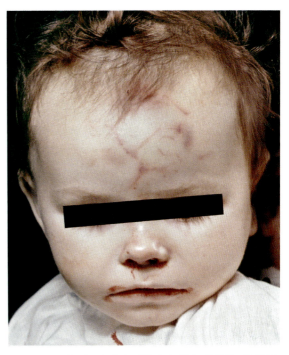

写真 2.22　歩行中に自動車に轢かれた乳児。前額部に典型的なタイヤ轍痕が認められている。

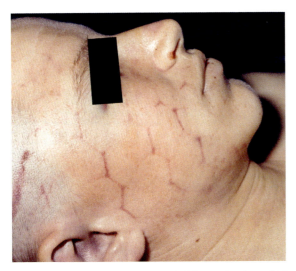

写真 2.23　自動車事故による鈍的頭部外傷で死亡した 14 歳男児。顔面には明瞭なタイヤ轍痕が残されている。

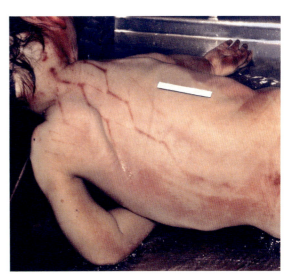

写真 2.24　自動車に轢かれ死亡した生後 13 か月齢の男児。背部にタイヤ轍痕が認められている。

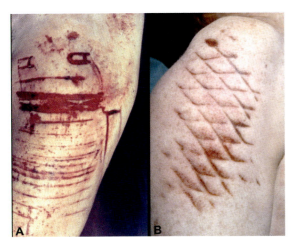

写真 2.25　歩行中に自動車と衝突した際に受傷した格子状のカーグリル痕（A：膝、B：肩）。

第 2 部　非意図的損傷

表 2.3　致死的大動脈損傷事例の特徴

		Eddy ら［43］	Parmley ら［44］
年齢（歳）		≦ 16	18〜85 歳
発生率		12 名／551 名（2.2%）	275 名／1174 名（23%）
事故状況	自動車乗車中	38%	58%
	歩行者として	46%	6%
	その他	15%	36%
損傷部位	動脈管索	75%	45%
	上行大動脈	17%	23%
	大動脈弓	8%	8%
	その他の部位	0%	24%

（38%）であり、体幹部損傷が 22% で続き、死亡や長期後遺障害の原因となった頭部外傷を負った事例は 19% であった、とも報告されている。運転中に横転したオフロード車の下敷きになって、圧迫性窒息で死亡することもある。

私道での事故

他にも未舗装路で起こる死傷事故として、私道で低速の車両に乳児やトドラー期（よちよち歩き期）の幼児が轢かれる、というパターンも多い。そのような年齢の子どもは、しばしばガレージや私道で遊び、ちょこちょこと動き回り、動きは予測しがたい。運転手にとって視認しづらく、特にバック走行している時はなおさらである。このような事故の場合、たいてい親が運転手であり、車両は大きな四輪駆動車であり、鈍的頭部損傷が死因となることが多い。

ただ南オーストラリア州で行われた研究では、同様の死亡は私道以外でも起こっており（その研究ではコミュニティセンターで生じた 1 例やビーチで生じた 1 例が記載されている）、必ずしもバック走行中とは限らず、四輪駆動車でない場合もある（6 名中 4 名はセダンであった）、と報告されている［31］。

スノーモービル

スノーモービルは、冬期に積雪量の多い地域では広く利用されている、娯楽性の高い乗り物である。その重量は最大 270kg と重く、滑走速度は 175km/hr にも達する。米国では、「16 歳未満の小児はスノーモービルを運転するべきではなく、6 歳未満の小児は乗るべきでもない」と警告されているが、すべての州法で明記されているわけではない。死亡例として最も多いのは思春期以降の男児であり、障害物や他の乗り物へ衝突したり、運転中に投げ出されることにより、死亡する。最多の死因は頭部外傷であるが、他の外傷や圧迫性窒息が死因となることもある［42］。

大動脈損傷

鈍的外傷による大動脈裂傷は、16 歳以下の死亡事故の 2.2%、成人の死亡事故の 23% に発生すると報告されている［43, 44］。その原因のほとんどは自動車事故であり、小児が自動車に同乗中に事故にあった場合よりも、歩行者として事故にあった場合に起きやすい（表 2.3）［43］。大動脈裂傷が生じる部位としては、固定されている下行大動脈と可動性のある心臓-大動脈の継ぎ目部位、すなわち動脈管索部位（大動脈狭部）で発生することが最も多く（写真 2.26）、上行大動脈がそれに次ぐ。シートベルトの非装着時に生じることが一般的であり、Eddy らの調査ではシートベルトを装着していたものは 1 人もいなかったと報告されている［43］。自動車の走行速度も重要な要因である［45］。シートベルト損傷として大動脈裂傷をきたすことは極めて稀である［22］。大動脈損傷を引き起こしうる要因としては、加わった衝突の力が大きいことに加え、自動車の壁が 38cm（15 インチ）以上のキャビンの中に入り込む、時速 32km（20 マイル）以上の急激な速度

第 2 章　事 故

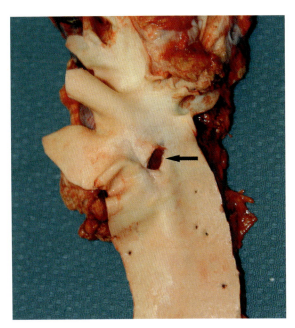

写真 2.26　自動車に同乗中に事故死した若者の大動脈の剖検所見。動脈管索部に全層性裂傷が認められた。

変化時の衝突、などが挙げられる［46］。

　大動脈は通常、狭部で水平方向に亀裂が入っており、剖検時に縦隔内や胸腔内に大量の出血をきたしていることが一般的である。大動脈壁の中で最も強固である外膜が裂けていなければ、破裂は遅れ、偽性大動脈瘤が形成されることもある。大動脈裂傷をきたす外力のタイプはさまざまであり、水平方向性減速のこともあれば垂直方向性減速のこともあり、重度の胸部圧迫や多発性圧挫損傷に続発し生じることもある［47］。水平方向性減速は自動車の衝突時に発生するタイプの外力であり、典型的には動脈管索部位で大動脈が剪断される。大動脈弓は下行大動脈では肋間動脈によって固定されており、その上部で「くの字」に折り曲がるような屈曲性の力が働きやすいこともまた、この部位での裂傷をきたしやすい一因となっている。胸部が前後方向に圧迫された際に、心臓が左胸腔に入り込むような捻転性の力が働きやすいが、そのことも上行大動脈に裂傷が生じやすい一因である。

　また胸骨に水平に並進性外力が加わった際に、大動脈圧が急激に上昇することが動物実験において確認されており、このような「ウォーターハンマー効果」と呼ばれる現象は、上行大動脈に最も大きな影響を及ぼすとされている［48, 49］。この部位での断裂に影響するその他の要因としては、大動脈壁の弾性張力が挙げられる。大動脈の切片を用いた弾性の研究では、上行大動脈が最も強く、次いで下行大動脈であり、狭部は最も弱かったと報告されている［48］。この部位は以前、動脈管だった場所であり、弾性繊維や平滑筋線維が解剖学的に無秩序に配列していることが、主たる理由と推察されている。

心臓震盪

　胸部に非穿通性の衝撃が加わることにより、心臓裂傷、弁損傷、乳頭筋断裂、貫壁性壊死、冠動脈損傷をきたすことがある［50, 51］。ただ小児・思春期の子どもの胸部に衝撃が加わったとしても、時に衝撃の加わった部位に心外膜出血を認めることはあっても［54］、心臓や血管に明らかな損傷をきたすことはなく、突然死をきたすこともほとんどない［52, 53］。心臓震盪をきたす典型的なシナリオは、野球のボールやアイスホッケーのパックのような硬い物が前胸部の局所に衝突した、というような場合である［55, 56］。

　心臓震盪として知られるこのような死亡がどのくらいの頻度起こっているのかは、疫学的にはよくわかっていないが、心室細動や徐脈性不整脈が続発して生じるためと推察されている［57–59］。その機序としては、冠血流変化をきたす反射的血管収縮、致死的心室性不整脈に至る異常な自律神経反射、などの仮説が立てられている［52］。10歳の男児がボクシングの試合後に突然死し、剖検の結果左前下降枝に血栓性閉塞が認められたとの症例報告もあるが、このような血管性の機序が明確化となった事例は稀である［60］。心臓に衝撃が加わった直後にショック状態となったという典型的病歴を有し、剖検を実施しても異常所見が何も認められない場合、心臓震盪に続発しそのような病態が引き起こされた、と推定診断を行うことが一般的である。

　心臓震盪によって死亡したとの症例報告がなされた事例の年齢は生後3か月から50歳まで幅広い（中央値13歳）が、胸壁が柔軟で押しつぶされやすい小児は、特に心臓震盪をきたしやすいと考えられている。胸部を殴打されて心臓震盪をきたし死亡した乳幼児の報告例もあり、ペットとして飼われていた犬に頭突きされたことで死亡したとされる2歳女児

第 2 部　非意図的損傷

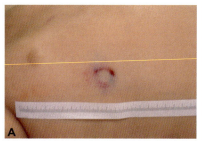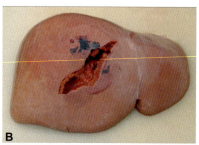

写真 2.27　自動車事故により肝臓裂傷をきたし死亡した 12 歳男児。右胸壁に自転車のハンドルバーによる円形擦過傷が認められた（A）。B は、死因となった肝臓裂傷である。

の報告例もある。群衆を鎮圧するために使用されるゴム弾により心臓震盪が起こる可能性も指摘されている［61–63］。

　心臓震盪という言葉は概して、心臓挫傷、胸部外傷、基礎疾患、アルコール／薬物中毒などがない場合に使われてきた。しかしこれらの病態の存在下で心臓震盪が生じることは十分ありうることであり、実際の発生数は報告よりも多いと推察される。それゆえ、実際には下記のサブカテゴリーに分類することがより有用であろう。

- 胸部表面に外傷を認めず、基礎疾患としての心血管系疾患を認めない事例（古典的心臓震盪事例）。
- 胸壁に骨折や挫傷を認める事例（心臓挫傷をともなう場合も、ともなわない場合もある）。
- 基礎疾患として心血管系疾患を有していたり、不整脈をきたしやすくするアルコールや薬物の影響下で生じた事例。
- 外傷ならびに基礎疾患の両者を認める事例。

　このような形で心臓震盪の診断を行うとするならば、鈍的心臓外傷により死亡するリスクを有すると思われる人物は、スポーツを定期的に行う思春期の子どもだけではなく、かなり広範に存在すると思われる［63］。

腹部外傷

　小児の腹腔内臓器は、相対的に大きく、互いに近接しており、腹壁前面の筋肉で保護されてはいないため、腹腔内臓器損傷をきたしやすい。さらに肋骨の位置は成人よりも高く、しなりやすいという特徴もある［64］。

　肝臓損傷や脾臓損傷をきたした小児例 77 名の研究では、年齢中央値は 9 歳 3 か月で、ほぼ 80% が 4 〜 15 歳までの事例であったと報告されている。腹部へ直接的に打撃が加わることが最多の受傷機転であり、自転車のハンドルで腹部を打ちつける、という形態の受傷が多かったとも報告されている（写真 2.27）。また 70% の子どもは脾臓の単独損傷であり、23% は肝臓の単独損傷、7% は脾臓・肝臓両臓器の複合損傷であった、とも報告されている。臨床的に最も診断感度の高い手技は腹部の触診であり、94% に腹部の圧痛が認められた、とも報告されている。腹部損傷をきたした小児患者の大多数ではバイタルサインに異常を認めておらず、バイタルサインを予測因子として用いることは不適切である、と報告されている点には注意が必要である。なお死亡事例が 2 名存在していたが、両事例ともに重症の頭部外傷を併発していたとのことである。一方で、肝臓・脾臓損傷を認めた事例のうち 3 分の 2 の事例では、肝臓損傷または脾臓損傷が唯一の大きな外傷であった、とも報告されている（写真 2.28, 2.29）［65］。別の研究報告では、成人事例における研究［67］と同様、「歩行中に自動車事故にあった」という受傷機転が腹腔臓器損傷の最多の原因であった、と報告されている［66］。小児においては一般的に、脾臓損傷と肋骨骨折との間には関連性を認めないが、横隔膜刺激による左肩の放散痛（いわゆる Kehr 徴候）を認める事例は多いとされている。肝臓右葉はその大きさのため損傷を受けやすいが、大動脈系と門脈系の双方から血液供給を受けているため、損傷をきたした場合に大量出血をきたしやすい［64］。損傷の評価は、全身の外傷範囲や重症度を評価するために標準化された解剖学的スケーリングシステムである「簡易損傷スケール（AIS: abbreviated injury scale）」を用いて行うことが多い［68］。

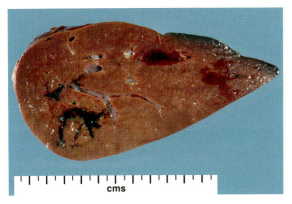

写真 2.28 自動車に同乗していて事故死した、生後 2 か月齢の乳児の肝臓の剖検所見。肝裂傷が認められた。

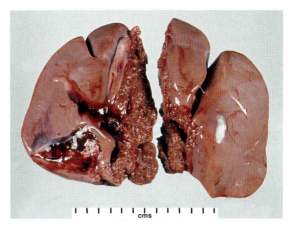

写真 2.29 自動車事故により死亡した年長児の肝臓の剖検時所見。肝臓裂傷が認められ、続発した大量腹腔内出血も認められていた。

膵臓は後腹膜臓器であり、損傷を受けにくい部位に存在するため、小児が事故で脾臓損傷をきたすことは非常に稀であるが、自動車の衝突事故などの高エネルギー外傷では時に認められ、特にシートベルトが不適切に装着されていた場合、きたしやすくなる。膵臓損傷を負った小児が死亡した場合、死因はしばしば併発する他部位の外傷（頭部外傷や胸部外傷など）によるものであるが、膵臓-十二指腸損傷はそれ自体で致死的となりうる損傷である［69］。

鈍的外力損傷のメカニズム

体壁に鈍的外力が加わった場合、エネルギーが体の内部方向に伝播されていくことで、体内に損傷が生ずることとなる。ブタの体幹に鈍的外力を加えた動物実験では、外力を加えた側へ反作用としてエネルギーが反跳することはほとんどなかったと報告されているが、これはおそらくヒトを含め、動物の体内は非常に粘弾性が高いためであると推察されている。この粘弾性が高いという特性は、衝撃が加わった際に起こるエネルギーの伝播が速度依存性に上昇するということを意味しており、衝撃の強さと衝撃が加わった際の体壁のねじれの速さが、内臓損傷のタイプと重症度を決めるということをも意味している。つまり低速度で圧迫が加わったとしたら、仮に内向きに強いエネルギー伝播が生じたとしても、臓器損傷は生じないか生じたとしても軽微なものであるが、逆に高速で圧迫が加わった場合には、圧迫が加わった深度が 3 〜 4cm 程度であっても重症の内臓損傷をきたしうるのである。ただし遷延性の圧迫が加わることによっても、重症の内臓損傷はきたしうる［70］。

外傷を受けるか否かは衝突損傷と同様、機械的外力に対する組織の脆弱性と、体腔に伝播されるエネルギー波の種類（応力波、衝撃波、剪断波）に依存している［71］。その他に重要な要因としては外力の加わった面積が挙げられ、同じエネルギーが加わった場合、外力の加わった面積が広い場合よりは限局していた場合のほうが、より重度の損傷となる。

応力波（圧迫）は組織に、小さいがすばやいねじれ（緊張）を引き起こすこととなる。肺や消化管などの臓器は、空気と組織の界面密度がさまざまとなっているが、かかった圧力の差異（圧格差）によって毛細血管の破綻が生じ、その結果挫傷をきたすこととなる。応力波は直接的損傷をきたすことが一般的であるが、気管支や縦隔の表面に到達した後に反作用として応力波が返ってくることもあり、衝突表面から離れた部位に相乗効果として 2 倍以上のエネルギーが加わって損傷をきたすことがある。つまり側胸部を殴打された場合であっても、少し離れた肺門部に最も大きな損傷をきたすことはありうるのである。時速 106km/hr（66 マイル /hr）を超える高速事故で損傷をきたした場合、応力波が主たる損傷メカニズムとなる［71］。体壁に対して働く内向きのエネルギーというものが応力波を生むわけであるが、一般的に損傷の重症度は最高速度によって決定される［71］。衝撃波は、音速以上の速度で組織に伝わる高圧・高速の波であり、爆発事故のような

状況時の損傷メカニズムとなる[71]。

剪断波は、粘弾性に乏しい構造物に衝突外力が加わった場合や、密度の異なる構造同士が非同期的に運動する場合や、物質の付着部に伸長力が加わるような場合に発生する、速度は遅いが持続時間が長いという性質の横波である。剪断波が作用することで挫傷や裂傷を生ずることとなるが、腸間膜裂傷、脾臓茎裂傷、肝鎌状間膜裂傷、動脈管索部の大動脈裂傷などの重篤な損傷も生じうる。これらの損傷は、応力波に比して長い時間、体壁内の元来の臓器位置からずれた状態に置かれることで発生する。このような損傷が生じるためには損傷閾値を超えるような運動量が加わる必要があるが、その運動量は質量×速度で規定される。このような損傷をきたす典型的な衝突タイプは、時速53km/hr（33マイル/hr）未満の低速での自動車事故である。

圧挫損傷（挫滅損傷）は、例えば前腹壁が後腹膜に近接するほどの、比較的静的な、大きい身体圧迫負荷が加わった際に生じるものである[71]。

概して、腹部実質臓器は管腔臓器よりも鈍的外傷力の影響を受けやすい。例えば、シートベルト非装着の人物が多数含まれた自家用車の前方衝突事故の調査研究では、肝損傷を38.2％、脾損傷を24.2％、腎損傷を13.7％に認めていたが、消化管と膀胱の損傷は18.7％にしか認められなかったと報告されている[72]。脾臓損傷や肝臓損傷をきたすには、管腔臓器の損傷よりも小さい衝撃力しか必要としないことは、動物実験でも確かめられている。

骨でできた胸壁に取り囲まれている胸部は最も粘弾性に富んでいる部位であるが、部分的に肋骨に覆われている上腹部は、胸部に次いで粘弾性の高い部位である。下腹部は粘弾性に最も乏しく、それゆえ損傷をきたすためには、より大きな変形速度を必要とする。ブタを用いた腹部への衝撃実験では、下腹部の損傷耐性閾値は秒速1.29mであったのに対し、上腹部では1.20m、胸部で1.0mであった、と報告されている[72, 73]。

管腔臓器は、内部が液体や気体によって膨張している場合や、脊椎と他の物体との間に挟まれた場合には、鈍的外力による損傷をきたしやすい（写真2.30）。つまり、腹部に外力が加わった際に胃が内容物で満ちていた乳児は、そうでない乳児に比べて胃破裂をきたしやすいのである。

頭部外傷

頭部外傷は、すべての小児死亡の原因のおよそ3分の1を占めており、1980年代中盤には全米で年間約7000名の小児が頭部外傷によって死亡していた。小児の頭部外傷の5％前後が致死的とされているが、その原因は年齢によってさまざまである[74]。例えば、4歳までの子どもの頭部外傷の最多の原因は転落（55％）であるが、5～9歳では転落、乗り物に乗っていた際の事故、スポーツ／レクリエーション時の事故がそれぞれ約30％を占めており、10～14歳ではスポーツ／レクリエーション時の事故（43％）、15～19歳では乗り物に乗っていた際の事故（55％）が最多となっている。発生率の男女比としては、男児が女児の2倍多いとされている[75]。全体としては、頭部外傷の37％が乗り物に乗っていた際の事故に起因していた。致死的な場合も非致死的な場合もあったが、自動車同乗中が19％、オートバイ運転中が8％、歩行者として事故にあったのが6％、自転車運転中が4％であった。転落は全体として事故原因の24％を占め、その多くは高所からの転落であった。スポーツ／レクリエーション中の事故は全体として事故原因の21％であり、自動車とは関連性のない自転車事故が11％、スポーツ関連外傷が7％、運動場や遊び場での事故が3％を占めていた。重症頭部外傷のみに絞った場合には、原因の29％は乗り物に乗っていた際の事故、7％は転落、6％がスポーツ／レクリエーション時の事故であった[75]。

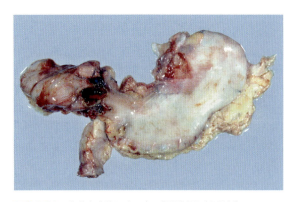

写真2.30 自動車事故による十二指腸断裂（小児例）。

第2章 事 故

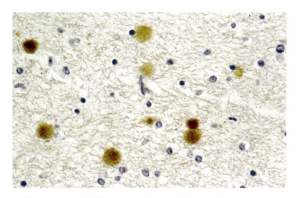

写真 2.31 頭部外傷により死亡した事例の脳組織のβアミロイド前駆体タンパク質（β-APP）の免疫組織染色。びまん性軸索損傷をきたしたことが示唆される。

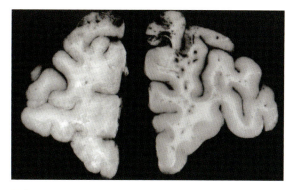

写真 2.32 馬上から投げ出され、後頭部から転落した14歳男児の脳の剖検所見。前頭葉にコントラクー（contrecoup）損傷（対側損傷）が認められた。

頭部外傷のメカニズム

　頭部に加速度減速度運動が加わることによって脳へのダメージは起こるが、その損傷パターンは運動の加わった持続時間により大きく左右される。例えば、転落のように加速度減速度運動の加わる時間が短ければ、即時的効果としての脳挫傷、硬膜下血腫、くも膜下出血が最も起こりやすい。逆に自動車事故のようにその時間が長ければ、これらの外傷に加えて軸索の剪断による、びまん性軸索損傷（DAI: Diffuse Axonal Injury）が起こりうる。霊長類の実験によれば、最も重症なDAIは側方から冠状断方向に加速度運動が加わることによって起こり、矢状断方向あるいは斜め方向の加速度運動の場合、DAIはより軽症となる傾向があることが判明している［76］。

　致死的頭部外傷によって起こるDAIは、脳梁・上小脳脚・傍矢状白質・脳幹の外背側四分円に起こり、局所性の出血病変やびまん性の白質点状出血として確認される［76］。これらの部位の病理組織学的検討を行えば、血管周囲の白質出血部位に隣接して、好酸球性腫脹や好銀性腫脹とも称される「退縮球（retraction ball）」が確認されるであろう。退縮球は通常の染色法では、受傷後6時間から24時間経過しないと検出できず、頭部外傷であれその他の外傷であれ即死した場合には認められない。逆に被害者が例えば人工換気などの手段で、病院内で長期生存したような場合には退縮球は確認されうる。βアミロイド前駆体タンパク質（β-APP）に対する免疫組織染色を行うと、退縮球はさらに容易に検出される（写真2.31）。以前にも外傷を負った既往のある場合、弱毒化好中球と反応性グリオーシス、時には泡沫状のマクロファージやヘモジデリン沈着をともなったマクロファージからなる、比較的非特異的な治癒病変が認められることもある。

　DAIは、脳の急速な前後運動によって隣接した領域同士が異なる運動をすることで、軸索に剪断性外力が加わった結果発生する。脳は部位により神経束の数や神経核の密度がかなり異なっており、構造や外力耐性には極めて多様性があるため、このような隣接した領域同士が異なる運動を行う事態になりやすいのである［77］。臨床的には、重症のDAIを負った患者は受傷直後から意識障害あるいは昏睡をきたし、死亡するまで神経学的異常が続くこととなる。頭部の鈍的外傷で死亡した場合、剖検時には脳回頂部の切断面に縞状の出血性脳挫傷を認めることがある。被害児が乳児早期の場合、脳挫傷をきたすよりも、灰白質-白質接合部の裂傷や剪断をきたすことが多い［78］。このような「剪断性裂傷」は、髄鞘化の進んでいない乳児においては、大脳の皮質と皮質下白質の弾性に差異があることが原因と考えられている［77］。

　より年長児では、鈍的物体が頭部に衝突した部位に、典型的なクー（coup）損傷、すなわち衝側脳挫傷を生じる。また衝突側と反対側の脳にコントラクー（contrecoup）損傷、すなわち対側脳挫傷と呼ばれる損傷を認めることもあるが、これは転落などの際に急減速が生じることで発生するものである（写真2.32）。後方に転落し後頭部から地面に衝突した場合、典型的には前頭葉と側頭極の先端部の眼窩面にコントラクー損傷が生じる。重症の閉鎖的頭部

第 2 部　非意図的損傷

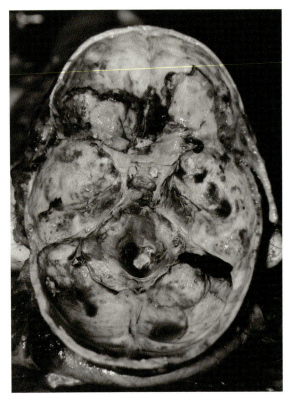

写真 2.33　トラックに轢かれ死亡した 4 歳児に認められた頭蓋骨粉砕骨折。多発頭蓋底骨折も認められたが、脳挫傷は認められなかった。

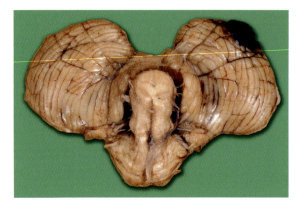

写真 2.34　歩行中に車にはねられ死亡した 3 歳児の脳の剖検所見。脳挫傷と扁桃ヘルニアが認められた。

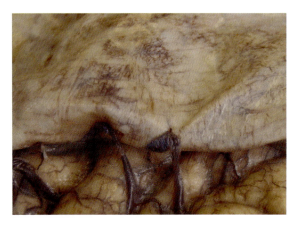

写真 2.36　架橋静脈を提示している。本静脈が剪断されることで硬膜下血腫をきたすこととなる。

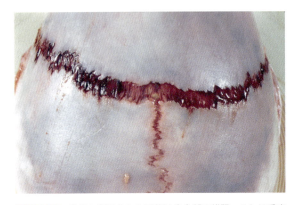

写真 2.35　乳児に認められた頭蓋骨癒合部の離開。これは重度の脳腫脹を認めていたことを示唆する、剖検時にはじめに確認される所見である。

外傷は、脳の深部にクー損傷をきたすこととなるが、これは血管と軸索の剪断性外力により生ずると考えられている。血管と軸索に損傷をきたすこととなるこのような剪断性外力は、衝突に引き続き脳が振動することや、頭蓋骨が前後方向に変形する場合に脳が横方向に引き延ばされることにより、生じることとなる。剪断性外力による脳挫傷は、白質・基底核・脳梁・視床・脳幹において、最も認められやすい。

　血管の剪断によって起こる脳実質内出血は、頭部が固定されておらず自由に動く状態の場合に生じやすい。実際、自動車に轢かれた場合のような、頭部が固定された状態で粉砕骨折をきたしたような、重症の頭部圧挫損傷における脳挫傷の頻度は、驚くほど低い（写真 2.33）[77]。剪断外力性の脳損傷の主要徴候には、鈎回ヘルニアや扁桃ヘルニアを併発しうる重度の脳浮腫が挙げられる（写真 2.34）。ヒツジを用いた動物実験では、重症の鈍的頭部外傷の直後から頭蓋内圧亢進と頭蓋内酸素量低下をともなう脳浮腫が出現した、と報告されている[79]。頭部の鈍的外傷により死亡した乳児の剖検時、重度の脳浮腫をともなっていたことを示唆する所見として、頭蓋骨縫合の離開は最もはじめに確認しうる所見である（写真 2.35）。

第 2 章　事　故

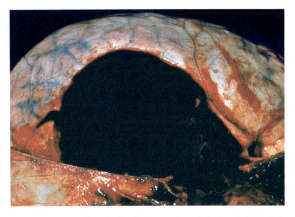

写真 2.37　側頭部へ衝撃が加わることにより生じた硬膜外血腫。

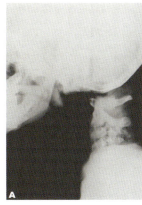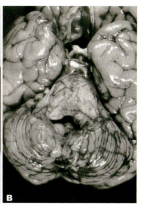

写真 2.38　自動車の後部座席にシートベルトをした状態で同乗していて他の自動車と衝突し、死亡した 5 歳児。環椎後頭骨骨折脱臼（A）、ならびに脳幹離断（B）が認められた。

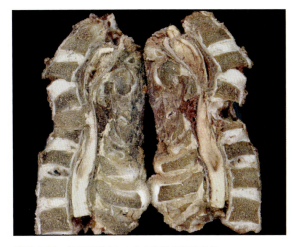

写真 2.39　頸髄圧迫をともなう頸椎の粉砕骨折。

　脳を包んでいる硬膜の周囲に出血をきたす原因はさまざまである。例えば、硬膜下血腫の原因は架橋静脈の剪断（写真 2.36）であることが最も多い。一方で、硬膜外血腫はたいていの場合、頭蓋骨内板に沿って硬膜外を走行している中硬膜動脈の剪断によって生じる。思春期以降の小児や成人では、硬膜外血腫はほとんど常に扁平側頭骨の骨折に起因するが、10 歳以下の小児においてはその限りではない。小児では頭蓋骨は、骨折をともなわずとも変形しうるが、その際に硬膜が頭蓋骨内板から浮き上がることで、中硬膜動脈の断裂をきたすこともある［77］。
　硬膜外血腫の典型的な発症様式は、頭部側面へ打撃が加わった後に「意識清明期」と呼ばれる一見回復したかのようにみえる時期を経て、意識の変容や障害をきたす、というものである。これは特にスポーツ外傷の際に特徴的である。硬膜外血腫は動脈性の出血であるため、血腫が増大するにつれて硬膜が頭蓋骨から引き剥がされていき、臨床症状が悪化し致死的となる（写真 2.37）［78］。硬膜外血腫の危険なところは、元気そうにみえていた被害者が突然頭痛により倒れ込み、そのまま死亡してしまう点にある。それゆえに周りの者は、意識の増悪を単に眠り込んでしまっただけと誤解してしまうこともある。
　また脳損傷は、自動車に後ろからはねられた歩行者や、自動車に乗っていて顎下や前額部に強い打撃を受けた人のように、頸部の後方や側方に過伸展が生じるような衝撃が加わることでも起こりうる。このような外力が加わることで、橋 - 延髄や頸髄 - 延髄の裂傷や剥離が引き起こされることがある［77］。環椎や後頭骨の骨折や脱臼を併発したり、大後頭孔周囲の頭蓋底の「環状骨折」を併発することもある（写真 2.38）。環椎後頭骨関節は若年者でも緩く安定性に乏しく、評価を行うことが困難とされている。浅いプールへ飛び込んだ際の衝撃で、頸髄の挫傷や離断をともなう重症の頸椎骨折をきたすこともある（写真 2.39）。工場内での事故に巻き込まれた小児では、非常に広範性の頭部外傷を負うことがある（写真 2.40）。
　非常に稀ではあるが、鋭利な物体が泉門を貫通するような事故で頭蓋内損傷をきたすことがある。このような事例として、著者らは生後 11 か月齢の乳児がランプを机から引っ張り落とした後に後ろ向きに倒れ、ランプのかさの金属製のすじかいが大泉門を貫通し、脳損傷を負った症例を経験している。す

第 2 部　非意図的損傷

じかいは左前頭葉を貫通し、左眼窩板まで達していた（写真 2.41）[80]。

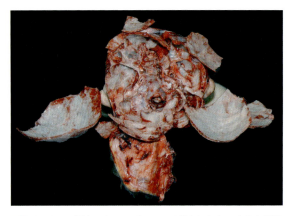

写真 2.40　工場内でドリルプレスの下敷きになり、広範な脳損傷を負い死亡した 7 歳児の頭部の剖検所見。頭蓋骨は粉砕骨折をきたしている。

溺　死

　溺死は「浸漬事故後 24 時間以内の死亡」と定義され、溺水（near-drowning）は事故から 24 時間以上生存したものと定義されている [81]〔訳注：ただし AHA では near-drowning との用語を使用しないことを推奨している。日本語の溺水にあたる英語は immersion である〕。溺死は剖検時に特徴的所見が認められないため、時に診断が困難である。その診断は本質的に除外診断であるため、水の中で発見された死亡児が潜在的に致死的な疾患を有していたか否かの病歴聴取は必須であり、基礎疾患を有していて致死的エピソードにつながりうる症状を認めていた場合には、溺死の診断は除外される。溺死が浅瀬や浴槽で発生した場合、てんかんや心疾患などの内因性疾患が潜在していた可能性や虐待死の可能性を考慮しなくてはならない [82, 83]。

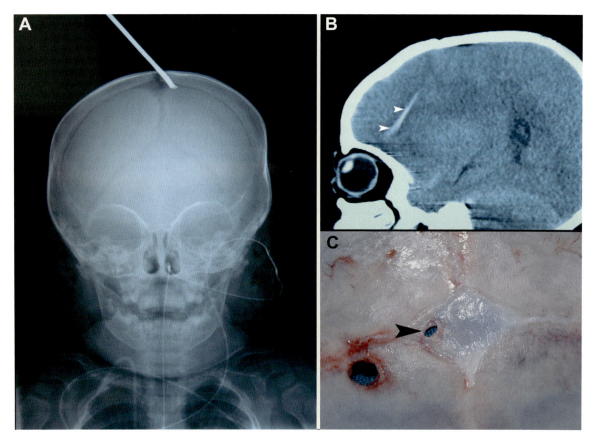

写真 2.41　金属製のすじかいのあるランプの傘の上に後ろ向きに倒れ込み、すじかいが大泉門を貫通し、死亡した生後 11 か月齢の男児。頭部レントゲン写真ではすじかいが大泉門から侵入していることがみてとれる（A）。CT 写真では、すじかいが左前頭葉から眼窩板まで達しているのがみてとれる（B）。C は剖検時写真であるが、矢頭で示した箇所が大泉門にあいた孔である。その近傍にみえる孔は、脳外科手術の際のバーホールである。

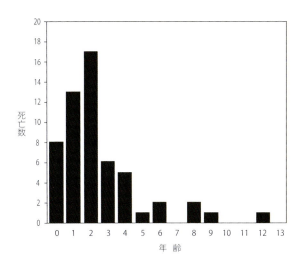

図 2.42　南オーストラリア州における、小児溺死例 56 名の年齢分布。幼児早期に発生が多いことがみてとれる。

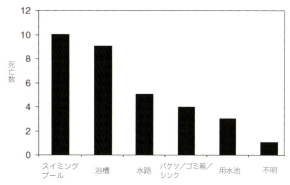

図 2.43　南オーストラリア州における、2 歳未満の溺死事例 32 名の場所別の事例数。

溺死の好発年齢は 4 歳未満（40 〜 50％）と 10 〜 18 歳（15 〜 20％）の二峰性である。米国では毎年 2000 名の小児が溺死し、6000 名が溺水で入院している［74, 81］。オーストラリアからの同様のデータによれば、2000 〜 2001 年に溺水で入院した子どもの 3 人に 1 人は死亡していると報告されている。生存した子どもの 20％では脳障害を残し［84］、その予後は溺水時間が 5 〜 10 分間を超えると著明に悪化していた［85］。小児の溺死は、養育者のしかるべき監視がないといった不適切養育／ネグレクトと関連している。

溺死を起こしやすい場所は年齢によって異なり、小児期の溺死のおよそ 90％が家庭用プールで発生しているのに対し、思春期の子どもの溺死はさまざまな場所で発生している。性別に関しては、全年齢層で男児に多く、特に 15 〜 19 歳では男児が女児の 12 倍となっている。この年齢群の溺死事例の 40 〜 50％で、アルコールが検出される。農場で暮らす子どもでは、家の近くの川をせき止めた場所で溺死するリスクがとりわけ高い。側面にはしごのかかった用水池や、平地に設置されきちんと覆われていない用水池もまた、子どもの溺水事故予防の観点から、極めて憂慮すべき問題である［86–96］。

溺死をきたしやすい場所は、国や地域によっても異なっているが、おそらくは水源の存在や水源へのアクセスのしやすさにより異なっているものと推測される。例えば、ニューメキシコでは灌漑用水路、インドでは井戸、日本では浴槽、オーストラリアやテキサスではプール、デンマークでは海が溺死をきたしやすい場所として報告されている［97］。

稀ではあるが、同乗している自動車が事故や洪水などで浸水した際に小児が溺死することもある。南オーストラリア州で起きた珍しい事例として、それぞれ三輪ベビーカーに乗せられていた生後 5 か月齢と生後 10 か月齢の乳児がベビーカーごと地元の川に転がり落ちて溺死したという事例を、著者らは経験している［98］。年齢別の小児の溺死の概要を図 2.42 に、2 歳以下の小児の溺死をきたした場所の概要を図 2.43 に提示した。

著者と Smith、Bourne は 58 例の小児溺死事例を検証し、6 名の小児に溺水や溺死をきたしうる基礎疾患が認められたとの報告を行っている［99］。4 名がてんかん、1 名が動静脈奇形の破裂によるくも膜下出血、1 名が右冠動脈低形成であった。このような溺死／溺水をきたしうる事例として、写真 2.44 に Sanfilippo 症候群の女児例を提示した。本児は 2 歳時に溺死したが、剖検後の組織診断によって生前に未診断であった遺伝性ムコ多糖代謝異常症の一種である Sanfilippo 症候群であるとの診断が下された。5p–症候群や Angelman 症候群（別名「happy puppet 症候群」）などのある種の遺伝性疾患では水への強い興味を示すことがある。後者の症候群は 15q11–13 の機能欠損によって起こり、精神発達遅滞、失調、協調障害などの特徴を持つが、これらすべてが溺水のリスクを高めることにつながっている［100, 101］。稀ではあるが、熱い風呂への入浴によって反射性のてんかん発作が誘発されることがあ

第2部 非意図的損傷

り［102］、溺水事故のリスクを上げうると指摘されている。

死亡に至るメカニズム

溺死をきたす機序は窒息だけでなく、飲み込んだ液体の静水力学や浸透効果が肺胞に作用した、複雑なものである［103］。溺死事例のおよそ7～10％では喉頭けいれんをきたし、肺内に水の侵入が少ないが、この状態は乾性溺水（dry drowning）と呼称される［104］。乾性溺水による溺死事例の剖検では、肺はピンク色のスポンジ状で、浮腫液は認められない。小児事例においては、かなりの時間水につかっていた後でも生存することもあり、特に水温が冷たい（＜21℃）(70°F) 場合にそのような事例が多い［105］。この現象を生理学的に説明しうる機序としては、顔面に冷水が触れた時の反射的な呼吸抑制との説明がなされてきたが、それにより肺内への水の侵入が制限され、同時に徐脈や末梢血管の選択的収縮が起こることとなる。これは、血流を脳へと回す潜水反射の1つであるが、低体温で代謝速度が劇的に低下することも相まって、脳保護的に働くこととなる［106］。

剖検所見

「手の洗濯婦様のしわ」や「泡沫状の液体の口鼻部からの滲出」といった古典的な所見は、溺死の診断を行う上で感度も特異度も低い（写真2.45、2.46）。その他にも典型的な剖検所見として、水性肺気腫と呼ばれる著明な肺水腫があるが、この所見もてんかん、うっ血性心不全、薬物中毒、長時間の心肺蘇生など種々の病態で起こりうるものであり、特異的とはいえない。他にも剖検時に淡黄色の少量の胸水を

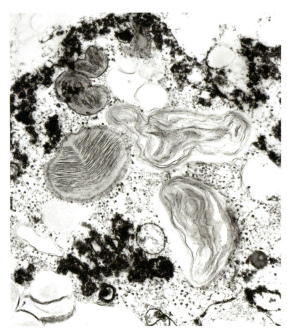

写真2.44 溺死した2歳女児の脳の電子顕微鏡写真におけるニューロン内封入体。疎な層状構造を持つ膜結合体は、Sanfilippo症候群に合致する所見である。本児の妹が同症候群と診断されたため、保存標本を用いて本児の検討も行われ、確定診断に至った。

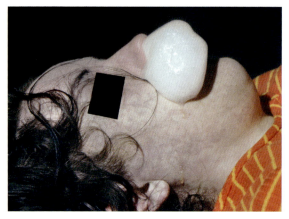

写真2.45 溺死事例。著明な泡沫状の肺水腫液が、外鼻孔からしみ出している。

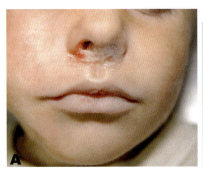
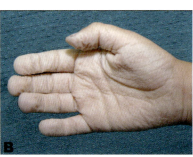

写真2.46 川で溺死した5歳男児。外鼻孔周囲に泡沫状肺水腫液が残存している（A）。手には典型的な「洗濯婦様のしわ」所見が認められている（B）。

第 2 章 事 故

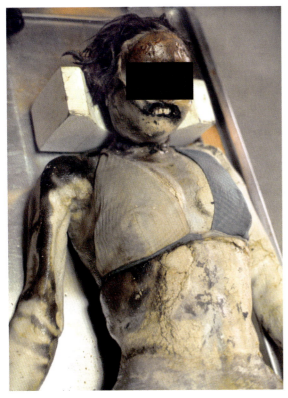

写真 2.47　冷水中にしばらくの間沈んでいた溺死症例。死体は屍蠟化している。

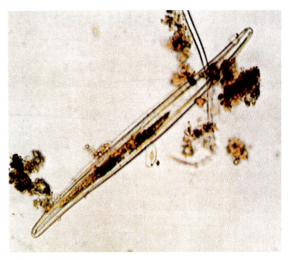

写真 2.48　肺から検出された珪藻。珪藻は溺死に診断特異的なものとまではいえない。

認めたり、嚥下した大量の水による胃膨満を認めることもある［107］。ただ Gettler によって既に 1921 年には、これらの所見の多くは溺死の診断を行う上で「意味がない」との指摘がなされている［108］。溺死におけるもう 1 つの問題点は、死体を探すのに時に時間がかかってしまうという点にある。発見までの時間は、目撃者がおり数分で発見される場合から、発見までに数か月かかってしまう場合まで幅があり、後者の場合、腐敗、骨化、屍蠟化などを認めることが多い（写真 2.47）。

　淡水溺水では血液希釈が起きることで、大血管の内膜の染色状態の不均質化が生じることがある［103］。この染色の不均質性はドイツ語の文献では、「hypoosmolare Hämolyse（低浸透圧性溶血）による hämoglobinimbibiert（ヘモグロビン水吸収）」として報告されてきたものの、英語文献ではほとんど言及されてこなかった［109］。淡水での溺死と海水での溺死に関するある後方視的研究では、肺動脈幹が染色されず、大動脈内膜のみが染色されるという所見が、淡水溺死事例のみに認められたと報告されている［110］。ただしこの所見を認めた比率は、淡水溺死事例 120 例中 6 例（5％）と感度は高くなく、また特異度の検討は行われていない。小児事例における大動脈の内膜の染色状態に関しての研究報告は現時点で存在はしていないが、大動脈の内膜が染色された事例において、肺動脈幹が染色されず、腐敗、播種性血管内凝固症候群、敗血症のような他の要因を認めない場合には、淡水溺水の可能性が示唆される［111］。

　珪藻は微細なヤナギ科の水藻であるが、肺組織中にこれが確認された場合、かつては溺死を示唆する所見と考えられていた（写真 2.48）。しかし現在では、珪藻の存在は必ずしも溺死を示唆するものではない、ということが判明している。Gettler は 1921 年の研究で、左室と右室の組織内の Cl 濃度の差異が 25mg を超えている場合、溺死が示唆される、との報告を行っている［108］。後の研究でこの検査結果は溺死との診断を行う上で信頼性が低いことが証明されたものの［112］、死後の左室 Na 濃度は淡水溺水より海水溺水で有意に高いことは証明されており、これは肺胞膜において液体の動きが異なっていることに起因すると推察されている［113］。肺胞内液体の分析が溺死の診断に有用なことがあり、例えば肺胞液中に入浴剤の存在が確認され、浴槽内溺死であるとの確定診断に至った生後 7 か月齢の男児の症例報告がある［114］。

第 2 部　非意図的損傷

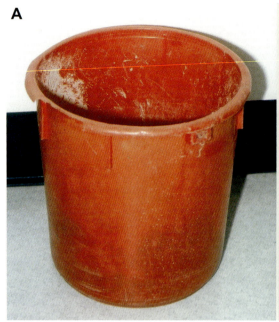
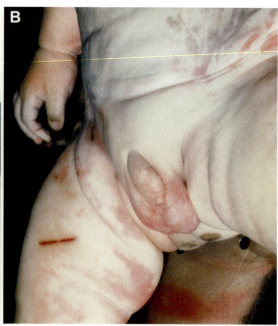

写真 2.49　トドラー期（よちよち歩き期）の幼児がおぼれた、大きなプラスチック製のバケツ（A）。右大腿には破損したバケツの角できたした、線状の損傷が認められていた（B）。

特殊な状況

バケツ内溺死

　トドラー期（よちよち歩き期）の乳幼児では、バケツに入った水でも溺死することがある（写真2.49）。あるケースシリーズ研究では、バケツ内溺水で溺死した子どもの年齢幅は生後 9 ～ 16 か月（平均 11.6 か月）であったと報告されている［115］。バケツはたいてい硬いプラスチックでできていて、重いためにひっくり返ることがない。さらに乳幼児は重心が高く協調運動が未熟なため、バケツの端から身を乗り出しバケツに嵌り込んでしまった場合、逃れることができない［116］。バケツ内溺水の報告事例のほとんどは、バケツ容量の 10 ～ 90％水が入った状態で起こっており、また死亡事例の 75％は男児であったと報告されている［90, 115, 117］。

浴槽内溺死

　Peam らは浴槽内溺死事例についてまとめ、1979年に報告し、警鐘を鳴らしている［118］。浴槽内溺死は、座位保持やつかまり立ちのできる発達段階の乳児に起き、平均発生年齢は生後 9 か月である［119］。浴槽内溺死は典型的には、監督のない状態で放置されている、経済的階級の低い、大家族の子どもに起こる［120］。年長の同胞の存在がリスク因子である可能性を指摘した文献も存在している［121］。てんかんの基礎疾患のある子どもや、熱性けいれんの既往のある子どもが、特に発熱時に熱い湯につかった時もまた、高リスクであるとされている。

　もう 1 つの問題としては、乳幼児用浴槽椅子の問題が挙げられる。これはプラスチック製の椅子で、乳幼児が浴槽の中でお湯につかりながら座れるように設計されたものである（写真 2.50）が、養育者の安全に対する意識が乏しく、これを使い乳幼児を浴槽内で一人にしてしまった場合に、児が滑落したり転落して体が絡まり動けなくなり、溺れてしまうことがある［122–124］。

スイミングプールでの溺死

　スイミングプールは幼小児にとって水深が深く、側面が急で滑りやすく、登りにくいため、小児の溺水事故予防の観点から、特有の問題を抱えている。幼小児は水遊びを好むため、プールのへりで遊んでいてバランスをくずし、プール内に転落し、溺れることもある。プールフェンスを設置することで、多くの死亡事故の予防につながってきたが、フェンスが開いていたり、壊れていた場合、容易に侵入することが可能である。またスイミングプールやスパに

第 2 章 事 故

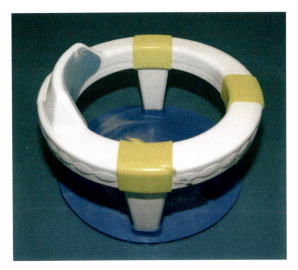

写真 2.50　乳幼児用浴槽椅子。生後 7 か月齢の乳児が、この椅子の隙間から滑り落ちて溺死した。

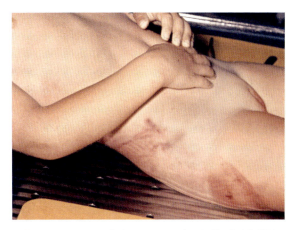

写真 2.51　スイミングプールのフィルターに吸い込まれ溺死した女児。殿部に円形の擦過傷が認められている。

表 2.4　窒息の機序による分類

環境酸素の減少
　酸素の移動
　酸素の消費

血中酸素の減少
　体外気道の閉塞
　体内気道の閉塞
　外的要因による胸郭機能の低下
　内的要因による胸郭機能の低下
　酸素結合能の低下

循環血液中での酸素運搬の低下
　血管圧迫
　血流の低下

細胞の酸素摂取の低下
　化学的窒息

上記の複合

出典：Byard & Jensen [126].

如した状態を無酸素症、酸素が欠乏している状態を低酸素症と呼称する。縊頸や絞頸などによる死亡では、死に至る過程は複雑であるため、窒息を的確に分類する際には、しばしば混乱が生じる。ただ生理学的にいえば、身体から酸素が奪われる状況は基本的には、環境酸素の欠乏、血中酸素の減少、循環血液中での酸素運搬の低下、細胞の酸素摂取の低下、の 4 つに分類される（表 2.4）[125, 126]。このセクションでは、小児や若年成人における窒息をきたしうるさまざまな状況につき、論じていく。

剖検診断

　死亡現場検証は有用な情報が得られるものではあるが、養育者が蘇生のため意図せずに、あるいは罪の意識から意図的に、死亡現場に手を加えていることが多い。例えば、写真 2.52 は生後 18 か月の男児が食器棚の取っ手に輪状にくくりつけていた紐によって縊頸状態となり、死亡した状態で発見された事例の死亡現場写真であるが、発見者である母親によって、死亡現場の様子は意図的に変えられていた。母親は紐を児からはずし、本来置いていた子どもの手の届かない高さの場所に置き直していた。警察官ははじめ、その状況から意図的な殺人の可能性を考慮したが、直後に行った母親への事情聴取の結果、その「隠蔽工作」は事故で子どもが死亡した際の親の心情として理解しうる性質のものである、との判断が下された。死亡現場検証の際に、標準化したプロトコルに基づいた現場写真撮影と、人形を用いた現場再現検証（写真 2.53）を行うことで、可能

は、吸引力の強い濾過装置が備わっており、幼小児が吸い寄せられてしまうことがある（写真 2.51）。

窒 息

定 義
　正常な代謝過程を維持するために必要な酸素が供給されない状態を窒息と呼称する。酸素が完全に欠

39

第 2 部　非意図的損傷

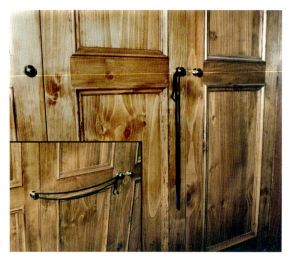

写真 2.52　生後 18 か月齢の男児がカップボードのドアノブにくくりつけられたコードの輪で縊死した現場の状況。囲み写真は、コードが本来あるべき状況を示したものである。コードがこのような状態であれば、本児の手は届かなかったはずである。

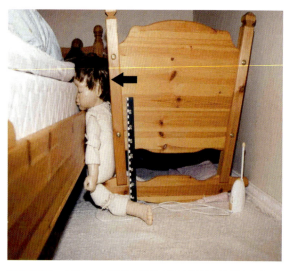

写真 2.53　人形による再現は事故の死亡過程を検証する上で、大変有用である。本事例では、乳児が成人用ベッドから滑り落ち、ベッドと揺りかごの間に挟まってしまったという事故であった。付加的な要素として、本児が揺りかごの足の上に乗ってしまったために、揺りかご本体が矢印方向に傾き、児にのしかかるよう形になってしまったことがみてとれる。

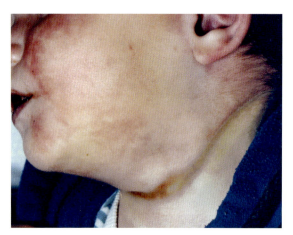

写真 2.54　誤って縊頸状態となり死亡した、トドラー期（よちよち歩き期）の幼児。首に典型的な上向きの羊皮様索状痕が認められている。

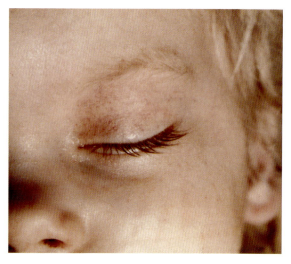

写真 2.55　致死的窒息事例であっても、上眼瞼と耳介の後ろにうっすらと点状出血斑が認められるのみのことも多い。

な限りの情報の収集を行うことができるであろう［127］。

　剖検時に確認できる、急性低酸素症に診断特異的な所見というものは存在しない。脳の低酸素性虚血性損傷により、脳組織内の好酸球増多所見を認めうるが、これは数時間という単位で低酸素にさらされた場合にしか確認されない所見である。以前には点状出血、うっ血、チアノーゼ、右心系の拡大、暗赤色流動性血液といった所見は低酸素症の特徴的剖検所見と考えられていたが、現在ではこれらは「時代遅れの 5 大診断項目」とみなされている［125］。このように、低酸素症に診断特異的な剖検所見というものがごくわずかしかないことが、乳児の窒息事例が SIDS と誤診されることにつながっている［128, 129］。

　体表所見としては、縊頸の場合、首周りに索状物が巻きついていた証拠として、羊皮様の索状痕を認めることもある（写真 2.54）。また、縊頸、閉所への嵌り込み（wedging: ウェッジング）、圧挫性窒息、

第 2 章 事故

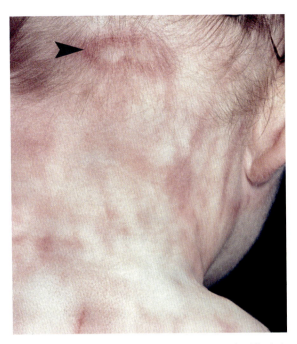

写真 2.56 閉所への嵌り込み（wedging: ウェッジング）をきたした乳幼児。後頭部に典型的な標的様病変（中心部が蒼白に抜け、周囲が充血している所見）が認められた。

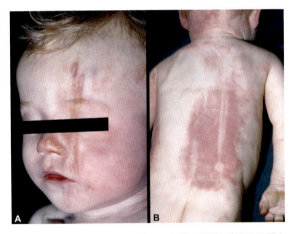

写真 2.58 成人用ベッドマットレスと壁の隙間に嵌り込み死亡した生後 10 か月齢の女児。顔面に線状痕を認め（A）、背部にも同様のパターン痕が認められた（B）。

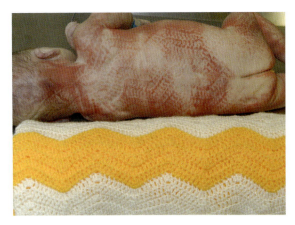

写真 2.57 死斑のパターンは、現場が改変されてしまう前に死者がどのような表面に横たわっていたかを決定するのに有効である。この写真の乳児では、ウール製の毛布の模様が背部に残っており、死亡時にそこに横たわっていたと判断された。

などにより死亡した事例では、顔面や結膜に点状出血を認めることがあるが、乳児では成人ほどには認められないとされている（写真 2.55）。点状出血を生じる機序は、単なる低酸素というよりは、静脈の還流障害による静水圧の上昇による毛細血管前静脈の破綻であり、そのことは低位での縊死事例や圧挫性窒息事例における点状出血の分布位置からも明らかであり、血管の圧迫をともなわない口鼻閉鎖による窒息事例では点状出血を欠いていることからも、明らかである。

ウェッジングにより死亡した可能性のある乳幼児の剖検時には、ごくわずかな皮膚の死斑所見も逃さずに詳細に評価を行うことが重要である。そのような所見は死亡児が嵌入した場所をトレースしたものである可能性が高い（写真 2.56–2.58）。乳幼児が窒息で死亡する典型的な現場状況、ならびに剖検所見につき表 2.5 にまとめ、掲示した。

「睡眠中の事故」による窒息死

乳幼児の窒息死はしばしば、安全でない睡眠環境で寝ている最中の縊頸や閉所への嵌り込み（wedging: ウェッジング）により生じる。ウェッジングの典型例は、乳児がマットレスの端とベッドの側面との間に嵌り込むというものである（写真 2.59）［130, 131］。成人用ベッドに寝かされていたり、床にマットレスを敷いたところに寝かされている乳幼児では、マットレスと壁の間の隙間や、マットレスとソファ／ドレッサーなどの近接する家具との隙間に嵌り込んでしまいうる（写真 2.60）。またソファはそれ自体、乳幼児が嵌り込んでしまいうる隙間を持っている。ウェッジングによる死亡の機序は複数あり、口や鼻が覆われてしまうことにより死に至ることもあれば、胸郭に添え木をあてられた状態となり、呼吸ができなくなり窒息死に至ることもある。上下逆さまの状態でウェッジングが生じた場合、さらに呼吸・循環における負荷が強まることとなる

第 2 部　非意図的損傷

表 2.5　乳幼児の死亡原因として、窒息死をうかがわせる死亡現場状況と剖検所見

頸部圧迫
　縊頸
　　医学ヒストリー、死亡現場の特徴／死亡現場再現（D）
　　頸部周囲の索状痕（A）
　　（±）顔面／結膜の点状出血（A）
　索状物による絞頸
　　（±）現場の特徴（D）
　　頸部周囲の索状痕（A）
　　（±）顔面／結膜の点状出血（A）
　　その他の外傷（A）
　徒手による扼頸
　　頸部周囲の挫傷／擦過傷（A）
　　（±）顔面／結膜の点状出血（A）
　　その他の外傷（A）

窒 息
　口鼻閉鎖による窒息（smothering）
　　医学ヒストリー、死亡現場の特徴（D）
　物理的／体位性窒息
　　医学ヒストリー、死亡現場の特徴／死亡現場再現（D）
　　（±）皮膚のパターン痕（A）
　物理的／体位性窒息＋口鼻閉鎖による窒息（覆いかぶさり事例を含む）
　　医学ヒストリー、死亡現場の特徴（D）
　　（±）皮膚のパターン痕（A）
　気道内が詰まることによる窒息（Choking）
　　医学ヒストリー、死亡現場の特徴（D）
　　（±）気道の閉塞所見（A）
　環境による窒息
　　医学ヒストリー、死亡現場の特徴（D）
　科学性窒息
　　（±）死亡現場の特徴（D）
　　中毒（A）

略語　D：死亡現場、A：剖検
出典：Byard & Jensen［126］.

［132–134］。
　乳幼児が嵌り込んでしまうほど大きなくぼみのあるマットレスやベッドもまた危険であり、死亡現場検証の際には、死亡児が寝かされていた場所が、最大でどの程度まで凹むかを計測する必要がある［135］。ウォーターベッドもまた大きく凹みうる構造であり、また顔の周りは空気を通さないビニールで覆われているため、そこで乳幼児が寝かされた場合に、窒息に至ることがある。乳児がマットレスとウォーターベッドの木枠の間に嵌り込んでしまった、という症例報告もある［136］。空気を送り込んで膨らませるタイプのベッドの膨らみが不十分な場合も、ウォーターベッドマットレスと同様に、乳児の顔にぴったりとくっつき気道をふさいでしまいうる（写真 2.61）［137］。
　壊れていたり修理が十分でないベビーベッドでは大きな隙間ができ、窒息事故の危険性が増す。1970 年に Blackbourne は「このようなベビーベッドは、ベッドなのか棺なのか？（crib or coffin?）」との表現で、問題提起をしている［138］。そのような事例の場合、死亡児の頭部を注意深く観察すると、挫傷や擦過傷が認められることがある。ただ、実際にはウェッジングによる窒息死事例の剖検時に特異的な所見を認めることはほとんどない［139–143］。
　重度の障害を持つ小児ではウェッジングによる窒息事故をきたすリスクが高く、時にはベッドからの転落を防止するための装置が、死亡に寄与してしまうこともある（写真 2.62–2.64）。重度の障害を持つ小児では、年長児でもこのような死亡事故をきたしうる［144, 145］。
　縊死は、首にまかれた索状物に体重がかかった時に生じるものである。死亡現場は特徴的であり、また死亡者の顔面に点状出血が認められることもある（写真 2.65）［146］。縊死をきたすパターンには、乳児やよちよち歩きの幼児が転び、衣服やおしゃぶりにつけていた紐が首に絡みつく場合（写真 2.66）と、ベビーベッドにいた乳児がカーテンや電気製品のコードに手をのばし、それが首に巻きついてしまう場合の 2 つが主なものである（写真 2.67）［140, 147–149］。
　お座りシートに座らされていた乳児が滑り落ち、自ら首をつってしまうこともある。このような事例では、製品自体に問題があったというよりも、その使用法に問題があったという場合が多い。例えば、写真 2.68 で提示した事例では、「ハーネスをつけた状態で子どもを一人きりにしないように」と注意書きが書かれており、写真 2.69 で提示した事例では死亡乳児は 2 時間も放置されていた。同様に使用法に問題があり致死的となった事例として、着替え台に寝かされていた乳児が着替え台の横から滑り落

第 2 章　事 故

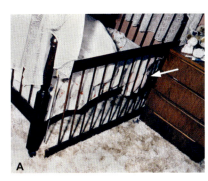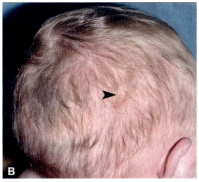

写真 2.59　閉所への嵌り込み（wedging：ウェッジング）により死亡した生後8か月齢の女児。Aは死亡現場写真であるが、矢印で示したテディ・ベアのような状態で、本児はベビーベッドのスライド柵とマットレスとフレームの間に嵌り込んでいた。後頭部にはベビーベッドの柵に相当する線状の陥凹が認められた（B）。

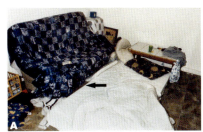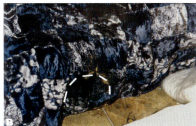

写真 2.60　マットレスと長椅子の隙間（矢印）に生後10か月齢の乳児が嵌り込み、窒息死した（A）。頭部が重い毛布でくるまれた状態で発見され、顔面は吐物でびしょ濡れになった毛布が押しつけられた状態であった（Bはマットレスをどかした写真であるが、どのような状態で嵌り込んだかが、よりわかりやすくなっている。破線は頭の位置を示している）。

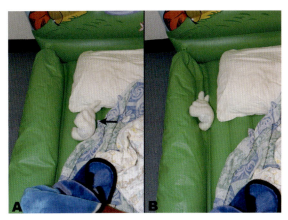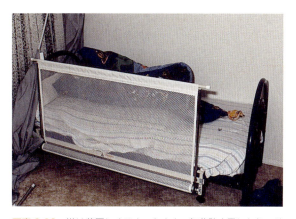

写真 2.61　不十分に空気の入った膨張式ベッドの谷間に嵌り込み、窒息死した乳児の現場再現写真。発見時には、矢印で示したおもちゃのウサギのような体勢であった（A）。Bのような状態で嵌り込み、顔面がビニールに押しつけられ死亡したと推測された（B）。

写真 2.62　掛け蒲団にくるまったまま、転落防止用にとりつけられたメッシュ状の格納式のついたてとベッドの間に嵌り込み死亡した、重度の発達遅滞を持つ4歳男児の死亡現場写真。

ち、縊死した状態で発見されたという事例を、著者は経験している（写真 2.70）。

　乳児やトドラー期（よちよち歩き期）幼児では、枕やマットレスを包んでいた薄いビニールで窒息することがあり、同様にビニール袋や使い捨ておむつで窒息した事例も報告されている（写真 2.71）［150, 151］。ポリスチレンの詰まったクッションの上で眠っていた乳児が窒息死をきたした、との症例報告もある［152］。KempとThachはウサギを使った動物実験を行い、クッションの上で顔を下にして眠ると二酸化炭素の再呼吸により3時間で窒息する、との研究結果を報告している［153］。また彼らは、同様の状況で死亡した乳児例25名（平均日齢57）のレビュー報告も行っているが、剖検が行われた23名中19名がSIDSと診断されており、それらの事例はおそらくは二酸化炭素の再呼吸による死亡であったのではないか、との推察を行っている［154］。

　その他にも、睡眠に関連する危険な製品として、V型枕、乳母車、高い位置につり下げるタイプの揺りかご、ポータブルベッドなどによる縊死事例が報

第 2 部 非意図的損傷

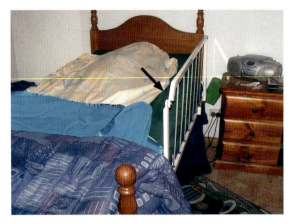

写真 2.63 マットレスとサイドレールの間（矢印）に嵌り込み死亡した、発達遅滞を持つ 7 歳男児の死亡現場写真。

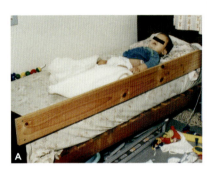
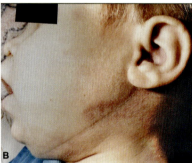

写真 2.64 ベッドからの転落を防止するための木製のついたて板に頭部を乗せた状態で死亡していた、重度の先天性水頭症を基礎疾患に持つ 4 歳男児の死亡現場写真（A は検証開始時の状態で、発見時の体勢とは異なっている）。ついたてに乗っていた部位に相当して、左側頸部に線状の蒼白部位が認められた（B）。

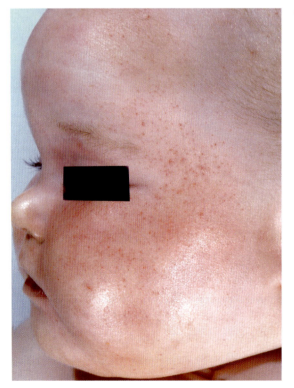

◀写真 2.65 車の座席から滑り落ち、縊頸状態となった生後 8.5 か月齢の女児。顔面に点状出血斑が認められた。

第 2 章 事 故

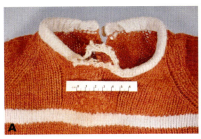
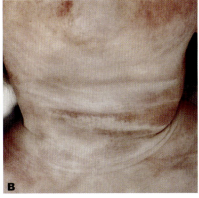

写真 2.66 ベビーベッドから突き出た蝶ナット部分に、着ていたセーターが引っかかり縊死した状態で発見されたトドラー期（よちよち歩き期）の幼児。A は児が着ていたセーターであるが、セーターの裂けた部分がナットに引っかかっていた。頸部には複数の線状のパターン擦過傷を認めたが、このエピソードに矛盾しない（B）。

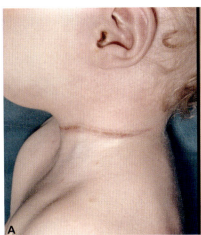
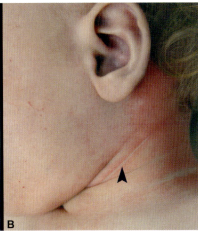

写真 2.67 カーテンコードによる縊死の 2 例。頸部に索状痕と思われるパターン痕が認められている（B の事例はわかりにくいが、矢印で示した部位が索状痕と思われる）。

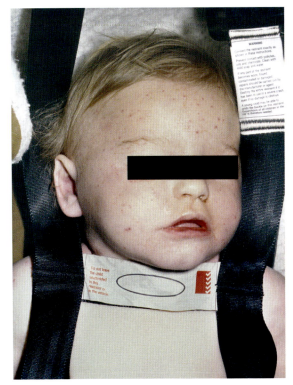

◀写真 2.68 自家用車内で、抑制用ハーネスが原因で縊死した生後 16 か月齢の男児。眠っていたため、車内にしばらく一人きりにされ、養育者が戻った際には縊死していた。安全のしおりには、「子どもを一人きりにして使用しないこと」と記載されていた。

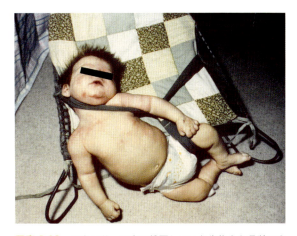

写真 2.69 バウンサーの中で縊死していた生後 3 か月齢の女児。2 時間ほど一人きりで放置された後、死亡した状態で発見された。

第 2 部　非意図的損傷

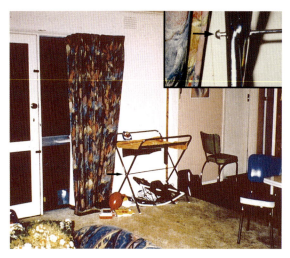

写真 2.70　縊死した乳児の死亡現場写真。児は矢印で示した着替え台の上に放置され、死亡していた。囲み写真は、着替え台の近接写真であるが、矢印で示した突起部位に着衣が引っかかったために縊頸状態となったと推察された。

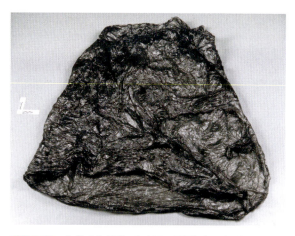

写真 2.71　生後 6 か月齢の窒息死の原因となったビニール袋。衣服の入ったこのビニール袋に顔面を押しつけた状態で発見された。

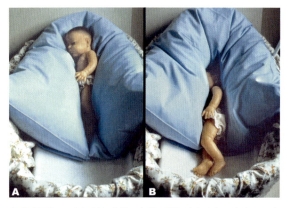

写真 2.72　V 字に折れ曲がった枕の間に寝かされ、窒息死した乳児の現場再現写真（A）。B のような状態で窒息したと推察された。

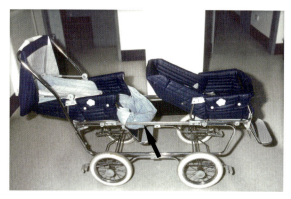

写真 2.73　ベビーカーのサイドバー（矢印）に頭を挟まれ縊死した生後 3 か月齢乳児の、原因となったベビーカー。ベビーカーの上で寝かされていたが、気づかれずに台が折りたたまれた結果、縊頸状態となったと推察された。

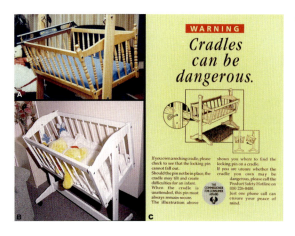

◀写真 2.74　A は、つりさげ型の揺りかごの中で、頭をマットと側面の角に下向きに押しつけるような形で死亡しているのが発見された、生後 11 か月齢の女児の死亡現場写真。ロックがはずされていたために、揺りかごが傾き死亡事故が発生したと推察された。B は同タイプの揺りかごと熊のぬいぐるみを用いた再現時の写真である。このタイプの揺りかごによる死亡事例が続けて 2 例発生したことを機に、南オーストラリア州の消費者問題委員会が警告パンフレットを作成し、配布されることとなった（C）。

第 2 章 事 故

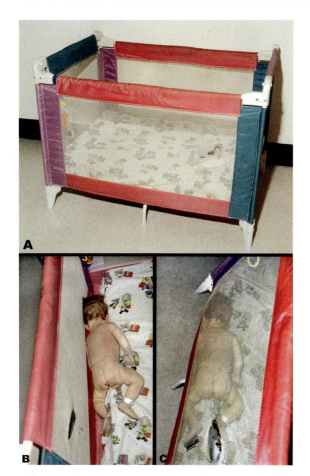

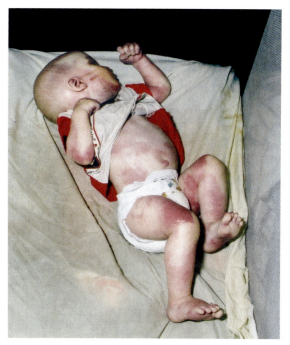

写真 2.76　マットレスとポータブル型メッシュベビーベッドの側面に挟まれ、窒息死した生後 7 か月齢の男児。顔面に三角形上の蒼白部位が認められた。ベッドには、厚手のマットレスが追加で敷かれていた。

写真 2.75　側面がメッシュになっているポータブルベビーベッド（A）。このベッドで寝かされた生後 3.5 か月齢の男児が、マットレスの端と伸ばされたメッシュ壁との間に頭を下向きに挟まれ、死亡した状態で発見された（B）。メッシュの巻き戻ろうとする弾性力が児の頭部を強く固定してしまったと推察された（C）。なお側面メッシュには裂け目が生じているが、これもまた別のリスク要因となる。

告されている（写真 2.72–2.74）［155–161］。養育者は良かれと思って薄手のマットレスと、持ち運び可能のメッシュ性の囲いのベビーベッドとを併用し、そこに乳児を寝かせることがあるが、これは乳児にとって非常に危険な睡眠環境を作り出すこととなる。乳児はマットレスと側面のメッシュとの間に挟まれやすくなり、またその際にメッシュの敷物が裂け縊頸状態となることもあり、またその際に児がぐったりして全身虚脱状態となり、ベビーベッドの側面の支柱部分で児の体がくの字に曲がりさらに動けなくなることもあり、いずれにしても致死的となってしまう（写真 2.75、2.76）。図 2.77 に、危険な睡眠関連製品に関連して発生した窒息事故死例の年齢分布を提示した。

覆いかぶさり死（Overlaying）

　乳児が睡眠中の成人に覆いかぶさられて窒息死することがある。このような事例はそれほど多くはないが、乳児が掛布をかけられた状態で寝かされていたり、柔らかいマットレスの上で成人と成人（例：父親と母親）の間に寝かされていたりする場合には、リスクが高くなる［162］。さらに養育者が疲労状態

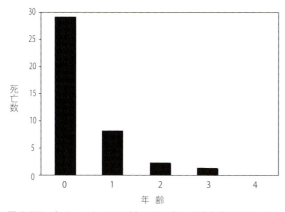

図 2.77　南オーストラリア州の 369 名の小児事故死例のうち、窒息死 40 名の年齢分布。乳児でリスクが高いことがみてとれる。

第 2 部　非意図的損傷

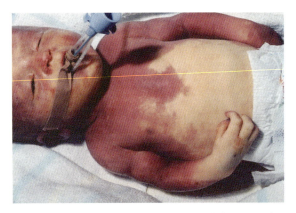

写真 2.78　麻薬中毒の母親の大腿に挟まれて窒息死した 5 歳男児。下胸部と腹部は蒼白である一方で、上胸部と顔はうっ血していた。

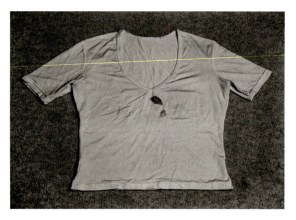

写真 2.79　母親のベッドの上で死亡しているのが発見された生後 2 か月齢の乳児の、口と鼻から流出した漿液血液性液体が付着した母親のシャツ。母親が児の上に乗っかったことによる窒息が死因であった。このシャツの存在によって、一定時間以上、児の顔面が母親の胸部に接触し続けていたことが証明された。

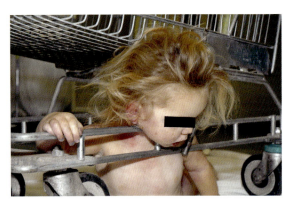

写真 2.80　ショッピングカートのフレームで縊頸状態となり、窒息死した生後 19 か月齢女児（写真は遺体安置所での再現時のものである）。

であったり、薬物中毒であったり、鎮静薬を使用していた場合にはさらにリスクは増大する。添い乳をしていた母親が眠り込んでしまい、乳児が窒息死したという事例はこれまでに複数報告されており、中には入院中に発生した事例の報告もある。

一部の乳児はそのような際に気道閉塞をきたしやすい素因が存在すると思われ、母親が起きてはいたが気もそぞろな状態で授乳していた際に死亡した乳児例も、報告されている［163–165］。このような事例で剖検時に何らの特異的所見も認められないことは珍しくはないが、時にヒストリーと一致する死斑のパターンを呈していることもある（写真 2.78）［166–169］。

理由は不明であるが、添い寝を行う母親が喫煙者であった場合に乳児の死亡リスクが増加することが判明している［170］。成人がソファ上で乳児と一緒に寝ている状況というのがリスクであることも判明している［132］。このような状況の場合、死亡現場検証は一般的にはあまり有用とならないことも多いが、養育者の衣服に付着した死亡児の口鼻からの漿液血液性分泌物が確認されることで、睡眠中の親子の位置関係や接触の状況を確認する上で有用となる場合もある（写真 2.79）。

稀なケースとして、致死的事例ではないが、腰まで髪の毛が伸びた母親と添い寝をしていて、その髪の毛が絡まって窒息した生後 27 か月齢の男児の症例報告がある。児の首には索状痕を認め、顔面には点状出血斑を認めたとのことである［171］。相反する研究報告もあるものの、親と一緒のベッドに寝ている乳児では睡眠中の死亡のリスクが高まることを示唆する研究報告もある［172］。

頭部の絞扼

乳児やトドラー期（よちよち歩き期）幼児に発生する特殊な状況として、頭部が絞扼され、頸部や顔面が圧迫された結果、致死的となる事例がある。子どもは首が嵌り込んでしまいうる潜在的危険性が理解できず、本能的に首を動かしてさらに嵌り込んだり、縊頸状態となってしまうことがある。著者はショッピングカートの側方のフレームに頭部を挟み込んでしまった生後 19 か月齢の女児例や、キャビネットをのぞき込んでいて 2 つの引き出しの間に頭部が挟まれてしまった生後 14 か月齢の男児例

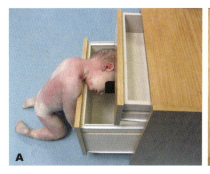
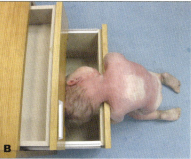

写真2.81 キャビネットをのぞき込んでいて、2つの引き出しの間に頭部が挟まれ死亡した、生後14か月齢の男児（A、Bいずれも、遺体安置所での再現時のものである）。

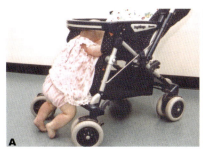
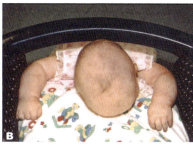

写真2.82 ベビーカーから滑り落ちて窒息死した生後5か月齢の女児。フレームに頭部が挟まり、顔面が座席の柔らかい面に押しつけられたために窒息したと判断された（A、Bともに、遺体安置所での再現時の写真）。

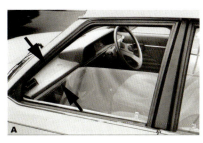
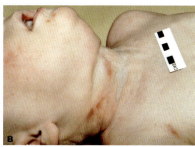

写真2.83 車の窓とドアフレームの隙間は、小さい子どもでは十分に頭部が挟み込まれる隙間となる(A)。Bは、このような状況で半開きの窓に頭を挟み、縊死した3歳男児の写真である。頸部にV字型の擦過傷が認められている。

や、ベビーカーから滑り落ちて頭部が挟み込まれてしまった生後5か月齢の女児例などを経験している（写真2.80–2.82）［173, 174］。

カーウインドウが半開きになっていることで乳幼児が頭部絞扼をきたしたり（写真2.83）、乳幼児が頭を出して外を眺めている時にカーウインドウが操作されて頭部絞扼をきたすこともある［175–178］。

体位性窒息（positional asphyxia）

子どもが寝かされた際や寝かされた後の体位のために呼吸ができなくなり、窒息してしまう状況を体位性窒息と呼称する。乳児が睡眠中に、閉所への嵌り込み（wedging: ウェッジング）をきたしたり、胸壁や横隔膜の動きが妨げられるほど狭い空間に閉じ込められたり、頭部が急に屈曲して上気道が閉塞した場合などに、体位性窒息をきたすこととなる。ひっくり返った自動車に押しつぶされる、塹壕の崩落で砂に埋まる、などの場合は圧挫性窒息であり、体位性窒息とは区別される。ただ状況によっては、体位性窒息と圧座性窒息の両面の要因が、複合して生じることもある。体位性窒息をきたすリスク要因としては、脳性麻痺などの神経疾患による認知的反応障害や協調運動障害、意識障害、身体障害、中毒、身体抑制、鎮静などが挙げられる［179, 180］。

圧挫性窒息

圧挫性窒息（crush asphyxia）、別名「外傷性窒息」は、身体に外的圧力が加わることで呼吸ができなくなることで起こる窒息であり、胸部や腹部へ強い重量がかかったり、狭い空間内で身体が圧迫されることが原因となる。典型的な状況としては、思春期以降の子どもや成人男性が車の整備中にジャッキが滑って車の下敷きになったという状況や、子どもがガレージの自動ドアに挟まれたり、不安定な大型家

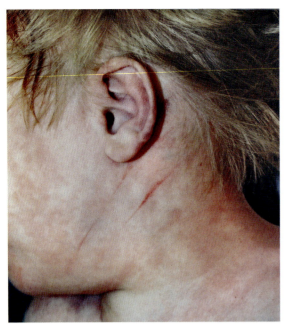

写真 2.84　寝室のカップボードの下敷きとなった 5 歳男児。側頭部に線状痕が確認された。

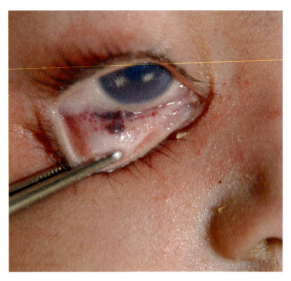

写真 2.85　衝突事故で横転した車の下敷きとなった生後 6 か月齢の女児。眼瞼内側に点状出血斑が認められた。

具の周りで遊んでいる最中にそれが倒れ下敷きになったという状況が挙げられる（写真 2.84）［181］。群衆が殺到した際に壁に押しつけられた際に起こることもあれば、警察に拘束された際に圧迫されたことで起こることもある［182］。自動車が横転事故をきたした際にシートベルト未着用の人物が投げ出されて車の下敷きになることで圧挫性窒息が生じることもあり（写真 2.85）、砂の塹壕が崩落したり、穀物のサイロの下敷きになったりすることで生じることもある。後者の場合には上気道に砂や穀物が詰まってしまうことで窒息死に至ることもある［183, 184］。このように気道内に何らかの物質が充満しており、致死に至った原因が複合的要因と考えられる事例も存在する（写真 2.86）。

　純粋に圧迫が窒息の原因となった典型的な圧挫性窒息においては、剖検時に強度の顔面うっ血／腫脹、結膜／顔面／上胸部の点状出血斑といった特徴的な所見が確認されるため（写真 2.87）、容易に死因の特定に至る。鼻出血をともなった、融合性の結膜下出血が認められることもある。ただ、衣服がぴったりと体にフィットしていた場合、衣服の下に点状出血斑が認められないこともありうる［185, 186］。

異物嵌頓／遊走

　異物による窒息の発生の最頻年齢は 2～3 歳であ

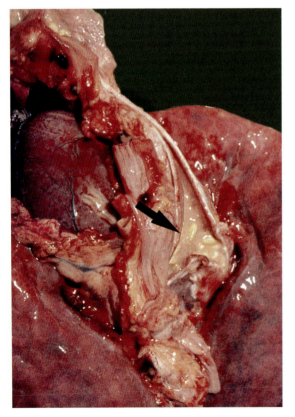

写真 2.86　穀物貯蔵用サイロ内で窒息した状態で発見された男児の剖検時気道所見。気道に小麦の塊が詰まっているのが確認された（矢印）。

第 2 章 事 故

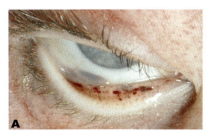
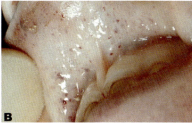

写真 2.87　化学工場内でベルトコンベヤーに巻き込まれ死亡した、3 歳男児。眼瞼内側（A）、および口腔粘膜（B）に点状出血斑が認められた。

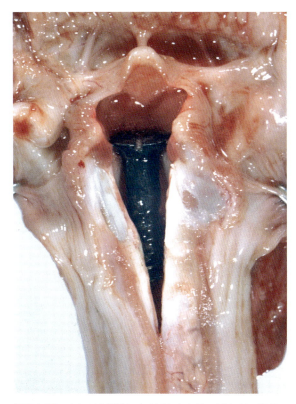

写真 2.88　木ねじを誤飲し窒息死した小児の剖検時気道所見。喉頭から上部気管にかけて、嵌頓した木ねじが確認された。

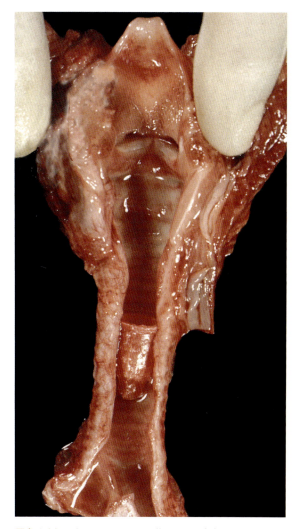

写真 2.89　プラスチックペンの蓋を誤飲し窒息死した小児の剖検時気道所見。

り［187］、90％は 5 歳未満に発生する［188］。ホットドッグ、ニンジン、キャンディ、ナッツ、ブドウなどの丸い食べ物が最も多い原因異物であるが、おもちゃの部品、金属製ネジ、プラスチックペンのパーツなどさまざまなものが上気道に嵌頓しうる（写真 2.88–2.91）［188, 189］。成人におけるこのような食物による窒息死は、ボーラス・デス（bolus deaths）〔訳注：食物塊による死亡〕あるいはカフェ・コロナリー症候群（cafe coronary syndrome）〔訳注：飲食店において冠動脈疾患と類似した突然死をきたすためこのように呼称される〕と呼称されており、発生に認知機能障害や嚥下反射障害を呈する神経疾患、薬物／アルコール中毒、多数歯牙欠損、多食を呈する精神科的問題などが関連していることもある［200, 201］。

　異物による窒息の剖検所見に特異的なものはなく、確実なヒストリーが存在せず、実際に嵌頓した異物も証明されない場合には、診断が困難である。蘇生が試みられた場合、しばしば異物が除去されるため、とりわけ診断は困難となる。

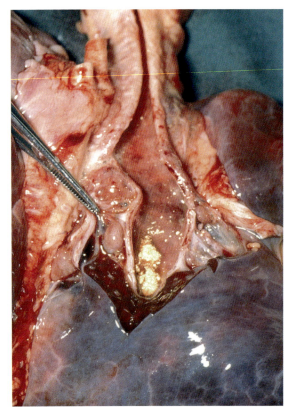

写真 2.90　錠剤を誤嚥し、窒息死した 2 歳男児の剖検時気道所見。誤飲された錠剤によって右主気管支が閉塞し、右肺は虚脱していた。

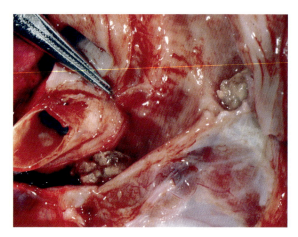

写真 2.91　食事中に卒倒し、そのまま突然死した生後 8 か月齢の男児の剖検時気道所見。肉の断片が両側の主気管支をふさいだことによる窒息死であった。

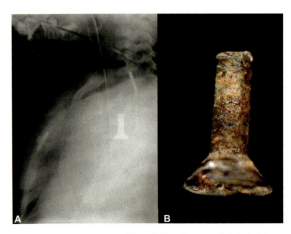

写真 2.92　木ねじの誤飲症例。胸部 X 線上、誤飲された木ねじが主気管支内に確認された（A）。B は取り出された実際の木ねじである。

風船は小児の気道閉塞の最も多い原因とされており、膨らませていない風船を口に入れて吸い込んでしまった場合に、致死的な窒息が発生する［202–204］。1972 〜 1992 年の間に米国で発生した異物誤嚥による小児死亡 449 名を検討した研究では、29 ％が風船が原因であったと報告されている［205］。多くの風船は警告ラベルや対象年齢が記載されているものの、このような事例は継続して発生し続けている［206］。

　小児において急性の上気道閉塞をきたす異物の多くは、咽頭あるいは気管気管支分岐部に引っかかるとされている［207］。英国ロンドンの Bradwell 医師が 1633 年に既に医学文献で「飲み込んで呼吸停止をきたす可能性のある物質は、尖っているものもあれば、尖っていないものもある……、私はウッドストリート〔訳注：ロンドンの地名〕の子どもがブドウによって窒息したという事例を聞き及んでいる」とコメントしているように［188］、小児の異物による上気道閉塞の問題は何世紀も前から問題認識されてきた。

　異物誤嚥の急性期症状として、息が詰まる、嘔気、咳、喘鳴などが起こる、などが挙げられるが、これらの症状は異物が主気管支にまで落ちた場合には軽減する（写真 2.92）。しかし、その後数か月にわたり反復性肺炎といった症状が出現するようになる（写真 2.93）［208–210］。トドラー期（よちよち歩き期）幼児では、第 2 臼歯が萌出する前に切歯が萌出するため（前者は生後 20 〜 30 か月で萌出、後者は生後 10 〜 24 か月で萌出）、食物を効果的にすりつぶすよりも、食物を食いちぎることとなるため、食物を誤嚥するリスクが特に高い［211, 212］。保育所で乳幼児がこれまで食べたことのなかった食べ物を食べたり、適切に噛むことができなかったりした時

第 2 章 事 故

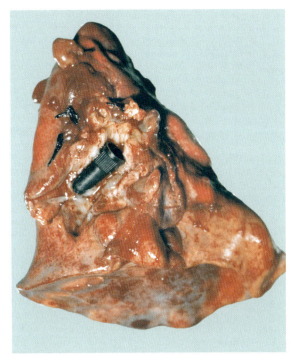

写真 2.93　プラスチックペンの蓋の誤嚥事例の肺の剖検所見。プラスチックペンの蓋が主気管支に嵌頓し、致死的肺炎を併発し死亡した。

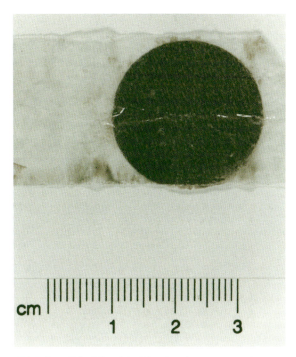

写真 2.94　異物誤嚥により死亡した 7 歳男児の原因となった異物。この異物は丸いステッカーのついたテープの断片（レンタルビデオテープによくついているもの）であった。この異物が声門に嵌入していた以外は、剖検時に特異的な所見は認められなかった。

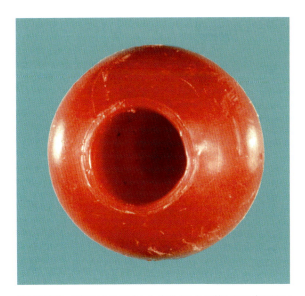

写真 2.95　誤嚥により死亡した生後 18 か月齢女児の中咽頭に嵌頓していた 33mm 大のプラスチックボール。おもちゃのハンドルに緩くくっついていたものであった。

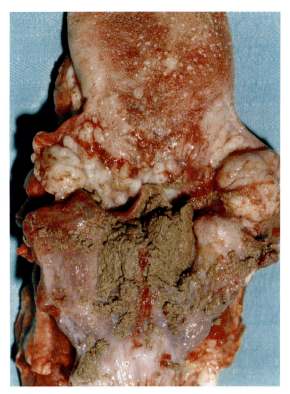

写真 2.96　穴を掘っていて埋まってしまい窒息死した 12 歳男児の気道の剖検所見。上気道に砂が詰まっており、剖検時には声門部から砂が吐き出された。

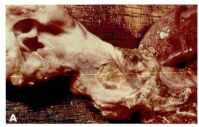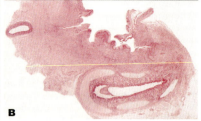

写真2.97 SIDSを疑われた生後4か月齢の乳児の気道の剖検所見。上部食道に1セントコインが陥入していた（A）。病理組織学的検査では、食道の両側方に潰瘍が認められており、コインに隣接する気管は圧迫され、気管には粘膿性の分泌物が認められた（B）。

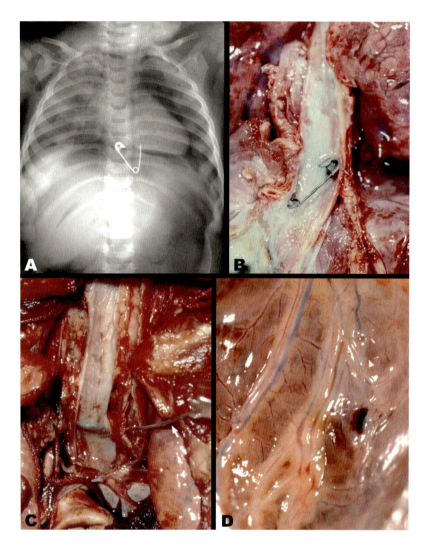

写真2.98 診療所内で突然心肺停止状態となり、そのまま死亡した生後8か月齢の男児。胸腹部レントゲン写真では、開いたままの安全ピンが確認された（A）。剖検では、安全ピンは食道前壁を貫通し（B）、前方に突き出し（C）、左室後壁に刺さっていた（D）。本児は、心タンポナーデにより死亡したと判断された。

に、異物誤嚥は生じやすい［213］。

　誤嚥事例のうち30％は診断に遅れが生じるとされており、最終的に誤嚥を示すヒストリーが明らかとなる事例も80％にすぎないとされている。胸部単純レントゲン写真は正常のこともあり、また気管内に誤嚥された異物が原因で遅発性の死亡が生じることもある［214］。医学的処置がなされていた場合、異物が既に除去されていて、剖検では死因が特定できないことも起こりうる。このような場合での見逃しを防ぐためには、診療録に異物を摘除した旨の記載が適切になされていることが望ましい。救急隊／医療従事者からの聞き取りを行うことも重要であるが、理想的には法医学者が異物を回収し、精査／分析や写真記録を行うことが望まれる（写真2.94, 2.95）。上気道閉塞は、塹壕やトンネルの崩落の時に土を吸い込むことによっても起こりうる（写真

第 2 章　事 故

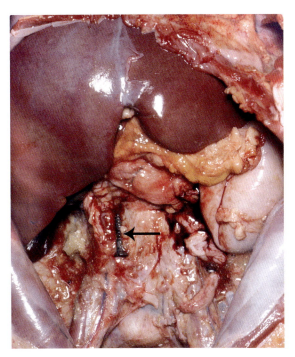

写真 2.99　細菌性敗血症による突然死をきたした精神発達遅滞を持つ男児の剖検時腹部所見。後腹膜内に誤飲した木ねじが認められた（矢印）。

2.96）。気管支喘息と誤診され治療中であった 6 歳男児が、喀血により急性気道閉塞をきたし救急外来を受診し、その原因が声門部に住み着いた 7cm 大のヒルであったという症例報告もあるが、このようなケースは極めて稀であろう［215］。

　食道内に侵入した異物によって上気道が狭窄してしまうことがあるが、そのような症状がすぐには現れず、局所炎症が遷延することで、長時間をかけて気管を圧迫し、何年も経ってから急性の気道閉塞をきたすこともある［216］。そのような事例として、SIDS が疑われた生後 4 か月齢の乳児例を著者は経験している。死亡児に生前認めていた病歴は、軽度の上気道症状のみであり、鼻閉に対する対症療法で症状が改善したと判断されていたが、剖検の際に食道内に 1 セントコインが認められ、隣接する気管を圧迫していたことが確認された（写真 2.97）［217］。気道は前後につぶれており、慢性の炎症性細胞浸潤をともなっており、粘液栓も認められた。これらが複合することで、急性の気道閉塞症状をきたしたものと判断した。乳児早期にこのような食道内異物が認められた場合、無理矢理に飲み込ませた虐待によって生じた可能性も考える必要がある［218,

219］。

　小児の食道内の遊走性／穿孔性の異物の合併症として、血管瘻や心タンポナーデをきたし、喀血により突然死をきたしうることは、よく知られている（写真 2.98）。特に大動脈食道瘻が形成された場合、極めて急性の経過で死に至ることがある［220-225］。

　コインや鋭利な物質の誤飲だけではなく、ボタン電池を誤飲した場合には、水酸ナトリウムや水酸カリウムなどの腐食性内容物が漏出するため特に危険である。電池による局所の圧迫性壊死や電気放電は潰瘍形成の原因となり、穿孔／瘻孔形成に至る場合がある。嵌頓した部位で狭窄が生じることもあり、水銀、マンガン、リチウムなどの重金属が漏出することもある。直径 15mm 以下の電池は食道に嵌頓する危険は少ないが、直径 20mm 以上になると、食道嵌頓をきたし重篤な損傷をきたしうる［226-229］。

　食道を通過した異物のほとんどは予後良好であるが、時に消化管穿孔をきたしたり、血管瘻形成や敗血症をきたし、突然死に至る場合もある。鋭利な異物を誤飲し致死的な経過をとった事例として、7 歳の発達遅滞のある男児例を著者は経験している。本児は消化管穿孔をきたし、急激な経過で死亡したが、木ねじの誤飲が穿孔の原因であり、致死的敗血症を続発したことによる死亡であった（写真 2.99）。小児における異物の誤嚥／誤飲に続発して発生する死亡のメカニズムにつき図 2.100 にまとめ、提示した。小児の異物の誤嚥／誤飲による死亡事例の年齢分布については図 2.101 を参照していただきたい。

小児および若年成人に発生するその他の縊死の形態

　偶発的な縊死は、紐で遊んだり紐を用いて実験したりしていた年長児にも起こりえるもので、首や胴体がつり下げられることによって、死に至る［231, 232］。小学校低学年ぐらいまでの小児、特に男児は「脱出トリック」遊びをするためにロープを使っていた際や、注意を引くための行動をしている際に、自ら偶発的に首をつってしまうことがある［233］。偶発的な縊頸はまた小児の「冒険」遊び中にも起こることがあり、例えば、洗濯室の窓からよじ登ろうとしている時に自転車ヘルメットの紐で首をつってしまった男児などがそのような事例に該当する。縊

第 2 部　非意図的損傷

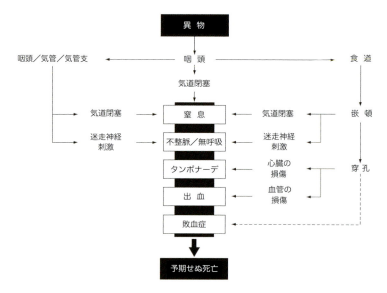

図 2.100　乳幼児の異物誤嚥／誤飲における、突然死をきたすメカニズム

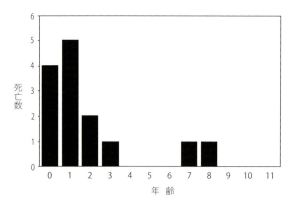

図 2.101　南オーストラリア州における小児事故死例 369 名のうち、異物誤嚥／誤飲により死亡した 14 名の年齢分布。乳幼児に多いことがみてとれる。

死事例では、典型的には首周りの羊皮様の索状痕と顔面の点状出血斑が認められる。首につけていた飾り紐がベッドの支柱に引っかかり、縊頸状態となってしまった 10 歳男児例が報告されているが、本児はベッド上でジャンプして遊んでいる際にそのような状態となったため、第 1・2 頸椎の脱臼骨折をきたしていたとのことである［234］。ただこのような頸椎の脱臼骨折をともなう事例は稀である。小児が縊頸状態になった後どれくらいの時間で死に至るかは明らかではないが、成人では 1 〜 2 分以内に致死的な無酸素症に至るとされている［235］。

その他の窒息をきたす状況

稀な致死的窒息事例として、半球形の浅い半固形容器によって、トドラー期（よちよち歩き期）幼児の口鼻が完全に閉塞し、死亡したとの症例報告がある。顔が嵌り込んだ後に呼吸によって吸引力が働くことで、そのような形状の容器は顔面に強く密着することとなる。そのような形態の事故をきたした生後 4 〜 36 か月齢の小児 17 名をまとめた報告では、8 名が致死的事例であったと報告されている［236］。

困ったことに 1993 年から 2003 年にかけて、米国において施設内での小児の身体抑制によって死亡した事例が 45 名存在している。これらの施設では、抑制帯が「行動管理手法」として頻用されていた。死亡時の年齢は 6 〜 18 歳（平均 14.2 歳）で、男女比は 32：13 であった。25 名が窒息に起因した死亡と判断されており、その他の事例の死亡原因は、「不整脈」「不明」「労作性」と記載されていた［237］。

自己性愛行動（自慰行為）による窒息

稀ではあるが、自己性愛的行動の最中に致死的窒息をきたすことがある。その多くは思春期以降の小児および若年成人が自慰行為の最中に、快楽を追求するために低酸素状態を自ら引き起こした際に生じる［238, 239］。死亡は偶発的なものであり、低酸素

第 2 章　事　故

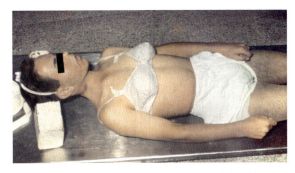

写真 2.102　自慰行為中の自己窒息で死亡した若年男性の典型的外見。

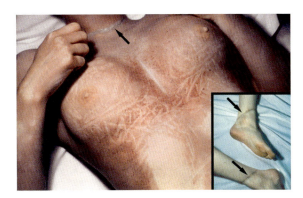

写真 2.104　自慰行為中に窒息死した19歳女性の首周り（矢印）と足首周り（囲み写真）のロープ跡。

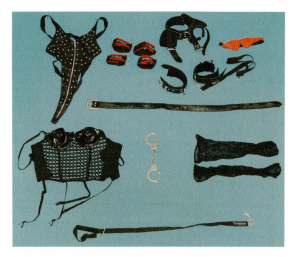

写真 2.103　自慰行為中の自己窒息の最中に縊死してしまった若年男性の、フェチシズム的ボンテージ衣装。

状態を引き起こすために不可欠な物質や仕掛けがうまく働かなかったり、予期せぬ形で作用してしまった際に生ずる。このような自己性愛性行動の際の窒息事故はあらゆる年齢層で生じうるものであるが、15～25歳の男性が人目のつかない個室などで発見される、というのが典型的である。このような事例ではたいていの場合、性器を露出していたり、ポルノ写真がそばにあったりするなど、死亡する前に自慰行為を行っていた証拠がある。以前からそのような行動が常習的になされていた場合、発見時にロープなどがつるされていた箇所に多数のロープ跡を認めるなどの証拠所見がみつかることもある。男性の事例では特に、女性用下着を身につけていたり、あるいは女性用下着がそばに落ちていたりすることもあり、時にはSMやボンデージ用具が置いてあったりすることもある（写真2.102, 2.103）。首周りのロープには、擦過傷や挫傷の発生を防ぐための当て物がされていることもあり、自殺企図の既往歴は通例認められない［240］。低酸素状態の効果を高めるために、揮発性物質の吸入を行っていることもしばしば

である。これまで報告されている自慰行為の際の窒息事故の報告例のうち最年少は、9歳の事例である［241, 242］。

若年男性の死亡現場で奇妙な小道具やポルノ小説などがみつかった場合、自慰行為の際の窒息事故であることが示唆されるが、女性のケースでは道具類を認めることはほとんどない。筆者は自慰行為の際の窒息と判断した19歳の女性の事例を経験しているが、その事例は顔をベッドにうつぶせにして首にロープを巻きつけ、足首が縛られた状態で発見された。足を伸ばすことで首へのしめつけが強まるようにされていたが、女性が失神した時にこの状態が保持されてしまい、死亡に至ったと推測された（写真2.104）。膣内からヘアブラシの持ち手が発見されており、生前、自ら低酸素状態になっての自慰行為を行っていたことが示唆された。第三者が死亡に関与した証拠は何も認められなかった［243］。

非典型的な自慰行動として、非常に精巧なさまざまな装置が使われうる。中には疼痛を引き起こすために腹壁の上にナイフを落とすような滑車を使っていたという死亡事例（23歳男性例）も報告されているが、装置を支えていたロープが切れたため、ナイフが腹部に刺さり、下大静脈を損傷したことが死因となったとのことである。他にも、ブラジャーをつけて胸部リード線を通した状態で自慰行為を行っている最中に感電死した事例（18歳男性例）も報告されている［244, 245］。

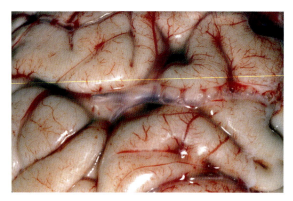

写真 2.105　空気塞栓症で死亡した事例の剖検時脳所見。脳血管内に生じた気泡が確認できる。

塞栓症

空気塞栓

　空気塞栓に起因する突然死は、瀉血、中心静脈カテーテル留置、血管造影、帝王切開、妊娠中の子宮頸部手術、人工妊娠中絶などのさまざまな医療的手技の合併症として、あらゆる年齢層で報告がある［246, 247］。Rouse と Hargrove は、酸素ボンベを誤って点滴回路に接続したことにより、ガス塞栓で死亡した生後 11 か月齢の乳児例の報告を行っている［248］。裂傷や切創により表層の静脈が広範性に損傷を受けることで、外界との疎通性が生じ、空気塞栓をきたすこともある（写真 2.105）。喉を切って自殺を図った事例や、ガラス製の窓やドアにぶつかって死亡した事例に、このような機序で生じた空気塞栓が寄与していることもある（写真 2.106）。

　妊娠中の思春期の子どもが、無理やり行われたオーラルセックスや膣内異物挿入により、粘膜下静脈が裂け空気が入り込んだことで、空気塞栓をきたし突然死したという症例も報告されている［249］。剖検の時点でこのような情報があらかじめ入手できている事例は多くない。妊婦の突然死事例に遭遇した場合、年齢にかかわらず性行為に関連する要因を考慮する必要があるといえる。

　著者は離陸直後の航空機内で空気塞栓と緊張性気胸をきたし死亡した若年女性の症例を経験している。剖検では右肺の大部分を占める、単一の巨大なブラが発見された［250］。

　スキューバダイビングの時に、計画された速さより速く上昇した場合に、空気塞栓が生じることもあ

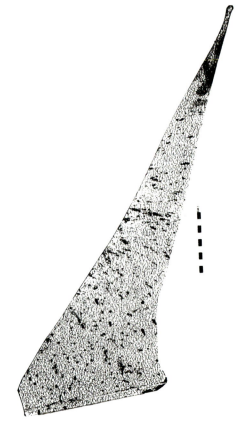

写真 2.106　ホテルにあるガラス製のドアにぶつかり、出血と空気塞栓をきたし死亡した若年男性の成傷器となったガラス片。尖端に血痕が付着していることが確認される。

る。潜水中に死亡した事例を剖検する際には、死亡時の状況に関する詳細な情報収集を行い、気圧性外傷に関しての見識の深い臨床医のコンサルトを受けるか、可能であれば同席のもと、剖検を開始することが重要である。また、あらかじめ胸部レントゲン写真ならびに胸部 CT の撮像を行い、心臓や大血管に空気の混入がないかどうかの検索を事前に行う必要がある。ダイビングに使用されていた機材の詳細な点検を行う必要もあるなど、このような事例に剖検を行う際には、特別な技術が必要とされる［246, 251］。画像診断は空気塞栓を同定するための、より正確な手段となりうるが、剖検までに時間が掛かってしまった場合、死後の細菌によるガス産生がアーチファクトになりうるなどの特有の問題が生じうる。ただしこのような場合、心膜を水で満たし、右心耳を開放することで、鑑別を行うことが可能なことが多い。

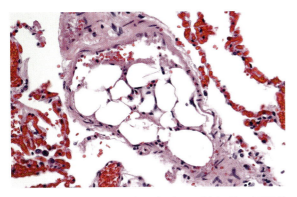

写真 2.107　心肺蘇生に反応せず死亡した事例の肺の病理組織所見。肺小血管内に骨髄塞栓が認められている。

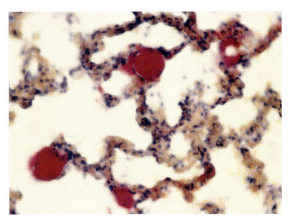

写真 2.108　自転車に乗っていた際に死亡した9歳児の肺の病理組織所見。肺に脂肪塞栓が認められた（オイルレッド・オーO染色）。

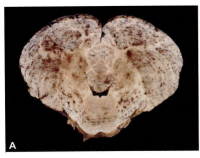

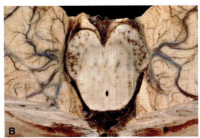

写真 2.109　交通事故による多発骨折によって脂肪塞栓をきたした18歳女性の小脳(A)と中脳(B)の剖検所見。著明な点状出血が認められた。

異物塞栓

心臓カテーテル検査の際に、カテーテルの先端によって塞栓症が生じることがある。大血管転位症の基礎疾患を有する生後3か月の男児にカテーテル検査を行った際に、カテーテル断端が塞栓物となり冠動脈回旋枝を塞栓させ、心筋梗塞を引き起こしたという症例が報告されている［252］。また、銃撃事故に巻き込まれた12歳の男児の心臓内にあった散弾が中大脳動脈に移動し、塞栓症を引き起こし脳虚血をきたした症例も報告されている［253］。

その他の塞栓症

心肺蘇生術後や、骨髄針による輸液後や、多発骨折を含む外傷の受傷後に、肺の小血管内に骨髄塞栓や脂肪塞栓を認めることは、稀ではない（写真2.107、2.108）。このような際にこれら塞栓が認められたとしても、心臓の右-左シャントを有する事例を除き、臨床的な意義を考慮する必要性は通常ない［254］。ただし著明な脂肪塞栓をきたした場合、稀ではあるが、急激な頻脈、発熱、特徴的といわれる点状出血発疹が出現した後に、昏睡、死亡に至ることがありうる（写真2.109）［255］。

熱傷

熱傷は、火炎熱傷、液体熱傷、閃光熱傷、接触熱傷、電撃熱傷、化学熱傷、紫外線熱傷に分類される。乳幼児・小児は、自宅火災で重症熱傷をきたす場合もあるし、近年稀にはなってきたが、暖炉や電気ストーブの前にいて衣服に火が燃え移り重症熱傷をきたす場合もある。子どもがマッチやライターで火遊びしているうちに火事を起こすこともあれば、その他の理由で起こった自宅火災に巻き込まれることもある。乳児であればまだ自分で避難することができないし、幼児であれば事の重大さを理解せず、避難する代わりに炎から身を隠そうとする傾向にあり、5歳以下は特に死に至るリスクが高い［256, 257］。火災に関連するその他のリスク要因として、男児、妊婦健診未受診の妊婦、未成年、未婚の母子家庭、2人以上の子どもがいる教育レベルの低い家

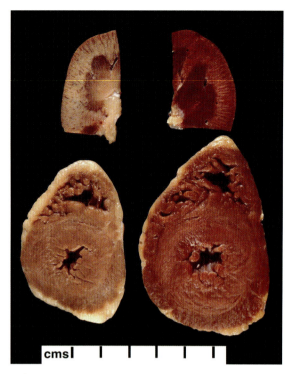

写真2.110　家屋火災で死亡した18歳男性の心臓と腎臓の剖検所見。一酸化炭素ヘモグロビンの上昇により、ホルマリン固定後もピンク色に染まっている（左は通常の色調の組織標本である）。

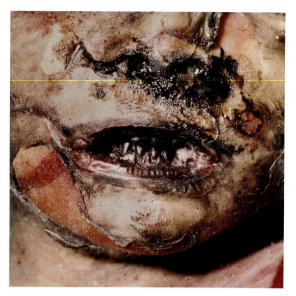

写真2.111　家屋火災で死亡した幼児。前鼻孔、口唇、歯牙がすすで黒く染まっている。

庭、などが挙げられている［258］。

　若年者の火災による死亡事例の場合、他殺の可能性が隠れている可能性を常に念頭に置くべきであり、剖検を開始する前に死亡調査員から可能な限りの情報収集を行い、剖検も標準的手法を用いて実施すべきである。衣類に燃焼を促進する薬剤が付着していなかったかどうか、精査する必要もある。皮膚や組織がピンク色に変色していたり、気道内にすすが存在していたり（写真2.110–2.113）、血中CO濃度が5％を超えている場合（喫煙者の場合は10％を超えている場合）は、火災に遭遇してからしばらくの間、生存していたことを示唆する。ただし皮膚のピンク色の変色は、遺体が室温の部屋に保管されたために生ずることもあり、また気道内のすすは頸部が強く焼かれた後にそれが混入した可能性もあり、児が死亡した時期の判断は慎重に行う必要がある。また蘇生行為はCOの排泄を促進させるが、蘇生行為を受けていないのに、CO濃度が予想よりも低い場合には、シアン中毒やその他の医学的病態の潜在の可能性を検索する必要がある。なお年齢が低い場合も、CO濃度が上昇しない要因となりうるという点に注意が必要である。もし気道内にすすがみあたらず、血中のCO濃度やシアン濃度が低値である場合、被害者は火災の前に既に死亡していた可能性が高く、被害者が殺害されていたことが示唆される。焼却によって身体の一部が失われている症例の場合、特に評価が困難となる。

　熱傷は表皮が損傷を受けたI度熱傷、表皮と真皮が損傷を受けたII度（浅達性／深達性）熱傷、皮下組織まで皮膚全層が損傷を受けたIII度熱傷に分類される。火災による死亡は、猛烈な熱による直接的な影響のみならず、熱傷による組織破壊、熱せられた空気の吸入にともなう気道腫脹（写真2.114）や肺水腫、火災で生じた有毒ガスの吸入、火災で崩壊した資材による物理的損傷なども死因として考慮する必要がある。突然生じた火事では、猛烈な燃焼によって急激に酸素の消費が起こり、それによる酸欠状態で窒息死することがある。このような事例では、血中CO濃度が上昇していない可能性もある。受傷後時間が経過してからの死亡では、敗血症、水・電解質異常、多臓器不全などが死因となりうる。

　小児における火災による死亡に関しての報告としは、自動車内で火災が発生し車内に取り残され死亡した、という事例の報告が比較的多い。残念ながら

第 2 章　事　故

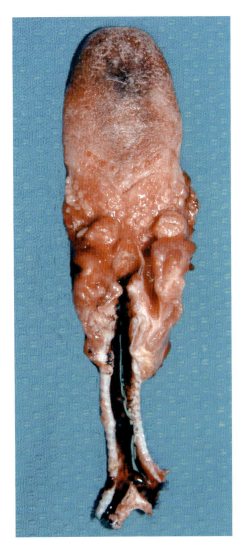

写真 2.112　家屋火災で死亡した幼児の舌および気管の剖検所見。すすの吸入により、舌と気管が黒く染まっている。

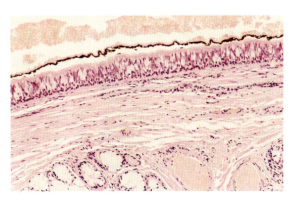

写真 2.113　家屋火災で死亡した 5 歳男児の上気道の病理組織所見。粘膜表面に線状の炭素沈着が認められている。血中 CO 濃度は 65％で、血中シアン濃度の上昇もともなっていた。

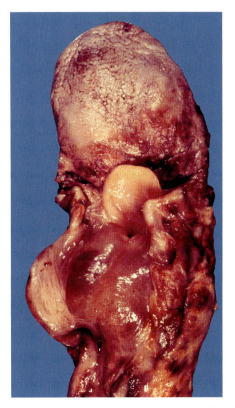

写真 2.114　火災で死亡した児の舌および気管の剖検所見。熱せられた空気を吸入したことによる、著明な気道浮腫が認められる。

　自動車は、子どもでは解除できないドアロックがかかり、かつ子どもが容易にいじることのできる着火装置を備えている。また一度火がつくと延焼しやすい閉鎖空間であるが、幼い子どもたちは車外脱出を試みるのではなく、後部座席に移動することで炎から逃げようとする［259］。また低木火災が起きた場合、子どもたちは火災から逃れるために、自宅内や車の中に身を寄せることがある。浴室や雨水タンクの中に避難し、そこで熱湯となった水によって液体熱傷をきたし、死亡することもある。
　浴室で熱湯をかぶり熱傷を負った場合、受傷時の体位に従った特徴的な受傷部位の分布を認める（写真 2.115）。高温のしぶきが飛び散った結果、衛星状に散らばった特徴的な熱傷病変を認めることもある。このような特徴的な所見から、偶発的に生じた熱傷（事故）か故意に負わされた熱傷（虐待）かを区別することが可能な場合もある（第 3 章参照）。液体熱傷を負いやすい好発年齢は生後 12 ～ 14 か月齢であるが、幼児期全体の液体熱傷発生率と比較して、この時期の受傷率は 5 倍にものぼっている［2］。

61

第2部　非意図的損傷

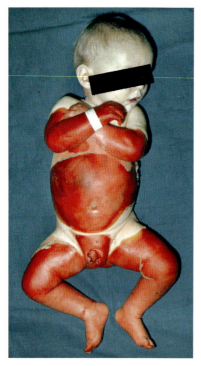

写真 2.115　浴室で受傷した乳児。広範囲熱傷を認めているが、皮膚の屈曲部位は受傷を免れている。

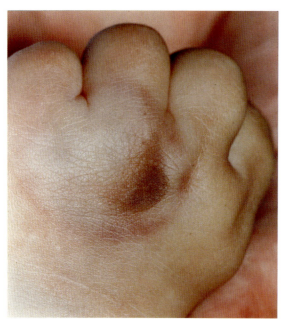

写真 2.117　幼児の手背に生じた、典型的な電撃傷。損傷部の周辺が蒼白で、さらにその周囲に充血した境界線が確認される、という標的様外見を呈している。

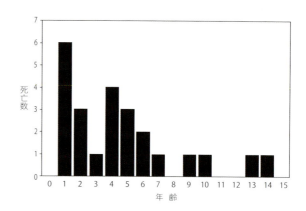

図 2.116　南オーストラリア州における、小児の死亡事故 369 名のうち、熱傷による死亡 24 名の年齢分布。幼児期早期に死亡事例が多いことがみてとれる。

南オーストラリア州における、熱傷により死亡した小児の年齢別分布を図 2.116 に提示した。

　熱傷は熱せられた物体への接触によって生じることもあり、紫外線への過度の暴露によって生じることもある（いわゆる日焼け）。その他の原因で生じる熱傷はあまり一般的とはいえない。閃光熱傷は、何らかの爆発事象の際に生じるものであり、化学熱傷は腐食性の液体への接触により生じるものである。

感　電

　感電は体内を電流が通過することによって生じる、致死的となりうる病態であるが、小児・思春期に生じることは稀である。子どもの感電死は、自宅の電気配線の回りで遊んでいたり、電気器具を誤った使用法で遊んでいるような時に発生する［260］。成人の感電死の原因としては、電気作業中の事故、自殺、高電圧線への接触が一般的といえる。

　感電をきたした場合の皮膚の病理組織学的所見は、成人と子どもとで特に変わるところはなく、形態学的に何も所見が認められない場合もあれば、深部組織まで炭化してしまっていることが確認される場合もある。水を張った浴槽で感電死した場合、抵抗が低く接触面積が広いことや水が冷却効果を発揮するために、体表面に電撃熱傷が認められない可能性もある。感電時に生じる損傷は、電流によって直接引き起こされる組織損傷、電気エネルギーが温熱エネルギーに変換されることによって生じる熱傷、筋収縮をきたすことで生じる骨折、誘発された転

第 2 章 事 故

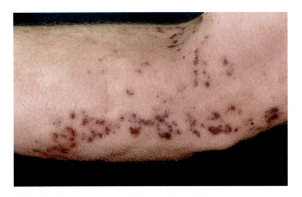

写真 2.118 高電圧の送電線に接触しスパーク熱傷を負った 18 歳男性。前腕に弧状電撃傷が認められている。

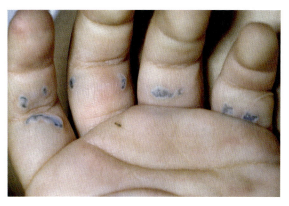

写真 2.119 電流が流れている電線を握った子どもに認められた手指熱傷。

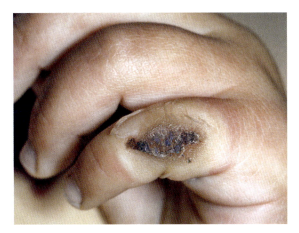

写真 2.120 中心硬化をともなう、子どもの感電死事例における標的状の電撃傷。

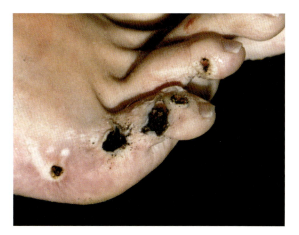

写真 2.121 高電圧の感電死事例における、足趾の深部まで及ぶ炭化熱傷。

倒・転落による外傷、などが挙げられる［261］。

感電をきたした際の典型的な皮膚所見は、受傷部の中心部が灰色もしくは黒色を呈し、その周りに動脈れん縮や凝固壊死によって蒼白にみえる部位があり、さらにその周りを充血し赤くみえる部位が取り囲んでいるという、標的様の外観を呈するというものである（写真 2.117）。スパーク熱傷は、高電圧の電流の弧状放電によりケラチンが融解することにより生じ、小結節が形成されるのが特徴である（写真 2.118）。電圧が体に流れる入口となった箇所には、例えば導体が送電線であれば線状に熱傷痕ができるなど、導体の形や大きさを反映した損傷が形成される（写真 2.119）。損傷部の皮膚に金属塩が確認される場合もある（写真 2.120）。高圧電流への接触によって、炭化をともなう深部熱傷が複数箇所に形成されることもある（写真 2.121）。雷による高電圧感電の場合、おそらく赤血球の加熱性変形によると思われる絶縁破壊痕（別名「Lichtenberg 図形」）と呼ばれるシダ状の損傷をきたすことがある。ただ感電死した成人 96 名の検討では、典型的な感電熱傷を認めた事例は 80 名（83.3％）にすぎなかったと報告されている［262］。

電撃熱傷をきたした皮膚の病理組織学的所見は、凝固壊死（写真 2.122）のような非特異的な温熱性損傷所見を認めるのみであり、診断特異的な所見というものはない。初期の文献では、例えば細胞核が一定の方向に変位する "nuclear streaming" という所見は、皮膚を電流が通過することで生じる特異的所見と考えられていたが、現在ではこの所見は電撃傷以外の熱傷でも認められることが判明している。

電撃傷による死亡は、電気エネルギー自体によって直接引き起こされる場合もあれば、熱傷や電撃を受けた際の衝撃で転倒したことで鈍的外傷を負う、など二次的に引き起こされる場合もある。電流が体

第 2 部　非意図的損傷

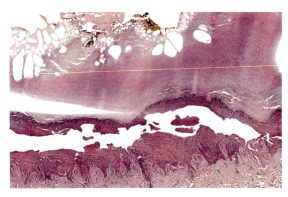

写真 2.122　電撃傷の皮膚病理組織所見。真皮との分離をともなった表皮の炭化や凝固壊死像を認めている。

内を通過することによる直接的な死亡の機序は、心室細動、呼吸筋麻痺、呼吸中枢麻痺が誘発されることによるものと考えられている。

　電撃傷により死亡した可能性のある事例の剖検時には、全身の詳細な写真撮影、死亡現場の詳細な写真撮影、遺体の近傍にあるあらゆる電気関連部品の詳細な記録を含む、死亡現場の包括的な情報が必要である。遺体の近くにあった電化製品のみならず、建物中のあらゆる電気回路についての検証も、あわせて行う必要がある。微細な電撃熱傷を見逃さないためには、衣服や体表面（特に指の屈側面）の注意深い観察を含む、全身の包括的剖検は必須である［260, 261］。

中　毒

　カリフォルニア州における 1996 年から 1998 年にかけての 4 歳未満の死亡事例 636 名のうち、中毒は最も多い死因の 1 つであると報告されている。また中毒の原因物質には医薬品も多く含まれており、生後 21 〜 23 か月齢がピークであったとも報告されている［2］。1998 年の米国における中毒物質を摂取した 6 歳未満の小児は、およそ 108 万人と報告されている［263］。一方、思春期の小児および若年成人では、自殺目的や快楽を得る目的で、中毒物質を使用する［264–266］。特に 1 〜 5 歳の子どもと 10 代の子どもで、他の死因がみつからない場合、中毒を必ず疑う必要がある。小さな子どもほど自宅で中毒をきたす傾向にあるため、自宅で使用可能であった医薬品の包括的リストを作成することが望まれる［266］。しかし、偶発的な中毒物質の摂取（事故）と、他殺としての中毒とを区別することは、時に難しいことがある［267］。

　中毒が疑われたり死因が不詳の事例の場合、全例で剖検時に血液や組織の中毒学的分析を行うことが推奨されるが、乳幼児の死後の薬物濃度の意義を解釈することは、時に困難なこともある。公表されている治療域や中毒域のデータは、ほとんどが成人のデータをもとに作成されているため、そのデータをそのまま乳児に適応しうるかは不明であることも稀ではない。そのため米国監察医検視官協会（NAME: National Association of Medical Examiners）は、小児の中毒量や致死量を記録するために小児中毒事例登録システム（PedTox）を立ち上げている［268–270］。分析用の検体を十分量得るために、末梢血よりも心臓血が採取されることが多いが、心臓血では死後の再分布や拡散が交絡因子になりうるため、末梢血に比し信頼性に欠けるとの新たな懸念が持ち上がっている。ただそれでも小児事例で、ルーチンの中毒物質検査でこれまで処方されていない薬物が同定されたり、処方されていた薬物でも治療域を遥かに超える濃度が検出されることが、時に見受けられる［271］。

　基礎疾患が存在していた子どもに処方されていた通常量の薬剤であっても死亡に寄与しうる、という点についても考慮する必要がある。このような事例として著者は、14 歳の男児に鎮痛目的で投与されたモルヒネが、致死的な気道閉塞を引き起こした事例を経験している。本児は、伝染性単核球症に罹患しており扁桃肥大が生じて気道狭窄が引き起こされた状態であったが、さらに薬剤投与によって呼吸抑制と気道弛緩が加わることで、致死的となったと推察された［272］。また、27 歳の 1 型糖尿病の患者が糖尿病性ケトアシドーシスを発症して死亡した事例で、致死量のメタドン（0.39mg/L）が検出されたという経験もしている〔訳注：メタドンはヘロイン中毒の治療薬〕。剖検時の硝子体液ブドウ糖濃度は 51.7mmol/l（930mg/dl）、βヒドロキシ酪酸濃度は 18.6mmol/l であった。この事例は、メタドンの投与がケトアシドーシスのエピソードを引き起こしたものと推察された［273］。

　中毒を引き起こす最も一般的な原因物質は、医薬品や家庭用品や植物である。中毒の原因となりやすい医薬品としては、抗てんかん薬、ベンゾジアゼピン、三環系抗うつ薬、サリチル酸、テオフィリン、

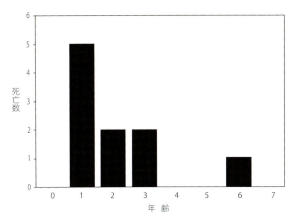

図 2.123 南オーストラリア州における小児の死亡事故 369 名のうち、中毒により死亡した小児の年齢分布。2～4 歳の間で有意に多いことがみてとれる。

オピオイド、鉄剤、リチウム製剤、メフェナム酸、メトクロプラミド、ミアンセリン、キニーネ、ヒヨスチンなどが挙げられる。毒性の強い家庭用品としては、アルコール飲料、酸性・塩基性製剤、エチレングリコール、精油、石油蒸留物、メタノール、塩化メチレン、有機塩化物／遊離リン系殺虫剤、パラジクロロベンゼンによる防虫剤、除草剤、フェノール化合物、メタアルデヒドなどが挙げられる。有毒成分を含む植物としては、カラー（オランダカイウ）、ベラドンナ、キョウチクトウ、キングサリ、イチイなどが挙げられる〔266, 274〕。

Rfidah らによって行われた、英国ダブリン市の救急外来に搬送された 10 歳以下の小児を対象とした中毒事例の研究では、93％が 5 歳未満の事例であり、服用したものは多い順に医薬品（65％）、家庭・園芸用品（34％）、植物（1％）の順であった、と報告されている。医薬品の内訳としては、多い順にパラセタモール、ベンゾジアゼピン、鎮咳薬・去痰剤、抗うつ薬、経口避妊薬、気管支拡張剤であったと報告されており、家庭用品としては、ブリーチ、化粧品、ホワイトスピリット〔訳注：油絵の具の揮発性希釈剤〕、テレピン油、腐食性洗浄剤や洗剤が原因物質として挙げられていた。

カナダのモントリオール市の PICU に中毒で入院した小児を対象とした研究では、3 歳未満の事例と 13 歳以上の事例が最も多かったと報告されており、原因物質としては多い順に三環系抗うつ薬（22％）、ベンゾジアゼピン（15％）、テオフィリン（10％）、エタノール（10％）、幻覚剤（8％）、サリチル酸（8％）、麻薬（8％）、抗ヒスタミン剤（7％）、カルバマゼピン（5％）であったと報告されている。5 人のうち 1 人は、自殺目的で複数の薬剤を服用していた。この研究では死亡率は 1％であったと報告されているが、これは他の報告に比べて相対的に低い値である〔276〕。

オーストラリアでは小児の中毒死の比率が 1921 年の時点では 10 万人あたり 3.5 だったのに対して、1978 年には 0.3 にまで劇的に減少し〔277〕、1990 ～ 1994 年の間においては、14 歳以下の小児の中毒死の届出は、国中でわずか 3 名にまで減少している。なお、同時期の 15 ～ 24 歳における中毒死の届け出は 48 名であった。幼小児におけるこの劇的な中毒死事例数の減少は、処方する薬剤パターンの変更、安全な薬剤の包装、ケロセンブルーのような有毒な液体への着色の義務化といった安全に関するキャンペーンが奏効したことによると推察されている〔278–280〕。中毒による死亡率の年齢による違いは、前述の通り思春期になると娯楽目的や自殺目的のために、意図的に薬物や毒物を用いる傾向が増すことに起因している〔281〕。南オーストラリア州における、中毒による死亡者の年齢分布につき、図 2.123 に提示した。

服用する毒物の種類は、国や地域の状況によっても異なる。例えばインドの研究では、貧困層の多い地域ではケロセンブルーを調理時の燃料として普段から用いられることが多いためケロセンブルー中毒が多く、農業地域では殺虫剤による中毒が多いことが指摘されている〔282〕。

異食症

異食症（pica）は土、石、毛髪、糞便、木といった栄養価がないものを継続して摂取するタイプの摂食障害である。典型例は小児期の事例であるが、妊娠中の人や知的障害を持つ人にも認められる〔283〕。異食にともなって生じる問題は幅広く、鉛中毒を引き起こし、脳症やけいれん発作を起こすこともあれば、胃石症、腸管穿孔、腸閉塞を引き起こすこともある（第 10 章参照）。異物摂取による突然死事例は稀であるが、異食症を認める 4 歳の男児が、コショウを食べた後に循環虚脱に陥り突然死した、という

症例報告も存在している［284–286］。

違法ドラッグと薬物乱用

コカイン

　コカインは米国では若者を中心におよそ 3000 万人が使用しており、さまざまな機序により突然死をきたしうる［287］。コカインが有する毒性は、アドレナリン作動性神経終末におけるノルアドレナリンの再取り込み阻害、ならびにアドレナリンを循環する一連の代謝産物の再取り込み抑制によるものである［288］。コカインは交感神経興奮作用に加えて、血小板の接着能を増強する作用も有している［289］。

　コカインは心拍数と血圧を上昇させ、致死的なリエントリー性の不整脈を起こしたり、冠動脈れん縮を誘発したり、固定化していたアテローム性動脈硬化病変の進行を促進したり、血管内膜の過形成や冠動脈血栓を誘発することによって、虚血性心疾患を引き起こすこともある［290–292］。急性の虚血症状はコカインを投与して数分後に生じ、数日後に生じることはない。急性心筋梗塞発生のリスクは、コカイン投与後 1 時間の間に 24 倍に上昇するとされており［293］、18 〜 45 歳までのコカイン常用者で、心筋梗塞をきたしたとの症例報告は複数存在している［294］。コカイン中毒による心筋梗塞では収縮帯壊死を起こしやすいが、それ以外にもコカインによって過敏性心筋炎、慢性心不全、心内膜炎、拡張型心筋症、弁膜症を起こすこともある［290］。

　また、コカインの使用によって大動脈解離や大動脈破裂を起こすとともに、脳梗塞や脳出血を引き起こすことがある（ただしこれらの疾患はもっと年齢層が高く、36 〜 60 歳で報告されている）。コカイン使用にともなうその他の合併症としては、気胸、血胸、気縦隔、心嚢内気腫、腸管気腫、器質化肺炎をともなう閉塞性細気管支炎（BOOP）などが挙げられる。横紋筋融解症をともなう高体温症や急性腎不全がコカイン中毒によって起こることもあり、その場合、行動上の脱抑制、攻撃性やおびただしい発汗をともなう興奮性のせん妄状態を認めていることが多い。またこのような状態では、時に呼吸停止から死に至ることもある［295–297］。

揮発性物質

　揮発性物質は、容易に入手でき、安価で特に準備や機材がなくてもすぐに吸入できることから、特に貧困層が生活する地域で深刻な問題となっている。米国では 2000 年の時点で 12 〜 17 歳の子ども約 200 万人が、少なくとも一度は揮発性物質の吸入経験があるとされている。身の回りで吸入できる揮発性物質として、制汗剤、殺虫剤スプレー、消臭スプレー、ブタンガス、ライターの液体、靴磨きクリーム、タイプライターの修正液、油性洗浄剤、溶媒、ペンキ除去剤、接着剤、繊維用洗剤やフエルトペンなどが挙げられる［298–302］。

　揮発性物質は、容器の蓋を開けて直接吸引される場合もあれば、熱した鍋の上でさらに気化させて吸引される場合もあれば（sniffing）、濡らした布や衣服に染み込ませて吸引する場合や（huffing）、ビニール袋に入れて吸引される場合もある（bagging）［301］。揮発性物質吸入による死亡者のうち約 70 ％が未成年であり、最も頻度が高いのは 14 〜 19 歳の年齢層であった。ただしもちろん、より高い年齢の死亡者も存在している［300, 303, 304］。

　揮発性物質の吸入により中毒死した小児例 34 名につき検討した研究報告では、16 名がフロン（ハロゲン化メタン）、5 名が笑気（亜酸化窒素）、3 名が 1,1,1 トリクロロエタン／トリクロロエチレン、3 名がアルキンガス（天然ガス）の吸入で死亡していたと報告されている。その他の原因としては塗料、四塩化炭素、トルエンなどが挙げられていた。なお、フロン関連の死亡事例は、地元マスコミがフロンを含む製品の吸入が及ぼす危険性についての放送を行った以降に、劇的に件数が減少したとの報告事例もある［305］。健康や安全に関する重要な問題を市民に伝えるために刑事事件を取り上げることの有用性を改めて示したものといえよう。揮発物質吸入による死亡の原因としては、中毒症状を呈した後に溺水や転落のような事故を起こして死亡する場合と、物質そのものの毒性により死亡する場合がある［306］。一般的には前者がより多い傾向にあるが、時に自殺目的で用いられた場合には、後者が死亡原因となることもあり、注意が必要である［307］。

　吸入薬物は一般的に、容量依存性であり、即効性があり、短時間で薬効を発揮する。症状は軽い高揚感や見当識障害から、覚醒に強い疼痛刺激を要する

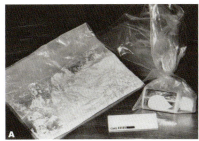
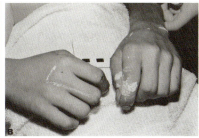

写真 2.124　突然死した 15 歳男児の傍らで発見されたビニール袋と、修正液の入れ物（A）。本児の顔面や手には修正液が付着していた（B）。

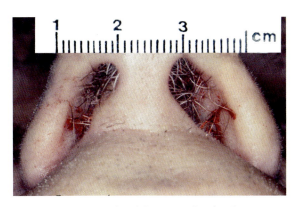

写真 2.125　塗料吸引中に突然死した人物の鼻孔内に認められた、赤い塗料。

ほどの深鎮静状態まで、極めて幅広い。その機序としては、軸索のイオンチャネルの活動の減弱、もしくはγアミノ酪酸受容体の過分極の増強と考えられている［301, 308］。一方で、心筋の内因性カテコラミンに対する感受性を高め、興奮や恐怖が誘因となって不整脈を引き起こす作用もあり、それが死亡につながるものと考えられている［309, 310］。他にも喘息発作を誘発したり、胃内容物の誤嚥を引き起こしたり、吸入に先立って揮発性物質を噴霧・充満させたビニール袋によって窒息事故をきたしたり、中枢性呼吸抑制を引き起こしたり、脳幹ヘルニアをともなう脳浮腫を引き起こすことなどが、死因として考えられている［308, 311, 312］。薬物が慢性的に乱用された場合、小脳変性、肺臓炎、糸球体腎炎、尿路結石、肝炎、肝硬変をきたすこともある。妊産婦の乱用により、新生児に離脱症候群をきたすこともある［301, 305, 313］。トリクロロエチレンを吸入した後に脳梗塞をきたしたとの症例報告が存在しているが、この事例は左中大脳動脈のれん縮が引き起こされたことが、死因として推察されている［314］。1982 年以来、吸入を予防するためにタイプライターの修正液の多くにからし油を添加するようになった

が、Troutman の研究報告によれば、そのような対策後も 3 名の死亡事例が発生しており、1 名はからし油が添加された修正液を吸入していたことが明らかな事例であった。このことからもからし油に予防効果はないとその研究では結論づけられている［308］。また Steadman らは、ビニール袋に消火器を噴霧する形で、ブロモクロロジフロロメタンを吸入し突然死をきたした事例と、死亡には至らなかったが心室細動をきたした事例の、2 名の思春期事例の症例報告を行っている［315］。

揮発性物質は血液や組織から比較的早期に消失してしまう。死亡者が吸入した場所から離れていた場合や、死後時間が経っていた場合、吸入による死亡であることを確定診断することは難しい。しかし、剖検時にまだ揮発性物質の臭いがしたり、手、鼻や口の周りに接着剤・塗料・修正液が付着している場合もある（写真 2.124, 2.125）。接着剤吸入の常習者では、鼻の周りに特有の紅斑（glue-sniffer's rash）（写真 2.126）が認められることもあり、ガソリンを吸入した人物であれば吸入缶の縁の痕跡が顔面に残っていることもある。揮発物質の吸入時に負った熱傷や凍傷が、顔面に認められることもある。

神経病理組織学的検査では、グリオーシス（星状膠細胞の増多）、プルキンエ細胞の消失、大脳皮質細胞・海馬神経細胞の消失、小脳・脳幹・基底核神経節におけるニューロンの染色質融解、などの所見を認めうる。長期にわたる塗料吸入の常習者では、肺切片作成時に色素沈着を認めることがあり、その場合、電子顕微鏡やエネルギー分散型 X 線分析によって、二酸化チタンを同定しうることもある（写真 2.127–2.129）。著者はこの技法を用いて、手、大腿や腹部に塗料の付着があり、鼻孔や上口唇周囲に発赤を認めてた 21 歳男性の突然死事例の、過去の塗料吸引歴を証明した経験がある［317］。

揮発性物質の吸入により中毒死した事例は一般的

第2部　非意図的損傷

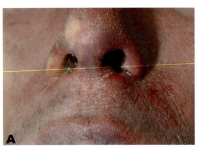
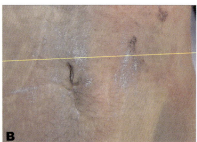

写真2.126　塗料吸引中に突然死した21歳男性。鼻周囲に湿疹様の発赤が認められた（A）。腹部には銀色の塗料が付着していた（B）。

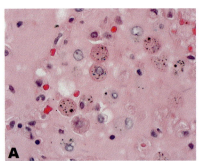
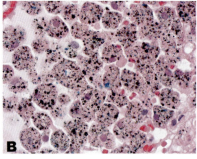

写真2.127　写真2.126の事例の肺の病理組織所見。青く色素沈着した外来性の物質が肺胞のマクロファージ内（A）と間質のマクロファージ内（B）に認められた。

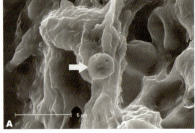
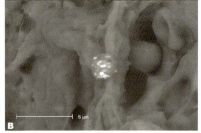

写真2.128　写真2.126の事例の肺の走査型電子顕微鏡写真。Aの視野中央に、肺胞中核の赤色細胞における、丸く凝集した外来性物質が認められる。Bは、同部位を反射電子検出器で観察した写真で、外来性物質が構成する粒子に高分子顆粒の集積（光ってみえる部分）が認められる。

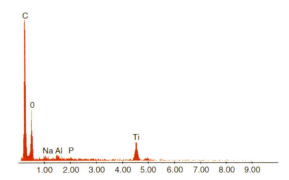

図2.129　写真2.128で示された粒子のエネルギー分散型X線分析結果。粒子からは、炭素（C）、酸素（O）、ナトリウム（Na）、アルミニウム（Al）、リン（P）とチタン（Ti）が同定された。粒子全体の半定量分析ではチタンが3.7％含まれており、小顆粒の1つでは12％まで多く含有するものもあり、これらの結果から粒子が塗料由来のものであると確定することができた。

に、剖検時に非特異的な所見しか見受けられないため、死亡現場検証が極めて重要な役割を担っており、もし現場検証で揮発性物質を入れた容器、ビニール袋や缶が発見された場合、吸入による中毒死の可能性を強く示唆する証拠となる。死亡者は揮発性物質以外にもさまざまな物質を乱用している可能性があり、揮発性物質のヘッドスペース分析〔訳注：揮発性物質を実際に揮発させ、その気相部分をガスクロマトグラフィーにかけて分析する方法〕のみならず、一般的に乱用されやすい処方薬や違法薬物の薬毒物スクリーニング検査（血中濃度測定）も合わせて行う必要がある（表2.6）。

ガソリン

　ガソリンの吸引による死亡は、特に経済的に恵まれない郊外の地域でよく見受けられるが、突然死を引き起こす物質乱用の中でも特有の症状を示すものである。例えばオーストラリア、カナダ、米国、メ

第 2 章　事　故

表 2.6　揮発性物質の吸引により死亡した事例に認めうる各種所見

死亡現場の特徴
　ガソリンや塗料やその他の揮発性物質が入った容器の存在
　ビニール袋や、吸引しやすいように顔の形にフィットするように作られたブリキ缶の存在

体表面所見
　剖検時の外表面上の特徴
　顔面、手、体幹の、塗料や修正液の付着
　鼻孔周囲の発赤
　顔面についた容器の痕
　揮発性物質の臭い

剖検時体内所見
　胃内容物の誤嚥
　肺うっ血、肺浮腫
　脳浮腫
　慢性の神経病理学的変化（グリオーシス、神経細胞の染色質融解や消失、脳梗塞や小脳の萎縮性変化）
　肝硬変

薬毒物検査
　揮発性物質のヘッドスペース分析（例：ガスクロマトグラフ質量分析）
　血中亜鉛濃度（ガソリン吸引が疑われる場合）
　他の乱用薬物のスクリーニング検査

その他の検査
　肺の走査型電子顕微鏡検査
　エネルギー分散型 X 線分析

出典：Byard, Gilbert, & Terlet［317］．

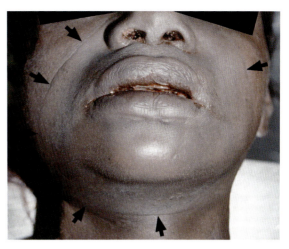

写真 2.130　若い女性の口、鼻、頸部周囲に認められた円形圧痕。ガソリンを吸引した際に用いられた容器の位置に一致している。

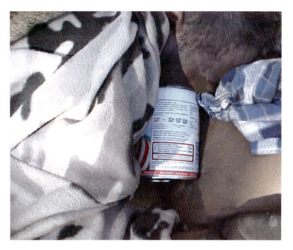

写真 2.131　ガソリンを吸引する際の典型的な体位のまま死亡していた事例。死亡者はうつぶせになり、顔面に容器をあて、頭から毛布を被っている。

キシコ、南アフリカの先住民地区の若者では、高頻度にガソリン中毒が認められた、との報告がなされている［318］。ガソリンの吸引を長期にわたり行うことで神経障害をきたすようになるが、それは「運動神経障害やけいれん発作をともなう運動失調のような症状を呈する脳症」として発症する。ガソリンの毒性は揮発性の芳香族炭化水素、ならびにテトラエチル鉛の両方により引き起こされる。またガソリンを吸引中に着火してしまい、熱傷で死に至ることもある。ガソリンの着火は、蒸気の量を増やそうとしてガソリンを火で熱したがために起こることもある［319, 320］。

　ガソリンの吸引を行っていた人物が卒倒した際に、顔がブリキ缶やプラスチックの容器に押しつけられることで、口や鼻の周りに溝状の痕跡が形成されることがある（写真 2.130, 2.131）。ガソリン吸引による死亡が疑われる事例の剖検時には、顔面の診察を注意深く行うことが肝要であり、鼻のところにガソリンの入った容器が押しつけられた痕跡がないかどうか、確認する必要がある。この所見は、既に死亡現場が片づけられていたり、ガソリンの容器が処分されていたりいても、吸引の事実を示す重要な証拠となりうる。このような容器痕が認められた症例の死因は、心毒性だけでなく、窒息の要素も加わっている可能性がある［321］。口の周りにフィットするように切り整えられたブリキ缶やプラスチック容器が、死体の周りから発見された場合、それ

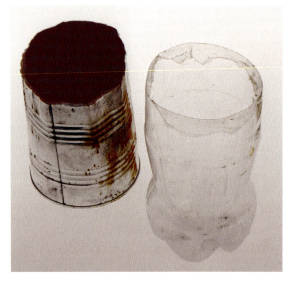

写真 2.132　ガソリン吸引を行う際に用いられる、典型的な金属製容器とプラスチック製容器。これらの道具は、オーストラリア中央部のアボリジニのコミュニティで発見されたものである。

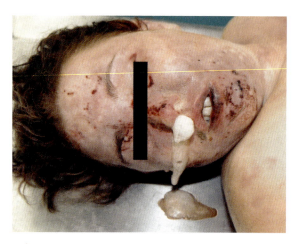

写真 2.133　オピオイド中毒で死亡した 16 歳の少女。肺水腫をきたしたことで生じた浸出液が鼻孔から噴き出していることが確認できる。顔面に生じている掻破痕は、死後に蟻によって引き起こされたものである。

は吸引の事実を示す典型的な証拠といえる（写真 2.132）。死体からガソリン臭がしたり、死体の口や鼻の周りにガソリン熱傷や鼻出血が認められることもある。ガソリンの慢性的な乱用事例では、小脳、脳幹や基底核に異常が生じていることもあり、プルキンエ細胞の消失や神経細胞の染色質融解を認めることもある。大脳皮質や海馬に、グリオーシス（星状膠細胞の増多）やそれにともなう神経細胞密度の低下を認めることもある［322］。

　死体がガソリンに暴露されていたことを確定するためには、芳香族炭化水素（ベンゼン、キシレン、トルエン）、アルキン、パラフィン、ナフタレンといったガソリン成分の蒸発物の中毒学的評価を行うことが求められる。ガソリン中毒死事例においては、血中鉛濃度の上昇をともなっていることも多い［323］。

オピオイド

　死亡現場で注射器、止血帯、粉末、錠剤、カミソリの刃、ストローといった、麻薬使用に特徴的な道具が発見された場合、経静脈的な麻薬投与による中毒死を疑う必要がある。急激な経過で死亡した場合、遺体発見時に腕に針が刺さったままのこともある。剖検時の肉眼的所見では、受傷したばかりの穿刺傷や古い穿刺痕、急性肺水腫による鼻や口からの泡の流出、などが認められることが多い（写真 2.133）。病理組織学的所見では、膿瘍や感染性心内膜炎などの感染所見や、主として肺（時に肝臓、リンパ節、脾臓）に、デンプン質、タルク〔訳注：チョークやベビー・パウダーなどの原料として使われる鉱物〕、綿、他の金属などを含有した顆粒状の異物が認められることがある［324］。深部静脈血栓症や肺血栓塞栓症をきたしていた事例の場合、鼠径部に注射痕が認められることがある［325］。死亡児が内服していたメタドンが他人のものであった場合、誤って内服してしまった可能性や自殺目的で内服した可能性も、考慮する必要がある［326］。

アンフェタミン

　アンフェタミンは興奮性の薬剤であり、違法乱用薬物として広く蔓延している。近年ではアンフェタミンの環状誘導体である、合成麻薬（デザイナードラッグ）の使用が増えてきている。デザイナードラッグとしては、3,4 メチルジオキシメタンフェタミン（MDMA、別名「エクスタシー」）が広く知られており、セロトニン／ノルアドレナリン／ドーパミン作動性の神経伝達経路を通して効果を発現する。MDMA はレイブ・ダンスのような違法パーティの場面で広く用いられている。MDMA は使用することにより、最初は覚醒感や万能感を得られるが、横紋筋融解をともなう高体温をきたしたり（写真 2.134）、けいれん、播種性血管内凝固症候群（DIC: disseminated intravascular coagulation）、多臓器不全を

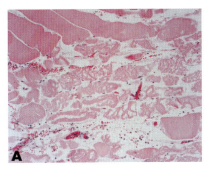
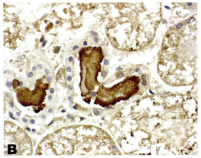

写真 2.134　パラミクソアンフェタミン中毒により死亡した 19 歳男性の病理組織所見。A は骨格筋であるが、浮腫と壊死をともなう横紋筋融解所見が確認できる。B は腎臓であるが、無数の糸球体円柱をともなった腎尿細管壊死が確認される（ミオグロビンの存在を示すために、免疫ペルオキシダーゼ染色を行っている）。

アルコール

　アルコールによる酩酊状態は、交通事故や溺死の引き金にもなっており、思春期の小児および若年成人の多くがアルコールの関与する事故で死亡している［13, 330］。アルコールによる酩酊状態の時に、胃内容物の誤嚥、呼吸抑制、体位性の窒息をきたすことで死亡することもある。アルコールは鈍的外傷を受けた場合の脳の反応を鋭敏にし、アルコールの影響下にない場合では致死的とならなかったであろう場合でも、呼吸停止の可能性を引き上げることで、致死的となりうる。

農場での死亡

　農業は、「危険性のある職業」という観点で検索した場合、2 位にランクづけされているものであり、成人と比較して、特に小児で死亡事故が発生する割合が高くなっている。米国において農村で生活する小児はわずか 2 % であるが、農業機械に関連した小児の死亡者数は、転落や中毒で死亡する小児の死亡者数に匹敵するくらい多いと報告されている［331–334］。

　農場は居住環境と業務環境が組み合わさって構成されており、子どもにとっては多くの危険と隣り合わせの環境になっているといえる。農場での小児死亡に関する研究では、死亡や重篤な事故の危険があるものとして、トラクターとの接触、貯水池での溺水、穀物の貯蔵庫における窒息、監視のない状況下での農業機械をいじり事故にあう、などの可能性が挙げられている［335–337］。農繁期における長時間労働、全天候での労働、老朽化した機械の使用、家族全員が農作業に従事、などの要因があると受傷率や死亡率が上昇するとも報告されている［338］。農場における事故は、四肢切断、内臓脱出、頸部切

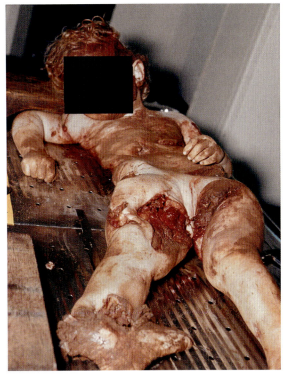

写真 2.135　農場でトラクターから転落し、回転除草機に轢かれて死亡した 4 歳女児。四肢体幹の広範な軟部組織損傷、内臓損傷、骨損傷が認められている。

きたし致死的となることがある［327］。

　デザイナードラッグは製造される過程で、ストリキニーネからトイレ洗浄剤までさまざまな種類の混ぜ物が、さまざまな割合で混合されることも問題点として挙げられる［328］。それゆえに、錠剤ごとに毒性の強さはばらばらであり、混ぜ物として含まれているアンフェタミンの環状誘導体であるパラメトキシアンフェタミン（PMA）による中毒死事例も、多数報告されている。このような混ぜ物が多く含まれた錠剤は、その名の通り「デス」や「キラー」と名づけられ市場に出回っており、中にはエクスタシーと偽って売られている場合もある［329］。

第2部　非意図的損傷

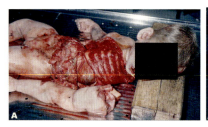 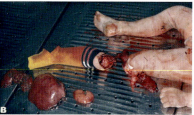

写真2.136　農場でトラクターのパワーテークオフ〔訳注：車両駆動用のエンジン動力を作業機の駆動のために取り出す機構〕に巻き込まれ死亡した3歳男児。左上肢と左下肢は切断され、左腎と肝臓はもぎ取られ、胸腹部の皮膚軟部組織には広範性のデグロービング損傷〔訳注：グローブを脱ぐような損傷、すなわち表面が削ぎ落とされたような損傷〕が認められている。

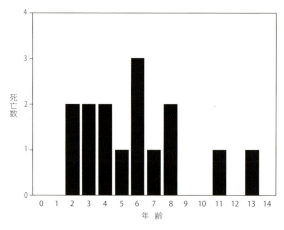

図2.137　南オーストラリア州で発生した369名の小児死亡に関する研究のうち、農場の事故で死亡した小児の年齢分布。2〜8歳に集積していることがみてとれる。

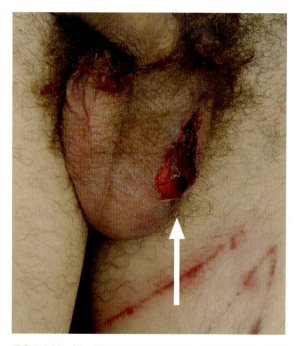

写真2.138　塀に設置されていた忍び返しに突き刺さり、死亡した若年男性。矢印部は陰嚢部の裂傷であるが、ここを貫通し内腸骨静脈裂傷を負ったことが致命傷となった。

断、高度挫滅損傷といった重篤な損傷をきたすことが特徴的である（写真2.135, 2.136）［331, 339］。年少児では家畜に蹴られたり、農耕機械に轢かれたり、転落したりして死亡する頻度が高い傾向にある。一方、年長児の場合は乗馬中の事故、成人の適切な監視がない場面での不適切な農耕機械の使用などが死亡原因であることが多い傾向にある［340, 341］。ただ、3歳以下の子どもは自分の身長程度の高さから転落することが一般的であり、転落により致死的な転機をたどることは稀である［342］。農場の事故で死亡した小児の年齢分布について、図2.137に提示した。

穿通性損傷

稀ではあるが、小児および若年成人が、庭の杭やフェンスの支柱の先端に跨るようにして穿通性損傷を負い、死亡することがある［343］。たいていは、大腿部裂傷で血管に損傷を負うことが致命傷となっている。そのような損傷を認めた場合、不法侵入の際に負った可能性があり、剖検の際には特にアルコールを含む中毒学的検査を必ず行う必要がある。写真2.138にはこのような事例として、鍵の掛かったゲートをよじ登って越えようとしたところ、足を滑らせてゲートの先端部で穿通性損傷を負い、内腸骨静脈を損傷し死亡した18歳男性の事例の陰嚢所見ならびに左大腿所見を提示した。

銃火器損傷による死亡

ほとんどの地域において、子どもが発砲事故に巻き込まれて死亡することは稀である。南オーストラリア州における17歳未満の拳銃事故による死亡に関する研究では、拳銃発砲による死亡は偶発的な事

故死の14％を占めていたと報告されており、米国サンディエゴ市やカリフォルニア市の3％と比べ、有意に高かった。しかし、南オーストラリア州での37年間の間に生じた事故による死亡事例はわずか42名であり、一方サンディエゴ市の研究では10年間に生じた事故による死亡事例は185名にのぼっている。両都市の調査期間内の拳銃発砲による死亡事例はいずれも6名であり、発生率の差異は主に分母の違いであると思われる。このように、小児の他殺事例総数は南オーストラリア州に比し、サンディエゴのほうが遥かに多く、研究論文を解釈する際には注意が必要である。なお、両都市の拳銃発砲による死亡事例の共通点として、男児に発生が多かったという点が挙げられる [344]。

動物との接触による死亡

動物との接触にともなう死亡は、昆虫によるアナフィラキシー、蛇や蜘蛛などの毒を持つ生物による刺傷、落馬による外傷、大型の家畜による蹴り上げ、などさまざまな状況が挙げられる（写真2.139, 2.140）[345]。剖検時、大型の肉食動物による損傷であれば受傷機転は明らかであるが、蛇、蜘蛛、昆虫による刺傷などは同定が非常に困難である。乳幼児は体格が小さく、成人に比して有毒生物から刺傷を受けた場合に、影響を受けやすい。動物襲撃による死亡事例で最も多いのは、家庭内での犬による襲撃であるが、1995〜1996年において米国で犬の襲撃を受け死亡した被害者のうち80％は、新生児から11歳までの小児であったと報告されている [346]。珍しい事例としては、ペットとして飼っていたニシキヘビによる生後21か月齢男児の窒息事例や、家庭でペットとして飼われていたヒョウに襲われ死亡した2歳女児例などが報告されている [347, 348]。

陸上における動物の襲撃

幼小児はサイズが小さい上に、自分の身を守る行動をとったり、逃げることもできないことが多く、犬から襲撃を受けた場合には非常に脆弱である。5歳以下の子どもは年長児に比べて犬を怒らせやすいが、実際に犬から咬まれやすいのは5〜9歳の男児と報告されている。1830年に出版された『事故大全集（*The Book of Accidents*）』の中にも、鎖につながれた犬をからかった2名の男児の挿絵が掲載されている（図2.141）[349]。

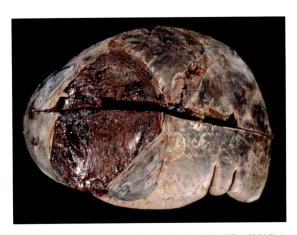

写真 2.139　落馬した15歳女性の脾臓の剖検所見。脾破裂をともなう皮膜下血腫が確認される（中心部の切開は、組織標本採取のために剖検時に加えたものである）。

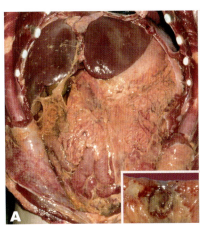
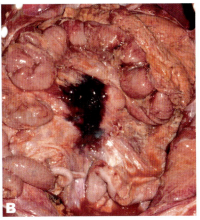

写真 2.140　馬に蹴られて死亡した4歳女児の剖検時腹部所見。Aでは空腸破裂（囲み写真部分）に続発した腹膜炎所見が示されており、Bでは腸間膜の打撲痕が示されている。

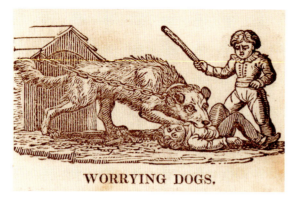

図 2.141　1830 年に出版された『事故大全集（The Book of Accidents）』に掲載されている、「飼い犬に注意」と表記された囲み図。「子どもはあまりに無警戒に、獰猛で攻撃的な犬に近寄ってしまうため、悲惨なほど体が引き裂かれてしまう事故が生じることとなってしまう。子どもはイタズラとして、肉片を持って犬に近づくが、犬がそれを欲しがり近寄ろうとすると、その場からはなれるという行為を繰り返す。それにより犬は激高するが、時に子どもが犬に近づきすぎることで、襲撃を受け激しく報復されてしまうこととなる」とのキャプションが書かれている。

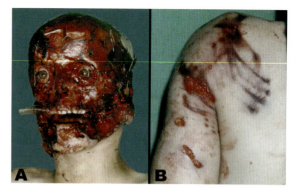

写真 2.142　2 匹のアメリカンスタッフォードシアテリア〔訳注：ピットブルテリアと同義。もともと闘犬用に米国で作られた犬種〕に襲われ、顔面と頭部の軟部組織が引き剥がされた 6 歳男児。A で口腔に留置されているチューブは、気道確保用の気管チューブである。B では、平行した搔破痕が肩部に確認されるが、これは犬の爪によるものである。

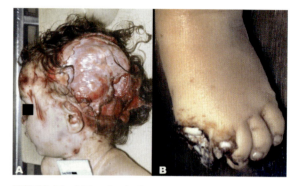

写真 2.144　2 匹のピットブルテリアに襲われた生後 17 か月齢の男児。左頭部の頭皮と頭蓋骨は広範に欠損し、硬膜と脳が露出している。左前頭部には犬の前脚の爪で生じた擦過傷が確認される（A）。左足のつま先には、組織裂離が確認される（B）。

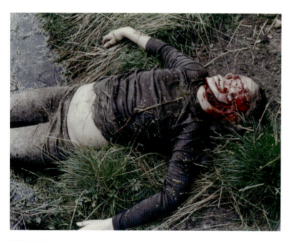

写真 2.143　2 匹のジャーマンシェパードに襲われ死亡した 11 歳女児。顔面の軟部組織が引き剥がされている。

　犬は通常、頭部や頸部をめがけて襲いかかり、剖検時には切断されたり引きちぎられた損傷を認めることがある（写真 2.142–2.144）。猟犬として飼い慣らされていた犬の場合には殿部や四肢に咬みつくこともあり、襲いかかった犬は反復して咬みつき、そのまま振り回したりすることもある。米国では過去 20 年で少なくとも 25 匹の飼い犬が 238 名の死亡事故を起こしており、主な犬種であるピットブルテリア、ロットワイラー、ジャーマンシェパードで 60％を占めており、死亡事例のほとんどが紐でつながれていない状態であった、と報告されている。オーストラリアに生息するディンゴ（野犬）が、乳幼児に襲いかかることもある。鎖でつながれた、去勢されていない雄犬が最も獰猛で攻撃的であるといわれている。なお、ピットブルテリアはもともと闘犬用に米国で作られた犬種であり、他の犬種に比べて強い下顎の力で繰り返し咬みつく性質がある［350, 351］。

　犬に襲われた場合、顔面や四肢に牙による穿通創／刺創、ならびに裂創／切創を負うこととなる。挫滅性頭部外傷、多発外傷をともなう大量失血、経静脈損傷による空気塞栓、などによって致死的となることもある。頸部を咬みつかれることで、総頸動脈解離、窒息、脊髄損傷をきたすこともある［352］。犬の咬む力は 200 〜 400psi〔訳注：1cm² あたり 14 〜

第 2 章 事 故

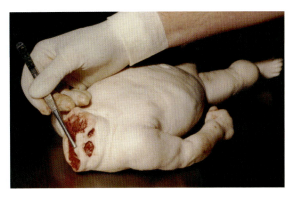

写真 2.145 大型の雑種犬の襲撃により、頸部が切断された生後 3 週齢の男児。右頸部には 2 箇所の穿通性損傷が認められている。襲撃した犬の胃内容物からは、本児の頭皮と頭蓋冠の一部が発見された。

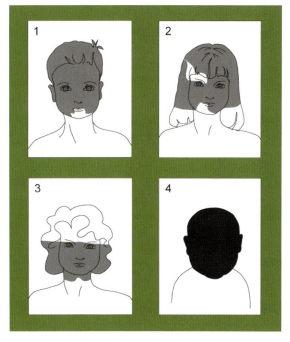

図 2.146 犬の襲撃により重度の損傷を負った子どもの受傷パターンのシェーマ。子どもは顔面組織の広範性の喪失をよりきたしやすい（写真 2.142 は 1 のパターン、写真 2.143 は 3 のパターン、写真 2.145 は 4 のパターンである）。

28kg〕と強く、また乳児の頭蓋骨は相対的に柔らかいことから、乳児が襲撃された場合には頭部外傷をきたしやすいと考えられている［353, 354］。

剖検時、咬傷が全身に認められることもあり、咬傷が線状に認められたり、対を形成していることもある。時には咬まれたことで、鼻翼、口唇、耳介や顔面を欠損している事例もある。乳児期でも早期の場合、頸部全体が咬みちぎられて切断されてしまうこともある（写真 2.145）。爪で引っ掻かれたことで、擦過傷や裂創を認めることもあり、頭蓋に挫滅損傷を負うこともある。図 2.146 に、犬の襲撃時にきたしうる顔面損傷の範囲のシェーマを示した。稀ではあるが、他殺の事例で加害者が死体の隠蔽を図り、解体した死体の一部を犬に食べさせようとした事例も報告されているので、他の損傷部位の評価を行うことは極めて重要である［355］。

咬傷を認めた場合、歯科的検査を行うことは極めて有用であり、損傷の形態が襲った犬が持つ顔面の特徴に特異性を持っていて、犬種の同定が可能なこともある。頭蓋や下顎が咬みちぎられた事例であっても、それは同様である［356］。ただ屋内の飼い犬が関与する事例も多く、その場合、襲撃した犬を同定することに特段の問題は生じないであろう。また襲撃した動物を被害者がけしかけたりしていなかったか、興奮剤やタンパク同化ホルモン剤などの薬剤を被害者が使用していなかったかどうかの判断のため、中毒スクリーニング検査を行うことも有用である［357］。

襲撃した犬を剖検することもまた、調査上重要であり、その際にはすべての写真を記録に残すこと、ならびに個体識別用の刺青やマイクロチップの埋め込みの有無につき検索する必要がある。このような際には、獣医の協力を得ることが極めて有用となるであろう。襲撃した犬の個体識別を明確にし飼い主を特定することは、刑事裁判や民事裁判となる可能性がある場合には特に重要であり、首輪、傷痕を確認し、獣医記録と照合し、記録を残す必要がある。襲撃動物の剖検時には、動物の体内に被害児の毛髪、血液、線維といった証拠が残されていないか否か、慎重に確認する必要がある。被害児の組織が、襲撃動物の口腔内や胃内から発見されることもある（写真 2.147）。襲撃した犬に脳腫瘍、脳炎、全盲、（流行地域であれば）狂犬病といった基礎疾患や、最近の妊娠の事実がないかどうかも、考慮する必要がある。胃内からドッグフードが出てきたら、飼い犬であった可能性が高い。中毒学的検査で襲撃を誘発するような薬剤や刺激物が同定されることもあるが、この場合、犬が攻撃的な行動をとったり、過度の警戒行動をとるように仕向けるために、意図的に投与された可能性もある［351］。稀ではあるが、重度の犬咬傷ではなかったにもかかわら

第 2 部　非意図的損傷

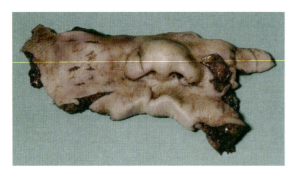

写真 2.147　襲撃した犬の胃の中から発見された、写真 2.142 に提示した死亡児の顔面の断片。

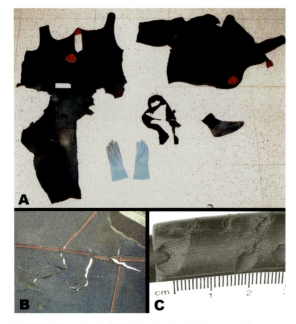

写真 2.148　サメに襲撃され死亡したダイバーが着ていたウェットスーツ（A）。少なくとも 2 箇所に大きく咬みつかれた痕跡が確認できる。B はまた別の事例のウェットスーツの近接写真であるが、典型的な三角形状の咬傷痕を呈している。C はスキューバダイビングに用いるチューブであるが、咬んだホオジロザメの歯の形状を反映し、辺縁は鋸歯状を呈している。

表 2.7　犬の襲撃により死亡した事例の、剖検評価手順

状　況
襲撃につながった出来事の詳細な記述
襲撃の詳細な記述
襲撃した犬の特徴（年齢、性別、品種、去勢の有無、鎖につながれていたかどうか）
犬のこれまでの行動の記録（犬の性格）
襲撃した犬と被害者の関係

死亡現場
襲撃された場所や襲撃された際の被害者の位置を含めた、詳細な評価／検証（含、詳細な写真撮影）

被害者
年齢、性別、身体医学病歴、精神医学病歴
体重、身長
物証（例：犬の毛髪）の収集を含めた、詳細な体表診察
損傷の写真撮影やシェーマ記録
致死的損傷だけでなく、非致死的損傷も含めた詳細な肉眼的剖検所見記録
薬毒物中毒スクリーニング検査

襲撃犬
可能であれば獣医病理学者に関与してもらう
犬の品種と過去の攻撃的行動の既往の詳細
犬の飼い主を同定するための体表診察（例：首輪、個体識別用刺青の有無）
闘犬として飼われていた可能性や不適切飼育を受けていた可能性を示す体表診察
体重
体表に残された物証（例：被害者の血液や衣服繊維など）の収集
口腔内の観察
剖検所見
　　胃／腸管内容物
　　基礎疾患の有無
　　薬毒物中毒スクリーニング検査

出典：Tsokos, Byard, & Puschel [351].

ず、Capnocytophaga canimorsus という通常では遭遇しないイヌやネコの口腔内常在菌によって敗血症をきたし、免疫抑制患者が死亡したとの報告例もある [358]。致死的な犬咬傷の事例を評価する際のアウトラインにつき、表 2.7 にまとめた。

水辺や水中における動物の襲撃

　水辺や水中においても、さまざまな水生動物が襲撃を加えてくることがある。サメによる襲撃は、ダイビングやサーフィンをしている思春期以降の男児や若年成人男性で、最もよく報告されている。このような事例では、調査の際に体幹が欠損していたり、腐敗していたり、他の海洋捕食動物によってさらに損傷が加えられている、などの問題が生じていることが多い。潮汐のため捜索現場はしばしば広大になり、また、サメの襲撃が致死的原因であったのか、死後にさらなる襲撃を受けただけであるのかの判定は、そう単純に下すことができるとは限らない [359]。

第 2 章　事故

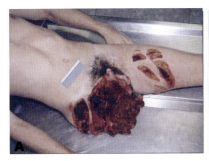
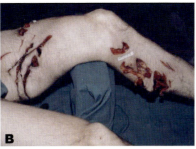

写真 2.149　サメの襲撃にあい死亡した被害者。A では、下肢の切断面がはっきりと示されている。B はまた別の被害者の写真であるが、損傷の配列と形状は、襲ったホホジロザメ（学名：Carcharodon carcharias）の大きな歯槽弓パターンと合致していた。創部を寄せて検証したところ、皮膚軟部組織の欠損はともなっていなかった。

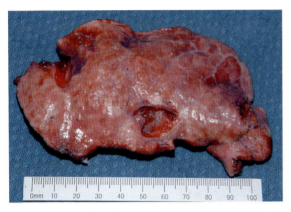

写真 2.150　遊泳中に海でサメに襲われた 19 歳男性の肺の断片。襲撃直後に海に浮かんでいるところを発見された。サメの歯列パターンに一致した、複数の組織欠損部が認められている。

写真 2.151　蛆虫が涌くほどの高度の腐敗をきたした状態で発見された、年齢不詳の若年男性。本人確認のための身体的特徴の多くを失った状態となっている。

　剖検時にみられる損傷は、被害者にサメの歯が「ぶつかった」だけの皮膚表面の擦過傷にとどまる場合から、四肢やその他の主要な身体パーツが欠損している場合まで幅広い。時に被害者の長幹骨からサメの歯牙片がみつかり、襲撃したサメの種の同定に有用となる場合もある。サメの歯牙痕がウェットスーツや潜水用品についていることもある（写真2.148）。襲撃動物の歯牙痕を層順に重ね合わせることで、歯槽弓のサイズがより明確化しうる場合もある［360］。

　サメの襲撃後の死体発見パターンには大きく 2 パターンがあり、1 つは四肢に咬みつかれ、失血死した状態で発見されるパターン（写真 2.149）であるが、もう 1 つのパターンは、死体はみつからず、わずかに肺の一部だけがみつかるというパターンである（肺はもともと浮力を有しているため、襲撃を受けた後に水面に浮かぶこととなる）。襲撃後まもなく、組織が新鮮な状態であれば、DNA 鑑定が可能なこともある（写真 2.150）。1 つ目の襲撃パターンは、サメの持つ縄張り意識の高さを反映しているのかもしれない。2 つ目の襲撃パターンは、交配など

を行っていたためにサメの攻撃性が高まっていたのかもしれないし、単にサメが空腹状態でかつ複数のサメの襲撃であったのかもしれない［361, 362］。その他の水生生物による襲撃としては、クロコダイルやアリゲーターといったワニによる襲撃などが挙げられる。

動物の捕食による死後の死体損壊

　死後に動物の補食活動により、死体が損壊することもありうる。昆虫は遺体の位置を全く変えることなく、損壊を生じさせることとなる（写真 2.151）が、昆虫によっては臓器や四肢を丸ごと捕食しつくしてしまうこともある。動物は傷を負ったり出血したりしている部位を好んで捕食する傾向があるため、生前に負っていた損傷部位が特に強く修飾されてしまうこととなる。家庭内で死亡した事例の場合、原因動物はたいていの場合は飼育していた動物であるが、屋外で死亡した場合には、あらゆる陸上動物や水生動物が原因となりうる。もう 1 つの問題点としては、動物や昆虫による遺体の損壊の形態は、搔爬傷や刺創に酷似し、生前に負った意図的

77

第 2 部　非意図的損傷

損傷との鑑別が困難な点が挙げられる（写真2.152）[359]。

高体温症

死亡前に昏睡や筋れん縮といった中枢神経系症状を認めた場合には、臨床的に熱中症による死亡が強く示唆されるものの、剖検により熱中症と診断しうる特徴的所見というものは存在しないため、肉眼剖検で「熱中症により死亡した」との診断を下すことは困難な場合が多い。皮膚の剥離が認められたとしても、これは単に腐敗現象を表すものであり、胸膜の点状出血、肺浮腫、脳浮腫なども環境温とは関係のない、多くの事例で認められる非特異的な所見である。一般的にショック状態に陥った際の直腸温に関しては、入手しえない場合がほとんどである。熱中症に陥ってからしばらくの間生存していた場合、横紋筋融解症、急性膵炎、肝中心葉性壊死、中枢神経変性、急性尿細管壊死といった所見を認めることもある [363]。

乳児は代謝率が高く、視床下部にある体温調整中枢が未熟であり、危険な環境から自らを避難させることが難しいため、特に熱中症になりやすい [354]。高体温症によって死亡する高リスク群として、大きく2つのグループがある。1つは、暖かい部屋の中や暖房の前で、過剰な毛布などにくるまれた乳児、もう1つは車に置いて行かれた、もしくは車から出られなくなってしまったことで、非常に高い環境温に急速に暴露されてしまった幼児である [355, 356]。例えばカーゴバリア〔訳注：ワゴン車などで荷物を多量に積み込めるようにするための、乗車スペースと荷室を仕切る鉄製の網〕（写真2.153）の設置やオートロックなどの車内改造は、車内で子どもが遊んでいた際に、子どもを中に閉じ込める事態を引き起こしうる [367, 368]。夏場では乗用車内の温度は78℃（172°F）にまで達することもあり、窓を閉め切っていた場合、わずか5分で最高温の75%の温度にまで到達しうる。直射日光があたることと、換気ができないことの2点が、車内温を上昇させる主因子とされている [369–371]。

電気毛布の使用によって、致死的な高体温症が起こることもある。13歳の女児がベッドで電気毛布を使用している状況下で、死亡した状態で発見されたとの症例報告も存在しているが、その時の直腸温は41℃（105.8°F）であったとのことである [372]。高体温症による死亡が、ニュー・エイジ思想〔訳注：精神世界を大切にする霊性復興運動〕の儀式で用いられるスウェット・ロッジ（儀式小屋）内で生じた、との症例報告も存在している。この儀式の参加者はロッジの中で長時間、熱した岩の周りに座って

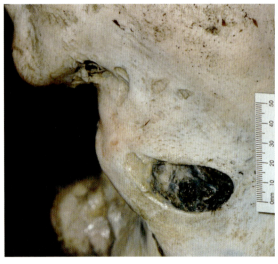

写真 2.152　溺水で死亡した17歳の少年の写真。頚部の深い傷は、死後にフナムシによりつけられたものである。

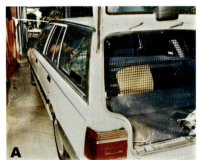
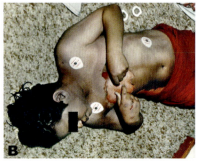

写真 2.153　ステーションワゴンの後部（A）で遊んでいる最中に車内に閉じ込められ、3歳の妹と一緒に、熱中症で死亡した9歳男児（B）。後方のハッチが閉まってしまったが、車内に設置していた、格子状のカーゴバリアのため、トランクから脱出することができなかった。車内温は50℃（122°F）まで上昇していたと推定された。前胸部皮膚には水疱形成が認められた。

いた、という状況であり、死亡者の多くは老年層であったとのことである。同様な事例として、特に心血管障害を持っていたり、アルコールを摂取していた中高年男性が、フィンランド・サウナ内で死亡したとの症例報告も存在している［373］。また病院内の乳児が過度に温めた保育器の中で放置され、熱中症に陥り致死的経過をたどった、との症例報告も存在している［374］。

　高体温による死亡との診断を行うための診断基準として、①被害者が高体温の中にいたことを示すヒストリーの存在、②腐敗現象の存在、③体温が40.6℃（105℉）を超えている、④死亡現場の環境温が37.8℃（100℉）を超えている、という診断基準が提案されている［375］。診断を行う際に、この基準をすべて満たさないこともしばしばあるが、「発見された時の体温が40.6℃（105℉）を超えていた」ことが確認されていた場合に限り、「高体温症」もしくは「熱中症」という用語は用いられるべきである。ただ実際には、既に体温を下げるための努力がなされていた場合や、熱への暴露の病歴が明確で、意識変容や筋・肝逸脱酵素の上昇といった所見をともなっていた場合には、これより低い体温であってもこれらの用語が用いられていることもある［375–378］。

　このような、「高温環境に暴露されて死に至ったことが明確であったり、強く寄与したこと推察されるものの、発見時や死亡時の体温が測定しえない場合」かつ「その他の明らかな死因が見出せない場合」に、高体温症／熱中症に替わる病名として、米国監察医検視官協会（NAME）は、「高温関連死（heat-related death）」という用語を用いることを推奨している［379］。一方、「潜在的に致死的となりうる高体温環境下に置かれていた」ということしか明確なことがいえない事例の場合には、その意義については不詳と判断することとなる。

　高体温症による死亡事例の調査においては、死亡現場の気温、湿度、ならびに換気（空調）の状況について記載を行う必要がある。体温の記載が必要なのはいうまでもないが、加えて、ショック状態に陥る直前に行っていた身体活動状況の詳細についても記載する必要がある［380］。嚢胞性線維症、糖尿病や先天性副腎皮質過形成といった基礎疾患を認める乳幼児は、高温環境下で予期せぬ突然死をきたす高リスク群であるとされている。また、三環系抗うつ薬、抗ヒスタミン薬、ある種の抗パーキンソン病薬、ある種のメジャートランキライザーのような神経遮断薬などの抗コリン作用を有する薬剤の内服を行っていた場合も、高リスクとなるとされている。肥満や精神発達遅滞のある子どもも、熱中症のリスクが高いと報告されている［381］。

脱水症

　乳幼児期・小児期の子どもが高温環境に置かれた場合、高体温症に加えて、脱水症をきたすこととなる。脱水症をきたした際に呈する所見としては、大泉門や眼球の陥凹、皮膚ツルゴールの低下、粘膜や内臓の乾燥などが挙げられるが、症状の発現には個人差がある［382］。死後の硝子体液中のナトリウム濃度、塩素濃度、尿素濃度がそれぞれ155mmol/l、135mmol/l、40mmol/l を超えている場合、死亡前に脱水が存在していたことを示す信頼性のある指標となる［246］。ただ高ナトリウム血症は、故意に水分摂取を控えた場合、高張液や塩分を摂取させた場合などを含む、多様な状況下で発生しうる点には注意が必要である［383］。

低体温症

　低体温症は深部温が35℃（95℉）未満となった際に発症するが、低温環境に暴露された場合や、体温中枢が障害される状態となった場合に起こる［384, 385］。低体温症で死亡しうる深部温は、26～29℃（79～85℉）の間とされているが、小児の場合、もっと低い体温に陥ったとしても回復しうることが知られている［105, 112, 246］。低体温症により死に至る機序は、心原性不整脈の発生によるとされている。例えば、心臓手術の際に強度に心冷却を行った場合、23℃（73℉）で心室細動が発生し、20℃（68℉）まで下げれば心静止することが観察されている［386］。

　高体温症の場合、剖検時に特徴的な所見というものはない［380］が、低体温症の場合、皮膚のピンク色調変化、胃表層のびらん形成（Wischnewski 潰瘍）、急性膵炎、肺水腫などが認められるとの報告が、成人例でなされている［246］（写真2.154）。た

第2部　非意図的損傷

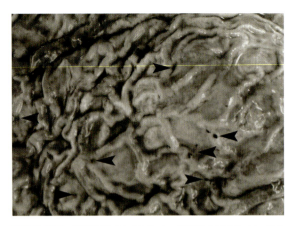

写真 2.154　酩酊状態（血中アルコール濃度 0.28％）で、低体温症のために死亡した19歳男性の胃の剖検時所見。びらん（矢印）が散在していることが確認されるが、このようにびらんは、一瞥するだけではわかりにくいこともある。

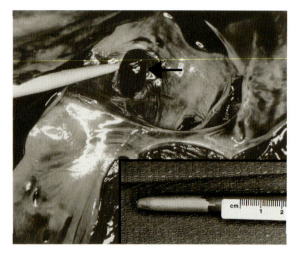

写真 2.155　スポーツ中に投げ槍の先端（囲み写真）が体にあたり死亡した事例の剖検時所見。非貫通性の鈍的外傷であったが、総腸骨静脈の裂傷（矢印）をきたし、それが致命傷となった。

だこのような所見が何歳から出現するか（乳幼児や小児に出現しうるのか）は、明らかとなってはいない。Coe は低体温症により死亡した事例の多くに、おそらくストレスに起因すると思われる、硝子体液中のブドウ糖濃度の上昇を認めたとの報告を行っている［387］。また Preuss らは、低体温症で死亡した事例では、腎尿細管上皮に脂肪の蓄積所見が認められた、との報告を行っている［388］。

　身体が湿っている場合、乾燥している場合に比べ、より早く身体から熱が奪われる。低体温症による死亡事例の調査の際に、身体が湿っているのか否かにつき評価を行う必要がある。凍傷がある場合、寒冷環境下でしばらくの間、生存していたことを示す。低体温症により死亡した事例の調査の際に追加すべき重要な情報としては、環境温、湿度、風速冷却状況、寒冷環境暴露期間、着衣状況、発見時の体温、アルコールや薬剤の使用状況、その他の医学的病歴の有無などが挙げられる。

スポーツ関連死

　運動もしくはスポーツ中にショック状態に陥ることは、小児では珍しいことである。スポーツ関連死には、例えばフットボールの試合中に生じた頭部外傷や頚椎損傷といった、重症外傷にともなう直接的外傷死と、野球のボールやアイスホッケーのパックといったもので胸部を打撲した結果生じる、いわゆる「心臓振盪」による死亡などが挙げられる［389, 390］。死亡は受傷直後に起こることもあれば、出血や敗血症のような頭蓋内や腹腔内の合併症により、受傷後しばらくして生じることもある。遊具やスポーツ器具からの転落によって、頭部、胸部、頚部に鈍的外傷をきたすこともある（写真 2.155）［391］。

　スポーツによって基礎疾患が増悪することで突然死をきたすこともあり、その基礎疾患には例えば大動脈弁狭窄症のような先天的なものもあれば、心筋炎のような後天的なものもある。21歳未満でスポーツ中に突然死した9名をまとめた症例研究報告によると基礎疾患は、おそらく不整脈発生の原因となった右室異形成が3名、冠動脈ブリッジが2名、大動脈瘤破裂が2名、肥大型心筋症が1名、心筋炎が1名、と報告されている［392］。またスポーツ中に喘息発作で死亡した61名の研究によると、死亡者の多くは10〜20代の白人男性であった、と報告されている［393］。

　南オーストラリア州における17歳未満のスポーツ中に死亡した事例の調査では、12名の事例が登録されている。年齢は7〜16歳の範囲であり平均年齢は12.3歳、男女比は5：1であった。死因としては、スポーツ活動に直接関連した外因死（頭部外傷、溺水、血管損傷）、未診断であった基礎疾患の外傷による増悪（肥大型心筋症を有する患者へ加わった胸部打撲）、既知の基礎疾患と関連した外因死（てんかん発作による溺水）、未診断であった基礎疾患（大動脈弁狭窄症、脳動静脈奇形、肥大型閉塞性心筋

症、アテローム性冠動脈硬化）による内因死、既知の基礎疾患（外科治療後の大血管転位症、気管支喘息）による内因死、が挙げられている。個々の事例を詳細に検討したところ、死に至るエピソードの発生には各々、さまざまな因子の複雑な交絡関係が認められた。定期的に内服している処方薬の有無にかかわらず、スポーツ中に死亡した事例では、ルーチンで薬毒学的検索を行う必要がある［394］。

スポーツ中に突然死をきたした事例の調査では、環境因がしばしば見落とされているとの指摘があるが、例えば、クロスカントリーのスキー選手が濡れた着衣をまとっていた場合や、冷たい水の中に転落した場合には、その後に低体温症をきたしていることは十分にありうる。逆に高温環境下で精力的に競技が行われていた場合には、熱中症をきたすこともありうる［381］。

セカンドインパクト症候群

セカンドインパクト症候群とは、例えば若いアメリカンフットボール選手の死亡例が出る際にしばしば言及されている通り、鈍的頭部外傷によって脳振盪をきたした場合、その後に同様の振盪が脳に加わった場合、それほどの衝撃ではなくとも潜在的に致死的な脳浮腫をきたすリスクが上昇する、というものである。セカンドインパクト症候群の状態に陥った選手は気絶することが多いが、意識があり独歩でフィールドの外に出て、そこで倒れて反応が鈍くなることもある。本症候群は、脳ヘルニアにより脳が自動能を失い、急激に脳腫脹が出現することにより生じると考えられている。体幹や頭部に2回目の衝撃が加わることで生じる、脳への加速度減速度運動がこのような事態を引き起こすとされている［395, 396］。

かつて脳振盪は、頭部CT上は何ら異常所見が認められないことから、脳損傷自体を引き起こすわけではないと考えられてきた。しかし最近では、構造上の異常はきたさないものの、脳のエネルギー需要を増大させるような代謝障害を引き起こし、ほんのわずかな血流低下によっても脳がダメージを受けるような脆弱な状態を引き起こすことが示唆されている。また脳震盪の際には、細胞死をきたすわけではないが細胞膜の変化が生じ、意識消失をともなわなくとも、極めて重度の脳損傷をきたすこととなりうる。それゆえに、脳振盪を起こした選手に2回目の衝撃が頭に加わった場合、各々の衝突性損傷は相乗効果によって（いい換えるならばそれぞれ単独の事象が引き起こしうる影響を単純に足し合わせた以上の影響を及ぼすことによって）、神経学的予後を増悪させるものと考えられている［397–399］。

しかしながらこのセカンドインパクト症候群という概念は、頭部外傷の既往がなくともびまん性脳腫脹は発生しうること、ならびにこれまでに単独の発生事例しか報告されたことがないことから、「議論のある疾病単位」とされている［400, 401］。脳振盪にはおそらく、良性で自然に回復する「単純性」脳振盪と、長期にわたって損傷が持続する「複雑性」脳振盪の2つのパターンが存在すると思われる。後者の病態はいまだに明らかではないものの、衝撃時に加わった外力、加わった生体力学の性質、遺伝的素因、その他の未知の要因、などの影響が組み合わさり生じるものと推察される［402］。

医原性損傷

Murphyは医療提供中に起こる死亡を分類し、それぞれの比率は麻酔関連死が30％、手術関連死が36％、その他の治療中の死亡が18％、診断中の治療が14％、薬剤への反応性に起因した死亡が2％、と報告している［403］。

麻酔関連死

新生児や乳児は麻酔中に死亡するリスクが高いことが知られており、麻酔中の小児死亡例のうち20％が生後1週間未満であった、との研究報告もある［404］。麻酔関連死は、手術室内で起こることもあれば、回復室や集中治療室で起こることもあれば、患者が病室に帰室する途中に起こることもある［405］。Graffらは、麻酔関連死の主要因子についての報告を行っているが、気道因子（例：低換気、吐物・血液の誤嚥など）が83％、心血管系因子（例：血液‐体液の不均等分布、電解質異常など）が16％、神経系因子（例：異常高体温など）が2％と報告されている［404］。

低酸素血症は、呼吸数の減少・1回換気量の低下・動脈血の酸素化の低下などにより生じる。後者は、機器トラブルによって吸入酸素供給が不適切と

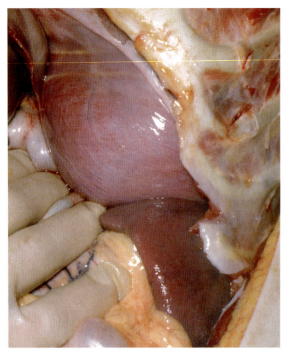

写真 2.156　人工呼吸器による強制換気中に生じた緊張性気胸により死亡した事例への剖検時胸部所見。左横隔膜が胸腔に押され、腹腔側方向にドーム状に下降している状態が観察された。

なったことで生じることもある［405］。閉塞性無呼吸は、胃内容物の誤嚥・気管れん縮・喉頭れん縮によって起こる。喉頭気管気管支炎、喉頭蓋炎、異物、気管内乳頭腫、気道熱傷、腫瘍、気管軟化症、血管奇形、扁桃肥大などにより上気道の閉塞や狭窄がある場合、気管挿管が困難なこともある（第7章参照）。麻酔により咽頭周囲筋が弛緩することで、気道閉塞は増悪しうる［406］。人工呼吸器による強制換気によって、緊張性気胸が引き起こされることもある（写真2.156）。

　特に麻酔の導入時や終了時には迷走神経反射が起きやすく、徐脈、低血圧、はては心停止をきたしうる。迷走神経反射は気管内挿管時、抜管時、気管内吸引時、気管支鏡処置時、術中の内臓操作時に生じることもある［405］。悪性高熱症は、麻酔の際に異常高体温、アシドーシス、低酸素血症、高カリウム血症をきたすことを特徴とする、致死的となりうる病態である。悪性高熱症に罹患しやすい人物は人口の約1％程度存在するとされている。残念ながら、剖検時に本症に特徴的な病態はなく、診断を補強する所見が剖検によって得られることはほとんどない。

麻酔薬によって心停止や電解質異常（低カリウム血症、高カリウム血症、高カルシウム血症など）が引き起こされ、時に致死的となることもある。流量計の設定や医療用麻酔ガスの配管ミスといった、麻酔関連機器の誤動作により致死的な事象が発生することもある。

　麻酔中にアナフィラキシー様反応が起こることもある。最も多いのは筋弛緩薬を使用した場合であり、手術6000件に1件の頻度で起こるとされている。このような事例においては、死亡後の評価項目に血清中のトリプターゼ、ヒスタミン、IgEの濃度の測定を追加する必要がある［407］。

外科手術およびその他の医療関連死

　術中もしくは術直後に突然死をきたした場合には、手術の適応とした損傷や疾患の重症度からあらかじめ予期されていた場合もあれば、全く予期していなかった場合もある。致死的な手術合併症としては、空気塞栓、心臓／大血管・内臓の意図せぬ損傷などが挙げられる［403］。このような死亡事例に対しての調査時には、手術記録や診療録の詳細な検証が求められる。外科医や麻酔科医と事例につき議論を行うことで、手術時操作に関しての臨床的視点を得た状態で剖検を行うことができる。さらに可能であれば、執刀医に剖検に参加してもらい、手術時の行程や行われた外科的修復の特徴について、剖検時に説明をしてもらうことは極めて有用となる。特に、通常とは異なる術式により手術がなされた場合、患者の状態が悪化したために予定外の外科的処置が追加された場合、複数回の手術が施行された場合には、このことが極めて有用となる。

　手術を行った部位は、層別に注意深く切開を加えるとともに、そのすべての過程につき写真撮影を行い、記録に残す必要がある。これは医療過誤として訴訟される可能性がある事例においては特に重要であり、しっかりと焦点が合った写真が存在することで、何ページにもわたる詳細な文書による報告書を作成するよりも遥かに、手術部位には問題がないことを明示することが可能となる。事例に直接関与しなかった第三者的立場の外科医や麻酔科医にコンサルテーションを行うことも、また異なる視点の、有意義な考察がもたらされることとなるであろう［408］。

第 2 章　事 故

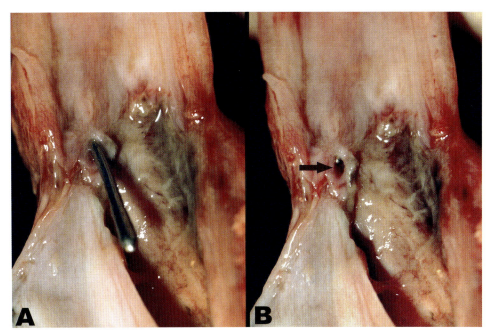

写真 2.157　通常の治療手技として広く行われている血管拡張術の際に、食道穿孔をきたし死亡した乳児の剖検時所見。A は血管にプローブを挿入した状態で撮影した写真である。プローブを抜去すると、以前外科的に修復した気管食道瘻の部位に一致して、穿孔（矢印）が認められていることが確認できる。

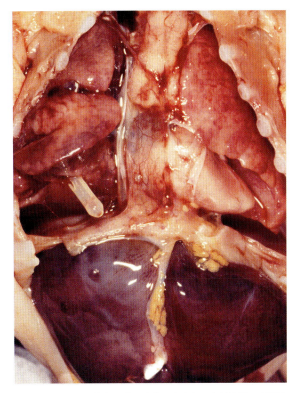

写真 2.158　人工換気の中に突然死をきたした新生児の剖検時所見。新生児に生じた、胸腔ドレナージチューブによる右肺の穿孔が確認された。

　診断や治療のあらゆる過程で死亡は起こりうる。例えば心筋生検の際や中心静脈栄養カテーテルの施行の際に心破裂をきたし死亡することもあれば、血管の狭窄部位に対し拡張術を施行している際に、血管や臓器の裂傷をきたし死亡することもある（写真 2.157）［409–411］。人工換気中の新生児や乳児に胸腔ドレナージ用のチューブを挿入した際に、肺破裂が生じることもある（写真 2.158）。乳児に心臓カテーテル検査を実施している際に致死的不整脈が生じることはあくまで稀ではあるが、検査中にカテーテル先端に血栓が生じることは十分にありうる［252, 412］。先天的な心血管異常がある場合、医原性の損傷をきたす高リスクであるとされている。例えば、胃管挿入時に右側大動脈弓に大動脈食道瘻を形成して死亡した 13 歳の女児例や、同様の瘻形成をきたし死亡した、両側大動脈弓を有する生後 3 か月齢の男児例などの症例報告が存在している［413–415］。

　医学的処置の直後に生じた急性心タンポナーデであれば診断は明確だが、損傷をきたしてから液体貯留が症候性に至るまでにある程度の時間経過が存在することもありうる［416, 417］。血液以外の液体がタンポナーデの原因となっている亜急性経過の事例

第 2 部　非意図的損傷

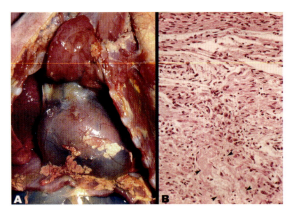

写真 2.159　血管内カテーテル検査施行中に右心室を穿孔したことで心タンポナーデをきたし、突然死した乳児例の剖検時所見 (A)。右心室壁の病理組織所見では、カテーテルの刺入部に沿った分層性の壊死が確認された (B)。

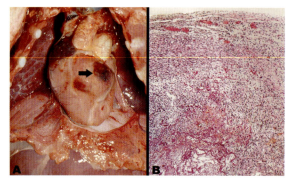

写真 2.160　心臓カテーテル検査を行った際に、遷延性心破裂が生じ、その後急性心タンポナーデをきたし突然死した乳児。穿孔部位（矢印）に一致して、円錐部の菲薄化と変色が認められた (A)。病理組織学的には全層性の壊死が確認された (B)。

の場合、心嚢内の液体は既に抜去した血管内留置カテーテルからの輸液内容物由来である可能性もある。このような状況下では、剖検で損傷の正確な部位を同定することは難しく、採取した心嚢液の生化学的分析のみが、貯留された液体の由来を確定する唯一の手段となりうる（写真 2.159, 2.160）［418］。

　内視鏡や硬い経鼻胃管を挿入した際に、下咽頭や食道に損傷が生じることもあり、その後に敗血症や縦隔炎が続発することもある。経鼻胃管挿入後の胃穿孔は、主に大彎側に発生する。バリウムの注腸や体温計の挿入後に直腸や結腸の穿孔が生じることもありうるが、発生頻度は稀である［419］。

　気管切開を行った患者が突然死をきたすことがあるが、それには気管チューブの不適切な留置による酸素化不良、粘液栓、気胸をともなう気管穿孔、事故抜管、気管血管瘻形成による出血、などさまざまな病態が関与している。このような死亡事例として、自動車事故による多発外傷後に骨折に由来する脂肪塞栓と急性呼吸窮迫症候群を続発し、気管切開を行うに至った 17 歳女児例の報告がある。本児は気管切開を行った約 2 週間後に、気管無名動脈瘻から気道内に大量出血をきたし、死亡したとのことである。瘻形成に至った要因としては、高いカフ圧、挿管期間の長期化、気切部位が低位であったこと、さらに本児の頭部の動きが激しかったこと、などが挙げられている［420］。

医学的治療に使用した薬物に関連した死亡

　入院中に生じた予期せぬ突然死事例に対しては、常に薬剤による副作用により生じた可能性が考慮されるべきであり、薬毒物の包括的な中毒学的評価を行う必要がある。死後に採取された検体から何らかの薬剤が同定された場合、それが処方されたものであること、かつ治療域にあることを確認する必要がある。前述の通り、アナフィラキシーを除外するためには血清中のトリプターゼ値や抗原特異的 IgE 値の確認を行う必要がある。特定の薬剤に対する感受性が、成人よりも小児において高いこともある［421］。例えば、関節リウマチに対してインドメタシンによる加療を受けていた小児が突然死した場合、肝毒性が影響した可能性もあるものの、その死因に寄与した病態生理に関して完全に明らかにすることは実際には困難である［422, 423］。稀な疾病に罹患している小児の場合、ある種の薬物を使用することが有毒とまではいわないまでも、その薬剤に対しての感受性が亢進しており、それが死亡に寄与した可能性までは否定しえない［424］。残念ながら、乳幼児における薬剤の治療域と中毒域に関しては、明確でない場合も多く、このような薬物が死に寄与した可能性につき評価を行うことは、時に極めて困難である。

その他の病院内死亡

　病院に入院中の患者が事故にあうこともありうるが、幸い致死的となる事例は稀である。入院中の事故 781 件を分析した研究報告があるが、このうち小児事例は 443 件を占めており、その内訳は転落が 42％であり、うち 27％はベッドやベビーベッドからの転落であった。病院内で致死的となりえた事

故として、マットレスとベビーベッドの間に挟まれてしまった事例の報告もなされており、また頭蓋骨骨折をきたした事例も2例存在していたとのことである［425］。病院内で生じうる死亡の原因をカテゴリー分類した研究報告もあるが、その研究では自然死、モニター不良に基づく死亡、治療中の偶発事故による死亡、自殺、他殺、説明不能なもの、の6つに分類を行っている［426］。

その他

伝統医療／民間療法や代替医療により生じた障害や疾病

　虐待に類似した損傷所見をきたすこととなる伝統医療／民間療法に関しては、第3章で取り扱っている。南アフリカで行われている上気道感染に対する蒸気の吸入療法（Ga-Aramela）のように、直接的に体表面に損傷を与える以外の施術法でも、時に致死的な結果をもたらしうる。実際、この吸入療法時に負った熱傷により死亡した、6歳児と17歳児の症例報告も存在している［427］。蒸気の吸入により顔面熱傷をきたした6名の小児についての事例報告が、アイルランドよりなされている［428］。

　他にも伝統医療／民間医療に関連した問題としては、特に漢方などのハーブ療法で問題となるのであるが、そのような「自然」の物から抽出された物質は安全であるに違いないという思い込みを多くの人間がしている、という点が挙げられる。しかしながらハーブ療法に用いられる薬草の中には、重度の病的状態を引き起こし、時に死さえも招きうる極めて毒性の強い特性物質が含有しているものもある。ニジェールにおいては伝統療法を行う施術師に相談することで、かえって乳児死亡率が増加することが明らかとなっており、また南アフリカで伝統療法に用いられてきた muti という薬草は毒性が強く、かつ投与量の調節が難しく、特に小児は中毒をきたしやすいということが判明している［429］。

　伝統医療／民間療法にともなう特有の問題点としては、他にも代替薬物の混入、不完全な精成、有機毒素や重金属中毒物質といった、不純物の偶発的な混入や意図的な添加などの問題が挙げられる。例えば、「チベット性のハーブ・ビタミン」と称する民間療法薬を4年間にわたり摂取させられていた5歳男児では、合計約63gの鉛を摂取していたと算出されている。またその他にも、両側性の網膜芽細胞腫を患った5歳男児に対し、インドの民間療法と称して行われた代替医療によって、砒素中毒をきたしたとの症例報告も存在している。乳児は体重が少なく肝臓の解毒作用も不十分であることから、成人に比べてハーブ療法により中毒をきたすリスクが高い。残念ながら、チョウセンアサガオを摂取した後に溺水したと推察される18歳男性の報告例で端的に示されてる通り［430, 431］、剖検時に有機毒素中毒であることを同定することは極めて困難である。

　時には不適切なハーブの摂取によって、死亡をきたすこともある。例えば、24歳の男性が快楽が得られると誤解して、"Chan su" と呼ばれる中国のハーブ生成物を摂取し、死亡したという症例報告がある。患者は摂取直後に死亡し、死後の中毒学的分析で低濃度のブフォテニンが検出されたとのことである［432］。Chan su を生成する際には、各種ヒキガエルの分泌物も使用される。ブフォテニンはその分泌物に含まれるトリプタミンのアルカロイド誘導体であり、毒性が強い。ハーブ生成物を規制する法的問題点については、2010年に総説が出されているのでご参照いただきたい［433］。

　南アフリカの農村部では民間療法として、伝統的な医薬品を含んだ薬液を子どもに注腸するが、これにより呼吸器症状、腹部膨満、意識消失といった症状を呈することがあり、「小児注腸症候群」と呼称されている。本症候群の子どもでは高カリウム血症が認められると報告されているが、入院後の死亡率は、ハーブを含まない薬液を注腸された群では21％であったのに対し、ハーブを含む薬液を注腸された群では43％に及んでいた、とのことである［434］。他にも米国から、ミルクとモラス酒〔訳注：スコットランドの糖蜜から作る蒸留酒〕を注腸された小児が、著しい血行動態の異常をきたし死亡した、との症例報告がなされている［435］。

　また、カイロプラクティックに関する事故による死亡例として、頸部の施術後に中膜損傷をきたし、右大脳半球の脳梗塞をともなう内頸動脈解離を起こし死亡した29歳女性例の症例報告も存在している［436］。

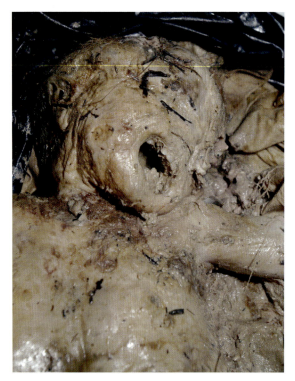

写真 2.161　東南アジアの津波で溺水した幼児の写真。身元を特定するための身体的特徴は、著しく失われている。

事故と災害で死亡した事例の身元特定

　災害の被災者同定（DVI: Disaster victim identification）とは、災害により多数の犠牲者が出た場合に、その被害者の身元を同定する過程のことを指す用語である。DVI が必要とされる状況は、多数の負傷者が出た交通事故から、2004 年にアジアで生じた津波のような天災まで、さまざまな状況が含まれる。基本的には従うべき一般的な対応原則論というものはあるものの、DVI を行う状況というのは、出来事が生じた自治体も異なれば、労働面や安全衛生面も異なれば、診断上の問題点も異なるのが実情である［437］。

　大規模災害の際の DVI を実施する上で極めて重要となるポイントは、すみやかに現場保存を行い、遺体を搬入する場所を確保し、被災者同定を効果的に行いうる遺体安置所を設置することである。後に歯型・DNA・指紋を用いた同定作業を的確に進め

ていくためには、遺体に認められる所見を的確に記録する作業や、遺体を処理する過程を円滑に進める必要がある。このような一連の過程を進める上で、法医学者は中核的役割を担うこととなるであろう。DVI の実施時に年齢や性別を推測し、その他の容姿の特徴を記載し、手術痕や入れ墨と行った特徴的身体所見を記載しておくことは、後に同定結果をすみやかに確認する上で極めて有用となる［438, 439］。

　残念ながら乳幼児や幼小児では、DVI を行う上で不利となる特有の問題点を有している。例えばそのような小さな子どもでは、生前に指紋採取がなされておらず、歯科治療記録もないことが多い。また生じた災害が熱帯性気候の地域の場合、すみやかに腐敗が進み、遺体の判別に用いる特徴は急速に失われてしまうこととなる（写真 2.161）。乳幼児や小児を含む 629 体の腐敗遺体に対して検討した研究では、死因や死亡態様が同定しえた事例はわずか 6％であったと報告されている。ただし、この研究では被災者の身元確認が可能であった事例がどのくらいの割合であったのかについての記載がなされていない［440］。また、手術痕や入れ墨の数は、年齢に比例して増加する傾向にある。このように、年齢が幼いほど DVI を行う上で困難性が高いことは理解していただけるであろうが、このような問題点に対処する上で有用な方法の 1 つとして、アジアでの大規模な津波災害の後に発展した方法として「遺体からDNA を採取しデータバンクを作成する体制を確立する」という方法がある。成人では通常の歯型や指紋から、高い確率で身元が同定しうるが、すべての遺体から DNA を採取してデータバンクに登録しておくことで、身元不明の乳幼児と家族関係にある成人を同定することが可能となり、それにより乳幼児の身元までたどり着くことができうる。DNA を用いた DVI の問題点としては、依然としてコンタミネーションのリスクが決して低くない点が挙げられる。遺体保存環境が理想的であり、適切なクリーニングがなされた後であっても、遺体検索の際に用いられた道具や作業着から他者の DNA が混入するコンタミネーションは、50％の遺体に生じると報告されている［441］。

参考文献

1. *Accident Facts* (1990). Chicago, IL: National Safety Council.
2. Agran, P. F., Anderson, C., Winn, D., *et al.* (2003). Rates of pediatric injuries by 3-month intervals for children 0 to 3 years of age. *Pediatrics*, **111**, e683–92.
3. Tomashek, K. M., Hsia, J., & Iyasu, S. (2003). Trends in postneonatal mortality attributable to injury, United States, 1988–1998. *Pediatrics*, **111**, 1219–25.
4. National Center for Injury Prevention and Control (2006). *Injury Mortality Reports*. Available at http://webappa.cdc.gov/
5. Williams, B. C. & Kotch, J. B. (1990). Excess injury mortality among children in the United States: comparison of recent international statistics. *Pediatrics*, **86**, 1067–73.
6. National Injury Surveillance Unit (1995). Injury deaths Australia 1990–1994. (online) Available at www.nisu.flinders.edu.au (accessed 17 September 1996 and 12 December 1996).
7. Byard, R. W. (2000). Accidental childhood death and the role of the pathologist. *Pediatric and Developmental Pathology*, **3**, 405–18.
8. Byard, R. W. (2001). Accidental childhood death and the role of the pathologist. In *Perspectives in Pediatric Pathology*, vol. 23, ed. J. E. Dimmick & D. B. Singer. New York: Springer-Verlag, pp. 77–90.
9. Rowe, R., Maughan, B., & Goodman, R. (2004). Childhood psychiatric disorder and unintentional injury: findings from a national cohort study. *Journal of Pediatric Pathology*, **29**, 119–30.
10. Johnston, C., Rivara, F. P., & Soderberg, R. (1994). Children in car crashes: analysis of data for injury and use of restraints. *Pediatrics*, **93**, 960–5.
11. Runyan, C. W., Kotch, J. B., Margolis, L. H., & Buescher, P. A. (1985). Childhood injuries in North Carolina: a statewide analysis of hospitalizations and deaths. *American Journal of Public Health*, **75**, 1429–32.
12. Colombani, P. M., Buck, J. R., Dudgeon, D. L., Miller, D., & Haller, M. A. (1985). One-year experience in a regional pediatric trauma center. *Journal of Pediatric Surgery*, **20**, 8–13.
13. Rosenberg, M. L., Rodriguez, J. G., & Chorba, T. L. (1990). Childhood injuries: where we are. *Pediatrics*, **86**, 1084–91.
14. Peclet, M. H., Newman, K. D., Eichelberger, M. R., *et al.* (1990). Patterns of injury in children. *Journal of Pediatric Surgery*, **25**, 85–91.
15. O'Donnell, C. R. (1995). Firearm deaths among children and youth. *American Psychologist*, **50**, 771–6.
16. Corey, T. S., McCloud, L. C., Nichols, G. R., & Buchino, J. J. (1992). Infant deaths due to unintentional injury: an 11-year autopsy review. *American Journal of Diseases of Children*, **146**, 968–71.
17. New York State Department of Health (1991). Epidemiology notes. *New York State Medical Journal*, **91**, 118–19.
18. Byard, R. W. (2002). Incapacitation or death of a socially isolated parent or carer may result in the death of dependent children. *Journal of Paediatrics and Child Health*, **23**, 417–18.
19. Robertson, L. S. (1985). Motor vehicles. *Pediatric Clinics of North America*, **32**, 87–94.
20. Byard, R. W., Gilbert, J. D., Klitte, A., & Felgate, P. (2002). Gasoline exposure in motor vehicle accident fatalities. *The American Journal of Forensic Medicine and Pathology*, **23**, 42–4.
21. Hanson, K. A., Gilbert, J. D., James, R. A., & Byard, R. W. (2002). Upper airway occlusion by soil: an unusual cause of death in vehicle accidents. *Journal of Clinical Forensic Medicine*, **9**, 96–9.
22. Riches, K. J., James, R. A., Gilbert, J. D., & Byard, R. W. (2002). Fatal childhood vascular injuries associated with seat belt use. *The American Journal of Forensic Medicine and Pathology*, **23**, 45–7.
23. Slavin, R. E. & Borzotta, A. P. (2002). The seromuscular tear and other intestinal lesions in the seatbelt syndrome: a clinical and pathological study of 29 cases. *The American Journal of Forensic Medicine and Pathology*, **23**, 214–22.
24. James, R. A. & Byard, R. W. (2001). Asphyxiation from shoulder seat belts: an unusual motor vehicle injury. *The American*

Journal of Forensic Medicine and Pathology, **22**, 193–5.

25. Uemura, K. & Yoshida, K. (2001). Seat belt induced transection of the trachea in a child on the lap of an adult. *Journal of Forensic Science*, **46**, 714–16.
26. Byard, R. W. & Noblett, H. (2004). Child booster seats and lethal seat belt injury. *Journal of Paediatrics and Child Health*, **40**, 639–41.
27. Cooper, J. T., Balding, L. E., & Jordan, F. B. (1998). Airbag mediated death of a two-year-old child wearing a shoulder/lap belt. *Journal of Forensic Sciences*, **43**, 1077–81.
28. Bailey, H., Perez, N., Blank-Reid, C., & Kaplan, L. J. (2000). Atlanto-occipital dislocation: an unusual lethal airbag injury. *The Journal of Emergency Medicine*, **18**, 215–9.
29. Grisoni, E. R., Pillai, S. B., Volsko, T. A., et al. (2000). Pediatric airbag injuries: the Ohio experience. *Journal of Pediatric Surgery*, **35**, 160–2.
30. Roberts, D., Pexa, C., Clarkowski, B., Morey, M., & Murphy, M. (1999). Fatal laryngeal injury in an achondroplastic dwarf secondary to airbag deployment. *Pediatric Emergency Care*, **15**, 260–1.
31. Byard, R. W. & Jensen, L. L. (2009). Toddler run-overs: a persistent problem. *Journal of Forensic and Legal Medicine*, **16**, 202–3
32. Guyer, B., Talbot, A. M., & Pless, I. B. (1985). Pedestrian injuries to children and youth. *Pediatric Clinics of North America*, **32**, 163–4.
33. Razzak, J. A., Luby, S. P., Laflamme, L., & Chotani, H. (2004). Injuries among children in Karachi, Pakistan: what, where and how. *Public Health*, **118**, 114–20.
34. Landen, M. G., Bauer, U., & Kohn, M. (2003). Inadequate supervision as a cause of injury deaths among young children in Alaska and Louisiana. *Pediatrics*, **111**, 328–31.
35. Byard, R. W., Green, H., James, R. A., & Gilbert, J. D. (2000). Pathological features of childhood pedestrian fatalities. *The American Journal of Forensic Medicine and Pathology*, **21**, 101–6.
36. Pollak, R. & Stellwag-Carion, C. (1991). Delayed cardiac rupture due to blunt chest trauma. *The American Journal of Forensic Medicine and Pathology*, **12**, 153–6.
37. Nakayama, D. K., Ramenofsky, M. L., & Rowe, M. I. (1989). Chest injuries in childhood. *Annals of Surgery*, **210**, 770–5.
38. Roberts, I., Kolbe, A., & White, J. (1993). Non-traffic child pedestrian injuries. *Journal of Paediatrics and Child Health*, **29**, 233–4.
39. Winn, D. G., Agran, P. F., & Castillo, D. N. (1991). Pedestrian injuries to children younger than 5 years of age. *Pediatrics*, **88**, 776–82.
40. Bass, J. L., Gallagher, S. S., & Mehta, K. A. (1985). Injuries to adolescents and young adults. *Pediatric Clinics of North America*, **32**, 31–9.
41. Bhutta, S. T., Greenberg, S. B., Fitch, S. J., & Parnell, D. (2004). All-terrain vehicle injuries in children: injury patterns and prognostic implications. *Pediatric Radiology*, **34**, 130–3.
42. DeCou, J. M., Fagerman, L. E., Ropele, D., et al. (2003). Snowmobile injuries and fatalities in children. *Journal of Pediatric Surgery*, **38**, 784–7.
43. Eddy, A. C., Rusch, V. W., Fligner, C. L., Reay, D. T., & Rice, C. L. (1990). The epidemiology of traumatic rupture of the thoracic aorta in children: a 13-year review. *The Journal of Trauma*, **30**, 989–92.
44. Parmley, L. F., Mattingly, T. W., Manion, W. C., & Jahnke, E. J. (1958). Nonpenetrating traumatic injury of the aorta. *Circulation*, **18**, 1086–101.
45. Newman, R. J. & Rastogi, S. (1984). Rupture of the thoracic aorta and its relationship to road traffic accident characteristics. *Injury*, **15**, 296–9.
46. Neschis, D. G., Scalea, T. M., Flinn, W. R., & Griffith, B. P. (2008). Blunt aortic injury. *The New England Journal of Medicine*, **359**, 1708–16.
47. Culliford, A. (1989). Traumatic aortic rupture. In *Thoracic Trauma*, ed. R. Hood, A. Boyd, & A. Culliford. Philadelphia, PA: W. B. Saunders, pp. 224–44.
48. Sevitt, S. (1977). The mechanisms of traumatic rupture of the thoracic aorta. *British Journal of Surgery*, **64**, 166–73.
49. Symbas, P. (1989). Rupture of the aorta. In *Cardiothoracic Trauma*, ed. P. Symbas. Philadelphia, PA: W. B. Saunders, pp. 190–212.
50. Curfman, G. D. (1998). Fatal

impact: concussion of the heart. *The New England Journal of Medicine*, **338**, 1841–3.

51. Jones, F. L. (1970). Transmural myocardial necrosis after nonpenetrating cardiac trauma. *The American Journal of Cardiology*, **26**, 419–22.

52. Frazer, M. & Mirchandani, H. (1984). Commotio cordis revisited. *The American Journal of Forensic Medicine and Pathology*, **5**, 249–51.

53. Kohl, P., Nesbitt, A. D., Cooper, P. J., & Lei, M. (2001). Sudden cardiac death by *commotio cordis*: role of mechano-electric feedback. *Cardiovascular Research*, **50**, 280–9.

54. Froede, R. C., Lindsey, D., & Steinbronn, K. (1979). Sudden unexpected death from cardiac concussion (commotio cordis) with unusual legal complications. *Journal of Forensic Sciences*, **24**, 752–6.

55. Madias, C., Maron, B. J., Weinstock, J., Estes, N. A. M., III, & Link, M. S. (2007). Commotio cordis: sudden cardiac death with chest wall impact. *Journal of Cardiovascular Electrophysiology*, **18**, 115–22.

56. Nesbitt, A. D., Cooper, P. J., & Kohl, P. (2001). Rediscovering commotio cordis. *The Lancet*, **357**, 1195–7.

57. Abrunzo, T. J. (1991). Commotio cordis: the single, most common cause of traumatic death in youth baseball. *American Journal of Diseases of Children*, **145**, 1279–82.

58. Estes, N. A. M. (1995). Sudden death in young athletes. *The New England Journal of Medicine*, **333**, 380–1.

59. Link, M. S., Wang, P. J., Pandian, N. G., *et al.* (1998). An experimental model of sudden death due to lowenergy chest-wall impact (commotio cordis). *The New England Journal of Medicine*, **338**, 1805–11.

60. Bor, I. (1969). Myocardial infarction and ischaemic heart disease in infants and children: analysis of 29 cases and review of the literature. *Archives of Disease in Childhood*, **44**, 268–81.

61. Denton, J. S. & Kalelkar, M. B. (2000). Homicidal commotio cordis in two children. *Journal of Forensic Sciences*, **45**, 734–5.

62. Geddes, L. A. & Roeder, R. A. (2005). Evolution of our knowledge of sudden death due to commotio cordis. *The American Journal of Emergency Medicine*, **23**, 67–75.

63. Marshall, D. T., Gilbert, J. D., & Byard, R. W. (2008). The spectrum of findings in cases of sudden death due to blunt cardiac trauma: 'commotio cordis'. *The American Journal of Forensic Medicine and Pathology*, **29**, 1–4.

64. Gaines, B. A. & Ford, H. R. (2002). Abdominal and pelvic trauma in children. *Critical Care Medicine*, **30** (Suppl.) S416–23.

65. Saladino, R., Lund, D., & Fleischer, G. (1991). The spectrum of liver and spleen injuries in children: failure of the pediatric trauma score and clinical signs to predict isolated injuries. *Annals of Emergency Medicine*, **20**, 636–40.

66. Galat, J. A., Grisoni, E. R., & Gauderer, M. W. L. (1990). Pediatric blunt liver injury: establishment of criteria for appropriate management. *Journal of Pediatric Surgery*, **25**, 1162–5.

67. Rivkind, A. I., Siegel, J. H., & Dunham, C. M. (1989). Patterns of organ injury in blunt hepatic trauma and their significance for management and outcome. *The Journal of Trauma*, **29**, 1398–415.

68. Schmitt, K.-U., Niederer, P. F., Muser, M. H., & Walz, F. (2007). *Trauma Biomechanics: Accidental Injury in Traffic and Sports*, 2nd edn. New York: Springer, pp. 127–48.

69. Jacombs, A. S. W., Wines, M., Holland, A. J. A., *et al.* (2004). Pancreatic trauma in children. *Journal of Pediatric Surgery*, **39**, 96–9.

70. Stalnaker, R. L., McElhaney J H., & Roberts, V. L. (1973). Human torso response to blunt trauma. In *Human Impact Response: Measurement and Simulation*, ed. W. F. King & H. J. Mertz. New York: Plenum Press, pp. 182–99.

71. Cooper, G. J. & Taylor, D. E. M. (1989). Biophysics of impact injury to the chest and abdomen. *Journal of the Royal Army Medical Corps*, **135**, 58–67.

72. Miller, M. A. (1991). Tolerance to steering-wheel induced lower abdominal injury. *The Journal of Trauma,* **31**, 1332–9.

73. Miller, M. A. (1991). The biomechanics of lower abdominal steering-wheel loading. *The Journal of Trauma*, **31**, 1301–9.

74. Centers for Disease Control, Division of Injury Control. (1990). Childhood injuries in the United States. *American Journal of Diseases of Children*, **144**, 627–46.
75. Kraus, J. F., Rock, R., & Hemyari, P. (1990). Brain injuries among infants, children, adolescents and young adults. *American Journal of Diseases of Children*, **144**, 684–91.
76. Gennarelli, T. A., Thibault, L. E., Adams, J. H., *et al.* (1982). Diffuse axonal injury and traumatic coma in the primate. *Annals of Neurology*, **12**, 564–74.
77. Leestma, J. (1988). *Forensic Neuropathology*. New York: Raven Press.
78. Adams J. H. (1984). Head injury. In *Greenfield's Neuropathology*, 4th edn, ed. J. H. Adams, J. A. N. Corsellis, & L.W. Duchan. New York: John Wiley, pp. 85–124.
79. Byard, R. W., Bhatia, K. D., Reilly, P. L., & Vink, R. (2009). How rapidly does cerebral swelling follow trauma? Observations using an animal model and possible implications in infancy. *Legal Medicine*, **5**, 128–31.
80. Byard, R. W. & Blumbergs, P. (In press). Foreign body penetration of the fontanelle: mechanisms and manner of death. *The American Journal of Forensic Medicine and Pathology*.
81. Zuckerman, G. B. & Conway, E. E., Jr. (2000). Drowning and near drowning: a pediatric epidemic. *Pediatric Annals*, **29**, 360–6.
82. Saxena, A. & Ang, L. C. (1993). Epilepsy and bathtub drowning: important neuropathological observations. *The American Journal of Forensic Medicine and Pathology*, **14**, 125–9.
83. Stumpp, J. W. H., Schneider, J., & Bar, W. (1997). Drowning of a girl with anomaly of the bundle of His and the right bundle branch. *The American Journal of Forensic Medicine and Pathology*, **18**, 208–10.
84. Stevenson, M. R., Rimajova, M., Edgecombe, D., & Vickery, K. (2003). Childhood drowning: barriers surrounding private swimming pools. *Pediatrics*, **111**, e115–19.
85. Suominen, P., Baillie, C., Korpela, R., *et al.* (2002). Impact of age, submersion time and water temperature on outcome in neardrowning. *Resuscitation*, **52**, 247–54.
86. Bugeja, L. & Franklin, R. (2005). Drowning deaths of zero- to five-year-old children in Victorian dams, 1989–2001. *Australian Journal of Rural Health*, **13**, 300–8.
87. Byard, R. W. (2008). Rainwater tank drowning. *Journal of Forensic and Legal Medicine*, **15**, 533–4.
88. Cass, D. T., Ross, F., & Lam, L. T. (1996). Childhood drowning in New South Wales 1990–1995: a population-based study. *The Medical Journal of Australia*, **165**, 610–12.
89. Edmond, K. M., Attia, J. R., D'Este, C. A. & Condon, J. T. (2001). Drowning and near-drowning in Northern Territory children. *The Medical Journal of Australia*, **175**, 605–8.
90. Kibel, S. M., Nagel, F. O., Myers, J., & Cywes, S. (1990). Childhood near-drowning: a 12-year retrospective review. *South African Medical Journal*, **78**, 418–21.
91. Pearn, J. (1992). The urgency of immersions. *Archives of Disease in Childhood*, **67**, 257–61.
92. Pitt, W. R. & Cass, D. T. (2001). Preventing children drowning in Australia. *The Medical Journal of Australia*, **175**, 603–4.
93. Quan, L. & Cummings, P. (2003). Characteristics of drowning by different age groups. *Injury Prevention*, **9**, 163–8.
94. Sibert, J. R., Lyons, R. A., Smith, B. A., *et al.* (2002). Preventing deaths by drowning in children in the United Kingdom: have we made progress in 10 years? Population based incidence study. *British Medical Journal*, **324**, 1070–1.
95. Warneke, C. L. & Cooper, S. P. (1994). Child and adolescent drownings in Harris County, Texas, 1983 through 1990. *American Journal of Public Health*, **84**, 593–8.
96. Wintemute, G. J. (1990). Childhood drowning and near-drowning in the United States. *American Journal of Diseases of Children*, **144**, 663–9.
97. Somers, G. R., Chiasson, D. A., & Smith, C. R. (2005). Pediatric drowning: a 20-year review of autopsied cases: I. Demographic features. *The American Journal of Forensic Medicine and Pathology*, **26**, 316–19.
98. Byard, R. W. & Matthews, N. (2007). Drowning and

99. Smith, N. M., Byard, R. W., & Bourne, A. J. (1991). Death during immersion in water in childhood. *The American Journal of Forensic Medicine and Pathology*, **12**, 219–21.
100. Didden, R., Korzilius, H., Sturmey, P., Lancioni, G. E., & Curfs, L. M. G. (2008). Preference for water-related items in Angelman syndrome Down syndrome and non-specific intellectual disability. *Journal of Intellectual and Developmental Disability*, **33**, 59–64.
101. Ismael, H. A., Begleiter, M. L., & Butler, M. G. (2002). Drowning as a cause of death in Angelman syndrome. *American Journal of Mental Retardation*, **107**, 69–70.
102. İncecik, F., Herguner, M. Ö., Elkay, M., & Altunbasak, S. (2004). Hot water epilepsy: a report of three cases. *Indian Pediatrics*, **41**, 731–3.
103. Lawler, W. (1992). Bodies recovered from water: a personal approach and consideration of difficulties. *Journal of Clinical Pathology*, **45**, 654–9.
104. Modell, J. H. (1971). *Pathophysiology of Drowning and Near Drowning*. Springfield, II: Charles C. Thomas.
105. Spyker, D. A. (1985). Submersion injury: epidemiology, prevention and management. *Pediatric Clinics of North America*, **32**, 113–25.
106. Gooden, B. A. (1992). Why some people do not drown: hypothermia versus the diving response. *The Medical Journal of Australia*, **157**, 629–32.
107. Somers, G. R., Chiasson, D. A., & Smith, C. R. (2006). Pediatric drowning: a 20-year review of autopsied cases: II. Pathologic features. *The American Journal of Forensic Medicine and Pathology*, **27**, 20–4.
108. Gettler, A. O. (1921). A method for the determination of death by drowning. (Letter.) *The Journal of the American Medical Association*, **77**, 1650–2.
109. Byard, R. W., Cains, G., & Tsokos, M. (2006). Haemolytic staining of the intima of the aortic root: a useful pathological marker of freshwater drowning? *Journal of Clinical Forensic Medicine*, **13**, 125–8.
110. Tsokos, M., Cains, G., & Byard, R. W. (2008). Hemolytic staining of the intima of the aortic root in freshwater drowning: a retrospective study. *The American Journal of Forensic Medicine and Pathology*, **29**, 128–30.
111. Byard, R. W., Cains, G. E., & Gilbert, J. D. (2005). Is haemolytic staining of the aortic root a sign of freshwater drowning? *Pathology*, **37**, 531–2.
112. DiMaio, D. J. & DiMaio, V. J. M. (2001). *Forensic Pathology*, 2nd edn. New York: Elsevier.
113. Byard, R. W., Cains, G., Simpson, E., Eitzen, D., & Tsokos, M. (2006). Drowning, haemodilution, haemolysis and staining of the intima of the aortic root: preliminary observations. *Journal of Clinical Forensic Medicine*, **13**, 121–4.
114. Mukaida, M., Kimura, H. & Takada, Y. (1998). Detection of bathsalts in the lungs of a baby drowned in a bathtub: a case report. *Forensic Science International*, **93**, 5–11.
115. Jumbelic, M. I. & Chambliss, M. (1990). Accidental toddler drowning in 5 gallon buckets. *The Journal of the American Medical Association*, **263**, 1952–3.
116. Mann, N. C., Weller, S. C., & Rauchschwalbe, R. (1992). Bucket-related drownings in the United States, 1984 through 1990. *Pediatrics*, **89**, 1068–71.
117. Hyma, B. A. (1990). Accidental drowning of toddlers in buckets. *The Journal of the American Medical Association*, **264**, 1407.
118. Pearn, J. H., Brown, J., Wong, U., & Bart, R. (1979). Bathtub drownings: report of seven cases. *Pediatrics*, **64**, 68–70.
119. Byard, R. W. & Lipsett, J. (1999). Drowning deaths in toddlers and preambulatory children in South Australia. *The American Journal of Forensic Medicine and Pathology*, **20**, 328–32.
120. O'Shea, J. S. (1991). Housefire and drowning deaths among children and young adults. *The American Journal of Forensic Medicine and Pathology*, **12**, 33–5.
121. Byard, R. W., de Koning, C., Blackbourne, B., Nadeau, J. M., & Krous, H. F.

122. Byard, R. W. & Donald, T. (2001). Shared bathing and drowning in infants and young children. *Journal of Paediatrics and Child Health,* **37**, 542–4.
122. Byard, R. W. & Donald, T. (2004). Infant bath seats, drowning and neardrowning. *Journal of Paediatrics and Child Health*, **40**, 305–7.
123. Rauchschwalbe, R., Brenner, R. A., & Smith, G. S. (1997). The role of bathtub seats and rings in infant drowning deaths. *Pediatrics*, **100**, e1.
124. Sibert, J., John, N., Jenkins, D., *et al.* (2005). Drowning of babies in bath seats: do they provide false reassurance? *Child Care, Health and Development*, **31**, 255–9.
125. Byard, R. W. & Cains, G. (2007). Lethal asphyxia: pathology and problems. *Minerva Medicolegale*, **127**, 273–82.
126. Byard, R. W. & Jensen, L. L. (2007). Fatal asphyxial episodes in the very young: classification and diagnostic issues. *Forensic Science, Medicine, and Pathology,* **3**, 177–81.
127. Byard, R. W. (2009). The value of death scene examination in the recognition of unsafe sleeping conditions in the young. *The Australian Journal of Forensic Sciences*, **41**, 1–7.
128. Beal, S. M. & Byard, R. W. (1995). Accidental death or sudden infant death syndrome? *Journal of Paediatrics and Child Health*, **31**, 269–71.
129. Byard, R. W. & Krous, H. F. (1999). Suffocation, shaking and sudden infant death syndrome: can we tell the difference? *Journal of Paediatrics and Child Health*, **35**, 432–3.
130. Clark, M. A., Feczko, J. D., Hawley, D. A., *et al.* (1993). Asphyxial deaths due to hanging in children. *Journal of Forensic Sciences*, **38**, 344–52.
131. Collins, K. A. (2001). Death by overlaying and wedging: a 15-year retrospective study. *The American Journal of Forensic Medicine and Pathology*, **22**, 155–9.
132. Byard, R. W., Beal, S., Blackbourne, B., Nadeau, J. M., & Krous, H. F. (2001). Specific dangers associated with infants sleeping on sofas. *Journal of Paediatrics and Child Health*, **37**, 476–8.
133. Madea, B. (1993). Death in a head-down position. *Forensic Science International*, **61**, 119–32.
134. Scheers, N. J., Rutherford, G. W., & Kemp, J. S. (2003). Where should infants sleep? A comparison of risk for suffocation of infants sleeping in cribs, adult beds, and other sleeping locations. *Pediatrics*, **112**, 883–9.
135. Combrinck, M. & Byard, R. W. (In press). Infant asphyxia, soft mattresses and the "trough" effect. *The American Journal of Forensic Medicine and Pathology.*
136. Nakamura, S., Wind, M., & Danello, M. A. (1999). Review of hazards associated with children placed in adult beds. *Archives of Pediatric and Adolescent Medicine*, **153**, 1019–23.
137. Byard, R. W. (2006). Inflatable beds and accidental asphyxia in infancy. *Scandinavian Journal of Forensic Science*, **12**, 22–4.
138. Blackbourne, B. D. (1970). Crib or coffin. *The Forensic Science Gazette*, **1**, 1–3.
139. Altmann, A. & Nolan, T. (1995). Non-intentional asphyxiation deaths due to upper airway interference in children 0 to 14 years. *Injury Prevention*, **1**, 76–80.
140. Byard, R. W. (1996). Hazardous infant and early childhood sleeping environments and death scene examination. *Journal of Clinical Forensic Medicine*, **3**, 115–22.
141. Byard, R. W., Beal, S., & Bourne, A. J. (1994). Potentially dangerous sleeping environments and accidental asphyxia in infancy and early childhood. *Archives of Disease in Childhood*, **71**, 497–500.
142. Gilbert-Barness, E., Hegstrand, L., Chandra, S., *et al.* (1991). Hazards of mattresses, beds and bedding in deaths of infants. *The American Journal of Forensic Medicine and Pathology*, **12**, 27–32.
143. Nixon, J. W., Kemp, A. M., Levene, S., & Sibert, J. R. (1995). Suffocation, choking, and strangulation in childhood in England and Wales: epidemiology and prevention. *Archives of Disease in Childhood*, **72**, 6–10.
144. Amanuel, B. & Byard, R. W. (2000). Accidental asphyxia in bed in severely disabled

145. Byard, R. W. (2005). Bed safety barriers and accidental asphyxia in disabled children. *Scandinavian Journal of Forensic Science*, **11**, 20–2.
146. Moore, L. & Byard, R. W. (1993). A comparison of hanging and wedging deaths in infants and young children. *The American Journal of Forensic Medicine and Pathology*, **14**, 296–302.
147. Byard, R. W. (2009). Curtain cords and accidental childhood hanging. *The Medical Journal of Australia*, **190**, 397–8.
148. Rauchschwalbe, R. & Mann, N. C. (1997). Pediatric window-cord strangulations in the United States, 1981–1995. *The Journal of the American Medical Association*, **277**, 1696–8.
149. Shepherd, R. T. (1990). Accidental selfstrangulation in a young child: a case report and review. Medicine, *Science and the Law*, **30**, 119–23.
150. Byard, R. W., Simpson, E., & Gilbert, J. D. (2006). Temporal trends over the past two decades in asphyxial deaths in South Australia involving plastic bags or wrapping. *Journal of Clinical Forensic Medicine*, **13**, 9–14.
151. Johnson, C. M., III (1986). Disposable plastic diapers: a foreign body hazard. *Otolaryngology – Head and Neck Surgery*, **94**, 235–6.
152. Gilbert-Barness, E. & Emery, J. L. (1996). Deaths of infants on polystyrenefilled beanbags. The American *Journal of Forensic Medicine and Pathology*, **17**, 202–6.
153. Kemp, J. S. & Thach, B. T. (1991). Sudden death in infants sleeping on polystyrene filled cushions. *The New England Journal of Medicine*, **324**, 1858–64.
154. Kemp, J. S., Unger, B., Wilkins, D., *et al.* (2000). Unsafe sleep practices and an analysis of bedsharing among infants dying suddenly and unexpectedly: results of a four-year, population-based, deathscene investigation study of sudden infant death syndrome and related deaths. *Pediatrics*, **106**, e41.
155. Ackerman, J. & Gilbert-Barness, E. (1997). Suspended rocking cradles, positional asphyxia, and sudden infant death. *Archives of Pediatric and Adolescent Medicine*, **151**, 573–5.
156. Beal, S. M., Moore, L., Collett, M., *et al.* (1995). The danger of freely rocking cradles. *Journal of Paediatrics and Child Health*, **31**, 38–40.
157. Byard, R. W. & Beal, S. M. (1997). V-shaped pillows and unsafe infant sleeping. *Journal of Paediatrics and Child Health*, **33**, 171–3.
158. Byard, R. W., Bourne, A. J., & Beal, S. M. (1996).Meshsided-sides cots: yet another potentially dangerous infant sleeping environment. *Forensic Science International*, **83**, 105–9.
159. Byard, R. W., Beal, S. M., Simpson, A., Carter, R. F., & Khong, T. Y. (1996). Accidental infant death and stroller-prams. *The Medical Journal of Australia*, **165**, 140–1.
160. Moore, L., Bourne, A. J., Beal, S., Collett, M., & Byard, R. W. (1995). Unexpected infant death in association with suspended rocking cradles. *The American Journal of Forensic Medicine and Pathology*, **16**, 177–80.
161. Morrison, L., Chalmers, D. J., Parry, M. L., & Wright, C. S. (2002). Infantfurniture-related injuries among preschool children in New Zealand, 1987–1996. *Journal of Paediatrics and Child Health*, **38**, 587–92.
162. Byard, R. W. (1994). Is cosleeping in infancy a desirable or dangerous practice? *Journal of Paediatrics and Child Health*, **30**, 198–9.
163. Byard, R. W. (1998). Is breast feeding in bed always a safe practice? *Journal of Paediatrics and Child Health*, **34**, 418–19.
164. Byard, R. W. & Burnell, R. H. (1995). Apparent life threatening events and infant holding practices. *Archives of Disease in Childhood*, **73**, 502–4.
165. Krous, H. F., Chadwick, A. E., & Stanley, C. (2005). Delayed infant death following catastrophic deterioration during breast-feeding. *Journal of Pediatric Child Health*, **41**, 215–17.
166. Byard, R. W. (1994). Sudden infant death syndrome: historical background, possible mechanisms and diagnostic problems. *Journal of Law and Medicine*, **2**, 18–26.
167. Byard, R. W. (1995).

Sudden infant death syndrome: a "diagnosis" in search of a disease. *Journal of Clinical Forensic Medicine*, **2**, 121–8.
168. Byard, R. W. & Hilton, J. (1997). Overlaying, accidental suffocation and sudden infant death. *Journal of Sudden Infant Death Syndrome and Infant Mortality*, **2**, 161–5.
169. Mitchell, E., Krous, H. F., & Byard, R. W. (2002). Pathological findings in overlaying. *Journal of Clinical Forensic Medicine*, **9**, 133–5.
170. Scragg, R., Mitchell, E. A., Taylor, B. J., *et al.* (1993). Bedsharing, smoking, and alcohol in the sudden infant death syndrome. *British Medical Journal*, **307**, 1312–18.
171. Kindley, A. D. & Todd, R. McL. (1978). Accidental strangulation by mother's hair. *The Lancet*, **i**, 565.
172. Person, T. L. A., Lavezzi, W. A., & Wolf, B. C. (2002). Cosleeping and sudden unexpected death in infancy. *Archives of Pathology and Laboratory Medicine*, **126**, 343–5.
173. Byard, R. W. & Charlwood, C. (2009). Lethal head entrapment: a problem characteristic of early childhood. *Journal of Forensic and Legal Medicine*, **16**, 340–2.
174. Jensen, L., Charlwood, C. & Byard, R. W. (2008). Shopping cart injuries, entrapment, and childhood fatality. *Journal of Forensic Sciences*, **53**, 1178–80.
175. Branco, R. G., Broomfield, D., Rampon, V., Garcia, P. C. R., & Piva, J. P. (2006). Accidental asphyxia due to closing of a motor vehicle power window. *Emergency Medicine Journal*, **23**, e25.
176. Byard, R. W. & James, R. A. (2001). Car window entrapment and accidental childhood asphyxia. *Journal of Paediatrics and Child Health*, **37**, 201–2.
177. Simmons, G. T. (1992). Death by power car window: an unrecognized hazard. *The American Journal of Forensic Medicine and Pathology*, **13**, 112–14.
178. Strauss, R. H., Thompson, J. E., & Macasaet, A. (1997). Accidental strangulation by a motor vehicle window. *Pediatric Emergency Care*, **13**, 345–6.
179. Brogan, T., Fligner, C. L., McLaughlin, J. F., Feldman, K. W., & Kiesel, E. L. (1992). Positional asphyxia in individuals with severe cerebral palsy. *Developmental Medicine and Child Neurology*, **34**, 164–81.
180. Byard, R. W., Wick, R., & Gilbert, J. D. (2008). Conditions and circumstances predisposing to death from positional asphyxia in adults. *Journal of Forensic and Legal Medicine*, **15**, 415–19.
181. Hurtado, T. R. & Della-Giustina, D. A. (2003). Traumatic asphyxia in a 6-year-old boy. *Pediatric Emergency Care*, **19**, 167–8.
182. Byard, R. W., Wick, R., Simpson, E., & Gilbert, J. D. (2006). The pathological features and circumstances of death of lethal crush/traumatic asphyxia in adults: a 25-year study. *Forensic Science International*, **159**, 200–5.
183. Kingman, D. M., Deboy, G. R., & Field, W. E. (2003). Contributing factors to engulfments in on-farm grain storage bins: 1980 through 2001. *Journal of Agromedicine*, **9**, 39–63.
184. Zarroug, A. E., Stavlo, P. L., Kays, G. A., Rodeberg, D. A., & Moir, C. R. (2004). Accidental burials in sand: a potentially fatal summertime hazard. *Mayo Clinic Proceedings*, **79**, 774–6.
185. Byard, R. W. (2005). The brassiere "sign": a distinctive marker in crush asphyxia. *Journal of Clinical Forensic Medicine*, **12**, 316–19.
186. Byard, R. W., Hanson, K. A., & James, R. A. (2003). Fatal unintentional traumatic asphyxia in childhood. *Journal of Paediatrics and Child Health*, **39**, 31–2.
187. Friedman, E. M. (1988). Foreign bodies in the pediatric aerodigestive tract. *Pediatric Annals*, **17**, 640–7.
188. Harris, C. S., Baker, S. P., Smith, G. A., & Harris, R. M. (1984). Childhood asphyxiation by food. *The Journal of the American Medical Association*, **251**, 2231–5.
189. Al-Hilou, R. (1991). Inhalation of foreign bodies by children: review of experience with 74 cases from Dubai. *The Journal of Laryngology and Otology*, **105**, 466–70.
190. Baker, S. P. & Fisher, R. S. (1980). Childhood asphyxiation by choking or suffocation. *The Journal of the American Medical Association*, **244**, 1343–6.
191. Banerjee, A., Rao, K. S., Khanna, S. K., *et al.* (1988).

Laryngo-tracheo-bronchial foreign bodies in children. *The Journal of Laryngology and Otology*, **102**, 1029–32.

192. Bhana, B. D., Gunaselvam, J. G., & Dada, M. A. (2000). Mechanical airway obstruction caused by accidental aspiration of part of a ballpoint pen. *The American Journal of Forensic Medicine and Pathology*, **21**, 362–5.

193. Kenna, M. A. & Bluestone, C. D. (1988). Foreign bodies in the air and food passages. *Pediatrics in Review*, **10**, 25–31.

194. Laks, Y. & Barzilay, Z. (1988). Foreign body aspiration in childhood. *Pediatric Emergency Care*, **4**, 102–6.

195. Lima, J. A. (1989). Laryngeal foreign bodies in children: a persistent, life-threatening problem. *The Laryngoscope*, **99**, 415–20.

196. Linegar, A. G., Von Oppell, U. O., Hegemann, S., De Groot, M., & Odell, J. A. (1992). Tracheobronchial foreign bodies: experience at Red Cross Children's Hospital, 1985–1990. *South African Medical Journal*, **82**, 164–7.

197. Mantel, K. & Butenandt, I. (1986). Tracheobronchial foreign body aspiration in childhood: a report on 224 cases. *European Journal of Pediatrics*, **145**, 211–16.

198. Mittleman, R. E. (1984). Fatal choking in infants and children. *The American Journal of Forensic Medicine and Pathology*, **5**, 201–10.

199. Wiseman, N. E. (1984). The diagnosis of foreign body aspiration in childhood. *Journal of Pediatric Surgery*, **19**, 531–5.

200. Barnhart, J. S., Jr. & Mittleman, R. E. (1986). Unusual deaths associated with polyphagia. *The American Journal of Forensic Medicine and Pathology*, **7**, 30–4.

201. Wick, R., Gilbert, J. D., & Byard, R. W. (2006). Cafe coronary syndrome: fatal choking on food – an autopsy approach. *Journal of Clinical Forensic Medicine*, **13**, 135–8.

202. Abdel-Rahman, H. A. (2000). Fatal suffocation by rubber balloons in children: mechanism and prevention. *Forensic Science International*, **108**, 97–105.

203. Lifschultz, B. D. & Donoghue, E. R. (1996). Deaths due to foreign body aspiration in children: the continuing hazard of toy balloons. *Journal of Forensic Sciences*, **41**, 247–51.

204. Meel, B. L. (1998). An accidental suffocation by a rubber balloon. *Medicine, Science and the Law*, **38**, 81–2.

205. Rimell, F. L., Thome, A., Jr., Stool, S., *et al.* (1995). Characteristics of objects that cause choking in children. *The Journal of the American Medical Association*, **274**, 1763–6.

206. Langlois, J. A., Wallen, B. A. R., Teret, S. P., *et al.* (1991). The inpact of specific toy warning labels. *The Journal of the American Medical Association*, **265**, 2848–50.

207. Byard, R. W., Williams, D., James, R. A., & Gilbert, J. D. (2001). Diagnostic issues in unusual asphyxial deaths. *Journal of Clinical Forensic Medicine*, **8**, 214–17.

208. Bertolani, M. F., Marotti, F., Bergamini, B. M., *et al.* (1999). Extraction of a rubber bullet from a bronchus after 1 year. *Chest*, **115**, 1210–13.

209. Lima, J. A. B. & Fischer, G. B. (2002). Foreign body aspiration in children. *Paediatric Respiratory Reviews*, **3**, 303–7.

210. Tan, H. K. K., Brown, K., McGill, T., *et al.* (2000). Airway foreign bodies (FB): a 10-year review. *International Journal of Pediatric Otorhinolaryngology*, **56**, 91–9.

211. Byard, R. W., Gallard, V., Johnson, A., *et al.* (1996). Safe feeding practices for infants and young children. *Journal of Paediatrics and Child Health*, **32**, 327–9.

212. Morley, R. E., Ludemann, J. P., Moxham, J. P., Kozak, F. K., & Riding, K. H. (2004). Foreign body aspiration in infants and toddlers: recent trends in British Columbia. *The Journal of Otolaryngology*, **33**, 37–41.

213. Byard, R. W. (1994). Unexpected death due to acute airway obstruction in daycare centers. *Pediatrics*, **94**, 113–14.

214. Humphries, C. T., Wagener, J. S., & Morgan, W. J. (1988). Fatal prolonged foreign body aspiration following an asymptomatic interval. *The American Journal of Emergency Medicine*, **6**, 611–13.

215. Mohammad, Y., Rostum,

M., & Dubaybo, B. A. (2002). Laryngeal hirudiniasis: an unusual cause of airway obstruction and hemoptysis. *Pediatric Pulmonology*, **33**, 224–6.

216. Hiorns, M. P., Patwardhan, N., & Spitz, L. (2003). Dysphagia caused by a foreign body. *Archives of Disease in Childhood*, **88**, 1017–18.

217. Byard, R. W., Moore, L., & Bourne, A. J. (1990). Sudden and unexpected death: a late effect of occult intraesophageal foreign body. P*ediatric Pathology*, **10**, 837–41.

218. Al-Odaidan, N., Amu, O. D., Fahmy, M., Al-Khalifa, H., & Ghazal, S. S. (2000). An unusual case of impacted esophageal foreign body. *Saudi Medical Journal*, **21**, 202–3.

219. Nolte, K. B. (1993). Esophageal foreign bodies as child abuse: potential fatal mechanisms. *The American Journal of Forensic Medicine and Pathology*, **14**, 323–6.

220. Atkins, C. (1895). Case of swallowing a halfpenny, without symptoms: death two months afterwards from opening into the innominate artery. *British Medical Journal*, **4 May**, 978.

221. Byard, R. W. (1996). Mechanisms of unexpected death in infants and young children following foreign body ingestion. *Journal of Forensic Sciences*, **41**, 438–41.

222. Dahiya, M. & Denton, J. S. (1999). Esophagoaortic perforation by foreign body (coin) causing sudden death in a 3-year-old child. *The American Journal of Forensic Medicine and Pathology*, **20**, 184–8.

223. Grey, T. C., Mittleman, R. E., Wetli, C. V., & Horowitz, S. (1988). Aortoesophageal fistula and sudden death: a report of two cases and review of the literature. *The American Journal of Forensic Medicine and Pathology*, **9**, 19–22.

224. Jiraki, K. (1996). Aortoesophageal conduit due to a foreign body. *The American Journal of Forensic Medicine and Pathology*, **17**, 347–8.

225. Norman, M. G. & Cass, E. (1971). Cardiac tamponade resulting from a swallowed safety pin. *Pediatrics*, **48**, 832–3.

226. Banerjee, R., Rao, G. V., Sriram, P. V. J., Pavan Reddy, K. S., & Nageshwar Reddy, D. (2005). Button battery ingestion. *Indian Journal of Pediatrics*, **72**, 173–4.

227. İmamoğlu, M., Cay, A., Koşucu, P., Ahmetoğlu, A., & Sarihan, H. (2004). Acquired tracheoesophageal fistulas caused by button battery lodged in the esophagus. *Pediatric Surgery International*, **20**, 292–4.

228. Samad, L., Ali, M., & Ramzi, H. (1999). Button battery ingestion: hazards of esophageal impaction. *Journal of Pediatric Surgery*, **34**, 1527–31.

229. Yardeni, D., Yardeni, H., Coran, A. G., & Golladay, E. S. (2004). Severe esophageal damage due to button battery ingestion: can it be prevented? *Pediatric Surgery International*, **20**, 496–501.

230. Amyand, C. (1736). Of an inguinal rupture, with a pin in the appendix caeci encrusted with stone: some observations on wounds in the guts. *Philosophical Transactions*, **39**, 329–36.

231. Busuttil, A. & Obafunwa, J. O. (1993). Recreational abdominal suspension: a fatal practice. *The American Journal of Forensic Medicine and Pathology*, **12**, 141–4.

232. Wyatt, J. P., Wyatt, P. W., Squires, T. J., & Busutill, A. (1998). Hanging deaths in children. *The American Journal of Forensic Medicine and Pathology*, **19**, 343–6.

233. Feldman, K. W., & Simms, R. J. (1980). Strangulation in childhood: epidemiology and clinical course. *Pediatrics*, **65**, 1079–85.

234. Denton, J. S. (2002). Fatal accidental hanging from a lanyard key chain in a 10-year-old boy. *Journal of Forensic Sciences*, **47**, 1345–6.

235. Gilbert, J. D., Jensen, L., & Byard, R. W. (2008). Further observations on the speed of death in hanging. *Journal of Forensic Sciences*, **53**, 1204–5.

236. Nakamura, S. W., Pollack-Nelson, C., & Chidekel, A. S. (2003). Suction-type suffocation incidents in infants and toddlers. *Pediatrics*, **111**, e12–6.

237. Nunno, M. A., Holden, M. J., & Tollar, A. (2006). Learning from tragedy: a survey of child and

237. [cont.] adolescent restraint fatalities. *Child Abuse and Neglect*, **30**, 1333–42.
238. Byard, R. W. & Bramwell, N. H. (1991). Autoerotic death: a definition. *The American Journal of Forensic Medicine and Pathology*, **12**, 74–6.
239. Sabo, R. A., Hanigan, W. C., Flessner, K., Rose, J., & Aaland, M. (1996). Strangulation injuries in children. Part 1. Clinical analysis. *The Journal of Trauma: Injury, Infection and Critical Care*, **40**, 68–72.
240. Byard, R. W. (1994). Autoerotic death: characteristic features and diagnostic difficulties. *Journal of Clinical Forensic Medicine*, **1**, 71–8.
241. Byard, R. W., Hucker, S. J., & Hazelwood, R. R. (1990). A comparison of typical death scene features in cases of fatal male and female autoerotic asphyxia with a review of the literature. *Forensic Science International*, **48**, 113–21.
242. Jackowski, C., Romhild, W., Aebi, B., *et al.* (2005). Autoerotic accident by inhalation of propane – butane gas mixture. *The American Journal of Forensic Medicine and Pathology*, **26**, 355–9.
243. Byard, R. W. & Bramwell, N. H. (1988). Autoerotic death in females: an underdiagnosed syndrome? *The American Journal of Forensic Medicine and Pathology*, **9**, 252–4.
244. Schmeling, A., Correns, A., & Geserick, G. (2001). An unusual autoerotic accident: sexual pleasure from peritoneal pain. *Archiv fur Kriminologie*, **207**, 148–53.
245. Schott, J. C., Davis, G. J., & Hunsaker, J. C., III (2003). Accidental electrocution during autoeroticism: a shocking case. *The American Journal of Forensic Medicine and Pathology*, **24**, 92–5.
246. Knight, B. H. (1997). *Forensic Pathology*, 2nd edn. London: Arnold.
247. Mitterschiffthaler, G., Berchtold, J. P., Anderl, P., & Unterdorfer, H. (1989). Total paradoxical air embolism during a routine obstetric procedure (cervical cerclage). *Der Anaesthesist*, **38**, 29–31.
248. Rouse, D. A. & Hargrove, R. (1992). An unusual case of gas embolism. *The American Journal of Forensic Medicine and Pathology*, **13**, 268–70.
249. Fatteh, A., Leach, W. B., & Wilkinson, C. A. (1973). Fatal air embolism in pregnancy resulting from orogenital sex play. *Forensic Science*, **2**, 247–50.
250. Neidhart, P. & Suter, P. M. (1985). Pulmonary bulla and sudden death in a young aeroplane passenger. *Intensive Care Medicine*, **11**, 45–7.
251. Bajanowski, T., West, A., & Brinkmann, B. (1998). Proof of fatal air embolism. *International Journal of Legal Medicine*, **111**, 208–11.
252. Klys, H. S., Salmon, A. P., & De Giovanni, J. V. (1991). Paradoxical embolisation of a catheter fragment to a coronary artery in an infant with congenital heart disease. *British Heart Journal*, **66**, 320–1.
253. Vascik, J. M. & Tew, J. M., Jr. (1982). Foreign body embolization of the middle cerebral artery: review of the literature and guidelines for management. *Neurosurgery*, **11**, 532–6.
254. Orlowski, J. P., Julius, C. J., Petras, R. E., Porembka, D. T., & Gallagher, J. M. (1989). The safety of intraosseous infusions: risks of fat and bone marrow emboli to the lungs. *Annals of Emergency Medicine*, **18**, 1062–7.
255. Sevitt, S. (1977). The significance and pathology of fat embolism. *Annals of Clinical Research*, **9**, 173–80.
256. Marshall, S. W., Runyan, C. W., Bangdiwala, S. I., *et al.* (1998). Fatal residential fires: who dies and who survives? *The Journal of the American Medical Association*, **279**, 1633–7.
257. McLoughlin, E. & Crawford, J. D. (1985). Types of burn injuries. *Pediatric Clinics of North America*, **32**, 61–75.
258. Scholer, S. J., Hickson, G. B., Mitchel, E. F., Jr., & Ray, W. A. (1998). Predictors of mortality from fires in young children. *Pediatrics*, **101**, e12.
259. Byard, R. W., Lipsett, J., & Gilbert, J. (2000). Fire deaths in children in South Australia from 1989 to 1998. *Journal of Paediatrics and Child Health*, **36**, 176–8.
260. Byard, R. W., Hanson, K. A., Gilbert, J. D., *et al.* (2003). Death due to electrocution in childhood and early adolescence. *Journal of*

Paediatrics and Child Health, **39**, 46–8.
261. Wick, R. & Byard, R. W. (2008). Electrocution and the autopsy. In *Forensic Pathology Reviews*, vol. 5, ed. M. Tsokos. Totowa, NJ: Humana Press, pp. 53–66.
262. Wick, R., Gilbert, J. D., Simpson, E., & Byard, R. W. (2006). Fatal electrocution in adults: a 30-year study. *Medicine, Science, and the Law*, **46**, 166–72.
263. Chien, C., Marriott, J. L., Ashby, K., & Ozanne-Smith, J. (2003). Unintentional ingestion of over the counter medications in children less than 5 years old. *Journal of Pediatric Child Health*, **39**, 264–9.
264. Campbell, T. A. & Collins, K. A. (2001). Pediatric toxicology deaths: a 10-year retrospective study. *The American Journal of Forensic Medicine and Pathology*, **22**, 184–7.
265. DiMaio, V. J. M. & Garriott, J. C. (1974). Lethal caffeine poisoning in a child. *Forensic Science*, **3**, 275–8.
266. Yamamoto, L. G., Wiebe, R. A., & Matthews, W. J. (1991). Toxic exposures and ingestions in Honolulu: I. A prospective pediatric ED cohort. *Pediatric Emergency Care*, **7**, 141–8.
267. Flanagan, R. J., Rooney, C., & Griffiths, C. (2005). Fatal poisoning in childhood, England and Wales 1968–2000. *Forensic Science International*, **148**, 121–9.
268. Hanzlick, R. (1995). National Association of Medical Examiners Pediatric Toxicology (PedTox) Registry Report 3. Case submission summary and data for acetaminophen, benzene, carboxyhemoglobin, dextromethorphan, ethanol, phenobarbital, and pseudoephedrine. *The American Journal of Forensic Medicine and Pathology*, **16**, 270–7.
269. Hanzlick, R. (1996). National Association of Medical Examiner's Pediatric Toxicology (PedTox) Registry. *Toxicology*, **107**, 153–8.
270. Jumbelic, M. I., Hanzlick, R., & Cohle, S. (1997). Alkylamine antihistamine toxicity and review of Pediatric Toxicology Registry of the National Association of Medical Examiners. Report for : alkylamines. *The American Journal of Forensic Medicine and Pathology*, **18**, 65–9.
271. Logan, B. K. & Gordon, A. M. (2005). Death of an infant involving benzocaine. *Journal of Forensic Sciences*, **50**, 1486–8.
272. Byard, R. W. (2002). Unexpected death due to infectious mononucleosis. *Journal of Forensic Sciences*, **47**, 202–14.
273. Byard, R. W., Riches, K. J., Kostakis, C., & Felgate, H. E. (2006). Diabetic ketoacidosis: a possible complicating factor in deaths associated with drug overdose – two case reports. *Medicine, Science, and the Law*, **46**, 81–4.
274. Sibert, J. R. & Routledge, P. A. (1991). Accidental poisoning in children: can we admit fewer children with safety? *Archives of Disease in Childhood*, **66**, 263–6.
275. Rfidah, E. I., Casey, P. B., Tracey, J. A., & Gill, D. (1991). Childhood poisoning in Dublin. *Irish Medical Journal*, **84**, 87–9.
276. Lacroix, J., Gaudreault, P., & Gauthier, M. (1989). Admission to a pediatric intensive care unit for poisoning: a review of 105 cases. *Critical Care Medicine*, **17**, 748–50.
277. O'Connor, P. J. (1983). Epidemiology of accidental poisoning in children. *The Medical Journal of Australia*, **2**, 181–3.
278. Pearn, J., Nixon, J., Ansford, A., & Corcoran, A. (1984). Accidental poisoning in childhood: five year urban population study with 15 year analysis of fatality. *British Medical Journal*, **288**, 44–6.
279. Reith, D. M., Pitt, W. R. & Hockey, R. (2001). Childhood poisoning in Queensland: an analysis of presentation and admission rates. *Journal of Paediatrics and Child Health*, **37**, 446–50.
280. Sibert, J. R., Craft, A. W., & Jackson, R. H. (1977). Child-resistant packaging and accidental child poisoning. *The Lancet*, **ii**, 89–90.
281. Byard, R. W., Markopoulos, D., Prasad, D., *et al.* (2000). Early adolescent suicide: a comparative study. *Journal of Clinical Forensic Medicine*, **7**, 6–9.
282. Gupta, S. K., Peshin, S. S., Srivastava, A., & Kaleekal, T. (2003). A study of childhood poisoning at National Poisons Information Centre, All India Institute of Medical Sciences, New

282. ... Delhi. *Journal of Occupational Health*, **45**, 191–6.
283. McAlpine, C. & Singh, N. N. (1986). Pica in institutionalized mentally retarded persons. *Journal of Mental Deficiency Research*, **30**, 171–8.
284. McAdam, D. B., Sherman, J. A., Sheldon, J. B., & Napolitano, D. A. (2004). Behavioral interventions to reduce the pica of persons with developmental disabilities. *Behavior Modification*, **28**, 45–72.
285. Sheahan, K., Page, D. V., Kemper, T., & Suarez, R. (1988). Childhood sudden death secondary to accidental aspiration of black pepper. *The American Journal of Forensic Medicine and Pathology*, **9**, 51–3.
286. Western, C., Bokhari, S., & Gould, S. (2008). Rapunzel syndrome: a case report and review. *Journal of Gastrointestinal Surgery*, **12**, 1612–4.
287. Barnes D. M. (1988). Drugs: running the numbers. *Science*, **240**, 1729–31.
288. Hueter, D. C. (1987). Cardiovascular effects of cocaine. *The Journal of the American Medical Association*, **257**, 979–80.
289. Coughlin, P. A. & Mavor, A. I. D. (2006). Arterial consequences of recreational drug use. *European Journal of Vascular and Endovascular Surgery*, **32**, 389–96.
290. Karch, S. B. & Billingham, M. E. (1988). The pathology and etiology of cocaine induced heart disease. *Archives of Pathology and Laboratory Medicine*, **112**, 225–30.
291. Simpson, R. W. & Edwards, W. D. (1986). Pathogenesis of cocaine induced ischemic heart disease. *Archives of Pathology and Laboratory Medicine*, **110**, 479–84.
292. Stenberg, R. G., Winniford, M. D., Hillis, L. D., Dowling, G. P., & Buja L. M. (1989). Simultaneous acute thrombosis of two major coronary arteries following intravenous cocaine use. *Archives of Pathology and Laboratory Medicine*, **113**, 521–4.
293. Egred, M. & Davis, G. K. (2005). Cocaine and the heart. *Postgraduate Medical Journal*, **81**, 568–71.
294. Rezkalla, S. H. & Kloner, R. A. (2007). Cocaineinduced acute myocardial infarction. *Clinical Medicine and Research*, **5**, 172–6.
295. Daniel, J. C., Huynh, T. T., Zhou, W., et al. (2007). Acute aortic dissection associated with use of cocaine. *Journal of Vascular Surgery*, **46**, 427–33.
296. Devlin, R. J. & Henry, J. A. (2008). Clinical review: major consequences of illicit drug consumption. *Critical Care*, **12**, 202.
297. McEvoy, A. W., Kitchen, N. D. & Thomas, D. G. T. (2000). Intracerebral haemorrhage and drug abuse in young adults. *British Journal of Neurosurgery*, **14**, 449–54.
298. Bowen, S. E., Daniel, J., & Balster, R. L. (1999). Deaths associated with inhalant abuse in Virginia from 1987 to 1996. *Drug and Alcohol Dependence*, **53**, 239–45.
299. Fosseus, C. G. (1991). Danger of inhaling trichloroethane. *South African Medical Journal*, 80, 629–30.
300. King, G. S., Smialek, J. E., & Troutman, W. G. (1985). Sudden death in adolescents resulting from the inhalation of typewriter correction fluid. *The Journal of the American Medical Association*, **253**, 1604–6.
301. Lorenc, J. D. (2003). Inhalant abuse in the pediatric population: a persistent challenge. *Current Opinion in Pediatrics*, **15**, 204–9.
302. McHugh, M. J. (1987). The abuse of volatile substances. *Pediatric Clinics of North America*, **34**, 333–40.
303. McBride, P. & Busuttil, A. (1990). A new trend in solvent abuse deaths? *Medicine, Science and the Law*, **30**, 207–13.
304. Wille, S. M. R. & Lambert, W. E. E. (2004). Volatile substance abuse: postmortem diagnosis. *Forensic Science International*, **142**, 135–56.
305. Garriott, J. & Petty, C. S. (1980). Death from inhalant abuse. *Clinical Toxicology*, **16**, 305–15.
306. Chao, T. C., Lo, D. S. T., Koh, J., et al. (1993). Glue sniffing deaths in Singapore: volatile aromatic hydrocarbons in postmortem blood by headspace gas chromatography. *Medicine, Science and the Law*, **33**, 253–60.
307. Klitte, Å., Gilbert, J. D., Lokan, R., & Byard, R. W. (2001). Adolescent suicide due to inhalation of insect spray. *Journal of*

Clinical Forensic Medicine, **8**, 1–3.
308. Troutman, W. G. (1988). Additional deaths associated with the intentional inhalation of typewriter correction fluid. *Veterinary and Human Toxicology*, **30**, 130–2.
309. Adgey, A. A. J., Johnston, P. W., & McMechan, S. (1995). Sudden cardiac death and substance abuse. *Resuscitation*, **29**, 219–21.
310. Rohrig, T. P. (1997). Sudden death due to butane inhalation. *The American Journal of Forensic Medicine and Pathology*, **18**, 299–302.
311. D'Costa, D. F. & Gunasekera, N. P. R. (1990). Fatal cerebral oedema following trichloroethylene abuse. *Journal of the Royal Society of Medicine*, **83**, 533–4.
312. Esmail, A., Meyer, L., Pottier, A., & Wright, S. (1993). Deaths from volatile substance abuse in those under 18 years: results from a national epidemiological study. *Archives of Disease in Childhood*, **69**, 356–60.
313. Al-Alousi, L. M. (1989). Pathology of volatile substance abuse: a case report and literature review. *Medicine, Science and the Law*, **29**, 189–208.
314. Parker, M. J., Tarlow, M. J., & Milne Anderson, J. (1984). Glue sniffing and cerebral infarction. *Archives of Disease in Childhood*, **59**, 675–7.
315. Steadman, C., Dorrington, L. C., Kay, P., & Stephens, H. (1984). Abuse of a fire extinguishing agent and sudden death in adolescents. *The Medical Journal of Australia*, **141**, 115–17.
316. Watson, J. M. (1978). Clinical and laboratory investigations in 132 cases of solvent abuse. *Medicine, Science and the Law*, **18**, 40–3.
317. Byard, R. W., Gilbert, J. D., & Terlet, J. (2007). Death associated with volatile substance inhalation: histologic, scanning electron microscopic and energy dispersive X-ray spectral analyses of lung tissue. *Forensic Science International*, **171**, 118–21.
318. Steffee, C. H., Davis, G. J., & Nicol, K. K. (1996). A whiff of death: fatal volatile solvent inhalation abuse. *Southern Medical Journal*, **89**, 879–84.
319. Flanagan, R. J. & Ives, R. J. (1994). Volatile substance abuse. *Bulletin on Narcotics*, **46**, 49–78.
320. Wick, R., Gilbert, J. D., Felgate, P., & Byard, R. W. (2007). Inhalant deaths in South Australia: a 20-year retrospective autopsy study. *The American Journal of Forensic Medicine and Pathology*, **28**, 319–22.
321. Byard, R. W., Chivell, W. C., & Gilbert, J. D. (2003). Unusual facial markings and lethal mechanisms in a series of gasoline inhalation deaths. *The American Journal of Forensic Medicine and Pathology*, **24**, 298–302.
322. Maruff, P., Burns, C. B., Tyler, P., Currie, B. J., & Currie, J. (1998). Neurological and cognitive abnormalities associated with chronic petrol sniffing. *Brain*, **121**, 1903–17.
323. Goodheart, R. S. & Dunne, J. W. (1994). Petrol sniffer's encephalopathy: a study of 25 patients. *The Medical Journal of Australia*, **160**, 178–81.
324. Gross, E. M. (1978). Autopsy findings in drug addicts. *Pathology Annual*, **13** (part 2), 33–67.
325. Syed, F. F. & Beeching, N. J. (2005). Lower-limb deepvein thrombosis in a general hospital: risk factors, outcomes and the contribution of intravenous drug use. *The Quarterly Journal of Medicine*, **98**, 139–45.
326. Green, H., James, R. A., Gilbert, J. D., Harpas, P., & Byard, R. W. (2000). Methadone maintenance programs: a two-edged sword? *The American Journal of Forensic Medicine and Pathology*, **21**, 359–61.
327. Byard, R. W., Gilbert, J., James, R., & Lokan, R. J. (1998). Amphetamine derivative fatalities in South Australia: is "Ecstacy" the culprit? *The American Journal of Forensic Medicine and Pathology*, **19**, 261–5.
328. Caldicott, D. G. E., Edwards, N. A., Kruys, A., *et al.* (2003). Dancing with "death": *p*-methoxyamphetamine overdose and its acute management. *Journal of Toxicology*, **41**, 143–54.
329. Byard, R. W., Rodgers, N., James, R. A., Kostakis, C., & Camilleri, A. (2002). Death and paramethoxy-amphetamine: an evolving problem? *The Medical Journal of Australia*, **176**, 496.
330. Rogers, P. D., Harris, J., & Jarmuskewicz, J. (1987).

Alcohol and adolescence. *Pediatric Clinics of North America*, **34**, 289–303.

331. Byard, R. W., Gilbert, J., James, R., & Lipsett, J. (1999). Pathological features of farm and tractor-related fatalities in children. *The American Journal of Forensic Medicine and Pathology*, **20**, 73–7.

332. Dunn, K. A. & Runyan, C. W. (1993). Deaths at work among children and adolescents. *American Journal of Diseases of Children,* **147**, 1044–7.

333. Fragar, L. J. (1996). Down on the farm: health and safety in Australian agriculture. *The Medical Journal of Australia*, **165**, 69–70.

334. Wolfenden, K. & Sanson-Fisher, R. (1993). Patterns of non-fatal farm injury in New England, NSW. *Australian Journal of Rural Health*, **1**, 3–10.

335. Byard, R. W., Gilbert, J., Lipsett, J., & James, R. (1998). Farm and tractor-related fatalities in children in South Australia. *Journal of Paediatrics and Child Health*, **34**, 139–41.

336. Mandryk, J. & Harrison, J. (1995). Work-related deaths of children and adolescents in Australia, 1982 to 1984. *Australian Journal of Public Health*, **19**, 46–9.

337. Salmi, L. R., Weiss, H. B., Peterson, P. L., *et al.* (1989). Fatal farm injuries among young children. *Pediatrics*, **83**, 267–71.

338. Swanson, J. A., Sachs, M. I., Dahlgren, K. A., & Tinguely, S. J. (1987). Accidental farm injuries in children. *American Journal of Diseases of Children*, **141**, 1276–9.

339. Byard, R. W. & Gilbert, J. D. (2004). Characteristic features of deaths due to decapitation. *The American Journal of Forensic Medicine and Patholgy*, **25**, 129–30.

340. Cameron, D., Bishop, C., & Sibert, J. R. (1992). Farm accidents in children. *British Medical Journal*, **305**, 23–5.

341. Holland, A. J. A., Roy, G. T., Goh, V., *et al.* (2001). Horse-related injuries in children. *The Medical Journal of Australia*, **175**, 609–12.

342. Barlow, B., Niemirska, M., Gandhi, R. P., & Leblanc, W. (1983). Ten years of experience with falls from a height in children. *Journal of Pediatric Surgery,* **18**, 509–11.

343. Grisoni, E. R., Hahn, E., Marsh, E., Volsko, T., & Dudgeon, D. (2000). Pediatric perineal impalement injuries. *Journal of Pediatric Surgery*, **35**, 702–4.

344. Byard, R. W., Haas, E., Marshall, D. T., Gilbert, J. D., & Krous, H. F. (2009). Characteristic features of pediatric firearm fatalities: comparisons between Australia and the United States. *Journal of Forensic Sciences*, **54**, 1093–6.

345. Lee, K. A. P. (2000). Injuries caused by animals. In *The Pathology of Trauma*, 3rd edn, ed. J. K. Mason & B.N. Purdue. London: Arnold, pp. 265–82.

346. Centers for Disease Control (1997). Dog bite-related fatalities: United States, 1995–1996. *Morbidity and Mortality Weekly Reports*, **46,** 463–7.

347. McCarty, V. O., Cox, R. A., & Haglund, B. (1989). Death caused by a constricting snake: an infant death. *Journal of Forensic Sciences*, **34**, 239–43.

348. Cohle, S. D., Harlan, C. W., & Harlan, G. (1990). Fatal big cat attacks. *The American Journal of Forensic Medicine and Pathology*, **11**, 208–12.

349. *The Book of Accidents: Designed for Young Children* (1830). New Haven, CT: S. Babcock.

350. Sacks, J. J., Sattin, R. W., & Bonzo, S. E. (1989). Dog bite-related fatalities from 1979 through 1988. *The Journal of the American Medical Association*, **262**, 1489–92.

351. Tsokos, M., Byard, R. W., & Püschel, K. (2007). Extensive and mutilating craniofacial trauma involving defleshing and decapitation: unusual features of fatal dog attacks in the young. *The American Journal of Forensic Medicine and Pathology,* **28**, 131–6.

352. Wiseman, N. E., Chochinov, H., & Fraser, V. (1983). Major dog attack injuries in children. *Journal of Pediatric Surgery*, **18**, 533–6.

353. Pinckney, L. E. & Kennedy, L. A. (1980). Fractures of the infant skull caused by animal bites. *American Journal of Roentgenology*, **135**, 179–80.

354. Wilberger, J. E. & Pang, D. (1983). Craniocerebral injuries from dog bites. *The Journal of the American*

Medical Association, **249**, 2685–8.

355. Boglioli, L. R., Taff, M. L., Turkel, S. J., Taylor, J. V., & Peterson, C. D. (2000). Unusual infant death: dog attack or postmortem mutilation after child abuse? *The American Journal of Forensic Medicine and Pathology*, **21**, 389–94.

356. Clark, M. A., Sandusky, G. E., Hawley, D. A., *et al.* (1991). Fatal and near-fatal animal bite injuries. *Journal of Forensic Sciences*, **36**, 1256–61.

357. Lauridson, J. R. & Myers, L. (1993). Evaluation of fatal dog bites: the view of the medical examiner and animal behaviorist. *Journal of Forensic Sciences*, **38**, 726–31.

358. Stiegler, D., Gilbert, J. D., Warner, M. S., & Byard, R. W. (2010). Fatal dog bite in the absence of significant trauma: *Capnocytophaga canimorsus* infection and unexpected death. *The American Journal of Forensic Medicine and Pathology*.

359. Byard, R. W., James, R. A., & Gilbert, J. D. (2002). Diagnostic problems associated with cadaveric trauma from animal activity. *The American Journal of Forensic Medicine and Pathology*, **23**, 238–44.

360. Byard, R. W., Gilbert, J. D., & Brown, K. (2000). Pathologic features of fatal shark attacks. *The American Journal of Forensic Medicine and Pathology*, **21**, 225–9.

361. Byard, R. W. (2004). An autopsy approach to shark attack victims. *Scandinavian Journal of Forensic Science*, **10**, 67–9.

362. Byard, R. W., James, R. A., & Heath, K. J. (2006). Recovery of human remains after shark attack. *The American Journal of Forensic Medicine and Pathology*, **27**, 256–9.

363. Green, H., Gilbert, J., James, R., & Byard, R. W. (2001). An analysis of factors contributing to a series of deaths caused by exposure to high environmental temperatures. *The American Journal of Forensic Medicine and Pathology*, **22**, 196–9.

364. Ohshima, T., Maeda, H., Takayasu, T., Fujioka, Y., & Nakaya, T. (1992). An autopsy case of infant death due to heat stroke. *The American Journal of Forensic Medicine and Pathology*, **13**, 217–21.

365. Bacon, C., Scott, D., & Jones, P. (1979). Heatstroke in well-wrapped infants. *The Lancet*, **i**, 422–5.

366. Krous, H. F., Nadeau, J. M., Fukumoto, R. I., Blackbourne, B. D., & Byard, R. W. (2001). Environmental hyperthermic infant and early childhood death: circumstances, pathologic changes and manner of death. *The American Journal of Forensic Medicine and Pathology*, **22**, 374–82.

367. Byard, R. W., Bourne, A. J., & James, R. (1999). Childhood deaths and cargo barriers in cars. *Journal of Paediatrics and Child Health*, **35**, 409–10.

368. Byard, R. W., Noblett, H., & Fotheringham, B. (2000). Automatic car locking and toddler entrapment. (Letter.) *Journal of Paediatrics and Child Health*, **36**, 521.

369. King, K., Negus, K., & Vance, J. C. (1981). Heat stress in motor vehicles: a problem in infancy. *Pediatrics*, **68**, 579–82.

370. Roberts, K. B. & Roberts, E. C. (1976). The automobile and heat stress. *Pediatrics*, **58**, 101–4.

371. Surpure, J. S. (1982). Heatrelated illness and the automobile. *Annals of Emergency Medicine*, **11**, 263–5.

372. Zhou, Y., Li, L., Liu, L., *et al.* (2006). Heat stroke deaths caused by electric blankets: case report and review of the literature. *The American Journal of Forensic Medicine and Pathology*, **27**, 324–7.

373. Byard, R. W., & Riches, K. J. (2005). Dehydration and heat-related death: sweat lodge syndrome. *The American Journal of Forensic Medicine and Pathology*, **26**, 236–9.

374. Fineschi, V., D'Errico, S., Neri, M., *et al.* (2005). Heat stroke in an incubator: an immunohistochemical study in a fatal case. *International Journal of Legal Medicine*, **119**, 94–7.

375. Whitman, S., Good, G., Donoghue, E. R., *et al.* (1997). Mortality in Chicago attributed to the July 1995 heat wave. *American Journal of Public Health*, **87**, 1515–18.

376. Hiss, J., Kahana, T., Kugel, C., & Epstein, Y. (1994). Fatal classic and exertional heat stroke: report of four cases. *Medicine, Science and the Law*, **34**, 339–43.

377. Mirchandani, H. G., McDonald, G., Hood, I. C., & Fonseca, C. (1996). Heat-

related deaths in Philadelphia – 1993. *The American Journal of Forensic Medicine and Pathology*, **17**, 106–8.

378. Shen, T., Howe, H. L., Alo, C., & Moolenaar, R. L. (1998). Toward a broader definition of heat-related death: comparison of mortality estimates from medical examiners' classification with those from total death differentials during the July 1995 heat wave in Chicago, Illinois. *The American Journal of Forensic Medicine and Pathology*, **19**, 113–8.

379. Donoghue, E. R., Graham, M. A., Jentzen, J. M., *et al.* (1997). Criteria for the diagnosis of heat-related deaths: National Association of Medical Examiners – position paper. *The American Journal of Forensic Medicine and Pathology*, **18**, 1–14.

380. Benz, J. A. (1980). Thermal deaths. In *Modern Legal Medicine, Psychiatry, and Forensic Science*, ed. W. J. Curran, A. L. McGarry, & C. S. Petty. Philadelphia, PA: F. A. Davis, pp. 268–304.

381. Luckstead, E. F. (1982). Sudden death in sports. *Pediatric Clinics of North America*, **29**, 1355–62.

382. Whitehead, F. J., Couper, R. T. L., Moore, L., Bourne, A. J., & Byard, R. W. (1996). Dehydration deaths in infants and young children. *The American Journal of Forensic Medicine and Pathology*, **17**, 73–8.

383. Ingham, A. I. & Byard, R. W. (2009). The potential significance of elevated vitreous sodium levels at autopsy. *Journal of Forensic and Legal Medicine*, **16**, 437–40.

384. Reuler, J. B. (1978). Hypothermia: pathophysiology, clinical settings and management. *Annals of Internal Medicine*, **89**, 519–57.

385. Ward, M. E. & Cowley, A. R. (1999). Hypothermia: a natural cause of death. *The American Journal of Forensic Medicine and Pathology*, **20**, 383–6.

386. Southwick, F. S. & Daglish, P. H. (1980). Recovery after prolonged asystolic cardiac arrest in profound hypothermia: a case report and literature review. *The Journal of the American Medical Association*, **243**, 1250–3.

387. Coe, J. J. (1984). Hypothermia: autopsy findings and vitreous glucose. *Journal of Forensic Sciences*, **29**, 389–95.

388. Preuss, J., Dettmeyer, R., Lignitz, E., & Madea, B. (2004). Fatty degeneration in renal tubule epithelium in accidental hypothermia victims. *Forensic Science International*, **141**, 131–5.

389. Luckstead, E. F. & Patel, D. R. (2002). Catastrophic pediatric sports injuries. *Pediatric Clinics of North America*, **49**, 581–91.

390. Maron, B. J., Poliac, L. C., Kaplan, J. A., & Mueller, F. O. (1995). Blunt impact to the chest leading to sudden death from cardiac arrest during sports activities. *The New England Journal of Medicine*, **333**, 337–42.

391. Durak, D., Fedakar, R., Eren, B., Saka, E., & Durak, V. A. (2005). Fatal blunt trauma of the larynx in a child. *Journal of Forensic Sciences*, **50**, 1199–200.

392. Fornes, P. & Lecomte, D. (2003). Pathology of sudden death during recreational sports activity: an autopsy study of 31 cases. *The American Journal of Forensic Medicine and Pathology*, **24**, 9–16.

393. Becker, J. M., Rogers, J., Rossini, G., Mirchandani, H., & D'Alonzo, G. E., Jr. (2004). Asthma deaths during sports: report of a 7-year experience. *The Journal of Allergy and Clinical Immunology*, **113**, 264–7.

394. Byard, R. W., James, R. A., & Gilbert, J. D. (2002). Childhood sporting deaths. *The American Journal of Forensic Medicine and Pathology*, **23**, 364–7.

395. Mori, T., Katayama, Y., & Kawamata, T. (2006). Acute hemispheric swelling associated with thin subdural hematomas: pathophysiology of repetitive head injury in sports. *Acta Neurochirurgica*, **96** (Suppl.), 40–3.

396. Proctor, M. R. & Cantu, R. C. (2000). Head and neck injuries in young athletes. *Clinics in Sports Medicine*, **19**, 693–715.

397. Byard, R. W. & Vink, R. (2009). The second impact syndrome. *Forensic Science, Medicine, and Pathology*, **5**, 36–8.

398. Giza, C. C. & Hovda, D. A. (2001). The neurometabolic cascade of concussion. *Journal of Athletic Training*, **36**, 228–35.

399. Webbe, F. M. & Barth, J. T. (2003). Short-term and long-term outcome of athletic closed head injuries. *Clinics in Sports Medicine*, **22**, 577–92.

400. McCrory, P. R. & Berkovic, S. F. (1998). Second impact

syndrome. *Neurology*, **50**, 677–83.
401. Schnadower, D., Vazquez, H., Lee, J., Dayan, P., & Roskind, C. G. (2007). Controversies in the evaluation and management of minor blunt head trauma in children. *Current Opinion in Pediatrics*, **19**, 258–64.
402. McCrory, P. (2007). Using a sledgehammer to crack a walnut: the modern management of concussion. *Injury Prevention*, **13**, 364–5.
403. Murphy, G. K. (1986). Therapeutic misadventure: an 11-year study from a metropolitan coroner's office. *The American Journal of Forensic Medicine and Pathology*, **7**, 115–19.
404. Graff, T. D., Phillips, O. C., Benson, D. W., & Kelly, E. (1964). Baltimore Anesthesia Study Committee: factors in pediatric anesthesia mortality. *Anesthesia and Analgesia*, **43**, 407–14.
405. Mancer, K. (1989). Death resulting from paediatric surgery and anesthesia. In *Paediatric Forensic Medicine and Pathology*, ed. J. K. Mason. London: Chapman & Hall, pp. 319–37.
406. Berry, F. A. (1981). Pediatric anesthesia. *Otolaryngology Clinics of North America*, **14**, 533–56.
407. Laroche, D., Lefrançois, C., Gérard, J.-L., *et al.* (1992). Early diagnosis of anaphylactic reactions to neuromuscular blocking drugs. *British Journal of Anaesthesia*, **69**, 611–14.
408. Reay, D. T., Eisele, J. W., Ward, R., Horton, W., & Bonnell, H. J. (1985). Investigation of anesthetic deaths. *Journal of Forensic Sciences*, **30**, 822–7.
409. Balaji, S., Oommen, R., & Rees, P. G. (1991). Fatal aortic rupture during balloon dilatation of recoarctation. *British Heart Journal*, **65**, 100–1.
410. Franciosi, R. A., Ellefson, R. D., Uden, D., & Drake, R. M. (1982). *Sudden unexpected death during central hyperalimentation. Pediatrics*, **69**, 305–7.
411. Karnak, I., Tanyel, F. C., Buyukpamukcu, N., & Hicsonmez, A. (1998). Esophageal perforations encountered during the dilation of caustic esophageal strictures. *Journal of Cardiovascular Surgery*, **39**, 373–7.
412. Vitiello, R., McCrindle, B. W., Nykanen, D., Freedom, R. M., & Benson, L. N. (1998). Complication associated with pediatric cardiac catheterization. *Journal of the American College of Cardiology*, **32**, 1433–40.
413. McBride, K. L., Pfeifer, E. A., & Wylam, M. E. (2002). Aortoesophageal fistula in a 13-yr-old girl: complication after nasogastric tube placement in the setting of right-sided aortic arch. *Pediatric Critical Care Medicine*, **3**, 378–80.
414. McKeating, J., Smith, S., Kochanck, P., *et al.* (1990). Fatal aortoesophageal fistula due to double aortic arch: an unusual complication of prolonged nasogastric intubation. *Journal of Pediatric Surgery*, **25**, 1298–300.
415. McWhorter, V., Dunn, J. C. Y., & Teitell, M. A. (2005). Aortoesophageal fistula as a complication of Montgomery salivary bypass tube. *Journal of Pediatric Surgery*, **40**, 742–4.
416. Byard, R. W., Bourne, A. J., Moore, L., & Little, K. E. T. (1992). Sudden death in infancy due to delayed cardiac tamponade complicating central venous line insertion and cardiac catheterisation. *Archives of Pathology and Laboratory Medicine*, **116**, 654–6.
417. Nadroo, A. M., Lin, J., Green, R. S., Magid, M. S., & Holzman, I. R. (2001). Death as a complication of peripherally inserted central catheters in neonates. *The Journal of Pediatrics*, **138**, 599–601.
418. Rogers, B. B., Berns, S. D., Maynard, E. C., & Hansen, T. W. R. (1990). Pericardial tamponade secondary to central venous catheterization and hyperalimentation in a very low birthweight infant. *Pediatric Pathology*, **10**, 819–23.
419. Akel, S. R., Haddad, F. F., Hashim, H. A., Soubra, M. R., & Mounla, N. (1998). Traumatic injuries of the alimentary tract in children. *Pediatric Surgery International*, **13**, 104–7.
420. Byard, R. W. & Gilbert, J. D. Potentially lethal complications of tracheostomy: autopsy considerations. *The American Journal of Forensic Medicine and Pathology*, **in press**.
421. Biederman, J. (1991). Sudden death in children treated with a tricyclic antidepressant. *Journal of the American Academy of Child and Adolescent Psychiatry*, **30**, 495–8.
422. Balduck, N., Otten, J.,

Verbruggen, L., *et al.* (1987). Sudden death of a child with juvenile chronic arthritis, probably due to indomethacin. *European Journal of Pediatrics*, **146**, 620.

423. Jacobs, J. C. (1967). Sudden death in arthritic children receiving large doses of indomethacin. *The Journal of the American Medical Association*, **199**, 182–4.

424. Lim, H. C. N., Nigro, M. A., Beierwaltes, P., Tolia, V., & Wishnow, R. (1992). Nitrazepam-induced cricopharyngeal dysphagia, abnormal esophageal peristalsis and associated bronchospasm: probable cause of nitrazepam-related sudden death. *Brain and Develoment*, **14**, 309–14.

425. Levene, S. & Bonfield, G. (1991). Accidents on hospital wards. *Archives of Disease in Childhood*, **66**, 1047–9.

426. Buchino, J. J., Corey, T. S., & Montgomery, V. (2002). Sudden unexpected death in hospitalized children. *The Journal of Pediatrics*, **140**, 461–5.

427. Bhootra, B. L. & Kitinya, J. (2005). Deaths from accidental steam inhalation during traditional therapy. *Journal of Clinical Forensic Medicine*, **12**, 214–17.

428. Murphy, S. M., Murray, D., Smith, S., & Orr, D. J. A. (2004). Burns caused by steam inhalation for respiratory tract infections in children. *British Medical Journal*, **328**, 757.

429. Steenkamp, V., Stewart, M. J., & Zuckerman, M. (2003). Death due to use of traditional medicines in Africa: a preventable cause of neonatal and infant mortality. (Letter.) *Journal of Pediatric Gastroenterology and Nutrition*, **36**, 294–5.

430. Byard, R. W., James, R. A., & Felgate, J. P. (2002). Detecting organic toxins in possible fatal poisonings: a diagnostic problem. *Journal of Clinical Forensic Medicine*, **9**, 85–8.

431. Ernst, E. (2003). Serious adverse effects of unconventional therapies for children and adolescents: a systematic review of recent evidence. *European Journal of Pediatrics*, **162**, 72–80.

432. Kostakis, C. & Byard, R. W. (2009). Sudden death associated with intravenous injection of toad extract. *Forensic Science International*, **188**, e1–5.

433. Byard, R. W. (2010). A review of the potential forensic significance of traditional herbal medicine. *Journal of Forensic Sciences*, **55**, 89–92.

434. Moore, D. A. & Moore, N. L. (1998). Paediatric enema syndrome in a rural African setting. *Annals of Tropical Paediatrics*, **18**, 139–44.

435. Walker, M., Warner, B. W., Brilli, R. J., & Jacobs, B. R. (2003). Cardiopulmonary compromise associated with milk and molasses enema use in children. *Journal of Pediatric Gastroenterology and Nutrition*, **36**, 144–8.

436. Peters, M., Bohl, J., Thomke, F., *et al.* (1995). Dissection of the internal carotid artery after chiropractic manipulation of the neck. *Neurology*, **45**, 2284–6.

437. Rutty, G. N., Byard, R. W., & Tsokos, M. (2005). The tsunami: an environmental disaster. *Forensic Science, Medicine, and Pathology*, **1**, 3–7.

438. Byard, R. W. (2004). The Bali bombing: a pathologist's perspective. *Scandinavian Journal of Forensic Science*, **10**, 17–19.

439. Byard, R. W., Cooke, C., & Leditsche, J. (2006). Practical issues involved in setting up temporary mortuaries after mass disasters. *Forensic Science, Medicine, and Pathology*, **2**, 59–61.

440. Byard, R. W., Farrell, E., & Simpson, E. (2008). Diagnostic yield and characteristic features in a series of decomposed bodies subject to coronial autopsy. *Forensic Science, Medicine, and Pathology*, **4**, 9–14.

441. Rutty, G. N., Watson, S., & Davison, J. (2000). DNA contamination of mortuary instruments and work surfaces: a significant problem in forensic practice? *International Journal of Legal Medicine*, **114**, 56–60.

第3部

意図的損傷

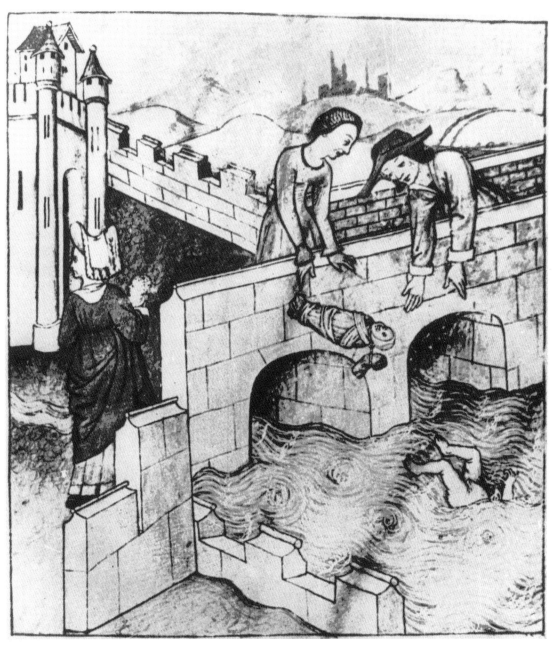

乳児殺を描いた16世紀の銅版画。母親が子どもをテベレ川に投げ、溺死させている。

第3章 虐待死、ならびに自殺

はじめに…110
死亡現場調査…113
鈍的外力による頭部外傷…117
 転落損傷　120
 損傷の徴候ならにメカニズム　124
  解剖学的考察　124
  生体力学的変化と細胞変化　124
  頭蓋内所見　126
  網膜出血ならびに眼損傷　128
 「乳幼児揺さぶられ症候群」　131
  「意識清明期」　136
  結　語　138
 頭部画像　138
皮膚軟部組織損傷…139
骨　折…146
胸腹部損傷…151
 胸部損傷　152
 腹部損傷　153
熱　傷…157
銃火器損傷（射創）…161
鋭器損傷…163
所見に乏しい虐待死、稀な虐待死、およびその他の虐待死…164
 飢餓、発育不全、ネグレクト　164
  基礎疾患としての器質的疾患　164
  薬毒物への慢性的暴露　165
  稀な代謝疾患　165
  飢　餓　165
 溺　死　167
 中　毒　167
 感　電　168
 故意の窒息　168
性虐待／性暴力被害…171
 定　義　172
 発生率　172
 事例の評価　172
  現場検証　172
  解剖学ならびに専門用語　172
  剖検時所見　173
 評価の際の問題点　174
  腐　敗　174
  正常変異とその誤解釈　174
 診察と記録　175
  コルポスコープ　175
  写真撮影　175
  サンプリング（証拠の採取）　175
 外性器肛門部損傷　177
  処女膜　178
  外陰部　179
  膣　179
  肛　門　179
  陰茎および陰嚢　179
 外性器肛門部外の損傷　179
  胸　部　180
  大腿、下肢　180
  口、口唇　180
  背　部　180
  皮　膚　180
 剖検時の特殊手技　180
  骨盤内容除去　180
 性感染症　180
 鑑別診断　181
  正常変異所見　182
   処女膜　182
   肛門周囲組織　182
  膣内異物　182
  尿道脱　182
  腫　瘍　182
  外陰膣炎　182
  皮膚疾患　182
  子宮内膜性出血　183
   外　傷　183
 女性器切除　184
医原性殺人…184
代理によるミュンヒハウゼン症候群…185
心肺蘇生にともなう損傷…190
 網膜出血　190
 肋骨骨折　191
 その他の損傷　192
宗教に関連する虐待（ritual abuse）…193
自　傷…194
「虐待と酷似する病態」…195
心　中（Murder-suicide）…197
自　殺…199
専門家証言…201

第 3 部　意図的損傷

赤子が泣き止まない、赤子が泣き止まない：
足を持って壁に叩きつけてしまえ、
赤子が泣き止まない

> Barn vil ikka teea, barn vil ikka teea:
> Tak ail leggen, slog an veggen,
> Barn vil ikka teea.

シェットランド諸島のわらべ唄
（古期ノルド語を翻訳）[1]

はじめに

　本章では、意図的損傷による死亡を取り扱っているが、成人期よりも小児・思春期により多く認められる状況や問題についてより多く論じている。子ども虐待の定義にはさまざまなものがあるが「両親や養育者により意図的になされる身体的・心理的・性的に不適切な取り扱いであり、子どもの心身の健康や健全な発達に負の影響を与えるもの」というものが一般的である。小児および若年成人の殺人は、年少の児に認められる、「大きく力の強い人物に対し抗うことが不可能な状況下で起きるもの」と年長の児に認められる、「成人期の殺人事件と同じ性質のもの」の 2 つに大別される [2]。前者の例としては鈍的外力損傷に起因する死亡、窒息死、飢餓やネグレクトによる死亡などが挙げられる（写真 3.1–3.3）[3]。その他に溺死も意図的行為による死因として挙げられるものであるが、これは従前新生児殺の方法として最も一般的であったものである。一方、年長の児は、銃火器や鋭器を用いて殺害されることがより多い傾向にある。もちろん年少児がこのような成傷器により殺害されることもありうる。致死的な虐待・ネグレクトにより死亡した乳幼児や小児の剖検所見は、ほとんど所見がなかったりあっても極めて軽微な所見のこともあれば、重篤な損傷を負っていたり、長期にわたりネグレクトされ続けた結果として、極めて明瞭な所見を呈していることもある。

　事故による損傷であるのか虐待による損傷であるのかの鑑別を試みる際には、多くの考慮すべき要因がある。例えば、特に乳児期においては、養育者から語られた病歴と臨床所見・画像所見が合致しないというのは、意図的損傷を強く示唆する要因である [4]。受傷時の状況を目撃した第三者の証言は、養育者が語った受傷状況の内容が確からしいのか虚偽であるのかを判断する上で、極めて重要である。他にも子どもの年齢や発達段階（子どもが発達的に、養育者の語ったような受傷機転で受傷しうるかどうか）、受傷後に受療行動を起こすまでのタイムライン、併存する損傷（特に受傷時期が異なると思われる損傷）の有無、子どもの栄養状況や清潔状況、などはいずれも損傷が事故によるのか虐待によるのかを鑑別する上で考慮すべき要因である。診断が困難な場合、子ども虐待専門医にコンサルトを求める必

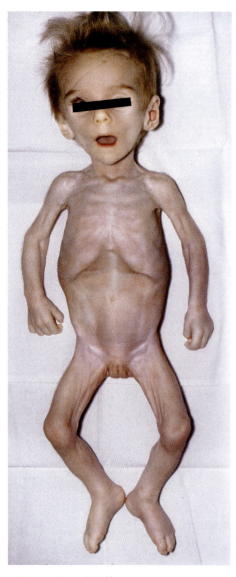

写真 3.1　著明な悪液質が認められた 1 歳女児。両親は、「本児が死亡した当日にも、特に問題は認めていなかった」と語った。本児の状態からは、致死的ネグレクトが示唆される。

第 3 章　虐待死、ならびに自殺

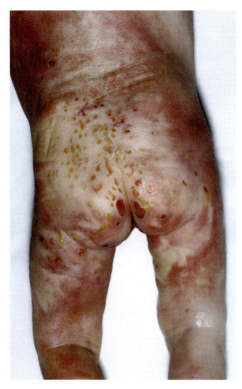

写真 3.2　致死的虐待／ネグレクトの被害児の、萎縮をともなう殿部。無数の伝染性膿痂疹をともなっていた。

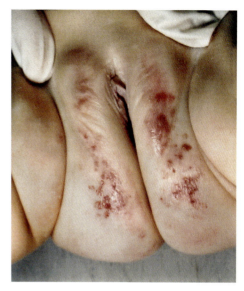

写真 3.3　おむつかぶれによる発赤。

要がある。虐待による損傷は、準夜帯や深夜帯などの通常は損傷をきたさないような時間に起きる傾向があり、養育者は受傷の状況をみていないと訴え、しばしば幼いきょうだいのせいであると申し立てられる［5］。上述の状況がすべて揃っていた場合には極めて虐待による損傷が疑わしいと判断されるが、その他のすべての可能性を考慮せずにそれらの状況のみをもって虐待による損傷との確定診断を行ってはならない。

　殺人により死亡するリスクは、乳児期（虐待としての乳児殺）ならびに10代後半（殺人事件としての思春期殺）に高い、という二峰性のパターンを形成している［6, 7］。虐待による乳児殺のパターンとしては、加害者は両親または養育者であり、鈍的外力による損傷、熱傷、ネグレクト、懲戒行為のエスカレートで死亡に至る場合が多い（冒頭のわらべ唄参照）［8］。乳児殺はしばしば衝動的なものであり、「武器」は素手であることが最も多い。2000～2001年のイングランドならびにウェールズでの子ども殺人の78％は、両親が主たる容疑者であったと報告

されている［9, 10］。

　思春期殺は年長児に起こるもので、加害者は同世代の知人・ギャング構成員のことが多く、銃火器損傷による死亡、刺殺、絞殺、車が利用された轢死が多い。加害者同士が共謀しての殺人であることが多く、被害児が強盗や薬物犯罪を犯している最中に殺害されることも多い。ただ、10代の暴行による死亡（致死的暴行）の状況や損傷所見には、極めて多様性がある［11］。

　殺人を含めたあらゆる子どもの死亡の発生率や原因というものは、子どもの年齢によっても異なるし、地域によっても異なるし、時代によっても異なるものである。例えば、1990年の米国における20歳未満の子どもの外傷死の比率は、殺人による死亡が12.8％、交通外傷死が47％、自殺が9.6％、溺死が9.2％であったと報告されている。数で表すと殺人は2899名であり、これは20歳未満人口10万人あたり4.1という比率である。一方2006年の調査によると、15～24歳の殺人による死亡は、全死亡の16.4％（5717名／3万4887名）であり、交通外傷死は30.8％（1万739名／3万4887名）、自殺は12.0％（4189名／3万4887名）、溺死は1.8％（616名／3万4887名）であったと報告されている。また、2006年の米国における小児や若年成人の殺人死の年齢別の比率は1万人あたり、0～4歳で3.43、5～9歳で0.76、10～14歳で1.17、15～19歳で

第3部　意図的損傷

表 3.1　致死的虐待の被害児に特徴的な徴候

全身徴候	身長が 3 パーセンタイル以上であるのに、体重が 3 パーセンタイル未満で皮下脂肪の減少をともなっている、胸腺の萎縮、脂肪肝、腹水を認める。胃内の食物残渣が認められない。かつ他の致死的疾病の合併が認められない──餓死
皮膚、皮下組織	手掌、足底、殿部：円形びらん──たばこ熱傷 会陰、殿部、手、足：液体熱傷──強制浸湯熱傷 手首、足首：挫傷と擦過傷──緊縛 口角：挫傷と擦過傷──猿ぐつわ 腰背部：挫傷と擦過傷──体罰 皮膚軟部組織損傷全般：パターン痕──ループコード痕、ヒール損傷、家庭用品傷、ベルト・バックル損傷、ハエ叩き痕、咬痕、指尖痕など
顔　面	口唇：挫傷──直達外力、強制的哺乳 口唇小帯、舌小帯：裂傷──直達外力、強制的哺乳 耳：血腫──直達外力 鼻中隔：血腫、偏位──直達外力 眼：血腫、前房出血、結膜下出血──直達外力
頭　部	頭皮：血腫──直達外力、毛髪の強制牽引（特に三つ編みをしていた場合） 脳：硬膜下出血──鈍的外力損傷
生殖器	処女膜、陰唇小帯：裂傷──直近の性暴力被害 外陰部：血腫──直近の性暴力被害 陰嚢、陰茎：血腫、浮腫──ねじり外力損傷生殖器全般：(1) 性病性疣贅、淋菌──過去の性暴力被害 (2) 咬傷、肛門裂傷、肛門括約筋の緊張低下──性暴力被害
胸　部	胸腔：血気胸──直達外力損傷
腹　部	腹腔：腸間膜裂傷、管腔臓器・実質臓器損傷──直達外力
骨	肋骨、頭蓋骨：骨折──直達外力損傷　　長幹骨：らせん骨折──ねじり外力損傷 骨全般 (1) 仮骨形成──以前の受傷歴の存在 (2) 骨幹端骨折──ジャーク損傷（引っ張られ・揺さぶられ損傷）

出典：Caffey [175]；McNeese & Hebeler [738]；Curran, McGarry, & Petty [739]；Spitz & Fisher [7-10]；and Zumwalt & Hirsch [383].

10.77、20 〜 24 歳で 16.32 と報告されている [13]。

　西欧諸国における 13 〜 19 歳の男児の殺人による死亡率は米国で突出しており、10 万人あたり 13 である。次に死亡率が高いオーストラリアとカナダにおける比率は 10 万人あたり 2.5 であり、以下フランス、オランダ、イングランドとウェールズ、スウェーデンと続くが、いずれの国々も死亡率は 10 万人あたり 0.5 以下である。すべての国で、この年代の女児の殺人死は男児に比し、より低い傾向にある。10 年間に及んで小児期死亡を調査したサウスカロライナの研究によると、60 名（12％）が殺人死であり、内訳としては頭部外傷（45％）、窒息・溺死（25％）、腹部・体幹部外傷（12％）、一酸化炭素中毒・熱傷（10％）、ネグレクト死・刺殺・中毒（8％）であった [14]。カナダ、オタワ市の東部オンタリオ小児病院からの重篤外傷事例の報告では、交通外傷と転落で 68％を占めていたが、虐待事例も 8％までを占めていたと報告されている [15]。一方で、Meel によって報告されている南アフリカのトランスカイ自治区での小児期死亡の調査 [16] では、64％が外傷による死亡であり、その内訳では刺殺が 22％、銃火器損傷死が 10％を占めており、だいぶ様相を異にしているといえよう。虐待死するリスクは生後 6 か月以下の乳児が最も高く、特に子どもへの暴力の前科のある若い男性が加害者になることが多い。英国のヨークシャーで実施された小児期殺人の研究では、父親か父親代わりの人物が加害者である割合はほぼ 3 分の 2 にまでのぼり、18.7％の事例では性的動機が殺害の引き金になっていたと報告されている [17]。致死的虐待のパターンや受傷機転について、表 3.1 に掲示した [18]。

　表 3.2 には 1990 年の米国疾病対策センター（CDC：Centers for Disease Control）の報告書が出典の、米国における小児期殺人の成傷器を示しているが、年少

表3.2 米国における20歳未満の殺人被害者の成傷器別の比率

道具	年齢			
	0〜4歳	5〜9歳	10〜14歳	15〜19歳
手・握り拳	50%	19%	75%	4%
銃火器	8%	39%	51%	67%
鋭器	5%	14%	16%	20%
鈍器	7%	2%	75%	4%
その他	30%	26%	18%	5%

出典：Division of Injury Control report [12].

児においては素手や握り拳が最も多い一方で、年長児やティーン・エイジャーでは銃火器が最も多いことがみてとれる。また別の2006年の報告では、15〜24歳の殺人死の84.4%が銃火器損傷によるものであったが、1〜4歳ではその割合は11.5%であったと報告されている [13]。

2001〜2002年にかけ、米国ではおよそ89万6000〜90万3000名の子どもが虐待を受けたと推測されているが、この比率は子ども1000人あたりおよそ12.3の割合である。なお同年の虐待による死亡数は1300名であった [19, 20]。バルチモア外傷センターにおける273名の致死的な小児外傷事例を検討した報告では、入院事例の8%が意図的外傷によるものであり、その内訳は40%が銃創、27%が刺創、33%が鈍の外力損傷であった、と報告されている [21]。しかし前述の通り、子ども殺人事例の殺害方法は、地域によりかなりの違いがあり [22-25]、例えばオーストラリアの研究報告では、意図的外傷による小児期死亡事例のうち、最も多い原因は頭部外傷であり、窒息死、絞殺と続く [26] が、一方でスイスで実施された16歳未満の小児期殺人の研究では、最多の原因は銃火器損傷による死亡であり、死亡事例の35%に及んでいたと報告されている [27]。

シアトル市内の2つの病院の救急部、ならびにキング郡の監察医務院を受診することとなった1歳未満の、事故による損傷被害児と虐待による損傷被害児の比較を行った研究報告 [5] では、非意図的損傷（事故）が意図的損傷（虐待）の15倍を占めていた。しかし虐待による損傷は、たいていが複数箇所損傷をきたしており、長期予後においても後遺障害を認める比率がより高かった。また、事故による損傷をきたした乳児の外傷重症度の平均スコアは1.6（0〜16）であったが、一方で虐待による損傷をきたした乳児の平均スコアは8.7（0〜33）であった。事故群においては、転落が最多の受傷機転であり、全事例の47%を占めていた。虐待群においては、養育者から申し立てられた受傷機転は、「ベッドまたはソファーからの転落」というものが最も多かった。また、交通外傷を除く事故事例では、重症例や致死例はほとんど認められていなかった。重症の頭蓋内出血、肋骨骨折、下肢骨折、腹部損傷、網膜出血といった症状は、虐待事例に極めて特徴的であった。

Marshall、Puis、Davidsonらの研究報告 [28] では、彼らの勤務する郡立病院で虐待・ネグレクト被害の包括的評価を行った382名の子どものうち、51%は性的に虐待されており、34%は身体的に虐待されており、15%にはネグレクトを受けていた所見が認められた、との報告がなされている。一般的に、身体的虐待のおよそ3分の2の事例では、父親・継父・母親の男性パートナーなど、男性が加害者であるとされているが、一方で加害者のうち女性ベビーシッターが6分の1以上を占めていたとのケースシリーズ報告もある [29]。別の研究では、虐待・ネグレクト被害の包括的評価を行った子どものうち性虐待被害児の頻度は15%にすぎなかったが、身体的虐待は55%、ネグレクトは21%の比率であったと報告されている。この研究では、加害者と思われる人物は、21%が父親、41%が母親であったと報告されており、最も頻度の高い損傷は挫傷であったとも報告されている [30]。

両親の薬物依存は子ども虐待と強い相関があり、薬物依存の両親の子どもはそうではない両親の子どもに比べて、ネグレクトされる比率が4.2倍、虐待により損傷を受ける比率が2.7倍に上昇するとされている。なお2007年の米国においては、12歳以上の違法薬物（マリファナ／ハッシシ、ヘロイン、コカイン、幻覚剤、処方向精神薬）の乱用者の数はおよそ1990万人と推測されている [31]。

死亡現場調査

致死的虐待を受けた乳児や小児は、死亡した現場

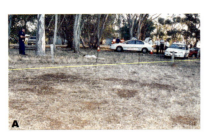 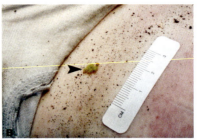

写真 3.4　警察の管理下にある犯罪現場。フェンス脇に幼女がうつぶせ状態で死亡していた（A）。死体安置所で実施された死体検案で、加害者の車のものと思われるカーペット繊維の塊（矢印）が発見された。茶色の塗装片も、被害児の体表面と死亡現場に存在していた（B）。

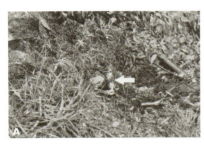 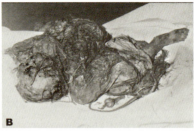

写真 3.5　ゴミ捨て場で、ゴミの中に隠すように遺棄されていた 10 歳男児。地面から足部が突き出ていたことで発見された（矢印）（A）。B は掘り起こされた遺体である。

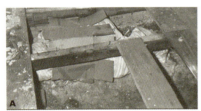 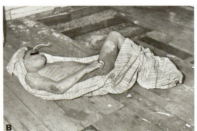

写真 3.6　床下（A）に、シートにくるまれボール紙の下に隠されていた少年の遺体（B）。

で発見される場合もあれば、隠蔽のために別の場所に移されている場合もあれば、現場では生存していて病院に搬送された後に病院で死亡する場合もある。子どもの年齢がどうであれ、全く予期せずに死亡した状態で発見され、検視によってそれが普通ではない疑わしい状況をともなっていると判断された場合、その事例は殺人である可能性があるとして、司法的対応がなされることとなる。死亡現場は慎重に保存され、死亡時の死体の置かれていた状況やその周辺の物質の配置状況は、記述と写真の両方ですべて記録がなされなければならない［32］。死亡現場は死因や死亡態様を決定する上で、極めて重要な情報を提供してくれるものである［33］。

死亡現場を統括する警察官が現場の境界を設定し、現場に入ることのできる入口を限定し、その入口を出入りする人物を把握できるようにし、実際に出入りをした人物を記録することとなるであろう。法医学者の役割は、損傷を評価し、暫定的な死因を決定し、可能ならば死亡時刻の推定を行うことに

ある。死亡現場はたいてい観察条件が不良であるため、遺体は死体安置所に移動し適切な照明下で評価を行い、証拠採取を行う際の損失の最小化を図る必要がある（写真 3.4）。特に遺体と死亡現場が第三者の DNA で汚染されないようにすることは、極めて重要である。

もし遺体が屋外に隠されていた場合、動物が捕食したことによる損壊を認めたり、DNA 採取が不可能なほど遺体の分解・腐敗が進んでしまっていることもある（写真 3.5–3.7）。遺体の分解は、自家融解（組織崩壊）と腐敗（細菌・微生物の活動による）により生じ、組織や器官の変性が引き起こされる。遺体の分解が生じてしまっている場合、皮膚は変色し表皮層が剝奪することで、もともと存在していた皮膚損傷や挫傷が不明瞭になったり、逆に健常であった皮膚部位を皮膚損傷や挫傷と誤診してしまう可能性が高まるなど、遺体の損傷所見の判断を正確に行うことが極めて困難になってしまう。ただし、何時間も水中に浸された状態であった遺体からも DNA

第3章　虐待死、ならびに自殺

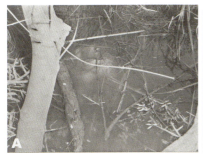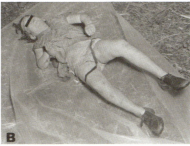

写真 3.7　川の脇で水中に沈んだ状態で発見された5歳女児（A・B）。溺水による死亡と診断された。

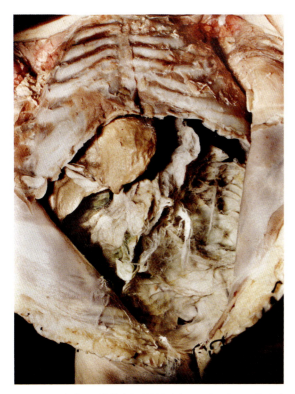

写真 3.8　内臓に死後防腐処理がなされていたことで、検案時の評価が困難であった年少男児の剖検時所見。防腐処理のためにトロッカーが挿入された痕跡を認め、内臓には防腐溶剤による失活効果が認められた。

が抽出可能であったとの報告例［34］もあり、雨風にさらされた遺体であっても、DNA採取のためのスワビングを行う価値は十分にある。他にも法医学的評価の妨げとなってしまう死後変化として、白骨化や加害者による防腐処理の実施が挙げられる（写真 3.8–3.10）。

内因性の組織崩壊だけではなく、死体に群がる動物や昆虫などの活動によっても、遺体の所見が大幅に変更されてしまうことがある。虫が好む湿潤環境でかつ虫にとって内部組織への侵入が容易であるため、幼生昆虫の活動というのは、損傷部や体腔開口部に集中する傾向にある。つまり、最も評価しなければならない部位がまずはじめに、修飾されてしまうのである。アリ、ゴキブリ、ヤスデといった昆虫は、皮膚の表皮層を剥奪させ、かつ血液の滲出を引き起こすため、擦過傷によく似た病変を作り出す（写真 3.11）［35, 36］。ラットやマウスのような動物の活動は手指や足指、鼻、耳などの先端部に集中し、対になった特徴的なかじり痕を形成するため、同定は比較的容易である。イエネコやイヌのようなより大型の動物は、皮膚や組織・器官を大きく損なうほどに消費してしまう（食べてしまう）可能性がある。射殺死体などの捜査で銃弾を捜索している場合、遺体を消費した（食した）可能性のある動物のレントゲン撮影を行うとともに、現場のフンの慎重な確認が必要となる。動物の消費によって遺体が白骨化してしまった場合、皮膚軟部組織損傷の検索はもはや不可能である。

死体が死後間もなく損傷部位から出血が認められている場合、遺体搬送の最中に被害者の血液によって加害者のDNAの採取が困難にならないように細心の注意を払う必要がある。遺体の顔面をタオルや布でくるむことで、損傷や焼却を受けた被害児の歯を保護することができる。また遺体の手足を紙袋などで覆うことで、遺体搬送中のコンタミネーションを防ぐことができる。遺体の衣服が破れていたり裂けている場合に、それが下部の損傷と関連していることもある。また下着がなくなっていたり、衣服が乱れている場合には、性暴力被害を受けた可能性が示唆される。このように遺体の衣服を検索することは重要であるが、剖検時に脱がせた衣服は菌や真菌の繁殖による損傷を防ぐために、保存する前に慎重に乾燥させる。なお保存にビニール袋を用いてはならない〔訳注：ビニール袋には吸湿性がないため〕。

死亡時刻推定：環境温と深部体温を用いた標準化

115

第 3 部　意図的損傷

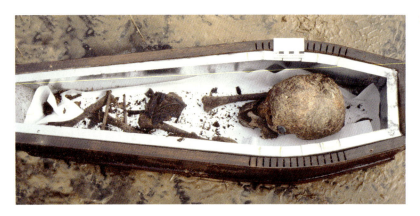

写真 3.9　埋葬され白骨化した乳児。特に乳児早期の場合、骨の崩壊と骨基質の消失が埋葬後に起こることがある。その場合、堀り返して評価しようとしても、多くの情報が失われてしまっている。

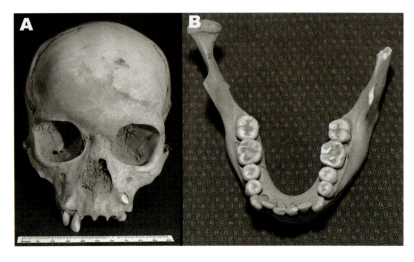

写真 3.10　南オーストラリア州では、埋葬の文化のなかったアボリジニの白骨化した遺体が発見されることは決して稀ではない。この写真の頭蓋骨と下顎骨は、およそ 12 歳の小児のものであると推察された。事件性がないことが確認された場合、遺体は土地所有者のもとに返され、適切に埋葬がなされることとなった。

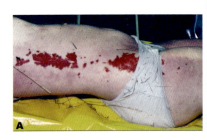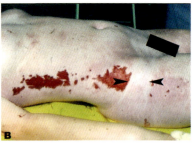

写真 3.11　郊外に遺棄されていた年少女児の遺体。側腹部にはっきりとした擦過傷が認められた（A）。これはアリとヤスデの活動により死後に形成されたものである。皮膚表皮層の剥奪は皮膚露出部に限局し、被覆部には認められていない（矢印）（B）。

ノモグラム（計算図表）をもとにした死亡時刻推定を行うことは、成人においてもしばしば容易ではない。また、死亡から検索までの間隔が長くなれば長くなるほど、より不正確になる［37］。また残念ながらこのようなノモグラムは乳幼児に転用することはできない。また乳幼児の場合、死斑や死後硬直といったパラメーターも成人に比し、あまり正確とはならない［38］。また性暴力被害が疑われる場合、直腸温測定のために温度計を挿入した際の直腸粘膜損傷を生じさせる可能性をなくすため、測定をしないことが望ましいこともある。

死後 30 分後より死斑が出現し始め、およそ 6 ～ 8 時間程度で固定すると教科書的には記載されているが、実際には大きな幅がある。また死後硬直は、乳児の場合、特に発熱が認められていた場合には、すみやかに始まるとされている。おそらく死後硬直を評価することが最も有用となるのは、死体発見時の体位と硬直状況が一致していない場合であり、この場合、死後のある時点で遺体が移動されたということが示唆される［39］。遺体から発見された昆虫を法医昆虫学的に評価することが、死亡時刻を決定する際に有用となることもある。例えば、ウジの

「年齢」を評価することで、死後最低どのぐらいの時間が経っているかを推定することができる。また遺体にたかっている昆虫種の構成（昆虫相遷移）も、死後時間を推定する一助となる。その他、腐敗や *tache noire*（遺体が開眼状態にあった場合の、眼球結膜の線状や帯状の乾燥性変色）などの死後変化の速度も、さまざまな要因で変化しうる。例えば *tache noire* は、死亡直前に著明な脱水状態であった場合、進行が促進される。また腐敗は周辺温度が高かった場合や、死者が生前発熱していたり敗血症であった場合や、コントロールされていない糖尿病に罹患していた場合には、促進されることとなる。

鈍的外力による頭部外傷

虐待は乳児期の頭蓋内損傷で最も多い原因であり、死亡率は6〜26％、後遺障害をきたす比率は31〜45％にのぼる。被害児はほとんどの場合2歳未満であり、比較的軽微な症状にとどまるものから深昏睡、死亡に至るものまで、神経学的障害の程度は幅広い［41, 42］。頭部外傷をきたした84名の乳児の検討では、頭蓋内出血やその他の重症頭蓋内損傷を認めた19名のうち18名までもが虐待の被害児であることが判明したと報告されている。なお残りの1名は、シートベルト未装着での交通外傷の被害児であった、とのことである［43］。合併症のない頭蓋骨骨折例を除外した場合、乳児期のすべての頭部外傷のうち64％が虐待によるものであり、重症例に限ると95％が虐待によるものであるとも報告されている［44］。

Duhaime らによる、100名の2歳未満の頭部損傷のケースシリーズ研究では、独自に作成したアルゴリズムに従って判断したところ、24名が虐待による頭部外傷であったと報告されている。うち8名では転落との説明がなされ、14名では何らの説明も得られなかったが、2名では養育者は自身の虐待行為を認めたとも報告されている［45］。このような事例で認めうる症状としては、原因不明の神経性障害、けいれん、無呼吸発作、乳幼児突発性危急事態（ALTE）、哺乳不良、傾眠、急速に進行する意識障害、水頭症、頭蓋内圧亢進などが挙げられる［46, 47］。頭蓋内損傷を認めた総計1655名の子どもの文献的検討では、個々の文献での診断基準が明確ではなかったなどの限界点はあるものの、無呼吸と網膜出血が虐待と強く相関していたと報告されており、それぞれの陽性的中率は93％ならびに71％であった［48］。

先に述べた2歳未満の100名の頭部外傷例のケースシリーズ検討では、虐待事例として、頭蓋顔面部の皮膚軟部組織損傷を2名に、硬膜内や硬膜外の血腫をともなわない頭蓋骨の線状骨折や陥没骨折を7名に、頭蓋骨の多発・星状（粉砕）骨折や頭蓋底骨折を2名に、頭蓋内出血を13名に、治癒後や治癒途中の長幹骨骨折の合併を9名に認めたと報告されている。また事故により頭蓋骨陥没骨折をきたした事例では、全例が4フィート（約120cm）以上の高さからの転落か、階段転落か、移動物体の激突によるものであったとも報告されている。また、転落による損傷事例で脳挫傷やくも膜下出血を認めた事例もあったが、全例が局所的なものであり、神経学的予後はいずれの事例も良好であったとのことである［45］。

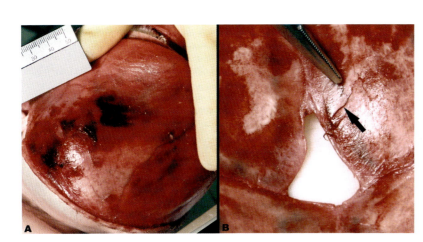

写真3.12　鈍的外力による帽状腱膜下血腫（A）を認めた生後6か月齢の女児。頭頂骨の大泉門直近に線状骨折をともなっていた（B）。

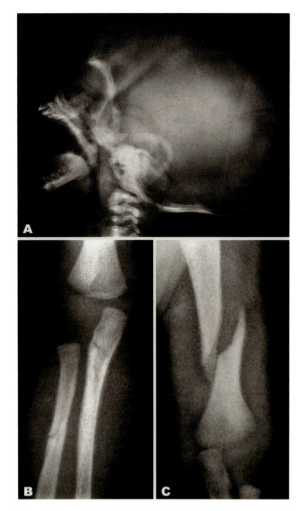

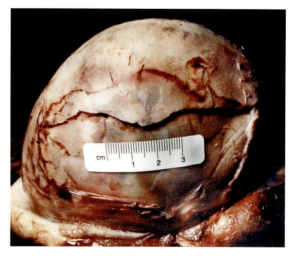

写真3.14　重度の鈍的外力による頭部外傷で死亡した生後3.5か月齢の男児の複雑性頭蓋骨骨折。合理的な受傷機転の説明は何ら得られなかった。

写真3.13　生後6週齢の男児に認めた頭蓋骨骨折（A）、橈骨骨折ならびに尺骨骨折（B）、左上腕骨のらせん骨折（C）。

事故による頭蓋骨骨折の事例では、骨折形態は線状骨折で、頭頂骨に生じる傾向にある（写真3.12）[49]。陥没骨折の場合はたいていが限局性の骨折であり、テーブルの角や小さく硬いおもちゃの上などの尖った物質の表面に転落したという受傷機転がある[50]。一方、虐待により生じる頭蓋骨骨折は多発する傾向にあり、複雑な分枝状の骨折で、陥没骨折をともない、骨折線の幅が3mmを超えていることもあり、頭頂骨だけではなくさまざまな部位に認められる傾向にある（写真3.13ならびに写真3.14）。後頭骨骨折や頭蓋底骨折は、特に虐待による骨折である可能性が高い[47, 51]。Meservyらは、頭蓋骨の多発骨折、左右両側に認める骨折、頭蓋縫合線をまたぐ骨折は、虐待のような相当に強い外力が働い

たと推察されるとの報告を行っている[52]。

　左右対称性の両側性頭蓋骨骨折は、子どもの頭が2つの硬い表面の物質に挟まれ圧縮された結果生じたものの可能性がある[49]。このような骨折は、養育者が子どもを抱いている際に転落し、養育者の体と床の間に挟まれた場合や、ドアを閉める際に子どもの頭が挟まれた場合に生じることもあれば、子どもの頭部を足で踏みつけた場合に生じることもある。事故によって左右の側頭骨に対称性に線状骨折が生じることもある。例えば、生後6週齢の乳児が2〜3フィート（約60〜90cm）の高さから投げ出され、後頭骨の正中部位をコンクリート製の床にぶつけた事例でこのような骨折をきたした、という症例報告がある。この事例は複数の第三者の目撃例があった事例で、骨折の他には頭蓋内損傷などは認められていなかったとのことである[53]。

　乳児期の頭蓋骨は柔らかいために、頭蓋冠に外力が加わった際に骨折をきたさずに変形をきたすこともある。またこの頭蓋骨の柔軟性により、乳児は銃弾や先の尖った物質による穿通損傷に脆弱である[54]。

　小児における硬膜下血腫は、出血性素因がある場合や脈管奇形のある場合、ならびに表3.3に一覧にした、自然出血や軽微の外力を契機に出血をしうる病態のある場合を除き、ほとんど常に外傷性である（写真3.15）[55]。生後3〜4週齢で硬膜下血腫が認められた場合、分娩時損傷の可能性も考慮しなくてはならない[56]が、十分に説明可能な病歴が

第3章 虐待死、ならびに自殺

表 3.3 小児や若年成人に硬膜下血腫をきたしうるその他の病態

中枢神経系
　動静脈奇形（AVM）
　動脈瘤
　くも膜囊胞
　髄膜炎

血液疾患
　凝固疾患／出血素因
　白血病
　播種性血管内凝固症候群（DIC）

代謝疾患
　グルタル酸尿症
　ガラクトース血症

周産期
　分娩時外傷

脳外科手術後

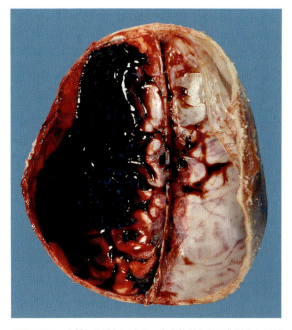

写真 3.15　頭部への殴打による、出血後間もない典型的な硬膜下血腫。

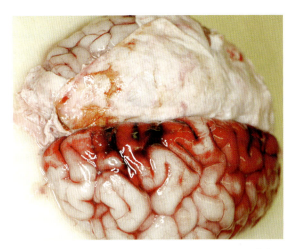

写真 3.16　古い硬膜下血腫由来のヘモジデリンによって黄色調に変色した硬膜。より新しい出血と推察されるくも膜下出血も認められる。

得られない場合、虐待により生じた可能性を常に考慮しなくてはならない［47, 57］。先に紹介した、Duhaimeらによる2歳未満の100名の頭部外傷のケースシリーズ検討では、虐待と判断された24名のうち13名に硬膜下血腫が認められていたが、事故と判断された76名のうち硬膜下血腫を認めたのはわずか3名であったと報告されている。なお、その3名はいずれもが交通外傷の事例であった［45］。虐待により重篤な頭部外傷を負ったが死を免れた子どもの神経予後は、一般的に不良である［58, 59］。被害児がしばらく生存した後に死亡した場合、剖検時に、硬膜下血腫の既往があった証拠所見として、硬膜にヘモジデリン沈着が確認されうる（写真3.16）。

脳実質内損傷や頭蓋内出血をきたした場合、凝固機能異常を続発する可能性があるため、虐待による頭部外傷が疑われる乳児が入院してきた場合に、できるだけ早期に凝固因子を含めた凝固機能のスクリーニング検査を実施することは、極めて重要である。特に、ACT（活性化全血凝固時間）やPT（プロトロンビン時間）の軽度延長は、しばしば認められる［60］。死亡前に凝固系検査が実施されていなかった場合、剖検時にビタミンK欠乏症の可能性を否定することは、もはや不可能である可能性もある。周産期に抗生剤による治療を受けた既往のある生後6か月未満の母乳栄養児は、特にビタミンK欠乏症に陥っているリスクが高い。出血性疾患の既往や家族歴の確認を行うことも極めて重要である［60］。ただ出血性素因を持つ子どもであっても虐待を受ける可能性があるということは、改めて強調しておきたい［61］。

被害児が病院で暫く生存した後に死亡した場合には、剖検による原因検索という観点からいうと、有利な点と不利な点の両面がある。有利な点としては、司法小児科医（虐待専門医）が院内プロトコルに従って、全身骨レントゲン撮影を含む各種画像検査や採血検査を包括的に行っていることが多い点が

第3部　意図的損傷

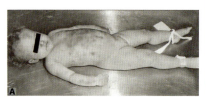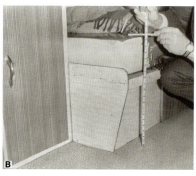

写真3.17　多発挫傷、肝裂傷、硬膜下血腫、肋骨ならびに鎖骨の骨折が認められた生後15か月齢の女児(A)。養育者からは、「低所からリノリウム敷の床に転落した」(B)と語られた。

挙げられる。法医学者にとって明らかに不利な点としては、受傷から死亡までの間に外科的治療を含むさまざまな医学的治療が加わっており、また低酸素性虚血性脳症の影響や播種性血管内凝固症候群(DIC)の影響が加わっているという点が挙げられる。これらの要因は、損傷の受傷時期推定や損傷の状態評価を極めて困難にする。

脳浮腫は被害児が何歳であれ、受傷後すみやかに出現し、頭蓋内圧を亢進させるとともに、頭部血流増加と組織浮腫によって頭蓋内の低酸素状態を惹起する［62, 63］。なお頭部外傷による脳損傷のメカニズムについては、第2章で詳述している。

転落損傷

致死的損傷が意図的なものであったか偶発的なものであったのかを鑑別する上で、剖検時に観察された所見と養育者が語った病歴とが合致しているか否かは、極めて重要な要因の1つとなる。虐待事例の場合、重篤な損傷を呈しているにもかかわらず、養育者が軽微な損傷の際にしばしば語られるような受傷機転を語ったり、剖検時に認めた損傷と合致させるために養育者が病歴を変遷させることはしばしばである。そのため剖検所見についての情報を養育者が得る前に、警察が養育者から聞き取りを行うことが有用である。養育者が転落したと説明した場合には、転落した際の状況について明確かつ詳細に聞き取り、転落したと説明された場所を詳細に調査する。例えば柔らかい砂の底面に転落した場合、硬いコンクリートの底面に転落した場合に比して、受ける損傷はだいぶ低減される可能性があり、転落したとされる底面の性状を評価することも重要である［64］。

家庭での低所転落と語られた文献報告や、病院や園庭・校庭における低所転落の文献報告や、ビルなどの高い建造物からの転落についての文献報告を比較することで、臨床的に有用な知見を得ることができる。Chadwickらは、「もし養育者の語る受傷機転を信ずるならば4フィート（約120cm）未満の高さから転落した際の死亡率は、10〜45フィート（約3〜15m）の高さから転落した場合の8倍にのぼる」と報告し、養育者の説明する受傷機転の信頼性の乏しさを明確に説明した［65］。4フィート（約120cm）未満の高さから転落死した小児事例では、養育者が虚偽の説明を行っており、語られた低所転落以上の何らかの受傷機転が加わっていることは明らかである。そのような低所転落で致死的経過をたどりうるとみなすことは、「ソファーに座ることは自殺行為である」といっているのと同じことになる（写真3.17）。CollinsとNichols［14］、Feldmanら［66］は、彼らが経験した一連の虐待事例のほとんどで、養育者は「低所転落による」と語った、もしくは何らの受傷機転も語ることができなかった、と報告している。

この領域の文献を評価する上で最も大きい問題の1つとして、文献によっては事例の検討が十分でないこと、ならびにすべての事例で正式な司法調査がなされているわけではなく、病歴聴取も不十分で明確でないという点が挙げられる。そのため、個々の報告によってそれぞれ異なる結論が出され、時に矛盾が生じてしまっていることもある。

多くの研究者は、10フィート（約3m）未満の低所転落で死亡した事例は皆無であったと報告している。そのような低所転落事例の研究報告例としては家庭内、病院のベッド・高椅子・二段ベッド・ショッピングカート・校庭の遊具からの転落事例などさまざまな報告がある。これらの報告ではいずれ

第 3 章　虐待死、ならびに自殺

表 3.4　小児期の低所転落事故の研究報告のまとめ

参考文献	事例数	年齢	場所	高さ	頭蓋骨骨折	後遺障害を認めた事例数	死亡数
Chadwick と Salerno [68]	338 名	6 歳以下	自宅、保育所内、ビル内	（記載なし）	0 名	0 名	0 名
Lyons と Oates [71]	207 名	6 歳以下	病院のベッド、ベビーベッド	25〜54 インチ（約 60〜135cm）	1 名	0 名	0 名
Macgregor [72]	85 名	14 歳未満	ベッド、二段ベッド	（記載なし）	0 名	0 名	0 名
Mayr ら [73]	103 名	生後 7〜30 か月	ハイチェアー	（記載なし）	16 名	0 名	0 名
Selbst, Baker, Shames [75]	68 名	平均 5.12 歳	二段ベッド	（記載なし）	1 名	0 名	0 名
Smith ら [76]	36 名	10 歳以下	ショッピングカート	（記載なし）	5 名	0 名	0 名
Tarantino, Dowd, Murdock [77]	167 名	生後 10 か月以下	ベッド、ソファー	4 フィート（約 120cm）以下	12 名	0 名	0 名
Warrington と Wright [78]	2554 名	生後 6 か月以下	ベッド、ソファー	（記載なし）	＜1％名	0 名	0 名

表 3.5　小児期の階段転落損傷

参考文献	事例数	年齢	頭蓋内出血／脳挫傷事例数	頭蓋骨骨折	後遺障害をきたした事例数	死亡数
Chiaviello, Christoph, Bond [80]	69 名	5 歳未満（平均 2 歳）	3 名（4％）	5 名（7％）	0 名	0 名
Joffe と Ludwig [81]	363 名	19 歳未満	0 名	6 名（1.7％）	0 名	0 名

　も頭蓋骨骨折をきたした事例は稀であり、死亡例は皆無であったと報告されている［67–78］（表 3.4）。Chadwick らによる最新の文献レビュー報告では、低所転落での致死率は、子ども 100 万人あたり年間 1 人以下であると結論づけられている［79］。また、明確な第三者目撃があり信頼性の高い保育園における低所転落で、死亡した事例は皆無であったとも報告されている。

　小児における階段転落損傷につき報告した 2 つの文献において、死亡事例は確認されていない（表 3.5）［80, 81］。Chiaviello、Christoph、Bond によるケースシリーズ報告では事例の 7％に、Joffe と Ludwig によるケースシリーズ報告では事例の 1.7％に頭蓋骨骨折が認められていたが、後遺障害を残した事例は皆無であった。頭蓋骨骨折をきたした事例を含む重症事例のほとんどは、子どもを抱いて階段を降りていた際に転落させてしまった事例であった。Jofle と Ludwig によると、損傷の重症度と階段の段数との間には相関関係は認められなかったとのことである。彼らは、階段転落損傷の場合、転落時の最初の衝突エネルギーは軽度から中等度止まりであり、以降のステップを落ちていく際に加わる衝突エネルギーは段数が多かろうと個々には損傷をきたすほどではないため、同じ高さの転落損傷に比し、より軽症の損傷にとどまると推察し、「多発性で重症の体幹部損傷、四肢損傷をきたしている小児の受傷機転として、『階段から転落した』と語られた場合には、別の受傷機転による損傷を疑う必要がある」とのコメントを行っている。ただもちろん、階段の構造が急峻で、その一番上の段から子どもが落ちた、というような場合には、このコメントが該当しないこともありうる。

第3部　意図的損傷

表3.6　高所転落事例の研究報告のまとめ

参考文献	事例数	年齢	転落高	記載があった事例での転落場所	致死例における転落高	死亡数
Barlow ら [82]	61名	＜16歳	1〜6階	ビル	3階以下で死亡例なし	14名
Keogh ら [88]	91名	＜16歳	6〜100フィート（1.8〜30m）	ビル、木、遊具	4.5m未満で死亡例なし	5名
Musemeche ら [85]	70名	≦15歳（平均5歳）	≧10フィート(3m)（1〜17階）	ビル、フェンス	なし	0名
Roshkow ら [83]	45名	≦12歳	1〜6階	ビル	2階以下で死亡例なし	2名
Williams [84]	106名	＜3歳	≦70フィート（21m）	ビル	12m以下で死亡例なし	1名

　ビルなどの高い建造物から転落した子どもの報告は、転落時の高さと致死率との相関性を考察する上で非常に有益である（表3.6）。ビルの1〜6階から転落した61名の子どものケースシリーズ報告があるが、3階以下の高さから転落した子どもは全例が生存したが、4階からの転落では20％、5階からの転落では30％、6階からの転落では83％が死亡した、と報告されている [82]。同様に、Roshkow らはビルの1〜6階から転落した45名の12歳未満の子どもの研究報告を行っている [83] が、2名の子どもが死亡していたが、1名は3階から、もう1名は5階からの転落事例であった。ただし死因は誤嚥性肺炎と肺動脈塞栓症といった医学的合併症であったとも報告されている。3歳未満の第三者目撃のある転落事故事例、計106名を検討した報告では、最も高いところからの転落事例では70フィート（約21m）の高さから転落していたが、死亡した事例はその70フィートの高さからの転落事例1名のみであった [84]。Musemeche らによって報告された、最低10フィート（約3m）以上の高さのビルから転落した、平均年齢5歳の子どもの研究では、死亡事例は皆無であった [85]。78％の子どもはビルの1階もしくは2階からの転落であった。3名の子どもに後遺障害が残り、リハビリテーションが必要となったとも報告されている。また損傷は頭部と上肢に集積する傾向があったが、このことは、子どもは転落した際に頭から落ちること、ならびに手を伸ばして防御しようとすることを示唆している、とも報告されている。また別の、ビルの1〜8階から転落した66名の子どものケースシリーズ報告では、2名の子どもが死亡していたが、2名ともに4階からの転落事例であった [86]。他にも4階から転落した子どもが2名いたが生存しており、また8階から転落した1名の子どもも生存していた。なお生存した64名はすべて後遺障害を残すことなく退院した、とのことである。

　Lehman と Sconfield は窓から転落した93名の子どもと、非常階段やバルコニーや屋根から転落した58名の子どもについての研究報告を行っている [87]。70％を超える事例は2階の窓から転落したケースであったが、3分の2の子どもは少なくとも1箇所以上の骨折をともなっており、30％を超える事例は集中管理を要したが、死亡率はわずか0.7％であったと報告されている。Keogh らは6〜100フィート（1.8〜30m）の高さから転落した16歳未満の91名の子ども事例の検討を行っているが、死亡したのは15フィート（4.5m）以上の高さから転落した事例のうちの5名のみであったと報告している [88]。このように子どもは相当程度の高さから転落しても死亡を免れることが少なくない。なお小児において頭蓋骨骨折は必ずしも重篤な中枢神経系損傷をともなうわけではない、ということはよく知られている（表3.4）。

　養育者から低所からの転落と申し立てられた事例において死亡事例が多いということは、これまでさまざまな研究者から報告されてきた（表3.7）。しかしそれらの「事故」とされている報告例は、たいていは詳細について記載がされておらず、重要な情報は欠如しており、安易に結論が下されているといわざるをえない。Adesunkanmi、Oseni、Bodru は10

第 3 章 虐待死、ならびに自殺

表 3.7 低所転落での死亡事例の研究報告のまとめ

参考文献	事例数	年齢	高さ	事故による死亡数	補足
Adesunkanmi ら [89]	305 名	（記載なし）	≦ 10 フィート（3m）	2 名	転落した高さ、転落底面の性状、目撃者の有無のいずれも記載なし
Chadwick ら [65]	100 名	（記載なし）	≦ 4 フィート（1.2m）	7 名	7 名すべてが虐待死と思われる。第三者の目撃なし。5 名に陳旧性骨折や外陰部損傷の併発を認めている
Murray ら [92]	92 名	平均 4.9 歳	< 15 フィート（4.5m）	3 名	15 フィート以上の高さからの転落事例 72 名を加えた 164 名中、11 名に多発性の陳旧性骨折や急性・慢性硬膜下血腫、網膜出血を認めている。目撃者の有無の記載なし
Reiber [93]	19 名	≦ 5 歳	≦ 5 〜 6 フィート（1.5 〜 1.8m）	2 名	養育者の語った病歴を裏づける記載なし
Wang ら [91]	729 名	< 15 歳	< 15 フィート（4.5m）	4 名	転落底面の性状の記載なし。養育者の語った病歴を裏づける記載なし

フィート（約 3m）以下の高さから転落した 305 名の子どものケースシリーズ検討を行い、2 名（0.7%）の死亡例が認められた、と報告している［89］。ただし彼らの報告には、転落した高さ、転落した際の底面の性状、そして第三者の目撃があったかどうかの記載はなかった。Hall らは走っている際に転倒、もしくは 3 フィート（約 90cm）以下から転落して死亡した、18 名の子ども（平均 2.4 歳）事例を報告している［90］。うち 9 名では医療機関を受診するまで 4 時間以上の間隔が開いており、その理由に関しての明確な説明もなく、虐待による損傷の可能性が否定しえない。さらには、入院前後の記録は検証されておらず、個々の事例の詳細については報告に記載されていない。Wang らは、15 歳未満の 729 名の転落事例の研究報告を行っている［91］が、15 フィート（約 4.5m）未満の高さからの転落で 4 名の死亡例があった（致死率 1%）とのことであるが、転落時の高さの詳細や、転落底面の性状については何も記載されていない。

Murray らは 15 フィート（約 4.5m）未満の高さから転落した 92 名の子ども（平均 4.9 歳）を検討し、3 名が死亡していたとの報告を行っている［92］。11 名の子どもには虐待の証拠所見が認められたと報告されているが、死亡した 3 名が虐待されていたか否かは記載されていない。さらに、死亡事例が転落した底面の性状についても記載されておらず、目撃者の有無についても記載されていない。また、1.5 〜 1.8m 以下の高さから転落して死亡したとされた 19 名に対して再調査した結果、うち 14 名が虐待死であったことが判明し、3 名は不詳死であり、事故であったと判断したのは 2 名のみであった、との研究報告もある［93］。事故死とされた事例は生後 17 か月の事例と生後 21 か月の事例で、前者はロッキングチェアーからの後方転倒事例で、後者は二段ベッドからの転落事例であった。いずれの事例も転落時の詳細や、神経学的所見の詳細については、記載がなかった。

Plunkett は、プラットホームやはしごや遊具から転落死した 18 名の小児についての報告を行っている［94］。死亡児は 1 〜 13 歳で、消費者製品安全委員会のデータベースから同定されたが、転落した高さは 0.6 〜 3m であったと記載されている。18 名のうち 10 名までもが、虐待による頭部外傷の好発年齢でもある 1 〜 5 歳に集中していたが、剖検が実施されていたのはうちわずか 5 名のみであった。剖検が実施された事例では著明な損傷所見が確認されている（2 名には重度の硬膜下血腫が、1 名には硬膜外血腫が、1 名には両側性の薄い硬膜下血腫が、そして 1 名には左前頭骨・頭頂骨の複雑性骨折と硬膜外血腫・硬膜下血腫とコントラクー損傷〈対側脳挫傷〉が認められていた）。5 歳以下の死亡例 10 名のうち 5 名で目撃者はおらず、生後 23 か月未満の事例では目撃者は皆無であった。残念ながらすべての事例で転落時の正確な高さは不明であった。さらに、この研究

で Plunkett は転落時の高さを「転落開始時の、地面から最も近い体の部位までの距離」と定義していた [94] が、Schaber らは、転落の際の高さの評価は、「転落開始時の、地面から頭部までの距離」としなければならないと指摘している [95]。死亡事例にはブランコからの転落例も含まれていたが、このような事例の場合、加速力という別の要因も加わっている。このような研究上の限界の多さから、この Plunkett の研究で得られたデータからは、子どもの低位転落事故が致死的となりうるかや、転落直後から症状を呈するかについて、何らも意味のある結論を導き出すことはできない。常識的には重篤な一次性脳損傷が生じるのは、相当程度の外力が及んだ結果のはずである。なお、乳児の工学実験モデルの発展は、人形はあくまで人形であるという批判はさておき、低所転落時に頭蓋骨骨折を引き起こす角加速度や外力の程度を測定する方法の開発につながる可能性がある [96]。

損傷の徴候ならびにメカニズム

解剖学的考察

さまざまな要因によって、乳幼児期には脳損傷が生じやすい。乳幼児の頭蓋骨は薄く柔らかく、また平坦で滑らかであり、成人の頭蓋骨に特徴的な隆起を欠いている。そのため脳が動いた際に抵抗が働きにくい [97]。また成人と異なり、頭蓋骨は骨が癒合しておらず、頭蓋骨を構成する個々の骨が脆弱な組織で結合している状態にある [98]。また髄鞘化が進んでおらず、脳の水分含有率が高く柔らかで、神経ニューロンのネットワーク化も進んでいない。体に比し頭部は不相応に重く（成人の頭部重量が体重の 2 〜 3％であるのに対し、乳幼児期には体重の 10 〜 15％を占める）、頸部の筋肉も相対的に弱い。そのため頭部に揺さぶりのような加速度減速度運動が加えられた場合に、頭部や脳が過度に移動してしまいやすい。また脳脊髄液量が成人に比し多い。このような特徴から乳幼児の脳は、回転性外力（脳の重心を中心にして回転する外力）や角度性外力（脳外を中心にして回転する外力）に起因する剪断外力性損傷に極めて脆弱である [97, 99]。

生体力学的変化と細胞変化

頭部外傷は、直達外力が作用して生ずる場合もあれば、直達的な外力が働かなくとも生ずる場合もある（もちろん、その両者がともなっている場合もある）。直達性の外力は、通常外力が及んだ直下に、頭皮裂傷、頭蓋骨骨折、硬膜外血腫、限局性硬膜下血腫／くも膜下血腫、脳実質の挫傷／裂傷といった局所性の損傷を引き起こす。直達外力性の脳挫傷は衝側脳挫傷（クー損傷）と呼ばれ、一方、外力の及んだ反対側に生じた非直達外力性の脳挫傷は対側脳挫傷（コントラクー損傷）と呼ばれる。クー損傷とコントラクー損傷が生じることは 4 歳未満では極めて稀である。いわゆる「骨折脳挫傷（fracture contusions）」と呼ばれる頭蓋骨骨折部位直下に生じる脳挫傷も、4 歳未満で認めることは極めて稀である [100]。

非直達外力性の損傷は、頭部への直接的な打撃が加わることなしに、頭部に加速度減速度運動が作用した結果生ずる。このタイプの損傷は、(i) 脳が動くことで頭蓋骨・硬膜との位置関係がずれ、架橋静脈が剪断される、(ii) 脳自体にさまざまなベクトルの外力が働き、脳が部分部分でさまざまな方向に移動する、という 2 つの直接的なメカニズムに基づき生ずる。

原因は何であれ外傷をきたした場合、フリーラジカルの生成や損傷細胞へのカルシウムの流入により、脳血流量の変動をともなう二次性の低酸素血症や脳浮腫、脳虚血が惹起され、それにより脳組織にさらなるダメージが引き起こされることとなる [101]。脳の外傷に対しての反応のというものは、(i) 損傷による直接的な組織ダメージ、(ii) 充血をともなう脳血流の自律性の変化や頭蓋内圧亢進、ならびにその結果生じる低酸素血症、(iii) 構造レベルではなく細胞レベルの代謝バランス変化によるエネルギー需要の亢進（その結果、わずかな血流低下でさえも、脳にダメージが生じうることとなる）、などが互いに関与し合う非常に複雑なものである [102]。たとえ細胞自体が死に至っていなくとも、(iii)で示したような細胞膜の変化というものも、神経学的予後を決定づける上で同程度に重要な意味を持つのである。

頭部外傷を引き起こす外力は、主に並進性外力と回転性外力である。例えばベッドやおむつ交換台から転落した際に生じる並進性外力は、脳の重心部分の直線的な移動を引き起こすこととなるが、比較的

有害性の低いものである［97, 101］。回転性外力とは、脳の重心を中心とした脳の回転を引き起こすものであり、角度性外力とは脳と脳幹部の接合部分を中心とした脳の回転を引き起こすものである［97, 101, 103］。脳組織は、ミエリン、神経細胞、グリア細胞の含有比の違いにより、部位によってその密度に違いがある（例えば、神経核部位と白質路の組織密度は全く異なっている）。そのような密度の異なる脳部位に回転性外力や角度性外力が加わった際に、各々異なる方向に力が向かうことで剪断外力が働くこととなるが、その結果びまん性軸索損傷（DAI）や血管裂傷を含む、剪断外力性損傷が引き起こされることとなる［97, 103］。大脳の皮質白質接合部、ならびに脳深部の白質灰白質接合部、そして脳梁、中脳脚、小脳脚といった左右の脳がつながる脳構造の正中部は、角加速度減速度運動による負荷が加わった際に損傷を受けるリスクが最も高い［97］。脳と頭蓋骨がずれた運動を起こす状態になるような強い角加速度減速度運動は、架橋静脈の裂傷を引き起こし、硬膜下血腫を引き起こすこととなる［101, 103］。なお、頭蓋骨と脳と間に生じる初期加速度の差異は、「減速性遅延（deceleration lag）」と呼称されている［104］。

静的負荷と動的負荷という 2 種類の負荷は、各々異なるタイプの頭部外傷を引き起こす。静的負荷というものは、例えばエレベーターのドアが閉まる時に頭が挟まれてしまった際にかかるような、頭蓋骨を圧縮するような負荷である。頭部にかかる力がよほど強いものでない限り、静的負荷というものは損傷を引き起こさないか、引き起こしたとしても軽微なものである［100］。対照的に動的負荷というのは、剪断性外力のように、外力が急速にかかることに特徴づけられるものであり、脳に急速な変形を生じさせ、より損傷をきたしやすい負荷ということができる［99, 101］。動的負荷は、衝撃性の負荷の場合もあれば、衝突性負荷の場合もある。衝撃性負荷とは接触をともなわない、鞭打ちのような加速／減速による負荷であり、外力は頸部を伝わり伝播される。一方衝突性負荷とは、直達外力が働くことによる、接触をともなう負荷である［101］。

小児が激突した物質の表面性状（例えば、硬いコンクリートの上であったか、柔らかい草むらの上であったか）というのは、損傷をきたすか否かを決定する重要な変動要因である［105］。表面性状が変形性に富む場合、転落時のエネルギーのいくらかを吸収することができ、単位面積あたりにかかる外力を低減し、それゆえに損傷の重篤度を低減することにもなる。脳にかかる負荷は、外力がかかった場合の組織の変形のしやすさにも影響を受ける。物質の長さを短くするような力が働いた場合、「圧縮力」が発生しうる。逆に、長くするような力が働いた場合には「伸張力」が、そして角変形を起こすような力が働いた場合には「剪断力」が発生しうる［101］。

衝撃が加わった際の物体に働いた減速力は、同様の変形を引き起こす「高さ」、もしくは「制動距離」で表現される。転落による損傷の重症度を規定しているその他の因子としては、衝撃継続時間（短ければ短いほど、損傷を引き起こすためにはより大きな力が必要となる）や、衝撃の加わった体の部位、が挙げられる。例えば転落した際に足から着地し、次に肩、頭部の順番で底面に衝突した際には、下半身に衝撃時のエネルギーの大部分は吸収されてしまっている。しかしながら幼児が転落した場合には、体重の大部分を頭部が占めているために、ほとんどのケースでは頭部から転落することとなる［104］。

どのぐらいの加速度がかかれば致死的となりうるか、その閾値に関しての動物モデルやダミー人形を用いた検討が継続的になされている。しかし、ダミー人形は実際の生体の複雑な生物学的特徴を完全には再現しえないし、動物モデルにしても、動物とヒトの頭蓋骨や脳は、大きさ・形状・構造特性（組織密度、圧力耐性、弾性）が異なるため、このような評価法には限界もある［99］。ただこのようなモデルは、養育者の語った受傷機転で実際に損傷が生じるのか否かを予測する上で、有用であるとされている［104］。

頭部外傷が短期の間に 2 回以上繰り返された場合、細胞レベルでのエネルギー需要の亢進により、より軽度の脳血流減少によっても脳損傷をきたしやすくなるという説が提唱されている。このいわゆる「セカンドインパクト」症候群の特徴に関しては、第 2 章でより詳細に記載している［106］。ただし、セカンドインパクト症候群として報告されている乳幼児事例は現時点では皆無であり、小児事例においてこの概念が果たして適用されうるのか否かは不明である［107］〔訳注：最近、3 歳の目撃者のいると

されるセカンドインパクト症候群の事例が報告されたが、眼底所見の記載がないなど不備も多い。Pediatr Neurosurg, 50: 157–60, 2015〕。非致死的な損傷の反復は、脳に防御的に働きうるという報告すらあるが、この理論の報告者は、細胞が虚血状況に対して適応することで「虚血耐性」を獲得し、さらなる虚血イベントに、より抵抗しうる可能性があると報告している［108］。

頭蓋内所見

　頭部に致命的な損傷を受けた虐待による頭部外傷（AHT: abusive head trauma）の被害児であっても、外表面に損傷を認めることはないか、認めたとしてもごく軽微なことは稀ではない。また、乳児早期は成人と異なり、びまん性の脳挫傷よりも、むしろ白質裂傷（≒灰白質白質剪断）を認めやすい傾向にある［109］。白質裂傷は、乳児の柔軟な頭蓋骨に直接的な殴打が加わったり回転性外力が加わった際に生じる剪断性外力によって、前頭葉もしくは後頭葉の皮質下白質にスリット様の損傷が生じるものである。受傷後まもなく死亡し剖検が実施された場合、ミクロ剖検では赤血球が線状に裂傷周囲を囲んでいるのが確認されるが、時間が経ている場合、その箇所はヘモジデリン染色で染色されるようになる［110, 111］。硬膜外血腫や硬膜下血腫、くも膜下出血や網膜出血といった特徴的な損傷は、マクロ剖検時に確認される［97］。硬膜外出血は、頭蓋骨骨折をともなう場合もあればともなわない場合もあるが、偶発的な転落や打撃のような、直線的で短い外力が加わった結果、生じる［112］。

　硬膜下血腫は、短い距離で加速減速が繰り返される高エネルギー性の回転性外力が加わったことにより、頭蓋骨と脳との間に挙動の違いが生まれ、その結果生じる剪断力により架橋静脈が破綻し、発症する。死後検査時に造影剤を使用することにより、架橋静脈の破綻している部位を特異的に示すことができることもある（写真3.18）［113, 114］。乳幼児においては、おそらく脳浮腫をともなった低酸素性脳障害に続発して、血管壁の薄い硬膜内血管が破綻することでも硬膜下血腫が生じうるのではないか、との仮説が提唱されている。しかしこのような仮説がありうると判断するためには、より詳細な研究がなされる必要がある［115–117］〔訳注：この低酸素説は現時点で行う科学的に証明されておらず、提唱したGeddes自身は英国の法廷の反対尋問で、この説を実質的に撤回している。Arch Dis Child, 91: 205–6, 2006〕。

　脳浮腫は受傷後、極めて早期から生じうるものであり、その結果、脳回の平坦化や脳ヘルニアが続発することもある。小児において受傷後、最短で1時間17分後に頭部CT上脳浮腫が確認されたという報告例もある［118］。脳浮腫は、血管運動神経制御の障害の結果生じる脳血流の増加と、損傷を受けた血管からの液体の漏出が相まって生じるものである。脳血管の拡張と充血は、受傷後最短30分から生じている可能性がある［119, 120］。脳浮腫は、剖検時に遊出する血清蛋白質であるアルブミンを染色することにより、免疫組織化学的に証明することができる場合もある［121］。厄介なことに、受傷後の医療行為によって脳灌流が維持されることで、流体静力学的な血管性浮腫が助長されることもありうる［122］。

　剪断性外力は、大脳半球や脳梁・脳幹に、時には小脳にまで、びまん性軸索損傷（DAI: Diffuse Axonal Injury）を引き起こす結果、重篤な神経学的ダメージを引き起こすと考えられている［45, 97, 123］。従来DAIは、脳の銀染色やヘマトキシリン・エオジン染色（H&E染色）で「退縮球」と呼ばれる所見を確認することで、同定を行っていた［124］。しかし

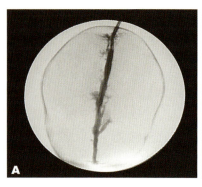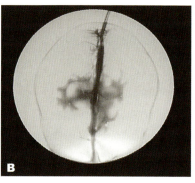

写真3.18　死後に施行した脳血管造影検査（A）。架橋静脈の破綻部位を証明することが可能であった（B）。

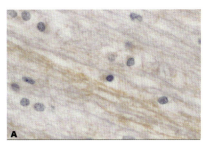
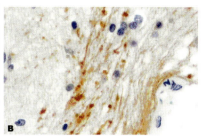

写真 3.19　鈍的外力による頭部外傷で死亡した子どもの脳のβアミロイド前駆体タンパク質（β-APP）の免疫組織化学染色。染色されたβ-APPが線状や顆粒状に確認される。特に顆粒状の染色は軸索の膨化を反映したものと考えられている（A・B）。

ながら DAI 同定のための最も特異的な検査は、順行性に軸索輸送される神経細胞の膜貫通糖蛋白である「βアミロイド前駆体タンパク質（β-APP: β-amyloid precursor protein）」を免疫組織化学染色で確認することである。軸索の細胞骨格へ損傷が生じることで、β-APP を含むタンパク質の輸送が妨害され、損傷部位もしくはその近傍でそれらタンパク質の蓄積が引き起こされるとともに、軸索の膨化や分葉が起こる。他のタンパク質も損傷部位に存在しているかもしれないが、β-APP に対する特異的抗体を用いた染色を行うことは、このような損傷の有無を検出する上で最も感度の高い方法である（写真 3.19）［124–127］。最重症の事例の場合、脳梁や脳幹吻側部にも DAI が確認されうる［123, 124］。しかしながら、β-APP 染色で陽性になるのは、物理的外傷に特異的とまではいえず、浮腫をともなう脳実質の低酸素性虚血性障害や、脂肪塞栓、頭蓋内圧亢進にともなっても生じうる［125, 128］。この低酸素性虚血性脳症にも陽性になりうるという事実が、受傷後数日の間生存した事例の場合の、死後剖検時の解釈を困難にしている。事例によっては、β-APP 染色陽性であった場合に、それが外傷に起因するのか、低酸素や虚血によるものであるのかを判断するのが困難である場合もある。β-APP 免疫活性は、頭部外傷において受傷後 30 ～ 99 日の間確認されたとの報告もあるが、実際にそれが受傷後どれくらいの間持続しうるのかは、明確となっているとまではいえない［127］。

頭部外傷における β-APP 染色と低酸素性虚血性脳症における β-APP 染色とを比較した研究報告がいくつかある。いわゆる揺さぶられ衝突症候群（SIS: Shaken Impact Syndrome）の乳児における β-APP 染色に関して研究した報告では、皮質下白質は相対的にあまり強く染色されていなかったが、内包、中脳、橋、大脳髄質に著明な染色が認められていた、と報告されている［126］。またこの報告では、非外傷性の原因（SIDS、肺炎、溺水、窒息）で死亡した対照群の乳児においては、β-APP 染色が陽性であった事例は皆無であったとも報告されている。

一方 Dolinak、Smith、Graham は、心肺停止で搬送された患者、てんかん重積で死亡した患者、ならびに一酸化炭素中毒で死亡した患者の剖検時に β-APP 染色を行い、その陽性部位について検討した結果について報告している［125］が、一酸化炭素中毒で死亡した患者を除き、低酸素そのものによって軸索に損傷をきたすことは極めて稀であると結論づけている。また、非事故患者に認められた軸索損傷は、血管走行に一致する傾向があった〔訳注：一方で虐待を含めた外傷性の患者の場合、神経軸索の長軸に沿って集簇して散在性に存在する傾向にある〕。そのため彼らは、低酸素状態を呈した患者に軸索損傷が認められた場合、それはおそらく合併した頭蓋内圧亢進と脳ヘルニアに基づく血流障害の結果生じたものである、と結論づけている。ただし彼らの研究報告においても、脳梁、視床、脳幹に β-APP 染色で陽性であった事例が数例あったとも報告されており、外傷性 DAI の患者とのオーバーラップが認められていた。いずれにしろ、DAI の組織学的確認を行う場合、脳梁、両側の傍矢状白質部、両側の視床、内包後脚、ならびに小脳脚を含む上部脳幹など、脳の広範部位のサンプリングを行う必要があることを、彼らは強調している。軸索損傷の非特異性を強調する論文は散見されるが、この問題を明確化するためには、継続した研究がなされていく必要がある。

また Niess らは自験例において、外傷由来の脳損傷患者における脳組織の β-APP 染色陽性率は 34％という低率であった一方、脳組織の β-APP 染色が陽性であった患者の 61％は非外傷性の脳障害患者であった、との報告を行っている［124］。しかし、彼らの報告例における脳外傷で死亡した患者は、ほ

とんどが受傷直後に死亡しており、軸索の変化が出現しうる時間はなかったと思われる。また、β-APP染色を行ったのは、傍矢状白質と橋吻側部のみであった。Oehmichenらは、橋におけるDAIの有無を、（直達外力による）硬膜下血腫のない脳実質出血患者と、（揺さぶられ外力による）脳実質出血のない硬膜下血腫患者とで比較した研究結果について報告している［129］が、二群間に差異は認められず、橋におけるβ-APP染色の陽性所見の有無では、外傷による一次性脳損傷と低酸素・虚血による二次性の脳損傷とを区別することはできないと結論づけている。また、Geddesらは53名のAHTの乳幼児事例を検討し、うち21名に血管走行に沿ったDAI（β-APP染色陽性ならびにびまん性の退縮球の出現）が認められたが、半卵円中心（脳梁の上方で帯状回を通る水平断面で最大に現れ、やや卵半円形をなす部位）、傍矢状白質、脳梁、内包、小脳脚、脳幹吻側部などに広範性にDAIの出現を認めた事例はわずか3名であった、との報告を行っている［130］。生後9か月以下の事例は37名いたが、この年齢群で血管走行に沿ったDAIの出現を認めた事例は13名で、外傷性の広汎性DAIを認めた事例はわずか2名で、いずれの事例もが複雑性頭蓋骨骨折をともなう重篤な頭部外傷事例であったとのことである。また、11名では硬膜外血腫に加え脳幹部と脊髄神経根に限局性の軸索損傷が認められたとのことである。このことより彼女らは、頭頸接合部は頸部の過伸展と過屈曲による障害を受けやすい可能性がある、との考察を行っている。また、「乳児のAHTの際の主たる組織学的異常は、血管走行に沿った軸索損傷でありいわゆるDAIではない」「脳幹に損傷をきたすことで生じる無呼吸が低酸素性損傷の主要因である」との仮説を提唱している。また彼女らは乳児のAHT事例で典型的なDAIが認められないのは、「乳児の大脳半球は神経細胞の髄鞘化が未熟で外傷に強いため」ならびに「揺さぶりのみではDAIを起こす上で十分な外力が発生しないため」との推察を行っている［131］〔Geddesの低酸素説に関しては126ページ右段の訳注を参照〕。より最近のOemichenらによる研究では、乳幼児揺さぶられ症候群が疑われた18名の乳児の検討ではDAIは認められなかったと報告されており、硬膜下血腫に引き続いた大脳虚血、血管れん縮、一過性の呼吸／循環不全が致死的メカニズムと考えられた、と考察されている［132］。

AHTが疑われる乳児において、β-APP陽性となった軸索が脳幹、頸髄の皮質脊髄路、脊髄神経根に認められた場合、揺さぶりによって脳幹・脊髄に重篤な屈曲／牽引が加わり、損傷をきたしたことが強く疑われる。このような事例では、換気の低下や無呼吸が引き起こされ、その結果、低酸素性虚血性脳症をさらに重篤なものにしたであろうと強く推察することができる［109, 133］。しかしそのことは、脳幹損傷や頸髄上部損傷を認めなかった乳児においても脳に広範性にβ-APP染色が認められる事例が存在することの説明にはならない。

脳損傷時にDAIを評価する上で、多くの限界点が存在する点にも注意が必要である。受傷後1〜3時間で、DAIの免疫組織化学的証拠は検出しうるとの報告［125, 126］もあるが、受傷後どのくらいの時間でβ-APPが陽性になりうるかについては、明らかとはなっていない［124］。加えて、脳組織は部位によって損傷への反応はさまざまであることから、DAIを認めうる既知の脳領域すべてに、左右両側から十分な組織サンプリングを行うことが求められる。このような広範囲の包括的サンプリングは、労力や免疫組織化学染色にかかる費用面からも、一般的な法医学教室のすべてで実施可能であるとは考えがたく、現実的には神経病理学に専門性の高い法医学教室でしか行いえないかもしれない。虐待死した乳児の剖検時の神経病理学的評価のための標準的手順が、Judkinsらによって提案されている［135］が、その提案では適切な組織学的検索のために切り出すべき組織切片についての概説とともに、脳と脊髄を一塊にして取り出す方法について概説がなされている。

網膜出血ならびに眼損傷

網膜全層にわたる広範囲の網膜出血の存在は、目撃者のいる事故や出血素因を有するなどの妥当と思われる病歴がない場合、揺さぶられ損傷であれ、直達外力性損傷であれ、もしくはその両者であれ、虐待による頭部外傷（AHT: abusive head trauma）を強く示唆する（写真3.20〜3.22）［136-138］。Gilliland、Luckenbach、Chenierは、小児の致死的頭部外傷例70名のうち62名に網膜出血が認められていたが、

第 3 章　虐待死、ならびに自殺

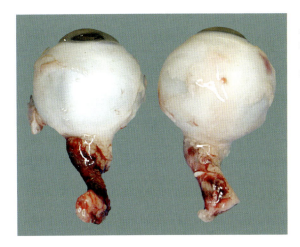

◀写真 3.20　剖検時に摘出された眼球。視神経出血が認められた。視神経出血が認められた場合、網膜出血を認める可能性が高い（視神経出血は剖検時に最も早く認識しうる、網膜出血が存在することのインジケーターである）〔訳注：AHT の可能性のある場合、剖検時には眼球摘出は必須である。小児用義眼がなくとも、綿球を用いることで整容性に問題が生じることはないとされている〕。

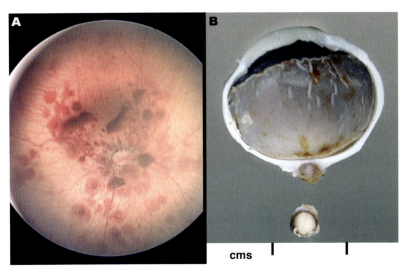

写真 3.21　解剖顕微鏡による、乳幼児揺さぶられ症候群の被害児の網膜出血所見（A）。視神経ならびに眼球のマクロ剖検で、視神経を取り囲むように出血が認められていること、ならびに網膜内に出血が認められていることが確認される（B）。

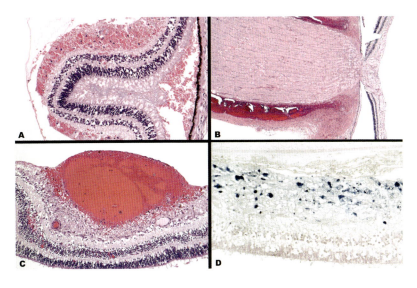

写真 3.22　網膜の病理組織所見。網膜のあらゆる層からびまん性に出血していることが確認できる（A）。視神経鞘にも出血していること（B）、ならびに視神経内にも局所的な出血があることが確認できる（C）。鉄染色（Perl 染色）を行うことにより、過去に出血をきたした既往所見も同定することができる（D）。

うち53名が虐待によるものであった、と報告している［139］。Greenらによる23名の致死的虐待事例の検討では、頭部外傷以外で死亡した7名のうち網膜出血が認められたのが、わずか1名（14％）であった一方、頭部外傷で死亡した16名中12名（75％）に網膜出血が認められており、網膜出血の発生率には二群間で明らかな差異が認められた（$p < 0.02$）と報告されている。しかし網膜出血は定性的観点からいうならば、AHT（虐待による頭部外傷）に特異的というわけではなく、また網膜出血から正確な受傷時期推定を行うことは不可能である［141］〔訳注：もちろん重症の多発多層性の網膜出血が認められた場合には、強く虐待が示唆される〕。

　事故による外傷の際に網膜出血を認めることは稀であり、また認める場合にも、高エネルギー性の衝突が必要である［142］。例えばElder、Taylor、Klugは、25名の小児の事故による頭部外傷のケースシリーズ研究を行っているが、網膜出血を認めた事例は皆無であったと報告している［143］。またSchloffらの行った57例の小児頭部外傷の前方視的検討では、多発性網膜出血を認めた事例は1例のみであり、その1例は交通外傷による高エネルギー外傷例であった、と報告されている［144］。Christianらは家庭内の事故により網膜出血をきたした3例（歩行器からコンクリート製の階段の上に転落した生後13か月齢の男児、父親に抱っこされている最中にコンクリートの底面に転落した生後9か月齢、手すりからコンクリートの底面に転落した生後7か月齢の女児）についての報告を行っているが、いずれの症例においても、網膜出血は頭蓋内出血を認めた側に存在しており、後極に限局していたと報告されている［145］。Johnson、Braun、Friendlyは、140名の小児の頭部外傷事例を対象に、眼科医による診察を行ったところ、網膜出血が確認されたのはわずか2名であったとの報告を行っている［146］が、両者ともに自動車の後部座席にチャイルドシートで固定された状態で自動車事故にあい、側頭部に直達外力が加わった事例であった、とのことである。別の報告では、生後24か月未満の自動車事故による頭部外傷事例18名のうち3名に網膜出血が認められたと報告されているが、いずれの事例においても出血は後極に限局した火炎状出血であったとのことである［147］。

　一方、AHTに起因する網膜出血は、たいていの場合より重度であり、両側性のことが多く、網膜全層に及んでおり、鋸状縁にまで達するほど広範性のこともある［148］。ただ著者は、頭蓋内の脳動静脈奇形の破綻により急速に頭蓋内圧が亢進した症例において、広範性の両側網膜出血をきたしていたケースを経験したことがある〔訳注：ただしここで紹介されている事例は文献報告されておらず、その病態につき議論することができない（入院時に網膜出血を認めず、入院後に網膜出血を認めたとするならば、虐待による網膜出血は否定されるが、そのように記載されていない）。現時点で多発多層性網膜出血で虐待が確実に除外されている事例は文献的には皆無である〕。なお及んだ外力がより軽度であった事例においては、網膜出血の程度はより軽い傾向にある。そのためLevinは、網膜出血の診断を行う際に、出血範囲を正確に記載すること、ならびに網膜の出血している層に関しても詳細に記載することの重要性について強調している［137］。また重篤なAHTと、硝子体出血、外傷性網膜分離、黄斑周囲の網膜ひだ、網膜剥離の発症とには強い関連性があると考えられている［97, 141, 145, 149］。

　角加速度性外力が加わることによって生じる硝子体と網膜との間の牽引力というものが、外傷性網膜出血をきたすメカニズムとして、最も確からしいと考えられている。他の原因仮説としては、胸部圧力の増加による網膜中心静脈圧の上昇（プルチェル網膜症：Purtscher retinopathy）や、直達外力が加わった際の硝子体の眼内移動にともなう網膜への直接的外力伝播による網膜‐硝子体間の剪断性外力、頭蓋内出血の急激な増加（テルソン症候群：Terson syndrome）、もしくは急激な加速減力そのものの作用などが挙げられている［97, 137, 140, 141, 143, 150–152］〔訳注：ただしプルチェル網膜症やテルソン症候群が乳幼児期に認められることは極めて稀であることが、1000名を超える事例検証で明確にされつつある〕。

　Levinは、「鋸状縁にまで及んでいるような重篤な出血性網膜症、特に黄斑部に網膜ひだや網膜分離症が認められる場合、虐待による頭部外傷の可能性が極めて高く、その作用機序としては硝子体の牽引や眼窩への直達外力性損傷が考えられる」と述べている［153］。

　角加速度性外力をともなう頭部への直達外力によって、同側の硬膜下出血・くも膜下出血、網膜出血、耳介挫傷をともなう同側脳浮腫を認めることがあるが、これらの症状を併発した事例は「ブリキ耳症

候群（tin ear syndrome）」と呼称されている［154, 155］。

　その他に網膜出血をきたしうる病態として、凝固異常症、敗血症、髄膜炎、頭蓋内腫瘍、白血病、心内膜炎、頭蓋内動脈瘤破裂、高血圧、頭蓋内圧亢進、ガラクトース血症、非外傷性くも膜下出血、壊血病、窒息、心肺蘇生などを考慮する必要がある［97, 140, 141, 156–160］。ただし、小児集中治療室で胸骨圧迫による心肺蘇生法を受けた43名の子どもの計45回のエピソードの前方視的検討では、重度の凝固異常を併発していた1名のみがごく数箇所の小さい点状の網膜出血をきたしたのみであった、と報告されている［161］。

　網膜出血は、経腟分娩の新生児では最大40％に認められたとの報告もあるが、いずれの報告例も分娩時の網膜出血は生後約4週以内に消失したと報告されている［141, 162］。ただしHughesらは、吸引分娩の新生児において、77.8％に網膜出血が認められ、1例では生後58日の間残存した、との報告を行っている［163］。それゆえ、死因調査時に分娩方法の確認を行うことは、極めて重要であるといえる。てんかんは網膜出血を併発しうるとされてきたが、けいれん後入院管理を行った33名の子どもを対象とした研究では、網膜出血を認めた事例は皆無であったと報告されている。なお33名の中には嘔吐をともなった症例や、心肺蘇生を受けた事例も含まれていた［164］。

　虐待による眼損傷としては他にも、眼窩周囲の腫脹、挫傷、裂傷、結膜下出血、網膜剥離、網膜裂孔、水晶体亜脱臼、硝子体出血、硝子体下出血、脈絡膜出血、神経周囲出血などが挙げられる［97, 140, 160, 165–167］。また視神経萎縮、角膜混濁、黄斑部の瘢痕、白内障などは、過去の外傷所見を反映した所見である可能性がある［168, 169］。眼窩後方の軟部組織の出血所見は絞頸の証拠所見であるとする意見もあるが、著者自身は絞頸事例でこのような所見を認めた事例を経験したことはない。実際には、眼球を用手的に摘出する際に眼窩後方の結合組織内の小血管を破断させた場合、同様の所見が人為的に形成されることとなるため、死後の剖検時に形成された所見の可能性は否定できないであろう。

　死後の剖検時に網膜を確認することは、角膜混濁により困難なことが少なくない。このような場合に、強膜を切開して眼内内視鏡を挿入し観察を行う手法についての報告例がいくつかある［170］。また間接検眼法を用いた検査でも、網膜の後極部から鋸状縁までを可視化することは十分に可能であるとの報告も存在している［171］。なお、組織学的なグレード評価を含む、剖検時の眼評価のためのガイドラインが既に公表されている［172, 173］。

「乳幼児揺さぶられ症候群」

〔訳注：揺さぶり行為のみで頭蓋内に損傷をきたすことは、臨床観察や各種の工学実験で確定的となっている。ただ虐待により頭部損傷を受けた事例において、衝撃と揺さぶりが病態にどの程度寄与したか、それぞれ完全に弁別して医学的に証明するのは困難である。そのため、受傷機転となった受傷行為を限定してしまう用語を用いることは啓発教育の場を除き、適切でない場面も多く、米国小児科学会は2009年にpolicy statementとして、SBSではなくAHT（虐待による頭部損傷）という用語を使用することを奨励するに至っている。このことを前提に置きつつ、本セクションを読み進めていただきたい〕

　乳幼児揺さぶられ症候群（SBS: Shaken Baby Syndrome、SIS: Shaken Infant Syndrome）はその概念に対する批判が幾度となく生じることがあったものの、その肯定的エビデンスや否定的エビデンスも含めて、把握しておく意義は大きい。SBSは当初Caffyによって、「外表面に何らの徴候も認めない頭蓋内損傷事例」として言及された［149, 174, 175］。GillilandとFolbergは、(i) 体幹の指圧痕もしくは肋骨骨折、(ii) 硬膜下血腫もしくはくも膜下出血、(iii) 激しく揺さぶられた既往、の3つの基準のうち2つ以上を満たした場合をSBSとして定義しているが、致死的なSBS事例に外表面上にはほとんど、もしくは何らの症状も認めないことは決して少なくない。なお5歳まではSBSをきたしうるとされてはいるが、被害児はほとんどの場合、2歳未満である［177］。年長児のSBS事例として、8歳の男児例の報告があるが、この症例は同時に階段に投げ出され、顔面や頭皮に多発性挫傷を併発しており、脳損傷が生じた機序として単純な揺さぶりのみとはいえないメカニズムが働いていたと推測される［178］。

　既に述べたように乳幼児は、頭部が体と比較して不相応に重い、頸部の筋力が弱い、多くの軸索がまだ髄鞘化しておらず脳が柔らかい、頭蓋底が平坦である、などの理由から回転外力により頭蓋内損傷をきたしやすい［97］。

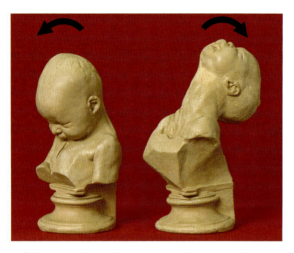

写真3.23　19世紀に作成された、産道を通過する際の新生児の頭部の状況を説明するための石膏製の医学モデル。乳児が揺さぶられた場合に頭部がどの程度動くことになるのかの説明としても使用可能である（ドイツ、ベルリン、Medizinisches Warehaus 社）。

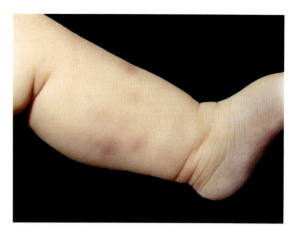

写真3.24　成人に握りしめられたために生じたと思われる、下腿の軽微な挫傷（握り痕）。

　揺さぶり行為は、乳幼児の泣きや不躾な振る舞いが引き金となることが多い。子ども虐待事例では一般的であるが、最初に語られる養育者からの病歴は、しばしば虚偽であるか、損傷を説明する上で不十分なものである。子どもの状態を説明する上でしばしば用いられる説明は、「思いあたることはない」「低所から転落した」「気づいたらけいれんしていた」「気づいたら呼吸が停止していた」といったものである［136, 150, 179］。臨床評価に基づいてSBSの診断を行ったGillilandとFolbergのケースシリーズ研究［176］では、虐待による頭部外傷（AHT: abusive head trauma）と判断された事例のうち11.3％が、BrownとMinnsのケースシリーズ検討［180］では57％が、SBSと診断されたと報告されている。

　重篤な脳損傷を惹起しうる揺さぶり行為は、乳児の胸部や上肢をつかんで前後に激しく揺さぶるというものである。このような方法で揺さぶられることによって、頭部は前方と後方の両方向性に、鞭で打ったような激しい加速減速が反復されることとなる（写真3.23）［97, 175, 180］。揺さぶり行為は極めて暴力的なものであり、そのようなことをしたら子どもがどうにかなってしまうのではないかと加害者が認識できないはずはない性質のものである、といわれている［137, 180］。乳児を空中に放り投げてキャッチをするようなあやし行為や、通常の育児の範疇の行為でSBSのような脳損傷が引き起こされることはありえない。このような行為で重篤な症状が出現しうるとしたら、家庭内よりも激しく遊ぶことが多いと思われる保育所内や遊具で遊んでいる最中に頭部外傷をきたす事例が、後を絶たないはずである［181］。急性脳損傷を負ったSBS事例における致死率は15～38％、後遺障害を残す事例は30～50％とされており、後遺障害なく回復する事例は30％程度とされている。後遺障害には、皮質盲、小頭症、れん縮、けいれん、慢性硬膜下流体貯留、脳萎縮、孔脳症などが挙げられる［97, 182］。

　軽症のSBS事例では、哺乳不良、嘔吐、傾眠、易刺激性亢進などが症状となる。致死的なSBS事例の場合、脳幹機能不全に続発した後に意識障害をきたす［177, 183］。SBS事例の上部脊髄の髄質内に、無呼吸や低換気を引き起こしうる直接的な軸索損傷を認めたとしても、驚くべきことではない［109, 133］。

　特に子どもが揺さぶられた際に衣服を着ていた場合、外表に明らかな損傷所見を認めない事例は半数程度にものぼると報告されている［97］が、体表面を詳細に観察することで上腕、下肢、胸部、背部などの加害者に握られた箇所に、指尖痕や母指尖痕からなる握り痕が認められることもある（写真3.24）。皮膚所見のみならず、その他の外傷所見を併発している場合もありうる［184］。頭蓋内の損傷所見としては、硬膜下出血（両側性であることが多い）、くも膜下出血、網膜出血などが挙げられる。BarnesとKrasnokutskyが報告している通り［185］、大脳半球間裂の硬膜下血腫は事故による頭部外傷例にも認め

られうるものではあるが、SBS事例で認めることがほとんどである［182］。SBSにおける硬膜下血腫は、ほとんどの場合出血量はわずか（両側ともにせいぜい5～10ml程度）であり、圧排効果をもたらすものではなく、CTスキャンで見逃されることもある［97］。

SBSで死亡した可能性のある事例の剖検時には、特に胸部や背部の皮膚に強い力で握られたことにより形成された挫傷の可能性のある所見が認められた場合、同部位の皮膚に切開を加えるなど注意深い観察を行う必要がある。脳ならびに脊髄の評価は、可能であるならば神経病理学の専門医に検索を依頼することが望まれる。また眼球を摘出し、切断した上で、ヘモジデリン検出のためにルーチンで染色を行う必要がある。

MinnsとBusuttilは、スコットランドのデータベースの検証を行った後、SBS事例を以下の4パターンに類型化しうるとの報告を行っている［186］。

- 超急性脳症型（頸部脊髄症候群）——全症例の6%。急速な呼吸障害と著明な脳浮腫が特徴的。DAIによる症状というよりは、むしろ重篤な鞭打ち外力によって、脳幹損傷が生じたための症状と推測される。
- 急性脳症型——全症例の53%。頭蓋内圧亢進、硬膜下血腫、網膜出血とともに、意識混濁、けいれん、無呼吸、筋緊張低下が出現する。
- 亜急性非脳症型——全症例の19%。脳浮腫はともなわず、脳損傷自体の重篤度は低いが、さまざまな程度の硬膜下血腫、網膜出血や肋骨骨折、挫傷などが組み合わさり病態を形成している。
- 慢性髄外病変型——全症例の22%。孤発性の硬膜下出血、頭囲拡大やその他の頭蓋内圧の亢進を反映した徴候をともなっている。

Johnsらは、幼いきょうだいの揺さぶり行為で死亡したと語られた生後8週齢の事例を経験したことを契機に、そのような揺さぶりで成人の揺さぶりと同様の頭蓋内出血をきたしうるかについて、生体力学的モデル（ダミー人形）を用いた研究を行い、その結果について報告している［187］。その乳児は意識障害で受診し、精査の結果、両側性の硬膜下血腫と網膜出血をきたしていることが判明したが、養育者は生後14か月齢の姉が強く揺さぶったためであると語ったとのことである。生体力学的モデルによる検証の結果、幼い子どもの揺さぶり行為は、何度再現実験をしてもその外力特性は、頭部外傷をきたしうる閾値を全く超えることはなく、幼い子どもの揺さぶり行為が原因になった可能性はないとの結論が下されている。ベビーチェアーに載せられた状態で強く揺さぶられた結果、両側性の硬膜下血腫ならびに硝子体下出血をきたした生後2か月齢の男児の報告例がある。精査の結果、この事例の加害者は父親であり、ベビーチェアーの中で乳児の頭部に激しい加速度減速度運動が起こるほど、暴力的に揺さぶったことが原因であった、と報告されている［188］。

公園でロッキングチェアーの遊具に乗っていて揺さぶられた2歳の子どもの死亡事例を「揺さぶられ症候群類似事例」として報告している文献もある。ただしこの事例では前額部に挫傷を認めており、病歴上も剖検上も直達外力による損傷があったことに疑いの余地はない［189］。さらには、この事例では硬膜下血腫に対しての脳外科手術を要しており、血腫量が多く占拠性であったことがうかがえる。未熟児に対しての強度の強い胸部理学療法が、揺さぶりと同様の損傷を生じうる可能性については、このような事例において剪断外力性損傷が認められた事例は皆無であるにもかかわらず、完全に否定されるには至っていない［190］。

小児におけるくも膜下出血の原因は、ほぼすべてが外傷性であるが、動静脈奇形などの血管奇形や動脈瘤が原因でもきたしうるとされている。なお自然出血としてのくも膜下出血は、乳児ではまず起こることはない［56］。

剖検時にルーチンでは脊髄検索がなされないことが多く、その頻度を明らかにすることは困難ではあるが、脊髄損傷が虐待によって起こることもありうる。虐待による脊髄損傷は脊椎骨折にともなって起こることが最も多いが、脊柱骨折をともなわずに脊髄硬膜外血腫や脊髄挫傷が発症することはありうる（おそらく側方への屈折外力が働くことによるものと思われる）［191, 192］。乳児の頭部をつかんで強く揺さぶることによっても、前後方向に鞭打ち外力は発生しうるので、上部頸髄に外力が及んで頸髄損傷が

引き起こされうる［193］。

　剖検時に、揺さぶられ損傷の証拠所見と誤解釈されてきたアーチファクト所見として、腰髄周囲出血がある。この所見は、死後しばらくの間、仰臥位の状態とされていた乳児に起こる場合があり、死後にプールされた血液が、腰椎後方から脊髄を取り出す際に流れ出たものである。脊髄損傷、椎骨骨折や周囲軟部組織の損傷が認められない場合に、この所見を外傷によるものであると結論づけることは困難である。なお、揺さぶられ外力に続発して生じうる稀な合併症として、胸椎・腰椎棘突起の部分剝離骨折、頸椎骨折、前部・後部頸筋の筋肉内出血、椎骨動脈の圧排をともなう椎骨外膜周囲動脈の出血、脳梁周囲動脈の動脈瘤、などが挙げられる［194–197］。

　本書の初版発行以降も、揺さぶり行為のみで重篤な脳損傷をきたしうるかの論争はいまだ続いている。研究者の中には、単純な揺さぶりのみでは重篤な頭部損傷はきたすとしても稀であり、揺さぶり後に投げ出されるか、故意にぶつけられるかで、揺さぶられた患者のほとんどはその後に鈍的外力が加えられている、と考えている者もいる［103, 136, 141, 198–200］。例えばDuhaimeらは、揺さぶられて死亡したという臨床経過の13名の子どもについて評価したところ、全例に頭皮挫傷や頭蓋骨骨折を含む鈍的外力が加えられた所見が認められた、との報告を行っている［198］。彼らは頭部に濡らした綿を敷き詰めて乳児の頭部重量にあわせた人形を用いた衝突実験を行っているが、人形を揺さぶるだけでは理論的に損傷をきたしうるほどの接線加速度は生じえなかった一方、たとえ柔らかい表面であっても衝突をともなうことで、脳損傷をきたしうる状態に達した、との報告を行っている。またPlunkettは、揺さぶられた乳児において致死的損傷を生じうるという明らかな科学的証拠はないと主張しており［200］、またOmmaya、Goldsmith、Thibaultらは、理論的に算出したところ、揺さぶりのみでは損傷をきたしうる閾値に達するほどの値には達しなかったと報告している［103］。また彼らは激しく揺さぶられた乳児では、頸椎損傷はこれまで想定していた以上に頻度が高い、と推察を行っている［201］。ただしGillらによる2歳未満の頭部外傷で死亡した59名の検証を行った最近のレビュー報告では、46名が虐待による頭部外傷であったが、うち10名（22％）では頭部に衝突が加わった証拠所見は何もなかったが、実際にこの10名のうち4名（40％）では受傷機転が「揺さぶり」と語られていた［202］。

　Duhaimeらの実験は、使われた人形の頭部の構造が、密度の異なる脳実質構造を脳脊髄液が囲んでいるという実際の乳児の脳構造［97］とは全く異なっている、という批判がある［198］。また、実験の際に「ダミー人形の頭部には反復的な暴力的揺さぶりが加えられた」との記載があったが、実際に実験時に加えられた具体的な揺さぶり外力に関しては記載がなされていない。実際の揺さぶりによる加速度減速度外力は、工学実験のような正確に制御された同一平面上の同一ストロークのものではなく、乳児の頭部には短時間でさまざまに切り替わる、さまざまなベクトルの複雑な角回転性外力が加えられると想定されている。また人形の頭部には、血管もなければ血流もなく、血管破断を起こす可能性がない。さらには、著者も含めた多くの研究者が、頭部に衝突があった証拠所見を欠く硬膜下血腫・くも膜下血腫・網膜出血をともなう致死的AHT事例を経験している［176, 180, 203, 204］。Leestmaは「衝突をともなわない揺さぶりのみでは頭蓋内病変を形成するほどの外力は生じえない」との意見を述べているが、「揺さぶりのみで頸部脊髄損傷を引き起こすことはありうる」とも述べている［205］。Cory、Jonesは、Duhaimeの実験モデルの特定のパラメータを変更するだけで、設定されている小児の損傷閾値を超える角加速力が、揺さぶりのみで頭部に加わると計算されるようになる、と報告している［206］。

　第三者である目撃者の証言が得られた事例では、揺さぶられている最中から乳児は意識を失っているようにみえたと証言しており、加害者が行為について自白した致死的SBS事例では、加害者は「この子を何度も何度も揺さぶった。気づいたらこの子は全く動かなくなっていた」と打ち明けている［207］。また、やはり加害者の自白をもとにした研究のため、信頼性に疑問は残るものの、オーストラリアのクイーンズランド州における研究では、AHT事例の13名中5名で、加害者は受傷機転として揺さぶったことを自白している［209］。同様に、虐待行為を認めた81名の加害者を対象とした研究報告では、55名（68％）の加害者が揺さぶり行為を認めたが、44名（54％）では揺さぶり行為のみを認め、

衝突のエピソードに関しては否定した、と報告されている［210］。

　Duhaime らの人形モデル［198］以外には、Smith らがラットの SBS モデルを作成している［211］。しかしながらこのモデルでは、動物は麻酔をかけられた後、1日1回揺さぶりを加え、3日連続それを行う、というプロトコルで行われており、実際の SBS 事例の発生状況とは状況が異なっている。

　他にも、揺さぶり行為と頭部外傷の生体力学に関する我々の理解を促進することに寄与する動物実験モデルに関するさまざまな研究報告がある［212–217］。Jenny らも、SBS に関する生体力学モデル（ダミー人形）を開発している［218］が、それを用いた実験研究では少なくとも4秒間ダミー人形を激しく揺さぶる条件下で、これまで報告されてきたよりは遥かに強い並進加速度ならびに角加速度がダミー人形の頭部に揺さぶりのみで加わることが示され、揺さぶりのみの場合と、衝突のみの場合と、揺さぶり後に衝突を加えた場合との間でそれほど大きな差異がないことが判明した、と報告されている。このようなコンピュータ・ベースの工学的モデルの使用は、SBS にまつわるさまざまな課題のいくつかを明確にしていく上での一助となるであろう［219］。

　ただ、成人が乳幼児の頭を揺さぶって死に至らしめる可能性は十分にあるとして、揺さぶっただけの場合であれ、揺さぶり後に衝突が加えられた場合であれ、頭蓋内に生ずる損傷には変わりがないため、揺さぶっただけなのか揺さぶり後に衝突が加えられたのかを明確に弁別することは不可能である事例が多い。頭蓋骨や頭部の皮膚軟部組織に限局性損傷が認められた場合、頭部に衝撃が加えられたことが示唆されるが、同時に揺さぶられたかどうかを弁別することはできない。逆に、衝突によって生じたと思われる損傷がなかったとしても、衝突時にすべての事例が可視できる損傷を残すわけではないため、鈍的外力が加わった可能性は否定することができない。衝突であれ揺さぶりであれ、脳には角加速度が生じることとなり、その結果、硬膜下血腫やくも膜下血腫だけではなく、DAI（びまん性軸索損傷）までも、同様に形成しうる。また、無呼吸や低灌流に続発して生じる、二次性脳損傷としての脳浮腫、脳ヘルニア、脳の自動調整能の低下も、揺さぶりのみの損傷であっても、揺さぶりに衝突が加わった損傷であっても、やはり同様にきたしうるものである［220］。長きにわたって議論され、かつ現時点では解決不能の議論を継続することは、あまり有益とはいえない。衝突が原因であれ揺さぶりが原因であれその両者が原因であれ、乳幼児に意図的に加えられた頭部外傷に対しては、単に「鈍的頭頸部外傷」のような一般的に用いられる医学診断名で呼称すれば、現場では事足りるのであるが、最近では「虐待による頭部外傷（AHT: abusive head trauma）」と呼称することが提唱されている［221］〔セクション冒頭の訳注参照〕。

　Geddes らは、硬膜下血腫や網膜出血の原因は外傷というよりもむしろ、浮腫とそれに続発する低酸素であるという「一元論的仮説」を提唱している［222］。しかし、彼女らが検証した50名の乳児や胎児のうち、肉眼的に硬膜下血腫をきたしていたのはわずか1名のみ（その原因は敗血症と播種性血管内凝固症候群〈DIC〉によるものとされた）であり、眼科的検査はされておらず、網膜出血を認めた事例は記載されていない。ミクロ剖検時に硬膜内に出血が認められたと彼女らは主張しているが、それが唯一の病理所見である。一方、実際の揺さぶられ症候群の子どもに認められる硬膜下血腫は、肉眼的に確認しうるものである［223］。Geddes の仮説に反し、実際には低酸素性虚血性脳症であることが明確な事例や頭蓋内圧亢進を認める非外傷性疾患の事例において、硬膜下血腫を認めることはない［224］〔126ページの訳注参照〕。

　その他にも、周産期に死亡した胎児・新生児事例の剖検時所見に関しての研究報告で、硬膜下血腫が認められた事例の原因を低酸素と推測している文献もあるが、出血の原因としての分娩時外傷をどのように除外したかの記録はなされていない［225］。Whitby らの研究によると、通常の経腟分娩で出生した新生児の6.1％に硬膜下血腫が認められていたが、吸引分娩で娩出には至らず鉗子分娩で出産した新生児においては、27.8％に硬膜下出血が認められたと報告されている［226］。複数の国々が参加した多施設共同研究で、低酸素性虚血性脳症に陥った事例で硬膜下血腫をきたした事例が存在するのかどうか広範に調査がなされたが、非外傷事例で硬膜下血腫を認めた事例は1名も存在していなかった、と報告されている［227］。百日咳の際に認めるような発

作性咳嗽によっても硬膜下血腫や網膜出血は起こりうるとの仮説も提唱されている［228, 229］が、これらの所見を認める乳児で激しい咳嗽を認めていたという事例はほとんどない。

看守により激しく揺さぶられた後に、脳浮腫と網膜出血を併発し死亡した囚人の事例［230］が「成人揺さぶられ症候群」の一例としてしばしば言及されてきたが、この事例で認められた硬膜下血腫は両側性で、極めて出血量の多い頭蓋内占拠性のものであったことから、果たして揺さぶりのみが受傷機転であったのかは疑わしい［231］。

乳幼児へのワクチン接種によってSBSと同様の頭蓋内出血をきたしうるとの説も提唱されている。この説の理論的背景は、ワクチン接種によって血小板減少をきたすことがあり、そのことが皮膚軟部組織出血や頭蓋内出血や網膜出血を引き起こしうる、というものである。さらには、DPT（ジフテリア／百日咳／破傷風）ワクチンの接種によってけいれんをきたす乳児がおり、けいれんに続発して転落事故が生じた結果、頭部損傷をきたすとの説も提唱されている。しかしながら、査読のある雑誌にこのような説を裏づける文献が掲載されたことはなく、特に硬膜下出血や網膜出血をきたすような血小板減少を認めながら、その他の全身の間質内に出血が認められない理由について明瞭に説明している文献はない。

「意識清明期」

虐待による頭部外傷の加害者が、「自分が養育をする前に既に損傷を負っており、時間を経て症状が出現した」と主張することは、稀ではない。しかしながら、乳幼児に致死的となりうる頭部損傷を引き起こす外力というのは、たいていの場合、即座に神経学的症状を引き起こすものである［141］。成人においては、重篤なびまん性軸索損傷（DAI）をきたした患者は、受傷機転となった衝突のあった直後から意識消失をきたすことが判明している［232］。しかしながら、乳幼児の頭部外傷事例におけるDAIの影響の程度というのは、時に不明確であり、またいわゆる「意識清明期」という言葉がどのような状態を指すのかという用語の定義が曖昧であるという問題も存在している。文献によってはこの言葉を、「医療者からみても子どもの意識が完全に清明な状態」と定義している場合もあれば、単に意識状態の改善が認められた期間に関して言及する際にこの言葉を用いている文献もある［119］。このように、定義が明確化されていない用語を用いている後方視的研究論文を読み解く際には、慎重に解釈する必要がある［233］。

Willmanらは、乳幼児の致死的な頭部外傷例において、受傷後意識清明期があるか否かを検討するために、95名の事故による頭部外傷の小児例の診療録を検証し、その結果を報告している［118］。事例の平均年齢は、8.5歳（日齢99〜16.2歳）であり、2名を除き、すべての事例が自動車事故による受傷であった。乳児の意識が清明であるかどうかは、視線が合うか、手を伸ばすか、手を握るか、遊ぶか、笑うか、哺乳するか、ならびにその他の月齢相応の活動を行うか否かで判断された。年長児の意識が清明であるかどうかは、しゃべれるか、食べられるか、遊べるかで判断された。結果、硬膜外血腫の1名を除き、94名の子どもでは、意識清明期を認めなかったと報告されている。本研究の結果からは、硬膜外血腫以外の致死的頭部外傷例の場合、子どもが受傷したのは最後に子どもが意識清明であったことが確認された後である、ということができる。ただ、乳児の行動が正常であったのか異常であったのかを評価する際に、必ずしも医療者が評価しうるわけではない、という点は強調されるべきである。つまり目撃者が被害児のある瞬間の状態に関して、はっきりとした証言を行ったとしても、被害児の状態について常に後方視的に明確化できるわけではないということを留意した上で、この結果を解釈しなければならない［234］。

養育者が「事故による頭部外傷である」と訴えた致死的頭部外傷事例で、意識清明期が存在したと報告している論文も存在している。例えば、Plunkettのケースシリーズ研究［94］では、1〜5歳の患者のうち5名に剖検が実施されており、このうち2名の患者には意識清明期は存在していなかったが、1名で10分ほどの意識清明期が、別の1名では15分ほどの意識清明期が認められ、さらに別の1名に至っては3時間ほどの意識清明期が認められた、と報告されている。しかし、この最後の子どもの病態は硬膜外血腫であったことからして、意識清明期が存在したとしても不思議ではない。なお、10分間ほどの意識清明期を認めた子どもは、血腫量の多

い硬膜下血腫が認められており、15分間ほどの意識清明期を認めた子どもには、血腫量の少ない硬膜外血腫ならびに硬膜下血腫とコントラクー損傷が認められ、左側頭骨と両側頭頂骨の複雑骨折も認められていた、と報告されている。残念なことに、Plunkettはこの論文で「意識清明期」を明確に定義していなかった。それゆえにこの研究で紹介されている事例が完全に意識が清明であったのか、それとも軽度の意識混濁があったのかは判然としていない。Schaberらは、Plunkettの3事例の剖検時の神経病理学的所見からすると、いずれの事例にも意識清明期が存在していたとしても矛盾はない、との指摘を行っている［95］。

　Humphreys、Hendrick、Hoffmannは彼らのケースシリーズ研究の中で、自動車事故で致命的損傷を負った4歳の子どもの経過についての詳細な報告を行っている［235］。この子どもは当初除脳姿位をとっていたが、心肺停止状態となる前にわずかに意識状態の改善が認められた、とのことである。彼らは「頭部外傷後に『話して、死亡した（talks and dies）』4事例」という表題の研究報告の中にこの事例を含めているが、この子どもが事故後、話ができるような正常状態ではなかったことは明らかである。もう1名の子どもも同様に事故後、話ができるような正常状態ではなかったと思われ、残りの2名に関しては剖検が施行されておらず、評価が困難である。また、このケースシリーズ研究には乳児例は含まれてはいなかった。NashelskyとDixは、揺さぶられ損傷により致死的経過をたどった乳児における意識清明期の有無に関して、文献のレビュー研究を行っている［236］が、4日間の意識清明期があったとの記載が、ある文献に1例存在していたが、その症例の唯一の目撃証言者は加害容疑者であったとのことである。Gillilandによる76名のAHT事例の検討では、22名で24時間以上の意識清明期があったとの主張がなされていたが、うち10名は受傷後ショック状態となるまでの間、傾眠状態であったかその他の意識変容状態にあったと記載されており、その他の12名は加害者と疑われる養育者のもとで観察されていた事例であり、真の意識状態を反映しているものであったかは甚だ疑わしい［237］。

　またDentonとMileusnicは、コンクリートの底面に後方転倒したとの受傷機転が語られた生後9か月齢の男児例の報告を行っているが、この子どもは72時間にわたって遊んだり、食べたりを含め全く正常の意識状態を保っていた後に、ベッド上で死亡しているのが発見された、とのことである。

　彼らは、DAI（びまん性軸索損傷）などの一次的損傷そのものではなく、その後に引き続いて何らかの二次的事象が生じたことが、致死的エピソードにつながったのではないかと推察している［238］。この報告は確かに、長時間の意識清明期を認めうる事例があることを表したようにみえるが、この乳児が実際に意識状態が全く正常であったのか否かを判断する上では、受傷後の数日間の間に児が具体的にどのような行動を示していたのかについての情報が少なすぎる。また、セカンドインパクトとして死亡前にベッドから転落していた事実があったのか否かなどの記述はなく、「続発した二次的事象」が何であるかについての具体的記載もない。

　動物モデルについて話題を転じると、鈍的外力による頭蓋内損傷モデルとしてネズミやヒツジの実験モデルが実用化されており、それにより受傷直後から頭蓋内圧の亢進は始まっており、それと同時に脳内の低酸素化が始まることが確認されている［239、240］。この所見は受傷直後から脳内には著明な機能障害が出現しうることを示唆するものであり、実際に意識状態の変容が受傷直後から認められる事実とも合致する。仔ブタを用いた頭部鈍的外力実験モデルも存在しているが、そのモデルでも受傷後3〜5分以内には頭蓋内圧が40トール（＝mmHg）程度上昇し、脳脊髄液の灌流圧は85トールから40トール程度に低下し、受傷後5分以内には脳100gあたりの血流量は脳のさまざまな部位で55ml/minから22ml/min程度に低下することが示されている［241］。

　要約すると、硬膜外血腫事例や病歴に信頼の置けない事例を除外した場合、「急性損傷を負った後に意識清明で元気にみえていた子どもが、数時間から数日後に臨床的に明らかに重篤な状態に陥るような可能性はない」ということができる［241］。Chadwickらは、「数日にわたって何らの症状を示さずに、急速にショック状態に陥って死亡するような広範性の脳障害を乳児に認めることはまずありえない」と述べている［242］。ただ、乳児が脳損傷後に意識状態が不良となることに疑いの余地はないとしても、受傷以前に意識が清明であった時期を明らか

にすることが困難な場合は少なくない。数日から数週間前に受傷し硬膜下血腫をきたしている事例において、自然再出血が認められることがあるが、そのような自然再出血が意識清明期の後の急速な意識状態の増悪の原因なったとの信頼できる報告例はこれまでに存在していない [4, 243]。

その他にも、致死的な頭部損傷をきたした乳幼児が重篤な症状を呈する前に、どのくらいの時間生存しうるのかという質問が、しばしば投げかけられる。Gilliland は頭部外傷により死亡した 175 名の小児についての検討を行い、およそ 75% の事例で意識消失、呼吸障害、循環虚脱といった重篤な症状は 24 時間以内に生じていたが、25% では 24 時間以上経てからそのような症状が出現していた、と報告している [237]。さらに、4 名（2%）では症状出現までに 72 時間以上経ていたとも報告されている。ただ残念なことに、受傷から症状出現までの時間間隔をどのように決定したかについては、この報告の中では詳述されていない。おそらく、一次性脳損傷と二次性脳損傷が及ぼす影響の多様性や、個体の反応性といったさまざまな要因が、臨床的な時間経過に大きな影響を与えているものと推察される。

結 語

虐待により致死的な頭部外傷を負った場合に、その後の経過を正確に予測することはしばしば困難である。可能性のある受傷機転、治療反応性、DAI（びまん性軸索損傷）の影響や低酸素の影響などの、多くの要因を加味した分類法が検討されていくことが望まれる。一次性脳実質損傷の発症と、無酸素や低灌流に由来する二次性脳実質損傷の出現との間には若干のタイムラグがあることを考えると、受傷直後に死亡しなかった事例において、意識状態が軽度改善するということは、可能性としてありうるかもしれない。しかし、極めて重篤な致死的損傷を負った後に、医療者がみて全く正常の意識状態と判断されうるような状態となることは、医学的には全く想像しがたい。また、類似の損傷を負った乳幼児すべてが同じような行動をとるわけではないこと、乳幼児期の疾病や損傷は呈する症状が極めて軽微なことがありうること、劣悪な社会的環境下の若い養育者の語る病歴は、たとえ正直に話をしていたとしても信頼性が高くない場合がありうること、などが問題をさらに複雑にしている。したがって個々の事例の評価を行う際に、明確な答えが出るよりも、明確な答えの出しづらい疑問点のほうがより多くなってしまう、ということも決して珍しくはない。

頭部画像

コンピュータ断表層撮影（CT）と磁気共鳴映像法（MRI）は、頭蓋内の病変を正確に反映することができるものであり、法医学者は剖検前に可能な限り、小児放射線医や司法小児科医（虐待専門医）にコンサルトし、これらの画像を検証しておくことが望まれる [244–246]。頭部 CT スキャンで虐待が疑われる所見として、大脳半球間裂（傍大脳鎌部）の硬膜下出血、後頭蓋窩の硬膜下出血、慢性硬膜下血腫をともなう新しい硬膜下血腫、頭蓋骨骨折をともなわない頭蓋内出血、基底核の浮腫、密度の異なる硬膜下血腫が混在している、などの所見が挙げられる（写真 3.25, 3.26）[147, 247, 248]。Ewing-Cobbs らは、脳萎縮をともなう陳旧性損傷所見、中脳水道閉塞による水頭症、硬膜下水腫といった所見が被虐待児群のおよそ半数で認められたが、事故群ではそのような所見を呈していた子どもはいなかった、と報告している [249]。

反復性の脳損傷所見と考えられている、頭部 CT における密度の異なる硬膜下血腫の混在所見につきここでコメントしておく。事故であれ虐待であれ、硬膜下血腫をきたした頭部外傷事例で、受傷直後に撮影した頭部 CT 上、密度の混成した（mixed-density の）出血所見が認められることがあるということはよく知られている。高密度部位は凝固塊を表しており、低密度部位は凝固していない血液成分やその他の液体成分を表していると考えられている。超急性期以外にも mixed-density の CT 画像所見となりうる原因としては、硬膜下血腫後の自然再出血や、血清成分の滲出による凝血塊の退縮、脳脊髄液の漏出をともなうくも膜の破綻、ならびにこれら要因の組み合わせ、などが挙げられる。くも膜絨毛の損傷による吸収障害によって、硬膜下腔における脳脊髄液のうっ滞が生じる場合もある [4, 147, 243]。

頭部 MRI は撮像に時間がかかり、患者を鎮静する必要性があることから、受傷直後の急性期には、その有用性は限定的である。このような急性期には、子どもの容態が安定していないことも少なくは

第 3 章　虐待死、ならびに自殺

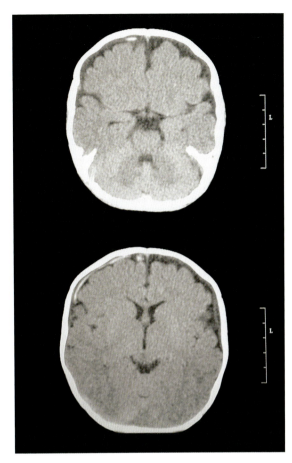

写真 3.25　thin slice で撮影された頭部 CT 画像。右側に受傷後間もない硬膜下血腫が確認される。さらに左側にも、おそらく陳旧性と思われる硬膜下血腫が認められている。

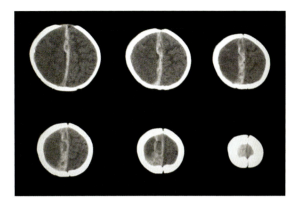

写真 3.26　受傷後間もない大脳半球間裂の硬膜下出血。CT 画像上、層形成が認められている。

ない。しかし MRI 撮影をすることで、陳旧性の出血を含めたさまざまな情報が得られるため、受傷数日後には、施行することが強く望まれる。数日にわたって説明困難な神経学的徴候が続いている子どもを評価する上で、頭部 MRI は極めて有用である［147, 250］。Sato らは、くも膜下出血は頭部 CT でも容易に評価しうるが、硬膜下血腫、大脳皮質の脳挫傷、灰白質白質剪断といった病変は、頭部 MRI 撮影を行うことでより明瞭に確認することができる、と報告している［251］。小脳や脳幹は、大脳に比し相対的に低酸素状況に抵抗性があることから、頭部 CT 所見上、大脳半球に低酸素性虚血性脳病変がより明確に出現し、小脳とのコントラストが明瞭化した "white cerebellum sign" と呼ばれる所見が認められることもある［252］。MRI の拡散強調画像（DWI: Diffusion weighted imaging）は、他のシーケンスで病変が捉えられるようになるよりも早期に、病変を確認しうるとされている。

　死亡直後に施行した MRI 検査は、死亡前に撮影した場合とほぼ同等の画像が得られるとされており、また剖検時に MRI 画像を参照することで、見落される可能性があった限局性の病変に注意をした上で、脳の切り出しを行うことができるようになると報告されている［253］。拡散強調画像（DWI）は、急性期に致死的とならなかった事例において、虚血性病変の広がりを可視化する上で、有用となる［41］。脳梁周囲や脳幹吻側部（背側四分円）やその他の、強い負荷にさらされた脳中心部の組織の裂傷性の小出血は、びまん性軸索損傷（DAI）の画像上のマーカーであると考えられている［101］。なお乳幼児の頭部外傷事例において、画像診断のみで受傷時期の推定を行うべきでないということは、強調されるべきである［254］〔訳注：出血時期をピンポイントで特定しようとすべきではなく、出血時期の推定は幅をもって示すことが重要である、という意味であり MRI が時期推定に無意味であるということではない〕。

皮膚軟部組織損傷

　皮膚軟部組織損傷は通常それ自身で致命的な損傷とはならないが、皮膚軟部組織損傷のパターンというのは、事故による損傷と虐待による損傷を弁別する上で有用となりうる［255–257］。電気コードやベルト・バックルを鞭のようにして叩かれる、つねられる、咬まれる、猿ぐつわを咬まされる、手首や足首を緊縛される、などの被虐待行為によって一定の

第 3 部　意図的損傷

パターンが皮膚上に残されたパターン痕が認められることがある [258, 259]。種々の皮膚軟部組織の損傷パターンにつき、写真 3.27 から写真 3.36 で例示した。また毛髪を無理に引っ張られたことにより、脱毛や帽状腱膜下血腫が形成されることがある（写真 3.37）。なお陰茎の外傷（写真 3.38）を認めた場合には、その背景につき慎重に調査を行うことが求められる [260–262]。

挫傷は、被虐待児において擦過傷以上に認められることの多い極めて一般的な所見である [263] が、一方で、ハイハイをする以前の健常乳児に挫傷を認める割合は 1% 未満であることが判明している。幼児が歩き出した以降は、"bruising from cruising（運動時にきたす挫傷）" と呼ばれる挫傷をきたすことが多い。しかし、その場合であっても挫傷のサイズは小さく、手、足、下腿の骨突出部に認めることがほとんどである。生後 6 〜 12 か月齢の乳児の 12% には、そのような挫傷が認められるとされている [264]。一方で、虐待による挫傷の場合、多発し集簇する傾向があり、体のあらゆる部位で認められ、特に頭部、頸部、顔面、殿部などに認められた場合虐待の可能性が高い（写真 3.39）。しばしば他のタイプの損傷をともなうこともある [265–267]。体罰として加えられた虐待による挫傷は、被覆部位に認められることが多い [268]。いうまでもないが、皮膚軟部組織損傷は、乳幼児の発育段階（表 3.8）に照らして評価を行う必要がある。

直接的な打撃が加えられたり、投げられり、突き飛ばされた際にぶつけたりして顔面挫傷をきたした場合（写真 3.40）、その後に眼窩周囲を取り囲む

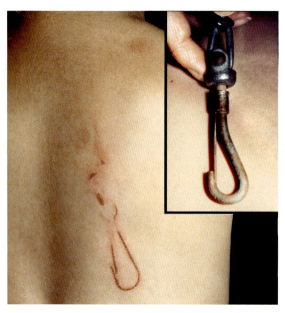

写真 3.27　金属製の留め金（囲み写真）による皮膚のパターン損傷。

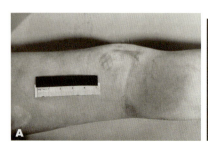

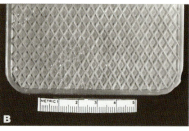

写真 3.28　膝窩部周囲にパターン挫傷（A）が認められている。成傷器はハエ叩きであり、メッシュ部分によってパターン痕が形成されていた（B）。

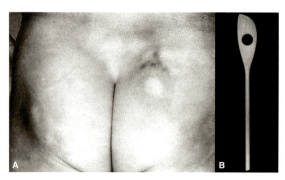

写真 3.29　殿部に認められたパターン挫傷（A）。成傷器は B に図示した、キッチン用品であった。

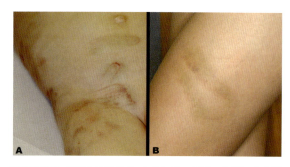

写真 3.30　曲線をなすパターン痕（ループコード痕）。A は電気コードをループ状にして叩かれたもので、B は縄跳びをループ状にして叩かれたものである。

第 3 章　虐待死、ならびに自殺

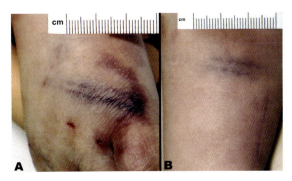

写真 3.31　プラスチックでコーティングされたワイヤーで複数回叩かれたことによりきたした線路状の挫傷（Tram track bruise）（A・B）。

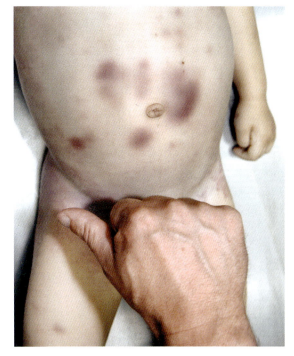

写真 3.32　虐待による鈍的外力性腹部損傷により死亡した子どもの腹壁に認められた、成人の手拳による挫傷。

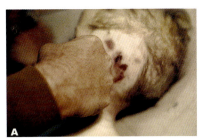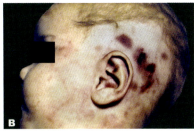

写真 3.33　手拳で殴打されたことにより生じた耳介後部の挫傷。加害者のしていた指輪によって中心部には擦過傷が認められている（A・B）。

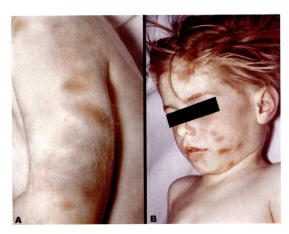

写真 3.34　硬膜下血腫によって死亡した 3 歳男児。上腕に加害者による握り痕が認められた（A）。左頬部の複数の線状挫傷は、平手打ち痕と思われる（B）。

ような挫傷（「ブラック・アイ」）を認めることがある。口唇や歯茎の裂傷や挫傷は、直接的な打撃によって生じることもあれば、哺乳や食事の際に哺乳瓶やスプーンなどの物体を無理やり入れられたことによって生じることもある。口唇小帯の裂傷（写真 3.41）は虐待による損傷をうかがわせるが、そのような損傷が挿管の際に生じることもありうる。それゆえ舌や口蓋や歯茎に、歯科的損傷や裂傷・挫傷などの虐待による損傷をうかがわせる所見がないかどうかを合わせて確認することが極めて重要である［269］。耳部損傷として、対称性の耳介血腫、耳介裂傷、鼓膜裂傷といった所見を認めることがある（写真 3.42）。

　口腔内に哺乳瓶やスプーンのような異物を無理矢理に入れることは、口唇小帯裂傷以外にも限局性感

染症、皮下気腫、頸部腫脹、縦隔気腫の原因にもなりうる。稀に、性暴力被害時などに折れた歯が、穿通性の食道外傷を引き起こすこともあり、それによって咽後膿瘍、縦隔炎、局所の血管障害、気道閉塞などが続発し、突然死の原因となることもありうる［270–274］。乳児早期に認められたあらゆる食道内異物は、虐待によるものである可能性を考慮しなくてはならない。硬貨を飲まされた場合に、食道の粘膜が傷つき滲出性病変が形成され、局所の感染や炎症をきたした場合、隣接する気管にも影響を及ぼし、致死な気管圧排が生じることもある［275］。

あまり一般には広く認識されていないが、鈍的外力が腹部に加わった際に、実質臓器や管腔臓器自体に損傷をきたさなくとも致死的となることがあり、そのような死亡事例の症例報告は稀であるものの、おそらく過少報告された状態であると思われる。このような死亡のメカニズムとしては、失血死（出血は背部皮下組織に貯留される）、脂肪塞栓、脱水、胃内容物の誤嚥、ストレス性心筋症などが挙げられる［276, 277］。広範性の皮膚軟部組織挫傷に続発して、腎不全をともなう致死的横紋筋融解をきたした5歳男児の報告例もある［278］。稀なケースとしては、皮下に縫合針のような異物を挿入されて、後にそれが迷入し敗血症をきたして死亡した、という報告例もある［279］。

剖検時に背部、殿部、下肢の軟部組織損傷を明確化するためには「ストライピング（striping）：背部、殿部、大腿後面の皮膚軟部組織に縦切開を行うこと」をする必要がある（写真3.43）［38, 280］。皮

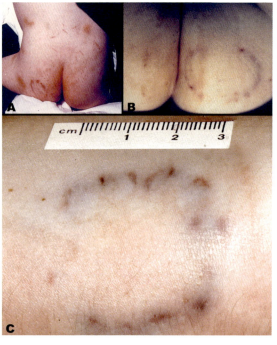

写真3.35　別々の3名の子どもの殿部に認められた、成人による咬傷（bite mark）。AとBは殿部、Cは上腕に認められたものである。

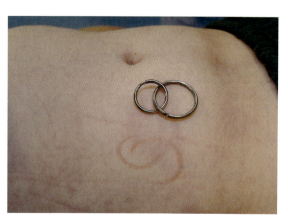

写真3.36　虐待で死亡した11歳の男児の腹壁に写真で示したような円形のパターン痕が認められた。当初は、金属製チューブの底面で突かれた際に受傷したものと推測されたが、家宅捜索で本児のベッドから写真で示した円形の金属リング（ベッドの留め金）が発見され、これが成傷器であると確定された。剖検では、皮膚下層に明らかな損傷は認められなかった。

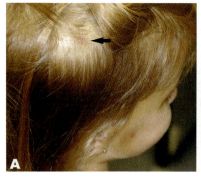
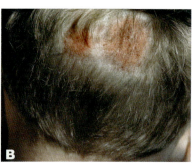

写真3.37　毛髪の強制牽引による頭皮損傷（A）。Bは比較としての、事故によるスライディング損傷（頭で地面を滑走し、形成された擦過傷）である。

膚軟部組織層と筋肉組織層とを切開し評価することは、潜在性損傷を明確化することにもなるし、皮膚表面で確認された損傷の受傷範囲を明確化することにもなる（写真3.44, 3.45）。挫傷の可能性のある部位を切開し皮下を評価することは、特に皮膚色の濃い子どもにおいて、挫傷と死斑とを弁別する上での唯一の方法ともなりうる（写真3.46, 3.47）。脂肪塞栓形成の有無は、ホルマリン固定された組織に通常の前処理を行う前に酸化オスミウム処理を行うことで、最も観察がしやすくなる［281］。

標準テキストにも、「挫傷は受傷後最初の2日間は赤色調や紫色調であるが、徐々に変色し受傷4～7日で緑色調となり、さらに変色が進み受傷後7～10日では黄色調となり、最終的に受傷後14～30日で消失する」との記載がなされているものの、実際には挫傷の色調から受傷時期推定をしようとしても、正確な情報はほとんど得られない。挫傷の外観

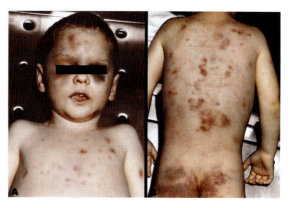

写真3.39　肝破裂によって死亡した3歳男児。顔面・腹部・胸部・背部に広範性の挫傷を認めた。

表3.8　乳児・幼児早期の発達段階

年齢	粗大運動
4～5か月	仰臥位から腹臥位の寝返り
7か月	おすわり、腹臥位から仰臥位への寝返り
9か月	はいはい、つかまり立ち
12か月	独歩
15か月	走る
2歳	早歩き、階段昇降
3歳	三輪車をこぐ

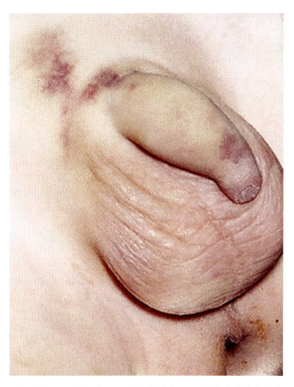

写真3.38　陰茎基部・尖端部に認めた、つねられたことによる挫傷（つねり痕）。本児には腹壁にも広範な挫傷形成が認められていた。

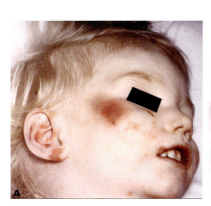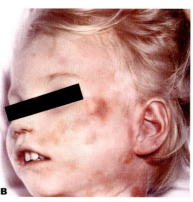

写真3.40　生後18か月齢の致死的虐待の被害女児。左右の顔面と耳介にほぼ対称的挫傷が認められていた。本児には治癒機転にある肋骨骨折と十二指腸穿孔も認められた。本児の父親には殺人で有罪判決が下された。

第 3 部　意図的損傷

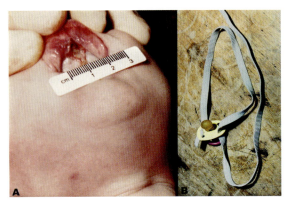

写真 3.41　おしゃぶりに連結させた猿ぐつわ（B）による、上口唇小帯の裂傷（A）。

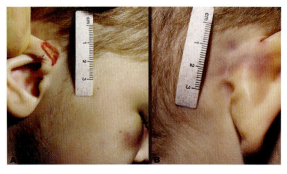

写真 3.42　ねじり／牽引による右耳介の裂傷（A）。耳介後部には挫傷をともなっていた（B）。

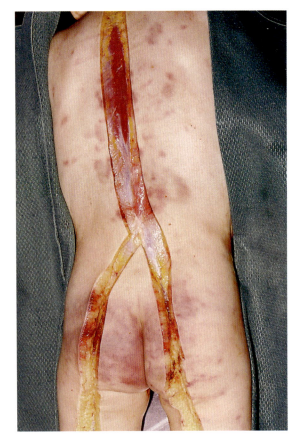

写真 3.43　多発挫傷が認められた致死的虐待の 3 歳児の剖検時所見。広範の皮膚軟部組織切開によって、挫傷の広がりが可視化しうる。

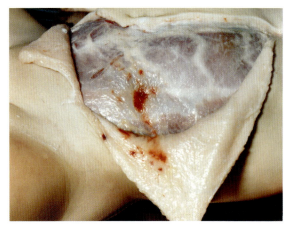

写真 3.44　両親のベッドの上で死亡した状態で発見された生後 9 か月齢の男児の剖検時所見。腹壁の筋肉組織と皮下組織を層分離切開することで、挫傷が確認された。

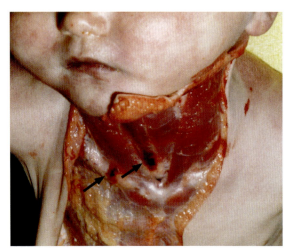

写真 3.45　虐待により死亡した 1 歳女児の剖検時所見。皮膚を分離切開することによって、頸部基部に体表観察時には確認しえなかった挫傷（矢印）が確認された。

第3章　虐待死、ならびに自殺

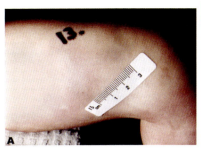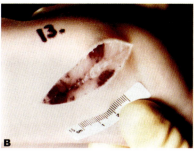

写真 3.46　本児には下肢に淡い皮膚変色が認められた（A）が、皮膚軟部組織を切開することで、挫傷であることが確認された（B）。

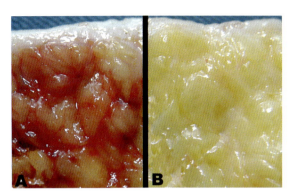

写真 3.47　挫傷を負った皮下組織のマクロ剖検所見。広範な皮下出血をともなっている（A）。死斑の蒼白部位の皮下組織（B）と比較していただきたい。

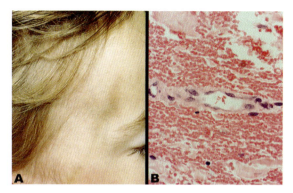

写真 3.48　顔面側部に挫傷を認めた生後 27 か月齢の致死的虐待の被害男児（A）。本児は受傷後少なくとも 30 時間以上経ていたが、マクロ剖検（顕微鏡的検索）で炎症細胞浸潤は認められなかった（B）。

はどのような損傷が加えられたかだけではなく、皮下の出血部位の深さ、受傷を受けた場所、個人の皮膚色の濃さなどにより影響を受けるため、挫傷の色調がどのようになっていくかの正確な予測や、挫傷の色調をもとにした正確な受傷時期推定は不可能であるとする研究報告は複数存在している [282–284]。Langlois と Gresham らは研究を通じ、挫傷の色調に関して唯一正確であるということができるのは、黄色調の挫傷は受傷後少なくとも 18 時間経ているという点のみである、と述べている [285]。実際、ベッドサイドでの視診でも、写真に基づく評価でも、正確に受傷時期の推定を行うことはできないということが、明確に指摘されている [286]。ただ正確な受傷日時推定は困難であったとしても、挫傷が新旧混在しているかどうかは、挫傷がどの部位にあるのか以上に重要である。挫傷は数日程度で消失してしまうことが多いため、新旧混在した挫傷は虐待行為が反復していることの証左となる。

　死亡事例において、挫傷を認めた部位の代表的な箇所から組織学的サンプリングを行うことは、被害がどのようなものであったのかを証明する上での追加的な情報を提供してくれる。サンプリングされた組織の顕微鏡的検索で、生活反応が認められたかやヘモジデリン沈着が認められたのかを確認することは、子どもが被害後しばらくの間生存していたのか否かの傍証となる。ただ残念ながら、受傷後どのぐらい経てば生活反応が認められるのかに関しては、議論のあるところである。挫傷部位への好中球の組織浸潤は、受傷後 4 時間程度で認められるようになるとされているが、これは変動が極めて大きく、少なくとも 24 時間の間、挫傷部位への好中球浸潤を認めないことも稀ではない [287]。頭部外傷で死亡した小児例の研究報告として、3 名で受傷後少なくとも 30 時間（長い事例では 79 時間）経っているにもかかわらず、炎症性の細胞浸潤が認められなかったと報告している研究報告もある（写真 3.48）[288]。好中球というのは、最も強く損傷を受けた部位のみに強い走化性を示し、また赤血球の溢出がある場所ではほとんど認められないが、なぜそのような走化性を示すのかは明らかとはなっていない。マクロファージの作用によって、受傷後約 48〜72 時間でフェリチンはヘモジデリンに変性することとなる [289] が、組織学的評価を行う際には、陳旧性の損

第 3 部　意図的損傷

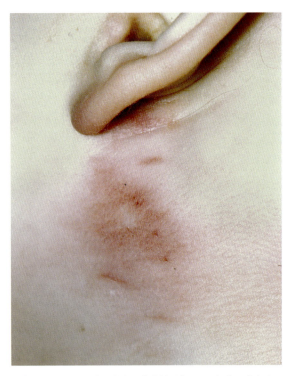

写真 3.49　耳介下部の挫傷と線状擦過傷。この損傷は蘇生時に受傷したものである。

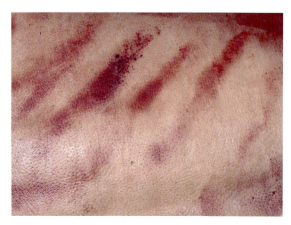

写真 3.50　硬貨でこすられたことによる平行性の多発線状擦過傷（カオヨーと呼ばれる民間療法）。

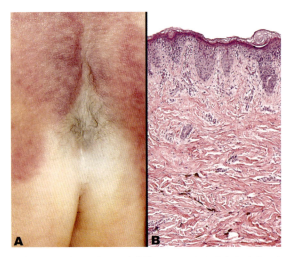

写真 3.51　仙骨を超えて広範性に認められた蒙古斑（A）。病理組織学的検索では、紡錘状のメラノサイトが確認され、挫傷ではないことが明確化された（B）。

傷によって既にヘモジデリン沈着が存在していた可能性についても留意しておく必要がある。

　虐待による損傷と、死亡前に試みられた心肺蘇生によって生じた損傷とを混同しないことは、極めて重要である（写真 3.49）。また、カッピング〔訳注：温めたカップを皮膚に置く治療。皮膚が吸引されることで、カップの形の点状出血が生じる〕やコイン・ラビング〔訳注：コインで力いっぱい皮膚をこする治療。これにより縞模様の挫傷が形成される〕のような民間療法によって生じた皮膚軟部組織の奇異なパターン損傷（写真 3.50）と虐待とを混同しないようにしなければならない。また、仙骨や殿部の周囲に認めることの多い蒙古斑（写真 3.51）と、虐待による挫傷とを混同しないようにもしなければならないが、これは剖検時に「病変」の直下の皮膚軟部組織に切開を加え確認することや、病変部の組織学的検索を行うことで、すみやかに除外することができる。

骨 折

　骨折も皮膚軟部組織損傷同様、通常それ自体が致死的となる損傷ではないが、死亡した乳幼児に虐待が潜在していたか否かを判別する上で、極めて重要な徴候の1つである。虐待による潜在性骨折として最も特徴的で、かつ最も頻度が高い骨折としては、肋骨骨折と長幹骨骨折が挙げられる［290］。多発骨折や重症骨折の際に養育者から十分な説明が得られない場合、治癒機転の異なる骨折が認められた場合、成長板近傍の骨幹端骨折（バケツの柄骨折〈bucket handle fracture〉や角骨折〈corner fracture〉）が認められた場合、肩甲骨骨折や胸骨骨折が認められた場合、などの際には虐待が強く疑われる（写真 3.52–3.57）（表 3.1）［291, 292］。ある文献レビュー研究によると、高エネルギー外傷を除外した場合に最も虐待と相関関係があるのは肋骨骨折であり、特に

第 3 章　虐待死、ならびに自殺

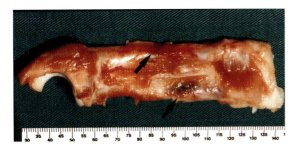

写真 3.52　生後 9 か月齢の男児の橈骨と尺骨。若木骨折が認められており、骨折部位を切開して確認することで、周辺軟部組織に出血をともなっていることが確認された（矢印）。

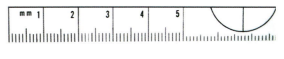
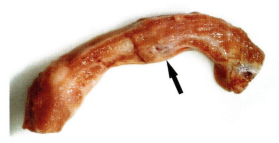

写真 3.53　治癒機転にある肋骨骨折。仮骨形成が確認できる（矢印）。

写真 3.54　治癒機転にある肋骨骨折。剖検時に切り出し観察したところ、線維軟骨組織に富む仮骨形成が確認された（A）。仮骨部分を全載切片化した光学顕微鏡所見を B に示す。

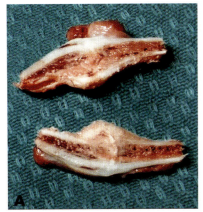
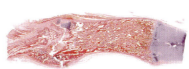

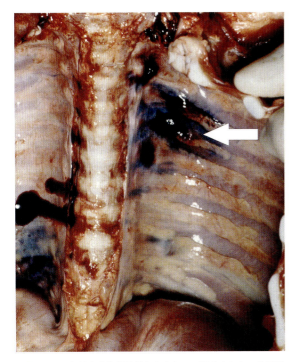

写真 3.55　急性肋骨後部骨折にともなって認められた、胸膜後部出血（矢印）。

上腕骨骨折をともなっている場合には 2 例に 1 例は虐待であり、肋骨骨折に大腿事骨折や頭蓋骨骨折をともなっていた場合 3 例に 1 例は虐待であった、と報告されている〔訳注：特に始歩前の乳児の場合、事故による重症外傷ヒストリーのない肋骨骨折は、虐待である可能性はほぼ 100% とされている〕。虐待による骨折はほぼすべての骨で起こりえるものである［293］が、特に生後 18 か月未満の下肢骨折は虐待との関連性が極めて高いと報告されている［294］。また幼児の上腕骨の顆上骨折は転倒事故でもしばしば起こるが、その他の上腕骨骨折は虐待と強い相関関係があると報告されている［295］。また生体力学的分析は、骨にどのような力学が加われば骨折しうるのかについての我々の理解を深める一助になるであろう［296］。

ルーチンの剖検時には通常、四肢や手や足、骨盤や椎骨の切開は行われないため、すべての乳幼児死亡、特に虐待の可能性のある事例では包括的な全身骨レントゲン撮影を行うことは必須である（写真 3.58–3.63; 表 3.9）［297–300］。死後に全身骨レントゲ

147

第 3 部　意図的損傷

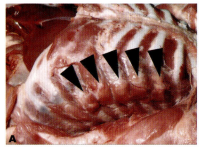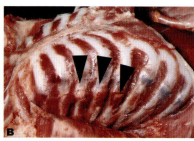

写真 3.56　乳児に認められた、圧縮外力による両側性の多発急性肋骨骨折（矢印）。

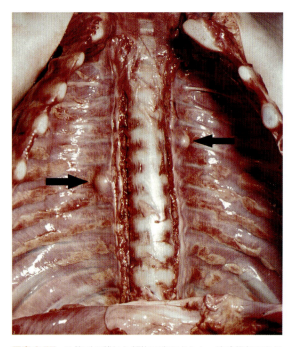

写真 3.57　2 箇所の離れた部位で確認された、治癒機転にある肋骨後部骨折（矢印）。

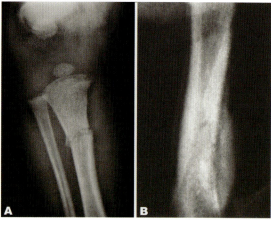

写真 3.58　レントゲン撮影で判明した、生後 3 か月齢の女児の急性期の右脛骨骨折（A）。治癒機転にあり仮骨を形成している左上腕骨骨折も確認された（B）。

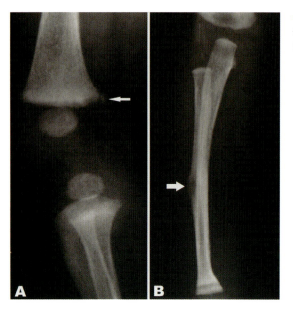

◀写真 3.59　生後 7 か月齢の男児のレントゲン写真。大腿骨遠位部に骨幹端骨折を認め（A）、ならびに右橈骨に骨損傷にともなった初期の仮骨形成が確認された（B）。

第 3 章　虐待死、ならびに自殺

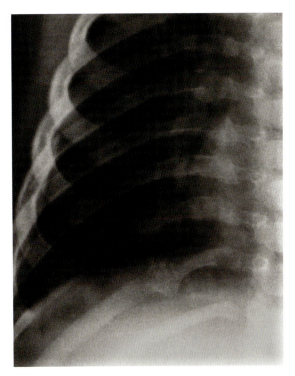

写真 3.60　養育者に窒息死させられた生後 7 か月齢の男児の胸部レントゲン写真。急性期の肋骨骨折と治癒機転にある肋骨骨折とが新旧混在して確認された。

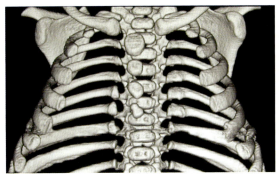

写真 3.62　乳児の、3D 再構成したスパイラル CT の胸郭写真。治癒機転にある複数の右肋骨後部骨折が確認された。

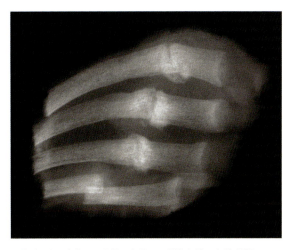

写真 3.61　生後 10 週齢の女児の、部分切除した胸郭部のレントゲン写真。右第 3 肋骨から第 6 肋骨までの、治癒機転にある肋骨骨折が確認できる。

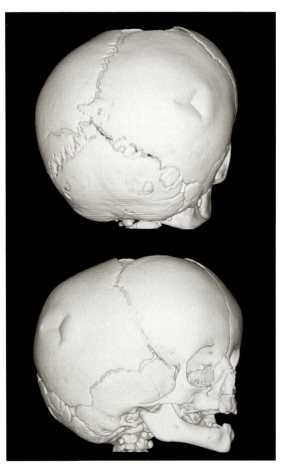

写真 3.63　生後 7 か月齢の男児の、3D 再構成したスパイラル CT の頭蓋骨写真。椅子の角で殴られたという病歴に一致して、右頭頂骨後部に陥没骨折が確認された。

第 3 部 意図的損傷

表 3.9 予期せぬ乳児死亡事例への全身骨スクリーニング検査の撮影部位

頭蓋骨	正面 側面
脊髄	頸椎：正面ならびに側面 腰椎：側面
胸部	正面 側面 斜位
腹部	正面
骨盤	正面
上腕	正面－上腕骨、橈骨、尺骨
手	斜位
下肢	正面－大腿骨、脛骨
足	正面

出典：Kleinman［638］；American Academy of Pediatrics［244］.

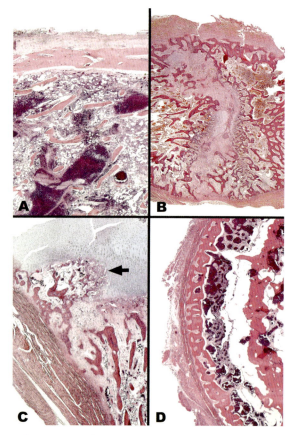

写真 3.64　さまざまな組織学的変化をともなう、骨折部位の光学顕微鏡写真：出血をともなう受傷後間もない骨折（A）、繊維軟骨性仮骨形成をともなう治癒機転にある骨折（B）、骨幹端骨折部位辺縁の新骨形成（矢印）（C）、高密度の骨膜下新生骨層（D）。

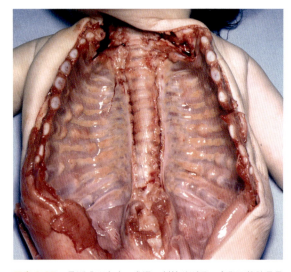

写真 3.65　骨形成不全症の乳児の剖検時所見。多発不整肋骨骨折が認められた。

ン撮影を行うことで四肢の骨折の有無や、骨折が存在していた場合の、およその受傷時期を特定することが可能となる［301］。虐待が疑われる場合、死亡前に病院で骨シンチグラムを実施することが可能であるならば、骨折が疑わしい部位をより多く把握した状態で、剖検を実施することができる［302］。米国と英国では、標準的な全身骨レントゲンのスクリーニング撮影法が定められているが、この中では肋骨の斜位像撮影と、四肢の骨端‐骨幹端部の近接撮影も必須撮影法に含まれている［303, 304］。ただしこのような基準が定められているにもかかわらず、

米国のある研究によれば、およそ10％の法医学者は、生後36か月未満児の剖検を行う前に骨レントゲン撮影のオーダーを出しておらず、30％の法医学者はオーダーをしていてもベビーグラム撮影を行っているにすぎなかったと報告されている［305］。ベビーグラムとは、死体安置所で撮影されることの多い、乳幼児の全身をA-P方向で1枚のフィルムに撮影する方法である。

頭蓋骨骨折を認めた場合に、虐待による骨折であるのか事故による骨折であるのかを判別する上での種々の特徴については、本章の頭部損傷の項で既に述べた。また放射線科医は、肩峰の骨化のような正常変異所見を虐待の所見と誤診しないように、あらゆる骨の骨化の特徴について精通している必要がある〔訳注：肩峰棘突起の骨化には多様な形態があり、剥離骨折と誤診されることがある。肩峰以外にも、脛骨・腓骨・頭蓋骨などの正常変異所見が虐待と誤診されうる〕［306］。

第3章　虐待死、ならびに自殺

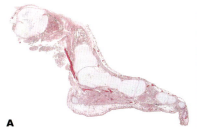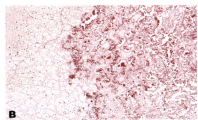

写真 3.66　骨形成不全症の乳児の病理組織所見。足骨の不整骨形成像が認められる（A）。強拡大では特徴的な不規則な骨成長板が確認された（B）。

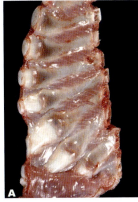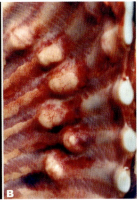

写真 3.67　くる病患者の異常肋骨成長板（A）。多発肋骨骨折後の仮骨形成（B）が不規則であるのに比し、規則正しく連続しているのがみてとれる。

剖検時には詳細で包括的な全身骨レントゲン撮影を行うだけではなく、骨折が疑われる部位の組織学的検査も合わせて行う必要がある（写真 3.64）[307]。骨折後の組織修復過程というのは、概ね標準的な経過をたどるものではあるものの[308]、組織学的に受傷時期を推定することは困難である。ただ、異なる時期に受傷したと思われる骨折が同時に認められた場合、受傷に至る複数回のエピソードが繰り返されたこと、すなわち虐待であることが示唆される。

非常に稀ではあるものの、骨形成不全、くる病、銅欠乏症、壊血病のような疾病や欠乏症によって、骨変化や骨折が起きる場合がある。ただこの場合は、肉眼的剖検や組織学的剖検によって、通常すみやかに虐待による骨折とは区別される（写真3.65〜3.67）[309, 310]。特に肩甲難産などによる分娩停止などがあった場合に、分娩時外傷としての骨折をきたすことがあるため、周産期の病歴を確認することは重要である[311, 312]。脳性麻痺の小児・思春期の子どもでは、おそらく併存する骨粗しょう症が原因で、しばしば軽い外力が加わった際に長幹骨に骨折をきたし、それが後に判明することがある[313]。また、子どもが走り回るようになった以降は、事故による骨折をきたすことは十分にあるため、ことさらに虐待の可能性を強く考えるのではなく、客観的に判断することが重要である[295]。内臓や皮膚軟部組織の腐敗が進み白骨化した遺体であっても、注意深く精査することによって、虐待を受けた証拠所見を明らかにできる場合もある[314]。

「乳児早期に原因不明の多発骨折をきたすものの、生後6か月以内にほとんどが自然軽快する疾病」としてPatersonによって提唱された、一過性骨脆弱症（TBBD: Temporary Brittle Bone Disease）という概念がある。その原因として、ビタミンC欠乏、早産、くる病、骨形成不全の一類型、子宮内での運動不全などが挙げられた（Paterson自身は銅欠乏によると考察していた）[315, 316]が、この疾病単位自体が「立証されていない推測に基づく、主観的な信条」によるものであるとして、米国小児放射線学会と欧州小児放射線学会はその学術誌の中で、疑義を唱えている[317]。

胸腹部損傷

致死的頭部外傷に比し致死的胸腹部損傷は稀であり、また年長児に多い傾向がある。運動エネルギーが胸腹部に加わった時に損傷をきたすか否かは、運動エネルギーがどのように消散するかという要素が強く関わっている。運動エネルギーが内部臓器に移動した際に、損傷をきたすか否かは、(i) 血管のような可動性組織の長軸方向の抗張力を上回るエネルギーが働いたか否か、(ii) 血管や腸などの後腹膜などに固定されている組織の、付着固定部位に垂直方向の抗張力を上回るエネルギーが働いたか否か、(iii) 骨や実質臓器などの耐圧強度を上回るエネルギーが働いたか否か、という3つの異なる要因が働いているものと思われる[318]。

第 3 部　意図的損傷

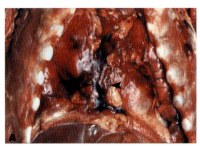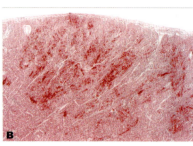

写真 3.68　胸部を殴られ死亡した生後 3 か月齢の乳児の剖検時所見。縦隔前壁挫傷（矢印）が認められ（A）、心臓の病理組織所見では、心筋挫傷（contusio cordis）が認められた（B）。

　鈍的外傷において、加わった外力が加速性であろうが減速性であろうが、損傷の範囲を決定するのは、物質に変形が加わる際の深さと速度である [319]。広範性の損傷は、エネルギーの移動が限局的かつ急速に生じた場合に最も生じやすい。圧挫損傷をきたす場合に働くエネルギーが低速度であるが高圧縮力である一方で、爆風損傷をきたす場合に働くエネルギーは低圧縮力であるが高速度である。また変形率が高い場合、圧縮力がより低いレベルでも損傷をきたしうる [318]。

胸部損傷

　小児の胸壁は成人のそれより変形性に富んでおり、それゆえに運動エネルギーはより容易に小児の胸郭内臓器に移動することとなる。小児の胸郭を絞り上げるか、叩くことで肋骨骨折を生じさせることはできるが、そのためには単発骨折であれ、多発骨折であれ、多くの運動エネルギーが必要とされる。胸部損傷をきたした子どもにおいて、肋骨骨折をともなっていた子どもは肋骨骨折のない場合と比較して、死亡率は 20 倍にも上昇する [318]。虐待による肋骨骨折の大部分は、胸部を抱えて絞るように圧力が加えられた際に発生するものであり、肋椎接合部近傍の後部（背部）肋骨に認められる [320]。非常に稀ではあるが、分娩時損傷として後部肋骨骨折をきたし、それが新生児期に発見されることもある。ただこのような場合、肩甲難産のような周産期歴が存在し、巨大児であったり、吸引分娩もしくは鉗子分娩であったり、時には鎖骨骨折を併発していることもある [321]。肋骨骨折が、極低出生体重児に認められることもあるが、その場合、心肺蘇生時の胸部圧迫時に認めうる肋骨骨折と同様、肋骨後部骨折となることはない [322]。

　胸部外傷で死亡した被虐待児の報告例として、心臓破裂のケースが報告されているが [323, 324]、これらの報告例のうち 9 名は生後 9 週齢から 3 歳までの子ども（平均生後 14 か月）であったが、中には 15 歳、17 歳、19 歳の 3 名のティーンズの子どもも含まれていた。Cohle らの 6 例報告では、5 名は右心房裂傷をきたしており、1 名は左室裂傷をきたしていた [323]。加害者から自白の得られた 3 名では、1 名の受傷機転は蹴りによるもの、もう 1 名は手拳殴打によるもの、もう 1 名は踏みつけによるものと語られていた。Cumberland、Riddick、McConnell の 3 例報告では、いずれの被害児も腹部への攻撃によるもので、2 名は蹴り、1 名は殴打によるものであり、全例が右心房裂傷をきたしていたとのことである [324]。また、継父に胸部を蹴られたことにより心室中隔破裂をきたした 5 歳女児の報告例（救命例）も存在している [325]。損傷が軽度であった事例の場合、心房中隔や心室中隔の挫傷、もしくは心筋前壁の挫傷にとどまっていることもありうる（写真 3.68）。

　心臓裂傷の機序としては、胸骨と脊柱の間に挟まれての圧縮力、腹部に直接働いた圧縮力、加速／減速による直接的な外力伝播、折れた肋骨による心臓穿刺、挫傷をきたし脆弱となった組織の断裂、などが挙げられている [323]。Cohle らによる 6 例報告の中で最も頻度が高い受傷メカニズムは、脊椎と胸骨の間で心臓が圧縮される、というものであった [323]。Cumberland、Riddick、McConnell は右心房裂傷事例の報告を行っているが、その受傷メカニズムは腹部打撃による下大静脈圧の急速な亢進が右心房に伝わったため、との推測を行っている [324]。

　心臓振盪は、前胸部に心臓の挫傷や裂傷をきたさない程度の衝撃が加えられた際に、心臓の電気的活動の破綻が生じたものである。前胸部への衝撃により生じた不整脈によって生じる循環虚脱は、蘇生への反応性に極めて乏しいとされている [326]。心臓振盪による死亡のほとんどは、野球やソフトボール

のボールやアイスホッケーのパックが胸部に直撃するという事故によるものである［327］が、意図的外力によって生じた、殺人事件としての事例報告がいくつかあり、中には乳幼児の報告例もある［328, 329］。Denton と Kalelkar は、成人男性に胸部を殴られた後に心臓震盪をきたした、3 歳児と生後 14 か月齢の児の 2 例報告を行っている［326］。また個別指導時に躾として父親から 2 回胸部を「こづかれた」ことにより死亡した 11 歳児や、ギャングの儀式として 5 回強く胸部を殴られたことによって死亡した 14 歳児の報告例も存在している［327］。ブタを用いた動物実験モデルで心臓震盪を誘発した研究では、心室頻拍性不整脈、特に心室細動が最も高い頻度で続発して生じた、と報告されている［330］。

　食道裂傷が小児に生じることは極めて稀であるが、発症した事例の 24％は虐待によるものである。裂傷は、異物や腐食性物質を強制的に飲まされて生じることもあれば、鈍的外力が加えられることで生じる場合もあれば、穿通性損傷として受傷することもある［331］。

腹部損傷

　腹部に対する鈍的外傷は、打撃が加えられた際に固形臓器や管腔臓器や腸間膜に生じた剪断外力や、加害者の手拳・肘・膝などと脊柱との間にそれらが挟まれて生じる圧迫外力によってきたす。腹壁の伸展性のため、固形臓器・管腔臓器・腸間膜に損傷が生じていても、外表面に損傷がほとんど認められない場合もある（写真 3.69–3.71）。病院での精査の際に、固形臓器損傷は腹部エコーや腹部 CT で最も検出されやすい。一方、管腔臓器はバリウム検査によって最も検出されやすい［332, 333］。虐待による致死的腹部損傷の一例として、Case と Nanduri は食事後の満腹時に継父から膝蹴りをされたことで、胃破裂をきたした 2 歳男児例の報告を行っているが、胃壁の 2 箇所に穿孔が認められていたとのことである。また、被害児は受傷後 12 時間後に死亡した、とのことである［334］。Fossum と Descheneaux は、ベビーシッターから数か月にわたり複数回腹部を攻撃され、結局空腸穿孔による腹膜炎で死に至った 2.5 歳の女児についての症例報告を行っている［335］。この報告では、他にも反復性の腹部への攻撃を受け内臓破裂をきたした子どもが 2 例報告され

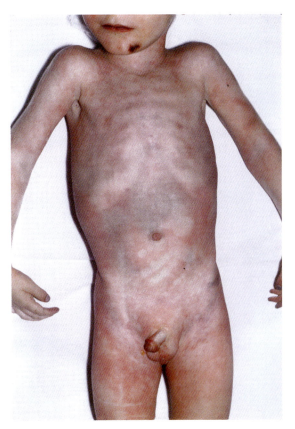

写真 3.69　虐待による致死的腹部損傷で死亡した幼児。外表の損傷はごく軽微であった。

ていたが、いずれの事例も死亡直前まで何らの症状や所見も認められなかったとのことであった。

　Touloukian による致死的腹部損傷の 5 例報告では、被害児の平均年齢は生後 25 か月齢であり、最も頻度の高かった損傷として後腹膜血腫をともなう腸間膜裂傷、十二指腸血腫、十二指腸・空腸の裂傷・挫傷、出血性膵炎が挙げられていた（写真 3.72–3.77）［336］。4 名では養育者は「低所から転落した」などの低エネルギー性の機序によるものだと訴え、1 名では父親が子どもに暴行を加えたことを認めた、とのことである。腹部に鈍的外力が加えられた後に、膵仮性嚢胞が形成されることがある［337］。Cooper らは、救急外来搬送され治療を行った、虐待による腹部外傷の 22 名につき報告を行っている［338］が、死亡率は 45％であり、加害者はほぼ全例が父親か、母親の男性パートナーであったとのことである。また死亡例は 10 名で、死亡例に認められていた損傷としては、肝臓裂傷（写真 3.78, 3.79）、腎臓裂傷、大静脈裂傷、後腹膜血腫、十二指腸・空

第 3 部　意図的損傷

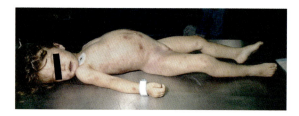

写真 3.70　虐待により死亡した幼児。この幼児のように、虐待が疑われる子どもに腹部膨満が認められた場合、内臓破裂の併発が疑われる。

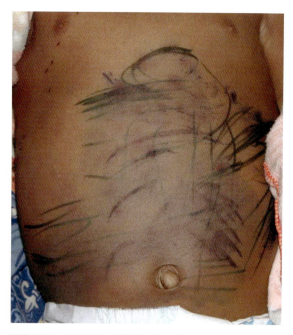

写真 3.71　肝臓破裂、腸間膜裂傷で死亡した生後 13 か月齢の男児。腹壁の挫傷を隠蔽するために油性ペンで落書きが加えられている。稀ではあるが、挫傷の隠蔽のためにこのような試みがなされることがある。

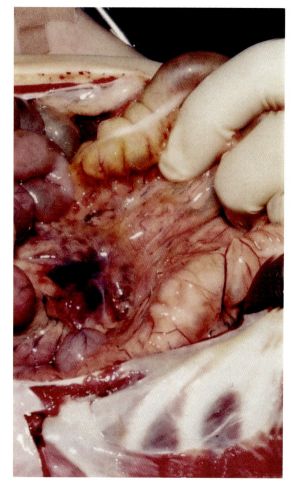

写真 3.72　虐待により死亡した事例の剖検時所見。腸間膜根の挫傷が認められた。

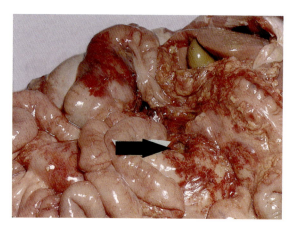

写真 3.73　虐待により死亡した事例の剖検時所見。十二指腸の穿孔（矢印）が認められた。

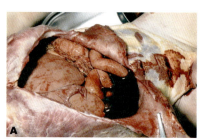
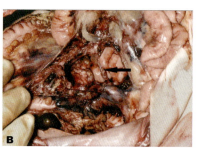

写真 3.74　虐待による腹部損傷で死亡した乳児の剖検時所見。腹腔は血液で満たされていた（A）。腸間膜には広範性の裂傷（B）が認められた。

第 3 章　虐待死、ならびに自殺

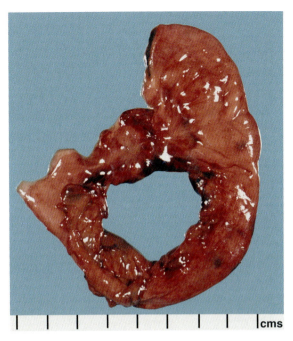

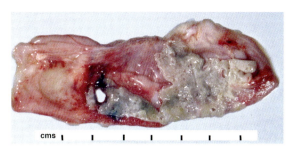

写真 3.76　虐待による腹部損傷によって腹膜炎を発症し死亡した 3 歳男児の十二指腸の剖検所見。十二指腸部の切除によって漿膜反応をともなう穿孔部位が確認された。

写真 3.75　腹腔内出血により死亡した、虐待による腹部鈍的外力損傷事例の腸の剖検所見。腸を腸間膜とともに切り出すことで、裂傷所見がより明確に確認された。

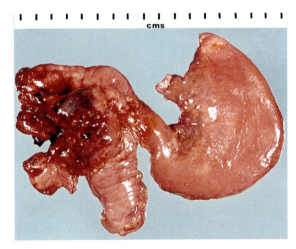

写真 3.77　虐待による鈍的外力損傷で死亡した 4.5 歳男児の膵頭部・十二指腸の剖検所見。局所性の出血が確認された。

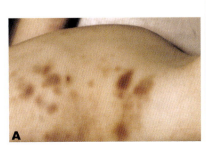
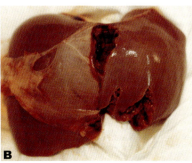

写真 3.78　腹部挫傷を認めた幼児（A）。剖検では多発肝損傷をともなっていた（B）。

腸の穿孔などが挙げられていた（写真 3.80）。直接的な死因は 9 名では大量の腹腔内出血によるショックであり、1 名は小腸穿孔による腹膜炎であった、とのことである。循環動態が不安定な、虐待による腹部損傷の子どもの受診時、養育者から語られる病歴はたいていの場合が「わからない」かと「ベッドなどの低所から転落して頭をぶつけた」というものである。Touloukian のケースも Cooper らのケースもいずれもが全例、腹部外傷以外の部位の虐待による損傷をともなっており、腹部外傷の発見・治療の遅れが予後不良の遠因となっていた［336, 338］。致死的な潜在性肝臓損傷の場合、死亡前にトランスアミナーゼ（AST と ALT）の上昇を通例ともなっている［339］。

腹部の鈍的外力損傷は、例えば Trietz 靱帯のような、腹壁と臓器の固定部位に生じる傾向にある。死亡に至る原因は失血の場合もあれば、腹膜炎に続発する敗血症による場合もあれば、臓器不全（急性期に発症する場合もあれば、慢性期に発症する場合もある）による場合もある［340, 341］。特に胃内が食物や空気によって満たされていた場合には、胃に急激な打撃が加えられた際に、胃が腸壁と脊柱の間に挟まれて胃破裂をきたすことがある。胃破裂症例のうちおよそ半数は交通外傷の際に減速力が働いたことによるものであるが、このことは胃破裂をきたすに必要な力がどのくらいのものであるのかを示唆しているといえる。生後 2 週齢までの新生児では、分娩時外傷、胃壁筋層の先天的脆弱性、消化性潰瘍、胃管栄養、敗血症、低酸素血症、酸素治療によって胃破裂をきたすことがある。稀ではあるが心肺蘇生時に、おそらく不適切な心臓マッサージにより胃内の空気の圧縮が起きることで、胃破裂をきたすことはありうる。

外傷性の胃破裂の死亡率は、11％と報告されている［334］。Buchino は、虐待の可能性のある小児例の剖検を行う法医学者が、切除した腸の穿孔の有無を確認することの重要性を強調している［342］。

十二指腸損傷は、位置的に後腹膜に守られ、小児期外傷としては比較的稀であり、その頻度は腹部外傷全体の 5％未満にすぎない。それゆえ妥当と思われる受傷病歴のない場合、十二指腸の血腫・裂傷・穿孔事例をみた場合には、虐待による損傷を考慮する必要がある［343, 344］。乳糜腹水はほとんどの場合、リンパ系の先天奇形に起因するものではあるが、鈍的外傷の一部分症状である場合もありうる（腸間膜根に損傷をきたすことによって、リンパ管損傷やリンパ管閉塞をきたし、腹膜腔に乳糜漏出が生じる）（写真 3.81）。それゆえ、乳糜腹水が剖検時に認められた場合、子ども虐待としての他の所見をともなっていないかどうか、慎重に判断する必要がある［345, 346］。

内因疾患や外科手術の病歴を何ら認めない子どもの腸間膜のミクロ剖検（顕微鏡的組織検索）で、瘢痕形成やヘモジデリン沈着が確認された場合、腹部損傷の既往についての考察がなされなくてはならない

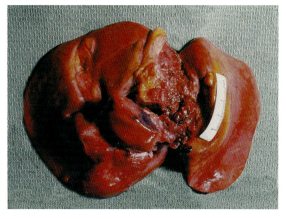

写真 3.79　腹部へ強い殴打を受けたことにより、肝臓裂傷をきたした 3 歳男児の肝臓の剖検所見。

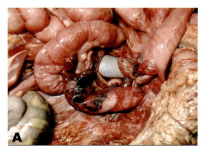
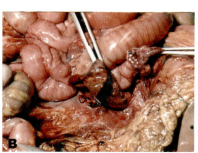

写真 3.80　虐待による腹部損傷で死亡した子どもの剖検的腹部所見。A は腸間膜裂傷を示している。本児は十二指腸の完全離断もともなっていた（B）。

第 3 章　虐待死、ならびに自殺

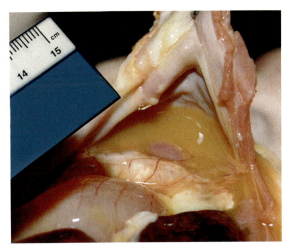

写真 3.81　生後 1 か月齢の乳児の剖検時所見。骨盤内に乳糜腹水の貯留が認められた。

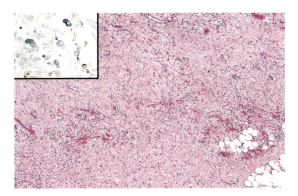

写真 3.82　虐待による腹部鈍的損傷により死亡した小児における、腸間膜の病理組織所見。線維形成ならびにヘモジデリン沈着（囲み写真）が確認され、同様の損傷を以前にも受けていたと推測された。

（写真 3.82）［347］。同様に、膵臓や肝臓のミクロ剖検時に、瘢痕形成やヘモジデリン沈着が確認された場合も、慢性的に虐待を受けており、以前にも腹部損傷をきたしていたという可能性を考慮する必要がある［348］。腹膜の広範囲のサンプリングを行うことは、これが唯一の虐待被害を裏づける証拠所見ともなりうるため、施行することが強く推奨される。腸間膜から十二指腸壁・近位空腸壁にまで繊維組織の貫壁性浸潤を認める腸間膜線維腫症という病態がある。時にこの疾病は穿孔や出血をともなうことがあるが、このような病態と虐待による瘢痕とを混同してはならない。腸間膜線維腫症の場合、繊維組織の浸潤はより境界明瞭であり、病変内に最近の出血の痕跡（ヘモジデリン）は通例認められない［349］。

熱　傷

　虐待による損傷のうち 10％が熱傷事例であり、逆に熱傷のうち虐待が原因である事例の比率は 1.4 ～ 25％であると報告されている［350–352］が、報告文献が常に事例の詳細につき記載されているわけではなく、どこまで調査がなされているかも不明であり、解釈を行う際には慎重さが求められる。熱傷事例の中には、作為行為としての虐待ではなくむしろ監督のネグレクトが原因となっている事例もある。虐待による熱傷の場合、加害者はほとんどの場合、教育レベルの低いひとり親（たいていは母親）か、養育者のパートナー（たいていは母のボーイフレンド）

か、ベビーシッターである。DV 家庭、非雇用状態の家庭、転居を繰り返す家庭もまた、、虐待による熱傷が起こりやすい家庭の特徴である［353, 354］。

　熱傷による死亡事例に対しての病理組織学的評価は、組織内血流が途絶していること、ならびに被害児から皮膚の感覚障害について確認しえないことから、極めて困難な作業であるといえる。臨床的所見と剖検時所見を統合して評価することが小児の剖検時にはおしなべて重要であるが、熱傷事例ではとりわけ重要である。被害児が生存しうるかどうかは、熱傷の重症度や、被害児の年齢（月齢）、他の器質的疾病の有無などによる［355］。熱傷面積の評価を行う際には、乳幼児、成人において用いられている通常の体表面積評価法〔訳注：5 の法則、9 の法則、Lund & Browder の法則、局所であれば手掌法など〕を用いればよい。

　熱傷にはさまざまなパターンがある［356, 357］。液体熱傷（scald）は、高温の液体により生じる熱傷である。接触熱傷（contact burn）は高温物体に接触することで生じる熱傷である。火災熱傷（flame burn）は皮膚や毛髪の炭化、焦げ落ちをきたしうる。たばこ熱傷（cigarette burn）は、典型的にはクレーター状の円形の形態をとる。閃光熱傷（flash burn）は、ガス爆発の際などに認める熱傷である。電気熱傷（electrical burn）は小型・点状の熱傷で、一対（電撃の入口と出口）の同形のパターン熱傷を認めることが多い。摩擦熱傷（friction burn）は、カーペットの床などの表面で引きずられることにより生じる損傷である。化学熱傷（chemical burn）は、皮膚変色

第 3 部　意図的損傷

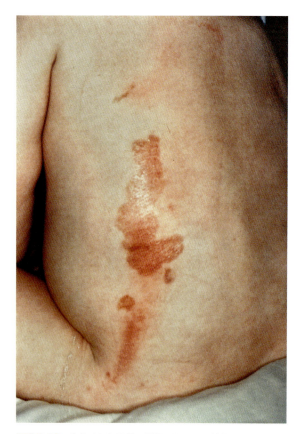

写真 3.83　生後 20 か月齢の男児に認めた、給湯器からの熱湯による線状の液体熱傷。

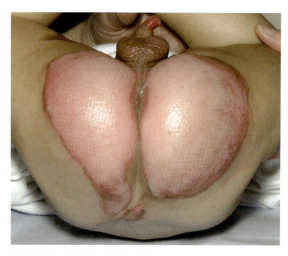

写真 3.85　熱い湯に強制的に浸けられたことによる、殿部ならびに会陰部の円形熱傷。

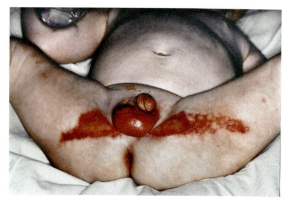

写真 3.84　大腿上部ならびに陰嚢部に熱傷を認めた幼児。明瞭な水位線の存在は、両足が出ている状態で会陰部を浴槽に強く押しつけられた、強制浸湯熱傷であることを強く示唆する。

く［351, 352, 358］。虐待による熱傷は左右対称性である傾向があり、第 2 度から第 3 度以上の重症熱傷であることが多い。

　液体熱傷は、流湯／散湯熱傷（spill/splash burn）と浸湯熱傷（immersion burn）に分けられる。虐待による熱傷の場合、熱源は給水栓からの熱湯であることが最も多い。事故による流湯熱傷はトドラー期（よちよち歩き期）以降の幼児が、熱い湯の入ったコップなどの物体を引っ張って倒すことが原因で起こり、辺縁が不整で深達度が一定ではないことが多い。液体は下方に流れ、距離を流れるとともに冷却されていくので、熱傷の形状は下方に行くにつれて細く、深達度は浅くなるという矢じり状のパターン（arrowhead pattern）を呈する（写真 3.83）［351］。事故による液体熱傷は頭部、顔面、腕、体幹上部にきたすことが多いが、虐待による液体熱傷の場合は殿部、会陰部、手、足に認めることが多い［350, 356, 360］。

　虐待による浸湯熱傷は単一の深達度の熱傷で、明確な境界としての水位線を認める（写真 3.84–3.86）。手や足を強制的に浸湯された場合、「グローブ・ストッキング型」と呼ばれる熱傷パターンを呈することもある［361］。また浴槽に強制的に足をつけられた際に、足底は温度の比較的低い浴槽底面に密着した状態となり、熱傷を免れることもある。強制浸湯された場合に、殿部や会陰は比較的熱傷を免れるか、きたしたとしてもより浅表性である場合も多い。特に殿部が浴槽底面に接することで、特徴的な「ドーナツ状」の熱傷パターンとなることもある

や皮膚瘢痕を引き起こす。放射熱傷（radiant burn）は火炎や日光によって生ずる熱傷である。液体熱傷は事故であれ虐待であれ、小児期熱傷として最も頻度の高いものであり、次に接触熱傷、火災熱傷と続

第 3 章　虐待死、ならびに自殺

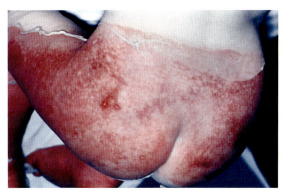

写真 3.86　腰部と大腿部の明瞭な水位線の存在は、本児が強制的に熱い湯に浸けられた際の体位を反映している

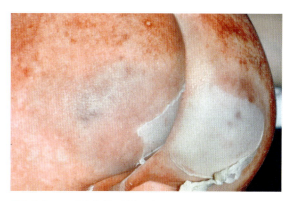

写真 3.87　殿部中心部が熱傷を免れた、ドーナツ・パターン熱傷。

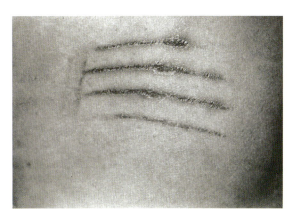

写真 3.88　ラジエーターグリル〔訳注：自動車のエンジンルームの前面にとりつけられた通風口〕への接触によるパターン熱傷。

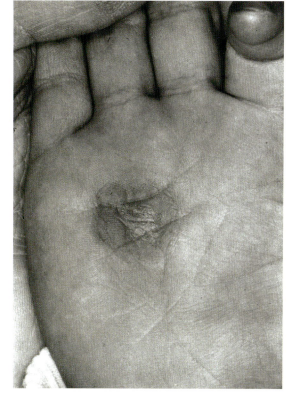

写真 3.89　受傷して間もない、手掌のたばこ熱傷。

（写真 3.87）［356］。強制浸湯熱傷の際に、無理に押さえつけられていたことによって、関節の屈曲部位が特徴的に熱傷を免れていることもある。稀ではあるが、顔面から強制的に浸湯されて顔面熱傷を負うこともある［362］。

　散湯熱傷は、飛び散った熱湯がかかることによって生じる熱傷であるが、虐待よりも事故によって起こることが多い。湯は飛び散る際に温度の低下が起きるので、散湯熱傷は高温の熱湯でないときたすことはない。液体熱傷によって全層熱傷をきたしたとしたならば、それは虐待によるものである可能性がより高いといえる［362, 363］。

　49℃（120°F）の湯温では、成人では全層熱傷をきたすには 10 分の接触が必要とされているが、52℃（125°F）では 2 分、60℃（140°F）では 6 秒、66℃（150°F）では 2 秒で全層熱傷をきたす。小児は成人に比し皮膚が薄いため、より短時間の接触で熱傷をきたしうる。多くの家庭の給湯器は 60℃（140°F）まで設定可能であるが、ほとんどの家事は 49℃（120°F）あれば事足りるとされている［364］。

　熱源との接触は強い痛みをともなうためにすみやかな逃避行動が起きるため、事故による接触熱傷であれば、熱源が極めて高温であった場合を除き、通常はパターン熱傷とはならない。一方、虐待による接触熱傷は、熱源の形状を反映した熱傷となることが多い（写真 3.88–3.91）。事故による熱傷は、熱

第 3 部　意図的損傷

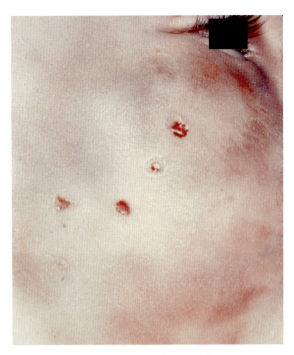

写真 3.90　マッチによる、頬部の多発円形熱傷。

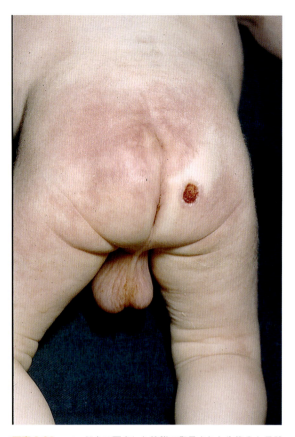

写真 3.91　ベッド上で死亡した状態で発見された生後 3 か月齢の男児。殿部に治癒機転にある全層性熱傷が認められた。全身骨レントゲン撮影を実施したところ、両側頭頂骨骨折、受傷後間もない肋骨骨折、治癒過程の進んだ後部肋骨骨折が確認された。

源を握ってしまった場合や、熱源が押しあたるようにぶつかった場合や、直射日光によって熱せられたビニール製の車のシートに座らされたなどの場合には、深い熱傷をきたすことがあるが、一般的にはより浅表性の熱傷である。一方、虐待による接触熱傷は一般的にはより深達度の深い熱傷であることが多い［356, 365］。また、さまざまな治癒機転にある熱傷が同時に存在していた場合、虐待が繰り返されていることを意味している。口周に熱傷が認められた場合、熱い食べ物を強制的に食べさせられそうになったか、パイプクリーナーのような化学物質を口の中に入れられそうになったことが示唆される［356, 366］。

ヘアドライヤーは、その熱風が熱傷の原因となることもあれば、熱せられた防御網部が熱源となりパターン熱傷の原因となることもある［367］。乳児が電子レンジに入れられて熱傷を負った場合には、マイクロ波発生装置に最も近い部分を中心として、境界明瞭な熱傷をきたす［368］。電子レンジによる熱傷は病理組織学には、水分の豊富な筋肉組織がより強く損傷し、脂肪組織などの水分に乏しい組織は比較的損傷を免れている、という極めて特徴的な所見を呈する［369］。

受療行動の遅れは、虐待事例においては一般的であるが、交通インフラなどの社会的状況に問題がない場合を除くと、事故事例の場合、稀である。

虐待を行った養育者は、子どもの損傷に対して関心が低く、罪の意識を表出することのない傾向にある。また呈している医学所見に合致しない病歴を語ったり、損傷が熱傷であることを否定したり、損傷が生じた原因を幼いきょうだいのせいにしたりすることが多い。熱傷の原因が事故であるか虐待であるかを鑑別する際には、子どもの発達状態や子どもの身長などを考慮することは必須である。事故による熱傷と虐待による熱傷の違いについて、表 3.10 に要約した。

熱傷による死亡が、文化的背景に基づいた殺人として認められる場合もある。インドのダウリー死（dowry death）はその一例である。これは花嫁の持参金が少ないなどの理由で花嫁を殺害するものであり、19 ～ 25 歳の女性が犠牲となることが多い［370］。

第3章 虐待死、ならびに自殺

表3.10 事故による熱傷と虐待による熱傷の比較

	事 故	虐 待
グローブ＆ストッキングパターンの熱傷	−	＋
水位線	−	＋
部位	顔面、腕、上半身	足、手、殿部、会陰
飛散痕	＋	−
パターン熱傷	−	＋
熱傷深度	さまざま	均一
受療行動の遅れ	−	＋
その他の損傷	−	＋

熱傷による死亡は、受傷直後に起きる場合もあれば、しばらく生存した後に起きる場合もある。後者の場合、受傷後に起きる代謝障害や脱水の寄与した敗血症が原因となることが多い。受療行動の遅れは、死亡率を上げる要因の1つとなる。ただし熱傷そのものは虐待死の原因となることは稀である。しかしながら虐待死した事例に熱傷を併発している事例は少なくないため、熱傷の存在は虐待による死亡を疑う端緒となるインジゲーターということができる。なお、イソプロピル・アルコールを満たした容器の中に強制的に浸けられ化学熱傷を負った、致死的虐待事例の4歳女児の報告例もある［371］。

熱傷は、皮膚欠損部位に肉芽形成を形成しながら治癒していく（後にその部位に再上皮化が起きる）。肉芽組織は通常、受傷後1週間以内に形成され始めるが、深部熱傷の場合、受傷後2〜3週まで肉芽形成の開始が遷延することもある。治癒機転が遷延するその他の要因としては、ショック、敗血症、多臓器不全、免疫不全、ステロイドの使用、損傷部位の異物の存在などが挙げられる［355］。

熱傷と外観がよく似る疾病として、表皮水疱症、ブドウ球菌性熱傷様皮膚症候群（SSSS: staphylococcal scalded skin syndrome）、中毒性表皮壊死症（TEN: toxic epidermal necrolysis）（写真3.92）、膿痂疹（たばこ熱傷に似る）、丘疹状蕁麻疹、接触性皮膚炎、重度のおむつ皮膚炎（おむつかぶれ）などが挙げられる。また先天性無痛無汗症などの先天性疾患に罹患している子どもや、麻酔下にある子ども、ならびに二分脊椎・精神発達遅滞・脳性麻痺・てんか

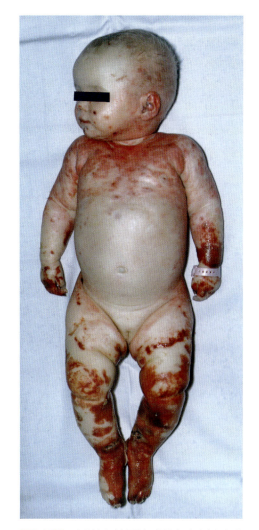

写真3.92 中毒性表皮壊死症（TEN）をきたした女児。四肢の液体熱傷に外観がよく似ている。

んに罹患している子どもなどは、痛みに対しての感受性が低下しているために、事故による熱傷をよりきたしやすいという点に注意する必要がある［356］。

銃火器損傷（射創）

銃火器による損傷の特徴は、使用される銃火器の射程や口径により決定されるものであり、小児にみられる銃火器損傷と成人にみられる銃火器損傷は、ほとんど変わるものではない（写真3.93、3.94）。銃火器損傷で死亡する小児の数は地域によって大きな違いがあり、オーストラリアのアデレード市と米国カリフォルニア州サンディエゴ市の合同調査では、銃火器損傷による小児死亡が前者では年1.1例

第3部　意図的損傷

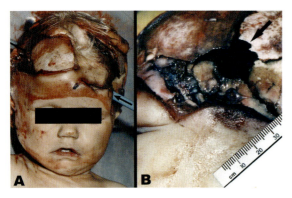

写真3.93　頭部を31口径のライフル銃で撃たれた10歳女児。頭蓋骨が完全に破砕されている。Aの矢印は銃弾の軌道を示している。Bは、射入口である左側頭部の損傷である。

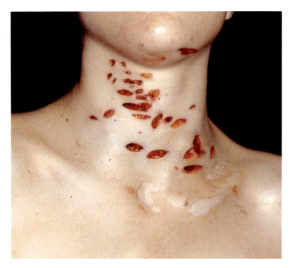

写真3.95　19歳女性に認められた頸部多発刺創。本事例の死因は、失血ならびに空気塞栓であった。

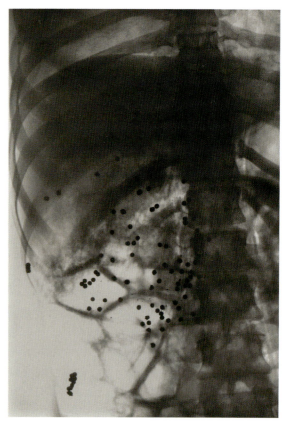

写真3.94　右側を散弾銃で打たれ死亡した18歳女性のレントゲン写真。典型的な塊状ペレット〔訳注：散弾の1つ1つの小球〕が確認された。

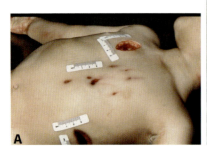
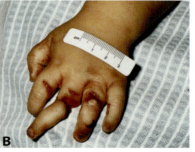

写真3.96　心臓の刺創によって死亡した生後18か月齢の男児（A）に認めた左手指の多発切創（B）。これは、加害者のナイフによる攻撃を避けようとしたり握って防ごうとした際に生じた典型的な防御創である。

であった一方で、後者では年10例に上っていた、と報告されている［121］。また小児期殺人自体が前者に比して後者で著明に多く、後者では心中事例の比率が高かったとも報告されている。なぜこのような差異が生じていたかに関しては議論があるであろうが、アデレード市に比べてサンディエゴ市は圧倒的に銃火器の入手がしやすいことに疑いの余地はない。サンディエゴ市の銃火器損傷により死亡した男性被害者のほとんどは、ギャングの抗争や薬物に関係したトラブルと関連して殺害されていた。

第 3 章　虐待死、ならびに自殺

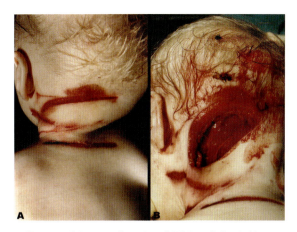

写真 3.97　生後 9 か月齢の男児。後頸部に、複数の切創が認められている（A）。成傷器は斧であった。本児はこの攻撃によって、上部脊椎・脊髄が完全に断裂していた。頸部を前方に屈曲させることにより、攻撃が加えられた方向がより明瞭となった（B）。

鋭器損傷

　ナイフやガラスのような鋭器による損傷に起因する死亡（刺殺）は、乳幼児期には稀ではあるが、病態的には年長小児に認められる鋭器損傷に起因する死亡とほとんど変わるものではない（写真 3.95, 3.96）。刺殺の形の殺人は、思春期後期の以降の子どもや若年成人に多く、ギャングの抗争や犯罪に関連して刺殺されることが多い。鋭器損傷は典型的には境界明瞭な辺縁を持ち、創壁の組織架橋は認められず、周辺に挫傷や擦過傷が認められない。鋭器損傷はさまざまなタイプに分けられており、創の深さ（創洞）よりも創の長さ（創長）が長い場合には切創（slash wound）と呼称され、創の長さよりも創の深さが深い場合には刺創（stab wound）と呼称される。斧などの重量のある鋭器によって生じた損傷は割創と呼称され（写真 3.97）、針のような鋭器によって生じた損傷は、穿刺創（puncture wound）と呼称される。鋭器による損傷に起因する死亡が疑われる事例の剖検時には、創面の形状の正確な記述が求められるが、創面というのは皮膚の緊張度合いや皮膚割線により著明な影響を受けうるものである（写真 3.98）［372］。

　「刺創は、どのくらいの力で生じるものであるのか？」という疑問が呈されることはしばしばある。その回答は個々の事例により異なるものではあるが、一般的には、ナイフなどの鋭器が体内に刺入さ

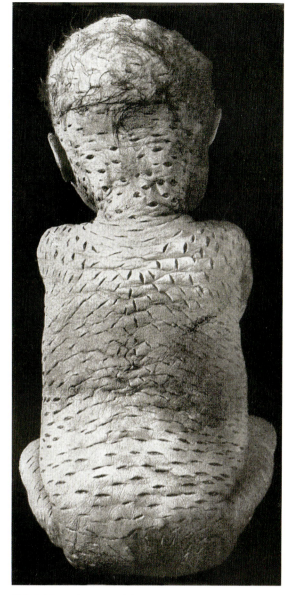

写真 3.98　研究として、剖検時に切開が加えられた生後 4 か月齢の乳児。皮膚割線の影響を明瞭にみてとることができる。
出典：Von Hofman, E., *Atlas of Legal Medicine*. Philadelphia, PA: W.B. Saunders, 1898, 図 107.

れるか否かは、攻撃の際の速度と刃の鋭さにより決定される。骨・軟骨を除き、鋭器の刺入に最も抵抗する組織は皮膚組織であり、次には筋肉が続く。骨・軟骨が直下にない部位であれば、一旦皮膚を超えて刺入された鋭器は容易にその他の組織や臓器に到達しうる。Knight は著書の中で、「胸壁の皮膚はその下にある肋骨により支えられた状態にあり、皮膚軟部組織はいわば鼓膜のように伸展された状態にある。それゆえにナイフのような鋭器は比較的容易

に刺入されうる」とのコメントを行っている［373］。

所見に乏しい虐待死、稀な虐待死、およびその他の虐待死

　死亡現場検証ならびに剖検の両者の不備（主には、なすべき検証の省略）によって、乳幼児の死亡事例調査は質的に極めて大きなムラが生じうるにもかかわらず、質的均てん化は図られてこなかったといえる［374, 375］。病理組織学的所見は誤解釈され、殺人事例は見過ごされてきた［376-378］。外傷に続発して生じた種々の臨床徴候は代謝疾患によるものと誤診され［379］、致死的な器質的疾患の存在も、同定されることなく見過ごされてきた。このような死因究明制度の基礎的な不備は、広範囲にわたり影響を及ぼし、さまざまな誤診につながってきた。

　一方で、剖検はすべての死因を明らかにすることのできる万能のツールではない。剖検によって死因を特定することが困難な事例においては、死に至った原因を明確化するためには、収集された病歴情報というものが極めて重要となる。このことは特に乳児突然死症候群（SIDS）の事例と、所見に乏しい殺人事例とを見分ける上で、とりわけ重要である（第14章参照）［380, 381］。所見に乏しい小児殺人事例として、より近年の概念である代理によるミュンヒハウゼン症候群（MSBP: Munchausen syndrome by proxy）については、本書の後半で詳述している。所見に乏しい虐待死は、(i) 手やその他の物質を利用した口鼻閉塞や心臓震盪などの、身体的虐待による死亡、(ii) 有害物質を食事に混ぜたり強制的に飲ませるなどの、化学物質を用いた虐待による死亡、(iii) 飢餓、医療ネグレクト、監督ネグレクト、ネグレクトに起因する内因疾患の発症や増悪の結果の死亡などのネグレクト死、の小グループに分けられる［382, 383］。

　虐待による致死的事例の稀な形態として、下のきょうだいの哺乳瓶をとった罰として胡椒を強制的に食べさせられたことにより死亡した3.5歳女児の報告例［384］や、寝てしまった罰として喉に強制的に胡椒を入れられ、その結果生じた浮腫と物理的閉塞が相まって窒息死に至った5歳男児の報告例がある［385］。その他にも、胡椒の吸入により死亡した7名の虐待死事例を報告した文献もある［386］。他にも稀な事例として、塩化カリウムを含有した塩の代用品を強制的に摂取させられて高カリウム血症となり死亡した事例や、緊縛されて脱水をきたすことで赤血球が鎌状化し、血栓形成に至り死亡した鎌状赤血球症の2歳児の報告例、炎天下で10時間車内に放置され高体温と脱水で死亡した2歳児の報告例、冬に暖房のない部屋で下着一枚でベッドに縛りつけられ凍死した6歳男児の報告例などがある［383］。

飢餓、発育不全、ネグレクト

　乳幼児期に重篤な体重減少や発育不全（FTT: failure to thrive）をきたしうる原因にはさまざまなものがある。背景にある器質疾患が原因のこともあれば、薬毒物への慢性暴露、稀な代謝疾患、飢餓によることもある。FTTは、「安定的な体重増加が確認された後の長期的な体重増加の不全であり、増加の不全性は年齢や性別の標準的な発育パターンと比較して判断される（例：対年齢体重比のパーセンタイル・チャネルを2つ以上横切った場合や、対身長体重比〈肥満度〉で標準体重の80％未満の場合）」と定義されている［387］。

基礎疾患としての器質的疾患

　悪性新生物、先天性心疾患、神経疾患、免疫不全症、吸収不全をきたす種々の症候群などは、FTTをきたす原因となりうる。悪性新生物は頭蓋内に生じることもあれば、頭蓋外に生じることもある。後者の場合には、固形臓器に生じることもあれば、造血組織に生じることもある。体重増加不良は、腫瘍自体による代謝障害が原因の場合もあれば、腫瘍により生じた悪心や食欲低下による場合もある。化学療法などの副作用によってそのようなことが起こることもある。染色体異常の有無はどうあれ、先天性心疾患が存在することで、成長が阻害されることもある。脳性麻痺のようなある種の神経障害を持つ小児の場合、嚥下障害の存在によって、成長を担保するに十分なカロリー摂取が困難となっている場合もある。免疫不全症の存在も、慢性炎症やFTTと関連があるとされている（第4章参照）。これらの状況はすべて病歴聴取によって、剖検実施時には通常明らかとなっているはずである。ただ、このような

第 3 章　虐待死、ならびに自殺

薬毒物への慢性的暴露

アンフェタミンのような薬物は母乳に移行するため、その濃度が高い場合、薬理学的な食欲低下作用と代謝亢進作用により、乳児のFTTの原因となりうる（写真 3.99）。家族内での薬物使用者の存在が疑われる場合、死亡乳児の血液を用いて薬毒物スクリーニング検査を行うことが重要である。自宅にアンフェタミン製造工場がある家庭の子どもは、慢性の薬物暴露下にある可能性もある。

稀な代謝疾患

第 14 章で詳述しているが、稀な代謝異常症の多くは、FTTの原因となりうる。代謝異常症を発症した小児は、筋緊張低下、発達運動遅滞、けいれん、臭気異常、嘔吐、下痢などを呈していることが多い。また遺伝性代謝疾患の家族歴を有していたり、乳幼児期に死亡した同胞がいることもある。剖検時に、非特異的所見ではあるが、心肥大や肝臓・心臓・筋肉・腎尿細管の脂肪変性が認められることもある。

原因不明のFTTが認められた児に代謝疾患のスクリーニングを行うことは必須事項であるが、高度の飢餓によって検査結果の異常をきたすほどの代謝機能不全がもたらされるため、餓死児の検査結果を解釈する際には、さまざまな問題が生じうる。そのため、稀な代謝異常を完全に除外することが困難な場合も生じうる。

飢 餓

FTTを呈していた死亡児を評価する際に、上述したような各種疾患が除外されたならば、次に不十分な栄養摂取（飢餓）によるFTTの可能性を考慮する必要がある［388］。AdelsonはFTTのケースシリーズ研究報告を行っているが、このような事例について「子どもの栄養学的ニーズを無視した残酷な事例」との言葉で言及している［389］。生存のために十分なカロリーを摂取させてもらえない子どもは、著明な消耗状態を呈し、筋肉量の減少をともなうようになる［390］。FTTはタンパク質、ビタミン、微量元素、その他特定の栄養素の不足や続発するホルモン低下により生じうるものであり、壊血症をきたした場合には歯肉出血や歯牙欠損をともなうことがある［391］。

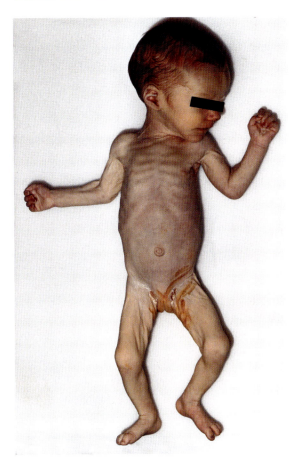

写真 3.99　発育不全をともなった生後 9 週齢の飢餓児。本児は血中アンフェタミンが陽性であった。

基礎疾患を持つ子どもに対し、十分で適切な医療ケアが提供されていなかったために死亡が生じることもありうる。

幼小児において、例えばシリアック病、短腸症候群、粘膜酵素欠損症〔訳注：乳糖不耐症、ラクターゼ欠損症など〕といった、腸におけるカロリーの吸収不全をきたすような病態がさまざまに知られている。腸管は、死亡後にはすみやかにその機能を停止し、腸粘膜の崩壊もすみやかに起きる。そのため、死後にこのような病態の有無を評価することは極めて困難である。すなわち、組織学的検索を行っても、吸収不全をきたす病態を除外することはできないのである。ただ吸収不全に陥っていた小児は、たいていの場合、生前に腹部膨満をともなう重症の下痢症を認めていたという病歴がある。剖検時に、悪臭の強い液状便が同定されることもある。

養育者が子どもに十分な栄養を与えない場合には、意図的な場合と意図的ではない場合がある [392]。意図的ではない場合としては、養育者が極端な食事療法にはまっていたり、カルトにはまっていることが多い [393]。若く、未熟で、社会的に孤立した母親は、食事内容の劣悪さと子どもの体重増加不良との関係性を認めたがらない。離乳食を全く与えない状態で母乳栄養を長期間続ける、人工乳の過剰希釈、早期断乳後のタンパク質含有量の低い食事の継続、不十分な組成の自家製の人工乳の使用、などはすべて乳児期の栄養不全の原因となりうる [394]。病院に入院し精査したところ、何らの器質的異常は見出せず、入院監督下で哺乳・摂食させている間は著明な体重増加が認められた、といった病歴があることもある [395]。

摂食状況に関する病歴はしばしば虚偽報告がなされ、また成長曲線が得られないことも多く、餓死した疑いのある子どもの死後調査は困難であることが多い。調査出生時の状況やその後の医学的病歴を詳細に検証するとともに、家族の体格(身長・体重)に関する調査が必要である。すべてではないにしろ、餓死に至った被ネグレクト児のほとんどは生後1歳未満である。眼窩周囲の脂肪組織の減少や、しばしば併存する脱水の影響で眼は窪んでおり、剖検時に顔面の皮膚が薄く伸ばされた状態であることに気づかれる、というパターンが多い。また、肋骨は浮き出ており、腸骨稜も浮き出ている一方で腹部は凹んでおり、舟状腹と呼ばれる所見を呈していることも多い(写真3.1)。四肢は細く、皮下の筋肉や脂肪組織の萎縮により皮膚は皺がよった状態で乾燥し、感染を併発した褥瘡やおむつかぶれが認められたり、頭部の接地部位局所の脱毛症を認めることも多い。

食物を意図的に手控えるという虐待行為によって餓死した子どもの場合、頭部外傷や骨折のようなその他の外傷所見とあわせて認められることも多い。実際、非器質性発育不全(NOFTT: non-organic failure to thrive)の乳児は、その他の類型の虐待・ネグレクトの被害を受けている比率が4～5倍高いと報告されている [396]。

水分を意図的に手控えるという虐待行為を受けた乳児に、高ナトリウム血症が認められることがあり、それにより反復性嘔吐、FTT、けいれんをきたすことがある。このような意図的な不作為や、母乳の出ていない状態での母乳育児への執着などにより、血中ナトリウム濃度は時に200mEq/Lを超えることもある [397-401]。高ナトリウム性脱水症は、不適切に調乳された人工乳の哺乳や、水分補給用飲料の飲水によって起きる場合もあり、代理によるミュンヒハウゼン症候群(MSBP)の一徴候として、意図的に塩分を投与されて起こる場合もある [401-403]。十分な水分摂取をさせないことで、子どもに下痢が生じることもある [404, 405]。かつて高ナトリウム血症が硬膜下血腫の原因となりうると主張されたこともあったが、そのような主張には何らの医学的エビデンスがないことが判明している [406]。

飢餓によって、クワシオルコル(主にタンパク質欠乏が原因)と呼ばれる状態や、マラスムス(主にカロリー欠乏が原因)と呼ばれる状態をきたすこともあれば、両者がオーバーラップした徴候を示す場合もある。クワシオルコル事例の剖検時所見としては、浮腫、皮膚・毛髪の色素脱失、肝臓の脂肪変性、小腸粘膜萎縮などが挙げられる [407]。マラスムス事例の場合、子どもは著明な消耗状態にあり、上述したような偽性老人様顔貌を呈する(写真3.1)。クワシオルコル事例に認める小腸粘膜萎縮所見や肝臓脂肪変性所見は、マラスムス事例には通例認められない。両者ともに、一般的所見としての組織の萎縮所見が認められ、また通常胃内にはほぼ食物は認められない [388, 408]。心臓はしばしば萎縮しているが、銅や鉄などの微量元素欠乏で貧血が生じていた結果、心肥大を認める事例もある。サイアミン(ビタミンB1)欠乏によって、心臓の肥大・腫脹をきたしていることもある。餓死の直接の死因は、感染症や代謝障害や心不全のことが多い。カロリー欠損量を算出し、飢餓にさらされていた期間を推定する試みがこれまでにもなされてきた [409] が、飢餓事例には適用しがたいような前提条件に基づいて計算がなされているのが実情である〔訳注：例えば、予測体重から実際の体重を引いて脱水分を補正した上で、この体重不足分を熱量不足量に換算して熱量不足量を割り出し、そしてこれを一日平均必要熱量で割ることで飢餓状態にあった期間を推定するといった方法がとられているが、死亡しないためのぎりぎりの食物が散発的に与えられている場合もあり、算出された日数よりも飢餓期間は実際には

必然的に長いであろう点などが挙げられる］。成長曲線を評価することができれば、栄養不全の時系列のより正確な評価が可能となる。評価チームには栄養士が加わることが望まれる［394, 410］。飢餓児の死因が餓死ではなく、例えば適切な養育の欠如による薬毒物摂取、高体温もしくは低体温、溺水、感電死、受療行動の遅れなどに基づく場合もありうる［411］。

溺 死

　溺死事例の剖検時の調査法や所見に関しての詳細については、第2章に記している。小児期の溺死事例のほとんどは事故によるものであるが、時に殺人として溺死が起こる場合があり、その場合多くは家庭内の浴槽で起こる［412］。南オーストラリア州の2歳未満の溺死事例32名の検討では、うち2名（6％）は養育者の説明が子どもの発達を考慮した場合に起きえないと判断された、と報告されている［413］。「子どもをお風呂に入れている際にいつの間にか寝てしまった」との説明を養育者が行うこともある。溺死した小児事例205名をまとめた、また別の報告では、16名（8％）は虐待によるものであったと判断されたと報告されている［414］。乳幼児は容易に水中に沈ませることができるが、そのことは、原因が事故であれ虐待であれ、剖検時の所見は変わるものではないということを意味している。ただ年長児の場合には、手首や足首、背部や頭部に、水中に沈めたり、もがいた際に押さえつけられたことによって生じた挫傷が認められることもある、皮下組織を慎重に層切除することが、そのような挫傷を同定する上で有用となる。

中 毒

　中毒死の場合、通常剖検時には何らの所見も認められず、診断は現場調査や包括的病歴聴取、薬毒物スクリーニング検査に基づくものである。しかし、強制的に服毒させられた場合には、口腔粘膜や上下口唇小帯に損傷をきたしている可能性があるため、薬毒物中毒の可能性がある事例の場合、慎重な観察が求められる。

　中毒は稀な虐待類型であり、小児期死亡中に占める割合は決して高くはない［415–420］。Rivara, Kamitsuka, Quan は、156名の中毒死事例のうち乳児はわずか5名であったと報告している［5］が、鎌状赤血球形質うち3名は事故によるものであり、虐待によるものはわずか2名であったとのことである。しかし小児では、代理によるミュンヒハウゼン症候群の一徴候として中毒事例が生じることもあれば、ネクレクトの一徴候として中毒事例が生じることもある［421］。例えば、Case, Short, Poklis は、エタノール（香水に含まれていた）とアスピリンを誤飲した後に、病院に連れて行ってもらえずに放置され死亡した5歳の事例を報告している［422］。アミトリプチリンなどの薬物を鎮静目的で使用する際に、量を誤って中毒死するに至った乳児例の報告もある［423］。

　ジゴキシンのような強心剤は、死亡前には心臓組織内にとどまり、死亡後に心内の血液に放出されるため、心臓穿刺により採取した血液で血中濃度を測定した場合に、異常高値になりうるということは、留意しておかなければならない。死後に胃内の薬物が、心内血液に拡散することもありうる［424］。このような観点から、薬物血中濃度を測定する際には末梢血を用いることが望ましい。しかしながら乳児の場合、死後に末梢血を得ることが極めて困難な場合も少なくない。ジゴキシンのような薬物の正確な血中濃度の推定に、硝子体液が有用な場合もある。ただし、さまざまな要因で死に瀕している乳児の血中にはジゴキシン類似の内因性免疫物質が分泌されるため、これを外因性のジゴキシンとを混同してはならない［425］。

　薬物や毒物が注入されたことが疑われる事例の場合、注入されたと思われる部位の組織を切り出すことで、薬物の定量的な評価が可能な場合もある。注入された薬物としてインスリンが強く疑われる場合には、免疫組織化学染色も有用となる。組織の切り出しによる薬物の定量評価を行う際には、注入が疑われる部位以外の組織から採取したコントロール検体が必要である。

　どのような薬物であれ、中毒量を強制的に摂取させられた場合には昏睡をきたし、時には死に至る。ホースから水を飲むように強制され、急性水中毒による低ナトリウム血症をきたした4.5歳の男児例が報告されている［427］。また、若く教育レベルの低い母親による不適切な授乳によって、けいれんをともなう水中毒をきたした乳児例も報告されている［428］。逆に過剰な塩摂取の強制により、高ナトリ

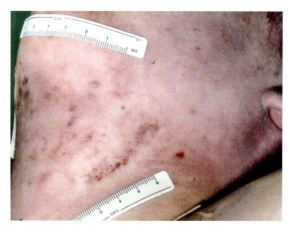

写真 3.100　加害者に用手的に扼頸された幼児期の女児。頸部に著明な擦過傷が確認された。

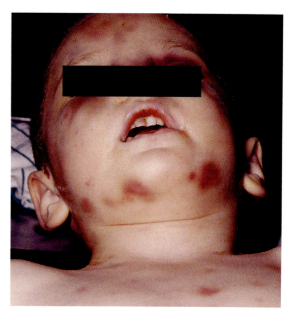

写真 3.101　頸部ならびに下顎輪郭に挫傷が認められた事例。直達的な鈍的外力損傷の可能性もあるが、指で同部をつかまれた可能性も考慮される。

ウム血症をきたした子ども虐待事例も報告されている［261］。

　その他の乳児への薬物の供給ルートとして、母乳を介して薬物が乳児に供給される場合もある。例えばモルヒネやアンフェタミンのような薬物は、母親が服用してすぐに、母乳から分泌されることが判明している［429］。ただモルヒネの投与を受けている 5 名の授乳婦の母乳中のモルヒネ濃度を検討した研究報告では、母乳中のモルヒネ濃度は低く、母乳摂取のみで小児に呼吸抑制や嗜眠状態を引き起こす可能性は極めて低いと考えられると報告されている［430］。一方で、母乳を介したオピオイドへの暴露が「説明しがたい無呼吸、徐脈、チアノーゼ症状の発現と有意に関係していた」とする、対照的な報告も存在している［431］。ある研究では、乳児の血中モルヒネ濃度から換算して、母親の摂取したモルヒネ用量の 0.8 ～ 12％が母乳栄養児に吸収される可能性がある、との推測結果を報告している［432］。また母乳から移行したアンフェタミンは、重度のFTT（発育不全）と関連しているとされている（写真 3.99）。米国小児学会（AAP: American Academy of Pediatrics）から、母乳移行性のある薬物のリストが公表されている［433］。

感　電

　殺人としての感電死は稀であり、また、たいていの場合は成人が被害者であり、小児例の報告は少ない［434］。状況にもよるが、剖検時には「中心部に小水疱をともない、その周囲が青白く、辺縁は充血している」という特徴的な接触性損傷の所見以外に、ほとんど所見が認められない場合も少なくない。電流発生機器と体との間に流れたスパークによって、熱傷によるケラチン小結節が形成されることがある［435］。Al-Alousi の報告例（父親に感電死させられた 1 歳男児例）［434］のように、被害児が通電性のワイヤーなどで緊縛されていた場合、そのワイヤーの形を反映したパターン損傷が形成されることがある。生後 7 か月齢の乳児に、通常認めないような限局性皮膚病変を認め、調査の結果、継母により繰り返しスタンガンで感電させられ死亡したと判明した、との報告例もある［436］。もし子どもが浴槽やプールに沈められている際に電撃が加えられた場合、水は皮膚抵抗と電流密度の両方を低下させ、かつ水により電流が流れる組織が冷却された状態となるため、電撃が加えられた局所に電撃傷が形成されないこともある。

故意の窒息

　窒息とは、組織が代謝のために必要な酸素を取り込むことができない状況を指す（第 2 章参照）。酸素の供給遮断は、絞頸（紐による頸部圧迫）や扼頸（素手による頸部圧迫）による気道閉塞と血流遮断により起こることもある。絞殺や扼殺の事例の剖検所見

は、小児と成人でほぼ変わるところはなく、「頸部に羊皮紙状の索痕や、加害者の手指による深部組織や表在組織の挫傷や、加害者や被害者の手爪による擦過傷が認められる」というものである（写真3.100）。下顎輪郭に沿って挫傷が認められた場合、扼頸により生じた可能性よりも、強くつかまれたり、殴られたりした際に形成された可能性が高い（写真3.101）。成人の絞殺事例では甲状軟骨や舌骨の損傷をしばしば認めるが、小児では同部位は構造的に柔らかく、同部位の損傷を認めることは少ない。

　酸素の供給遮断は、口鼻閉塞の形での窒息、絞頸や扼頸の形での気道閉塞、胸部圧迫による胸郭の呼吸運動遮断による窒息、環境中の酸素の供給遮断や不活性ガスを用いた置換、などによってもきたしうる［438, 439］。

　主に成人においてではあるが、循環虚脱はいわゆる「チョークスリーパー（裸絞め）」によってもきたしうる。チョークスリーパーとは、加害者の腕を被害者の首に巻きつけ屈曲させ、被害者の両側頸動脈を圧縮するもので、頸動脈洞反射を誘発することで徐脈を引き起こすこともあれば、気道の閉塞をともなうこともある。逮捕術として他者を制圧する際に、後ろ手で腕を固定し、警棒などで頸部を圧迫した際に、気道が閉塞されてしまうこともある。このような形で窒息死した場合、剖検時に頸部前面に挫傷などの皮膚軟部組織損傷が認められたり、時には舌骨や喉頭軟骨の骨折が認められる場合もある［440］。

　意図的に窒息死させられた乳幼児を剖検する際の問題点として、診断に結びつく特異的な剖検所見が何ら存在しない場合がある、ということが挙げられる。乳児が顔面や口に手や枕を押し当てて窒息死させられた場合、たいていの場合、何らの痕跡も残らない。例えば、乳児が枕とマットレスの間に挟まれて圧迫されたり、時には成人が腕に抱いて強く圧迫した場合であっても、死亡乳児には胸部圧迫による所見は何ら認められないこともありうる［411］。そのため、例えば代理によるミュンヒハウゼン症候群（MSBP）として、同一家庭で複数の乳幼児死亡が多発している、という事態が起こりうる（MSBPに関しては本章で後述する）。ただ、鼻をつまむ形で口鼻閉塞させられた場合には、湾曲した小型の爪擦傷が所見として認められることもある（写真3.102）。首吊りの形の殺人は、小児においては稀である［442］。

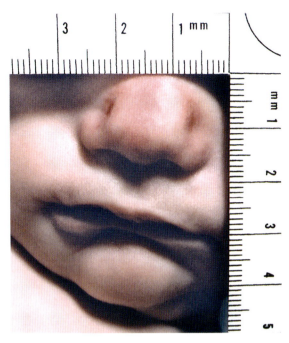

写真3.102　両側鼻翼部の湾曲性の対称性挫傷。つままれたために生じた挫傷であると推測される。

ビニール袋やビニールシートが被害児の頭に巻きつけられていた場合、そのビニール袋やビニールシートから、加害者や被害児のDNAを同定できる場合がある［443, 444］。

　いわゆるgentle batteringやsmotheringなどと呼ばれる、手や枕を用いた口鼻閉塞によって窒息させられた乳児の殺人死例とSIDSを鑑別することは、不可能である場合が多い［445］。第14章に記載しているが、SIDSと診断されていた事例のうち、虐待による死亡と後に判明した事例の割合については、報告によりさまざまである［446］。米国小児学会（AAP）は、予期せぬ乳児突然死（SUID：Sudden Unexpected Infant Death）事例の評価を行う際の必須条件として、包括的な病例聴取、迅速な現場調査、専門医へのコンサルト、24時間以内の剖検の実施、を挙げている。また、急性の損傷所見や陳旧性の損傷所見が認められた場合、SIDSという診断を下してはならないという勧告もなされている［447, 448］。剖検時に窒息を疑うべき所見として、顔面や結膜の点状出血と結膜下出血が挙げられる（写真3.103, 3.104）。絞殺や扼殺事例の点状出血の分布に鑑みると、点状出血をきたす主たるメカニズムは低酸素ではなく、静脈うっ滞による静脈圧の亢進であると考えられている［449］。扼殺された乳児に結膜

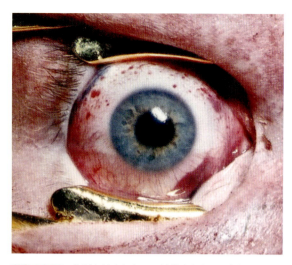

写真 3.103　性暴力被害にあい、絞殺された15歳女児。眼球結膜に著明な点状出血が認められており、結膜下うっ血も著明である。

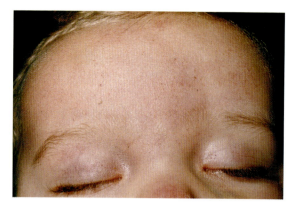

写真 3.104　乳児窒息事例。上眼瞼ならびに前額部に軽微な点状出血が認められている。

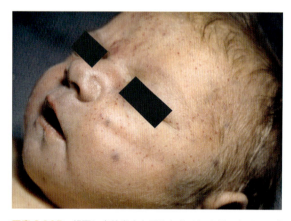

写真 3.105　顔面に点状出血を認めたサイトメガロウイルス感染症の乳児。このように窒息以外の原因で、点状出血を認めることもある。

の点状出血を認めることは稀であり、またSIDS事例の場合には点状出血は生じない［450, 451］。一方で、強度のけいれん発作、激しい嘔吐、発作性咳嗽によって顔面・結膜の点状出血を認めることもある［452］。また顔面・結膜の点状出血は、出血性疾患の一部分症として出現することもあれば、髄膜炎菌感染やサイトメガロウイルス感染などの感染症にともなって出現することもある（写真 3.105）。例えば、髄膜炎菌性敗血症に罹患した黒色人種の子どもでは、結膜が点状出血を観察しうる唯一の部位である、ということもある。

成人では剖検時に圧迫された部位やうっ血が起こった部位に点状出血が認められることは稀ならずあるが、乳幼児においては剖検時に点状出血が認められることは稀である。死亡乳児の顔面や結膜に点状出血が認められたものの、もっともらしい病歴が何ら得られない場合には、扼殺された可能性や、胸部圧迫による胸郭の呼吸運動遮断による窒息死の可能性を考慮しなくてはならない。時には、胸部圧迫されていた時間が長く、顔面や頸部のチアノーゼをともなう広範性の点状出血と結膜下出血をともなった、いわゆる「仮面状顔面溢血斑」を認めており、容易に診断を下すことができることもある［453］。また、加害者の手が顔面と擦れることにより、被害児に顔面擦過傷が生じることがあり、特に年長児においてはこのような所見が時に確認される［454］。

乳児死亡例で、口腔や鼻腔から漿液血液状の分泌物が確認されることは稀ではないが、実際の組織学的検討で血球成分が確認されることは稀であり、おそらくは肺胞浮腫と関連した徴候である可能性が高いと考えられている。また心肺蘇生関連外傷の可能性がない場合、この所見は事故であれ虐待であれ、窒息があったことを強く示唆する所見と考えられている［455, 456］。口腔や鼻腔の粘膜を耳鏡で詳細に観察することで、外傷をきたした部位が特定できたり、外傷以外の出血をきたしうる病変（血管腫、腫瘍、感染症など）が確認されることがある［456］。

Yukawaらによって、肺胞内出血は口鼻閉塞による気道閉塞のマーカーとなりうる、との研究報告がなされている［457］が、この研究は盲検化されておらず、またサンプリングの手順が提示されていないなど複数の問題点がある。肺胞内出血は乳児においてしばしば認められる非特異的所見であり、死亡

第3章　虐待死、ならびに自殺

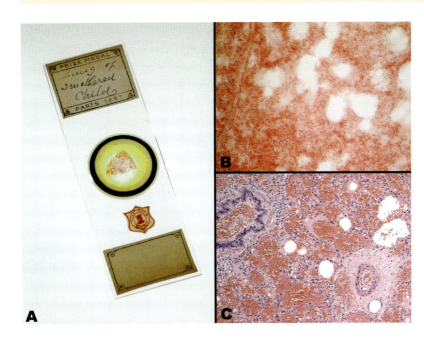

写真 3.106　肺胞内出血は、長年にわたり、生前に窒息があった指標と考えられてきた。A に示した 1867 年に作成されたスライドグラスには、「窒息死した小児の肺」と記載されており、その顕微鏡写真（B）では広範性の残存赤血球が確認できる。C は、最近の事例（母により窒息死させられた 3 歳男児）の顕微鏡写真である。同様に広範性の赤血球が確認されるが、より保存状態がよくその他の組織も確認できる。

から剖検するまでの間隔や、肺の成熟度、心肺蘇生実施の有無、死後の乳児の体位などのさまざまな要因により影響を受けるものである［458, 459］。また、肺胞のサンプリングをどこから行ったかによっても、バイアスのかかる性質のものであるといえる。口鼻閉塞／窒息事例において肺胞内出血はしばしば認められる所見ではあるが（写真 3.106）、この所見はさまざまな状況下で死亡した乳児においても認めうる非特異的な所見であり、その意義を過剰解釈すべきではない。

肺のマクロファージ内のヘモジデリン（疎水性の鉄貯蔵タンパク質）の存在は、窒息の既往の指標として用いられてきた［460-462］。しかしながら、この所見もまた乳幼児においては特異的とはいえず、「この所見を認める以外は典型的な SIDS」といえるような事例も少なくはない（第 14 章参照）。例えば、包括的評価の後に SIDS との判断を行った事例の約 5 例に 1 例には、肺組織内にヘモジデリンが確認された、という研究報告も存在している［463］。2004 年の文献レビュー報告では、「肺ヘモジデリンの存在と虐待による窒息との間に相関関係があるとする論説は、エビデンスに乏しい」との結論が下されている［464］。

外傷性窒息が死因となった可能性のある 2 歳児の報告例があるが、この事例はうつぶせ寝状態で寝ていた児の上に、成人の両足（片足はギプスをした状態であった）が上から覆いかぶさり、児を寝かせてから 30～40 分後に死亡しているのが確認された、というものである［465］。児の顔面にはうっ血や点状出血はなく、正確な死亡時刻は不明であったとのことである。この事例は SIDS とはいえず、口鼻閉塞が死亡に寄与した可能性がある。

性虐待／性暴力被害

〔訳注：本邦では「虐待」は定義上、家庭内の養育者からの行為に限定している。それゆえ、たとえ同居している母親のボーイフレンドから性被害を受けても、性的虐待ではなく母親がその行為を見過ごした「ネグレクト」として対応している実情がある。一方、諸外国の多くはそのような場合も "sexual abuse" として定義しており、本書の翻訳にあたっては家庭内／外の成人と子どもの密接な関係性に基づく性被害全般を指す言葉として、"sexual abuse" を「性虐待」と翻訳している〕

致死的な性暴力被害の発生は、乳幼児期や小児期早期には稀である。ただし、この年齢の性虐待被害児の評価には、性虐待以外の致死的虐待事例を評価する際に存在する場合と同様の問題が、内包されている。つまり、被害児と加害成人との間には圧倒的な体格差があり、力をそれほど用いなくとも子どもは簡単に手懐けられコントロールされるのである。それゆえに、性虐待の加害時に何らの損傷もきたさ

第 3 部　意図的損傷

ないか、きたしたとしてもごく軽微であることは稀ではない。一方で、子どもは身体的に脆弱であり、防御力も弱いために、加害時に広範な臓器損傷や皮膚軟部組織損傷を負うこともありうる。このことは、ある事例では剖検時にほとんど所見が認められない一方で、別の事例ではさまざまな原因でさまざまな時期に負った多発性損傷が認められる、ということがありうるということを意味している。何らの剖検所見も認められない場合、死因の特定が不可能ともなりうるが、一方で極めて多岐にわたる損傷所見が認められる場合にも、逆に死因の特定が複雑で困難となりうる［32］。

小児の剖検時に所見を正確に解釈するためには、発達段階によって変わりうる特有の解剖学的特徴に関する理解が求められる。性的に発達段階にある女児の外性器肛門部の評価を行う場合には、特にそうである［466, 467］。このような症例の評価を行う際には、多機関連携チームによる評価を行う際に、司法小児科医（虐待専門医）に参画してもらうということが、極めて重要になる。

定　義

米国子ども虐待ネグレクト対策センター（NCCAN: National Center for Child Abuse and Neglect）は性虐待を、「接触をともなう場合もあればともなわない場合もあるが、子どもを性的な活動に巻き込む形で、加害成人（もしくは直接の加害者ではない成人）が性的満足を得るために子どもを利用することである。虐待行為の加害者が 18 歳未満の未成年であっても、被害児よりも十分に年長であったり、被害児よりも力で勝っており被害児をコントロール下においている場合には、性虐待に含まれる」と定義している［32, 468］。他にも、性虐待を「発達的に未熟で依存的存在の小児・思春期の子どもを、発達的に理解できずそれゆえに同意することがそもそもできないような性的な行為に巻き込んだり、家族役割に関しての社会的タブーを犯したりすること」と定義している団体もある［469, 470］。ここでいう性的な活動には、外性器肛門部同士の接触や口‐外性器接触のような接触をともなうものだけではなく、のぞき、露出、ポルノ制作に巻き込む、などの直接的な身体的接触をともなわない行為も含まれる［471, 472］。

発生率

子どもへの性虐待は蔓延しており、あらゆる文化圏のあらゆる社会的層から報告されている。性虐待の発生率は、評価を行った地域や、評価に用いたツールやクライテリアによって大きく異なるものではあるが、おしなべて女性の 2 〜 62％、男性の 3 〜 16％ は小児期に性虐待の被害を受けたことがあるとされている［473］。米国で年間およそ 20 万人の小児が性虐待／性暴力被害を受けており、有病率は子ども人口 10 万人あたり 45 人に該当する［474］。ニュージーランドで実施された 1000 名を超える小児の前方視的調査では、女性の 17.3％、男性の 3.4％、16 歳になる以前に性虐待被害を受けていた、と報告されている［475］。

事例の評価

現場検証

致死的性暴力被害事例の死亡現場検証は、既に述べた疑義のある死亡事例の現場検証ガイドラインに準拠して行う。死亡時に衣服が乱れ、裸であったり下着姿であった場合や、遺体に引きずった痕があった場合には、性暴力被害を受けたことが示唆される（写真 3.107）。

解剖学ならびに専門用語

外陰部の損傷や異常所見を記述するためには、的確な解剖学的ランドマークを用い専門用語を正しく

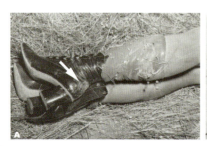
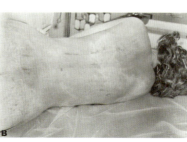

写真 3.107　強姦の後に絞殺され、郊外に遺棄されていた 16 歳女児。ブーツのかかと部分に擦りつけ跡（A）が認められ、背部には引きずられた際に形成されたと思われる線状擦過傷が認められた。

第3章　虐待死、ならびに自殺

表3.11　性成熟度評価のタナー・ステージ

Tanner I（I度）（前思春期）
陰毛なし

乳腺組織は触れることができない；乳輪は胸部と同一平面上にある

精巣サイズ＜1.5ml, 陰茎長＜3cm

Tanner II（II度）
少量の細い陰毛。陰茎、陰嚢、大陰唇基部に軽微な色素沈着を認める

乳房がわずかに膨らむ；乳輪が大きくなる

精巣サイズ1.6～6ml; 陰嚢の成長—陰嚢皮膚が厚く赤みを帯びる

Tanner III（III度）
陰毛は密になり、カールし、側方に広がるようになる

乳房はさらに大きくなり、突出するようになる

精巣サイズ6～12ml; 陰嚢がさらに成長；陰茎長～6cm

Tanner IV（IV度）
性状は成人様となり、恥丘まで広がる

乳房はさらに大きく突出する用になる。乳輪と乳頭は乳房よりも盛り上がるようになる

精巣サイズ12～20ml; 陰嚢はさらに成長し黒ずんでくる；陰茎長＝10cm

Tanner V（V度）
陰毛は、大腿の内側側面まで広がる

成人型乳房。乳輪は後退し、乳頭のみ乳房から突出する

精巣サイズ＞20ml; 成人陰嚢；陰茎長＝15cm

出典：Marshall & Tanner [741, 742].

使用する必要がある。女性の外性器は、恥丘、大陰唇、小陰唇、腟前庭部、処女膜、陰核からなる。腟の開口部は、腟口と俗に呼ばれている。恥丘は、脂肪や繊維質に富む恥骨結合前方の円形部分である。大陰唇は一対（2つ）の、襞に富む細長い皮膚組織と、脂肪と分泌腺に富む皮下組織からなる。前方（腹側）で左右の大陰唇が合う部分を前陰唇交連と呼び、後方（背側）で左右大陰唇が合い横断的に皮膚がつながる部分を後陰唇交連と呼ぶ。小陰唇は、大陰唇の間に存在する腟前庭を囲む一対（2つ）の皮膚組織である。小陰唇は前方（腹側）で融合し、包皮と陰核小帯を形成しており、後方（背側）では陰唇小帯を形成している。舟状窩は、背側陰唇小帯と後陰唇交連との間の腟前庭部からなる。陰核は、小陰唇の前陰唇交連後方の包皮下にあり、容易に確認することができる。外尿道口は、陰核と腟口の間に位置している。幼少児において腟口は、処女膜によって部分的に閉じられている。成人女性では、処女膜の遺残は肉阜（処女膜痕）を形成している。二次性徴の成熟度は、タナー分類を用いて評価がなされる（表3.11）。

剖検時所見

性暴力被害を受けた子どもの大多数は致死的損傷を負うわけではなく［473］、またほとんどは家族成員や被害児がよく見知った関係の人物が加害者であり、全く損傷を負わないか、負ったとしてもごく軽微な所見の損傷である。例えば、外陰部の非挿入性接触被害や処女膜外への挿入未遂被害の場合、たいていは外性器には何らの損傷もきたさず、きたしたとしても表在性損傷であり、すみやかに治癒する［476, 477］。成人の性暴力被害者の研究でも、多くの被害女性には損傷を認めず、また損傷を認める最大のリスクは被害前の性交未経験、ならびに肛門挿入被害の存在であった、と報告されている［478］。一方で暴力的な強姦被害の場合、特に被害者が前思春期の子どもの場合、たいていの事例で外陰部損傷が認められ、このような事例が小児期の致死的性暴力被害の典型例（レイプ殺人）である。

このような致死的性暴力の被害児の剖検時には、良好な光源のもとで仔細にわたり死亡児の外表面と体腔の開口部の診察を行う必要があり、特に外性器、会陰部、殿部、肛門部、胸部、口腔内については、注意深く観察を行うことが求められる。注意深い外性器肛門部診察は、すべての小児期死亡の剖検事例で行うべき必須事項であるといえる。男児に対してこのような包括的全身診察を行う際には、特に亀頭包皮、亀頭、陰茎、陰嚢、肛門、大腿内側を注意深く観察する。女児の場合には、大陰唇、小陰唇、陰核、尿道、尿道周囲組織、処女膜、処女膜開口部、舟状窩を含む腟前庭部、背側陰唇小帯、肛門、大腿内側を注意深く観察する。

このような事例の死亡はたいていの場合、内外性器の損傷とは無関係であり、性暴力加害を行った後に加害者が発覚を遅らせるために、被害児を殺害しようとして加えた損傷に起因している。具体的には、窒息死、絞殺、鈍的外力による頭部損傷が死因となっていることが多い。ただ時には、挿入性の性暴力被害によって腟や直腸の深部組織裂傷をきたし、

第3部　意図的損傷

表 3.12　前思春期女児における外陰部出血・膣出血の原因

異物

尿道脱

腫瘍：
　血管腫
　ブドウ状肉腫
　明細胞腺癌
　卵黄嚢腫、中腎腫

外陰腟炎

皮膚疾患
　硬化性萎縮性苔癬

子宮内膜由来出血：
　思春期のエストロゲン消退出血
　思春期早発症
　外来性エストロゲンへの暴露
　卵巣腫瘍
　視床下部一下垂体疾患

外傷

出典：Byard & Donald [32]．

それによる失血や、続発する敗血症が死因となる場合もある。サディスティックな加害者による犯行ではこのような極端な事例もあり、例えば肛門に異物挿入を受け、小腸脱出をきたした4歳男児例の報告がある。また直腸穿孔に続発した腹膜炎で死亡した症例も報告されている［479、480］。ロウソクが腹腔内から発見された生後20か月齢の女児の報告例のように、膣から異物が挿入され、後膣円蓋に貫通性損傷が生じ、腹腔内異物となることもありうる［481］。

剖検時に膣や肛門の周囲からの新鮮血が確認された場合、性暴力被害が確定されることもあるが、除外されることもある。肛門周囲出血は、さまざまな器質疾患できたしうるものであり、例えば連鎖球菌性蜂窩織炎や、非常に稀ではあるが、腸捻転などが原因となった乳幼児例の報告がある［482］。外陰部出血や膣出血の原因となりうる病態につき、表3.12にまとめ、掲示した。

評価の際の問題点
腐敗

遺体の腐敗や動物・昆虫による遺体損壊の問題については、本章で前述した。強姦殺人の後に遺体が隠され、死亡と剖検実施との間に時間が経っている場合、これらの問題が特に持ち上がることとなる。

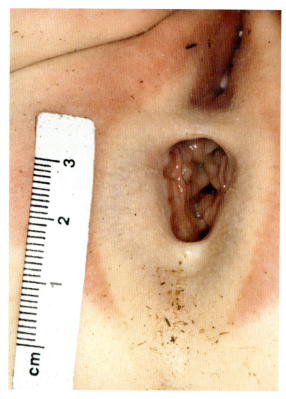

写真 3.108　肺炎で死亡した生後18か月齢の女児の肛門所見。肛門拡張が認められているが、これは正常の死後変化である。

ただ、たとえ腐敗や死体損壊により死体の器官や組織の詳細が大きく損なわれてしまっていたとしても、成人事例の検討からは剖検を行うことで死因や死亡態様の特定に重要な多くの情報を、それでも得ることができることが示唆されている［483］。

正常変異とその誤解釈

外性器の発達に関しての知識の欠如や死後変化に関しての知識の欠如から、正常所見が異常所見と誤解釈されてきた［484–487］。このような状況の一例として、死後変化として生じる、肛門粘膜や櫛状線の可視化をともなう肛門拡張が挙げられる（写真3.108）。McCannらは18歳未満の死亡事例65名につき検証し、櫛状線の可視化は裂傷所見と混同されるものの、死後変化としての正常所見であり、死亡後の肛門拡張所見も正常所見である、と報告している［488］。肛門弛緩は慢性便秘症、筋ジストロフィー、クローン病、頭部損傷などの医学的疾病がある場合にも認めうるものである［488–490］。

前思春期の子どもの処女膜開口部の大きさには極

めて多様性があり、挿入被害を受けた子どもとそのような経験のない子どもとの間にはかなりのオーバーラップが存在している。このことは処女膜開口部の大きさのみで挿入被害の有無を弁別することが不可能であることを意味している [491–495]。さまざまな診察体位や診察手技（仰臥位蛙足姿位や腹臥位胸膝位置、陰唇牽引法や陰唇離開法）の際の、さまざまな年齢の健常児の処女膜開口部径について検証した文献も存在し、参照することができる [496]。その他にも、現在では正常変異と考えられている解剖学的特徴に関して検証したさまざまな文献がある。例えば、虐待を受けていないと判断された健常の前思春期女児（$n = 79$; 生後 3 か月～11 歳 7 か月）の外性器につきコルポスコープを用いて検討した研究では、44％に血管増生所見を認め、27％に正中部無血管領域（前庭正中線）を認め、18％に背側陰唇小帯上皮不整を認め、14％に処女膜と周囲処女膜のテザリング（尿道周囲帯や前庭）を認め、11％に 3 時・9 時方向の処女膜隆起を認め、10％に背側陰唇小帯のノッチ（切痕）を認め、9％に非対称性膣開口部を認めた、と報告されている [485]。これらはすべて、以前には性虐待と関連するとされていた所見である。別の健常女児の外性器の研究（$n = 93$; 生後 10 か月～10 歳）でも、56％に前庭部発赤を認め、51％に尿道周囲帯を認め、39％に陰唇癒合を認め、26％に正中部無血管領域（前庭正中線）を認めたと報告されている [497]。処女膜の隆起や突起、中隔遺残、ならびに処女膜周囲のリンパ濾胞、そして膣内壁の矢状方向の隆起も、現在では正常変異所見と考えられており、またかつては損傷に由来する癒着であるとみなされていた尿道周囲帯も、現在では正常変異所見と考えられている。新生児の観察の結果、処女膜の膨隆や隆起、皮膚垂（タグ）や裂隙（クレフト）は正常変異所見であることが確認された、との報告も複数存在している [466, 474, 497]。

診察と記録
コルポスコープ
コルポスコープは光源つきの拡大鏡であり、被虐待児の診察を行い所見を記録する上で、極めて有用な機器である [497]。コルポスコープが広く被虐待児の診察に使われるようになったことで、正常変異所見に関する理解も深まることとなった [498]。

写真撮影
既に述べてきたように、被虐待児の診察の際にはすべての所見を、定規とともに、高画質写真に撮影する必要がある。たとえコルポスコープを使用した診察であってもそれは同様であり [499]、「疑ったらすべて撮影する」が大原則である。筆者は剖検時に写真撮影を行う前には、確認された所見にすべてマーカーペンで番号振りをしている。そうすることは、後の報告書作成時に所見を照合する際に極めて有用となる。その他にも有用なテクニックとして、例えば挫傷であれば、体表写真を撮るだけではなく、切開を加えた上で再撮影を行う。そうすることで、挫傷と死斑とを明確に鑑別する一助となるし、後に挫傷所見を司法の場で証拠として採用することとなった場合にも有用となる。露出過多で撮影した場合に挫傷は「消えてしまう」という点や、撮影時の陰影が挫傷と誤判断されうる点に鑑み、挫傷を視診で確認した場所の組織学的サンプリングを行うことは、外傷性損傷として挫傷が存在していたことの確たる証拠となる。特に、損傷の性質が法廷で論点となった場合、組織学的証拠が残されていることは、極めて有用となる。

サンプリング（証拠の採取）
死亡児の被覆状況につき詳細に記録した後、衣服を現場検証に同席した警察官に手渡す。衣服を脱がし体表観察を行った後には、DNA 検体や精液検体の採取を行う。具体的には、口腔、咽頭、胸部／乳首、皮膚、頸部、手、外陰部、膣、子宮頸部、肛門のスワブ／スメア検体採取、ならびに採取可能であれば指爪、毛髪、陰毛の採取を行う。サンプリングの方法については表 3.13 に要約している。スワブ検体採取時に、ウッド灯を用いて紫外線を衣服や皮膚にあてることで、精液の存在する部位を同定する一助となる [500]。被害男児が、自らの外性器を加害者の肛門に挿入することを強要された可能性がある場合、陰茎・亀頭から糞便物質を同定しうる場合もある。

膣や肛門から精液が同定された場合は性的接触の確定事象ではあるが、たとえ射精をともなう挿入被害を受けていたとしても、被害児の体内から精子が確認されることは極めて稀である。これは加害者側が精管切除術を受けているなどで、精子の射出障害

表 3.13　性暴力被害患者診察時の検体サンプリング・プロトコル

衣 服

着衣の状態で写真撮影

破れたり裂けたりしている箇所を広げることのないようにして、脱衣させる

ラベルを貼付した紙袋の中に収め、司法警察員に手渡す

衣服に付着した毛髪や繊維を写真に収めた後に、適切な形で取り除くか付着した状態のままにしておく

スワブ検体採取、スメア検体作成

一般的

体腔のスワブ検体採取の前に、体表のスワブ検体採取を行う

体表のスワブ検体採取の前には、滅菌水でスワブを湿らす

体腔のスワブ検体採取の際には、スワブは乾燥したまま用いる（分泌物のスワブ検体採取の際も同様）

すべてのスワブ検体について、スライドグラスを用いたスメア検体も作成する

シールで封かんする前に、十分に空気乾燥を行う

ラベルには、被害児の氏名、事例番号、採取部位、採取時間を記入する

スワブ検体・スメア検体を採取する部位としては、口腔・咽頭・乳首・皮膚・頸部・手・外陰部・膣・子宮頸部・肛門部が挙げられる

特異的

口腔──歯肉に沿って、歯の裏側や舌下からも忘れずに採取

咽頭──扁桃窩から採取

外陰部──膣口と陰唇から採取

膣下部──膣口から 1〜2cm の深さの部位から採取

膣上部──膣口から 2cm 以上の深さの部位、ならびに後膣円蓋部から採取

　（注：検体採取時に唾液が疑われたか、精液が疑われたかも記録しておく）

子宮頸部──頸管内から採取（被害からしばらくしてからの診察の場合）

肛門──肛門周囲から採取

直腸──膣から漏出した精液を取り除くために、はじめに生食で湿らせたスワブで肛門周囲を洗浄する

男性器──陰茎部と亀頭部の両方から採取

皮膚──咬傷部位、乳首、頸部、手やその他、唾液や精液が付着している可能性のあるすべての部位から採取、唾液の付着が疑われる部位からはダブルスワブ法［湿らせたスワブで一度採取し、次に乾燥したスワブで再度採取］で採取。コントロール検体も同様の方法で採取する

その他

糞便物質──陰茎や亀頭からも採取

膣洗浄液──殿部を挙上させ、シリンジを用い生食 20ml で洗浄。洗浄液は精液分析へ提出

陰毛のコーミング（クシを用いた抜毛採取）──他者の陰毛やその他の痕跡物質採取のため実施。広げた紙の上でコーミングを行う

指爪の切除／スワビング──左右の手をそれぞれ別々に行う──爪と指の接合部からスワビングを行った後、爪を切除する

コントロール検体採取

被害児の DNA 採取のため、ろ紙血採取を行う

毛髪──毛根つきの毛髪を最低 20 本採取する

陰毛──毛根つきの陰毛を最低 15 本採取する

唾液検査のコントロール検体──口腔接触があったと思われる場所から離れた体表部位より採取

ルーチンの薬毒物検査──個々の施設のプロトコルに準じ実施する

出典：Byard & Donald［132］.

第 3 章　虐待死、ならびに自殺

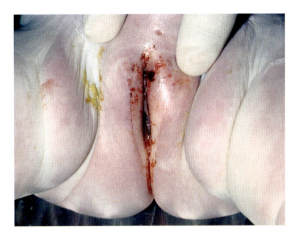

写真 3.109　生来健康であった生後 3 か月齢の女児。死亡した状態で発見された際、外陰部からの出血が認められた。外傷性損傷の潜在が強く示唆される。

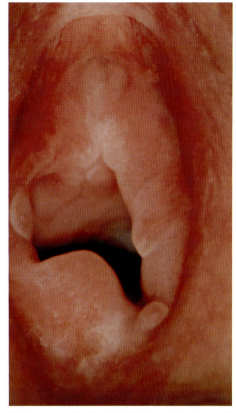

写真 3.110　挿入性の性虐待被害の既往のある 9 歳女児の外性器所見。4 時方向に治癒後の処女膜離断所見が確認される。

があるためのこともあれば、前思春期の子どもが被害者である場合では、頸管粘液の分泌が乏しいために膣内に射出された精子の寿命が短いためのこともある。思春期開始以降の女児の場合、精子の寿命はより長くなり、強姦被害後 12 時間までは精子が同定可能であり、精液成分である酸性フォスファターゼであれば被害後 22 時間まで同定しうる、との報告もある［501］。事例によってはこれ以上経ってからでも同定しうる可能性もある。また、特に子どもが拉致され拘束される際に薬物で鎮静されていた可能性のある場合や、子どもを性的な活動に巻き込みやすくするために薬物が用いられていた可能性のある事例の場合には、標準的スクリーニングキットを用いた薬毒物スクリーニングを行うことは必須である。

外性器肛門部損傷

死亡児が外性器肛門部損傷をきたしている可能性を把握する上で最もわかりやすい端緒は、会陰部や殿部周囲の挫傷・腫脹をともなう新鮮血の存在である（写真 3.109）。このような所見が認められた場合には、死亡前に子どもが挿入をともなう性暴力被害を受けた可能性や、異物を挿入されたことにより局所損傷をきたした可能性や、外性器切除を受けた可能性や、外性器を標的とした身体的虐待被害を受けた可能性を考える必要がある。後者の例としては、外性器に蹴りを入れられた、外性器を踏みつけられた、などが挙げられる。処女膜開口部や膣口が物理的に狭い幼小児においては、挿入性被害を受けた場合に損傷が生じる可能性がより高い。例えば、成人の陰茎や指を挿入された乳児では、裂傷や擦過傷や挫傷をきたす可能性がより高い。肛門への指・異物・陰茎の挿入や、陰茎を外性器肛門部に押しつけての陰茎摩擦や、口や舌での外性器肛門刺激によっても損傷をきたすことがある。ほとんどの事例ではたとえ損傷が生じたとしても、特に表在性の粘膜裂傷の場合はすみやかに治癒し、ほとんど、もしくは全く、その痕跡を残さない［500］。またたとえ痕跡が残ったとしても、その所見は極めて微細でわかりにくく、正常変異所見との鑑別が困難であることが多い［490］。挿入性損傷の治癒瘢痕が、処女膜裂隙として確認されることもある（写真 3.110）。外性器に異常所見が認められた場合、昆虫の活動にともなう損傷や血管腫などを的確に除外することも重要である。性暴力被害を受け死亡した女児が妊娠していることもあるが、その場合、その妊娠が以前被害児を強姦した際のものと考えた加害者が被害児を殺害

第 3 部　意図的損傷

表 3.14　性虐待被害女児の外性器所見

カテゴリー 1	正常外性器所見
カテゴリー 2	非特異的所見：発赤、おりもの、背側陰唇小帯の小裂傷　など
カテゴリー 3	特異的所見：処女膜・膣の急性裂傷もしくは治癒瘢痕所見、咬傷、性感染症　など
カテゴリー 4	確定的所見：精子の発見　など

出典：Muram［502］.

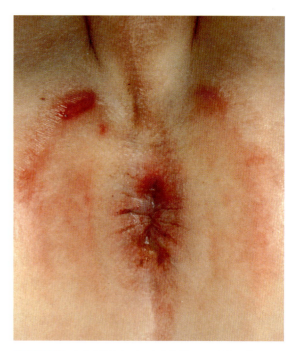

写真 3.111　6 歳男児に認められた肛門周囲の急性裂傷・擦過傷。語られた挿入被害の病歴と一致した所見である。

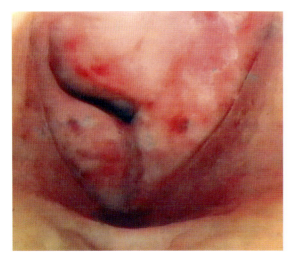

写真 3.112　11 歳女児に認められた受傷後間もない処女膜離断所見。

するに至った、という可能性も考えられる。性虐待被害児の外性器肛門部所見についての分類がいくつか公表されており、ガイドラインとして活用されることが望ましい（表 3.14）［474, 502–504］〔訳注：広くコンセンサスが得られているガイドラインの最新版 Adams JA. Updated guidelines for the medical assessment and care of children who may have been sexually abused. *J Pediatr Adolesc Clynecol*, 2015, in press 参照〕。挿入性損傷の可能性があると判断される所見を写真 3.111 ならびに写真 3.112 に提示した。このような事例の剖検を行う際には、これから列記する所見の有無について注意深く観察する必要がある。

処女膜

　前思春期の女児の処女膜開口部は小さく、それゆえに挿入被害があった場合には思春期発来後の女児に比し、より裂傷をきたしやすい。処女膜の裂傷は性虐待以外が原因の外傷によって生じる場合もありうるものの、挿入をともなう性虐待被害を受けたことを強く示唆する所見である。処女膜は女性ホルモンの影響を受けてその弾性は変化していくものであり、新生児期には母体からの女性ホルモンの影響で厚く弾性に富む。母体由来の女性ホルモンが消失した以降は、処女膜は薄くより外傷に脆弱となり、以後思春期の発来に向け女性ホルモンの分泌が始まる 6 〜 8 歳くらいまではその状況が継続する。

　挿入性被害を受けた場合に処女膜裂傷をきたすことがあり、その裂傷が深く処女膜基部まで達した状態のものは「離断」と呼称される診断確定的所見である。そのような損傷はたいていの場合、処女膜の背側に形成されることとなる。被害児が極めて幼い場合に成人の陰茎の挿入を受けた際には、裂傷は舟状窩を超えて背側皮膚表層まで達することもある［505, 506］。

　思春期になると、処女膜は厚く、余剰性に富み折りたたまれたような構造となり、弾性にも富むようになり、より大きい物を挿入することが可能となる。損傷の範囲は、挿入された物体の大きさ、挿入被害を受けた時間の長さ、被害時の外陰組織の緊張状態、そして処女膜開口部の大きさや弾力性により決定される。裂傷は浅く部分的な場合もあるが、処女膜基部にまで達する完全な裂傷（離断）の場合も

ある。また処女膜裂傷をきたす場合、4時方向から8時方向までの背側処女膜にきたすことが、より多い［500］。

乳幼児においては、処女膜の表面損傷はＶ字裂傷となることが多く、辺縁は鋭く出血はあまり認められない。擦過傷や軽微な粘膜出血であれば、受傷後3～4日以内に消失する。重症度によっても異なるが、裂傷であっても受傷部断端はすぐに粘膜で覆われ、およそ7～10日には所見が確認されなくなる［507-509］。思春期女児の挿入性被害の急性期には、擦過傷をともなった処女膜辺縁不整、挫傷、点状出血が、前思春期の女児に比し、より認められやすい。治癒は明らかな瘢痕を残すことなく、かなり急速に進んでいく。しかし時には、裂傷を負った部位が治癒せずに、そのまま再上皮化していき、慢性期にも確認可能な処女膜離断所見を残すこともある。慢性期にそのような離断所見を認めたとしても受傷時期の推定を行うことは困難であるが、司法小児科医（子ども虐待専門医）がコルポスコープを用いて診察を行うことで最大限の評価を行うことが可能である。

外陰部

事例によっては陰唇や前庭部に腫脹、点状出血、裂傷を認める場合もあるが、それらの症状が何ら認められない事例も少なくない。加害者の手指爪によって、前庭部に擦過傷をきたしていることもある。裂傷は皮膚表面の浅表性のものから、膣～肛門にかけての裂離をともなう深く重症なものまで、重症度は幅広い。特に膣、肛門、時にはその両者に異物を挿入された場合などに、このような重篤例が多い。

膣

膣の軟部組織損傷の重症度や損傷範囲は、挿入時に加えられた外力、ならびに膣と挿入部との大きさにより決定づけられる。暴力的な挿入は、膣粘膜に発赤、腫脹、挫傷、擦過傷をともなう点状出血をもたらしうる。思春期後期の女児の膣は成人男性の勃起した陰茎の挿入を、前思春期の女児より「受け入れ」やすい。前思春期女児の場合、挿入被害による裂傷をよりきたしやすいが、その場合、背側の膣壁に損傷をきたすことが多い。ほうきの柄、ナイフ、ドライバーなどの異物を膣内に挿入させられた場合、かなりの出血をともなう重症の損傷を負うことがある。

肛門

肛門への挿入時に強引に殿部を離開されることで、肛門縁の挫傷や腫脹をきたすことがある。ただ肛門管自体は拡張／伸展性が極めて高く、特にローションなどの潤滑剤を使用された場合などには、ほとんど損傷所見が認められないことが多い。暴力的な挿入の場合には、肛門の皮膚から粘膜皮膚接合部にかけて、挫傷や点状出血をともなう放射状の裂傷をきたすこともある。ただし肛門部損傷はほとんどの場合、痕跡を残すことなくすみやかに治癒に至る［510］。致死的な出血や腹膜腔穿孔のような極めて重篤な損傷が認められた場合には、異物が挿入された可能性が示唆される［480］。

陰茎および陰嚢

性暴力被害後に、陰茎および陰嚢に擦過傷、手指爪による掻爬痕、咬傷などの損傷を認めることもありうるが、同部に損傷を認めることは小児期の性暴力被害事例では稀である。もし同部に挫傷のような損傷所見が認められた場合、ほとんどの事例は外性器を対象とした蹴りや殴打、つねりやねじりなどの身体的虐待として生じたものである。このような身体的虐待は、トイレットトレーニング時の「失敗」を引き金として起こることが多い。

外性器肛門部外の損傷

幼小児の非致死的な性暴力被害の場合には、外性器肛門部外の損傷は一般的には認められない傾向にある［500］が、年長児の性暴力被害の場合には、被害時に抵抗したことにより、体表面に散在性の挫傷や擦過傷などを認めることもある。致死的事例の場合、索状物による絞頸や素手による扼頸、もしくは鈍的外力による頭部外傷が死因となることが多い。それゆえ頸部の皮膚軟部組織に、加害者の指尖による挫傷痕や、指爪による掻爬痕が認められることがある。もし頸部周囲に羊皮紙様の索痕が認められた場合、絞頸の可能性が示唆される。このような際に、顔面うっ血による皮膚や結膜の点状出血をともなっていることもある。鈍的外力損傷として頭皮裂傷を認めることもあり、その場合に裂傷部下部の

頭蓋骨骨折や脳挫傷や頭蓋内出血をともなっていることもある。外性器肛門部位以外の損傷をともなっている場合、事前に性的暴行を行う意図が加害者にあったことが強く示唆される。

胸部

胸部を強くつかまれたことにより、同部位に挫傷や擦過傷（引っ掻き傷）を負っていることがあり、また加害者に咬まれることにより胸部に弓状パターンの挫傷や咬傷が認められることもある。サディスティックな性暴力の場合、胸部の皮膚や乳首が咬み切られてしまっていることもある。咬傷部位と乳首周囲は加害者のDNA同定検査のため、スワブ検体採取を行う必要がある。

大腿、下肢

被害児の下肢が強制的に外転させられていた場合、大腿内側に挫傷が認められることがある。また被害児が強制的に膝をつかされていた場合、膝部に擦過傷が認められることがある。

口、口唇

強制的なキスや鈍的外力によって、口唇内側や歯肉に微細な損傷をきたしている場合がある。

背部

加害者が被害児を押し倒したり被害児を引きずったりした場合には、被害児の背部に挫傷や擦過傷が認められることがある。そのような事例の場合、被害児の服は破れ、被害児の服や体に土や植物が付着していることもある。そのような土や植物をサンプリングすることは、遺体が移動されていた場合に加害行為があった場所や死亡した場所を断定する上で、極めて有用となりうる。

皮膚

咬傷は胸部以外にも、大腿部、殿部、頸部などに認められることもある。半円状の挫傷や擦過傷からなる咬傷のパターン痕は、加害者の歯列弓のパターンと一致したものである。さらには円形から卵円形の点状出血をともなう吸引痕、いわゆる「キスマーク」が認められる場合もある。ヒトによる咬傷であっても、より暴力的になされた場合には動物咬傷の場合のような裂傷をきたしうる。一方でそれほど強い力で咬まれたものではない場合、皮膚表面に歯列を反映した線状擦過傷を残すにとどまる。咬傷を認めた場合、加害者のDNA検索のためにスワブ検体を採取することは極めて重要である。もちろん皮膚軟部組織の弾力性や伸展性によって、時に評価を行うことが困難なこともあるが、咬傷に対して詳細な計測、適切な写真撮影、法歯学者による診察を行うことは、後に加害者であることが疑われる人物の歯列とのマッチング評価を行う際に、際めて有用となる。

苛烈な暴力をともなうサディスティックな性被害の場合、時に儀式じみた遺体の損壊が加えられていることもある。「記念品」として被害児の皮膚や組織の一部を切り取り、加害者が持ち帰っていることもある。被害児の膣や肛門に異物挿入がなされた際に生じたと判断される、極めて重度の皮膚軟部組織損傷が認められる場合もある。

剖検時の特殊手技
骨盤内容除去

性暴力被害を受けたことが疑われる事例の剖検時には、所見の有無にかかわらず、外性器肛門部位の外表観察や写真撮影にかなりの時間を費やすこととなる。それが終了したら次には、肛門、直腸、膣粘膜を切除し詳細に観察するために、会陰部と周囲組織を一塊にして摘除する必要がある。

骨盤腔内の外性器肛門周囲組織を円状に切開を加えることで、骨盤内容の摘除が可能となる。この際、恥骨の切除も行う必要がある。骨盤内容を一塊にして摘除した後には、膣の腹部側に切開を加えて膣を開き、膣管内粘膜に何らかの損傷がないか詳細に観察を行うとともに、子宮頸部の損傷の有無についても観察を行う。何らかの病変や損傷を認めた場合には、そのすべてに対し計測や写真撮影を行い、その次には子宮に切開を加え、損傷所見や妊娠所見の有無を確認する。組織塊を丁寧に展開していくことで、肛門や直腸に対しても、切開を加えた観察を行うことが可能となる。

性感染症

性虐待被害の可能性のある事例の剖検時には、淋菌や梅毒やヒト免疫不全ウイルス（HIV: human

第3章　虐待死、ならびに自殺

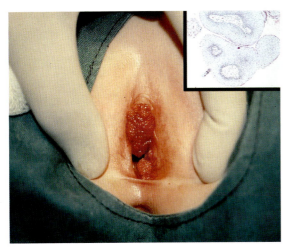

写真 3.113　幼児の膣口に認められたこの「腫瘤」は、当初、横紋筋肉腫（ブドウ状肉腫）であるとみなされていた。しかし、凍結切片検鏡検査で性病性の疣贅であることが確認された（囲み写真）。

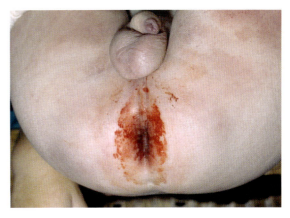

写真 3.114　ドアの取っ手部分に首が挟まれた状態で死亡していたトドラー期（よちよち歩き期）幼児の肛門部所見。肛門周囲に出血性の発赤が認められた。コルポスコープによる検索では挫傷や裂傷所見は確認されず、病変部位と正常の皮膚粘膜部位との境界は明瞭であった。病変部位の擦過培養で、溶連菌が同定された。

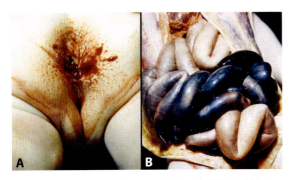

写真 3.115　死亡した状態で発見された2歳女児。肛門からの出血を認めており、性暴力被害の際に殺害された可能性が危惧された（A）。しかし剖検では何らの損傷も確認されず、腹部切開による腹腔内検索で、空腸、回腸、盲腸、虫垂、上行結腸の虚血壊死が確認され（B）、腸間膜捻転をともなう中長軸捻転による死亡との診断に至った。

immunodeficiency virus）やB型およびC型肝炎などの有無の確認のために、スワブ検体や血液検体を採取し評価を加える必要がある。ただ、性器疣贅（写真3.113）、クラミジア、トリコモナス、外陰ヘルペス、淋菌、梅毒、膣カンジダは、周産期感染により感染した可能性がある点に留意しなくてはならない［500］。新生児期以降の第一期梅毒や淋菌感染は性的接触の証拠所見と考えられているが、淋菌に関しては非性的経路による感染の可能性について指摘する報告も存在する［511］〔訳注：ただし、その主張の論拠としているケースレポートのほとんどは、古くて調査法が極めてずさんといわざるをえないものであると批判されている。数日間にわたってタオルなどから淋菌が検出さ

れることを根拠に非性的経路によって子どもへの感染が成立しうるとする報告も散見されるが、これらの報告は感染が成立するためには処女膜開口部の内側に、病原体との接触がなければならないという事実を無視している、と批判されている〕。また、トリコモナス、クラミジア、性器ヘルペス（HSV2型）、性器疣贅（通常、垂直感染成立後、5〜6歳頃に出現する）といった感染症は、性的接触による感染が強く示唆されるものの、非性的感染や自家感染の可能性も議論されている［500, 512］〔訳注：米国小児科学会の性虐待対応ガイドラインでは、トリコモナス、クラミジアは性的接触の確定的事象として通告することが推奨されている。HSV2型ならびに尖圭コンジローマに関しては、確定的であるとの専門家間コンセンサスが形成されるまでには至っていないが、通告することが推奨されている〕。

鑑別診断

　前思春期女児の外性器肛門部には解剖学的に多様な正常変異が存在しており、時にそれが損傷と誤診されることがある。疾病所見や外傷所見と、正常変異所見を鑑別するために有用となる、正常の解剖学的構造に関して詳細に記載している教科書も出版されている［467］。前思春期の女児の外性器周囲に出血を認める病態としては、膣内異物、尿道脱、腫瘍、感染症（A群溶連菌や赤痢菌）（写真3.114）や硬化性萎縮性苔癬などが挙げられる［501］。また外性器周囲の出血が、子宮内膜や腸管由来の出血のこと

もありうる（写真 3.115）。外性器周囲出血の原因となりうる病態につき、表 3.12 にまとめ、掲示した。

正常変異所見

処女膜

処女膜は形態学的に極めて多様性のある組織であり、正常変異として処女膜開口部が非対称性であったり不整であることもある。処女膜は篩状の場合もあれば、無孔の場合や、中隔が認められる場合や、中隔の遺残として背側に皮膚垂を形成している場合もある。

肛門周囲組織

肛門縫合離開（Diastasis ani）は皮下の外肛門括約筋が先天的に分離している正常変異であり、それによって 6 時・12 時方向の肛門皺壁の楔状平滑化を認めるものである。この所見は 26％ の子どもに認められる所見であるが、外傷後の瘢痕所見と誤診されてきた［496］。同様に肛門の 6 時・12 時方向に認めることの多い肛門皮膚皺の余剰も、損傷の治癒所見と混同されてきた。その他の損傷治癒所見と混同されてきた肛門周囲の正常変異所見としては、会陰溝（perianal groove）が挙げられる。この所見は、正中縫線に沿って後方陰唇小帯から肛門にまで至る、先天性の粘膜様所見である。これは外傷によるものではなく、子宮内での会陰体部の皮膚融合不全によるものであり、通例は全く非症候性であり、生後自然に上皮化していく。

乳児肛門皮膚垂（Infantile perianal protrusion）とは、外傷後に認めるスキンタグによく似た、正中縫線上の小結節である。この所見は正常の乳児の最大 13％ に認めうる正常変異所見であり、硬化性萎縮性苔癬と関連性があるとされている。硬化性萎縮性苔癬は病理組織学的には浮腫をともなう表皮有棘層の肥厚であり、出生直後から認めるが自然消退していくとされている［513］。

膣内異物

膣内異物は前思春期の女児の最大 4％ に認められるとされ、悪臭や血性帯下をともなう著明な炎症を引き起こす。異物はトイレットペーパーの切れ端などが多い。思春期発来後の女児の場合、抜き忘れたタンポンが異物となることもある［514, 515］。時に診察前に異物が排出されていることもあるが、膣壁が粗な乳頭腫状変化をきたしていることで、異物が存在していたことが示唆される場合もある［516］。

尿道脱

尿道脱（尿道カルンクル）は、外尿道口部に認める赤みがかった腫瘤であり、著明な外陰部出血をきたすこともあるが、小さいものであれば下着に血が付着する程度で、視診で診断することが困難な場合もある［517］。

腫瘍

陰唇の血管腫が挫傷と誤診されたり、表面が破れ出血の原因となることがある。剖検時に病変部を切開することで、赤血球の周囲浸潤を認めない限局的病変であることを確認することができる。病理組織学的検査を加えることで診断は確実となる。その他にも幼小児の外陰部出血の原因となりうる稀な原因疾患として、胎児性横紋筋肉腫（ブドウ状肉腫）がある（時に帯下をともなう）。年長児であれば、中腎腫瘍、内胚葉腫瘍、透明細胞腺腫（胎児期のジエチルスチルベストロールへの暴露と関連しているとされる）なども、外陰部出血の原因となりうる［515］。

外陰膣炎

前思春期の女児の外性器の粘膜は薄く、感染に対する抵抗性がより低いため、外陰膣炎に罹患しやすい。衛生環境が不良であったり、異物の存在がある場合、さらなる増悪因子として働く。培養で検出された細菌が、肛門の常在菌や尿路感染症の原因菌によるコンタミネーションの可能性がある点にも留意する必要がある。

皮膚疾患

硬化性萎縮性苔癬は、白斑性の皮膚萎縮を特徴とする、会陰部皮膚の慢性炎症性疾患であり、子どもの最大 15％ に認めうる所見とされている。肛門、背側陰唇小帯、陰核周囲に好発し、膣前庭部や処女膜の粘膜表面には病変を認めない。本病変は搔痒を引き起こし、その結果子どもが患部を搔き壊して擦過傷を引き起こすため、虐待による損傷との鑑別を要することがある。また本病変があることで二次的に感染や挫傷をきたしやすくなる。稀に、Henoch-

第 3 章　虐待死、ならびに自殺

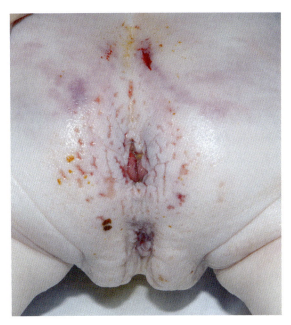

写真 3.116　外胚葉性異形成症候群の児に認められた、肛門周囲の表皮剥脱。本症候群の児は皮膚乾燥症状として、このような所見を認めうる。

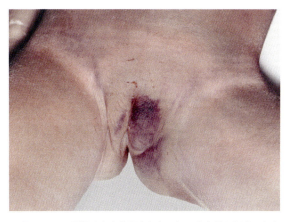

写真 3.117　予期せぬ突然死をきたした 3 歳女児に認められた跨状損傷（跨ぎ損傷）様の外陰部挫傷。本児にはてんかんの既往もなく、発熱などの先行症状を認めていなかったにもかかわらず、浴室で顔を下にした状態で発見された。剖検時にその他にも複数の挫傷ならびに擦過傷が確認された。多発挫傷の原因になりうる器質疾患は何も認められなかった。

Schönlein 紫斑病の皮膚病変が外陰部に初発することがある［515, 518］。その他に会陰部に紅斑性の発疹を引き起こす病態としては、例えば下着に残った洗剤成分を刺激物質とした接触性皮膚炎などが挙げられ、やはり掻痒を引き起こし、擦過傷や出血の原因となる。外胚葉性形成異常などの稀な病態が、虐待との鑑別を要することもある（写真 3.116）。

子宮内膜性出血

　膣内の出血が、思春期の発来や新生児期の母体由来のエストロゲンの消退による、子宮内膜由来の生理的な出血の場合もある。後者の出血は生後 2 週齢以降では認められなくなる［519］。子宮内膜性の出血は、外来性のエストロゲン投与により誘発される場合や、機能性卵巣嚢胞や顆粒膜細胞腫などによる内分泌的要因に基づくものである場合もある。頭蓋骨骨折から中枢神経感染症まで、さまざまな病態が中枢神経系に影響を及ぼし、下垂体−視床下部系の亢進による思春期早発症を引き起こしうる。時には McCune–Albright 症候群（皮膚色素沈着〈カフェオレ斑〉、多発性線維性骨異形成、思春期早発を主徴とする症候群。種々の内分泌異常を合併する）のような稀な病態が、早発初潮の原因であることもある［515］。

このような病態を見逃さないためにも、剖検時に子宮内膜の増殖や脱落を誘発するような産婦人科的病変や中枢神経系病変の有無につき見逃さないように注意深く観察を行うだけではなく、詳細な臨床情報を入手することが極めて重要である。

外　傷

　幼小児の事故による会陰部損傷として最も多いパターンは、女児が硬い物体を跨いだ状態で陰部を打ちすえる、跨状損傷（跨ぎ損傷）と呼ばれる損傷である（写真 3.117）。そのような形態で受傷することにより、物体と恥骨結合／恥骨枝の間にある恥丘、陰核、尿道下部、腹側の大陰唇ならびに小陰唇、背側陰唇小帯といった組織が圧迫を受けたり過伸展することで、挫傷や裂傷などの損傷をきたすこととなる。このような損傷は通例一側性の線状損傷であり、処女膜や内器官や肛門管内に損傷を引き起こすことはない［520］。体操競技などの際に脚部が強制的に外転されるような動きが加わった場合や、ローラーブレードのような幅の狭い物体に陰部を打ち据えた場合には、背側陰唇小帯に断裂や挫傷をきたすこともありうる［521］。外陰部損傷で救急外来を受診した女児 87 名の検討では、74 名（85％）は跨状損傷であり、5 名は事故による貫通損傷であり、3 名はストレッチ損傷（急激な過伸展による損傷）であった、と報告されている。自己掻爬による損傷を

第 3 部　意図的損傷

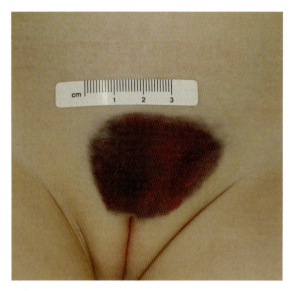

写真 3.118　5 歳女児の恥丘に認められた挫傷。目撃者も存在しており、転落事故によるものと判断された。

2 名認め、性虐待被害による受傷は 3 名のみであった、とのことである［522］。他にも、事故により恥丘に損傷をきたすこともある（写真 3.118）。このような事例を診察した際に事故と判断するためには、呈している所見が語られた病歴と完全に合致していなければならず、また正当な理由のない受診の遅れなどがないことの確認がなされなくてはならない。

　虐待による損傷と鑑別すべき外性器肛門部損傷が、低速移動中の乗り物に子どもが轢かれた際に起きることもある。肛門周囲や処女膜の裂傷は、被害児に乗り上げたタイヤが骨盤部を通過する際に、皮膚が牽引されることや、骨盤内容部が押しつぶされ腹腔内圧が高まった際に、肛門や処女膜開口部などが圧の逃げ口になるために生じると考えられている［523］。

　シェパード犬に強姦されたとの訴えで肛門部に損傷を認めた 11 歳男児の調査経緯につき報告した症例報告例がある。確かに児の肛門内からは犬の精液が確認された。ただし、後に児が、「犬の陰茎をいじって射精させ、それを自身に肛門内に入れて挿入被害を受けたことを作出した」と打ち明けた、と報告されている［524］。

女性器切除

　女性器切除（FGM: Female genital mutilation）は、性成熟の証として女性の外性器の一部もしくは全部を切除する、伝統的行為である。FGM は主にアフリカで実施されており、この処置を受けた女性は世界中で約 1 億 3000 万人にのぼり、さらに毎年 200 万人の女性が新たに FGM を受けていると推察されている［525］。FGM は世界保健機関（WHO: World Health Organization）によって 3 つのグレードに分類されており、1 度 FGM は陰核包皮および／または陰核の切除、2 度 FGM は陰核ならびに小陰唇の切除、3 度 FGM はすべての外性器切除ならびに腟口の縫縮（陰門閉鎖）と定義されている［526］。FGM の早期合併症としては、痛み、出血、感染が挙げられ、晩期合併症としては尿や月経血の排出障害にともなう慢性感染症と不妊症が挙げられる。類皮嚢腫やケロイド瘢痕形成による整容上の問題に加え、産婦人科的合併症として分娩遮断、会陰裂傷、膀胱腟瘻などをきたすこともある［527, 528］。

医原性殺人

　医原性殺人は、死亡事例調査を行う関係者にとって、極めて証明が困難な殺人である［529］。例えば、スペイン、サンアントニオの病院の小児集中治療病棟で連続して起きた予期せぬ不詳死や心肺停止事例の報告例があるが、調査によって統計学的にありえない頻度で、ある看護師の勤務時間に合致してそのような事例が発生していることが判明した。死亡事例の何例かは、ジゴキシン、塩化カリウム、フェニトイン、抱水クロラール、フェノバルビタールの単剤もしくは複数組み合わされた形での中毒死と推測された。ただ、この看護師はすべての事例に対し、不起訴処分となった。後に彼女は、とある子どもへ処方されていないヘパリンを過剰投与した「過失致傷」で有罪判決を受けたとのことである［530］。トロントの小児病院からも、ある特定の看護師の勤務時間のみに発生する連続不詳死事件の経過報告がある［531］。調査の結果、死因はいずれもジゴキシンの経静脈投与による中毒死であった。この事例も加害容疑者を起訴することができなかったとのことである。このような事件の発生を防ぐためには、薬剤の取扱場所などの重要箇所への出入りを、タッチ式の職員カードなどで制限し、患者のモニタリングを行う監視カメラを導入することが有効である［532］。

第 3 章　虐待死、ならびに自殺

病院スタッフの不満を吸い上げ、評価し対応することを促進するための正式なプロトコルを整備することも推奨されている［533］。

代理によるミュンヒハウゼン症候群

私はその死亡児と目が合った気がした。その子は私に微笑みかけ、こう言った。
「何で僕が死んだかなんて、あなたにはわかるわけないよ——多分僕はママに殺されたんだ」

W. H. Davies 作『検視』［534］

代理によるミュンヒハウゼン症候群（MSBP: Munchausen syndrome by proxy）は、MBP〔訳注：本事象に対しての Syndrome という語句の不適切性からこのように呼称されることもある〕や代理による虚偽性障害、作出性虚偽性障害とも呼ばれる虐待の一類型で、「理解のある養育者として医療者の気を引くために、養育下にある子どもの疾病を偽装／作出する」というものである。精神疾患としての一疾病単位であるか否かについては、いくらかの議論がなされている［535–537］〔訳注：MSBP との用語を最初に提唱した Meadow は、1991 年に *Arch Dis Child* 誌に掲載されたコメンタリーの中で、「この用語は濫用され、さまざまな問題を生じさせている（このような用語を提唱したことを、私は時に後悔する）。多くの法律家や、児童福祉司やソーシャルワーカー、時には医師までもが、MSBP を特定の女性が罹患する同定可能の疾病であるかのごとくみなしている。加害者が声高に『私は MSBP に罹患していたにすぎず、私に必要なのは、刑務所に収監されることではなく、専門家の治療こそが必要なのだということを裁判所も認めている』と主張することは稀ではない」と述べている（189 ページの訳注も参照）〕。Rosenberg は MSBP の特徴について以下のように述べている。

- 養育者（通常は母親）によって子どもの疾病が作出されたか虚偽報告された状態であり、この「疾病」の偽装／作出は単回で終わるものではなく、加害者はこのような偽装／作出行為を慢性的に繰り返す。
- 医学的評価・診断・治療を求め、繰り返し医療機関に訪れる。
- 加害者と疑われる養育者と子どもを分離することにより、疾病の症状や所見は完全に消失するか、劇的に改善する。
- 加害者が子どもの「疾病」の原因であることを否定する。
- 致死率が極めて高い。

ミュンヒハウゼンという用語が医学文献で初めて用いられたのは、Asher が「複雑な病歴や臨床症状を作出し、入院と治療を絶えず求める成人患者」について報告した文献にさかのぼる［539］。この用語は、18 世紀のドイツ軍人であるミュンヒハウゼン男爵（Baron Hieronymus von Munchhausen）から引用されたものである。彼は極めて多彩な冒険譚を語ったことで広く知られた人物であり、彼の語る「大ボラ語」と、現在彼の名前を冠した症候群に罹患した病院依存の患者の話す虚偽説明とを揶揄してつけられたものである［540］。

1977 年に Meadow は、成人の養育者が自身が検査や治療を甘んじて受けることで医療との接触を図るのではなく、自身の子どもを代理として接触を図るという、より憂慮すべき事例について報告した［541］。またその前年に Money と Werlwas は、「心理社会的小人症」と表記した 2 症例の報告をしているが、その 2 例は上述の MSBP の定義を満たしている事例であった［542］。犠牲となった子どもは、加害者により症状を偽装され、侵襲的な医学的検査を多岐にわたり受けることとなるか、「奇妙としかいいようのない目的意識に駆られ、自身の作り出した悲惨な状況の中で安心感を感じるため」に症状を作出される（報告された種々の文献からは、その比率としては偽装が約 25%、作出が 75% とされている）［538, 543］。本症候群による致死率は極めて高く、突然死として取り扱われる潜在性も極めて高い。非常に魅力的な男爵と、この最も悪意に満ちた虐待の一類型との間には、極めて表面的な部分の類似性以外は全く相同性のないものであるといわざるをえない［544, 545］。例えば Meadow は、母親により繰り返して窒息させられていた事例 27 例のケースシリーズ研究で、致死率は 33% であったと報告している。またこの 27 例のうち 18 例までもに同一家庭内の同胞の死亡歴があり、総計 33 名の同胞死が確認されたとも報告されている（それらのケースを含めると、致死率は実に 55% にのぼる）［546］。その他のケースシリー

ズ研究では、同胞の致死率は11％と報告されており、39％の同胞が症状を偽装／作出されていたとも報告されている［547］。MSBPの事例はさまざまな国々から報告されており［548］、被害者は胎児から成人まで非常に幅広い。買っているペットの疾病を作出し、繰り返して獣医に受診させていたという事例の報告も存在している［549, 550］。

同一家庭内の複数の乳児死亡は、ほとんどが自然死であるとの報告［551］がなされたが、同一データを再解析したところ、自然死の比率は87％から43％に低減した、との追加報告がなされている［552］。その論文のコメントには「死因を説明することが困難な乳児死亡事例に対し、自然死以外の原因が考慮されなかった場合、死因は必然的に自然死とされてしまうこととなる」と記載されている（第14章参照）。

加害者がミュンヒハウゼン症候群の患者であるMBP事例に対し、ポール症候群（Polle syndrome）という派生語が用いられることもあった［553］。後にこの用語はMBPの同義語［554］、もしくはMBPの一亜型［555］として整理統合され、用いられる機会はなくなっていった。なおこの「ポール」という用語は、ミュンヒハウゼン男爵には若くして死んだポールという名の息子がいたという偽りの情報から名づけられたものであった［556］。MeadowとLennertによる詳細な調査の結果、ミュンヒハウゼン男爵に息子はおらず、ポールというのは彼の2番目の奥さんの出身地であることが判明し、この用語は用いるべきではないとの勧告もなされた［557］。

MBP事例が呈しうる症状は極めて多岐に及び、その原因となる加害行為も血液や便に血液やプロテイン製剤を混入する、汗試験や便脂肪テストを偽装する、インスリンや石油蒸留物を注射する、向精神薬や緩下薬を内服させる、唾液や膣帯下や糞便を注射する、中毒を誘発する、ワーファリンを用いて易出血性を作出する、皮膚を引っ掻いたり突いたりして皮膚病変を作出する、瀉血する、素手で窒息させる、など極めて多岐に及ぶ［558–568］。法医／病理学者は、臨床医から生存している患児のさまざまな部位（例えば稀な代謝疾患の除外のための肝生検検体や非典型的な皮膚発疹の皮膚生検検体など）の生検材料の評価の依頼をされる機会もあるであろう。MBPの疑いのある事例の医療診療録を見返す際に

着目すべき2つの特徴は、1つは患者が医療サービスを求めて来院をしていた回数であり、もう1つは呈していた所見を生じうる疫学的頻度と実際に訴えがあった頻度との違いに対して、医療者側に当惑が生じていたか否かである。ただこのような検証プロセスにおいて、医療者がMBPを考慮に入れていなかった事例の場合、医療者側その検証に協力的ではないことも少なくない［569–571］。加害者は、自身の子どもが重篤なてんかん、アレルギー、胃食道逆流症であると訴えたり、性虐待の被害児であると訴えるが、それをそのまま医療者が受け止めていることも少なくない［572, 573］。

一般的には、SIDSで死亡する子どもに比しMBPの被害児はより年長である傾向があり、診断時の平均年齢は3歳をわずかに超える程度であるとされる。ただ致死的窒息の犠牲者はより年少であることが多く、SIDSとの鑑別が問題となる。それでもMBPとしての窒息死は、初回のエピソードが生後1～3か月で起き、その後6～12か月生存した後に死亡するというパターンが多く、SIDSの臨床像とは趣を異にしている。表3.15はSIDSとMBPとを鑑別する上での一助となる、それぞれの臨床像の特徴について一覧で示している［546］。

Rosenbergによる117例のMBP事例の検証では、全例が短期間の間に繰り返して症状の出現を認め、うち9名（8％）は永続的な後遺障害を残し、10名（9％）は死亡したと報告されている［538］。死亡事例の死因として最も多かったのは中毒（5名）と窒息（4名）であり、中毒死事例のうち3名は食塩によるものであったとも報告されている。また、死亡前に呈した症状としては、無呼吸、意識低下、けいれん、出血、下痢などが多かったとも報告されている。後遺障害を残した事例は、おそらく繰り返す低酸素血症や繰り返す中毒の結果により後遺障害を残したものと思われる。MBPの相当数の事例が、不必要な薬物治療、検査、手術を受けることとなっているものと推察されている。

父親が加害者である報告事例もごく少数存在するものの［575–578］、ほぼすべての事例の加害者は被害児の母親である［546, 579］。ただ父親の共謀もあったのではないかと思われる事例は散見される。加害者である母親は、病院スタッフと良好な関係を築いていることが多く、また、いくらかの医療知識

表 3.15 SIDS により死亡した乳児と、代理によるミュンヒハウゼン症候群（MSBP）としての意図的窒息で死亡した乳児の特徴の比較

臨床的特徴	SIDS で死亡した乳児	MSBP で死亡した乳児
年齢＞生後 6 か月	＜15％	55％
無呼吸の既往歴	＜10％	90％
原因不明の疾病罹患の既往	＜5％	44％
同胞の死亡歴	2％	48％

出典：Meadow［546］.

がある場合が多い。

　母親に子ども時代の被虐待歴が常にあるとは限らない［538］が、これは詳細な調査がなされていないための可能性もある。Samuels らの研究報告では、自身の子どもを窒息させていた加害者 14 名中 11 名までもに、小児期の心理的虐待、身体的虐待、性虐待被害の既往があった、と報告されている［578］。加害者に明らかな精神疾患が認められることは稀であるとされているが、文献により矛盾する結果であったり、文献により評価法が異なっているなどの問題があるため、加害者の精神医学的プロフィールについては明らかとなっているとはいい切れない［580］。例えば、Samuel らは自験例での MBP の加害者はすべて人格障害と診断されたと報告している［578］が、一方で Rosenberg は加害者が人格障害と診断された事例は数例にすぎないと報告している［538］。MBP の事例報告における加害者像と、ミュンヒハウゼン症候群の事例報告における患者像の間には、少なくともいくつかの類似する要素や病的な異常行動があり、両者の間には明確な関連性があることが示唆されている［581］。MBP の加害者には、うつ病、情緒障害、薬物依存が認められやすい、との報告を行ってる文献もある［582］。極めて重要な事実であるが、窒息という形で加害を行う加害者は、時に自身の子どもだけではなく、親族の子どもや隣人の子ども、果ては養子として迎えた子どもにも加害行為を行う可能性がある。例えば、DiMaio と Bernstein は 23 年間の間に 7 名の子どもを窒息死させていた女性の報告を行っている［583］。同一家族内で 5 名の子どもが SIDS により死亡したとの報告例もあるが、この 5 名のうち 2 名はそれぞれ 1 歳 1 か月、2 歳と SIDS にしては年長であり、意図的窒息による死亡の可能性も否定しえない［584］。加害者の精神病理学的病像は広範で多様であり、ここからも、加害者の精神疾患名として MBP という用語を用いることは不適切であり、個々の事例に応じた適切な精神医学病名を用いるべきであるという提案がなされるに至っている［585, 586］。また研究者グループの中には、MBP の要因を子どもの被害である「小児科学的状況偽装（PCF: pediatric condition falsification）」と加害親の「代理による虚偽性疾患（FDP: factitious disorder by proxy）」に分けて用語を用いることを提言しているところもある［537, 587–591］〔189 ページの訳注参照〕。

　Rosenberg によって、「報告された MBP の死亡事例の 20％ までもが、MBP の診断が下されていながら、加害者のいる家庭にみすみす退院した後に殺害された事例であった」という極めて憂慮すべき報告がなされている［538］。MBP の被害児の家庭における、SIDS を含めた不詳死を遂げている同胞の異常な比率（9〜55％）に鑑みると［538, 546］、死亡した同胞が存在している場合、事例を懐疑的に精査しなくてはならない。Steinschneider によって報告された、3 例の先行する同胞死亡（いずれも生後 28 か月未満）の家族歴のある、反復性無呼吸のエピソードをともなった SIDS の 2 例［590］は、最終的には同胞も含めすべて殺人であったと判断されている［591–593］。SIDS 事例に殺人事例が紛れている可能性があるという問題は、Hick によって既に 1973 年には問題提起されている［594］。

　加害親は子どもの疾病や死亡の原因について、あらゆる関与を否定し有効な情報は何も得られないため、MBP であるとの診断を下すのは極めて難しい場合が多い。残念ながら、病院での行動観察は常に加害者の加害行為を同定したり、防ぐことができるとは限らないが、入院中に再度の加害行為を行う事例は 95％ にものぼると推測されている［595］。現病歴や既往歴から MBP の可能性がある事例に対して、加害行為の有無を記録に残すために、これまでにも病院内の監視カメラが使用されてきた（写真 3.119）［596］。特に口鼻を意図的に窒息させられる事例の加害行為は、監視カメラを用いることで記録することができるとの報告が米国、英国、オーストラリアなどの国々から報告されている。この方法に

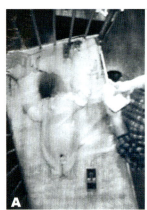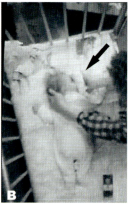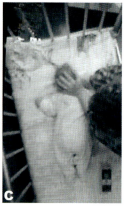

写真3.119　ビデオ監視装置により収められた画像からキャプチャーした3枚の静止画。Aでは加害者である母親がハンカチ大の布を取り出している。Bでは乳児の顔面にその布を押し当てている。Cで確認されるように、母親は最終的に被害乳児の頭を持ち、顔面を下に向けた状態にして、布を押しつけていた。

ついては、倫理的側面からの議論がいささか存在している［597–606］ものの、MBPが疑われる事例における監視カメラの適正使用に関するクライテリアが公表されており［578］、またMBP疑い事例に対しての法医学的評価ガイドラインも、公表されている［607, 608］。

RosenbergのMBP加害者の司法対応上の帰結に関する文献レビュー報告（計117例）によると、文献中に司法的帰結についての記載を認めた事例は117例中わずか15例であったと報告されている。ただ有罪判決の有無についてはうち6例で記載がなく、有罪判決が下されたとの記載がなされていた事例はわずか9例であった［538］。

法医学者が剖検することになる、致死的MBP事例の最も典型的な臨床経過は、「無呼吸発作の既往のある乳幼児が突然死してSIDS疑いとして剖検依頼がなされる」というものである。もちろん病的であるのは死亡児ではなく、医学的問題として医療が関わりを持ち精査することとなった「無呼吸発作」を作出するために、繰り返し子どもを窒息させていた加害親であることはいうまでもない［536, 609］。

死亡するに至ったエピソードが、乳幼児を殺そうと意図した行為であったのか、行為がエスカレートした結果の、さじ加減の失敗によるものであったのかを同定することは困難である。おそらくMBPという虐待類型と、他の類型の子ども虐待とを弁別している特徴の1つは、致死的となりうる加害行為を行うことによって二次的に得られる「利得」の存在である。ただ、被害児に対して母親はアンビバレントな感情を抱いているという種々の報告に鑑みると、結果として加害者が加害行動に至る精神病理学的プロセスというものは、さまざまな要因が交じり合った複雑なものであることが示唆される［610］。

残念ながら極めて疑いが濃厚な事例であっても、剖検単独で子どもの死因が自然死であったのか殺人であったのかを明確化することはできない［611］。力を加えずに口鼻を閉塞させ窒息させた事例が呈する所見と、SIDSで死亡した事例が呈する所見との間に変わりはなく、「外傷所見は何も認められず、胸腔内にわずかに点状出血が認められる」のみである［612–614］。剖検時に明らかな所見がないことを根拠に、親に窒息死させられた乳幼児の中にSIDSと誤診された事例が存在していることは、おそらく間違いはない。確かにSIDSの診断は従来あまりに拙速に下されていたのは事実である［615］。ただ著者は、「SIDSと診断された乳幼児の実に10％までもの事例が、母親によって口鼻をふさがれ窒息死された事例である」との報告［616］には懐疑的であり、そこまで頻度は高くないと考えている。致死的なMBP事例の頻度はおそらく稀であるが、トレーニングを受けた面接者が注意深く両親へ聞き取りを行い、正式な形での死亡現場検証を行い、標準化されたプロトコルに従い、小児法医学のトレーニング経験のある法医学者が剖検を的確に行うことができれば、MBP事例を見逃してしまうことはほとんどないのではないかと思われる［182, 617, 618］。ただ残念なことに現時点では、そのような詳細な調査を尽くしたとしても、MBP事例であることを証明したり、認知することが不可能である事例はありうるといわざるをえない。

第3章　虐待死、ならびに自殺

致死的MBP事例の中で中毒死事例が比較的多いという事実は、不詳死事例の評価を行う際に血液、髄液、尿などの体液検体や、各種組織検体を評価のために採取することが重要であるということを意味している。致死的な食塩中毒事例が複数報告されていることに鑑みると、血清、硝子体液、胃内容物の電解質分析などの生化学的分析も有益となるであろう［398］。MBPの加害行為に使われる薬物は、抗うつ剤、バルビツール剤、フェノチアジン、インスリン、ワルファリン、緩下剤、止瀉剤など極めて幅が広い。親への薬物処方歴を調査することは、中毒の原因薬剤を特定する手がかりとなる。

代理によるミュンヒハウゼン症候群（MSBP）という概念の有用性に対しては疑いの余地はないものであるが、ただそのような用語を使用することで、調査者にあらぬ偏見をもたらしてしまいうる、という問題を内包していることもまた事実である。すなわち、「症候群であるのだから被害児や加害者を明確に同定しうる診断クライテリアというものが存在しているはずである」と事例に対応することになった医療者が誤解し、この用語は診断名ではなく、あくまでも子どもへの虐待の一類型であるということを理解できなくなってしまう、という危険性が常にあるのである［619］。明確でない用語の使用は、稀ではあるが確かに存在しているこの現象の被害児の同定を困難にし、子どもの健康や福祉について過度に心配しているにすぎない母親の同定をも困難にすることとなってしまう。特徴を明確に定義していない用語というものは、多くの人間にとって使用することがはばかられるものとなってしまうゆえ、法廷によっては「MBPというものは精神疾患であるとは広く認識されておらず、単に加害者の行動形態を表現した言葉である」と明確化しているところもある［620］。

「代理によるミュンヒハウゼン（MBP）」という用語は、確かに作出／偽装された疾病が存在し、それに巻き込まれた「代理人」がいるという構造を表現した的確な用語である。ただ、同一の診断用語が全く異なる人物（加害親と被害児）に適用されてしまっている事態となってしまっている。よくある質問として「誰が代理によるミュンヒハウゼンに罹患しているのか？──偽装／作出行為を行った加害親であるのか？（これは代理によるミュンヒハウゼンの〈ミュンヒハウゼン〉の部分を構成している）、それとも行為により被害を受けた被害者であるのか？（これは代理によるミュンヒハウゼンの〈代理による〉の部分を構成している）」というものがある。重要なのは、「代理によるミュンヒハウゼン」という疾病に罹患している人物はおらず、MBPとは診断名ではなく特定の状況の組み合わせを表現するものであるという点である。「意図的偽装作出性疾患」という用語は、何らかの精神疾患であるという概念を含まないため、MBPの代わりにこの用語を用いることは、調査／捜査に関わる司法関係者にとって、より有用となりうる。

医療現場で時に起こる混乱に鑑みると、医師にとってはMBPという用語を用いるかわりに、単に被害児に実際に生じている特定の医学的問題、例えば反復性無呼吸や敗血症、の名前で呼称することが有用となるであろう。そうすることで加害親の動機や内在する可能性のある精神医学的プロフィールとの関連性に焦点があたってしまうことが回避でき、被害児に生じている意図的に偽装／作出された疾病のみに焦点をあてることが可能となる。

このように代理によるミュンヒハウゼン（MBP）という用語には、強い批判が繰り返しなされている。ただ用語はどうあれ、医療的ケアを求め自らの子どもを繰り返し傷つける親が存在しているというのは、疑う余地のない事実である。このような状況を表現する一般用語が存在することが有用となるであろうことは間違いないが、ただその場合、その用語自体がその状況をほのめかすような用語であってはならず、また定義が確定している特定の精神医学的状況を表すような言葉を内包してはならない［619, 621］〔訳注：例えば身体的虐待の被害児の可能性のある子どもの医学的評価を行う時に、「加害者の動機」や「加害者の精神疾患」の有無につき過剰に着目し混乱が生じることはまずないであろう。子どもが虐待されているということを早期に同定し、早期にそれを止めることが虐待対応上の最優先事項であり、加害親の動機というものを考えるのはそれ以降の話である（加害者の動機という要因について当初から光をあてるのは、混乱をもたらすだけである）。この現象に対し、MBPという用語でもなく、小児科学的状況偽装（PCF: pediatric condition falsification）という用語でもなく、現在ではシンプルに「医療的虐待（MCA: Medical Child Abuse）」と呼称することで、いたずらにこの

現象に対して「特殊な虐待」という印象が持たれるのをさけ、他の類型の虐待と同様に対応すべき問題であるという認識を深めることができるという期待から、MCAという用語を用いることが推奨されている。MCAの中には、いわゆる致死的MCA事例、過度に心配性な養育者、ドクターショッピングを繰り返す親なども包含されることとなるが、そのような軽症から重症までのスペクトルで形成されているという点も、他の類型の虐待と何ら変わるものではないということを、ぜひ理解していただきたい］。

心肺蘇生にともなう損傷

　予期せぬ小児期死亡事例の中には、生じている損傷が虐待による損傷であるのか、心肺蘇生時に形成されたものであるのか、混乱が生じてしまう事例もある。心肺蘇生にともなう損傷として、成人の臨床例や動物実験例で頻度が高いとされている損傷としては、肋骨骨折、肺浮腫、肺挫傷、血胸、肝裂傷などが挙げられる［622］。ただし小児期に、心肺蘇生にともない何らかの損傷が生じることは極めて稀である。小児期の心肺蘇生による損傷として認めることが多いとされているのは、軽度の挫傷や擦過傷のみであり、それらの損傷は心肺蘇生を行った時間に比例して発現頻度が高まるとされている［623］。その他に認めうる所見としては、静脈穿刺痕、気管内チューブ挿管に起因する損傷、心電図モニターパッド痕、除細動器使用時のパッド痕などが挙げられる。成人への心肺蘇生により生じうる損傷に関しては、AchesonとFredによる報告［624］やPatterson、Burn、Jannottaによる総説がある［625］。残念ながら、小児における心肺蘇生と損傷に関する初期の文献では、あらゆる損傷を心肺蘇生と関連づけてなされた報告が多く、その他の鈍的外力により生じた損傷を適切に除外し、損傷と心肺蘇生との因果関係について明確化している論文は少ない［626］。

　心肺蘇生時の顔面損傷として、口・口鼻人工呼吸を試みた際の損傷として鼻や鼻周囲に手指爪による掻爬損傷をきたしたり、プラスチック・マスク装着時に頬部、鼻橋部、口唇、顎部に擦過傷をきたしたり、挿管時に口唇に裂傷をきたすこともある［627］。もちろん同様の損傷は口鼻閉塞による意図的窒息時にもきたしうるものである。明らかに心肺蘇生時にそれらの損傷が生じた場合には、そのことがはっきりと記載され、剖検時に情報が共有される必要がある［628］。

網膜出血

　心肺蘇生後に網膜出血をきたすか否かに関しては議論のあるところであり、古い報告事例では心肺蘇生と網膜出血の因果関係について、どうしてそのように判断したのかの根拠についての記載が何もないことも、混乱の原因となっている。例えばWeedn、Mansour、Nicholsは、事故により熱傷をきたし、30時間後に複数回の心肺蘇生に反応することなく死亡した生後4か月齢の乳児に網膜出血が認められたとの症例報告を行っている［629］が、びまん性軸索損傷などの脳実質損傷の所見があったか否かについては何らの記載もなかった。また本事例は肺炎桿菌による気管支肺炎に続発して敗血症を併発していたが、それと網膜出血との因果関係に関しての記載もなかった。GoettingとSowaは、心肺蘇生を受けた21名の乳児のうち3名に網膜出血が認められたと報告している［630］。1名は1箇所の出血、もう1名は2箇所の出血、さらにもう1名は両側性の多発網膜出血であった、とのことである。KirschnerとSteinは、父親によって激しく胸部圧迫を受けた生後3か月乳児に網膜出血が認められたとの報告を行っている［631］。乳児は最終的にSIDSとの診断を受けているが、死後の画像所見、培養検査所見、薬毒物検査、潜在性損傷確認のための軟部組織切開を施行したかどうかなどについて何ら記載はなく、敗血症や中毒の可能性が否定されているわけでもない。Kanterは心肺蘇生を受けた54名の乳幼児を対象に眼底検査を施行した結果につき報告を行っているが、6名に眼底出血を認めたが、4名は虐待による頭部外傷と診断されており、1名は歩行中に自動車に轢かれた交通外傷の事例であった。残る1名には何らの外傷のエビデンスも認められなかったが、自宅でけいれんしているのを発見され、病院搬送時の血圧は190/120mmHgと重度高血圧をともなっていた、と報告されている［157］。アデノウイルス性腸炎と敗血症を併発し、心肺蘇生に反応せず死亡した生後17か月齢の女児に網膜出血が認められた、との報告例もある［632］。

　その他の多くの研究は、心肺蘇生時に網膜出血をきたすことは、極めて稀であるということを支

持している。GillilandとLuckenbachは、長時間心肺蘇生を受けた70名の子どもにつき調査し、網膜出血を認めた事例は皆無であったと報告している［156］。彼らは70名の網膜出血を認めた心肺蘇生事例の報告も行っているが、69名には頭部外傷、敗血症、中枢神経疾患などの網膜出血の原因となった疾患が認められており、残る1名に関しては、おそらく虐待による損傷と思われる損傷が認められたとのことである。このように、心肺蘇生は網膜出血の原因として極めて稀である一方で、虐待による頭部外傷などの医学的状況においては、遥かに網膜出血が認められる頻度が高いのである。同様にBushらは、心肺蘇生を受けた12歳未満の211名のケースシリーズ研究で、網膜出血が認められた事例は皆無であった、と報告している［633］。211名のうち心肺蘇生による重篤な損傷を負っていた事例は3％（7名）で、内訳は後腹膜損傷が2名（1％）、心外膜出血が1名（0.5％）、気胸が1名（0.5％）、肺出血が1名（0.5％）、胃穿孔（2mm）が1名（0.5％）などであった。より軽度な損傷として、胸壁の挫傷／擦過傷が8名（4％）、肋骨骨折が1名（0.5％）、脾臓挫傷が1名（0.5％）、腹腔内出血痕を認めた事例が1名（0.5％）存在していた。2箇所以上に同時に心肺蘇生関連損傷を負っていた事例はわずか1名であった。

肋骨骨折

　小児では心肺蘇生時の胸骨圧迫で骨折をきたすことは極めて稀であるとされている［634］。FeldmanとBrewerは、心肺蘇生時に肋骨骨折をきたした小児事例は皆無であったとの報告を行っているが、一方で同年齢群の被虐待児には15％で肋骨骨折が認められ、多発性骨折、新旧混在する骨折、肋骨脊柱接合部の骨折の事例が多かった、とも報告している［635］。同様にSpevakらも、心肺蘇生を受けた91名の子どもを検討したところ、蘇生によって肋骨骨折をきたした事例は皆無であったと報告している［636］。Bushらは、心肺蘇生を受けた12歳未満の211名の子どもを検討したところ、蘇生によって肋骨骨折をきたした事例はわずか1名であった、と報告している［633］。このように肋骨骨折は、胸部をつかんで握るような力が持続的に加えられた場合にきたしやすく、心肺蘇生時のようなAP方向に間欠的に圧迫が加えられたとしてもきたしにくいといえる［441, 637, 638］。Kempらによる32の文献のレビュー研究では、交通外傷などの大規模損傷が除外された場合、肋骨骨折の71％は虐待によるものの可能性があると結論づけられている［293］。側方や、特に傍脊柱部の肋骨骨折は、胸部をつかみ絞るような力を加えた虐待行為の結果起きた可能性が疑われる［637］。近年の、胸部を握るようにして親指で胸部圧迫を加える、新しい心肺蘇生法による影響というのがどのようなものであるのかは、まだ報告例がなく評価することはできない。

　肋骨骨折が心肺蘇生時に生じたものであるとするならば、その部位は肋骨前方骨折となる。例えばBushらの報告した211名の心肺蘇生を受けた子どもの検討では、1名の乳児に肋骨骨折を認めていたが、その事例は75分にわたって胸骨圧迫がなされ、両側の第8・9肋骨の胸骨軟骨接合部に骨折が認められていた、と報告されている［633］。BetzとLiebhardtによる心肺蘇生を受けた233名の検討では、生後2か月齢の乳児と5歳の幼児の2名に肋骨骨折が認められたと報告されているが、骨折はいずれも両側性で鎖骨中線上の前方骨折であったとのことである［639］。427編の文献の計923名の心肺蘇生を受けた子どもを検討したレビュー研究では、前述のBushらが報告した1名、およびBetzとLiebhardtが報告した2名の計3名以外には肋骨骨折をきたしたとの報告事例はなかった、と報告されている［640］。また別の546名のケースシリーズ研究では、心肺蘇生による肋骨骨折と思われる、きたして間もない肋骨骨折を認めた事例が2％存在していたが、いずれの事例も前方骨折であった、と報告されている［641］。心肺蘇生に起因する微細な肋骨骨折の検出可能性を高めるために、剖検時に壁側胸膜を剝いで肋骨を露出することが推奨される。このような肋骨骨折は線状で、両側性で対称性に認められることも多く、出血量とは無関係に認められるものである［642］。

　一方、心肺蘇生時に肋骨骨折をきたす比率が成人で高いことはよく知られており、その頻度は年齢依存的に増加していく。18〜98歳までの心肺蘇生を受けた成人例の499名の検討では29％に肋骨骨折が認められており、14％に頬骨骨折を認め11％に胸壁挫傷が認められた、とも報告されている［643］。

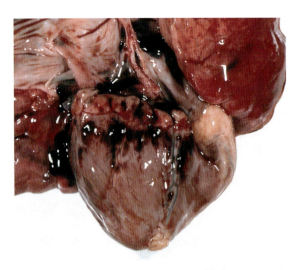

写真 3.120　2.5 歳女児に認められた、心肺蘇生にともなう心臓挫傷。

表 3.16　心肺蘇生法を受けた小児において報告されている損傷や病変

胸腔／縦隔
　胸壁の挫傷／擦過傷
　肋骨骨折
　横隔膜裂傷

肺
　肺挫傷
　気胸
　血胸
　誤嚥

心臓
　心筋挫傷
　心房破裂
　心外膜血腫

腹部
　肝臓裂傷
　脾臓裂傷
　胃穿孔
　腹腔内出血
　気腹
　後腹膜血腫

その他
　顔面擦過傷
　顔面点状出血
　網膜出血

出典：Bush ら[633]．

その他の損傷

　心肺蘇生時の骨髄針穿刺により、脛骨骨折をきたすことはありうる。また毛髪を剃毛して頭皮針で静脈路確保した場合、後にそれが擦過傷などと誤診される可能性はありうる。思春期以降の子どもや大人において、心肺蘇生時の胸骨圧迫で顔面に点状出血を認めることはありうる[644]が、乳幼児におけるそのような事例の経験は、少なくとも著者にはない。

　激しい心肺蘇生によって、心臓挫傷や縦隔挫傷をきたすことはありうる（写真 3.120）。Reardon らは、けいれんにより搬送され病院内で蘇生を受けた 4 歳男児に、心肺蘇生によってきたしたと思われる右心房裂傷を認めた、との症例報告を行っている[645]。入院 3 日後に児は心タンポナーデを発症し、緊急手術の結果、心房裂傷が確認された。その際に父親は「児がひきつけた際に胸部圧迫を試みた」との説明を行った。心房裂傷が判明して初めて、思い出したという体裁で心肺蘇生を行ったとの説明を行っている点からも、実際に心肺蘇生を行ったわけではなく虐待による損傷であった可能性が示唆される。実際、非医療者である両親などによる心肺蘇生は、恐る恐る実施する場合が多いため、損傷をきたす可能性はより低いとされている[639]。

　Waldman、Walters、Grunau は頭蓋内の脳動脈奇形の破裂により心肺停止をきたした 8 歳女児例において、心肺蘇生実施の際に腹部圧迫となってしまったために膵臓挫傷をきたした、との症例報告を行っている[646]。しかし心肺蘇生を試みた後に死亡した 10 歳以下の内因死亡の小児例、計 324 名の検討では腹部損傷をきたしていた事例は皆無であった、と報告されている[647]。Betz と Liebhardt も心肺蘇生で腹部臓器の重症裂傷はまず起きないとの結論を下している[639]。これと関連し、あらゆる年齢層を含む 705 名の心肺蘇生実施例の前方視的研究では、心肺蘇生によって心臓脈管系に致死的となりうる損傷をきたした事例はわずか 0.5％であった、と報告されている[648]。コントロール不良のてんかんを持つ 13 歳の重症心身障害の男児に対し心肺蘇生を実施したところ、致死的な腸管穿孔を併発した、との症例報告がある[649]。ただ残念ながらこの事例は、剖検結果の詳細については何ら触れられておらず、また例えば側彎症のような、胃の背部位置異常を引き起こし穿孔の促進因子になりうるような要因があったか否かもはっきりしない。心肺蘇生後に肺静脈に骨髄塞栓が認められることもあるが、

骨髄塞栓は常に骨折と関連しているとは限らない [625]。食道に損傷が認められた場合、気管チューブの挿管を試みた際に食道挿管となり、その際に負った損傷である可能性がある [650]。

心肺蘇生時に損傷をきたしたか否かを判断する際には、試みられた蘇生法、使用された機器の種類、試みられた換気法の種類、圧迫が加えられた部位の正確な位置、加えられた力の強さなどを含めた、心肺停止（CPA: Cardiopulmonary arrest）の際の詳細な状況についての聞き取りが極めて重要である。最もよい方法は、心肺蘇生をした人物に人形を用いて、蘇生時にどのようなことが行われたかを再現してもらうことである。その他にも、心肺蘇生時に生じたとされる損傷を評価する上で重要なのは、損傷の数と分布である。重度で複数の損傷は、通常の心肺蘇生できたしたとは考えられない所見である。病院内で蘇生が試みられた場合には、心肺蘇生を試みる前に実施された骨レントゲン撮影や内臓損傷の評価は、蘇生前に損傷が存在していたか否かを判断する基礎的情報として極めて重要な情報を提供してくれるであろう [652]。

1996年にBushらは心肺蘇生により生じうる損傷を部位別にまとめたレビュー報告を行っている [633] が、表3.16にそれをまとめ、掲示した。

宗教に関連する虐待（ritual abuse）

時にマスコミ報道で、青少年がカルト教団へ入団し失踪する事件や、乳幼児が儀式の生贄にされるニュースなどが報道されるが、「悪魔崇拝」を行うカルト宗教内でどのくらいの小児の虐待／殺人が起きているか、その正確な発生率は明らかとはされていない [653]。児童買春や児童ポルノ自体が、そのようなカルト宗教が存在する主目的であることも少なくはない。カルト宗教の関与した事例では、宗教がかった奇妙な道具などが揃えられた場所で、子どもの皮膚に刺青がされたり、皮膚を十字に切り刻まれているような場合も多く、たいてい加害者は精神疾患を持つ親であるとされている [654]。

思春期の子どもや若年成人を被害者とした連続殺人が起こる場合もあるが、その場合、儀式的な意味合いや拷問的要素が含んでいることが多い。例えば南オーストラリア州で、1980年代前半に起きた家族内殺人事件では5名の若い男性が殺害され、1990年代にスノータウンで起こった男女連続12人殺人事件（Snowtown murders）では、被害者の体はバラバラにされ、プラスチックの容器に保管されていた。

地方農村部では魔術を実施するために乳幼児が殺害されている地域があり [655]、民族社会によっては宗教儀礼的な殺人が依然行われているところもある。最もよく知られているのは南アフリカにおけるムティ（muti）を目的とした殺人である〔訳注：人体の一部を原料として薬を作る伝統医療、魔術〕。被害者の苦痛の叫びが、魔術を強める超自然的な力を呼び起こすと信じられているため、被害者となった子どもは、まだ生きているうちに目、舌、性器、心臓など体の一部を切り取られることも稀ではない。こうして体の一部を切り取られた後、まだ死亡していない場合、その後に絞殺されることが多い、とされている [656, 657]。南アフリカの農村部にあるLimpopo近郊で、重度の頭部外傷を負い性器を切り取られた10歳の少年が意識不明の状態で発見された、との症例報告がある [658] が、これもこうした行為の犠牲となったものと推察されている。白皮症（Albino）の子どもは、その骨が特にムティの薬の調合において有効だと信じられているため、標的にされやすいとされている。ただScholtz、Phillips、Knobelが報告した5歳男児例のように、こういった魔術が必ずしもその地域の人々に許容されているわけではない、という点については注目に値する [656]。例えばある18歳の青年は、サンゴマ（isangoma）〔訳注：伝統医療の治療師〕に加担して男児をバラバラにしたが、その後地元に戻った際に懲罰としてタイヤネックレス（necklacing：ガソリンを満たした車のタイヤを首にかけ、燃やして殺害する方法）で殺害されている。

南アフリカの伝統的地域では、子どもの体に何本もの縫い針を刺し込むという虐待行為が行われることがある。このような行為は苦痛を引き起こすだけでなく、敗血症や腹腔内臓器損傷を続発するため、発見時には外科的除去を要する。虐待の加害者は子どもの養育者ではなく、トコロシェ（tikoloshe）という小人のような姿で地域のサンゴマに協力するといわれる想像上の生物である、とされることが多い [659]。

自 傷

さまざまな状況下で、小児・思春期の子どもが自傷行為を行って損傷を負うことがあるが、その所見は多様であり、時に他者の加害行為により負った損傷との鑑別が問題となる。重度の精神発達遅滞児では、ヘッドバンキングや自分を咬むような行動異常が認められることがあり、自閉症などの発達障害の子どもやかんしゃく持ちの子どもが自傷行為を起こすこともある。Lesch–Nyhan症候群、Cornelia de Lange症候群、家族性自律神経失調症などの遺伝子病や代謝異常症では、特徴的な臨床徴候として自傷行為をともなう知的障害が認められる。X染色体連鎖性のプリン代謝障害であるLesch–Nyhan症候群は、特に自傷行為を起こしやすく、自傷により指や唇や舌の一部を失ってしまうことも多い［660］。顔面の自傷行為が、Tourette症候群の患者で認められることもある［661］。

人格障害や虚偽性障害の思春期児が自傷行為を行うこともある。自傷行為は、うつ病や摂食障害（異食症や神経性食欲不振症、過食症など）の一徴候の場合もある［662］。自身の右眼球を指で眼窩から亜脱臼させることを繰り返したために失明に至った12歳女児の報告例も存在している［663］が、このように自傷行為は極めて奇妙な行動として現れることがある。自傷行為には皮膚の小さな切創のような軽症例から、体の一部の切断や精巣切除などの重症例まで幅広いが、これらは自己破壊性障害（auto-

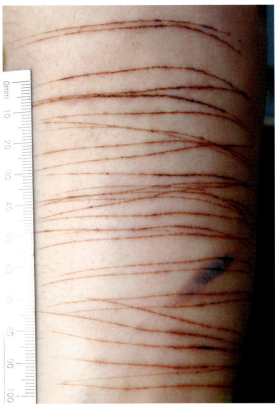

写真 3.121 15歳の思春期小児に認めた前腕部切創。複数の浅表性の切創が平行に走っている。以前の自傷行為によると思われる瘢痕も認められる。

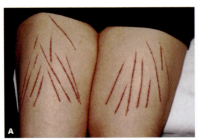
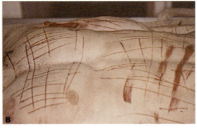

写真 3.122 18歳女性の大腿前面に認めた対称性の線状擦傷痕（A）。26歳男性の胸腹部に特徴的な「チェス盤」状の掻傷痕が認めた（B）。いずれも自傷行為によるものである。

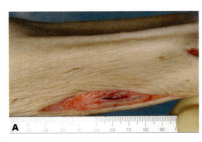
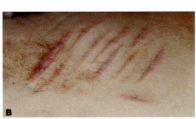

写真 3.123 手首の切創（A）による出血多量で死亡した18歳男性。手首に多発する切創痕は、以前の自殺未遂の痕跡と思われる（B）。

destructive disorders）と呼ばれ分類されている［664］〔訳注：最新の『精神障害の診断と統計マニュアル第5版』（DSM-5）では「将来において想定される診断基準・精神障害（Conditions for further study）」として、自殺行動障害（Suicidal Behavior Disorder）、非自殺性自傷行為（Nonsuicidal Self-Injury）が掲載された］。時には他者に攻撃されたようにみせかけたり、同情を誘おうとするために、自傷行為を行う場合もある。

　自傷による損傷で最も多いのは、腕、手首、大腿、下腿などの傷つけやすい部位をナイフやかみそりで傷つけた複数の浅い切創であり、乳頭、耳介、性器、眼瞼などの敏感な部位は自傷行為の対象として避けられる傾向がある。切創の深さは同程度であることが多く、平行であったり直交していたり対称な形であることが多い（「チェス盤」にたとえられる）（写真 3.121、3.122）。他者からナイフで切りつけられた場合、不均一で非対称な傷になるのが典型的であり、そのような他者からの攻撃による損傷とは対照的である。以前に行った自傷行為が瘢痕化し、可視されることも多い（写真 3.123）。自傷の場合、衣服はまくられた状態で行われることが多く、他者からの攻撃の場合に特有な防御創は認められない［665］。

　性器を切り取ったり紐で縛ったりといった、性器を対象とした自傷行為は稀であるが、男性に認めることがある。ラテックス手袋を陰茎に4日間縛りつけたために腎機能障害をきたした16歳男児の症例報告も存在している。このような事例の背景には統合失調症や性的倒錯、複雑な宗教的／文化的信条などがある場合もある［666］。

「虐待と酷似する病態」

　前述したように、いくつかの内因性疾患、民間療法、事故による損傷は、虐待との鑑別が困難である。血友病、過敏性血管炎、血小板凝集障害、播種性血管内凝固症候群（DIC）、電撃性紫斑病、植物性光線皮膚炎、多形紅斑、リケッチア感染症、麻疹、連鎖球菌性毒素性ショック症候群（TSS: toxic shock syndrome）、死斑、真皮内母斑（蒙古斑）（写真 3.51）などにより生じた皮膚所見は、虐待により生じた挫傷と外観が非常に似る場合がある［667］。出血性疾患を除外、もしくは確定するための検査として、血小板を含む全血球数カウント、血小板ならびに血球の形態検鏡、フィブリノゲン値、凝固因子解析、凝固検査（部分トロンボプラスチン値、プロトロンビン値、トロンビン値）を行う必要がある［61, 668］。ただ、例えば出血性疾患の基礎疾患が存在していたことが判明したとしても、それだけで虐待の可能性を除外してはならない。

　多形紅斑は、標的様の皮膚病変によって特徴づけられる自己限定的な（自然軽快する）急性皮膚疾患であるが、時に虐待による皮膚損傷と誤診されうる［669］。多形紅斑は、Stevens–Johnson 症候群や中毒性表皮壊死症（TEN: toxic epidermal necrolyis）といった水疱形成性皮膚疾患の一部分症として出現することもある。病因は完全には判明していないが、おそらく感染症や薬剤への過敏反応によるものと考えられている［670］。皮膚の水疱形成は TEN の場合に、より顕著であるが、時に虐待による液体熱傷と誤診されうる。

　頸部湿疹は、重度でびらん性のものとなると、索痕と誤診される場合がある。また円形湿疹が、たばこ熱傷に酷似する場合もある（写真 3.124）。また強く髪を櫛でといた場合に帽状腱膜下出血をきたす場合がある。Ehlers–Danlos 症候群の子どもでは、著明な皮膚瘢痕をともなう皮膚破裂（dermatorrhexis）

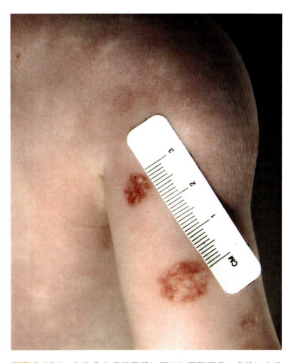

写真 3.124　生後 5 か月齢男児に認めた円形湿疹。虐待による熱傷と外観が酷似している。

第 3 部　意図的損傷

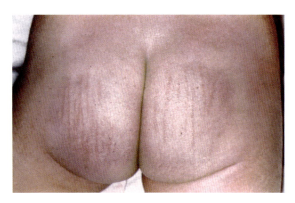

写真 3.125　養育者からは民間療法によると説明された、原因不詳の殿部の多発線状痕。

を認めるが、この所見が虐待と誤診される場合がある [631, 671-674]。当初虐待による熱傷が疑われた、潰瘍形成した外陰部血管腫を認めた乳児例の症例報告も存在している [675]。その他にも、膿痂疹、ブドウ球菌性熱傷様皮膚症候群（SSSS）、アレルギー性紫斑病、事故による擦過傷、高温になった車のシートに座り熱傷を負った事例、などが虐待による熱傷と混同された事例として報告されている [676, 677]。また Schwachman-Diamond 症候群の子どもは、血小板数の低下により挫傷を形成しやすく、虐待と誤診されることがある。Crohn 病の子どもに認める慢性腹痛が、虐待による症状と誤診されることもある [678]。

虐待と誤診されうる骨病変は、いくつかのサブカテゴリーに分けることができる。栄養・代謝性の骨病変として、壊血病、くる病、続発性副甲状腺機能亢進症、Menkes 症候群、脳性麻痺に続発する骨塩減少、ムコリピドーシス II などが挙げられる。薬に起因する骨病変として、メトトレキセートやビタミン A 過剰症による骨障害などが挙げられる。骨感染症による骨病変として、先天性梅毒や骨髄炎が挙げられる。骨格形成異常として、骨形成不全、乳児皮質過骨症（Caffey 病）が挙げられる [679]。また、汎下垂体機能低下症によって、成長障害と骨減少症をともなう骨折を認めることもある [680]。

Charcot–Marie–Tooth 症候群のような遺伝性感覚性ニューロパシーの事例に、持続性の潰瘍形成と続発感染をともなう下肢の反復性損傷が認められる場合がある。ただし臨床経過からすみやかに、基礎疾患としての同症候群の存在を同定することができるものと思われる [681]。

いわゆる Riga-Fede 病と呼ばれる舌小帯潰瘍が、脳性麻痺やその他の稀な疾患（Lesch–Nyhan 症候群、家族性自律神経失調症、先天性無痛無汗症疼痛不感症など）による自傷行為として、認められることがある。このような場合に口唇や口腔粘膜に咬傷を併発していることもある。慢性再発性アフタ性潰瘍も、時に虐待による損傷と誤診されうる [682, 683]。

民間療法による皮膚所見が、虐待による皮膚損傷と混同されることもある。カッピングと呼ばれる民間療法は、熱したカップを皮膚上において皮膚を吸引するというものであり、灸は皮膚上に熱源を置く民間療法である。カオヨー（cạo gio）もしくはクワッシャ（kua-sha）と呼ばれる民間療法は、アロマオイルや水やワインに浸したコインやスプーンを用いて、点状出血や挫傷が形成されるまで皮膚をこするというものである（写真 3.50）[684]。呈している症状によっては、皮膚をこするだけではなく、つねりの動作が加えられることもある。コイニングを行う部位としては、胸部、肋間隙、鼻橋、額部中央、頸部正面・側面、肘窩・膝窩が望ましいとされている [685]。これらは主にアジア圏で認めるものであり、有害なものとは考えられていない。ただし自然療法的な民間療法や、漢方湿布薬の長期使用に起因して、熱傷が生ずることはありうる [686]。

おそらく脱水に起因するのであるが、大泉門陥凹に対して行われるラテンアメリカの民間療法（caida de mollera）が、硬膜下血腫の原因となることもある。これはクランデロ（curanderos, 女性の場合クランデラ）と呼ばれる祈禱師が、陥凹した大泉門をもとに戻すべく、温水を口に頬張った後に子どもの大専門を吸引したり、子どもの足をつかんで逆さ吊りにして、揺さぶりながら足底を叩き、頭を沸騰したお湯につける、というものである [687]。漢方療法、原始的な外科的治療、魔術的・宗教的な儀式がどのように施行されているのかの実態は広く知られるようになってきている [688, 689] が、伝統的な地域の民間療法実践者は、非科学的といえるこのような療法の実践に固執する可能性がある。民間療法が行われていたとしても、同時に虐待が行われた可能性が否定されるわけではない。民間療法が行われていた場合、損傷や瘢痕は民間療法の実践に基づくものであるとされてしまいがちであるが、通常見慣れないような病変が認められた場合、常に慎重で包括的

第 3 章　虐待死、ならびに自殺

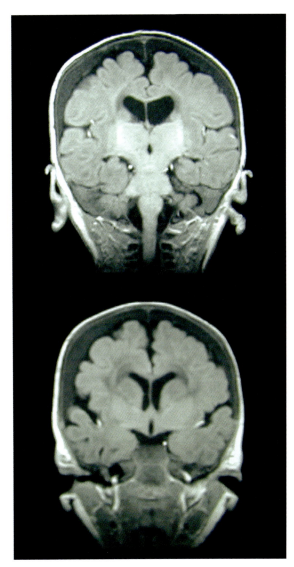

写真 3.126　グルタル酸血症 I 型（GA I：glutaric aciduria type 1）の生後 5 か月齢の男児の頭部 CT 画像。両側性硬膜下血腫をともなう脳萎縮所見が確認される。

な調査を実施する必要がある（写真 3.125）。

　漢方治療による致死的事例については、第 2 章で述べている。特定のハーブが死因となったメカニズムを同定しようとする際や、活性成分の致死量の特定を試みる際には、さまざまな問題が持ち上がる。このような死亡事例の場合、剖検時に何らの異常所見も認められない場合も少なくない。漢方療法が従来の治療の代替療法として行われていたような事例では、複雑な司法医学上の問題をはらむ可能性もある。例えば、悪性腫瘍に罹患した子どもの治療として、化学療法と放射線療法を組み合わせた標準的な治療よりも漢方療法を養育者が望むといった状況は十分にありうる。その場合、もし原疾患のコントロールがつかずに子どもが死亡した場合、刑事告発が妥当か否か判断する意味も含め、治療が妥当なものであったのかが問われることとなるかもしれない。

　分娩時損傷として骨折（特に鎖骨）が起きる場合があり、虐待による骨折と混同されることがある。また分娩時に生じた頭血腫が吸収される前に医療機関を受診した場合に、虐待による頭部打撲、頭蓋骨骨折の併発が疑われる場合もある。廃用性萎縮としての骨粗しょう症は、軽微な外力により骨折をきたす素因となりうる。また頭頂骨などの頭蓋骨縫合の正常変異が、頭蓋骨骨折と混同される場合もある［631, 672, 677, 679］。

　グルタル酸尿症 I 型は、前頭葉や側頭葉の萎縮をともなう病態であり、それにより架橋静脈が引き伸ばされた状態となることで、乳幼児期に軽微外傷による硬膜下血腫を併発しうる（写真 3.126）［690–692］。同様に、他の原因によって脳萎縮を認める乳児は、低所転落や転倒などの軽微外力によって、局所性の硬膜下出血をきたしうる。ただし、BEAF（Benign Extra Axial Fluid）、BECI（Benign Extra-axial Collections of Infantry）、BESSI（Benign Enlargement of the Subarachnoid Space in Infancy）などと呼ばれる良性くも膜下腔拡大をともなう乳児が、硬膜下血腫をきたしやすいという明確なエビデンスは、現状では存在していない［243］。X 染色体連鎖性の銅吸収異常症である Menkes 症候群に、硬膜下血腫が併発することもある［693］。

心　中（Murder-suicide）

〔訳注：Murder-suicide を日本語として馴染みのある心中と訳出したが、Murder-suicide は他者を殺した後に加害者が自殺するケース全般を指しており、日本語の「心中」よりも幅広い概念である点に留意していただきたい〕

　殺人の加害者がその後自殺するケースは、心中（murder-suicide, homicide-suicide）、または「二人一組の死（dyadic deaths）」などと呼ばれている。子どもが犠牲となった心中事例についてはまだ大規模な研究がなされてはいないが、これまでさまざまな事例が存在していることが明らかとなっている［695］。

　自殺や殺人による死亡件数に比べ、心中による死

第 3 部　意図的損傷

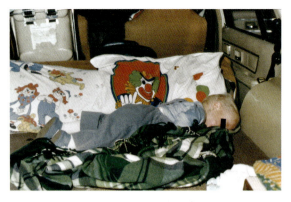

写真 3.127　一家心中により死亡した 1 歳男児。本児の遺体はファミリーカーの後部に毛布や枕とともに横たわった状態で発見された。車の排気口から車内へパイプがつながれており、血中一酸化炭素ヘモグロビン濃度は 55％であった。本児の兄・姉・母の遺体は前部座席で発見された。

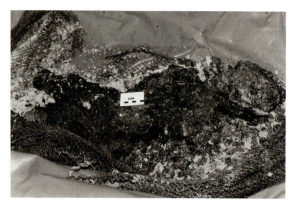

写真 3.128　一家心中により死亡した 6 歳女児の炭化した焼死体。父親が本児の頭部を 3 回銃で撃った後、家に火をつけたという状況であった。本児の同胞と母親も撃たれ死亡しており、その後父親も銃で自殺していた。

亡件数はどの年齢においても少ない。人口 10 万人あたりの殺人発生率は、米国のアトランタ（1988～1991 年）で 38.8、ケンタッキー州（1985～1990 年）で 5 であった。これに比べ、心中の発生率は同じくそれぞれ人口 10 万人あたり 0.46 と 0.3 であったと報告されている。殺人の発生率は地域によって大きく異なるが、どの地域でも心中による死亡の発生率に比べて高い。例えば、殺人と心中の 10 万人あたりの発生率は、オーストラリア（1989～1991 年）ではそれぞれ 20 と 0.16 であり、スコットランド（1986～1990 年）では 1.75 と 0.05 であり、イングランド／ウェールズ（1980～1990 年）では 1.11 と 0.07 であったと報告されており［696］、これらの地域では殺人は心中の 13 倍から 84 倍発生していたこととなる。殺人の発生率の低い地域の場合、殺人全体の中で心中の割合が高くなる。例えば、殺人の発生率の低いデンマークでは心中は殺人全体の 42％と高い割合である一方で、殺人の発生率がずっと高い米国では 2～4％を占めるにすぎない［697-700］。

心中は、家族外の事例、配偶者／パートナー間の事例、家族内の事例、に分類される。家族外の心中事例としては、仕事を解雇された恨みによる事例や、カルト宗教内での心中事例、連続殺人後に犯人が自殺する事例などが挙げられる。配偶者／パートナー間の心中事例としては、加齢や身体的な障害や末期疾患に起因する事例もあれば、相手に別れを切り出された際に起こるような「独占欲」に起因する事例（いわゆる Othello 症候群〈嫉妬妄想〉）もある

［700-703］。家族内の心中事例としては、離婚にともなって、悲観した親が子どもを殺害し、その後自殺を選ぶという事例が多い。加害者自身が死亡しているし、加害者に最も近しい人物が殺害されていることから、加害者の動機がわからず、事件の調査が困難であることも多い。乳幼児が巻き込まれる心中事例は、日本やカナダからの報告はあるものの、明らかに稀なケースであるといえる［704, 705］。

さまざまな研究から、心中事例では男性よりも女性が加害者になる割合が高いことが明らかになっている。加害者が女性の場合は自分の子どもしか殺さないことが一般的であるが、男性が加害者の場合は自分の子どもだけでなく、他の子どもも殺害するし、妻やペットさえ殺害する傾向がある。このような事例の加害者は、「一家鏖殺人者（family annihilator）」と呼称される［696］〔鏖は皆殺しの意〕。

自分の子どもを殺害する際に、一般的に母親は父親に比べるとあまり暴力的でない手段をとる傾向がある（写真 3.127, 3.128）。また心中の加害者はうつ病の罹患率が高いことが知られている。これらのことに鑑みた場合、心中は自殺の延長にあたる行為であり、親は子を人生の苦しみから「救ってあげる」ために、利他的な行動のつもりで殺害するのではないか、と考えられている［706, 707］。母親が子どもに鎮静剤を使ったり、暴力的でない方法を選んで子どもを殺害する事例の存在は、このような考え方を裏づけているといえる［695］。母親が暴力的な手段をとる事例の場合、母親が精神疾患に罹患していた

第 3 章　虐待死、ならびに自殺

り、母親が武器を使用したといったケースが多い。

自　殺

　現在、自殺は多くの国々において暴力的外因死（violent death）の主要因であり、その死亡率は自動車事故や殺人による死亡よりも高い割合となっている［708］。自殺の頻度は地域的な要因や推計に用いた統計学的手法の違いにより、国によってかなりの相違がある。さらに自殺者全体における小児や若年成人の占める割合については、相反するデータが存在している状況にある。世界保健機関（WHO）の統計では 1995 年の 5 〜 14 歳の自殺率は 10 万人あたり女児で 0.5、男児で 0.9 であったが、15 〜 24 歳の自殺率は 10 万人あたり女性で 12、男性で 14.2 であったと報告されている［709］。

　小児や若年成人における自殺率の増加を指摘している報告が散見される［710, 711］が、幸いにして全体的にみると、そのような傾向は一般的とはいえない状況である［712］。オーストラリア外傷サーベイランス局（NISU: National Injury Surveillance Unit in Australia）のデータでは 15 〜 24 歳の男性の自殺率は 1990 〜 1995 年の間で増加は認めておらず［713］、オーストラリア統計局（ABS: Australian Bureau of Statistics）のデータでは、14 歳未満の自殺率は 1881 〜 1995 年の 1 世紀以上にわたり女児でも男児でも、平衡状態で推移している［714, 715］。オーストリアのウィーンにおける 19 歳以下の自殺率は、1963 年には 10 万人あたり 14.2 であったが、1995 年には 0.6 へ減少していると報告されている［716］。同様にフィンランドでも 1998 年以降、小児および若年成人の自殺率は 20％減少したと報告されている［709］。

　カリフォルニア州と南オーストラリア州の共同研究では、17 歳以下の自殺率は自殺者全体のわずか 1.6 〜 2％であり（図 3.129）、1985 〜 1997 年の間で自殺数の増加は認められていなかった［717］。南オーストラリア州におけるより最近のデータでは、20 歳以下の自殺者は 1998 〜 1999 年の自殺者全体（444 名）の 3.4％を占めるにすぎなかった［718］。このように、小児や若年成人の自殺に関する各種研究データが相反する結果となっている明確な原因として、研究により「若年層」の定義が異なっているという問題が挙げられ、中にはこの用語を 29 歳以下にまで広げて使用している研究報告も存在している［719］。「メディアの記事は残念ながら、若年者の自殺について強調しすぎている」との指摘を行っている文献もある［720］。

　対する意見も存在しているものの［721］、小児や若年成人の自殺の手段は年配の自殺者の手段とは異なっているとされている。オーストラリアの自殺の全体の 90％以上が縊死（首吊り死）、一酸化炭素吸入、銃損傷、大量服薬で占められているが、これらの方法は若年の自殺者においては 73％にすぎないと報告されている（写真 3.130, 3.131）。若年者においては、通例認めないような手段を用いた自殺の比

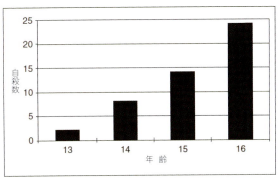

図 3.129　南オーストラリア州における、17 歳未満の思春期児の年齢別年間自殺者数（1985 〜 1997 年）。

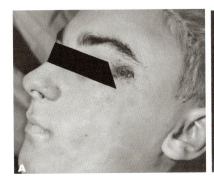
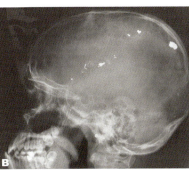

写真 3.130　銃口を押し当てて自殺を行った 14 歳男性。左眼窩周囲領域に銃創の射入口としての損傷が確認される（A）。頭部レントゲンでは、銃弾の軌跡や位置が明確に確認される（B）。

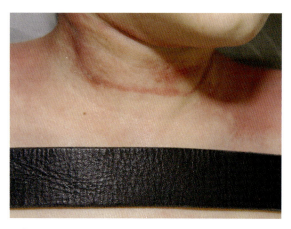

写真3.131　ベルトを用いて首吊り自殺を図った10歳男児。ベルトによってつけられた羊皮様の縊頸痕が頸部を覆うように認められている。

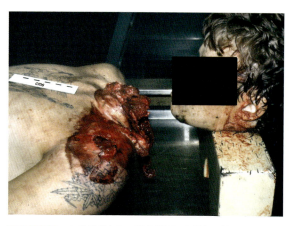

写真3.132　自殺手段として列車轢死した若年男性の断頭所見。

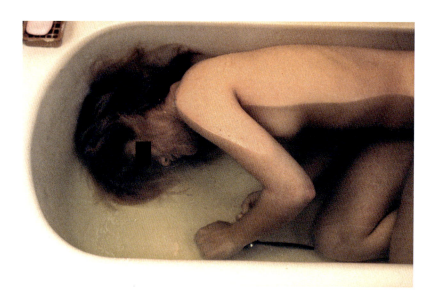

写真3.133　処方薬を大量服薬後、水を張った浴槽内で溺死した23歳女性。

率が高い、との報告例もある［717］。自殺者がどのような自殺方法を選ぶかは、その手段を用いることの容易さや他の手段を用いることへの親和性の低さを反映しているものと思われる。例えば思春期の子どもでは、一酸化炭素中毒による自殺や薬毒物中毒による自殺よりも、焼身自殺、殺虫剤吸引による自殺、高所からの飛び降り自殺、電車を用いた轢死のほうが手段として用いられやすい（写真3.132）［722–724］。また若年女性では、溺死を手段として用いることはあまり一般的ではない（写真3.133）。米国においては、銃火器を用いた自殺の頻度が高いが、これはおそらく入手のしやすさによるものであると思われる。通常の銃が入手しえない場合には、クロスボウのような武器が自殺に用いられることも

ある［725］。通常用いられない手段を用いて行われた自殺の場合、気を引くための行動や偶発的な事故と鑑別を行うことは、時に困難である（写真3.134, 3.135）［726］。

若年成人男性は自殺を行う際に自動車を利用することが多く、車内に一酸化炭素を含んだ排気ガスを充満させるというよくある方法が用いられることが多い。自動車を自殺に用いた稀な方法として、自動車内での縊死（首吊り死）や、ロープで路上の固定物と自身の首を結びつけ、高速で走り去ることによって断頭／頸椎骨折をきたし自殺する、という方法が挙げられる［727, 728］。若年者の舌骨や甲状軟骨上角は柔軟性に富むため、若年者の縊死（首吊り死）の際の剖検所見では、年配者の縊死に比して

第 3 章 虐待死、ならびに自殺

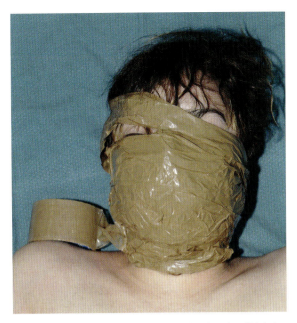

写真 3.134 自身で顔をビニールテープでぐるぐる巻きにし、その後閉鎖空間を缶入りのヘリウムガスで満たし窒息死した 19 歳女性。

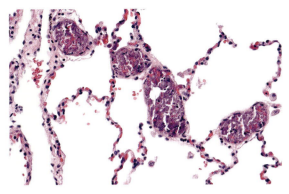

写真 3.135 ヘアコンディショナーを血管内に自己注射し、死亡した 14 歳女児の肺の病理組織所見。異物により小動脈が拡大している所見が確認された。

同部位の骨折を認めにくいとされている［729］。単一ドライバーによる単一車両での衝突事故は、事故よるものであるか自殺によるものであるかを決定することが不可能な場合もあり、そのような事例の場合、死亡態様は「不詳」と記載することが最も適切であると思われる。

他にも自殺の手段における性差としては、男性が銃火器や首吊りを利用する傾向にある一方で、女性は薬物中毒や一酸化炭素中毒のような暴力性の少ない方法を利用する傾向にあるとされてきた。ただ南オーストラリア州ではここ数年にわたり、女性の自殺方法のプロフィールに変化がみられてきており、縊死（首吊り死）が増加し、過量服薬による薬物中毒死が減少してきている。特に後者の薬物中毒は、バルビツレートやアミトリプチリンの使用量の減少と強く相関していると考えられている。既に言及したように女性の場合、溺死による自殺は年配女性に多い傾向がある［730］。

専門家証言

虐待の疑われる乳幼児死亡事例に対して行われた専門医の証言／鑑定、ならびに見解／意見書の妥当性について疑義が生じているケースは数多く存在し続けている。残念ながら、虐待疑い事例の裁判に出席した医師の多くは、非常に疑わしい情報に基づく見解が司法の現場で強制的に支持されていく、という経験をしたことがあるであろう。Weintraub はこれを「科学の腐敗」と呼称している［731］。Chadwick と Krous は、無責任な医学的証言を行う者を同定するための基準として、適切な資格を有していない、独自の因果関係論に基づき証言を行っている、医学的所見の独特で通常と全く異なる解釈、実在しない医学的所見の提示を行う、文献の誤った引用、虚偽に基づく意見陳述を行っている、重要事実を意図的に省略している、という基準を列記している［732］。重要な文献の意義が故意に矮小化された場合や、仮説として提示された文献が既成事実のように用いられた場合、さらに問題は大きくなる。残念なことに裁判官や陪審員は、専門家として紹介された個人の意見にはとりわけ弱く、誤って提示された資料や見解について適切に取り扱うための効果的な方法論を通常は有していない。そのような理由から Chadwick と Krous は、専門家は重要なポイントを的確に提示し、証明を行うことができる必要がある、と述べている［732］。そのためには、子どもの虐待やネグレクトに関してのトレーニングを受け、臨床実践を積んだり、関連する学術団体に所属し、学術集会に出席し発表を行う、といった活動実績は必須である。加えて専門医という存在であれば、虐待／ネグレクト分野の最新の知見について、説明が可能なレベルにある必要がある。

第 1 章で述べたサリー・クラーク（Sally Clark）の事例（弁護士サリー・クラークが 2 人の息子を殺

害した、との有罪判決を受けた1999年の英国の事件）は、極めて重大な誤解釈が生じた一例といえる。この事例では、網膜うっ滞が網膜出血と誤解釈され、死後アーチファクトとしての脳断裂が「乳児揺さぶられ症候群」に起因するものと誤解釈され、同じく死後アーチファクトとしての眼窩軟部組織出血や傍脊椎うっ血が、窒息と揺さぶりに起因するものと誤解釈された。他にも、疑わしいと指摘された挫傷の組織学的サンプルが欠陥していたり、複数の部位から黄色ブドウ球菌（*Staphylococcus aureus*）が培養されたと報告されたものの、その培養結果について提示されなかった、などこの事例の裁判には多くの問題点があった。サリーの事例は初期評価が不十分であり、その結果、裁判ではその後も誤解が続いていくこととなった。初期評価が不十分の場合、その後にどのようなことが起こりうるかということを明確に示している一例といえよう［733, 734］。1956年にMoritzが端的に述べているように、「もし証拠が適切に集められ、適切に保存がなされたならば、解釈において生じた過ちというものは、いつでも修正しうる。しかし、正しい解釈を行うために要求された事実が保存されていないならば、間違いを修正することは不可能である」のである［735］。

専門的な医療者が行った評価に関しての価値が明確化されず、また行った評価に対しての客観的評価がなされていない状況では、裁判におけるこのような状況を改善していくことはできないであろう。本章でこれまで示してきたように、乳幼児の虐待死事例においては、所見が全く認められないか、認めたとしても非常に軽微な所見しか認められないという特有の問題がある。また、正確な死亡のメカニズムについていまだに判明していない点も少なくない。この、まだ多くの点で不確実な医療的問題があるという事実は、このような事例の複雑性について理解しておらず法廷における専門家証言の役割や限界についても理解していない人々に、多くの誤解を生じさせる基盤となってしまっている［736］。法廷における対審構造〔訳注：原告と被告の双方が自らの立場を主張し、第三者の立場の陪審員や裁判官が判断を下す裁判方式〕は、必ずしも事例のすべての局面において論理的評価を容易とするものとは限らないのである［737］。

参考文献

1. Knight, B. (1986). The history of child abuse. *Forensic Science International*, **30**, 135–41.
2. Kempe, C. H., Silverman, F. N., Steele, B. F., Droegemueller, W., & Silver, H. K. (1962). The battered-child syndrome. *The Journal of the American Medical Association*, **181**, 105–12.
3. Byard, R. W., Donald, T., & Chivell, W. (1999). Nonlethal and subtle inflicted injury and unexpected infant death. *Journal of Law and Medicine*, **7**, 47–52.
4. Barnes, P. D. & Robson, C. D. (2000). CT findings in hyperacute nonaccidental brain injury. *Pediatric Radiology*, **30**, 74–81.
5. Rivara, F. P., Kamitsuka, M. D., & Quan, L. (1988). Injuries to children younger than 1 year of age. *Pediatrics*, **81**, 93–7.
6. Christoffel, K. K. (1990). Violent death and injury in U.S. children and adolescents. *American Journal of Diseases of Children*, **144**, 697–706.
7. McClain, P. W., Sacks, J. J, Froehlke, R. G., & Ewigman, B. G. (1993). Estimates of fatal child abuse and neglect, United States, 1979 through 1988. *Pediatrics*, **91**, 338–43.
8. Li, L., Fowler, D., Liu, L., *et al.* (2005). Investigation of sudden infant deaths in the State of Maryland (1990–2000). *Forensic Science International*, **148**, 85–92.
9. Creighton, S. J. & Tissier, G. (2003). *Child killings in England and Wales*, NSPCC Information Briefings. London: National Society for the Prevention of Cruelty to Children. Available at www.nspcc.org.uk/inform
10. Lyman, J. M., McGwin, G., Jr., Malone, D. E., *et al.* (2003). Epidemiology of child homicide in Jefferson County, Alabama. *Child Abuse and Neglect*, **27**, 1063–73.
11. Lawrence, R. & Fattore, T. (2004). Violent teenage deaths: do they fit childhood or adult scenarios? *Youth Studies Australia*, **23**, 33–40.

12. Centers for Disease Control, Division of Injury Control (1990). Childhood injuries in the United States. American *Journal of Diseases of Children*, **144**, 627–6.
13. National Center for Injury Prevention and Control (2006). *Injury Mortality Reports*. Available at http://webappa.cdc.gov/
14. Collins, K. A. & Nichols, C. A. (1999). A decade of pediatric homicide: a retrospective study at the Medical University of South Carolina. *The American Journal of Forensic Medicine and Pathology*, **20**, 169–72.
15. Osmond, M. H., Brennan-Barnes, M., & Shephard, A. L. (2002). A 4-year review of severe pediatric trauma in eastern Ontario: a descriptive analysis. *The Journal of Trauma*, **52**, 8–12.
16. Meel, B. L. (2003). Mortality of children in the Transkei region of South Africa. *The American Journal of Forensic Medicine and Pathology*, **24**, 141–7.
17. Dolan, M., Guly, O., Woods, P., & Fullam, R. (2003). Child homicide. *Medicine, Science and the Law*, **43**, 153–69.
18. AMA Diagnostic and Treatment Guidelines concerning Child Abuse and Neglect (1985). *The Journal of the American Medical Association*, **254**, 796–800.
19. Newton, A. W. & Vandeven, A. M. (2005). Update on child maltreatment with a special focus on shaken baby syndrome. *Current Opinion in Pediatrics*, **17**, 246–51.
20. Tenney-Soeiro, R. & Wilson, C. (2004). An update on child abuse and neglect. *Current Opinion in Pediatrics*, **16**, 233–7.
21. Colombani, P. M., Buck, J. R., Dudgeon, D. L., Miller, D., & Haller, J. A., Jr. (1985). One-year experience in a regional pediatric trauma center. *Journal of Pediatric Surgery*, **20**, 8–13.
22. Ellis, P. S. J. (1997). The pathology of fatal child abuse. *Pathology*, **29**, 113–1.
23. Fornes, P., Druilhe, L., & Lecomte, D. (1995). Childhood homicide in Paris, 1990–1993: a report of 81 cases. *Journal of Forensic Sciences*, **40**, 201–4.
24. Hargrave, D. R. & Warner, D. P. (1992). A study of child homicide over two decades. *Medicine, Science and the Law*, **32**, 247–50.
25. Hutson, H. R., Anglin, D. & Pratts, M. J. (1994). Adolescents and children injured or killed in drive-by shootings in Los Angeles. *The New England Journal of Medicine*, **330**, 324–7.
26. De Silva, S. & Oates, R. K. (1993). Child homicide: the extreme of child abuse. *The Medical Journal of Australia*, **158**, 300–1.
27. Romain, N., Michaud, K., Horisberger, B., *et al.* (2003). Childhood homicide: a 1990–2000 retrospective study at the Institute of Legal Medicine in Lausanne, Switzerland. Medicine, *Science and the Law*, **43**, 203–6.
28. Marshall, W. N., Jr., Puls, T., & Davidson, C. D. (1988). New child abuse spectrum in an era of increased awareness. *American Journal of Diseases of Children*, **142**, 664–7.
29. Starling, S. P., Holden, J. R., & Jenny, C. (1995). Abusive head trauma: the relationship of perpetrators to their victims. *Pediatrics*, **95**, 259–62.
30. Keshavarz, R., Kawashima, R., & Low, C. (2002). Child abuse and neglect presentations to a pediatric emergency department. *The Journal of Emergency Medicine*, **23**, 341–5.
31. Wells, K. (2009). Substance abuse and child maltreatment. *Pediatric Clinics of North America*, **56**, 345–62.
32. Byard, R. W. & Donald, T. (2008). Fatal sexual abuse in childhood. In *Essentials of Autopsy Practice: Topical Developments, Trends and Advances*, ed. G. N. Rutty. London: Springer-Verlag, pp. 53–76.
33. Bass, M., Kravath, R. E., & Glass, L. (1986). Deathscene investigation in sudden infant death. *The New England Journal of Medicine*, **315**, 100–5.
34. Sweet, D. & Shutler, G. G. (1999). Analysis of salivary DNA evidence from a bite mark on a body submerged in water. *Journal of Forensic Sciences*, **44**, 1069–72.
35. Byard, R. W. (2005). Autopsy problems associated with postmortem ant activity. *Forensic Science, Medicine, and Pathology*, **1**, 37–40.
36. Denic, N., Huyer, D. W., Sinal, S. H., *et al.* (1997). Cockroach: the omnivorous scavenger – potential misinterpretation of

37. Henssge, C. & Madea, B. (2007). Estimation of the time since death. *Forensic Science International*, **165**, 182–4.
38. Sturner, W. Q. (1998). Common errors in forensic pediatric pathology. *The American Journal of Forensic Medicine and Pathology*, **19**, 317–20.
39. Byard, R. W. (2009). The value of death scene examination in the recognition of unsafe sleeping conditions in the young. *The Australian Journal of Forensic Sciences*, **41**, 1–7.
40. Erzinclioglu, Z. (2003). Forensic entomology. *Clinical Medicine*, **3**, 74–6.
41. Kemp, A. M., Rajaram, S., Mann, M., *et al.* (2009). What neuroimaging should be performed in children in whom inflicted brain injury (iBI) is suspected? A systematic review. *Clinical Radiology*, **64**, 473–83.
42. Willging, J. P., Bower, C. M., & Cotton, R. T. (1992). Physical abuse of children: a retrospective review and an otolaryngology perspective. *Archives of Otolaryngology and Head and Neck Surgery*, **118**, 584–90.
43. Billmire, M. E. & Myers, P. A. (1985). Serious head injury in infants: accident or abuse? *Pediatrics*, **75**, 340–2.
44. American Academy of Pediatrics, Committee on Child Abuse and Neglect (1993). Shaken baby syndrome: inflicted cerebral trauma. *Pediatrics*, **92**, 872–5.
45. Duhaime, A.C., Alario, A. J., Lewander, W. J., *et al.* (1992). Head injury in very young children: mechanisms, injury types, and ophthalmologic findings in 100 hospitalized patients younger than 2 years of age. *Pediatrics*, **90**, 179–85.
46. Altman, R. L., Brand, D. A., Forman, S., *et al.* (2003). Abusive head injury as a cause of apparent lifethreatening events in infancy. *Archives of Pediatrics and Adolescent Medicine*, **157**, 1011–15.
47. Hobbs, C. J. (1989). Head injuries. *British Medical Journal*, **298**, 1169–70.
48. Maguire, S., Pickerd, N., Farewell, D., *et al.* (2009). Which clinical features distinguish inflicted from non-inflicted brain injury? A systematic review. *Archives of Disease in Childhood*, **94**, 860–7.
49. Hiss, J. & Kahana, T. (1995). The medicolegal implications of bilateral cranial fractures in infants. *The Journal of Trauma*, **38**, 32–4.
50. Wheeler, D. S. & Shope, T. R. (1997). Depressed skull fracture in a 7-month old who fell from bed. *Pediatrics*, **100**, 1033–4.
51. Hobbs, C. J. (1984). Skull fracture and the diagnosis of abuse. *Archives of Disease in Childhood*, **59**, 246–52.
52. Meservy, C. J., Towbin, R., McLaurin, R. L., Myers, P. A., & Ball, W. (1987). Radiographic characteristics of skull fractures resulting from child abuse. *American Journal of Roentgenology*, **149**, 173–5.
53. Arnholz, D., Hymel, K. P., Hay, T. C., & Jenny, C. (1998). Bilateral pediatric skull fractures: accident or abuse? *The Journal of Trauma*, **45**, 172–4.
54. Campbell-Hewson, G. L., D'Amore, A., & Busuttil, A. (1998). Non-accidental injury inflicted on a child with an air weapon. *Medicine, Science and the Law*, **38**, 173–6.
55. Kemp, A. M. (2002). Investigating subdural haemorrhage in infants. *Archives of Disease in Childhood*, **86**, 98–102.
56. Newton, R. W. (1989). Intracranial haemorrhage and non-accidental injury. *Archives of Disease in Childhood*, **64**, 188–90.
57. Reece, R. M. & Sege, R. (2000). Childhood head injuries: accidental or inflicted? *Archives of Pediatric and Adolescent Medicine*, **154**, 11–15.
58. Gilles, E. E. & Nelson, M. D. (1998). Cerebral complications of nonaccidental head injury in childhood. *Pediatric Neurology*, **19**, 119–28.
59. Holloway, M., Bye, A. M. E., & Moran, K. (1994). Nonaccidental head injury in children. *The Medical Journal of Australia*, **160**, 786–9.
60. Hymel, K. P., Abshire, T. C., Luckey, D. W., & Jenny, C. (1997). Coagulopathy in pediatric abusive head trauma. *Pediatrics*, **99**, 371–5.
61. O'Hare, A. E. & Eden, O. B. (1984). Bleeding disorders

and non-accidental injury. *Archives of Disease in Childhood*, **69**, 860–4.

62. Bouma, G. J. & Muizelaar, J. P. (1992). Cerebral blood flow, cerebral blood volume, and cerebrovascular reactivity after severe head injury. *Journal of Neurotrauma*, **9** (Suppl. 1), S333–S348.

63. Bouma, G. J., Muizelaar, J. P., & Fatouros, P. (1998). Pathogenesis of traumatic brain swelling: role of cerebral blood volume. *Acta Neurochirurgica Supplement*, **71**, 272–5.

64. Reichelderfer, T. E., Overbach, A., & Greensher, J. (1979). Unsafe playgrounds. (Letter.) *Pediatrics*, **64**, 962–3.

65. Chadwick, D. L., Chin, S., Salerno, C., Landsverk, J., & Kitchen L. (1991). Deaths from falls in children: how far is fatal? *The Journal of Trauma*, **31**, 1353–5.

66. Feldman, K. W., Bethel, R., Shugerman, R. P., *et al.* (2001). The cause of infant and toddler subdural hemorrhage: a prospective study. *Pediatrics*, **108**, 636–46.

67. Ball, D. J. & King, K. L. (1991). Playground injuries: a scientific appraisal of popular concerns. *Journal of the Royal Society of Health*, **111**, 134–7.

68. Chadwick, D. L. & Salerno, C. (1993). Likelihood of death of an infant or young child in a short fall of less than 6 vertical feet. *The Journal of Trauma*, **35**, 968.

69. Helfer, R. E., Slovis, T. L., & Black, M. (1977). Injuries resulting when small children fall out of bed. *Pediatrics*, **60**, 533–5.

70. Levene, S. & Bonfield, G. (1991). Accidents on hospital wards. *Archives of Disease in Childhood*, **66**, 1047–9.

71. Lyons, T. J. & Oates, R. K. (1993). Falling out of bed: a relatively benign occurrence. *Pediatrics*, **92**, 125–7.

72. Macgregor, D. M. (2000). Injuries associated with falls from beds. *Injury Prevention*, **6**, 291–2.

73. Mayr, J. M., Seebacher, U., Schimpl, G., & Fiala, F. (1999). Highchair accidents. *Acta Paediatrica*, **88**, 319–22.

74. Nimityongskul, P. & Anderson, L. D. (1987). The likelihood of injuries when children fall out of bed. *Journal of Pediatric Orthopedics*, **7**, 184–6.

75. Selbst, S. M., Baker, M. D., & Shames, M. (1990). Bunk bed injuries. *American Journal of Diseases of Children*, **144**, 721–3.

76. Smith, G. A., Dietrich, A. M., Garcia, C. T., & Shields, B. J. (1996). Injuries to children related to shopping carts. *Pediatrics*, **97**, 161–5.

77. Tarantino, C. A., Dowd, M. D., & Murdock, T. C. (1999). Short vertical falls in infants. *Pediatric Emergency Care*, **15**, 5–8.

78. Warrington, S. A., Wright, C. M. & the ALSPAC Study Team (2001). Accidents and resulting injuries in premobile infants: data from the ALSPAC study. *Archives of Disease in Childhood*, **85**, 104–7.

79. Chadwick, D. L., Bertocci, G., Castillo, E., *et al.* (2008). Annual risk of death resulting from short falls among children: less than 1 in 1 million. *Pediatrics*, **121**, 1213–24.

80. Chiaviello, C. T., Christoph, R. A., & Bond, G. R. (1994). Stairway-related injuries in children. *The Journal of Pediatrics*, **94**, 679–81.

81. Joffe, M. & Ludwig, S. (1988). Stairway injuries in children. *Pediatrics*, **82**, 457–61.

82. Barlow, B., Niemirska, M., Gandhi, R. P., & Leblanc, W. (1983). Ten years of experience with falls from a height in children. *Journal of Pediatric Surgery*, **18**, 509–11.

83. Roshkow, J. E., Haller, J. O., Hotson, G. C., *et al.* (1990). Imaging evaluation of children after falls from a height: review of 45 cases. *Radiology*, **175**, 359–63.

84. Williams, R. A. (1991). Injuries in infants and small children resulting from witnessed and corroborated free falls. *The Journal of Trauma*, **31**, 1350–2.

85. Musemeche, C. A., Barthel, M., Cosentino, C., & Reynolds, M. (1991). Pediatric falls from heights. *The Journal of Trauma*, **31**, 1347–9.

86. Smith, M. D., Burrington, J. D., & Woolf, A. D. (1975). Injuries in children sustained in free falls: an analysis of 66 cases. *The Journal of Trauma*, **15**, 987–91.

87. Lehman, D. & Schonfeld, N. (1993). Falls from heights: a problem not just in the Northeast. *Pediatrics*, **92**, 121–4.

88. Keogh, S., Gray, J. S., Kirk, C. J. C., Coats, T. J., & Wilson, A. W. (1996). Children falling from a

89. Adesunkanmi, A. R., Oseni, S. A., & Bodru, O. S. (1999). Severity and outcome of falls in children. *West African Journal of Medicine*, **18**, 281–5.
90. Hall, J. R., Reyes, H. M., Horvat, M., Meller, J. L., & Stein, R. (1989). The mortality of childhood falls. *The Journal of Trauma*, **29**, 1273–5.
91. Wang, M. Y., Kim, K. A., Griffith, P. H., *et al.* (2001). Injuries from falls in the pediatric population: an analysis of 729 cases. *Journal of Pediatric Surgery*, **36**, 1528–34.
92. Murray, J. A., Chen, D., Velmahos, G. C., *et al.* (2000). Pediatric falls: is height a predictor of injury and outcome? *American Surgeon*, **66**, 863–5.
93. Reiber, G. D. (1993). Fatal falls in childhood: how far must children fall to sustain fatal head injury? Report of cases and review of the literature. *The American Journal of Forensic Medicine and Pathology*, **14**, 201–7.
94. Plunkett, J. (2001). Fatal pediatric head injuries caused by short-distance falls. *The American Journal of Forensic Medicine and Pathology*, **22**, 1–12.
95. Schaber, B., Hart, A. P., Armbrustmacher, V., & Hirsch, C. S. (2002). Fatal pediatric head injuries caused by short distance falls. *The American Journal of Forensic Medicine and Pathology*, **23**, 101–3.
96. Coats, B. & Margulies, S. S. (2008). Potential for head injuries in infants from lowheight falls: laboratory investigation. *Journal of Neurosurgery, Pediatrics*, **2**, 321–30.
97. Case, M. E., Graham, M. A., Corey Handy, T., Jentzen, J. M., & Monteleone, J. A. (2001). Position paper on fatal abusive head injuries in infants and young children. *The American Journal of Forensic Medicine and Pathology*, **22**, 112–22.
98. Coats, B. & Margulies, S. S. (2006). Material properties of human infant skull and suture at high rates. *Journal of Neurotrauma*, **23**, 1222–32.
99. Finnie, J. W. (2001). Animal models of traumatic brain injury: a review. *Australian Veterinary Journal*, **79**, 628–33.
100. Case, M. E. (2008). Accidental traumatic head injury in infants and young children. *Brain Pathology*, **18**, 583–9.
101. Hymel, K. P., Bandak, F. A., Partington, M. D., & Winston, K. R. (1998). Abusive head trauma? A biomechanics-based approach. *Child Maltreatment*, **3**, 116–28.
102. Kelly, D. F., Kordestani, R. K., Martin, N. A., *et al.* (1996). Hyperemia following traumatic brain injury: relationship to intracranial hypertension and outcome. *Journal of Neurosurgery*, **85**, 762–71.
103. Ommaya, A. K., Goldsmith, W., & Thibault, L. (2002). Biomechanics and neuropathology of adult and paediatric head injury. *British Journal of Neurosurgery*, **16**, 220–42.
104. Cory, C. Z., Jones, M. D., James, D. S., Leadbeatter, S., & Nokes, L. D. M. (2001). The potential and limitations of utilizing head impact injury models to assess the likelihood of significant head injury in infants after a fall. *Forensic Science International*, **123**, 89–106.
105. Garrettson, L. K. & Gallagher, S. S. (1985). Falls in children and youth. *Pediatric Clinics of North America*, **32**, 153–62.
106. Byard, R. W. & Vink, R. (2009). The second impact syndrome. *Forensic Science, Medicine, and Pathology*, **5**, 36–8.
107. Chiesa, A. & Duhaime, A.-C. (2009). Abusive head trauma. *Pediatric Clinics of North America*, **56**, 317–31.
108. Ruppel, R. A., Clark, R. S. B., Bayır, H., Satchell, M. A., & Kochanek, P. M. (2002). Critical mechanisms of secondary damage after inflicted head injury in infants and children. *Neurosurgery Clinics of North America*, **13**, 169–82.
109. Shannon, P. & Becker, L. (2001). Mechanisms of brain injury in infantile child abuse. *The Lancet*, **358**, 686–7.
110. Lindenberg, R. & Freytag, E. (1969). Morphology of brain lesions from blunt trauma in early infancy. *Archives of Pathology*, **87**, 298–305.
111. Calder, I. M., Hill, I., & Scholtz, C. L. (1984). Primary brain trauma in non-accidental injury. *Journal of Clinical Pathology*, **37**, 1095–100.
112. Shugerman, R. P., Paez, A.,

Grossman, D. C., Feldman, K. W., & Grady, M. S. (1996). Epidural hemorrhage: is it abuse? *Pediatrics*, **97**, 664–8.

113. Maxeiner, H. (1997). Detection of ruptured cerebral bridging veins at autopsy. *Forensic Science International*, **89**, 103–10.

114. Maxeiner, H. (2001). Demonstration and interpretation of bridging vein ruptures in cases of infantile subdural bleedings. *Journal of Forensic Sciences*, **46**, 82–90.

115. Geddes, J. F. & Whitwell, H. L. (2004). Inflicted head injury in infants. *Forensic Science International*, **146**, 83–8.

116. Squier, W. (2008). Shaken baby syndrome: the quest for evidence. *Developmental Medicine and Child Neurology*, **50**, 10–14.

117. Squier, W. & Mack, J. (2009). The neuropathology of infant subdural haemorrhage. *Forensic Science International*, **187**, 6–13.

118. Willman, K. Y., Bank, D. E., Senac, M., & Chadwick, D. L. (1997). Restricting the time of injury in fatal inflicted head injuries. *Child Abuse and Neglect*, **21**, 929–40.

119. Bruce, D. A., Alavi, A., Bilaniuk, L., *et al.* (1981). Diffuse cerebral swelling following head injuries in children: the syndrome of "malignant brain edema." *Journal of Neurosurgery*, **54**, 170–8.

120. Yoshino, E., Yamaki, T., Higuchi, T., Horikawa, Y., & Hirakawa, K. (1985). Acute brain edema in fatal head injury: analysis by dynamic CT scanning. *Journal of Neurosurgery*, **63**, 830–9.

121. Byard, R. W., Haas, E., Marshall, D. T., Gilbert, J. D. & Krous, H. F. (2009). Characteristic features of pediatric firearm fatalities: comparisons between Australia and the United States. *Journal of Forensic Sciences*, **54**, 1093–6.

122. Grande, P. O., Asgeirsson, B., & Nordstrom, C. H. (1997). Physiologic principles for volume regulation of a tissue enclosed in a rigid shell with application to the injured brain. *The Journal of Trauma: Injury, Infection and Critical Care*, **42**, S23–S31.

123. Adams, J. H., Doyle, D., Ford, I., *et al.* (1989). Diffuse axonal injury and head injury: definition, diagnosis and grading. *Histopathology*, **15**, 49–59.

124. Niess, C., Grauel, U., Toennes, S. W., & Bratzke, H. (2002). Incidence of axonal injury in human brain tissue. *Acta Neuropathologica*, **104**, 79–84.

125. Dolinak, D., Smith, C., & Graham, D. I. (2000). Global hypoxia per se is an unusual cause of axonal injury. *Acta Neuropathologica*, **100**, 553–60.

126. Gleckman, A. M., Bell, M. D., Evans, R. J., & Smith, T. W. (1999). Diffuse axonal injury in infants with nonaccidental craniocerebral trauma: enhanced detection by betaamyloid precursor protein immunohistochemical staining. *Archives of Pathology and Laboratory Medicine*, **123**, 146–51.

127. Medana, I. M. & Esiri, M. M. (2003). Axonal damage: a key predictor of outcome in human CNS diseases. *Brain*, **126**, 515–30.

128. Geddes, J. F., Whitwell, H. L., & Graham, D. I. (2000). Traumatic axonal injury: practical issues for diagnosis in medicolegal cases. *Neuropathology and Applied Neurobiology*, **26**, 105–16.

129. Oehmichen, M., Meissner, C., Schmidt, V., Pedal, I., & Konig, H. G. (1999). Pontine axonal injury after brain trauma and nontraumatic hypoxicischemic brain damage. *International Journal of Legal Medicine*, **112**, 261–7.

130. Geddes, J. F., Hackshaw, A. K., Vowles, G. H., Nickols, C. D., & Whitwell, H. L. (2001). Neuropathology of inflicted head injury in children I. Patterns of brain damage. *Brain*, **124**, 1290–8.

131. Geddes, J. F., Vowles, G. H., Hackshaw, A. K., *et al.* (2001). Neuropathology of inflicted head injury in children II. Microscopic brain injury in infants. *Brain*, **124**, 1299–1306.

132. Oehmichen, M., Schleiss, D., Pedal, I., *et al.* (2008). Shaken baby syndrome: re-examination of diffuse axonal injury as cause of death. *Acta Neuropathologica*, **116**, 317–29.

133. Shannon, P., Smith, C. R., Deck, J., *et al.* (1998). Axonal injury and the

neuropathology of shaken baby syndrome. *Acta Neuropathologica*, **95**, 625–31.

134. Dolinak, D. & Reichard, R. (2006). An overview of inflicted head injury in infants and young children, with a review of β-amyloid precursor protein immunohistochemistry. *Archives of Pathology and Laboratory Medicine*, **130**, 712–7.

135. Judkins, A. R., Hood, I. G., Mirchandani, H. G., & Rorke, L. B. (2004). Rationale and technique for examination of nervous system in suspected infant victims of abuse. *The American Journal of Forensic Medicine and Pathology*, **25**, 29–32.

136. Bruce, P. A. & Zimmerman, R. A. (1989). Shaken impact syndrome. *Pediatric Annals*, **18**, 482–94.

137. Levin, A. V. (2000). Retinal haemorrhages and child abuse. In *Recent Advances in Paediatrics*, ed. T. J. David. London: Churchill Livingstone, pp. 151–219.

138. Munger, C. E., Peiffer, R. L., Bouldin, T. W., Kylstra, J. A., & Thompson, R. L. (1993). Ocular and associated neuropathologic observations in suspected whiplash shaken infant syndrome. *The American Journal of Forensic Medicine and Pathology*, **14**, 193–200.

139. Gilliland, M. G. F., Luckenbach, M. W., & Chenier, T. C. (1994). Systemic and ocular findings in 169 prospectively studied child deaths: retinal hemorrhages usually mean child abuse. *Forensic Science International*, **68**, 117–32.

140. Green, M. A., Lieberman, G., Milroy, C. M., & Parsons, M. A. (1996). Ocular and cerebral trauma in non-accidental injury in infancy: underlying mechanisms and implications for paediatric practice. *British Journal of Ophthalmology*, **80**, 282–7.

141. Duhaime, A. C., Christian, C. W., Rorke, L. B., & Zimmerman, R. A. (1998). Nonaccidental head injury in infants: the "shaken-baby syndrome." *The New England Journal of Medicine*, **338**, 1822–9.

142. Ophthalmology Child Abuse Working Party (1999). Child abuse and the eye. *Eye*, **13**, 3–10.

143. Elder, J. E., Taylor, R. G., & Klug, G. L. (1991). Retinal haemorrhage in accidental head trauma in childhood. *Journal of Paediatrics and Child Health*, **27**, 286–9.

144. Schloff, S., Mullaney, P. B., Armstrong, D. C., *et al.* (2002). Retinal findings in children with intracranial hemorrhage. *Ophthalmology*, **109**, 1472–6.

145. Christian, C. W., Taylor, A. A., Hertle, R. W., & Duhaime, A. C. (1999). Retinal hemorrhages caused by accidental household trauma. *The Journal of Pediatrics*, **135**, 125–7.

146. Johnson, D. L., Braun, D., & Friendly, D. (1993). Accidental head trauma and retinal hemorrhage. *Neurosurgery*, **33**, 231–5.

147. Vinchon, M., Noizet, O., Defoort-Dhellemmes, S., Soto-Ares, G., & Dhellemmes, P. (2002). Infantile subdural hematomas due to traffic accidents. *Pediatric Neurosurgery*, **37**, 245–53.

148. Betz, P., Püschel, K., Miltner, E., Lignitz, E., & Eisenmenger, W. (1996). Morphometrical analysis of retinal hemorrhages in the shaken baby syndrome. *Forensic Science International*, **78**, 71–80.

149. Wilkinson, W. S., Han, D. P., Rappley, M. D., & Owings, C. L. (1989). Retinal hemorrhage predicts neurologic injury in the shaken baby syndrome. *Archives of Ophthalmology*, **107**, 1472–4.

150. Ludwig, S. & Warman, M. (1984). Shaken baby syndrome: a review of 20 cases. *Annals of Emergency Medicine*, **13**, 104–7.

151. Riffenburgh, R. S. & Sathyavagiswaran, L. (1991). The eyes of child abuse victims: autopsy findings. *Journal of Forensic Sciences*, **36**, 741–7.

152. Tomasi, L. G. & Rosman, N. P. (1975). Purtscher retinopathy in the battered child syndrome. *American Journal of Diseases of Children*, **129**, 1335–7.

153. Levin, A. V. (2009). Retinal haemorrhages: advances in understanding. *Pediatric Clinics of North America*, **56**, 333–44.

154. Feldman, K. W. (1992). Patterned abusive bruises of the buttocks and the pinnae. *Pediatrics*, **90**, 633–6.

155. Hanigan, W. C., Peterson, R. A., & Njus, G. (1987) Tin ear syndrome: rotational acceleration in pediatric head injuries. *Pediatrics*, **80**, 618–22.

156. Gilliland, M. G. F. & Luckenbach, M. W. (1993). Are retinal hemorrhages found after resuscitation attempts? *The American Journal of Forensic Medicine and Pathology*, **14**, 187–92.

157. Kanter, R. K. (1986). Retinal hemorrhage after cardiopulmonary resuscitation or child abuse. *The Journal of Pediatrics*, **108**, 430–2.

158. Krous, H. F. & Byard, R. W. (2005). Controversies in pediatric forensic pathology. *Forensic Science, Medicine, and Pathology*, **1**, 9–18.

159. McLellan, N. J., Prasad, R., & Punt, J. (1986). Spontaneous subhyaloid and retinal haemorrhages in an infant. *Archives of Disease in Childhood*, **61**, 1130–32.

160. Taylor, D. (2000). Unnatural injuries. *Eye*, **14**, 123–50.

161. Odom, A., Christ, E., Kerr, N., *et al.* (1997). Prevalence of retinal hemorrhages in pediatric patients after inhospital cardiopulmonary resuscitation: a prospective study. *Pediatrics*, **99**, e3.

162. Spaide, R. F., Swengel, R. M., Scharre, D. W., & Mein, C. E. (1990). Shaken baby syndrome. *American Family Physician*, **41**, 1145–52.

163. Hughes, L. A., May, K., Talbot, J. F., & Pasons, M. A. (2006). Incidence, distribution, and duration of birth-related retinal hemorrhages: a prospective study. *Journal of AAPOS*, **10**, 102–6.

164. Sandramouli, S., Robinson, R., Tsaloumas, M., & Willshaw, H. E. (1997). Retinal haemorrhages and convulsions. *Archives of Disease in Childhood*, **76**, 449–51.

165. Levine, L. M. (2003). Pediatric ocular trauma and shaken infant syndrome. *Pediatric Clinics of North America*, **50**, 137–48.

166. Matschke, J., Püschel, K., & Glatzel, M. (2009). Ocular pathology in shaken baby syndrome and other forms of infantile non-accidental head injury. *International Journal of Legal Medicine*, **123**, 189–97.

167. Rao, N., Smith R. E., Choi, J. H., Xiaohu, X., & Kornblum, R. N. (1988). Autopsy findings in the eyes of fourteen fatally abused children. *Forensic Science International*, **39**, 293–9.

168. Harcourt, B. & Hopkins, D. (1971). Ophthalmic manifestations of the battered-baby syndrome. *British Medical Journal*, **3**, 398–401.

169. Harley, R. D. (1980) Ocular manifestations of child abuse. *Journal of Pediatric Ophthalmology and Strabismus*, **17**, 5–13.

170. Davis, N. L., Wetli, C. V., & Shakin, J. L. (2006). The retina in forensic medicine: applications of ophthalmic endoscopy – the first 100 cases. *The American Journal of Forensic Medicine and Pathology*, **27**, 1–10.

171. Lantz, P. E. & Adams, G. G. W. (2005). Postmortem monocular indirect ophthalmoscopy. *Journal of Forensic Sciences*, **50**, 1450–2.

172. Gilliland, M. G. F., Levin, A. V., Enzenauer, R. W., *et al.* (2007). Guidelines for post-mortem protocol for ocular investigation of sudden unexplained infant death and suspected physical child abuse. *The American Journal of Forensic Medicine and Pathology*, **28**, 323–9.

173. Luthert, P. (2003). Why do histology on retinal haemorrhages in suspected non-accidental injury? *Histopathology*, **43**, 592–602.

174. Caffey, J. (1972). On the theory and practice of shaking infants: its potential residual effects of permanent brain damage and mental retardation. *American Journal of Diseases of Children*, **124**, 161–9.

175. Caffey, J. (1974). The whiplash shaken infant syndrome: manual shaking by the extremities with whiplash-induced intracranial and intraocular bleedings, linked with residual permanent brain damage and mental retardation. *Pediatrics*, **54**, 396–403.

176. Gilliland, M. G. F. & Folberg, R. (1996). Shaken babies: some have no impact injuries. *Journal of Forensic Sciences*, **41**, 114–16.

177. American Academy of Pediatrics, Committee on Child Abuse and Neglect (2001). Shaken baby syndrome: rotational cranial injuries – technical report. *Pediatrics*, **108**, 206–10.

178. Mierisch, R. F., Frasier, L. D., Braddock, S. R., Giangiacomo, J., & Berkenbosch, J. W. (2004). Retinal hemorrhages in an

8-year-old child: an uncommon presentation of abusive injury. *Pediatric Emergency Care*, **20**, 118–20.
179. Peinkofer, J. R. (2002). *Silenced Angels: The Medical, Legal, and Social Aspects of Shaken Baby Syndrome*. Westport, CT: Auburn House.
180. Brown, J. K. & Minns, R. A. (1993). Non-accidental head injury, with particular reference to whiplash shaking injury and medicolegal aspects. *Developmental Medicine and Child Neurology*, **35**, 849–69.
181. Byard, R. W. (2004). Neuropathology, issues in the courts, and SUDI. *Scandinavian Journal of Forensic Sciences*, **10**, 75–6.
182. American Academy of Pediatrics, Committee on Child Abuse and Neglect (2001). Distinguishing sudden infant death syndrome from child abuse fatalities. *Pediatrics*, **107**, 437–41.
183. King, W. J., Mackay, M., Sirnick, A. & the Canadian Shaken Baby Study Group (2003). Shaken baby syndrome in Canada: clinical characteristics and outcomes of hospital cases. *Canadian Medical Association Journal*, **168**, 155–9.
184. Alexander, R., Crabbe, L., Sato, Y., Smith, W., & Bennett, T. (1990). Serial abuse in children who are shaken. *American Journal of Diseases of Children*, **144**, 58–60.
185. Barnes, P. D. & Krasnokutsky, M. (2007). Imaging of the central nervous system in suspected or alleged nonaccidental injury, including the mimics. *Topics in Magnetic Resonance Imaging*, **18**, 53–74.
186. Minns, R. A. & Busuttil, A. (2004). Patterns of presentation of the shaken baby syndrome: four types of inflicted brain injury predominate. (Letter.) *British Medical Journal*, **328**, 766.
187. Jones, M. D., James, D. S., Cory, C. Z., Leadbeater, S., & Nokes, L. D.M. (2003). Subdural haemorrhage sustained in a baby-rocker? A biomechanical approach to causation. *Forensic Science International*, **131**, 14–21.
188. de San Lazaro, C., Harvey, R., & Ogden, A. (2003). Shaking infant trauma induced by misuse of a baby chair. *Archives of Disease in Childhood*, **88**, 632–4.
189. Sauvageau, A., Bourgault, A., & Racette, S. (2008). Cerebral traumatism with a playground rocking toy mimicking shaken baby syndrome. *Journal of Forensic Sciences*, **53**, 479–82.
190. Williams, A. N. & Sunderland, R. (2002). Neonatal shaken baby syndrome: an aetiological view from Down Under. *Archives of Disease in Childhood, Fetal and Neonatal Edition*, **86**, F29–F30.
191. Cullen, J. (1975). Spinal lesions in battered babies. *The Journal of Bone and Joint Surgery, British Volume*, **57**, 364–6.
192. Gosnold, J. K. & Sivaloganathan, S. (1980). Spinal cord damage in a case of non-accidental injury in children. *Medicine, Science and the Law*, **20**, 54–7.
193. Case, M. E. (2008). Inflicted traumatic brain injury in infants and young children. *Brain Pathology*, **18**, 571–82.
194. Gleckman, A. M., Kessler, S. C., & Smith, T. W. (2000). Periadventitial extracranial vertebral artery hemorrhage in a case of shaken baby syndrome. *Journal of Forensic Sciences*, **45**, 1151–3.
195. Kleinman, P. K. & Zito, J. L. (1984). Avulsion of the spinous processes caused by infant abuse. *Radiology*, **151**, 389–91.
196. McGrory, B. E. & Fenichel, G. M. (1977). Hangman's fracture subsequent to shaking in an infant. *Annals of Neurology*, **2**, 82.
197. Saternus, K.-S., Kernbach-Wighton, G., & Oehmichen, M. (2000). The shaking trauma in infants: kinetic chains. *Forensic Science International*, **109**, 203–13.
198. Duhaime, A. C., Gennarelli, T. A., Thibault, L. E., *et al.* (1987). The shaken baby syndrome: a clinical, pathological and biomechanical study. *Journal of Neurosurgery*, **66**, 409–15.
199. Leestma, J. E. (2005). Case analysis of brain-injured admittedly shaken infants. 54 cases, 1969–2001. *The American Journal of Forensic Medicine and Pathology*, **26**, 199–212.
200. Plunkett, J. (1999). Shaken baby syndrome and the death of Matthew Eappen: a forensic pathologist's response. *The American*

Journal of Forensic Medicine and Pathology, **20,** 17–21.

201. Bandak, F. A. (2005). Shaken baby syndrome: a biomechanics analysis of injury mechanisms. *Forensic Science International*, **151**, 71–9.

202. Gill, J. R., Goldfeder, L. B., Armbrustmacher, V., *et al.* (2009). Fatal head injury in children younger than 2 years in New York City and an overview of the shaken baby syndrome. *Archives of Pathology and Laboratory Medicine*, **133**, 619–27.

203. Alexander, R., Sato, Y., Smith, W., & Bennett, T. (1990). Incidence of impact trauma with cranial injuries ascribed to shaking. *American Journal of Diseases of Children*, **144**, 724–6.

204. Carty, H. & Ratcliffe, J. (1995). The shaken infant syndrome. *British Medical Journal*, **310**, 344–5.

205. Leestma, J. E. (2009). *Forensic Neuropathology*, 2nd edn. Boca Raton, FL: CRC Press.

206. Cory, C. Z. & Jones, M. D. (2003). Can shaking alone cause fatal brain injury? A biochemical assessment of the Duhaime shaken baby syndrome model. *Medicine, Science and the Law*, **43**, 317–33.

207. Krous, H. F. & Byard, R. W. (1999). Shaken infant syndrome: selected controversies. *Pediatric and Developmental Pathology*, **2**, 497–8.

208. Leestma, J. E. (2006). "Shaken baby syndrome": do confessions by alleged perpetrators validate the concept? *Journal of American Physicians and Surgeons*, **11**, 14–16.

209. Biron, D. & Shelton, D. (2005). Perpetrator accounts in infant abusive head trauma brought about by a shaking event. *Child Abuse and Neglect*, **12**, 1347–58.

210. Starling, S. P., Patel, S., Burke, B. L., *et al.* (2004). Analysis of perpetrator admissions to inflicted traumatic brain injury in children. *Archives of Pediatrics and Adolescent Medicine*, **158**, 454–8.

211. Smith, S. L., Andrus, P. K., Gleason, D. D., & Hall, E. D. (1998). Infant rat model of the shaken baby syndrome: preliminary characterization and evidence for the role of free radicals in cortical hemorrhaging and progressive neuronal degeneration. *Journal of Neurotrauma*, **15**, 693–705.

212. Adams, J. H., Graham, D. I., & Gennarelli, T. A. (1981). Acceleration induced head injury in the monkey. II. Neuropathology. *Acta Neuropathologica*, **7** (Suppl.), 26–8.

213. Adams, J. H., Graham, D. I., & Gennarelli, T. A. (1982). Neuropathology of acceleration-induced head injury in the subhuman primate. In *Seminars in Neurological Surgery: Proceedings of the 4th Annual Conference on Neural Trauma*, ed. R. Grossman. New York: Raven Press, pp. 141–52.

214. Adams, J. H., Gennarelli, T. A., & Graham, D. I. (1982). Brain damage in non-missile head injury: observations in man and in subhuman primates. In *Recent Advances in Neuropathology*, ed. R. Smith & J. Cavanagh. Edinburgh, UK: Churchill Livingston, pp. 165–90.

215. Gennarelli, T. A. (1983). Head injury in man and experimental animals: clinical aspects. *Acta Neurochirurgica Supplement*, **32**, 1–13.

216. Gennarelli, T. A. (1993). Mechanisms of brain injury. *The Journal of Emergency Medicine*, **11** (Suppl. 1), 5–11.

217. Gennarelli, T. A., Thibault, L. E., Adams, J. H., *et al.* (1982). Diffuse axonal injury and traumatic coma in the primate. *Annals of Neurology*, **12**, 564–74.

218. Jenny, C., Fukuda, T., Rangarajan, N., & Shams, T. (2002). A biomechanical model of abusive infant head trauma. Paper presented to *4 National Conference on Shaken Baby Syndrome*, Salt Lake City, UT, September 12.

219. Wolfson, D. R., McNally, D. S., Clifford, M. J., & Vloeberghs, M. (2005). Rigid-body modelling of shaken baby syndrome. *Proceedings of the Institution of Mechanical Engineers, Part H, Journal of Engineering in Medicine*, **219**, 63–70.

220. Deputy, S. (2003). Shakingimpact syndrome of infancy. *Seminars in Pediatric Neurology*, **10**, 112–19.

221. Christian, C. W., Block, R. & American Academy of Pediatrics Committee on Child Abuse and Neglect (2009). Abusive head trauma in infants and children. *Pediatrics*, **123**, 1409–11.

222. Geddes, J. F., Tasker, R. C., Hackshaw, A. K., *et al.* (2003). Dural haemorrhage in non-traumatic infant deaths: does it explain the bleeding in "shaken baby syndrome"? *Neuropathology and Applied Neurobiology*, **29**, 14–22.

223. Harding, B., Risdon, R. A., & Krous, H. F. (2004). Shaken baby syndrome: pathological diagnosis rests on the combined triad, not on individual injuries. *British Medical Journal*, **328**, 720–1.

224. Punt, J., Bonshek, R. E., Jaspan, T., *et al.* (2004). The "unified hypothesis" of Geddes *et al.* is not supported by the data. *Pediatric Rehabilitation*, **7**, 173–84.

225. Cohen, M. C. & Scheimberg, I. (2009). Evidence of occurrence of intradural and subdural hemorrhage in the perinatal and neonatal period in the context of hypoxic ischemic encephalopathy: an observational study from two referral institutions in the United Kingdom. *Pediatric and Developmental Pathology*, **12**, 169–76.

226. Whitby, E. H., Griffiths, P. D., Rutter, S., *et al.* (2004). Frequency and natural history of subdural haemorrhages in babies and relation to obstetric factors. *The Lancet*, **363**, 846–51.

227. Byard, R. W., Blumbergs, P., Rutty, G., *et al.* (2007). Lack of evidence for a causal relationship between hypoxic–ischemic encephalopathy and subdural hemorrhage in fetal life, infancy, and early childhood. *Pediatric and Developmental Pathology*, **10**, 348–50.

228. Geddes, J. F. & Talbert, D. G. (2006). Paroxysmal coughing, subdural and retinal bleeding: a computer modelling approach. *Neuropathology and Applied Neurobiology*, **32**, 625–34.

229. Talbert, D. G. (2005). Paroxysmal cough injury, vascular rupture and "shaken baby syndrome." *Medical Hypotheses*, **64**, 8–13.

230. Pounder, D. J. (1997). Shaken adult syndrome. *The American Journal of Forensic Medicine and Pathology*, **18**, 321–4.

231. Geddes, J. F. & Whitwell, H. L. (2003). Shaken adult syndrome revisited. (Letter.) *The American Journal of Forensic Medicine and Pathology*, **24**, 310–11.

232. Blumbergs, P. C., Jones, N. R., & North, J. B. (1989). Diffuse axonal injury in head trauma. *Journal of Neurology, Neurosurgery and Psychiatry*, **52**, 838–41.

233. Byard, R. W. & Donald, T. G. (2005). Initial neurologic presentation in young children sustaining inflicted and unintentional fatal head injuries. *Pediatrics*, **116**, 1608.

234. Byard, R. W., Donald, T., Hilton, J. N., & Krous, H. F. (2000). Shaking-impact syndrome and lucidity. *The Lancet*, **355**, 758.

235. Humphreys, R. P., Hendrick, E. B., & Hoffman, H. J. (1990). The headinjured child who "talks and dies": a report of 4 cases. *Child's Nervous System*, **6**, 139–42.

236. Nashelsky, M. B. & Dix, J. D. (1995). The time interval between lethal infant shaking and onset of symptoms: a review of the shaken baby syndrome literature. *The American Journal of Forensic Medicine and Pathology*, **16**, 154–7.

237. Gilliland, M.G. (1998). Interval duration between injury and severe symptoms in nonaccidental head trauma in infants and young children. *Journal of Forensic Sciences*, **43**, 723–5.

238. Denton, S. & Mileusnic, D. (2003). Delayed sudden death in an infant following an accidental fall: a case report with review of the literature. *The American Journal of Forensic Medicine and Pathology*, **24**, 371–6.

239. Byard, R. W., Bhatia, K. D., Reilly, P. L., & Vink, R. (2009). How rapidly does cerebral swelling follow trauma? Observations using an animal model and possible implications in infancy. *Legal Medicine*, **11** (Suppl. 1), S128–31.

240. Engelborghs, K., Verlooy, J., Van Reempts, J., *et al.* (1998). Temporal changes in intracranial pressure in a modified experimental model of closed head injury. *Journal of Neurosurgery*, **89**, 796–806.

241. Pfenninger, E. G., Reith, A., Breitig, D., Grunert, A., & Ahnefeld, F. W. (1989). Early changes of intracranial pressure, perfusion pressure, and blood flow after acute head injury. Part 1: An experimental study of the underlying pathophysiology. *Journal of Neurosurgery*, **70**, 774–9.

242. Chadwick, D. L., Kirschner,

R. H., Reece, R. M., *et al.* (1998). Shaken baby syndrome: a forensic pediatric response. *Pediatrics*, **101**, 321–3.
243. Hymel, K. P., Jenny, C., & Block, R. W. (2002). Intracranial hemorrhage and rebleeding in suspected victims of head trauma: addressing the forensic controversies. *Child Maltreatment*, **7**, 329–48.
244. American Academy of Pediatrics, Section on Radiology (2009) Diagnostic imaging of child abuse. *Pediatrics*, **123**, 1430–5.
245. Cohen, R. A., Kaufman, R. A., Myers, P. A., & Towbin, R. B. (1986). Cranial computed tomography in the abused child with head injury. *American Journal of Roentgenology*, **146**, 97–102.
246. Dykes, L. J. (1986). The whiplash shaken infant syndrome: what has been learned? *Child Abuse and Neglect*, **10**, 211–21.
247. Hymel, K. P., Rumack, C. M., Hay, T. C., Strain, J. D., & Jenny, C. (1997). Comparison of intracranial computed tomographic (CT) findings in pediatric abusive and accidental head trauma. *Pediatric Radiology*, **27**, 743–7.
248. Wells, R. G., Vetter, C. & Laud, P. (2002). Intracranial hemorrhage in children younger than 3 years: prediction of intent. *Archives of Pediatric and Adolescent Medicine*, **156**, 252–7.
249. Ewing-Cobbs, L., Kramer, L., Prasad, M., *et al.* (1998). Neuroimaging, physical and developmental findings after inflicted and noninflicted traumatic brain injury in young children. *Pediatrics*, **102**, 300–7.
250. Chabrol, B., Decarie, J.-C., & Fortin, G. (1999). The role of cranial MRI in identifying patients suffering from child abuse and presenting with unexplained neurological findings. *Child Abuse and Neglect*, **23**, 217–28.
251. Sato, Y., Yuh, W. T., Smith, W. L., *et al.* (1989). Head injury in child abuse: evaluation with MR imaging. *Radiology*, **173**, 653–7.
252. Harwood-Nash, D. C. (1992). Abuse to the pediatric central nervous system. *American Journal of Neuroradiology*, **13**, 569–75.
253. Hart, B. L., Dudley, M. H., & Zumwalt, R. E. (1996). Postmortem cranial MRI and autopsy correlation in suspected child abuse. *The American Journal of Forensic Medicine and Pathology*, **17**, 217–24.
254. Dias, M. S., Backstrom, J., Falk, M., & Li, V. (1998). Serial radiography in the infant shaken impact syndrome. *Pediatric Neurosurgery*, **29**, 77–85.
255. Chadwick, D. L. (1992). The diagnosis of inflicted injury in infants and young children. *Pediatric Annals*, **21**, 477–83.
256. Ellerstein, N. S. (1979). The cutaneous manifestations of child abuse and neglect. *American Journal of Diseases of Children*, **133**, 906–9.
257. Feldman, K. W. (1995). Confusion of innocent pressure injuries with inflicted dry contact burns. *Clinical Pediatrics*, **34**, 114–15.
258. Raimer, B. G., Raimer, S. S., & Hebeler, J. R. (1981). Cutaneous signs of child abuse. *Journal of the American Academy of Dermatology*, **5**, 203–12.
259. Showers, J. & Bandman, R. L. (1986). Scarring for life: abuse with electric cords. *Child Abuse and Neglect*, **10**, 25–31.
260. Hamlin, H. (1968). Subgaleal hematoma caused by hair-pull. *The Journal of the American Medical Association*, **204**, 129.
261. Reece, R.M & Grodin, M. A. (1985). Recognition of nonaccidental injury. *Pediatric Clinics of North America*, **32**, 41–60.
262. Slosberg, E. J., Ludwig, S., Ducket, J., & Mauro, A. E. (1978). Penile trauma as a sign of child abuse. *American Journal of Diseases of Children*, **132**, 719–21.
263. Pascoe, J. M., Hildebrandt, H. M., Tarrier, A., & Murphy, M. (1979). Patterns of skin injury in nonaccidental and accidental injury. *Pediatrics*, **64**, 245–7.
264. Carpenter, R. F. (1999). The prevalence and distribution of bruising in babies. *Archives of Disease in Childhood*, **80**, 363–6.
265. Johnson, C. F. & Showers, J. (1985). Injury variables in child abuse. *Child Abuse and Neglect*, **9**, 207–15.
266. Maguire, S., Mann, M. K., Sibert, J., & Kemp, A. (2005). Are there patterns of bruising in childhood which are diagnostic or suggestive of abuse? A systematic review. *Archives of Disease*

in Childhood, **90**, 182–6.

267. Roberton, D. M., Barbor, P., & Hull, D. (1982). Unusual injury? Recent injury in normal children and children with suspected non-accidental injury. *British Medical Journal*, **285**, 1399–401.

268. Kellog, N. D. & American Academy of Pediatrics Committee on Child Abuse and Neglect (2007). Evaluation of suspected child physical abuse. *Pediatrics*, **119**, 1232–41.

269. Maguire, S., Hunter, B., Hunter, L., *et al.* (2007). Diagnosing abuse: a systematic review of torn frenum and other intra-oral injuries. *Archives of Disease in Childhood*, **92**, 1113–17.

270. Ablin, D. S. & Reinhart, M. A. (1990). Esophageal perforation with mediastinal abscess in child abuse. *Pediatric Radiology*, **20**, 524–5.

271. Ablin, D. S. & Reinhart, M. A. (1992). Esophageal perforation by a tooth in child abuse. *Pediatric Radiology*, **22**, 339–41.

272. Byramji, A., Gilbert, J. D., & Byard, R. W. (2009). Fatal retropharyngeal abscess: a possible marker of inflicted injury in infancy and early childhood. *Forensic Science, Medicine, and Pathology*, **5**, 302–6.

273. Manning, S. C., Casselbrant, M., & Lammers, D. (1990). Otolaryngologic manifestations of child abuse. *International Journal of Pediatric Otorhinolaryngology*, **20**, 7–16.

274. Ramnarayan, P., Qayyum, A., Tolley, N., & Nadel, S. (2004). Subcutaneous emphysema of the neck in infancy: underrecognized presentation of child abuse. *The Journal of Laryngology and Otology*, **118**, 468–70.

275. Nolte, K. B. (1993). Esophageal foreign bodies as child abuse. *The American Journal of Forensic Medicine and Pathology*, **14**, 323–6.

276. Lee, K. A. & Opeskin, K. (1992). Death due to superficial soft tissue injuries. *The American Journal of Forensic Medicine and Pathology*, **13**, 179–85.

277. Nichols, G. R., Corey, T. S., & Davis, G. J. (1990). Case report: nonfractureassociated fatal fat embolism in a case of child abuse. *Journal of Forensic Sciences*, **35**, 493–9.

278. Mukherji, B. K. & Siegel, M. J. (1987). Rhabdomyolysis and renal failure in child abuse. *American Journal of Roentgenology*, **148**, 1203–4.

279. Ramu, M. (1977). Needles in a child's body (a case report). *Medicine, Science and the Law*, **17**, 259–60.

280. DiMaio, D. J. & DiMaio, V. J. M. (2001). *Forensic Pathology*, 2nd edn. New York: Elsevier, p. 339.

281. Davison, P. R. & Cohle, S. D. (1987). Histologic detection of fat emboli. *Journal of Forensic Sciences*, **32**, 1426–30.

282. Schwartz, A. J. & Ricci, L. R. (1996). How accurately can bruises be aged in abused children? Literature review and synthesis. *Pediatrics*, **97**, 254–7.

283. Stephenson, T. & Bialas, Y. (1996). Estimation of the age of bruising. *Archives of Disease in Childhood*, **74**, 53–5.

284. Wilson, E. F. (1977). Estimation of the age of cutaneous contusions in child abuse. *Pediatrics*, **60**, 750–2.

285. Langlois, N. E. I. & Gresham, G. A. (1991). The ageing of bruises: a review and study of the colour changes with time. *Forensic Science International*, **50**, 227–38.

286. Maguire, S., Mann, M. K., Sibert, J. & Kemp, A. (2005). Can you age bruises accurately in children? A systematic review. *Archives of Disease in Childhood*, **90**, 187–9.

287. Vanezis, P. (2001). Interpreting bruises at necropsy. *Journal of Clinical Pathology*, **54**, 348–55.

288. Byard, R. W., Wick, R., Gilbert, J. D., & Donald, T. (2008). Histologic dating of bruises in moribund infants and young children. *Forensic Science, Medicine, and Pathology*, **4**, 187–92.

289. Gilliland, M. G. F., Luckenbach, M. W., Massicotte, S. J., & Folberg, R. (1991). The medicolegal implications of detecting hemosiderin in the eyes of children who are suspected of being abused. *Archives of Ophthalmology*, **109**, 321–2.

290. Day, F., Clegg, S., McPhillips, M., & Mok, J. (2006). A retrospective case series of skeletal surveys in children with suspected non-accidental injury. *Journal of Clinical Forensic Medicine*, **13**, 55–9.

291. Kleinman, P. K. (1990). Diagnostic imaging in infant abuse. *American*

292. Leonidas, J. C. (1983). Skeletal trauma in the child abuse syndrome. *Pediatric Annals*, **12**, 875–81.
293. Kemp, A. M., Dunstan, F., Harrison, S., *et al.* (2008). Patterns of skeletal fractures in child abuse: systematic review. *British Medical Journal*, **337**, a1518.
294. Coffey, C., Haley, K., Hayes, J. & Groner, J. I. (2005). The risk of child abuse in infants and toddlers with lower extremity injuries. *Journal of Pediatric Surgery*, **40**, 120–3.
295. Thomas, S. A., Rosenfield, N. S., Leventhal, J. M., & Markowitz, R. I. (1991). Long-bone fractures in young children: distinguishing accidental injuries from child abuse. *Pediatrics*, **88**, 471–6.
296. Pierce, M. C., Bertocci, G. E., Vogeley, E., & Moreland, M. S. (2004). Evaluating long bone fractures in children: a biomechanical approach with illustrative cases. *Child Abuse and Neglect*, **28**, 505–24.
297. Ellerstein, N. S. & Norris, K. J. (1984). Value of radiologic skeletal survey in assessment of abused children. *Pediatrics*, **74**, 1075–8.
298. Evans, K. T. & Roberts, G. M. (1989). Radiological aspects of child abuse. In *Paediatric Forensic Medicine and Pathology*, ed. J. K. Mason. London: Chapman & Hall, pp. 288–306.
299. Kleinman, P. K. & Marks, S. C. (1992). Vertebral body fractures in child abuse: radiologic–histopathologic correlates. *Investigative Radiology*, **27**, 715–22.
300. Thomsen, T. K., Elle, B., & Thomsen, J. L. (1997). Postmortem radiological examination in infants: evidence of child abuse? *Forensic Science International*, **90**, 223–30.
301. McGraw, E. P., Pless, J. E., Pennington, D. J., & White, S. J. (2002). Postmortem radiography after unexpected death in neonates, infants, and children: should imaging be routine? *American Journal of Roentgenology*, **178**, 1517–21.
302. Jaudes, P. K. (1984). Comparison of radiography and radionuclide bone scanning in the detection of child abuse. *Pediatrics*, **73**, 166–8.
303. Kemp, A. M., Butler, A., Morris, S., *et al.* (2006). Which radiological investigations should be performed to identify fractures in suspected child abuse? *Clinical Radiology*, **61**, 723–36.
304. Mendelson, K. L. (2004). Post-mortem radiography in the evaluation of unexpected death in children less than 2 years of age whose death is suspicious for fatal abuse. *Pediatric Radiology*, **34**, 675–7.
305. Laskey, A. L., Haberkorn, K. L., Applegate, K. E., & Catellier, M. J. (2009). Postmortem skeletal survey practice in pediatric forensic autopsies: a national survey. *Journal of Forensic Sciences*, **54**, 189–91.
306. Kleinman, P. K. & Spevak, M. R. (1991). Variations in acromial ossification simulating infant abuse in victims of sudden infant death syndrome. *Radiology*, **180**, 185–7.
307. Kleinman, P. K., Marks, S. C., & Blackbourne, B. (1986). The metaphyseal lesion in abused infants: a radiologic–histopathologic study. *American Journal of Roentgenology*, **146**, 895–905.
308. Klotzbach, H., Delling, G., Richter, E., Sperhake, J. P., & Püschel, K. (2003). Postmortem diagnosis and age estimation of infant's fractures. *International Journal of Legal Medicine*, **117**, 82–9.
309. Brill, P. W. & Winchester, P. (1987). Differential diagnosis of child abuse. In *Diagnostic Imaging of Child Abuse*, ed. P. K. Kleinman. Baltimore, MD: Williams & Wilkins, pp. 221–41.
310. Taitz, L. S. (1991). Child abuse and metabolic bone disease: are they often confused? *British Medical Journal*, **302**, 1244.
311. Barry, P. W. & Hocking, M. D. (1993). Infant rib fracture: birth trauma or non-accidental injury. *Archives of Disease in Childhood*, **68**, 250.
312. Rizzolo, P. J. & Coleman, P. R. (1989). Neonatal rib fracture: birth trauma or child abuse? *Journal of Family Practice*, **29**, 561–3.
313. Lingam, S. & Joester, J. (1994). Spontaneous fractures in children and adolescents with cerebral palsy. *British Medical Journal*, **309**, 265.
314. Walker, P. L., Cook, D.C., &

Lambert, P.M. (1997). Skeletal evidence for child abuse: a physical anthropological perspective. *Journal of Forensic Sciences*, **42**, 196–207.
315. Paterson, C. R. (2009). Temporary brittle bone disease: fractures in medical care. *Acta Padiatrica*, **98**, 1935–8.
316. Miller, M. E. (1999). Temporary brittle bone disease: a true entity? *Seminars in Perinatology*, **23**, 174–82.
317. Mendelson, K. L. (2005). Critical review of "temporary brittle bone disease." *Pediatric Radiology*, **35**, 1036–40.
318. Templeton, J. M. (1993). Mechanism of injury: biomechanics. In *Pediatric Trauma*, ed. M. R. Eichelberger. St. Louis, MO: Mosby, pp. 20–36.
319. Cooper, G. J. & Taylor, D. E. M. (1989). Biophysics of impact injury to the chest and abdomen. *Journal of the Royal Army Medical Corps*, **135**, 58–67.
320. Merten, D. F., Radkowski, M. A., & Leonidas, J. C. (1983). The abused child: a radiological reappraisal. *Radiology*, **146**, 377–81.
321. van Rijn, R. R., Bilo, R. A. C., & Robben, S. G. F. (2009). Birth-related midposterior rib fractures in neonates: a report of three cases (and a possible fourth case) and a review of the literature. *Pediatric Radiology*, **39**, 30–4.
322. Smurthwaite, D., Wright, N. B., Russell, S., Emmerson, A. J., & Mughal, M. Z. (2009). How common are rib fractures in extremely low birth weight preterm infants? *Archives of Disease in Childhood, Fetal and Neonatal Edition*, **94**, F138–9.
323. Cohle, S. D., Hawley, D. A., Berg, K. K., Kiesel, E. L., & Pless, J. E. (1995). Homicidal cardiac lacerations in children. *Journal of Forensic Sciences*, **40**, 212–18.
324. Cumberland, G. D., Riddick, L., & McConnell, C. F. (1991). Intimal tears of the right atrium of the heart due to blunt force injuries to the abdomen: its mechanisms and implications. *The American Journal of Forensic Medicine and Pathology*, **12**, 102–4.
325. Rees, A., Symons, J., Joseph, M., & Lincoln, C. (1975). Ventricular septal defect in a battered child. *British Medical Journal*, **1**, 20–1.
326. Denton, J. S. & Kalelkar, M. B. (2000). Homicidal commotio cordis in two children. *Journal of Forensic Sciences*, **45**, 734–5.
327. Maron, B. J., Mitten, M. J., & Greene Burnett, C. (2002). Criminal consequences of commotio cordis. *The American Journal of Cardiology*, **89**, 210–13.
328. Baker, A. M., Craig, B. R., & Lonergan, G. J. (2003). Homicidal commotio cordis: the final blow in a battered infant. *Child Abuse and Neglect*, **27**, 125–30.
329. Boglioli, L. R., Taff, M. L., & Harleman, G. (1998). Child homicide caused by commotio cordis. *Pediatric Cardiology*, **19**, 436–8.
330. Link, M. S., Wang, P. J., Pandian, N. G., *et al.* (1998). An experimental model of sudden death due to lowenergy chest-wall impact (commotio cordis). *The New England Journal of Medicine*, **338**, 1805–11.
331. Morzaria, S., Walton, J.M., & MacMillan, A. (1998). Inflicted esophageal perforation. *Journal of Pediatric Surgery*, **33**, 871–3.
332. Kleinman, P. K., Raptopoulos, V. D., & Brill, P. W. (1981). Occult nonskeletal trauma in the battered-child syndrome. *Radiology*, **141**, 393–6.
333. Sivit, C. J., Taylor, G. A., & Eichelberger, M. R. (1989). Visceral injury in battered children: a changing perspective. *Radiology*, **173**, 659–61.
334. Case, M. E. S. & Nanduri, R. (1983). Laceration of the stomach by blunt trauma in a child: a case of child abuse. *Journal of Forensic Sciences*, **28**, 496–501.
335. Fossum, R. M. & Descheneaux, K. A. (1991). Blunt trauma of the abdomen in children. *Journal of Forensic Sciences*, **36**, 47–50.
336. Touloukian, R. J. (1968). Abdominal visceral injuries in battered children. *Pediatrics*, **42**, 642–6.
337. Pena, S. D. J. & Medovy, H. (1973). Child abuse and traumatic pseudocyst of the pancreas. *The Journal of Pediatrics*, **83**, 1026–8.
338. Cooper, A., Floyd, T., Barlow, B., *et al.* (1988). Major blunt abdominal trauma due to child abuse. *The Journal of Trauma*, **28**, 1483–7.
339. Lindberg, D., Makoroff, K., Harper, N., *et al.* (2009). Utility of hepatic transaminases to recognize

abuse in children. *Pediatrics*, **124**, 509–16.

340. Ogata, M. & Tsuganezawa, O. (1995). An isolated perforation of the jejunum caused by child abuse. *The American Journal of Forensic Medicine and Pathology*, **16**, 17–20.

341. Ramenofsky, M. L. (1987). Pediatric abdominal trauma. *Pediatric Annals*, **16**, 318–26.

342. Buchino, J. J. (1983). Recognition and management of child abuse by the surgical pathologist. *Archives of Pathology and Laboratory Medicine*, **107**, 204–5.

343. Barnes, P. M., Norton, C. M., Dunstan, F. D., *et al.* (2005). Abdominal injury due to child abuse. *The Lancet*, **366**, 234–5.

344. Gaines, B. A., Shultz, B. S., Morrison, K., & Ford, H. R. (2004). Duodenal injuries in children: beware of child abuse. *Journal of Pediatric Surgery*, **39**, 600–2.

345. Boysen, B. E. (1975). Chylous ascites: manifestation of the battered child syndrome. *American Journal of Diseases of Children*, **129**, 1338–9.

346. Olazagasti, J. C., Fitzgerald, J. F., White, S. J., & Chong, S. K. F. (1994). Chylous ascites: a sign of unsuspected child abuse. *Pediatrics*, **94**, 737–9.

347. Byard, R. W. & Heath, K. (2009). Mesenteric fibrosis: a histologic marker of previous blunt abdominal trauma in early childhood. *International Journal of Legal Medicine*, **124**, 71–3.

348. Dye, D. W., Peretti, F. J., & Kokes, C. P. (2008). Histologic evidence of repetitive blunt force abdominal trauma in four pediatric fatalities. *Journal of Forensic Sciences*, **53**, 1430–3.

349. Durso, A. M. & Lantz, P. E. (2009). Mesenteric fibromatosis: a potential mimic of child abuse. Poster presented to National Association of Medical Examiners 43rd Annual Meeting, San Francisco, CA, September 11–16.

350. Montrey, J. S. & Barcia, P. J. (1985). Nonaccidental burns in child abuse. *Southern Medical Journal*, **78**, 1324–6.

351. Purdue, G. F., Hunt, J. L., & Prescott, P. R. (1988). Child abuse by burning: an index of suspicion. *The Journal of Trauma*, **28**, 221–4.

352. Ryan, C. A., Shankowsky, H. A., & Tredget, E. E. (1992). Profile of the paediatric burn patient in a Canadian burn center. *Burns*, **18**, 267–72.

353. Ayoub, C. & Pfeifer, D. (1979). Burns as a manifestation of child abuse and neglect. *American Journal of Diseases of Children*, **133**, 910–14.

354. Showers, J. & Garrison, K. M. (1988). Burn abuse: a four-year study. *The Journal of Trauma*, **28**, 1581–3.

355. Panke, T. W. & McLeod, C. G. D., Jr. (1985). *Pathology of Thermal Injury: A Practical Approach*. Orlando, FL: Grune & Stratton.

356. Hobbs, C. J. (1989). Burns and scalds. *British Medical Journal*, **298**, 1302–5.

357. McLoughlin, E. & Crawford, J. D. (1985). Burns. *Pediatric Clinics of North America*, **32**, 61–75.

358. Rossignol, A. M., Locke, J. A., & Burke, J. F. (1990). Paediatric burn injuries in New England, USA. *Burns*, **16**, 41–8.

359. Santucci, K. A. & Hsiao, A. L. (2003). Advances in clinical forensic medicine. *Current Opinion in Pediatrics*, **15**, 304–8.

360. Maguire, S., Moynihan, S., Mann, M., Potokar, T., & Kemp, A. M. (2008). A systematic review of the features that indicate intentional scalds in children. *Burns*, **34**, 1072–81.

361. Hobbs, C. J. (1986). When are burns not accidental? *Archives of Disease in Childhood*, **61**, 357–61.

362. Daria, S., Sugar, N. F., Feldman, K. W., *et al.* (2004). Into hot water head first: distribution of intentional and unintentional immersion burns. *Pediatric Emergency Care*, **20**, 302–10.

363. Hight, D. W., Bakalar, H. R. & Lloyd, J. R. (1979). Inflicted burns in children. *The Journal of the American Medical Association*, **242**, 517–20.

364. Feldman, K. W., Schaller, R. T., Feldman, J. A., & McMillon, M. (1978). Tap water scald burns in children. *Pediatrics*, **62**, 1–7.

365. Schmitt, B. D., Gray, J. D., & Britton, H. L. (1978). Car seat burns in infants: avoiding confusion with inflicted burns. *Pediatrics*, **62**, 607–9.

366. Gillespie, R. W. (1965). The battered child syndrome: thermal and caustic

manifestations. *The Journal of Trauma*, **5**, 523–33.

367. Prescott, P. R. (1990). Hair dryer burns in children. *Pediatrics*, **86**, 692–7.

368. Alexander, R. C., Surrell, J. A., & Cohle, S. D. (1987). Microwave oven burns to children: an unusual manifestation of child abuse. *Pediatrics*, **79**, 255–60.

369. Reece, R. M. (1990). Unusual manifestations of child abuse. *Pediatric Clinics of North America*, **37**, 905–21.

370. Gaur, J. R. (1993). Forensic examinations in two cases of alleged dowry deaths. *Medicine, Science and the Law*, **33**, 269–72.

371. Russo, S., Taff, M. L., Mirchandani, H. G., Monforte, J. R., & Spitz, W. U. (1986). Scald burns complicated by isopropyl alcohol intoxication: a case of fatal child abuse. *The American Journal of Forensic Medicine and Pathology*, **7**, 81–3.

372. Byard, R. W., Gehl, A., & Tsokos, M. (2005). Skin tension and cleavage lines (Langer's lines) causing distortion of ante- and postmortem wound morphology. *International Journal of Legal Medicine*, **119**, 226–30.

373. Knight, B. (1996). *Forensic Pathology*, 2nd edn. New York: Arnold.

374. Wagner, G. N. (1986). Crime scene investigation in child-abuse cases. *The American Journal of Forensic Medicine and Pathology*, **7**, 94–9.

375. Byard, R. W. (2001). Inaccurate classification of infant deaths in Australia: a persistent and pervasive problem. *The Medical Journal of Australia*, **175**, 5–7.

376. Ewigman, B., Kivlahan, C., & Land, G. (1993). The Missouri Child Fatality Study: underreporting of maltreatment fatalities among children younger than five years of age, 1983 through 1986. *Pediatrics*, **91**, 330–7.

377. Meadow, R. (1999). Unnatural sudden infant death. *Archives of Disease in Childhood*, **80**, 7–14.

378. Rimsza, M. E., Schackner, R. A., Bowen, K. A., & Marshall W. (2002). Can child deaths be prevented? The Arizona Child Fatality Review Program experience. *Pediatrics*, **110** (1 part 1), e11.

379. Conradi, S. & Brissie, R. (1986). Battered child syndrome in a four year old with previous diagnosis of Reye's syndrome. *Forensic Science International*, **30**, 195–203.

380. Christoffel, K. K., Zieserl, E. J., & Chiaramonte, J. (1985). Should child abuse and neglect be considered when a child died unexpectedly? *American Journal of Diseases of Children*, **139**, 876–80.

381. Levene, S. & Bacon, C. J. (2004). Sudden unexpected death and covert homicide in infancy. *Archives of Disease in Childhood*, **89**, 443–7.

382. Margolin, L. (1990). Fatal child neglect. *Child Welfare*, **59**, 309–19.

383. Zumwalt, R. E. & Hirsch, C. S. (1980). Subtle fatal child abuse. *Human Pathology*, **11**, 167–74.

384. Adelson, L. (1964). Homicide by pepper. *Journal of Forensic Sciences*, **9**, 391–5.

385. Cohle, S. D. (1986). Homicidal asphyxia by pepper aspiration. *Journal of Forensic Sciences*, **31**, 1475–8.

386. Cohle, S. D., Trestrail, J. D., Graham, M. A., *et al.* (1988). Fatal pepper aspiration. *American Journal of Diseases of Children*, **142**, 663–6.

387. Block, R. W., Krebs, N. F., American Academy of Pediatrics Committee on Child Abuse and Neglect & American Academy of Pediatrics Committee on Nutrition. (2005). Failure to thrive as a manifestation of child neglect. *Pediatrics*, **116**, 1234–7.

388. Sarvesvaran, E. R. (1992). Homicide by starvation. *The American Journal of Forensic Medicine and Pathology*, **13**, 264–7.

389. Adelson, L. (1963). Homicide by starvation: the nutritional variant of the "battered child." *The Journal of the American Medical Association*, **186**, 458–60.

390. Davis, J. H., Rao, V. J., & Valdes-Dapena, M. (1984). A forensic science approach to a starved child. *Journal of Forensic Sciences*, **29**, 663–9.

391. Mimasaka, S., Funayama, M., Adachi, N., Nata, M., & Morita, M. (2000). A fatal case of infantile scurvy. *International Journal of Legal Medicine*, **114**, 122–4.

392. Skuse, D. H. (1985). Nonorganic failure to thrive: a reappraisal. *Archives of*

393. Roberts, I. F., West, R. J., Ogilvie, D., & Dillon M. J. (1979). Malnutrition in infants receiving cult diets: a form of child abuse. *British Medical Journal*, **ii**, 296–8.

394. Kloiber, L. L. (2004). Does the expert witness fit the crime? Injury to a child by starvation: a dietitian's testimony. *Journal of Forensic Sciences*, **49**, 108–10.

395. Koel, B. S. (1969). Failure to thrive and fatal injury as a continuum. *American Journal of Diseases of Children*, **118**, 565–7.

396. Skuse, D. H., Gill, D., Reilly, S., Wolke, D., & Lynch, M. A. (1995). Failure to thrive and the risk of child abuse: a prospective population survey. *Journal of Medical Screening*, **2**, 145–9.

397. Chesney, R. W. & Brusilow, S. (1981). Extreme hypernatremia as a presenting sign of child abuse and psychosocial dwarfism. *Johns Hopkins Medical Journal*, **148**, 11–13.

398. Coe, J. I. (1993). Postmortem chemistry update: emphasis on forensic application. *The American Journal of Forensic Medicine and Pathology*, **14**, 91–117.

399. Ernst, J. A., Wynn, R. J., & Schreiner, R. L. (1981). Starvation with hypernatremic dehydration in two breast-fed infants. *Journal of the American Dietetic Association*, **79**, 126–30.

400. Kaplan, J.A., Siegler, R.W., & Schmunk, G.A. (1998). Fatal hypernatremic dehydration in exclusively breast-fed newborn infants due to maternal lactation failure. *The American Journal of Forensic Medicine and Pathology*, **19**, 19–22.

401. Pickel, S., Anderson, C., & Holliday, M. A. (1970). Thirsting and hypernatremic dehydration: a form of child abuse. *Pediatrics*, **45**, 54–9.

402. Conley, S. B. (1990). Hypernatremia. *Pediatric Clinics of North America*, **37**, 365–72.

403. Meadow, R. (1993). Nonaccidental salt poisoning. *Archives of Disease in Childhood*, **68**, 448–52.

404. Huser, C. J. & Smialek, J. E. (1986). Diagnosis of sudden death in infants due to acute dehydration. *The American Journal of Forensic Medicine and Pathology*, **7**, 278–82.

405. Whitehead, F. J., Couper, R. T. L., Moore, L., Bourne, A. J., & Byard, R. W. (1996). Dehydration deaths in infants and children. *The American Journal of Forensic Medicine and Pathology*, **17**, 73–8.

406. Corey Handy, T., Hanzlick, R., Shields, L. B. E., Reichard, R., & Goudy, S. (1999). Hypernatremia and subdural hematoma in the pediatric age group: is there a causal relationship? *Journal of Forensic Sciences*, **44**, 1114–18.

407. Emery, J. L. (1978). The deprived and starved child. *Medicine, Science and the Law*, **18**, 138–42.

408. Kaschula, R. O. C. (1995). Malnutrition and intestinal malabsorption. In *Tropical Pathology*, vol. 8, 2nd edn, ed. W. Doerr & G. Seifest. Berlin: Springer-Verlag, pp. 985–1030.

409. Meade, J. L. & Brissie, R. M. (1985). Infanticide by starvation: calculation of caloric deficit to determine degree of deprivation. *Journal of Forensic Sciences*, **30**, 1263–8.

410. Wehner, F., Schieffer, M. C., & Wehner, H.-D. (1999). Percentile charts to determine the duration of child abuse by chronic malnutrition. *Forensic Science International*, **102**, 173–80.

411. Knight, L. D. & Collins, K. A. (2005). A 25-year retrospective review of deaths due to pediatric neglect. *The American Journal of Forensic Medicine and Pathology*, **26**, 221–8.

412. Nixon, J. & Pearn, J. (1977). Non-accidental immersion in bath-water: another aspect of child abuse. *British Medical Journal*, **i**, 271–2.

413. Byard, R. W. & Lipsett, J. (1999). Drowning deaths in toddlers and preambulatory children in South Australia. *The American Journal of Forensic Medicine and Pathology*, **20**, 328–32.

414. Gillenwater, J. M., Quan, L., & Feldman, K. W. (1996). Inflicted submersion in childhood. *Archives of Pediatric and Adolescent Medicine*, **150**, 298–303.

415. Campbell, T. A. & Collins, K. A. (2001). Pediatric toxicologic deaths: a 10-year retrospective study. *The American Journal of Forensic Medicine and Pathology*, **22**, 184–7.

416. Dine, M. S. (1965). Tranquilizer poisoning: an example of child abuse. *Pediatrics*, **36**, 782–5.

417. Dine, M. S. & McGovern, M. E. (1982). Intentional poisoning of children: an overlooked category of child abuse – report of seven cases and review of the literature. *Pediatrics*, **70**, 32–5.
418. Fischler, R. S. (1983). Poisoning: a syndrome of child abuse. *American Family Physician*, **28**, 103–8.
419. Lansky, L. L. (1974). An unusual case of childhood chloral hydrate poisoning. *American Journal of Diseases of Children*, **127**, 275–6.
420. Lorber, J., Reckless, J. P. D. & Watson, J. B. G. (1980). Nonaccidental poisoning: the elusive diagnosis. *Archives of Disease in Childhood*, **55**, 643–7.
421. Zumwalt, R. E. & Hirsch, C. S. (1987). Pathology of fatal child abuse and neglect. In *The Battered Child*, 4th edn, ed. R. E. Helfer & R. S. Kemp. Chicago, IL: University of Chicago Press, pp. 247–85.
422. Case, M. E. S., Short, C. D., & Poklis, A. (1983). Intoxication by aspirin and alcohol in a child: a case of child abuse by medical neglect. *The American Journal of Forensic Medicine and Pathology*, **4**, 149–51.
423. Perrot, L. J. (1988). Amitriptyline overdose versus sudden infant death syndrome in a two-month-old white female. *Journal of Forensic Sciences*, **33**, 272–5.
424. Pounder, D. J., Fuke, C., Cox, D. E., Smith, D., & Kuroda, N. (1996). Postmortem diffusion of drugs from gastric residue: an experimental study. *The American Journal of Forensic Medicine and Pathology*, **17**, 1–7.
425. Couper, R. T. L., Aldis, J. J. E., & Byard, R. W. (1998). Digoxin-like immunoreactivity in early infant death. *Medicine, Science and the Law*, **38**, 52–6.
426. Hood, I., Mirchandani, H., Monforte, J., & Stacer, W. (1986). Immunohistochemical demonstration of homicidal insulin injection site. *Archives of Pathology and Laboratory Medicine*, **110**, 973–4.
427. Mortimer, J. C. (1980). Acute water intoxication as another unusual manifestation of child abuse. *Archives of Disease in Childhood*, **55**, 401–3.
428. Partridge, J. C., Payne, M. L., Leisgang, J. J., Randolph, J. F., & Rubinstein, J. H. (1981). Water intoxication secondary to feeding mismanagement: a preventable form of familial seizure disorder in infants. *American Journal of Diseases of Children*, **135**, 38–41.
429. Bennett, P. N. (1996). *Drugs and Human Lactation*, 2nd edn. New York: Elsevier, pp. 464–5.
430. Feilberg, V. L., Rosenborg, D., Broen Christensen, C., & Viby Mogensen, J. (1989). Excretion of morphine in human breast milk. *Acta Anaesthesiologica Scandinavica*, **33**, 426–8.
431. Naumburg, E. G. & Meny, R. G. (1988). Breast milk opioids and neonatal apnea. (Letter.) *American Journal of Diseases of Children*, **142**, 11–12.
432. Robieux, I., Koren, G., Vandenbergh, H. & Schneiderman, J. (1990). Morphine excretion in breast milk and resultant exposure of a nursing infant. *Clinical Toxicology*, **28**, 365–70.
433. American Academy of Pediatrics, Committee on Drugs (2001). The transfer of drugs and other chemicals into human milk. *Pediatrics*, **108**, 776–89.
434. Al-Alousi, L. M. (1990). Homicide by electrocution. *Medicine, Science and the Law*, **30**, 239–46.
435. Byard, R. W., Hanson, K. A., Gilbert, J. D., *et al.* (2003). Death due to electrocution in childhood and early adolescence. *Journal of Paediatrics and Child Health*, **39**, 46–8.
436. Turner, M. S. & Jumbelic, M. I. (2003). Stun gun injuries in the abuse and death of a seven-month-old infant. *Journal of Forensic Sciences*, **48**, 180–2.
437. Goodson, M. E. (1993). Electrically induced deaths involving water immersion. *The American Journal of Forensic Medicine and Pathology*, **14**, 330–3.
438. Byard, R. W. & Wilson, G. W. (1992). Death scene gas analysis in suspected methane asphyxia. *The American Journal of Forensic Medicine and Pathology*, **13**, 69–71.
439. Cashell, A. W. (1987). Homicide as a cause of the sudden infant death syndrome. *The American Journal of Forensic Medicine and Pathology*, **8**, 256–8.
440. Reay, D. T. & Eisle, J. W.

(1986). Law enforcement neck holds. *The American Journal of Forensic Medicine and Pathology*, **7**, 177.

441. Boos, S. C. (2000). Constrictive asphyxia: a recognizable form of child abuse. *Child Abuse and Neglect*, **24**, 1503–7.

442. Wyatt, J. P., Wyatt, P. W., Squires, T. J., & Busuttil, A. (1998). Hanging deaths in children. *The American Journal of Forensic Medicine and Pathology*, **19**, 343–6.

443. Byard, R. W. & Jensen, L. L. (2007). Fatal asphyxia episodes in the very young: classification and diagnostic issues. *Forensic Science, Medicine, and Pathology*, **3**, 177–81.

444. Byard, R. W., Simpson, E., & Gilbert, J. D. (2006). Temporal trends over the past two decades in asphyxial deaths in South Australia involving plastic bags or wrapping. *Journal of Clinical Forensic Medicine*, **13**, 9–14.

445. Krous, H. F. & Byard, R. W. (2009). Sudden infant death syndrome and fatal child abuse. In *Child Abuse: Medical Diagnosis and Management*, 3rd edn, ed. R. M. Reece & C. Christian. Elk Grove Village: American Academy of Pediatrics, pp. 711–53.

446. Bajanowski, T., Vennemann, M., Bohnert, M., et al. (2005). Unnatural causes of sudden unexpected deaths initially thought to be sudden infant death syndrome. *International Journal of Legal Medicine*, **119**, 213–16.

447. Hymel, K. P., American Academy of Pediatrics Committee on Child Abuse and Neglect, & National Association of Medical Examiners. (2006). Distinguishing sudden infant death syndrome from child abuse fatalities. *Pediatrics*, **118**, 421–7.

448. Byard, R. W. & Rognum, T. O. (in press). What is the potential significance of inflicted but non-lethal injuries at autopsy in infancy? *Scandinavian Journal of Forensic Science*.

449. Ely, S. F. & Hirsch, C. S. (2000). Asphyxial deaths and petechiae: a review. *Journal of Forensic Sciences*, **45**, 1274–7.

450. Byard, R. W. & Krous, H. F. (1999). Petechial hemorrhages and unexpected infant death. *Legal Medicine*, **1**, 193–7.

451. Matsumura, F. & Ito, Y. (1996). Petechial hemorrhage of the conjunctiva and histological findings of the lung and pancreas in infantile asphyxia: evaluation of 85 cases. *Kurume Medical Journal*, **43**, 259–66.

452. Betz, P., Penning, R. & Keil, W. (1994). The detection of petechial haemorrhages of the conjunctivae in dependency on the postmortem interval. *Forensic Science International*, **64**, 61–7.

453. Perrot, L. J. (1989). Masque ecymotique: specific or nonspecific indicator for abuse. *The American Journal of Forensic Medicine and Pathology*, **10**, 95–7.

454. Banaschak, S., Schmidt, P., & Madea, B. (2003). Smothering of children older than 1 year of age: diagnostic significance of morphological findings. *Forensic Science International*, **134**, 163–8.

455. Becroft, D. M., Thompson, J. M., & Mitchell, E. A. (2001). Nasal and intrapulmonary hemorrhage in sudden infant death syndrome. *Archives of Disease in Childhood*, **85**, 116–20.

456. Krous, H. F., Nadeau, J., Byard, R. W., & Blackbourne, B. D. (2001). Oronasal blood in sudden infant death. *The American Journal of Forensic Medicine and Pathology*, **22**, 346–51.

457. Yukawa, N., Carter, N., Rutty, G., & Green, M. A. (1999). Intra-alveolar haemorrhage in sudden infant death syndrome: a cause for concern? *Journal of Clinical Pathology*, **52**, 581–7.

458. Berry, P. J. (1999). Intraalveolar haemorrhage in sudden infant death syndrome: a cause for concern? *Journal of Clinical Pathology*, **52**, 553–4.

459. Hanzlick, R. (2001). Pulmonary hemorrhage in deceased infants: baseline data for further study of infant mortality. *The American Journal of Forensic Medicine and Pathology*, **22**, 188–92.

460. Becroft, D. M. & Lockett, B. K. (1997). Intra-alveolar pulmonary siderophages in sudden infant death: a marker for previous imposed suffocation. *Pathology*, **29**, 60–3.

461. Green, M. A. (1998). A practical approach to suspicious death in infancy: a personal view. *Journal of Clinical Pathology*, **51**, 561–3.

462. Milroy, C. M. (1999). Munchausen syndrome by proxy and intraalveolar haemosiderin. *International Journal of Legal Medicine*, **112**, 309–12.
463. Byard, R. W., Stewart, W. A., Telfer, S., & Beal, S. M. (1997). Assessment of pulmonary and intrathymic hemosiderin deposition in sudden infant death syndrome. *Pediatric Pathology and Laboratory Medicine*, **17**, 275–82.
464. Forbes, A. & Acland, P. (2004). What is the significance of haemosiderin in the lungs of deceased infants? *Medicine, Science and the Law*, **44**, 348–52.
465. Kohr, R. M. (2003). Inflicted compressional asphyxia of a child. *Journal of Forensic Sciences*, **48**, 1148–50.
466. Berenson, A. B. (1998). Normal anogenital anatomy. *Child Abuse and Neglect*, **22**, 589–96.
467. Giardino, A. P., Datner, E. M., & Asher, J. B. (eds.) (2003). *Sexual Assault: Victimization Across the Life Span – A Clinical Guide*. St. Louis, MO: G. W. Medical Publishing Inc.
468. Muram, D. (1987). Rape, incest, trauma: the molested child. *Clinical Obstetrics and Gynecology*, **30**, 754–61.
469. Kempe, C. H. (1978). Sexual abuse: another hidden pediatric problem. *Pediatrics*, **62**, 382–9.
470. Krugman, R. D. (1986). Recognition of sexual abuse in children. *Pediatrics in Review*, **8**, 25–30.
471. Kellog, N. & American Academy of Pediatrics Committee on Child Abuse and Neglect. (2005). The evaluation of sexual abuse in children. *Pediatrics*, **116**, 506–12.
472. Finkel, M. A. & DeJong, A. R. (1996). Medical findings in child sexual abuse. In *Child Abuse: Medical Diagnosis and Management*, ed. R. M. Reece. Baltimore, MD: Williams & Wilkins, pp. 185–247.
473. Johnson, C. F. (2004). Child sexual abuse. *The Lancet*, **364**, 462–70.
474. Muram, D. (2001). The medical evaluation in cases of child sexual abuse. *Journal of Pediatric and Adolescent Gynecology*, **14**, 55–64.
475. Fergusson, D. M., Lynskey, M. T., & Horwood, L. J. (1996). Childhood sexual abuse and psychiatric disorder in young adulthood: I. Prevalence of sexual abuse and factors associated with sexual abuse. *Journal of the American Academy of Child and Adolescent Psychiatry*, **35**, 1355–64.
476. Berenson, A. B., Chacko, M. R., Constance, M., *et al.* (2000). A case-control study of anatomic changes resulting from sexual abuse. *American Journal of Obstetrics and Gynecology*, **182**, 820–4.
477. Adams, J. A. & Knudson, S. (1996). Genital findings in adolescent girls referred for suspected sexual abuse. *Archives of Pediatric Adolescent Medicine*, **150**, 850–7.
478. Hilden, M., Schei, B., & Sidenius, K. (2005). Genitoanal injury in adult female victims of sexual assault. *Forensic Science International*, **154**, 200–5.
479. Orr, C. J., Clark, M. A., Hawley, D. A., *et al.* (1995). Fatal anorectal injuries: a series of four cases. *Journal of Forensic Sciences*, **40**, 219–21.
480. Press, S., Grant, P., Thompson, V. T., & Milles, K. L. (1991). Small bowel evisceration: unusual manifestation of child abuse. *Pediatrics*, **88**, 807–9.
481. Gromb, S. & Lazarini, H. J. (1998). An unusual case of sexual assault on an infant: an intraperitoneal candle in a 20-month girl. *Forensic Science International*, **94**, 15–18.
482. Byard, R. W., Donald, T. G., & Rutty, G. N. (2008). Non-traumatic causes of perianal hemorrhage and excoriation in the young. *Forensic Science, Medicine, and Pathology*, **4**, 159–63.
483. Byard, R. W., Farrell, E., & Simpson, E. (2008). Diagnostic yield and characteristic features in a series of decomposed bodies subject to coronial autopsy. *Forensic Science, Medicine, and Pathology*, **4**, 9–14.
484. Emans, S. J. (1992). Sexual abuse in girls: what have we learned about genital anatomy? *The Journal of Pediatrics*, **120**, 258–60.
485. Gardner, J. J. (1992). Descriptive study of genital variation in healthy, nonabused premenarchal girls. *The Journal of Pediatrics*, **120**, 251–7.
486. McCann, J., Voris, J., & Simon, M. (1988). Labial adhesions and posterior fourchette injuries in

childhood sexual abuse. *American Journal of Diseases of Children*, **142**, 659–63.

487. Paul, D. M. (1990). The pitfalls which may be encountered during an examination for signs of sexual abuse. *Medicine, Science and the Law*, **30**, 3–11.

488. McCann, J., Reay, D., Siebert, J., Stephens, B. G., & Wirtz, S. (1996). Postmortem perianal findings in children. *The American Journal of Forensic Medicine and Pathology*, **17**, 289–98.

489. Reardon, W., Hughes, H. E., Green, S. H., Woolley, V. L., & Harper, P. S. (1992). Anal abnormalities in childhood myotonic dystrophy: a possible source of confusion in child sexual abuse. *Archives of Disease in Childhood*, **67**, 527–8.

490. Robinson, R. (1991). Physical signs of sexual abuse in children. *British Medical Journal*, **302**, 863–4.

491. Wissow, L. S. (1995). Child abuse and neglect. *The New England Journal of Medicine*, **332**, 1425–31.

492. Berenson, A. B., Chacko, M. R., Wiemann, C. M., et al. (2002). Use of hymenal measurements in the diagnosis of previous penetration. *Pediatrics*, **109**, 228–35.

493. Heger, A. H., Ticson, L., Guerra, L., et al. (2002). Appearance of the genitalia in girls selected for nonabuse: review of hymenal morphology and nonspecific findings. *Journal of Pediatric and Adolescent Gynecology*, **15**, 27–35.

494. Kellogg, N. D., Menard, S. W., & Santos, A. (2004). Genital anatomy in pregnant adolescents: "normal" does not mean "nothing happened." *Pediatrics*, **113**, e67–9.

495. Pugno, P. A. (1999). Genital findings in prepubertal girls evaluated for sexual abuse: a different perspective on hymenal measurements. *Archives of Family Medicine*, **8**, 403–6.

496. McCann, J., Wells, R., Simon, M., & Voris, J. (1990). Genital findings in prepubertal girls selected from non-abuse: a descriptive study. *Pediatrics*, **86**, 428–439.

497. McCann, J. (1990). Use of the colposcope in childhood sexual abuse examinations. *Pediatric Clinics of North America*, **37**, 863–80.

498. O'Connell, B. J. (2001). Evaluation of the sexually abused child, including the role of colposcopy. *Journal of Low Genital Tract Disease*, **5**, 87–93.

499. Ricci, L. R. (1996). Photodocumentation of the abused child. In *Child Abuse: Medical Diagnosis and Management*, ed. R. M. Reece. Baltimore, MD: Williams & Wilkins, pp. 248–65.

500. McCann, J., Rosas, A., & Boos, S. (2003). Child and adolescent sexual assaults (childhood sexual abuse). In *Forensic Medicine: Clinical and Pathological Aspects*, ed. J. Payne-James, A. Busuttil, & W. Smock. London: Greenwich Medical Media, pp. 453–68.

501. Paradise, J. E. (1990). The medical evaluation of the sexually abused child. *Pediatric Clinics of North America*, **37**, 839–62.

502. Muram, D. (1988). Classification in genital findings in prepubertal girls who are victims of sexual abuse. *Adolescent and Pediatric Gynecology*, **1**, 151–2.

503. Muram, D. (1989). Anal and perianal abnormalities in prepubertal victims of sexual abuse. *American Journal of Obstetrics and Gynecology*, **161**, 278–81.

504. Adams, J. A. (2001). Evolution of a classification scale: medical evaluation of suspected child sexual abuse. *Child Maltreatment*, **6**, 31–6.

505. Bays, J. & Chadwick, D. (1993). Medical diagnosis of the sexually abused child. *Child Abuse and Neglect*, **17**, 91–110.

506. Emams, S. J., Woods, E. R., Flagg, N. T., & Freeman, A. (1987). Genital findings in sexually abused, symptomatic and asymptomatic girls. *Pediatrics*, **79**, 778–85.

507. McCann, J. (1998). The appearance of acute healing and healed anogenital trauma. *Child Abuse and Neglect*, **22**, 605–15.

508. McCann, J., Miyamoto, S., Boyle, C., & Rogers, K. (2007). Healing of hymenal injuries in prepubertal and adolescent girls: a descriptive study. *Pediatrics*, **119**, e1094–106.

509. McCann, J. & Voris, J. (1993). Perianal injuries resulting from sexual abuse: a longitudinal study. *Pediatrics*, **91**, 390–7.

510. Heppenstall-Heger, A., McConnell, G., Ticson, L.,

510. *et al.* (2003). Healing patterns in anogenital injuries: a longitudinal study of injuries associated with sexual abuse, accidental injuries, or genital surgery in the preadolescent child. *Pediatrics*, **112**, 829–37.
511. Goodyear-Smith, F. (2007). What is the evidence for non-sexual transmission of gonorrhoea in children after the neonatal period? A systematic review. *Journal of Forensic and Legal Medicine*, **14**, 489–502.
512. Ross, J. D. C., Scott, G. R., & Busuttil, A. (1993). Condylomata acuminata in pre-pubertal children. *Medicine, Science and the Law*, **33**, 78–82.
513. Chute, D. J., Stasaitis, W., & Bready, R. J. (2009). Infantile perineal protrusion: case report. *The American Journal of Forensic Medicine and Pathology*, **30**, 287–8.
514. Herman-Giddens, M. E. (1994). Vaginal foreign bodies and child sexual abuse. *Archives of Pediatrics and Adolescent Medicine*, **148**, 195–200.
515. Muram, D. (1990). Vaginal bleeding in childhood and adolescence. *Obstetric and Gynecology Clinics of North America*, **17**, 389–408.
516. Pokorny, S. F. (1994). Longterm intravaginal presence of foreign bodies in children: a preliminary study. *The Journal of Reproductive Medicine*, **39**, 931–5.
517. Bays, J. & Jenny, C. (1990). Genital and anal conditions confused with child sexual abuse. *American Journal of Diseases of Children*, **144**, 1319–22.
518. Muram, D., Levitt, C. J., Frasier, L. D., Simmons, K. J., & Meritt, D. F. (2003). Genital injuries. *Journal of Pediatric and Adolescent Gynecology*, **16**, 149–55.
519. Baldwin, D. D. & Landa, H. M. (1995). Common problems in pediatric gynaecology. *Urologic Clinics of North America*, **22**, 161–76.
520. West, R., Davies, A., & Fenton, T. (1989). Accidental vulval injuries in childhood. *British Medical Journal*, **298**, 1002–3.
521. Wynne, J. M. (1980). Injuries to the genitalia in female children. *South African Medical Journal*, **57**, 47–50.
522. Pierce, A. M. & Robson, W. J. (1993). Genital injury in girls: accidental or not? *Pediatric Surgery International*, **8**, 239–43.
523. Boos, S. C., Rosas, A. J., Boyle, C., & McCann, J. (2003). Anogenital injuries in child pedestrians run over by low-speed motor vehicles: four cases with findings that mimic child sexual abuse. *Pediatrics*, **112**, e77–e84.
524. Wiegand, P., Schmidt, V. & Kleiber, M. (1999). German shepherd dog is suspected of sexually abusing a child. *International Journal of Legal Medicine*, **112**, 324–5.
525. Toubia, N. F. & Sharief, E. H. (2003). Female genital mutilation: have we made progress? *International Journal of Gynecology and Obstetrics*, **82**, 251–61.
526. Banks, E., Meirik, O., Farley, T., *et al.* (2006). Female genital mutilation and obstetric outcome: WHO collaborative prospective study in six African countries. *The Lancet*, **367**, 1835–41.
527. Toubia, N. (1994). Female genital mutilation and the responsibility of reproductive health professionals. *International Journal of Gynecology and Obstetrics*, **46**, 127–35.
528. Toubia, N. (1995). Female circumcision as a public health issue. *The New England Journal of Medicine*, **331**, 712–16.
529. James, D. S. & Leadbeatter, S. (1997). Detecting homicide in hospital. *Journal of the Royal College of Physicians of London*, **31**, 296–8.
530. Istre, G. R., Gustafson, T. L., Baron, R. C., Martin, D. L., & Orlowski, J. P. (1985). A mysterious cluster of deaths and cardiopulmonary arrests in a pediatric intensive care unit. *The New England Journal of Medicine*, **313**, 205–11.
531. Buehler, J. W., Smith, L. F., Wallace, E. M., *et al.* (1985). Unexplained deaths in a children's hospital: an epidemiologic assessment. *The New England Journal of Medicine*, **313**, 211–16.
532. Buchino, J. J., Corey, T. S., & Montgomery, V. (2002). Sudden unexpected death in hospitalized children. *The Journal of Pediatrics*, **140**, 461–5.
533. Feldman, M. D., Mason, C., & Shugerman, R. P. (2001). Accusations that hospital staff have abused pediatric patients. *Child Abuse and Neglect*, **25**, 1555–69.
534. Davies, W. H. (1948). *Collected Poems*. London: Jonathan Cape, pp. 232–3.
535. Byard, R. W. & Beal, S. M.

535. (1993). Munchausen syndrome by proxy: repetitive infantile apnoea and homicide. *Journal of Paediatrics and Child Health*, **29**, 77–9.
536. Mitchell, I., Brummitt, J., DeForest, J., & Fisher, G. (1993). Apnea and factitious illness (Munchausen syndrome) by proxy. *Pediatrics*, **92**, 810–14.
537. Schreier, H. (2002). Munchausen by proxy defined. *Pediatrics*, **110**, 985–8.
538. Rosenberg, D. A. (1987). Web of deceit: a literature review of Munchausen syndrome by proxy. *Child Abuse and Neglect*, **11**, 547–63.
539. Asher, R. (1951). Munchausen's syndrome. *The Lancet*, **i**, 339–41.
540. Turner, J. & Reid, S. (2002). Munchausen's syndrome. *The Lancet*, **359**, 346–9.
541. Meadow, R. (1977). Munchausen syndrome by proxy: the hinterland of child abuse. *The Lancet*, **ii**, 343–5.
542. Money, J. & Werlwas, J. (1976). Folie a deux in the parents of psychosocial dwarfs: two cases. *The Bulletin of the American Academy of Psychiatry and the Law*, **4**, 351–62.
543. Meadow, R. (1985). Management of Munchausen syndrome by proxy. *Archives of Disease in Childhood*, **60**, 385–93.
544. Alexander, R., Smith, W., & Stevenson, R. (1990). Serial Munchausen syndrome by proxy. *Pediatrics*, **86**, 581–5.
545. Byard, R. W. (1992). Factitious patients with fictitious disorders: a note on Munchausen's syndrome. *The Medical Journal of Australia*, **156**, 507–8.
546. Meadow, R. (1990). Suffocation, recurrent apnea, and sudden infant death. *The Journal of Pediatrics*, **117**, 351–7.
547. Bools, C. N., Neale, B. A., & Meadow, S. R. (1992). Co-morbidity associated with fabricated illness (Munchausen syndrome by proxy). *Archives of Disease in Childhood*, **67**, 77–9.
548. Feldman, M. D. & Brown, R. M. (2002). Munchausen by proxy in an international context. *Child Abuse and Neglect*, **26**, 509–24.
549. Munro, H. M. C. & Thrusfield, M. V. (2001). "Battered pets": features that raise suspicion of nonaccidental injury. *Journal of Small Animal Practice*, **42**, 218–26.
550. Munro, H. M. C. & Thrusfield, M. V. (2001). "Battered pets": Munchausen syndrome by proxy (factitious illness by proxy). *Journal of Small Animal Practice*, **42**, 385–9.
551. Carpenter, R. G., Waite, A., Coombs, R. C., et al. (2005). Repeat sudden unexpected and unexplained infant deaths: natural or unnatural? *The Lancet*, **365**, 29–35.
552. Bacon, C. J. & Hey, E. N. (2007). Uncertainty in classification of repeat sudden unexpected infant deaths in Care of the Next Infant programme. *British Medical Journal*, **335**, 129–31.
553. Verity, C. M., Winckworth, C., Burman, D., Stevens, D., & White, R. J. (1979). Polle syndrome: children of Munchausen. *British Medical Journal*, **2**, 422–3.
554. Clark, G. D., Key, J. D., Rutherford, P. & Bithoney, W. G. (1984). Munchausen's syndrome by proxy (child abuse) presenting as apparent autoerythrocyte sensitization syndrome: an unusual presentation of Polle syndrome. *Pediatrics*, **74**, 1100–2.
555. Liston, T. E., Levine, P. L., & Anderson, C. (1983). Polymicrobial bacteremia due to Polle syndrome: the child abuse variant of Munchausen by proxy. *Pediatrics*, **72**, 211–13.
556. Burman, D. & Stevens, D. (1977). Munchausen family. *The Lancet*, **ii**, 456.
557. Meadow, R. & Lennert, T. (1984). Munchausen by proxy or Polle syndrome: which term is correct? *Pediatrics*, **74**, 554–6.
558. Galvin, H. K., Newton, A. W., & Vandeven, A. M. (2005). Update on Munchausen syndrome by proxy. *Current Opinion in Pediatrics*, **17**, 252–7.
559. Halsey, N. A., Tucker, T. W., Redding J., et al. (1983). Recurrent nosocomial polymicrobial sepsis secondary to child abuse. *The Lancet*, **ii**, 558–60.
560. Hvizdala, E. V. & Gellady, A. M. (1978). Intentional poisoning of two siblings by prescription drugs. *Clinical Pediatrics*, **17**, 480–2.
561. Kohl, S., Pickering, L. K. & Dupree, E. (1978). Child abuse presenting as immunodeficiency disease. *The Journal of Pediatrics*,

562. Lee, D. A. (1979). Munchausen syndrome by proxy in twins. *Archives of Disease in Childhood*, **54**, 646–7.
563. Malatack, J. J., Wiener, E. S., Gartner, J. C., Zitelli, B. J., & Brunetti, E. (1985). Munchausen syndrome by proxy: a new complication of central venous catheterization. *Pediatrics*, **75**, 523–5.
564. Orenstein, D. M. & Wasserman, A. L. (1986). Munchausen syndrome by proxy simulating cystic fibrosis. *Pediatrics*, **78**, 621–4.
565. Samuels, M. P. & Southall, D. P. (1992). Munchausen syndrome by proxy. *British Journal of Hospital Medicine*, **47**, 759–62.
566. Saulsbury, F. T., Chobanian, M. C., & Wilson, W. G. (1984). Child abuse: parenteral hydrocarbon administration. *Pediatrics*, **73**, 719–22.
567. Shnaps, Y., Frand, M., Rotem, Y., & Tirosh, M. (1981). The chemically abused child. *Pediatrics*, **68**, 119–21.
568. White, S. T., Voter, K., & Perry, J. (1985). Surreptitious warfarin ingestion. *Child Abuse and Neglect*, **9**, 349–2.
569. Donald, T. & Jureidini, J. (1996). Munchausen syndrome by proxy: child abuse in the medical system. *Archives of Pediatric and Adolescent Medicine*, **150**, 753–8.
570. Jureidini, J. N., Shafer, A. T., & Donald, T. G. (2003). "Munchausen by proxy syndrome": not only pathological parenting but also problematic doctoring? *The Medical Journal of Australia*, **178**, 130–2.
571. Zitelli, B. J., Seltman, M. F., & Shannon, R. M. (1987). Munchausen's syndrome by proxy and its professional participants. *American Journal of Diseases of Children*, **141**, 1099–102.
572. Barber, M. A. & Davis, P. M. (2002). Fits, faints, or fatal fantasy? Fabricated seizures and child abuse. *Archives of Disease in Childhood*, **86**, 230–3.
573. Meadow, R. (1993). False allegations of abuse and Munchausen syndrome by proxy. *Archives of Disease in Childhood*, **68**, 444–7.
574. Meadow, R. (1984). Munchausen by proxy and brain damage. *Developmental Medicine and Child Neurology*, **26**, 672–4.
575. Makar, A. F. & Squier, P. J. (1990). Munchausen syndrome by proxy: father as a perpetrator. *Pediatrics*, **85**, 370–3.
576. Meadow, R. (1998). Munchausen syndrome by proxy abuse perpetrated by men. *Archives of Disease in Childhood*, **78**, 210–16.
577. Morris, B. (1985). Child abuse manifested as factitious apnea. *Southern Medical Journal*, **78**, 1013–14.
578. Samuels, M. P., McClaughlin, W., Jacobson, R. R., Poets, C. F., & Southall, D. P. (1992). Fourteen cases of imposed upper airway obstruction. *Archives of Disease in Childhood*, **67**, 162–70.
579. Meadow, R. (1984). Factitious illness: the hinterland of child abuse. In *Recent Advances in Paediatrics*, no. 7, ed. R. Meadow. New York: Churchill Livingstone, pp. 217–32.
580. Emery, J. L. (1986). Families in which two or more cot deaths have occurred. *The Lancet*, **i**, 313–15.
581. Meadow, R. (2002). Different interpretations of Munchausen syndrome by proxy. *Child Abuse and Neglect*, **26**, 501–8.
582. Souid, A.-K., Keith, D.V., & Cunningham, A. S. (1998). Munchausen syndrome by proxy. *Clinical Pediatrics*, **37**, 497–504.
583. DiMaio, V. J. M. & Bernstein, C. G. (1974). A case of infanticide. *Journal of Forensic Sciences*, **19**, 744–54.
584. Diamond, E. F. (1986). Sudden infant death in five consecutive siblings. *Illinois Medical Journal*, **170**, 33–4.
585. Fisher, G. C. & Mitchell, I. (1995). Is Munchausen syndrome by proxy really a syndrome? *Archives of Disease in Childhood*, **74**, 530–4.
586. Morley, C. J. (1995). Practical concerns about the diagnosis of Munchausen syndrome by proxy. *Archives of Disease in Childhood*, **72**, 528–38.
587. Ayoub, C. C., Alexander, R., Beck, D., *et al.* (2002). Position paper: definitional issues in Munchausen by proxy. *Child Maltreatment*, **7**, 105–11.
588. Craft, A. W. & Hall, D. M. B. (2004). Munchausen syndrome by proxy and sudden infant death. *British Medical Journal*, **328**, 1309–12.

589. Department of Health: Partnership for Children, Families and Maternity (2008). *Safeguarding Children in Whom Illness is Fabricated or Induced.* London: Department of Health (online). Available at www.dh.gov.uk/publications.
590. Steinschneider, A. (1972). Prolonged apnea and the sudden infant death syndrome: clinical and laboratory observations. *Pediatrics*, **50**, 646–54.
591. DiMaio, V. J. M. (1988). SIDS or murder? *Pediatrics*, **81**, 747.
592. Firstman, R. & Talan, J. (1997). *The Death of Innocents*. New York: Bantam Books.
593. Little, G. A. & Brooks J. G. (1994). Accepting the unthinkable. *Pediatrics*, **94**, 748–9.
594. Hick, J. F. (1973). Sudden infant death syndrome and child abuse. *Pediatrics*, **52**, 147–8.
595. Berger, D. (1979). Child abuse simulating "nearmiss" sudden infant death syndrome. *The Journal of Pediatrics*, **95**, 554–6.
596. Hall, D. E., Eubanks, L., Meyyazhagan, S., Kenney, R. D., & Johnson, S. C. (2000). Evaluation of covert video surveillance in the diagnosis of Munchausen syndrome by proxy: lessons from 41 cases. *Pediatrics*, **105**, 1305–12.
597. Anonymous (1994). Spying on mothers. *The Lancet*, **343**, 1373–4.
598. Byard, R. W. & Burnell, R. H. (1994). Covert video surveillance in Munchausen syndrome by proxy: ethical compromise or essential technique? *The Medical Journal of Australia*, **160**, 352–6.
599. Epstein, M. A., Markowitz, R. L., Gallo, D. M., Holmes, J. W., & Gryboski, J. D. (1987). Munchausen syndrome by proxy: considerations in diagnosis and confirmation by video surveillance. *Pediatrics*, **80**, 220–4.
600. Foreman, D. M. & Farsides, C. (1993). Ethical use of covert videoing techniques in detecting Munchausen syndrome by proxy. *British Medical Journal*, **307**, 611–14.
601. Rosen, C. L., Frost, J. D., Jr., Bricker, T., et al. (1983). Two siblings with recurrent cardiorespiratory arrest: Munchausen syndrome by proxy or child abuse? *Pediatrics*, **71**, 715–20.
602. Shabde, N. & Craft, A. W. (1999). Covert video surveillance: an important investigative tool or a breach of trust? *Archives of Disease in Childhood*, **82**, 291–4.
603. Shinebourne, E. A. (1996). Covert video surveillance continues to provoke debate. *Journal of Medical Ethics*, **22**, 351.
604. Southall, D. P., Stebbens, V. A., Rees, S. V., et al. (1987). Apnoeic episodes induced by smothering: two cases identified by covert video surveillance. *British Medical Journal*, **294**, 1637–41.
605. Southall, D. P., Plunkett, M. C. B., Banks, M. W., Falkov, A. F., & Samuels, M. P. (1997). Covert video recordings of lifethreatening child abuse: lessons for child protection. *Pediatrics*, **100**, 735–60.
606. Williams, C. & Bevan, V. T. (1988). The secret observation of children in hospital. *The Lancet*, **i**, 780–1.
607. Bamford, F. N., MacFayden, U. M., Meadow, S. R., Milner, A. D., & Thomson, A. H. (1994). *Evaluation of Suspected Imposed Upper Airway Obstruction*, Report of a Working Party. London: Royal Society of Medicine Press.
608. Sanders, M. J. & Bursch, B. (2002). Forensic assessement of illness falsification, Muchausen by proxy, and factitious disorder, NOS. *Child Maltreatment*, **7**, 112–24.
609. Light, M. J. & Sheridan, M. S. (1990). Munchausen syndrome by proxy and apnea (MBPA): a survey of apnea programs. *Clinical Pediatrics*, **29**, 162–8.
610. Meadow, R. (1995). What is, and what is not, "Munchausen syndrome by proxy"? *Archives of Disease in Childhood*, **72**, 534–8.
611. Dix, J. (1998). Homicide and the baby-sitter. *The American Journal of Forensic Medicine and Pathology*, **19**, 321–3.
612. Mitchell, E., Krous, H. F. & Byard, R. W. (2002). Pathological findings in overlaying. *Journal of Clinical Forensic Medicine*, **9**, 133–5.
613. Moore, L. & Byard, R. W. (1993). Pathological findings in hanging and wedging deaths in infants and young children. *The American Journal of Forensic Medicine and Pathology*, **14**, 296–302.
614. Valdes-Dapena, M. (1982).

The pathologist and the sudden infant death syndrome. *American Journal of Pathology*, **106**, 118–31.

615. Emery, J. L., Gilbert, E. F., & Zugibe, F. (1988). Three crib deaths, a babyminder and probable infanticide. *Medicine, Science and the Law*, **28**, 205–11.

616. Meadow, R. (1989). Suffocation. *British Medical Journal*, **298**, 1572–3.

617. Byard, R. W. & Krous, H. F. (1999). Suffocation, shaking or sudden infant death syndrome: can we tell the difference? *Journal of Paediatrics and Child Health*, **35**, 432–3.

618. Smialek, J. E. & Lambros, Z. (1988). Investigation of sudden infant deaths. *Pediatrician*, **15**, 191–7.

619. Byard, R. W. (2009). "Munchausen syndrome by proxy": problems and possibilities. *Forensic Science, Medicine, and Pathology*, **5**, 100–1.

620. *R. v. LM* (2004) QCA 192. (Supreme Court of Queensland, Court of Appeal, 4 June 2004). Available at http://archive.sclqld.org.au/qjudgment/2004/QCA04?192.pdf.

621. Stirling, J., Jr. & American Academy of Pediatrics Committee on Child Abuse and Neglect (2007). Beyond Munchausen syndrome by proxy: identification and treatment of child abuse in a medical setting. *Pediatrics*, **119**, 1026–30.

622. Kern, K. B., Carter, A. B., Showen, R. L., et al. (1986). CPR-induced trauma: comparison of three manual methods in an experimental model. *Annals of Emergency Medicine*, **15**, 674–9.

623. Ryan, M. P., Young, S. J., & Wells, D. L. (2003). Do resuscitation attempts in children who die, cause injury? *Emergency Medicine Journal*, **20**, 10–12.

624. Atcheson, S. G. & Fred, H. L. (1975). Complications of cardiac resuscitation. (Letter.) *American Heart Journal*, **89**, 263–5.

625. Patterson, R. H., Burns, W. A., & Jannotta, F. S. (1974). Complications of external cardiac resuscitation: a retrospective review and survey of the literature. *Medical Annals of the District of Columbia*, **43**, 389–94.

626. Thaler, M. M. & Krause, V. W. (1962). Serious trauma in children after external cardiac massage. *The New England Journal of Medicine*, **267**, 500–1.

627. Kaplan, J. A. & Fossum, R. M. (1994). Patterns of facial resuscitation injury in infancy. *The American Journal of Forensic Medicine and Pathology*, **15**, 187–91.

628. Minford, A. M. B. (1981). Child abuse presenting as apparent "near-miss" sudden infant death syndrome. *British Medical Journal*, **282**, 521.

629. Weedn, V. W., Mansour, A. M., & Nichols, M. M. (1990). Retinal hemorrhage in an infant after cardiopulmonary resuscitation. *The American Journal of Forensic Medicine and Pathology*, **11**, 79–82.

630. Goetting, M. G. & Sowa, B. (1990). Retinal hemorrhage after cardiopulmonary resuscitation in children: an etiologic re-evaluation. *Pediatrics*, **85**, 585–8.

631. Kirschner, R. H. & Stein, R. J. (1985). The mistaken diagnosis of child abuse: a form of medical abuse? *American Journal of Diseases of Children*, **139**, 873–5.

632. Kramer, K. & Goldstein, B. (1993). Retinal hemorrhages following cardiopulmonary resuscitation. *Clinical Pediatrics*, **32**, 366–8.

633. Bush, C. M., Jones, J. S., Cohle, S. D., & Johnson, H. (1996). Pediatric injuries from cardiopulmonary resuscitation. *Annals of Emergency Medicine*, **28**, 40–4.

634. Dorfman, D. H. & Paradise, J. E. (1995). Emergency diagnosis and management of physical abuse and neglect of children. *Current Opinion in Pediatrics*, **7**, 297–301.

635. Feldman, K. W. & Brewer, D. K. (1984). Child abuse, cardiopulmonary resuscitation, and rib fractures. *Pediatrics*, **73**, 339–42.

636. Spevak, M. R., Kleinman, P. K., Belanger, P. L., Primack, C., & Richmond, J. M. (1994). Cardiopulmonary resuscitation and rib fractures in infants: a postmortem radiologicpathologic study. *The Journal of the American Medical Association*, **272**, 617–18.

637. Gunther, W. M., Symes, S. A., & Berryman, H. E. (2000). Characteristics of child abuse by anteroposterior manual compression versus cardiopulmonary

resuscitation: case reports. *The American Journal of Forensic Medicine and Pathology*, **21**, 5–10.

638. Kleinman, P. K. (1998). *Diagnostic Imaging of Child Abuse*. Baltimore, MD: Williams & Wilkins.
639. Betz, P. & Liebhardt, E. (1994). Rib fractures in children: resuscitation or child abuse? *International Journal of Legal Medicine*, **106**, 215–18.
640. Maguire, S., Mann, M., John, N., *et al.* (2006). Does cardiopulmonary resuscitation cause rib fractures in children? A systematic review. *Child Abuse and Neglect*, **30**, 739–51.
641. Weber, M. A., Risdon, R. A., Offiah, A. C., Malone, M., & Sebire, N. J. (2009). Rib fractures identified at postmortem examination in sudden unexpected deaths in infancy (SUDI). *Forensic Science International*, **189**, 75–81.
642. Dolinak, D. (2007). Rib fractures in infants due to cardiopulmonary resuscitation efforts. *The American Journal of Forensic Medicine and Pathology*, **28**, 107–10.
643. Black, C. J., Busuttil, A., & Robertson, C. (2004). Chest wall injuries following cardiopulmonary resuscitation. *Resuscitation*, **63**, 339–43.
644. Hood, I., Ryan, D., & Spitz, W. U. (1988). Resuscitation and petechiae. *The American Journal of Forensic Medicine and Pathology*, **9**, 35–7.
645. Reardon, M. J., Gross, D. M., Vallone, A. M., Weiland, A. P., & Walker, W. E. (1987). Atrial rupture in a child from cardiac massage by his parent. *The Annals of Thoracic Surgery*, **43**, 557–8.
646. Waldman, P. J., Walters, B. L., & Grunau, C. F. (1984). Pancreatic injury associated with interposed abdominal compressions in pediatric cardiopulmonary resuscitation. *The American Journal of Emergency Medicine*, **2**, 510–12.
647. Price, E. A., Rush, L. R., Perper, J. A., & Bell, M. D. (2000). Cardiopulmonary resuscitation-related injuries and homicidal blunt abdominal trauma in children. *The American Journal of Forensic Medicine and Pathology*, **21**, 307–10.
648. Krischer, J. P., Fine, E. G., Davis, J. H., & Nagel, E. L. (1987). Complications of cardiac resuscitation. *Chest*, **92**, 287–91.
649. Custer, J. R., Polley, T. Z., & Moler, F. (1987). Gastric perforation following cardiopulmonary resuscitation in a child: report of a case and review of the literature. *Pediatric Emergency Care*, **3**, 24–7.
650. Hashimoto, Y., Moriya, F., & Furumiya, J. (2007). Forensic aspects of complications resulting from cardiopulmonary resuscitation. *Legal Medicine*, **9**, 94–9.
651. Leadbeatter, S. (2001). Resuscitation injuries. In *Essentials of Autopsy Practice*, vol. 1, ed. G. N. Rutty. London: Springer-Verlag, pp. 43–62.
652. Plunkett, J. (2006). Resuscitation injuries complicating the interpretation of premortem trauma and natural disease in children. *Journal of Forensic Sciences*, **51**, 127–30.
653. Johnson, C. F. (1990). Inflicted injury versus accidental injury. *Pediatric Clinics of North America*, **37**, 791–814.
654. Johnson, C. F. (1994). Symbolic scarring and tattooing. *Clinical Pediatrics*, **33**, 46–9.
655. Fabrega, H. & Nutini, H. (1993). Witchcraftexplained childhood tragedies in Tlaxcala, and their medical sequelae. *Social Science and Medicine*, **36**, 793–805.
656. Scholtz, H. J., Phillips, V. M., & Knobel, G. J. (1997). Muti or ritual murder? *Forensic Science International*, **87**, 117–23.
657. Steyn, M. (2005). Muti murders form [sic] South Africa: a case report. *Forensic Science International*, **151**, 279–87.
658. Bhootra, B. L. & Weiss, E. (2006). Muti killing: a case report. *Medicine, Science and the Law*, **46**, 255–9.
659. Hadley, G. P., Bosenberg, A. T., Wiersma, R., & Grant, H. (1993). Needle implantation ascribed to "tikoloshe." *The Lancet*, **342**, 1304.
660. Robey, K. L., Reck, J. F., Giacomini, K. D., Barabas, G., & Eddey, G. E. (2003). Modes and patterns of self-mutilation in persons with Lesch–Nyhan disease. *Developmental Medicine and Child Neurology*, **45**, 167–71.
661. Shimoyama, T., Horie, N., Kato, T., Nasu, D., & Kaneko, T. (2003).

661. Tourette's syndrome with rapid deterioration by selfmutilation of the upper lip. *The Journal of Clinical Pediatric Dentistry*, **27**, 177–80.
662. Putnam, N. & Stein, M. (1985). Self-inflicted injuries in childhood: a review and diagnostic approach. *Clinical Pediatrics*, **24**, 514–18.
663. Borruat, F. X. & Kawasaki, A. (2005). Optic nerve massaging: an extremely rare cause of self-inflicted blindness. *American Journal of Ophthalmology*, **139**, 715–16.
664. Derouin, A. & Bravender, T. (2004). Living on the edge. The current phenomenon of self-mutilation in adolescents. *The American Journal of Maternal Child Nursing*, **29**, 12–18.
665. Byard, R.W., Gilbert, J.D., & Tsokos, M. (2007). Symmetrical "mirrorimage" injuries and the "chessboard" pattern: useful markers of self-mutilation. *The American Journal of Forensic Medicine and Pathology*, **28**, 255–8.
666. Shah, J., Jayawardene, S., & Das, G. (2001). An unusual cause of renal impairment: a latex glove. *International Journal of Clinical Practice*, **55**, 227.
667. Mudd, S. S. & Findlay, J. S. (2004). The cutaneous manifestations and common mimickers of physical child abuse. *Journal of Pediatric Health Care*, **18**, 123–9.
668. Thomas, A. E. (2004). The bleeding child; is it NAI? *Archives of Disease in Childhood*, **89**, 1163–7.
669. Adler, R. & Kane-Nussen, B. (1983). Erythema multiforme: confusion with child battering syndrome. *Pediatrics*, **72**, 718–20.
670. Borchers, A. T., Lee, J. L., Naguwa, S. M., Cheema, G. S., & Gershwin, M. E. (2008). Stevens–Johnson syndrome and toxic epidermal necrolysis. *Autoimmunity Reviews*, **7**, 598–605.
671. Evans, M. J. (2001). Mimics of non-accidental injury in children. In *Essentials of Autopsy Practice*, vol. 1, ed. G. N. Rutty. London: Springer-Verlag, pp. 121–42.
672. Kaplan, J. M. (1986). Pseudoabuse: the misdiagnosis of child abuse. *Journal of Forensic Sciences*, **31**, 1420–8.
673. Nields, H., Kessler, S. C., Boisot, S., & Evans, R. (1998). Streptococcal toxic shock syndrome presenting as suspected child abuse. *The American Journal of Forensic Medicine and Pathology*, **19**, 93–7.
674. Owen, S. M. & Durst, R. D. (1984). Ehlers–Danlos syndrome simulating child abuse. *Archives of Dermatology*, **120**, 97–101.
675. Levin, A. V. & Selbst, S. M. (1988). Vulvar hemangioma simulating child abuse. *Clinical Pediatrics*, **27**, 213–15.
676. Brown, J. & Melinkovich, P. (1986). Schonlein–Henoch purpura misdiagnosed as suspected child abuse: a case report and literature review. *The Journal of the American Medical Association*, **256**, 617–18.
677. Wheeler, D. M. & Hobbs, C. J. (1988). Mistakes in diagnosing non-accidental injury: 10 years' experience. *British Medical Journal*, **296**, 1233–6.
678. Wardinsky, T. D. (1995). Genetic and congenital defect conditions that mimic child abuse. *Journal of Family Practice*, **41**, 377–83.
679. Radkowski, M. A. (1983). The battered child syndrome: pitfalls in radiological diagnosis. *Pediatric Annals*, **12**, 894–903.
680. Marcus, B. J. & Collins, K. A. (2004). Childhood panhypopituitarism presenting as child abuse: a case report and review of the literature. *The American Journal of Forensic Medicine and Pathology*, **25**, 265–9.
681. Auer-Grumbach, M., De Jonghe, P., Verhoeven, K., *et al.* (2003). Autosomal dominant inherited neuropathies with prominent sensory loss and mutilations: a review. *Archives of Neurology*, **60**, 329–34.
682. Baghdadi, Z. D. (2001). Riga–Fede disease: report of a case and review. *The Journal of Clinical Pediatric Dentistry*, **25**, 209–13.
683. Bodner, L., Woldenberg, Y., Pinsk, V. & Levy, J. (2002). Orofacial manifestations of congenital insensitivity to pain with anhidrosis: a report of 24 cases. *Journal of Dentistry for Children*, **69**, 293–6.
684. Gellis, S. S. & Feingold, M. (1976). Picture of the Month: Cạo gió (pseudo-battering in Vietnamese children). *American Journal of Diseases of Children*, **130**, 857–8.

685. Hulewicz, B. S. F. (1994). Coin-rubbing injuries. *The American Journal of Forensic Medicine and Pathology*, **15**, 257–60.
686. Garty, B.-Z. (1993). Garlic burns. *Pediatrics*, **91**, 658–9.
687. Guarnaschelli, J., Lee, J., & Pitts, F. W. (1972). "Fallen fontanelle" (caida de Mollera): a variant of the battered child syndrome. *The Journal of the American Medical Association*, **222**, 1545–6.
688. Byard, R. (1988). Traditional medicine of aboriginal Australia. *Canadian Medical Association Journal*, **139**, 792–4.
689. Sharon, D. (1978). *Wizard of the Four Winds: A Shaman's Story*. New York: The Free Press.
690. Bishop, F. S., Liu, J. K., McCall, T. D., & Brockmeyer, D. L. (2007). Glutaric aciduria type 1 presenting as bilateral subdural hematomas mimicking nonaccidental trauma: case report and review of the literature. *Journal of Neurosurgery*, **106** (Suppl. 3), 222–6.
691. Kohler, M. & Hoffmann, G. F. (1998). Subdural haematoma in a child with glutaric aciduria type I. *Pediatric Radiology*, **28**, 582.
692. Kwong, K. L., Mak, T., Fong, C. M., et al. (2002). D-2-Hydroxyglutaric aciduria and subdural haemorrhage. *Acta Paediatrica*, **91**, 716–18.
693. Nassogne, M. C., Sharrard, M., Hertz-Pannier, L., et al. (2002). Massive subdural haematomas in Menkes disease mimicking shaken baby syndrome. *Child's Nervous System*, **18**, 729–31.
694. Milroy, C. M. (1993). Homicide followed by suicide (dyadic death) in Yorkshire and Humberside. *Medicine, Science and the Law*, **33**, 167–71.
695. Byard, R. W., Knight, D., James, R. A., & Gilbert, J. (1999), Murder–suicides involving children. *The American Journal of Forensic Medicine and Pathology*, **20**, 323–7.
696. Milroy, C. M. (1995). The epidemiology of homicide–suicide (dyadic death). *Forensic Science International*, **71**, 117–22.
697. Coid, J. (1983). The epidemiology of abnormal homicide and murder followed by suicide. *Psychological Medicine*, **13**, 855–60.
698. Copeland, A. R. (1985). Dyadic death revisited. *Journal of the Forensic Science Society*, **25**, 181–8.
699. Felthous, A. R. & Hempel, A. (1995). Combined homicide–suicides: a review. *Journal of Forensic Sciences*, **40**, 846–57.
700. Hanzlick, R. & Koponen, M. (1994). Murder–suicide in Fulton County, Georgia: comparison with a recent report and proposed typology. *The American Journal of Forensic Medicine and Pathology*, **15**, 168–73.
701. Marzuk, P. M., Tardiff, K., & Hirsch, C. S. (1992). The epidemiology of murder–suicide. *The Journal of the American Medical Association*, **267**, 3179–83.
702. Milroy, C. M. (1995). Reasons for homicide and suicide in episodes of dyadic death in Yorkshire and Humberside. *Medicine, Science and the Law*, **35**, 213–7.
703. Milroy, C. M., Dratsas, M., & Ranson, D. L. (1997). Homicide?suicide in Victoria, Australia. *The American Journal of Forensic Medicine and Pathology*, **18**, 369–73.
704. Berman, A. L. (1979). Dyadic death: murder–suicide. *Suicide and Life Threatening Behaviour*, **9**, 15–23.
705. Buteau, J., Lesage, A. D., & Kiely, M. C. (1993). Homicide followed by suicide: a Quebec case series, 1988–1990. *Canadian Journal of Psychiatry*, **38**, 552–6.
706. Palermo, G. B., Smith, M. B., Jentzen, J. M., et al. (1997). Murder–suicide of the jealous paranoia type: a multicenter statistical pilot study. *The American Journal of Forensic Medicine and Pathology*, **18**, 374–83.
707. Somander, L. K. H. & Rammer, L. M. (1991). Intra- and extra-familial child homicide in Sweden, 1971–1980. *Child Abuse and Neglect*, **15**, 45–5.
708. Shaw, D., Fernandes, J. R., & Rao, C. (2005). Suicide in children and adolescents: a 10-year retrospective review. *The American Journal of Forensic Medicine and Pathology*, **26**, 309–15.
709. Pelkonen, M. &

709. Marttunen, M. (2003). Child and adolescent suicide: epidemiology, risk factors, and approaches to prevention. *Pediatric Drugs*, **5**, 243–65.
710. Lee, C. J., Collins, K. A., & Burgess, S. E. (1999). Suicide under the age of eighteen: a 10-year retrospective study. *The American Journal of Forensic Medicine and Pathology*, **20**, 27–30.
711. Roesler, J. (1997). The incidence of child suicide in Minnesota. *Minnesota Medicine*, **80**, 45–7.
712. Males, M. (1994). California's suicide decline, 1970–1990. *Suicide and Life Threatening Behaviour*, **24**, 24–37.
713. Harrison, J., Moller, J., & Bordeaux, S. (1995). Youth suicide and self-injury Australia. *Australian Injury Prevention Bulletin*, **15** (Suppl.), 1–28.
714. Australian Bureau of Statistics (1996). *Causes of Death, Australia, 1995*, Catalogue no. 3303.0. Canberra, ACT: Australian Government Publishing Service.
715. Hassan, R. (1995). *Suicide Explained: The Australian Experience*. Melbourne, VIC: Melbourne University Press, p. 50.
716. Dervic, K., Friedrich, E., Prosquill, D., et al. (2006). Suicide among Viennese minors, 1946–2002. *Wiener Klinische Wochenschrift, The Middle European Journal of Medicine*, **118**, 152–9.
717. Byard, R. W., Markopoulos, D., Prasad, D., et al. (2000). Early adolescent suicide: a comparative study. *Journal of Clinical Forensic Medicine*, **7**, 6–9.
718. Byard, R. W., Eitzen, D., & James, R. A. (2000). Suicide trends: adolescence and beyond. *The Medical Journal of Australia*, **172**, 461–2.
719. Goldney, R. D. (1993). Suicide in the young. *Journal of Paediatrics and Child Health*, **29** (Suppl. 1), S50–2.
720. Bell, C. C. & Clark, D. C. (1998). Adolescent suicide. *Pediatric Clinics of North America*, **45**, 365–80.
721. Baume, P. & McTaggart, P. (1998). Suicides in Australia. In *Suicide Prevention: The Global Context*, ed. R. J. Kosky, H. S. Eshkevari, R. D. Goldney, & R. Hassan. New York: Plenum Press, pp. 67–78.
722. Byard, R. W. & Gilbert, J. D. (2004). Characteristic features of deaths due to decapitation. *The American Journal of Forensic Medicine and Pathology*, **25**, 129–30.
723. Klitte, Å., Gilbert, J. D., Lokan, R., & Byard, R. W. (2001). Adolescent suicide due to inhalation of insect spray. *Journal of Clinical Forensic Medicine*, **8**, 22–4.
724. Toörő, K., Szlávik, N., Meszaros, A., et al. (2006). Jumping and falling to death in children, adolescents, and young adults. *Journal of Clinical Forensic Medicine*, **13**, 129–34.
725. Byard, R. W., Koszyca, B., & James, R. (1999). Crossbow suicide: mechanisms of injury and neuropathologic findings. *The American Journal of Forensic Medicine and Pathology*, **20**, 347–53.
726. Knight, D. M., James, R. A., Sims, D. N., et al. (1998). Sudden death due to intravenous infusion of hair conditioner. *The American Journal of Forensic Medicine and Pathology*, **19**, 252–4.
727. Byard, R. W. & Gilbert, J. D. (2002). Cervical fracture, decapitation and vehicle-assisted suicide. *Journal of Forensic Sciences*, **47**, 392–4.
728. Blanco Pampin, J. M. & Lopez-Abajo Rodriguez, B. A. (2001). Suicidal hanging within an automobile. *The American Journal of Forensic Medicine and Pathology*, **22**, 367–9.
729. Green, H., James, R. A., Gilbert, J. D., & Byard, R. W. (2000). Fractures of the hyoid bone and laryngeal cartilages in suicidal hanging. *Journal of Clinical Forensic Medicine*, **7**, 123–6.
730. Byard, R. W., Klitte, ?., & Gilbert, J. D. (2004). Changing patterns of female suicide: 1986–2000. *Journal of Clinical Forensic Medicine*, **11**, 123–8.
731. Weintraub, M. I. (1995). Expert witness testimony: a time for self-regulation. *Neurology*, **45**, 855–8.
732. Chadwick, D. L. & Krous, H. F. (1997). Irresponsible testimony by medical experts in cases involving the physical abuse and neglect of children. *Child Maltreatment*, **2**, 313–21.
733. Byard, R. W. (2004). Lessons to be learnt from the Sally Clark case. *The*

734. Byard, R. W. (2004). Unexpected infant death: lessons from the Sally Clark case. *The Medical Journal of Australia*, **181**, 52–4.
735. Moritz, A. R. (1956). Classical mistakes in forensic pathology. *American Journal of Clinical Pathology*, **26**, 1383–97.
736. Mitchell, J. (2001). Controversial scientific evidence in children's cases. *New Law Journal*, **151**, 412–13.
737. Byard, R. W. (2009). Sophistry or justice: are the two mutually exclusive? *Forensic Science, Medicine, and Pathology*, **5**, 165–6.
738. McNeese, M. C. & Hebeler, J. R. (1977). The abused child: a clinical approach to identification and management. *CIBA Clinical Symposia*, **29**, 1–36.
739. Curran, W. J., McGarry, A. L. & Petty, C. S. (eds.) (1980). *Modern Legal Medicine, Psychiatry and Forensic Science*. Philadelphia, PA: F.A. Davis.
740. Spitz, W. U. & Fisher, R. S. (1980). *Medicolegal Investigation of Death*, 2nd edn. Springfield, IL: Charles C. Thomas.
741. Marshall, W. A. & Tanner, J. M. (1969). Variations in pattern of pubertal changes in girls. *Archives of Disease in Childhood*, **44**, 291–303.
742. Marshall, W. A. & Tanner, J. M. (1970). Variations in the pattern of pubertal changes in boys. *Archives of Disease in Childhood*, **45**, 13–23.

(*Australian Journal of Forensic Sciences*, **36**, 3–10.)

第 4 部
自然死（内因死）

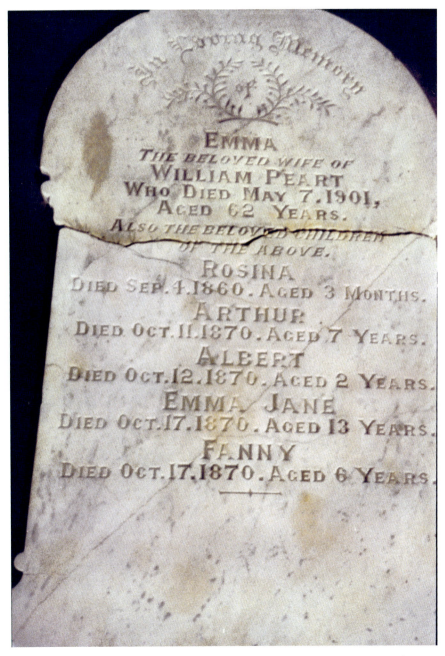

オーストラリアのタスマニア州北西部のウィニヤードにある墓地の一角にある墓石。1870 年に、同一の家系内で 1 週間も経たないうちに 2〜13 歳までの 4 名の子どもが立て続けに死亡していることがみてとれ、過去に壊滅的な感染症の流行があったことが示唆される。

第4章 感染症

はじめに…238
    剖検精査　238
心血管系疾患…239
    心筋炎　239
        臨床的徴候　239
        病因　240
        病理所見　240
            好酸球性心筋炎　242
        剖検時精査　242
    リウマチ熱　243
        臨床的徴候　243
        病因　243
        病理所見　243
        突然死の発生　243
    心内膜炎　244
        病因　244
        臨床的徴候　245
        病理所見　245
        突然死の発生　246
    感染性大動脈炎　248
    感染性冠動脈炎　248
呼吸器疾患…248
    扁桃炎　248
        臨床的徴候　248
        病因　248
        突然死の発生　248
        剖検精査　250
    咽後膿瘍　250
        臨床的徴候　250
        病因　250
        病理所見　250
        突然死の発生　251
        剖検精査　251
    Lemierre症候群　252
    口底蜂窩織炎（Ludwig angina）　252
    後舌膿瘍（Posterior lingual abscess）　252
    急性喉頭蓋炎　252
        臨床的徴候　253
        病因　253
        病理所見　253
        突然死の発生　253
        剖検精査　253
        その他の喉頭蓋病変　253
    急性喉頭気管気管支炎　253
    細菌性喉頭気管炎　254
    ジフテリア　254
    急性細菌性肺炎　255
        臨床的徴候　255
        病因　255
        病理所見　255
        診断上の問題　256
    間質性肺炎　256
    細気管支炎　257
    結核　257
    伝染性単核症　257
    喉頭乳頭腫症　258
中枢神経系感染症…258
    髄膜炎　258
        病因　258
        臨床的徴候　258
        病理所見　259
        突然死の発生　260
        剖検精査　260
    脳炎　261
    急性灰白髄炎　261
血液感染症…261
    マラリア　261
    鎌状赤血球症　262
消化管感染症…262
    胃腸炎　262
        病理所見　263
        突然死の発生　264
    ボツリヌス菌　264
    原発性腹膜炎　264
    二次性腹膜炎　264
    包虫症　265
        臨床的徴候　265
        生活環（ライフサイクル）　265
        病理所見　266
        突然死の発生　266
        剖検時精査　267
    その他の寄生蠕虫感染　267
泌尿生殖器感染症…267
    腎盂腎炎　267

第4部　自然死（内因死）

溶血性尿毒症症候群　267
全身性感染症…268
　敗血症　268
　ウイルス感染症　268
　　インフルエンザ　269
　　水痘　269
　毒素血症　269
　　黄色ブドウ球菌　269
　　ジフテリア菌　269

大腸菌　269
クロストリジウム属（Clostridium spp.）　270
免疫不全状態　270
　原発性免疫不全症　270
　二次性免疫不全症　271
　　医原性　271
　真菌感染症　272
　後天性無脾症　273
　後天性免疫不全症候群　274

はじめに

　さまざまな病原体による感染症が突然死をきたしうることは、広く知られた事実である。特定の病原体による感染症に罹患した際の予後は、病原体の病原性、宿主の年齢、宿主の免疫学的状態によりさまざまとなる。例えば、髄膜炎菌のようなある種の細菌は、生来健康であった人物に劇症敗血症をもたらし、罹患後数時間で突然死をきたしうるが、アスペルギルス属感染が問題となりうるのは、免疫不全状態の人物に対してのみである。致死的敗血症の場合の死亡機序は、敗血症性ショック、敗血症性アナフィラキシー、敗血症性塞栓症などによる多臓器機能不全のこともある（表4.1）。

　剖検を施行した小児事例の後方視的検討では、突然死の原因として最も多かったのは、細菌性肺炎、気道感染症、髄膜炎、敗血症、ウイルス性心筋炎、胃腸炎などの感染症である。小児期・若年成人期に突然死をきたしうる感染症につき、表4.2に列記した。

表 4.1　敗血症により予期せぬ突然死が生じる機序

敗血症性ショック
不整脈
電解質異常／脱水
血栓／塞栓症
アナフィラキシー
気道閉塞

剖検精査

　敗血症の可能性のある事例に対する剖検精査は、まず既往歴・現病歴の検証から始まり、次に感染徴候の有無の確認のための体表面の詳細な観察に続く。その後に包括的な体内診察を行い、化膿が確認されたあらゆる組織や器官の切開を行う。すべての有所見部位や感染部位は、写真撮影記録を的確に残す必要がある。イソプロピルアルコールで殺菌した後に、右心房から血液培養の採取を行う。培養は嫌気性培養と好気性培養の両方を提出する必要がある。エタノールを含めた毒物学的なスクリーニングを提出した場合、当然エタノール消毒を行った後ではエタノールに擬陽性を示すこととなるため、消毒にはイソプロピルアルコールを使用することが望まれる。真菌感染が疑われる場合、動脈血からのサンプリングを考慮する必要がある。

　明らかな感染所見を認める組織はすべてサンプリングしなくてはならない。スワブは輸送培地に入れ、細菌学検査室に送付する。液状便や血性便が認められた場合、腸管のさまざまなレベルの部位からスワブ検体採取と便検体採取を行う必要がある。尿検体や脳脊髄液検体は、滅菌容器に無菌的に採取し、提出する必要がある。肉眼的な剖検で明らかな死因がみつからない場合、血液・髄液培養を提出し、肺と脾臓の組織サンプリングを行い細菌検索を行う必要がある。またコクサッキーウイルスの検出のため、心臓組織の一部をサンプリングし、提出する必要がある。組織切片に対してはウイルス培養だけではなく、ポリメラーゼ連鎖反応（PCR）検査を行うこともある。通常診ない感染症が疑われるか、実際に確認された場合、免疫不全状態である可能性や糖尿病に罹患している可能性を考慮する。すべての結

第4章 感染症

表 4.2　小児・若年成人に突然死をきたしうる感染症

心血管	呼吸器	中枢神経	血液	消化器	泌尿生殖器	全身性
心筋炎	扁桃炎	髄膜炎	マラリア	胃腸炎	腎盂腎炎	敗血症
リウマチ熱	咽後膿瘍	脳炎		ボツリヌス菌中毒	溶血性尿毒症症候群	ウイルス血症
心内膜炎	Lemierre 症候群	灰白髄炎		腹膜炎		エンドトキシン血症
大動脈炎	口底蜂窩織炎（Ludwig angina）			包虫症		
動脈炎	後部舌膿瘍					
	急性喉頭蓋炎					
	急性喉頭気管気管支炎					
	細菌性喉頭気管炎					
	ジフテリア					
	急性細菌性肺炎					
	間質性肺炎					
	急性細気管支炎					
	結核感染					
	伝染性単核症					
	喉頭乳頭腫症					

表 4.3　致死的敗血症が疑われる事例に対し、剖検時に施行すべき事項

既往歴ならびに現病歴の精査
体表診察で感染症の所見の有無の確認
以下を含む包括的な肉眼剖検
　感染部位／感染疑い部位に対して切開を加えた詳細な観察
　写真撮影
以下を含む微生物的検査
　好気性培養と嫌気性培養の両者の血液培養採取
　感染臓器や感染組織のウェットスワブ検体採取
　感染の可能性のある液体や検体の滅菌容器採取
剖検時に死因が不詳の事例では、以下の検査の実施を考慮
　好気性培養と嫌気性培養の両者の血液培養採取
　気管・肺・肝臓・脾臓のウェットスワブ検体／組織検体採取
　髄液培養
　便培養（異なる部位からの複数採取）
　ウイルス検査のための組織採取
　留置カテーテルなどの留置物の培養検査
　（必要時には、組織切片を用いた PCR 検査を実施）
上記結果につき、感染症専門医と議論を行う

出典：Gilbert, Warner, & Byard ［245］.

果が得られた後に、症例に関して感染症専門医と議論を行うことは、重要な臨床的示唆が得られることとなり、また検査結果の意義の解釈を行う上でも有用となるであろう（表 4.3）。

以後本章では、感染病原体の種別ではなく（本書の章立てに準じて）各臓器別に、記載を行っている［24］。

心血管系疾患

心筋炎

心筋炎は予期せぬ突然死をきたす疾患として広く知られており、小児期の突然死につき検討したケースシリーズ研究では、9〜17％を心筋炎が占めていた、と報告されている［1–3］。

臨床的徴候

心筋炎の多くは成人期に発症するが、小児期に発症することもあり、中には乳児期に発症し SIDS 類似の病像を呈することもある［4］。中には明らかな

表 4.4 心筋炎を引き起こしうる各種微生物

ウイルス	クラミジア	リケッチア	マイコプラズマ	細 菌	真 菌	原 虫	後生動物
コクサッキーウイルスAおよびB	*Chlamydia psittaci*（オウム病）	*Rickettsia typhi*（発疹チフス）	*Mycoplasma pneumoniae*	Diphtheria（ジフテリア）	*Aspergillus*（アスペルギウス）	*Trypanosoma*	*Trichinella*
エコーウイルス				*Salmonella*（サルモネラ）	*Candida*（カンジダ）	*Toxoplasma*	*Echinococcus*
ポリオウイルス	*Chlamydia pneumoniae*	*Rickettsia tsutsugamushi*（ツツガムシ病）		*Brucella*	*Blastomyces*		
インフルエンザウイルスAおよびB				Streptococci（β溶血性）	*Cryptococci*		
サイトメガロウイルス				Staphylococci	*Coccidioidomyces*		
ムンプスウイルス				*Clostridium perfringens*			
麻疹ウイルス							
風疹ウイルス				*Neisseria meningitides*（髄膜炎菌）			
Epstein-Barr ウイルス							
アデノウイルス				*Borrelia burgdorferi*			
ヒト免疫不全ウイルス（HIV）							
Varicella zoster ウイルス（水痘ウイルス）							
天然痘ウイルス							
ワクシニアウイルス							
B 型肝炎ウイルス							
黄熱病ウイルス							

心不全の徴候を呈する子どももいる一方で［5］、かなりの数の子どもでは非特異的な臨床的徴候しか示さず、剖検前に心疾患であったことを示す情報が何もないこともある［6］。運動の最中にショックをきたしたとの病歴は心疾患を示唆するものであるが、特に若年成人男性においては、急性心筋梗塞疑いとの臨床診断がなされていることが多い。突然死は、不整脈や急性心代償不全が原因で生じると考えられている［7, 8］。

病 因

心筋炎は種々の非感染性因子に起因することもある（第 5 章参照）。しかし、心筋炎は特にコクサッキーＢウイルスなどの特定の微生物により生じることが最も多い［9］。その他にもコクサッキーＡウイルス、ポリオウイルス、エコーウイルス、インフルエンザウイルスＡ型、アデノウイルス、サイトメガロウイルス、ヒト免疫不全ウイルス（HIV）、パルボウイルスなども心筋炎の原因となり、これらウイルスの感染により心臓突然死をきたすこともある［10–15］。感染性の心筋炎をきたしうる各種微生物につき、表 4.4 に列記した。

病理所見

剖検の際に心臓に明らかな所見が認められない場合もあるが、たいていの事例では心肥大が存在し、心室は拡張し、心筋は蒼白色を呈していたり変色しており、出血をともなう心筋細胞壊死が認められる（写真 4.1）［16］。

例えば、生来健康であったが外傷を負って死亡した患者の心伝導路にも、リンパ球の浸潤が認められることが種々の研究から明らかとなっており［20］、心筋への炎症細胞浸潤が認められるだけでは心筋炎とは診断できず、通常は心筋内のリンパ球の集簇として確認される心筋壊死像（写真 4.2）の存在が、あらゆる年齢層の患者において、心筋炎と診断する必須の要件である［17, 18, 19］。

病理組織学的には、病的心筋への炎症細胞浸潤

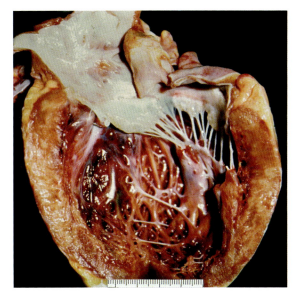

写真 4.1 突然、ショック状態となり突然死した 13 歳男児の心臓の剖検所見（左心室に切開を加えた状態）。広範性の心筋炎による、心筋層の斑点形成が認められている。

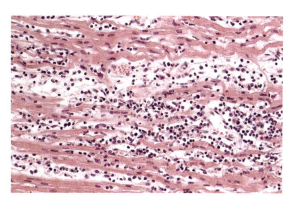

写真 4.2 組織所見から心筋炎による死亡と確定診断された、突然死事例の心臓の病理組織所見。心筋内に、慢性期炎症細胞のびまん性浸潤が認められている。

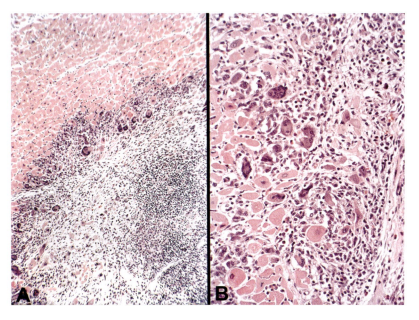

写真 4.3 学校で突然ショック状態に陥り死亡した、巨細胞性心筋炎の学齢期男児の心臓の病理組織所見。心筋壊死所見、ならびに特徴的な巨細胞形成をともなう慢性炎症所見が確認される。

の程度はさまざまであり、中にはリンパ球・好酸球・好中球からなる、血色の良い間質性の炎症性細胞浸潤をともなう広範性の心筋細胞壊死を認める事例もある一方で、壊死の範囲がより限局的な事例も存在する。このように、症例によって炎症部位や壊死部位の範囲はさまざまであるため、適切なサンプリングを行うことが肝要であるが、剖検が施行された事例であれば、心臓生検のみの場合に比べ十分量の組織検体が得られることが多く、通常は診断する上であまりサンプリング上の問題が生じることはない [21]。心筋症と確定診断がつけられた事例のその他の病理組織学的特徴としては、心筋細胞肥大、瘢痕化をともなう間質の線維化、などが挙げられる [22]。心筋障害の範囲と呈する臨床症状の状態には、相関関係があまり認められない場合もある。

変性心筋内に散在性に巨細胞を認める、いわゆる

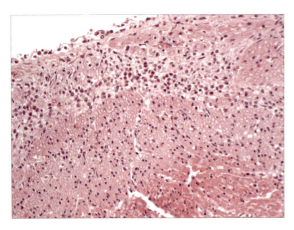

写真 4.4　好酸球性心筋炎で死亡した生後 1 か月齢の男児の心臓の病理組織所見。心筋層への著明な好酸球浸潤所見が確認される。

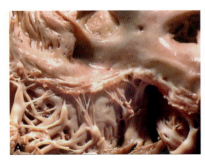
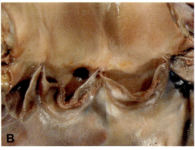

写真 4.5　急性リウマチ熱に罹患中に突然死をきたした 13 歳女児の心臓の剖検所見（A）。三尖弁に小型疣贅がビーズ状に形成されているのがみてとれる。同様の病変は大動脈弁の弁尖にも認められた（B）。

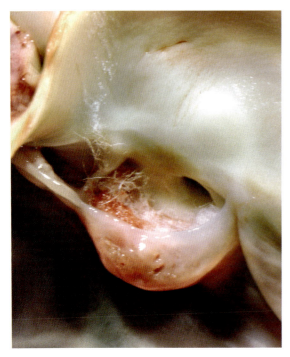

写真 4.6　急性リウマチ熱に罹患中に死亡した事例の心臓の剖検所見。大動脈弁の弁尖付着部の洞部に、微細な縒り糸状のフィブリン沈着が認められた。

巨細胞性心筋炎、もしくは Fiedler 心筋炎と呼ばれる事例も存在している（写真 4.3）。本症は CD-4 陽性 T リンパ球が原因の自己免疫不全症であることを示唆する研究報告が存在している［23］。また本症は老年期に発症し、うっ血性心不全を呈することが一般的であるが、小児期や成人期に突然死として発症することもある。

好酸球性心筋炎

　小児期に突然死をきたす疾患として、好酸球性心筋炎も挙げられる。本症はおそらくウイルス感染により発症すると推測されているが薬物、細菌感染、寄生虫感染、良性／悪性の好酸球増多症候群により、本症をきたすこともある（写真 4.4）［25, 26］。

剖検時精査

　心筋炎が疑われる事例の剖検時には、血液ならびに心臓組織の採取を行い、微生物学的検査や DNA ハイブリダイゼーション検査を実施し、特にコクサッキー B ウイルスの存在の有無を確認すること

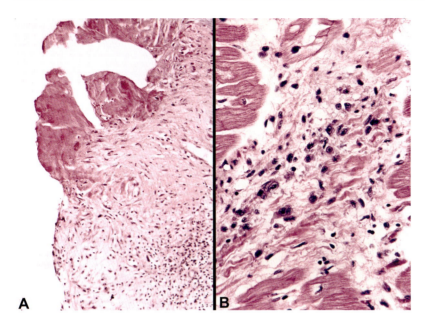

写真 4.7　急性リウマチ熱により死亡した患者の弁膜疣贅部の病理組織所見。慢性炎症により形成された増殖性繊維組織、ならびにそれに付着する繊維素性堆積物が確認された（A）。Bは、心筋内に認められた典型的な Aschoff 小体である。リボン状に折りたたまれたクロマチンが中心に偏った、有胞性の核を持つ細胞（いわゆる Anitschkow 細胞）が集簇して形成されていることが確認できる。

は、どのような事例であれ極めて重要である［27］。コクサッキー B ウイルスに特異的な IgM の検査を行うことも、診断を下していく上で有用である［10, 28, 29］。事故など、心疾患とは全く関係ない原因で突然死した生来健康であった小児でも、心筋に炎症が認められることがあるとの研究報告は複数あり、心筋の炎症所見の臨床的意義の解釈は慎重に行う必要がある［30, 31］。

リウマチ熱

臨床的徴候

リウマチ熱は、皮下結節、皮膚の有縁性紅斑、舞踏病、遊走性多発関節痛、心炎によって特徴づけられる、小児期の再発性熱性疾患である。診断基準としては、Jones による診断基準や、WHO による診断基準などが存在する［32］。

病因

本症は A 群連鎖球菌の感染後に生じ、連鎖球菌性抗原と組織との間に免疫学的交差反応性が生じることが原因とされている。近年リウマチ熱の発生率は西欧諸国では著しく減少しているが、開発途上地域（例：オーストラリア奥地のアボリジニ居住区）などではいまだ高率に発症している可能性がある［33, 34］。

病理所見

肉眼的剖検時、心臓は肥大し、心室の拡張をともなっていることが多い。弁尖の辺縁に沿ってフィブリンの付着や典型的な疣贅を認めることも多い（写真 4.5, 4.6）。病理組織学的には、弁膜には炎症細胞の浸潤とフィブリン沈着が認められ、心筋内には特徴的な Aschoff 小体が認められる（写真 4.7）。Aschoff 小体とは、中心部がフィブリノイド変性をきたし、その周囲を組織球が取り囲んでいることが特徴的な、円形から卵円形の結節である［35］。Anitschkow 細胞と呼ばれる細胞の出現も特徴的であり、これはリボン状に折りたたまれたクロマチンが中心に偏った、卵円形の有小胞性の核を持つ細胞である（この細胞は、キャタピラ細胞とも呼称されている）［36］。疾病が進行するにつれ、弁は厚くなり、瘢痕化を認めるようになる（写真 4.8）。

突然死の発生

本症は、幼小児期から思春期後期まであらゆる年齢できたしうるが、突然死を認めることは稀である。しかし、例えば急性リウマチ性弁膜炎と心筋炎をきたした 18 歳の患者が、脆弱な弁膜疣贅由来の塞栓により急性心筋梗塞をきたし突然死したとの症例報告や、リウマチ熱に罹患した 3 歳男児が冠動脈病変が原因で突然死したとの症例報告も存在している［36–38］。写真 4.9 には、左冠動脈前下行枝の塞

第 4 部　自然死（内因死）

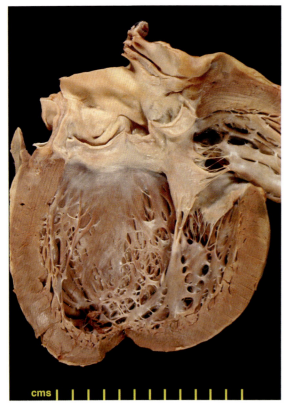

写真 4.8　急性リウマチ熱に罹患した既往歴を持つ 26 歳の男性の心臓の剖検所見。大動脈弁の弁尖が瘢痕化しているのが確認できる。

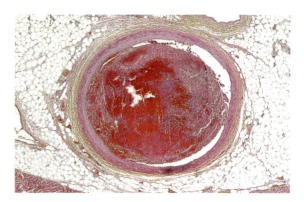

写真 4.9　リウマチ熱の急性期に死亡した 6 歳女児の心臓の病理組織所見。左冠動脈前下行枝の左室壁在性塞栓が確認できる。

栓で突然死した、リウマチ熱の急性期で心筋炎を併発していた 6 歳女児の事例を提示した。

心内膜炎

　心内膜炎は、種々の微生物による心内膜や心臓弁膜の感染症であり、その結果、脆弱な疣贅が形成されることとなる。急性型と亜急性型の 2 つに分類されており、急性型の心内膜炎に罹患した場合、急性の心臓損傷をともなう高熱が認められるが、敗血症性塞栓により心臓外に所見を併発することもある。適切な治療がなされない場合、通常は発症後数週間以内に死亡する。一方、亜急性心内膜炎は、真菌性動脈瘤のような合併症が起こらない限り一般的には緩徐な臨床経過をたどる。臨床的管理を行う上での問題点として、確定診断を下すことが困難であるという点に加え、原因細菌が疣贅の中の深部にとどまることや耐性菌が近年増加していることから、感染病巣から細菌を根絶することが困難であるという点が挙げられる［39, 40］。

病因

　小児や若年成人における心内膜炎は、心内修復術施行の既往の有無にかかわらず、通例は Fallot 四徴症、大動脈弁閉鎖不全、左室流出路閉塞をともなう心室中隔欠損症などの基礎疾患を有する事例において認められる［41］。リウマチ熱の既往や人工弁置換術を施行した既往のある事例に発症することが多いが、正常な心臓を持つ事例で認められることもありうる。敗血症や、血管内留置カテーテル留置に続発して、心内膜炎をきたすこともある。70％以上の事例の起因菌は、黄色ブドウ球菌（*Staphylococcus aureus*）か緑色連鎖球菌（*Streptococcus viridans*）である［42, 43］。

　細菌が血小板凝集や凝固カスケードを惹起し、線維素の沈着を促進することで、疣贅が形成されることとなる。特に疣贅表面の細菌は急速に増殖し、血栓に付着する形の場合もあればそうではない形の場合もあるが、循環血中に持続的に排出されるようになる。

　近年では心内膜炎をきたしやすくする基礎疾患として、年長児では大動脈弁や僧帽弁の変性疾患の頻度がリウマチ熱を凌駕している。静脈注射による薬物常用者は心内膜炎に罹患するリスクが、リウマチ性心疾患や人工弁を有する患者（写真 4.10）の 7 倍にのぼるとの報告もある［40, 44］。稀ではあるものの、全く別の疾患が細菌性心内膜炎とよく似た臨床像を呈することがあり、このような事例として著者らは 23 歳の男性例を経験している。この患者は左心房に骨肉腫の転移性腫瘍を認めており、その腫瘍が隣接する食道に浸潤し、上気道と上部消化管との交通が生じることで、細菌が循環血中に持続的に排

出されるようになり、細菌性心内膜炎とよく似た臨床像を呈していた（写真 4.11）[45]。

臨床的徴候

本症の初期症状は一般的に非特異的な場合が多いが、時に発熱、心不全、塞栓症状で初発する劇症型の経過をたどる事例もある [46]。特にブドウ球菌性の心内膜炎は劇症型の経過をたどる可能性が高く、著明な弁膜損傷、伝導路に病変が生じることによる不整脈、肺塞栓・脳梗塞・心筋梗塞などの塞栓症状をきたしやすい。ただし塞栓形成は、他の起因菌による感染性心内膜炎でも生じうる [47]。

弁尖の穿孔、巨大疣贅による流出路閉塞、感染腱索の破裂、心内瘻孔形成や人工弁の破壊による突然のシャント形成などにより急性心不全をきたすこともある。このような感染性心内膜炎による弁膜病変は、自然大動脈弁に最も起こりやすい。弁膜周囲感染は自然弁の 10 〜 40%、人工弁の 45 〜 100% に生じるとされており、弁膜周囲の腔形成や膿形成をき

たし、房室ブロックなどの伝導障害をきたすこととなる。断片化した疣贅が冠動脈に塞栓することで、重篤な心筋虚血をきたすこともある [48]。

全身性の塞栓症は、感染性心内膜炎の 22 〜 50% に生じるとされており、特にブドウ球菌、カンジダ、いわゆるグラム陰性桿菌の HACEK 群（インフルエンザ桿菌〈Hemophilits〉、アクチノバチルス〈Actinobacillus〉、カルジオバクテリウム〈Cardiobacterium〉、アイケネラ〈Eikenella〉、キンゲラ属〈Kingella sp.〉）、アビオトロフィア属（Abiotrophia）による大動脈弁感染や僧帽弁感染時にきたしやすい。敗血症性塞栓症の発生が最も多い部位は脳であり、90% 以上の塞栓症は中大脳動脈領域に発生する。真菌性動脈瘤の形成は 2 〜 25% の事例で生じるが、生じた場合の死亡率は 60% と高く、特に瘤破裂をきたした場合、致死率は 80% に達する。非感染性塞栓による無菌性梗塞を生じることもあるが、その場合の発生は脾臓に多いとされており、左心系に病変を認めた感染性心内膜炎の 40% で認められる [48]。

病理所見

剖検時に、爪下の Splinter 出血、手指と足趾の皮下結節（Osler 結節）、網膜出血（Roth 斑）、手掌と足底の出血性病変（Janeway 病変）といった、いわゆる心内膜炎の古典的病変を認めることはあまりない。心臓の剖検時の異常所見としては、僧帽弁に最も多く認められ、疣贅、弁膜穿孔、弁膜周囲の環状膿瘍、腱索破裂といった病変が認められる [49]。

疣贅の外観は、呈していた心内膜炎のタイプにより異なる [50] が、細菌感染による心内膜炎の場合、弁尖や弁小葉に付着して、さまざまな大きさの脆弱な疣贅が認められ、しばしば原型がわからないほどに破壊された状態となっている（写真 4.12, 4.13）。病理組織学的には、疣贅は塊状壊死細胞片・フィブ

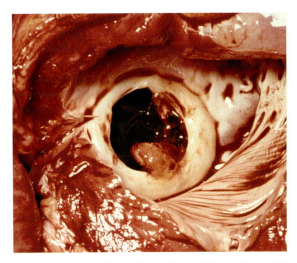

写真 4.10　急性細菌性心内膜炎に罹患中に死亡した患者の心臓の剖検時所見。人工弁の弁輪に血栓が付着しており、巨大な疣贅が形成されているのが確認できる。

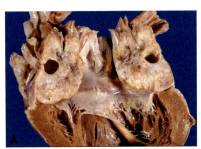 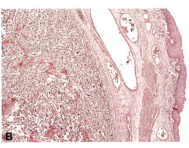

写真 4.11　細菌性心内膜炎の症状を呈した、骨肉腫の 23 歳男性の心臓の剖検所見。左心房内に転移巣を認め、隣接する食道にも浸潤が認められた。肉眼的に、腫瘍は大動脈弓に挟まれるように存在していることが確認され（A）、病理組織学的には食道粘膜下に転移性骨肉腫が確認された（B）。

リン・細菌コロニー・白血球からなり、時に微小膿瘍形成をともない、近接する心筋層へも炎症が波及している（写真4.14）。

突然死の発生

感染性心内膜炎による予期せぬ突然死は、急性心不全、房室ブロック、心タンポナーデ、塞栓症に関連した心外症状、敗血症などにより引き起こされる（写真4.15, 4.16）。心内膜炎に罹患した乳幼児や年長児が塞栓性心筋梗塞による突然死をきたしたとの報告例も散見されるため、剖検時に冠動脈を注意深く検索することが極めて重要である［51］。このような事例として著者は、心内膜炎に罹患した二尖大動脈弁の狭窄をともなう8歳男児を経験しているが、経過中に細菌性弁尖感染をきたし、冠動脈口の閉塞により心筋梗塞を併発して突然死をきたした。心内膜下の心筋層に炎症細胞が浸潤することにより、致死的となることもありうる。感染性心内膜炎事例に

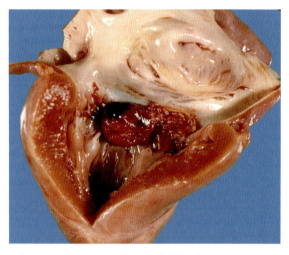

写真4.12　黄色ブドウ球菌による感染性心内膜炎の生後9か月齢の女児の心臓の剖検所見。僧帽弁前尖に巨大な疣贅が認められている。

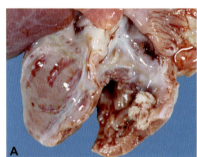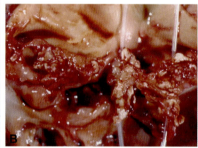

写真4.13　三尖弁（A）と大動脈弁（B）に認められた、感染性心内膜炎による不整形の巨大疣贅。後者は穿孔をともない、広範性に破壊された状態となっている。

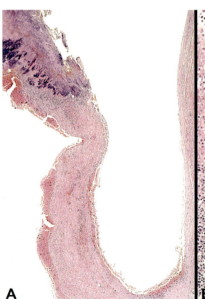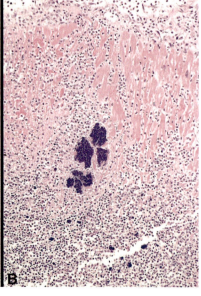

写真4.14　急性細菌性心内膜炎の患者の心臓の病理組織所見。弁膜（A）と隣接する心筋（B）に、急性炎症と膿瘍形成をともなう細菌のコロニーが認められている。

第 4 章　感染症

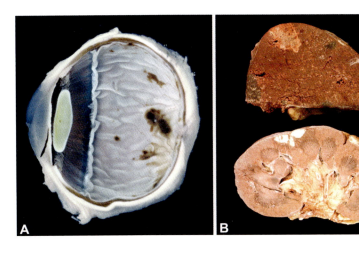

写真 4.15　急性細菌性心内膜炎の事例の剖検所見。網膜出血（A）ならびに脾臓・腎臓の楔形の梗塞（B）を認めた。

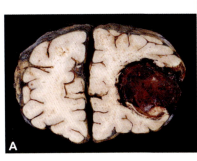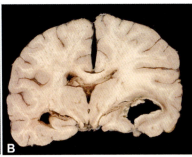

写真 4.16　敗血症性塞栓形成を認めた急性細菌性心内膜炎の 2 例の脳の剖検所見。A は脳内出血をきたした事例であり、B は脳膿瘍を認めた事例である。

表 4.5　感染性心内膜炎罹患の際に、予期せぬ突然死をきたしうる病態

心臓疾患
　急性うっ血性心不全
　房室ブロック
　瘻孔形成（大動脈起始部——心室瘻）
　心筋梗塞

脈管疾患
　血栓／塞栓
　組織梗塞
　真菌性動脈瘤破裂
　動脈気管支瘻

神経疾患
　無菌性／化膿性髄膜炎
　頭蓋内出血
　塞栓性脳卒中
　けいれん
　脳症

敗血症

出典：Byramji, Gilbert, & Byard［39］.

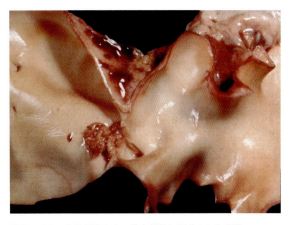

写真 4.17　大動脈狭窄症の狭窄部位に形成された疣贅。

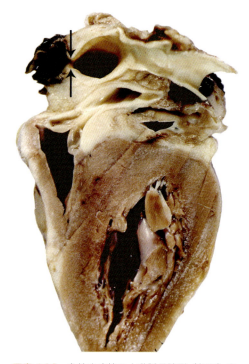

写真 4.18 急性炎症性の大動脈弓破裂（矢印）をきたし突然死した6歳女児の心臓脈管の剖検所見。破裂部位は、肺流出路に隣接した部位であった。死亡前には非特異的で軽微な前駆症状を認めるのみであった。解剖学的異常はなく、移動性の異物の存在も認められなかった。

おける予期せぬ突然死の原因につき、表4.5に列記した。

感染性大動脈炎

いわゆる「増殖性脈管内膜炎（intimitis）」と呼ばれる細菌感染症が大動脈に生じ、血流が阻害されることがある。そのような感染性の大動脈内膜炎は開存した状態の動脈管に生じることもあれば、大動脈縮窄症にともなって生じることもある（写真4.17）。感染をきたした際の症状はやはり全く非特異的であることがほとんどであり、病変部位の血管壁が破裂した場合に、予期せぬ突然死として発症することもありうる。大動脈起始部が病変に含まれる場合、循環血液量減少性ショックにより死亡することもあれば、心タンポナーデにより死亡することもある。

このような炎症を引き起こした病態は不明であることが多い。著者らは、倦怠感と発熱という非特異的症状の出現から数時間後に、上行大動脈が破裂し突然死した6歳女児例を経験している（写真4.18）。剖検時には、大動脈弓破裂の所見に加え、膿瘍形成をともなう限局性急性炎症所見が認められた。各種培養検査やPAS染色での組織学的検討では、検索した範囲内で何らの細菌も検出されなかった。

感染性冠動脈炎

リウマチ熱、梅毒、ならびに膿瘍形成をともなう心内膜炎に罹患中の小児が、血栓・心筋梗塞をともなう冠動脈炎により死亡することがある [52]。

呼吸器疾患

扁桃炎

扁桃は上部気道／消化管を取り囲むように存在する、リンパ組織の集合からなる組織である（このような扁桃の輪状構成は、Waldeyer輪と呼称されている）。アデノイド（鼻咽頭扁桃）は上咽頭に位置し、口蓋扁桃は咽頭側面に位置し、舌扁桃は舌底前部に位置している。扁桃は吸入したり嚥下したりした抗原となる異物を、免疫学的に処理する役割を担っている [53]。

臨床的徴候

扁桃の急性炎症は、嚥下困難をともなう咽頭痛、発熱、上気道感染症などを引き起こす。臨床経過は通常は良好であり、すみやかに回復するが、稀ではあるが、重篤で致死的となりうる経過をたどることもある [54]。

病因

小児における急性扁頭炎は多くの場合、化膿連鎖球菌（*Streptococcus pyogenes*）によるが、Epstein-Barrウイルス（EBウイルス）やヘルペスウイルスなどの他の病原体により引き起こされることもある [55]。

突然死の発生

急性扁桃炎により引き起こされる重篤で致死的となりうる病態としては、続発性の敗血症や気道閉塞などが挙げられる。扁桃腺からの細菌の播種により、局所ではなく全身性の敗血症をきたすこともある。このような事例として、ウェルシュ菌（*Clostridium perfringens*）による壊死性扁桃炎により死亡した生後9か月齢の女児の報告例がある。剖検

第 4 章　感染症

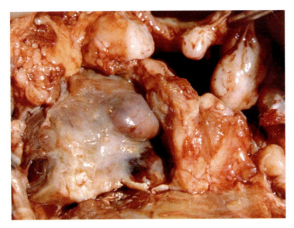

写真 4.19　扁桃炎に合併して著明な咽頭後部出血をきたし、気道閉塞で死亡した女児の剖検時所見。咽頭側壁は口蓋垂方向に押されて正中線を超え、対側の扁桃に達している。

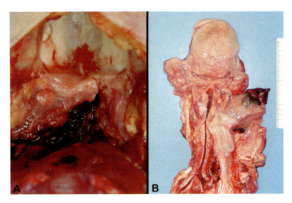

写真 4.20　扁桃摘出術後に出血をきたし死亡した幼小児の剖検所見。咽頭壁周囲の間質（A）ならびに舌底部（B）に著明な出血が認められた。

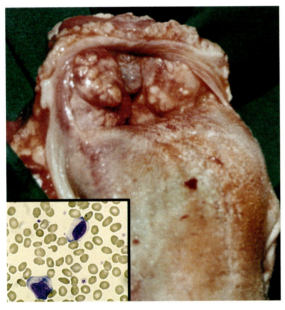

写真 4.21　伝染性単核症により扁桃腺が著明に腫大し、窒息死した 14 歳男児の剖検時所見。囲み写真は、末梢血のギムザ染色所見の典型的な異型リンパ球である。

時の培養検査では、血液培養と髄液培養から同細菌が検出されたとのことである［56］。一方、感染は局所にとどまっているものの、感染による気道の狭小化をもたらしたり、頸部軟部組織へ波及した感染が、咽頭の後側部膿瘍や血管の炎症をもたらすことで、致死的となる場合もある［57］。

また、あらゆる年齢層で扁桃炎に続発して、扁桃からの急性出血をきたすことがある。扁桃の小血管の破綻に起因して扁桃実質にびまん性に出血を認める場合もあれば、深部膿瘍形成に続発してより大型の血管が破綻することで生じる場合もある（写真 4.19）。ただ幸い、扁桃炎の経過中にこのような特発性出血をきたす小児は、わずか 1.2％にすぎない。通常扁桃出血は細菌性扁桃炎や伝染性単球症に続発して生じるが、若年成人において、そのような感染や外傷の既往を認めないのにもかかわらず、扁桃出血をきたすことがある。扁桃出血は鼻出血と誤診されたり、嚥下されることで吐血や下血をきたし、臨床上混乱が生じることもある。扁桃出血が認められた場合、致死的出血の前駆症状と考えて、すみやかに対応する必要がある［58–61］。

扁桃の手術を行った当日に生じる一次性出血（写真 4.20）は、手術の 5〜10 日後に生じる二次性出血に比し、出血症状が著しい。扁桃摘出術後の出血は、高齢者に比し小児では少ないが、摘出後の二次性出血は小児において、より多い傾向にある。扁桃出血により死に至る機序は、失血、血液誤嚥、血塊による上気道閉塞などさまざまである。扁桃摘出術後に出血をきたす割合はあらゆる年齢で 1.5〜4％と報告されているが、用いられた術式によりその割合は変わりうるものである［62, 63］。

小児においては、生理的な扁桃肥大が急性感染症によって増悪することで、気道閉塞をきたしうる。致死的な気道閉塞をきたす場合、通常は両側性に扁桃腫大が認められるが、全例そうであるとは限らず、例えば著者らは腫大した有茎性の左口蓋扁桃により声門部が閉塞し致死的経過をたどった、生後 19 か月齢の男児例を経験している［64］。

伝染性単核症は扁桃周囲膿瘍形成の有無にかかわらず、扁桃腺の腫大だけではなく隣接する口蓋垂や

249

表 4.6　扁桃腺感染の際に突然死をきたしうる病態

局所性敗血症
　膿瘍をともなう／ともなわない気道閉塞
　偽膜形成による気道閉塞
　気道閉塞をともなう／ともなわない大量出血死
　　扁桃実質内血管の破綻による
　　扁桃腺周囲血管の破綻による
　　大血管の破綻による
　　術後性
　　特発性

全身性敗血症

出典：Byard [53].

喉頭蓋の軟部組織腫脹を引き起こす。また伝染性単核症に罹患した患者の1～3.5％において、粘調の粘液性分泌物による気道狭窄の増悪が認められるとされている。伝染性単核症のさらなる問題点としては、鎮静する際に使用された薬物によって、気道狭窄が増悪するという点が挙げられる。著者は伝染性単核症罹患時に死亡した14歳男児例と29歳女性例を経験しているが、扁桃腫大に加えて、鎮静剤の投与が死に至る主要因であった（写真4.21）[65, 66]。伝染性単核症に罹患した際に形成された偽膜が気道内に脱落することで、急性気道閉塞をきたし死亡することもありうる。扁桃腺の感染症による突然死の原因について、表4.6にまとめ、掲示した。

剖検精査

扁桃炎罹患中に死亡した事例の剖検を始める前には、臨床経過、施行された医学的治療、ならびに手術を施行されていた場合にはその術式、その他あらゆる合併症などを含む詳細な病歴を入手しておくことが重要である。通常の剖検に加え、Waldeyer輪・扁桃底部・隣接する頸部軟部組織・上部気道／消化管を十分に露出し観察した後に切離を行う必要がある。このような注意深い切離を行うことで、致死的経過につながった病変の部位や性状を明らかにするだけではなく、予期せぬ出血をきたすこととなった異常動脈の有無を明確化することにもなる。また、致死的経過をたどったその他の要因の検索のため、ウイルス学的検査や中毒スクリーニング検査も行う必要がある。

咽後膿瘍

臨床的徴候

本症は発生率は低いものの、6歳未満の小児で発症することがあり、新生児期にも発生しうる。この年齢群では上気道炎がしばしば起きるが、成長とともに消失する咽頭後隙のリンパ節鎖の存在が、咽後膿瘍の原因となっている。咽頭後隙は深頸筋膜の前方、下咽頭・食道の後方に位置している。咽頭後隙は頸動脈鞘、頭蓋底、縦隔などの重要構造物に近接しており、それらの部位に炎症が波及しやすいため、咽後膿瘍を形成した場合の致死率が著明に高い［38, 67–69］。

本症に罹患した患者は、咽頭痛、嚥下障害、頸部腫脹、斜頸、発熱、そして時には呼吸窮迫や吸気性喘鳴を認める。しかし軽微な症状しか示さず、診断や治療が著明に遅れることも少なくない［70］。

病因

膿瘍は、隣接するリンパ節の化膿性炎症（化膿性リンパ腺炎）や鰓裂嚢胞の化膿性炎症や化膿性脊椎骨髄炎からの波及、または医原性の気道外傷や異物挿入による気道外傷（例：摂取された魚の骨、口に咥えた鉛筆、スプーンを用いた食事の強制摂取など）など、さまざまな原因で生じうる。鈍的外力による頸部損傷にともなう気道の間接的外傷や、菌血症による細菌播種によっても、膿瘍が形成される場合がある。乳幼児や小児の剖検時に咽後膿瘍が認められた場合、虐待による外傷が原因である可能性も考慮しなくてはならない［38, 71］。

細菌培養で最も頻度の高い原因菌は、化膿連鎖球菌（Streptococcus pyogenes）、黄色ブドウ球菌（Staphylococcus aureus）、呼吸器系の嫌気性菌であるが、口腔咽頭内の常在菌の混合感染の場合も多い。新生児期の起因菌としては、大腸菌（Escherichia coli）と黄色ブドウ球菌が多い［72］。

病理所見

剖検時に咽頭後方の腫脹が認められることが、膿瘍の存在を疑わせる最初の所見であることが多い（写真4.22, 4.23）。局所の敗血症だけではなく、気管・頸動静脈・縦隔などの隣接臓器に病変が認められることもあるが、そのいずれもが死亡に寄与した可能性があるものである（表4.7）。咽頭後部で増大

第4章　感染症

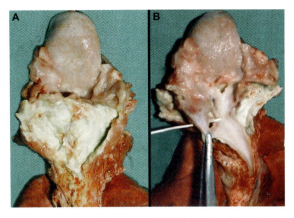

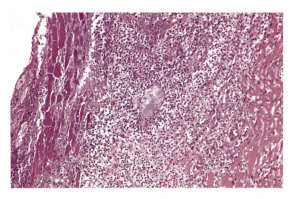

写真4.22　連鎖球菌性敗血症に咽後膿瘍を合併し死亡した、生後10週齢の女児の中咽頭の剖検所見（後方から観察した写真）。膿瘍は占拠性腫瘤として、食道後面に確認できる（A）。食道と咽頭に切開を加えることで、中咽頭左側の膿瘍に連続する部位に、プローブで示した穿孔部位が確認された（B）。本児にはその他にも、複数の虐待によると思われる損傷が、至るところで確認された。

写真4.23　写真4.22に示した咽後膿瘍により死亡した事例の病理組織所見。多核白血球の集簇をともなう筋繊維壊死像を認め、膿瘍を形成していることが確認できる。

表4.7　咽後膿瘍の合併症

局所性合併症
　腫瘤効果（Mass effect）による下記症状
　　気道閉塞
　　内頸静脈／頸動脈の圧排
　　神経麻痺
　　膿瘍破裂
　　食道破裂
　　椎体への感染波及

感染の波及
　誤嚥性肺炎
　頸静脈血栓症／化膿性血栓性静脈炎
　急性壊死性縦隔炎
　膿胸
　タンポナーデをともなう／ともなわない胸膜液／心嚢液貯留
　脳膿瘍
　髄膜炎
　頸動脈への炎症波及／頸動脈破裂
　頸部骨髄炎
　脊髄膿瘍
　環軸椎亜脱臼

頸動脈への感染波及による脳虚血／脳梗塞

感染の全身波及
　菌血症
　敗血症

突然死
　気道／血管の閉塞
　局所性／播種性敗血症

出典：Byramji, Gilbert, & Byard [38].

した膿瘍により気道閉塞が起こる場合もあり、また特に嚥下障害がある患者の場合、膿瘍が破裂した際に誤嚥性肺炎が起こることもある。頸動脈鞘へ炎症が波及することによって、頸動脈の狭窄化や頸動脈への炎症波及をきたすこともある。また仮性動脈瘤が形成されることもある。合併した化膿性頸静脈血栓性静脈炎が、肺やその他の臓器の敗血症性塞栓形成を引き起こすこともあり、また頸静脈系の感染症の逆行性感染で脳膿瘍や髄膜炎をきたすこともありうる。急性壊死性縦隔炎を合併することもあるが、それが胸膜腔に波及した場合、膿胸をきたすこともあり、心膜に波及し心タンポナーデをきたすこともある。その他にも頸部骨髄炎、環軸椎亜脱臼、脊髄膿瘍を合併することもある［73–75］。

突然死の発生

　咽後膿瘍の死亡率は10%、合併症率は43%と報告されている。気道閉塞、血管への炎症波及、縦隔炎、膿胸、心タンポナーデ、全身性敗血症などの合併が、突然死をきたしうる病態として挙げられる［72, 76, 77］。

剖検精査

　一旦、膿瘍が確認されたならば、感染巣を覆う形となっている咽頭粘膜を詳細に観察し、その後同部位を切離し、穿通性損傷の所見の有無の確認を行う。筋膜面に沿って丁寧に切離を加えていき、頭部方向や縦隔方向の異常所見の有無を確認する。隣接する血管の組織学的サンプリングを行い、敗血症性動脈炎や血栓性静脈炎の有無の確認を行う必要もあ

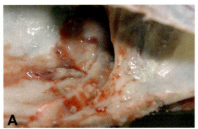
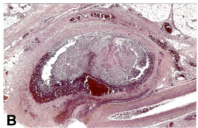

写真 4.24　劇症型の *Fusobacterium necrophorum* 感染症により死亡した 12 歳男児の側頭骨錐体部の剖検所見（内側面）（A）。中耳やその隣接組織の感染が波及し、硬膜外腔に膿貯留が認められている。病理組織学的には中耳に隣接する静脈に、敗血症性血栓性静脈炎が認められた（B）。

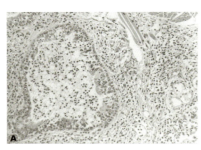
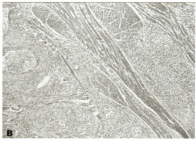

写真 4.25　後舌腺膿瘍により上気道閉塞をきたし死亡した、生後 5 か月齢の男児の病理組織所見。粘液腺導管への好中球浸潤が認められた（A）。隣接組織では、炎症性細胞浸潤により舌筋束の分離が認められた（B）。

る。脳や肺のような遠隔臓器にも、敗血症性塞栓が認められる可能性がある。標準的な微生物学的検索も、合わせ行う必要がある（表 4.3）。

Lemierre 症候群

Lemierre（レミエール）症候群は、壊死性桿菌（正常な口腔咽頭細菌叢の一部をなす線状のグラム陰性桿菌）感染症の一種であり、頭部に壊死性の感染巣を形成する。臨床徴候としては、発熱、咽頭痛、頸部腫脹、呼吸器症状、関節痛などが認められる。小児においては中耳炎を併発する傾向があり、若年成人では急性口腔咽頭感染症を併発する傾向にある [78–80]。

本症の最も重篤な合併症としては、内頸静脈の敗血症性血栓性静脈炎が挙げられ、これにより肺やその他の臓器に転移性敗血症性塞栓が引き起こされることがある（写真 4.24）。血栓性静脈炎は扁桃周囲静脈や咽頭静脈叢を含む、他の血管で生じる場合もあり、横静脈洞血栓や海綿静脈洞血栓を引き起こすこともある。また髄膜炎や下行性壊死性縦隔炎が引き起こされることもありうる [81, 82]。

Lemierre 症候群は、抗生剤により根治が可能となったことより、過去の疾患と考えられている。しかし近年その報告は増しており、的確な診断がなされ、時宜を得た適切な抗生剤治療がなされない場合、予期せぬ突然死を引き起こしうる [83, 245]。

口底蜂窩織炎（Ludwig angina）

口底蜂窩織炎は、通常は歯原性の感染症から波及して生じる、顎下隙の細菌感染症である。下顎骨骨折や口腔底裂傷に続発して、本症が生じることもある。若年層の成人男性に好発し、発熱、口内疼痛、嚥下障害などの症状で発症する。本症は、急速に進行することが特徴的であり、舌を含む局所組織の壊死、誤嚥性肺炎／膿胸、頸動脈炎や縦隔炎を含む深部組織炎症などのさまざまな合併症をきたしうる。気道閉塞をきたし、突然死することもある [57]。

後舌膿瘍（Posterior lingual abscess）

舌後部の急性炎症は上気道の閉塞を引き起こし、予期せぬ突然死の原因となりうる。著者らは、舌底部の広範性の急性炎症により致死的な上気道閉塞をきたした、生後 5 か月齢の男児例を経験している。下部にある甲状舌管嚢胞遺残や停留粘液嚢胞の感染から波及した可能性が高いと推察したが、実際の炎症をきたした原因は不明であった（写真 4.25）[84]。

急性喉頭蓋炎

多くの小児科医や法医／病理学者は、喉頭蓋の急性細菌感染症である本症による予期せぬ突然死事例を経験してきたが、1990 年にインフルエンザ桿菌 b 型（Hib）ワクチンが導入されて以降、本症は極めて稀となった [85]。

第4章 感染症

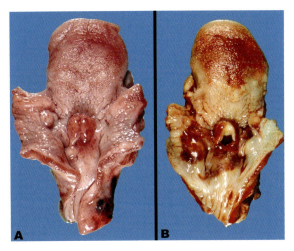

写真 4.26 インフルエンザ桿菌 b 型（Hemophilus influenzae type B）感染により、著明な軟部組織腫脹をきたし、喉頭炎様症状出現後、上気道閉塞によりごく短時間で死亡した生後 8 か月齢男児の剖検所見（A）。B は急性喉頭蓋炎で死亡したまた別の事例の剖検所見。両事例ともに粘膜下腫脹をともなう広範性の間質性出血が認められた。

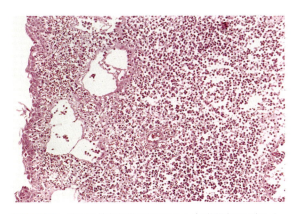

写真 4.27 著明な軟部組織腫脹をきたし気道閉塞で死亡した、急性喉頭蓋炎の事例の病理組織所見。粘膜下浮腫と急性の炎症細胞浸潤が認められている。

臨床的徴候

本症は劇症の臨床経過をとることも多く、急速に発熱、呼吸困難、嚥下痛、流涎などの症状が出現し、気道閉塞をきたして致死的経過をたどりうる［86］。重症化する前の症状は微熱や咽頭痛などの軽微で非特異的な症状であることも多く［87］、また先駆症状なくベッド上で死亡した状態で発見されることもある。主に 1〜7 歳までの小児期疾病であると考えられているが、時に年長児にも認められ、思春期後期発症例や若年成人発症例の報告も存在している［88］。

病因

原因菌は、かつてはインフルエンザ桿菌 b 型（Hemophilus influenzae type B）が多かったが、近年では肺炎球菌、ブドウ球菌、クレブシエラ属、連鎖球菌による感染がほとんどである［89］。

病理所見

剖検時に、喉頭蓋は赤く、腫脹し、浮腫状であることが特徴的である（写真 4.26）。病理組織学的には著明な粘膜下浮腫、ならびに表在性の潰瘍化をともなう急性炎症所見が確認される（写真 4.27）。

突然死の発生

舌圧子を用いて喉頭蓋の診察を試みることで気道閉塞が誘発され、突然死をきたすことがある。このような気道閉塞が生じた場合、迅速に治療を行った場合でも、致死率は 20％にのぼる［90, 91］。敗血症を合併し、致死的経過をたどることもある。

剖検精査

剖検時に血液培養を行い病原菌を同定することは極めて重要であり、50〜75％の事例で病原体の同定が可能であるとされている［92］。

その他の喉頭蓋病変

喉頭口は解剖学的に、極めて気道閉塞をきたしやすい部位である。喉頭蓋やその周囲組織の粘膜下に膨張を引き起こすあらゆる病態が、致死的な気道閉塞をきたしうる。著者らは、緑膿菌性の敗血症を合併し、喘鳴出現後に突然死をきたした神経芽細胞腫の 1 歳女児例を経験している。喉頭口周辺に著明な間質性出血をきたしており、それによる窒息が死因であったと判断した。

急性喉頭気管気管支炎

急性喉頭気管気管支炎の事例の多くは、パラインフルエンザウイルスやインフルエンザウイルスによる、流行性のクループとして発症する。好発年齢は生後 6 か月から 4 歳であり、2 歳時にピークが存在している［85］。クループの臨床経過は、急性細菌性喉頭蓋炎より軽微であり、通例は予後良好である。しかしながら、気管内挿管を行う必要性が生じ

第4部　自然死（内因死）

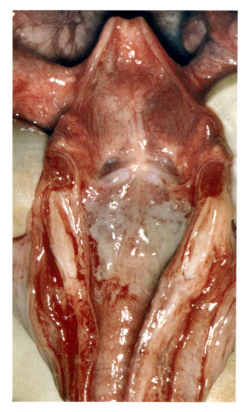

写真 4.28　細菌性咽頭気管炎を合併していた死亡事例の剖検時所見。喉頭ならびに上部気道に、ブドウ球菌感染による炎症が認められた。

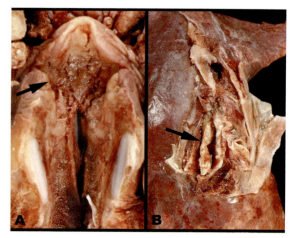

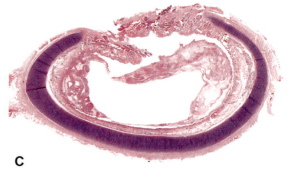

写真 4.29　ジフテリア菌感染症により偽膜形成をきたし、剥がれた偽膜が喉頭や気管（A）ならびに気管支（B）に嵌頓し、突然死した4歳女児の剖検時所見。全載組織標本では、壊死性組織で形成された偽膜が、気道に張りついている所見が確認できる（C）。

るほど、気道閉塞が重度となる事例も時に認める[92]。本症に罹患した幼小児が仰臥位で頭部を前屈させられた際に、呼吸停止が惹起されてしまうこともある[93]。

　クループで突然死をきたしうるか否かについては議論のあるところではあるが、Segard と Koneman は「喉頭気管気管支炎は、予期せぬ突然死をきたした小児事例の剖検時にしばしばみられ、死因としても妥当と思われる」と、自身の報告の中で結論づけている[94]。実際、予期せぬ突然死をきたした生後15か月齢の男児において、剖検時に喉頭気管炎が確認され、培養でパラインフルエンザウイルス1型が培養されたとの症例報告も存在している[95]。ウイルス性の喉頭気管気管支炎に罹患した小児が気道閉塞で死亡しうる可能性としては、黄色ブドウ球菌（*Staphylococcus aureus*）による二次感染をきたし、厚い偽膜が形成された場合などが挙げられる[96]。

細菌性喉頭気管炎

　急性細菌性喉頭気管炎（偽膜性喉頭炎）は、ほとんどはブドウ球菌感染によるもので、細菌性喉頭蓋炎に比して亜急性の経過をとり、予後も通常は良好である。本症では喉頭と気管支に病変をきたす（写真 4.28）。粘調性の高い膿性偽膜によって急性の気道閉塞をきたす事例が存在するとの研究報告もある[97]が、この報告中でも実際には死亡事例は存在していない。

ジフテリア

　ジフテリアは温帯地域の国々において主に発症し、かつては小児や若年成人の主たる死因の1つであった。しかし20世紀に入り生活状況が改善され、また定期ワクチン接種が実施されることで、ジフテリアによる死亡は激減している。ジフテリア菌（*Corynebacterium diphtlieriae*）による咽喉頭部の感染

は一般に、2〜15歳のワクチン未接種の小児に発症する。ジフテリア菌は外毒素を産生するが、それにより壊死粘膜細胞などからなる炎症性偽膜の形成をともなう、上皮の炎症・壊死が引き起こされる（写真4.29）[98]。ジフテリアに罹患中の子どもが、剥がれた偽膜が嵌頓性に下気道を閉塞することで突然死をきたすことがあるが、かつてジフテリアにより死亡した子どもに対し「窒息死した天使（strangling angel of children）」との俗称が存在していたことも、その頻度の高さを物語っている。また、ジフテリア菌の外毒素によって心臓損傷をきたし、それにより突然死することもある。

急性細菌性肺炎

臨床的徴候

年長児における急性細菌性肺炎の症状は、成人と同様、発熱、咳嗽、胸痛などである。乳幼児の場合には所見が明らかでないこともあり、突然の呼吸窮迫症状の出現前に、微熱や非特異的な倦怠感などの症状しか認められないという場合も少なくない。

病因

小児期の重篤な下気道感染症として最も頻度が高いのは、肺炎連鎖球菌（*Streptococcus pneumoniae*）による急性大葉性肺炎であり、症例のおよそ90％を占めている。インフルエンザ桿菌（*Hemophilus influenzae*）や黄色ブドウ球菌によって劇症の呼吸器感染症をきたすこともあり、特に後者では膿瘍形成や緊張気胸をともなうことが多い（写真4.30）。

病理所見

剖検時の肺の外観は、大葉性肺炎であったか、小葉性肺炎（気管支肺炎）であったかにより異なる。急性の大葉性肺炎の場合、含気不良となった肺の硬化部位が融合性に認められ、肺葉硬化という状態を呈している。気管支肺炎の場合には、肺の硬化部位は散在して認められ、肺は斑状硬化という状態を呈している。肺に切片を加えた断面の外観は、両肺野全体にびまん性に、退色性の硬化部位が確認される。

病理組織学的には、肺胞は好中球・フィブリン・壊死性細胞塊などで充満した状態となっている。大葉性肺炎では、肺の硬化像は赤色調を呈する場合があり、このような場合、病理組織学的には膿が充満した融合性肺胞肺胞内に赤血球が溢出している所見

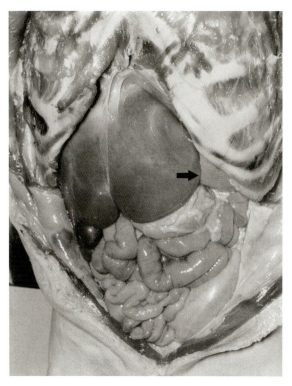

写真4.30　黄色ブドウ球菌性肺炎に続発した緊張性気胸により、腹腔臓器の下垂を認めた12歳女児の剖検時所見。左季肋縁直下に隆起した横隔膜が確認される（矢印）。

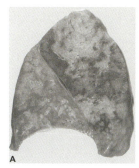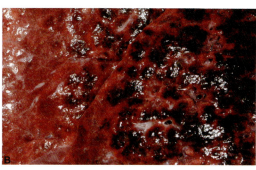

写真4.31　Aは軽症の喉頭炎として加療されていた、劇症肺炎で死亡した生後16か月齢の女児の肺の剖検所見。ベッドに寝かされた30分後に、死亡しているところを発見された。Bは連鎖球菌性感染による広範性の出血性肺炎で死亡した15歳男児の肺所見。死亡前には非特異的な腹痛を認めたのみで、ベッド上で死亡した状態で発見された。

が確認される。このような赤色調の硬化像を呈する、急性炎症期段階から時間が立っている事例の場合、炎症性細胞や赤血球の崩壊により、灰色調の硬化像を呈するようになる。一方、急性気管支肺炎の場合、炎症細胞の浸潤は主に気管支周囲に認められる。

診断上の問題

剖検時に肺炎が認められたとして、それがどのくらい死亡に寄与したかを判断することはしばしば困難である。残念ながら、小児期に発熱をきたす病態は極めて多様であり、死亡前に発熱が認められたという事実は、死因究明にほとんど役には立たない。重症度的に死亡に寄与したか否かが疑わしい、予期せぬ突然死という経過でなければ問題視しなかったであろう病変を、死因と判断することがないようにすることは極めて重要である［99］。妥当と思われる死亡機序を明確化することが困難な事例においては、このことは特に重要である。

幼小児における予期せぬ突然死事例では、「病歴上、特異的症状は何も認めていなかったが、剖検時に細菌感染による間質内や肺胞内への急性の炎症細胞浸潤が認められる」ということは稀ではないが、思春期の子どもでもこのような事例は認めうる（写真4.31）。肺全体にびまん性に炎症細胞の浸潤が認められる事例（写真4.32）や、培養検査や病理組織学的検査で播種性敗血症が明確となっている事例に膿胸が認められる場合などでは、死因を呼吸器感染に帰することはそれほど困難ではない。一方で感染症が存在していたとして、どの事例が致死的でどの事例が軽症で死亡に寄与していないかの明確なカットオフラインを設定するのは不可能であり、明白な診断根拠が存在していない事例では、結論を下すことができない場合が多い。組織培養や血液培養で細菌が同定されることもあるが、培養時に既に抗生剤が使用されていた場合、培養が陰性になることも稀ではない。

間質性肺炎

間質性肺炎は主にウイルス感染症が原因で、肺胞中隔間質の斑状の慢性炎症性細胞浸潤をきたす疾患である。多くの事例では自然治癒していくものの、乳幼児や免疫不全状態の小児では、劇症型の経過をたどることもありうる（写真4.33）。マイコプラズ

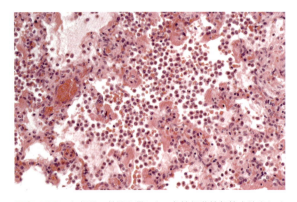

写真4.32 赤色調の外観を呈した、急性細菌性気管支肺炎により死亡した乳児の肺の病理組織所見。死亡前には軽微な発熱所見以外の症状を認めず、朝、ベッドで死亡した状態で発見された。

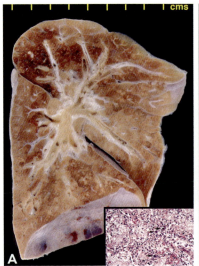
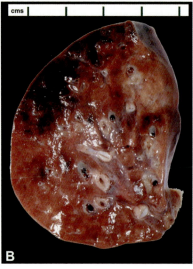

写真4.33 アデノウイルス性肺炎により死亡した事例の肺の剖検所見。Aの事例では、局所的な肺出血が確認される。囲み写真は病理組織所見であるが、慢性の炎症細胞浸潤と壊死所見、ならびにウイルス封入体が散在性に認められる。Bはまた別の事例であるが、肺動脈血栓症を併発していることが確認された。

マ、リケッチア、クラミジアの感染を含む多くの感染症でも、本症と類似の病理組織学的所見を呈しうる［100］。予期せぬ突然死をきたした生後 7 か月齢の男児において、ホルマリン固定パラフィン包埋検体を用いた PCR 検査が行われ、ヒト・ヘルペスウイルス 6（HHV-6）が同定されたとの報告例［101］のように、このような手法を用いて正しく病原体を同定する試みは、これまでにも数多くなされてきた。

　細菌性肺炎の項で述べたのと同様に、間質に炎症が認められた場合に、どこからを有意と捉えうるのかということが、しばしば問題となる。肺内の気管支周囲には通例リンパ節が集簇しているため、間質性肺炎の場合にはなおさら炎症が死亡に寄与した程度を推測することは困難である。一部の SIDS 事例において気管支周囲に軽度の慢性の炎症性細胞浸潤が認められたことから、SIDS の原因の一部は間質性肺炎であるとの議論がかつてなされたことがあった［102］。しかし最近の研究では、SIDS 群と対照群の間で、肺切片標本における慢性の炎症性細胞浸潤の程度には有意差が認められなかったと報告されている［103］。突然死事例における間質性肺炎の病理組織学的特徴については、Yip、Sein、Lung らによる総説が参考になる［100］。

細気管支炎

　生後 6 か月未満の乳児における細気管支炎の主な原因は、RS ウイルスである。他にもアデノウイルス、パラインフルエンザウイルス、インフルエンザウイルス、百日咳菌、マイコプラズマなどが原因となることもある。病理組織学的には、気管支や細気管支の周囲へのびまん性の単核性炎症細胞浸潤が認められ、肺実質に波及している像が確認される。気道内腔にも単核細胞の浸潤が認められ、内腔は粘液と壊死性細胞塊で充満している。

　RS ウイルス感染によって、無呼吸発作、粘液／炎症性細胞塊による遠位細気管支の閉塞、肺内でのエアートラッピングなどをきたし、突然死することもありうる［104, 105］。

結　核

　ヒト結核菌（*Mycobacterium tuberculosis*）による感染は、通常は肺の感染症であるが、他のあらゆる組織や器官にも影響をもたらしうる。本症患者は喀血

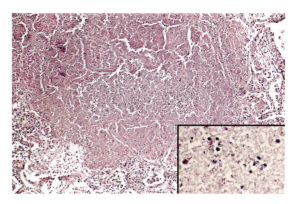

写真 4.34　活動性結核で死亡した患者の肺の病理組織標本。特徴的な乾酪性肉芽腫性炎症所見が確認された。Ziehl–Neelson 染色により抗酸性桿体が明瞭化している。

などの呼吸器症状を認め、しばしば栄養不良状態に陥っている。結核は西欧諸国外では広く蔓延しており、例えばあるインドの病院では全小児期死亡の 10 〜 15％を結核患者が占めていると報告されている［106］。西欧諸国でも薬剤抵抗性の結核菌が増え、免疫不全患者数が増えることで、結核患者が増加しているとの研究報告は散見される［107］。

　結核感染患者が突然死することは稀であり、突然死したとしてもたいていは高齢患者の場合であるが、小児期に突然死した事例の報告も存在している［108, 109］。小児期の結核による突然死の機序としては、劇症型の気管支肺炎による場合や、巨大喀血塊の吸引による窒息などが考えられる。それ以外にも、稀ではあるが結核性心筋炎、副腎感染による続発性の Addison 病による副腎クリーゼ、結核性冠動脈内膜炎による死亡例も報告されている［107, 110, 111］。

　病理組織学的には、乾酪化をともなう壊死性肉芽腫性炎症と、Ziehl–Neelson 染色や蛍光色素染色などの抗酸菌染色で染色されることが特徴である（写真 4.34）。病原体が染色されない場合には、リガーゼ連鎖反応（LCR）を用いて結核菌の DNA の存在につき同定しうる場合もある［111］。

伝染性単核症

　伝染性単核症（別名「腺熱」）は発熱、咽頭炎、リンパ節腫脹、脾腫、肝炎などの症状を特徴とする急性ウイルス性疾患である。大部分の症例が比較的良好な経過をたどる一方、脾破裂、神経系合併症、上気道閉塞により、およそ 3000 例に 1 例の割合で

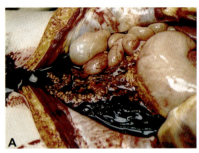
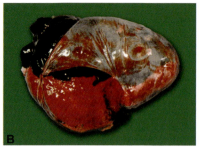

写真 4.35　伝染性単核症に罹患中に死亡した 18 歳女性の剖検時所見。剖検時の腹腔内出血は、脾臓破裂を疑う最初の徴候である（A）。死亡の直前に患者は左心窩部痛を訴えていたが、おそらく脾膜の断裂（B）にともなう痛みであったと推察される。

致死的経過をたどるとされている［65, 112, 113］。心筋炎、鼻咽頭出血、致死的続発感染症などにより、死亡することもありうる［114–116］。

脾破裂（写真 4.35）は、咳き込み・嘔吐／排便時のいきみなどの軽度の外力が加わるだけでも生じるもので、診察時の触診で脾破裂をきたした事例も報告されている［117, 118］。

神経系合併症として、Guillain–Barré 症候群や脳炎・髄膜炎による運動神経麻痺をきたすこともある。本症の患者が呼吸不全をきたした場合、上気道閉塞によるとみなされることが多いが、実際には球麻痺（延髄麻痺）や Guillain–Barré 症候群による呼吸不全であることも少なくないとされている［119］。ただ実際に、扁桃腺やアデノイドの腫大、口蓋垂と喉頭蓋の浮腫、時には扁桃周囲膿瘍を合併することにより、上気道閉塞による突然死はきたしうる［65, 120, 121］。偽膜が形成され、ジフテリアに類似する気道閉塞を引き起こすこともある［122］。幼小児においては、後咽頭のリンパ組織腫脹によって上気道閉塞をきたすこともありうる［123］。

写真 4.21 は、入院中にもかかわらず広範性の扁桃腺腫脹により突然死した、伝染性単核症の 14 歳男児の閉塞された上気道を提示したものである。

喉頭乳頭腫症

本症は、声門、喉頭、喉頭、稀には食道後壁に沿って成長する、再発性播種性乳頭腫症である。病変は外方増殖性を示し（写真 7.21）、声質の変化、息切れなどの症状をきたす。本症はウイルス感染が原因であり、感染組織からはヒトパピローマウイルス（HPV）6 型、11 型が同定される。本症は急速に成長することで、気道の開存性が妨げられ、窒息をきたしうる［62, 124, 125］。時には突然死する事例もあり、例えばベッド上で死亡しているところを発見された生後 22 か月齢の女児例の報告がある。剖検時に喉頭は乳頭腫により著しく狭小化しており、in situ ハイブリダイゼーションによる検査で HPV6 型と 11 型の存在が証明された、とのことである［126］。本症小児では、慢性の低酸素血症／高炭酸ガス血症に続発して、肺高血圧症をきたすこともありうる［127］。

中枢神経系感染症

髄膜炎

髄膜の細菌感染症は、顕性の前駆症状がなく重篤となりうる疾病であり、抗生剤による加療がなされていたとしても致死的となりうる。脳膿瘍のくも膜下腔内穿破により広範性の化膿性髄膜炎をきたして突然死することもある［128］が、中耳炎や眼窩内炎症の波及によっても同様の転帰をたどることがある（写真 4.36, 4.37）。

病因

原因菌は年齢により異なっており、新生児期には B 群連鎖球菌（GBS）や腸内細菌が原因となることが多い。12 歳までの小児では、インフルエンザ桿菌 b 型（*Hemophilus influenza* type B）、肺炎連鎖球菌（*Streptococcus pneumonia*）、髄膜炎菌（*Neisseria meningitidis*）が起因菌となることが多く、それ以降の年齢群ではインフルエンザ桿菌 b 型、髄膜炎菌が一般的となる。劇症型の細菌性髄膜炎は、リステリア菌のような他の病原体によっても起こりうる［129］。

臨床的徴候

化膿性髄膜炎に罹患した小児では、数日前から悪心、嘔吐、羞明などを認めていた場合が多く、それ

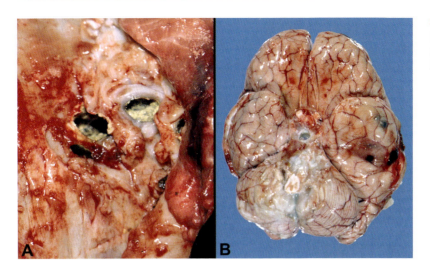

写真 4.36　中耳炎が側頭骨錐体部（A）を通じ頭蓋腔まで波及し、髄膜炎と脳膿瘍（B）をきたし死亡した幼児の脳の剖検所見。

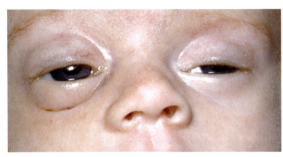

写真 4.37　右眼窩周囲の腫脹をともなう眼窩蜂窩織炎が脳内に波及し、致死的脳内感染症で死亡した乳児。

に続発して意識変容と項部硬直が出現するようになる。ただ残念ながら、乳児期の化膿性髄膜炎では前駆症状が軽微で非特異的な場合が多い。

　小児における髄膜炎菌感染症は、通常は上気道からの侵入によるが、局所の炎症所見はほとんど、あるいは全く認められない。本症の典型的な臨床像は、発熱に続き出血性の発疹（写真 4.38）が出現し、循環虚脱に至るというものである［130］。昏睡・ショック状態となり急速な経過で死亡する、という臨床経過をたどるのは主に 2 歳未満の子どもである。しかし、発症前に健康状態に問題を認めなかったあらゆる年齢の子どもで、このような臨床経過をたどることはありうる［131］。

病理所見

　急速に死の転機をたどった場合、剖検時に外観上発疹や髄膜の炎症所見が認められないこともある（もちろん事例により程度はさまざまであり、写真 4.39 のような顕性の所見が認められる場合もある）。また

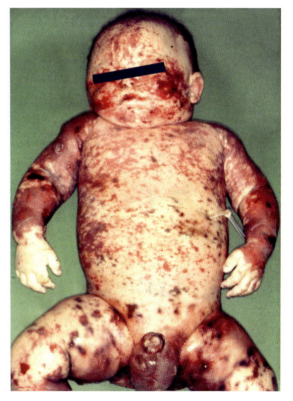

写真 4.38　劇症型の髄膜炎菌感染により死亡した乳児に認められた、びまん性出血性発疹。

髄膜炎に至る前に、敗血症で死亡していたという場合もありうる［132］。両側性の副腎出血（いわゆるWaterhouse-Friderichsen 症候群）が明らかとなる場合もあるが（写真 4.40, 4.41）［133］）、その場合の起因菌としては髄膜炎菌が最も多いが、インフルエンザ桿菌（*Hemophilus influenzae*）などの他の病原菌が起因菌の場合もある［134］。病理組織学所見では、髄

第 4 部　自然死（内因死）

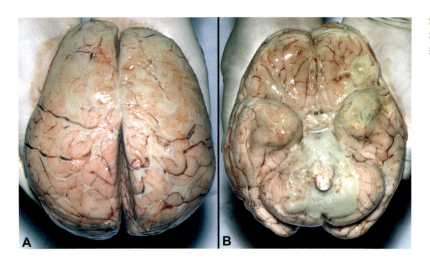

写真 4.39　化膿性髄膜炎で死亡した事例の脳の剖検所見。肺炎球菌の感染が確認された。

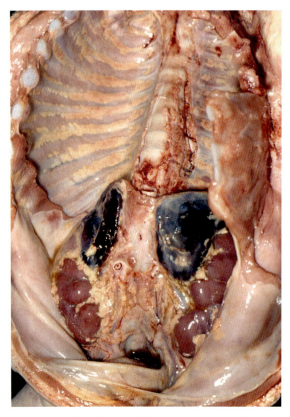

写真 4.40　髄膜炎菌による髄膜炎・敗血症により、両側性の副腎出血（Waterhouse-Friderichsen 症候群）をきたし死亡した、2 歳の幼児の剖検時所見。

膜に多形核細胞浸潤所見（写真 4.42）が認められ、細菌培養結果では、培養前に抗生剤の投与がなされていない限り、髄液から細菌が検出されるであろう。

インフルエンザ桿菌（Hemophilus influenzae）による髄膜炎では、およそ 5％の子どもに脳梗塞を併発

するとの研究報告もある（動脈のれん縮によると推察されている）［135］。B 群連鎖球菌（GBS）、リケッチア、真菌、ウイルスによる脳脊髄膜炎の際に、壊死性脳血管炎を合併することもある［136］。先天性風疹感染症や、帯状疱疹の際にこのような合併症が認められることもある。また髄膜炎罹患後に、血栓症が合併した事例でなくとも、損傷を受けた線維内膜の修復の過程で脈管狭窄をきたすこともある［137］。

突然死の発生

　髄膜炎も随伴している敗血症も、致死的経過をたどる病態であり、突然死をきたしうる。髄膜炎菌感染による敗血症を併発している事例の場合、循環血中のエンドトキシンによって心筋や副腎に損傷をきたすこともある［138］。

　髄膜炎性敗血症に罹患した事例の多くは心筋炎を合併し、中には房室結節に炎症が及ぶ事例も存在している［139, 140］。その他にも髄膜炎から死に至るメカニズムとして、毛細血管の透過性亢進による脳浮腫（ならびに続発する脳幹ヘルニア）、血栓形成性の血管炎症、血圧低下による脳灌流減少などが挙げられる［141, 142］。診断時に行った腰椎穿刺により、致死的な脳ヘルニアをきたすこともありうる［143］。

剖検精査

　剖検時には頭蓋骨を開く前に、大泉門や後環椎後頭膜から、脳脊髄液を無菌的に採取する必要がある。脳脊髄液は下部脊椎の背側からアプローチして採取することもできるし、内臓摘除後に腹側からア

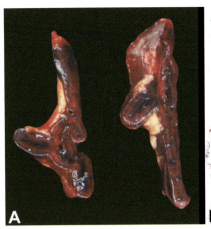
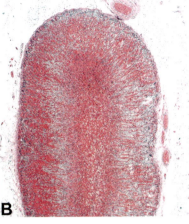

写真4.41 Waterhouse-Friderichsen症候群の事例の副腎の剖検所見。肉眼的にもびまん性の間質性出血（A）が確認できるが、病理組織学的所見（B）で確定診断された。

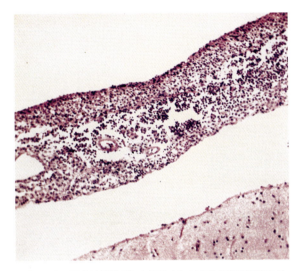

写真4.42 細菌性髄膜炎により死亡した事例の病理組織所見。髄膜への急性炎症細胞の浸潤が認められた。

プローチして採取することもできる。髄膜にうっ血部位や化膿部位が確認された場合、細菌学的評価のためスワブを用いて培養検査を行う必要もある。また髄膜炎による死亡が疑われる事例では、死亡後相当程度時間が経過していない限り、全例ルーチンで血液培養を行う必要がある。

隣接域から感染が広がった可能性があるため、剖検時には中耳などを詳細に検索し、必要時には培養検査を行うなど、適切な対応を行わなくてはならない。髄膜炎を反復していた事例の場合、髄液漏の可能性を考慮し、頭蓋骨骨折の有無につき詳細に検討する必要がある。

脳　炎

特定のウイルスが脳実質に感染し、脳炎、脳壊死、脳浮腫を引き起こすことがある。例えば単純ヘルペスウイルス（herpes simplex virus）は脳炎を引き起こしうるが、小児期／成人期では側頭葉／前頭葉優位に病変がみられ、一方で新生児期にはよりびまん性の病変を形成する。このような感染性脳炎を発症した小児は、突然死をきたすことも稀ではない。

急性灰白髄炎

急性灰白髄炎（Poliomyelitis）は、エンテロウイルス属のポリオウイルスの感染症であり、運動ニューロンへの感染により麻痺症状をきたす。その他の多くのワクチンで防げる病気（VPD: Vaccine Preventable Diseases）と同様に、ワクチン導入以降、西欧諸国では今日ほとんど認めなくなっている。本症に罹患した小児では、呼吸麻痺をきたし突然死することがあり、乳児期にはSIDSとの鑑別が困難なこともある。病理組織学的検討の際に、特に脊髄前角の運動ニューロンの破壊所見を認めることもあるが、通常は剖検時に認める所見は非特異的である［144］。

血液感染症

マラリア

脾腫を引き起こす感染症は、原因が何であれ、軽微な腹部外傷で脾破裂をきたす高リスク群である。西欧諸国では、伝染性単核症の原因であるEpstein-Barrウイルス（EBウイルス）が、致命的な脾破裂を引き起こす最も頻度が高い微生物であると思われる［117］が、マラリアの流行地域では、マラリア感染が最多の原因となっている。

マラリアは、マラリア原虫（*Plasmodium* spp.）に

第 4 部　自然死（内因死）

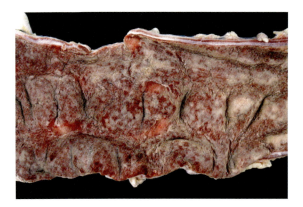

写真 4.43　赤痢菌属（Shigella species）の感染による細菌性赤痢の加療中に突然死した 8 歳女児の結腸の剖検所見。結腸の潰瘍、浮腫、線維素性化膿性滲出物による偽膜形成が認められた。

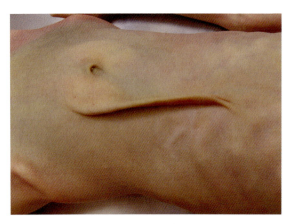

写真 4.45　重度脱水による著明な皮膚ツルゴールの低下を認めた 14 歳女児。硝子体液中の Na 濃度は 188mEq/L であった。

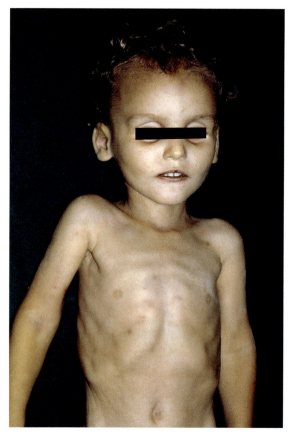

写真 4.44　胃腸炎に罹患中に死亡した 2 歳男児。高度の眼窩部陥凹は著明な脱水を併発していた証拠所見である。

より引き起こされる急性熱性疾患であり、蚊を媒体として伝播される。熱帯熱マラリア原虫（Plasmodium falciparum）感染が最重症型であり、主に成人期に血管内血栓症と局所性脳虚血などの脳病変から、稀には脾破裂から、突然死が引き起こされる［145］。剖検時には肝脾腫が認められることが多いが、検鏡で脳血管内にうっ滞した赤血球内にマラリア原虫が感染しているのを確認することができる［146］。

鎌状赤血球症

　鎌状赤血球症の臨床的徴候や病理所見に関しては、第 9 章に記載している。本症の合併症の 1 つに脾機能の低下があり、そのことで特に被包性細菌（肺炎球菌〈Streptococcus pneumoniae〉、インフルエンザ桿菌〈Hemophilus influenzae〉、サルモネラ菌〈Salmonella sp.〉、大腸菌〈Escherichia coli〉、黄色ブドウ球菌〈Staphylococcus aureus〉など）への易感染性を呈し、感染が重篤化しうる。本症に罹患している小児では、全身性敗血症、骨髄炎、髄膜炎への罹患率が高い。

消化管感染症

胃腸炎

　原因は何であれ脱水をきたした場合、電解質異常が生じることで突然死をきたしうる。小児において劇症型の胃腸炎は、急速に体液平衡の維持ができなくなり重症化する、最も重要な原因の 1 つである。乳児は水様便をきたしていても尿と誤判断され、重症度が過小評価されやすく、特にリスクが高い。市中感染としてウイルス性胃腸炎は最も頻度が高いものではあるが、免疫不全状態にある患者では、細菌やその他の微生物が原因となることもある（写真 4.43）。被ネグレクト児が胃腸炎に罹患した場合も、

第 4 章　感染症

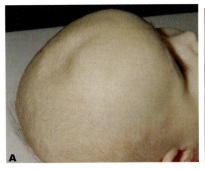
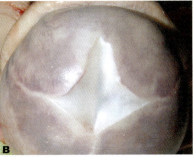

写真 4.46　胃腸炎に続発した重度脱水により死亡した生後 5 か月齢の女児に認めた、著明な大泉門陥凹（A）。頭皮を剥離して観察すると、明瞭なリフレクション〔訳注：曲率の変化により光が反射してみえる所見〕が認められた（B）。リフレクションはくも膜下出血を続発している場合、より明瞭に確認される。

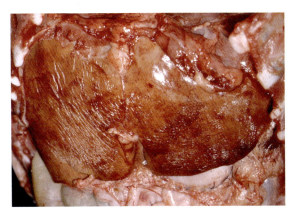

写真 4.47　胃腸炎に続発した高度脱水で死亡した生後 6 か月齢の女児の剖検時肝臓所見。肝臓被膜は収縮し皺壁をともなっている。

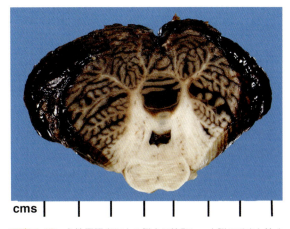

写真 4.48　急性胃腸炎による脱水に続発し、小脳のびまん性くも膜下出血をきたし死亡した、生後 5 か月齢の女児の脳の剖検所見。

親の無関心や受療行動の遅れから致死的経過をたどりやすい。教育水準の低い両親の場合、子どもの重症度を本当に見誤ることで、不幸な転帰をたどることもある。特に真夏に胃腸炎に罹患した場合、熱帯性気候の地域では過剰な体液喪失をきたしやすい [147]。

病理所見

　著明な脱水を認めていた場合、通例は剖検時に沈んだ眼、大泉門陥凹、粘膜や臓器の乾燥、皮膚ツルゴールなどの明らかな所見が認められるが（写真 4.44–4.47）、事例により呈する所見には幅がある [147]。頭皮にリフレクション〔訳注：曲率の変化により光が反射してみえる所見〕が認められた場合、大泉門が著明に陥凹していることを示している（写真 4.46）。脱水による死亡は病歴が曖昧な場合が多く、微生物学的な検査も有用ではない場合も多いため、乳児の予期せぬ突然死の事例では全例、硝子体液の検査を行う必要がある。硝子体液検査を行うこと

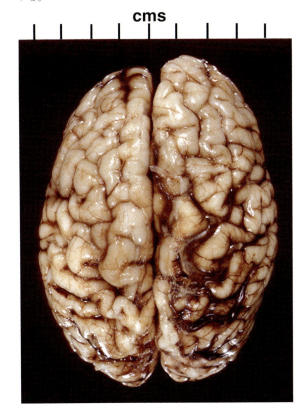

写真 4.49　脱水に続発し、右脳半球に広範性の脳静脈血栓症をきたし死亡した事例の、脳の剖検所見。

第 4 部　自然死（内因死）

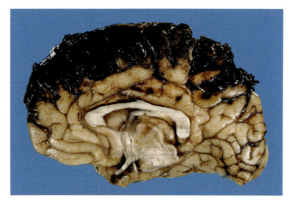

写真 4.50　急性胃腸炎により脱水をきたし、脳静脈血栓による脳梗塞をきたし死亡した、生後 9 か月齢の男児の脳の剖検所見。

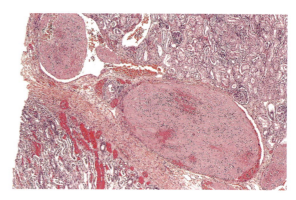

写真 4.51　熱性疾患に罹患中に自宅で死亡した、生後 3 か月齢の男児の腎臓の病理組織所見。血栓性静脈炎が認められる。本児の硝子体液中のナトリウム濃度は158mmol/lであり著明な脱水の存在がうかがわれた。腎静脈血栓症は両側性に認められていた。

突然死の発生

　胃腸炎事例の突然死の原因は、高カリウム血症による不整脈や静脈血栓による脳出血／梗塞のことが多い（写真 4.48–4.50）[128]。腎静脈血栓症をきたし、致死的経過をたどる場合もある（写真 4.51）。

　時に脱水がなくとも、胃腸炎が原因の突然死をきたすこともある。例えば、*Salmonella virchow* の感染による胃腸炎の回復期に突然死した生後 4 か月齢の男児の報告例があるが、剖検時に腸管、中耳、脳脊髄液から同菌が培養され、肝臓の免疫組織化学染色でも同菌が検出された、と報告されている。

ボツリヌス菌

　乳児期のボツリヌス菌中毒は、呼吸を阻害する強力な神経毒の作用により突然死をきたす、ということはよく知られている [151]。詳細については、本章で後述している。

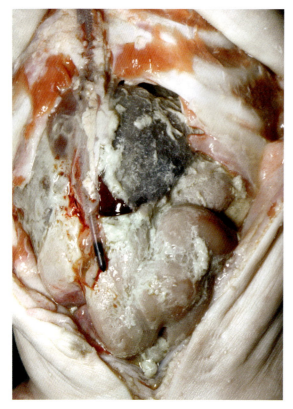

写真 4.52　水頭症に対し施行された脳室心房短絡術（VA シャント）のシャント感染から、上行結腸の穿孔をきたし、腹膜炎により死亡した乳児の剖検時所見。

で、体内のナトリウムと尿素窒素の上昇を明らかにすることができる [148]。硝子体液中の濃度が Na > 155mmol/l、Cl > 135mmol/l、BUN > 40mmol/l の場合、生前に脱水が認められたと判断する信頼性の高い標識となるとされている [149]。養育者からのネグレクトが疑われる事例の場合、硝子体液の測定は特に重要である。

原発性腹膜炎

　原発性腹膜炎は嘔吐、下痢を呈し、急性の循環虚脱から突然死をきたしうる。本症はすべての年齢層で発症しうるが、若年患者の場合、肺炎球菌、連鎖球菌、大腸菌などが起因菌となることが多い。剖検時には、明らかな感染巣を認めずに、化膿性腹水が認められることが多い。

二次性腹膜炎

　腹膜炎は、穿孔性潰瘍や虚血性腸炎などの内因疾患に続発してきたすこともあれば、事故外傷により

第4章　感染症

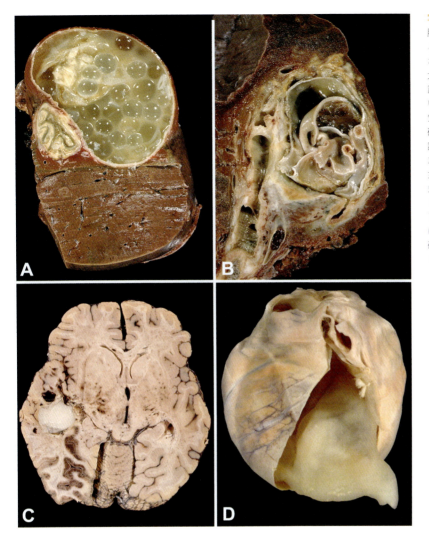

写真4.53　高齢成人の剖検時に、肝臓に偶発的に包虫嚢が確認されることがある。Aはそのような形で発見された事例の肝臓所見であるが、巨大な嚢胞と嚢胞内の無数の育嚢が確認できる。Bは咳嗽と血痰を認めていた23歳男性の肺所見であるが、主気管支に隣接して包虫嚢胞の存在が確認できる。Cは、頭痛・嘔吐・意識混濁を認め、外科手術が施行されたが死亡した、脳内包虫症の16歳女児の脳の剖検所見。左側頭葉に包虫嚢胞を認めた。Dは包虫症で死亡した12歳男児の心臓所見。直径約10cmの巨大包虫嚢胞により左室腔は充満していた。嚢胞破裂の所見は確認されず、流出路閉塞による死亡と判断された。

胃内容物が腹腔内に漏れることできたしたり、虐待に続発してきたすこともある。時に、剖検時に医原性の原因が明らかとなることもある（写真4.52）。

包虫症

包虫症は、寄生虫であるエキノコックスの感染により発症する疾病である。ヒトを宿主とし病原性を発揮する寄生虫として最も頻度が高い種は、単包条虫（*Echinococcus granulosus*）と多包条虫（*Echinococcus multilocularis*）である。これらは、それぞれ単包虫症、ならびに多包虫症を引き起こす。単包虫症は、ヒト包虫症の大多数（95％以上）を占めている。一般的に感染率の高い地域では、伝統的に羊などの草食動物や犬との接触が濃厚な傾向にある。しかし国際的な旅行の増加により、現在では流行地域外でも包虫症は発生している［152–154］。

臨床的徴候

包虫嚢は比較的成長が遅く（年1〜5cm）、そのため長期にわたり完全に症状が認められない場合も多く、剖検時に偶発的にみつかる場合もある。症状を呈する場合には、局所の腫瘤効果や細菌の二次感染から、極めて多様な症状をきたす（写真4.53）。気管支・腎流出路・胆管・脳脊髄液経路に病変をきたし、咳嗽、呼吸困難、喀血、腹痛、黄疸、胆石疝痛、けいれんなどを呈することもある［155–157］。

生活環（ライフサイクル）

包虫には、①終宿主（イヌなど）内での成虫、②虫卵として外界に放出、③中間宿主（ヒツジなど）内での六鉤幼虫、という3つのライフサイクルがある。虫卵で汚染された食物や水を摂取した場合や、感染したイヌと濃厚に接触した場合に、ヒトが中間

第 4 部　自然死（内因死）

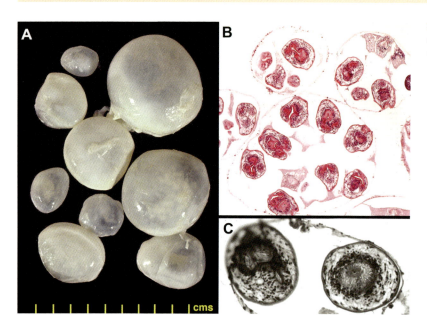

写真 4.54　包虫症の娘胞嚢（A）。特徴的な原頭節（scolice）を内包している（B・C）。

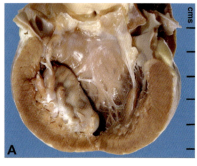

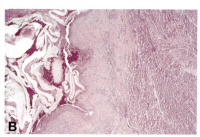

写真 4.55　学校で突然死をきたした、包虫症の 7 歳男児の心臓の剖検所見。左心腔内に包虫嚢胞が確認された（A）。本児は、嚢胞の破裂によって内容物による脳塞栓をきたし、死亡した。病理組織所見では、宿主の線維芽細胞性反応により形成された薄板状の嚢胞内壁や、慢性炎症細胞浸潤が確認される（B）。

宿主になることがある。一旦虫卵が摂取された場合、十二指腸内で幼虫が孵化し、血行性に移動し肝臓（事例の 60 〜 75％）や肺（事例の 15 〜 20％）に定住する［152］。

病理所見

包虫嚢は、宿主側の線維芽細胞性反応で形成された外層、積層膜よりなる中層、そして胚層である内層の 3 層よりなっている。娘胞嚢は、内側胚層から生じる。小鈎状の原頭節（scolice）は環状となり、嚢胞液中に存在した状態となっている（写真 4.54）［158］。

突然死の発生

本症による突然死は、ほとんどが嚢胞の破裂により抗原性の高い包虫の原頭節（scolice）が放出されることによる、アナフィラキシーによるものである［159］。嚢胞の破裂は、比較的軽微な胸部外傷や腹部外傷に起因して生じうる。明らかな嚢胞破裂を認めなくとも、アナフィラキシーは生じうる［160］。患者の多くは高齢成人であるが、突然死事例は小児・思春期患者や若年成人患者での報告が多い。

予期せぬ突然死の原因としては、心臓包虫症（嚢胞破裂によるアナフィラキシーに由来）や、包虫の成分による致死的な肺梗塞・脳梗塞などが挙げられる（写真 4.55）。全身性に塞栓症が生じる場合もあり、その場合急速に致死に至る。再発性の肺塞栓をきたした場合、右心不全をともなう肺高血圧を発症することもある。その他にも致死的となりうる合併症として、完全房室ブロック、左脚前枝ブロック、発作性心室性頻拍症などの、伝導路や周辺心筋の圧迫による種々の伝導路障害や不整脈が挙げられる。心膜に嚢胞が形成された場合、その破裂によって心臓タンポナーデ、心外膜炎、致死的アナフィラキシー

表 4.8　包虫症罹患の際に予期せぬ突然死をきたしうる病態

心血管病変
　血栓／塞栓形成
　流出路閉塞
　心伝導路障害
　タンポナーデ
　心外膜炎
　心筋梗塞
　肺高血圧

免疫学的異常
　アナフィラキシー

頭蓋内病変
　腫瘤効果／閉塞性水頭症
　けいれん
　脳虚血／脳梗塞

腹腔内病変
　腹膜炎
　管腔臓器穿孔

妊娠合併症
　異常分娩
　子宮破裂

出典：Byard［152］．

をきたす。また心室内に巨大囊胞が形成されることで、流出路閉塞や弁の歪化が生じ、致死的となることもある。囊胞により冠動脈が圧迫されることで、心筋虚血をきたすこともある［161–167］。

心臓から包虫成分が飛ぶことで脳梗塞をきたし神経症状が出現することもあるが、脳内に形成された包虫囊が、けいれんや反復性の片麻痺や失語症を引き起こすこともありうる。脳幹のような重要な部位は、特に腫瘤効果の影響を受けやすい［168］。巨大な上腹部包虫囊が十二指腸の圧迫壊死を引き起こし、分娩直後に予期せぬ突然死をきたしたという16歳女児の報告例も存在している［169］。包虫症の患者において予期せぬ突然死をきたしうる病態につき、表 4.8 に掲示した。

剖検時精査

包虫症患者では多臓器に病変が及んでいることは稀ではなく、死後に CT や MRI を施行することは、剖検の前に病変の部位や数を確認する上で有用となるであろう。破裂部位がないか否か、囊胞を慎重に調べる必要がある。また囊胞内容による塞栓形成がないか否か、血管に切開を加えて確認する必要がある。血清トリプターゼ値と特異 IgE 値の上昇は、アナフィラキシーの有無について判断を行う上で有用となるであろう。

その他の寄生蠕虫感染

〔訳注：蠕動によって移動する寄生虫。条虫（cestode）、線虫（nematode）、吸虫（trematode）の3種類に分類される〕

蛔虫（*Ascaris lumbricoides*）は、主に 5～15 歳の小児が罹患する、極めて一般的な回虫である。感染したとしても通常は無症候性であるが、腸閉塞、腸重積、腸捻転や、腸管穿孔、腹膜炎を合併することもありうる。これらの寄生虫が致死的な上気道閉塞の原因となりうるとの研究報告も存在している［170］。また、アライグマ回虫幼虫により心臓に炎症性偽腫瘍が生じ、それにより致死的経過をたどった10歳男児の報告例も存在する［171］。

有鉤条虫（ブタの体内に寄生する条虫）は、中枢神経系に寄生する寄生虫のうち最も頻度の高いものであり、神経囊虫症を引き起こすことがある［246］。それによりてんかんが引き起こされることとなるが、このような経過で致死的経過をたどった事例として、脳脊髄液の流出路閉塞をきたし急性水頭症を併発し突然死した、15歳女児の報告例がある［172］。

泌尿生殖器感染症

腎盂腎炎

急性細菌性腎盂腎炎のほとんどの事例は、発熱と腰部痛で発症する。本症は通常致死的経過をとらないため、本症患者が突然死をきたした場合には、親のネグレクトや主治医の重症度の過小評価の可能性を斟酌する必要がある。

溶血性尿毒症症候群

溶血性尿毒症症候群（HUS: Hemolytic–uremic syndrome）は、細血管障害性の溶血性貧血、血小板減少、腎不全を特徴とする症候群である。正確な病因は判明していないが、志賀毒素を産生する毒素産生性大腸菌の感染により発症することもあり、その場合、おそらく毒素による広範性の血管内皮破損が原因と考えられている［173］。汚染された食品による集団発生も起こっている。ほとんどの事例では治癒が見込めるが、頭蓋内出血をきたし突然死する事

第4部　自然死（内因死）

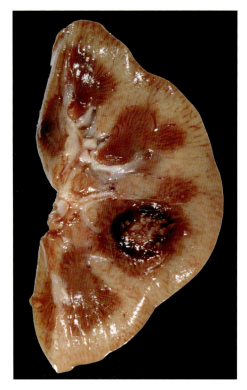

写真 4.56　致死的熱傷をきたし加療していた小児の腎臓の剖検所見（横断標本）。緑膿菌感染による敗血症性梗塞像が認められた。

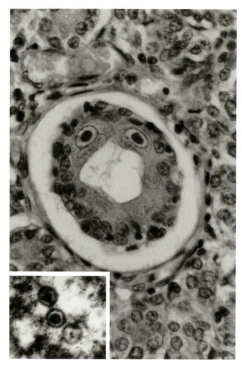

写真 4.57　唾液腺管内に確認された、サイトメガロウイルスに特徴的な「フクロウの目（owl eye）」様の特徴的な核内封入体。囲み写真は、電子顕微鏡で確認されたウイルス粒子である。

例も存在している［174］。本症の詳細については、第10章を参照のこと。

全身性感染症

敗血症

　全身性の細菌性敗血症は、あらゆる年齢層において突然死の原因となりうる［175］。例えばB群連鎖球菌感染症は、生後2か月未満で肺炎、髄膜炎、全身性敗血症をきたし、この年齢群での突然死の主たる要因となっている。発熱症状が顕著でない場合もあり、臨床経過からSIDSと誤診されることもありうる［176, 177］。剖検時に、感染巣が明確に確認される事例もあれば、明らかな感染病原体が確認しえない場合もある。敗血症罹患中に小児が突然死した場合に、死亡機序が常に判明するとは限らない。
　死亡前に敗血症に罹患していたことが明らかではない場合、突然死事例において敗血症がその死因であったとの診断を行う上で培養検査が陽性であることは必須であり、その他の複数の組織から同一の病原体が検出された場合、よりその診断の確度は高まる。病理組織学的にも、播種性敗血症であることが証明されることが望ましい［176］。敗血症の組織学的証拠所見としては、急性肺炎所見などの局所性の炎症所見の存在や、播種性血管内凝固症候群（DIC）に続発する出血所見や血管内のフィブリン血栓形成所見などが挙げられる［178］。緑膿菌感染などの場合、敗血症に続発して化膿性梗塞をきたすことがある（写真 4.56）。これらの所見が認められない場合に細菌培養で陽性所見を示した場合には、検体採取時のコンタミネーション、死戦期敗血症、死後の細菌発育などの可能性を考慮する必要がある［179］。毒素産生細菌感染の全身感染により致死的経過をたどった場合には、組織学的に何らの所見も認められないことも多い。

ウイルス感染症

　アデノウイルス、ライノウイルス、単純ヘルペスウイルスなどの、細菌以外の微生物の全身性感染によっても、予期せぬ突然死をきたすことはありうる

[180, 181]。SIDS 事例の一部で、唾液腺内や脳幹のミクログリア結節内にウイルス封入体（写真 4.57）が認められたことを根拠に、SIDS の一部は全身性のサイトメガロウイルス感染が原因である可能性が示唆された［182］が、現在では否定的となっている［183］。

インフルエンザ

インフルエンザウイルスの感染により、小児が予期せぬ突然死をきたすことがある。なぜこのような突然死をきたすのかは完全には明らかとなってはいないが、ウイルス感染により過剰な炎症性反応が惹起されてしまう可能性や、未診断の代謝異常症が潜在していた可能性が示唆されている。このような事例では、重度の肺炎、肺胞内出血、心筋炎、脳脊髄膜炎が認められることが多い。インフルエンザ感染により死亡した小児事例 153 例につき検討したある研究では、45 例（29％）は症状出現後 3 日以内に、8 例（5％）は症状出現後 1 日以内に死亡していたと報告されている。また死亡率は生後 6 か月未満の乳児で最も高く、また慢性肺疾患、心疾患、腎疾患、内分泌疾患を基礎疾患として持つ事例や、慢性神経筋疾患や脳性麻痺・てんかん・発達遅滞などの神経疾患を基礎疾患として持つ事例でも、死亡率が高かったとも報告されている。剖検で肺内に感染が認められた事例であっても、死亡前に典型的な呼吸器症状が認められなかったということもありうる［184–188］。

水 痘

水痘は、主に 5 ～ 9 歳の小児に発症する、水痘帯状疱疹ウイルス（varicella-zoster virus）による、ごく一般的な全身性感染症である。水痘に罹患した子どもは、発熱と全身性の小水疱性発疹をきたすのが特徴であり、一般に予後は極めて良好である。しかしながら水痘患者において、皮膚病変に細菌の二次感染をきたし重症化し、連鎖球菌性の敗血症や毒素性ショック症候群（toxic shock syndrome）を合併し、急速な臨床経過で突然死をきたすことがある。また劇症肺炎をきたし、予期せぬ突然死をきたすこともある［189–192］。

毒素血症

感染自体は局所にとどまる場合でも、全身作動性の毒素を産生し、組織学的に確認しうる所見を認めることなく、突然死をきたしうる細菌はさまざまに存在する。

黄色ブドウ球菌

毒素産生性黄色ブドウ球菌（Staphylococcus aureus）に感染した場合、症状としては比較的軽微な皮膚症状や上気道炎症状のみであったにもかかわらず、幼小児に突然死が引き起こされることがある［193, 194］。同様の、毒素産生性黄色ブドウ球菌感染に続発して月経発来以降の思春期女児や若年女性に突然死をもたらす病態として、毒素性ショック症候群（TSS: toxic shock syndrome）という病態がある［195］が、ブドウ球菌により汚染されたタンポンが感染源であることが多い［196］。これらの事例では、死亡前に発熱、嘔吐、咽頭痛、発疹を認めた後に急速に腎不全や心不全が進行し、ショック状態に陥る［197］。SIDS との診断がなされている事例の一部に、ブドウ球菌のエンテロトキシンが死亡に寄与している事例が存在する可能性も指摘されている［198］（第 13 章参照）。毒素性ショック症候群は、化膿連鎖球菌の産生する外毒素によって生じることもある。死亡率はブドウ球菌による場合に比し高く、より年長の児が罹患する傾向にある。

ジフテリア菌

ジフテリア菌（Corynebacterium diphtheriae）から産生される外毒素は、咽頭局所で偽膜形成をともなう上皮細胞壊死を引き起こす（写真 4.29）だけではなく、心筋傷害をも引き起こす。事例によって重症度は多岐にわたるものの、ジフテリア菌に感染した事例の 10 ～ 80％強の事例は、心筋症が認められるとの研究報告もある［199, 200］。伝導路に病変をきたした場合、不整脈や房室ブロックをきたし、突然死を引き起こしうる。剖検時には、心筋、肝臓、腎臓の脂肪性変化が認められることが多い。

大腸菌

一部の研究者は、大腸菌（Escherichia coli）の産生するエンテロトキシンが一部の SIDS 事例と関連していると考えているが、この考えがコンセンサス

となっているわけではない。

クロストリジウム属（*Clostridium* spp.）

破傷風菌（*Clostridium tetani*）やボツリヌス菌（*Clostridium botulinum*）は、致死的な神経毒素を産生するため、これらの菌に感染した場合、突然死を引き起こしうる。破傷風に罹患した場合、随意筋の進行性強直をきたし（後弓反張）（写真4.58）、続発して呼吸不全や喉頭けいれんが出現することとなる［202］。時に劇症の臨床経過をたどることがあり、特に鎌状赤血球症の小児では、急速に症状が進行し突然死をきたすこともある［203］。剖検時に認められる所見は、感染局所の炎症や、脳幹／脊髄の運動ニューロンの腫脹など、比較的非特異的なものである。

ボツリヌス菌中毒は小児でも成人でも認められるが、ボツリヌス菌の産生する神経毒を経口的に摂取した場合に生じる。臨床症状は比較的緩徐であり、嘔吐・下痢症状で始まり、徐々に呼吸麻痺をきたすようになる。しかしながら新生児や乳児の場合には、軽微な症状から突然、呼吸停止をきたすことがありうる［204, 205］。予期せぬ突然死をきたし、剖検前にSIDSと臨床診断されていた生後3か月齢の男児において、*Clostridium difficile*による偽膜性腸炎が認められたとの報告事例もあり［206］、乳幼児の予期せぬ突然死事例では剖検時に腸の探索を行うことが重要である。また著者は、パプアニューギニアの高地で行われた伝統行事の際に大量の豚肉摂取を行った複数の小児が、急速発症性の致死的な壊死性全腸炎（*pig-bel*）を集団できたしたというエピソードを経験しているが、原因としてウェルチ菌（*Clostridium welchii*）の産生する毒素が疑われた（写真4.59）［207］。

免疫不全状態

免疫不全状態を認める病態は先天性のものから後天性のものまで、さまざまに知られているが、実際に致死的感染症をきたす事例はわずかである。免疫不全状態に陥っている子どもは、発育不全児として精査を受ける子どもが多い。明らかに感染症が原因でなくとも、免疫不全症の子どもは虚血性脳卒中を認める頻度が高いとの報告もある［208–210］。

原発性免疫不全症

原発性免疫不全症は120種類以上のさまざまな病態からなる一群であり、その多くは遺伝性疾患である。本症において問題となるのは、易感染性が増大するという点である［211］。

X連鎖性無ガンマグロブリン血症（Bruton型）は、遺伝性免疫不全症のうち最も一般的なタイプである。本症は血清中の免疫グロブリンの著しい減少や欠如が特徴的であり、生後早期から化膿性感染症を反復する。剖検時所見では、リンパ節と脾臓における胚中心が欠如しており、扁桃腺は未発達で、組織学的には形質細胞が欠如している。

重症複合型免疫不全症は、液性免疫と細胞性免疫の両者が欠如していることを特徴とするさまざまな原因よりなる一群である［212］。たいてい生後まもなく、シュードモナス属（*Pseudomonas* sp.）やウイ

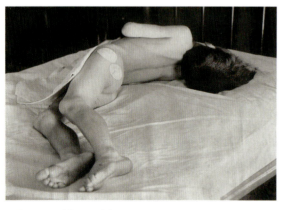

写真4.58 破傷風に感染した幼小男児に認めた著明な後弓反張。

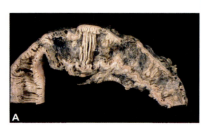
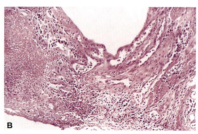

写真4.59 パプアニューギニアの高地の子どもに認めた、ウェルシュ菌（*Clostridium perfringens*）感染による壊死性全腸炎（*pig-bel*）（A）。病理組織学的には、腸の全層壊死が確認された（B）。

ルスに感染し、重篤化して致死的経過をたどる。剖検時には、胸腺組織は縦隔内に確認しえず、頸部前部で確認される。病理組織学的には、リンパ系細胞やHassal小体は欠如している。本症に罹患している小児では、赤血球や白血球のアデノシンデアミナーゼ（ADA）という酵素を欠いていることが多い。ADAは、新鮮検体を採取することができれば検査が可能である。

分類不能型原発性免疫不全症は、重症の遺伝性免疫不全症の中で最も頻度の高いものである。本症は血中の免疫グロブリン濃度が低下していることが特徴であり、化膿性感染症を反復する。病理組織学的にリンパ節は、X連鎖性無ガンマグロブリン血症と対照的に、リンパ濾胞過形成が認められる。

DiGeorge症候群は、第3鰓弓や第4鰓弓の異常による症候群で、胸腺や副甲状腺などの臓器の無形成・低形成・異所性形成が認められる。本症候群の患者では、合併する心血管奇形を原因として、乳幼児期に突然死をきたすこともある（詳細については第6章参照）。

Wiskott–Aldrich症候群は、湿疹、血小板減少、ならびにT細胞・B細胞の種々の程度の欠損による再発性感染症を特徴とする、X染色体連鎖性劣性遺伝性疾患である。血小板減少が突然死の原因となることもあり、例えば本症の生後5か月齢の男児が、入院直後に死亡し、剖検で頭蓋内出血が確認された、との報告例もある。

先天性無脾症は単独で起こることもあるが、共通心房や共通心室、全肺静脈還流異常症（TAPVR）、大血管転位症（TGA）などの広範な複雑心奇形を認める症候群の一部分症として認めることが多い（90％）。内臓逆位症に合併する無脾症は、Ivemark症候群として知られている［213, 214］。他の先天奇形をともなう事例の場合、心奇形に注目が集まるゆえ、無脾症やそれにともなう臨床症状が気づかれない場合もある。しかし出生直後に死を免れたとしても、本症の子どもは予期せぬ突然死をきたしうる劇症の敗血症に罹患するリスクが高い［215–218］。インフルエンザ桿菌（Hemophilus influenzae）により突然死をきたした本症患者6名中5名に副腎出血が認められ、全例が症状出現後12時間以内に死亡する劇症型の経過をたどったとの報告例もあるが、本症患者における敗血症の起因菌としては、肺炎球菌がより一般的である［219］。なお家族性無脾症の家系例の症例報告も存在している［220］。

剖検時にまず腹腔内に脾臓が確認されなかった場合や、低形成であることが確認された場合には、複雑心奇形の有無の確認を行うだけではなく、包括的な微生物学的検査を実施しなければならない。特に副腎出血が認められた場合には、なおさらである。

その他の型の免疫不全症としては補体欠損や、慢性肉芽腫症などのマクロファージ／好中球機能の欠損などが挙げられる。感染症への罹患のしやすさに基づく新たな免疫不全症の分類法が、Cameiro-SampaioとCoutinhoから提案されている［211］。

二次性免疫不全症
医原性

悪性新生物に対しての化学療法を受けた患者では、日和見感染をきたす微生物による劇症の感染症をきたすリスクが増大する。複数の病原菌に同時に

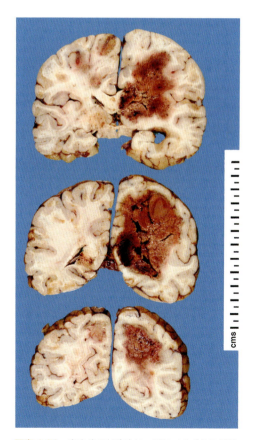

写真4.60　白血病で加療中に、アスペルギルス感染に起因して壊死性血管炎をきたし、脳梗塞を続発し死亡した、12歳の男児の脳の剖検所見。

第 4 部 自然死（内因死）

感染している場合もあり、そのような場合、播種性血管内凝固症候群（DIC）をきたしやすい。

真菌感染症

アスペルギルス属のような血管侵入性の真菌に感染している小児では、真菌性の血栓塞栓症により突然死をきたすことがある（写真 4.60, 4.61）。梗塞をともなう血管浸潤性感染は広範性の組織壊死を引き起こすため、組織切片から広範囲にサンプリングを行わない限り、真菌を同定することが困難の場合もある。菌糸は毛細血管床のフィルターを通過することができないため、静脈血からのサンプリングでは真菌を同定することはできないため[221]、剖検時の真菌検出のための検体採取プロトコル（図 4.62）では、動脈血採取を含めて実施することが求められている。免疫不全状態の子どもの組織サンプルからは、他にもウイルスや線虫を含む、さまざまな微生物が同定されうる（写真 4.63–4.65）[222]。それらの微生物が必ずしも突然死の原因であったとは限らないが、そのような感染症を併発していることで、患者の健康度を相加的に損なうことにつながっている。

稀な事例ではあるが、免疫不全状態にある 26 歳の男性が甲状腺にアスペルギルス感染をきたし、急性の上気道閉塞をきたしたとの症例報告も存在している[223]。同様の事例として、気道のムコール菌感染症により急性上気道閉塞をきたした 20 歳の糖尿病女性の症例報告がある[224]。

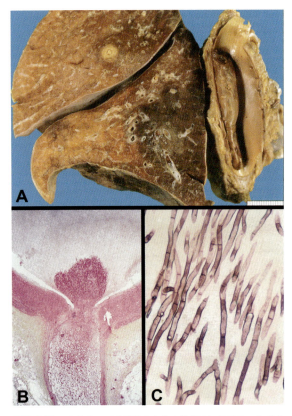

写真 4.61 急性リンパ芽球性白血病の治療中に肺アスペルギルス感染をきたし死亡した、6 歳女児の肺の剖検所見。左肺下葉の楔状の肺梗塞、ならびに上肺葉の標的状病変を認め、隣接する肺動脈は血栓により閉塞している（A）。病理組織所見では、アスペルギルスの増殖による動脈の塞栓症として、気管動脈の分岐部に真菌性塞栓が認められる（B）。C は、典型的なアスペルギルス属の分岐形成有隔菌糸である。

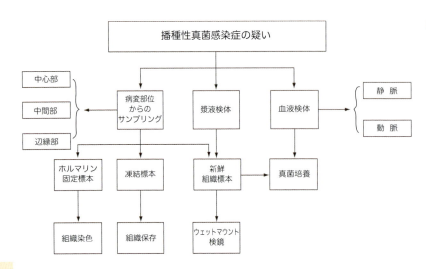

図 4.62 真菌感染が疑われる場合の、剖検時検体採取プロトコル。

第 4 章　感染症

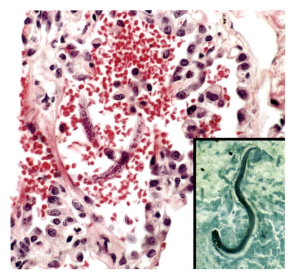

写真 4.63　敗血症で死亡した免疫不全状態にある 12 歳女児の肺の病理組織所見。糞線虫（Strongyloides）の幼虫が、肺胞内に確認された。囲み写真は、喀痰から確認された、糞線虫の幼虫である（Grocott 染色）。

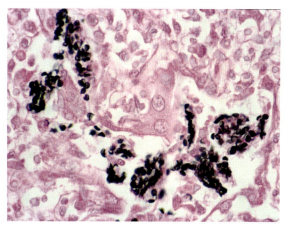

写真 4.64　白血病に罹患中にニューモシスチス・カリニ（Pneumocystis carinii）感染をきたし、死亡した小児の肺の病理組織所見（Grocott 染色）。

表 4.9　先天性または後天性の無脾症や脾臓低形成症にともなう劇症型感染症の臨床徴候

一次感染の感染巣が不明なことが多い
インフルエンザ様の非特異的感染症状の先行が先行することが多い
巨大な被嚢性の二次感染巣を認めることが多い
グラム陰性菌による感染が多い
播種性血管内凝固をともなう敗血症性ショックをきたすことが多い
過半数の事例が 48 時間以内に死亡する

出典：Brigden [225].

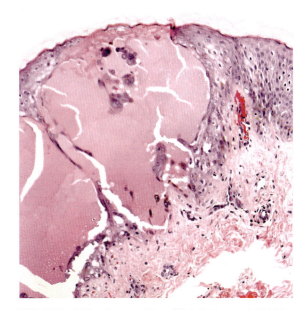

写真 4.65　単純ヘルペスウイルス感染をきたしていた死亡児の皮膚の病理組織所見。典型像である、表皮水疱内の巨細胞形成が確認される。

後天性無脾症

先天性無脾症と同様に、さまざまな原因によって後天的に無脾状態になった事例や脾臓が萎縮した事例では、致死的な感染症をきたすリスクが増大する。外科的に脾臓を摘出した既往のある事例における重症感染症は、脾臓摘出後重症感染症（OPSI: overwhelming postsplenectomy infection）や、脾臓摘出後性敗血症症候群として知られている。脾臓摘出後に入院を要する感染症をきたす累積リスクは、10 年の間で 33％と推定されている。感染症により入院する事例の約 50％は、肺炎または髄膜炎を発症し入院するとされているが、原発感染巣に関しては一定の傾向はないとされている。起因菌は多くの場合、肺炎連鎖球菌（Streptococcus pneumoniae）、髄膜炎菌（Neisseria meningitidis）、インフルエンザ桿菌（Hemophilus influenzae）であるが、さまざまな細菌が起因菌となりえ、イヌ咬傷の後に Capnocytophaga canimorstis 感染をきたすこともある［225–228］。無脾症や脾臓低形成の際に生じうる重症感染症の特徴につき、表 4.9 にまとめている。

脾臓摘出後には、脾臓のマクロファージの持つ血液中の細菌を濾過し貪食するという機能が失われる

こと、ならびにオプソニン化を行う抗体の産生がしえなくなり、貪食を行う際に必要となる種々の可溶性メディエーターも消失することから、敗血症に罹患するリスクが大きく増大することとなる［228］。したがって、剖検時に無脾症や脾臓低形成が確認された場合、感染症により致死的経過をたどった可能性を深刻に捉え、包括的な微生物学的調査を行う必要がある。蜂窩織炎、擦過傷、動物咬創などの有無も含め、感染の契機となった原発感染巣の検索を慎重に行わなければならない。

後天性免疫不全症候群

後天性免疫不全症候群（AIDS: Acquired immunodeficiency syndrome）の極めて不快な特徴の1つとして、遷延性の経過をとり病悩期間が長いという点が挙げられるであろう。しかしAIDS患者が予期せぬ突然死をきたすことはありえ、このような突然死はAIDSに罹患し通院中の子どもの9％に生じるとの報告もある。AIDS罹患中の突然死の原因は複雑であるが、不整脈、血行動態異常、心臓病変による心肺停止や、中枢神経系病変、自律神経神経障害などが関与し生じるとされている［229］。

AIDSに合併する心臓病変としては、心筋炎、心内膜炎、心嚢液貯留、左室運動低下、僧帽弁閉鎖不全、右室拡張などが挙げられる［230–232］。AIDSに罹患した小児の臨床研究では、拡張型心筋症やサイトメガロウイルス感染による左室機能異常を合併することも判明している［233–235］。

AIDSに罹患した小児は、血管障害により突然死が誘発される可能性が指摘されている。このような事例として、冠動脈の瘤形成をきたし心筋梗塞を発症して突然死した、生後32か月齢のAIDS罹患女児例の報告が存在している［236］。病理組織学的には、AIDS患者の血管の内膜と中膜には線維化が認められ、エラスチン繊維の破壊や中膜の石灰化といった所見をともなっており、乳児の特発性動脈石灰沈着症において認められる所見と類似している。

AIDS患者に脳血管炎や脳血管周囲炎が認められることもあり、続発して脳内出血や脳虚血性病変を合併しうる［237］。脳血管炎から脳動脈瘤形成をきたすこともある。また、AIDSに罹患している乳幼児の基底核に血管性の石灰化が認められたとの症例報告もある［238, 239］。

AIDSに罹患している8歳男児が広範性の腸管出血をきたし突然死した、との症例報告も存在している。ただ、この事例は家族からの許諾が得られず剖検はなされていないとのことである［240］。

いうまでもなくAIDSに罹患した小児は種々の日和見感染症をきたすリスクが極めて高いが、その特徴についてはさまざまなレビュー文献が存在するので、そちらを参照していただきたい［241–244］。

参考文献

1. DeSa, D. J. (1986). Isolated myocarditis as a cause of sudden death in the first year of life. *Forensic Science International*, **30**, 113–17.
2. Lee, K. J., McCrindle, B. W., Bohn, D. J., et al. (1999). Clinical outcomes of acute myocarditis in childhood. *Heart*, **82**, 226–33.
3. Wentworth, P., Jentz, L. A., & Croal, A. E. (1979). Analysis of sudden unexpected death in southern Ontario, with emphasis on myocarditis. *Canadian Medical Association Journal*, **120**, 676–706.
4. Diaz, F. J., Loewe, C., & Jackson, A. (2006). Death caused by myocarditis in Wayne County, Michigan: a 9-year retrospective study. *The American Journal of Forensic Medicine and Pathology*, **27**, 300–3.
5. DeMello, D. E., Liapis, H., Jureidini, S., et al. (1990). Cardiac localization of eosinophil-granule major basic protein in acute necrotizing myocarditis. *The New England Journal of Medicine*, **323**, 1542–5.
6. Haas, J. E. (1988). Case 5. Myocarditis and sudden, unexpected death in childhood. *Pediatric Pathology*, **8**, 443–6.
7. Hoyer, M. H. & Fischer, D. R. (1991). Acute myocarditis simulating myocardial infarction in a child. *Pediatrics*, **87**, 250–3.
8. Karjalainen, J. & Heikkilä, J. (1999). Incidence of three presentations of acute myocarditis in young men in military service. *European Heart Journal*, **20**, 1120–5.

9. Kaplan, M. H., Klein, S. W., McPhee, J., & Harper, R. G. (1983). Group B coxsackie virus infections in infants younger than three months of age: a serious childhood illness. *Reviews of Infectious Diseases*, **5**, 1019–32.

10. Dettmeyer, R., Baasner, A., Schlamann, M., Haag, C., & Madea, B. (2002). Coxsackie B3 myocarditis in 4 cases of suspected sudden infant death syndrome: diagnosis by immunohistochemical and molecular–pathologic investigations. *Pathology, Research and Practice*, **198**, 689–96.

11. Murry, C. E., Jerome, K. R., & Reichenbach, D. D. (2001). Fatal parvovirus myocarditis in a 5-year-old girl. *Human Pathology*, **32**, 342–5.

12. Sánchez, G. R., Neches, W. H., & Jaffe, R. (1982). Myocardial aneurysm in association with disseminated cytomegalovirus infection. *Pediatric Cardiology*, **2**, 63–5.

13. Sun, C.-C. J. & Smith, T. (1984). Sudden infant death with congenital cytomegalic inclusion disease. *The American Journal of Forensic Medicine and Pathology*, **5**, 65–7.

14. Zack, F., Klingel, K., Kandolf, R., & Wegener, R. (2005). Sudden cardiac death in a 5-year-old girl associated with parvovirus B19 infection. *Forensic Science International*, **155**, 13–17.

15. Dettmeyer, R., Kandolf, R., Baasner, A., *et al.* (2003). Fatal parvovirus B19 myocarditis in an 8-year-old boy. *Journal of Forensic Sciences*, **48**, 183–6.

16. Smith, N. M., Bourne, A. J., Clapton, W. K., & Byard, R. W. (1992). The spectrum of presentation at autopsy of myocarditis in infancy and childhood. *Pathology*, **24**, 129–31.

17. Aretz, H. T., Billingham, M. E., Edwards, W. D., *et al.* (1986). Myocarditis: a histopathologic definition and classification. *American Journal of Cardiovascular Pathology*, **1**, 3–14.

18. Tazelaar, H. D. & Billingham, M. E. (1986). Myocardial lymphocytes: fact, fancy, or myocarditis? *American Journal of Cardiovascular Pathology*, **1**, 47–50.

19. Virmani, R. & Roberts, W. C. (1987). Sudden cardiac death. *Human Pathology*, **18**, 485–92.

20. Noren, G. R., Staley, N. A., Bandt, C. M., & Kaplan, E. L. (1977). Occurrence of myocarditis in sudden death in children. *Journal of Forensic Sciences*, **22**, 188–96.

21. Hauck, A. J., Kearney, D. L., & Edwards, W. D. (1989). Evaluation of postmortem endomyocardial biopsy specimens from 38 patients with lymphocytic myocarditis: implications for role of sampling error. *Mayo Clinic Proceedings*, **64**, 1235–45.

22. Gravanis, M. B. & Sternby, N. H. (1991). Incidence of myocarditis: a 10-year autopsy study from Malmo, Sweden. *Archives of Pathology and Laboratory Medicine*, **115**, 390–2.

23. Cooper, L. T., Jr., Berry, G. J., & Shabetai, R. (1997). Idiopathic giant-cell myocarditis: natural history and treatment. *The New England Journal of Medicine*, **336**, 1860–6.

24. Piette, M. & Timperman, J. (1990). Sudden death in idiopathic giant cell myocarditis. *Medicine, Science and the Law*, **30**, 280–4.

25. Aoki, Y., Nata, M., Hashiyada, M., & Sagisaka, K. (1996). Sudden unexpected death in childhood due to eosinophilic myocarditis. *International Journal of Legal Medicine*, **108**, 221–4.

26. Krous, H. F., Haas, E., Chadwick, A. E., & Wagner, G. N. (2005). Sudden death in a neonate with idiopathic eosinophilic endomyocarditis. *Pediatric and Developmental Pathology*, **8**, 587–92.

27. Bowles, N. E., Olsen, E. G. J., Richardson, P. J., & Archard, L. C. (1986). Detection of coxsackie-B-virus-specific RNA sequences in myocardial biopsy samples from patients with myocarditis and dilated cardiomyopathy. *The Lancet*, **i**, 1120–2.

28. Dettmeyer, R. (2009). Immunohistochemical and molecular–pathological diagnosis of myocarditis in cases of suspected sudden infant death syndrome (SIDS): a multicenter study. *Legal Medicine (Tokyo, Japan)*, **11** (Suppl. 1), 5498–9.

29. El-Hagrassy, M. M. O., Banatvala, J. E., & Coltart, D. J. (1980). Coxsackie-B-virus-specific IgM responses in patients with

30. Byard, R. W. (1997). Significant coincidental findings at autopsy in accidental childhood death. *Medicine, Science and the Law*, **37**, 259–62.
31. Claydon, S. M. (1989). Myocarditis as an incidental finding in young men dying from unnatural causes. *Medicine, Science and the Law*, **29**, 55–8.
32. Carapetis, J. R., McDonald, M., & Wilson, N. J. (2005). Acute rheumatic fever. *The Lancet*, **366**, 155–68.
33. Norton, R. (1990). Sudden death in young Aboriginal adults with rheumatic heart disease. *The Medical Journal of Australia*, **153**, 162–4.
34. Taubert, K. A., Rowley, A. H., & Shulman, S. T. (1991). Nationwide survey of Kawasaki disease and acute rheumatic fever. *The Journal of Pediatrics*, **119**, 279–82.
35. Lie, J. T. (1989). Diagnostic histology of myocardial disease in endomyocardial biopsies and at autopsy. *Pathology Annual*, **24** (part 2), 255–91.
36. Josselson, A., Bagnall, J. W., & Virmani, R. (1984). Acute rheumatic carditis causing sudden death. *The American Journal of Forensic Medicine and Pathology*, **5**, 151–4.
37. Phillips, M. M., Robinowitz, M., Higgins, J. R., *et al.* (1986). Sudden cardiac death in air force recruits: a 20-year review. *The Journal of the American Medical Association*, **256**, 2696–9.
38. Rae, M. V. (1937). Coronary aneurysms with thrombosis in rheumatic carditis. *Archives of Pathology*, **24**, 369–76.
39. Byramji, A., Gilbert, J. D., & Byard, R. W. Sudden death as a complication of bacterial endocarditis. *The American Journal of Forensic Medicine and Pathology*, in press.
40. Tak, T., Reed, K. D., Haselby, R. C., McCauley, C. S., & Shukla, S. K. (2002). An update on the epidemiology, pathogenesis and management of infective endocarditis with emphasis on *Staphylococcus aureus*. *Wisconsin Medical Journal*, **101**, 24–33.
41. Atkinson, J. B. & Virmani, R. (1987). Infective endocarditis: changing trends and general approach for examination. *Human Pathology*, **18**, 603–8.
42. Coutlee, F., Carceller, A.-M., Deschamps, L., *et al.* (1990). The evolving pattern of pediatric endocarditis from 1960 to 1985. *The Canadian Journal of Cardiology*, **6**, 164–70.
43. Parras, F., Bouza, E., Romero, J., *et al.* (1990). Infectious endocarditis in children. *Pediatric Cardiology*, **11**, 77–81.
44. Beynon, R. P., Bahl, V. K., & Prendergast, B. D. (2006). Infective endocarditis. *British Medical Journal*, **333**, 334–9.
45. James, C. L., Byard, R. W., Knight, W. B., & Rice, M. S. (1993). Metastatic osteogenic sarcoma to the heart presenting as bacterial endocarditis. *Pathology*, **25**, 190–2.
46. Cohle, S. D., Graham, M. A., Sperry, K. L., & Dowling, G. (1989). Unexpected death as a result of infective endocarditis. *Journal of Forensic Sciences*, **34**, 1374–86.
47. Schwöbel, M. & Stauffer, U. G. (1983). Pulmonary embolism in children. *Zeitschrift für Kinderchirurgie*, **38** (Suppl.), 30–2.
48. Bayer, A. S., Bolger, A. F., Taubert, K. A., *et al.* (1998). Diagnosis and management of infective endocarditis and its complications. *Circulation*, **98**, 2936–48.
49. Dreyfus, G., Serraf, A., Jebara, V. A., *et al.* (1990). Valve repair in acute endocarditis. *The Annals of Thoracic Surgery*, **49**, 706–13.
50. Patterson, K., Donnelly, W. H., & Dehner, L. P. (1992). The cardiovascular system. In *Pediatric Pathology*, vol. 1, ed. J. T. Stocker & L. P. Dehner. Philadelphia, PA: J. B. Lippincott, pp. 575–652.
51. Bor, I. (1969). Myocardial infarction and ischaemic heart disease in infants and children: analysis of 29 cases and review of the literature. *Archives of Disease in Childhood*, **44**, 268–81.
52. Neufeld, H. N. & Blieden, L. C. (1975). Coronary artery disease in children. In *Progress in Cardiology*, ed. P. N. Yu & J. F. Goodwin. Philadelphia, PA: Lea & Febiger, pp. 119–49.
53. Byard, R. W. (2008). Tonsillitis and sudden childhood death. *Journal of Forensic and Legal Medicine*, **15**, 516–18.

54. Dünne, A. A., Granger, O., Folz, B. J., Sesterhenn, A., & Werner, J. A. (2003). Peritonsillar abscess: critical analysis of abscess tonsillectomy. *Clinical Otolaryngology*, **28**, 420–4.
55. Bisno, A. L. (2001). Acute pharyngitis. *The New England Journal of Medicine*, **344**, 205–11.
56. Gerber, J. E. (2001). Acute necrotizing bacterial tonsillitis with Clostridium perfringens. *The American Journal of Forensic Medicine and Pathology*, **22**, 177–9.
57. Blomquist, I. K. & Bayer, A. (1988). Lifethreatening deep fascial space infections of the head and neck. *Infectious Disease Clinics of North America*, **2**, 237–64.
58. Koay, C. B. & Norval, C. (1995). An unusual presentation of an unusual complication of infectious mononucleosis: haematemesis and melaena. *The Journal of Laryngology and Otology*, **109**, 335–6.
59. Shatz, A. (1993). Spontaneous tonsillar bleeding: secondary to acute tonsillitis in children. *International Journal of Pediatric Otorhinolaryngology*, **26**, 181–4.
60. Vaughan, M. M. & Parker, A. J. (1993). Idiopathic spontaneous tonsillar haemorrhage. *The Journal of Laryngology and Otology*, **107**, 44–5.
61. Windfuhr, J. P. (2003). Lethal post-tonsillectomy hemorrhage. *Auris, Nasus, Larynx*, **30**, 391–6.
62. Verghese, S. T. & Hannallah, R. S. (2001). Pediatric otolaryngologic emergencies. *Anesthesiology Clinics of North America*, **19**, 237–56.
63. Windfuhr, J. P., Chen, Y. S., & Remmert, S. (2005). Hemorrhage following tonsillectomy and adenoidectomy in 15, 218 patients. *Otolaryngology and Head and Neck Surgery*, **132**, 281–6.
64. Byard, R. W., Williams, D., James, R. A., & Gilbert, J. D. (2001). Diagnostic issues in unusual asphyxial deaths. *Journal of Clinical Forensic Medicine*, **8**, 214–17.
65. Byard, R. W. (2002). Unexpected death due to infectious mononucleosis. *Journal of Forensic Sciences*, **47**, 202–4.
66. Byard, R. W. & Gilbert, J. D. (2005). Narcotic administration and stenosing lesions of the upper airway: a potentially lethal combination. *Journal of Clinical Forensic Medicine*, **12**, 29–31.
67. Ameh, E.A. (1999). Acute retropharyngeal abscess in children. *Annals of Tropical Paediatrics*, **19**, 109–12.
68. Coulthard, M. & Isaacs, D. (1991). Retropharyngeal abscess. *Archives of Disease in Childhood*, **66**, 1227–30.
69. Craig, F. W. & Schunk, J. E. (2003). Retropharyngeal abscess in children: clinical presentation, utility of imaging, and current management. *Pediatrics*, **111**, 1394–8.
70. Daya, H., Lo, S., Papsin, B. C., et al. (2005). Retropharyngeal and parapharyngeal infections in children: the Toronto experience. *International Journal of Pediatric Otorhinolaryngology*, **69**, 81–6.
71. Kleinman, P. K., Spevak, M. R., & Hansen, M. (1992). Mediastinal pseudocyst caused by pharyngeal perforation during child abuse. *American Journal of Roentgenology*, **158**, 1111–13.
72. Dawes, L. C., Bova, R., & Carter, P. (2002). Retropharyngeal abscess in children. *ANZ Journal of Surgery*, **72**, 417–20.
73. Brookes, A. & Moriarty, A. (2000). Pharyngeal abcess presenting with upper airway obstruction and atlanto-axial subluxation in a small infant. *Anaesthesia*, **55**, 469–74.
74. Chow, A. W. (2005). Lifethreatening infections of the head, neck, and upper respiratory tract. In *Principles of Critical Care*, 3rd edn, ed. J. B. Hall, G. A. Schmidt, & L.D.H. Wood. New York: McGraw-Hill, pp. 881–95.
75. Takao, M., Ido, M., Hamaguchi, K., et al. (1994). Descending necrotizing mediastinitis secondary to a retropharyngeal abscess. *European Respiratory Journal*, **7**, 1716–18.
76. Regan, W. A. (1978). Mononucleosis patient dies of asphyxiation. *Hospital Progress*, **59**, 80–2.
77. Voigt, G. C. & Wright, J. R. (1974). Cyanotic congenital heart disease and sudden death. *American Heart*

78. Banner Lundemose, J., Frederiksen, P., & Bayer Kristensen, I. (2005). Lemierre syndrome: three cases of "the forgotten" disease. *Forensic Science, Medicine, and Pathology*, **1**, 257–60.
79. Chirinos, J. A., Lichstein, D. M., Garcia, J., & Tamariz, L. J. (2002). The evolution of Lemierre syndrome: report of 2 cases and review of the literature. *Medicine (Baltimore)*, **81**, 458–65.
80. Hagelskjar, L. H., Prag, J., Malczynski, J., Kristensen, J. H. (1998). Incidence and clinical epidemiology of necrobacillosis, including Lemierre's syndrome, in Denmark 1990–1995. *European Journal of Clinical Microbiology and Infectious Diseases*, **17**, 561–5.
81. De Sena, S., Rosenfeld, D. L., Santos, S., & Keller, I. (1996). Jugular thrombophlebitis complicating bacterial pharyngitis (Lemierre's syndrome). *Pediatric Radiology*, **26**, 141–4.
82. Goldenberg, N. A., Knapp-Clevenger, R., Hays, T., & Manco-Johnson, M. J. (2005). Lemierre's and Lemierre's-like syndromes in children: survival and thromboembolic outcomes. *Pediatrics*, **116**, e543–8.
83. Ramirez. S., Hild, T. G., Rudolph, C. N., *et al.* (2003). Increased diagnosis of Lemierre syndrome and other *Fusobacterium necrophorum* infections at a children's hospital. *Pediatrics*, **112**, e380–5.
84. Byard, R. W. & Silver, M. M. (1993). Sudden infant death and acute posterior lingual inflammation. *International Journal of Pediatric Otorhinolaryngology*, **28**, 77–81.
85. Hammer, J. (2004). Acquired upper airway obstruction. *Paediatric Respiratory Reviews*, **5**, 25–33.
86. Addy, M. G., Ellis, P. D. M., & Turk, D. C. (1972). Haemophilus epiglottitis: nine recent cases in Oxford. *British Medical Journal*, **1**, 40–2.
87. Bass, J. W., Fajardo, J. E., Brien, J. H., Cook, B. A., & Wiswell, T. E. (1985). Sudden death due to acute epiglottitis. *Pediatric Infectious Disease*, **4**, 447–9.
88. Molander, N. (1982). Sudden natural death in later childhood and adolescence. *Archives of Disease in Childhood*, **57**, 572–6.
89. Sendi, K. & Crysdale, W. S. (1987). Acute epiglottitis: decade of change – a 10-year experience with 242 children. *The Journal of Otolaryngology*, **16**, 196–202.
90. Bass, J. W., Steele, R. W., & Wiebe, R. A. (1974). Acute epiglottitis: a surgical emergency. *The Journal of the American Medical Association*, **229**, 671–5.
91. Rapkin, R.H. (1973). Tracheostomy in epiglottitis. *Pediatrics*, **52**, 426–9.
92. Zalzal, G. H. (1989). Stridor and airway compromise. *Pediatric Clinics of North America*, **36**, 1389–401.
93. Strife, J. L. (1988). Upper airway and tracheal obstruction in infants and children. *Radiologic Clinics of North America*, **26**, 309–22.
94. Segard, E. C. & Koneman, E. W. (1968). Laryngotracheobronchitis and sudden death in children. *American Journal of Clinical Pathology*, **50**, 695–9.
95. Lucas, J, Haas, E., Masoumi, H., & Krous, H. F. (2009). Sudden death in a toddler with laryngotracheitis caused by human parainfluenza virus-1. *Pediatric and Developmental Pathology*, **12**, 165–8.
96. McKenzie, M., Norman, M. G., Anderson, J. D., & Thiessen, P. N. (1984). Upper respiratory tract infection in a 3-year-old girl. *The Journal of Pediatrics*, **105**, 129–33.
97. Han, B.K., Dunbar, J. S., & Striker, T.W. (1979). Membranous laryngotracheobronchitis (membranous croup). *The Annals of Otology, Rhinology and Laryngology*, **133**, 53–8.
98. Pappenheimer, A.M., Jr. & Gill, D.M. (1973). Diphtheria: recent studies have clarified the molecular mechanisms involved in its pathogenesis. *Science*, **182**, 353–8.
99. Byard, R. W. & Krous, H. F. (1995). Minor inflammatory lesions and sudden infant death: cause, coincidence or epiphenomena? *Pediatric Pathology*, **15**, 649–54.
100. Yip, D. C. P., Sein, K. K., & Lung, H. K. (1987). A retrospective study of interstitial pneumonitis ("viral pneumonia") as a cause of sudden and unexpected natural death. *Medicine, Science and the Law*, **27**, 79–84.
101. Hoang, M. P., Ross, K. F., Dawson, D. B., Scheuermann, R. H., &

Rogers, B. B. (1999). Human herpesvirus-6 and sudden death in infancy: report of a case and review of the literature. *Journal of Forensic Sciences*, **44**, 432–7.
102. Grice, A. C. & McGlashan, N. D. (1978). Sudden death in infancy in Tasmania, 1970–1976. *The Medical Journal of Australia*, **2**, 177–80.
103. Krous, H. F., Nadeau, J.M., Silva, P.D., & Blackbourne, B.D. (2003). A comparison of respiratory symptoms and inflammation in sudden infant death syndrome and in accidental or inflicted infant death. *The American Journal of Forensic Medicine and Pathology*, **24**, 1–8.
104. Aherne, W. (1972). The pathology of sudden unexpected death in childhood. *Journal of the Forensic Science Society*, **12**, 585–6.
105. Bruhn, F. W., Mokrohisky, S. T., & McIntosh, K. (1977). Apnea associated with respiratory syncytial virus infection in young infants. *The Journal of Pediatrics*, **90**, 382–6.
106. Mubarik, M., Nabi, B., Ladakhi, G. M., & Sethi, A. S. (2000). Childhood tuberculosis (Part 1): epidemiology, pathogenesis, clinical profile. *JK-Practitioner*, **7**, 12–15.
107. Alkhuja, S. & Miller, A. (2001). Tuberculosis and sudden death: a case report and review. *Heart and Lung*, **30**, 388–91.
108. Arthur, J. T. (1995). Sudden deaths: cardiac and noncardiac in children in Accra. *West African Journal of Medicine*, **14**, 108–11.
109. Hassan, D. N. & Hanna, A. J. Y. (1984). Tuberculosis and sudden death in Baghdad. *The American Journal of Forensic Medicine and Pathology*, **5**, 169–74.
110. Biedrzycki, O. J. & Baithun, S. I. (2006). TB-related sudden death (TBRSD) due to myocarditis complicating miliary TB: a case report and review of the literature. *The American Journal of Forensic Medicine and Pathology*, **27**, 335–6.
111. Dada, M. A., Lazarus, N. G., Kharsany, A. B. M., & Sturm, A. W. (2000). Sudden death caused by myocardial tuberculosis: case report and review of the literature. *The American Journal of Forensic Medicine and Pathology*, **21**, 385–8.
112. Boglioli, L. R. & Taff, M.L. (1998). Sudden asphyxial death complicating infectious mononucleosis. *The American Journal of Forensic Medicine and Pathology*, **19**, 174–7.
113. Johnsen, T., Katholm, M., & Strangerup, S.-E. (1984). Otolaryngological complications of infectious mononucleosis. *The Journal of Laryngology and Otology*, **98**, 999–1001.
114. Ishikawa, T., Zhu, B.-L., Li, D.-R., Zhao,D.,&Maeda,H. (2005). Epstein–Barr virus myocarditis as a cause of sudden death: two autopsy cases. *International Journal of Legal Medicine*, **119**, 231–5.
115. McCurdy, J. A., Jr. (1975). Life-threatening complications of infectious mononucleosis. *The Laryngoscope*, **85**, 1557–63.
116. Penman, H. G. (1970). Fatal infectious mononucleosis: a critical review. *Journal of Clinical Pathology*, **23**, 765–71.
117. Bell, J. S. & Mason, J. M. (1980). Sudden death due to spontaneous rupture of the spleen from infectious mononucleosis. *Journal of Forensic Sciences*, **25**, 20–24.
118. Springate, C. S., II & Adelson, L. (1966). Sudden and unexpected death due to splenic rupture in infectious mononucleosis. *Medicine, Science and the Law*, **6**, 215–16.
119. Wolfe, J. A. & Rowe, L. D. (1980). Upper airway obstruction in infectious mononucleosis. T*he Annals of Otology, Rhinology and Laryngology*, **89**, 430–3.
120. Gewirtz, J. M., Caspe, W. B., Daley, T. J., & DiCarlo, S. (1982). Airway obstruction in infectious mononucleosis in young children. *Clinical Pediatrics*, **21**, 370–72.
121. Woolf, D. C. S. & Diedericks, R. J. (1989). Airway obstruction in infectious mononucleosis. *South African Medical Journal*, **75**, 584–5.
122. Ch'en, K.-C. & Teng, C.-T. (1941). Infectious mononucleosis in a Chinese simulating laryngeal diphtheria with laryngeal obstruction. *Chinese Medical Journal*, **59**, 116–30.
123. Lobo, S., Williams, H., &

Singh, V. (2004). Massive retropharyngeal lymphadenopathy in an infant: an unusual presentation of infectious mononucleosis. *The Journal of Laryngology and Otology*, **118**, 983–4.

124. Batra, P. S., Hebert, R. L., III, Haines, G. K., III, & Holinger, L. D. (2001). Recurrent respiratory papillomatosis with esophageal involvement. *International Journal of Pediatric Otorhinolaryngology*, **58**, 233–8.

125. Reeber C. B., Truemper, E. J., & Bent, J. P. (1999). Laryngeal papillomatosis presenting as acute airway obstruction in a child. *Pediatric Emergency Care*, **15**, 419–21.

126. Sperry, K. (1994). Lethal asphyxiating juvenile laryngeal papillomatosis: a case report with human papillomavirus *in situ* hybridization analysis. *The American Journal of Forensic Medicine and Pathology*, **15**, 146–50.

127. Grobbelaar, J., Seedat, R.Y., Brown, S., & Claassen, A. J. (2005). Pulmorary hypertension due to recurrent juvenile laryngeal papillomatosis. *International Journal of Pediatric Otorhinolaryngology*, **69**, 1279–82.

128. Friede, R. L. (1989). *Developmental Neuropathy*, 2nd edn. Berlin: Springer-Verlag.

129. Kilpi, T., Anttila, M., Kallio, M. J. T., & Peltola, H. (1991). Severity of childhood bacterial meningitis and duration of illness before diagnosis. *The Lancet*, **338**, 406–9.

130. Bausher, J. C. & Baker, R. C. (1986). Early prognostic indicators in acute meningococcemia: implications for management. *Pediatric Emergency Care*, **2**, 176–9.

131. Rimar, J. M., Fox, L., & Goschke, B. (1985). Fulminant meningococcemia in children. *Heart and Lung*, **14**, 385–90.

132. Welsby, P. D. & Golledge, C. L. (1990). Meningococcal meningitis: a diagnosis not to be missed. *British Medical Journal*, **300**, 1150–1.

133. Knight, B. (1980). Sudden unexpected death from adrenal haemorrhage. *Forensic Science International*, **16**, 227–9.

134. Tepper, S. L., Overman, J., & Parker, J. R. (1993). Invasive *Haemophilus influenzae* type B disease. *Journal of Forensic Sciences*, **38**, 94–7.

135. Taft, T. A., Chusid, M. J., & Sty, J. R. (1986). Cerebral infarction in *Hemophilus influenzae* type B meningitis. *Clinical Pediatrics*, **25**, 177–80.

136. Caldarelli, M. (1992). Inflammatory conditions. In *Cerebrovascular Diseases in Children*, ed. A. J. Raimondi, M. Choux, & C. Di Rocco. New York: Springer-Verlag, pp. 216–26.

137. Yamashima, T., Kashihara, K., Ikeda, K., Kubota, T., & Yamamoto, S. (1985). Three phases of cerebral arteriopathy in meningitis: vasospasm and vasodilation followed by organic stenosis. *Neurosurgery*, **16**, 546–53.

138. Boucek, M. M., Boerth, R. C., Artman, M., Graham, T. P., Jr., & Boucek, R. J., Jr. (1984). Myocardial dysfunction in children with acute meningococcemia. *The Journal of Pediatrics*, **105**, 538–42.

139. Hardman, J. M. (1968). Fatal meningococcal infections: the changing pathologic picture in the '60s. *Military Medicine*, **133**, 951–64.

140. Robboy, S. J. (1972). Atrioventricular-node inflammation: mechanism of sudden death in protracted meningococcemia. *The New England Journal of Medicine*, **286**, 1091–3.

141. Ashwal, S., Tomasi, L., Schneider, S., Perkin, R., & Thompson, J. (1992). Bacterial meningitis in children: pathophysiology and treatment. *Neurology*, **42**, 739–48.

142. Quagliariello, V. & Scheld, W. M. (1992). Bacterial meningitis: pathogenesis, pathophysiology, and progress. *The New England Journal of Medicine*, **327**, 864–72.

143. Rennick, G., Shann, F., & de Campo, J. (1993). Cerebral herniation during bacterial meningitis in children. *British Medical Journal*, **306**, 953–5.

144. Dunne, J. W., Harper, C. G., & Hilton, J. M. N. (1984). Sudden infant death syndrome caused by poliomyelitis. *Archives of Neurology*, **41**, 775–7.

145. Ette, H. Y., Koffi, K., Botti, K., *et al*. (2002).

Sudden death caused by parasites: postmortem cerebral malaria discoveries in the African endemic zone. *The American Journal of Forensic Medicine and Pathology*, **23**, 202–7.

146. Edington, G. M. (1967). Pathology of malaria in West Africa. *British Medical Journal*, **1**, 715–18.
147. Whitehead, F. J., Couper, R. T. L., Moore, L., Bourne, A. J., & Byard, R. W. (1996). Dehydration deaths in infants and children. *The American Journal of Forensic Medicine and Pathology*, **17**, 73–8.
148. Huser, C. J. & Smialek, J. E. (1986). Diagnosis of sudden death in infants due to acute dehydration. *The American Journal of Forensic Medicine and Pathology*, **7**, 278–82.
149. Knight, B. (1997). *Forensic Pathology*, 2nd edn. London: Arnold.
150. Bignardi, G. E. & Khong, T. Y. (1989). Immunohistological demonstration of *Salmonella virchow in a case of infant death. Journal of Clinical Pathology*, **42**, 329–30.
151. Midura, T. F. & Arnon, S. S. (1976). Infant botulism: identification of *Clostridium botulinum* and its toxins in faeces. *The Lancet*, **ii**, 934–5.
152. Byard, R. W. (2009). An analysis of possible mechanisms of unexpected death occurring in hydatid disease (echinococcosis). *Journal of Forensic Sciences*, **54**, 919–22.
153. Craig, P. S., McManus, D. P., Lightowlers, M. W., et al. (2007). Prevention and control of cystic echinococcosis. *The Lancet Infectious Diseases*, **7**, 385–94.
154. Kök, A. N., Yurtman, T., & Aydin, N. E. (1993). Sudden death due to ruptured hydatid cyst of the liver. *Journal of Forensic Sciences*, **38**, 978–80.
155. Acartörk, E., Őzeren, A., Koç, M., et al. (2004). Left ventricular hydatid cyst presenting with acute ischemic stroke: case report. *Journal of the American Society of Echocardiography*, **17**, 1009–10.
156. Fatimi, S.H., Naureen, S., Moizuddin, S. S., et al. (2007). Pulmonary hydatidosis: clinical profile and follow up from an endemic region. *ANZ Journal of Surgery*, **77**, 749–51.
157. Meyer, P. G., Bonneville, C., Orliaguet, G. A., et al. (2006). Grand mal seizures: an unusual and puzzling primary presentation of ruptured hepatic hydatid cyst. *Pediatric Anesthesia*, **16**, 676–9.
158. Malamou-Mitsi, V., Pappa, L., Vougiouklakis, T., et al. (2002). Sudden death due to an unrecognized cardiac hydatid cyst. *Journal of Forensic Sciences*, **47**, 1062–4.
159. Franquet, T., Lecumberri, F., & Joly, M. (1984). Hydatid heart disease. *The British Journal of Radiology*, **57**, 171–3.
160. Gelincik, A., Ozşeker, F., Büyüköztürk, S., Colakoğlu, B., Dal, M., & Alper, A. (2007). Recurrent anaphylaxis due to nonruptured hepatic hydatid cysts. *International Archives of Allergy and Immunology*, **143**, 296–8.
161. Buris, L., Takacs, P., & Varga, M. (1987). Sudden death caused by hydatid embolism. *Zeitschrift für Rechstmedizin*, **98**, 125–8.
162. Buz, S., Knosalla, C., Mulahasanovic, S., Meyer, R., & Hetzer, R. (2007). Severe chronic pulmonary hypertension caused by pulmonary embolism of hydatid cysts. *The Annals of Thoracic Surgery*, **84**, 2108–10.
163. Byard, R. W. & Bourne, A. J. (1991). Cardiac echinococcosis with fatal intracerebral embolism. *Archives of Disease in Childhood*, **66**, 155–6.
164. Chadly, A., Krimi, S., & Mghirbi, T. (2004). Cardiac hydatid cyst rupture as cause of death. *The American Journal of Forensic Medicine and Pathology*, **25**, 262–4.
165. Kosecik, M., Karaoglanoglu, M., & Yamak, B. (2006). Pericardial hydatid cyst presenting with cardiac tamponade. *The Canadian Journal of Cardiology*, **22**, 145–7.
166. Narin, N., Meşe, T., Ünal, N., Pinarli, S., & Cangar, S. (1996). Pericardial hydatid cyst with a fatal course. *Acta Paediatrica Japonica*, **38**, 61–2.
167. Yilmaz, M., Senkaya, I., Kaderli, A., & Ener, S. (2007). Complete atrioventricular block due to a hydatid cyst located in the interventricular septum: a case report. *The Heart*

Surgery Forum, **10**, e9–11.
168. Abbassioun, K., Amirjamshidi, A., & Moinipoor, M. T. (1986). Hydatid cyst of the pons. *Surgical Neurology*, **26**, 297–300.
169. Robertson, M., Geerts, L., & Gebhardt, G. S. (2006). A case of hydatid cyst associated with postpartum maternal death. *Ultrasound in Obstetrics and Gynecology*, **27**, 693–6.
170. Maletin, M., Veselinović, I., Stojiljkovic, G. B., Vapa, D., & Budakov, B. (2009). Death due to an unrecognized ascariasis infestation: two medicolegal autopsy cases. *The American Journal of Forensic Medicine and Pathology*, **30**, 292–4.
171. Boschetti, A. & Kasznica, J. (1995). Visceral larva migrans induced eosinophilic cardiac pseudotumor: a cause of sudden death in a child. *Journal of Forensic Sciences*, **40**, 1097–9.
172. Hortobágyi, T., Alhakim, A., Biedrzycki, O., et al. (2009). Cysticercosis of the fourth ventricle causing sudden death: a case report and review of the literature. *Pathology Oncology Research*, **15**, 143–6.
173. Henning, P. H., Tham, E. B. C., Martin, A. A., Beare, T. H., & Jureidini, K. F. (1998). Haemolytic–uraemic syndrome outbreak caused by *Eschericia coli* O111:H: clinical outcomes. *The Medical Journal of Australia*, **168**, 552–5.
174. Manton, N., Smith, N. M., & Byard, R. W. (2000). Unexpected childhood death due to hemolytic uremic syndrome. *The American Journal of Forensic Medicine and Pathology*, **21**, 90–2.
175. Sharief, N., Khan, K., & Conlan, P. (1993). Overwhelming sepsis presenting as sudden unexpected death. *Archives of Disease in Childhood*, **69**, 381–3.
176. Barnham, M. & Henderson, D. C. (1987). Group B streptococcal infection presenting as sudden death in infancy. *Archives of Disease in Childhood*, **62**, 419–20.
177. Berry, C. L. (1989). Causes of sudden natural death in infancy and childhood. In *Paediatric Forensic Medicine and Pathology*, ed. J. K. Mason. London: Chapman & Hall, pp. 165–77.
178. Usón, A. C., Melicow, M. M., & Pascal, R. R. (1976). Pathology of gram-negative sepsis and septicemic shock. *Antibiotics and Chemotherapy*, **21**, 66–8.
179. Du Moulin, G. C. & Paterson, D. G. (1985). Clinical relevance of postmortem microbiologic examination: a review. *Human Pathology*, **16**, 539–48.
180. Cantor, R., Pipas, L., & McCabe, J. (1990). Emergency department evaluation of the etiology of pediatric cardiac arrest: the role of post mortem cultures. *Pediatric Emergency Care*, **6**, 223.
181. Traisman, E. S., Young, S., Lifschultz, B. D., et al. (1988). Sudden death in a neonate as a result of herpes simplex infection. *Journal of Forensic Sciences*, **33**, 267–71.
182. Variend, S. (1990). Infant mortality, microglial nodules and parotid CMV type inclusions. *Early Human Development*, **21**, 31–40.
183. Smith, N. M., Telfer, S. M., & Byard, R. W. (1992). A comparison of the incidence of cytomegalovirus inclusion bodies in submandibular and tracheobronchial glands in SIDS and non-SIDS autopsies. *Pediatric Pathology*, **12**, 185–90.
184. Bhat, N., Wright, J. G, Broder, K. R., et al. (2005). Influenza-associated deaths among children in the United States, 2003–2004. *The New England Journal of Medicine*, **353**, 2559–67.
185. Guarner, J., Paddock, C. D., Sheih, W.-J., et al. (2006). Histopathologic and immunohistochemical features of fatal influenza virus infection in children during the 2003–2004 season. *Clinical Infectious Diseases*, **43**, 132–40.
186. Krous, H. F., Chadwick, A. E., Miller, D. C., Crandall, L., & Kinney, H. C. (2007). Sudden death in toddlers with viral meningitis, massive cerebral edema, and neurogenic pulmonary edema and hemorrhage: report of two cases. *Pediatric and Developmental Pathology*, **10**, 463–9.
187. Landi, K. K. & Coleman, A. T. (2008). Sudden death in toddlers caused by influenza B infection: a report of two cases and a

188. Louie, J. K., Schechter, R., Honarmand, S., et al. (2006). Severe pediatric influenza in California, 2003–2005: implications for immunization recommendations. *Pediatrics*, **117**, 610–18.
189. Hamner, D. L., Lyon, R. M., & Emans, J. B. (1996). Sudden death of a child who had pain in the knee and varicella. *The Journal of Bone and Joint Surgery*, **78-A**, 594–6.
190. Hidalgo-Carballal, A. & Suárez-Mier, M. P. (2006). Sudden unexpected death in a child with varicella caused by necrotizing fasciitis and streptococcal toxic shock syndrome. *The American Journal of Forensic Medicine and Pathology*, **27**, 93–6.
191. Kernbach-Wighton, G., Oehmichen, M., & Saternus, K.-S. (2003). Fatal outcome of varicella in children. *Legal Medicine*, **5**, S233–6.
192. Pfeiffer, H., Varchmin-Schultheiss, K., & Brinkmann, B. (2006). Sudden death in childhood due to varicella pneumonia: a forensic case report with clinical implications. *International Journal of Legal Medicine*, **120**, 33–5.
193. Bentley, A. J., Zorgani, A. A., Blackwell, C. C., Weir, D. M., & Busuttil, A. (1997). Bacterial toxins and sudden unexpected death in a young child. *Forensic Science International*, **88**, 141–6.
194. Whitley, C. B., Thompson, L. R., Osterholm, M. T., et al. (1982). Toxic shock syndrome in a newborn infant. *Pediatric Research*, **16**, 254A.
195. Chesney, P. J., Davis, J. P., Purdy, W. K., Wand, P. J. & Chesney, R. W. (1981). Clinical manifestations of toxic shock syndrome. *The Journal of the American Medical Association*, **246**, 741–8.
196. Morris, J. A. (1983). Tampon associated staphylococcal infection and sudden death. *The Lancet*, **ii**, 772.
197. Paris, A. L., Herwaldt, L. A., Blum, D., et al. (1982). Pathologic findings in twelve fatal cases of toxic shock syndrome. *Annals of Internal Medicine*, **96**, 852–7.
198. Malam, J. E., Carrick, G. F., Telford, D. R., & Morris, J. A. (1992). Staphylococcal toxins and sudden infant death syndrome. *Journal of Clinical Pathology*, **45**, 716–21.
199. Boyer, N. H. & Weinstein, L. (1948). Diphtheritic myocarditis. *The New England Journal of Medicine*, **239**, 913–19.
200. Morgan, B. C. (1963). Cardiac complications of diphtheria. *Pediatrics*, **32**, 549–57.
201. Bettelheim, K. A., Goldwater, P. N., Dwyer, B. W., Bourne, A. J., & Smith, D. L. (1990). Toxigenic Escherichia coli associated with sudden infant death syndrome. *Scandinavian Journal of Infectious Diseases*, **22**, 467–76.
202. Weinstein, L. (1973). Tetanus. *The New England Journal of Medicine*, **289**, 1293–6.
203. Akpede, G. O. (1992). Unusually severe course of tetanus in a vaccinated child with sickle cell disease. *The Lancet*, **340**, 981–2.
204. Hurst, D. L. & Marsh, W. W. (1993). Early severe infantile botulism. *The Journal of Pediatrics*, **122**, 909–11.
205. Nevas, M., Lindstrom, M., Virtanen, A., et al. (2005). Infant botulism acquired from household dust presenting as sudden infant death syndrome. *Journal of Clinical Microbiology*, **43**, 511–13.
206. Scopes, J. W., Smith, M. F., & Beach, R. C. (1980). Pseudomembranous colitis and sudden infant death. *The Lancet*, **i**, 1144.
207. Byard, R. W. (1988). Health care in the highlands of Papua New Guinea. *Canadian Family Physician*, **34**, 709–14.
208. Burgio, G. R. & Ugazio, A. G. (1982). Immunodeficiency and syndromes: a nosographic approach. *European Journal of Pediatrics*, **138**, 288–92.
209. Rosen, F. S., Cooper, M. D., & Wedgwood, R. J. P. (1984). The primary immunodeficiencies (first of two parts). *The New England Journal of Medicine*, **311**, 235–42.
210. Rosen, F. S., Cooper, M. D., & Wedgwood, R. J. P. (1984). The primary immunodeficiencies (second of two parts). *The New England Journal of Medicine*, **311**, 300–10.
211. Carneiro-Sampaio, M. & Coutinho, A. (2007). Immunity to microbes:

lessons from primary immunodeficiencies. *Infection and Immunity*, **75**, 1545–55.

212. Stephan, J. L., Vlekova, V., Le Deist, F., *et al.* (1993). Severe combined immunodeficiency: a retrospective single-center study of clinical presentation and outcome in 117 patients. *The Journal of Pediatrics*, **123**, 564–72.
213. Katcher, A. L. (1980). Familial asplenia, other malformations, and sudden death. *Pediatrics*, **65**, 633–5.
214. Noack, F., Sayk, F., Ressel, A., *et al.* (2002). Ivemark syndrome with agenesis of the corpus callosum: a case report with a review of the literature. *Prenatal Diagnosis*, **22**, 1011–15.
215. Singer, D. B. (1973). Postsplenectomy sepsis. In *Perspectives in Pediatric Pathology*, vol. 1, ed. H. S. Rosenberg & R. P. Bolande. Chicago, IL: Year Book Medical Publishers, pp. 285–311.
216. Waldman, J. D., Rosenthal, A., Smith, A. L., Shurin, S., & Nadas, A. S. (1977). Sepsis and congenital asplenia. *The Journal of Pediatrics*, **90**, 555–9.
217. Dyke, M. P., Martin, R. P., & Berry, P. J. (1991). Septicaemia and adrenal haemorrhage in congenital asplenia. *Archives of Disease in Childhood*, **66**, 636–7.
218. Moore, L. M. (1991). Septicaemia and adrenal haemorrhage in congenital asplenia. *Archives of Disease in Childhood*, **66**, 1366–7.
219. Kanthan, R., Moyana, T., & Nyssen, J. (1999). Asplenia as a cause of sudden unexpected death in childhood. *The American Journal of Forensic Medicine and Pathology*, **20**, 57–9.
220. Kevy, S. V., Tefft, M., Vawter, G. F., & Rosen, F. S. (1968). Hereditary splenic hypoplasia. *Pediatrics*, **42**, 752–7.
221. Byard, R. W. (1989). Arterial blood cultures in disseminated fungal disease. *The Pediatric Infectious Disease Journal*, **8**, 728–9.
222. Byard, R. W., Bourne, A. J., Matthews, N., *et al.* (1993). Pulmonary strongyloidiasis in a child diagnosed on open lung biopsy. *Surgical Pathology*, **5**, 55–62.
223. Kishi, Y., Negishi, M., Kami, M., *et al.* (2002). Fatal airway obstruction caused by invasive aspergillosis of the thyroid gland. *Leukemia and Lymphoma*, **43**, 669–71.
224. Schwartz, J.R. L., Nagle, M. G., Elkins, R. C., & Mohr, J. A. (1982). Mucormycosis of the trachea: an unusual cause of acute upper airway obstruction. *Chest*, **81**, 653–4.
225. Brigden, M. L. (2001). Detection, education and management of the asplenic or hyposplenic patient. *American Family Physician*, **63**, 499–506.
226. Brigden, M. L. & Pattullo, A. L. (1999). Prevention and management of overwhelming postsplenectomy infection: an update. *Critical Care Medicine*, **27**, 836–42.
227. Working Party of the British Committee for Standards in Haematology Clinical Haematology Task Force (1996). Guidelines for the prevention and treatment of infection in patients with an absent or dysfunctional spleen. *British Medical Journal*, **312**, 430–4.
228. Styrt, B. (1990). Infection associated with asplenia: risks, mechanisms, and prevention. *The American Journal of Medicine*, **88**, 33N–42N.
229. Luginbuhl, L. M., Orav, E. J., McIntosh, K., & Lipshultz, S. E. (1993). Cardiac morbidity and related mortality in children with HIV infection. *The Journal of the American Medical Association*, **269**, 2869–75.
230. D'Cruz, I. A., Sengupta, E. E., Abrahams, C., Reddy, H. K., & Turlapati, R. V. (1986). Cardiac involvement, including tuberculous pericardial effusion, complicating acquired immune deficiency syndrome. *American Heart Journal*, **112**, 1100–2.
231. Fink, L., Reichek, N., & Sutton, M. G. (1984). Cardiac abnormalities in acquired immune deficiency syndrome. *The American Journal of Cardiology*, **54**, 1161–3.
232. Roldan, E. O., Moskowitz, L., & Hensley, G. T. (1987). Pathology of the heart in acquired immunodeficiency syndrome. *Archives of Pathology and Laboratory Medicine*, **111**, 943–6.
233. Brady, M. T., Reiner, C. B., Singley, C., Roberts, W. H., III, & Sneddon, J. M. (1988). Unexpected death in an infant with AIDS: disseminated cytomegalovirus

infection with pancarditis. *Pediatric Pathology*, **8**, 205–14.

234. Issenberg, H. J., Charytan, M., & Rubinstein, A. (1985). Cardiac involvement in children with acquired immune deficiency. *American Heart Journal*, **110**, 710.

235. Joshi, V. V. (1989). Pathology of AIDS in children. *Pathology Annual*, **24** (Part 1), 355–81.

236. Joshi, V. V., Pawel, B., Connor, E., *et al.* (1987). Arteriopathy in children with acquired immune deficiency syndrome. *Pediatric Pathology*, **7**, 261–75.

237. Mizusawa, H., Hirano, A., Llena, J. F., & Shintaku, M. (1988). Cerebrovascular lesions in acquired immune deficiency syndrome (AIDS). *Acta Neuropathologica*, **76**, 451–7.

238. Belman, A. L., Lantos, G., Horoupian, D., *et al.* (1986). AIDS: calcification of the basal ganglia in infants and children. *Neurology*, **36**, 1192–9.

239. Husson, R. N., Saini, R., Lewis, L. L., *et al.* (1992). Cerebral artery aneurysms in children infected with human immunodeficiency virus. *The Journal of Pediatrics*, **121**, 927–30.

240. Balbi, H. J., McAbee, G., Annunziato, D., & Johnson, G. M. (1989). Fatal gastrointestinal tract hemorrhage in a child with AIDS. *The Journal of the American Medical Association*, **262**, 1470.

241. Arpadi, S. & Caspe, W. B. (1990). Diagnosis and classification of HIV infection in children. *Pediatric Annals*, **19**, 409–36.

242. Frenkel, L. D. & Gaur, S. (1991). Pediatric human immunodeficiency virus infection and disease. *Current Opinion in Pediatrics*, **3**, 867–73.

243. Prober, C. G. & Gershon, A. A. (1991). Medical management of newborns and infants born to human immunodeficiency virus-seropositive mothers. *The Pediatric Infectious Disease Journal*, **10**, 684–95.

244. Sun, T. (1988). Opportunistic parasitic infections in patients with acquired immunodeficiency syndrome. *Pathology Annual*, **23** (Part 2), 1–23.

245. Gilbert, J. D., Warner, M. S., & Byard, R. W. (2009). Lemierre syndrome and unexpected death in childhood. *Journal of Clinical Forensic Medicine*, **16**, 478–81.

246. Del Brutto, O. H. (2005). Neurocysticercosis. *Seminars in Neurology*, **25**, 243–51.

第 4 部　自然死（内因死）

心臓疾患

はじめに…287
感染症および関連疾患…288
　心筋炎　288
　心内膜炎　288
　リウマチ熱　289
先天性心疾患…289
　チアノーゼ性先天性心疾患の合併症　290
　手術後の突然死　290
　　頻　度　291
　　病　因　291
　　剖検所見　292
　Fallot 四徴症　292
　Eisenmenger 症候群　293
　心房中隔欠損症　293
　心室中隔欠損症　294
　房室中隔欠損症　294
　大血管転位症　295
　総動脈幹症　295
　Ebstein 奇形　295
　内臓錯位症候群　295
　左心低形成症候群　296
　三心房心　296
　先天性左室憩室症　296
　先天性心膜欠損症　297
先天性心疾患と遺伝子…297
　Down 症候群　297
　Turner 症候群　297
　Noonan 症候群　297
　Ellis-van Creveld 症候群（軟骨外胚葉性異形成）
　　297
　Holt-Oram 症候群　297
　William 症候群　298
　DiGeorge 症候群　298
心筋症…298
　肥大型心筋症　298
　　臨床的徴候　298
　　病　因　299
　　病理所見　299
　　突然死の発生　300
　　病態生理　301
　　関連する徴候　301
　拡張型心筋症　301
　　臨床的徴候　301
　　病　因　301
　　病理所見　302
　拘束型心筋症　302
　催不整脈性右室心筋症　302
　　臨床的徴候　302
　　病　因　302
　　病理所見　303
　　突然死の発生　303
　類組織球性心筋症　303
　　臨床的徴候　303
　　病　因　304
　　病理所見　304
　　突然死の発生　304
　左室心筋緻密化障害　304
筋ジストロフィー…305
弁膜異常症…306
　大動脈弁狭窄症　306
　　頻　度　306
　　臨床的徴候　306
　　病　因　307
　　病理所見　307
　　病態生理　307
　僧帽弁逸脱症候群　308
　　頻　度　308
　　病　因　308
　　病理所見　308
　　突然死の発生　309
　　病態生理　310
　　関連する徴候　310
　僧帽弁狭窄症　310
　三尖弁逸脱症　311
　その他の弁膜異常症　311
　大動脈弁下狭窄症　312
　　病　因　312
　　病理所見　312
　　突然死の発生　313
　　病態生理　313
　　関連する徴候　313
腫　瘍…313
　関連する徴候　314
　横紋筋腫　314

線維腫　315
　　　粘液腫　316
　　　房室結節の嚢胞性腫瘍　316
　　　奇形腫　318
　　　弾性線維腫　318
　　　炎症性筋線維芽細胞腫　318
　　　過誤腫　319
　　　血管腫　319
　　　脂肪腫　319
　　　肉腫　319
　刺激伝導障害…319
　　　洞房結節病変　320
　　　房室結節病変　320
　　　房室束とその束枝の病変　320
　　　心筋病変　321
　　　家族性刺激伝導障害　321
　　　その他の刺激伝導障害を認める病態　321
　剖検時に所見が認められない病態（negative autopsy）…322
　　　Brugada症候群　323
　　　　病因　323
　　　　臨床的徴候　324
　　　　病理所見　324
　　　　突然死の発生　324

　　　QT延長症候群　324
　　　　病因　324
　　　　臨床的徴候　325
　　　　病理所見　325
　　　　突然死の発生　325
　　　QT短縮症候群　325
　　　カテコラミン誘発性多形性心室頻拍　325
　　　進行性家族性心臓伝導障害（Lenegre病）　326
　　　心臓ブロック　326
　　　その他の家族性症候群　326
　その他の病態…327
　　　心内膜線維弾性症　327
　　　　病因　327
　　　　臨床的徴候　327
　　　　病理所見　327
　　　　病態生理学　327
　　　心筋梗塞　327
　　　心タンポナーデ　328
　　　心臓移植　328
　　　サルコイドーシス　328
　　　情緒的ストレス　328
　　　　たこつぼ心筋症（ストレス心筋症）　329
　　　　その他の非器質的心源性死亡　329

はじめに

　心臓疾患は小児・思春期の子どもや若年成人における突然死の主要な原因の1つである。心筋炎、肥大型心筋症、先天性の大動脈狭窄疾患、各種チャネロパチー〔訳注：イオンチャネルのサブユニットやイオンチャネルに関係する他のタンパク質の機能が妨害されて発症する疾患の総称。ここでは主にQT延長症候群を指している〕、チアノーゼ性先天性心疾患は、これらの年齢層の突然死の原因として最もよく認められる疾患であるが、これは動脈硬化性冠動脈疾患が突然死の原因の多くを占める中年期以降の成人とは大きく異なる特徴である。さらに小児では、その他にも急性心不全や突然死をきたしうる稀な疾患が数多く存在する。剖検所見に特異的なものがないだけでなく、剖検の標準的手法も整備されていない現状では、このような稀な疾患の正確な発症率を同定することは困難である［1］。心疾患に由来する死亡は、通常、頻脈や徐脈から始まり、それが心臓のポンプ失調を招き、低血圧や細胞の低酸素／虚血が引き起こされ、死に至る。

　突然死事例の多くは運動時に発生しているが、動悸、呼吸困難、胸痛、失神といった前駆症状を認めることもあるが、このような症状を認めずに突然死に至る場合もある［2, 3］。小児や若年成人の運動選手における突然死のリスクは、運動選手10万人あたり年間0.3〜1と推察されている［4］。心原性失神は、10〜20秒間持続するけいれん発作を随伴することがあり（いわゆるStokes–Adams症候群）、神経疾患と誤診されることもある［5］。小児期の心臓突然死の原因につき、表5.1にまとめ、掲示した。今日、これらの原因疾患の多くで、背景にある複合的な遺伝子異常との関連が判明しつつある。なおRowlatt、Rimoldi、Levにより、健常小児の心臓に関する各種正常値がまとめられている［6］。

　著者は近年、剖検に至る先天性心疾患事例数の減少を強く感じているが、おそらくこれは出生前や出生後の診断技術の向上や、それに引き続く心臓血管外科手術の発展の影響を受けているものと推察している。ただ残念ながら、病院における病理解剖率の

第 4 部　自然死（内因死）

表 5.1　小児や若年成人に突然死を引き起こしうる心臓疾患

感染症ならびにその合併症
　心筋炎
　心内膜炎
　リウマチ熱

先天性心疾患
　Fallot 四徴症
　Eisenmenger 症候群
　心房／心室中隔欠損症
　房室中隔欠損症（心内膜床欠損症）
　総動脈幹症
　Ebstein 奇形

心筋症
　肥大型心筋症
　拡張型心筋症
　拘束型心筋症
　右心室由来不整脈
　類組織球性心筋症
　心室収縮不全

弁膜異常症
　大動脈弁狭窄症
　僧帽弁逸脱症候群
　僧帽弁狭窄症
　三尖弁逸脱症候群

大動脈弁下狭窄症

心臓腫瘍
　横紋筋腫
　線維腫
　粘液腫

伝導障害
　洞房結節病変
　房室結節性病変
　房室束／分岐病変

Brugada 症候群

QT 延長症候群

QT 短縮症候群

カテコラミン誘発多形性心室頻拍

心ブロック

その他

減少の影響も受けているのであろう。

感染症および関連疾患

心筋炎

　心筋炎は小児期の突然死の主な原因の1つである。心筋炎に罹患した子どもでは、たいてい発熱や

表 5.2　心筋炎の病因

感染性	非感染性	特発性
ウイルス	結合織疾患	巨細胞性心筋炎
細　菌	薬　剤	川崎病
クラミジア	過敏性反応	
リケッチア	代謝疾患	
原　虫	放射線	
蠕　虫		

心不全症状を認めるが、典型的な心不全症状に乏しく、明らかな症状を認めない場合もある［7］。心筋細胞の壊死をともなった心筋の炎症は、ウイルス、細菌、クラミジア、リケッチア、真菌、原虫、蠕虫などの感染性病原体により引き起こされる場合もあれば、薬剤、アレルギー反応、代謝異常、放射線などの非感染性因子により引き起こされる場合もある（表 5.2）［8, 9］。心筋炎の所見それ自体は、発症の原因特定に有用となるわけではない。心筋炎は全く偶発的に罹患し、突然死をきたしうる疾患であるが、心筋の炎症所見以外の剖検時に認められた所見・病歴・死亡時状況などの詳細な評価を行うことも極めて重要である［10］。

　小児期の心筋炎の原因として最も多いのは、コクサッキーA、コクサッキーB、インフルエンザ、ポリオ、エンテロウイルスなどのウイルス感染である。ただしリウマチ熱や川崎病によって心筋炎が引き起こされることもあり、AIDS 患者の剖検時にも時に心筋炎を認めることがある［11］。巨細胞性心筋炎など、原因が不明の心筋炎も存在している。

　心筋炎による死亡は、心筋細胞や刺激伝導系の炎症や壊死により、急性の不整脈が引き起こされることにより生ずると考えられている。その他、心筋細胞の線維化をきたしたことで、電気的不安定性やリエントリーが生じることで不整脈が誘発され、治癒後遠隔期に突然死をきたすこともある［12］（突然死の原因としての心筋炎の詳細については、第 4 章も参照のこと）。

心内膜炎

　感染性心内膜炎は通常は先天性心疾患を有する小児に発症し、脆弱な疣贅が冠動脈や頸動脈の塞栓を引き起こし、突然死を引き起こすことがある（第 4 章参照）。

リウマチ熱

リウマチ熱はA群溶連菌感染により引き起こされる、びまん性心炎を続発する熱性疾患である。リウマチ性心炎は、心筋細胞とA群溶連菌抗原との免疫学的交差反応により発生すると考えられている。刺激伝導障害、弁膜症、冠動脈塞栓を続発し、突然死をきたしうる（第4章参照）。

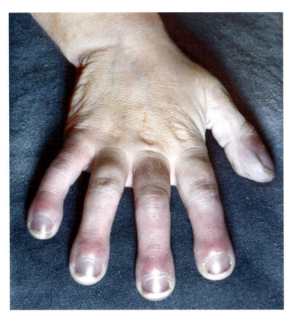

写真 5.1　チアノーゼ性先天性心疾患を有する2歳女児に認めた、著明なばち指。

先天性心疾患

チアノーゼ性、非チアノーゼ性、閉塞性などのさまざまな先天性心疾患は、乳幼児期・小児期の突然死の原因となりうる [13]。日常診療で最も多く遭遇する、突然死をきたしうる先天性心疾患としては、Fallot四徴症や完全大血管転位症が挙げられる。異なる疾患群がオーバーラップしている場合もあれば、極めて複雑な心奇形を呈する場合もあるが、以下に古典的な先天奇形に焦点を絞り詳述していく。

基礎疾患としての心疾患が軽度であれば、通例は突然死の原因とはならない。しかし、手術未施行であった先天性心疾患の事例が、明らかな前駆症状もなく就寝中に死亡することもあるため、直前の臨床経過は剖検を行うか否かの判断をくだす上で、役には立たない [14]。35歳以下の心臓突然死のうち、3分の1は先天性心疾患に起因していると報告されている [15]。突然死はリエントリーや自動能の異常から生じる致死性不整脈が原因となるが、これらは心筋肥厚や瘢痕に合併して発生しうる [16]。

ばち指（写真5.1）や、多脾・無脾症（写真5.2）をともなうことの多い内臓錯位症候群（写真5.3）は、剖検時真っ先に気づきうる所見であり、このような所見が認められた場合、注意深く心臓の観察や切除を行い、構造的な連関につき考察する必要がある [17]。剖検時に心臓や冠動脈を詳細に検討するため

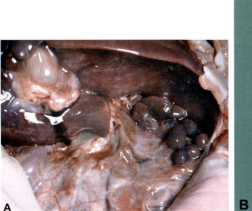

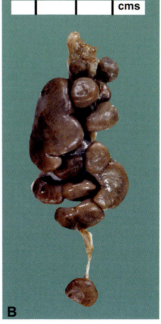

写真 5.2　多脾症（B）を認めた場合、複雑性心奇形の存在が示唆される（A）。

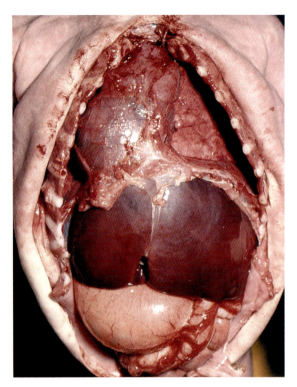

写真 5.3　内臓逆位の事例の剖検時所見。胃と心臓が右側に位置している点に注目していただきたい。

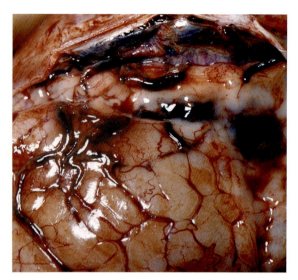

写真 5.4　チアノーゼ性心疾患の事例の剖検時脳所見。脳静脈洞血栓症が認められた。

の画像医学的なテクニックや切除手技については、DevineやVirmaniの総説文献で詳細に述べられているので参照していただきたい［18, 19］。霊安室剖検現場には、先天性心疾患の十分な専門知識を持つ人物はたいしていないため、小児循環器科医に連絡をとり、設備の整った場所で剖検を行い、必要時には心臓が専門の病理医にコンサルトを求める体制が望まれる。

　過去には先天性心疾患を有する小児患者の50％以上は、成人期に達する前に死亡していた。現在では、手術や治療法の進歩により、その割合は15％にまで低下している。このことはすなわち、先天性心疾患を有する成人患者が増加していることを意味し、それにともない不整脈のリスクを持つ患者が増加していることも意味している［20］。

チアノーゼ性先天性心疾患の合併症

　脳梗塞はチアノーゼ性先天性心疾患における重大な合併症であり、感染性心内膜炎や心臓カテーテル検査や手術に続発して生じうる［21］。小児チアノーゼ性先天性心疾患患者の脳血管障害の発生頻度は1.6～3.8％と報告されており、その死亡率は10％である。乳幼児における発症要因は貧血と脱水であり、年長児の場合には多血症と低酸素血症が発症要因となる［22, 23］。脳梗塞の発生は、チアノーゼ性心疾患として頻度の高い完全大血管転位症やFallot四徴症の小児が、そのほとんどを占めている。動脈血栓、静脈血栓ともに発症しうるが、小児例においては後者がより多い傾向にある（写真5.4）［24］。

　小児の先天性心疾患患者では、多血症に関連した冠動脈血流低下や低酸素血症による心筋梗塞も起こりえる［25］。冠動脈塞栓をきたすこともある。多くの小児先天性心疾患患者、特に流出路狭窄を有する患者では、心筋の壊死領域が剖検時に認められるとの報告もある［26, 27］。これらの症例では、心内膜下や乳頭筋において梗塞像が有意に認められるため、剖検時にはこれらの領域の検体採取が重要となる［28］。小児では心臓の肉眼的所見のみで心筋梗塞と断定することは困難であり、また心房筋の梗塞をきたしていることも稀ではない。そのため、両心房、両心室からの検体採取をルーチンに行う必要がある。

手術後の突然死

　先天性心疾患の修復手術を受けた小児は、顕著とまではいえないが予期せぬ突然死のリスクは上昇する。このような突然死をきたしうる疾病としては、Fallot四徴症および完全大血管転位症の術後が最多の病態である（写真5.5, 5.6）［15, 29–31］。心房中隔

欠損症（一次孔欠損、二次孔欠損）、両大血管右室起始症、心室中隔欠損症といったその他の先天性心疾患修復術後患者も、遠隔期に突然死をきたすリスクがあるとされているが、実際に突然死をきたすことは極めて稀である［32］。これらの症例における術後の問題点は、主に心拡大の進行や術後瘢痕などである［33］。

頻度

術後の突然死の頻度はFallot四徴症で3〜10％、完全大血管転位症で2〜8％と報告されている［14, 34, 35］。また左心低形成症候群の修復術を受け退院した乳児例における予期せぬ突然死の頻度は4.1％と報告されている［36］。また別の研究では、Fallot四徴症で修復術を行った患者が術後30年以内に突然死をきたすリスクは6％と報告されている［37］。

病因

心臓手術後に突然死をきたす場合の主要な機序は、伝導障害、不整脈と推察されており、人工弁の破損や冠動脈塞栓を含めた、その他の合併症による突然死は稀である［13, 38］。ペースメーカー留置術が施行されていない場合の突然死の頻度は、術後に完全房室ブロックを認めていた事例の60〜80％、術後に房室伝導障害を認めていた事例の20〜70％、との報告もある［39, 40］。その他の死因としては、急性の肺高血圧性クリーゼ、心筋梗塞、敗血症などが挙げられる［41-43］。

Fallot四徴症の有無にかかわらず、手術を施行した心室中隔欠損症患者は、術後に繊維性瘢痕形成をきたしやすく、また特に右脚および左脚前枝が電気生理学的にダメージを受けやすいとされている。術後には右脚ブロック、左脚前枝ブロック、完全房室ブロックのいずれも認められるが、この順に突然死の発症の可能性が増加するとされている［44, 45］。また、BTシャント手術（Blalock-Taussig shunt: 大動脈から肺動脈にシャントを作成して肺動脈への血流を一

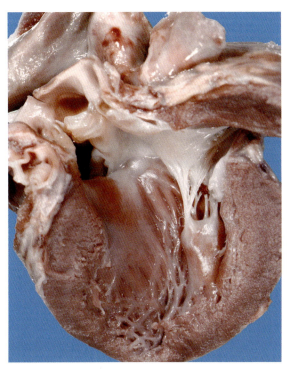

写真 5.5　Fallot四徴症の乳児の心臓の剖検所見。大動脈騎乗をともなう心室中隔欠損症が認められる。本児は外科的修復術の待機中に突然死をきたした。

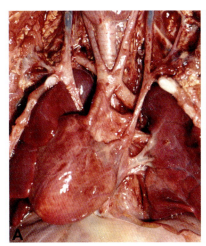
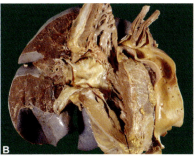

写真 5.6　Aは、外科的修復術が施行しえないうちに突然死をきたした大血管転位症の乳児例の剖検時心臓所見。左上大静脈遺残も確認される。Bはサッカーを行っている際に突然死をきたした大血管転位症の14歳男児の、切開を加え心室を開いた状態の心臓所見。大血管転位に対して施行された修正術であるMusterd手術部位には特に異常は確認されていない。

第4部 自然死（内因死）

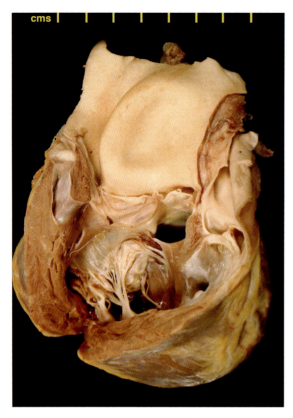

写真 5.7 Fallot四徴症の心臓の剖検所見。弁下部に心室中隔欠損が認められ、左心室肥大、大動脈騎乗も認められている。

時的に改善させる手術）も突然死の要因となりうる。

心室性頻脈性不整脈も、心内修復術後の予期せぬ心停止の原因となりうる。術後の最初の数年間が突然死のリスクが最も高いと報告されている [30] が、それ以降の遠隔期でも起こりうる [46, 47]。James、Kaplan、Chou が報告したケースシリーズ研究では、術後経過良好であった Fallot 四徴症患者のうち、3名が術後15年までに突然死していた、と報告されている [48]。これら3名はすべて術後の心電図で心室性期外収縮を認めていたものの、経過は良好で1名は運動制限も課されていなかった事例であった。

Fallot 四徴症の術後患者では、心室切開線周囲の肥大心筋や右心室内の線維化部位、ないしはその他の瘢痕領域を発生源として、異所性興奮が生じていくことにより、不整脈のリスクは経年的に増加する。[49, 50]。したがって、術後経過が良好であったとしても、心内修復術を受けた Fallot 四徴症患者は突然死をきたしうるのである [51]。遠隔期の突然死のリスクは、複雑な手術や複数回の手術を受けた場合に上昇し、入眠中よりも運動時にそのリスク

はより高くなるとされている [52]。

Fallot 四徴症術後に起こりうるその他の問題点として、加齢とともに肺動脈弁の機能不全が進行することが挙げられる。右心室の拡大と収縮能の低下をともない、右心室機能が著明に低下している場合もありうる。心室が拡大することで、既に存在している手術瘢痕にも影響を及ぼし、結果として不整脈の発生源となりうる。このような状況に陥った肺動脈弁閉鎖不全の患者は、不整脈のリスクが上昇しており、突然死をきたしうる [53, 54]。

完全大血管転位症に対して Mustard 手術や Senning 手術を受けた小児もまた、不整脈や突然死の高リスク群である。たいていの事例で生じる調律異常は徐脈であるが、10〜15% の患者では心房細動や心房粗動といった頻脈性不整脈を呈し、このようなケースではより突然死をきたしやすいとされている [14, 55]。機能的単心症患者に対して行われる Fontan 手術も突然死のリスクを上昇させるが、これは房室結節での急速な刺激伝導にともなう心房性頻脈性不整脈が原因と考えられている [56]。

剖検所見

致死性な不整脈や心伝導障害は、急速に死に至るために、剖検時に何らの肉眼的・組織学的異常も確認しえないこともある。そのようなケースでは病歴や心内奇形や手術内容を検討し、死因を推測せざるをえないこともある。剖検時には刺激伝導系、洞房結節、房室結節、ならびにそれらの周囲組織を注意深く調べ、線維性変化の有無を明確化する必要がある [57]。

Fallot 四徴症

Fallot 四徴症はチアノーゼ性先天性心疾患の10% を占めており、これら疾患のうち最も頻度の高い疾患である。心室中隔欠損、右室流出路狭窄、大動脈騎乗、右室肥大を特徴とする疾病であり（写真5.7）、臨床的な重症度は右室流出路狭窄の程度と右-左シャントの量によって規定される。修復術前であれ修復術後であれ、突然死をきたしうる疾病としてよく知られており、さまざまな染色体異常症に合併して発症することもある [58]。

Eisenmenger 症候群

　Eisenmenger（アイゼンメンジャー）症候群とは、心房中隔欠損症、心室中隔欠損症（写真 5.8）、動脈管開存症、総動脈幹症（写真 5.9）などの左-右シャント疾患に続発して肺高血圧症をきたした状態のことを指す用語である［59］。肺血管抵抗の上昇は最終的には右-左方向へのシャント血流の逆転をもたらし、酸素化されていない血液が体循環へと流れ込むこととなる。著明なチアノーゼ性のうっ血性心不全がその主要な徴候であるが、このような状態に陥った場合、予期せぬ突然死をきたすリスクが高い。循環器疾患を原因とする予期せぬ突然死を検討した多施設共同研究によると、Eisenmenger 症候群はその 15％を占めていた、と報告されている［13］。死因は血管破裂による肺出血のことが多いが、心臓カテーテル検査中に肺高血圧症をきたし突然死することもある。Eisenmenger 症候群の女性患者において妊娠は心不全のリスクを著明に増大させる［60, 61］。

心房中隔欠損症

　心房中隔欠損症の原因として最も多いのは卵円窩の欠損であり、二次孔欠損といわれる（写真 5.10）。多くの心房中隔欠損症患者は無症状であるが、心房細動や脳梗塞をきたしたり、Eisenmenger 症候群となり肺高血圧症をきたすこともある。一次孔欠損は通常、房室中隔欠損症（心内膜床欠損症）の一形態として認められる（後述）。

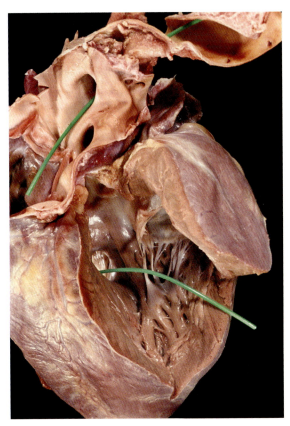

写真 5.8 Eisenmenger 症候群化し右-左シャント流を認めていた、肺高血圧症をともなう心室中隔欠損・動脈管開存症合併心奇形の突然死症例（22 歳女性例）の心臓の剖検所見。挿入されているプローブは動脈管開存と心室中隔欠損を表している。

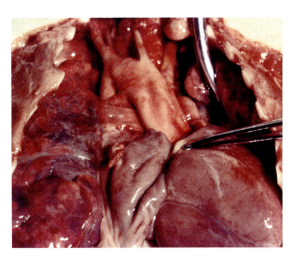

写真 5.9 心室から単一大血管が発生している、総動脈幹症の剖検時心臓所見。右側大動脈弓の存在もみてとれる。

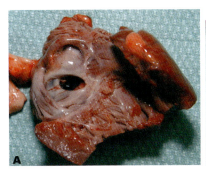
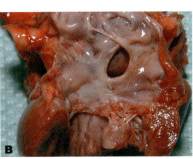

写真 5.10 心房中隔欠損（二次孔欠損）の心臓の剖検所見。A は右側からみた所見であり、B は左側からみた所見である。

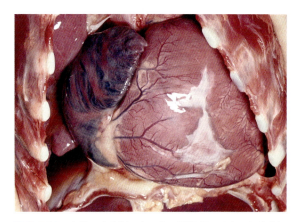

写真 5.11　生前に未診断であった、膜様部の巨大な心室中隔欠損症により、突然死をきたした 2.5 歳男児の剖検時心臓所見。著明な心肥大が認められており、特に右側の肥大が顕著である。

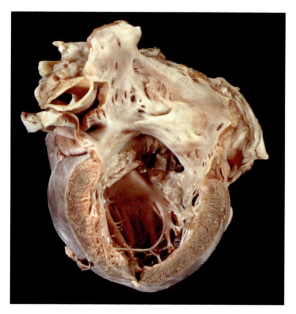

写真 5.12　心室中隔欠損症の事例の心臓の剖検所見。著明な心室肥大が認められる。

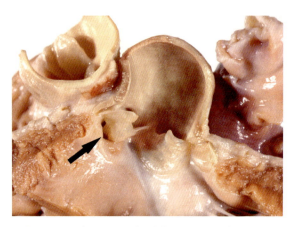

写真 5.13　ベビーベッドの上で突然死をきたした生後 3 か月齢の男児の心臓の剖検所見。本児は生前に、何らの徴候も認めていなかった。著明な心肥大が認められており、大動脈弁直下には心室中隔欠損（矢印）が確認された。大動脈弁の弁尖は欠損口方向に逸脱していることが確認できる。

心室中隔欠損症

　心室中隔欠損症は最も頻度の高い先天性心疾患であり、先天性の心奇形の 43％を占める [62, 63]。心室中隔欠損症それだけでは、心肥大や拡張を有する事例（写真 5.11, 5.12）であっても、小児期に突然死をきたすことは稀 [13, 64–66] である。ただし心室中隔欠損症の 16 〜 31％の患者で重度の不整脈の合併が報告されている [67]。ある研究報告では、突然死をきたしやすい疾患群として、房室中隔欠損症を有する Down 症候群が挙げられている [14]。

　心室中隔欠損症を有する乳児が突然死をきたしたとしても、死亡原因が乳児突然死症候群である可能性は十分にある。特に、心拡大などの症状を認めていない場合には、「心室中隔欠損症を単に合併していただけ」という可能性を考慮する必要がある。もちろん感染性心内膜炎や肺高血圧症を合併していて、心室中隔欠損症が原因で突然死をきたすこともある。特に後者は Eisenmenger 症候群により右 - 左シャント化をきたしたことにより生じうる [68–70]。

　突然死をきたした心室中隔欠損症の生後 3 か月齢の男児の大動脈弁を、写真 5.13 に提示した（自験例）。著明な心拡大と肺静脈うっ血を認め、肺内にはヘモジデリン沈着を有するマクロファージが散在していた。心室中隔欠損症の他には、大動脈弁の損傷などの剖検所見を説明しうるものは何も認められず、心肥大と不整脈により突然死をきたした可能性が最も高いと判断した [65]。心室中隔欠損症の他には異常を認めていなかった若年成人が、脚ブロックが原因で突然死したという事例も報告されている [71]。

房室中隔欠損症

　房室中隔欠損症は、心内膜床欠損症（ECD: endocardial cushion defects）や共通房室弁異常とも呼称され、上下の心内膜床形成異常によるものである。不完全房室中隔欠損症は心房中隔下部の欠損、すなわち一次中隔欠損を認めるが、心室中隔の欠損はともなわない。心房および心室中隔の欠損を認め

第 5 章　心臓疾患

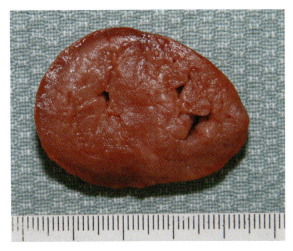

写真 5.14　房室中隔欠損症で生後 3 か月齢で死亡した男児の心臓の剖検所見。著明な両心室肥大が認められた。心臓重量は 67.4g であった（同月齢の平均重量は 30g である）。

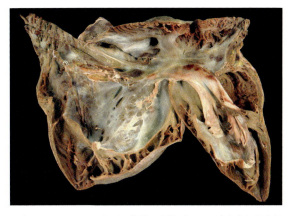

写真 5.15　Ebstein 奇形の心臓の剖検所見。三尖弁尖が房室輪ではなく離れた部位に付着し、右室の一部が右房化している。

る完全房室中隔欠損症では、隣接する房室弁の形成異常もともなう。心不全症状に加え、房室伝導系の走行異常を認めることもある。Down 症候群、内臓錯位症候群に合併して本症を認めることも多い。修復術後患者の 5％に心房細動や心房粗動が認められ、1～7％に永続的な房室ブロックが認められると報告されている［20］。心筋肥厚を認める事例や、Eisenmenger 症候群による右 - 左シャントをきたし肺高血圧症を有する事例では、突然死をきたしうる（写真 5.14）。

大血管転位症

　D 型大血管転位症は心房 - 心室の連関は一致しているが、心室 - 大血管の連関が不一致となっている疾病である。本症は先天性心疾患の 5～7％を占めており、肺循環と体循環の間のシャントが消失している場合や、心房間血流転換手術（Senning 手術、Mustard 手術）や大血管転換手術（Jatene 手術）が行われていない場合、致死的となる。動脈管が閉鎖することで、新生児期に死に至ることもある。L 型大血管転位は心房 - 心室の連関、ならびに心室 - 大血管の連関が不一致の病態である。本症は刺激伝導系の走行異常をともない、その結果、完全房室ブロックが年 2％の割合で発症する［20］。

総動脈幹症

　本症は、心室中隔欠損を有する心室から、1 本の大血管が起始している複雑心奇形である（写真 5.9）。感染性心内膜炎や肺高血圧症を合併することで、致死的となりうる。

Ebstein 奇形

　本症は、三尖弁の付着が房室弁輪から心尖部方向へ偏位し、右房化右室を形成している心奇形である（写真 5.15）。右房化右室は解剖学的・電気生理学的には右室であるが、機能的には右房の一部となっている。

内臓錯位症候群

　内臓錯位症候群は、無脾症候群（右側相同）や多脾症候群（左側相同）を含む、胸腹部臓器の左右分化障害を原因とする病態である（写真 5.3）。本症候群は出生 1 万人に対して 1～2 人の割合で出生し、孤発例の場合もあれば、常染色体劣性遺伝性の場合や常染色体優性遺伝性の場合もあれば、X 連鎖性の場合もある。*ZIC3* 遺伝子、*Cryptic* 遺伝子、*ACVR2B* 遺伝子の変異により、発症する事例もある。

　心房逆位では他の先天性心奇形を認めない事例も存在するのに対し、心房不定位では重度の心奇形を合併することが多い。無脾症に合併する心奇形はより重度の傾向があり、房室中隔欠損、肺動脈閉鎖、総肺静脈還流異常、大血管転位などを合併する。一方、多脾症では不完全房室中隔欠損、下大静脈欠損、体循環の流出路狭窄を合併することが多い［72, 73］。左側相同（多脾症候群）では洞房結節を認めないことがあり、15％の症例では完全房室ブロック

第 4 部　自然死（内因死）

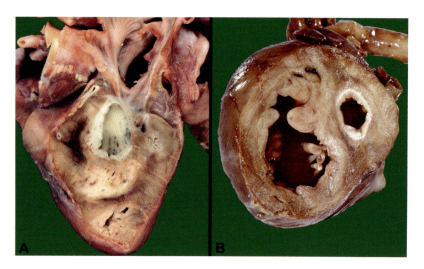

写真 5.16　左心低形成症候群の心臓の剖検所見。著しい心内膜線維弾性症、ならびに左室形成不全にともなう左室腔のサイズの減少が確認される。

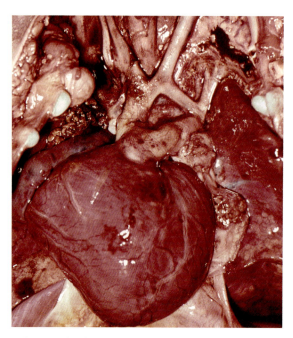

写真 5.17　左心低形成症候群の剖検時心臓所見。本事例のように、左心低形成症候群に大動脈弓形成不全をともなう場合もある。

を認める。右側相同（無脾症候群）では、しばしば徐脈をともなう複数の洞房結節を認める。本症候群では、依然として突然死が大きな問題となっている［20］。

左心低形成症候群

本症候群は大動脈の低形成や欠損を特徴とし、大動脈弓の低形成や大動脈弁の低形成・狭窄・閉鎖をともなう（写真 5.16、5.17）［74］。体循環血流は動脈管に依存している。本症候群は一般的には、新生児期に重度心不全を発症するが、時に生後数週間以降で急激に心不全が進行し、突然死に至る事例も存在する。また本症候群は通常、孤発例として発症するが、13 トリソミー、18 トリソミー、21 トリソミーや Turner 症候群、Smith–Lemli–Opitz 症候群といった遺伝子異常に合併して発症することもある。故に本症候群の剖検の際には、このような遺伝子異常症の各種徴候の有無についての確認が必要である。稀ではあるが、家族例も報告されている［75］。

三心房心

三心房心（Cor triatriatum）は、線維性筋膜により左心房と隔てられた副室に肺静脈が還流する、稀な疾病である（写真 5.18）［76］。本症は共通肺静脈の狭窄の結果生じると考えられているが、解剖学的な形態異常はさまざまである。その病因は判明していないが、孤発例として発症することもあれば、肺静脈還流異常、動脈管開存症、Fallot 四徴症、左上大静脈遺残、心室中隔欠損症、房室中隔欠損症、Ebstein 奇形、三尖弁閉鎖症と合併して発症することもある［77］。症状は通常、重度の肺静脈閉塞によるものであり、肺高血圧症に続発して突然死をきたしうる。

先天性左室憩室症

本症は稀な疾病であり、心臓突然死の調査では 0.4％ の頻度と報告されている。突然死は血栓症、心内膜炎、心破裂、心室細動の結果生じうるが、通常は成人期にのみ問題となる［78］。

第 5 章　心臓疾患

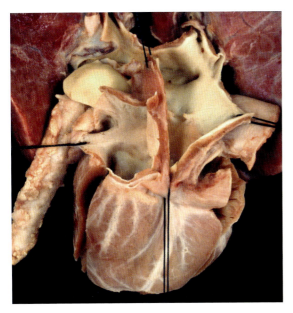

写真 5.18　三心房心の 2.5 歳男児の心臓の剖検所見。線維性筋膜によって左心房と隔てられた副室（ここに肺静脈が還流する）が認められている。

先天性心膜欠損症

先天性心膜欠損症は、子宮内での胸膜心膜の形成異常による稀な病態である。本症は心房または心室のヘルニアを引き起こし、特に運動時の失神や無呼吸を併発する。欠損部の辺縁が左冠動脈を圧迫し、小児期や成人期に突然死をきたしうるとされている [79-81]。

先天性心疾患と遺伝子

二次孔心房中隔欠損症、大動脈弁下狭窄、心室中隔欠損、Fallot 四徴症、肺動脈閉鎖症を含めたいくつかの心疾患の中には、5q35s 染色体上に存在するホメオボックス転写因子 NKX2-5 をコードする遺伝子の変異が原因の事例もあり、常染色体優性遺伝性を示し刺激伝導系の障害を併発する [82]。また Fallot 四徴症患者の 4% では FOG2 遺伝子の変異を認め、大血管転位症の患者の中に PROSIT240 遺伝子の変異を認める事例も知られている [83, 84]。また 14q12 染色体上のミオシン重鎖遺伝子（MYH6）変異は、常染色体優性の心房中隔欠損症を引き起こし、Down 症を除いた房室中隔欠損症の患者の約 6% は 3p25 染色体に存在する CRELD1 遺伝子の変異を有するとされている [85, 86]。また各種のトリソミー症候群では、先天性心疾患を高率に合併する [87]。詳細については、第 6 章や第 12 章も参照していただきたい。

Down 症候群

21 番染色体のトリソミーである Down 症候群の患者では 40〜50% に先天性心疾患を合併する。合併する心疾患としては房室中隔欠損症や膜様部心室中隔欠損症が多いが、その他にも心房中隔欠損症、Fallot 四徴症、動脈管開存症、大動脈弓低形成などを合併する [88]（第 12 章参照）。

Turner 症候群

Turner 症候群は X 染色体短腕の完全欠失または部分欠失による症候群であり、大動脈縮窄症や大動脈二尖弁をしばしば合併する。他にも大動脈弁狭窄症、肺静脈還流異常症、大動脈弓低形成、左室低形成などの心疾患を合併する [89]（第 12 章参照）。

Noonan 症候群

Noonan 症候群は常染色体優性遺伝性疾患であり、Turner 症候群に類似した表現型をとる。本症の 30〜60% に 12 番染色体上の PTPN11 遺伝子変異を、10% に SOS1 遺伝子変異を、5% 未満に KRAS 遺伝子変異を認める。心血管異常としては、肺動脈狭窄症、心房中隔欠損症、Fallot 四徴症、大動脈縮窄症、房室中隔欠損症、大動脈弁異形成、動脈管開存症、肺静脈還流異常症、肥大型心筋症などが認められる（写真 5.19）[90]（第 12 章参照）。

Ellis-van Creveld 症候群（軟骨外胚葉性異形成）

本症は、常染色体劣性の短肢型小人症、爪の低形成、口蓋裂、多肢症、手根骨形成異常をともなう骨形成異常症であり、4p16 染色体上の変異により発症する。合併する心奇形としては、単心房、房室中隔欠損、左上大静遺残、心房中隔欠損、心室中隔欠損、動脈管開存症が挙げられる [91, 91]。

Holt-Oram 症候群

本症は、12q 染色体上の TBX5 遺伝子変異が原因の常染色体優性遺伝性疾患であり、上肢の形成異常と心奇形を特徴とする。合併する心奇形としては、単孔性または多孔性の心房中隔欠損、心室中隔欠損

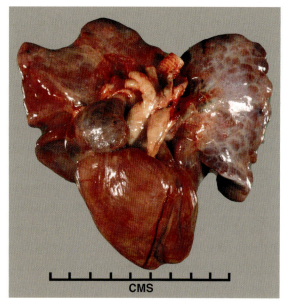

写真 5.19　肺動脈狭窄症をともなう Noonan 症候群の心臓の剖検所見。右側心肥大が認められる。

（いわゆる Swiss cheese 中隔）、房室中隔欠損、左心低形成、肺静脈還流異常症、僧帽弁逸脱、動脈管開存症、Fallot 四徴症、心室肉柱形成異常などが挙げられる。また刺激伝導系の欠損を合併し、心房細動から房室ブロックまで、さまざまな不整脈を合併しうる［93–95］。

William 症候群

本症は、7p11.23 の欠失による常染色体優性遺伝性疾患であり、顔面形成異常、歯牙形成異常、新生児高カルシウム血症をきたす。心奇形としては、大動脈弁上狭窄症、末梢性肺動脈狭窄症を認める［73, 96］（第 6 章参照）。

DiGeorge 症候群

本症候群は第 3・4 咽頭嚢（鰓弓）由来組織の形成異常による、複合奇形症候群である。22q11.2 染色体の微小欠失が原因であるが、通常は孤発性である。心奇形として Fallot 四徴症を含む円錐動脈幹異常症、肺動脈閉鎖をともなう心室中隔欠損症、大動脈離断症、心室中隔欠損症、総動脈幹症などを合併する［97］（第 6 章参照）。

心筋症

心筋症は、特異的な遺伝子異常に起因する原発性の病態もあれば、代謝疾患などに続発して二次性に発生する病態もある。後者の原因疾病としては、ムコ多糖症、GM1 ガングリオシドーシス、ガラクトシアリドーシス、ライソゾーム病、カルニチンパルミトイルトランスフェラーゼ欠損症、先天性糖化異常症、長鎖アシル CoA 脱水素酵素欠損症といったミトコンドリア脂肪酸 β 酸化異常症などの全身性代謝異常症が挙げられる［98–101］（第 11 章参照）。ある種の代謝異常症（例：Danon 病〈X 連鎖性遺伝性の空胞性の心筋症とミオパチーを呈するライソゾーム機能異常症〉や IIb 型糖原病〈Pompe 病〉）が、肥大型心筋症として発症することもある［102］。代謝性疾患に基づく心筋症や刺激伝導系障害の発症機序については、Gilbert-Barness によるレビュー文献に詳しい［103］。

小児期における心筋症の発生率は研究対象とした母集団によって異なるが、オーストラリアでの 10 年間にわたる研究では、10 歳以下の小児人口 10 万人に対し年間 1.24 人であったと報告されている。内訳は拡張型心筋症が 58.6％、肥大型心筋症が 25.5％、拘束型心筋症が 2.5％、左室緻密化障害が 9.2％であった。突然死をきたした事例の 3.5％では、初発症状が突然死であった［104］。

肥大型心筋症

原発性の肥大型心筋症はサルコメア蛋白の遺伝子変異の結果生じ、心筋細胞の肥大による重度の心臓肥大、重量増多を特徴とする。非対称性中隔肥厚、肥大型大動脈弁下狭窄症、閉塞型心筋症など、数多くの俗称を有する疾患でもある［105］。

臨床的徴候

本症の臨床的徴候や病理学的特徴には、同一家系内でさえかなりの多様性がある。左室流出路狭窄、弁輪の偏位による僧帽弁機能不全や左心不全が原因となり、乳児期から症状が出現することもある。全身性の血栓塞栓症を引き起こす心室壁内の血栓形成や、僧帽弁機能異常による感染性心内膜炎を認めることもある。遺伝形式は通常、常染色体優性遺伝であるが、常染色体劣性遺伝形式をとることもある

［106–108］。

運動選手においてトレーニングによる左室壁肥厚を認めることもあるが、この場合は通常、対称性であり、心拡大をともなわず、トレーニングを中止すると正常化する。このいわゆる「スポーツ心臓」の多くは心拡大の程度は軽いものの、少数例では左室拡張末期容積の増大や左室壁の肥厚、心電図異常を認めることがあり、心筋症との鑑別が困難となる。スポーツ心臓は水泳、サイクリング、ボート、クロスカントリースキーのトレーニングでより生じやすい［109–111］。

病因

肥大型心筋症の原因遺伝子は数多く報告されており、例えば染色体 1q3、3p21.2–21.3、7q3、11p13–q13、12q23–24.3、14q1、14q11–12、15q2、15q14、19p13.2–q13.2 の異常による症例が報告されている。これらの遺伝子は、心筋細胞収縮に関連するサルコメアの蛋白や細胞骨格成分をコードしている。うち最も多い3つの変異としては、βミオシン重鎖、心筋トロポニンT、ミオシン結合蛋白Cをコードする遺伝子の変異とされている［112–125］。心筋トロポニンI、ミオシン必須軽鎖および調節軽鎖、αアクチン、αミオシン重鎖、αトロポミオシン、タイチンをコードする遺伝子の変異も、一部の事例で認められている［105, 126］。心尖部肥大型心筋症（心尖部に限局した非閉塞型の心筋肥大を呈する疾患）では、心筋βミオシン重鎖遺伝子の Arg719Trp 変異などのサルコメア構成蛋白の遺伝子変異が報告されている［127］〔訳注：サルコメアとは筋節と呼ばれる、筋原繊維の最小構成単位のこと〕。現在のところ、10種の異なる遺伝子に200以上の変異部位が同定されている［102］。

病理所見

心室中隔の不均一な肥厚は本疾患によくみられる形態学的特徴である。ただ心筋の肥厚は必ずしも非対称性ではなく、「非対称性中隔肥厚」という用語は混乱を招きやすい。同様に、必ずしもすべての症例で著明な流出路狭窄をきたすわけではないため、「閉塞性肥大型心筋症」という用語も誤解を招く要因といえる［128］。

肉眼的所見では明らかな心肥大が認められ、乳児

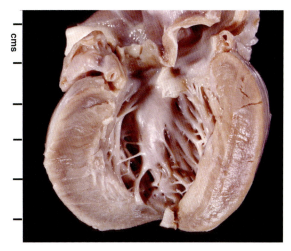

写真 5.20 肥大型心筋症の生後9か月齢の女児の心臓の剖検所見。左心室の著明な肥大が認められる。

ではしばしば心重量は正常上限の2〜3倍にものぼる（写真5.20）。心筋肥厚のパターンには、次の4パターンがあるとされている［129］。

（1）心室中隔の前方に限局した肥厚。
（2）心室中隔の前方および後方の肥厚。
（3）心室中隔および左心室自由壁の肥厚。
（4）心室中隔の後方および左心室自由壁の前側方または中隔の心尖部の肥厚。

心室の横断面では通常、左室内腔の著明な狭小化を認め（写真5.21）、成人例では弁逸脱や心内膜プラークをともなった僧帽弁肥厚も認めうる［130］。小児例における主要な所見は、心室自由壁と比較しての心室中隔の著明な肥厚（写真5.22）、心室内腔の狭小化、心室中隔の筋原線維の崩壊、心室壁内動脈の異常、などが挙げられる。筋原線維は変形し、錯綜配列や多様な細胞間結合が認められる（写真5.23）。心筋壁内動脈の血管壁は肥厚し、内膜および中膜のコラーゲン沈着が増加している［105, 131］。

心内膜線維弾性症を認めることもあり、個々の心筋細胞では著明なグリゴーゲン蓄積が認められる。散在性に間質の心筋線維化を認めることもある［132］。内膜および中膜の増生にともなう心筋壁内冠動脈の著明な肥厚は、乳児を含めてすべての年齢で認められるが、心筋虚血の増悪因子となっている［133］。

第 4 部　自然死（内因死）

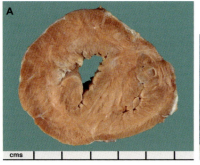
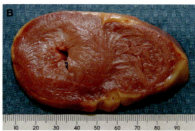

写真 5.21　類似の心肥大所見を認める肥大型心筋症の心臓横断面。A は乳児例である。B は 27 歳の男性例で、歩行中に循環虚脱をきたし突然死した。心臓重量は 632g であった。

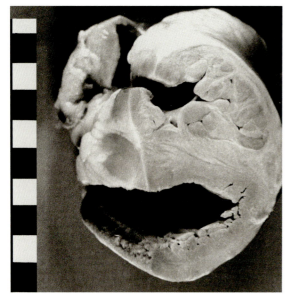

写真 5.22　校庭で遊んでいる最中に突然死をきたした 12 歳女児の心臓の剖検所見。中隔優位の心肥大を認め、肥大型心筋症と診断された。

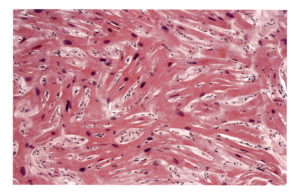

写真 5.23　肥大型心筋症事例の左心室外側壁の病理組織所見。心筋細胞の無秩序化と腫大が確認される。

病理組織学的には、心筋細胞の肥大ならびに通常の配列構造を喪失した錯綜配列が明らかであり、これは早期乳児例でも同様に認められる所見である［134］。しかし時に乳児例においては、肉眼的心肥大を認めているにもかかわらず、複数の組織切片を確認しても広範な心筋繊維の乱れが認められないこともある。このような事例では、大動脈閉鎖などの他の原因疾患を除外した上で、臨床経過と重度な心拡大の有無との相関関係をみることが診断を確定するために必要となる。

突然死の発生

概していうと、本症患者では 30 歳以下の事例で突然死の発生率がより高く、小児患者では 6 〜 8％、成人患者では 2 〜 4％と報告されている［108, 135, 136］。肥大型心筋症は予期せぬ突然死をきたした若い運動選手の原因疾患として最もよく引き合いに出される疾患である［137］が、これらの若年の突然死症例のすべてが本疾患によるわけではない［15］。ただ無症候性の本症小児例において、突然死はよく認められる事象である［138］。なお外科的な心筋切除術を行うことにより、罹患小児患者の年間死亡率は 5 〜 6％から 2％に減少すると報告されている［139, 140］。また心尖部肥大型心筋症の事例では、心尖部心筋梗塞とそれに続発して生じる心室瘤発生のリスクが高く、小児例でも同様の突然死の報告例がある［127, 141, 142］。

失神、求心性左室心筋肥厚、左室後壁の肥厚といった臨床徴候や突然死の家族歴を有する 1 歳以下の小児発症例は全例、突然死のリスクが高いとされており［106, 143, 144］、加えて、心室性期外収縮や心筋虚血の所見を認めた場合も突然死の高リスクとされている［145］。また本症では心電図所見による突然死リスクの把握の有用性は確立されている［146］。

病態生理

　左室流出路閉塞を有する小児例における突然死は、左室心筋肥厚に関連する致死性不整脈や反射性徐脈、左室圧受容体活性化に起因する不整脈が原因であると考えられている。このような不整脈が生じることで、心室への血液充満が不十分となり、深刻な低血圧が引き起こされることとなる［147, 148］。また拡張末期圧上昇により壁内冠動脈の圧迫が生じる結果、拡張期における心筋虚血が生じることとなる。一方収縮期にも、肥厚した心筋が冠動脈を圧迫することで冠動脈血流が減少し、心筋虚血をきたすこととなる［149, 150］。

　成人例では左室心筋肥厚自体が、突然死や高度の心室性期外収縮の独立したリスク要因とされている［151-154］。心筋細胞が肥大した結果、個々の心筋細胞周囲の間質線維組織の増生をきたし、心電図上のQT間隔のばらつきの増加を認めるようになるが、この両者が致死性不整脈と関連していると考えられている。

関連する徴候

　肥大型心筋症は、Friedreih運動失調症、Leigh脳症、LEOPARD症候群、Noonan症候群、Duchenne型筋ジストロフィーやその他の非筋緊張性ジストロフィー、Aniridia–Wilms' tumor症候群などの遺伝性疾患や、その他のさまざまな代謝性疾患などに合併して生じうる（表11.5）［155-158］。家族例の存在も知られており、WPW（Wolff–Parkinson–White）症候群やその他の刺激伝導障害を合併する事例も報告されている［119, 159］。

拡張型心筋症

　本症は若年者に発症する心筋症の1つであり、弁膜異常や先天性心内奇形を合併することなしに、心室拡張による著明な心拡大をきたす疾患である。発生率は小児人口10万人あたり36人とされている［160］。

臨床的徴候

　臨床的には通常は慢性の経過をたどるが、心房性不整脈や心室性不整脈、全身の血栓塞栓症を合併し突然死することもあり、小児期に突然死した事例も報告されている［161, 162］。突然死は、心不全や不整脈を呈するに至った事例や超音波における異常所見が持続する事例で生じるのが一般的である［163, 164］。QT間隔の延長をきたす事例も存在する。本症の1年生存率および5年生存率はそれぞれ65%、51%とされている［160］。

病因

　拡張型心筋症やうっ血性心筋症の病因は多様であり、各種の毒素、代謝異常、感染症、ウイルス性心筋炎などの炎症性疾患、などにより生じるとされている［165, 166］。例えば、オーストラリアで実施されたある研究では、病理組織学的検討を行った拡張型心筋症の小児患者の40.3%は心筋炎の既往を有していた、と報告されている［104］。遺伝子異常は約35%の症例に確認されており、常染色体優性、常染色体劣性、X連鎖性、ミトコンドリア遺伝子異常の各遺伝子異常の報告例が存在している［123, 167-170］。

　常染色体優性遺伝性の拡張型心筋症は染色体1q3、1p1–q21、1q11–21、1q11–23、1q32、2q11–22、2q31、2q35、3p22–25、5q33、6q23、9q13–22、10q21–23、14q11、15q14の変異によりアクチン遺伝子およびデスミン遺伝子に欠失が生じた結果、発症するとされている［123, 171-177］。常染色体劣性遺伝性の事例は、17q12–22.33の異常により発生するとされている［178］。X染色体p21上のジストロフィン遺伝子に変異を認める場合、構造蛋白異常をきたすこととなり、その結果、X連鎖性拡張型心筋症やDuchenne型／Becher型筋ジストロフィーを発症し、その一部分症として拡張型心筋症が引き起こされることとなる［87, 179］。Barth症候群はまた別のX連鎖性遺伝性心筋症であり、低身長、白血球減少症、心内膜線維弾性症をともなうミトコンドリア異常、左心室の拡張や肥大を特徴とする［123］。

　小児の拡張型心筋症では、脂肪酸酸化異常やカルニチン欠乏といった代謝異常が関与している可能性が剖検所見からも示唆されている［100, 180］（表11.5）。Freidreich運動失調症、Duchenne型筋ジストロフィー、顔面肩甲上腕型筋ジストロフィー、Erb筋ジストロフィーといった神経筋疾患との関連性も指摘されている［166］。成人例では、サルコイドーシスやコカイン中毒やアルコール中毒も、原因として考慮する必要がある［4］。

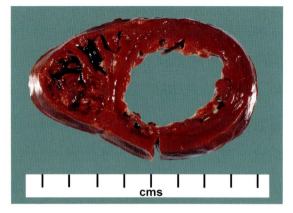

写真 5.24　拡張型心筋症事例の心臓の剖検所見。左心室の拡張が認められる。

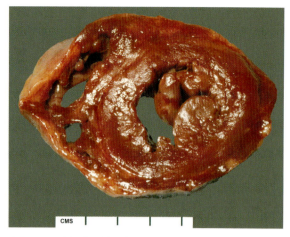

写真 5.25　催不整脈性右室心筋症事例の心臓の剖検所見。右心室壁の線維脂肪置換が認められる。

病理所見

　肉眼的には、心臓は著明に拡大しており、心室は拡張し、通常、壁内血栓が認められる（写真 5.24）。弁膜や血管には通常、異常は認められない。病理組織学所見は非特異的であり、巣状の心筋肥大や間質の線維化が主要な所見ではあるが、全例で認められるわけではない［130］。

拘束型心筋症

　拘束型心筋症は小児では稀であり、すべての心筋症のうちの 5％を占めるにすぎない。小児期の拘束型心筋症における年間の突然死率は 7％と報告されているが、突然死をきたす事例の多くは胸痛や失神の既往を有するとされている［181］。家族発症例も報告されている。本症は欧米では稀ではあるが、熱帯地域の小児では時に「好酸球性心内膜心筋疾患」として認められ、不整脈や血栓塞栓症により突然死することがある［139］。ミトコンドリア酵素欠損が疑われ、代謝疾患をスクリーニングするためにピルビン酸負荷試験を受けた拘束型心筋症の小児事例が、突然死をきたしたとの症例報告も存在している［182］。Noonan 症候群に拘束型心筋症を合併したとの報告事例もある［183］が、ほとんどの事例は新生の突然変異例であり、常染色体優性遺伝性の事例は稀である［184］。

催不整脈性右室心筋症

　催不整脈性右室心筋症は、右室心筋の脂肪変性、繊維化を特徴とする病態である（写真 5.25）。本症の臨床的徴候や病理学的所見には、幅広いスペクトラムが存在する［185］。この「催不整脈性右室心筋症」という用語は、以前は Uhl 病（右室心筋が線維性組織に置換され、羊皮様の外観変化をきたす疾病）に対しても用いられていた用語である。

　Uhl 病と線維脂肪変性（異形成）は「表現形は異なるものの、右心不全を主病態とする同一疾患である」とみなしている研究者がいる一方、これら二者は別々の病態であるとみなしている研究者もいる［186–194］。ただ 2 つの疾患が同一血縁内で発症したとの報告例もあり、両者の間に関連性があることが示唆されている［195］。両者ともに小児期に突然死をきたしうる病態であるが、Uhl 病のみで心室の異形成が生じることはないと考えられている。

臨床的徴候

　催不整脈性右室心筋症の臨床症状は、予期せぬ突然死を含め、通常は思春期や成人期早期に生じる。これは診断が乳児期早期になされた事例であっても同様である［196, 197］。呈する臨床症状としては、うっ血性心不全、完全房室ブロック、心室性不整脈などが特徴的である。運動により上昇するカテコラミンに対する心臓の過敏性が亢進しているため、運動中に突然死をきたすリスクが高いとされている［198］。心電図では洞調律での完全房室ブロックもしくは不完全右脚ブロック、右側胸部誘導の T 波陰転化などが認められる。

病因

　感染症や変性疾患などを含め、さまざまな原因が

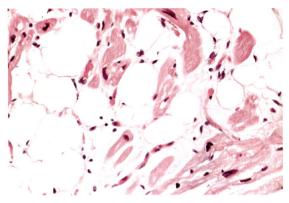

写真 5.26　催不整脈性右室心筋症により予期せぬ突然死をきたした 18 歳女性の心臓の病理組織所見。右心室壁の心筋細胞が線維脂肪組織に囲まれているのが確認される。本患者の母親は、24 歳時に予期せぬ突然死をきたしていた。

提唱されている。多くの事例では常染色体優性遺伝形式をとるとされているが、その表現型や浸透率はさまざまである［199, 200］。変異は少なくとも 7 つの遺伝子座（染色体 1q42–43、2q32.1–32.2、3p23、10p12–14、14q12–22、14q23–24、17q21〈Naxos 病〉）で同定されている［123, 198, 201, 202］。リアノジン受容体に異常を認める場合、カテコラミン誘発性の多形性心室頻拍をきたすとされているが、本症の複数の家系で心臓リアノジン受容体遺伝子の変異が同定されていることは、本疾患の不整脈が運動誘発性であることを示唆している［198］。

Naxos 病は縮れ毛と手掌足蹠症を特徴とする、常染色体劣性遺伝性疾患であり、細胞接着因子である plakoglobin の遺伝子変異が原因である。最近変異部位が同定された Carvajal 症候群は、desmoplakin をコードする遺伝子変異により主に左心室に異常をきたす疾患である。両疾患とも若年で突然死を発症しうる。Naxon 病の年間突然死発症率は 2.3％とされている。Carvajal 症候群では心不全から二次的に突然死が発生することが多い。また常染色体優性遺伝形式を示す、左心室優位に病変を生じる催不整脈性右室心筋症が存在するが、それらの事例において desmoplakin 遺伝子変異が認められたとの報告が散見されている［203–206］。

病理所見

剖検時に、弁膜異常や冠動脈の異常や先天的な心内奇形を認めず、かつ右室心筋の線維脂肪変性が証明された場合、本症との診断が下されることとなる（写真 5.26）。若年成人では炎症細胞の浸潤が認められることもあり、心筋炎と誤診しないように注意が必要である。このような軽度のリンパ球浸潤は、二次的反応と考えられており、乳幼児患者では認めない［207］し、成人例患者で必ずしも認められるわけでもない［208］。心筋細胞には、空胞形成や変性を認めることが多い。また通例、右房および左室も同様の病理学的変化を示す［188］が、時に左室のみに限局している事例も存在する。後者の病態が催不整脈性右室心筋症の亜型なのか、それとも別の病態なのかは依然、議論されているところである［185］。

突然死の発生

米国では催不整脈性右室心筋症は、若年の運動選手の突然死の 3 ～ 4％を占めているとされる。他国、特にイタリアではその確率はさらに高いと報告されているが、これは遺伝子変異の発生頻度に地域差があることを反映したものである可能性が高いと考えられている［209］。死因につき記載のある文献では、心停止は心室細動に偶発して発生しているとされている［198］。運動時以外の突然死は主に小児期に起こるが、正常心筋と異常心筋との移行部で発生する不整脈が原因と考えられている［210–212］。催不整脈性右室心筋症と診断されていない事例が、周術期に予期せぬ突然死をきたすこともある［213, 214］。

類組織球性心筋症

類組織球性心筋症（HICMP: Histiocytoid cardiomyopathy）は心筋泡沫状変性症や膨大細胞性心筋症とも呼称される稀な病態であり、塊状に肥大した心筋細胞をともなう心肥大を特徴とするが、この所見は特に左心室の心内膜下や心外膜下に認められるとされている［215］。

臨床的徴候

2 歳以下に好発（日齢 3 ～ 4 歳、平均 12.5 か月）し、性別は女児に多い［216］。呈する臨床症状は通常、心室性／上室性／接合部性の不整脈、LGL 症候群／WPW 症候群、刺激伝導障害、心房細動、心房粗動といった各種不整脈である［217］。またチアノーゼやうっ血性心不全徴候を認めることもあり、時に不整脈に起因する失神を認めることもある

[215, 218]。

病因

　心筋が泡沫状変性をきたす病因についてはわかっていないが、膨大細胞性変化は他臓器にも認められると報告されている［219］。病因としてウイルス感染が示唆されているが、常染色体劣性遺伝形式やX連鎖性遺伝形式の家族例も報告されている［220］。他に想定されている病因としては、心筋炎、虚血、毒素に対する反応、顆粒細胞性筋芽細胞腫、潜在性の代謝性疾患などが挙げられている［221］。しかしながら、心臓ミトコンドリア内のコエンザイムQチトクロームC還元酵素欠損を認める点からは、ミトコンドリアゲノムの変異による呼吸鎖酵素の異常が本疾患の病態の一部であることも示唆されている［103, 215］。またMERRF（Myoclonic Epilepsy, Myopathy, and Ragged Red Fibers）を表現型としてとるA8344GミトコンドリアDNA変異と本症との合併事例も報告されている［222］。

病理所見

　剖検では心拡大がまず観察されるが、切開を加えることで、心内膜および心外膜下に淡褐色の結節が確認される。弁膜は通常、肥厚している（写真5.27）。病理組織学的に結節は、顆粒状の細胞質を持つ多形性細胞が円形に集簇することで構成されている（写真5.28）［223］。集簇している細胞が多核細胞のこともある。変性細胞が心筋細胞起源であるということは、免疫組織科学的染色においてアクチン・ミオグロビン・デスミンが陽性、かつリゾチーム・CD68が陰性であることにより確認できる。電子顕微鏡では、異常な形態をしたミトコンドリアの増加による細胞腫大が認められる（写真5.29）［224］。線維性間質やリンパ球の種々の程度の浸潤も認められる［217, 225］。

　本疾の患者では、心内異常のみならず心外異常の合併も高率に報告されている。心内の異常としては中隔の欠損や左室低形成、弁膜狭窄が多く、心外異常としては水頭症、脳梁欠損、小脳／大脳基底核異常、大脳の血管奇形、小眼球症、角膜混濁、腎嚢胞、卵巣低形成、喉頭横隔膜症、口蓋裂などが挙げられる［216］。

突然死の発生

　本症では予期せぬ突然死をきたすことが多く、SIDSとして報告されている事例も含め、約20％が突然死をきたしていたと報告されている［221, 226］。

左室心筋緻密化障害

　本疾患は遺伝的異質性を有する稀な先天性の心筋症であり、左心室の発育に異常を認め、その結果、胎児心筋線維の間隙が多くなり緻密な状態に育たな

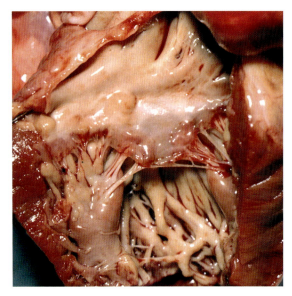

写真5.27　類組織球性心筋症の生後15か月齢の女児の心臓の剖検所見。僧帽弁腱索の肥大化、ならびに乳頭筋と僧帽弁の結節状変形を認める。

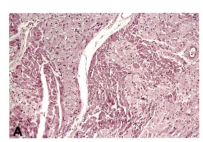
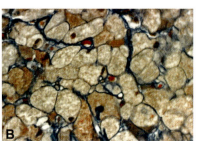

写真5.28　写真5.27で示した類組織球性心筋症の事例の心内膜下結節の病理組織所見。類組織球の細胞集塊が明瞭に確認される（A）。強拡大では、著明な核の偏在をともなう顆粒状の細胞質が確認される（B）（トリクローム染色）。

い、という疾病である。左心室は胎児期の中期から後期以降で、左心室は著明な肉柱形成と深い陥凹をともなうスポンジ様形態変化を認めるのが特徴的である［227］。心室壁は中部から心尖部にかけて、厚い肉柱と薄い肉柱が入り組んだ状態となっている。その肉柱の切れ込みの辺縁は、病理組織学的には線維組織や弾性組織の増生した内皮で形成されている（写真5.30）。本疾患はかつて「スポンジ状心筋症」と呼称されており、臨床的には左心室肥大、心不全、線維弾性症、壁内血栓形成および塞栓症、致死性不整脈を引き起こすことを特徴としている。突然死をきたした事例の死亡時平均年齢は、3.6歳と報告されている［228–231］。

典型的には他の疾患とは関係なく発症するが、心室流出路閉塞、大動脈弁狭窄・閉鎖症、心室中隔欠損症、肺静脈還流異常症、多弁異形成症、肺動脈弁狭窄・閉鎖症、三尖弁閉鎖症、大血管転位症、冠動脈異常症、冠動脈起始部狭窄症、組織球様心筋症と合併して発症することもある［232, 233］。

TAZ（G4.5）、DTNA、LBD3、FKBP1A、SNTA1といったα-dystrobrevin遺伝子の変異を有する症例の25〜40％では、家族発症するとされている。この場合の遺伝形式は常染色体優性遺伝もしくX連鎖性遺伝（Xq28）である。これらの遺伝子異常は、刺激伝導障害、Barth症候群、Noonan症候群、爪・膝蓋骨症候群、Triello-Carey症候群、DiGeorge症候群、Roifman症候群、Melnick-Needles症候群、Xq28関連心筋症の発症とも関連している［229, 234–236］。

筋ジストロフィー

本疾患は進行性の筋力低下を特徴とするが、臨床的にも遺伝的にも多様性がある病態である。本症候群の多くは慢性進行性の経過をたどるが、筋緊張性ジストロフィー、肢帯筋ジストロフィー1B型、Emery–Dreifuss型筋ジストロフィーでは、不整脈や心ブロックにより突然死をきたすこともある（第12章参照）。特にEmery–Dreifuss型筋ジストロフィーでは、心室ペーシングを必要とする心房筋麻痺を合併しうる［237–239］。筋ジストロフィーで認められる心臓の異常所見につき、表5.3にまとめて掲示した。

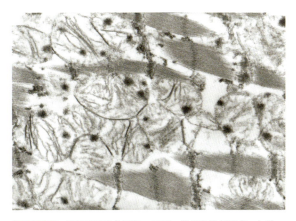

写真5.29　類組織球性心筋症の事例の電子顕微鏡写真。無数の異常ミトコンドリアが確認される。

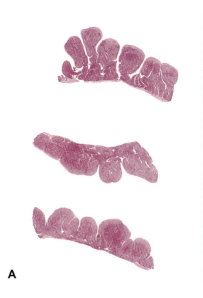
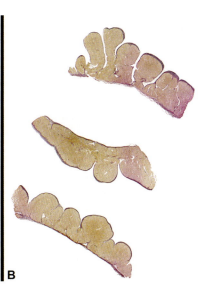

写真5.30　左室心筋緻密化障害の事例に認められた、著明な肉柱形成と深陥凹所見（トリクローム染色）。

A　　B

第4部 自然死（内因死）

表 5.3 筋ジストロフィー症の心徴候

病 態	心筋症	心ブロック	不整脈
Duchenne 型	＋＋＋	＋	＋
Becker 型	＋＋＋	＋	＋
X 染色体拡張型心筋症	＋＋＋	＋	＋
肢帯型 1B 群	＋＋	＋＋＋	＋＋＋
肢帯型 2A 群	＋		
肢帯型（サルコグリカン異常症）	＋＋＋		＋
先天性	＋		
筋緊張性	＋	＋＋＋	＋＋＋
Emery–Dreifuss 型	＋＋	＋＋＋	＋＋＋

出典：Cox & Kunkle [237].

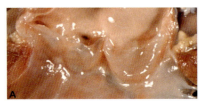
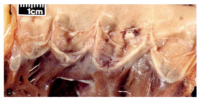

写真 5.31 先天性の大動脈弁異常（二尖弁）（A）と先天性の肺動脈弁異常（四尖弁）（B）。

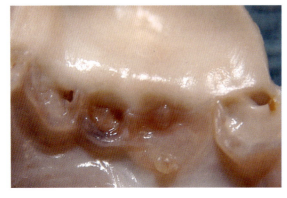

写真 5.32 予期せぬ突然死をきたした、大動脈弁異常症（四尖弁）の生後 6 か月齢の男児の剖検時心臓所見。冠動脈入口部の位置異常と狭小化が認められた。

弁膜異常症

弁尖が通常の枚数より多くなったり少なくなったりする先天性の弁膜異常は、血流が障害されたり、冠動脈の入口部の閉塞をきたしたりしない限り、通常は臨床症状を呈することはない（写真 5.31）。先天性大動脈四尖弁は剖検事例の 0.008％未満の発生率の非常に稀な疾患であるが、冠動脈入口部の位置異常や狭窄を引き起こすことで、著明な心筋虚血や心筋梗塞を引き起こしうる（写真 5.32）[240, 241]。

大動脈弁狭窄症

頻 度

先天性大動脈弁狭窄症は先天性心疾患を有する小児の 3 ～ 6％を占める先天異常症であり、特に運動時に小児や若年成人に予期せぬ突然死を引き起こす原因としてよく知られている [58]。大動脈弁狭窄症の小児患者では年間あたり 1％の頻度で突然死を発症すると推定されており、先天性心疾患を有する小児患者の突然死の 6 ～ 19％を本症が占めていると考えられている [242]。

臨床的徴候

本疾患を有する小児のほとんどは、たとえ重度の狭窄が存在していたとしても、無症状である。突然死は狭窄の重症度に比例して生じると考えられてお

第 5 章　心臓疾患

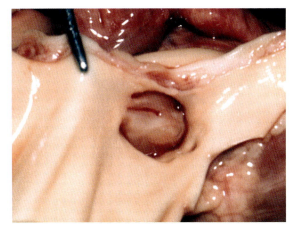

写真 5.33　母親が買い物に連れ出している際に、急に泣き叫びそのまま循環虚脱状態となり突然死をきたした生後 4 か月齢の男児の剖検時心臓所見。大動脈弁異常（単一交連の二尖弁）を認め、心臓は二次的に肥大していた。

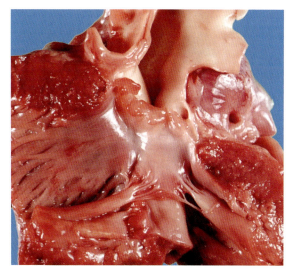

写真 5.34　突然死をきたした生後 7 週齢の乳児の心臓の剖検所見。大動脈の異形成（二尖弁）を認め、弁口の著明な狭小化をともなっている。冠動脈流の低下もともなっていたと推察された。

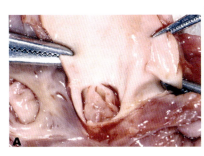 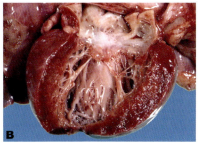

写真 5.35　突然死をきたした乳児の心臓の剖検所見。軽度の異形成をともなう二尖大動脈弁（A）を認め、著しい心肥大（B）が確認された。

り、症状を有する患者できたすことが一般的である[243]が、時に生前に全く無症状であった事例であっても予期せぬ突然死をきたすことがある[244]。

病因

本症の事例のほとんどは多因子性の発症であると推察されているが、稀ながら常染色体優性遺伝形式をとる家族性発症の事例も知られている[245]。

病理所見

剖検時に上方から開放制限のある大動脈弁を確認することが、狭窄の形態を判断する最も良い方法である。15 歳未満の小児に最もよく認められる異常は先天性単尖弁である[131]が、これには 2 つの病態があり、1 つは無交連型でドーム型の弁の中心に小さな穴があいているもので、もう 1 つは弁の開口部が感嘆符の形をした単一交連型である（写真 5.33）[149]。弁がただ二尖なだけで狭窄所見がない場合、その他の形態的な異常がない限り、小児期に問題となることはない（写真 5.34）[246]。大動脈弁の石灰化は中年期以降の弁狭窄の原因として重要であるが、稀に 30 歳未満で石灰化を認める事例も存在する[247]。

病態生理

流出路の閉塞を有する小児患者では、冠動脈血流が十分に保てずに心筋虚血をきたすこととなる。冠動脈血流は心拍出量の低下とともに二次性に減少し、心筋肥が続発することで組織の低酸素状態はさらに増悪していき（写真 5.35、5.36）[40, 58]、虚血により不整脈や突然死をきたすリスクがさらに増大していく（写真 5.37）。しかし、軽度の狭窄を認めるのみであった小児においても突然死をきたす事例があり、おそらくは房室伝導の異常が関与していると推察されている。実際、軽度の大動脈弁下狭窄を認めるのみであった 16 歳男児の突然死事例の剖検

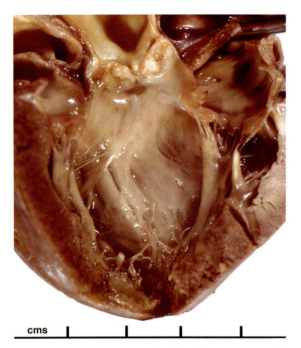

写真 5.36　左心室肥大と大動脈弁狭窄を併発している、大動脈弁異常症（二尖弁）の事例の心臓の剖検所見。狭窄部位は広範に及んでいる。

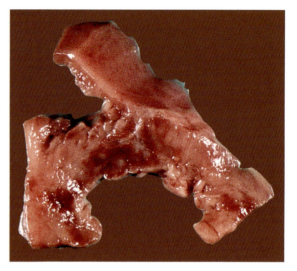

写真 5.37　先天性大動脈狭窄症の乳児例の心臓の剖検所見。急性心筋梗塞を併発しており、心筋層の斑点形成をともなっている。

の際に、His 束と隣接した索枝の線維変性を認めたとの症例報告も存在している [248]。これらの事実は、本症に対し弁置換や弁形成といった外科的修復を行うことは、突然死のリスクを低減させるもののリスクを 0 にするわけではない、ということを意味している。本症において突然死を引き起こしうるその他のリスク要因としては、慢性的な圧負荷／容量負荷のために左心室が継続して損傷を受けること、ならびに外科的手術を施行したとしても流出路閉塞を完全に解除することができないこと、などが挙げられる。なお、本症の小児患者は感染性心内膜炎や大動脈解離をきたす高リスク群でもある。

僧帽弁逸脱症候群

頻 度

僧帽弁逸脱症候群は人口の約 5％に認められるとされており、男性に比し女性に多いとされている [249]。

病 因

病因はさまざまであるが、先天性心疾患や結合織異常症の存在により、弁輪支持組織が変性することが最多の原因と考えられている [250]。本症患者の最大 20％までもが、染色体 16p11.2–12.1 に関連した常染色体優性遺伝形式の家族発症例、もしくは Xp28 の染色体異常による家族発症例とされている [251–253]。

病理所見

弁膜異常を基礎に持つ事例の場合、その異常は後尖に起因していることが多く、その詳細に関しては、病理組織学的検討を加え、変性がどこまで存在しているかをみることで判明しうる [254]。病理学的に存在する基本的な特徴的所見は弁尖組織の増殖や腱索の延長であり、このような異常が基礎にある結果、腱索内でのフード形成をきたしたり、弁尖を含めた腱索の過長をきたすこととなる。事例によっては、左房側への弁尖のフード形成や、弁輪の拡大をともなうこともある（写真 5.38, 5.39）[254, 255]。その変化の程度は事例ごとにかなり多様性があるが、フード形成の程度をもとにした重症度評価法が発案され、臨床活用されている（表 5.4）[256]。

僧帽弁逸脱症の成人例 46 名を検討したケースシリーズ研究では、僧帽弁輪拡大事例、巨大心内膜下プラーク形成事例、後尖の肥厚・延長を有する事例において、突然死が認められた、と報告されている [257]。弁肥厚、弁輪周囲血栓、隣接する心内膜の線維化は、二次的な反応として発生すると考えられている。

病理組織学的には、酸性ムコ多糖類の沈着増加に

第 5 章　心臓疾患

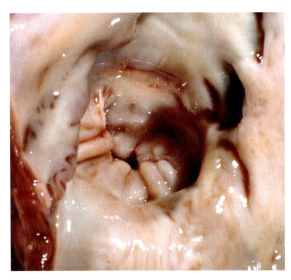

写真 5.38　僧帽弁逸脱症候群の事例の剖検時心臓所見。左心房方向への弁尖のフード形成をともなう弁組織の増加が確認される。

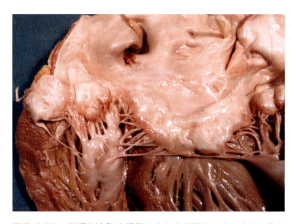

写真 5.39　僧帽弁逸脱症候群により突然死をきたした 24 歳女性の心臓所見。異形成弁膜の組織増加をともなう弁輪の拡張が確認される。

表 5.4　僧帽弁狭窄症の重症度分類

グレード	症　状
I	一弁尖が逸脱：後尖の 3 分の 2 以上、もしくは前尖の 2 分の 1 以上が逸脱する
II	二弁尖ともに逸脱：後尖の 3 分の 2 以上ならびに前尖の 2 分の 1 以上が逸脱する
III	弁膜のほとんどが逸脱する

出典：Lucas & Edwards [256].

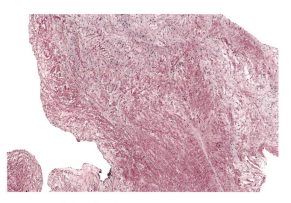

写真 5.40　僧帽弁逸脱症候群で突然死をきたした 17 歳男児の心臓の病理組織所見。肉眼的に弁尖の肥厚が確認されていたが、病理組織学的にも線維組織の喪失とコラーゲン組織の分断化をともなった、酸性ムコ多糖類の異常沈着が確認された。

より弁中心部の組織が粗となっており、形態的に弁の海綿状肥厚が確認されることが多い（写真 5.40）[254]。弁中心部の線維成分は、増成した海綿状組織により破壊され、線維組織の消失とコラーゲンの分裂が生じていることが確認される [258]。海綿状組織内のムコ多糖類は、ジアスターゼ抵抗性およびヒアルロニダーゼ感受性で PAS 染色陽性であるだけでなく、コロイド鉄染色やアルシアンブルー（pH 2.5）染色で陽性に染まることが特徴である [255]。僧帽弁逸脱症で死亡した事例において、弁以外の心臓組織にも粘液腫様変性が認められることからもわかるように、粘液腫様僧帽弁を認める事例は、心臓全体に異常を認める疾病単位である可能性が示唆されている [259]。

突然死の発生

僧帽弁逸脱症の事例はほとんどが予後良好で、突然死をきたすことは稀であるとされている [260] が、Topaz と Edwards の検討では 4 分の 1 近くの事例では、心臓突然死をきたしうるリスク下にあると報告されている [261]。一方また別の報告では対照的に、101 名の小児突然死事例のケースシリーズ研究では、粘膜腫様僧帽弁が認められたのは、わずか 1 名のみであったと報告されている [262]。後者の研究は、著者の臨床経験とも合致している。突然死は胸郭変形、心電図異常、突然死の家族歴を有する女性患者において起こりやすいとされている [249, 261, 263–266]。僧帽弁逸脱症を認めた 8 歳、13 歳、14 歳の小児における、突然死事例の症例報告が存在しているが [14, 267, 268]、このような場合には、その他に死因となりうる病態が併発していた可能性を常に考慮する必要がある。また本症の小児患者は、脳血管イベントをきたす高リスク群でもあると

報告されている［269］。

病態生理

僧帽弁逸脱症の患者において、なぜ突然死が生じるかについては議論のあるところではあるが、本症の患者では不整脈をきたすリスクが上昇していることが知られている［270］。本症患者は心電図検査で、心房細動、発作性心房頻拍、心室性期外収縮、心室頻拍、心室細動、QT 延長などが認められる、と報告されており［246, 265, 271, 272］、またかなりの数の僧帽弁逸脱症の小児患者で、運動中に重症の不整脈を起こす潜在的リスクを抱えている、とされている［273］。なぜ不整脈が引き起こされるのかについては判明していないが、乳頭筋の虚血、乳頭筋にかかる異常な張力、腱索の心室壁への異常付着、などが未熟な心筋収縮を誘発するとの推察がなされている。Edwards は、心電図検査で異常が指摘された既往のある場合、突然死のリスクが特に高いとの研究報告を行っている［254］。

表 5.5 小児期に僧帽弁逸脱をきたす病態

先天性心疾患
　心房中隔欠損症
　心室中隔欠損症
　大動脈弁上狭窄症
　肺動脈弁狭窄症
　Ebstein 奇形
　大血管転位症
　Fallot 四徴症

結合織疾患
　Marfan 症候群
　Ehlers–Danlos 症候群
　弾性線維性仮性黄色腫
　骨形成不全症

肥大型心筋症

炎症性疾患
　川崎病
　リウマチ熱

代謝性疾患
　ムコ多糖症
　スフィンゴリピドーシス
　ホモシスチン尿症

その他の病態
　WPW（Wolff–Parkinson–White）症候群
　甲状腺機能亢進症
　von Willebrand 病

剖検においてよく認めらる合併症として、感染性心内膜炎（6 〜 9%に合併していると報告されている）、脳血栓、心不全などが挙げられる。心内膜炎は、一般的には心雑音を有する小児患者においてのみ合併しうる病態と考えられている［271, 273–276］。

関連する徴候

僧帽弁逸脱症はさまざまな結合織疾患に合併するとされており、弾性線維性仮性黄色腫、Marfan 症候群、Ehlers–Danlos 症候群の患者の剖検時には、僧帽弁逸脱症の合併の有無の検索を行う必要がある［277, 278］。僧帽弁逸脱症は、不全型の Marfan 症候群の一徴候である場合もある［254］。また僧帽弁逸脱症は、心室中隔欠損症、心房中隔欠損症、大動脈弁上狭窄、Fallot 四徴症、Eisenmenger 症候群、肺動脈狭窄、Ebstein 奇形、動脈開存症といった、他の心内異常をともなうことも多く［277, 279, 280］、また他の弁膜にも脆弱性を認める場合もある［256］。甲状腺機能亢進症や von Willebrand 病では、本症を合併する頻度が高いとされている（表 5.5）［255, 281］が、本症は総じて 150 以上の症候群や染色体異常に合併しうるとされている［252］。

僧帽弁狭窄症

本症は、先天性の僧帽弁の交連の癒合や、副組織や腱索の肥厚をともなう弁尖の異形成により発症す

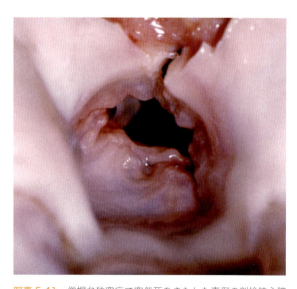

写真 5.41　僧帽弁狭窄症で突然死をきたした事例の剖検時心臓所見。弁尖部の癒合をともなう僧帽弁の異形成が認められ、高度の狭窄をともなっているのが確認された。

第 5 章　心臓疾患

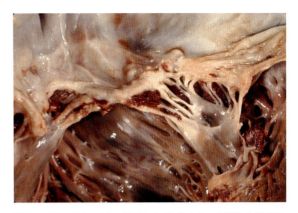

写真 5.43　写真 5.42 で提示した 23 歳女性の剖検時心臓所見。僧帽弁を切開することで、リウマチ熱の後遺症としての著明な弁膜の瘢痕化と融合所見が確認された。

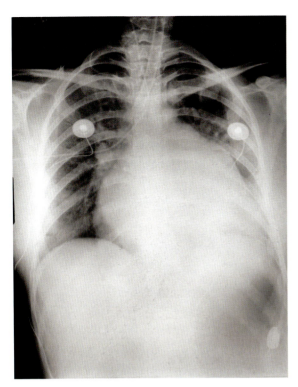

写真 5.42　予期せぬ突然死をきたした 23 歳女性の胸部レントゲン写真。高度の心肥大が認められたが、本患者にはリウマチ熱の既往歴があり、リウマチ性心疾患としての僧帽弁狭窄が確認された。

る場合もある（写真 5.41）。また本症は、弁上部の隆起によりきたす場合もあれば、Shone 症候群のような病態で認められるパラシュート僧帽弁にともなって生じる場合もある［282］。ただし、本症のほとんどはリウマチ熱に引き続いて後天的に発症するものであり、このような事例では、交連の癒合や腱索の肥厚短縮をともなう著明な弁尖肥厚をきたすことで、Fish mouth valve（魚口様弁膜）と呼称される、漏斗状狭窄を認めることが特徴的である（写真 5.42、5.43）。本症は、ムコ多糖症などのある種の代謝性疾患に合併することもある。機能的に著明な僧帽弁狭窄のある患者では、労作時の呼吸困難や左心不全症状を呈する。慢性の肺静脈閉塞により肺高血圧症をきたすこともあり、心房細動を合併し血栓症をきたす高リスク群となる場合もある。

三尖弁逸脱症

　三尖弁の機能不全は、特に Ebstein 奇形の一症状として生じた場合、予期せぬ突然死をきたしうる病態としてよく知られている［283, 284］。Ebstein 奇形では、三尖弁の付着部位が、心房心室接合部から右心室体部側へ落ち込むことで、三尖弁機能不全が起こるが、より重度の事例では右室流出路閉塞を合併することもある。三尖弁の弁尖はたいていの事例では異形成を認めており、肺動脈弁の狭窄や閉鎖をともなうこともある。

　Ebstein 奇形の事例における突然死は不整脈が原因で生じると考えられている。ただし、突然死の起こりやすさと解剖学的重症度や機能的重症度との間には、相関関係は認められていない。Ebstein 奇形の事例では、機械的な刺激が加わることで心房細動や心房粗動といった不整脈が惹起されるとされており、また 25％の事例で副伝導路が存在しているとされている。中隔副伝導路を有する 11 歳の Ebstein 奇形の女児で、突然死を認めたとの症例報告もある。本症の予後の報告はさまざまであるが、新生児期から症状を有する事例の死亡率は 27 〜 48％と報告されている。また、外科的修復を施行した後にも、突然死をきたすことはありうる［20, 209, 285, 286］。三尖弁付着位置の異常を有さず、三尖弁の機能異常のみを呈する無症候性の事例においても、頻度は極めて低いものの突然死した症例が報告されている［287］。

その他の弁膜異常症

　その他にも先天性心疾患に合併して、異形成、狭窄症、閉鎖症などのさまざまな弁膜疾患が認められており、臨床症状も多岐に及ぶ（写真 5.44–5.47）。肺動脈弁欠損症は Fallot 四徴症の 4 〜 6％に合併す

311

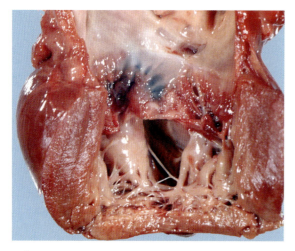

写真 5.44 突然死をきたした事例の心臓の剖検所見。著明な三尖弁の異型性が認められ、続発して生じている高度の狭窄が確認される。

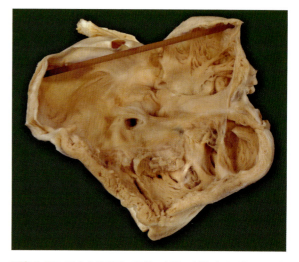

写真 5.45 二尖弁狭窄症の事例の心臓の剖検所見。著明な右心房拡大が確認される。

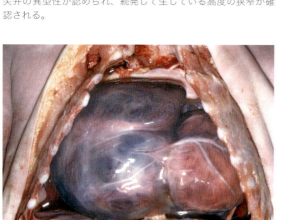

写真 5.46 肺動脈弁閉鎖症の事例の剖検時所見。著明な右心房・右心室の拡張が確認される。

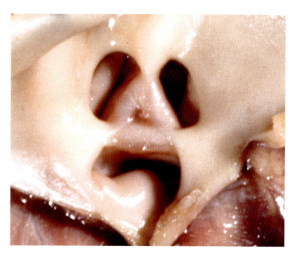

写真 5.47 肺動脈弁閉鎖症の剖検時心臓所見。

る病態であるが、著明に拡大した肺動脈によって気管支が圧迫されることで、重度の気道閉塞症状をきたしうる [288]。

大動脈弁下狭窄症

肥大型心筋症は大動脈弁下狭窄症の原因としてよく認められる病態であるが、その他の疾患でも大動脈弁下狭窄症を合併しうる。大動脈弁下狭窄症は膜様またはトンネル状の狭窄症であり、先天性左室流出路閉塞症の原因の 8 〜 20 ％を占めているとされている [289–293]。

病 因

本症の一部の事例では、常染色体優性遺伝形式をとることが報告されている [292]。

病理所見

Discrete 型（分離型）大動脈弁下膜型狭窄症は、大動脈弁の下部に弾性線維膜が三日月状に散在し、心室中隔と僧帽弁前尖に付着することで、狭窄をきたす病態である [289]。トンネル型大動脈弁下狭窄症は、線維筋性組織によって左室流出路のより広範性の狭窄を認める病態である。もう 1 つの亜型である、fibromuscular collar 型（環状線維筋型）大動脈弁下狭窄症は、先述の 2 つの型の中間タイプであり、筋性に環状の流出路閉塞を認める病態である [291]。

第 5 章　心臓疾患

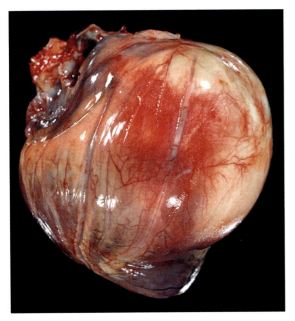

写真 5.48　心臓包虫症により突然死をきたした 12 歳男児の心臓の剖検所見。左室自由壁の著明な隆起が確認される。

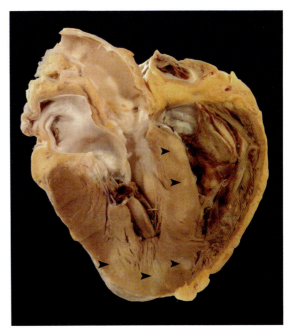

写真 5.49　転移性の心臓横紋筋肉腫により、突然死をきたした 23 歳女性の心臓の剖検所見。矢印部が、転移巣である。本患者は 1 年前に、原発巣である手部横紋筋肉腫に対して切除術が施行されていた。

突然死の発生

本症患者の突然死は、小児期早期から思春期まで、あらゆる年齢層で発生しうる。突然死は運動によって助長されるが、睡眠中にも発生しうる［243, 294］。

病態生理

他の流出路狭窄をきたす疾患と同様に、心筋肥厚や左心室への圧負荷の結果、徐脈が生じ、致死性の不整脈が誘発されることが、本症において突然死をきたす主要因である。心筋虚血により、心筋重量の増加や拡張末期圧の上昇をきたすが、それにより心室壁内動脈の圧迫が生じ、さらなる虚血症状の増悪につながることとなる［149］。

関連する徴候

本症の半数から 3 分の 2 の患者では、大動脈弁狭窄症、大動脈縮窄症、大動脈二尖弁、大動脈肺動脈窓、不完全型房室中隔欠損症、両大血管右室起始症、動脈管開存症、左上大静脈遺残などの、他の先天性の心奇形も合併している［149］。中には肥大型心筋症を合併する事例も存在している。本症では、心内が高圧の血流にさらされるため、弁尖の肥厚が認められるが、感染性心内膜炎や大動脈弁機能不全を併発することもある。時に、WPW 症候群などの調律異常をともなう事例も存在している［291］。

腫　瘍

小児の心臓内腫瘤のすべてが腫瘍というわけではない。例えば、写真 5.48 に提示した事例は、巨大な胞虫嚢胞の事例である。本事例は、左心室の著明な拡大を認め、12 歳時に突然死をきたした。腫瘍の場合、小児では良性腫瘍が最も多く、線維肉腫といった原発性悪性腫瘍は極めて稀である。時に、若年成人において転移性悪性腫瘍が心臓内に発生することもある（写真 5.49）［295, 296］。小児の原発性心臓腫瘍においては、横紋筋腫、繊維腫、粘液腫が三大腫瘍であり、このうち横紋筋腫が 78％、線維腫が 11％を占めている。ただし原発性の心臓腫瘍は、小児の全剖検例のわずか 0.027％に認めるにすぎない［297］。これら心臓腫瘍の患者の多くは、心臓関連の予後は良好とされてはいる［298］が、予期せぬ突然死をきたすリスクが高いとも報告されている［299］。心膜内奇形腫も突然死をきたす高リスク群であるが、突然死はたいていは出生時や新生児早期

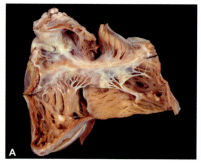
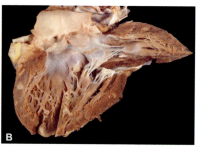

写真 5.50 突然死をきたした3歳女児の心臓の剖検所見。Aは右室、Bは左室の切開像であるが、生前に未診断であった多発性小横紋筋腫が確認された。多発性横紋筋腫は結節性硬化症の一症状として認めることもあるが、本事例では心臓以外の部位に何らの所見も認められなかった。

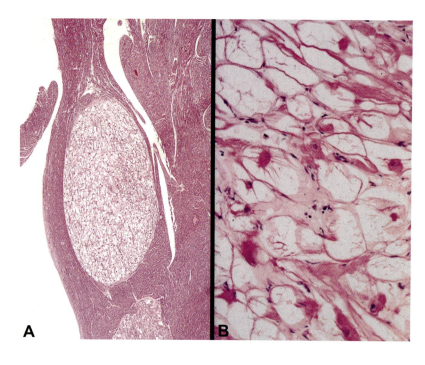

写真 5.51 写真 5.50 で提示した事例の、心臓の病理組織所見。Aは弱拡大、Bは強拡大である。典型的な星状細胞（spider cell）が散在性に集簇している像が認められているが、この所見は心筋細胞にグリコーゲンが蓄積していることを表している〔訳注：グリコーゲンはHE染色で染色されないため、蜘蛛の巣状にみえる〕。

に起こるとされている［300］。心臓原発の房室結節腫瘍、弾性線維腫、神経腫は、小児期には通常認められない［261, 301–303］。

関連する徴候

ごく稀に、心臓腫瘍（横紋筋腫、粘液腫、線維腫）が、Ebstein 奇形、三尖弁閉鎖症、右室二腔症といった先天性心奇形に合併して認められることがある［304, 305］。また心臓線維腫はごく稀に、小児期の母斑性基底細胞がん症候群に合併して認められることもある［306］。粘液腫は、黒子症や青色母斑を含めた皮膚の色素沈着に合併することもあるし、いわゆる NAME（Nevi〈母斑〉、Atrial myxoma〈心房粘液腫〉、Myxoid nurrofibroma〈粘液性神経線維腫〉、Ephiledes〈雀卵斑〉）症候群として神経性腫瘍とともに発症することもあるし、LAMB（Lentigenes〈黒子症〉、Atrial myxoma〈心房粘液腫〉、Mucocutaneous mysoma〈粘膜皮膚粘液腫〉、Blue nevi〈青色母斑〉）症候群として発症することもあるし、粘液腫症候群として発症することもある［307–309］。

横紋筋腫

心臓横紋筋腫は小児期発症の原発性心臓腫瘍として最も頻度の高いものである。本症は、常染色体優性遺伝性疾患である結節性硬化症を診断する上で、不可欠な症状の1つである。結節性硬化症の詳細については第8章に記載している。ただし横紋筋腫の14～39%は、単独腫瘍として発症する（写真 5.50）［310］。本症では、刺激伝導障害、流出路の閉塞、弁の変形により、小児期に突然死をきたしうる［311–314］。多発性横紋筋腫が心房筋を含めた心筋の至るところに散在する亜型も報告されている。

これは「びまん性心臓横紋筋症」と呼ばれ、13歳男児の突然死例も報告されている［315］。冷たい飲み物を飲んだ直後に突然死し、剖検で生前に未診断であった心臓横紋筋腫の存在が確認された12歳男児例の症例報告もあるが、おそらく温度に関連した迷走神経反射がきっかけとなり、致死性の不整脈に至ったのではないかとの推察がなされている［316］。

横紋筋腫は病理組織学的には、空胞を有する星状細胞で構成されているが、この細胞はグリコーゲンの集合体の間を走行する、細い細胞質糸（cytoplasmic strands）を有している（写真5.51）。横紋筋腫の正確な起源に関しての議論にはいまだ結論はついていないが、ほとんどの研究者は純粋な腫瘍というよりもむしろ過誤腫性の奇形であるとの説を支持している。電子顕微鏡の観察結果からは、筋原性の起源であることが明らかとなっている（写真5.52）。本症の病変は、年齢が長ずるにつれて自然と退縮していく傾向がある。横紋筋腫自体は致死的経過をたどることは稀であり、剖検時に本症が認められたとしても、偶発的な合併であった可能性もあり、他の剖検所見の有無、病歴、死亡状況の評価を行うことは極めて重要である（写真5.53）［10］。

線維腫

心臓線維種は2番目に頻度の高い原発性心臓腫瘍であり、通常は心室中隔内に大きな孤立性腫瘤を形成するが（写真5.54, 5.55）、病理組織学的には紡錘状線維芽細胞で構成され、非被囊性かつ無菌性の腫瘍である（写真5.56）。これらの腫瘍は肉眼的には境界明瞭であるが、病理組織学的検査では線維芽細胞が周囲の心筋細胞に進展していく様子が観察される。横紋筋腫と同様に、この腫瘍はほとんどが小児期発症のものであり、予期せぬ突然死の原因ともなる［317–319］。後方視的なケースシリーズ研究では、

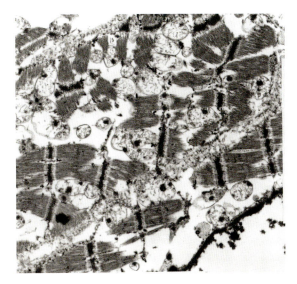

写真5.52　写真5.50で提示した事例の心筋の電子顕微鏡写真。筋繊維のZ帯（Z band）の非組織化が確認され、また無数のミトコンドリアが隣接して認められている。

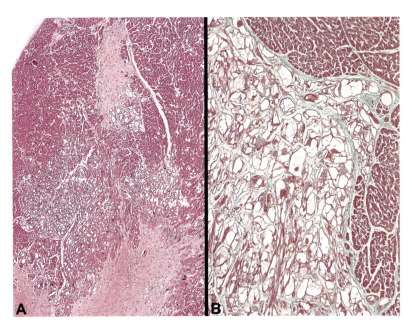

写真5.53　バイクに乗っていて衝突事故を起こし死亡した19歳の事例の心臓の病理組織所見（トリクローム染色）。横紋筋腫が散在性に認められ、瘢痕化をともなっている。本児には結節性硬化症としてのその他の所見は、何ら認められなかった。本事例は、横紋筋腫により不整脈が誘発されたために事故をきたした可能性を、完全には除外しえない。

第 4 部　自然死（内因死）

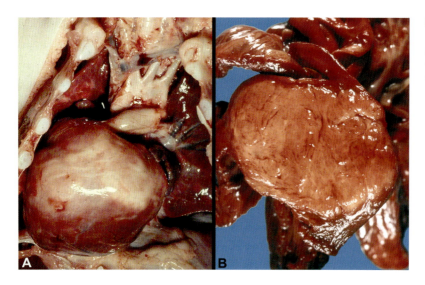

写真 5.54　予期せぬ突然死をきたした乳児の剖検時心臓所見。著明な心肥大が認められており（A）、心筋を切開することで心室内に線維腫の存在が確認された（B）。

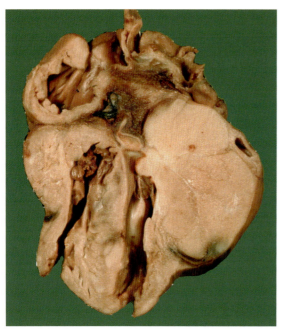

写真 5.55　写真 5.54 とはまた別の心臓線維腫の事例の心臓の剖検所見。左室自由壁に著明な線維腫の存在が確認できる。

本症の 23 〜 30％で突然死を認めており、たいていは流出路閉塞や、刺激伝導系障害による不整脈が死亡原因であった、と報告されている［299, 320］。

粘液腫

心臓粘液腫は小児期の心臓腫瘍としては比較的稀であるが、塞栓症をきたしたり、僧帽弁閉塞に続発して二次性の急性心不全をきたすことで、突然死をもたらしうる［321］。粘液腫は通常ポリープ状の腫瘍であり、90％は心房内に発生するが、左房と右房の発生比率は、およそ 4：1 とされている。剖検時に切開を加えた際には、腫瘍はゼラチン様の性状であることが確認される。病理組織学的には、酸性ムコ多糖からなる粘液成分に埋め込まれるような形で配置した星状間葉細胞で構成されており（写真 5.57）、時に髄外造血も認められる。家族例も存在するが、その場合には孤発例（平均年齢 51 歳）と比べ、若年（平均年齢 24 歳）で発症する傾向がある［322, 324］。

致死的な塞栓症は、脳梗塞としても肺梗塞としても生じうるが、報告された心臓粘液腫の突然死事例のうち最年少事例としては、生後 6 週齢の女児の症例報告が存在している［22, 209, 325, 326］。他にも Becker と Anderson は軽度の運動中に突然死をきたした左心室粘液腫の 17 歳の症例を報告しており［246］、また Hals、Ek、Sandnes は右心房の巨大粘液腫により三尖弁の閉塞をきたし、突然死に至った生後 3.5 か月齢の乳児例の報告を行っている［327］。

房室結節の嚢胞性腫瘍

本腫瘍は三尖弁中隔尖の直上の、心房中隔下部の房室結節部位に発生する。房室結節が腫瘍に置換される結果、房室ブロックが引き起こされ、予期せぬ突然死をきたしうる［210, 246, 328］。本腫瘍は「突然死を引き起こす、最小の腫瘍」との文言で、文献に記載されている［329］。本腫瘍は病理組織学的には、均質の多角形上皮細胞が周囲を取り囲み嚢胞を形成しており、その嚢胞が繊維基質内に埋め込まれ

第 5 章　心臓疾患

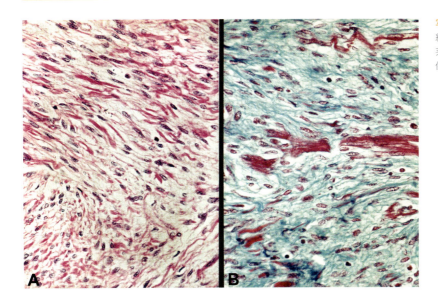

写真 5.56　心臓線維腫の事例の病理組織所見（トリクローム染色）。線維芽細胞が増殖した典型的な病理組織像を示している。

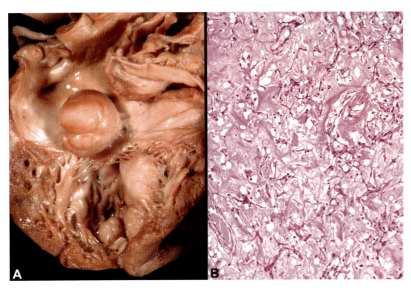

写真 5.57　心臓粘液腫の事例の心臓の剖検所見。A は肉眼的所見であるが、典型的な多発ポリープ状の形状を示している。B は病理組織所見であるが、粘液成分に埋め込まれるような形で配置した星状間葉細胞で腫瘍が構成されているのが確認される。

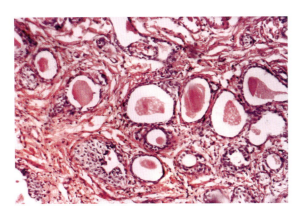

写真 5.58　6 歳女児に認められた、房室結節性腫瘍の病理組織所見。細胞繊維性間質内に埋め込まれる形で存在する、立方上皮で囲まれた囊胞組織が確認される。

散在性に存在した状態で腫瘍を構成している（写真 5.58）。本腫瘍の起源はいまだに議論のあるところではあるが、中皮組織起源というよりは、内胚葉起源である可能性が高いとされている［330］。

本腫瘍は成人期に認めることの多い腫瘍であるが、生後 11 か月齢の男児での報告例もあり、著者も 6 歳女児例を経験している（写真 5.58）。本腫瘍の小児例で、Stokes–Adams 発作をきたしたとの報告事例や、予期せぬ突然死をきたした事例も報告されており、中には心臓カテーテル検査中に突然死をきたした事例も報告されている［299, 330］。突然死をきたす数年前に、先行して Stokes–Adams 発作を認めた既往があるという場合も少なくない［331］。本腫

317

瘍は、家族性拡張型心筋症や Emery–Dreifuss 型筋ジストロフィーに合併して発生することもある［332］。

奇形腫

心臓奇形腫は心膜から発生する腫瘍であり、通常は大血管の基部や心筋に近接して生じる。米軍病理学研究所（AFIP: Armed Forces Institute of Pathology）の行った 14 事例のケースシリーズ検討では、11 名が小児例であったと報告されており、うち 2 名は突然死をきたした事例であったとのことである［299, 333］。心膜内奇形腫は極めて巨大な腫瘍となることもあり、切開を加え病理学的に検討することで、3 つの胚細胞成分（内胚葉、中胚葉、外胚葉）に由来する組織で構成された、特徴的な嚢胞状の実質が確認される（写真 5.59, 5.60）［300］。

弾性線維腫

心臓弾性線維腫は、弁に近接した心外膜由来の乳頭状腫瘍であり、小児では非常に稀な腫瘍である［299］。本腫瘍は剖検時に偶発的に発見される場合が多いが、冠動脈開口部の閉塞による 19 歳女性の突然死例や、冠動脈塞栓による 21 歳男性の突然死例の症例報告も存在している［334］。僧帽弁の乳頭上弾性線維腫の 3 歳女児の突然死事例の症例報告もあるが、この事例は左冠動脈への逸脱が原因で突然死をきたしたと推察されている［335］。

炎症性筋線維芽細胞腫

本腫瘍は、心内膜に生じるポリープ状の腫瘍であり、限局的な粘液状変化をともない、病理組織学的には疎に配列した筋線維芽細胞から構成されている。非典型的な有糸分裂がないこと、ならびに著明な組織形態の多様性を示すことで、肉腫と区別される。本腫瘍は小児や若年成人に認められ、塞栓症をきたしたり冠動脈開口部の閉塞をきたすことで、心筋虚血をきたし突然死を引き起こしうる［336］。

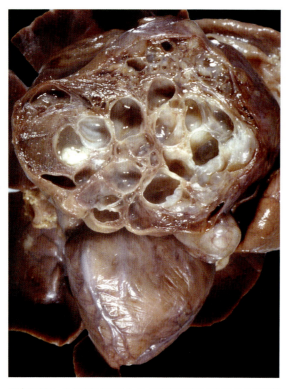

写真 5.59　出生直後に死亡した心膜内奇形腫の事例の心臓の横断面。多発性嚢胞性の病変が確認される。

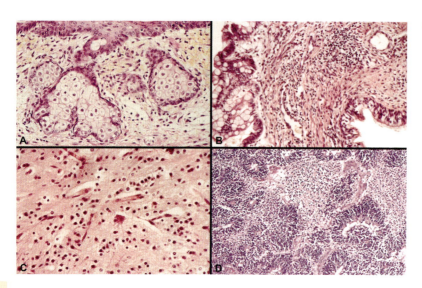

写真 5.60　心膜内奇形腫の病理組織所見。皮膚付属器形成をともなう扁平上皮（A）、呼吸器型の繊毛上皮と粘液性上皮が混在する繊維基質（B）、分化した神経組織と未分化の神経組織の混在（C・D）といった典型的所見が確認される。

第 5 章　心臓疾患

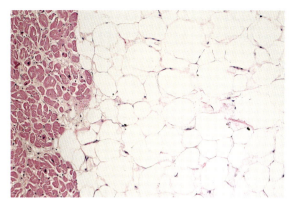

写真 5.61　心房内脂肪腫の病理組織所見。筋細胞に隣接する成熟脂肪組織が認められている。

過誤腫

　Burke らは、突然死をきたした 9 歳男児の心臓内に、肥大心筋細胞からなる非被膜性結節を認めた過誤腫の症例報告を行っている。病理組織学的には、その腫瘍は無秩序性で、限局的な瘢痕化をともない、壁内動脈の肥厚をともなっていたとのことである［337］。彼らはこれを肥大型心筋症の局在型であるとの推測を行っており、文献内では腫瘍を「成熟心筋細胞性過誤腫」と呼称している。また彼らは「病変は心臓横紋筋腫とも類似している」とも記載している。その後に引き続いて同様の腫瘍の報告がなされたが、本腫瘍はあらゆる年齢層で発症が認められており、特に男性の左心室に好発している傾向が認められた［338, 339］。また Burke らの報告した腫瘍とは若干異なる病変ではあるが、心筋細胞の脱落と海綿状変性をともなう左心室の肉柱の腫大性病変の症例報告もあり、「左心室の過誤腫様奇形」と呼称されている。このような病変を認めた突然死事例として、運動中に突然死をきたした 17 歳の事例が報告されている［340］。

血管腫

　血管腫は小児の原発性心臓腫瘍の 5 ～ 10％を占めている。本症は心筋細胞間に散在する異常血管により構成された腫瘍である。血管腫は毛細血管性血管腫、海綿状血管腫、動静脈奇形のいずれかに分類されるが、臨床的には無症状であることも稀ではないが、心不全による呼吸困難や胸痛を認めることもある。心外膜の血管腫に、心膜血腫が併発していることもある。本症では不整脈や房室ブロックを併発することも多く、それが失神や突然死の原因となっている可能性が指摘されている［341, 342］。

脂肪腫

　脂肪腫は小児では稀な心臓腫瘍であり、通常は心房中隔内に発生する。病理組織学的には成熟した脂肪細胞からなり（写真 5.61）、周囲には封入された心筋細胞がしばしば認められる。乳児期に本症をきたしたとの症例報告は複数存在しており、本腫瘍は小児期に致死性不整脈を引き起こすことから、突然死をきたす高リスクとなる。心房中隔の脂肪腫様過形成は成人に起こる病態であるが、褐色細胞が存在することから脂肪腫とは区別される［323, 343, 344］。

肉　腫

　大動脈弁および僧帽弁の肉腫が原因で突然死をきたした 2.5 歳の女児例と 5 歳の女児例の症例報告があるが、いずれの事例も腫瘍による冠動脈の閉塞が原因で突然死をきたした、と診断されている［295, 345］。

刺激伝導障害

　小児期の突然死をきたす刺激伝導障害は解剖学的な所見に基づいて、(ⅰ) 洞房結節、(ⅱ) 房室結節、(ⅲ) 房室束とその束枝、(ⅳ) 心筋、の各病変別に分類されている。さらに、稀な家族性事例の一群、副伝導路・僧帽弁逸脱症・心内修復術後例などのその他の病態に合併する一群も存在している。

　剖検時に所見が認められた場合に、それが正常変異所見であるのか、それとも生存中に機能的障害をもたらしていたかの判断をすることは難しく［346］、生前に臨床症状が認められず、剖検時に組織学的所見が認められただけの場合には、あくまでも「疑い」病名にとどめざるをえないことも多い［15］。Bharati と Lev による総説は［210］、小児期に突然死をきたしうるさまざまな病態の病理所見を詳細に記載する上で、有用となるであろう。この総説では、不整脈の既往のある突然死をきたした小児事例においては、詳細な刺激伝導路の検索を行うことが重要である点が強調されている。刺激伝導系の剖検時の技術的詳細については、他にもさまざまな文

319

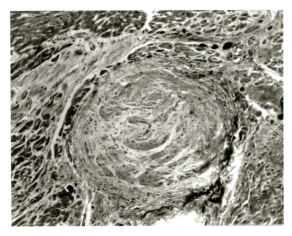

写真5.62 突然死をきたした21歳男性の心臓の病理組織所見。房室結節動脈の著しい線維筋性過形成を認めているが、それにより著しい内腔狭窄が引き起こされている。

献で記載がなされている［347–349］。

　すべての刺激伝導障害や不整脈が、突然死を誘発するわけではない。例えば上室性頻脈は、早期興奮症候群や多源性心房頻拍を合併した小児事例を除いて、突然死をきたすことはほとんどない［14, 350］。一方、心室性不整脈や完全房室ブロックは、症候性の心疾患の合併のない事例であっても、突然死をきたしやすいことはよく知られている［351］。刺激伝導障害を有している場合、例えば水中で不整脈を引き起こし溺死をきたすなど、事故による死亡を誘発することもある［352］。

　致死性不整脈が疑われる事例では、高カリウム血症や低カリウム血症のような電解質異常の可能性を考慮する必要があり［164, 353］、特に栄養失調や拒食症の小児、静脈内注射を受けている小児では注意が必要である。

　Ic群（Naチャネル遮断薬）の抗不整脈薬であるフレカニドを内服中に、突然循環虚脱に陥り突然死をきたした発作性上室性頻拍症の5歳男児例のように、薬物治療によって、もともと存在していた不整脈が医原性に悪化することもありうる［354］。このような事例の剖検を行う際には、薬物血中濃度の測定を行うことが極めて重要である。

　環境因子も、刺激伝導に深く影響を与える要因である。例えば、冷水に入った後や冷たい飲み物を摂取した後に突然死したという事例はこれまでにも複数報告されているが、このような事例の死亡に至った病態としては、迷走神経を介した心停止や心室細動が原因の可能性が示唆されている［316, 355］。また、Lyme病が後天性の房室ブロックを引き起こすこともある［5］。

洞房結節病変

　洞房結節やそれに続く伝導経路の機能障害は、致死性な不整脈をきたしうる。小児期には洞不全症候群はあまりみられないが、本症による16歳男児の突然死事例も報告されている（剖検時に洞房結節および房室結節周囲の広範な線維化が認められた）［356］。洞不全症候群が小児期の突然死の原因になることは稀ではあるが、心内修復術後事例や心筋炎に罹患した事例において、本症を合併し突然死をきたすこともある。家族性に本症を発症する家系も報告されている［14, 40, 357］。

　血管内膜増殖が原因で本症を発症する場合もあれば、線維筋性過形成が原因の場合もあるが、いずれにせよ洞房結節動脈壁の肥厚が生じた場合、乳児期から思春期後期に至るまで、あらゆる年齢層で突然死をきたす原因となりうる［358–360］。

房室結節病変

　房室結節とそれに続く伝導経路の機能障害は、いずれも致死性不整脈を起こしうる。このような房室結節病変をきたす病態としては、原因不明の線維性瘢痕、房室結節の囊胞性腫瘍などが挙げられる［261］。房室結節動脈の線維筋性過形成（写真5.62）が思春期の子どもの突然死の原因となることもある［361, 362］。

房室束とその束枝の病変

　再発性の心室頻拍を生前に認めていた13歳男児の突然死事例や、運動後に循環虚脱に陥り突然死した11歳男児例で、周囲の線維化をきたすHis束の分断が認められたとの報告事例が存在している［363, 364］。房室結節や刺激伝導系のこのような分散型の繊維化（写真5.63）は、胎児期に特徴的な所見であるが、出生後にも長期にわたりこの所見が認められることもあるため、この所見は正常変異所見で、病態的な意義には乏しいと考えている研究者もいる［346, 365, 366］。突然死をきたした事例で、刺激伝導系の血管奇形が認められたとの報告事例は、小児事例・若年成人事例ともに報告が存在している

第 5 章　心臓疾患

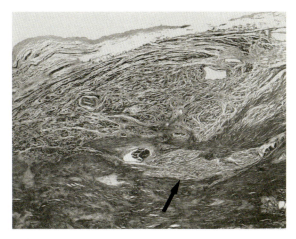

写真 5.63　突然死をきたした 17 歳男児の心臓の病理組織所見。胎児期に特徴的な分散型繊維化所見が遷延して認められており、中心線維体（CFB: central fibrous body）のコラーゲン繊維緻密部に囲まれた房室結節に隣接して、島状に刺激伝導繊維が分散しているのが確認できる。

[341, 367]。

心筋病変

本章の別セクションで記載したように、心筋炎、右室心筋症、心筋線維化、心筋腫瘍、肥大型心筋症など、さまざまな心筋疾患が刺激伝導系障害による突然死をきたす原因となりうる。一見、心臓超音波検査や造影検査で異常を認めない心筋腫瘍が、心室性頻拍の誘因となる点は注目に値する [368]。

家族性刺激伝導障害

小児期に突然死をきたしうる家族性刺激伝導障害の病態は複数存在しているが、遺伝形式はさまざまである。最もよく知られている病態としては、家族性の QT 延長症候群が挙げられる（後述）[369]。

Kearns–Sayre 症候群は外眼筋麻痺、網膜色素変性、低身長を認める稀な症候群で、心伝導ブロックによる突然死を認めることがある [370]。また、副鼻腔炎、気管支拡張症、右胸心を呈する Kartagener 症候群の一亜型として、先天性の完全房室ブロックが認められることもある [371]。X 連鎖性遺伝のミオパチーの中には、不整脈や心伝導ブロックを認め、突然死をきたしうるものもある [372]。

刺激伝導障害と心筋症を合併する家系も報告されている [373]。このような事例として、15 歳の突然死事例が報告されているが、この事例は剖検時に右室中隔の心筋肥厚が認められ、穿通束の異常も確

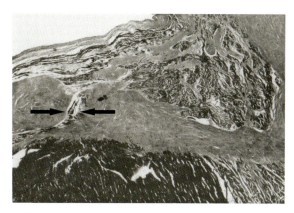

写真 5.64　突然死をきたした 20 歳男性の心臓の病理組織所見。His 束ならびにその左側分枝束の接合部から伸びる Mahaim 繊維（矢印）が、中心線維体（CFB）を通り、心室中隔の心筋に接続しているのが確認できる。

認された。なお本事例には他にも突然死した親族の存在が確認されている [374]。また Graber らは、心筋障害による進行性心不全と致死性不整脈を合併する一家系例の症例報告を行っている [375]。

その他の刺激伝導障害を認める病態

Bharati らは心臓の未熟性にともなう変性を認める思春期の子どもが、刺激伝導障害を併発し突然死をきたした、という 3 事例につき症例報告を行っている [376]。2 名には僧帽弁逸脱症が認められ、1 名には洞房結節動脈の血栓が認められたとのことである。

また心室早期興奮やリエントリーの原因となる副伝導路の存在により、致死的不整脈が引き起こされ、突然死をきたすこともある。副伝導路には、主に 3 つのタイプが存在している [365, 377]。

（1）Kent 線維（心房心室間線維）：心房と心室自由壁の間を走る、正常の心房間線維の分枝。
（2）Mahaim 線維（房室結節心室間線維、または束枝心室間線維）：心室中隔と房室結節や His 束、左脚の間を走る線維（写真 5.64）。
（3）James 線維：心房から His 束へ走る線維。

副伝導路と関連する症候群の例としては、WPW（Wolff–Parkinson–White）症候群や LGL（Lown–Ganong–Levine）症候群が挙げられる。複数の副伝導路異常を有する症例も存在しており、このような事例として、Mahaim 線維と胎児性の分断性刺激

表 5.6　形態学的には異常を認めない、突然死をきたしうる心疾患

伝導障害
　Brugada 症候群
　QT 延長症候群
　Short-coupled 型 *torsade de pointes*
　心電図異常を認めない特発性心室細動
　カテコラミン誘発性多型性心室頻拍（CPVT）
　完全房室ブロック
　WPW（Wolff–Parkinson–White）症候群
　その他

冠動脈れん縮

心臓震盪

表 5.7　剖検時に所見を認めがたい、突然死をきたしうる非心原性の病態

内因性の病態
　てんかん
　気管支喘息
　糖尿病性ケトアシドーシス
　アナフィラキシー

外因性の病態
　溺水
　薬物過量投与
　感電（低電圧性の場合）
　窒息（例：扼頸、体位性）

伝導系線維を有していた生後 5 週齢の事例［378］や、Kent 線維、Mahaim 線維、James 線維のいずれもが認められた生後 4 か月齢の事例が報告されている［379］。またベッド上で死亡した状態で発見された生来健康であった 17 歳女児に心室中隔と連動した正常の房室結節とは異なる房室結節細胞群が存在し、Mahaim 線維との間での刺激伝導のループを形成していたとの事例報告も存在している［380］。また他の奇形症候群に合併して、複数伝導路の異常が認められることもある。例えば、ランニング中に倒れて死亡した Ebstein 奇形の 11 歳女児の症例報告があるが、この事例では Kent 線維と Mahaim 線維が確認されたと報告されている［381］。このような複合的な異常の存在する事例においては、極めて慎重な剖検を行う必要があり、致死的経過となりえた病態についての注意深い分析が求められる。

　WPW 症候群は、発作性上室性頻拍を引き起こすことが特徴的な病態であり、小児・思春期において心停止や突然死を誘発しうる。ただし、突然死をきたすリスクは高くはない（< 0.1％）。典型的な心電図異常は、間欠的にのみ認められる。グリコーゲンの蓄積により刺激伝導系異常と左室肥大が合併する家族性 WPW 症候群の一亜型は、AMP 活性化プロテインキナーゼの γ-2 調節サブユニット（PRKAG2）のミスセンス変異により発症するとされている［4, 105, 382–385］。

　James は、予期せぬ突然死をきたした事例のケースシリーズ研究で、洞房結節近傍の神経節の炎症をきたした事例の報告を行っているが、そのうちの一例は思春期後期の事例であったとのことである

［386］。ただこの所見と突然死との正確な関連性については、明らかとはなっていない。

剖検時に所見が認められない病態（negative autopsy）

　さまざまな不整脈が構造的心疾患を有していないにもかかわらず発症することからもわかる通り、致死的不整脈による死亡事例においては、剖検は診断的価値は限定的である。心奇形の合併のない小児に心室細動や多形性心室頻拍を誘発し、突然死をきたす原因の多くは、Brugada 症候群、QT 延長症候群、short-coupled 型 *torsade de pointes*（QRS 群の上下の揺れが変化する心室頻拍）、心電図異常を認めない特発性心室細動、カテコラミン誘発性多型性心室頻拍などである［387］。剖検の際に形態上の異常所見を認めない心疾患を表 5.6 にまとめ、掲示した［388］。また本書の他章でも、剖検所見が極めてごくわずかであったり、何らの異常も認めない非心原性疾患が数多く取り扱われているが、これらの疾患についても表 5.7 に掲示した。

　オーストラリアで行われた、10 年以上にわたる非外傷性突然死事例 427 名を検証した研究報告では、29％の事例で剖検時に何らの形態学的な異常も認められなかったと報告されている。その研究で心原性疾患が死因であることが明らかとなった事例の比率は、心筋梗塞が 29.5％、心筋炎が 11.6％、肥大型心筋症が 5.8％、大動脈解離が 5.4％、拡張型心筋症が 5.8％であったと報告されている［389］。

　心筋虚血による死亡事例において、虚血性変化と

しての収縮帯は比較的早期に出現するが、光学顕微鏡で確認可能な所見の出現には虚血後相当程度の時間を要するため、突然死事例の場合には通常、心筋細胞の形態学的変化は認められない。心筋虚血による死亡の可能性を調べる補助診断としての心筋トロポニンの死後検査も、あまり有用とはならない[390]。このような事例の場合、分子生物学的検査、各種毒物分析、アナフィラキシー検査など、包括的な検査を行う必要がある。死亡児の家族成員の心疾患スクリーニングを行うこと、ならびに遺伝学的スクリーニングを行うことも推奨されており、臨床的にもそのような文献報告が複数存在している[391, 392]。それゆえ死後の分子生物学的検査の一部は、家族への問診や診察後に実施するという選択をとることもありうる。DNA 検査はパラフィン包埋組織から抽出することも可能ではあるが、EDTA で保存された血液、凍結保存された心臓・肝臓・脾臓から抽出し、検査を行うことがより望ましい[394]。

剖検時に所見が認められない事例で心室細動の既往を認める事例は多くはないが、蘇生を行った救急隊員からそのような情報が得られることもある。致死的な心室細動をきたしうる病態について、表 5.8 に掲示した。

Brugada 症候群

明らかな原因なく頻繁に重度の失神発作を起こす
人物は、突然死する傾向にある
　　　　　　　　　　ヒポクラテス（紀元前 460 年）[395]

Brugada（ブルガダ）症候群は 1992 年末に初めて記載され、以後、次第に認識されるようになった病態であり、心臓の構造異常はないものの、心電図上で右側胸部誘導（V1–V3）の ST 上昇と右脚ブロックを有することを特徴とする症候群である。ただ ST 上昇は 5 歳以上の小児事例にしか認められない。診断時年齢は生後 2 日から 84 歳まで幅広く、男性に多く（77%）、死亡率はおよそ患者 1 万人あたり、毎年 4 〜 10 人といわれている。本症候群は、東南アジアにおける 50 歳未満の男性における内因死の最多原因である[396–399]。

病因

Brugada 症候群と診断された患者の 20 〜 50% は、

表 5.8　心室細動から心停止をきたす病態

心原性
　組織異常症
　　心筋梗塞をともなう冠動脈アテローム性動脈硬化症
　　心筋症
　　　肥大型心筋症
　　　拡張型心筋症
　　右心室由来不整脈
　　先天性心疾患
　　心筋炎
　　大動脈弁狭窄症
　　大動脈解離
　　心嚢血腫
　機能異常症
　　機械性
　　　心臓震盪
　　　感電
　　心ブロック
　　早期興奮症候群
　　カテコラミン誘発性多型性心室頻拍（CPVT）
　　薬物誘発性 QT 延長症候群
　　チャネロパチー
　　　QT 延長症候群
　　　Brugada 症候群

非心原性
　神経疾患
　　けいれん
　　脳梗塞
　呼吸器疾患
　　気管支喘息
　　誤嚥
　　原発性肺高血圧症
　　肺塞栓症
　　睡眠時無呼吸
　代謝性／薬毒物性
　　電解質異常
　　薬物中毒
　　敗血症
　　毒物中毒

出典：Marill & Ellinor [409].

突然死の家族歴を有している。本症候群は、心臓のナトリウムチャネルの一部をコードする SCN5A 遺伝子変異によるものであり、常染色体優性遺伝形式であるが、浸透率はさまざまである。この遺伝子変異部位は、QT 延長症候群 3 型（LTQ3）の責任遺伝子と同じである。患者の 10 〜 30% に遺伝子異常が認められるが、変異部位には多様性があり、少なくとも 80 の変異部位が認められている。SCN5A 遺伝

子近傍の、3番染色体第2遺伝子座の変異も同定されている〔396, 400, 401〕。

臨床的徴候

右側胸部誘導の3つ以上に再分極パターンが認められる、などの項目を含むBrugada症候群の臨床的診断基準は確立されている。本症候群が発熱、電解質異常、ある種の薬物の使用などの状況で明らかとなることもある。この催不整脈性の薬剤としては、抗不整脈薬（NaやCaチャネル遮断薬、β遮断薬など）、抗精神薬（三環系抗うつ薬、フェノチアジン系、選択的セロトニン再取り込み阻害薬など）、抗狭心症薬（硝酸塩、Kチャネル開口薬など）、アルコール、コカインなどが挙げられる。突然死をきたす前に失神の既往が存在する事例もあるが、迷走神経反射性の失神やてんかん発作と誤診されていることもある〔396, 402-404〕。

病理所見

Brugada症候群は形態学的に正常な心臓で発症するとされているが、中には病理組織学的にはアポトーシスの増加や心筋炎といった変化が認められるとの研究報告も存在している〔405〕。

突然死の発生

本症候群は一般人口の突然死のおよそ4％を占めているとされているが、心臓に形態学的な異常が認められない群に限ると、その比率は20％にまで上昇するとされている。突然死は26～56歳の間に発生することが多く、心室頻拍や心室細動が原因であることが多い。患者の20％において上室性不整脈を認め、心房細動（10～20％に認める）、WPW症候群、房室結節性リエントリー性頻脈、心房遅伝導と心房静止、洞結節回復時間および洞房伝導時間遅延、といった他の刺激伝導障害を合併することも多い〔396, 406-408〕。

本症は東南アジアにおける夜間の突然死の原因として最も多く、タイでは「睡眠中の死」を意味する*Lai tai*と呼称され、フィリピンでは「睡眠中に叫び声を上げて死ぬ」を意味する*Bangungut*、日本では「心臓に起因する、夜間の予期せぬ突然死」を意味するポックリと呼称されている死亡の多くが、Brugada症候群による死亡である〔409-411〕。

Brugada症候群が、"SIDS"として発症している可能性も示唆されているが、ある研究報告では、気を失う前に叫び声を上げる、哺乳中に死亡する、といったSIDSとしては非典型的な経過をたどる、との報告がなされている〔412〕。

QT延長症候群

QT間隔とは、心室の脱分極から心室収縮の開始の時間、すなわち心筋の再分極が終了し、心筋細胞内で電位がリセットしている時間を表している。QT延長症候群は、最も頻度の高いチャネロパチー〔訳注：イオンチャネルのサブユニットやイオンチャネルに関係する他のタンパク質の機能が妨害されて発症する疾患の総称〕の1つである。本症候群は常染色体優性遺伝性の家族性の場合もあれば、主に向精神薬などによる薬物誘発性の場合もある〔413〕。QT間隔の延長は、Romano-Ward症候群、Jervell症候群、Lange-Nielsen症候群に合併することが知られている〔414〕が、Andersen症候群（特徴的形態異常、不整脈、周期性四肢麻痺を認める症候群）、Rett症候群（神経発達異常を認める症候群）、Riley-Day症候群（家族性の自律神経失調症を認める症候群）において合併することもある。

病因

本症候群をきたす病因として、8つの染色体上に遺伝子異常が特定されている。リズム障害は、染色体11p15.5（LQT1: QT延長症候群1型）、7q35-36（LQT2）、3p21-24（LQT3）、4q25-27（LQT4）、21p22.1（LQT5）、21p22.1（LQT6）上の遺伝子変異に起因している。また、カリウムチャンネルやナトリウムチャンネルに関連する特異的遺伝子変異として、*KvLQT1*、*KCNH2*（*HERG*）、*SCN5A*、*ankyrinB2*、*KCNE1*（*mink*）、*KCNJ2*（*Kir2.1*）、*KCNE2*（*MiRP1*）遺伝子の変異が特定されている。近年同定された遺伝子変異として、Timothy症候群（QT8）の原因遺伝子である*CACNA1C*遺伝子の変異がある（Timothy症候群は、合趾症、心疾患、免疫欠損、認知障害を認め、小児期に突然死をきたすことを特徴とする症候群である）。QT延長症候群をきたす遺伝子変異は400以上知られており、症例の50～70％で同定される、と報告されている〔415-425〕。

第 5 章　心臓疾患

臨床的徴候

QT 延長を認めていても臨床的に何らの症状も認められないということは多く、10% の事例で初発症状が突然死であるとされている。一方、失神のエピソードの既往を持つ事例もあり、LQT1（QT 延長症候群 1 型）では運動時や強い情動時や水泳中に失神をきたすことが知られており、LQT2 では電話のような強い聴覚性刺激により失神をきたすことが知られている［426］。有病率は、1000 人あたりおよそ 1 〜 5 人と推察されている。失神のエピソードがてんかんと誤診されていることもあり、例えばスポーツをしている際に突然死し、剖検時の遺伝子検索で LQT1 の遺伝子異常が判明した、てんかんとして加療されていた 12 歳男児の報告例が存在している［427］。

Jervell 症候群や Lange–Nielsen 症候群は、先天性の感音難聴をともなう、QT 延長を認める症候群である。これら症候群の事例では、激しい運動、突然の大きな音などの聴覚刺激、強い情動刺激などにより、突然死が誘発されることがある。また、低心拍出量に起因した脳灌流量の低下に起因して、二次的にけいれんをきたすこともある［428–435］。

病理所見

QT 延長症候群の事例では、剖検時に診断確定的な所見は何ら認められない場合が多く、本症候群との診断を下すため、ならびに本症候群の可能性を除外するためには、適切な分子生物的検査・臨床検査を実施し、臨床知見と病理学的知見を総合判断する必要がある。詳細な家族歴の聴取、ならびに可能であれば近親者の心臓病学的評価につき入手しての検討も必須である。QT 間隔の延長をきたす、低カリウム血症、薬剤、神経性食思不振症などの有無につき、適切に除外する必要もある。神経性食思不振症で心臓異常を引き起こす原因として、リフィーディング症候群〔訳注：飢餓状態にある低栄養患者が、栄養を急に摂取することで水、電解質分布の異常を引き起こす病態〕が知られている［436–438］。

突然死の発生

QT 延長症候群の子どもでは心室の再分極の遅延により、2：1 の房室ブロック、安静時徐脈、反復性心室細動、torsade de pointes（QRS 群の上下の揺れが変化する心室頻拍）、多形性の心室性期外収縮をきたしやすく、ある研究ではおよそ 9% の事例で予期せぬ心停止を認めた、と報告されている［439–442］。QT 間隔が 0.60 秒を超えて延長している小児では、特に突然死をきたすリスクが高いと考えられている［443］。左右の心室の心筋の異常が、伝導路障害をきたす背景に存在している可能性も示唆されている［444］。

QT 延長症候群が、SIDS の病態生理学において重要な役割を果たしているか否かに関して、これまで活発な議論がなされてきた。SIDS により死亡した乳児に生前に QT 間隔の延長が認められたか否かの検討を行い、そのような事例は確認できなかったとの研究報告もある［446］が、多くの研究では QT 間隔の延長を認めた事例も存在していた、と報告している［447–450］。QT 間隔の延長を認める場合、小児・思春期の子どもであれ、若年成人であれ、突然死をきたすリスクは著明に上昇しているという点には、おそらく疑いの余地はない［451–453］。

QT 短縮症候群

本症候群は、心室の再分極異常により生じ、T 波の尖鋭化と QT 間隔の短縮を特徴とする。本症患者では非定型失神、動悸、心房細動などの既往を認めることが多く、心室性不整脈から突然死をきたすリスクが高い。本症患者の平均年齢は 40 歳であるが、出生直後に診断が下される事例もあれば、84 歳で初めて診断が下される事例まで、幅広い。20 〜 27% の患者では、初発症状が突然死であると報告されている。散発例も認められるものの、家族発症例の報告が多く、KCNH2（HERG）遺伝子の異常や KCNQ1（KvLQT1）遺伝子の異常による、常染色体優性遺伝形式の事例が多い。高体温、高カリウム血症、高カルシウム血症、アシドーシス、自律神経失調症、ジギタリス投与、カテコラミン投与、アセチルコリン投与に起因して、一時的な QT 間隔の短縮化をきたすこともある［418, 454］。

カテコラミン誘発性多形性心室頻拍

カテコラミン誘発性多型性心室頻拍（CPVT: Catechola-minergic polymorphic ventricular tachycardia）は、運動性の失神、致死的不整脈、突然死をきたす、催不整脈性のチャネロパチー（イオンチャネル

のサブユニットやイオンチャネルに関係する他のタンパク質の機能が妨害されて発症する疾患の総称）の一病態である。本症は、運動やアドレナリン作用性薬剤による、QT間隔の延長をともなわない反復性の多様性心室性頻拍症の出現を特徴とする［455, 456］。本症の発症年齢は平均7.8歳であるが、2～36歳まで幅広い年齢で発症が報告されている。死亡率は高く、本症の患者の30～50％は30歳に至る前に死亡するとされている。症例の30％は家族性であるが、遺伝形式としては常染色体優性遺伝の場合と常染色体劣性遺伝の場合とが存在する。常染色体優性遺伝形式の多くは、染色体1q42-43上のにコードされている心臓リアノジン受容体／カルシウム放出チャネル（hRyR2）遺伝子の変異によるもの（CPVT1と呼称される亜型）であり、常染色体劣性遺伝形式の事例ではカルセケストリン（CASQ2）遺伝子に変異が認められるものなど（CPVT2と呼称される亜型）が挙げられる。LQT1遺伝子異常の事例と同様、不整脈は水泳などの運動により惹起されるが、事例の80～100％までもが運動負荷試験で異常が認められる［418, 457-460］。

進行性家族性心臓伝導障害（Lenegre病）

進行性家族性心臓伝導障害（PCCD: Progressive cardiac conduction defect）は、失神をともなう完全房室ブロックをきたし突然死をきたしうる常染色体優性遺伝性の病態である。本症はたいていは年長者に認められる病態であるが、小児期発症例も報告されている。本症はSCN5A遺伝子の変異により発症する［418］。

心臓ブロック

先天性：

先天性心疾患の合併のない孤発性の先天性完全房室ブロック（CCAVB: congenital complete atrioventricular block）の発生率は、乳幼児2万人あたり1人の発生率と稀である。徐脈が原因で致死的経過をたどることは稀であるが、時に徐脈に続発してQT延長をきたしたり、torsade de pointesが生じ、突然死をきたしうる［40, 56］。先天性心ブロックは心内膜心筋線維症、伝導路異常（房室結合不一致、心房左側相同、房室中隔欠損など）をともなった心臓構造異常症、動脈管遺残、二次孔型心房中隔欠損症、続発性僧帽弁閉鎖不全に合併して発生することもある［461］。孤発性の先天性完全房室ブロックの致死率は乳幼児期で8～16％、小児期で4％とされているが、心臓構造異常症が合併している場合、その比率はそれぞれ29％、10％にまで増加すると推定されている［461］。

全身性エリテマトーデスの母親から出生した児において、抗SS-A/Ro抗体が経胎盤的に移行し、洞房結節周囲に免疫グロブリンが沈着することで、先天性心ブロックが認められることがある。先天性心ブロックは、抗SS-A/Ro抗体陽性の母親から出生した新生児の1～2％に合併すると報告されている［372, 462］。先天性完全心ブロックは、母親が原発性シェーグレン症候群の母親から出生した新生児にも、有意に発生するとの報告もなされている［463］。

後天性：

後天性の心臓ブロックは、細菌性心内膜炎、Lyme病、ロッキー山紅斑熱、ウイルス性心筋炎、ジフテリアといった感染症の罹患後に発生することや、急性リウマチ熱、Kearnes-Sayre症候群、筋強直性ジストロフィーやその他の筋ジストロフィーに合併して発生することがある［464］。

その他の家族性症候群

他にもQT延長を認めずに、不整脈や伝導路異常により小児期に予期せぬ突然死を認める家系の事例報告も存在している［210, 465］。例えばGaultらは、QT延長を認めていないのにもかかわらず間欠的に頻脈が認められた16歳と18歳の姉妹例の報告をしているが、この報告の姉は突然死をきたしている［466］。Greenらも小児期に突然死をきたした同様の家系を報告しているが、最年少事例は4歳であったとのことである［467］。他にも、伝導路の欠損や萎縮をともない、先天性左脚ブロックを認める家系の事例報告も存在している［468］。他にも脚ブロック、一度・二度・三度房室ブロック、WPW症候群などは、家族性に発生する家系が知られている［469, 470］。

第 5 章　心臓疾患

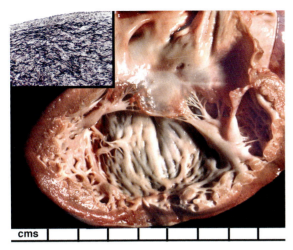

写真 5.65　心内膜繊維弾性症の患者の心臓の剖検所見。左心室内の心内膜が白く光ってみえるのが確認される。囲み写真は病理組織所見であるが、弾性線維結合組織層が肥厚化しているのが確認される。

表 5.9　乳幼児期・小児期に心筋梗塞をきたしうる病態

川崎病
先天性心疾患
冠動脈異常
冠動脈塞栓症
感染性心内膜炎
心筋炎
胸部外傷
サルモネラ菌敗血症
梅毒
動脈の石灰沈着症
William 症候群

その他の病態

心内膜線維弾性症

心内膜繊維弾性症は、線維性弾性組織の増加による、心内膜のびまん性肥厚を特徴とする病態であるが、多くの場合、病変は左心室内に出現する。

病因

病因はほとんど判明しておらず、多くの事例は特発性である。大動脈狭窄・左心低形成症候群などの先天性心疾患、心筋炎など、病因は多様性があると思われる［471］が、いずれもほぼ同様の所見を呈する。早期興奮症候群、刺激伝導路異常、完全房室ブロックを合併することもある［472］。稀に家族性の事例も報告されているが、遺伝形式はさまざまである［473］。家族性の事例の場合、ムコ多糖体症、筋ジストロフィー、Barth 症候群、脂肪酸酸化異常症、カルニチン欠乏症などの代謝異常症の可能性も考慮する必要がある［474–476］。

臨床的徴候

先天性心疾患の合併を認めない乳幼児期・小児期の事例では、通常は心不全や不整脈といった臨床症状を呈する。時に突然死をきたす場合もあり［13］、本症が SIDS と誤診されていた事例の報告例は散見される［477］。壁内血栓による脳塞栓により、致死的な経過をたどる場合もある。

病理所見

本症患者の心臓は著明に腫大し、腱索は短小化し、肉柱は平坦化し、心内膜はびまん性に肥厚している。病変部は、高密度にコラーゲン化した弾性線維結合組織からなっている（写真 5.65）［478］。Elastica van Gieson 染色（EV 染色）やオルセイン染色による弾性線維の特殊染色を行うことで、単なる心内膜繊維と心内膜繊維弾性症とを区別することが容易となる。

病態生理学

心内膜繊維弾性症が、なぜ死亡を引き起こすかについては、いまだはっきりしていないが、心臓の収縮と弛緩を妨げること、正常な電気的伝導に干渉すること、心内膜下の心筋組織の酸素化を阻害することによる結果であると推定されている［479］。

心筋梗塞

これまで述べてきたように、心筋梗塞はさまざまな先天性心疾患の合併症として生じることもあれば、その他のさまざまな病態に合併することもある。Celermajer らの研究報告によれば、左冠動脈が肺動脈幹部から発生する冠動脈起始異常症（35％）と川崎病（27％）が最も多い原因基礎疾患であり、発生した場合初期に死亡する割合は47％にものぼると報告されている［480］。表 5.9 に、剖検時に心

第4部　自然死（内因死）

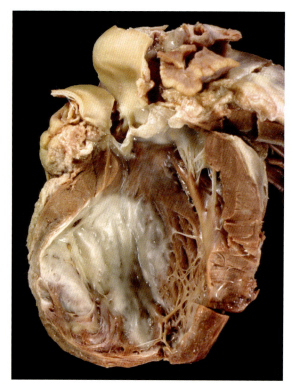

写真 5.66　虚血性心疾患で突然死した、高コレステロール血症の18歳男性の心臓の剖検所見。左心室内に瘤形成が認められている。

筋梗塞が確認された場合に疑うべき各種の病態につきまとめ、掲示した。思春期の子どもや若年成人に著明な冠動脈粥状硬化症が認められた場合、脂質代謝異常症候群の存在が疑われる（写真 5.66）（第6章および第11章参照）が、この病態は時に肥満、耐糖能異常、高血圧を含むメタボリック症候群と合併して認められる［481］。若年成人に心筋梗塞が認められた場合に考慮しなければならないもう1つの病態として、コカイン中毒の可能性が挙げられる。コカインは冠動脈の粥状硬化性変化をもたらすだけではなく、冠動脈のれん縮を引き起こすことが知られている。また、筋肉増強剤であるアナボリックステロイドも、同様の変化をもたらしうるとされている［4］。

心タンポナーデ

小児期の心タンポナーデの原因は通常、心臓カテーテル検査時などの医学的処置の際の外傷により生じる。時に、大動脈瘤や冠動脈瘤に対しての外科的処置や、急性心筋梗塞後の左室破裂により、心タンポナーデが生じることもある。冠動脈／動脈瘤の破裂は、川崎病の後遺障害として発生することもある［482］。

心臓移植

心臓移植後の突然死は、あらゆる年齢層で発生し、移植後死亡事例の37.8％にのぼっている。急性細胞性拒絶反応による移植後突然死は、多くの場合、移植後1年以内に発生し、致死的不整脈による突然死は、移植後5か月から36か月の間に生じることが多いとされている。移植後1年以上経つと、冠動脈異常による突然死の割合が増加するが、このような事例では冠動脈の内腔は、びまん性に同心性の線維内膜増殖が認められる［483–485］。

サルコイドーシス

サルコイドーシスは、広範性の非乾酪性肉芽腫形成によって特徴づけられる、慢性炎症性疾患である。時には心臓のみに病変を認め、それが原因で小児期に予期せぬ突然死が引き起こされることもある。このような事例として、学校から徒歩で帰宅途中に、動悸をきたした後に突然死をきたした14歳の男児例の症例報告が存在している。本児は剖検で心サルコイドーシスの存在が確認されたとのことである［486］。サルコイドーシスに関しては、第12章で詳記している。

情緒的ストレス

情動的な強いストレスが加わった後に突然死をきたした場合、その原因として最も考えられうるのは不整脈ではあるが、これは臨床所見や剖検所見で診断がつくという性質のものではなく、むしろ状況証拠から推論しなくてはならない［487–489］。

情動ストレスが加わった後に突然死をきたした小児の報告は、これまでにも複数例報告されてきている。例えば Engel は1971年に、祖父の死亡を聞かされた際に突然死をきたした18歳の女性の事例や、17歳の兄の死亡を聞かされた際に、突然死をきたした14歳の女児の事例を報告している。その他にも、15歳の兄が突然死したという知らせを聞いて、循環虚脱状態に陥りそのまま死亡した14歳女児の事例も報告されているが、このような事例からは、基礎に何らかの家族性の心伝導障害の潜在の

可能性が示唆される［467］。特に聴覚障害者施設で暮らしている小児が、ストレスが加わった際に突然死をきたした場合、QT 延長症候群1型や Carvajal 症候群のような基礎疾患の存在が示唆される［203, 491］。

情緒的ストレスが加わった際に冠動脈れん縮が誘発される可能性も示唆されており［492］、特定可能な致死的損傷が認められないにもかかわらず、予期せぬ突然死をきたした暴行被害者において、限局性の心筋壊死や筋原線維変性が認められたとの報告を行っている研究者もいる［493］。

小児にとってストレス度の高い出来事が、剖検で確認しうる基礎的病態の増悪因子となった可能性もありうる。このような事例として、雷雨に驚いて走って逃げていた際に突然死をきたした、重症大動脈弁狭窄症の10歳の男児例が報告されている［243］。ストレス度の高い議論を行っている際に、突然死をきたした僧帽弁逸脱症候群の若年成人女性報告例も存在している［266］。

たこつぼ心筋症（ストレス心筋症）

心尖部無収縮症候群（Apical ballooning Syndrome）、別名「失意症候群（broken heart syndrome）」は、ストレスにより発症する心疾患の1つである。本症は通常、閉経後女性に発症する病態であるが、稀に小児や若年成人に起こることもある。本症は左心室の心尖部の膨張により、急性心筋梗塞に類似した臨床症状をきたすことが特徴である。本症は、左心室の形状が丸い日本のタコ捕獲用の罠（たこつぼ）に似ているため、たこつぼ心筋症とも呼称されている。予後は比較的良好とされているが、突然死をきたすこともありうる。本症を引き起こしるストレス性イベントは幅広く、サプライズパーティ、配偶者の戦地派兵、公衆の面前でのスピーチ、娘の離婚、地震、ペットの死など多くの要因が挙げられる［494–496］。

その他の非器質的心源性死亡

その他に、小児期に心室性頻脈をきたし、致死的転帰をたどりうる非器質的原因として、高K血症、低K血症、低Ca血症、低Mg血症などの電解質異常が挙げられる。心室性不整脈は、炭化水素・ヒ素・有機リン化合物などの中毒や、フェノチアジン・三環系抗うつ薬などの薬物により誘発されることもある［497］。

参考文献

1. Byard, R. W. (2002). Unexpected infant death: occult cardiac disease and sudden infant death syndrome – how much of an overlap is there? *The Journal of Pediatrics*, **141**, 303–5.
2. Byard, R. W, James, R. A., & Gilbert, J. D. (2002). Childhood sporting deaths. *The American Journal of Forensic Medicine and Pathology*, **23**, 364–7.
3. Liberthson, R. R. (1996). Sudden death from cardiac causes in children and young adults. *The New England Journal of Medicine*, **334**, 1039–44.
4. Lorvidhaya, P. & Huang, S. K. S. (2003). Sudden cardiac death in athletes. *Cardiology*, **100**, 186–95.
5. Lewis, D. A. & Dhala, A. (1999). Syncope in the pediatric patient: the cardiologist's perspective. *Pediatric Clinics of North America*, **46**, 205–19.
6. Rowlatt, U. F., Rimoldi, H. J. A., & Lev, M. (1963). The quantitative anatomy of the normal child's heart. *Pediatric Clinics of North America*, **10**, 499–588.
7. Bonadio, W. A. & Losek, J. D. (1987). Infants with myocarditis presenting with severe respiratory distress and shock. *Pediatric Emergency Care*, **3**, 110–13.
8. Hohn, A. R. & Stanton, R. E. (1987). Myocarditis in children. *Pediatrics in Review*, **9**, 83–8.
9. Markus, C. K., Chow, L. H., Wycoff, D. M., & McManus, B. M., (1989). Pet food-derived penicillin residue as a potential cause of hypersensitivity myocarditis and sudden death. *American Journal of Cardiology*, **63**, 1154–6.
10. Byard, R. W. (1997). Significant coincidental findings at autopsy in

accidental childhood death. *Medicine, Science and the Law*, **37**, 259–62.
11. Anderson, D. W., Virmani, R., Reilly, J. M., *et al.* (1988). Prevalent myocarditis at necropsy in the acquired immunodeficiency syndrome. *Journal of the American College of Cardiology*, **11**, 792–9.
12. Lecomte, D., Fornes, P., Fouret, P., & Nicolas, G. (1993). Isolated myocardial fibrosis as a cause of sudden cardiac death and its possible relation to myocarditis. *Journal of Forensic Sciences*, **38**, 617–21.
13. Lambert, E. C., Menon, V. A., Wagner, H. R., & Vlad, P. (1974). Sudden unexpected death from cardiovascular disease in children: a cooperative international study. *The American Journal of Cardiology*, **34**, 89–96.
14. Gillette, P. C. & Garson, A., Jr. (1992). Sudden cardiac death in the pediatric population. *Circulation*, **85**, I-64–9.
15. Basso, C., Frescura, C., Corrado, D., *et al.* (1995). Congenital heart disease and sudden death in the young. *Human Pathology*, **26**, 1065–72.
16. Case, C. L. (2004). Substrates for sudden cardiac death. *Pediatric Clinics of North America*, **51**, 1223–7.
17. Kiuchi, M., Kawachi, Y., & Kimura, Y. (1988). Sudden infant death due to asplenia syndrome. *The American Journal of Forensic Medicine and Pathology*, **9**, 102–4.
18. Devine, W. A., Debich, D. E., & Anderson, R. H. (1991). Dissection of congenitally malformed hearts, with comments on the value of sequential segmental analysis. *Pediatric Pathology*, **11**, 235–59.
19. Virmani, R., Ursell, P. C., & Fenoglio, J. J. (1987). Examination of the heart. *Human Pathology*, **18**, 432–40.
20. Khairy, P., Dore, A., Talajic, M., *et al.* (2006). Arrhythmias in adult congenital heart disease. *Expert Review of Cardiovascular Therapy*, **4**, 83–95.
21. Terplan, K. L. (1973). Patterns of brain damage in infants and children with congenital heart disease: association with catheterization and surgical procedures. *American Journal of Diseases of Children*, **125**, 175–85.
22. Pellegrino, P. A., Zanesco, L., & Battistella, P. A. (1992). Coagulopathies and vasculopathies. In *Cerebrovascular Diseases in Children*, ed. A. J. Raimondi, M. Choux, & C. Di Rocco. New York: Springer-Verlag, pp. 189–204.
23. Phornphutkul, C., Rosenthal, A., Nadas, A. S., & Berenberg, W. (1973). Cerebrovascular accidents in infants and children with cyanotic congenital heart disease. *American Journal of Cardiology*, **32**, 329–34.
24. Cottrill, C. M. & Kaplan, S. (1973). Cerebral vascular accidents in cyanotic congenital heart disease. *American Journal of Diseases of Children*, **125**, 484–7.
25. Franciosi, R. A. & Blanc, W. A. (1968). Myocardial infarcts in infants and children. I. A necropsy study in congenital heart disease. *The Journal of Pediatrics*, **73**, 309–19.
26. Russell, G. A. (1992). Congenital heart disease. In *Recent Advances in Histopathology*, no. 15, ed. P. P. Anthony & R.N.M. MacSween. Edinburgh: Churchill Livingstone, pp. 219–39.
27. Russell, G. A. & Berry, P. J. (1989). Postmortem audit in a paediatric cardiology unit. *Journal of Clinical Pathology*, **42**, 912–18.
28. Pesonen, E. (1974). Myocardial damage in children and its relation to coronary artery lesions. *Acta Pathologica Microbiologica Scandinavica*, **82**, 648–54.
29. Gelatt, M., Hamilton, R. M., McCrindle, B. W., *et al.* (1997). Arrhythmia and mortality after the Mustard procedure: a 30-year single-center experience. *Journal of the American College of Cardiology*, **29**, 194–201.
30. Murphy, J. C., Gersh, B. J., Mair, D. D., *et al.* (1993). Long-term outcome in patients undergoing surgical repair of tetralogy of Fallot. *The New England Journal of Medicine*, **329**, 593–9.
31. Rosenthal, A. (1993). Adults with tetralogy of Fallot – repaired, yes; cured, no. *The New England Journal of Medicine*, **329**, 655–6.
32. Meijboom, F., Szatmari, A., Utens, E., *et al.* (1994). Long-term follow-up after surgical closure of ventricular septal defect in

infancy and childhood. *Journal of the American College of Cardiologists*, **24**, 1358–64.

33. Råsten-Almqvist, P. & Rajs, J. (2004). Cardiovascular malformations and sudden death in infancy. *The American Journal of Forensic Medicine and Pathology*, **25**, 134–40.

34. Deanfield, J. E., McKenna, W. J., & Hallidie-Smith, K. A. (1980). Detection of late arrhythmia and conduction disturbance after correction of tetralogy of Fallot. *British Heart Journal*, **44**, 248–53.

35. Quattlebaum, T. G., Varghese, P. J., Neill, C. A., & Donahoo, J. S. (1976). Sudden death among postoperative patients with tetralogy of Fallot: a followup study of 243 patients for an average of twelve years. *Circulation*, **54**, 289–93.

36. Mahle, W. T., Spray, T. L., Gaynor, J. W., & Clark, B. J., III (2001). Unexpected death after reconstructive surgery for hypoplastic left heart syndrome. *The Annals of Thoracic Surgery*, **71**, 61–5.

37. Saul, J. P. & Alexander, M. E. (1999). Preventing sudden death after repair of tetralogy of Fallot: complex therapy for complex patients. *Journal of Cardiovascular Electrophysiology*, **10**, 1271–87.

38. Silka, M. J., Kron, J., & McAnulty, J. (1992). Supraventricular tachyarrhythmias, congenital heart disease, and sudden cardiac death. *Pediatric Cardiology*, **13**, 116–18.

39. Silka, M. J. (1991). Sudden death due to cardiovascular disease during childhood. *Pediatric Annals*, **20**, 360–7.

40. Vetter, V. L. (1985). Sudden death in infants, children and adolescents. *Cardiovascular Clinics*, **15**, 301–13.

41. Ma, M., Gauvreau, K., Allan, C. K., Mayer, J. E., & Jenkins, K. J. (2007). Causes of death after congenital heart surgery. *The Annals of Thoracic Surgery*, **83**, 1438–45.

42. Polderman, F. N., Cohen, J., Blom, N. A., *et al.* (2004). Sudden unexpected death in children with a previously diagnosed cardiovascular disorder. *International Journal of Cardiology*, **95**, 171–6.

43. Sanatani, S., Wilson G., Smith, C. R., *et al.* (2006). Sudden unexpected death in children with heart disease. *Congenital Heart Disease*, **1**, 89–97.

44. Kulbertus, H. E., Coyne, J. J., & Hallidie-Smith, K. A. (1969). Conduction disturbances before and after surgical closure of ventricular septal defect. *American Heart Journal*, **77**, 123–31.

45. Kuzevska-Maneva, K., Kacarsha, R., & Gurkova, B. (2005). Arrhythmias and conduction abnormalities in children after repair of tetralogy of Fallot. *Vojnosanitetski pregled*, **62**, 97–102.

46. Bharati, S. & Lev, M. (1983). The myocardium, the conduction system, and general sequelae after surgery for congenital heart disease. In *Congenital Heart Disease after Surgery*, ed. M. A. Engle & J. K. Perloff. New York: Yorke Medical Books, pp. 247–60.

47. Silka, M. J., Hardy, B.G., Menashe, V.D., & Morris, C.D. (1998). A population-based prospective evaluation of risk of sudden cardiac death after operation for common congenital heart defects. *Journal of the American College of Cardiology*, **32**, 245–51.

48. James, F. W., Kaplan, S., & Chou, T.-C. (1975). Unexpected cardiac arrest in patients after surgical correction of tetralogy of Fallot. *Circulation*, **52**, 691–5.

49. Davies, M. J. (1992). Anatomic features in victims of sudden coronary death: coronary artery pathology. *Circulation*, **85** (Suppl. 1), I-19–24.

50. Deanfield, J., McKenna, W., & Rowland, E. (1985). Local abnormalities of right ventricular depolarization after repair of tetralogy of Fallot: a basis for ventricular arrhythmia. *The American Journal of Cardiology*, **55**, 522–5.

51. Dunnigan, A., Pritzker, M. R., Benditt, D. G., & Benson, D. W., Jr. (1984). Life threatening ventricular tachycardias in late survivors of surgically corrected tetralogy of Fallot. *British Heart Journal*, **52**, 198–206.

52. Joffe, H., Georgakopoulos, D., Celermajer, D. S., Sullivan, I. D., & Deanfield, J. E. (1994). Late ventricular arrhythmia is rare after early repair of tetralogy of Fallot. *Journal of the American College of Cardiology*, **23**, 1146–50.

53. Bouzas, B., Kilner, P. J., & Gatzoulis, M. A. (2005). Pulmonary regurgitation: not a benign lesion. *European Heart Journal*, **26**, 433–9.
54. Garson, A., Jr. (1991). Sudden death in the young. *Hospital Practice*, **26**, 51–60.
55. Kammeraad, J. A. E., van Deurzen, C. H. M., Sreeram, N., *et al.* (2004). Predictors of sudden cardiac death after Mustard or Senning repair for transposition of the great arteries. *Journal of the American College of Cardiology*, **44**, 1095–102.
56. Berger, S., Dhala, A., & Friedberg, D. Z. (1999). Sudden cardiac death in infants, children, and adolescents. *Pediatric Clinics of North America*, **46**, 221–34.
57. Bharati, S., Molthan, M. E., Veasy, L. G., & Lev, M. (1979). Conduction system in two cases of sudden death two years after the Mustard procedure. *Journal of Thoracic and Cardiovascular Surgery*, **77**, 101–8.
58. Denfield, S. W., & Garson, A., Jr. (1990). Sudden death in children and young adults. *Pediatric Clinics of North America*, **37**, 215–31.
59. Rutledge, J. M. & Boor, P. J. (1989). Eisenmenger's: a case study and review of the syndrome and complex. *American Journal of Cardiovascular Pathology*, **2**, 285–94.
60. Colman, J. M., Sermer, M., Seaward, P. G. R., & Siu, S. C. (2000). Congenital heart disease in pregnancy. *Cardiology in Review*, **8**, 166–73.
61. Siu, S. C. & Colman, J. M. (2001). Heart disease and pregnancy. *Heart*, **85**, 710–15.
62. Bower, C. & Ramsay, J. M. (1994). Congenital heart disease: a 10-year cohort. *Journal of Paediatrics and Child Health*, **30**, 414–18.
63. Samanek, M., Goetzova, J., & Benesova, D. (1985). Distribution of congenital heart malformations in an autopsied child population. *International Journal of Cardiology*, **8**, 235–48.
64. Byard, R. W. (1994). Ventricular septal defect and sudden death in early childhood. *Journal of Paediatrics and Child Health*, **30**, 439–40.
65. Byard, R. W., Bourne, A. J., & Adams, P. S. (1990). Subarterial ventricular septal defect in an infant with sudden unexpected death: cause or coincidence? *American Journal of Cardiovascular Pathology*, **3**, 333–6.
66. Smith, N. M. & Ho, S. Y. (1994). Heart block and sudden death associated with fibrosis of the conduction system at the margin of a ventricular septal defect. *Pediatric Cardiology*, **15**, 139–42.
67. Cohle, S. D., Balraj, E., & Bell, M. (1999). Sudden death due to ventricular septal defect. *Pediatric and Developmental Pathology*, **2**, 327–32.
68. Bloomfield, D. K. (1964). The natural history of ventricular septal defect in patients surviving infancy. *Circulation*, **29**, 914–55.
69. Cohle, S.D., Graham, M.A., Sperry, K.L., &Dowling, G. (1989). Unexpected death as a result of infective endocarditis. *Journal of Forensic Sciences*, **34**, 1374–86.
70. Engle, M. A. & Kline, S. A. (1979). Ventricular septal defect in the adult. *Cardiovascular Clinics*, **10**, 279–309.
71. Sarubbi, B., Gerlis, L. M., Ho, S. Y., & Somerville, J. (1999). Sudden death in an adult with a small ventricular septal defect and an aneurysmal membranous septum. *Cardiology in the Young*, **9**, 99–103.
72. Kosaki, R., Gebbia, M., Kosaki, K., *et al.* (1999). Left–right axis malformations associated with mutations in *ACVR2B*, the gene for human activin receptor type IIB. *American Journal of Medical Genetics*, **82**, 70–6.
73. Piacentini, G., Digilio, M. C., Sarkozy, A., *et al.* (2007). Genetics of congenital heart diseases in syndromic and nonsyndromic patients: new advances and clinical implications. *Journal of Cardiovascular Medicine*, **8**, 7–11.
74. Norwood, W. I. (1989). Hypoplastic left heart syndrome. *Cardiology Clinics*, **7**, 377–85.
75. Kojima, H., Ohgimi, Y., Mizutani, K., & Nishimura, Y. (1969). Hypoplastic-left-heart syndrome in siblings. *The Lancet*, **ii**, 701.
76. Gheissari, A., Malm, J. R., Bowman, F. O., Jr., & Bierman, F. Z. (1992). Cor triatriatum sinistrum: one institution's 28-year experience. *Pediatric Cardiology*, **13**, 85–8.

77. Hammon, J. W. & Bender, H. W. (1990). Major anomalies of pulmonary and thoracic systemic veins. In *Surgery of the Chest*, 5th edn, ed. D. C. Sabiston & F.C. Spencer. Philadelphia, PA: W. B. Saunders, pp. 1274–97.

78. Speechly-Dick, M. E., Oliver, R. M., & Slapak, G. I. (1992). Congenital left ventricular diverticula: a rare cause of sudden cardiac death. *Postgraduate Medical Journal*, **68**, 378–80.

79. Karakurt, C., Oğuz, D., Karademir, S., Sungur, M., & Öcal, B. (2006). Congenital partial pericardial defect and herniated right atrial appendage: a rare anomaly. *Echocardiography*, **23**, 784–6.

80. Kogon, B. E., Butler, H., & Kanter, K. R. (2006). Partial pericardial defect with left atrial herniation. *Pediatric Cardiology*, **27**, 180–2.

81. Uzün, I., Büyük, Y., Pakiş, I., Doğru, A., & Calk, A. U. (2008). Sudden death due to congenital pericardial defect: an autopsy case. *The American Journal of Forensic Medicine and Pathology*, **29**, 242–4.

82. Schott, J.-J., Benson, D. W., Basson, C. T., *et al.* (1998). Congenital heart disease caused by mutations in the transcription factor NKX2–5. *Science*, **281**, 108–11.

83. Muncke, N., Jung, C., Rudiger, H., *et al.* (2003). Missense mutations and gene interruption in *PROSIT240*, a novel *TRAP240*-like gene, in patients with congenital heart defect (transposition of the great arteries). *Circulation*, **108**, 2843–50.

84. Pizzutti, A., Sarkozy, A., Newton, A. L., *et al.* (2003). Mutations of *ZFPM2/FOG2* gene in sporadic cases of tetralogy of Fallot. *Human Mutation*, **22**, 372–7.

85. Ching, Y.-H., Ghosh, T. K., Cross, S. J., *et al.* (2005). Mutation in myosin heavy chain 6 causes atrial septal defect. *Nature Genetics*, **37**, 423–8.

86. Robinson, S. W., Morris, C. D., Goldmuntz, E., *et al.* (2003). Missense mutations in CRELD1 are associated with cardiac atrioventricular septal defects. *American Journal of Human Genetics*, **72**, 1047–52.

87. Strauss, A. W. & Johnson, M. C. (1996). The genetic basis of pediatric cardiovascular disease. *Seminars in Perinatology*, **20**, 564–76.

88. Marino, B., Vairo, U., Corno, A., *et al.* (1990). Atrioventricular canal in Down syndrome: prevalence of associated cardiac malformations compared with patients without Down syndrome. *American Journal of Diseases of Children*, **144**, 1120–2.

89. Hall, J. G. & Gilchrist, D. M. (1990). Turner syndrome and its variants. *Pediatric Clinics of North America*, **37**, 1421–40.

90. Sarkozy, A., Conti, E., Seripa, D., *et al.* (2003). Correlation between PTPN11 gene mutations and congenital heart defects in Noonan and LEOPARD syndromes. *Journal of Medical Genetics*, **40**, 704–8.

91. Baujat, G. & Le Merrer, M. (2007). Ellis–van Creveld syndrome. *Orphanet Journal of Rare Diseases*, **2**, 27.

92. Ruiz-Perez, V. L., Ide, S. E., Strom, T. M., *et al.* (2000). Mutations in a new gene in Ellis–van Creveld syndrome and Weyers acrodental dysostosis. *Nature Genetics*, **24**, 283–6.

93. Bossert, T., Walther, T., Gummert, J., *et al.* (2002). Cardiac malformations associated with the Holt–Oram syndrome: report on a family and review of the literature. *The Thoracic and Cardiovascular Surgeon*, **50**, 312–14.

94. Bruneau, B. G., Logan, M., Davis, N., *et al.* (1999). Chamber-specific cardiac expression of *Tbx5* and heart defects in Holt–Oram syndrome. *Developmental Biology*, **211**, 100–8.

95. Mori, A.D. & Bruneau, B.G. (2004). *TBX5* mutations and congenital heart disease: Holt–Oram syndrome revealed. *Current Opinion in Cardiology*, **19**, 211–15.

96. Hallidie-Smith, K. A. & Karas, S. (1988). Cardiac anomalies in Williams–Beuren syndrome. *Archives of Disease in Childhood*, **63**, 809–13.

97. Ryan, A. K., Goodship, J. A., Wilson, D. I., *et al.* (1997). Spectrum of clinical features associated with interstitial chromosome 22q11 deletions: a European collaborative study. *Journal of Medical Genetics*, **34**, 798–804.

98. Gehrmann, J., Sohlbach, K., Linnebank, M., *et al.* (2003). Cardiomyopathy in congenital disorders of glycosylation. *Cardiology in the Young*, **13**, 345–51.

99. Guertl, B., Noehammer, C., & Hoefler, G. (2000). Metabolic cardiomyopathies. *International Journal of Experimental Pathology*,

81, 349–72.
100. Kelly, D. P. & Strauss, A. W. (1994). Inherited cardiomyopathies. *The New England Journal of Medicine*, **330**, 913–19.
101. Schwartz, M. L., Cox, G. F., Lin, A. E., *et al.* (1996). Clinical approach to genetic cardiomyopathy in children. *Circulation*, **94**, 2021–38.
102. Arad, M., Maron, B. J., Gorham, J. M., *et al.* (2005). Glycogen storage diseases presenting as hypertrophic cardiomyopathy. *The New England Journal of Medicine*, **352**, 362–72.
103. Gilbert-Barness, E. (2004). Metabolic cardiomyopathy and conduction system defects in children. *Annals of Clinical and Laboratory Science*, **34**, 15–34.
104. Nugent, A. W., Daubeney, P. E. F., Chondros, P., *et al.* (2003). The epidemiology of childhood cardiomyopathy in Australia. *The New England Journal of Medicine*, **348**, 1639–46.
105. Maron, B. J. (2004). Hypertrophic cardiomyopathy in childhood. Pediatric *Clinics of North America*, **51**, 1305–46.
106. Bryant, R. M. (1999). Hypertrophic cardiomyopathy in children. *Cardiology in Review*, **7**, 92–100.
107. Landing, B. H., Recalde, A. L., Lawrence, T. Y. K., & Shankle, W. R. (1994). Cardiomyopathy in childhood and adult life, with emphasis on hypertrophic cardiomyopathy. *Pathology Research and Practice*, **190**, 737–49.
108. Maron, B. J., Roberts, W.C., & Epstein, S. E. (1982). Sudden death in hypertrophic cardiomyopathy: a profile of 78 patients. *Circulation*, **65**, 1388–94.
109. Lawrence, C. (1993). Pathology of nontraumatic athletic death. *Advances in Pathology and Laboratory Medicine*, **6**, 523–45.
110. Maron, B. J. (1998). Heart disease and other causes of sudden death in young athletes. *Current Problems in Cardiology*, **23**, 482–529.
111. Maron, B. J. (2003). Sudden death in young athletes. *The New England Journal of Medicine*, **349**, 1064–75.
112. Anderson, P. A. W. (1995). The molecular genetics of cardiovascular disease. *Current Opinion in Cardiology,* **10**, 33–43.
113. Bhavsar, P. K., Brand, N. J., Yacoub, M. H., & Barton, P. J. R. (1996). Isolation and characterization of the human cardiac troponin I gene (*TNN13*). *Genomics*, **35**, 11–23.
114. Branzi, A., Romeo, G., Specchia, S., *et al.* (1985). Genetic heterogeneity of hypertrophic cardiomyopathy. *International Journal of Cardiology*, **7**, 129–33.
115. Carrier, L., Hengstenberg, C, Beckmann, J. S., *et al.* (1993). Mapping of a novel gene for familial hypertrophic cardiomyopathy to chromosome 11. *Nature Genetics*, 4, 311–13.
116. Curfman, G. D. (1992). Molecular insights into hypertrophic cardiomyopathy. *The New England Journal of Medicine*, **326**, 1149–51.
117. Epstein, N. D., Cohn, G. M., Cyran, F., & Fananapazir, L. (1992). Differences in clinical expression of hypertrophic cardiomyopathy associated with two distinct mutations in the β-myosin heavy chain gene A 908$^{Leu \rightarrow Val}$ mutation and a 403$^{Arg \rightarrow Gln}$ mutation. *Circulation*, **86**, 345–52.
118. Jarcho, J. A., McKenna, W., Pare, J. A. P., *et al.* (1989). Mapping a gene for familial hypertrophic cardiomyopathy to chromosome 14q1. *The New England Journal of Medicine*, **321**, 1372–8.
119. MacRae, C. A., Ghaisas, N., Kass, S., *et al.* (1995). Familial hypertrophic cardiomyopathy with Wolff–Parkinson–White syndrome maps to locus on chromosome 7q3. *Journal of Clinical Investigation*, **96**, 1216–20.
120. Maron, B. J., Bonow, R. O., Cannon, R. O., III, Leon, M. B., & Epstein, S. E. (1987). Hypertrophic cardiomyopathy: interrelations of clinical manifestations, pathophysiology, and therapy (first of two parts). *The New England Journal of Medicine*, **316**, 780–9.
121. Mogensen, J., Klausen, I. C., Pedersen, A. K., *et al.* (1999). *α*-cardiac actin is a novel disease gene in familial hypertrophic cardiomyopathy. *Journal of Clinical Investigation*, **103**, R39–43.
122. Thierfelder, L., MacRae, C., Watkins, H., *et al.* (1993). A familial hypertrophic cardiomyopathy locus maps to chromosome 15q2.

123. Towbin, J. A. & Bowles, N. E. (2001). Arrhythmogenic inherited heart muscle diseases in children. *Journal of Electrocardiology*, **34** (Suppl.), 151–65.
124. Watkins, H., Rosenzweig, A., Hwang, D.-S., *et al.* (1992). Characteristics and prognostic implications of myosin missense mutations in familial hypertrophic cardiomyopathy. *The New England Journal of Medicine*, **326**, 1108–14.
125. Watkins, H., MacRae, C., Thierfelder, L., *et al.* (1993). A disease locus for familial hypertrophic cardiomyopathy maps to chromosome 1q3. *Nature Genetics*, **3**, 333–7.
126. Poetter, K., Jiang, H., Hassanzadeh, S., *et al.* (1996). Mutations in either the essential or regulatory light chains of myosin are associated with a rare myopathy in human heart and skeletal muscle. *Nature Genetics*, **13**, 63–9.
127. Arad, M., Penas-Lado, M., Monserrat, L., *et al.* (2005). Gene mutations in apical hypertrophic cardiomyopathy. *Circulation*, **112**, 2805–11.
128. Maron, B. J., Bonow, R. O., Seshagiri, T. N. R., Roberts, W. C., & Epstein, S. E. (1982). Hypertrophic cardiomyopathy with ventricular septal hypertrophy localized to the apical region of the left ventricle (apical hypertrophic cardiomyopathy). *The American Journal of Cardiology*, **49**, 1838–48.
129. Ciró, E., Nichols, P. F., III, & Maron, B. J. (1983). Heterogeneousmorphologic expression of genetically transmitted hypertrophic cardiomyopathy: two-dimensional echocardiographic analysis. *Circulation*, **67**, 1227–33.
130. Roberts, W. C. (1978). Cardiomyopathy and myocarditis: morphologic features. *Advanced Cardiology*, **22**, 184–98.
131. Roberts, W. C. (1980). Congenital cardiovascular abnormalities usually "silent" until adulthood: morphologic features of the floppy mitral valve, valvular aortic stenosis, discrete subvalvular aortic stenosis, hypertrophic cardiomyopathy, sinus of valsalva aneurysm, and the Marfan syndrome. In *Congenital Heart Disease in Adults*, ed. W. C. Roberts. Philadelphia, PA: F. A. Davis, pp. 407–53.
132. Okoye, M. I., Congdon, D. E., & Mueller, W. F., Jr. (1985). Asymmetric septal hypertrophy of the heart: new findings concerning the possible etiology of sudden deaths in five males. *The American Journal of Forensic Medicine and Pathology*, **6**, 105–24.
133. Maron, B. J., Wolfson, J.K., Epstein, S. E., & Roberts, W. C. (1989). Structural basis for myocardial ischemia in hypertrophic cardiomyopathy. In *Nonatherosclerotic Ischemic Heart Disease*, ed. R. Virmani & M. B. Forman. New York: Raven Press, pp. 305–24.
134. Maron, B. J., Edwards, J. E., Henry, W. L., *et al.* (1974). Asymmetric septal hypertrophy (ASH) in infancy. *Circulation*, **50**, 809–20.
135. Gow, R. M. (1996). Sudden cardiac death in the young. *The Canadian Journal of Cardiology*, **12**, 1157–60.
136. Maron, B. J., Bonow, R. O., Cannon, R. O., III, Leon, M. B., & Epstein, S. E. (1987). Hypertrophic cardiomyopathy: interrelations of clinical manifestations, pathophysiology, and therapy (second of two parts). *The New England Journal of Medicine*, **316**, 844–52.
137. Maron, B. J., Roberts, W. C., McAllister, H. A., Rosing, D. R., & Epstein, S. E. (1980). Sudden death in young athletes. *Circulation*, **62**, 218–29.
138. Gourdie, A. L., Robertson, C. E., & Busuttil, A. (1989). Sudden death in young people due to hypertrophic cardiomyopathy. *Archives of Emergency Medicine*, **6**, 220–4.
139. Edwards, W. D. (1991). Cardiomyopathies. In *Cardiovascular Pathology: Major Problems in Pathology*, vol. 23, ed. R. Virmani, J. B. Atkinson, & J. J. Fenoglio. Philadelphia, PA: W. B. Saunders, pp. 257–309.
140. McKenna, W. J. & Deanfield, J. E. (1984). Hypertrophic cardiomyopathy: an important cause of sudden death. *Archives of Disease in Childhood*, **59**, 971–5.
141. Döhlemann, C., Hebe, J., Meitinger, T. & Vosberg, H.-P. (2000). Apical

hypertrophic cardiomyopathy due to a de novo mutation *Arg719Trp* of the β-myosin heavy chain gene and cardiac arrest in childhood: a case report and family study. *Zeitschrift für Kardiologie*, **89**, 612–19.

142. Soni, A. & LeLorier, P. (2005). Sudden death in nondilated cardiomyopathies: pathophysiology and prevention. *Current Heart Failure Reports*, **2**, 118–23.

143. Nugent, A. W., Daubeney, P. E. F., Chondros, P., *et al.* (2005). Clinical features and outcomes of childhood hypertrophic cardiomyopathy: results from a national population-based study. *Circulation*, **112**, 1332–8.

144. Wilkinson, J. L. (1994). Sudden cardiac death in childhood and adolescence. *Journal of Paediatrics and Child Health*, **30**, 384–5.

145. Yetman, A. T., Hamilton, R. M., Benson, L. N., & McCrindle, B. W. (1998). Long-term outcome and prognostic determinants in children with hypertrophic cardiomyopathy. *Journal of the American College of Cardiology*, **32**, 1943–50.

146. Ostman-Smith, I., Wettrell, G., Keeton, B., *et al.* (2005). Echocardiographic and electrocardiographic identification of those children with hypertrophic cardiomyopathy who should be considered at high risk of dying suddenly. *Cardiology in the Young*, **15**, 632–42.

147. Maron, B. J. & Fananapazir, L. (1992). Sudden cardiac death in hypertrophic cardiomyopathy. *Circulation*, **85** (Suppl. 1), I-57–63.

148. Silka, M. J., Kron, J., Walance, C. G., Cutler, J. E., & McAnulty, J. H. (1990). Assessment and follow up of pediatric survivors of sudden cardiac death. *Circulation*, **82**, 341–9.

149. Cohle, S. D., Graham, M. A., Dowling, G., & Pounder, D. J. (1988). Sudden death and left ventricular outflow disease. *Pathology Annual*, **23** (Part 2), 98–124.

150. Yetman, A. T., McCrindle, B. W., MacDonald, C., Freedom, R. M., & Gow, R. (1998). Myocardial bridging in children with hypertrophic cardiomyopathy: a risk factor for sudden death. *The New England Journal of Medicine*, **339**, 1201–9.

151. Chambers, J. (1995). Left ventricular hypertrophy: an underappreciated coronary risk factor. *British Medical Journal*, **311**, 273–4.

152. Dunn, F.G., Burns, J.M. A., & Hornung, R. S. (1991). Left ventricular hypertrophy in hypertension. *American Heart Journal*, **122**, 312–15.

153. Messerli, F. H. (1990). Left ventricular hypertrophy, arterial hypertension and sudden death. *Journal of Hypertension*, **8** (Suppl. 7), S181–5.

154. Pringle, S. D., Dunn, F. G., Tweddel, A. C., *et al.* (1992). Symptomatic and silent myocardial ischaemia in hypertensive patients with left ventricular hypertrophy. *British Heart Journal*, **67**, 377–82.

155. Fried, K., Beer, S., Vure, E., Algom, M., & Shapira, Y. (1979). Autosomal recessive sudden unexpected death in children probably caused by a cardiomyopathy associated with myopathy. *Journal of Medical Genetics*, **16**, 341–6.

156. Gilgenkrantz, S., Vigneron, C., Grégoire, M. J., Pernot, C., & Raspiller, A. (1982). Association of del(11)(p15. 1p12), aniridia, catalase deficiency and cardiomyopathy. *American Journal of Medical Genetics*, **13**, 39–49.

157. Perloff, J. K., De Leon, A. C., Jr., & O'Doherty, D. (1966). The cardiomyopathy of progressive muscular dystrophy. *Circulation*, **33**, 625–48.

158. Senn, M., Hess, O. M., & Krayenbuhl, H. P. (1984). Hypertrophe Kardiomyopathie und Lentiginose. Schweizerische *Medizinische Wochenschrift*, **114**, 838–41.

159. Bahl, A., Saikia, U. N., & Talwar, K. K. (2008). Familial conduction system disease associated with hypertrophic cardiomyopathy. *International Journal of Cardiology*, **125**, e44–7.

160. Ryerson, L. M. & Giuffre, R. M. (2006). QT intervals in metabolic dilated cardiomyopathy. *The Canadian Journal of Cardiology*, **22**, 217–20.

161. Friedman, R. A., Moak, J. P., & Garson, A., Jr. (1991). Clinical course of idiopathic dilated cardiomyopathy in children. *Journal of the American College of Cardiology*, **18**, 152–6.

162. Müller, G., Ulmer, H. E., Hagel, K. J., & Wolf, D. (1995). Cardiac dysrhythmias in children

with idiopathic dilated or hypertrophic cardiomyopathy. *Pediatric Cardiology*, **16**, 56–60.

163. Burch, M., Siddiqi, S. A., Celermajer, D. S., *et al.* (1994). Dilated cardiomyopathy in children: determinants of outcome. *British Heart Journal*, **72**, 246–50.

164. Davies, M. J. & Popple, A. (1979). Sudden unexpected cardiac death: a practical approach to the forensic problem. *Histopathology*, **3**, 255–77.

165. Billingham, M. E. & Tazelaar, H. D. (1986). The morphological progression of viral myocarditis. *Postgraduate Medical Journal*, **62**, 581–4.

166. Dec, G. W. & Fuster, V. (1994). Idiopathic dilated cardiomyopathy. *The New England Journal of Medicine*, **331**, 1564–75.

167. Berko, B. A. & Swift, M. (1987). X-linked dilated cardiomyopathy. *The New England Journal of Medicine*, **316**, 1186–91.

168. Emanuel, R., Withers, R., & O'Brien, K. (1971). Dominant and recessive modes of inheritance in idiopathic cardiomyopathy. *The Lancet*, **ii**, 1065–7.

169. Gardner, R. J. M., Hanson, J. W., Ionasescu, V. V., *et al.* (1987). Dominantly inherited dilated cardiomyopathy. *American Journal of Medical Genetics*, **27**, 61–73.

170. Schmidt, M. A., Michels, V. V., Edwards, W. D., & Miller, F. A. (1988). Familial dilated cardiomyopathy. *American Journal of Medical Genetics*, **31**, 135–43.

171. Bowles, K. R., Gajarski, R., Porter, P., *et al.* (1996). Gene mapping of familial autosomal dominant familial dilated cardiomyopathy to chromosome 10q21–23. *Journal of Clinical Investigation*, **98**, 1355–60.

172. Durand, J.-B., Bachinski, L. L., Bieling, L. C., *et al.* (1995). Localization of a gene responsible for familial dilated cardiomyopathy to chromosome 1q32. *Circulation*, **92**, 3387–9.

173. Krajinovic, M., Pinamonti, B., Sinagra, G., *et al.* (1995). Linkage of familial dilated cardiomyopathy to chromosome 9. *American Journal of Human Genetics*, **57**, 846–52.

174. Li, D., Tapscoft, T., Gonzalez, O., *et al.* (1999). Desmin mutation responsible for idiopathic dilated cardiomyopathy. *Circulation*, **100**, 461–4.

175. Olson, T. M. & Keating, M. T. (1996). Mapping a cardiomyopathy locus to chromosome 3p22–p25. *Journal of Clinical Investigation*, **97**, 528–32.

176. Olson, T. M., Michels, V. V., Thibodeau, S. N., Tai, Y.-S., & Keating, M. T. (1998). Actin mutations in dilated cardiomyopathy, a heritable form of heart failure. *Science*, **280**, 751–2.

177. Siu, B. L., Niimura, H., Osbourne, J. A., *et al.* (1999). Familial dilated cardiomyopathy locus maps to chromosome 2q31. *Circulation*, **99**, 1022–6.

178. Graham, R. M. & Owens, W. A. (1999). Pathogenesis of inherited forms of dilated cardiomyopathy. *The New England Journal of Medicine*, **341**, 1759–62.

179. Towbin, J. A. (1999). Pediatric myocardial disease. *Pediatric Clinics of North America*, **46**, 289–312.

180. Rocchiccioli, F., Wanders, R. J. A, Aubourg, P., *et al.* (1990). Deficiency of long-chain 3-hydroxyacyl-CoA dehydrogenase: a cause of lethal myopathy and cardiomyopathy in early childhood. *Pediatric Research*, **28**, 657–62.

181. Rivenes, S. M., Kearney, D. L., Smith, E. O., Towbin, J. A., & Denfield, S. W. (2000). Sudden death and cardiovascular collapse in children with restrictive cardiomyopathy. *Circulation*, **102**, 876–82.

182. Matthys, D., Van Coster, R., & Verhaaren, H. (1991). Fatal outcome of pyruvate loading test in child with restrictive cardiomyopathy. *The Lancet*, **338**, 1020–1.

183. Cooke, R. A., Chambers, J. B., & Curry, P. V. L. (1994). Noonan's cardiomyopathy: a non-hypertrophic variant. *British Heart Journal*, **71**, 561–5.

184. Fitzpatrick, A. P., Shapiro, L. M., Rickards, A. F., & Poole-Wilson, P. A. (1990). Familial restrictive cardiomyopathy with atrioventricular block and skeletal myopathy. *British Heart Journal*, **63**, 114–18.

185. Shrapnel, M., Gilbert, J. D., & Byard, R. W. (2001). 'Arrhythmogenic left ventricular dysplasia' and sudden death. *Medicine, Science and the Law*, **41**, 159–62.

186. Farb, A., Burke, A. P., & Virmani, R. (1992).

186. Anatomy and pathology of the right ventricle (including acquired tricuspid and pulmonic valve disease). *Cardiology Clinics*, **10**, 1–21.
187. Goodin, J. C., Farb, A., Smialek, J. E., Field, F., & Virmani, R. (1991). Right ventricular dysplasia associated with sudden death in young adults. *Modern Pathology*, **4**, 702–6.
188. Marcus, F. I., Fontaine, G. H., Guiraudon, G., *et al.* (1982). Right ventricular dysplasia: a report of 24 adult cases. *Circulation*, **65**, 384–98.
189. Maron, B. J. (1988). Right ventricular cardiomyopathy: another cause of sudden death in the young. *The New England Journal of Medicine*, **318**, 178–80.
190. Nava, A., Canciani, B., Daliento, L., *et al.* (1988). Juvenile sudden death and effort ventricular tachycardias in a family with right ventricular cardiomyopathy. *International Journal of Cardiology*, **21**, 111–23.
191. Nava, A., Thiene, G., Canciani, B., *et al.* (1988). Familial occurrence of right ventricular dysplasia: a study involving nine families. *Journal of the American College of Cardiology*, **12**, 1222–8.
192. Smeeton, W. M. I. & Smith, W. M. (1987). Sudden death due to a cardiomyopathy predominantly affecting the right ventricle: right ventricular dysplasia. *Medicine, Science and the Law*, **27**, 207–12.
193. Sutter, A. & Gujer, H.-R. (1996). Left and right ventricular dysplasia and Uhl's anomaly. *The American Journal of Forensic Medicine and Pathology*, **17**, 141–5.
194. Virmani, R., Robinowitz, M., Clark, M. A., & McAllister, H. A., Jr. (1982). Sudden death and partial absence of the right ventricular myocardium. *Archives of Pathology and Laboratory Medicine*, **106**, 163–7.
195. Thiene, G., Nava, A., Corrado, D., Rossi, L., & Pennelli, N. (1988). Right ventricular cardiomyopathy and sudden death in young people. *The New England Journal of Medicine*, **318**, 129–33.
196. Kearney, D. L., Towbin, J. A., Bricker, J. T., Radovancevic, B., & Frazier, O. H. (1995). Case 5. Familial right ventricular dysplasia (cardiomyopathy). *Pediatric Pathology and Laboratory Medicine*, **15**, 181–9.
197. Nucifora, G., Benettoni, A., Allocca, G., Bussani, R., & Silvestri, F. (2008). Arrhythmogenic right ventricular dysplasia/cardiomyopathy as a cause of sudden infant death. *Journal of Cardiovascular Medicine*, **9**, 430–1.
198. Gemayel, C., Pelliccia, A., & Thompson, P. D. (2001). Arrhythmogenic right ventricular cardiomyopathy. *Journal of the American College of Cardiology*, **38**, 1773–81.
199. Ibsen, H. H. W., Baandrup, U., & Simonsen, E. E. (1985). Familial right ventricular dilated cardiomyopathy. *British Heart Journal*, **54**, 156–9.
200. Ruder, M. A., Winston, S. A., Davis, J. C., *et al.* (1985). Arrhythmogenic right ventricular dysplasia in a family. *American Journal of Cardiology*, **56**, 799–800.
201. Towbin, J. A. (2001). Molecular genetic basis of sudden cardiac death. *Cardiovascular Pathology*, **10**, 283–95.
202. Yang, Z., Bowles, N. E., Scherer, S. E., *et al.* (2006). Desmosomal dysfunction due to mutations in desmoplakin causes arrhythmogenic right ventricular dysplasia/cardiomyopathy. *Circulation Research*, **99**, 646–55.
203. Kolar, A. J. O., Milroy, C. M., Day, P. F., & Suvarna, S. K. (2008). Dilated cardiomyopathy and sudden death in a teenager with palmar–plantar keratosis (occult Carvajal syndrome). *Journal of Forensic and Legal Medicine*, **15**, 185–8.
204. Norman, M., Simpson, M., Mogensen, J., *et al.* (2005). Novel mutation in desmoplakin causes arrhythmogenic left ventricular cardiomyopathy. *Circulation*, **112**, 636–42.
205. Protonotarios, N. & Tsatsopoulou, A. (2004). Naxos disease and Carvajal syndrome: cardiocutaneous disorders that highlight the pathogenesis and broaden the spectrum of arrhythmogenic right ventricular cardiomyopathy. *Cardiovascular Pathology*, **13**, 185–94.
206. Protonotarios, N. &

Tsatsopoulou, A. (2006). Naxos disease: cardiocutaneous syndrome due to cell adhesion defect. *Orphanet Journal of Rare Diseases*, **1**, 4.

207. Bharati, S., Feld, A. W., Bauerfeind, R., Kattus, A. A., & Lev, M. (1983). Hypoplasia of the right ventricular myocardium with ventricular tachycardia. *Archives of Pathology and Laboratory Medicine*, **107**, 249–53.

208. Horiguchi, H., Misawa, S., Ogata, T., & Doy, M. (1990). Sudden death due to right ventricular cardiomyopathy. *The American Journal of Forensic Medicine and Pathology*, **11**, 261–4.

209. Corrado, D., Thiene, G., Nava, A., Rossi, L., & Pennelli, N. (1990). Sudden death in young competitive athletes: clinicopathologic correlations in 22 cases. *The American Journal of Medicine*, **89**, 588–96.

210. Bharati, S. & Lev, M. (1985). The pathology of sudden death. In *Sudden Cardiac Death*, ed. M. E. Josephson & A.N. Brest. Philadelphia, PA: F. A. Davis, pp. 1–27.

211. Dungan, W. T., Garson, A., Jr., & Gillette, P. C. (1981). Arrhythmogenic right ventricular dysplasia: a cause of ventricular tachycardia in children with apparently normal hearts. *American Heart Journal*, **102**, 745–50.

212. Pawel, B. R., de Chadarévian, J.-P., Wolk, J. H., *et al.* (1994). Sudden death in childhood due to right ventricular dysplasia: report of two cases. *Pediatric Pathology*, **14**, 987–95.

213. Tabib, A., Loire, R., Miras, A., *et al.* (2000). Unsuspected cardiac lesions associated with sudden unexpected perioperative death. *European Journal of Anaesthesiology*, **17**, 230–5.

214. Tabib, A., Loire, R., Chalabreysse, L., *et al.* (2003). Circumstances of death and gross microscopic observations in a series of 200 cases of sudden death associated with arrhythmogenic right ventricular cardiomyopathy and/or dysplasia. *Circulation*, **108**, 3000–5.

215. Stahl, J., Couper, R. T. L., & Byard, R. W. (1997). Oncocytic cardiomyopathy: a rare cause of unexpected early childhood death associated with fitting. *Medicine, Science and the Law*, **37**, 84–7.

216. Malhotra, V., Ferrans, V. J., & Virmani, R. (1994). Infantile histiocytoid cardiomyopathy: three cases and literature review. *American Heart Journal*, **128**, 1009–21.

217. Boissy, C., Chevallier, A., Michiels, J.-F., *et al.* (1997). Histiocytoid cardiomyopathy: a cause of sudden death in infancy. *Pathology Research and Practice*, **193**, 589–93.

218. Kearney, D. L., Titus, J. L., Hawkins, E. P., Ott, D. A., & Garson, A. (1987). Pathologic features of myocardial hamartomas causing childhood tachyarrhythmias. *Circulation*, **75**, 705–10.

219. Silver, M. M., Burns, J. E., Sethi, R. K., & Rowe, R. D. (1980). Oncocytic cardiomyopathy in an infant with oncocytosis in exocrine and endocrine glands. *Human Pathology*, **11**, 598–605.

220. Suarez, V., Fuggle, W. J., Cameron, A. H., French, T. A., & Hollingsworth, T. (1987). Foamy myocardial transformation of infancy: an inherited disease. *Journal of Clinical Pathology*, **40**, 329–34.

221. Cunningham, N. E. & Stewart, J. (1985). A rare cause of cot death: infantile xanthomatous cardiomyopathy. *Medicine, Science and the Law*, **25**, 149–52.

222. Vallance, H. D., Jeven, G., Wallace, D. C., & Brown, M. D. (2004). A case of sporadic infantile histiocytoid cardiomyopathy caused by the A8344G (MERRF) mitochondrial DNA mutation. *Pediatric Cardiology*, **25**, 538–40.

223. Prahlow, J. A. & Teot, L. A. (1993). Histiocytoid cardiomyopathy: case report and literature review. *Journal of Forensic Sciences*, **38**, 1427–35.

224. Shehata, B. M., Patterson, K., Thomas, J. E., *et al.* (1998). Histiocytoid cardiomyopathy: three new cases and a review of the literature. *Pediatric and Developmental Pathology*, **1**, 56–69.

225. Ruszkiewicz, A. R. & Vernon-Roberts, E. (1995). Sudden death in an infant due to histiocytoid cardiomyopathy: a light microscopic, ultrastructural, and immunohistochemical study. *The American Journal of Forensic Medicine*

and Pathology, **16**, 74–80.
226. Grech, V., Ellul, B., & Montalto, S. A. (2000). Sudden cardiac death in infancy due to histiocytoid cardiomyopathy. *Cardiology in the Young*, **10**, 49–51.
227. Valente, A. M. & Bashore, T. M. (2006). Unusual cardiomyopathies: ventricular noncompaction and takotsubo cardiomyopathy. *Reviews in Cardiovascular Medicine*, **7**, 111–18.
228. Freedom, R. M., Yoo, S.-J., Perrin, D., *et al.* (2005). The morphological spectrum of ventricular noncompaction. *Cardiology in the Young*, **15**, 345–64.
229. Michel, R. S., Carpenter, M. A., & Lovell, M. A. (1998). Pathological case of the month (non-compaction of the left ventricular myocardium). *Archives of Pediatric and Adolescent Medicine*, **152**, 709–10.
230. Valdés-Dapena, M. & Gilbert-Barness, E. (2002). Cardiovascular causes for sudden infant death. *Pediatric Pathology and Molecular Medicine*, **21**, 195–211.
231. Stöllberger, C. & Finsterer, J. (2004). Left ventricular hypertrabeculation/noncompaction. *Journal of the American Society of Echocardiography*, **17**, 91–100.
232. Burke, A., Mont, E., Kutys, R., & Virmani, R. (2005). Left ventricular noncompaction: a pathological study of 14 cases. *Human Pathology*, **36**, 403–11.
233. Halbertsma, F. J. J., van't Hek, L. G. F. M., & Daniels, O. (2001). Spongy cardiomyopathy in a neonate. *Cardiology in the Young*, **11**, 458–60.
234. Mandel, K., Grunebaum, E., & Benson, L. (2001). Noncompaction of the myocardium associated with Roifman syndrome. *Cardiology in the Young*, **11**, 240–3.
235. Neudorf, U. E., Hussein, A., Trowitzsch, E., & Schmaltz, A. A. (2001). Clinical features of isolated noncompaction of the myocardium in children. *Cardiology in the Young*, **11**, 439–42.
236. Xing, Y., Ichida, F., Matsuoka, T., *et al.* (2006). Genetic analysis in patients with left ventricular noncompaction and evidence for genetic heterogeneity. *Molecular Genetics and Metabolism*, **88**, 71–7.
237. Cox, G. F. & Kunkel, L. M. (1997). Dystrophies and heart disease. *Current Opinion in Cardiology*, **12**, 329–43.
238. Bécane, H.-M., Bonne, G., Varnous, S., *et al.* (2000). High incidence of sudden death with conduction system and myocardial disease due to lamins A and C gene mutation. *Pacing and Clinical Electrophysiology*, **23**, 1661–6.
239. Buckley, A. E., Dean, J., & Mahy, I. R. (1999). Cardiac involvement in Emery–Dreifuss muscular dystrophy: a case series. *Heart*, **82**, 105 8.
240. Mutsuga, M., Tamaki, S., Yokoyama, Y., *et al.* (2005). Acute occlusion of left coronary ostium associated with congenital quadricuspid aortic valve. *The Annals of Thoracic Surgery*, **79**, 1760–1.
241. Timperley, J., Milner, R., Marshall, A. J., & Gilbert, T. J. (2002). Quadricuspid aortic valves. *Clinical Cardiology*, **25**, 548–52.
242. Glew, R. H., Varghese, P. J., Krovetz, L. J., Dorst, J. P., & Rowe, R. D. (1969). Sudden death in congenital aortic stenosis: a review of eight cases with an evaluation of premonitory clinical features. *American Heart Journal*, **78**, 615–25.
243. Doyle, E. F., Arumugham, P., Lara, E., Rutkowski, M. R., & Kiely, B. (1974). Sudden death in young patients with congenital aortic stenosis. *Pediatrics*, **53**, 481–9.
244. Hossack, K. F., Neutze, J. M., Lowe, J. B., & Barratt-Boyes, B. G. (1980). Congenital valvar aortic stenosis: natural history and assessment of operation. *British Heart Journal*, **43**, 561–73.
245. Emanuel, R., Withers, R., O'Brien, K., Ross, P., & Feizi, O. (1978). Congenitally bicuspid aortic valves: clinicogenetic study of 41 families. *British Heart Journal*, **40**, 1402–7.
246. Becker, A. E. & Anderson, R. H. (1981). *Pathology of Congenital Heart Disease*. London: Butterworth.
247. Roberts, W. C. (1970). The congenitally bicuspid aortic valve: a study of 85 autopsy cases. *American Journal of Cardiology*, **26**, 72–83.
248. James, T. N., Jordan, J. D., Riddick, L., & Bargeron, L. M. (1988). Subaortic stenosis and sudden death. *Journal of Thoracic*

Cardiovascular Surgery, **95**, 247–54.

249. Virmani, R. & Roberts, W. C. (1991). Sudden cardiac death. In *Cardiovascular Pathology: Major Problems in Pathology*, vol. 23, ed. R. Virmani, J. B. Atkinson, & J. J. Fenoglio. Philadelphia, PA: W. B. Saunders, pp. 134–51.

250. Barlow, J. B. & Pocock, W. A. (1979). Mitral valve prolapse, the specific billowing mitral leaflet syndrome, or an insignificant non-ejection systolic click. *American Heart Journal*, **97**, 277–85.

251. Disse, S., Abergel, E., Berrebi, A., *et al.* (1999). Mapping of a first locus for autosomal dominant myxomatous mitral-valve prolapse to chromosome 16p11.2–p12.1. *American Journal of Human Genetics*, **65**, 1242–51.

252. James, P. A., Aftimos, S., & Skinner, J. R. (2003). Familial mitral valve prolapse associated with short stature, characteristic face, and sudden death. *American Journal of Medical Genetics*, **119A**, 32–6.

253. McKusick, V. A. (1990). *Mendelian Inheritance in Man: Catalogs of Autosomal Dominant, Autosomal Recessive, and X-linked Phenotypes*, 9th edn. Baltimore, MD: Johns Hopkins University Press.

254. Edwards, J. E. (1988). Floppy mitral valve syndrome. In *Contemporary Issues in Cardiovascular Pathology*, ed. B. F. Waller. Philadelphia, PA: F. A. Davis, pp. 249–71.

255. Virmani, R., Atkinson, J. B., Forman, M. B., & Robinowitz, M. (1987). Mitral valve prolapse. *Human Pathology*, **18**, 596–602.

256. Lucas, R. V., Jr. & Edwards, J. E. (1982). The floppy mitral valve. *Current Problems in Cardiology*, **7**, 1–48.

257. Darcy, T. P., Virmani, R., Cohen, I. S., & Robinowitz, M. (1988). Mitral valve prolapse associated with sudden death: morphologic spectrum and distinguishing features. *Journal of the American College of Cardiology*, **11**, 125A.

258. Davies, M. J., Moore, B. P., & Braimbridge, M. V. (1978). The floppy mitral valve: study of incidence, pathology, and complications in surgical necropsy, and forensic material. *British Heart Journal*, **40**, 468–81.

259. Morales, A. R., Romanelli, R., Boucek, R. J., *et al.* (1992). Myxoid heart disease: an assessment of extravalvular cardiac pathology in severe mitral valve prolapse. *Human Pathology*, **23**, 129–37.

260. Greenwood. R. D. (1984). Mitral valve prolapse: incidence and clinical course in a pediatric population. *Clinical Pediatrics*, **23**, 318–20.

261. Topaz, O. & Edwards, J. E. (1985). Pathologic features of sudden death in children, adolescents, and young adults. *Chest*, **87**, 476–82.

262. Garson, A., Jr. & McNamara, D. G. (1985). Sudden death in a pediatric cardiology population, 1958 to 1983: relation to prior arrhythmias. *Journal of the American College of Cardiology*, **5**, 134B–137B.

263. Anderson, R. C. (1980). Idiopathic mitral valve prolapse and sudden death. *American Heart Journal*, **100**, 941–2.

264. Cooper, M. J. & Abinader, E. G. (1981). Family history in assessing the risk for progression of mitral valve prolapse: report of a kindred. *American Journal of Diseases of Children*, **135**, 647–9.

265. Jeresaty, R. M. (1976). Sudden death in mitral valve prolapse-click syndrome. *The American Journal of Cardiology*, **37**, 317–18.

266. Shappell, S. D., Marshall, C. E., Brown, R. E., & Bruce, T. A. (1973). Sudden death and the familial occurrence of mid-systolic click, late systolic murmur syndrome. *Circulation*, **48**, 1128–34.

267. Chesler, E., King, R. A., & Edwards, J. E. (1983). The myxomatous mitral valve and sudden death. *Circulation*, **67**, 632–9.

268. Ronneberger, D. L., Hausmann, R., & Betz, P. (1998). Sudden death associated with myxomatous transformation of the mitral valve in an 8-year-old boy. *International Journal of Legal Medicine*, **111**, 199–201.

269. Rice, G. P. A., Boughner, D. R., Stiller, C., & Ebers, G. C. (1980). Familial stroke syndrome associated with mitral valve prolapse. *Annals of Neurology*, **7**, 130–4.

270. Swartz, M. H., Teichholz, L. E., & Donoso, E. (1977).

Mitral valve prolapse: a review of associated arrhythmias. *The American Journal of Medicine*, **62**, 377–89.

271. Nishimura, R. A., McGoon, M. D., Shub, C., *et al.* (1985). Echocardiographically documented mitral-valve prolapse: long-term followup of 237 patients. *The New England Journal of Medicine*, **313**, 1305–9.

272. Winkle, R. A., Lopes, M. G., Fitzgerald, J. W., *et al.* (1975). Arrhythmias in patients with mitral valve prolapse. *Circulation*, **52**, 73–81.

273. McNamara, D. G. (1982). Idiopathic benign mitral leaflet prolapse: the pediatrician's view. *American Journal of Diseases of Children*, **136**, 152–6.

274. Barnett, H. J. M., Boughner, D. R., Taylor, W., *et al.* (1980). Further evidence relating mitral-valve prolapse to cerebral ischemic heart events. *The New England Journal of Medicine*, **302**, 139–44.

275. Corrigall, D., Bolen, J., Hancock, E. W., & Popp, R. L. (1977). Mitral valve prolapse and infective endocarditis. *The American Journal of Medicine*, **63**, 215–22.

276. Mills, P., Rose, J., Hollingsworth, J., Amara, I., & Craige, E. (1977). Longterm prognosis of mitralvalve prolapse. *The New England Journal of Medicine*, **297**, 13–18.

277. Malcolm, A. D. (1985). Mitral valve prolapse associated with other disorders: casual coincidence, common link, or fundamental genetic disturbance? *British Heart Journal*, **53**, 353–62.

278. Roberts, W. C. & Honig, H. S. (1982). The spectrum of cardiovascular disease in the Marfan syndrome: a clinico-morphologic study of 18 necropsy patients and comparison to 151 previously reported necropsy patients. *American Heart Journal*, **104**, 115–35.

279. Becker, A. E., Becker, M. J., & Edwards, J. E. (1972). Mitral valvular abnormalities associated with supravalvular aortic stenosis: observations in 3 cases. *The American Journal of Cardiology*, **29**, 90–4.

280. McDonald, A., Harris, A., Jefferson, K., Marshall, J., & McDonald, L. (1971). Association of prolapse of posterior cusp of mitral valve and atrial septal defect. *British Heart Journal*, **33**, 383–7.

281. Pickering, N. J., Brody, J. I., & Barrett, M. J. (1981). Von Willebrand syndromes and mitral-valve prolapse: linked mesenchymal dysplasias. *The New England Journal of Medicine*, **305**, 131–4.

282. Narvencar, K. P. S., Jaques e Costa, A. K., & Patil, V. R. (2009). Shone's complex. *Journal of the Association of Physicians of India*, **57**, 415–6.

283. Bauer, D. (1945). Ebstein type of tricuspid insufficiency: roentgen studies in a case with sudden death at the age of twenty-seven. *American Journal of Roentgenology*, **54**, 136–44.

284. Tuzcu, E. M., Moodie, D. S., Ghazi, F., *et al.* (1989). Ebstein's anomaly: natural and unnatural history. *Cleveland Clinic Journal of Medicine*, **56**, 614–18.

285. Nihoyannopoulos, P., McKenna, W. J., Smith, G., & Foale, R. (1986). Echocardiographic assessment of the right ventricle in Ebstein's anomaly: relation to clinical outcome. *Journal of the American College of Cardiology*, **8**, 627–35.

286. Yetman, A. T., Freedom, R. M., & McCrindle, B. W. (1998). Outcome in cyanotic neonates with Ebstein's anomaly. *The American Journal of Cardiology*, **81**, 749–54.

287. Urban, C. H. (1964). Congenital tricuspid insufficiency: report of an asymptomatic case with sudden death. *Journal of Forensic Sciences*, **9**, 396–402.

288. Juvekar, M., Shanbag, P., & Kalgutkar, A. (2005). An unusual cause of airway obstruction. (Letter.) *Indian Journal of Pediatrics*, **72**, 639–40.

289. Katz, N. M., Buckley, M. J., & Liberthson, R. R. (1977). Discrete membranous subaortic stenosis: report of 31 patients, review of the literature, and delineation of management. *Circulation*, **56**, 1034–8.

290. Maron, B. J., Redwood, D. R., Roberts, W. C., *et al.* (1976). Tunnel subaortic stenosis: left ventricular outflow tract obstruction produced by fibromuscular

tubular narrowing. *Circulation*, **54**, 404–16.
291. Newfeld, E. A., Muster, A. J., Paul, M. H., Idriss, F. S., & Riker, W. L. (1976). Discrete subvalvular aortic stenosis in childhood: study of 51 patients. *American Journal of Cardiology*, **38**, 53–61.
292. Petsas, A. A., Anastassiades, L. C., Constantinou, E. C., & Antonopoulos, A. G. (1998). Familial discrete subaortic stenosis. *Clinics in Cardiology*, **21**, 63–5.
293. Tentolouris, K., Kontozoglou, T., Trikas, A., *et al.* (1999). Fixed subaortic stenosis revisited: congenital abnormalities in 72 new cases and review of the literature. *Cardiology*, **92**, 4–10.
294. Turan, A. A., Guven, T., Karayel, F., *et al.* (2006). Subvalvular aortic stenosis as a cause of sudden death: two case reports. *The American Journal of Forensic Medicine and Pathology*, **27**, 90–2.
295. Eisenstat, J., Gilson, T., Reimann, J., & Sampson, B. (2008). Low-grade myofibroblastic sarcoma of the heart causing sudden death. *Cardiovascular Pathology*, **17**, 55–9.
296. Tazelaar, H. D., Locke, T. J., & McGregor, C. G. A. (1992). Pathology of surgically excised primary cardiac tumors. *Mayo Clinic Proceedings*, **67**, 957–65.
297. Beghetti, M., Gow, R. M., Haney, I., *et al.* (1997). Pediatric primary benign cardiac tumors: a 15-year review. *American Heart Journal*, **134**, 1107–14.
298. Abushaban, L., Denham, B., & Duff, D. (1993). 10 year review of cardiac tumours in childhood. *British Heart Journal*, **70**, 166–9.
299. McAllister, H. A., Jr. & Fenoglio, J. J., Jr. (1978). *Tumors of the Cardiovascular System*, fascicle 15. Washington, DC: Armed Forces Institute of Pathology.
300. Byard, R. W., Jimenez, C. L., & Moore, L. (1992). Mechanisms of sudden death in patients with congenital teratoma. *Pediatric Surgery International*, **7**, 464–7.
301. Jaffe, R. (1981). Neuroma in the region of the atrioventricular node. *Human Pathology*, **12**, 375–6.
302. Krous, H. F., Chadwick, A. E., & Isaacs, H., Jr. (2005). Tumors associated with sudden infant and childhood death. *Pediatric and Developmental Pathology*, **8**, 20–5.
303. Thorgeirsson, G. & Liebman, J. (1983). Mesothelioma of the AV node. *Pediatric Cardiology*, **4**, 219–24.
304. Freedom, R. M., Lee, K.-J., MacDonald, C., & Taylor, G. (2000). Selected aspects of cardiac tumors in infancy and childhood. *Pediatric Cardiology*, **21**, 299–316.
305. Russell, G. A., Dhasmana, J. P., Berry, P. J., & Gilbert-Barness, E. F. (1989). Coexistent cardiac tumours and malformations of the heart. *International Journal of Cardiology*, **22**, 89–98.
306. Coffin, C. M. (1992). Congenital cardiac fibroma associated with Gorlin syndrome. *Pediatric Pathology*, **12**, 255–62.
307. Atherton, D. J., Pitcher, D. W., Wells, R. S., & MacDonald, D. M. (1980). A syndrome of various cutaneous pigmented lesions, myxoid neurofibromata and atrial myxoma: the NAME syndrome. *British Journal of Dermatology*, **103**, 421–9.
308. Rhodes, A. R., Silverman, R. A., Harrist, T. J., & Perez-Atayde, A. R. (1984). Mucocutaneous lentigines, cardiomucocutaneous myxomas, and multiple blue nevi: the 'Lamb' syndrome. *Journal of the American Academy of Dermatology*, **10**, 72–82.
309. Vidaillet, H. J., Jr., Pressley, J. C., Henke, E., Harrell, F. E., & German, L. D. (1987). Familial occurrence of accessory atrioventricular pathways (preexcitation syndrome). *The New England Journal of Medicine*, **317**, 65–9.
310. Black, M. D., Kadletz, M., Smallhorn, J. F., & Freedom, R. M. (1998). Cardiac rhabdomyomas and obstructive left heart disease: histologically but not functionally benign. *The Annals of Thoracic Surgery*, **65**, 1388–90.
311. Couper, R. T. L., Byard, R. W., Cutz, E., Stringer, D. A., & Durie, P. R. (1991). Cardiac rhabdomyomata and megacystis–microcolon–intestinal hypoperistalsis syndrome. *Journal of Medical Genetics*, **28**, 274–6.
312. Dubois, R. W., Neill, C. A., & Hutchins, G. M. (1983). Rhabdomyoma of the heart producing right bundle branch block. *Pediatric Pathology*, **1**, 435–42.
313. Rigle, D. A., Dexter, R. D., & McGee, M. B. (1989).

Cardiac rhabdomyoma presenting as sudden infant death syndrome. *Journal of Forensic Sciences*, **34**, 694–8.

314. Violette, E. J., Hardin, N. J., & McQuillen, E. N. (1981). Sudden unexpected death due to asymptomatic cardiac rhabdomyoma. *Journal of Forensic Sciences*, **26**, 599–604.

315. Shrivastava, S., Jacks, J. J., White, R. S., & Edwards, J. E. (1977). Diffuse rhabdomyomatosis of the heart. *Archives of Pathology and Laboratory Medicine*, **101**, 78–80.

316. Burke, A. P., Afzal, M. N., Barnett, D. S., & Virmani, R. (1999). Sudden death after a cold drink: case report. *The American Journal of Forensic Medicine and Pathology*, **20**, 37–9.

317. Jokl, E. & McClellan, J. T. (1970). Exercise and cardiac death. *The Journal of the American Medical Association*, **213**, 1489–91.

318. Meissner, C., Minnasch, P., Gafumbegete, E., *et al.* (2000). Sudden unexpected infant death due to fibroma of the heart. *Journal of Forensic Sciences*, **45**, 731–3.

319. Rajs, J., Råsten-Almqvist, P., & Nennesmo, I. (1997). Unexpected death in two young infants mimics SIDS: autopsies demonstrate tumors of medulla and heart. *The American Journal of Forensic Medicine and Pathology*, **18**, 384–90.

320. Mohammed, W. & Murphy, A. (1997). Cardiac fibroma presenting as sudden death in a sixmonth-old infant. *The West Indian Medical Journal*, **46**, 28–9.

321. Vassiliades, N., Vassiliades, K., & Karkavelas, G. (1997). Sudden death due to cardiac myxoma. *Medicine, Science and the Law*, **37**, 76–7.

322. Akyildiz, E. Ü., Tolgay, E., Öz, B., Yilmaz, R., & Koç, S. (2006). Cardiac myxoma: an unusual cause of sudden death in childhood. *The Turkish Journal of Pediatrics*, **48**, 172–4.

323. Cina, S. J., Smialek, J. E., Burke, A. P., Virmani, R., & Hutchins, G. M. (1996). Primary cardiac tumors causing sudden death: a review of the literature. *The American Journal of Forensic Medicine and Pathology*, **17**, 271–81.

324. McAllister, H. A., Jr. (1979). Primary tumors and cysts of the heart and pericardium. *Current Problems in Cardiology*, **4**, 1–51.

325. Parker, K. M. & Embry, J. H. (1997). Sudden death due to tricuspid valve myxoma with massive pulmonary embolism in a 15-month old male. *Journal of Forensic Sciences*, **42**, 524–6.

326. Rabson, S. M. (1949). Sudden and unexpected natural death. IV. Sudden and unexpected natural death in infants and young children. *The Journal of Pediatrics*, **34**, 166–73.

327. Hals, J., Ek, J., & Sandnes, K. (1990). Cardiac myxoma as the cause of death in an infant. *Acta Paediatrica Scandinavica*, **79**, 999–1000.

328. Ross, J. S. (1977). Heart block, sudden death, and atrioventricular node mesothelioma. *American Journal of Diseases of Children*, **131**, 1209–11.

329. Wolf, P. L. & Bing. R. (1965). The smallest tumor which causes sudden death. *The Journal of the American Medical Association*, **194**, 674–5.

330. Bharati, S., Bicoff, J. P., Fridman, J. L., Lev, M., & Rosen, K. M. (1976). Sudden death caused by benign tumor of the atrioventricular node. *Archives of Internal Medicine*, **136**, 224–8.

331. Lewman, L. V., Demany, M. A., & Zimmerman, H. A. (1972). Congenital tumor of atrioventricular node with complete heart block and sudden death: mesothelioma or lymphangioendothelioma of atrioventricular node. *The American Journal of Cardiology*, **29**, 554–7.

332. Strom, E. H., Skjørten, F., & Stokke, E. S. (1993). Polycystic tumor of the atrioventricular nodal region in a man with Emery–Dreifuss muscular dystrophy. *Pathology. Research and Practice*, **189**, 960–4.

333. Swalwell, C. I. (1993). Benign intracardiac teratoma: a case of sudden death. *Archives of Pathology and Laboratory Medicine*, **117**, 739–42.

334. Amr, S. S. & Abu al Ragheb, S. Y. (1991). Sudden unexpected death due to papillary fibroma of the aortic valve: report of a case and review of the literature. *The American Journal of Forensic Medicine and Pathology*, **12**, 143–8.

335. Somers, G. R., Smith, C. R., Perrin, D. G., Wilson, G. J., & Taylor, G. P. (2006). Sudden unexpected death in infancy and childhood due to undiagnosed neoplasia: an autopsy study. *The*

American Journal of Forensic Medicine and Pathology, **27**, 64–9.

336. Burke, A., Ling, L., Kling, E., *et al.* (2007). Cardiac inflammatory myofibroblastic tumor: a "benign" neoplasm that may result in syncope, myocardial infarction, and sudden death. *The American Journal of Surgical Pathology*, **31**, 1115–22.

337. Burke, A. P., Ribe, J. K., Bajaj, A. K., *et al.* (1998). Hamartoma of mature cardiac myocytes. *Human Pathology*, **29**, 904–9.

338. Fealey, M. E., Edwards, W. D., Miller, D. V., Menon, S. C., & Dearani, J. A. (2008). Hamartomas of mature cardiac myocytes: report of 7 new cases and review of literature. *Human Pathology*, **39**, 1064–71.

339. Menon, S. C., Miller, D. V., Cabalka, A. K., & Hagler, D. J. (2008). Hamartomas of mature cardiac myocytes. *European Journal of Echocardiography*, **9**, 835–9.

340. Koponen, M. A. & Siegel, R. (1995). Hamartomatous malformation of the left ventricle associated with sudden death. *Journal of Forensic Sciences*, **40**, 495–8.

341. Krous, H. F., Chapman, A. J., & Altshuler, G. (1978). Cardiac hemangioma: a rare (or possible) cause of sudden death in children. *Journal of Forensic Sciences*, **23**, 375–8.

342. Zerbo, S., Argo, A., Maresi, E., Liotta, R., & Procacciant, P. (2009). Sudden death in adolescence caused by cardiac haemangioma. *Journal of Forensic and Legal Medicine*, **16**, 156–8.

343. Friedberg, M. K., Chang, I. L., Silverman, N. H., Ramamoorthy, C., & Chan, F. P. (2006). Near sudden death from cardiac lipoma in an adolescent. *Circulation*, **113**, e778–9.

344. Gan, C., An, Q., Tao, T., Tang, H., & Li, W. (2008). An asymptomatic lipoma of the right atrium in a neonate. *Journal of Pediatric Surgery*, **43**, 1920–2.

345. McElhinney, D. B., Carpentieri, D. F., Bridges, N. D., *et al.* (2001). Sarcoma of the mitral valve causing coronary arterial occlusion in children. *Cardiology in the Young*, **11**, 539–42.

346. Cohle, S. D. & Lie, J. T. (1998). Histopathologic spectrum of the cardiac conducting tissue in traumatic and noncardiac sudden death patients under 30 years of age: an analysis of 100 cases. In *Anatomic Pathology*, vol. 3, ed. R. E. Fechner & P. P. Rosen. Chicago, IL: American Society of Clinical Pathologists, pp. 53–76.

347. Anderson, R. H., Ho, S. Y., Smith, A., Wilkinson, J. L., & Becker, A. E. (1981). Study of the cardiac conduction tissues in the paediatric age group. *Diagnostic Histopathology*, **4**, 3–15.

348. Charlton, I. & Williams, R. (1990). Cardiac conducting tissue: a simplified technique for examination of the SA and AV nodes. *The American Journal of Forensic Medicine and Pathology*, **11**, 213–18.

349. Michaud, K., Romain, N., Taroni, F., Horisberger, B., & Mangin, P. (2002). Evaluation of a simplified method of the conduction system analysis in 110 forensic cases. *Forensic Science International*, **130**, 13–24.

350. Yeager, S. B., Hougen, T. J., & Levy, A. M. (1984). Sudden death in infants with chaotic atrial rhythm. *American Journal of Diseases of Children*, **138**, 689–92.

351. Rowland, T. W. & Schweiger, M. J. (1984). Repetitive paroxysmal ventricular tachycardia and sudden death in a child. *American Journal of Cardiology*, **53**, 1729.

352. Stumpp, J. W. H., Schneider, J., & Bär, W. (1997). Drowning of a girl with anomaly of the bundle of His and the right bundle branch. *The American Journal of Forensic Medicine and Pathology*, **18**, 208–10.

353. Gettes, L. S. (1992). Electrolyte abnormalities underlying lethal and ventricular arrhythmias. *Circulation*, **85**, I-70–76.

354. Till, J. & Herxheimer, A. (1992). Death of a child with supraventricular tachycardia. *The Lancet*, **339**, 1597–8.

355. Keatinge, W. R. & Hayward, M. G. (1981). Sudden death in cold water and ventricular arrhythmia. *Journal of Forensic Sciences*, **26**, 459–61.

356. Bharati, S., Nordenberg, A., Bauerfiend, R., *et al.* (1980). The anatomic substrate for the sick sinus syndrome in adolescence. *The American Journal of Cardiology*, **46**, 163–72.

357. Barak, M., Herschkowitz, S.,

Shapiro, I., & Roguin, N. (1987). Familial combined sinus node and atrioventricular conduction dysfunctions. *International Journal of Cardiology*, **15**, 231–9.

358. Cohle, S. D., Suarez-Mier, M. P., & Aguilera, B. (2002). Sudden death resulting from lesions of the cardiac conduction system. *The American Journal of Forensic Medicine and Pathology*, **23**, 83–9.

359. James, T. N., Froggatt, P., & Marshall, T. K. (1967). Sudden death in young athletes. *Annals of Internal Medicine*, **67**, 1013–21.

360. James, T. N. & Marshall, T. K. (1976). De subitaneis mortibus. XVII. Multifocal stenoses due to fibromuscular dysplasia of the sinus node artery. *Circulation*, **53**, 736–42.

361. Anderson, K. R., Bowie, J., Dempster, A. G., & Gwynne, J. F. (1981). Sudden death from occlusive disease of the atrioventricular node artery. *Pathology*, **13**, 417–21.

362. James, T. N., Hackel, D. B., & Marshall, T. K. (1947). De subitaneis mortibus. V. Occluded A-V node artery. *Circulation*, **49**, 772–7.

363. Bharati, S., Bauerfeind, R., Scheinman, M., *et al.* (1979). Congenital abnormalities of the conduction system in two patients with tachyarrhythmias. *Circulation*, **59**, 593–606.

364. James, T. N. & Marshall, T. K. (1976). De subitaneis mortibus. XVIII. Persistent fetal dispersion of the atrioventricular node and His bundle within the central fibrous body. *Circulation*, **53**, 1026–34.

365. Cohle, S. D. & Lie, J. T. (1991). Pathologic changes of the cardiac conduction tissue in sudden unexpected death: a review. *Pathology Annual*, **26** (Part 2), 33–57.

366. Suárez-Mier, M. P. & Aguilera, B. (1998). Histopathology of the conduction system in sudden infant death. *Forensic Science International*, **93**, 143–54.

367. Bell, M. D. & Tate, L. G. (1994). Vascular anomaly of the bundle of His associated with sudden death in a young man. *The American Journal of Forensic Medicine and Pathology*, **15**, 151–5.

368. Garson A., Jr., Smith, R. T., Moak, J. P., *et al.* (1987). Incessant ventricular tachycardia in infants: myocardial hamartomas and surgical care. *Journal of the American College of Cardiologists*, **10**, 619–26.

369. Moss, A. J. & Robinson, J. (1992). Clinical features of the idiopathic long QT syndrome. *Circulation*, **85** (Suppl. 1), I-140–4.

370. Roberts, N. K., Perloff, J. K., & Kark, R. A. P. (1979). Cardiac conduction in the Kearns–Sayre syndrome (a neuromuscular disorder associated with progressive external ophthalmoplegia and pigmentary retinopathy): report of 2 cases and review of 17 published cases. *The American Journal of Cardiology*, **44**, 1396–400.

371. Solomon, M. H., Winn, K. J., White, R. D., *et al.* (1976). Kartagener's syndrome with corrected transposition: conducting system studies and coronary arterial occlusion complicating valvular replacement. *Chest*, **69**, 677–80.

372. Patterson, K., Donnelly, W. H., & Dehner, L. P. (1992). The cardiovascular system. In *Pediatric Pathology*, vol. 1, ed. J. T. Stocker & L. P. Dehner. Philadelphia, PA: J. B. Lippincott, pp. 575–651.

373. Massumi, R. A. (1967). Familial Wolff–Parkinson–White syndrome with cardiomyopathy. *The American Journal of Medicine*, **43**, 951–5.

374. Brookfield, L., Bharati, S., Denes, P., Halstead, R. D., & Lev, M. (1988). Familial sudden death: report of a case and review of the literature. *Chest*, **94**, 989–93.

375. Graber, H. L., Unverferth, D. V., Baker, P. B., *et al.* (1986). Evolution of a hereditary cardiac conduction and muscle disorder: a study involving a family with six generations affected. *Circulation*, **74**, 21–35.

376. Bharati, S., Bauerfeind, R., Miller, L. B., Strasberg, B., & Lev, M. (1983). Sudden death in three teenagers: conduction system studies. *Journal of the American College of Cardiology*, **1**, 879–86.

377. Gulino, S. P. (2003). Examination of the cardiac conduction system: forensic application in cases of sudden cardiac death. *The American Journal of Forensic Medicine and*

Pathology, **24**, 227–38.

378. Buja, G. F., Corrado, D., Pellegrino, P. A., Nava, A., & Thiene, G. (1986). Fatal paroxysmal supraventricular tachycardia in an infant. *Chest*, **90**, 145–6.

379. Sturner, W. Q., Lipsitt, L. P., Oh, W., Barrett, J., & Truex, R. C. (1980). Abnormal heart rate response during newborn sucking behaviour study: subsequent sudden infant death syndrome with cardiac conduction abnormality. *Forensic Science International*, **16**, 201–12.

380. James, T. N., Marilley, R. J., Jr., & Marriott, H. J. L. (1975). De subitaneis mortibus. XI. Young girl with palpitations. *Circulation*, **51**, 743–8.

381. Rossi, L. & Thiene, G. (1984). Mild Ebstein's anomaly associated with supraventricular tachycardia and sudden death: clinicomorphologic features in 3 patients. *The American Journal of Cardiology*, **53**, 332–4.

382. Chia, B. L., Yew, F. C., Chay, S. O., & Tan, A. T. H. (1982). Familial Wolff–Parkinson–White syndrome. *Journal of Electrocardiology*, **15**, 195–8.

383. Rosenberg, H. C., Yee, R., Sharma, A. D., *et al.* (1991). Near miss sudden death in an infant with Wolff–Parkinson–White syndrome. *Journal of Paediatrics and Child Health*, **27**, 62–3.

384. Vidaillet, H. J., Jr., Seward, J. B., Fyke, F. E., *III*, Su, W. P. D., & Tajik, A. J. (1987). "Syndrome myxoma": a subset of patients with cardiac myxoma associated with pigmented skin lesions and peripheral and endocrine neoplasms. *British Heart Journal*, **57**, 247–55.

385. Wiedermann, C. J., Becker, A. E., Hopferwieser, T., Muhlberger, V., & Knapp, E. (1987). Sudden death in a young competitive athlete with Wolff–Parkinson–White syndrome. *European Heart Journal*, **8**, 651–5.

386. James, T. N. (1979). Intercardiac ganglionitis and sudden death: herpes of the heart? *Transactions of the American Clinical and Climatological Association*, **91**, 177–90.

387. Garabedian, L., Verryckt, A., Panzer, J., & De Wolf, D. (2008). Catecholaminergic polymorphic ventricular tachycardia in a child: a case report. *Acta Padiatrica*, **97**, 127–34.

388. Davies, M. J. (1999). The investigation of sudden cardiac death. *Histopathology*, **34**, 93–8.

389. Puranik, R., Chow, C. K., Duflou, J. A., Kilborn, M. J., & McGuire, M. A. (2005). Sudden death in the young. *Heart Rhythm*, **2**, 1277–82.

390. Davies, S. J., Gaze, D. C., & Collinson, P. O. (2005). Investigation of cardiac troponins in postmortem subjects: comparing antemortem and postmortem levels. *The American Journal of Forensic Medicine and Pathology*, **26**, 213–5.

391. Ackerman, M. J. (2005). Cardiac causes of sudden unexpected death in children and their relationship to seizures and syncope: genetic testing for cardiac electropathies. *Seminars in Pediatric Neurology*, **12**, 52–8.

392. Fabre, A. & Sheppard, M. N. (2006). Sudden adult death syndrome and other nonischaemic causes of sudden cardiac death. *Heart*, **92**, 316–20.

393. Di Paolo, M., Luchini, D., Bloise, R., & Priori, S. G. (2004). Postmortem molecular analysis in victims of sudden unexplained death. *The American Journal of Forensic Medicine and Pathology*, **25**, 182–4.

394. Ellsworth, E. G. & Ackerman, M. J. (2005). The changing face of sudden cardiac death in the young. *Heart Rhythm*, **2**, 1283–5.

395. Hippocrates (1978). *Hippocratic Writings*, ed. G. E. R. Lloyd. Harmondsworth, UK: Penguin.

396. Antzelevitch, C., Brugada, P., Borggrefe, M., *et al.* (2005). Brugada syndrome: report of the second consensus conference. *Heart Rhythm*, **4**, 429–40.

397. Beaufort-Krol, G. C. M., van den Berg, M. P., Wilde, A. A. M., *et al.* (2005). Developmental aspects of long QT syndrome type 3 and Brugada sydnrome on the basis of a single *SCN5A* mutation in childhood. *Journal of the American College of Cardiology*, **46**, 331–7.

398. Brugada, P., Brugada, R., Antzelevitch, C., & Brugada, J. (2005). The Brugada syndrome. *Archives des Maladies du*

Coeur et des Vaisseaux, **98**, 115–22.
399. Doolan, A., Langlois, N., & Semsarian, C. (2004). Causes of sudden cardiac death in young Australians. *The Medical Journal of Australia*, **180**, 110–12.
400. Mivelaz, Y., Di Bernardo, S., Pruvot, E., Meijboom, E. J., & Sekarski, N. (2006). Brugada syndrome in childhood: a potential fatal arrhythmia not always recognised by paediatricians – a case report and review of the literature. *European Journal of Pediatrics*, **165**, 507–11.
401. Todd, S. J., Campbell, M. J., Roden, D. M., & Kannankeril, P. J. (2005). Novel Brugada *SCN5A* mutation causing sudden death in children. *Heart Rhythm*, **2**, 540–3.
402. Batra, A. S. & Balaji, S. (2005). Management of syncope in pediatric patients. *Current Treatment Options in Cardiovascular Medicine*, **7**, 391–8.
403. Probst, V., Denjoy, I., Meregalli, P. G., *et al.* (2007). Clinical aspects and prognosis of Brugada syndrome in children. *Circulation*, **115**, 2042–8.
404. Virmani, R., Burke, A., Farb, A., & Atkinson, J. B. (2001). In *Cardiovascular Pathology*, 2nd edn. Philadelphia, PA: W. B. Saunders, p. 373.
405. Frustaci, A., Priori, S. G., Pieroni, M., *et al.* (2005). Cardiac histological substrate in patients with clinical phenotype of Brugada syndrome. *Circulation*, **112**, 3680–7.
406. Brugada, P., Brugada, R., & Brugada, J. (2000). The Brugada syndrome. *Current Cardiology Report*, **2**, 507–14.
407. Naccarelli, G. V., Antzelevitch, C., Wolbrette, D. L., & Luck, J. C. (2002). The Brugada syndrome. *Current Opinion in Cardiology*, **17**, 19–23.
408. Priori, S. G., Napolitano, C., Giordano, U., Collisani, G., & Memmi, M. (2000). Brugada syndrome and sudden cardiac death in children. *The Lancet*, **355**, 808–9.
409. Marill, K. A. & Ellinor, P. T. (2005). Case 37–2005: a 35-year-old man with cardiac arrest while sleeping. *The New England Journal of Medicine*, **353**, 2492–501.
410. Tatsanavivat, P., Chiravatkul, A., Klungboonkrong, V., *et al.* (1992). Sudden and unexplained deaths in sleep (Laitai) of young men in rural northeastern Thailand. *International Journal of Epidemiology*, **21**, 904–10.
411. Vatta, M., Dumaine, R., Varghese, G., *et al.* (2002). Genetic and biophysical basis of sudden unexplained nocturnal death syndrome (SUNDS), a disease allelic to Brugada syndrome. *Human and Molecular Genetics*, **11**, 337–45.
412. Skinner, J. R., Chung, S.-K., Montgomery, D., *et al.* (2005). Near-miss SIDS due to Brugada syndrome. *Archives of Disease in Childhood*, **90**, 528–9.
413. Witchel, H. J., Hancox, J. C., & Nutt, D. J. (2003). Psychotropic drugs, cardiac arrhythmia and sudden death. *Journal of Clinical Psychopharmacology*, **23**, 58–77.
414. Schwartz, P. J., Spazzolini, C., Crotti, L., *et al.* (2006). The Jervell and Lange-Nielsen syndrome: natural history, molecular basis, and clinical outcome. *Circulation*, **113**, 783–90.
415. Abbott, G. W., Sesti, F., Splawski, I., *et al.* (1999). MiRP1 forms I_{Kr} potassium channels with HERG and is associated with cardiac arrhythmia. *Cell*, **97**, 175–87.
416. Curran, M. E., Splawski, I., Timothy, K. W., *et al.* (1995). A molecular basis for cardiac arrhythmia: *HERG* mutations cause long QT syndrome. *Cell*, **80**, 795–803.
417. Sanguinetti, M. C., Curran, M. E., Spector, P. S., & Keating, M. T. (1996). Spectrum of HERG K^+ channel dysfunction in an inherited cardiac arrhythmia. *Proceedings of the National Academy of Sciences USA*, **93**, 2208–12.
418. Sarkozy, A. & Brugada, P. (2005). Sudden cardiac death: what is inside our genes? *The Canadian Journal of Cardiology*, **21**, 1099–110.
419. Schott, J.-J., Charpentier, F., Peltier, S., *et al.* (1995). Mapping a gene for long QT syndrome to chromosome 4q25–27. *American Journal of Human Genetics*, **57**, 1114–22.
420. Splawski, I., Timothy, K. W., Vincent, G. M., Atkinson, D. L., & Keating, M. T. (1997). Molecular basis of the long QT syndrome associated with deafness. *The New England Journal of Medicine*, **336**, 1562–7.

421. Towbin, J. A. (1995). New revelations about the long-QT syndrome. *The New England Journal of Medicine*, **333**, 384–5.
422. Vincent, G. M., Timothy, K. W., Leppert, M., & Keating, M. (1992). The spectrum of symptoms and QT intervals in carriers of the gene for the long-QT syndrome. *The New England Journal of Medicine*, **327**, 846–52.
423. Wang, Q., Bowles, N. E., & Towbin, J. A. (1998). The molecular basis of long QT syndrome and prospects for therapy. *Molecular Medicine Today*, **4**, 382–8.
424. Wang, Q., Shen, J., Splawski, I., *et al.* (1995). SCN5A mutations associated with an inherited cardiac arrhythmia, long QT syndrome. *Cell*, **80**, 805–11.
425. Wang, Q., Curran, M. E., Splawski, I., *et al.* (1996). Positional cloning of a novel potassium channel gene: *KVLQT1* mutations cause cardiac arrhythmias. *Nature Genetics*, **12**, 17–23.
426. Bradley, T., Dixon, J., & Easthope, R. (1999). Unexplained fainting, near drowning and unusual seizures in childhood: screening for long QT syndrome in New Zealand families. *New Zealand Medical Journal*, **112**, 299–302.
427. Skinner, J. R., Chong, B., Fawkner, M., Webster, D. R., & Hegde, M. (2004). Use of the newborn screening card to define cause of death in a 12-year-old diagnosed with epilepsy. *Journal of Paediatrics and Child Health*, **40**, 651–3.
428. Bricker, J. T., Garson, A., Jr., & Gillette, P. C. (1984). A family history of seizures associated with sudden cardiac deaths. *American Journal of Diseases of Children*, **138**, 866–8.
429. Fraser, G. R., Froggatt, P., & James, T. N. (1964). Congenital deafness associated with electrocardiographic abnormalities, fainting attacks and sudden death: a recessive syndrome. *The Quarterly Journal of Medicine*, **33**, 361–85.
430. Jervell, A. & Lange-Nielsen, F. (1957). Congenital deafmutism, functional heart disease with prolongation of the QT interval, and sudden death. *American Heart Journal*, **54**, 59–67.
431. Levine, S. A. & Woodworth, C. R. (1958). Congenital deaf-mutism, prolonged QT interval, syncopal attacks and sudden death. *The New England Journal of Medicine*, **259**, 412–17.
432. Moss, A. J., Schwartz, P. J., Crampton, R. S., Locati, E., & Carleen, E. (1985). The long QT syndrome: a prospective international study. *Circulation*, **71**, 17–21.
433. Neyroud, N., Tesson, F., Denjoy, I., *et al.* (1997). A novel mutation in the potassium channel gene *KVLQT1* causes the Jervell and Lange–Nielsen cardioauditory syndrome. *Nature Genetics*, **15**, 186–9.
434. Splawski, I., Tristani-Firouzi, M., Lehmann, M. H., Sanguinetti, M. C., & Keating, M. T. (1997). Mutations in the *hminK* gene cause long QT syndrome and suppress I_{Ks} function. *Nature Genetics*, **17**, 338–40.
435. Till, J. A., Shinebourne, E. A., Pepper, J., Camm, A. J., & Ward, D. E. (1988). Complete denervation of the heart in a child with congenital long QT and deafness. *American Journal of Cardiology*, **62**, 1319–21.
436. Isner, J. M., Roberts, W. C., Heymsfield, S. B., & Yager, J. (1985). Anorexia nervosa and sudden death. *Annals of Internal Medicine*, **102**, 49–52.
437. Manning, J. A. (1977). Sudden, unexpected death in children. *American Journal of Diseases of Children*, **131**, 1201–2.
438. Ulger, Z., Gürses, D., Ozyurek, A. R., *et al.* (2006). Follow-up of cardiac abnormalities in female adolescents with anorexia nervosa after refeeding. *Acta Cardiologica*, **61**, 43–9.
439. Bhandari, A. K., Shapiro, W. A., Morady, F., *et al.* (1985). Electrophysiologic testing in patients with long QT syndrome. *Circulation*, **71**, 63–71.
440. Flugelman, M. Y., Pollack, S., Hammerman, H., Riss, E., & Barzilai, D. (1982). Congenital prolongation of Q-T interval: a family study of three generations. *Cardiology*, **69**, 170–74.
441. Itoh, S., Munemura, S., & Satoh, H. (1982). A study of the inheritance pattern of Romano–Ward syndrome: prolonged Q-T interval, syncope and sudden death. *Clinical Pediatrics*, **21**, 20–24.
442. Vincent, G. M. (1986). The heart rate of Romano–

Ward syndrome. *American Heart Journal*, **112**, 61–4.
443. Garson, A., Jr., Dick, M., II, Fournier, A., *et al.* (1993). The long QT syndrome in children: an international study of 287 patients. *Circulation*, **87**, 1866–72.
444. Cross, S. J., Dean, J. C. S., Lee, H. S., *et al.* (1993). Study of left and right ventricular function in Romano–Ward syndrome. *British Heart Journal*, **70**, 266–71.
445. Byard, R. W. & Krous, H. F. (2003). Sudden infant death syndrome: overview and update. *Pediatric and Developmental Pathology*, **6**, 112–27.
446. Southall, D. P., Arrowsmith, W. A., Stebbens, V., & Alexander, J. R. (1986). QT interval measurements before sudden infant death syndrome. *Archives of Disease in Childhood*, **61**, 327–33.
447. Ackerman, M. J., Siu, B. L., Sturner, W. Q., *et al.* (2001). Postmortem molecular analysis of *SCN5A* defects in sudden infant death syndrome. *The Journal of the American Medical Association*, **286**, 2264–9.
448. Schwartz, P. J. (2001). QT prolongation and SIDS: from theory to evidence. In *Sudden Infant Death Syndrome: Problems, Progress and Possibilities*, ed. R. W. Byard & H. F. Krous. London: Arnold, pp. 83–95.
449. Schwartz, P. J., Stramba-Badiale, M., Segantini, A., *et al.* (1998). Prolongation of the QT interval and the sudden infant death syndrome. *The New England Journal of Medicine*, **338**, 1709–14.
450. Schwartz, P. J., Priori, S. G., Dumaine, R., *et al.* (2000). A molecular link between the sudden infant death syndrome and the long QT syndrome. *The New England Journal of Medicine*, **343**, 262–7.
451. Ackerman, M. J., Tester, D. J., & Driscoll, D. J. (2001). Molecular autopsy of sudden unexplained death in the young. *The American Journal of Forensic Medicine and Pathology*, **22**, 105–11.
452. Algra, A., Tijssen, J. G. P., Roelandt, J. R. T. C., Pool, J., & Lubsen, J. (1991). QTc prolongation measured by standard 12-lead electrocardiography is an independent risk factor for sudden death due to cardiac arrest. *Circulation*, **83**, 1888–94.
453. Weintraub, R. G., Gow, R. M., & Wilkinson, J. L. (1990). The congenital long QT syndromes in childhood. *Journal of the American College of Cardiology*, **16**, 674–80.
454. Villafane, J., Young, M. L., Maury, P., *et al.* (2009). Short QT syndrome in a pediatric patient. *Pediatric Cardiology*, **30**, 846–50.
455. Francis, J., Sankar, V., Nair, V. K., & Priori, S. G. (2005). Catecholaminergic polymorphic ventricular tachycardia. *Heart Rhythm*, **2**, 550–4.
456. Viskin, S. & Belhassen, B. (1998). Polymorphic ventricular tachyarrhythmias in the absence of organic heart disease: classification, differential diagnosis, and implications for therapy. *Progress in Cardiovascular Disease*, **41**, 17–34.
457. Choi, G., Kopplin, L. J., Tester, D. J., *et al.* (2004). Spectrum and frequency of cardiac channel defects in swimming-triggered arrhythmia syndromes. *Circulation*, **110**, 2119–24.
458. Creighton, W., Virmani, R., Kutys, R., & Burke, A. (2006). Identification of novel missense mutations of cardiac ryanodine receptor gene in exercise-induced sudden death at autopsy. *Journal of Molecular Diagnosis*, **8**, 62–7.
459. Priori, S. G., Napolitano, C., Memmi, M., *et al.* (2002). Clinical and molecular characterization of patients with catecholaminergic polymorphic ventricular tachycardia. *Circulation*, **106**, 69–74.
460. Tester, D. J., Kopplin, L. J., Creighton, W., Burke, A. P., & Ackerman, M. J. (2005). Pathogenesis of unexplained drowning: new insights from a molecular autopsy. *Mayo Clinic Proceedings*, **80**, 596–600.
461. Michaelsson, M., Riesenfeld, T., & Jonzon, A. (1997). Natural history of congenital complete atrioventricular block. *Pacing and Clinical Electrophysiology*, **20**, 2098–101.
462. Lazzerini, P. E., Capecchi, P. L., Guideri, F., *et al.* (2006). Connective tissue diseases and cardiac rhythm disorders: an overview. *Autoimmunity Reviews*, **5**, 306–13.
463. Manthorpe, T. & Manthorpe, R. (1992). Congenital complete heart block in children of mothers

with primary Sjögren's syndrome. *The Lancet*, **340**, 1359–60.
464. Walsh, C. A. (2001). Syncope and sudden death in the adolescent. *Adolescent Medicine: State of the Art Reviews*, **12**, 105–32.
465. McRae, J. R., Wagner, G. S., Rogers, M. C., & Canent, R. V. (1974). Paroxysmal familial ventricular fibrillation. *The Journal of Pediatrics*, **84**, 515–18.
466. Gault, J. H., Cantwell, J., Lev, M., & Braunwald, E. (1972). Fatal familial cardiac arrhythmias: histologic observations on the cardiac conduction system. *The American Journal of Cardiology*, **29**, 548–53.
467. Green, J. R., Jr., Korovetz, M. J., Shanklin, D. R., Devito, J. J., & Taylor, W. J. (1969). Sudden unexpected death in three generations. *Archives of Internal Medicine*, **124**, 359–63.
468. Husson, G. S., Blackman, M. S., Rogers, M. C., Bharati, S., & Lev, M. (1973). Familial congenital bundle branch system disease. *The American Journal of Cardiology*, **32**, 365–9.
469. Gillette, P. C., Freed, D., & McNamara, D. G. (1978). A proposed autosomal dominant method of inheritance of the Wolff–Parkinson–White syndrome and supraventricular tachycardia. *The Journal of Pediatrics*, **93**, 257–8.
470. Lynch, H. T., Mohiuddin, S., Sketch, M. H., *et al.* (1973). Hereditary progressive atrioventricular conduction defect: a new syndrome? *The Journal of the American Medical Association*, **225**, 1465–70.
471. Schryer, M. J. P. & Karnauchow, P. N. (1974). Endocardial fibroelastosis: etiologic and pathogenetic considerations in children. *American Heart Journal*, **88**, 557–65.
472. Bharati, S., Strasberg, B., Bilitch, M., *et al.* (1981). Anatomic substrate for preexcitation in idiopathic myocardial hypertrophy with fibroelastosis of the left ventricle. *The American Journal of Cardiology*, **48**, 47–58.
473. Jennings, M. T., Hall, J. G., & Kukolich, M. (1980). Endocardial fibroelastosis, neurologic dysfunction and unusual facial appearance in two brothers, coincidentally associated with dominantly inherited macrocephaly. *American Journal of Medical Genetics*, **5**, 271–6.
474. De Letter, E. A. & Piette, M. H. A. (1999). Endocardial fibroelastosis as a cause of sudden unexpected death. *The American Journal of Forensic Medicine and Pathology*, **20**, 357–63.
475. Takahashi, S., Kanetake, J., Moriya, T., & Funayama, M. (2008). Sudden infant death from dilated cardiomyopathy with endocardial fibroelastosis. *Legal Medicine*, **10**, 277–80.
476. Tripp, M. E., Katcher, M. L., Peters, H. A., *et al.* (1981). Systemic carnitine deficiency presenting as familial endocardial fibroelastosis: a treatable cardiomyopathy. *The New England Journal of Medicine*, **305**, 385–90.
477. Williams, R. B. & Emery, J. L. (1978). Endocardial fibrosis in apparently normal infant hearts. *Histopathology*, **2**, 283–90.
478. Ino, T., Benson, L. N., Freedom, R. M., & Rowe, R. D. (1988). Natural history and prognostic risk factors in endocardial fibroelastosis. *The American Journal of Cardiology*, **62**, 431–4.
479. Thomas, W. A., Randall, R. V., Bland, E. F., & Castleman, B. (1854). Endocardial fibroelastosis: a factor in heart disease of obscure etiology – a study of 20 autopsied cases in children and adults. *The New England Journal of Medicine*, **251**, 327–38.
480. Celermajer, D. S., Sholler, G. F., Howman-Giles, R., & Celermajer, J. M. (1991). Myocardial infarction in childhood: clinical analysis of 17 cases and medium term follow up of survivors. *British Heart Journal*, **65**, 332–6.
481. Zimmet, P., Alberti, G., Kaufman, F., *et al.* (2007). The metabolic syndrome in children and adolescents. *The Lancet*, **369**, 2059–61.
482. Hunsaker, D. M., Hunsaker, J. C., III, Adams, K. C., Noonan, J. A., & Ackermann, D. M. (2003). Fatal Kawasaki disease due to coronary aneurysm rupture with massive cardiac tamponade. *The Journal of the Kentucky Medical Association*, **101**, 233–8.
483. Chantranuwat, C., Blakey, J. D., Kobashigawa, J. A., *et al.* (2004). Sudden,

483. unexpected death in cardiac transplant recipients: an autopsy study. *The Journal of Heart and Lung Transplantation*, **23**, 683–9.
484. Kavey, R.-E. W., Allada, V., Daniels, S. R., *et al.* (2006). Cardiovascular risk reduction in high-risk pediatric patients. *Circulation*, **114**, 2710–38.
485. Price, J. F., Towbin, J. A., Dreyer, W. J., *et al.* (2005). Symptom complex is associated with transplant coronary artery disease and sudden death/resuscitated sudden death in pediatric heart transplant recipients. *The Journal of Heart and Lung Transplantation*, **24**, 1798–1803.
486. Duke, C. & Rosenthal, E. (2002). Sudden death caused by cardiac sarcoidosis in childhood. *Journal of Cardiovascular Electrophysiology*, **13**, 939–42.
487. DeSilva, R. A. & Lown, B. (1978). Ventricular premature beats, stress, and sudden death. *Psychosomatics*, **19**, 649–61.
488. Dimsdale, J. E. (1977). Emotional causes of sudden death. *American Journal of Psychiatry*, **134**, 1361–6.
489. Goodfriend, M. & Wolpert, E. A. (1976). Death from fright: report of a case and literature review. *Psychosomatic Medicine*, **38**, 348–56.
490. Engel, G. L. (1971). Sudden and rapid death during psychological stress: folklore or folk wisdom? *Annals of Internal Medicine*, **74**, 771–82.
491. Jervell, A. (1985). The surdo-cardiac syndrome. *European Heart Journal*, **6** (Suppl. D), 97–102.
492. Comfort, A. (1981). Sorcery and sudden death. *Journal of the Royal Society of Medicine*, **74**, 332–3.
493. Cebelin, M. S. & Hirsch, C. S. (1980). Human stress cardiomyopathy: myocardial lesions in victims of homicidal assaults without internal injuries. *Human Pathology*, **11**, 123–32.
494. Prasad, A., Lerman, A., & Rihal, C. S. (2008). Apical ballooning syndrome (Tako-Tsubo or stress cardiomyopathy): a mimic of acute myocardial infarction. *American Heart Journal*, **155**, 408–17.
495. Stănescu, C. & Branidou, K. (2006). Takotsubo cardiomyopathy. *Romanian Journal of Internal Medicine*, **44**, 97–116.
496. Wittstein, I. S. (2008). Acute stress cardiomyopathy. *Current Heart Failure Reports*, **5**, 61–8.
497. Suner, S., Simon, H. K., Feit, L. R., & Linakis, J. G. (1995). Child with idiopathic ventricular tachycardia of prolonged duration. *Annals of Emergency Medicine*, **25**, 706–9.

第6章 脈管疾患

はじめに…354
大動脈の異常…355
 概　説　355
 突然死の発生　355
 病態生理　355
 大動脈弁上狭窄症　356
  疫　学　356
  病理学的特徴　356
  随伴所見　356
 大動脈縮窄症　356
  病態生理　357
  随伴所見　357
 William 症候群　357
  臨床徴候　357
  疫　学　358
  病理学的特徴　358
  随伴症状　358
 大動脈嚢胞性中膜壊死　358
 動脈管遺残（PDA: Persistent ductus arteriosus）
 358
 血管輪　359
  臨床徴候　359
  病理学的特徴　360
  病態生理　360
  随伴症状　360
 DiGeorge 症候群　360
  臨床徴候　360
  病態生理　361
  病理学的特徴　361
 大動脈炎　361
  細菌性動脈炎　361
  高安動脈炎　361
  家族性肉芽腫性動脈炎　362
 先天性大動脈瘤　362
冠動脈異常…362
 特発性動脈石灰沈着症　362
  臨床徴候　362
  病態生理　362
  画像医学的徴候　363
  病理組織学的特徴　363
  鑑別診断　364
 冠動脈奇形　364
  正常解剖　364
  異常血管の解剖　364
  頻　度　365
  関連する徴候　365
  大動脈からの起始異常　365
   頻　度　365
   病理組織学的特徴　366
   突然死の発生　367
   病態生理　368
   大動脈高位起始　369
  肺動脈からの冠動脈分岐　369
  頻　度　369
   臨床徴候　369
   病理学的特徴　370
   突然死の発生　371
   病態生理　371
  その他の血管からの冠動脈異常起始症　371
 冠動脈無形成／低形成　372
  冠動脈無形成　372
   頻　度　372
   突然死の発生　372
   病態生理　372
   合併する徴候　372
  冠動脈低形成　373
 冠動脈炎　373
  川崎病　373
   疫　学　374
   臨床徴候　374
   病態生理　374
   病理学的特徴　376
   突然死の発生　379
  その他の冠動脈血管炎　380
   リウマチ熱　380
   心臓移植後　380
 その他の病態　380
  冠動脈瘻　380
  先天性冠動脈瘤　381
  先天性冠動静脈奇形　381
  壁内冠動脈（冠動脈心筋ブリッジング）
  381
  冠動脈重積　381
  冠動脈れん縮　381

第4部　自然死（内因死）

粘液腫様内膜肥厚　382
静脈の異常…382
　総肺静脈還流異常症　382
　　臨床徴候　382
　　病因　384
　　病理学的特徴　384
　　病態生理学　385
　　随伴所見　385
先天性血管異常…386
　Kasabach–Merritt 症候群　387
　びまん性乳児血管腫　387
　Sturge–Weber 症候群　388
　Osler–Weber–Rendu 症候群　388
　　臨床徴候　388
　　病因　388
　　病理学的特徴　389
　　突然死の発生　389
　Klippel–Trénaunay 症候群　389
　髄膜血管腫症　390
　血管内皮腫　390
　紫斑病　390
肺血管異常…391
　肺高血圧症　391
　　臨床徴候　391
　　病因　391
　　病理学特徴　391
　　突然死の発生　394
　原発性（多因子性）肺高血圧症　394
　　臨床徴候　394
　　病因　394
　　病理学的特徴と鑑別診断　394
　血流増多性肺高血圧症　394
　　病理学的特徴　394
　後毛細血管閉塞に起因する肺高血圧症　395
　　病理学的特徴　395
　塞栓による肺高血圧症　395
　　臨床徴候　396
　　病理学的特徴　396
　低酸素症に起因する肺高血圧症　396
　　病理学的特徴　397

　その他の肺高血圧症の原因　397
　　病因　397
　新生児遷延性肺高血圧症　397
　肺静脈閉塞性疾患　397
　　臨床徴候　397
　　病因　397
　　病理学的特徴と鑑別診断　398
　門脈肺高血圧症　398
その他の血管障害…398
　動脈解離／破裂　398
　　大動脈解離　398
　　頸動脈解離　399
　　冠動脈解離　399
　動脈性線維筋性異形成　399
　　特発性線維筋性異形成　400
　　　病理学的特徴　400
　　　鑑別診断　400
　　各種の症候群に併発する線維筋性異形成　401
　　代謝異常や毒物暴露により発症する線維筋性
　　　異形成　401
　アテローム性動脈硬化症　401
　脳静脈洞血栓症　402
　後天性免疫不全症候群　402
　結合組織疾患　402
　肝静脈血栓症／Budd–Chiari 症候群　402
　高血圧　403
　塞栓現象　403
　　血栓塞栓症　403
　　　肺血栓塞栓症　403
　　　冠動脈血栓塞栓症　406
　　真菌塞栓症　407
　　腫瘍塞栓　408
　　その他の塞栓症　409
　　　産科的塞栓症　409
　　　脂肪塞栓症　409
　　　空気塞栓症　409
　　　組織塞栓症　409
　　　異物塞栓症　409
　分節状中膜融解性動脈症　409
　Behçet 病　410

はじめに

　小児や若年成人において、突然死の原因となる特有の脈管系疾患は数多く存在する。たとえ剖検前にそのような疾病を疑うべき病歴がなかったとしても、剖検の際には常に細心の注意を払い、検索を行う必要がある［1］。それらの疾患は、遺伝的・先天的な疾患の場合もあれば、後天的な疾患の場合もある。挫傷、出血、血栓塞栓症などの症状が認められることもある［2］。小児や若年成人の突然死の原因となりうる脈管系疾患の一覧を、表6.1に掲示した。

第 6 章　脈管疾患

表6.1　小児や若年成人の突然死の原因となりうる脈管系疾患

大動脈の異常	冠動脈の異常	静脈の異常	血管奇形	肺血管の異常	その他の血管異常
大動脈弁上狭窄症	特発性動脈石灰沈着症	総肺静脈還流異常症	Kasabach–Merritt 症候群	肺高血圧症（原発/二次性）	動脈解離/破裂
大動脈縮窄症	異常冠動脈		びまん性乳児血管腫	新生児遷延性肺高血圧	動脈線維筋性異形成
William 症候群	冠動脈形成不全/低形成		Sturge–Weber 症候群	静脈閉塞症	動脈硬化
大動脈嚢胞性中膜壊死	冠動脈炎（川崎病）		Osler–Weber–Rendu 症候群	門脈肺高血圧症	頭蓋内静脈洞血栓症
動脈管遺残			Klippel–Trénaunay 症候群		後天性免疫不全症候群（AIDS）
血管輪			髄膜血管腫		結合組織病
DiGeorge 症候群			紫斑病		Budd–Chiari 症候群
大動脈炎					高血圧
先天性大動脈瘤					塞栓現象
					分節性動脈中膜融解
					Behçet 病

大動脈の異常

概　説

　左室流出路の閉塞性病変は、小児や若年成人の突然死や予期せぬ死亡の原因としてよく知られている [3–5]。流出路の閉塞をきたす疾患としては、大動脈弁や近位大動脈に病変を生じる疾患、例えば大動脈弁上狭窄や大動脈峡部低形成のような疾患が挙げられるが、これらの疾患は急激な臨床症状の増悪や突然死をもたらしうる [1]。

突然死の発生

　左室流出路の閉塞性疾患を基礎疾患に持つ 21 歳未満の 916 名の患者を対象としたある研究では、突然死の頻度は 1% であったと報告されている [6]。また、このような基礎疾患を持つ小児における突然死は心臓カテーテルのような医療行為とも関連性があると報告されている [7]。

病態生理

　大動脈の閉塞性疾患における突然死は、たいていの場合、心筋虚血や不整脈などが関与した複雑な相互作用の結果として生じる。栄養血管の増生をともなわない心筋質量の増加は、血管断面積の代償性増大が起こる場合を除き、相対的な血流減少をもたらすこととなる [8]。実際に心筋肥大にともなって、壁内冠動脈の圧迫性の収縮期血流減少や、拡張末期圧が上昇することによる心内膜下冠動脈灌流圧の減少は認められうる。大動脈狭窄を有する患者においては、左室の圧受容器によって制御される反射性徐脈や末梢血管拡張が起こることによって、虚血症状が悪化することが判明している [9]。

　大動脈弁上狭窄症はいずれのタイプであれ、冠動脈の収縮期圧の上昇をきたし、続発して中膜平滑筋肥大が生じることで、血管内狭小化が引き起こされることとなる [10]。内腔の狭小化と心筋梗塞を引き起こしうる冠動脈の内膜/中膜の過形成は、早ければ 2 歳から認められると報告されており、幼児期後期にはアテローム性動脈硬化が発生するとも報告されている [10–12]。これらの変化は、大動脈弁上狭窄症自体の何らかの要因によって生じている可能性もあれば、通常よりも高い血管内の収縮期圧によって二次的に生じている可能性もある [7–13]。

　左室肥大それ自体も、機械的閉塞をともなわなくとも、電気的閾値の低下を惹起したり、肥大心筋の易刺激性上昇によって不整脈を惹起する可能性があ

第4部　自然死（内因死）

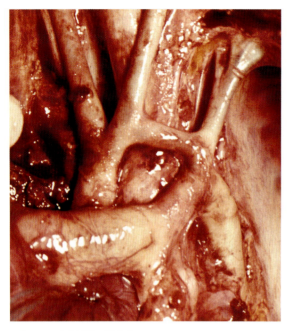

写真 6.1　大動脈弓の低形成。

る［14］。これらの要因がすべて組み合わされることによって、これまで全く病状が落ち着いている、もしくは生来健康であると考えられていた小児が、突然の臨床症状の悪化をきたし、突然死することもありうる。

大動脈弁上狭窄症
疫　学
　先天性大動脈弁上狭窄症は、7q11.23 染色体上のエラスチン遺伝子の変異や欠損により生じる常染色体優性遺伝性疾患であり、出生数2万人あたり1人の発生率である［15, 16］。

病理学的特徴
　大動脈弁上狭窄症には、冠動脈孔より遠位側に分離した線維性の膜がみられる「膜型」や、内膜の増殖をともなった大動脈中膜の肥厚が大動脈弁遠位の内腔の狭小化をもたらす「砂時計型」など、いくつかの異なる解剖学的亜型が存在している［13, 17, 18］。いずれのタイプであれ、閉塞部位より遠位の大動脈は、血流のベンチュリ効果〔訳注：流体の流れの断面積を狭めて流速を増加させると、圧力が低い部分が作り出される現象のこと〕によって拡張している［3］。大動脈弁上狭窄症をきたすその他の亜型として、大動脈の管状低形成［13］がある。この亜型では大動脈峡部の均一な部分的狭窄を有するが、遠位部の拡張はともなわない［19］（写真6.1）。
　病理組織学的には、上記すべての亜型において、平滑筋の低形成、内膜の増殖、グルコサミノグリカンの脱落をともなう、中膜の弾性線維と平滑筋線維の破壊が認められる。膜型においては、狭窄が中膜組織の欠損をともなう緩い線維性結合組織によって構成されていることもある［20］。いずれにしろ大動脈弁上狭窄症は、圧の上昇により冠動脈アテローム変性が促進され、若年齢での心筋梗塞を引き起こすリスクとなる［11］。

随伴所見
　大動脈弁上狭窄症は、単独で存在している場合もあれば、大動脈縮窄症、大動脈・肺動脈弁形成不全症、大動脈隆起部-冠尖癒合、僧帽弁逸脱症、大動脈弓分岐枝狭窄、末梢性・中枢性の肺動脈狭窄症などの先天性血管異常を合併している場合もある［21, 22］。大動脈弁上狭窄症は、Marfan 症候群や William 症候群の一症候として認めることもあり、浸透率はさまざまであるが常染色体優性遺伝形式の疾患と考えられている［3, 18, 19］。先天性風疹症候群や全身性線維筋性形成異常症との関連も指摘されている［23］。適切な家系調査、ならびに家族への遺伝カウンセリングを実施していくためには、剖検時に正確に本症の同定を行うことは、極めて重要といえる。

大動脈縮窄症
　大動脈縮窄症の「縮窄」は明らかな狭窄の場合もあれば、棚状のくびれの場合もある。大動脈のあらゆる部分に発生しうるが、一般的な発生部位は動脈管、あるいは動脈管索近傍である（写真6.2）。稀に Alagille 症候群のような病型において、腹部大動脈に縮窄が認められることもある［24］。また、二尖大動脈弁や囊胞性中膜壊死が合併することもあるが、このような場合、全身的な結合組織欠損症の合併が潜在していることもある［25］。腹部大動脈縮窄症が家族性に発症することもある［26］。
　縮窄部における中膜組織の隆起は、たいてい動脈管に連続しており、肉眼的解剖では見分けるのが困難なこともあるが、病理組織学的には動脈管とは容易に識別される［27］。

第 6 章　脈管疾患

病態生理

　大動脈縮窄症は新生児期や乳児早期であっても心不全を合併し、急激な臨床症状の増悪や突然死をきたしうる［28］。感染が契機となる場合もならない場合もあるが、おそらく狭窄部の末梢側の動脈瘤形成にともなって大動脈破裂をきたした小児例も報告されている（写真 6.3）［29, 30］。突然死は、頭蓋内動脈瘤の破裂に関連して引き起こされる場合もあれば、外科的修復術後に続発して生じる場合もある［31, 32］。

随伴所見

　動脈管が開存している場合、大動脈弓低形成のような幅広い範囲の流出路閉塞や大血管転位のような他のさまざまな先天性心疾患が合併していることもある。もし動脈管が閉鎖した事例で異常が生じている場合、大動脈二尖弁を合併している可能性がより高い［33］。

William 症候群

臨床徴候

　William 症候群は出生 2000 人あたり 1 人の発生率の、心身の発育遅延を特徴とする常染色体優性遺伝性疾患であり、大動脈弁上狭窄、末梢肺動脈狭窄、歯牙異常、妖精様顔貌、乳児期高カルシウム血症を合併し、突然の予期せぬ死亡をきたしやすい。突然死の機序が明らかとなるとは必ずしも限らないが、大動脈流出路閉塞や冠動脈狭窄に起因する心筋虚血／梗塞が合併した結果生じるとされている［7, 12］。突然死の発生率は、年間患者 100 人あたり 1 人程度と推測されており、同年齢の健常群に比して、25 倍から 100 倍も高い［34］。

　William 症候群の臨床像にはばらつきが大きいため［35, 36］、初期の報告では大動脈弁上狭窄症や特発性乳児高カルシウム血症と本症候群との関連性に

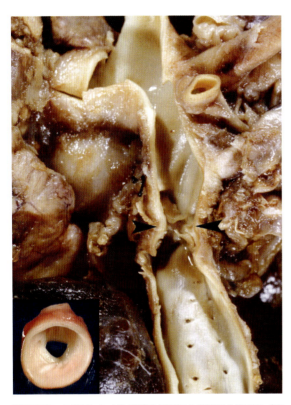

写真 6.2　突然死した大動脈縮窄症事例の剖検時心臓所見（狭窄部位〈矢印〉を切開したところ）。囲み写真は狭窄部を輪状に切除した写真であるが、内腔の著明な狭窄が確認できる。

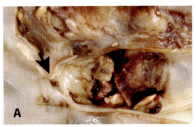
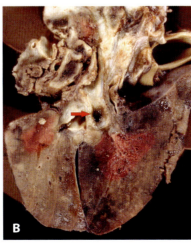

写真 6.3　大動脈縮窄症を基礎疾患に認めていた 6 歳女児の剖検時心臓所見。本児は狭窄部遠位側の動脈瘤破裂により突然死をきたした（矢印は狭窄部位）（A）。その結果として、肺内に多量の血液が吸引され、左主気管支内（矢印）にまで血液が満ちているのが確認できる。

357

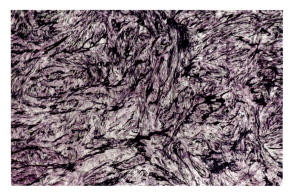

図 6.4　William 症候群の事例の大動脈の病理組織所見。大動脈壁内の弾性線維に特徴的な不規則性のモザイクパターンが認められる（トリクローム染色）。

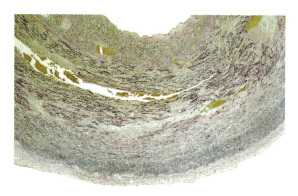

写真 6.5　生来健康であったが、突然意識を失い死亡した 20 歳女性の大動脈の病理組織所見。大動脈の顕著な囊胞性中膜壊死が認められた（トリクローム染色）。剖検時、心囊血腫をともなった大動脈解離を認め、Marfan 症候群と死後診断されたが、生前には Marfan 症候群の形態学的特徴は認めていなかった。

ついて、混乱が生じていた［37, 38］。しかし現在では、心血管系の異常が同定される前に高カルシウム血症を認める事例も知られるようになり［40］、これらはいずれも同じ症候群の別々の症状を表していると考えられている［39］。散発性や家族性の大動脈弁上狭窄症は確かに存在するものの［20］、そのような結論を拙速に下す前に、剖検時に William 症候群の徴候の有無を詳細に検索する必要がある。例えば、生前に易刺激性や嘔吐の病歴を認めていた場合、高カルシウム血症が存在していた可能性が示唆される［41］。

疫 学

歴史的に William 症候群は、胎児期のビタミン D への過剰暴露、先天性のビタミン D 代謝異常、子宮内での風疹への暴露などとの関連が示唆されてきた［42–44］が、現在では本症候群は染色体 7q11.23 上にあるエラスチン遺伝子の変異や欠失によるものであることが判明している［45–47］。

病理学的特徴

William 症候群の事例の大動脈における典型的な病理組織学的変化は中膜の分裂であり、肥厚した不規則配列性の弾性線維（写真 6.4）、肥大した平滑筋、内膜の線維性肥厚をともなうコラーゲン沈着の増加などの所見が認められる［20］。冠動脈狭窄を一徴候として認めることもあるが、大動脈弁上狭窄の近位側の動脈圧の上昇によって二次的に冠動脈狭窄を生じることもある［13］。

随伴症状

William 症候群に合併しうるその他の心血管異常としては、心房中隔欠損症、心室中隔欠損、房室中隔欠損、動脈管開存、腎臓狭窄やその他の内臓の血管狭窄、Fallot 四徴症、大動脈縮窄（胸部大動脈の狭窄の場合もあれば、腹部大動脈の狭窄の場合もある）、大動脈低形成、大動脈弁下狭窄、大動脈狭窄、肺動脈弁狭窄、冠動脈蛇行、僧帽弁逸脱症、肥大型心筋症、二尖大動脈弁などが挙げられる［41, 48–50］。また全身性高血圧を認める頻度も高い［51］。また William 症候群の子どもは、心臓カテーテルや麻酔後に突然死のリスクが高まると報告されている［49, 52–54］。

大動脈囊胞性中膜壊死

囊胞性中膜壊死は Marfan 症候群に特徴的であるが、囊胞性中膜壊死をともなう大動脈解離による突然死は、Marfan 症候群ではない若年者にも発症しうる［55］。このような事例として、突然意識を失いそのまま死亡した、生来健康であった 20 歳女性例について、写真 6.5 に提示した。常染色体優性遺伝形式と推測される家族例の報告も散見されるものの、本疾患はほとんどが症例報告にとどまっており、疾患単位として言及されている文献は極めて少ない［56–58］。囊胞性中膜壊死と Marfan 症候群については、第 12 章で詳述している。

動脈管遺残（PDA: Persistent ductus arteriosus）

動脈管は、肺血管床の抵抗の高い胎児期におい

第 6 章　脈管疾患

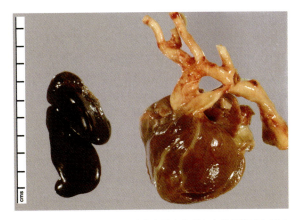

写真 6.6　大動脈低形成と脾臓奇形を合併した動脈管開存症の心臓の剖検所見。

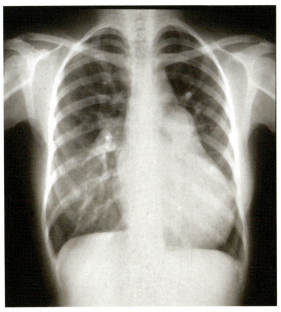

写真 6.7　動脈管遺残の基礎疾患を持つ 24 歳女性の胸部レントゲン写真。高心拍出量性心不全による著明な心肥大が認められる。

天異常を随伴することもある（写真 6.6）。瘤状に拡張した肺動脈の解離や破裂によって心タンポナーデをともなって突然死することもあり、妊娠時にこのような経過をたどることもある（写真 6.7, 6.8）［59–62］。

血管輪

　血管輪とは、大動脈弓とその分枝血管などが輪になって食道と気管を取り囲む、先天性血管異常である［63］。

臨床徴候

　血管輪には多くの解剖学的バリエーションがあり、何らの症状も認めず偶発的に発見される事例から、死に至る可能性のある急性呼吸閉塞を呈する事例まで、その臨床所見は極めて多岐に及ぶ［64, 65］。症状を有する患者は、たいてい生後間もなく喘鳴、チアノーゼ発作、呼吸・摂食困難、反復する呼吸器感染、発育障害などの症状を呈する［66］。突然死に至るような急性の症状増悪をきたす事例は稀であり、中には治療せずに徐々に症状が消失する事例もある。

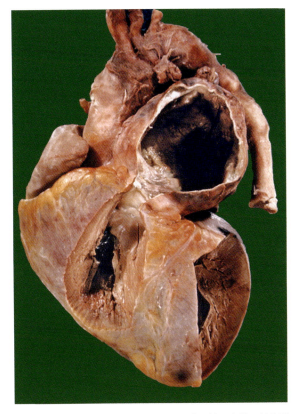

写真 6.8　動脈管遺残を認めていた 23 歳男性の心臓の剖検所見。肺動脈の瘤状拡張をともなっていた。

て、大動脈弓と主肺動脈とをバイパスする、必要不可欠なシャントの役割を果たしているが、通常、生後ほどなくして閉鎖する。動脈管が閉鎖せずに遺残した子どもは左室肥大、動脈内膜炎、肺高血圧、うっ血性心不全など、さまざまな合併症をきたすこととなり、同年齢の健常児に比し高い死亡率を有する。大動脈低形成や脾臓の奇形のような、他の先

第 4 部　自然死（内因死）

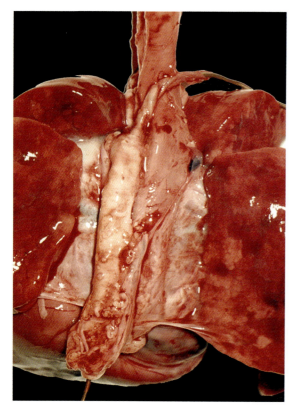

写真 6.9　血管輪の所見を認めた突然死事例の剖検時写真。食道後部を走行する右鎖骨下動脈により食道が圧迫されている（撮影時、食道内にはプローブが挿入されている）。

病理学的特徴

　気管と食道の周囲の血管輪を形成する最も一般的な血管異常は、重複大動脈弓と左側大動脈管索をともなう右側大動脈弓である [67]。他の異常としては、後食道大動脈弓、後食道左右鎖骨下動脈（写真 6.9）、気管の前方を通る異常鎖骨下動脈、腕頭動脈起始異常、肺動脈輪などが挙げられる。いわゆる「回旋大動脈」と呼ばれる左側大動脈管索をともなう右側大動脈弓は、気道の圧迫をもたらすために乳児の突然死を引き起こす可能性が指摘されている [68–70]。

病態生理

　ほとんどの血管輪は、予期せぬ突然死をきたすことはないとされており、気管閉塞によって死に至った場合でも、突発性の発症であることはほとんどない。突然死をきたした場合、その機序はさまざまであり、例えば通常よりも遠位から起始する腕頭動脈を有する乳児で、反射性無呼吸や呼吸停止などがそ

の原因となったと推測される事例が報告されている [71, 72]。血管輪の基礎疾患を持つ子どもでは、食道内の食塊が気管の膜様部を圧迫することで気道閉塞が起こりうるが、これは血管輪を構成する異常血管の存在によって、気管が前方へ移動することができなくなってしまっているためである [67, 73]。稀に大動脈弓と肺動脈の間にある動脈管遺残が気管支を圧迫することによって、気道閉塞をきたすこともある [74]。重複大動脈弓を有する乳児に対し経鼻胃管チューブを挿入することで、大動脈食道瘻が形成され、致死的大量出血が引き起こされることもある [75]。

随伴症状

　血管輪には気管支軟化症や、狭窄部の長い先天性気管狭窄症などの、他の先天異常を合併することもあり、その場合、気道閉塞がより生じやすくなる [76, 77]。気管の構造が完全に輪状であるのか、それとも膜様部欠損のような形成不全をともなっているのか、など気管構造に関する精査は剖検時にルーチンで行う必要がある [78]。血管輪のある子どもが突然死をきたした場合、血管輪により生じた死亡と結論づける前に、剖検時に存在していた異常の範囲を踏まえ、個々の事例ごとに評価を尽くさなければならない。

DiGeorge 症候群

　DiGeorge 症候群は、第 3・4 鰓弓に由来する組織の、複合的な先天奇形である。胸腺や副甲状腺の無〜低形成を特徴とし、95％の事例では大動脈弓奇形、動脈管遺残、Fallot 四徴症などの円錐動脈幹心奇形が認められる [79, 80]。研究者の中には、胸腺の完全欠損をともなう事例のみを DiGeorge 症候群と呼称し、その他の第 3・4・5 鰓弓に由来する大動脈弓奇形を認める事例を「部分的 DiGeorge 症候群」や「第 3・第 4 鰓嚢症候群」と呼称している者もいる [81]。小さな異所性胸腺の遺残物が剖検時に発見しえないこともありうるため、この分類は理論的には優れているかもしれないが、臨床的意義には乏しい。

臨床徴候

　DiGeorge 症候群の小児は、耳介低位、短い人中

（鼻の下のくぼみ）、離眼症、小顎症、顎後退症などの特徴的な顔面形成異常を有する[82]。幼小児期に認める臨床像は、新生児低カルシウム血症から心不全まで多岐に及んでいる。幼児期後半以降には、胸腺由来の細胞性免疫の欠陥による易感染性が出現する[83]。

稀ではあるが、顔面の形成異常を認めず、臨床的異常所見も収縮期雑音のみであった事例が突然死をきたし、精査で DiGeorge 症候群であったことが判明することもある。このような事例として著者は、生後 2.5 週齢で死亡した女児を経験している。本児は収縮期雑音に対する精査が行われる前に予期せぬ突然死をきたし、ベッド上で発見された。剖検時に胸腺低形成、右動脈管遺残、右鎖骨下動脈起始／走行異常、副甲状腺欠損を認め、DiGeorge 症候群と死後診断した。

病態生理

DiGeorge 症候群をきたす遺伝子異常は染色体 22q11.2 の微小欠失であり、常染色体優性遺伝形式で遺伝される場合もあれば、新規の転座や欠失により発症する場合もある[79, 84–86]。その他の関連ある染色体異常として、10p13、10p14、17p13 の欠失も挙げられている[87]。染色体 22q11.2 の微小欠失は、軟口蓋心臓顔貌症候群（VCFS: velo-cardio-facial syndrome）、Shprintzen 症候群、円錐動脈幹異常顔貌症候群（CTAFS: conotruncal anomaly face syndrome）の患者の大多数にも認められるものであり、これら疾患はオーバーラップしている可能性が示唆されている[79, 88, 89]。鰓弓組織と円錐動脈幹の両方において、ユビキチン融合分解遺伝子（UFD1）のヒト相同遺伝子 "UFD1-like gene" の発現が認められていることから、これら症候群の発症に何らかの関わりがあるものと推測されている[79]。

円錐動脈幹異常があることで、左第 4 動脈弓の異常や、その分枝が栄養する組織障害が続発して生じるとの研究報告もある[90]が、この概念が確立されているわけではない。本症では胎生早期において、神経堤細胞の遊走障害が認められたとの研究報告や、神経堤細胞自体に損傷が認められたとの研究報告がある[91, 92]が、このことは罹病者の甲状腺 C 細胞欠損が認められることからも裏づけられているといえる[93]。種々の研究によって裏づけられたものではないものの、形態学的特徴から胎児アルコール症候群との関連性を指摘している研究者もいる[94]。

病理学的特徴

DiGeorge 症候群患者の胸腺ならびに副甲状腺は、ともに異所性に位置しているため、剖検の際には、頸部および前縦隔の構造物を慎重に検索しなければならない。副甲状腺形成不全を組織学的に証明するためには、胸郭入口から咽頭入口上方にかけて、頸部軟組織を一塊にして摘出する必要がある。

DiGeorge 症候群に合併する最も一般的な心血管異常としては、異常鎖骨下動脈をともなう右側大動脈などの大動脈弓奇形、総動脈幹症や Fallot 四徴症などの円錐動脈幹異常が挙げられる[95]。後鼻孔閉鎖のような他の先天奇形の合併も報告されており[96]、上気道や消化管の検索も慎重に行う必要がある。剖検で診断を明確化することは、常染色体優性遺伝形式が疑われる家系など、事例によっては極めて重要な臨床的意義を持つ[97]。

大動脈炎

小児における大動脈炎は、微生物感染、高安動脈炎、家族性肉芽腫性動脈炎などが原因となり発生する。

細菌性動脈炎

細菌性動脈炎は、大動脈縮窄症のような先天心奇形に合併して生じることがあり、発症した場合、血管壁の脆弱性を引き起こし、血管破裂により突然死をもたらすことがある。

高安動脈炎

高安動脈炎（大動脈炎症候群）は、大動脈やその主要分枝の近位側、肺動脈、稀には冠動脈に炎症を引き起こす、病因不明の炎症性疾患である[98–100]。本症候群は、主に若年女性に発症するが、小児期に発症することもあり[101–103]、病初期には、病変動脈壁内に特徴的な肉芽腫性動脈炎が病理学的に認められる。炎症が鎮まった後には非特異的所見として、円心性あるいは偏心性の線維性内膜過形成が観察されることが多い（写真 6.10）。Lupi-Herrera らにより報告されたケースシリーズ研究では、最年少の患者は 4 歳であった[104]。

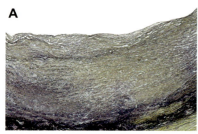 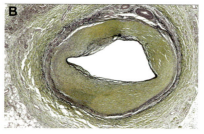

写真 6.10 高安動脈炎に関連し突然死をきたした事例の大動脈の病理組織所見。A は大動脈であり、B はその分枝である。非特異的な線維性内膜増殖を認めているが、急性肉芽腫性炎症は消退していた（トリクローム染色）。

一般的に炎症反応は後遺症なしに寛解するものの、成人患者において大動脈破裂、大動脈解離、大動脈閉鎖不全症、心筋梗塞、脳塞栓などにより予期せぬ突然死をきたしたという事例が散見されている［105–109］。脳卒中は、乳児にも起こりうる合併症である。治癒後に冠動脈孔狭窄を起こした場合、小児期であっても心筋梗塞やその他の突然死の原因となりうる［110］。

家族性肉芽腫性動脈炎

家族性肉芽腫性動脈炎は、大動脈と冠動脈の両方に病変を形成する病態であり、多発性関節炎、高血圧をきたし、幼児期早期に突然死した事例も報告されている［111, 112］。動脈瘤の形成をともなう散発性の巨細胞性動脈炎（旧名、側頭動脈炎〈Temporal arteritis〉）が、小児期に認められることもある［113］。

先天性大動脈瘤

特に全身性の結合織疾患の合併がない先天性大動脈瘤は、極めて稀な疾患である。本症の小児は多発性の大動脈蛇行を認め、肺動脈瘤も有している。本症患者の突然死は不整脈によって起こると考えられているが、著明に拡張した大動脈による気管の圧迫によって、生命を脅かすような呼吸障害が生じたと推測される事例も報告されている［114］。

冠動脈異常

特発性動脈石灰沈着症

特発性動脈石灰沈着症は、一般的には中枢神経系を除く全身の動脈の広範性の内膜過形成を特徴とする稀な疾患であり、病理組織学的には内弾性板と中膜に沿った石灰沈着が認められる［115］。全身の血管を侵す疾病であるが、致死的となる病態は冠動脈閉塞によって生ずる。

臨床徴候

呈する症状や徴候は、動脈病変の広範な分布を反映したものであり、極めて多岐に及ぶ。死亡をきたす以前に何らの症状も認めていなかった事例もあれば、呼吸困難、嘔吐、下痢、易刺激性、食欲不振、倦怠感、発熱など、比較的非特異的な症状を生前に有していた事例もある［119–122］。腸閉塞やくも膜下出血を認めたとの症例報告も存在している。

頻脈、チアノーゼ、昏睡、高血圧をともなううっ血性心不全の徴候を認めていた事例や、明白な呼吸器感染症状を認めていた事例も報告されている［126］。これらの症状が先行していたことで、心筋炎や肺炎との誤診がなされている事例も存在していると考えられる。本症はほとんどの場合、生前に診断はついておらず、法医学者が剖検時に診断を明確にする責務があるといえよう。

Moran による特発性動脈石灰沈着症 62 名をレビューした文献では、生後 3 日から 28 か月の間にほとんどの事例が死亡しており、患者の 85％ が生後 6 か月齢未満で死亡していた、と報告されている。しかしながら、稀に成人期まで生き残り、石灰化が自然退縮した、との事例も報告されている［125, 126］。Moran らのレビュー文献における男女比は、1：1 であり、白色人種が大部分を占めていた。

病態生理

本症は、エクトヌクレオチドピロホスファターゼ／ホスホジエステラーゼ 1（ENPP1）を不活性化させる遺伝子の突然変異により生ずると考えられており、遺伝形式はおそらく常染色体劣性遺伝であると考えられている［127–130］。慢性腎不全、副甲状腺機能亢進症、ビタミン D 過剰症などによる高カルシウム血症患者において、同様の動脈石灰化パターンが認められる一方で、本症の乳幼児では明らかな腎機能異常や、脂質、アミノ酸、ムコ多糖類代謝異

第 6 章　脈管疾患

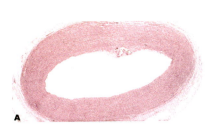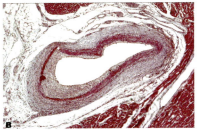

写真 6.11　特発性動脈石灰沈着症患者の小動脈の横断面の病理組織所見。局在傾向はあるが、びまん性に、中膜の石灰化をともなう内膜の線維化が認められている（A・B）（トリクローム染色）。

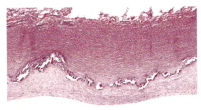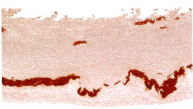

写真 6.12　生後 2 週齢で突然死した、特発性動脈石灰沈着症の女児の動脈壁の縦断面の組織所見。著明な線状石灰化が認められている（A・B）（アリザリンレッド染色）。

常は認められず、血清カルシウム、リン値や電解質値はすべて正常範囲内である［128］。

　同様の動脈石灰化は先天性心疾患の乳幼児でも報告がなされており、おそらく血行動態異常、虚血、エラスチン線維の変性などにより二次的に生じるものと推測されている。特発性動脈石灰沈着症との診断は、局所の器質異常を除外して初めて下されるべきものである。

　エラスチン線維が石灰化をもたらす上でどのような役割を担っているかは不明であるが、特発性動脈石灰沈着症の乳幼児では毒性の障害に対してのエラスチン線維の感受性が極めて高いことが示唆されている［131］。一方で、動脈の石灰化は中膜から生じるもので、隣接する内弾性板は内膜に石灰化が及ばないように石灰形成を阻害する役割を担っている、という相反する研究報告も存在している［132］。また Morton は、特発性動脈石灰沈着症では最初に内膜肥厚が生じ、弾性線維の変化は二次的に生じたものであるとの研究報告を行っている［133］。ただ形態学的には、特発性動脈石灰沈着症とほぼ同様の石灰化は、特発性動脈石灰沈着症以外のさまざまな病態でも認めうるものである。

画像医学的徴候

　特発性動脈石灰沈着症では画像上、胸腹部大動脈、頸動脈、腋窩動脈、大腿動脈などの比較的大きな弾性動脈に加えて、四肢末梢のより小さな筋性動脈においても石灰化が認められる［134, 135］。画像

上、点状軟骨異形成症において認められる所見に類似した、動脈周囲の点状石灰化所見も確認される［136］。しかし、点状軟骨異形成症と特発性動脈石灰沈着症の病態は全くかけ離れており、前者は形態学的な異常や長管骨短縮などを特徴とし、動脈の石灰化は病理組織学的には認められない［137］。なお、生前に撮影した画像所見よりも、死後に撮影した画像のほうが、血管の石灰化病変をより明瞭に描出しうるとされている。

病理組織学的特徴

　血管病変は通常、大きな弾性動脈から、中枢神経系以外のあらゆる臓器の小さな筋性動脈にまで、広範に及んでいる［115, 138］。剖検時、大動脈は触診上普段よりも若干硬く感じられる場合もあるが、肉眼的には何ら異常を認めないことも少なくない。副甲状腺の重量やサイズは、正常大である。

　病変動脈には、軽度から高度の線維内膜過形成とともに、微細石灰化と内弾性板の断裂が認められる（写真 6.11、6.12）。病変部位はアリザリンレッド染色、フォンコッサ染色、Perls 染色でよく染まることから、カルシウム、リン酸、鉄が存在していることが示唆される。また病変には脂質が含まれておらず、アテローム動脈硬化性プラークとの鑑別は容易である。また、メンケベルグ中膜石灰沈着性硬化の高齢患者で認められるびまん性中膜石灰化病変とも異なった所見である。なおその意義は不明ではあるが、同様の変化が健常乳児の腸骨動脈や頸動脈サイ

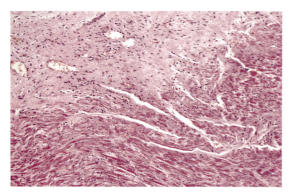

写真 6.13　生後 3 か月齢で突然死した男児の心筋の病理組織所見。剖検で特発性動脈石灰沈着症および冠動脈狭窄症が確認された。左室壁の線維性瘢痕も認められた。

フォン部に認められることもある［139, 140］。

　特発性動脈石灰沈着症の患者では、石灰化巣の周囲の局所性異物巨細胞反応を幼少期から認めることもあるが、炎症所見は必ずしも幼少期から認めるわけではない［131］。しかし、外膜や内膜下にリンパ球や好中球などの炎症細胞浸潤が認められることもあり、その場合、炎症性素因が潜在している可能性が示唆される［121, 141］。病変となった動脈は血栓形成傾向となり、塞栓症をきたすこともありうる。

　慢性虚血性の損傷を受けた結果、心筋はさまざまな程度に肥大し、また間質の線維化などのさまざまな病理学的変化が認められる（写真 6.13）。局所の心筋細胞壊死をともなう急性心筋梗塞のような新生の虚血所見が認められることもある［142］。時には、顕著な心内膜下の線維化をともなう異栄養性石灰化が、心筋内に認められることもある。

　当然動脈は、肺、腎臓、副腎、膵臓、甲状腺など多くの臓器に血流を供給しているわけであるが、ほとんどの事例でこれらの臓器が虚血性変化を示すことはないが、肺血管の閉塞性病変によって、右心不全をともなう肺高血圧症を二次的にきたすこともある［133］。腎臓に巣状糸球体石灰化が認められることもありうる［143］が、骨病変の報告例はこれまでになく、高カルシウム血症で認められるような臓器石灰化の所見を認める事例も報告されていない。脂質やムコ多糖類の異常蓄積所見を認めたとの報告例も存在していない。

鑑別診断

　AIDS に罹患した患児においても、同様の石灰化病変をともなう特徴的な動脈症が認められることがある。ただ、臨床症状の違いによって鑑別は容易である［144］。川崎病において動脈瘤だけではなく、本症に類似するような血管閉塞性病変が認められることもある。

冠動脈奇形

正常解剖

　心臓は通常、左右 Valsalva 洞の間の冠動脈口から生じて心室壁外を走る筋性動脈、すなわち冠動脈により栄養されている。右冠動脈は、右房と右室の間の溝に沿って、心外膜下を走行する。左冠動脈は、左房と左室の間を走る回旋枝と、前心室間溝を下行する前下行枝に分枝する。

　このような主要冠動脈構造以降の分枝には多くの正常変異が存在している。例えばおよそ 50％の人では、右冠動脈の最初の分枝が、円錐枝として右 Valsalva 洞からやや離れた場所から分岐している［145］。主な動脈分岐パターンには 3 つのタイプがあるとされている。I 型（77％）では、後下行枝が右冠動脈から分枝している。II 型（8％）では後下行枝が左冠動脈回旋枝から分岐しており、III 型（15％）では 2 本の後下行枝が主要冠動脈のいずれかから分岐している［146］。

異常血管の解剖

　冠動脈は、Valsalva 洞の反対側や大動脈弓部の上行部などの通例認められない部位から起始していたり、左右の冠動脈が錯位していたり、肺動脈幹から起始していた場合、異常として取り扱われることとなる（図 6.14; 表 6.2）。異常冠動脈は大動脈の後ろを走行したり、大動脈と肺動脈幹の間を走行したり、室上稜と心室中隔の間の心筋内を走行したり、肺動脈幹の前方を走行するなどの走行異常をともなうこととなる［1, 147］。冠動脈奇形には起始部の異常、走行の異常の他にも、本数の異常、入口部の狭窄や閉塞、異常連結なども含まれる［148］。突然の予期せぬ死亡をきたした子どもにおいて、このような冠動脈奇形を認めたとの報告がこれまでにもなされている。

第 6 章　脈管疾患

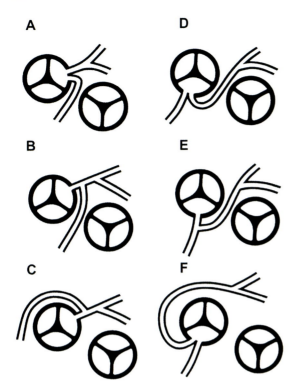

図 6.14　大動脈から分枝する冠動脈奇形のパターン。A・B・C は右冠動脈の異常パターン、D・E・F は左冠動脈の異常パターン。

表 6.2　冠動脈奇形の分類

大動脈分岐部の異常
起始部および走行の異常
起始部高位
肺動脈からの異常分岐
他の血管からの異常分岐
無形成／低形成
瘻孔
動脈瘤
血管奇形
架橋形成
重積
血管れん縮

頻度

冠動脈異常の発生率は報告によってさまざまであり、研究対象とされた年齢によってもさまざまである。Hobbs らの研究では、クリーブランド・クリニック病院で血管造影を行った症例のうち 1.55％に冠動脈異常が認められたと報告されている一方［149］、Samanek らの研究では小児剖検事例のうち冠動脈異常を認めた比率は 0.6％にすぎなかったと報告されている［150］。さらには、21 歳未満の予期せぬ心臓突然死事例をまとめた研究報告では、乳幼児例 20 名中 50％、年長児 50 名中 24％に冠動脈異常を認めた、と報告されている［151］。しかしながら、心機能評価のためエコー検査を施行した、0〜21 歳までの年齢群の 2388 名の無症候性患者では、冠動脈異常を認めたのはわずか 4 名（0.17％）であったと報告されている［152］。これらの研究から、無作為抽出された小児や若年成人における冠動脈器系の有病率は 0.2％未満と推測されている［153］。

関連する徴候

冠動脈奇形は、大動脈二尖弁や僧帽弁逸脱症、Fallot 四徴症、大血管転位などの他の先天性心疾患と合併して認めることもある［154–156］。このようなケースでは、生前に既に詳細な心機能評価がなされている場合が多く、剖検実施前に冠動脈奇形の診断がついていることもある。一方で、冠動脈奇形が単独で存在していた事例の場合、突然死するまで臨床的に気づかれていなかったことも少なくない［157］。例えば、あるケースシリーズ研究では、先天性冠動脈奇形を認めた乳幼児・小児の剖検事例計 35 名のうち、45％までもが突然死であったと報告されている［158］。極めて稀ではあるが、家族性に冠動脈奇形を認めたとの報告もある［159］。

大動脈からの起始異常

大動脈からの冠動脈の起始異常は、右冠動脈でも左冠動脈でも認められ、異常分岐のバリエーションは幅広い（図 6.15、6.16）。異常血管の多くは左右いずれかの Valsalva 洞から生じるが、稀に後方の非冠動脈洞から起始していることもある。このような起始異常によっても、小児期に致死的不整脈や突然死を引き起こしうる［160–162］。

頻度

大動脈からの冠動脈の起始異常の頻度に関する報告は、大部分が何らかの臨床症状を持つ成人に対して血管造影を実施した際に起始異常が認められた比

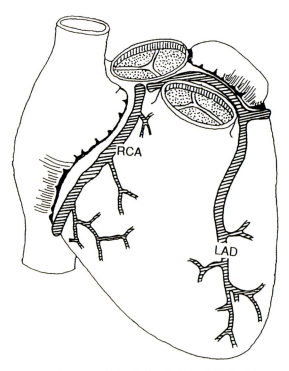

図 6.15　右 Valsalva 洞から分岐し大動脈・肺動脈大血管間を走行する左冠動脈のシェーマ。
　略語　RCA: right coronary artery（右冠動脈）、LAD: left anterior descending artery（左前下行枝）

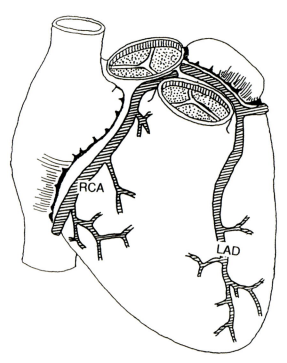

図 6.16　左 Valsalva 洞から分岐する右冠動脈（RCA: right coronary artery）のシェーマ。
　略語　LAD: left anterior descending artery（左前下行枝）

率を報告したものであり、小児における実際の頻度を正確に特定することは困難である。このような研究として、Kimbiris らは 7000 名の成人例を対象とした研究報告を行っているが、うち 0.64％に冠動脈の大動脈起始部異常があり、その多くは回旋枝で認められた、との報告を行っている［163］。その他の研究でも、その頻度は 0.6 〜 0.83％と報告されている［164, 165］。研究対象とした人や血管（例えば、回旋枝を含めて検討したかなど）によって報告は異なるものの、右冠動脈奇形の発生頻度は概ね左冠動脈奇形の発生頻度とほぼ同等であった［149, 155, 163, 166, 167］。これらの研究報告はすべて血管造影の結果に基づいたものであるが、Liberthson らの研究は血管造影の結果に加えて剖検の結果も加えたものであった。

　剖検を行った小児事例の後方視的研究としては、Lipsett らの報告がある［168］。剖検を実施した 2 歳以下の予期せぬ突然死事例 812 名中、3 名（0.4％）において、冠動脈奇形を認めたと報告されている。しかしこの報告を行った研究者自身も指摘しているように、異常血管との解釈を行った判断基準がさまざまであったという点や、すべての血管異常について言及がなされているわけではないという点に鑑みると、この割合はもっと高い可能性がある。

病理組織学的特徴

　乳幼児や小児が予期せず突然に死亡した場合、剖検時に冠動脈の異常の有無につき検索を行う必要がある。心臓外壁の血管走行を注意深くトラッキングし、異常が認められた場合、理想的には血管造影を行うことが望ましい［169］。大動脈弁が冠動脈口にかかっていたり、冠動脈口が若干偏位しているために冠尖部が隠れてしまい、冠動脈がないかのようにみえることもあるため、Valsalva 洞のみの検索ではかえって混乱を招いてしまいうる。大動脈弁を弁尖間で切開し、Valsalva 洞や心臓外壁の血管走行をしっかりと検索することで、こういったミスを防ぐことはできる。

　冠動脈口の位置が正常な患者の場合、冠動脈口狭窄や起始部の病的鋭角起始といった異常所見が見逃されやすい。異常血管を確認した場合には、冠動脈口の低形成や内腔の隆起がないかについても評価を行う必要がある［170］。血管走行を正確に確認する

第 6 章 脈管疾患

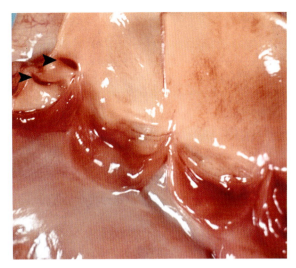

写真 6.17　ベッド上で死亡した状態で発見された生後 3 か月齢の男児の剖検時心臓所見。左 Valsalva 洞の左冠動脈口の上部に右冠動脈口（矢頭部）が開口している。病理組織学的には、明らかな心筋虚血所見は認められなかった。

ためには心臓周囲の脂肪を除去して血管を露出しなければならないが、乳児早期の子どもでは手技的に極めて難しい。冠動脈とその主要な分枝を 2 〜 3mm 間隔で輪切りにすることで、閉塞性病変や内径狭窄の有無などの重要な情報を得ることができる［171］。

異常血管の病理組織学的変化の程度は、その性質ごとに異なるものである。異常血管が小さい場合、灌流領域の慢性虚血所見は明らかではないかもしれないが、主要血管に奇形がある場合、その程度が軽かったとしても突然死をきたす可能性がある。つまり、冠動脈の主幹部以外の血管異常の場合には慢性虚血性変化による線維性瘢痕が認められるのに対し、病態生理学的にはより重要な部位に生じた血管異常では急性期に死亡するためほとんど組織に変化は認められない、という病理組織学的矛盾が生じるのである。顕微鏡的に観察しうるような虚血性心筋障害が進行するのにはある程度の時間がかかる。突然死した子どもたちの心臓に明らかな病理組織学的変化がみられないことは、全く驚くことではない。とはいえ、収縮帯壊死（CBN: contraction band necrosis）は急速に進行するため、異常血管の灌流域の心筋内にこの所見が認められれば、診断的価値が高いといえよう。

異常冠動脈が突然死の原因なのか、死因とは関係なく単に偶発的に存在していただけであったのか、鑑別が難しいという問題もある。年長児では時に、狭心症や不整脈を思わせるエピソードを認めることもあるが、そのような病歴は必ずしもあてにはならない。同様に、すべての患者に急性や慢性の心筋傷害所見が認められるわけでもない（写真 6.17）。冠動脈の先天性血管異常の存在は、小児期のすべての段階において（胎児期でさえも）突然死のリスクを増大させる［172］ため、剖検時に他に異常所見が認められなかった場合には、第一義的な死因の可能性として考慮すべきであるであるが、このような場合死因はあくまでも推定の域を出ない。明らかな虚血性変化がみられないようなケースの場合には、致死的不整脈が死因であった可能性もある。

突然死の発生

前述したように、冠動脈奇形の事例が突然死をきたす可能性は、異常血管によって灌流されている心筋量にある程度は左右される。すなわち多くの心筋を栄養しているような大きな動脈の閉塞は、小血管の閉塞に比べてその影響は遥かに大きい。冠動脈奇形は小児・思春期の子どもの心筋梗塞の原因として最も多く、さらに遺伝性血栓性素因をあわせ持っていた場合、そのリスクは増大する［173］。Liberthson は、左主冠動脈奇形を有する成人の 75％以上で胸痛や突然死が認められていた一方で、右冠動脈奇形を有する成人のうち心室細動や突然死をきたした比率は 25％以下であった、と報告している［174］。

初期の頃は、冠動脈奇形のうち臨床的に重要であるのは、肺動脈幹から生じるものや［175］、大動脈と肺動脈幹の間を走行するもののみである、と考えられており、右冠動脈の異常は比較的無害であると考えられていた［176］。しかしその後、右冠動脈奇形をともなう心筋梗塞事例や突然死症例が、あらゆる年齢群から次々に報告されていった［1, 177–181］。

冠動脈奇形のある成人が突然死をきたす頻度を調査した 2 つの研究ではそれぞれ、18％（9 名／ 51 名）および 30％（3 名／ 10 名）であった、と報告されている［182, 183］。

冠動脈奇形のある乳幼児突然死事例では生前にほとんど症状がなかったか、非特異的症状しか認められなかった事例が多い［168, 184, 185］が、これは全例にあてはまるわけではなく、注意深く病歴を聴

取することで重要な徴候が明らかになることもある。例えば、小児であっても心筋虚血の際に胸痛を起こすこともある [186] が、Liberthson が報告した右冠動脈奇形のある生後9か月齢の乳児は、「激しく泣いて胸をつかみ、その後ぐったりとなった」と報告されており、剖検がなされ病理組織学的に急性心筋虚血所見が認められたとのことである。その他にも Lipsett らが同様の2症例の報告を行っている [168] が、いずれの事例も労作時ではなく、入眠中あるいは入眠直後に発症している点は注目に値する。これら事例は、血管異常を持つ幼児は過度の労作がなくても発症の危険があるということを示しており、特に乳幼児期においては運動を行っていたというエピソードがなかったとしても、必ずしも冠動脈異常が死因と無関係であるわけではないことを意味している [187]。

左前下行枝の血管異常もまた、過去には特に問題はないと考えられていたものであるが、症候性となりうることがあり、突然死をきたすこともありうるということが判明している [174]。

病態生理

大動脈から起始する冠動脈の走行異常は、血流減少をもたらし、心筋虚血や不整脈、突然死を引き起こしうる [168]。

このような異常血管の血流減少は、さまざまな機序により生じる（表 6.3）。異常血管が極度に鋭角に分岐している場合、冠動脈口と分岐直後の部分は狭窄し、しばしばスリット状の形状を呈している [188]。Virmani らは、大動脈と異常血管の起始部のなす角度が45°以下になると危険である、との研究報告を行っている [189]。またその研究報告では、冠動脈の走行が正常であったとしても、分岐角が極端に鋭角であった場合、突然死に関与している可能性があることも示唆されている。つまり冠動脈口が弁洞より上部に認められた事例などは、それが死亡の寄与因子となった可能性を考慮する必要がある。

運動時には大動脈基部の拡張やねじれが生じ、冠動脈口がさらに狭小化しうる [190] が、冠動脈口の奇形や分岐角鋭化をともなっていた場合、拡張期血流はさらに阻害されることとなる。大動脈周囲を後方に走る動脈走行異常もまた、運動時の動脈の伸展と狭小化を引き起こしうる（写真 6.18、図 6.19）。

冠動脈口の膜様閉塞が大動脈弁狭窄症で生じることがあり [191]、例えば、先天性の大動脈弁尖異常（四尖弁）の16歳男児が、異常弁尖により左冠動脈口の閉塞をきたし突然死したとの症例報告がある [192]。

冠動脈口の隆起が弁様の働きをし、大動脈基部の拡張時の動脈内腔の閉塞を引き起こしうるか否かにつき、Virmani らは詳細な検討を行っている [189] が、このような弁様隆起が冠動脈口の半分以上の面積を占める場合、突然死を引き起こしうると結論づけている。

冠動脈が大動脈と肺動脈基部の間を走行する走行異常は、圧迫の影響により血流低下をきたしうるリスク因子として議論されてきた。このような場合でも、正常冠動脈圧は肺動脈圧よりも高いため冠動脈の虚脱は起こりがたいと考えている研究者もいる [193] が、このような考え方は「異常血管の場合に

表 6.3　奇形冠動脈の血流低下に関与する因子

冠動脈口狭窄
冠動脈口隆起性病変
動脈分岐部の異常鋭角
動脈の低形成
外部からの圧迫
動脈による圧迫
心筋による圧迫
内因性閉塞性病変

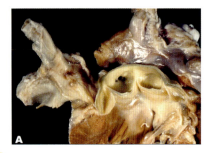
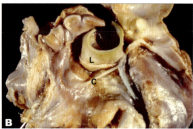

写真 6.18　就寝中に突然死をきたした生後19か月齢女児の剖検時心臓（A）。右 Valsalva 洞に円錐動脈口を含む3箇所の冠動脈口を認める。左冠動脈起始部の異常鋭角所見（L）が認められており、左冠動脈は大動脈後部を走行するに連れて狭小化していた（B）。C：円錐動脈。

第 6 章　脈管疾患

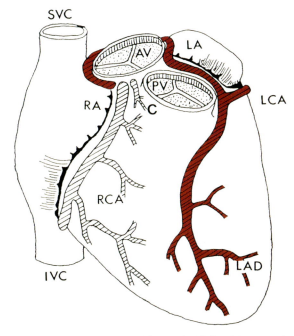

図 6.19　右 Valsalva 洞から分枝し大動脈後方を走行する異常左冠動脈のシェーマ。
略語　RA: right atrium（右心房）、LA: left atrium（左心房）、AV: aortic valve（大動脈弁）、PV: pulmonary valve（肺動脈弁）、RCA: right coronary artery（右冠動脈）、LCA: left coronary artery（左冠動脈）、LAD: left anterior descending artery（左前下行枝）、C: conus artery（円錐動脈）、SVC: superior vena cava（上大静脈）、IVC: inferior vena cava（下大静脈）

は冠動脈口狭窄や冠動脈口の弁様隆起を合併し、それにより血圧低下をきたしうる」という可能性に関しては考慮していない。異常冠動脈の圧迫は、大動脈壁を斜走する場合や稀には動脈円錐や心室中隔を斜走する場合にも起こりうると報告されている［174, 182］。

異常冠動脈は早期にアテローム性動脈硬化症をきたす可能性があり、内腔狭小による血流低下を招くことで心筋虚血をきたすこととなる。大動脈と右室漏斗部の間を走行する異常冠動脈を有する 17 歳の男児が、アテローム性動脈硬化症にともなって局所の冠動脈閉塞をきたした、との症例報告もある［165］。

回旋枝を含む冠動脈奇形は概ね血管造影で描出される。血管造影で描出しがたい冠動脈異常はたいてい微細な変化であり、突然死との関連性には乏しいと考えられる［98, 194］。しかし、他の合併する先天性心疾患に対する外科手術の際に、予期していなかった冠動脈奇形が存在することで、動脈の切離や結紮を行う際に問題となることがある［195–197］。

冠動脈奇形の事例をみる際、死後に病理組織学的所見を確認したり、解剖学的分類がなされない限り、臨床的に血流低下をきたすか否かを判断することが極めて困難である、ということを認識しておくことは極めて重要である。右 Valsalva 洞から分岐する右冠動脈円錐枝が確認された場合、それ自体は何らの病的意義を持つ異常ではなく、正常変異と考えられる（写真 6.18）。

大動脈高位起始

大動脈の弁洞部より上方に開口する冠動脈口の位置異常について、臨床的意義があるかどうかには議論がある［198］。しかし、冠動脈口が洞管接合部より 1cm 以上高位にある場合、冠動脈の狭窄・冠動脈の異常鋭角分岐・冠動脈圧低下などの異常を引き起こしうる［98］。このような異常を認めた事例として、自室のベッド上で死亡した状態で発見された 21 歳女性の症例報告がある。剖検時にはその他に何らの異常も認められなかったとのことである［199］。

肺動脈からの冠動脈分岐

肺動脈幹から分岐する冠動脈異常についても、さまざまな報告があるが、左冠動脈が肺動脈より分岐し、右冠動脈が大動脈から分岐する Bland–White–Garland 症候群が最も有名である（図 6.20）［200, 201］。他にも右冠動脈が肺動脈から分岐し、左前下行枝および回旋枝も肺動脈より分岐する、さらに稀な異常もある［202, 203］。やはり稀であるが、肺動脈から単一冠動脈が分岐するという異常も報告されている［204］。

頻度

先天性心疾患を対象とした研究では、肺動脈から分岐する冠動脈の異常は 0.24％であったと報告されている。一方、血管造影検査を行った事例を対象とした研究でその頻度は 0.1％未満と報告されている［205］。Bland–White–Garland 症候群の頻度は一般小児人口 30 万人あたり 1 人と推定されている［98］。

臨床徴候

冠動脈肺動脈幹起始症の臨床上の特徴は、症状が出生後早期から出現し、生後 1 年以内に死亡する

第4部　自然死（内因死）

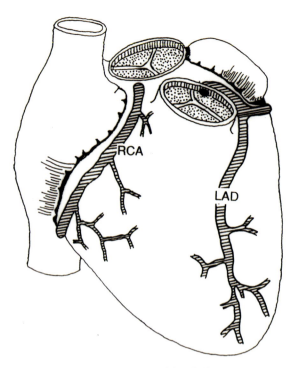

図 6.20　肺動脈幹から分岐する異常左冠動脈のシェーマ。
略語　RCA: right coronary artery（右冠動脈）、LAD: left anterior descending artery（左前下行枝）

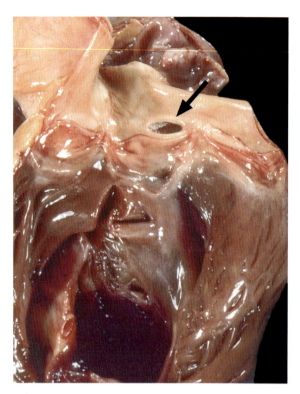

写真 6.21　生来健康であったが、歩行中に突然死に至った27歳女性の心臓の剖検所見。左冠動脈肺動脈幹起始症が認められた。矢印は異常開孔部を示している。

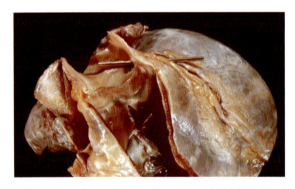

写真 6.22　写真 6.21 と同一の事例。異常な左冠動脈の走行がゾンデで明示されている。

[210, 211]。

同一の患者で、異常な冠動脈が大動脈と肺動脈幹のそれぞれから起始することもあるし [212]、左右の冠動脈がいずれも肺動脈幹から起始することもある。後者の場合、通常は早期に死亡する [213, 214] が、時に驚くほど長期生存する事例も報告されている [215]。長期生存例においては通常、その他の併存する先天的な心臓異常が肺動脈圧を上昇させ、動脈短絡が生じることを妨げている [216, 217]。

病理学的特徴

最もよくみられる左冠動脈が肺動脈より分岐し、右冠動脈は大動脈から分岐するタイプでは、剖検時の心臓の肉眼観察において、異常な左冠動脈は壁が薄く静脈様であり、壁が菲薄化しており、拡張した左室へと還流している [198]。一方、正常に起始する右冠動脈は通常かなり太く、血管造影検査を行うと冠動脈間の側副路が多数描出される。左室には急性期の梗塞所見や、間質線維化、石灰化、内膜弾性線維症の所見を認めることが多く、あわせて乳頭筋の萎縮所見を認めることもある（写真 6.23）。僧帽

「乳児型」と、より後年になり症状が出現する「成人型」、そして乳児期に症状が発現するが、側副血行路の発達により3、4歳頃に症状が改善する「中間型」に分けられる [11]。

よくある症状・徴候は心不全である [206, 207] が、この血管異常を持つ乳児が明らかに SIDS と思われるような死亡をきたしたり、急激な臨床症状の悪化をきたすこともある [208, 209]。より年長の小児や成人でさえ、生前にほとんど症状がないままに予期せぬ突然死をきたすこともある（写真 6.21, 6.22）

弁は拡張していることが多いが、左室肥大の報告は稀である［218］。

突然死の発生

冠動脈肺動脈幹起始症による予期せぬ突然死は、肺動脈から右冠動脈が起始している事例よりも、左冠動脈が起始している事例での報告例が多いが、いずれの事例でも生じうる。右冠動脈が肺動脈から起始している事例における突然死は、左冠動脈が肺動脈から起始している事例に比し、より年長で報告される傾向がある［203, 210, 219–224］。

病態生理

肺動脈から冠動脈が起始するという位置的独自性から、本症では大動脈から起始する他の冠動脈異常とは異なる病態生理学的イベントが発生する。ただ血流低下をきたすメカニズムは、大動脈から起始する冠動脈異常で引き起こされるメカニズムと類似している。

胎生期には肺血管抵抗が高く、肺動脈から冠動脈が起始していたとしても、大動脈から冠動脈が起始している事例と血行動態は同様である。出生後は肺呼吸が始まり肺血管抵抗が低下するため、肺動脈幹から起始する異常冠動脈の血流も低下し［205］、同時に、異常血管内の血液の酸素飽和度も低下する。これらの変化にともない、心筋虚血をきたし心筋梗塞に至ることがあり、この段階で死亡が生じることもある。この段階を生き延びた乳児では、正常な冠動脈からの側副血行路が発達することで改善し、冠動脈の血流は維持される。左 - 右シャントの程度は、量の観点からいえば重度とはいえないが、いわゆる心筋盗血現象（myocardial steal phenomenon）が生じることで心筋虚血が生じ、時に突然死をきたすこととなる［221］。

左冠動脈肺動脈幹起始症に関連して、致死的心タンポナーデをともなった左室破裂をきたした事例が、時に報告されている［225］。

その他の血管からの冠動脈異常起始症

別の冠動脈の近位部から異常冠動脈が起始することがある（写真／図 6.24）。このような事例では、前述した機序により管腔の狭小化が起こり、それにより血流の低下が起こることとなる。稀ではあるが、頸動脈から異常冠動脈が起始する症例も報告されている［226, 227］。

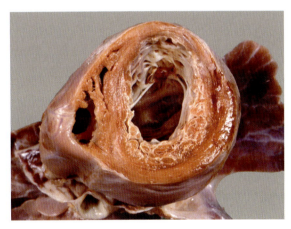

写真 6.23　突然死をきたした左冠動脈肺動脈幹起始症の事例の心臓の剖検所見。原疾患による重症心筋虚血によって引き起こされた、左室壁の限局的菲薄化が確認される。線維性瘢痕と内膜弾性線維症をともなっていた。

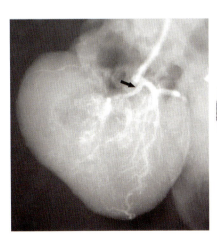
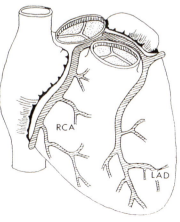

写真／図 6.24　左冠動脈から右冠動脈（矢印）が起始していることを示す血管造影像（A）。Bはその模式図である。
　略　語　RCA: right coronary artery（右冠動脈）、LAD: left anterior descending artery（左前下行枝）

第 4 部　自然死（内因死）

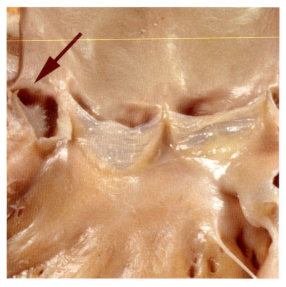

写真 6.25　左 Valsalva 洞に認められた、単一冠動脈開口部（矢印）。

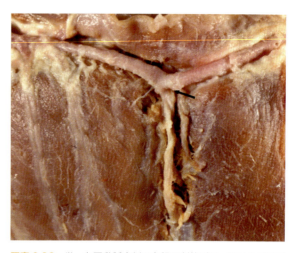

写真 6.26　単一左冠動脈事例の心臓の剖検所見。動脈分岐部で血管のねじれが生じており（矢印）、それによる血流障害が認められた。血管を開いても、その内部には閉塞性病変は確認されなかった。

冠動脈無形成／低形成

冠動脈無形成

　冠動脈が欠損している場合、心外膜血管がさまざまな分布パターンを呈する。いずれにしろすべての心臓血液供給を担う動脈が、単一の冠動脈開口から発生しているということは共通している（写真 6.25）[227]。

頻度

　冠動脈が完全に 1 本欠損している異常を認める割合は、総人口の 0.02％と見積もられている [228]。血管造影を行った成人（血管異常が潜在する高リスク群）では、この頻度は 0.4％に上昇する。冠動脈の異常自体は、総人口の 4.5％で存在すると見積もられている [229]。

突然死の発生

　単一冠動脈の臨床的な重症度は極めて多様であり、成人になるまで全く無症状の人もいれば、乳幼児期や小児期に突然死する人もいる [198, 230, 231]。ただ、死因をこの血管異常に帰する前に、冠動脈閉塞をきたしたその他の原因がないか注意深く検索する必要がある。

病態生理

　単一冠動脈は、致命的な血液供給低下をきたし心筋虚血を起こさない限り、重症化することはない。閉塞性病変をともなわない場合、心臓に問題は生じず、生存期間の低下を引き起こすことはない [232]。

　単一冠動脈に走行異常や開口部狭窄を併発した場合、血流障害をきたしやすくなる。剖検時に色素を注入したり、死後血管造影を行うことで、血管走行のねじれが判明し、血管機能的問題が存在していたことが示唆されることもある。例えば著者らは生後 2 か月齢の男児の予期せぬ突然死事例を経験しているが、剖検時に一見して正常血管径の単一左冠動脈が認められたが、血管内に色素注入を行ったところ、後下行枝の起始部近くでねじれによる血流障害が確認された [233]（写真 6.26）。

合併する徴候

　単一冠動脈は約 60％の患者では合併奇形を認めないが、40％の患者では大動脈二尖弁、総動脈幹、大血管転位、大動脈弁上狭窄、心室中隔欠損、冠動脈開口部狭窄、僧帽弁逸脱、冠動脈瘻、肺動脈弁閉鎖症、大動脈弁閉鎖症、Fallot 四徴症などの先天性心奇形を併発する [234–236]。回旋枝の欠損を認めた 12 歳女児例で、拡張型心筋症を併発していたとの症例報告もある [237]。

冠動脈低形成

　冠動脈低形成とは、通常の血管走行ではあるものの、顕著に血管径が小さい場合を指す。しかし、剖検時に冠動脈低形成を認めたとしても、血管支配領域に急性や慢性の心筋虚血所見が認められない限り、死亡に寄与したと判断することは極めて難しい［238］。このような事例として、著者は水泳中に突然死した 11 歳男児例を経験しているが、冠動脈低形成が死因であると断定することが極めて困難であった［171］。ただ本児には、何度か運動の際に失神したとの既往があり、剖検所見と臨床症状の対比を行うことが可能であった（図 6.27、写真 6.28）。他にも検査で心筋酵素の上昇を認め、剖検時にも左室の虚血所見を認めた、左冠動脈低形成の乳児例の報告や、思春期の子どもで突然死をきたした原因が冠動脈低形成によるものであったとの症例報告も存在している［198, 239, 240］。

　走行異常をともなう冠動脈奇形の事例に、ある程度の低形成を合併していることもあり、その場合、血管径の縮小と死因との関連性につき、詳細に検討しなければならない。ただ、冠動脈径の標準範囲に関するデータは乏しく、低形成との評価はあくまで主観的評価にならざるをえないという、題点もある。

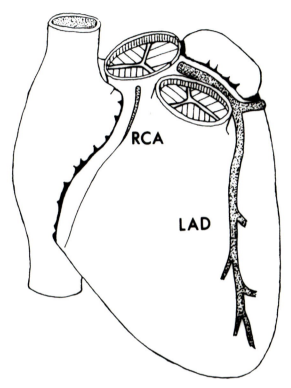

図 6.27　運動誘発性の失神の既往のある 11 歳男児例に認めた右冠動脈低形成の模式図。
　略語　RCA: right coronary artery（右冠動脈）、LAD: left anterior descending artery（左前下行枝）

冠動脈炎

川崎病

　川崎病は、急性熱性の自己限定性疾患〔訳注：加療せずとも自然治癒する疾患〕であり、1967 年に Kawasaki によって「急性熱性皮膚粘膜リンパ節症候群」として初めて記載された［241］。本疾患は、小児結節性多発動脈炎とも呼称されており［242, 243］、現在は小児期に比較的よくみられる疾患として、広く認識されている。残念ながら、本疾患は冠動脈に炎症を起こし、非常に重篤な経過をたどりうる

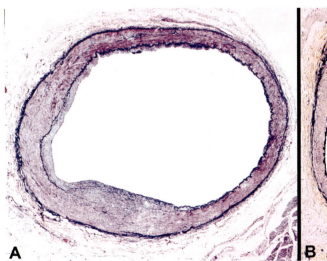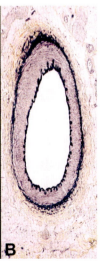

写真 6.28　図 6.27 の事例の左冠動脈（A）および右冠動脈（B）の病理組織所見。管腔径に著しい左右差が認められる（モバット・ペンタクローム染色）。

表 6.4 川崎病 [a] の診断基準

最低 5 日間続く発熱

両側の結膜の充血

口腔咽頭の変化：
　口唇の紅斑と亀裂または
　口腔咽頭浮腫または
　イチゴ舌

四肢の変化：
　手足の浮腫または
　手掌足底の紅斑または
　指趾末端の落屑形成

紅斑性発疹

リンパ節腫大（＞直径 15 mm）

[a] 診断のためには、発熱に加えてそれ以外の 5 つの基準のうち、4 つを満たす必要がある。

[1]。川崎病は、リウマチ熱症例の減少にともない、北米と日本では 5 歳以下の後天性心疾患の主要な原因となっている [244–247]。小児期に突然死をきたしうる疾患という観点からも、本疾患は非常に重要であり、以下のセクションで疫学および臨床情報につき詳述していく。

疫 学

川崎病は一般的に生後 6 か月から 5 歳までの小児が罹患し、生後 9 〜 11 か月の間の罹患が最多とされている [248]。10 歳以上で罹患することは稀であり、男女比はおよそ 3：2 と、男児に多い傾向があり [249]、致死的な事例はさらに 3：1 とこの比率が高くなる。人種間にも偏りがあり、東洋系人種の子どもは最も罹患しやすく、白人の子どもは最も罹患しにくい [250]。また集団発生する傾向がある。

臨床徴候

川崎病の臨床症状の出現はかなり突発的であり、表 6.4 にまとめた徴候が、発熱に引き続き生じる [251, 252]。特に生後 6 か月未満の乳児において多いが、特徴的な所見をすべて有しているわけではない非典型事例が存在する [253, 254]。診断基準以外の川崎病の臨床的あるいは病理学的特徴として、腹痛、下痢、関節炎、尿道炎、無菌性髄膜炎、急性胆嚢水腫、肝炎、胆管炎、胆管増殖性病変、などが挙げられる [255]。心臓の徴候としては、僧帽弁閉鎖不全症や大動脈弁閉鎖不全症を合併することがある。

川崎病の進行には以下の 4 つの段階がある [256]。(i) 第 1 病日から第 11 病日頃まで続く「急性熱性期」、(ii) 第 11 病日から第 21 病日まで続く、血小板増加症に関連して生じる非特異的であるが持続的な苛立ちと食欲低下を認める「亜急性期」、(iii) 第 21 病日から第 60 病日まで続く「回復期」、(iv) その後に続く「治癒期」。

川崎病はかつて、1 〜 2％の致死率であった [249] が、経静脈的免疫グロブリン療法により、致死率は著明に低下した [257, 258]。致死的な結果に至った事例の中には、生前に川崎病との診断がついていなかった乳幼児や小児も時に含まれている。注意深い病歴聴取によって、当初重篤な症状と捉えられていなかったが、後方視的にみて川崎病として典型的な臨床症状を有していた、熱性疾患の既往が判明することもある [259]。

急性期に死亡するのは死亡数全体の 5％に満たず、多くの死亡例（70％）が、亜急性期あるいは治癒期に死亡している [250]。多くの死亡は、症状発現から 6 か月以内に起こる [249] が、突然死はいずれの段階でも起こりうるし、症状が消えてから何年も経ってから突然死をきたすこともある [260–262]。致死的心筋梗塞の発生は、必ずしも激しい運動などに誘発されるものではなく、睡眠中や安静時に生じることもありうる [263]。

川崎病と幼児型結節性多発動脈炎（IPAN: infantile polyarteritis nodosa）は現在、同一の疾病と考えられている。より慢性的で、腎臓や肺の合併症を引き起こしやすい、いわゆる古典的結節性多発動脈炎とは、侵される血管のパターンも異なっており、全く異なる疾病である [242, 250]。川崎病の臨床検査所見上の特徴については、Newburger らによる優れた総説がある [264]。

病態生理

川崎病の集団的発生があるという事実から、免疫複合体による血管炎を合併するような感染性の病因が示唆されている [245, 246, 265, 266]。特異性のある感染源は特定されていないが、ブドウ球菌、連鎖球菌、プロピオニバクテリウム・アクネ菌、レトロウイルス、EB ウイルス、パルボウイルス B19、パラインフルエンザウイルス、ヘルペスウイルス、ア

表 6.5　川崎病の免疫学的特徴

ポリクローナルな B 細胞の刺激

抗好中球抗体

抗上皮細胞抗体

循環血液中の免疫複合体

ヘルパー T4 細胞の増加

サプレッサー T8 細胞の減少

血清サイトカインの上昇

インターフェロンレベルの多様化

CD14 陽性マクロファージ／単球の増加

リンパ球のインターロイキン 2 表面受容体の増加

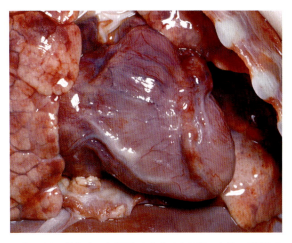

写真 6.29　川崎病で突然死した生後 4 か月齢の女児の剖検時心臓所見。冠動脈の著明な拡張が認められる。

デノウイルス、エコーウイルス、ロタウイルス、レプトスピラ、リケッチア、コクシエラ菌、エルシニア、イエダニ、などとの関連が示唆されている [256, 267, 268]。ただしいずれの病原体もすべての事例で感染が確認されるわけではない [269–271]。抗生物質による治療への反応性が乏しいことから、急性細菌性敗血症による病態とは考えにくい。繰り返しウイルス培養と血清学的検査を施行しても陰性であることから、標準的なウイルス感染症による病態とも考えにくい。

川崎病の発生と、直近のカーペット掃除との関連性につき報告した研究論文もあり [272–274]、掃除をすることによって感染性あるいは中毒性の病原体が巻き散らされているのではないかと推察している研究者もいる [275] が、この関連性については十分に確立されているものとはいえない [276, 277]。川崎病の小児はコントロール群の小児と比較して、水辺に暮らしている傾向があることから、保菌動物／媒介節足動物が関与している可能性も示唆されている [278]。

ブドウ球菌性熱傷様皮膚症候群、ブドウ球菌性中毒性ショック症候群、あるいは猩紅熱などの既知のエンテロトキシンによって引き起こされる臨床症状との類似性や、トキシンに誘導された病気に認められる免疫学的変化との類似性から、川崎病の原因は同定されていないトキシンによって引き起こされている可能性も示唆されている。トキシンが原因であった場合、共生的であるか、非常に毒性が低いため [248]、少数の背景因子のある人にしか影響を及ぼさないものであると推察される。

急性期川崎病患者の免疫学的検査では、さまざまな異常値が認められる（表 6.5）[279–286]。これらの所見からは、さまざまな炎症反応がこの病気の発生に関与していることが示唆される。

特に 2 歳以下では、同胞が川崎病に罹患する比率が 8 〜 9％ と高いが、人 - 人感染は証明されていない。さらには、川崎病の患者が発生した学校や特定の地域で大きなアウトブレイクが起きることがないこともあわせ、川崎病の感染病因論に対しては、反対も根強い。罹患児の同胞の高発生率についての調査では、同胞の発症時期がほぼ同じ頃であるという事例が明らかに多いことから、いずれにせよ二次的な人 - 人感染による移行というよりは、何らかの同じ病原体に暴露されたと考えるほうが、より整合性があると考えられる [248, 287]。それでもなお、もし未特定の感染性病原体が川崎病の原因であるとするならば、その病原体は感染性が弱いものか、あるいはこれまで考えられているよりもずっと広い範囲で流行しているが、臨床的に表面化するものが少ないかのいずれかであることに間違いはない。

米国内に住む東洋系の家族でも高い発生率が認められることから [273]、本疾患には遺伝的背景があり、それにより共通の感染性病原体に対して異常な反応性を示すのではないか、との推察もなされている [248]。ただ、日本での双子を対象とした研究では、一卵性双生児と二卵性双生児の間では罹患率に差異は認められず、この推論を支持する結果は得られなかった [288]。

第 4 部　自然死（内因死）

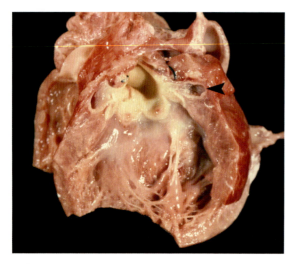

写真 6.30　川崎病患者の冠動脈近位部を切開した心臓の剖検所見。矢印部は急性期の血管拡張所見である。

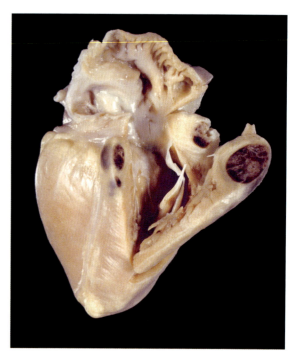

写真 6.31　川崎病の治癒期に突然死した生後 5.5 か月齢の女児の心臓の剖検所見。最大径 10mm に至る冠動脈瘤の割面には、閉塞性の血栓が認められている。

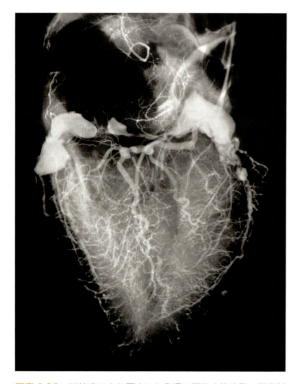

写真 6.32　川崎病により死亡した乳児の死後血管造影。冠動脈近位部に著明な瘤状拡張が認められる。

病理学的特徴

　川崎病の死亡児の剖検時の心臓の外表検案において、冠動脈の肥厚や、動脈瘤形成が認められることがある（写真 6.29–6.31）。形成される動脈瘤は囊状で、主要な冠動脈の近位部に認められる傾向があり［289］、死後の冠動脈造影で描出することができる（写真 6.32）。巨大冠動脈瘤（直径＞ 8mm）は、川崎病の非常に早期から生じうるが、すべての血管でこのような動脈瘤が生じるわけではない（写真 6.33）。冠動脈瘤は約 19％の患者に生じ（写真 6.34）、巨大動脈瘤は 5％に生じるとされている。僧帽弁や大動脈弁に病変を認めることもある（写真 6.35）［290–293］。

　川崎病による血管病変の病理組織学的特徴につき表 6.6 にまとめたが、その所見は早期の線維性内膜増殖をともなう急性血管炎から、瘤状拡張および血栓症に至るまで幅広い（写真 6.36, 6.37）。

　冠動脈瘤は、血管造影によって経時的評価をすると、徐々に消退していくようにみえる［294］が、その過程は、内膜増殖、血管壁の血栓沈着、損傷した動脈壁の収縮性瘢痕形成により生ずる内腔リモデリングの一種である、という考えが最も妥当である［295］。それゆえに、損傷した血管壁は完全には正常に戻らず［296］、線維性瘢痕、弾性板分断、内膜肥厚、異栄養性石灰化、といった治癒後の血管炎である何らかの証拠を常に示す。

　もし血栓症後の心筋虚血が致死的でなかった場合、器質化した腔内血栓は再疎通しうる［297］。再疎通後の血流が適正な量を超えてしまうことによっ

第 6 章　脈管疾患

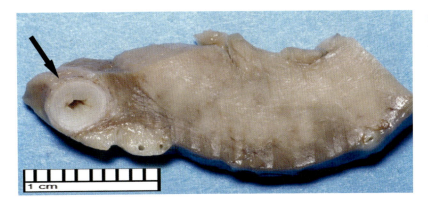

写真 6.33　夜間に突然死をきたした、川崎病としての臨床所見を何ら認めていなかった生後 10 か月齢男児の冠動脈の剖検所見。著明な線維性内膜肥厚（矢印）が確認された。

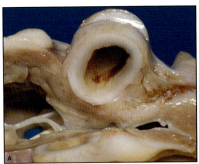 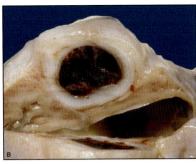

写真 6.34　写真 6.33 で提示した事例の冠動脈の剖検所見。動脈の瘤状拡張が認められ（A）、血栓による閉塞像も認められた（B）。

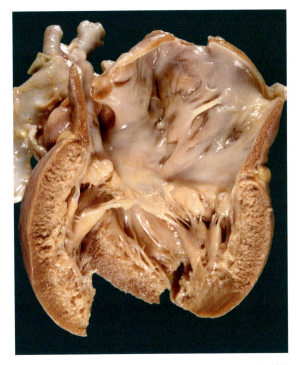

写真 6.35　川崎病で死亡した生後 3 か月齢の男児の心臓の剖検所見。僧帽弁の風船状拡張と異形成が認められた。

表 6.6　川崎病における心臓と冠動脈の病理学的変化

ステージ	病理学的変化
I	壁外冠動脈の外膜および内膜の急性炎症 急性心内膜炎、心筋、心膜炎
II	動脈瘤形成と血栓症をともなった壁外冠動脈の急性汎発性血管炎 急性心内膜炎、心筋炎および心膜炎
III	急性の内膜過形成 回復期の心筋および心膜の炎症
IV	内膜線維症にともなう動脈狭窄、石灰化、再疎通心筋線維症

て、発症から大分時間が経過した後に突然死が引き起こされる可能性もある［260, 298, 299］。このような事例として、著者は急性心筋梗塞で死亡した 2 歳男児例を経験している。心臓の病理組織学的検査では、より最近の虚血性変化だけではなく、広範性に瘢痕が認められ、右冠動脈の主幹部が閉塞していた（写真 6.38）［184］。

　川崎病では全身の中小筋性動脈にも、冠動脈と同様の血管炎が生じうる（写真 6.39、6.40）［300］。冠動脈と同様の炎症や壊死が、下肢・腸間膜・脾臓・副腎・腎臓の動脈に認めうるため、これらの部位の血管はすべて、剖検時にサンプル採取をすべきであ

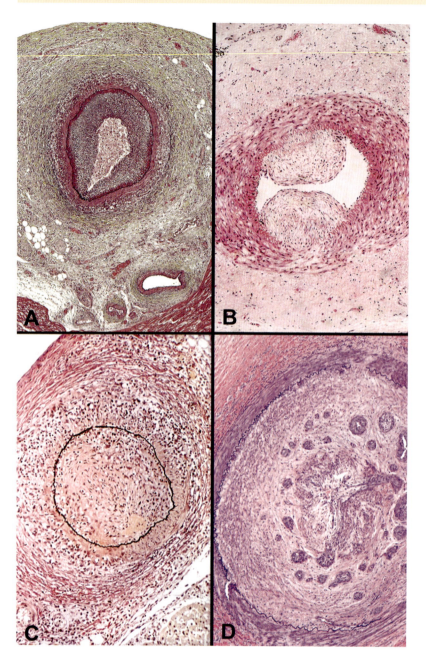

写真 6.36 川崎病治癒期の著明な冠動脈内膜肥厚像（A）。腸間膜血管に認められた限局性の対称性線維性内膜増殖（B）。冠動脈に認められた、再疎通像をともなう閉塞性血管炎（C・D）（モバット・ペンタクローム染色）。

る。病変が認められる血管は、臓器の実質外の血管であることが多く、時に中型から大型の静脈に炎症をきたしていることもある［250］。レチクリン染色やトリクローム染色は、閉塞し血栓化した血管を明確化する上で有用である。

　小児期発症の AIDS の事例においても動脈瘤の存在が確認されることがあり、病理組織学的な類似性も認められるため、時に鑑別診断に AIDS を加える必要がある［144］。ただし AIDS と異なり、通常川崎病で中枢神経系血管が侵されることはない［301］。

　川崎病の致死的症例は、法医学者が遭遇する時点ではもはや皮膚の紅斑性発疹は認められないことがほとんどである。また、たとえ皮膚病変が存在していたとしても、病理組織学的検査では軽度の浮腫と血管周囲の慢性炎症性変化をともなった表皮毛細血管の非特異的拡張を示すのみであり、診断的価値は低い。リンパ節における変化も、濾胞性過形成、非特異的な濾胞間免疫芽細胞浸潤、非典型的な単核球といった所見であり、同様に診断的価値は低い［250］。

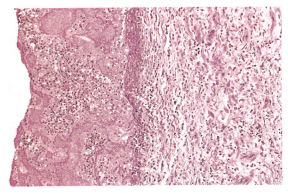

写真 6.37　川崎病で死亡した生後 6 か月齢の男児の冠動脈の病理組織所見。冠動脈瘤状拡張部の壁に最近形成されたと考えられる血栓が認められている。

突然死の発生

　川崎病における突然死の発症メカニズムは、虚血により誘発された不整脈であったり、刺激伝導系の炎症であったり、急性心筋梗塞であったり、あるいはより頻度は低いが、瘤状に拡張した動脈の破裂による心タンポナーデであったりと、多岐にわたっている［302］。Fujiwara らの 69 名の剖検事例の検討では、56 名（81％）が心筋梗塞、6 名（9％）が動脈瘤の破裂、5 名（7％）が心筋炎、2 名（3％）がその他の原因であったと報告されている［297］。心筋炎で死亡する症例の多くは、心筋梗塞で死亡する症例よりも、発症後早期の段階で死亡する傾向にある。

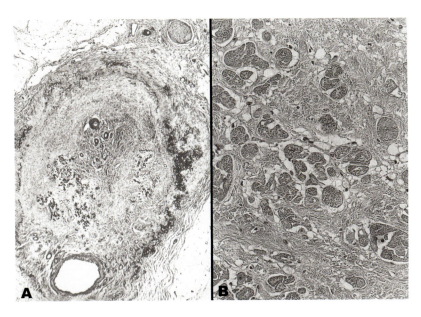

写真 6.38　自宅で突然死をきたした 2 歳男児の冠動脈の病理組織所見。明らかな川崎病の病歴は認められなかった。血栓閉塞した右冠動脈に器質化像と再疎通像が認められた（A）。左室心筋切片組織像では、以前治癒した梗塞によると推定される広範性の線維性瘢痕が認められた（B）（モバット・ペンタクローム染色）。

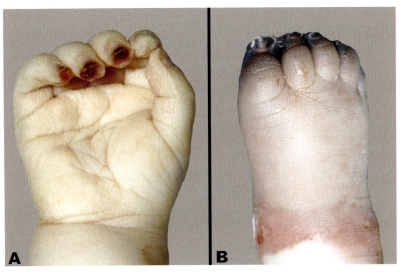

写真 6.39　川崎病により死亡した 3 歳男児の手足の外観。本児は全身に広がる動脈病変をともなっており、手指（A）、および足趾（B）に虚血性変化が認められた。

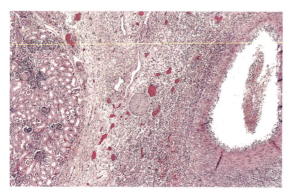

写真 6.40　川崎病における腎臓周囲動脈の血管炎。

　致死的な動脈血流の障害は、動脈瘤内血栓形成や、深部内膜過形成による血管径の減少によって生じるが、これらは本症の回復期以降に認めるものである。びまん性の閉塞性血管炎は、発病から数か月後に起こる血管閉塞や突然死の原因になりうる［303］。過去には、20％の症例で動脈瘤形成をともなう冠動脈の汎発性血管炎が認められ、続発して瘢痕形成をきたし、その結果として1〜2％の患者が致死的な経過をたどっていた［252, 304］。

　死亡せずとも、血管には恒久的な変化が起きるため、後に冠動脈の動脈硬化や虚血性心疾患を生じやすくなる。あるケースシリーズ研究報告では、平均年齢24.7歳（12〜39歳）でそのような虚血性のエピソードが認められたと報告されている。川崎病の既往がある患者が全身麻酔を受ける予定の場合、冠動脈病変を認める可能性を常に考慮しなければならない。成人以降も動脈瘤の血栓症による突然死は起こりうる［290, 305–309］。

　経静脈的免疫グロブリン投与とアスピリンによって、川崎病の心臓合併症をきたす比率は20％から5％に低下したということを考慮すると、将来、法医学者がこの疾患で死亡した小児を剖検台の上でみかける機会はさらに減少することが期待される［244, 310］。

その他の冠動脈血管炎

　より頻度は低いが、リウマチ熱や心臓移植に関連して冠動脈炎が認められることがある。血管炎の再分類を行うことが、近年提唱されている［311］。

リウマチ熱

　リウマチ熱が血管を侵すことは一般的ではない。しかし、時にフィブリノイド壊死、リンパ球浸潤、そして壁在血栓をともなう急性冠動脈炎をきたすことがありうる。より慢性的な変化として、病理組織学的に内膜線維増生や中膜の弾性線維増生が認められることもある［312］。

心臓移植後

　小児の心臓移植後に急性拒絶反応によって、血栓症をともなう冠動脈のフィブリノイド中膜壊死が引き起こされることがある。また、より慢性的な変化として、病理組織学的に求心性の線維性内膜増生による管腔狭小化が認められることがある［312］。

その他の病態

　以下に記す、その他の病態も冠動脈に影響を及ぼし、潜在的に予期せぬ突然死をきたしうる。

冠動脈瘻

　血行動態的に重大な冠循環の異常の中でも、冠動脈主幹部と心室、大静脈、冠静脈洞、肺動脈とが直接的に交通している事例は頻度の高い異常として、これまでにも数多く報告されている［216］。ただ、著者の剖検経験からすると、それほど多いという印象はない。このような冠動脈-心室間、冠動脈-静脈間、冠動脈-肺動脈間の瘻孔は、肺動脈幹から冠動脈が起始する冠動脈起始異常の結果として発達する瘻孔とは異なるものである。ある研究報告では、冠動脈造影を受けた0.2％の患者に冠動脈瘻が認められたと報告されている［313］。別の研究では先天的冠動脈異常症の13％に合併していたとも報告されている［149］。冠動脈瘻の中では、右心系に還流する冠動脈瘻が最も頻度が高い［314］。瘻が自然閉鎖し無症状の事例も存在するが、ほぼ50％の事例では心不全、労作時呼吸困難、狭心症などの症状を呈する［315, 316］。潜在的な致死的合併症として、心室破裂をともなう急性心筋梗塞、瘻孔破裂、塞栓症をきたすこともある［313, 317］。また細菌性心内膜炎の合併が、10％の事例で報告されている［11, 318］。なお冠動脈瘻の患者の3％が単一冠動脈と関連している［319, 320］が、単一冠動脈を合併した肺動脈瘻の小児患者が突然死をきたしたとの症例報告はほとんどない［321］。一方、生来健康であった24歳女性が、鈍的胸部外傷後に瘻孔部に血栓症を

第 6 章　脈管疾患

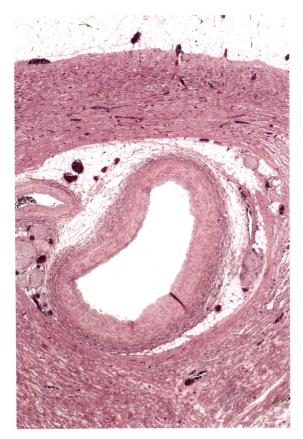

写真 6.41　胸痛を訴えた後にショック状態となり突然死した17歳男性の心臓の病理組織所見。左前下行枝の一部に冠動脈心筋ブリッジングが認められている。剖検時にその他の異常は確認されなかった。

きたしたとの症例報告もある［322］。

先天性冠動脈瘤

　小児期の冠動脈瘤のほとんどは、川崎病の後遺症か、真菌塞栓に続く局所感染症のどちらかにより発症する。AIDS でも冠動脈瘤が発症することがある。少数ではあるが、明らかに先天性の動脈瘤が孤発性に発生することもあれば、冠動脈瘻と合併して発生することもある［323］。冠動脈瘤が存在している場合、血栓性の閉塞や末梢性の塞栓症や動脈瘤破裂などの合併症の発生率は変わらないため、小児期の突然死事例に冠動脈瘤を認めた場合でも、冠動脈瘤の原因を特定することが困難なこともある［324］。多発性、多巣性の動脈瘤を認めるような事例では［325］、Ehlers–Danlos 症候群などの全身性の結合組織疾患の可能性を考慮する必要がある。そのような事例では、後にコラーゲンや分子の解析が必要になる場合に備え、組織や血液の保存を行うことが必要不可欠である。

先天性冠動静脈奇形

　稀ではあるが、冠動静脈奇形の破裂による心囊血腫と心タンポナーデが、乳児の突然死の原因となった事例も報告されている［326］。

壁内冠動脈（冠動脈心筋ブリッジング）

　壁内冠動脈は剖検の際に最大 86％の頻度で認められるものであり、突然死事例に壁内冠動脈が存在していたとしても、単に偶発的に認められたものである可能性が高い［327, 328］。しかし、水泳中に突然死した17歳女性で、剖検時に急性心筋梗塞と長い壁内左前下行枝が認められたとの症例報告があり、また別の17歳の運動選手の突然死事例で、剖検時に冠動脈の低形成と遠位回旋動脈の壁内走行が認められたとの症例報告があることから、少なくとも一部の事例では、因果関係があることが示唆される［329, 330］。壁内冠動脈（写真 6.41）は心筋の瘢痕化に加えて、心室細動や発作性上室性頻拍などの成人期の不整脈の発現に、確実に関与しているものと思われる［331, 332］。成人においては、壁内冠動脈は冠動脈れん縮とも関連があるとされている［333］。壁内冠動脈の外科的再移植術を受けた14歳女児が、術後に運動誘発性の失神が消失したとの症例報告もあるが、この症例も、やはり壁内冠動脈と虚血との間には関連性があるということを示唆するものである［334］。

冠動脈重積

　Roberts、Silver、Sapala［335］は、運動中に急死した19歳男性のサッカー選手を剖検し、冠動脈の内膜と中膜が遠位の血管腔に嵌入したことによる冠動脈閉塞が死因であった、との症例報告を行っている。

冠動脈れん縮

　11歳男児で狭心症を認めた事例において血管造影を行ったところ、正常の冠動脈が描出され、狭心症の原因が血管れん縮であると推察された、との症例報告がある［336］。McManus らによるレビューでは運動関連性の冠動脈れん縮による突然死は認

められておらず[329]、血管れん縮が小児期に致死的不整脈や梗塞を引き起こしうるかどうかについては、議論の余地がある。木村氏病の男児において、冠動脈れん縮による失神症状が認められたとの症例報告もある[337]。

冠動脈れん縮は生理学的な現象であるため、これを死因と判断する際の一助となる診断基準が提唱されている。診断基準には、「明らかな動脈閉塞がないが、心電図上明らかな虚血を示す所見がある」との項目が含まれている。理想的には冠動脈れん縮を疑わせる臨床病歴が剖検前に判明していることが望まれるが、実際にはそのような場合はほとんどない[98]。

粘液腫様内膜肥厚

突然死をきたした21歳男性の剖検時に、房室結節動脈内の線維性粘液結合組織沈着をともなう、心筋内細動脈の粘液腫様変性が認められたとの症例報告がある[338]。

静脈の異常

以下に述べる肺静脈還流異常症を除き、静脈の起始や走行の異常は、一般に臨床的意義はほとんどない。しかし、左上大静脈遺残（写真6.42）と思春期発症の致死的不整脈との間には関連性があるとの報告がある（合併する伝導経路の異常と関連している、と推測されている）[339]。

総肺静脈還流異常症

総肺静脈還流異常症（TAPVD: Total anomalous pulmonary venous drainage）は、肺静脈が左房ではなく右房または静脈支流に合流する還流異常症であり、予期せぬ突然死の発症を引き起こす、静脈系の構造異常である。本症は、胎児期の肺内静脈と原腸静脈叢の間の連絡が遺残し、総肺静脈の形成不全をきたすことで生じるものである[340, 341]。

右心への血液還流異常は、両肺を巻き込む完全なものである場合もあれば、片肺や片肺の一部だけを巻き込む部分的なものである場合もある。酸素化された肺の血液が静脈系の体循環と合流する場所は、横隔膜の上側の場合もあれば、下側の場合もある[342]。還流のタイプは、(i)上心臓型：右大静脈、または遺残した左上大静脈、またはそれら静脈の分枝に還流する（45%）、(ii)心臓型：右房または冠静脈洞に還流する（25%）、(iii)下心臓型：門脈またはその分枝に還流する（25%）（写真6.43）、(iv)混合型：複数箇所に還流する（5%）[343]、の4グループに分類される。最も一般的な合流先は左腕頭静脈であり（写真6.44）、冠静脈洞（写真6.45）、右上大静脈、門脈、右房と発生が多い順に続く[344]。極めて稀ではあるが、奇静脈や遺残する左上大静脈に還流する事例も報告されている[345, 346]。

臨床徴候

総肺静脈還流異常（TAPVD: Total anomalous pulmonary venous drainage）は全心血管系先天異常の1〜2%、剖検となった先天性心疾患症例の2〜5%を占めている。成人期まで生存することは可能である[349, 350]が、無治療の場合、生後1年以内の死亡率は80%にのぼる[347, 348]。卵円孔開存や動脈管など、左心系へ血液を転換する代償機構が存在する場合のみ、出生後も生存し続けることが可能とな

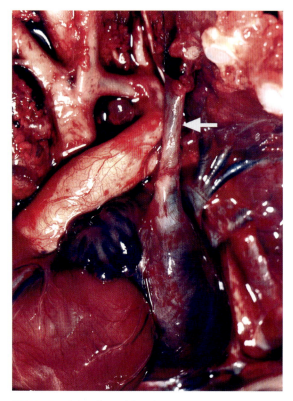

写真6.42　突然死事例の剖検時心臓所見。左上大静脈遺残（矢印）が認められた。本症例では大動脈弓低形成もともなっていた。

第 6 章 脈管疾患

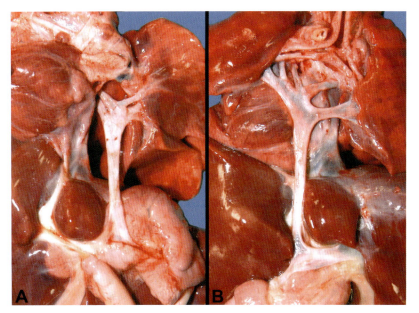

写真 6.43　生後 5 週齢の女児の上胸部の剖検所見。共通肺静脈が横隔膜下で還流するタイプの総肺静脈還流異常症が認められた。A は心臓を右に反転した像であるが、通常認める左房と肺静脈の連結がないことが確認できる。B は後面像であるが、共通肺静脈が門脈へ還流していることが確認できる。

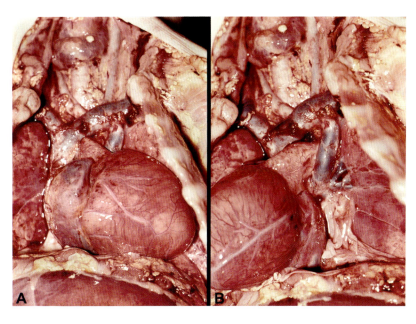

写真 6.44　総肺静脈還流異常における拡張した腕頭静脈および右房（A）。肺の静脈血流は共通肺静脈を通って腕頭静脈に至っており、それにより左室は低形成となっている。心臓を右に反転した写真（B）では、肺静脈と左房の正常な連絡が欠損していることが確認できる。

る。男児は女児よりも発生率が高く［350］、稀ではあるが家族性も報告されている［351, 352］。TAPVP は、ヒト以外にもイヌでも発症例が報告されている［353］。

　本症の患児は、子宮内発育遅延をきたしやすく、在胎週数 38 週未満で出生することも多いため、出生時体重は 2500g 未満のことが多い。胎生期には肺血管抵抗が高く、卵円孔からのシャントもあり、子宮内では問題を起こさないが、出生後に肺血管抵抗が低下すると、呼吸器症状や心不全症状などの問題を呈するようになる［354-357］。重篤な心筋虚血や梗塞が生じることもある（写真 6.46）。しかし、このような主要血管の先天異常が存在するにもかかわらず、出生直後に臨床症状を認めないか非常に非特異的であり、剖検に際して事前の手がかりが何もないという場合もある［358］。例えば、乳児期の死亡事例で剖検を行った 52 名中 12 名（23%）では生前に有意な症状は認めておらず、突然の予期せぬ死亡という形態をとっていた［359］。5〜10% の症例では、総還流静脈の閉塞や狭窄によって、臨床転帰が

第4部　自然死（内因死）

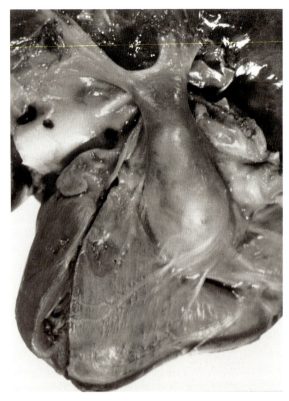

写真 6.45　総肺静脈還流異常症の心臓の剖検所見（後面像）。著明に拡張した冠静脈洞へ肺静脈が還流していることが確認された。

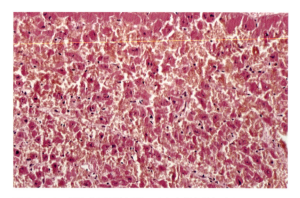

写真 6.46　総肺静脈還流異常により急性心筋梗塞をきたした乳児の、心筋の病理組織所見。

増悪しており、明らかな閉塞のある児は、閉塞のない児と比較してより早い年齢で死亡している（前者の死亡時年齢の中央値が生後3週間であるのに対し、後者の中央値は生後3か月であった）［346］。TAPVD単独例での手術死亡率は10％未満であり通常予後も良好であるが、複雑心奇形を合併している症例での予後はあまり良くない［360］

病因

TAPVDのほとんどは孤発例であるが、中にはScimitar症候群（動脈血から栄養される右低形成肺から起始する部分肺静脈還流異常をともなう症候群）と関連した家族発症例も報告されている。浸透度は低いものの、4q12–13領域に関連した常染色体優性遺伝形質の家族性発症例も報告されている。この遺伝子座位と血管内皮成長因子受容体をコードする遺伝子は近接しており、これがTAPVRの遺伝子座であるとの仮説も立てられているが、実証されていないわけではない。その他にも関連する症候群として、Holt–Oram症候群、Ellis–van Creveld症候群、無脾症候群、猫の目症候群、などが挙げられる［355, 361, 362］。Holt–Oram症候群は、12番染色体の長腕の突然変異により転写因子TBX5が不活化されて引き起こされる、上肢の奇形と心臓奇形をともなう常染色体優性疾患である［363］。Ellis–van Creveld症候群は、外胚葉の異形成、胸郭低形成、小人症、先天性心臓異常を認め、全身性の軟骨内骨化の異常をともなう常染色体劣性の遺伝性症候群である［364］。猫の目症候群、別名「Schmid–Fraccaro症候群」は、22番染色体の重複（22pter–22q11）が原因となり、TAPVDなどの先天性心奇形やFallot四徴症、心室中隔欠損を含む、非常に多様性のある表現型異常を引き起こす遺伝性症候群である［365］。

病理学的特徴

その他には心奇形を認めないTAPVD単一の異常のみの事例においては、剖検時にはじめに確認される所見は、大静脈のうっ血をともなう右房と右室の拡張／肥大であろう（写真6.47）。通常、心臓は肺静脈によって固定されているが、それが欠損しているため、剖検の際に心膜が除去されると心臓は異常な可動性を示す。

臓器を摘出した後に静脈の走行を確認することは極めて困難であり、静脈の合流部位も極めて多岐に及ぶため、本症の場合、自然位での慎重な静脈走行評価を行うことが、特に重要である［366］。剖検時に血管狭窄の有無の確認を行うことも極めて重要である。死後の血管造影は、臓器の切離をせずとも血管走行の確認が可能であり、特に外部からの圧迫による血管閉塞がある場合、その位置と程度を的確に示す上で、唯一の方法といえる。血管狭窄を確認す

第 6 章　脈管疾患

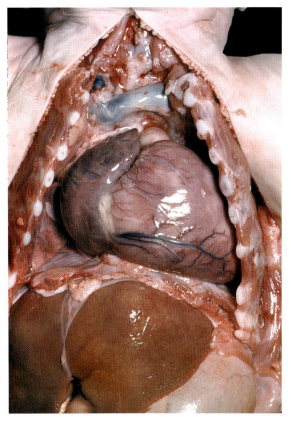

写真 6.47　総肺静脈還流異常症の事例の剖検時所見。右房および右室に著明な拡張が認められるが、これは剖検時に確認される最初の徴候であることが多い。

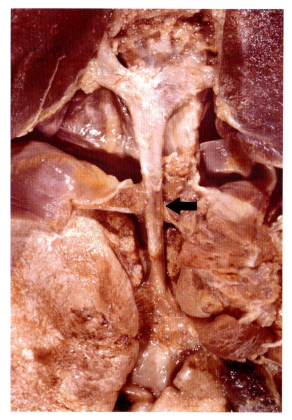

写真 6.48　横隔膜下で還流するタイプの総肺静脈還流異常症の乳児の剖検時所見。横隔膜の高さで、外部圧迫による共通肺静脈の血流閉塞が認められている（矢印）。

るための代替方法として、シリコンゴムを用いた血管構造の成形を行った報告例もある［367］。

　静脈の持続的な閉塞は、静脈圧の上昇による肺高血圧をきたしうるため［368］、後に肺内血管の組織学的検討を行うことができるようにするために、剖検時にはすべての肺葉から適切なサンプリングを行っておく必要がある。Scimitar 症候群でも肺高血圧の合併例は報告されている。

病態生理学

　TAPVD を基礎疾患に持つ小児において最も問題になるのは、還流先の共通静脈の血流の閉塞である［369］。これは還流部位が横隔膜より下にある事例では特に問題になり、外部からの圧迫が加わった際に横隔膜裂孔部位での閉塞をきたしやすい（写真 6.48）。還流静脈が長いことは増悪因子となる。還流部位が横隔膜より上にある事例でも 50% までに、還流静脈の部分的な低形成や、気管と肺血管の

間での圧迫による閉塞が報告されている。共通肺静脈と冠静脈洞や門脈などとの合流部に血管狭窄を認めたり、共通肺静脈と肺から出ている静脈との合流部に、線維性内膜過形成を認めることもある。左心房低形成や卵円孔狭窄を併発していた場合、症状がより増悪することもある。また、肺動脈や肺静脈の低形成を合併することもある［355, 370］。

随伴所見

　肺静脈還流異常は、無脾症候群や多脾症候群に合併することがある［371］。本症の 30% の患者でFallot 四徴症、両大血管右室起始症、共通房室管、大血管転移症、その他の静脈奇形、肺動脈狭窄症、肺動脈閉鎖症など、その他の先天心疾患を認めるとされている［372–374］。左室低形成症候群の患者の 8% で、肺静脈還流異常を認めたとの報告もある［358, 375］。骨格系の異常が合併していた場合、Holt–Oram 症候群や Ellis–van Creveld 症候群の可能

385

第 4 部　自然死（内因死）

表 6.7　総肺静脈還流異常の剖検プロトコル

肺、心臓、関連する血管系の原位置での検索項目：
  （ⅰ）心膜を切開した後の心臓の異常可動性
  （ⅱ）左房に還流しない肺静脈
  （ⅲ）右房と右室の拡張と肥大
  （ⅳ）左心系の低形成

死後血管造影を考慮

肺静脈の停止部の同定：
  （ⅰ）上心臓型
  （ⅱ）心臓型
  （ⅲ）下心臓型
  （ⅳ）複数部位型

大動脈分枝、肺動脈管、静脈分枝を原位置で切開

還流静脈の狭窄または閉塞の評価

以下を含むその他の先天性障害の同定：
  （ⅰ）心臓外の奇形：無脾症、多脾症、内臓逆位、対称肺、主気管支の短縮、Holt-Oram 症候群、Ellis-van Creveld 症候群、猫の目症候群の徴候を含むその他の異常
  （ⅱ）心臓奇形：右胸心、右側心房相同、共通房室管、心室中隔欠損、両大血管右室起始、転位、弁閉鎖、Fallot 四徴症

小児循環器科医と遺伝医学者の剖検参加要請の検討

脈管および脈管外の異常の詳細な写真記録

分子生物学的検査の検討

家系調査と遺伝カウンセリングを含めたフォローアップ

出典：Byard & Gilbert [355]。

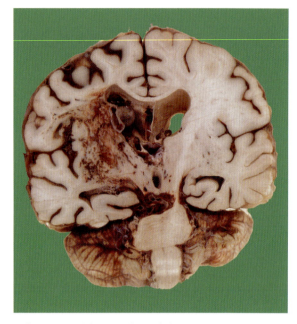

写真 6.49　右線条体の血管奇形由来のくも膜下出血をきたし、突然死した 26 歳女性の脳の剖検所見。

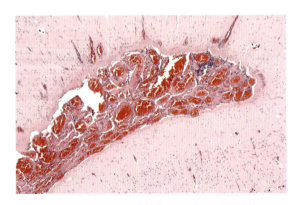

写真 6.50　髄膜の異常拡張血管像。このような異常血管は、しばしば特発性出血の原因となりうる。

性が示唆される［376, 377］。総肺静脈還流異常症の剖検プロトコルの概要につき、表 6.7 に掲示した。

先天性血管異常

　先天性血管異常は、著明な特発性出血をきたした場合、とりわけそれが頭蓋内で生じた場合、急速な臨床状態の増悪や突然死の原因となりうる（写真 6.49, 6.50）［378］。先天性血管異常に関しては第 8 章で詳述している。先天性血管異常による頭蓋内出血をきたした事例は、頭蓋内圧上昇やくも膜下出血の徴候として、遷延性のけいれんをきたしたり、突然の循環虚脱をきたし数時間以内に突然死することもある［379］。先天性血管奇形は髄膜に認めることもあれば、脳実質に認めることもあれば、脈絡叢内に認めることもある［380］。

　小児の致死的肺血栓塞栓が、先天性動静脈奇形内に発症することもあり、剖検時にはこのことを念頭に置いて注意深く検索する必要がある［381, 382］。

　頭蓋内の主要血管の動脈瘤は、小児期に非常に重篤な出血の原因となることがある［383–385］。嚢胞性腎疾患の存在や家族歴の存在が、常染色体優性遺伝性の脳動脈瘤の存在に気づく手がかりとなることもある［386］。冠動脈の先天性の血管異常が大出血

第 6 章　脈管疾患

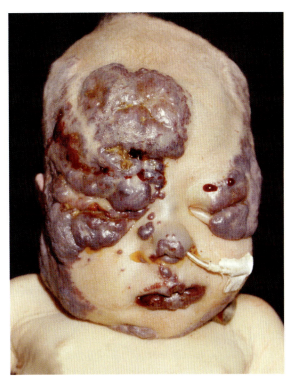

写真 6.51　びまん性乳児血管腫の生後 4 か月齢女児の顔面に認めた多発性血管腫。

をきたし、致死的タンポナーデを引き起こすこともある［326］。

Kasabach–Merritt 症候群

　Kasabach–Merritt 症候群は、生直後から認める巨大血管腫内であり、血腫内で血小板が捕捉され破壊されることによる、血小板減少症を合併する。本症の詳細については、第 9 章に記述した。

びまん性乳児血管腫

　びまん性乳児血管腫は、皮膚や内臓に多発する血管腫が特徴の稀な疾患である（写真 6.51–6.54）。慢性的な経過をたどるが、死亡率は比較的高く、通常は高拍出性の心不全により死に至る。血小板減少症を合併している場合に血管部位から大出血をきたし死亡したり、上気道の閉塞をきたし死亡することもある［387］。

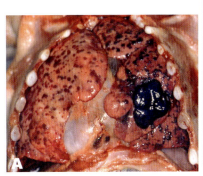 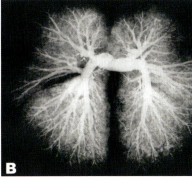

写真 6.52　びまん性乳児血管腫の事例に認められた多発性肺内血管腫（A）。B は死後に施行された肺血管造影。肺実質全体に多発性病変が認められている。

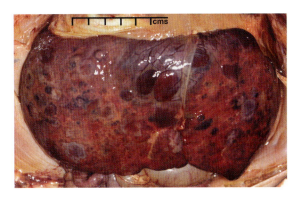

写真 6.53　びまん性乳児血管腫の事例の剖検時肝臓所見。多発性の実質内血管腫が認められる。

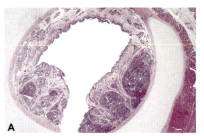
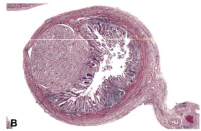

写真 6.54　びまん性乳児血管腫事例の病理組織所見。A は気管粘膜下の血管凝集像であるが、同部位の病変が喀血の原因となることもある。B は虫垂粘膜下の同様の病変であるが、下血の原因となりうる。

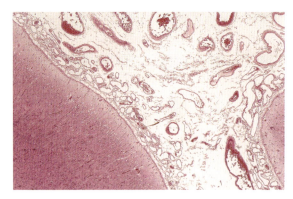

写真 6.55　Sturge–Weber 症候群の髄膜の病理組織所見。血管腔の拡張が認められる。

Sturge–Weber 症候群

Sturge–Weber 症候群、別名「脳三叉神経領域血管腫症」は、神経皮膚症候群つまり母斑症の 1 つであり、通常片側性の顔面母斑（火焔状血管腫）を特徴とする。母斑はポートワイン様の外観を呈しており、しばしば三叉神経の V_1 領域、もしくは V_1–V_2 領域に認められる。ポートワイン母斑が、体幹部や四肢に認められることもある。先天性緑内障や同側性半盲、精神遅滞を併発することもある。

剖検時に、軟膜に髄膜血管腫を認めることもあり（写真 6.55）、局所的に脈絡叢の一部が壁の薄い毛細血管、小静脈、海綿状血管腫と置換され、その結果、石灰化をともなって脈絡叢がサイズ的に増大していることもある［388, 389］。

この疾患は通例は散発性発症であるが、家族性発症例も報告されている。有病率は出生 5 万人あたり約 1 人と推測されている。患者の 75 〜 90 ％で、てんかんを発症すると報告されているが、特に顔面のポートワイン母斑が両側性に認められる患者で発症のリスクが高いとされている。特に早期発症の場合、けいれんはしばしば薬剤抵抗性であり、出血性脳梗塞や虚血性脳梗塞をきたすこともある［389–391］。

Osler–Weber–Rendu 症候群

Osler–Weber–Rendu 症候群、別名「遺伝性出血性毛細血管拡張症」は、さまざまな臓器に出現する血管奇形を特徴とする、常染色体優性遺伝性疾患である。神経皮膚症候群の 1 つであり、高い浸透度を持つが、表現型の差異が極めて幅広い疾患である［392, 393］。

臨床徴候

Osler–Weber–Rendu 症候群の診断基準にはわずかにばらつきがあり、皮膚粘膜の毛細血管拡張、1 か月に 3 回以上の特発性鼻出血、親の本症の罹患の 3 基準のうち 2 つを認めた際に診断しうるとする診断基準と［394］、典型的部位の毛細血管拡張、再発性特発性鼻出血、内臓の徴候、一親等以内の本症の罹患の 4 基準のうち 3 つを認めた際に診断しうるとする診断基準とがある［395, 396］。発生率は集団によって異なり、人口 10 万人に対し 2 〜 19 人とばらつきがある。

本症の患者の 20 ％が、小児期早期を含む全年齢層で、肺出血リスクのある肺病変を有していた、との研究報告がある［398］。肺病変の存在がシャントによる高拍出性の心不全の原因になることもあり、また脳の逆行性の脳梗塞や脳膿瘍を引き起こすこともある［399］。進行性の肺高血圧を認めることもある。また本症の患者の 5 〜 10 ％に脳内血管奇形を認め、てんかん、脳内出血、盗血現象による虚血などの原因となることがあるとされている［395］。小児患者では通常、消化管出血は問題にならないが、肝臓の血管拡張症が線維化を合併し、偽肝硬変に類する臨床像を呈することがある［400］。

病因

少なくとも 2 つの遺伝子座位が Osler–Weber–Rendu 症候群と関連している。エンドグリン蛋白を

第6章 脈管疾患

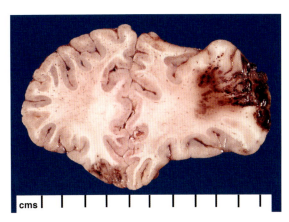

写真 6.56 Osler–Weber–Rendu 症候群の6歳男児の脳の剖検所見（冠状断）。散在性の血管奇形が認められる。

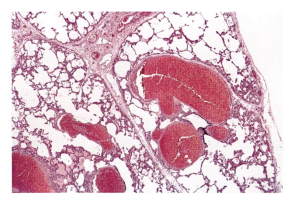

写真 6.57 Osler–Weber–Rendu 症候群の6歳男児の肺の病理組織学所見。特徴的な拡張した血管腔が認められている。

表 6.8 Osler–Weber–Rendu 症候群における予期せぬ死亡の原因

中枢性
 出血
 感染／膿瘍
 てんかん

肺
 出血

消化管
 出血

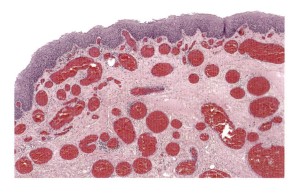

写真 6.58 Klippel–Trénaunay 症候群の口唇部の病理組織所見。毛細血管腔の拡張が無数に認められている。

コードする染色体 9q3 の変異は Osler–Weber–Rendu 症候群1型の原因となり、アクチビン受容体様キナーゼ1遺伝子の異常を引き起こす染色体 12q の変異は Osler–Weber–Rendu 症候群2型の原因となる［394, 401］。どちらも内皮細胞に高度に発現し、TGFβによる内皮細胞の遊走、接着、増殖の調節に関与しているとされている［402］。

病理学的特徴

血管病変は、血管壁の異常によって生じたものであり、後毛細血管細静脈の拡張を引き起こす。病的な弾性血管はあらゆる組織、特に皮膚、粘膜、肺、脳、消化管内の血管で発生し、拡張細動脈と直接吻合して動静脈シャントを発生させる［402］。脳の検索時にはしばしば過去の出血や虚血の証拠である、グリオーシスをともなう毛細血管拡張が明らかになるが（写真 6.56）、明らかな脊髄病変を認めることは稀である［403］。典型的な血管奇形は肺（写真 6.57）、肝臓、皮膚、粘膜、腎、骨でも認められる［401］。

突然死の発生

Osler–Weber–Rendu 症候群の患者は、通常は生命予後良好であるとの意見もある［404］が、特に小児期から症状を呈する患者では、本症候群が死亡リスクを上昇させていることに疑いの余地はない［392, 397］。突然死をきたすことは稀であるが、表 6.8 で掲示したように、さまざまなメカニズムによって突然死をきたしうる。

Klippel–Trénaunay 症候群

Klippel–Trénaunay 症候群は神経皮膚疾患の1つで、毛細血管、静脈、リンパ管の各種異常の組み合わさった脈管系の先天異常症であり（写真 6.58）、幼児期早期からの静脈瘤、巨指症（特に足趾）をともなう四肢肥大症を特徴とする。しかし、これら三徴候をすべて満たさない患者は全体の3分の1以上

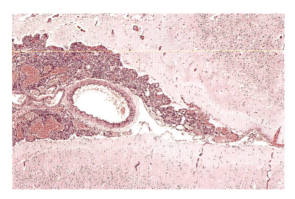

写真 6.59　髄膜血管腫症における血管の異常増殖像。

髄膜血管腫症

　髄膜血管腫症は、前頭側頭領域の軟髄膜に石灰化をともなう血管増殖を認める稀な疾患である（写真6.59）。報告された本症の年齢幅は生後9か月から60歳と幅広いが、小児および若年成人での発症が最も多い。発症機序は不明であり、ほとんどの症例が孤発例であるが、25%の事例で神経線維腫症に合併して発症している。小児および若年成人の突然死は、けいれん発作と関連して発生している可能性がある［413］。

を占めており、厳密に診断基準を適応する場合には、臨床的にいくらか混乱を及ぼす可能性がある。例えば、本症候群では動静脈瘻を時に認めるが、その場合 Parkes Weber 症候群とのオーバーラップが問題となり、他にもしばしば Sturge–Weber 症候群との混同も問題となる［388, 389, 405, 406］。本症候群では、毛細血管の先天異常を98%に、静脈瘤を72%に、四肢肥大を67%に認める。深部静脈の弁閉鎖不全をともなう、下肢の静脈の低形成や無形成を認めることもある。上肢に病変が認められるのは全事例の5%のみであるが、一方で下肢に病変を認める事例は95%を占めている。なお本症候群の発生率は出生2〜4万人あたりおよそ1人と推定されている［407］。

　本症候群の患者において、脳内に皮質下石灰化をともなう動脈瘤や、脈絡叢の増大を認めることがある。通常、頭蓋内出血は異常血管に由来するが、時に明らかな動静脈奇形や動脈瘤がない部位に、特発性の出血をきたす事例も報告されている［388, 408］。

　本症候群は孤発性と考えられており、病因は不明であるが、胚形成期に生じた中胚葉異常によって、発生中の肢芽における微細血管の動静脈吻合が遷延することによって発生すると示唆されている［409］。予後は一般に良好であるが、全年齢において患者の8〜22%で血栓塞栓症をきたしたとの報告があり、4%で巨大な深部静脈血栓症をきたしていた、とも報告されている。表在性の静脈炎もしばしば認められている［407］。肺塞栓症や、先天性の血管異常による凝固亢進症は、突然死の高リスク群であるが、原因は不明であるが本症候群では突然死の発症はほとんど報告がない［410–412］。

血管内皮腫

　幼児期の血管内皮腫はさまざまな臓器に認められるが、肝臓に病変を認める事例では高拍出性心不全をきたし、致死的になることがある。心不全や著明な出血を認めない場合、剖検時に偶発的に発見されるというパターンが最も多い［414］。脳の血管内皮腫はけいれんの原因となり、脳幹に病変がある場合には、おそらく自律神経調節中枢の圧迫によって突然死の原因となることもある［415］。

　悪性血管内皮腫は小児期の極めて稀な腫瘍であるが、血小板減少症、高拍出性心不全、チアノーゼ発作、大量出血による失血死などをきたしうる［416］。

紫斑病

　紫斑病（Peliosis）は、血液の充満した空隙が多発性に形成されることが特徴の、肝臓や脾臓などの実質臓器に発生する稀な疾患である。病因は不明であるが、おそらく複数の原因により生ずるものであり、一部は先天的な血管異常にともなって生じ、それ以外は AIDS、血液腫瘍、結核、移植後免疫不全、静注薬物乱用、アルコール依存、ステロイド内服、経口避妊薬内服などが関与した後天性の病態であると推察される。病理組織学的所見は一貫しておらず、嚢胞組織を欠く事例がある一方で、内皮細胞や線維組織から形成される不均質な嚢胞内壁を認める事例も存在する。紫斑病（Peliosis）の法医学的な重要性は、本症を認めた場合に、著明な腹腔内出血をともなう突然の臓器破裂をきたしうるという点にある。このような事例として肝臓紫斑病（Peliosis Hepatis）の2歳半の男児例を著者は経験しているが、当初外傷による肝破裂の可能性が鑑別に挙がった。本症は時に致死的となる特発性脾破裂を特に若年成

人にもたらすことがある［417–419］。

肺血管異常

肺高血圧症

肺動脈系の血圧が持続的に上昇した場合、その原因が何であれ、一連の特徴的な病理組織学的変化が認められる［420］。成人における肺高血圧症は、平均肺動脈圧が安静時に 25mmHg を超え、運動時に 30mmHg を超えるものと定義されている［421］。

臨床徴候

肺高血圧症の症状は病因により多少の違いはあるが、多くの場合、失神、めまい、呼吸障害などを呈する。ただし本疾患は、乳児期早期から老年に至るまでのあらゆる年齢層で、何らの症状や徴候がないまま突然死をきたすことがありうる［422–425］。Thornback と Fowler は、肺高血圧症患者 93 名中のうち 7 名（7.5％）に突然死を認めたとの報告を行っているが、そのいずれもが 21 歳未満であったとのことである［6］。本症の患者において、心臓カテーテル検査と妊娠は、突然死の可能性を高めるリスク因子となる［426–427］。

病因

肺高血圧症の中にはほとんど病因がわかっていない事例もあり、そのような場合、「特発性」と呼称される。また、原因がわかっている事例であっても、その根本的な病態生理は完璧にはわかっていないことも多い。慢性肺高血圧症は従来から、以下の 6 つに大きく分類されている。

(1) 特発性原発性肺高血圧症：病因がわかっていないもの。
(2) 血流増多性肺高血圧症：左 - 右シャントを有する先天的心疾患があり、肺血流が増加しているもの。
(3) 後毛細血管閉塞による肺高血圧症。
(4) 塞栓物質の機械的閉塞による肺高血圧症。
(5) 酸素交換を阻害する疾患による慢性低酸素症に続発した肺高血圧症。
(6) その他。

表 6.9　慢性肺高血圧症の分類

原発性肺高血圧症（多因子性動脈症）

左 - 右シャントを有する先天性心疾患による多動性肺高血圧症：
　心室中隔欠損症（肺動脈弁狭窄症なし）、大血管転移症、動脈管開存症、全肺静脈還流異常（TAPVD: Total anomalous pulmonary venous drainage）、心房中隔欠損症（稀）、その他シャントが惹起するより複雑な異常

後毛細血管閉塞：
　三房心、僧帽弁狭窄症、大動脈弁狭窄症、大動脈縮窄症、大動脈弁下狭窄症、大動脈弁上狭窄症、肥大型心筋症あるいは拘束型心筋症など
　肺静脈閉塞性疾患
　慢性左室不全、僧帽弁閉鎖不全症、大動脈不全、閉塞をともなう TAPVD、収縮性心内膜炎、縦隔線維症、縦隔腫瘍などによる静脈圧の増加

動脈の機械的閉塞：
　肺血栓栓塞症、鎌状赤血球症、あるいは静脈内薬物乱用者における異物

慢性低酸素症：
　先天性喉頭横隔膜症、気管軟化症、扁桃肥大症による上気道閉塞
　筋ジストロフィー、ポリオおよび重度の脊柱後側彎症による胸郭拡張制限
　中枢性呼吸ドライブの低下
　高地
　気管支肺異形成症、囊胞性線維症、気管支拡張症、喘息、間質性肺炎、肺ランゲルハンス細胞肉芽腫症、放射線照射後の変化、胎便吸引、コレステロールエステル蓄積症、特発性肺ヘモジデリン沈着症などの破壊性間質性肺疾患

その他：
　Wegener 肉芽腫症、先天性肺血管奇形、肺毛細血管腫症などによる、または肝硬変による門脈亢進症に関連する肺血管炎

これらの分類の詳細なリストを表 6.9 に掲示した。さらに最近では肺高血圧の臨床的分類が提案されており、その特徴につき表 6.10 に掲示した。

病理学特徴

長期にわたる肺高血圧症例では、漏斗部の突出をともなう右室肥大が認められるが（写真 6.60）［428］、同様の所見が短期間の経過で認められることもある（写真 6.61, 6.62）。病理組織学的には、肺微小血管に認められる変化に基づく、いくつかの分類方法が提唱されている。最も広く使われている分類法はHeath–Edwards 分類である［429］が、これは主に心房／心室中隔の欠損によってシャントが引き起こされた肺高血圧症に認められた病理学的変化に基づい

表 6.10　肺高血圧症のエビアン分類

肺動脈性肺高血圧症

原発性肺高血圧症
　　孤発性
　　家族性

関連性：
　　膠原病
　　先天性全身 - 肺シャント
　　門脈圧亢進症
　　ヒト免疫不全ウイルス（HIV）感染
　　薬物／毒素
　　　　食欲減退薬
　　　　その他
　　新生児遷延性肺高血圧症
　　その他

肺静脈性肺高血圧症

左房疾患あるいは左室疾患

左側弁膜症

外因による中心肺静脈の圧迫：
　　線維性縦隔炎
　　リンパ節腫大／腫瘍

肺静脈閉塞性疾患

その他

気道障害あるいは低酸素血症に関連する肺高血圧症

慢性閉塞性肺疾患

間質性肺疾患

睡眠呼吸障害

肺胞低換気

高地における慢性低酸素暴露

新生児肺疾患

肺胞毛細血管形成不全

その他

慢性血栓塞栓性肺高血圧症

肺動脈近位の血栓塞栓性閉塞症

肺動脈遠位の閉塞：
　　肺塞栓症（血栓、腫瘍など）
　　原位置の血栓
　　鎌状赤血球症

肺血管系に直接影響を与える疾患による肺高血圧症

炎症
　　住血吸虫症
　　サルコイドーシス
　　その他

肺毛細血管腫症

出典：Simonneau ら［643］．

て、6つの群に分類したものである。

- グレード I 　肺動脈の筋性部の中膜肥厚が認められる（中膜の幅が動脈外径の 7％ を超える）。平滑筋は末梢側の細動脈壁にまで広がっている。

- グレード II 　内皮下筋線維芽細胞の集簇をともなう、肺小動脈の内膜増殖が認められる。

- グレード III 　平滑筋肥大と内膜増殖をともなう、同心円状の著明な層状内膜線維化が認められる（写真 6.63）。

- グレード IV 　叢状病変をともなう肺小動脈の拡張が認められる。これらの変化は太い動脈から小動脈への移行部の遠位側で最もよく認められ、拡張した筋性動脈内に、本来繊維組織によって分離されるべき脈管が集簇する形で構成されている。

- グレード V 　拡張した筋性動脈の中膜が欠損し、肺静脈に似た静脈様拡張が認められる。筋性動脈に近接した薄壁に静脈様血管の集合体が形成され、いわゆる血管腫様病変となっている（写真 6.63）。膨張した薄壁の血管病変の破裂の結果、肺胞内にヘモジデリン含有マクロファージが認められる。

- グレード VI 　筋性動脈の著明なフィブリノイド壊死と貫壁性の好中球浸潤を特徴とする壊死性血管炎が認められる。肉芽組織形成を促すこととなる炎症性細胞浸潤の中に、好酸球も散見される。

病理組織学的変化の程度は採取部位によって異なり、またその程度は病因によっても多少は異なるため、剖検時に肺標本を採取する際には、すべての肺葉から部分切除標本を採取しなくてはならない［430, 431］。

心臓にシャントがある小児の場合、Heath–Edwards 分類の高グレードに該当する病理学的所見よりも、末梢の細動脈の筋性化の程度のほうが、重

第 6 章　脈管疾患

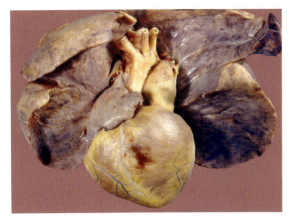

写真 6.60　原発性肺高血圧症により死亡した 14 歳男児の剖検所見。著明に拡張した右心耳、右房、右室、ならびに肺流出路が確認される。

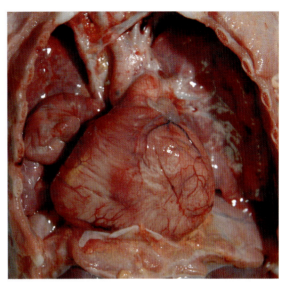

写真 6.61　生来健康であったが、突然息切れをきたし短時間の後に死亡した生後 2 か月齢の女児の剖検時所見。右房と右室流出路の著明な拡張が確認され、原発性肺高血圧症と診断された。

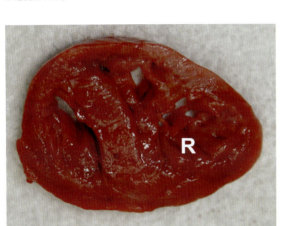

写真 6.62　写真 6.61 で提示した事例の心臓の剖検所見（横断面）。右室（R）の著明な肥大／拡張が認められる。

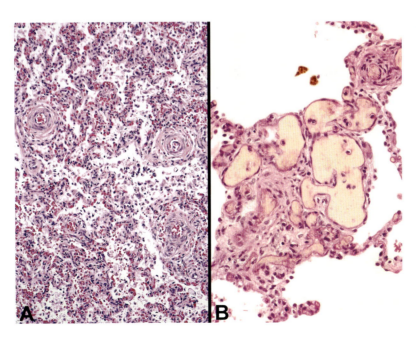

写真 6.63　Heath–Edwards 分類のグレード III に該当する肺の病理組織学的所見。小血管の中膜に同心円状の平滑筋肥大を有する高血圧性変化が認められている（A）。また筋性動脈に近接して、多数の拡張した薄壁性血管からなる血管腫様病変が認められている（B）。

篤な肺高血圧症の指標として信頼性があるとされており、Heath–Edwards分類に基づいて病理学的分類を行うことには、臨床的に疑問が投げかけられている［432］。Heath–Edwards分類に代わる方法として、以下のような分類法が提唱されている。

グレードA　平滑筋の末梢動脈への異常な伸展が認められる。
グレードB　筋性動脈の中膜の肥厚が認められる。
グレードC　筋性動脈の中膜の肥厚と、末梢の小動脈の数の減少が認められる［433］。

突然死の発生

肺高血圧症における突然死の発生機序についてはさまざまな説があるが、右室の負担が増えることで心筋虚血となり不整脈をきたす、という説が最も有力である。一方 James は、肺動脈に認められる変化と同様の変化が心臓の洞房結節動脈にも認められうるとして、それにより洞結節虚血を起こすことが突然死の原因であるとの仮説を立て、それを提唱している［434］。稀な事例と思われるが、先天性心疾患と肺高血圧症双方を患う17歳の子どもが肺動脈解離をきたし突然死した、との症例報告もある［435］。予期せぬ突然死をきたした事例の場合、最近薬物療法の内容を変更しなかったか否かも考慮する必要がある［436］。

原発性（多因子性）肺高血圧症

原発性肺高血圧症（多因子性肺血管障害）は、先天性心疾患やその他の考えうる原因をすべて排除した後の除外診断である。

臨床徴候

臨床症状は努力性呼吸困難、失神、易疲労感であり、症状は経時的に増悪し、数年に死で至ることが多い［437］が、小児期に突然死をきたすこともある［423］。原発性肺高血圧症の好発年齢は 16 〜 40 歳であるが、これより遥かに若い年齢で発症することもある。成人では女性のほうが多いが、小児期には発症頻度に性差はない［438］。

病因

原発性肺高血圧症の病因は不明である。病態生理としては持続性の血管収縮が根底にあるが、これは二次的に生じた現象と考えても、特に矛盾はない［439–441］。家族性発症の事例も存在する［427］。

病理学的特徴と鑑別診断

小児期発症例では Heath–Edwards 分類に記載されている病理組織学的変化がどれも急速に起こる可能性があるが、高グレードの変化は成人期の患者においてより多く認められる［442, 443］。肺細静脈の広範囲にわたる線維性閉塞が認められないことが、肺静脈閉塞性疾患などの後毛細血管閉塞に起因する肺高血圧症とは異なる点である。

肺の血栓塞栓が比較的新しい場合には叢状病変の形成が不十分であり、血栓塞栓性の肺高血圧症を強くうかがわせる。ただし原発性肺高血圧症において、偏在性の内膜線維増殖を局所的に認めたり、壁内血栓が認められることもあるため、血栓塞栓性肺高血圧症と原発性肺高血圧症との鑑別は、時に困難となる。両者の所見が重複するのは、おそらく発症機序が類似しているためであろうとの推察がなされている［444］。

血流増多性肺高血圧症

このタイプの肺高血圧症の多くは、先天性心疾患による左‐右シャントに起因する肺血管の血流の増加があり、それによる肺血管内の血圧上昇が原因で発症する［445–447］。例えば大血管転位症では、肺血管内の血圧が上昇して血流増多性肺高血圧症をきたす［448, 449］。大血管転位があるが心室中隔を認めない乳児では、肺動脈圧が有意に上昇するより先に肺血管に変化が生じることを考慮すると、大血管転位症における肺高血圧症の発生には、他のメカニズムも寄与している可能性もある［450, 451］。

病理学的特徴

血流増多性肺高血圧症例では、Heath–Edwards 分類にあるすべての所見が認められる。血流増多性肺高血圧症の病理学的所見は原発性肺高血圧症と酷似するが、シャントの位置や量、児の年齢といった要素が形態学的変化の進行に影響を与えていると思われる［452］。例えば幼小児では、動脈圧が著明に上

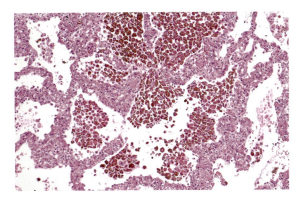

写真 6.64　肺静脈閉塞性疾患による長期にわたる慢性静脈性うっ血により生じた、肺胞内ヘモジデリン含有マクロファージの凝集所見。

昇していてもグレードの高い所見が認められないこともある［453］。動脈管開存症、心房中隔欠損症、心室中隔欠損症を認めた生後8週齢の女児に、既に叢状病変が認められたとの症例報告がある［454］が、一方で中隔欠損を認める3歳未満の小児の大多数では、顕著な病理組織学的変化は認められない［455］。特に、三尖弁に病変のある事例の場合、通例は重篤な高血圧性変化は病理組織学的には認められない。また幼小児において顕著な中膜肥厚所見が確認されるのはほとんどの場合、心房中隔欠損症ではなく心室中隔欠損症の事例である［452, 456, 457］。

後毛細血管閉塞に起因する肺高血圧症

このタイプの肺高血圧症は、心臓内病変（例：弁狭窄症あるいは三房心）や、肺静脈閉塞（例：閉塞をともなう総肺静脈還流異常症）や、肺内のより細い静脈の閉塞（例：肺静脈閉塞性疾患）など、静脈還流を阻害するさまざまな疾患に起因して発生する［458, 459］。肺高血圧による肺の病理組織学的変化は、閉塞性の総肺静脈還流異常症の場合や［368, 460］、肺静脈狭窄症の場合［461］、乳児期早期から認めうる。稀ではあるが、小児期の線維性縦隔炎によって肺静脈閉塞をきたし、25歳時に肺静脈梗塞をきたした男性の症例報告も存在している［462］。

病理学的特徴

病理組織学的変化は肺内の静脈から始まり、内膜線維弾性症や中膜の肥厚と動脈化をともなうが、細胞性内膜増殖は認められない［463］。静脈閉塞によ

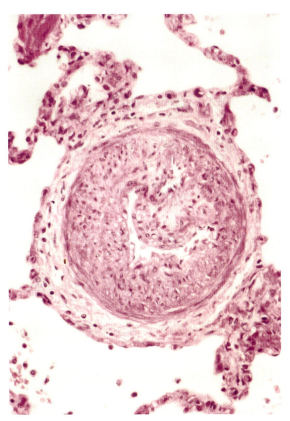

写真 6.65　水頭症に対して脳室‑腹腔シャント術が施行された後、反復性血栓性塞栓症をきたし肺高血圧症となった乳児の、肺の細動脈の病理組織所見。肺血栓性塞栓の再疎通像が確認できる。

る血管病変は、部位により非常に多様性がある。下葉の動脈では中膜の肥厚が認められやすく、上葉の動脈では内膜の線維化が認められやすい［464］。肺胞内のヘモジデリン含有マクロファージの存在は、長期にわたる慢性静脈性うっ血が存在していた指標であり（写真6.64）、肺胞中隔には拡張したリンパ管や増加した線維組織が認められることが多い。動脈および細動脈の病理学的所見は一般にグレードIII以下である。

塞栓による肺高血圧症

動物実験では、肺塞栓症の作成で肺高血圧症が誘発されることはなく、肺塞栓症が肺高血圧症の原因であるという意見には疑問符がついている［465］。ただし肺塞栓と肺高血圧症との間に何らかの関係性があることは、臨床的には明らかである。例えば水頭症に対して脳室‑腹腔シャント術を実施した子どもでは、乳児期早期から反復性血栓塞栓症や肺高血

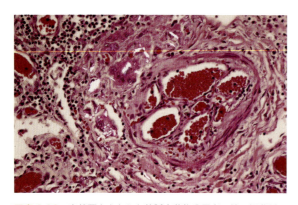

写真 6.66　突然死をきたした静脈内薬物乱用者の肺の細動脈の病理組織所見。肺内細動脈に隣接して、多核巨大細胞内に複屈折性のタルク塞栓（無機雑物による塞栓）が認められる。肺内細動脈には血栓後再疎通の像も確認される。

圧症や突然死を認めうる（写真 6.65）。

　静脈ルートでの薬物乱用者において、タルク塞栓〔訳注：無機雑物による塞栓〕や真菌塞栓を認めることがあるが（写真 6.66）、それ自体が致死的であるか否かは疑問視されている。なおこのような事例報告は成人のみであり、小児での報告例はない[466–469]。小児の肺内に原因不明の異物肉芽腫がみつかることがあるが、これは静脈注射あるいは外科的手技に関連して生じた可能性はあるが、その機能的意義については全くわかっていない[470, 471]。また、住血吸虫症が流行している地域において反復性塞栓症が認められた場合、寄生虫の侵入と関連している可能性がある[472]。また鎌状赤血球症などの異常ヘモグロビン症では、肺静脈内で血栓を形成し閉塞をきたす可能性がある。鎌状赤血球症における肺静脈の変化については、写真 9.5 に提示している。

臨床徴候

　反復性肺塞栓症の事例では、肺高血圧症が惹起されうるものの、突然死するまでは通例無症状であり、進行性の呼吸困難を認めていたとの症例報告は存在しない[473]。例えば、著者は Arnold–Chiari 奇形に続発した水頭症の治療のため、脳室‐腹腔シャント術を行った3歳女児が、ある日右心不全に陥り、翌日突然死したという症例を経験している。一方、死亡前に呼吸困難を訴えた場合でも、見落とされたり、喘息などの他の原因によるものとされてきた可能性もある[474]。

病理学的特徴

　肺血栓塞栓症の病理組織学的特徴は、病変の経過時間によって異なる。急性期の場合、新しい血栓には積層フィブリン、血小板、および赤血球の帯が観察される。時間が経つにつれ病理組織学的に、再疎通した細動脈の内腔の線維性閉塞が認められるようになる（写真 6.65）。偏在する線維組織や内膜肥厚も血栓塞栓症の特徴であるが、原発性（多因子性）肺高血圧症患者でも、所々に偏った内膜の線維化が生じるため、両者の鑑別は時に困難である点に注意が必要である[475]。

　動脈の反応性変化は、血栓塞栓により閉塞した部位とは離れた場所に生じ、一般的には Heath–Edwards 分類のグレード I や II のような中膜の平滑筋の肥大が認められる。同心円内膜線維増殖や叢状病変や血管腫様病変などのグレードの高い所見は、通常認められないが、叢状病変と再疎通した血栓の鑑別は時に困難である。

低酸素症に起因する肺高血圧症

　気管支肺異形成症、特発性肺ヘモジデリン沈着症、囊胞性線維症、コレステロールエステル蓄積症、ランゲルハンス細胞肉芽腫症などの慢性破壊性肺疾患といった、慢性の低酸素症をきたすあらゆる小児期疾患は、肺高血圧症を惹起する可能性がある。このような症例では、持続性の血管収縮のみならず、肺毛細血管床の一部が破壊されたり、線維性閉塞を起こすことによっても、肺高血圧症が生じることとなる[476]。重度の脊柱側彎症などによる拘束性肺疾患においても、病理組織学的に肺動脈の中膜肥厚が認められることがある[440]。また、高地居住者の肺血管にも同様の所見が認められることもある。なぜ低酸素症によって肺血管が拡張するのではなく収縮するのか、その理由は判明していない[477]。

　扁桃肥大やアデノイドによる慢性上気道閉塞によって、肺性心をともなう著明な肺高血圧症が生じることがある[478, 479]。Down 症の小児の場合、心機能異常が重篤ではない場合には特にいえることだが、反復性睡眠時無呼吸が肺高血圧症の原因となる可能性がある[480]。

病理学的特徴

肺血管に認められる病理組織学的変化は、主に肺小動脈の中膜の肥厚であるが、他にも細動脈の筋性化や、時には肺静脈の中膜の軽度肥厚を認めることもある。

その他の肺高血圧症の原因

Wegener肉芽腫症、非肉芽腫性動脈炎、肺毛細血管腫症、先天性肺胞形成異常、Osler–Weber–Rendu症候群、住血吸虫症、包虫症、膠原病、血友病、肝硬変、門脈血栓症に起因する門脈圧亢進症、などさまざまな疾患が肺高血圧症を併発しうる。ただ、これらの疾患のいくつかは主に高齢者が罹患するものである［481–488］。

病因

これらの疾患が肺高血圧症を惹起する機序については明らかではない。血管炎においては、肺毛細血管床が破壊されることが肺高血圧症の原因と考えられている。一方、血管腫症においては毛細血管が隙間のないくらい凝集することで後毛細血管が閉塞し、肺高血圧症をきたすと考えられている。Osler–Weber–Rendu症候群における動静脈瘻は、肺内の血流を増やしたり低酸素症を惹起することがないため、肺高血圧症を引き起こすことはほとんどない。

マイトマイシン、アミノレックス、カルムスチン、ジノスタチン、ブレオマイシンなどの多くの薬物や毒物、菜種油なども、肺高血圧症の原因となりうることが判明している［489］。

新生児遷延性肺高血圧症

本疾患は、新生児に胎児循環が持続している病態であり、特発性原発性肺高血圧症とは異なる疾患概念である。本疾患における肺動脈床の変化はさまざまであり、中には遠位肺動脈に著明な筋性化が認められる事例もあるが、多くの事例においては肺動脈は未発達であるか、正常である［490］。本疾患は先天性横隔膜ヘルニア、出生時仮死、母体の薬物服用、新生児呼吸窮迫症候群（肺硝子膜症）、敗血症、先天性心疾患、胎便吸引、嚢胞性腺腫様奇形など、さまざまな疾患によって生じた持続性低酸素症やアシドーシスに続発して生じるとされている［491–494］。本症に罹患している乳児では、右室負荷の増大によって不整脈が惹起され、突然死をきたす可能性がある。

肺静脈閉塞性疾患

肺静脈閉塞性疾患は、後毛細血管閉塞に起因する二次性肺高血圧症の原因となるものであるが、病理組織学的に特徴的な所見を認めることが多く、また乳幼児期から小児期後半までの突然の予期せぬ死亡の原因となりうるため［495］、改めてここで項目立てを行い、記載する。

臨床徴候

本症はあらゆる年齢で発症しうるが、患者の大半は16歳未満で発症している［496］。性差は認められない。典型的な症状は進行性の呼吸困難であるが、時には発熱やインフルエンザ様症状などの先行症状が認められることもある［431］。生前に何らの症状もなく、突然死が初発症状のこともある［497, 498］。このような場合、剖検前に先立ち精査が行われていたとしても、特発性原発性肺高血圧症や反復性肺血栓塞栓症を完全に除外し、本症との確定診断を行うことは非常に困難である［499］。

病因

本症の病因は判明していないが、感染症や自己免疫機序が関与していると推察されている。家族性の事例も報告されており［495, 500］、幼児期発症の事例も認められていることから、既に子宮内から変化が生じていることが推察されている［501］。軽度の発熱性疾患が先行していた事例において、血管壁内に血栓形成を認めることから、先行するウイルス感染によって肺細静脈の内膜が傷害され、それに続発して血栓が生じ、本症に至るとの仮説が立てられている［497］が、全例で新規の血栓形成が確認されるわけではない［502］。

Crotalaria（タヌキマメ属の植物：民間療法として利尿剤、強心剤、鎮痛剤目的で使用される）に含まれるアルカロイドを摂取後に肝静脈閉塞症となったとの症例報告もあり、毒素が循環することによって静脈の内膜損傷が生じる可能性も考えられる［503］。ラットを用いた動物実験で、これらのアルカロイドは肺静脈にも同様の変化をもたらすことが判明している。

このように、本症の原因にはさまざまな病態が想定されており、単一病理に基づく疾患ではなく、種々の原因によって共通の症状が引き起こされる疾患単位と思われる［504, 505］。

病理学的特徴と鑑別診断

本症の病理組織所見として最も顕著な変化は、肺内小静脈や細静脈に生じる著明な内膜増殖と線維化であるが、粗となった結合組織が浮腫をきたすことで、血管内腔が閉塞をきたしていることも確認される。血管が再疎通している所見も、あわせて確認できることもある。閉塞している肺静脈は、エラスチン染色を用いることで、より明確に確認しうる。病理組織学的変化は、小静脈や細静脈の最大95%までに至るほどの広範囲に及んでいる。特発性肺ヘモジデリン沈着症と同じく、肺胞内にヘモジデリン含有マクロファージの顕著な凝集も認められる。ただし特発性肺ヘモジデリン沈着症の場合、肺静脈の線維性閉塞や肺動脈内の高血圧性変化は認められない［506］。

肺静脈閉塞性疾患では、二次的現象としての肺動脈中膜の肥厚や内膜の線維化を認めるが、著明な病理学的変化は認められない傾向がある。反復性の出血に起因して生じる特徴的所見としては、おそらく異物に対する肉芽腫性炎症反応として生じる、繊維性の静脈壁内や間質内に鉄が散在した好塩基性弾性線維の存在が挙げられる。このような事例の静脈壁の状態を可視化するためには、ヘモジデリンを染め出すためにベルリン・ブルー染色を行うことが有用となる。他には、傍隔壁型の小梗塞を認めたり、間質のリンパ管の拡張を認めることもある。

肺細静脈に広範性に認められる線維性閉塞は、肺静脈性閉塞性疾患と、後毛細血管閉塞をきたす他の病態とを区別する上で有用な所見である。また特発性原発性肺高血圧症や反復性血栓塞栓症のような本症との鑑別を要する他の疾患では、本症で認められるような著明な細静脈の線維化は認められない［497］。

門脈肺高血圧症

本症は、「門脈圧亢進が生じた後、一定程度の期間が経過した後に（7年以内が50%）肺高血圧症をきたす」という疾患単位であるが、小児期に発症することは稀である。小児期の有病率は判明しておらず、また門脈圧亢進症、門脈血栓症、門脈閉塞症といった基礎疾患により門脈圧亢進をきたした場合に、なぜ肺高血圧症をきたすようになるのかも判明していない［507, 508］。肝臓で生成された未知の毒素、あるいは肝臓を迂回して生成された未知の毒素が、肺血管収縮を惹起している可能性が指摘されている［509, 510］。Rossi らは門脈肺高血圧症の小児7名（自験例1名、文献例6名）のレビュー報告を行っているが、呈していた症状に共通するものはなかったとのことである［511］。肺の病理組織学的変化に関しては、他の原因による肺高血圧症の際に認められる所見とほぼ同様である。本症の患者の死因は、多くの場合、心不全の進行によるものであるが、乳幼児期に突然死をきたした事例も報告されている［512, 513］。

その他の血管障害

動脈解離／破裂

動脈管を含む大動脈やその分枝が、小児期に解離を起こすことがあり、致死的な転帰をたどりうる［184, 514, 515］。動脈解離をきたした子どもを診察した場合、Ehlers–Danlos 症候群や Marfan 症候群などの結合組織疾患をまず考慮すべきである［516, 517］が、剖検の際にそれらの症候群を示唆するその他の所見が何ら認められない場合もある［518］。Ehlers–Danlos 症候群の小児では、膝窩動脈や鎖骨下動脈などの比較的大きい動脈が破裂して突然死に至ることもある［519］。末梢肺動脈の解離により突然死した20歳の妊婦の症例報告があるが（写真6.67）、妊娠は動脈解離のリスク因子である可能性が指摘されている［520］。詳細な調査を行っても解離を惹起した原因が判明しない事例もあるであろう［521］が、そのような場合でも結合組織に何らかの未知の異常がある可能性は否定できない［55］。

大動脈解離

Turner 症候群、Marfan 症候群、Ehlers–Danlos 症候群、家族性嚢胞性中膜壊死、大動脈縮窄症（症例の2%）、大動脈二尖弁（症例の1%）などの先天性心血管奇形の小児では、大動脈解離を発症する可能性がある［514, 517, 522, 523］。その他にもシスチン

第 6 章　脈管疾患

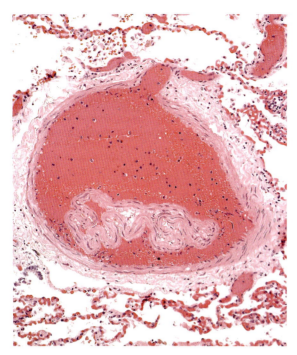

写真 6.67　突然死をきたした若年妊婦の末梢肺動脈の病理組織所見。特発性末梢肺動脈解離が認められている。

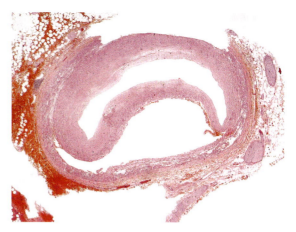

写真 6.68　左前下行枝の特発性解離。

蓄積症、リウマチ熱、高安大動脈炎、外傷などによって小児期に動脈解離が引き起こされることもある［524］。さらに、コカインの使用や重量挙げなどによって、動脈解離が引き起こされることもある［525］。

頸動脈解離

　頸動脈サイフォン部の動脈が突然解離をきたすことで、幼小児期に突然死が起こることもある［526］。頭蓋内の動脈に解離を引き起こすその他の原因としては、外傷、激しい運動、線維筋性異形成、先天性中膜欠損、ホモシスチン尿症、もやもや病（多数の解離性動脈瘤を発生し、致死的となりうる）、などが挙げられる［527–529］（第 8 章参照）。通常、小児の突発性頸動脈解離による死亡は突然死ではなく、発症後数日から数週後に死に至ることが多い［530］。

冠動脈解離

　突発性の冠動脈解離は小児や若年成人の女性に起こることが最も多いが、たいていは左前下行枝に病変がある（写真 6.68）。報告されている最年少事例は 17 歳女児例である。成人においては、妊娠／出産、激しい運動、胸部外傷（心臓マッサージを含む）、結合組織疾患（例：Marfan 症候群）、冠動脈の血管造影、血管形成術、バイパス移植術などにより、冠動脈解離をきたしうる［98, 531–534］。

動脈性線維筋性異形成

　動脈性線維筋性異形成は極めて稀な、不均質でまだ十分に理解されていない疾患単位であるが、動脈の内膜や中膜がさまざまな程度に過形成をきたし、炎症やアテローム性動脈硬化なしに、血管腔の狭窄をきたすものである。腎動脈の異形成を対象とした研究結果からは、典型的な病理組織学的変化は以下のような所見を含むと報告されている［535］。

- 内膜の線維性異形成
- 中膜の線維性異形成
- 中膜の筋性異形成
- 中膜周囲の弾性板の異形成

　冠動脈や脳血管に異形成が生じた場合、しばしば致死的な心筋梗塞や脳梗塞をきたすこととなる。成人がアテローム性動脈硬化性の虚血性心疾患により突然死をきたすには、少なくとも 85％の血管腔狭窄が必要であるといわれている［536］が、小児期の線維筋性異形成による狭窄の場合に、この原則があてはまるかどうかはわかっていない。本症によって、乳幼児期に予期せぬ突然死を家族性にきたす家系も存在している［537］。

　線維筋性異形成は、特発性の場合もあれば、症候群の一徴候として認める場合もあり、既知の毒物への暴露や代謝障害に引き続いて起こることもある。

動脈の線維性内膜増殖は一般的に、さまざまな疾患に共通する終末像を意味するが、呈する病理組織所見は一般に血管壁組織の増殖による動脈閉塞［538］と、解離の自然発生［539］という2つのメカニズムに由来している。

特発性線維筋性異形成

閉塞性の線維筋性異形成は主に中年の女性で散発的に起こるもので、特に腎動脈が侵されるものでもあるが、若年者においては冠動脈やその他の動脈が侵されることがある［540, 541］。特に乳幼児期や小児期においては、本症によって突然の予期せぬ死亡をきたすことがある［538, 541, 542］。Dominguez、Tate、Poppitti らは、冠動脈に高度の線維筋性異形成をきたし、乳頭筋の梗塞を起こして授乳中に突然死した生後5か月齢の女児についての詳細な症例報告を行っている［543］。より細い冠動脈に線維筋性異形成をきたすこともあり、例えば房室結節動脈にまで至る線維筋性異形成をきたし、致死的となった12歳の女児の症例報告もある［544］。思春期後期の子どもで大動脈解離で死亡した事例に、全身性の線維筋性異形成の合併が認められた、との症例報告もある［545］。

病理学的特徴

本疾患の小児では、大～中型動脈にさまざまな程度の内膜増殖をきたし（写真6.69）、中膜にも過形成が認められる。動脈の炎症や石灰化は増殖した壁組織全体に認められるわけではなく、傍中心性で局所的であったり、多巣性で円周性であったりする［546］。

鑑別診断

線維筋性異形成の病理組織学的特徴に特異的なも

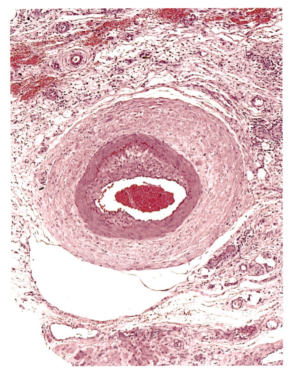

写真 6.69 特発性の線維筋性異形成により突然死した思春期の子どもの動脈の病理組織所見。傍中心性の内膜肥厚が確認できる。

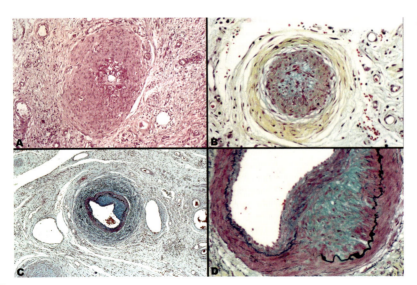

写真 6.70 Henoch-Schönlein 紫斑病に続発した腸閉塞症で突然死をきたした5歳男児の動脈の病理組織所見。腸管および腸間膜の血管に傍中心性線維筋性異形成の所見が確認される。血管腔にさまざまな程度の狭窄や閉塞も確認される（図A～D）（モバット・ペンタクローム染色）。

のはない。同様の変化は、先天性心疾患を持つ早期乳幼児の冠動脈でも報告されている［547］。もやもや病でも同様の動脈病変を認め［548］、また消化管・眼・中枢神経系・心臓の動脈系や皮膚病変をきたす進行性動脈閉塞性疾患（Köhlmeier-Degos 病）でも同様の動脈病変を認める［549, 550］。線維性内膜増殖は、Henoch-Schönlein 紫斑病の血管でも起きるものであるが（写真 6.70）、組織虚血をもたらすこととなる［551］。また、感染に対する反応性応答でも同様の所見を認めることがある（写真 6.71）。

各種の症候群に併発する線維筋性異形成

動脈の線維性内膜増殖は、結節性硬化症、神経線維腫症、Alport 症候群、Down 症候群、早老症、Friedreich 失調症などの多くの遺伝性の症候群においても報告されている［319, 546, 552–556］。先天性風疹症候群の患者にも同様の動脈変化を認めることもある［557］。これらの疾患で腎動脈に病変をともなった場合、高血圧をきたすこととなる［558］。

代謝異常や毒物暴露により発症する線維筋性異形成

Hurler 症候群（ムコ多糖症 IH 型）やホモシスチン尿症といった代謝異常に増殖性の動脈病変を併発することもあり［559］（写真 11.7）、また同様の変化はヒ素への暴露によっても生じうる［560］。放射線照射によっても、中膜や外膜の線維化をともなう内膜増殖をきたしたり、アテローム性動脈硬化を加速させることによって、冠動脈の狭窄を引き起こしうる［561–563］。De Sa は虚血性心筋障害をきたした死産児や乳児の冠動脈において、増殖性の内膜病変が認められたとの報告を行っているが、この変化は重度の虚血に引き続いて生じた可能性がある、との考察を行っている［564］。

アテローム性動脈硬化症

アテローム変性性動脈硬化性血管疾患（アテローム性動脈硬化症）は一般に高齢者において問題とな

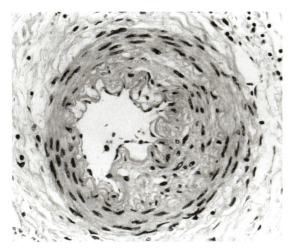

写真 6.71　慢性髄膜炎の 5 歳男児の、硬膜細動脈の病理組織所見。線維性内膜増殖が認められる。

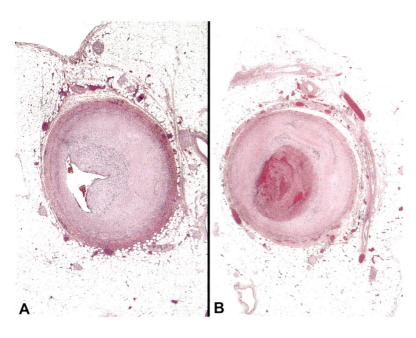

写真 6.72　高脂血症を基礎疾患に持つ、突然死をきたした 18 歳男性の冠動脈の病理組織所見。主要な心外膜冠動脈のうちの 1 本に、著明なアテローム性動脈硬化性狭窄病変が認められた（A）。血栓性閉塞病変も合併していた（B）。

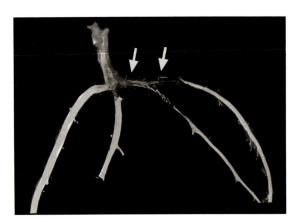

写真 6.73　写真 6.72 で提示した事例の、死後冠動脈血管造影。著明なアテローム性動脈硬化性狭窄病変が確認できる（矢印）。

る病態であるが、高コレステロール血症のような遺伝性の脂質代謝異常症や糖尿病の患者においては、かなり若い年齢でもアテローム性動脈硬化症やその続発症が現れることがある（写真 6.72、6.73）。続発症として、小児期に脳虚血を発症することもある［565, 566］。家族性高コレステロール血症の患者は、20〜40 歳の間に冠動脈疾患をきたすリスクが健常者の 100 倍にのぼるとされている。また、本疾患のヘテロ接合体の小児の動脈壁は、本疾患でない同胞の動脈壁に比し著明に肥厚しているとされている［567］。

　早期のアテローム性動脈硬化症やそれに付随する心血管系の合併症は、Cockayne 症候群や Hutchinson–Gilford 症候群などでも認められている［568］。これらは早老症の一種であり、早老症は小人症と早期老化を特徴とする稀な症候群であるが、本疾患の小児では高脂血症をきたし小児期や思春期前期に死亡する［569–571］。早期のアテローム性動脈硬化症は、やはり早老症の一種である Werner 症候群においても認められるが、本症候群の小児ではアテローム性動脈硬化をきたさずに心血管系の変化をきたすこともある［572］。本症候群の小児に突然死を認めたとの症例報告もある［5］。思春期後期に突然死した事例に生前に高脂血症を認めていなかった場合、アテローム性動脈硬化性プラークによる虚血性心疾患が死因である可能性は極めて低い［573］。アテローム性動脈硬化症の進行に関わるとされる、さまざまな遺伝性家族性代謝異常症［574］については、第 11 章で詳記している。なおコカインや蛋白同化ステロイドといった薬物も、アテローム性動脈硬化を進行させる。蛋白同化ステロイドを使用していた患者では、ステロイド誘因性の精巣萎縮が組織学的に確認されることもある。

脳静脈洞血栓症

　脳静脈洞の血栓は、何らかの基礎疾患がある場合に二次的な現象として起きうるが、血栓の程度がかなり大きいと致死的となる。乳児期に重度の胃腸炎による脱水をきたし、二次的に脳静脈洞血栓症を発症して突然死に至ることもあるが、この場合脳梗塞をともなうこともあれば、ともなわないこともある。本症の原因となる疾患としては、チアノーゼ性先天性心疾患、鎌状赤血球症、家族性凝固亢進症候群などの血液疾患も含まれる［575, 576］（第 5 章ならびに第 9 章参照）。

後天性免疫不全症候群

　後天性免疫不全症候群（AIDS）の基礎疾患を認める小児において、冠動脈閉塞、脳内出血、脳虚血などの血管障害が起こり、突然死をきたすことがある。これについては第 4 章で詳記している。

結合組織疾患

　Marfan 症候群や Ehlers–Danlos 症候群のような結合組織疾患の患者は、遺伝的に動脈や細動脈の壁が弱いために自然破裂をきたし、小児期に突然死を引き起こすことがある。本疾患と診断される前に、頭蓋内の主要動脈の解離によるくも膜下出血で死亡することもある。Marfan 症候群は大動脈二尖弁を合併することもあり［578］、大動脈弁上狭窄を合併し左室流出路障害をきたすこともある［18］。

肝静脈血栓症／Budd–Chiari 症候群

　肝静脈血栓症（Budd–Chiari 症候群）は幼小児期には稀な疾患であるが、外傷と関連して発症するとされている［579］。たいていは慢性的に経過する疾患であるが、数日という単位で急速に増悪する経過をたどることもある。いずれにしろ本症は、生前にほとんど症状や徴候を認めなかったにもかかわらず、乳児期に突然死を引き起こしうる疾患として報告されてきたものである［580］。ただし突然死事例において、なぜ肝静脈血栓症をきたしたのかの病態については、詳記されている文献はなく、不明瞭である。

高血圧

　高血圧症は小児期には一般的とはいえないが、小児期に高血圧をきたしうることが明らかな疾患は多数あり、著明な全身性高血圧を合併しうるいくつかの疾患については既にこれまでにも詳記している［581–585］。小児期の高血圧症の原因となる疾患について、カテゴリー別にわけ表6.11にまとめて、掲示した。いずれの病態が原因であれ、頭蓋内出血をきたす可能性があり、小児の突然死の原因となりうる。

塞栓現象

血栓塞栓症

肺血栓塞栓症

　広範性の肺塞栓症は、突然の肺流出路の閉塞や急性右心不全をきたし、成人の突然死の原因として広く認識されている［586］。ただし本症は乳幼児期や小児期には稀な病態であり、たとえ素因となる基礎疾患を認めていたとしても、小児期の突然死事例の精査の際にあまり考慮されることはない［588–591］。Emeryによるレビュー報告では、小児期発症の肺血栓塞栓症例25名のうち60％以上が、突然倒れ死亡していたと報告されている［587］。

　種々の剖検研究報告で、肺血栓塞栓症は小児においては比較的稀であると報告されており、その頻度は小児死亡全体の0.73～4.2％であると報告されている［592, 593］。著者とCutzは、カナダにおける過去50年以上の小児死亡例1万7500名の剖検記録を調べたが、肺血栓塞栓症で突然死した症例は8名のみ（0.05％）であった［381］。一方、Buckらの研究では、その割合はより高く報告されており、過去25年以上の小児剖検症例116名のうち塞栓症が死亡に寄与した可能性のある事例は31％であった、との報告を行っている［592］。

　12～21歳までに肺塞栓症で入院した患者2万4250名のうち、19歳以下の患者はわずか10名のみであったとの報告がある［594］。本症の発症率は小児人口1万人あたり0.07～0.14人と推定されているが、入院中の小児においてその発症率は、入院1万人あたり5.3人であったとの報告もある［595］。最も発症率が高いのは、2歳未満の乳幼児、ならびに10代の女児である［596］。小児における肺血栓塞栓症の再発は、成人（17.5％）よりもずっと少ない（8.1％）が、おそらく小児においては本症を引き起こしうる潜在的な素因が、より一過性のものが多いためと考えられている［597］。

　中心静脈カテーテル留置や敗血症、炎症性腸疾患、最近の手術、長時間の安静、不顕性の転移性腫瘍などは成人と同様に、乳幼児期や小児期の血栓塞栓症のリスク因子となる（表6.12）［598］。Bernstein、Coupey、Schonbergらの16歳以下の3名の本症患者の症例報告では、手術、外傷、リウマチ性心疾患、敗血症、炎症性腸疾患が血栓塞栓症の素因であったと報告されており、1名が死亡していた［594］。非経口栄養、中心静脈カテーテル、脳室心房シャント（写真6.74）は、稀ではあるものの乳幼児期や小児期に、肺塞栓による突然死を引き起こしうる［599–601］。脳室心房シャントを施行している小児では、慢性的な肺高血圧の影響によっても突然死をきたしうる［602］。写真6.75から写真6.78には、さまざまな原因によって広範性の肺血栓塞栓症をきたし、乳児早期や小児期に突然死した症例を提示している。

　広範性の肺血栓塞栓症で突然死した小児や若年成人の臨床経過や家族歴は、詳細に検討する価値のあるものである。例えば、二分脊椎と水頭症のために脳室心房シャントを留置されていた21歳の男性が巨大な肺血栓塞栓症で突然死した事例を著者は経験しているが、剖検時に多数の古い器質化した肺塞栓子を認め、動脈には再疎通の形跡が認められていた。既往歴の検討を行ったところ、思春期に息切れのエピソードが何回かあったが、喘息に起因するものとされていたことが判明した。ただし、剖検時には肉眼的にも病理組織学的にも喘息を示唆する所見は何も認められなかった（写真6.79）［474］。本症の患者には、ループス抗凝固因子やプロテインC・Sの欠損といった遺伝性の血栓傾向や、第Ⅴ因子ライデン変異やプロトロンビン遺伝子変異などが存在する可能性がある［576, 603–606］。

　小児期に本症に罹患した患者では、成人に比べ動静脈奇形と先天性心奇形を認める可能性が高いのが特徴である。心臓に右‐左シャントがある小児では、奇異性塞栓症〔訳注：静脈系にできた血栓がシャントを通じ動脈系に入り塞栓を起こす〕をきたす可能性がある。

表 6.11 小児期の高血圧の原因

血 管	腎 臓	代 謝	内分泌	神 経	血 液	感 染	その他
高安動脈炎	溶血性尿毒症症候群	ムコ多糖症	先天性副腎皮質過形成	急性灰白髄炎（ポリオ）	貧血	亜急性細菌性心内膜炎	重金属中毒
腹部大動脈縮窄症	糸球体腎炎	高カルシウム血症	クッシング病	神経線維腫症	多血症	心内膜炎	ステロイド内服
大動脈縮窄症	腎盂腎炎	糖尿病	褐色細胞腫	Guillain-Barré症候群	白血病		泌尿生殖器手術
線維筋性異形成	Henoch-Schönleinn	ポルフィリン症	甲状腺機能亢進症	自律神経失調症			熱傷
偽黄色腫	紫斑病		副甲状腺機能亢進症	頭蓋内圧亢進を続発する種々の疾患			妊娠
放射線照射による大動脈炎症	閉塞性尿路疾患		神経芽細胞腫				Stevens-Johnson症候群
動脈管開存症	先天性低形成腎/多囊胞腎		原発性高アルドステロン症				
動静脈瘻	髄質囊胞性疾患						
	腎動脈奇形						
	腎動脈塞栓						
	腎腫瘍						
	Fabry病						
	Alport病						
	SLE						
	結節性多発動脈炎						
	腎移植後						

第 6 章 脈管疾患

表 6.12 乳幼児期・小児期に肺塞栓症で死亡した事例の臨床的／病理学的特徴

年齢／性別	基礎疾患	臨床経過	血栓塞栓の由来	梗塞	死因	補足
生後 1 か月齢女児	表皮水疱症	SUD（睡眠中）	腕頭静脈カテーテル	−	急性局所性の両側 PTE	多発性局所性の塞栓形成、敗血症加療中
生後 15 か月齢女児	拘束型心筋症	SUD	右心房	−	急性広範性の両側 PTE	−
生後 18 か月齢男児	Fallot 四徴症	数時間の呼吸窮迫症状出現後 SUD	右心室	−	急性広範性の両側 PTE	死亡の 12 日前に外科的修復術
4 歳女児	気管支肺炎	SUD	不明	＋	多発性局所性 PTE	下肺梗塞の合併、敗血症加療中（大腸菌）
4 歳男児	下肢と会陰の動静脈奇形	SUD	下肢と会陰の動静脈奇形	−	急性広範性の両側 PTE	先天性甲状腺機能低下症、死亡の 5 日前に下肢病変の外科治療
10 歳男児	急性灰白髄炎（ポリオ）による対麻痺（9 歳時発症）	SUD	大腿深静脈	−	急性広範性の両側 PTE	−
13 歳女児	変形性筋失調症	SUD	不明	−	多発性局所性の両側 PTE	−
13 歳女児	クローン病	SUD	鎖骨下静脈カテーテル	−	急性広範性の左側 PTE	骨盤内膿瘍、IVH 中、甲状腺乳頭癌

略語：PTE: 肺塞栓症　SUD: 予期せぬ突然死　IVH: 中心静脈栄養

第 4 部　自然死（内因死）

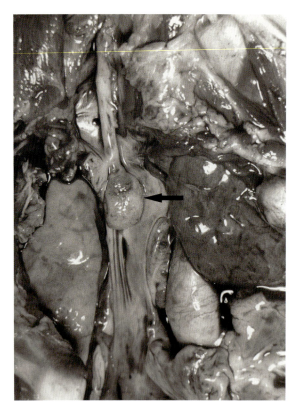

写真 6.74　Arnold-Chiari 奇形と閉塞性水頭症により、脳室心房シャント術を施行されていた小児の剖検時所見。脳室心房カテーテルの先端に器質化した血栓が付着していた（矢印）。

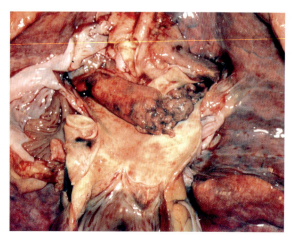

写真 6.75　未診断の原発性肺高血圧症によって予期せぬ突然死をきたした 9 歳女児の剖検時所見。鞍状の巨大血栓塞栓子が確認された。

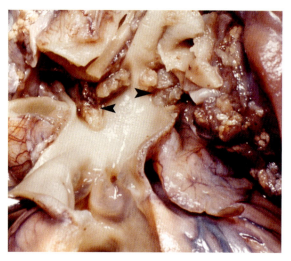

写真 6.77　壊死性腸炎による小腸切除術後に突然死をきたした乳児の剖検時所見。致死的な肺血栓塞栓症（矢頭）が確認された。

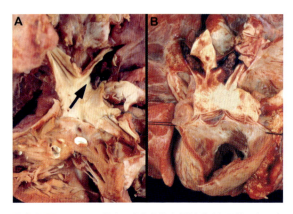

写真 6.76　Fallot 四徴症の心修復術を最近受けた既往のある生後 18 か月齢の男児の剖検時所見。左主肺動脈内に巨大な肺血栓塞栓子が認められた（矢印）(A)。気管支肺炎に罹患中に突然死をきたした 4 歳女児の剖検時所見。両側性の肺血栓塞栓子が認められた (B)。

冠動脈血栓塞栓症

　冠動脈の塞栓症は主に成人期の疾患のように思われるが、稀に小児期に感染性心内膜炎などにより形成される塞栓子によって本症をきたし、突然死を起こすことがある［607］。潜在性の心内膜炎により生じた左室内血栓によって冠動脈血栓塞栓をきたし、突然死した生後 10 か月齢の乳児例や、12 歳の小児例の症例報告がある［608］。理論上は、あらゆる心腔内の新生物や、心内の壁在血栓をきたすあらゆる疾病が、小児や若年成人の冠動脈塞栓症の原因となりうる［609］。リウマチ熱の急性期に致死的な冠動脈塞栓をきたし突然死した 6 歳女児例について、写真 4.9 に提示している。先天性心疾患もまた、血栓塞栓子の由来となりうる。著者らは、左前下行枝の塞栓に引き続く心筋梗塞で死亡した、Eisenmenger 症候群化した完全房室管欠損を持つ 18 歳の Down 症候群の事例を経験している（写真 6.80）［610］。

突発性の冠動脈血栓症は、川崎病や血小板増加症の小児にもきたしうる［611］。奇異性塞栓症やそれに引き続く心筋梗塞は、小児期にも認められ、新生児例の報告もある［612–614］。

真菌塞栓症

微生物による血栓塞栓症の原因として最も一般的なものとして、今日では悪性腫瘍に対して化学療法を行っている、免疫不全状態の小児の日和見感染としての真菌塞栓症が挙げられる（写真6.81）［615］。急性白血病の治療によって好中球減少症を認めている小児が発熱し、抗生剤治療を受けている最中に急変する、というのが真菌性血栓塞栓症をの典型的なパターンである。このような症例報告は多数あるにもかかわらず、剖検時に真菌性血栓塞栓症が発見されたとの報告書を作成した際に驚かれることは少なくない。糸のように細い真菌の菌糸は毛細血管床により濾過されてしまうため、静脈血培養では陰性となる可能性がある。死後の微生物学的評価を行う際には、必ず動脈血での培養を含めて行う必要がある［616］。

先天性心疾患のある場合、構造的血管や人工物（例：人工弁など）の影響によって細菌性心内膜炎をきたしやすいが、細菌性心内膜炎に罹患した小児では、時に敗血症性の血栓塞栓症を認めることがある（写真6.82）［617］。

熱帯地域では寄生虫性の血栓塞栓症をきたすことがあり、住血吸虫症や大脳マラリアに罹患している小児が発症することもある。風土病のある地域へ最近旅行したというヒストリーのある小児の場合、本疾患の可能性も念頭に置く必要がある。

著者らは、オーストラリアの郊外の牧羊地帯に住む7歳の生来健康であった男児が突然死をきたし、剖検の際に、左室内の包虫嚢胞の破裂と、その成分による両側中大脳動脈の塞栓が確認された、という

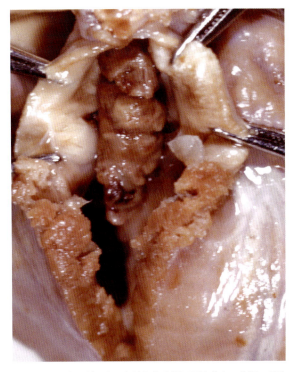

写真6.78　未診断であった特発性動脈石灰沈着症の乳児の剖検時所見。致死的な鞍状肺血栓塞栓症が確認された。

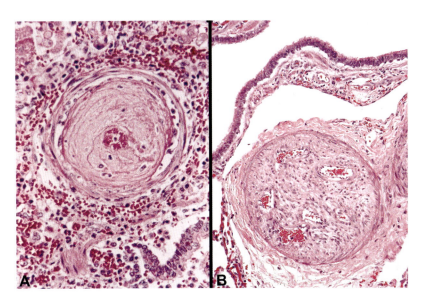

写真6.79　脳室心房カテーテルが原因で、反復性の血栓塞栓をきたし死亡した21歳男性の肺の病理組織所見。形成されて間もない、肺胞内出血をともなった肺血栓塞栓が確認される（A）。別のスライスの病理組織像では肺動脈の再疎通像が確認された（B）。

第4部　自然死（内因死）

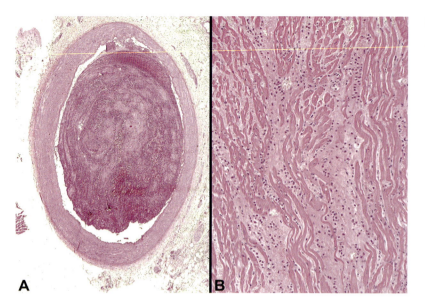

写真 6.80　先天性心疾患の基礎疾患を持つ、左前下行枝内の冠動脈血栓塞栓症で死亡した18歳女性の病理組織所見（A）。閉塞部の遠位の心筋は急性心筋梗塞性の変化をきたしている（B）。

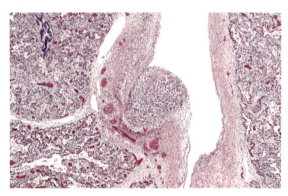

写真 6.81　肺血管の真菌塞栓症。

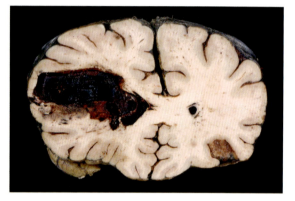

写真 6.82　敗血症性血栓塞栓症により死亡した小児の脳の剖検時所見。本児は静脈破裂と広範性の脳実質内出血が直接の死因となった。

稀な症例を経験している（写真4.55）[618]。小児期の包虫症で、心病変を合併する頻度は極めて低く5％未満とされており、致死的な塞栓を引き起こすこととなる包虫囊胞破裂が起こる可能性は極めて稀である[619, 620]。一方で包虫の残骸が脳や末梢、肺に塞栓したとの症例報告は、成人では散見されている[621]。

腫瘍塞栓

腫瘍塞栓をきたしうる小児期腫瘍として最も一般的なのは、腎芽細胞腫（Wilms腫瘍）である[622]。肝芽腫の手術中に腫瘍塞栓をきたしたとの症例報告も存在している[623]。稀に、肺塞栓が腫瘍の最初の症状であることもある[624]。Wilms腫瘍における塞栓は、腫瘍の持つ血管侵入性の性質の直接的な結果によるものである。本腫瘍は腎静脈内に浸潤し、そこから下大静脈にまで増殖する傾向がある。舌腫瘍が右房にまで浸潤したとの症例報告も存在している[625]。そのような事例において、腫瘍の先端がちぎれて肺血管が塞栓するというストーリーは容易に想像できるであろう。ちぎれた腫瘍断端が巨大であれば鞍状塞栓症をきたし、肺動脈の分岐部に腫瘍が陥頓して突然死に至る可能性もある。写真10.42に提示した事例は、このような経過で突然死した事例である。心内に右-左シャントがある場合には、奇異性の腫瘍塞栓をきたしうる（写真10.44）[626]。副腎の悪性腫瘍も、血管に浸潤しやすい性質を持っており、肺塞栓症の原因となりうる（写真11.25）[627]。極めて稀と思われるが、胃癌由来の広範な微小塞栓をきたし、広範性の肺出血をともな

第 6 章　脈管疾患

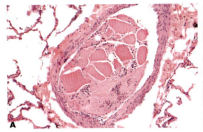
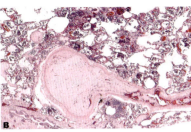

写真 6.83　自動車衝突による広範性の外傷に続発して生じた、肺組織内の骨格筋組織塞栓（A）と脳組織塞栓（B）。

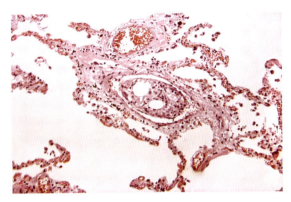

写真 6.84　骨損傷後に生じた、骨髄塞栓（肺組織）。

い突然死をきたした 11 歳女児例の症例報告もある［628］。

　肺転移巣からの腫瘍断片により、脳塞栓をきたすこともありうる［629］。精巣の胎児性癌や精上皮腫（セミノーマ）に続発して致死的な塞栓症をきたしたとの若年成人の症例報告も複数存在している［630, 631］。成人における肺への腫瘍塞栓は、致死的な肺高血圧症を引き起こしうる［425］。

その他の塞栓症
産科的塞栓症

　性的に成熟した思春期以降の小児の突然死事例をみた場合には、産科的合併症による突然死の可能性も考慮する必要がある。産科的合併症による死亡事例の中には、塞栓症による死亡が一定程度含まれている。羊水や栄養膜細胞などの物質が肺に塞栓することで、突然の循環虚脱を引き起こし、致死的経過をたどる場合もある［632］（第 13 章参照）。

脂肪塞栓症

　小児期における脂肪塞栓症は主に外傷に引き続いて起こる病態であるが、致死的となることもある［633］（第 2 章参照）。長期間の静脈内脂肪投与によって脂肪塞栓をきたしたとの乳児例の症例報告もある［634］。一部はウイルス感染と関連していると推察されているが、異常ヘモグロビン症の小児が脂肪塞栓をきたすこともある［635］。

空気塞栓症

　空気塞栓症は、鈍的外傷、潜水中の事故、医療処置、深い切創や表在静脈に達する切創などのさまざまな外因により生じうる。肺にブラがある場合にも空気塞栓をきたしうる。そのような事例として、飛行機搭乗中に倒れた 19 歳の女性の報告事例がある［636］。静脈循環中の空気は、肺内の生理学的シャントや開存する卵円孔を通り、脳循環系に入っていく可能性もある［637］。

組織塞栓症

　高度の外傷を負って死亡した事例の肺切片において、時に脳や骨格筋由来の塞栓子が認められることがある（写真 6.83）。これは本質的には、著明な組織破壊に続発して生じる現象である。体外心マッサージを受け、肋骨骨折をきたした事例において、肺組織内に骨髄塞栓が認められることもある（写真 6.84）。

異物塞栓症

　稀に、銃弾や散弾銃のペレットといった異物が心臓や脈管系に入り、遠位部で塞栓をきたすことがある。小児期に脳に異物塞栓が生じた場合、虚血性脳梗塞の原因となる［638］。

分節状中膜融解性動脈症

　分節状中膜融解性動脈症（SAM: Segmental Arterial Mediolysis もしくは SMA: Segmental mediolytic arteriopathy）は、筋性動脈の中膜における局所性の非炎症性類粘液変性を特徴とする、稀な疾患である。本症は外傷に起因する場合もあれば、外傷の既往を認め

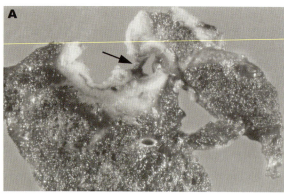 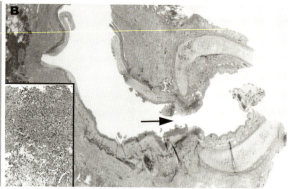

写真 6.85　大量の喀血をきたし死亡した、Behçet病の10歳男児の肺の剖検所見。肺動脈の炎症性動脈瘤を形成しているが、炎症は隣接する気管支にまで及んでいる（矢印）。Bは同部位の全載標本である。囲み写真は動脈瘤壁の拡大像であるが、壊死性組織や炎症性組織の断片が確認される。

ない場合もあるが、本症に罹患した場合、頭蓋内動脈の解離によって、若年成人に突然死をもたらす［639］。病因は明らかとなっていないが、先天性素因、毒物への反応、血管れん縮、栄養血管の破裂、などが原因として示唆されている。線維筋性異形成との関連も示唆されているが、その可能性は低そうである。病変部には病理組織学的に、壊死、内弾性板の菲薄化や断裂、壁内出血、酸性ムコ多糖の沈着といった所見が局所的に認められる。壁内出血や解離の所見を認めることもあり、特に解離の所見は多くの事例で認められる［640］。

Behçet病

本症は粘膜潰瘍、関節痛、ブドウ膜炎、血栓性静脈炎を特徴とする、全身性の血管炎である。主に成人期の疾患であるが、症例の1〜3%は小児期に発症する。肺動脈の病変としては動脈瘤を形成し、致死的な喀血をきたしうる。そのような事例として、10歳男児の症例を写真6.85に提示した。その他に致死的となりうる徴候として、動脈瘤の形成をともなう動脈炎と心筋炎を呈することがある［641］。本疾患の成人例において、重症の抗リン脂質症候群を合併し、再発性の急性心筋梗塞や静脈血栓症をきたしたとの報告例も存在している［642］。

参考文献

1. Byard, R.W. (1996). Vascular causes of sudden death in infancy, childhood and adolescence. *Cardiovascular Pathology*, **5**, 243–57.
2. Bick, R. (2001). Vascular thrombohemorrhagic disorders: hereditary and acquired. *Clinical and Applied Thrombosis/Hemostasis*, **7**, 178–94.
3. Cohle, S. D., Graham, M. A., Dowling, G., & Pounder, D. J. (1988). Sudden death and left ventricular outflow disease. *Pathology Annual*, *23* (Part 2), 97–124.
4. Doyle, E. F., Arumugham, P., Lara, E., Rutkowski, M. R., & Kiely, B. (1974). Sudden death in young patients with congenital aortic stenosis. *Pediatrics*, **53**, 481–9.
5. Lambert, E. C., Menon, V. A., Wagner, H. R., & Vlad, P. (1974). Sudden unexpected death from cardiovascular disease in children: a cooperative international study. *The American Journal of Cardiology*, **34**, 89–96.
6. Thornback, P. & Fowler, R. S. (1975). Sudden unexpected death in children with congenital heart disease. *Canadian Medical Association Journal*, **113**, 745–8.
7. Noonan, J. A., Cottrill, C. M., & O'Connor, W.N. (1982). Supravalvular aortic stenosis: a developmental complex with an increased risk of death at cardiac catheterization. *Pediatric Cardiology*, **3**, 342–3.
8. Lewis, B. S. & Gotsman, M. S. (1973). Relation between coronary artery size and left ventricular wall mass. *British*

Heart Journal, **35**, 1150–3.

9. Johnson, A.M. (1971). Aortic stenosis, sudden death and the left ventricular baroceptors. *British Heart Journal*, **33**, 1–5.

10. Edwards, J. E. (1965). Pathology of left ventricular outflow tract obstruction. *Circulation*, **31**, 586–99.

11. Neufeld, H. N. & Blieden, L. C. (1975). Coronary artery disease in children. In *Progress in Cardiology*, ed. P. N. Yu & J. F. Goodwin. Philadelphia, PA: Lea & Febiger, pp. 119–49.

12. Terhune, P. E., Buchino, J. J. & Rees, A.H. (1985). Myocardial infarction associated with supravalvular aortic stenosis. *Pediatrics*, **106**, 251–4.

13. Neufeld, H. N.,Wagenvoort, C. A., Ongley, P. A., & Edwards, J. E. (1962). Hypoplasia of ascending aorta: an unusual form of supravalvular aortic stenosis with special reference to localized coronary arterial hypertension. *The American Journal of Cardiology*, **10**, 746–51.

14. Myerburg, R. J., Kessler, K. M., & Castellanos, A. (1992). Sudden cardiac death: structure, function, and time-dependence of risk. *Circulation*, **85** (Suppl. 1), I-2–10.

15. Stamm, C., Friehs, I., Ho, S. Y., *et al.* (2001). Congenital supravalvar aortic stenosis: a simple lesion? *European Journal of Cardiothoracic Surgery*, **19**, 195–202.

16. Towbin, J.A., Casey, B., & Belmont, J. (1999). Human genetics '99: the cardiovascular system – the molecular basis of vascular disorders. *American Journal of Human Genetics*, **64**, 678–84.

17. Morrow, A. G., Waldhausen, J. A., Peters, R. L., Bloodwell, R. D., & Braunwald, E. (1959). Supravalvular aortic stenosis: clinical, hemodynamic and pathologic observations. *Circulation*, **20**, 1003–10.

18. Peterson, T. A., Todd, D. B., & Edwards, J. E. (1965). Supravalvular aortic stenosis. *Journal of Thoracic and Cardiovascular Surgery*, **50**, 734–41.

19. Logan, W. F. W. E., Jones, E. W., Walker, E., Coulshed, N., & Epstein, E. J. (1965). Familial supravalvar aortic stenosis. *British Heart Journal*, **27**, 547–59.

20. O'Connor, W. N., Davis, J. B., Jr., Geissler, R., *et al.* (1985). Supravalvular aortic stenosis: clinical and pathologic observations in six patients. *Archives of Pathology and Laboratory Medicine*, **109**, 179–85.

21. Becker, A. E., Becker, M. J., & Edwards, J. E. (1972). Mitral valvular abnormalities associated with supravalvular aortic stenosis: observations in 3 cases. *The American Journal of Cardiology*, **29**, 90–4.

22. Sun, C.-C. J., Jacot, J., & Brenner, J. I. (1992). Sudden death in supravalvular aortic stenosis: fusion of a coronary leaflet to the sinus ridge, dysplasia and stenosis of aortic and pulmonic valves. *Pediatric Pathology*, **12**, 751–9.

23. Schmidt, R. E., Gilbert, E. F., Amend, T.C., Chamberlain, C. R., & Lucas, R. V., Jr. (1969). Generalized arterial fibromuscular dysplasia and myocardial infarction in familial supravalvular aortic stenosis syndrome. *The Journal of Pediatrics*, **74**, 576–84.

24. Quek, S. C., Tan, L., Quek, S. T., *et al.* (2000). Abdominal coarctation and Alagille syndrome. *Pediatrics*, **106**, e9.

25. Lindsay, J., Jr. (1988). Coarctation of the aorta, bicuspid aortic valve and abnormal ascending aortic wall. *The American Journal of Cardiology*, **61**, 182–4.

26. Hallidie-Smith, K. A. & Olsen, E. G. J. (1968). Endocardial fibro-elastosis, mitral incompetence, and coarctation of abdominal aorta: a report of three cases. *British Heart Journal*, **30**, 850–8.

27. Ho, S. Y. & Anderson, R. H. (1979). Coarctation, tubular hypoplasia and the ductus arteriosus: histological study of 35 specimens. *British Heart Journal*, **41**, 268–74.

28. Bahn, R. C., Edwards, J. E., & DuShane, J. W. (1951). Coarctation of the aorta as a cause of death in early infancy. *The Journal of Pediatrics*, **8**, 192–203.

29. Mitchell, I.M. & Pollock, J. C. (1990). Coarctation of the aorta and post-stenotic aneurysm formation. *British Heart Journal*, **64**, 332–3.

30. Nikaidoh, H., Idriss, F. S., & Riker, W. L. (1973). Aortic rupture in children as a complication of coarctation of the aorta. *Archives of Surgery*, **107**, 838–41.

31. Reifenstein, G.H., Levine, S. A., & Gross, R. E. (1947).

Coarctation of the aorta: a review of 104 autopsied cases of the "adult type", 2 years of age or older. *American Heart Journal*, **33**, 146–68.

32. Shearer, W. T., Rutman, J. Y., Weinberg, W. A., & Goldring, D. (1970). Coarctation of the aorta and cerebrovascular accident: a proposal for early corrective surgery. *The Journal of Pediatrics*, **77**, 1004–9.

33. Becker, A. E. & Anderson, R. H. (1981). Malformations of the aortic arch. In *Pathology of Congenital Heart Disease*. London: Butterworth, pp. 321–9.

34. Wessel, A., Gravenhorst, V., Buchhorn, R., et al. (2004). Risk of sudden death in the Williams–Beuren syndrome. *American Journal of Medical Genetics*, **127A**, 234–7.

35. Jones, K. L. & Smith, D. W. (1975). The Williams elfin facies syndrome: a new perspective. *The Journal of Pediatrics*, **86**, 718–23.

36. White, R. A., Preus, M., Watters, G. V., & Fraser, F. C. (1977). Familial occurrence of the Williams syndrome. *The Journal of Pediatrics*, **91**, 614–16.

37. Fanconi, G., Giradet, P., Schlesinger, B., Butler, N., & Black, J. (1952). Chronische Hypercalcamie, kombiniert mit Osteosklerose, Hyperazotamie, Minderwuchs und kongenitalen Mibbilungen. *Helvetica Paediatrica Acta*, **7**, 314–49.

38. Sissman, N. J., Neill, C. A., Spencer, F. C., & Taussig, H. B. (1959). Congenital aortic stenosis. *Circulation*, **19**, 458–68.

39. Beuren, A. J. (1972). Supravalvular aortic stenosis: a complex syndrome with and without mental retardation. *Birth Defects: Original Article Series*, **8**, 45–6.

40. Martin, E. C. & Moseley, I. F. (1973). Supravalvular aortic stenosis. *British Heart Journal*, **35**, 758–65.

41. Folger, G. M., Jr. (1977). Further observations on the syndrome of idiopathic infantile hypercalcemia associated with supravalvular aortic stenosis. *American Heart Journal*, **93**, 455–62.

42. Fellers, F. X. & Schwartz, R. (1958). Etiology of the severe form of idiopathic hypercalcemia of infancy: a defect in Vitamin D metabolism. *The New England Journal of Medicine*, **259**, 1050–8.

43. Friedman, W. F. & Roberts, W. C. (1966). Vitamin D and the supravalvular aortic stenosis syndrome: the transplacental effects of vitamin D on the aorta of the rabbit. *Circulation*, **34**, 77–86.

44. Varghese, P. J., Izukawa, T., & Rowe, R. D. (1969). Supravalvular aortic stenosis as part of rubella syndrome, with discussion of pathogenesis. *British Heart Journal*, **31**, 59–62.

45. Donnai, D. & Karmiloff-Smith, A. (2000). Williams syndrome: from genotype through to the cognitive phenotype. *American Journal of Medical Genetics*, **97**, 164–71.

46. Morris, C. A. & Mervis, C. B. (2000). Williams syndrome and related disorders. *Annual Review of Genomics and Human Genetics*, **1**, 461–84.

47. Strauss, A. W. & Johnson, M. C. (1996). The genetic basis of pediatric cardiovascular disease. *Seminars in Perinatology*, **20**, 564–76.

48. Hallidie-Smith, K. A. & Karas, S. (1988). Cardiac anomalies in Williams–Beuren syndrome. *Archives of Disease in Childhood*, **63**, 809–13.

49. Krous, H. F., Wahl, C., & Chadwick, A. E. (2008). Sudden unexpected death in a toddler with Williams syndrome. *Forensic Science, Medicine, and Pathology*, **4**, 240–5.

50. Maisuls, H., Alday, L. E., & Thuer, O. (1987). Cardiovascular findings in the Williams–Beuren syndrome. *American Heart Journal*, **114**, 897–9.

51. Morris, C. A., Demsey, S. A., Leonard, C. O., Dilts, C., & Blackburn, B. L. (1988). Natural history of Williams syndrome: physical characteristics. *The Journal of Pediatrics*, **113**, 318–26.

52. Conway, E. E., Jr., Noonan, J., Marion, R. W., & Steeg, C. N. (1990). Myocardial infarction leading to sudden death in the Williams syndrome: report of three cases. *The Journal of Pediatrics*, **117**, 593–5.

53. Medley, J., Russo, P., & Tobias, J. D. (2005). Perioperative care of the patient with Williams syndrome. *Pediatric Anesthesia*, **15**, 243–7.

54. Monfared, A. & Messner, A. (2006). Death following tonsillectomy in a child with Williams syndrome. *International Journal of Pediatric*

Otorhinolaryngology, **70**, 1133–5.

55. Nicod, P., Bloor, C., Godfrey, M., *et al.* (1989). Familial aortic dissecting aneurysm. *Journal of the American College of Cardiology*, **13**, 811–19.

56. Fann, J. I., Dalman, R. L., & Harris, E. J. (1993). Genetic and metabolic causes of arterial disease. *Annals of Vascular Surgery*, **7**, 594–604.

57. Hanley, W. B. & Jones, N. B. (1967). Familial dissecting aortic aneurysm: a report of three cases within two generations. *British Heart Journal*, **29**, 852–8.

58. Toyama, M., Amano, A., & Kameda, T. (1989). Familial aortic dissection: a report of rare family cluster. *British Heart Journal*, **61**, 204–7.

59. Campbell, M. (1968). Natural history of persistent ductus arteriosus. *British Heart Journal*, **30**, 4–13.

60. Coleman, M., Slater, D., & Bell, R. (1980). Rupture of pulmonary artery aneurysm associated with persistent ductus arteriosus. *British Heart Journal*, **44**, 464–8.

61. Green, N. J. & Rollason, T. P. (1992). Pulmonary artery rupture in pregnancy complicating patent ductus arteriosus. *British Heart Journal*, **68**, 616–18.

62. Schneider, D. J. & Moore, J. W. (2006). Patent ductus arteriosus. *Circulation*, **114**, 1873–82.

63. Hewitt, R. L., Brewer, P. L., & Drapanas, T. (1970). Aortic arch anomalies. *Journal of Thoracic and Cardiovascular Surgery*, **60**, 746–53.

64. Lincoln, J. C. R., Deverall, P. B., Stark, J., Aberdeen, E., & Waterston, D. J. (1969). Vascular anomalies compressing the oesophagus and trachea. *Thorax*, **24**, 295–306.

65. Filston, H. C., Ferguson, T. B., Jr., & Oldham, H. N. (1987). Airway obstruction by vascular anomalies: importance of telescopic bronchoscopy. *Annals of Surgery*, **205**, 541–9.

66. Smith, R. J. H., Smith, M. C. F., Glossop, L. P., Bailey, C. M., & Evans, J. N. G. (1984). Congenital vascular anomalies causing tracheoesophageal compression. *Archives of Otolaryngology*, **110**, 82–7.

67. Backer, C. L., Ilbawi, M. N., Idriss, F. S., & DeLeon, S. Y. (1989). Vascular anomalies causing tracheoesophageal compression: review of experience in children. *Journal of Thoracic and Cardiovascular Surgery*, **97**, 725–31.

68. Fearon, B. & Shortreed, R. (1963). Tracheobronchial compression by congenital cardiovascular anomalies in children: syndrome of apnea. *The Annals of Otology, Rhinology and Laryngology*, **72**, 949–69.

69. Blanco Pampin, J., Garcia Rivero, A., Morte Tamayo, N., & Hinojal Fonseca, R. (2003). Left aortic arch with right-sided descending aorta associated with sudden neonatal death: a case report. *Medicine, Science and the Law*, **43**, 353–6.

70. Strife, J. L., Baumel, A. S., & Dunbar, J. S. (1981). Tracheal compression by the innominate artery in infancy and childhood. *Pediatric Pathology*, **139**, 73–5.

71. Lima, J. A., Rosenblum, B. N., Reilly, J. S., Pennington, D. G., & Nouri-Moghaddam, S. (1983). Airway obstruction in aortic arch anomalies. *Otolaryngology, Head and Neck Surgery*, **91**, 605–9.

72. Mustard, W. T., Bayliss, C. E., Fearon, B., Pelton, D., & Trusler, G. A. (1969). Tracheal compression by the innominate artery in children. *The Annals of Thoracic Surgery*, **8**, 312–19.

73. Binet, J. P. & Langlois, J. (1977). Aortic arch anomalies in children and infants. *Journal of Thoracic and Cardiovascular Surgery*, **73**, 248–52.

74. Habbema, L., Losekoot, T. G., & Becker, A. E. (1980). Respiratory distress due to bronchial compression in persistent truncus arteriosus. *Chest*, **77**, 230–2.

75. Angelini, A., Dimopoulos, K., Frescura, C., *et al.* (2002). Fatal aortoesophageal fistula in two cases of tight vascular ring. *Cardiology in the Young*, **12**, 172–6.

76. Berdon, W. E., Baker, D. H., Wung, J. F., *et al.* (1984). Complete cartilage-ring tracheal stenosis associated with anomalous left pulmonary artery: the ring–sling complex. *Pediatric Radiology*, **152**, 57–64.

77. Koopot, R., Nikaidoh, H., & Idriss, F. S. (1975). Surgical management of anomalous left pulmonary artery causing tracheobronchial obstruction: pulmonary artery sling. *Journal of Thoracic and Cardiovascular Surgery*, **69**, 239–46.

78. Hickey, M. S. & Wood, A. E. (1987). Pulmonary artery sling with tracheal stenosis: one-stage repair. *The Annals of Thoracic Surgery*, **44**, 416–17.
79. Cuneo, B. F. (2001). 22q11.2 deletion syndrome: DiGeorge, velocardiofacial, and conotruncal anomaly face syndromes. *Current Opinion in Pediatrics*, **13**, 465–72.
80. Levy-Mozziconacci, A., Wernert, F., Scambler, P., et al. (1994). Clinical and molecular study of DiGeorge sequence. *European Journal of Pediatrics*, **153**, 813–20.
81. Lischner, H. W. (1972). DiGeorge syndrome(s). *The Journal of Pediatrics*, **81**, 1042–4.
82. Moerman, P., Goddeeris, P., Lauwerijns, J., & Van Der Hauwaert, L. G. (1980). Cardiovascular malformations in DiGeorge syndrome (congenital absence or hypoplasia of the thymus). *British Heart Journal*, **44**, 452–9.
83. Conley, M. E., Beckwith, J. B., Mancer, J. F. K., & Tenckhoff, L. (1979). The spectrum of the DiGeorge syndrome. *The Journal of Pediatrics*, **94**, 883–90.
84. Lammer, E. J. & Opitz, J. M. (1986). The DiGeorge anomaly as a developmental field defect. *American Journal of Medical Genetics*, **2** (Suppl.), 113–27.
85. Sullivan, K. E. (2001). DiGeorge syndrome/chromosome 22q11.2 deletion syndrome. *Current Allergy and Asthma Reports*, **1**, 438–44.
86. Wilson, D. I., Goodship, J.A., Burn, J., Cross, I.E., & Scambler, P.J. (1992). Deletionswithin chromosome 22q11 in familial congenital heart disease. *The Lancet*, **340**, 573–5.
87. Punnett, H. H. & Zakai, E. H. (1990). Old syndromes and new cytogenetics. *Developmental Medicine and Child Neurology*, **32**, 824–31.
88. Scambler, P. J., Kelly, D., Lindsay, E., et al. (1992). Velo-cardio-facial syndrome associated with chromosome 22 deletions encompassing the DiGeorge locus. *The Lancet*, **339**, 1138–9.
89. Shprintzen, R. J., Goldberg, R. B., Young, D., & Wolford, L. (1981). The velo-cardiofacial syndrome: a clinical and genetic analysis. *Pediatrics*, **67**, 167–72.
90. Robinson, H. B. Jr. (1975). DiGeorge's or the III–IV pharyngeal pouch syndrome: pathology and a theory of pathogenesis. In *Perspectives in Pediatric Pathology*, vol. 2, ed. H. S. Rosenberg & R. P. Bolande. Chicago, IL: Year Book Medical Publishers, pp. 173–206.
91. Bockman, D. E. & Kirby, M. L. (1984). Dependence of thymus development on derivatives of the neural crest. *Science*, **223**, 498–500.
92. Kirby, M. L. & Bockman, D. E. (1984). Neural crest and normal development: a new perspective. *Anatomical Record*, **209**, 1–6.
93. Burke, B. A., Johnson, D., Gilbert, E. F., et al. (1987). Thyrocalcitonin-containing cells in the DiGeorge anomaly. *Human Pathology*, **18**, 355–60.
94. Ammann, A. J., Wara, D. W., Cowan, M. J., Barrett, D. J., & Stiehm, E. R. (1982). The DiGeorge syndrome and the fetal alcohol syndrome. *American Journal of Diseases of Children*, **136**, 906–8.
95. Freedom, R. M., Rosen, F. S. & Nadas, A. S. (1972). Congenital cardiovascular disease and anomalies of the third and fourth pharyngeal pouch. *Circulation*, **46**, 165–72.
96. Dische, M. R. (1968). Lymphoid tissue and associated congenital malformations in thymic agenesis: findings in one infant and two severely malformed stillborns. *Archives of Pathology*, **86**, 312–16.
97. Driscoll, D. A., Budarf, M. L., & Emanuel, B. S. (1992). A genetic etiology for DiGeorge syndrome: consistent deletions and microdeletions of 22q11. *American Journal of Human Genetics*, **50**, 924–33.
98. Cohle, S. D., Graham, M. A. & Pounder, D. J. (1986). Nonatherosclerotic sudden coronary death. *Pathology Annual*, **21** (Part 2), 217–49.
99. Haas, A. & Stiehm, E. R. (1986). Takayasu's arteritis presenting as pulmonary hypertension. *American Journal of Diseases of Children*, **140,** 372–4.
100. Hall, S., Barr, W., Lie, J. T., et al. (1985). Takayasu arteritis: a study of 32 North American patients. *Medicine*, **64**, 89–99.
101. Ishikawa, K. (1981). Survival and morbidity after diagnosis of occlusive thromboaortopathy (Takayasu's disease). *The American Journal of Cardiology*, **47**, 1026–32.
102. Lee, K.-S., Sohn, K.-Y., Hong, C.-Y., Kang, S.-R., & Berg, K. (1967). Primary arteritis (pulseless disease)

103. Sanchez-Torres, G., Pineda, C., Morales, E., & Martinez-Lavin, M. (1983). Takayasu's arteritis in children. *Arthritis and Rheumatism*, **26**, 535.
104. Lupi-Herrera, E., Sanchez-Torres, G., Marcushamer, J., *et al.* (1977). Takayasu's arteritis: clinical study of 107 cases. *American Heart Journal*, **93**, 94–103.
105. Hjortshøj, S. P., Busk, M., & Gregersen, M. (2002). Takayasu's arteritis. *Ugeskrift for Læger*, **164**, 3366–7.
106. Ishikawa, K. (1978). Natural history and classification of occlusive thromboaortopathy (Takayasu's disease). *Circulation*, **57**, 27–35.
107. Lie, J. T. (1987). Segmental Takayasu (giant cell) aortitis with rupture and limited dissection. *Human Pathology*, **18**, 1183–5.
108. Subramanyan, R., Joy, J., & Balakrishnan, K. G. (1989). Natural history of aortarteritis (Takayasu's disease). *Circulation*, **80**, 429–37.
109. Yajima, M., Numano, F., Park, Y.B., & Sagar, S. (1994). Comparative studies of patients with Takayasu arteritis in Japan, Korea and India: comparison of clinical manifestations, angiography and HLA-B antigen. *Japanese Circulation Journal*, **58**, 9–14.
110. Seguchi, M., Hino, Y., Aiba, S., *et al.* (1990). Ostial stenosis of the left coronary artery as a sole clinical manifestation of Takayasu's arteritis: a possible cause of unexpected sudden death. *Heart and Vessels*, **5**, 188–91.
111. Di Liberti, J. H. (1982). Granulomatous vasculitis. *The New England Journal of Medicine*, **306**, 1365.
112. Rotenstein, D., Gibbas, D. L., Majmudar, B., & Chastain, E. A. (1982). Familial granulomatous arteritis with polyarthritis of juvenile onset. *The New England Journal of Medicine*, **306**, 86–90.
113. Wagenvoort, C. A., Harris, L. E., Brown, A. L., Jr., & Veeneklaas, G. M. H. (1963). Giant-cell arteritis with aneurysm formation in children. *Pediatrics*, **32**, 861–7.
114. Ades, L. C., Knight, W. B., Byard, R. W., *et al.* (1996). Clinicopathologic findings in congenital aneurysms of the great vessels. *American Journal of Medical Genetics*, **66**, 289–99.
115. Byard, R. W. (1996). Idiopathic arterial calcification and unexpected infant death. *Pediatric Pathology and Laboratory Medicine*, **16**, 985–94.
116. Lipman, B. L., Rosenthal, I. M., & Lowenburg, H., Jr. (1951). Arteriosclerosis in infancy. *American Journal of Diseases of Children*, **82**, 561–6.
117. Moran, J. J. & Steiner, G. C. (1962). Idiopathic arterial calcification in a 5-year-old child. *American Journal of Clinical Pathology*, **73**, 521–6.
118. Van Dyck, M., Proesmans, W., Van Hollebeke, E., Marxhal, G., & Moerman, P. (1989). Idiopathic infantile arterial calcification with cardiac, renal and central nervous system involvement. *European Journal of Pediatrics*, **148**, 374–7.
119. Hault, K., Sebire, N. J., Ho, S. Y., & Sheppard, M. N. (2008). The difficulty in diagnosing idiopathic arterial calcification of infancy, its variation in presentation, and the importance of autopsy. *Cardiology in the Young*, **18**, 624–7.
120. Hussain, T., Patrick, W. A., Gibson, A. A., & Fitzpatrick, D. R. (1991). Idiopathic arterial calcification: a further six cases. *Journal of Medical Genetics*, **28**, 554.
121. Paine, T. D. & Grafton, W. D. (1970). Calcification of the arteries in infancy: report of a case. *Journal of Louisiana State Medical Society*, **122**, 344–5.
122. van der Sluis, I.M., Boot, A. M., Vernooij, M., Meradji, M., & Kroon, A. A. (2006). Idiopathic infantile arterial calcification: clinical presentation, therapy and long-term follow-up. *European Journal of Pediatrics*, **165**, 590–3.
123. Milner, L. S., Heitner, R., Thomson, P. D., Rothberg, A. D., & Ninin, D. T. (1984). Hypertension as the major problem of idiopathic arterial calcification of infancy. *The Journal of Pediatrics*, **105**, 934–8.
124. Moran, J. J. (1975). Idiopathic arterial calcification of infancy: a clinicopathologic study. *Pathology Annual*, **10**, 393–417.
125. Marrott, P. K., Newcombe, K. D., Becroft, D. M. O., & Friedlander, D. H. (1984).

Idiopathic infantile arterial calcification with survival to adult life. Pediatric Cardiology, **5**, 119–22.
126. Sholler, G. F., Yu, J. S., Bale, P. M., et al. (1984). Generalized arterial calcification of infancy: three case reports, including spontaneous regression with long-term survival. *The Journal of Pediatrics*, **105**, 257–60.
127. Carles, D., Serville, F., Dubecq, J.-P., et al. (1992). Idiopathic arterial calcification in a stillborn complicated by pleural hemorrhage and hydrops fetalis. *Archives of Pathology and Laboratory Medicine*, **116**, 293–5.
128. Juul, S., Ledbetter, D., Wight, T. N., & Woodrum, D. (1990). New insights into idiopathic infantile arterial calcinosis: three patient reports. *American Journal of Diseases of Children*, **144**, 229–33.
129. Meradji, M., de Villeneuve, V. H., Huber, J., de Bruijn, W. C., & Pearse, R. G. (1978). Idiopathic infantile arterial calcification in siblings: radiologic diagnosis and successful treatment. *The Journal of Pediatrics*, **92**, 401–5.
130. Rutsch, F., Ruf, N., Vaingankar, S., et al. (2003). Mutations in *ENPP1* are associated with 'idiopathic' infantile arterial calcification. *Nature Genetics*, **34**, 379–81.
131. Bird, T. (1974). Idiopathic arterial calcification in infancy. *Archives of Disease in Childhood*, **49**, 82–9.
132. Gower, N. D. & Pinkerton, J. R. H. (1963). Idiopathic arterial calcification in infancy. *Archives of Disease in Childhood*, **38**, 408–11.
133. Morton, R. (1978). Idiopathic arterial calcification in infancy. *Histopathology*, **2**, 423–32.
134. Moran, J. J. & Erickson, W. D. (1974). Idiopathic arterial calcification of infancy. *Pathology Annual*, **10**, 77–81.
135. Parker, R. J., Smith, E. H., & Stoneman, M. E. R. (1971). Generalised arterial calcification of infancy. *Clinical Radiology*, **22**, 69–73.
136. Maayan, C., Peleg, O., Eyal, F., et al. (1984). Idiopathic infantile arterial calcification: a case report and review of the literature. *European Journal of Pediatrics*, **142**, 211–15.
137. Tasker, W. G., Mastri, A. R., & Gold, A. P. (1970). Chondrodystrophia calcificans congenita (dysplasia epiphysalis punctata): recognition of the clinical picture. *American Journal of Diseases of Children*, **119**, 122–7.
138. Thomas, W. A., Lee, K. T., McGavran, M. H., & Rabin, E. R. (1956). Endocardial fibroelastosis in infants associated with thrombosis and calcification of arteries and myocardial infarcts. *The New England Journal of Medicine*, **255**, 464–8.
139. Meyer, W. W. & Lind, J. (1972). Calcifications of iliac arteries in newborns and infants. *Archives of Disease in Childhood*, **47**, 364–72.
140. Meyer, W. W. & Lind, J. (1972). Calcifications of the carotid siphon: a common finding in infancy and childhood. *Archives of Disease in Childhood*, **47**, 355–63.
141. Anderson, K. A., Burbach, J. A., Fenton, L. J., Jaqua, R. A., & Barlow, J. F. (1985). Idiopathic arterial calcification of infancy in newborn siblings with unusual light and electron microscopic manifestations. *Archives of Pathology and Laboratory Medicine*, **109**, 838–42.
142. Traisman, H. S., Limperis, N. M., & Traisman, A. S. (1956). Myocardial infarction due to calcification of the arteries in an infant. *American Journal of Diseases of Children*, **91**, 34–7.
143. Hunt, A. C. & Leys, D. G. (1957). Generalised arterial calcification of infancy. *British Medical Journal*, **i**, 385–6.
144. Joshi, V. V., Pawel, B., Connor, E., et al. (1987). Arteriopathy in children with acquired immune deficiency syndrome. *Pediatric Pathology*, **7**, 261–75.
145. Lauridson, J. R. (1988). Sudden death and anomalous origin of the coronary arteries from the aorta: a case report and review. *The American Journal of Forensic Medicine and Pathology*, **9**, 236–40.
146. Baroldi, G. (1991). Diseases of extramural coronary arteries. In *Cardiovascular Pathology*, 2nd edn, vol. 1, ed. M. D. Silver. New York: Churchill Livingstone, pp. 487–563.
147. Angelini, P. (1989). Normal and anomalous coronary

arteries: definition and classification. *American Heart Journal*, **117**, 418–34.
148. Friedman, A. H., Fogel, M. A., Stephens, P. Jr., *et al.* (2007). Identification, imaging, functional assessment and management of congenital coronary arterial abnormalities in children. *Cardiology in the Young*, **17** (Suppl. 2), 56–67.
149. Hobbs, R. E., Millit, D., Raghavan, P. V., Moodie, D. S., & Sheldon, W. C. (1981). Congenital coronary artery anomalies: clinical and therapeutic implications. *Cardiovascular Clinics*, **12**, 43–58.
150. Samanek, M., Goetzova, J., & Benesova, D. (1985). Distribution of congenital heart malformations in an autopsied child population. *International Journal of Cardiology*, **8**, 235–48.
151. Steinberger, J., Lucas, R. V., Edwards, J. E., & Titus, J. L. (1996). Causes of sudden unexpected cardiac death in the first two decades of life. *The American Journal of Cardiology*, **77**, 992–5.
152. Davis, J. A., Cecchin, F., Jones, T. K., & Portman, M. A. (2001). Major coronary artery anomalies in a pediatric population: incidence and clinical importance. *Journal of the American College of Cardiology*, **37**, 593–7.
153. Pelliccia, A. (2001). Congenital coronary artery anomalies in young patients. *Journal of the American College of Cardiology*, **37**, 598–600.
154. Gittenberger-de Groot, A. C., Sauer, U., Oppenheimer-Dekker, A., & Quaegebeur, J. (1983). Coronary arterial anatomy in transposition of the great arteries: a morphologic study. *Pediatric Cardiology*, **4** (Suppl. 1), 15–24.
155. Topaz, O., DeMarchena, E. J., Perin, E., *et al.* (1992). Anomalous coronary arteries: angiographic findings in 80 patients. *International Journal of Cardiology*, **34**, 129–38.
156. Werner, B., Wróblewska-Kaluzewska, M., Pleskot, M., Tarnowska, A., & Potocka, K. (2001). Anomalies of the coronary arteries in children. *Medical Science Monitor*, **7**, 1285–91.
157. McClellan, J. T. & Jokl, E. (1968). Congenital anomalies of coronary arteries as cause of sudden death associated with physical exertion. *American Journal of Clinical Pathology*, **50**, 229–33.
158. Lipsett, J., Cohle, S. D., Russell, G., Berry, P. J., & Byard, R. W. (1994) Anomalous coronary arteries: a multicentre pediatric autopsy study. *Pediatric Pathology*, **14**, 287–300.
159. Devanagondi, R., Brenner, J., Vricella, L., & Ravekes, W. (2008). A tale of two brothers: anomalous coronary arteries in two siblings. *Pediatric Cardiology*, **29**, 816–19.
160. Catanzaro, J. N., Makaryus, A. N., & Catanese, C. (2005). Sudden cardiac death associated with an extremely rare coronary anomaly of the left and right coronary arteries arising exclusively from the posterior (noncoronary) sinus of Valsalva. *Clinical Cardiology*, **28**, 542–4.
161. Ishikawa, T., Otsuka, T., & Suzuki, T. (1990). Anomalous origin of the left main coronary artery from the noncoronary sinus of Valsalva. *Pediatric Cardiology*, **11**, 173–4.
162. Liberman, L., Pass, R. H., Kaufman, S., *et al.* (2005). Left coronary artery arising from the non-coronary sinus: a rare congenital coronary anomaly. *Pediatric Cardiology*, **26**, 672–4.
163. Kimbiris, D., Iskandrian, A. S., Segal, B. L., & Bemis, C. E. (1978). Anomalous aortic origin of coronary arteries. *Circulation*, **58**, 606–15.
164. Chaitman, B. R., Lesperance, J., Saltiel, J., & Bourassa, M. G. (1976). Clinical, angiographic and hemodynamic findings in patients with anomalous origin of the coronary arteries. *Circulation*, **53**, 122–31.
165. Liberthson, R. R., Dinsmore, R. E., Bharati, S., *et al.* (1974). Aberrant coronary artery origin from the aorta: diagnosis and clinical significance. *Circulation*, **50**, 774–9.
166. Engel, H. J., Torres, C., & Page, H. L., Jr. (1975). Major variations in anatomical origin of the coronary arteries: angiographic observations in 4250 patients without associated congenital heart disease. *Catheterisation and Cardiovascular Diagnosis*, **1**, 157–69.

167. Liberthson, R. R., Dinsmore, R. E., & Fallon, J. T. (1979). Aberrant coronary artery origin from the aorta: report of 18 patients, review of the literature and delineation of natural history and management. *Circulation*, **59**, 748–54.
168. Lipsett, J., Byard, R. W., Carpenter, B. F., Jimenez, C. L., & Bourne, A. J. (1991). Anomalous coronary arteries arising from the aorta associated with sudden death in infancy and early childhood. *Archives of Pathology and Laboratory Medicine*, **115**, 770–3.
169. Virmani, R., Ursell, P. C., & Fenoglio, J. J. (1987). Examination of the heart. *Human Pathology*, **18**, 432–40.
170. Iskandar, E. G. & Thompson, P. D. (2004). Exercise-related sudden death due to an unusual coronary artery anomaly. *Medicine and Science in Sports and Exercise*, **36**, 180–2.
171. Byard, R. W., Smith, N. M., & Bourne, A. J. (1991). Association of right coronary artery hypoplasia with sudden death in an 11-year-old child. *Journal of Forensic Sciences*, **36**, 1234–9.
172. Muus, C. J. & McManus, B. M. (1984). Common origin of right and left coronary arteries from the region of left sinus of Valsalva: association with unexpected intrauterine fetal death. *American Heart Journal*, **107**, 1285–6.
173. Koestenberger, M., Nagel, B., Gamillscheg, A., et al. (2007). Myocardial infarction in an adolescent: anomalous origin of the left main coronary artery from the right coronary sinus in association with combined prothrombotic defects. *Pediatrics*, **120**, e424–7.
174. Liberthson, R. R. (1989). Ectopic origin of a coronary artery from the aorta with aberrant proximal course. In *Congenital Heart Disease: Diagnosis and Management in Children and Adults*. Boston, MA: Little, Brown, pp. 209–17.
175. Ogden, J. A. (1970). Congenital anomalies of the coronary arteries. *The American Journal of Cardiology*, **25**, 474–9.
176. Benson, P. A. & Lack, A. R. (1968). Anomalous aortic origin of left coronary artery: report of two cases. *Archives of Pathology*, **86**, 214–6.
177. Barth, C. W., III, Bray, M., & Roberts, W. C. (1986). Sudden death in infancy associated with origin of both left main and right coronary arteries from a common ostium above the left sinus of Valsalva. *The American Journal of Cardiology*, **57**, 365–6.
178. Benge, W., Martins, J. B., & Funk, D. C. (1980). Morbidity associated with anomalous origin of the right coronary artery from the left sinus of Valsalva. *American Heart Journal*, **99**, 96–100.
179. Liberthson, R. R., Gang, D. L., & Custer, J. (1983). Sudden death in an infant with aberrant origin of the right coronary artery from the left sinus of Valsalva of the aorta: case report and review of the literature. *Pediatric Cardiology*, **4**, 45–8.
180. McManus, B. M., Gries, L. A., Ness, M. J., & Galup, L. N. (1990). Anomalous origin of the right coronary artery from the left sinus of Valsalva. *Pediatric Pathology*, **10**, 987–91.
181. Ness, M. J. & McManus, B. M. (1988). Anomalous right coronary artery origin in otherwise unexplained infant death. *Archives of Pathology and Laboratory Medicine*, **112**, 626–9.
182. Cheitlin, M. D., De Castro, C. M., & McAllister, H. A. (1974). Sudden death as a complication of anomalous left coronary origin from the anterior sinus of Valsalva: a not-so-minor congenital anomaly. *Circulation*, **50**, 780–87.
183. Roberts, W. C., Siegel, R. J., & Zipes, D. P. (1982). Origin of the right coronary artery from the left sinus of Valsalva and its functional consequences: analysis of 10 necropsy patients. *The American Journal of Cardiology*, **49**, 863–8.
184. Byard, R. W., Jimenez, C. L., Carpenter, B. F., Cutz, E., & Smith, C. R. (1991). Four unusual cases of sudden and unexpected cardiovascular death in infancy and childhood. *Medicine, Science and the Law*, **31**, 157–61.
185. Herrmann, M. A., Dousa, M. K., & Edwards, W. D. (1992). Sudden infant death with anomalous origin of the left coronary artery. *The American Journal of Forensic Medicine and Pathology*, **13**, 191–5.

186. Cohen, L. S. & Shaw, L. D. (1967). Fatal myocardial infarction in an 11 year old boy associated with a unique coronary artery anomaly. *The American Journal of Cardiology*, **19**, 420–23.

187. De Rosa, G., Piastra, M., Pardeo, M., Caresta, E., & Capelli, A. (2005). Exercise-unrelated sudden death as the first event of anomalous origin of the left coronary artery from the right aortic sinus. *The Journal of Emergency Medicine*, **29**, 437–41.

188. Mahowald, J. M., Blieden, L. C., Coe, J. I., & Edwards, J. E. (1986). Ectopic origin of a coronary artery from the aorta: sudden death in 3 of 23 patients. *Chest*, **89**, 668–72.

189. Virmani, R., Chun, P. K. C., Goldstein, R. E., Robinowitz, M., & McAllister, H. A. (1984). Acute takeoffs of the coronary arteries along the aortic wall and congenital coronary ostial valve-like ridges: association with sudden death. *Journal of the American College of Cardiology*, **3**, 766–71.

190. Barth, C. W., III & Roberts, W. C. (1986). Left main coronary artery originating from the right sinus of Valsalva and coursing between the aorta and pulmonary trunk. *Journal of the American College of Cardiology*, **7**, 366–73.

191. Josa, M., Danielson, G. K., Weidman, W. H., & Edwards, W. D. (1981). Congenital ostial membrane of left main coronary artery. *Journal of Thoracic and Cardiovascular Surgery*, **81**, 338–46.

192. Kurosawa, H., Wagenaar, S. S., & Becker, A. E. (1981). Sudden death in a youth: a case of quadricuspid aortic valve with isolation of origin of left coronary artery. *British Heart Journal*, **46**, 211–15.

193. Baltaxe, H. A. & Wixson, D. (1977). The incidence of congenital anomalies of the coronary arteries in the adult population. *Radiology*, **122**, 45–52.

194. Page, H. L., Jr., Engel, H. J., Campbell, W. B., & Thomas, C. S., Jr. (1974). Anomalous origin of the left circumflex coronary artery: recognition, angiographic demonstration and clinical significance. *Circulation*, **50**, 768–73.

195. Anderson, K. R., McGoon, D. C., & Lie, J. T. (1978). Vulnerability of coronary arteries in surgery for transposition of the great arteries. *Journal of Thoracic and Cardiovascular Surgery*, **76**, 135–9.

196. Landolt, C. C., Anderson, J. E., Zorn-Chelton, S., et al. (1986). Importance of coronary artery anomalies in operations for congenital heart disease. *The Annals of Thoracic Surgery*, **41**, 351–5.

197. Nagao, G. I., Daoud, G. I., McAdams, A. J., Schwartz, D. C., & Kaplan, S. (1967). Cardiovascular anomalies associated with tetralogy of Fallot. *The American Journal of Cardiology*, **20**, 206–15.

198. Virmani, R., Rogan, K., & Cheitlin, M. D. (1989). Congenital coronary artery anomalies: pathologic aspects. In *Nonatherosclerotic Ischemic Heart Disease*, ed. R. Virmani & M. B. Foreman. New York: Raven Press, pp. 153–83.

199. Rao, C., Rao, V., Heggtveit, H. A., & King, D. L. (1994). Sudden death due to coronary artery anomalies: a case report and clinical review. *Journal of Forensic Sciences*, **39**, 246–52.

200. Bland, E. F., White, P. D., & Garland, J. (1933). Congenital anomalies of the coronary arteries: report of an unusual case associated with cardiac hypertrophy. *American Heart Journal*, **8**, 787–801.

201. Wesselhoeft, H., Fawcett, J. S., & Johnson, A. L. (1968). Anomalous origin of the left coronary artery from the pulmonary trunk: its clinical spectrum, pathology, and pathophysiology, based on a review of 140 cases with seven further cases. *Circulation*, **38**, 403–25.

202. Schwartz, R. P. & Robicsek, F. (1971). An unusual anomaly of the coronary system: origin of the anterior (descending) interventricular artery from the pulmonary trunk. *The Journal of Pediatrics*, **78**, 123–6.

203. Williams, I. A., Gersony, W. M., & Hellenbrand, W. E. (2006). Anomalous right coronary artery arising from the pulmonary artery: a report of 7 cases and a review of the literature. *American Heart Journal*, **152**, 1004.e9–17.

204. Hoganson, G., McPherson, E., Piper, P., & Gilbert, E. F.

(1983). Single coronary artery arising anomalously from the pulmonary trunk. *Archives of Pathology and Laboratory Medicine*, **107**, 199–201.

205. Liberthson, R. R. (1989). Anomalous origins of a coronary artery from the pulmonary artery. In *Congenital Heart Disease: Diagnosis and Management in Children and Adults*. Boston, MA: Little, Brown, pp. 201–8.

206. Driscoll, D. J., Nihill, M. R., Mullins, C. E., Cooley, D. A., & McNamara, D. G. (1981). Management of symptomatic infants with anomalous origin of the left coronary artery from the pulmonary artery. *The American Journal of Cardiology*, **47**, 642–8.

207. Menahem, S. & Venables, A. W. (1987). Anomalous left coronary artery from the pulmonary artery: a 15-year sample. *British Heart Journal*, **58**, 378–84.

208. Aoki, Y., Saigusa, K., & Nakayama, Y. (1999). Sudden infant death with anomalous origin of the left coronary artery from the pulmonary artery. *Legal Medicine*, **1**, 250–3.

209. Lalu, K., Karhunen, P. J., & Rautiainen, P. (1992). Sudden and unexpected death of a 6-month-old baby with silent heart failure due to anomalous origin of the left coronary artery from the pulmonary artery. *The American Journal of Forensic Medicine and Pathology*, **13**, 196–8.

210. Bunton, R., Jonas, R. A., Lang, P., Rein, A. J. J. T., & Castaneda, A. R. (1987). Anomalous origin of left coronary artery from pulmonary artery: ligation versus establishment of a two coronary artery system. *Journal of Thoracic and Cardiovascular Surgery*, **93**, 103–8.

211. Perper, J. A., Rozin, L., & Williams, K. E. (1985). Sudden unexpected death following exercise and congenital anomalies of coronary arteries: a report of two cases. *The American Journal of Forensic Medicine and Pathology*, **6**, 289–92.

212. Chaitman, B. R., Bourassa, M. G., Lesperance, J., Dominguez, J. L. D., & Saltiel, J. (1975). Aberrant course of the left anterior descending coronary artery associated with anomalous left circumflex origin from the pulmonary artery. *Circulation*, **52**, 955–8.

213. Heifetz, S. A., Robinowitz, M., Mueller, K. H., & Virmani, R. (1986). Total anomalous origin of the coronary arteries from the pulmonary artery. *Pediatric Cardiology*, **7**, 11–18.

214. Tavora, F., Burke, A., Kutys, R., Li, L., & Virmani, R. (2008). Total anomalous origin of the coronary circulation from the right pulmonary artery. *Cardiovascular Pathology*, **17**, 246–9.

215. Feldt, R. H., Ongley, P. A., & Titus, J. L. (1965). Total coronary arterial circulation from pulmonary artery with survival to age seven: report of case. *Mayo Clinic Proceedings*, **40**, 539–43.

216. Cheitlin, M. D. (1989). Coronary arterial anomalies: clinical and angiographic aspects. In *Nonatherosclerotic Ischemic Heart Disease*, ed. R. Virmani & M. B. Forman. New York: Raven Press, pp. 125–51.

217. Keeton, B. R., Keenan, D. J. M. & Monro, J. L. (1983). Anomalous origin of both coronary arteries from the pulmonary trunk. *British Heart Journal*, **49**, 397–9.

218. Gelernter-Yaniv, L. & Lorber, A. (2007). Anomalous origin of the main stem of the left coronary artery from the pulmonary trunk presenting with left ventricular hypertrophy. *Cardiology in the Young*, **17**, 78–83.

219. Bregman, D., Brennan, F. J., Singer, A., *et al.* (1976). Anomalous origin of the right coronary artery from the pulmonary artery. *Journal of Thoracic and Cardiovascular Surgery*, **72**, 626–30.

220. Lerberg, D. B., Ogden, J. A., Zuberbuhler, J. R., & Bahnson, H. T. (1979). Anomalous origin of the right coronary artery from the pulmonary artery. *The Annals of Thoracic Surgery*, **27**, 87–94.

221. Mintz, G. S., Iskandrian, A. S., Bemis, C. E., Mundith, E. D., & Owens, J. S. (1983). Myocardial ischemia in anomalous origin of the right coronary artery from the pulmonary trunk: proof of a coronary steal. *The American Journal of Cardiology*, **51**, 610–12.

222. Peña, E., Nguyen, E. T., Merchant, N., & Dennie, G. (2009). ALCAPA

223. Roberts, W. C. & Robinowitz, M. (1984). Anomalous origin of the left anterior descending coronary artery from the pulmonary trunk with origin of the right and left circumflex coronary arteries from the aorta. *The American Journal of Cardiology*, **54**, 1381–3.

224. Wilson, C. L., Dlabal, P. W., & McGuire, S. A. (1979). Surgical treatment of anomalous left coronary artery from pulmonary artery: follow-up in teenagers and adults. *American Heart Journal*, **98**, 440–6.

225. McKinley, H. I., Andrews, J., & Neill, C. A. (1951). Left coronary artery from the pulmonary artery: three cases, one with cardiac tamponade. *Pediatrics*, **8**, 828–40.

226. Knop, C. Q. & Bennett, W. A. (1944). Sudden death from coronary insufficiency: report of case of an infant. *Mayo Clinic Proceedings*, **19**, 574–7.

227. Smith, J. C. (1950). Review of single coronary artery with report of 2 cases. *Circulation*, **1**, 1168–75.

228. Lipton, M. J., Barry, W. H., Obrez, I., Silverman, J. F., & Wexler, L. (1979). Isolated single coronary artery: diagnosis, angiographic classification and clinical significance. *Diagnostic Radiology*, **130**, 39–47.

229. Kelley, M. J., Wolfson, S., & Marshall, R. (1977). Single coronary artery from the right sinus of Valsalva: angiography, anatomy and clinical significance. *American Journal of Roentgenology*, **128**, 257–62.

230. Okuni, M. & Sumitomo, N. (1987). Sudden death of school children in Japan. *Japanese Circulation Journal*, **51**, 1397–9.

231. Vestermark, S. (1965). Single coronary artery. *Cardiologia*, **46**, 79–84.

232. Dent, E. D., Jr. & Fisher, R. S. (1955). Single coronary artery: report of two cases. *Annals of Internal Medicine*, **44**, 1024–30.

233. Moore, L. & Byard, R. W. (1992). Sudden and unexpected death in infancy associated with a single coronary artery. *Pediatric Pathology*, **12**, 231–6.

234. Elian, D., Hegesh, J. Agranat, O., *et al.* (2003). Left main coronary artery atresia: extremely rare coronary anomaly in an asymptomatic adult and an adolescent soccer player. *Cardiology in Review*, **11**, 160–2.

235. Ogden, J. A. & Goodyer, A. V. N. (1970). Patterns of distribution of the single coronary artery. *Yale Journal of Biology and Medicine*, **43**, 11–21.

236. Sharbaugh, A. H. & White, R. S. (1974). Single coronary artery: analysis of the anatomic variation, clinical importance and report of five cases. *The Journal of the American Medical Association*, **230**, 243–6.

237. Bestetti, R. B., Costa, R. B., Oliveira, J. S. M., Rossi, M. A., & Correa de Araujo, R. (1985). Congenital absence of the circumflex coronary artery associated with dilated cardiomyopathy. *International Journal of Cardiology*, **8**, 331–5.

238. Wick, R., Otto, S., & Byard, R. W. (2007). Is right coronary artery hypoplasia and sudden death an underdiagnosed association? *The American Journal of Forensic Medicine and Pathology*, **28**, 128–30.

239. Casta, A. (1987). Hypoplasia of the left coronary artery complicated by reversible myocardial ischemia in a newborn. *American Heart Journal*, **114**, 1238–41.

240. Jokl, E. & McClellan, J. T. (1970). Exercise and cardiac death. *The Journal of the American Medical Association*, **213**, 1489–91.

241. Kawasaki, T. (1967). Acute febrile mucotaneous lymph node syndrome [in Japanese]. *Allergy*, **16**, 178–222.

242. Landing, B. H. & Larson, E. J. (1977). Are infantile periarteritis nodosa with coronary artery involvement and fatal mucocutaneous lymph node syndrome the same– Comparison of 20 patients from North America with patients from Hawaii and Japan. *Pediatrics*, **59**, 651–62.

243. Lie, J. T. (1987). Coronary vasculitis: a review in the current scheme of classification of vasculitis. *Archives of Pathology and Laboratory Medicine*, **111**, 224–33.

244. Byard, R. W., Edmonds, J. F., Silverman, E., & Silver, M. M. (1991). Respiratory distress and fever in a 2-month-old infant. *The*

245. Freeman, A. F. & Shulman, S. T. (2001). Recent developments in Kawasaki disease. *Current Opinion in Infectious Diseases*, **14**, 357–61.
246. Gedalia, A. (2002). Kawasaki disease: an update. *Current Rheumatology Reports*, **4**, 25–9.
247. Newburger, J. W. & Fulton, D. R. (2004). Kawasaki disease. *Current Opinion in Pediatrics*, **16**, 508–14.
248. Levin, M., Tizard, E. J., & Dillon, M. J. (1991). Kawasaki disease: recent advances. *Archives of Disease in Childhood*, **66**, 1369–74.
249. Wreford, F. S., Conradi, S. E., Cohle, S. D., et al. (1991). Sudden death caused by coronary artery aneurysms: a late complication of Kawasaki disease. *Journal of Forensic Sciences*, **36**, 51–9.
250. Melish, M. E. (1982). Kawasaki syndrome (the mucocutaneous lymph node syndrome). *Annual Review of Medicine*, **33**, 569–85.
251. Centers for Disease Control (1980). Kawasaki disease: New York. *Morbidity and Mortality Weekly Report*, **29**, 61–3.
252. Koike, K. & Freedom, R. M. (1989). Kawasaki disease, with a focus on cardiovascular manifestations. *Current Opinion in Pediatrics*, **1**, 135–41.
253. Burns, J. C., Wiggins, J. W., Jr., Toews, W. H., et al. (1986). Clincial spectrum of Kawasaki disease in infants younger than 6 months of age. *The Journal of Pediatrics*, **109**, 759–63.
254. Rowley, A. H. & Shulman, S. T. (1999). Kawasaki syndrome. *Pediatric Clinics of North America*, **46**, 313–29.
255. Bader-Meunier, B., Hadchouel, M., Fabre, M., Arnoud, M. D., & Dommergues, J. P. (1992). Intrahepatic bile duct damage in children with Kawasaki disease. *The Journal of Pediatrics*, **120**, 750–2.
256. Hicks, R. V. & Melish, M. E. (1986). Kawasaki syndrome. *Pediatric Clinics of North America*, **33**, 1151–75.
257. Barron, K. S., Murphy, D. J., Jr., Silverman, E. D., et al. (1990). Treatment of Kawasaki syndrome: a comparison of two dosage regimens of intravenously administered immune globulin. *The Journal of Pediatrics*, **117**, 638–44.
258. Nakamura, Y., Fujita, Y., Nagai, M., et al. (1991). Cardiac sequelae of Kawasaki disease in Japan: statistical analysis. *Pediatrics*, **88**, 1144–7.
259. McCowen, C. & Henderson, D. C. (1988). Sudden death in incomplete Kawasaki's disease. *Archives of Disease in Childhood*, **63**, 1254–71.
260. Kegel, S. M., Dorsey, T. J., Rowen, M., & Taylor, W. F. (1977). Cardiac death in mucocutaneous lymph node syndrome. *The American Journal of Cardiology*, **40**, 282–6.
261. Kohr, R. M. (1986). Progressive asymptomatic coronary artery disease as a late fatal sequela of Kawasaki disease. *The Journal of Pediatrics*, **108**, 256–9.
262. Quam, J. P., Edwards, W. D., Bambara, J. F., & Luzier, T. L. (1986). Sudden death in an adolescent four years after recovery from mucocutaneous lymph node syndrome (Kawasaki disease). *Journal of Forensic Sciences*, **31**, 1135–41.
263. Kato, H., Ichinose, E., & Kawasaki, T. (1986). Myocardial infarction in Kawasaki disease: clinical analyses in 195 cases. *The Journal of Pediatrics*, **108**, 923–7.
264. Newburger, J.W., Takahashi, M., Gerber, M. A., et al. (2004). Diagnosis, treatment, and long-term management of Kawasaki disease: a statement for health professionals from the committee on rheumatic fever, endocarditis, and Kawasaki disease, Council on Cardiovascular Disease in the Young, American Heart Association. *Pediatrics*, **114**, 1708–33; *Circulation*, **110**, 2747–71.
265. Levin, M., Holland, P. C., Nokes, T. J. C., et al. (1985). Platelet immune complex interaction in pathogenesis of Kawasaki disease and childhood polyarteritis. *British Medical Journal*, **290**, 1456–60.
266. Yanagawa, H., Nakamura, Y., Kawasaki, T., & Shigematsu, I. (1986). Nationwide epidemic of Kawasaki disease in Japan during winter of 1985–86. *The Lancet*, **ii**, 1138–9.
267. Kato, H., Inoue, O., Koga, Y., et al. (1983). Variant

strain of *Propionibacterium acnes*: a clue to the aetiology of Kawasaki disease. *The Lancet*, **ii**, 1383–7.

268. Nigro, G., Zerbini, M., Krzysztofiak, A., *et al.* (1994). Active or recent parvovirus B19 infection in children with Kawasaki disease. *The Lancet*, **343**, 1260–1.

269. Glode, M., Brogden, R., Joffe, L., *et al.* (1986). Kawasaki syndrome and house dust mite exposure. *The Pediatric Infectious Disease Journal*, **5**, 644–8.

270. Klein, B. S., Rogers, M. F., Patrican, L. A., *et al.* (1986). Kawasaki syndrome: a controlled study of an outbreak in Wisconsin. *American Journal of Epidemiology*, **124**, 306–16.

271. Rowley, A. H., Gonzalez-Crussi, F., & Shulman, S. T. (1988). Kawasaki disease. *Review of Infectious Diseases*, **10**, 1–15.

272. Fatica, N. S., Ichida, F., Engel, M. A., & Lesser, M. L. (1989). Rug shampoo and Kawasaki disease. *Pediatrics*, **84**, 231–4.

273. Ichida, F., Fatica, N. S., O'Loughlin, J. E., *et al.* (1989). Epidemiologic aspects of Kawasaki disease in a Manhattan hospital. *Pediatrics*, **84**, 235–41.

274. Patriarca, P. A., Rogers, M. F., Morens, D. M., Schonberger, L. B., & Kaminski, R. M. (1982). Kawasaki syndrome: association with the application of rug shampoo. *The Lancet*, **ii**, 578–80.

275. Rauch, A. M., Glode, M. P., Wiggins, J. W., Jr., *et al.* (1991). Outbreak of Kawasaki syndrome in Denver, Colorado: association with rug and carpet cleaning. *Pediatrics*, **87**, 663–9.

276. Lin, F.-Y. C., Bailowitz, A., Koslowe, P., Israel, E., & Kaslow, R. A. (1985). Kawasaki syndrome: a case control study during an outbreak in Maryland. *American Journal of Diseases of Children*, **139**, 277–9.

277. Rogers, M. F., Kochel, R. L., Hurwitz, E. S., *et al.* (1985). Kawasaki syndrome: is exposure to rug shampoo important? *American Journal of Diseases of Children*, **139**, 777–9.

278. Rauch, A. M., Kaplan, S., Nihill, M., *et al.* (1988). Kawasaki syndrome clusters in Harris County, Texas and Eastern North Carolina: a high endemic rate and a new environment risk factor. *American Journal of Diseases of Children*, **142**, 441–4.

279. Furukawa, S., Matsubara, T., & Yabuta, K. (1992). Mononuclear cell subsets and coronary artery lesions in Kawasaki disease. *Archives of Disease in Childhood*, **67**, 706–8.

280. Lang, B. A., Silverman, E. D., Laxer, R. M., *et al.* (1990). Serum-soluble interleukin-2 receptor levels in Kawasaki disease. *The Journal of Pediatrics*, **116**, 592–6.

281. Leung, D. Y. M., Chu, E. T., Wood, N., *et al.* (1983). Immunoregulatory T cell abnormalities in mucocutaneous lymph node syndrome. *Journal of Immunology*, **130**, 2002–4.

282. Leung, D. Y. M., Kurt-Jones, E., Newburger, J. W., *et al.* (1989). Endothelial cell activation and high interleukin-1 secretion in the pathogenesis of acute Kawasaki disease. *The Lancet*, **ii**, 1298–302.

283. Mason, W. H., Jordan, S. C., Sakai, R., Takashima, M., & Bernstein, B. (1985). Circulating immune complexes in Kawasaki syndrome. *Pediatric Infectious Disease*, **4**, 48–51.

284. Ogle, J. W., Waner, J. L., Joffe, L. S., *et al.* (1991). Absence of interferon in sera of patients with Kawasaki syndrome. *The Pediatric Infectious Disease Journal*, **10**, 25–9.

285. Savage, C. O. S., Tizard, J., Jayne, D., Lockwood, C. M., & Dillon, M. J. (1989). Antineutrophil cytoplasm antibodies in Kawasaki disease. *Archives of Disease in Childhood*, **64**, 360–3.

286. Tizard, E. J., Baguley, E., Hughes, G. R. V., & Dillon, M. J. (1991). Antiendothelial cell antibodies detected by a cellular based ELISA in Kawasaki disease. *Archives of Disease in Childhood*, **66**, 189–92.

287. Fujita, Y., Nakamura, Y., Sakata, K., *et al.* (1989). Kawasaki disease in families. *Pediatrics*, **84**, 666–9.

288. Sasazuki, T., Harada, F. & Kawasaki, T. (1987). Genetic analysis of Kawasaki disease. *Progress in Clinical and Biological Research*, **250**, 251–5.

289. Takahashi, M., Mason, W., & Lewis, A. B. (1987). Regression of coronary aneurysms in patients with Kawasaki syndrome.

290. Alam, S., Sakura, S., & Kosaka, Y. (1995). Anaesthetic management for caesarean section in a patient with Kawasaki disease. *Canadian Journal of Anaesthesia*, **42**, 1024–6.

291. Avner, J. R., Shaw, K. N., & Chin, A. J. (1989). Atypical presentation of Kawasaki disease with early development of giant coronary artery aneurysms. *The Journal of Pediatrics*, **114**, 605–6.

292. Fujiwara, T., Fujiwara, H., & Nakano, H. (1988). Pathological features of coronary arteries in children with Kawasaki disease in which coronary arterial aneurysm was absent at autopsy: quantitative analysis. *Circulation*, **78**, 345–50.

293. Fujiwara, H. & Hamashima, Y. (1978). Pathology of the heart in Kawasaki disease. *Pediatrics*, **61**, 100–7.

294. Akagi, T., Rose, V., Benson, L. N., Newman, A., & Freedom, R. M. (1992). Outcome of coronary artery aneurysms after Kawasaki disease. *The Journal of Pediatrics*, **121**, 689–94.

295. Zuccollo, J. M. & Byard, R. W. (2001). Sudden death in an infant (Kawasaki disease). *Pathology*, **33**, 235–8.

296. Landing, B.H. & Larson, E. J. (1987). Pathological features of Kawasaki disease (mucocutaneous lymph node syndrome). *American Journal of Cardiovascular Pathology*, **1**, 215–29.

297. Fujiwara, H., Fujiwara, T., Kao, T.-C., Ohshio, G., & Hamashima, Y. (1986). Pathology of Kawasaki disease in the healed stage: relationships between typical and atypical cases of Kawasaki disease. *Acta Pathologica Japonica*, **36**, 857–67.

298. Fineschi, V., Paglicci Reatelli, L., & Baroldi, G. (1999). Coronary artery aneurysms in a young adult: a case of sudden death – a late sequelae to Kawasaki disease? *International Journal of Legal Medicine*, **112**, 120–3.

299. Pounder, D. J. (1985). Coronary artery aneurysms presenting as sudden death 14 years after Kawasaki disease in infancy. *Archives of Pathology and Laboratory Medicine*, **109**, 874–6.

300. Amano, S., Hazama, F., Kubagawa, H., *et al.* (1980). General pathology of Kawasaki disease: on the morphological alterations corresponding to the clinical manifestations. *Acta Pathologica Japonica*, **30**, 681–94.

301. Terasawa, K., Ichinose, E., Matsuishi, T., & Kato, H. (1983). Neurological complications in Kawasaki disease. *Brain and Development*, **5**, 371–4.

302. Hunsaker, D.M., Hunsaker, J.C., III, Adams, K.C., Noonan, J.A., & Ackermann, D.M. (2003). Fatal Kawasaki disease due to coronary aneurysm rupture with massive cardiac tamponade. *The Journal of the Kentucky Medical Association*, **101**, 233–8.

303. McConnell, M. E., Hannon, D. W., Steed, R. D., & Gilliland, M. G. F. (1998). Fatal obliterative coronary vasculitis in Kawasaki disease. *The Journal of Pediatrics*, **133**, 259–61.

304. Fujiwara, T., Fujiwara, H., & Hamashima, Y. (1987). Frequency and size of coronary arterial aneurysm at necropsy in Kawasaki disease. *The American Journal of Cardiology*, **59**, 808–11.

305. Bartoloni, G., Salvatrice, D. M., & Carlo, R. (2002). Sudden death in a 21-year-old man caused by thrombosed coronary aneurysm: late sequelae or a very late onset of Kawasaki disease? *Cardiovascular Pathology*, **11**, 318–21.

306. Burns, J. C., Shike, H., Gordon, J. B., *et al.* (1996). Sequelae of Kawasaki disease in adolescents and young adults. *Journal of the American College of Cardiology*, **28**, 253–7.

307. Kato, H., Inoue, O., Kawasaki, T., *et al.* (1992). Adult coronary artery disease probably due to childhood Kawasaki disease. *The Lancet*, **340**, 1127–9.

308. Rozin, L., Koehler, S.A., Shakir, A., Ladham, S., & Wecht, C. H. (2003). Kawasaki disease: a review of pathologic features of stage IV disease and two cases of sudden death among asymptotic young adults. *The American Journal of Forensic Medicine and Pathology*, **24**, 45–50.

309. Satou, G. M., Giamelli, J., & Gewitz, M. H. (2007). Kawasaki disease: diagnosis, management, and long-term implications. *Cardiology in Review*, **15**, 163–9.

310. Falcini, F. (2006). Kawasaki

311. Jennette, J. C. & Falk, R. J. (2007). Nosology of primary vasculitis. *Current Opinion in Rheumatology*, **19**, 10–16.
312. Virmani, R., Robinowitz, M., & Darcy, T. P. (1991). Coronary vasculitis. In *Cardiovascular Pathology: Major Problems in Pathology*, vol. 23, ed. R. Virmani, J. B. Atkinson, & J. J. Fenoglio. Philadelphia, PA: W. B. Saunders, pp. 166–202.
313. Lowe, J. E. & Sabiston, D. C., Jr. (1990). Congenital malformations of the coronary circulation. In *Surgery of the Chest*, 5th edn, vol. 2, ed. D. C. Sabiston & F. C. Spencer. Philadelphia, PA: W. B. Saunders, pp. 1689–707.
314. Cheng, T. O. (1982). Left coronary artery-to-left ventricular fistula: demonstration of coronary steal phenomenon. *American Heart Journal*, **104**, 870–72.
315. Davis, J. T., Allen, H. D., Wheller, J. J., et al. (1994). Coronary artery fistula in the pediatric age group: a 19-year institutional experience. *The Annals of Thoracic Surgery*, **58**, 760–3.
316. Hallman, G. L., Cooley, D. A., & Singer, D. B. (1966). Congenital anomalies of the coronary arteries: anatomy, pathology and surgical treatment. *Surgery*, **59**, 133–44.
317. Said, S. A., Lam, J., & van der Werf, T. (2006). Solitary coronary artery fistulas: a congenital anomaly in children and adults – a contemporary review. *Congenital Heart Disease*, **1**, 63–76.
318. Frommelt. P. C. & Frommelt, M. A. (2004). Congenital coronary artery anomalies. *Pediatric Clinics of North America*, **51**, 1273–88.
319. Levin, D. C., Fellows, K. E., & Abrams, H. L. (1978). Hemodynamically significant primary anomalies of the coronary arteries. *Circulation*, **58**, 25–34.
320. Morgan, J. R., Forker, A. D., O'Sullivan, M. J., Jr., & Fosburg, R. G. (1972). Coronary arterial fistulas: seven cases with unusual features. *The American Journal of Cardiology*, **30**, 432–6.
321. Daniel, T. M., Graham, T. P., & Sabiston, D. C., Jr. (1970). Coronary artery–right ventricular fistula with congestive heart failure: surgical correction in the neonatal period. *Surgery*, **67**, 985–94.
322. Dichtl, W., Waldenberger, P., Pachinger, O., & Müller, S. (2005). An uncommon coronary artery fistula causing survived sudden cardiac death in a young woman. *The International Journal of Cardiovascular Imaging*, **21**, 387–90.
323. Robinowitz, M., Forman, M. B., & Virmani, R. (1989). Nonatherosclerotic coronary aneurysms. In *Nonatherosclerotic Ischemic Heart Disease*, ed. R. Virmani & M. B. Forman. New York: Raven Press, pp. 277–303.
324. Trillo, A. A., Scharyj, M., & Prichard, R. W. (1980). Coronary artery aneurysm and myocardial infarction resulting in sudden death of a 6-year-old child: a case report. *The American Journal of Forensic Medicine and Pathology*, **1**, 349–54.
325. Short, D. W. (1978). Multiple congenital aneurysms in childhood: report of a case. *British Journal of Surgery*, **65**, 509–12.
326. Dancea, A., Cote, A., Rohlicek, C., Bernard, C., & Oligny, L. L. (2002). Cardiac pathology in sudden unexpected infant death. *The Journal of Pediatrics*, **141**, 336–42.
327. Cheitlin, M. D. (1980). The intramural coronary artery: another cause for sudden death with exercise? *Circulation*, **62**, 238–9.
328. Roberts, W. C., Dicicco, B. S., Waller, B. F., et al. (1982). Origin of the left main from the right coronary artery or from the right aortic sinus with intramyocardial tunneling to the left side of the heart via the ventricular septum: the case against clinical significance of myocardial bridge or coronary tunnel. *American Heart Journal*, **104**, 303–5.
329. McManus, B. M., Waller, B. F., Graboys, T. B., et al. (1981). Exercise and sudden death. Part I. *Current Problems in Cardiology*, **6**, 1–89.
330. Morales, A. R., Romanelli, R., & Boucek, R. J. (1980). The mural left anterior descending coronary artery, strenuous exercise and sudden death. *Circulation*, **62**, 230–7.
331. Basso, C., Frescura, C.,

Corrado, D., *et al.* (1995). Congenital heart disease and sudden death in the young. *Human Pathology*, **26**, 1065–72.

332. Faruqui, A. M. A., Maloy, W. C., Felner, J. M., *et al.* (1978). Symptomatic myocardial bridging of coronary artery. *The American Journal of Cardiology,* **41**, 1305–10.

333. Teragawa, H., Fukuda, Y., Matsuda, K., *et al.* (2003). Myocardial bridging increases the risk of coronary spasm. *Clinical Cardiology*, **26**, 377–83.

334. Daehnert, I., Rotzsch, C., Krause, S., Dorszewski, A., & Kostelka, M. (2003). Syncope in a child owing to intramural course of the left coronary artery. *Acta Paediatrica*, **92**, 1339–42.

335. Roberts, W. C., Silver, M. A., & Sapala, J. C. (1986). Intussusception of a coronary artery associated with sudden death in a college football player. *The American Journal of Cardiology*, **57**, 179–80.

336. Wilkes, D., Donner, R., Black, I., & Carbello, B. A. (1985). Variant angina in an 11-year-old boy. *Journal of the American College of Cardiology*, **5**, 761–4.

337. Horigome, H., Sekijima, T., Ohtsuka, S., & Shibasaki, M. (2000). Life threatening coronary artery spasm in childhood Kimura's disease. *Heart*, **84**, e5.

338. Topaz, O. & Edwards, J. E. (1985). Pathological features of sudden death in children, adolescents, and young adults. *Chest*, **87**, 476–82.

339. James, T. N., Marshall, T. K., & Edwards, J. E. (1976). Cardiac electrical instability in the presence of a left superior vena cava. *Circulation*, **54**, 689–97.

340. Rammos, S., Gittenbergerde Groot, A. C., & Oppenheimer-Dekker, A. (1990). The abnormal pulmonary venous connexion: a developmental approach. *International Journal of Cardiology*, **29**, 285–95.

341. Wilson, J. (1798). XIII. A description of a very unusual formation of the human heart. *Philosophical Transactions of the Royal Society of London*, **88**, 346–56.

342. Lamb, R.K., Qureshi, S. A., Wilkinson, J. L., *et al.* (1988). Total anomalous pulmonary venous drainage: seventeen-year surgical experience. *Journal of Thoracic and Cardiovascular Surgery*, **96**, 368–75.

343. Darling, R. C., Rothney, W. B., & Craig, J. M. (1957). Total pulmonary venous drainage into the right side of the heart: report of 17 autopsied cases not associated with other major cardiovascular anomalies. *Laboratory Investigation*, **6**, 44–64.

344. Carter, R. E. B., Capriles, M., & Noe, Y. (1969). Total anomalous pulmonary venous drainage: a clinical and anatomical study of 75 children. *British Heart Journal*, **31**, 45–51.

345. Bharati, S. & Lev, M. (1973). Congenital anomalies of the pulmonary veins. *Cardiovascular Clinics*, **5**, 23–41.

346. Delisle, G., Ando, M., Calder, A. L., *et al.* (1976). Total anomalous pulmonary venous connection: report of 93 autopsied cases with emphasis on diagnostic and surgical considerations. *American Heart Journal,* **91**, 99–122.

347. Hawkins, J. A., Clark, E. B., & Doty, D. B. (1983). Total anomalous pulmonary venous connection. *The Annals of Thoracic Surgery*, **36**, 548–60.

348. Turley, K., Tucker, W. Y., Ullyot, D. J., & Ebert, P. A. (1980). Total anomalous pulmonary venous connection in infancy: influence of age and type of lesion. *The American Journal of Cardiology*, **45**, 92–7.

349. Gomes, M. M. R., Feldt, R. H., McGoon, D. C., & Danielson, G. K. (1970). Total anomalous pulmonary venous connection: surgical considerations and results of operation. *Journal of Thoracic and Cardiovascular Surgery*, **60**, 116–22.

350. Hammon, J. W., Jr. & Bender, H. W., Jr. (1990). Major anomalies of pulmonary and thoracic systemic veins. In *Surgery of the Chest*, 5th edn, vol. 2, ed. D. C. Sabiston & F. C. Spencer. Philadelphia, PA: W. B. Saunders, pp. 1274–97.

351. Paz, J. E. & Castilla, E. E. (1971). Familial total anomalous pulmonary venous return. *Journal of Medical Genetics*, **8**, 312–14.

352. Solymar, L., Sabel, K.-G., &

Zetterqvist, P. (1987). Total anomalous pulmonary venous connection in siblings: report on three families. *Acta Paediatrica Scandinavica*, **76**, 124–7.

353. Hogan, D. F., Green, H. W., III, & Van Alstine, W. G. (2002). Total anomalous pulmonary venous drainage in a dog. *Journal of Veterinary Internal Medicine*, **16**, 303–8.

354. Behrendt, D. M., Aberdeen, E., Waterson, D. J., & Bonham-Carter, R. E. (1972). Total anomalous pulmonary venous drainage in infants. I. Clinical and hemodynamic findings, methods, and results of operation in 37 cases. *Circulation*, **46**, 347–56.

355. Byard, R. W. & Gilbert, J. D. (2005). Total anomalous pulmonary venous connection: autopsy considerations. *Forensic Science, Medicine, and Pathology*, **1**, 215–20.

356. Correa-Villaseñor, A., Ferencz, C., Boughman, J. A., & Neill, C. A. (1991). Total anomalous pulmonary venous return: familial and environmental factors – The Baltimore–Washington Infant Study Group. *Teratology*, **44**, 415–28.

357. Hammon, J. W., Jr., Bender, H. W., Jr., Graham, T. P., Jr., *et al.* (1980). Total anomalous pulmonary venous connection in infancy: ten years experience including studies of postoperative ventricular function. *Journal of Thoracic Cardiovascular Surgery*, **80**, 544–51.

358. Byard, R. W. & Moore, L. (1991). Total anomalous pulmonary venous drainage and sudden death in infancy. *Forensic Science International*, **51**, 197–202.

359. James, C. L., Keeling, J. W., Smith, N. M., & Byard, R. W. (1994). Total anomalous pulmonary venous drainage (TAPVD) associated with fatal outcome in infancy and early childhood: an autopsy study of 52 cases. *Pediatric Pathology*, **14**, 665–78.

360. Emmel, M. & Sreeram, N. (2004). Total anomalous pulmonary vein connection: diagnosis, management, and outcome. *Current Treatment Options in Cardiovascular Medicine*, **6**, 423–9.

361. Bleyl, S., Nelson, L., Odelberg, S. J., *et al.* (1995). A gene for familial total anomalous pulmonary venous return maps to chromosome 4p13–q12. *American Journal of Human Genetics*, **56**, 408–15.

362. Neill, C. A., Ferencz, C., Sabiston, D. C., & Sheldon, H. (1960). The familial occurrence of hypoplastic right lung with systemic arterial supply and venous drainage "scimitar syndrome." *Bulletin of the Johns Hopkins Hospital, Maryland*, **107**, 1–21.

363. Bossert, T., Walther, T., Gummert, J., *et al.* (2002). Cardiac malformations associated with the Holt–Oram syndrome: report on a family and review of the literature. *The Thoracic and Cardiovascular Surgeon*, **50**, 312–14.

364. Sergi, C., Voigtländer, T., Zoubaa, S., *et al.* (2001). Ellis–van Creveld syndrome: a generalized dysplasia of enchondral ossification. *Pediatric Radiology*, **31**, 289–93.

365. Rosias, P. P. R., Sijstermans, J. M. J., Theunissen, P. M. V. M., *et al.* (2001). Phenotypic variability of the cat eye syndrome: case report and review of the literature. *Genetic Counselling*, **12**, 273–82.

366. Devine, W. A., Debich, D. E., & Anderson, R. H. (1991). Dissection of congenitally malformed hearts, with comments on the value of sequential segmental analysis. *Pediatric Pathology*, **11**, 235–59.

367. Seo, J. W., Lee, H. J., Choi, J. Y., Choi, Y. H., & Lee, J. R. (1991). Pulmonary veins in total anomalous pulmonary venous connection with obstruction: demonstration using silicone rubber casts. *Pediatric Pathology*, **11**, 711–20.

368. Haworth, S. G. & Reid, L. (1977). Structural study of pulmonary circulation and of heart in total anomalous pulmonary venous return in early infancy. *British Heart Journal*, **39**, 80–92.

369. Sano, S., Brawn, W. J., & Mee, R. B. B. (1989). Total anomalous pulmonary venous drainage. *Journal of Thoracic and Cardiovascular Surgery*, **97**, 886–92.

370. Jenkins, K. J., Sanders, S. P., Orav, E. J., *et al.* (1993). Individual pulmonary vein size and survival in infants with totally anomalous pulmonary venous

371. Petersen, R. C. & Edwards, W. D. (1983). Pulmonary vascular disease in 57 necropsy cases of total anomalous pulmonary venous connection. *Histopathology*, **7**, 487–96.
372. DeLeon, S. Y., Gidding, S. S., Ilbawi, M. N., et al. (1987). Surgical management of infants with complex cardiac anomalies associated with reduced pulmonary blood flow and total anomalous pulmonary venous drainage. *The Annals of Thoracic Surgery*, **43**, 207–11.
373. Muster, A. J., Paul, M. H., & Nikaidoh, H. (1973). Tetralogy of Fallot associated with total anomalous pulmonary venous drainage. *Chest*, **64**, 323–7.
374. Redington, A. N., Raine, J., Shinebourne, E. A., & Rigby, M. L. (1990). Tetralogy of Fallot with anomalous pulmonary venous connections: a rare but clinically important association. *British Heart Journal*, **64**, 325–8.
375. Murphy, J. D. (1991). Hypoplastic left-heart syndrome in children. *Current Opinion in Pediatrics*, **3**, 803–9.
376. Husson, G. S. & Parkman, P. (1961). Chondroectodermal dysplasia (Ellis–van Creveld syndrome) with a complex cardiac malformation. *Pediatrics*, **28**, 285–92.
377. Sahn, D. J., Goldberg, S. J., Allen, H. D., & Canale, J. M. (1981). Cross-sectional echocardiographic imaging of supracardiac total anomalous pulmonary venous drainage to a vertical vein in a patient with Holt–Oram syndrome. *Chest*, **79**, 113–15.
378. Demick, D. A. (1991). Cerebrovascular malformation causing sudden death: analysis of three cases and review of the literature. *The American Journal of Forensic Medicine and Pathology*, **12**, 45–9.
379. Byard, R. W., Bourne, A. J., & Hanieh, A. (1991–2). Sudden and unexpected death due to hemorrhage from occult central nervous system lesions: a pediatric autopsy study. *Pediatric Neurosurgery*, **17**, 88–94.
380. van Rybroek, J. J. & Moore, S. A. (1990). Sudden death from choroid plexus vascular malformation hemorrhage: case report and review of the literature. *Clinical Neuropathology*, **9**, 39–45.
381. Byard, R. W., & Cutz, E. (1990). Sudden and unexpected death in infancy and childhood due to pulmonary thromboembolism. *Archives of Pathology and Laboratory Medicine*, **114**, 142–4.
382. Machin, G. A. & Kent, S. (1989). Pulmonary thromboembolism from a large hemangioma in a 4-week-old infant. *Pediatric Pathology*, **9**, 73–8.
383. Meldgaard, K., Vesterby, A., & Ostergaard, J. R. (1997). Sudden death due to rupture of a saccular intracranial aneurysm in a 13-year-old boy. *The American Journal of Forensic Medicine and Pathology*, **18**, 342–4.
384. Plunkett, J. (1999). Sudden death in an infant caused by rupture of a basilar artery aneurysm. *The American Journal of Forensic Medicine and Pathology*, **20**, 45–7.
385. Prahlow, J. A., Rushing, E. J., & Barnard, J. J. (1998). Death due to a ruptured berry aneurysm in a 3.5-year-old child. *The American Journal of Forensic Medicine and Pathology*, **19**, 391–4.
386. McKusick, V. A. (1990). *Mendelian Inheritance in Man: Catalogs of Autosomal Dominant, Autosomal Recessive, and X-linked Phenotypes*, 9th edn. Baltimore, MD: Johns Hopkins University Press.
387. Byard, R. W., Burrows, P. E., Izakawa, T., & Silver, M. M. (1991). Diffuse infantile haemangiomatosis: clinicopathological features and management problems in five fatal cases. *European Journal of Pediatrics*, **150**, 224–7.
388. Cohen, M., Jr. (2006). Vascular update: morphogenesis, tumors, malformations, and molecular dimensions. *American Journal of Medical Genetics Part A*, **140**, 2013–38.
389. Di Rocco, C. & Tamburrini, G. (2006). Sturge–Weber syndrome. *Child's Nervous System*, **22**, 909–21.
390. Kossoff, E. H., Buck, C., & Freeman, J. M. (2002). Outcomes of 32 hemispherectomies for Sturge–Weber syndrome

worldwide. *Neurology*, **59**, 1735–8.

391. Tallman, B., Tan, O. T., Morelli, J. G., *et al.* (1991). Location of port-wine stains and the likelihood of ophthalmic and/or central nervous system complications. *Pediatrics*, **87**, 323–7.

392. Byard, R. W., Schliebs, J., & Koszyca, B. A. (2001). Osler–Weber–Rendu syndrome: pathological manifestations and autopsy considerations. *Journal of Forensic Sciences*, **46**, 698–701.

393. Jensen, L., Heath, K. J., Scott, G., & Byard, R. W. (2009). Sudden death and the forensic evaluation of neurocutaneous syndromes. *Journal of Clinical Forensic Medicine*, **16**, 369–74.

394. Sharma, V. K. & Howden, C. W. (1998). Gastrointestinal and hepatic manifestations of hereditary hemorrhagic telangiectasia. *Digestive Diseases*, **16**, 169–74.

395. Shovlin, C. L. & Letarte, M. (1999). Hereditary haemorrhagic telangiectasia and pulmonary arteriovenous malformations: issues in clinical management and review of pathogenic mechanisms. *Thorax*, **54**, 714–29.

396. Shovlin, C. L., Guttmacher, A. E., Buscarini, E., *et al.* (2000). Diagnostic criteria for hereditary hemorrhagic telangiectasia (Rendu–Osler–Weber syndrome). *American Journal of Medical Genetics*, **91**, 66–7.

397. Kjeldsen, A. D., Vase, P., & Green, A. (1999). Hereditary haemorrhagic telangiectasia: a populationbased study of prevelance and mortality in Danish patients. *Journal of Internal Medicine*, **245**, 31–9.

398. Reyes-Mńjica, M., López-Corella, E., Pérez-Fernández, L., Cuevas-Schacht, F., & Carillo-Farga, J. (1988). Osler–Weber–Rendu disease in an infant. *Human Pathology*, **19**, 1243–6.

399. Haitjema, T., Westerman, C. J. J., Overtoom, T. T. C., *et al.* (1996). Hereditary hemorrhagic telangiectasia (Osler–Weber–Rendu disease): new insights in pathogenesis, complications, and treatment. *Archives of Internal Medicine*, **156**, 714–19.

400. Weik, C. & Greiner, L. (1999). The liver in hereditary hemorrhagic telangiectasia (Weber–Rendu–Osler disease). *Scandinavian Journal of Gastroenterology*, **34**, 1241–6.

401. Shovlin, C. L. (1997). Molecular defects in rare bleeding disorders: hereditary haemorrhagic telangiectasia. *Thrombosis and Haemostasis*, **78**, 145–50.

402. Guttmacher, A. E., Marchuk, D. A., & White, R. I., Jr. (1995). Hereditary hemorrhagic telangiectasia. *The New England Journal of Medicine*, **333**, 918–24.

403. Mandzia, J. L., terBrugge, K. G., Faughnan, M. E., & Hyland, R. H. (1999). Spinal cord arteriovenous malformations in two patients with hereditary hemorrhagic telangiectasia. *Child's Nervous System*, **15**, 80–3.

404. Robbins, S. L., Cotran, R. S., & Kumar, V. (1984). *Pathologic Basis of Disease*, 3rd edn. Philadelphia, PA: W. B. Saunders, p. 542.

405. Cohen, M., Jr. (2000). Klippel–Trénaunay syndrome. *American Journal of Medical Genetics*, **93**, 171–5.

406. Jacob, A. G., Driscoll, D. J., Shaughnessy, W. J., *et al.* (1998). Klippel–Trénaunay syndrome: spectrum and management. *Mayo Clinic Proceedings*, **73**, 28–36.

407. Lee, A., Driscoll, D., Gloviczki, P., *et al.* (2005). Evaluation and management of pain in patients with Klippel–Trénaunay syndrome: a review. *Pediatrics*, **115**, 744–9.

408. Nathan, N. & Thaller, S. R. (2006). Sturge–Weber syndrome and associated congenital vascular disorders: a review. *The Journal of Craniofacial Surgery*, **17**, 724–8.

409. Baskerville, P. A., Ackroyd, J. S., & Browse, N. L. (1985). The etiology of the Klippel–Trénaunay syndrome. *Annals of Surgery*, **202**, 624–7.

410. Aggarwal, K., Jain, V. K., Gupta, S., *et al.* (2003). Klippel–Trénaunay syndrome with a lifethreatening thromboembolic event. *The Journal of Dermatology*, **30**, 236–40.

411. Gianlupi, A., Harper, R. W., Dwyre, D. M., & Marelich, G. P. (1999). Recurrent pulmonary embolism associated with Klippel–

412. Huiras, E. E., Barnes, C. J., Eichenfield, L. F., Pelech, A. N., & Drolet, B. A. (2005). Pulmonary thromboembolism associated with Klippel–Trénaunay syndrome. *Pediatrics*, **116**, e596–e600.

413. Wixom, C., Chadwick, A. E., & Krous, H. F. (2005). Sudden, unexpected death associated with meningioangiomatosis: case report. *Pediatric and Developmental Pathology*, **8**, 240–4.

414. Lunetta, P., Karikoski, R., Penttila, A., & Sajantila, A. (2004). Sudden death associated with a multifocal type II hemangioendothelioma of the liver in a 3-month-old infant. *The American Journal of Forensic Medicine and Pathology*, **25**, 56–9.

415. Matturri, L., Ottaviani, G., & Rossi, L. (1999). Sudden and unexpected infant death due to an hemangioendothelioma located in the medulla oblongata. *Advances in Clinical Pathology*, **3**, 29–33.

416. Perrot, L. J. (1997). Malignant hemangioendothelioma: a case of sudden unexpected death in infancy. *The American Journal of Forensic Medicine and Pathology*, **18**, 96–9.

417. Karger, B., Varchmin-Schultheiss, K., & Fechner, G. (2005). Fatal hepatic haemorrhage in a child: peliosis hepatis versus maltreatment. *International Journal of Legal Medicine*, **119**, 44–6.

418. Lashbrook, D. J., James, R. W., Phillips, A. J., Holbrook, A. G., & Agombar, A. C. (2006). Splenic peliosis with spontaneous splenic rupture: report of two cases. *BMC Surgery*, **6**, 9.

419. Tsokos, M. & Erbersdobler, A. (2005). Pathology of peliosis. *Forensic Science International*, **149**, 25–33.

420. Edwards, W. D., & Edwards, J. E. (1978). Recent advances in the pathology of the pulmonary vasculature. *Monographs in Pathology*, **19**, 235–61.

421. Barst, R. J., McGoon, M., Torbicki, A., et al. (2004). Diagnosis and differential assessment of pulmonary arterial hypertension. *Journal of the American College of Cardiology*, **43**, 40S–47S.

422. Ackermann, D. M. & Edwards, W. D. (1987). Sudden death as the initial manifestation of primary pulmonary hypertension: report of four cases. *The American Journal of Forensic Medicine and Pathology*, **8**, 97–102.

423. Brown, D. L., Wetli, C. V., & Davis, J. H. (1981). Sudden unexpected death from primary pulmonary hypertension. *Journal of Forensic Sciences*, **26**, 381–6.

424. Robertson, B. (1971). Idiopathic pulmonary hypertension in infancy and childhood: microangiographic and histological observations in five cases. *Acta Pathologica et Microbiologica Scandinavica*, **79**, 217–27.

425. Srigley, J. A. & Pollanen, M. S. (2005). Sudden death with clinically undiagnosed pulmonary hypertension. *Journal of Clinical Forensic Medicine*, **12**, 264–7.

426. Fuster, V., Steele, P. M., Edwards, W. D., et al. (1984). Primary pulmonary hypertension: natural history and the importance of thrombosis. *Circulation*, **70**, 580–7.

427. Loyd, J. E., Primm, R. K., & Newman, J. H. (1984). Familial primary pulmonary hypertension: clinical patterns. *American Review of Respiratory Disease*, **129**, 194–7.

428. Edwards, J. E. (1974). Pathology of chronic pulmonary hypertension. *Pathology Annual*, **9**, 1–25.

429. Heath, D. & Edwards, J. E. (1958). The pathology of hypertensive pulmonary vascular disease: a description of six grades of structural changes in the pulmonary arteries with special reference to congenital cardiac septal defects. *Circulation*, **18**, 533–47.

430. Haworth, S. G. & Reid, L. (1978). A morphometric study of regional variation in lung structure in infants with pulmonary hypertension and congenital cardiac defect: a justification of lung biopsy. *British Heart Journal*, **40**, 825–31.

431. Wagenvoort, C. A. & Wagenvoort, N. (1977). Pulmonary veno-occlusive disease. In *Pathology of Pulmonary Hypertension*. New York: John Wiley, pp. 217–31.

432. Rabinovitch, M. & Reid, L. M. (1981). Quantitative structural analysis of the

pulmonary vascular bed in congenital heart defects. In *Pediatric Cardiovascular Disease*, ed. M. A. Engle. Philadelphia, PA: F. A. Davis, pp. 149–69.
433. Rabinovitch, M., Haworth, S. G., Vance, Z., *et al.* (1980). Early pulmonary vascular changes in congenital heart disease studied in biopsy tissue. *Human Pathology*, **11** (Suppl.), 499–509.
434. James, T. N. (1962). On the cause of syncope and sudden death in primary pulmonary hypertension. *Annals of Internal Medicine*, **56**, 252–64.
435. Walley, V. M., Virmani, R., & Silver, M. D. (1990). Pulmonary arterial dissections and ruptures: to be considered in patients with pulmonary arterial hypertension presenting with cardiogenic shock or sudden death. *Pathology*, **22**, 1–4.
436. Brun, H., Holmstrom, H., & Thaulow, E. (2005). Sudden death during a change in treatment for pulmonary hypertension. *Cardiology in the Young*, **15**, 223–5.
437. Michael, J. R. & Summer, W. R. (1985). Pulmonary hypertension. *Lung*, **163**, 65–82.
438. Wagenvoort, C. A. & Wagenvoort, N. (1970). Primary pulmonary hypertension: a pathologic study of the lung vessels in 156 clinically diagnosed cases. *Circulation*, **42**, 1163–84.
439. Anderson, E. G., Simon, G., & Reid, L. (1973). Primary and thrombo-embolic pulmonary hypertension: a quantitative pathological study. *Journal of Pathology*, **110**, 273–93.
440. Haworth, S. G. (1983). Primary and secondary pulmonary hypertension in childhood: a clinicopathological reappraisal. *Current Topics in Pathology*, **73**, 91–152.
441. Haworth, S. G. (1983). Primary pulmonary hypertension. *British Heart Journal*, **49**, 517–21.
442. Juaneda, E., Watson, H., & Haworth, S. G. (1985). An unusual case of rapidly progressive primary pulmonary hypertension in childhood. *International Journal of Cardiology*, **7**, 306–9.
443. Yamaki, S. & Wagenvoort, C. A. (1985). Comparison of primary plexogenic arteriopathy in adults and children: a morphometric study in 40 patients. *British Heart Journal*, **54**, 428–34.
444. Loyd, J. E., Atkinson, J. B., Pietra, G. G. Virmani, R., & Newman, J. H. (1988). Heterogeneity of pathologic lesions in familial primary pulmonary hypertension. *American Review of Respiratory Disease*, **138**, 952–7.
445. Haworth, S. G. (1983). Pulmonary vascular disease in secundum atrial septal defect in childhood. *The American Journal of Cardiology*, **51**, 265–72.
446. Haworth, S. G., Sauer, U., Buhlmeyer, K., & Reid, L. (1977). Development of the pulmonary circulation in ventricular septal defect: a quantitative structural study. *The American Journal of Cardiology*, **40**, 781–8.
447. Hoffman, J. I. E., Rudolph, A. M., & Heymann, M. A. (1981). Pulmonary vascular disease with congenital heart lesions: pathologic features and causes. *Circulation*, **64**, 873–7.
448. Newfeld, E. A., Paul, M. H., Muster, A. J., & Idriss, F. S. (1974). Pulmonary vascular disease in complete transposition of the great arteries: a study of 200 patients. *The American Journal of Cardiology*, **34**, 75–82.
449. Viles, P. H., Ongley, P. A., & Titus, J. L. (1969). The spectrum of pulmonary vascular disease in transposition of the great arteries. *Circulation*, **40**, 31–41.
450. Edwards, W. D. & Edwards, J. E. (1978). Hypertensive pulmonary vascular disease in D-transposition of the great arteries. *The American Journal of Cardiology*, **41**, 921–4.
451. Newfeld, E. A., Paul, M. H., Muster, A. J., & Idriss, F. S. (1979). Pulmonary vascular disease in transposition of the great vessels and intact ventricular septum. *Circulation*, **59**, 525–30.
452. Haworth, S. G. (1984). Pulmonary vascular disease in different types of congenital heart disease: implications for interpretation of lung biopsy findings in early childhood. *British Heart Journal*, **52**, 557–71.
453. Rabinovitch, M., Haworth, S. G., Castaneda, A. R., Nadas, A. S., & Reid, L. M. (1978). Lung biopsy in congenital heart disease: a morphometric approach to pulmonary vascular disease. *Circulation*, **58**,

454. Wagenvoort, C. A. (1973). Hypertensive pulmonary vascular disease complicating congenital heart disease: a review. *Cardiovascular Clinics*, **5**, 43–60.

455. Bessinger, F. B., Jr., Blieden, L. C., & Edwards, J. E. (1975). Hypertensive pulmonary vascular disease associated with patent ductus arteriosus: primary or secondary? *Circulation*, **52**, 157–61.

456. Haworth, S. G. (1987). Pulmonary vascular disease in ventricular septal defect: structural and functional correlations in lung biopsies from 85 patients, with outcome of intracardiac repair. *Journal of Pathology*, **152**, 157–68.

457. Wagenvoort, C. A., Neufeld, H. N., DuShane, J. W., & Edwards, J. E. (1961). The pulmonary arterial tree in atrial septal defect: a quantitative study of anatomic features in fetuses, infants, and children. *Circulation*, **23**, 733–9.

458. Lucas, R. V., Jr., Anderson, R. C., Amplatz, K., Adams, P., & Edwards, J. E. (1962). Congenital causes of pulmonary venous obstruction. *Pediatric Clinics of North America*, **10**, 781–836.

459. Tandon, H. D. & Kasturi, J. (1975). Pulmonary vascular changes associated with isolated mitral stenosis in India. *British Heart Journal*, **37**, 26–36.

460. Newfeld, E. A., Wilson, A., Paul, M. H., & Reisch, J. S. (1980). Pulmonary vascular disease in total anomalous pulmonary venous drainage. *Circulation*, **61**, 103–9.

461. Presbitero, P., Bull, C., & Macartney, F. J. (1983). Stenosis of pulmonary veins with ventricular septal defect: a cause of premature pulmonary hypertension in infancy. *British Heart Journal*, **49**, 600–3.

462. Katzenstein, A.-L. A. & Mazur, M. T. (1980). Pulmonary infarct: an unusual manifestation of fibrosing mediastinitis. *Chest*, **77**, 521–4.

463. Hutchins, G. M. & Ostrow, P. T. (1976). The pathogenesis of the two forms of hypertensive pulmonary vascular disease. *American Heart Journal*, **92**, 797–803.

464. Wagenvoort, C. A. (1975). Pathology of congestive pulmonary hypertension. *Progressive Respiratory Research*, **9**, 195–202.

465. Egermayer, P. & Peacock, A. J. (2000). Is pulmonary embolism a common cause of chronic pulmonary hypertension? Limitations of the embolic hypothesis. *European Respiratory Journal*, **15**, 440–8.

466. Arnett, E. N., Battle, W. E., Russo, J. V., & Roberts, W. C. (1976). Intravenous injection of talc-containing drugs intended for oral use: a cause of pulmonary granulomatosis and pulmonary hypertension. *The American Journal of Medicine*, **60**, 711–18.

467. Navarro, C., Dickinson, P. C. T., Kondlapoodi, P., & Hagstrom, J. W. C. (1984). Mycotic aneurysms of the pulmonary arteries in intravenous drug addicts: report of three cases and review of the literature. *The American Journal of Medicine*, **76**, 1124–31.

468. Pare, J. P., Cote, G., & Fraser, R. S. (1989). Longterm follow-up of drug abusers with intravenous talcosis. *American Review of Respiratory Disease*, **139**, 233–41.

469. Siegel, H. (1972). Human pulmonary pathology associated with narcotic and other addictive drugs. *Human Pathology*, **3**, 55–66.

470. Bowen, J. H., Woodard, B. H., Barton, T. K., Ingram, P., & Shelburne, J. D. (1981). Infantile pulmonary hypertension associated with foreign body vasculitis. *American Journal of Clinical Pathology*, **75**, 609–13.

471. Favara, B. E. & Moores, H. K. (1991). Foreign-body pulmonary embolism. *Pediatric Pathology*, **11**, 371–9.

472. Naeye, R. L. (1960). Advanced pulmonary vascular changes in schistosomal cor pulmonale. *American Journal of Tropical Medicine*, **10**, 191–9.

473. Rich, S., Levitsky, S., & Brundage, B. H. (1988). Pulmonary hypertension from chronic pulmonary thromboembolism. *Annals of Internal Medicine*, **108**, 425–34.

474. Byard, R. W. (1996). Mechanisms of sudden death and autopsy findings in patients with Arnold–Chiari malformation and ventriculoatrial catheters. *The American Journal of Forensic Medicine and Pathology*, **17**, 260–3.

475. Wagenvoort, C. A. (1980). Lung biopsies in the differential diagnosis of thromboembolic versus primary pulmonary hypertension. *Progress in Respiratory Research*, **13**, 16–21.

476. Wagenvoort, C. A. & Wagenvoort, N. (1976). Pulmonary venous changes in chronic hypoxia. *Virchows Archiv (Pathological Anatomy and Histology)*, **372**, 51–6.

477. Kay, J. M. (1997). Hypoxia, obstructive sleep apnea syndrome, pulmonary hypertension. *Human Pathology*, **28**, 261–3.

478. Bland, J. W., Jr., Edwards, F. K., & Brinsfield, D. (1969). Pulmonary hypertension and congestive heart failure in children and chronic upper airway obstruction: new concepts of etiologic factors. *The American Journal of Cardiology*, **23**, 830–7.

479. Levy, A. M., Tabakin, B. S., Hanson, J. S., & Narkewicz, R. M. (1967). Hypertrophied adenoids causing pulmonary hypertension and severe congestive heart failure. *The New England Journal of Medicine*, **277**, 506–11.

480. Loughlin, G. M., Wynne, J. W., & Victorica, B. E. (1981). Sleep apnea as a possible cause of pulmonary hypertension in Down syndrome. *The Journal of Pediatrics*, **98**, 435–7.

481. Bjornsson, J. & Edwards, W. D. (1985). Primary pulmonary hypertension: a histopathologic study of 80 cases. *Mayo Clinic Proceedings*, **60**, 16–25.

482. Faber, C. N., Yousem, S. A., Dauber, J. H., et al. (1989). Pulmonary capillary hemangiomatosis: a report of three cases and a review of the literature. *American Review of Respiratory Disease*, **140**, 808–13.

483. Gilsanz, V., Campo, C., Cue R., et al. (1977). Recurrent pulmonary embolism due to hydatid disease of heart: study of three cases, one with intermittent tricuspid valve obstruction (atrial pseudomyxoma). *British Heart Journal*, **39**, 553–8.

484. Heath, D. & Reid, R. (1985). Invasive pulmonary haemangiomatosis. *British Journal of Diseases of the Chest*, **79**, 284–94.

485. Katzenstein, A.-L. A. & Askin, F. B. (1990). Pulmonary hypertension and other vasaular disorders. In *Surgical Pathology of Non-neoplastic Lung Disease*, 2nd edn. Philadelphia, PA: W. B. Saunders, pp. 432–48.

486. Rich, S. & Brundage, B. H. (1984). Primary pulmonary hypertension. Current update. *The Journal of the American Medical Association*, **281**, 2252–4.

487. Silver, M. M., Bohn, D., Shawn, D. H., et al. (1992). Association of pulmonary hypertension with congenital portal hypertension in a child. *The Journal of Pediatrics*, **120**, 321–9.

488. Tron, V., Magee, F., Wright, J. L., Colby, T., & Churg, A. (1986). Pulmonary capillary hemangiomatosis. *Human Pathology*, **17**, 1144–50.

489. Garcia-Dorado, D., Miller, D. D., Garcia, E. J., et al. (1983). An epidemic of pulmonary hypertension after toxic grapeseed oil ingestion in Spain. *Journal of the American College of Cardiology*, **1**, 1216–22.

490. Patterson, K., Kapur, S. P., & Chandra, R. S. (1988). Persistent pulmonary hypertension of the newborn: pulmonary pathologic aspects. *Cardiovascular Diseases*, **12**, 139–54.

491. Atkinson, J. B., Ford, E. G., Kitagawa, H., Lally, K. P., & Humphries, B. (1992). Persistent pulmonary hypertension complicating cystic adenomatoid malformation in neonates. *Journal of Pediatric Surgery*, **27**, 54–6.

492. Graves, E. D., III, Redmond, C. R., & Arensman, R. M. (1988). Persistent pulmonary hypertension in the neonate. *Chest*, **93**, 638–41.

493. Meyrick, B. & Reid, L. (1983). Pulmonary hypertension: anatomic and physiologic correlates. *Clinics in Chest Medicine*, **4**, 199–217.

494. Tiefenbrunn, L. J. & Riemenschneider, T. A. (1986). Persistent pulmonary hypertension of the newborn. *American Heart Journal*, **111**, 564–72.

495. Hasleton, P. S., Ironside, J. W., Whittaker, J. S., et al. (1986). Pulmonary venoocclusive disease: a report of four cases. *Histopathology*, **10**, 933–44.

496. Dail, D. H., Liebow, A. A., Gmelich, J., Carrington, C. B., & Churg, A. (1978). A study of 43 cases of pulmonary veno-occlusive (PVO) disease. *Laboratory*

497. Bolster, M. A., Hogan, J., & Bredin, C. P. (1990). Pulmonary vascular occlusive disease presenting as sudden death. *Medicine, Science and the Law*, **30**, 26–8.
498. Cagle, P. & Langston, C. (1984). Pulmonary venoocclusive disease as a cause of sudden infant death. *Archives of Pathology and Laboratory Medicine*, **108**, 338–40.
499. Thadani, U., Burrow, C., Whitaker, W., & Heath, D. (1975). Pulmonary veno-occlusive disease. *The Quarterly Journal of Medicine*, **44**, 133–59.
500. Voordes, C. G., Kuipers, J. R. G., & Elema, J. D. (1977). Familial pulmonary veno-occlusive disease: a case report. *Thorax*, **32**, 763–6.
501. Wagenvoort, C. A., Losekoot, G., & Mulder, E. (1971). Pulmonary veno-occlusive disease of presumably intrauterine origin. *Thorax*, **26**, 429–34.
502. Stoler, M. H., Anderson, V. M., & Stuard, L. D. (1982). A case of pulmonary veno-occlusive disease in infancy. *Archives of Pathology and Laboratory Medicine*, **106**, 645–7.
503. Hughes, J. D. & Rubin, L. J. (1986). Primary pulmonary hypertension: an analysis of 28 cases and a review of the literature. *Medicine*, **65**, 56–72.
504. Justo, R. N., Dare, A. J., Whight, C. M., & Radford, D. J. (1993). Pulmonary veno-occlusive disease: diagnosis during life in four patients. *Archives of Disease in Childhood*, **68**, 97–100.
505. Wagenvoort, C. A. (1976). Pulmonary veno-occlusive disease: entity or syndrome? *Chest*, **69**, 82–6.
506. Wagenvoort, C. A., Wagenvoort, N., & Takahashi, T. (1985). Pulmonary veno-occlusive disease: involvement of pulmonary arteries and review of the literature. *Human Pathology*, **16**, 1033–41.
507. Cohen, M. D., Rubin, L. J., Taylor, W. E., & Cuthbert, J. A. (1983). Primary pulmonary hypertension: an unusual case associated with extrahepatic portal hypertension. *Hepatology*, **3**, 588–92.
508. Moscoso, G., Mieli-Vergani, G., Mowat, A. P., & Portmann, B. (1991). Sudden death caused by unsuspected pulmonary arterial hypertension, 10 years after surgery for extrahepatic biliary atresia. *Journal of Pediatric Gastroenterology and Nutrition*, **12**, 388–93.
509. Haworth, S. G. (1974). Progressive pulmonary hypertension in children with portal hypertension. *The Journal of Pediatrics*, **84**, 783–5.
510. Kibria, G., Smith, P., Heath, D., & Sagar, S. (1980). Observations on the rare association between portal and pulmonary hypertension. *Thorax*, **35**, 945–9.
511. Rossi, S. O., Gilbert-Barnes, E., Saari, T., & Corliss, R. (1992). Pulmonary hypertension with coexisting portal hypertension. *Pediatric Pathology*, **12**, 433–9.
512. Levine, O. R., Harris, R. C., Blanc, W. A., & Mellins, R. B. (1973). Progressive pulmonary hypertension in children with portal hypertension. *The Journal of Pediatrics*, **83**, 964–72.
513. Weber, M. A, Ashworth, M. T., & Sebire, N. J. (2006). Portopulmonary hypertension in childhood presenting as sudden death. *Pediatric and Developmental Pathology*, **9**, 65–71.
514. Cooper, D. R., Lucke, W. C., & Moseson, D. L. (1986). Aortic dissection in adolescence. *American Family Physican*, **34**, 137–42.
515. Nakashima, Y., Kurozumi, T., Sueishi, K., & Tanaka, K. (1990). Dissecting aneurysm: a clinicopathologic and histopathologic study of 111 autopsied cases. *Human Pathology*, **21**, 291–6.
516. Serry, C., Agomuoh, O. S., & Goldin, M. D. (1988). Review of Ehlers–Danlos syndrome: successful repair of rupture and dissection of abdominal aorta. *Journal of Cardiovascular Surgery*, **29**, 530–34.
517. Virmani, R. & Forman, M. B. (1989). Coronary artery dissections. In *Nonatherosclerotic Ischemic Heart Disease*. New York: Raven Press, pp. 325–54.
518. Panja, M., Kumar, S., Panja, S., & Dutta, B. (1990). Aortic dissection in a non-Marfanoid child. *Journal of*

the *Association of Physicians of India*, **38**, 369–71.

519. McFarland, W. & Fuller, D. E. (1964). Mortality in Ehlers–Danlos syndrome due to spontaneous rupture of large arteries. *The New England Journal of Medicine*, **271**, 1309–10.

520. Colman, J. M., Sermer, M., Seaward, P. G. R., & Siu, S. C. (2000). Congenital heart disease in pregnancy. *Cardiology in Review*, **8**, 166–73.

521. York, M. J. & Dimon, J. H., III (1988). Idiopathic dissecting aortic aneurysm associated with pain in the back in an adolescent. *The Journal of Bone and Joint Surgery*, **70A**, 1418–21.

522. Huntington, R. W., Jr., & Hirst, A. E., Jr. (1967). Dissecting aneurysm of the aorta in a 16-year-old girl. *American Journal of Clinical Pathology*, **48**, 44–8.

523. Roberts, C. S. & Roberts, W. C. (1991). Dissection of the aorta associated with congenital malformation of the aortic valve. *Journal of the American College of Cardiology*, **17**, 712–16.

524. Fikar, C. R., Amrhein, J. A., Harris, P., & Lewis, E. R. (1981). Dissecting aortic aneurysm in childhood and adolescence: case report and literature review. *Clinical Pediatrics*, **20**, 578–83.

525. Fikar, C. R. & Koch, S. (2000). Etiologic factors of acute aortic dissection in children and young adults. *Clinical Pediatrics*, **39**, 71–80.

526. Bergevin, M. A., Daugherty, C. C., Bove, K. E., & McAdams, A. J. (1991). The internal carotid artery siphon in children and adolescents. *Human Pathology*, **22**, 603–6.

527. Jackson, M. A., Hughes, R. C., Ward, S. P., & McInnes, E. G. (1983). "Headbanging" and carotid dissection. *British Medical Journal*, **287**, 1262.

528. Manz, H. J., Vester, J., & Lavenstein, B. (1979). Dissecting aneurysm of cerebral arteries in childhood and adolescence. *Virchows Archiv (Pathological Anatomy and Histology)*, **384**, 325–35.

529. Pilz, P. & Hartjes, H. J. (1976). Fibromuscular dysplasia and multiple dissecting aneurysms of intracranial arteries: a further cause of Moyamoya syndrome. *Stroke*, **7**, 393–8.

530. Hochberg, F. H., Bean, C., Fisher, C. M., & Roberson, G. H. (1975). Stroke in a 15-year-old girl secondary to terminal carotid dissection. *Neurology*, **25**, 725–9.

531. Bateman, A. C., Gallagher, P. J., & Vincenti, A. C. (1995). Sudden death from coronary artery dissection. *Journal of Clinical Pathology*, **48**, 781–4.

532. Ellis, C. J., Haywood, G. A., & Monro, J. L. (1994). Spontaneous coronary artery dissection in a young woman resulting from intense gymnasium "workout". *International Journal of Cardiology*, **47**, 193–4.

533. Glasgow, B. J., Tift, J. P., & Alexander, C. B. (1984). Spontaneous primary dissecting coronary artery aneurysm: report of two cases. *The American Journal of Forensic Medicine and Pathology*, **5**, 155–9.

534. Virmani, R., Forman, M. B., Robinowitz, M., & McAllister, H. A., Jr. (1984). Coronary artery dissections. *Cardiology Clinics*, **2**, 633–46.

535. Devaney, K., Kapur, S. P., Patterson, K., & Chandra, R. S. (1991). Pediatric renal artery dysplasia: a morphologic study. *Pediatric Pathology*, **11**, 609–21.

536. Davies, M. J. & Popple, A. (1979). Sudden unexpected cardiac death: a practical approach to the forensic problem. *Histopathology*, **3**, 255–77.

537. Dominguez, F. E., Tate, L. G., & Robinson, M. J. (1988). Familial fibromuscular dysplasia presenting as sudden death. *American Journal of Cardiovascular Pathology*, **2**, 269–72.

538. Arey, J. B. & Segal, R. (1987). Case 4. Fibromuscular dysplasia of intramyocardial coronary arteries. *Pediatric Pathology*, **7**, 97–103.

539. Lie, J. T., & Berg, K. K. (1987). Isolated fibromuscular dysplasia of the coronary arteries with spontaneous dissection and myocardial infarction. *Human Pathology*, **18**, 654–6.

540. Price, R. A. & Vawter, G. F. (1972). Arterial fibromuscular dysplasia in infancy and childhood. *Archives of Pathology*, **93**, 419–26.

541. Siegel, R. J. & Dunton, S. F. (1991). Systemic occlusive arteriopathy with sudden death in a 10-year-old boy. *Human Pathology*, **22**,

542. Strong, W. B., Perrin, E., Liebman, J., & Silbert, D. R. (1970). Systemic and pulmonary artery dysplasia associated with unexpected death in infancy. *The Journal of Pediatrics*, **77**, 233–8.

543. Dominguez, F. E., Tate, L. G., & Poppitti, R. J. (1987). Sudden infant death from fibromuscular dysplasia. Paper presented to the American Academy of Forensic Sciences Annual Meeting, San Diego, February 1987.

544. Michaud, K., Romain, N., Brandt-Casadevall, C., & Mangin, P. (2001). Sudden death related to small coronary artery disease. *The American Journal of Forensic Medicine and Pathology*, **22**, 225–7.

545. Gatalica, Z., Gibas, Z., & Martinez-Hernandez, A. (1992). Dissecting aortic aneurysm as a complication of generalized fibromuscular dysplasia. *Human Pathology*, **23**, 586–8.

546. Lüscher, T. F., Lie, J. T., Stanson, A. W., *et al.* (1987). Arterial fibromuscular dysplasia. *Mayo Clinic Proceedings*, **62**, 931–2.

547. MacMahon, H. E. & Dickinson, P. C. T. (1967). Occlusive fibroelastosis of coronary arteries in the newborn. *Circulation*, **35**, 3–9.

548. Yamashita, M., Tanaka, K., Kishikawa, T., & Yokota, K. (1984). Moyamoya disease associated with renovascular hypertension. *Human Pathology*, **15**, 191–3.

549. Sotrel, A., Lacson, A. G., & Huff, K. R. (1983). Childhood Köhlmeier–Degos disease with atypical skin lesions. *Neurology*, **33**, 1146–51.

550. Strole, W. E., Jr., Clark, W. H., Jr., & Isselbacher, K. J. (1967). Progressive arterial occlusive disease (Kohlmeier–Degos): a frequently fatal cutaneosystemic disorder. *The New England Journal of Medicine*, **276**, 195–201.

551. Lipsett, J. & Byard, R. W. (1995). Small bowel stricture due to vascular compromise: a late complication of Henoch–Schönlein purpura. *Pediatric Pathology and Laboratory Medicine*, **15**, 333–40.

552. Fleisher, G. R., Buck, B. E., & Cornfeld, D. (1978). Primary intimal fibroplasia in a child with Down's syndrome. *American Journal of Diseases of Children*, **132**, 700–3.

553. Greene, J. F., Jr., Fitzwater, J. E., & Burgess, J. (1974). Arterial lesions associated with neurofibromatosis. *American Journal of Clinical Pathology*, **62**, 481–7.

554. Kanter, R. J., Graham, M., Fairbrother, D., & Smith, S. V. (2006). Sudden cardiac death in young children with neurofibromatosis type 1. *The Journal of Pediatrics*, **149**, 718–20.

555. Nadas, A. S., Alimurung, M. M., & Sieracki, L. A. (1951). Cardiac manifestations of Friedreich's ataxia. *The New England Journal of Medicine*, **244**, 239–44.

556. Rolfes, D. B., Towbin, R., & Bove, K. E. (1985). Vascular dysplasia in a child with tuberous sclerosis. *Pediatric Pathology*, **3**, 359–73.

557. Fortuin, N. J., Morrow, A. G., & Roberts, W. C. (1971). Late vascular manifestations of the rubella syndrome: a roentgenographic–pathologic study. *The American Journal of Medicine*, **51**, 134–40.

558. Wallis, K., Deutsch, V., & Azizi, E. (1970). Hypertension in a case of von Recklinghausen's neurofibromatosis. *Helvetica Paediatrica Acta*, **2**, 147–53.

559. Schimke, R. N., McKusick, V. A., Huang, T., & Pollack, A. D. (1965). Homocystinuria: studies of 20 families with 38 affected members. *The Journal of the American Medical Association*, **193**, 711–19.

560. Rosenberg, H. S. (1974). Systemic arterial disease and chronic arsenicism in infants. *Archives of Pathology*, **97**, 360–65.

561. Angelini, A., Benciolini, P., & Thiene, G. (1985). Radiation induced coronary obstructive atherosclerosis and sudden death in a teenager. *International Journal of Cardiology*, **9**, 371–3.

562. Applefeld, M. M. & Wiernik, P. H. (1983). Cardiac disease after radiation therapy for Hodgkin's disease: analysis of 48 patients. *The American Journal of Cardiology*, **51**, 1679–81.

563. Brosius, F. C., III, Waller, B. F., & Roberts, W. C. (1981). Radiation heart disease: analysis of 16 young (aged 15 to 33 years)

564. De Sa, D. J. (1979). Coronary arterial lesions and myocardial necrosis in stillbirths and infants. *Archives of Disease in Childhood*, **54**, 918–30.
565. Daniels, S. R., Bates, S., Lukin, R. R., *et al.* (1982). Cerebrovascular arteriopathy (arteriosclerosis) and ischemic childhood stroke. *Stroke*, **13**, 360–5.
566. Glueck, C. J., Daniels, S. R., Bates, S., *et al.* (1982). Pediatric victims of unexplained stroke and their families: familial lipid and lipoprotein abnormalities. *Pediatrics*, **69**, 308–16.
567. Wiegman, A., de Groot, E., Hutten, B. A., *et al.* (2004). Arterial intima-media thickness in children heterozygous for familial hypercholesterolaemia. *The Lancet*, **363**, 369–70.
568. Gabr, M., Hashem, N., Hashem, M., Fahmi, A., & Safouh, M. (1960). Progeria, a pathologic study. *The Journal of Pediatrics*, **57**, 70–7.
569. Atkins, L. (1954). Progeria: report of a case with post-mortem findings. *The New England Journal of Medicine*, **250**, 1065–9.
570. Makous, N., Friedman, S., Yakovac, W., & Maris, E. P. (1962). Cardiovascular manifestations in progeria: report of clinical and pathologic findings in a patient with severe arteriosclerotic heart disease and aortic stenosis. *American Heart Journal*, **64**, 334–46.
571. Reichel, W. & Garcia-Bunel, R. (1970). Pathologic findings in progeria: myocardial fibrosis and lipofuscin pigment. *American Journal of Clinical Pathology*, **53**, 243–53.
572. Tri, T. B. & Combs, D. T. (1978). Congestive cardiomyopathy in Werner's syndrome. *The Lancet*, **i**, 1052–3.
573. Koskenvuo, K., Karvonen, M. J., & Rissanen, V. (1978). Death from ischemic heart disease in young Finns aged 15 to 24 years. *The American Journal of Cardiology*, **42**, 114–18.
574. Dardir, M., Ferrans, V. J., & Roberts, W. C. (1989). Coronary artery disease in familial and metabolic disorders. In *Nonatherosclerotic Ischemic Heart Disease*, ed. R. Virman & M. B. Forman. New York: Raven Press, pp. 185–235.
575. Abrantes, M., Lacerda, A. F., Abreu, C. R., *et al.* (2002). Cerebral venous sinus thrombosis in a neonate due to factor V Leiden deficiency. *Acta Paediatrica*, **91**, 243–5.
576. Nuss, R., Hays, T. & Manco-Johnson, M. (1995). Childhood thrombosis. *Pediatrics*, **96**, 291–4.
577. Byard, R. W., Keeley, F. W., & Smith, C. R. (1990). Type IV Ehlers–Danlos syndrome presenting as sudden infant death. *American Journal of Clinical Pathology*, **93**, 579–82.
578. Emanuel, R., Withers, R., O'Brien, K., Ross, P., & Feizi, D. (1978). Congenitally bicuspid aortic valves: clinicogenetic study of 41 families. *British Heart Journal*, **40**, 1462–7.
579. Powell-Jackson, P. R., Melia, W., Canalese, J., *et al.* (1982). Budd–Chiari syndrome; clinical patterns and therapy. *The Quarterly Journal of Medicine*, **201**, 79–88.
580. Carlson, R. A., Arya, S., & Gilbert, E. F. (1985). Budd–Chiari syndrome presenting as sudden infant death. *Archives of Pathology and Laboratory Medicine*, **109**, 379–80.
581. Eden, O. B., Sills, J. A., & Brown, J. K. (1977). Hypertension in acute neurological diseases of childhood. *Developmental Medicine in Child Neurology*, **19**, 437–45.
582. Loggie, J. M. H. (1969). Hypertension in children and adolescents. I. Causes and diagnostic studies. *The Journal of Pediatrics*, **74**, 331–55.
583. Loggie, J. M. H., New, M. I., & Robson, A. M. (1979). Hypertension in the pediatric patient: a reappraisal. *The Journal of Pediatrics*, **94**, 685–99.
584. Londe, S. (1978). Causes of hypertension in the young. *Pediatric Clinics of North America*, **25**, 55–65.
585. Sumboonnanonda, A., Robinson, B. L., Gedroyc, W. M. W., *et al.* (1992). Middle aortic syndrome: clinical and radiological findings. *Archives of Disease in Childhood*, **67**, 501–5.
586. Becker, R. C., Graor, R., & Holloway, J. (1984). Pulmonary embolism: a review of 200 cases with

586. emphasis on pathophysiology, diagnosis and treatment. *Cleveland Clinical Quarterly*, **51**, 519–29.
587. Emery, J. L. (1962). Pulmonary embolism in children. *Archives of Disease in Childhood*, **37**, 591–5.
588. Champ, C. & Byard, R. W. (1994). Pulmonary thromboembolism and unexpected death in infancy. *Journal of Paediatrics and Child Health*, **30**, 550–51.
589. De la Grandmaison, G. L. & Durigon, M. (2002). Pulmonary embolism: a rare cause of sudden infant death. *The American Journal of Forensic Medicine and Pathology*, **23**, 247–9.
590. Evans, D. A. & Wilmott, R. W. (1994). Pulmonary embolism in children. *Pediatric Clinics of North America*, **41**, 569–84.
591. Freeman, L. (1999). Pulmonary embolism in a 13-year-old boy. *Pediatric Emergency Care*, **15**, 422–4.
592. Buck, J. R., Connors, R. H., Coon, W. W., *et al.* (1981). Pulmonary embolism in children. *Journal of Pediatric Surgery*, **16**, 385–91.
593. Jones, R. H. & Sabiston, D. C., Jr. (1966). Pulmonary embolism in childhood. *Monographs in the Surgical Sciences*, **3**, 35–51.
594. Bernstein, D., Coupey, S., & Schonberg, S. K. (1986). Pulmonary embolism in adolescents. *American Journal of Diseases of Children*, **140**, 667–71.
595. Gerotziafas, G. T. (2004). Risk factors for venous thromboembolism in children. *International Angiology*, **23**, 195–205.
596. Stein, P. D., Kayali, F., & Olson, R. E. (2004). Incidence of venous thromboembolism in infants and children: data from the National Hospital Discharge Survey. *The Journal of Pediatrics*, **145**, 563–5.
597. Monagle, P., Adams, M., Mahoney, M., *et al.* (2000). Outcome of pediatric thromboembolic disease: a report from the Canadian Childhood Thrombophilia Registry. *Pediatric Research*, **47**, 763–6.
598. Rubinstein, I., Murray, D., &Hoffstein, V. (1988). Fatal pulmonary emboli in hospitalized patients: an autopsy study. *Archives of Internal Medicine*, **148**, 1425–6.
599. Firor, H. V. (1972). Pulmonary embolization complicating total intravenous alimentation. *Journal of Pediatric Surgery*, **7**, 81.
600. Müller, K.-M. & Blaeser, B. (1976). Tödliche thrombembolische Komplikationen nach zentralem Venenkatheter. *Deutsche Medizinische Wochenschrift*, **101**, 411–13.
601. Nichols, M. M. & Tyson, K. R. T. (1978). Saddle embolus occluding pulmonary arteries. *American Journal of Diseases of Children*, **132**, 926.
602. McMahon, D. P. & Aterman, K. (1978). Pulmonary hypertension due to multiple emboli. *The Journal of Pediatrics*, **92**, 841–5.
603. Heller, C., Schobess, R., Kurnik, K., *et al.* (2000). Abdominal venous thrombosis in neonates and infants: role of prothrombotic risk factors: a multicentre case-control study. *British Journal of Haematology*, **111**, 534–9.
604. Lee, A. C. W., Li, C. H., Szeto, S. C., & Ma, E. S. K. (2003). Symptomatic venous thromboembolism in Hong Kong Chinese children. *Hong Kong Medical Journal*, 9, 259–62.
605. Segel, G. B. & Francis, C. W. (2000). Anticoagulant proteins in childhood venous and arterial thrombosis: a review. *Blood Cells, Molecules, and Diseases*, **26**, 540–60.
606. Thomas, R. H. (2001). Hypercoagulability syndromes. *Archives of Internal Medicine*, **161**, 2433–9.
607. Bor, I. (1969). Myocardial infarction and ischaemic heart disease in infants and children: analysis of 29 cases and review of the literature. *Archives of Disease in Childhood*, **44**, 268–81.
608. Celermajer, D. S., Sholler, G. F., Howman-Giles, R., & Celermajer, J. M. (1991). Myocardial infarction in childhood: clinical analysis of 17 cases and medium term follow-up of survivors. *British Heart Journal*, **65**, 332–6.
609. Roberts, W. C. (1978). Coronary embolism: a review of causes, consequences and diagnostic considerations. *Cardiovascular Medicine*, **3**, 699–710.

610. Stahl, J., Santos, L. D., & Byard, R. W. (1995). Coronary artery thromboembolism and unexpected death in childhood and adolescence. *Journal of Forensic Sciences*, **40**, 599–601.

611. Spach, M. S., Howell, D. A., & Harris, J. S. (1963). Myocardial infarction and multiple thromboses in a child with primary thrombocytosis. *Pediatrics*, **31**, 268–76.

612. Berry, C. L. (1970). Myocardial infarction in a neonate. *British Heart Journal*, **32**, 412–15.

613. Brown, N. J. (1974). Myocardial infarction in the newborn. *Archives of Disease in Childhood*, **49**, 494.

614. Kilbride, H., Way, G. L., Merenstein, G. B., & Winfield, J. M. (1980). Myocardial infarction in the neonate with normal heart and coronary arteries. *American Journal of Diseases of Children*, **134**, 759–62.

615. Byard, R. W., Jimenez, C. L., Carpenter, B. F., & Hsu, E. (1987). Aspergillus-related aortic thrombosis. *Canadian Medical Association Journal*, **136**, 155–6.

616. Byard, R. W. (1989). Arterial blood cultures in disseminated fungal disease. *The Pediatric Infectious Disease Journal*, **8**, 728–9.

617. Schwöbel, M. & Stauffer, U. G. (1983). Lungenembolien im Kindesalter: pulmonary embolism in children. *Zeitschrift für Kinderchirurgie*, **38**, 30–2.

618. Byard, R. W. & Bourne, A. J. (1991). Cardiac echinococcosis with fatal intracerebral embolism. *Archives of Disease in Childhood*, **66**, 155–6.

619. Auldist, A. W. & Myers, N. A. (1974). Hydatid disease in children. *Australian and New Zealand Journal of Surgery*, **44**, 402–7.

620. Slim, M. S. & Akel, S. R. (1982). Hydatidosis in children. *Progress in Pediatric Surgery*, **15**, 119–29.

621. Buris, L., Takacs, P. & Varga, M. (1987). Sudden death caused by hydatid embolism. *Zeitschrift für Rechtsmedizen*, **98**, 125–8.

622. Akyön, M. G. & Arslan, G. (1981). Pulmonary embolism during surgery from a Wilms' tumour (nephroblastoma): case report. *British Journal of Anaesthesia*, **53**, 903–4.

623. Dorman, F., Sumner, E., & Spitz, L. (1985). Fatal intraoperative tumour embolism in a child with hepatoblastoma. *Anesthesiology*, **63**, 692–3.

624. van den Heuvel-Eibrink, M. M., Lankhorst, B., Egeler, R. M., Corel, L. J., & Kollen, W. J. (2008). Sudden death due to pulmonary embolism as presenting symptom of renal tumors. *Pediatric Blood and Cancer*, **50**, 1062–4.

625. Anselmi, G., Suarez, J. A., Machado, I., Moleiro, F., & Blanco, P. (1970). Wilms' tumour propagated through the inferior vena cava into the right heart cavities. *British Heart Journal*, **32**, 575–8.

626. Moore, L. & Byard, R. W. (1992). Fatal paradoxical embolism to the left carotid artery during partial resection of Wilms' tumor. *Pediatric Pathology*, **12**, 551–6.

627. Marshall, D. T., Gilbert, J. D., & Byard, R. W. (2007). Adrenal cortical carcinoma and sudden death. *Forensic Science, Medicine, and Pathology*, **3**, 53–5.

628. Somers, G. R., Smith, C. R., Perrin, D. G., Wilson, G. J., & Taylor, G. P. (2006). Sudden unexpected death in infancy and childhood due to undiagnosed neoplasia: an autopsy study. *The American Journal of Forensic Medicine and Pathology*, **27**, 64–9.

629. Chan, K. W., Fryer, C. J. H., Fraser, G. C., & Dimmick, J. E. (1985). Sudden cerebral death in malignant presacral teratoma. *Medical and Pediatric Oncology*, **13**, 395–7.

630. Aronsohn, R. S. & Nishiyama, R. H. (1974). Embryonal carcinoma: an unexpected cause of sudden death in a young adult. *The Journal of the American Medical Association*, **229**, 1093–4.

631. Saukko, P. & Lignitz, E. (1990). Plotzlicher Tod durch malign Hodentumoren. *Zeitschrift für Rechtsmedizin*, **103**, 529–36.

632. Cohle, S. D. & Petty, C. S. (1985). Sudden death caused by embolization of trophoblast from hydatidiform mole. *Journal of Forensic Sciences*, **30**, 1279–83.

633. Weisz, G. M., Schramkek, A., Abrahamson, J., & Barzilai, A. (1974). Fat embolism in children: tests for its early detection. *Journal of Pediatric Surgery*, **9**, 163–7.

634. Barson, A. J., Chiswick,

M. L., & Doig, C. M. (1978). Fat embolism in infancy after intravenous fat infusions. *Archives of Disease in Childhood*, **53**, 218–23.

635. Kolquist, K. A., Vnencak-Jones, C. L., Swift, L., *et al.* (1996). Fatal fat embolism syndrome in a child with undiagnosed hemoglobin S/beta+ thalassemia: a complication of acute parvovirus B19 infection. *Pediatric Pathology and Laboratory Medicine*, **16**, 71–82.

636. Neidhart, P. & Suter, P. M. (1985). Pulmonary bulla and sudden death in a young aeroplane passenger. *Intensive Care Medicine*, **11**, 45–7.

637. Voorhies, R. M. & Fraser, R. A. R. (1984). Cerebral air embolism occurring at angiography and diagnosed by computerized tomography. *Journal of Neurosurgery*, **60**, 177–8.

638. Vascik, J. M. & Tew, J. M., Jr. (1982). Foreign body embolization of the middle cerebral artery: review of the literature and guidelines for management. *Neurosurgery*, **11**, 532–6.

639. Peters, M., Bohl, J., Thomke, F., *et al.* (1995). Dissection of the internal carotid artery after chiropractic manipulation of the neck. *Neurology,* **45**, 2284–6.

640. Leu, H. J. (1994). Cerebrovascular accidents resulting from segmental mediolytic arteriopathy of the cerebral arteries in young adults. *Cardiovascular Surgery*, **2**, 350–3.

641. Cohle, S. D. & Colby, T. (2002). Fatal hemoptysis from Behçet's disease in a child. *Cardiovascular Pathology*, **11**, 296–9.

642. Famularo, G., Antonelli, S., Barracchini, A., *et al.* (2002). Catastrophic anti-phospholipid syndrome in a patient with Behçet's disease. *Scandanavian Journal of Rheumatology*, **31**, 100–2.

643. Simonneau, G., Galie, N., Rubin, L. J., *et al.* (2004). Clinical classification of pulmonary hypertension. *Journal of the American College of Cardiology*, **43**, 5S–12S.

第7章 呼吸器疾患

はじめに…441
気管支喘息…442
　臨床徴候　442
　突然死の発生　442
　病理所見　443
上気道閉塞…445
　後鼻孔閉鎖　445
　鼻咽腔の占拠性病変／腫瘍　446
　甲状腺舌管嚢胞　447
　巨舌　447
　小顎症ならびに関連する症候群　448
　異所性組織　449
　舌リンパ管腫　450
　上気道感染症　450
　気管軟化症／気管支軟化症　449
　気管狭窄症　451

血管輪　451
縦隔腫瘍　451
肺腫瘍　451
その他　451
気管支肺異形成症…455
　頻度　456
　突然死の発生　456
　病理学的特徴　456
　病態生理学　457
急性肺炎…457
急性間質性肺炎…457
嚢胞性線維症…457
広範性肺出血…458
特発性肺ヘモジデローシス…459
緊張性気胸…459
Pickwick症候群／肥満…460

はじめに

　小児期の呼吸器に由来する予期せぬ突然死の原因は、異物などの外因性の気道閉塞（第2章参照）や、喉頭蓋炎などの内因疾患による気道狭窄であることが多い。呼吸器に起因する小児期突然死の原因としては他にも、気管支喘息や気管支肺炎などの呼吸器感染が挙げられる。呼吸器に起因する小児期突然死の原因について、表7.1に列記した。

　小児や若年成人における突然死を検討した2つの研究において、呼吸器を原因とする死亡は、それぞれ31名中10名（32％）、78名中12名（15％）と報告されている［1, 2］。前者のMolanderの研究報告では、気管支肺炎が4名、気管支喘息が3名、急性喉頭蓋炎が3名であったと報告されており、後者のSiboniとSimonsenの研究報告では劇症気管気管支炎の事例数がより多く（死亡原因となった呼吸器疾患12名中5名）、他は4名が急性喉頭蓋炎、2名が気管支喘息、1名は急性扁桃腺炎であったと報告さ

れている。これらの研究結果からも、呼吸器疾患は小児や若年成人の内因死の大きな原因と1つであるといえるであろう。

　ただし、呼吸器閉塞による小児期突然死の割合には、近年変化が認められている。例えば、インフルエンザ桿菌に対する予防接種が導入された地域では、急性喉頭蓋炎による死亡は実質的に認めなくなっており、また窒息に対する養育者へ啓発キャン

表7.1　小児および若年成人に突然死を引き起こしうる呼吸器疾患

気管支喘息
上気道閉塞（表7.2）
気管支肺異形成
急性肺炎
嚢胞性線維症
広範性肺出血
特発性肺ヘモジデローシス
緊張性気胸

ペーンを行った地域では異物誤嚥による死亡数は激減している［3］。

気管支喘息

　気管支喘息とは、種々の特異的アレルゲンの刺激により下気道が発作的に狭窄することで、喘鳴をともなう呼吸困難発作をきたす疾患である。アレルゲンとしては、花粉、ホコリ、化学性の煙、動物由来の物質、アスピリン、ウイルスやアスペルギルスなどの病原体などが挙げられる。冷気や運動などの物理的刺激も、発作を誘発しうる［4］。気管支喘息は、米国、英国、オーストラリアをはじめ多くの国々で、最も多い小児期の慢性肺疾患である。気管支喘息が死亡の転帰をたどることは稀である［5］が、近年、気管支喘息関連死は増加傾向にあるとされている［6–8］〔訳注：本邦では年々減少傾向にあり、ここ数年は気管支喘息単独の小児死亡例の報告はない〕。

　喘息による死亡は、重度の気管支れん縮が治療に反応せず重積発作が遷延した場合や、治療を行う前に極めて急速に予期せぬ突然死をきたした場合に発生する。小児期の喘息死は、学童期以降の年長児や思春期の子どもに、より多く認められる傾向がある。例えば、11名の気管支喘息による小児期の突然死例をまとめたケースシリーズ研究（3歳10か月〜15歳2か月：平均9歳9か月）では、3歳以下の事例は1人も認めなかったと報告されている［9］。運動場で起きた、気管支喘息による突然死事例61名の検証報告では、9歳未満の子どもは4名のみで、45名（74％）は10〜20歳の事例であったと報告されている［10］。

臨床徴候

　気管支喘息に罹患した子どもは、間欠的に喘鳴、呼吸困難、胸部の過膨張を繰り返す。気管支喘息事例において致死的な大発作をきたしうるリスク群として、乳児期発症例、4回以上の入院歴のある例、イヌや花粉に対する感作例、吸入ステロイド連日投与例、頻回の喘鳴を呈する例、食物アレルギー合併例、3種類以上のアレルギー疾患罹患例、4種以上のアレルゲンへの感作例、が挙げられている［11, 12］。小発作のみで大発作の既往のない気管支喘息事例においても、突然死は報告されている［13, 14］が、あるケースシリーズ研究では、そのような子どもの多くに成長障害が認められた、と報告されている。このような事例として、著者らは死亡前に軽症の喘息とされていた突然死事例を経験している［9］。本児には髄外造血が認められたが、このことは生前に遷延性の低酸素血症が存在していたことを示唆する。成長の遅れは、気管支喘息による死亡リスクを考慮する上で、有用性の高い形態学的マーカーということができるであろう。

　思春期の子どもは、服薬遵守性が低下したり、処方薬を誤用乱用する可能性が高まるため、死亡リスクが高まってしまうと考えられている［15］。思春期の子どもは、喘息発作の重症度を矮小化してしまう傾向がある［16］。例えば、中心性チアノーゼを認め、呼吸音が聴取しえず、FEV_1が0.15Lしかないにもかかわらず、通常のクリニックを予約受診した女児の症例報告なども存在している［17］。呼吸困難に対する認知の低下は、低酸素血症に対する感受性が低下しているために生じていると思われる［18］。その他にも、子どもが喘息という診断を受容できない場合や、抑うつ状態を示す場合など、心理的要素も突然死のリスク要因と考えられる［19］。

突然死の発生

　急性の気管支喘息発作時の突然死の病態については不明な点も多いが、おそらく不整脈、低カリウム血症、窒息などにより引き起こされていると推定されている。残念ながら、致死的な喘息発作は急激な経過をたどるため、ならびに病院外で生じることが多いため、適切なデータを収集することはしばしば困難である。気管支喘息の中でも、軽微な症状出現から1〜2時間で呼吸停止にまで至るような急性増悪する喘息事例は、急性窒息性喘息（sudden asphyxic asthma）と呼称される［8］。このような事例では、入眠中に死亡をきたすこともありうる［9］。

　気管支拡張剤は、おそらく徐脈や不整脈をともなう迷走神経性の低血圧を引き起こしうるとして、一時期突然死の原因と考察されていた［20, 21］。また気管支拡張剤を使用することで、一時的に症状が軽快するため、受診が決定的に遅くなってしまうことも、突然死を引き起こす原因と考えられている。どのような理由であれ、治療の遅れは喘息発作で致死的となりうる極めて重大なリスク要因である［22］。

吸入物質による咽頭への刺激や、それによる迷走神経反射によって心停止をきたす可能性も、指摘がなされている［23］。

ただ、喘息治療薬により不整脈が惹起されることが、致死的転機をたどる原因として最有力と考えられている一方で、心肺停止前もしくは心肺停止直後に病院に搬送された小児期以降の気管支喘息患者10名において、明らかに不整脈を呈していた事例は皆無であったとの研究報告もある（その研究では不整脈よりも重篤な窒息のほうが、致死的転機をたどる原因としてより有力である、と結論づけられている）［26］。致死的経過をたどる原因としては、突然の広範性の気道狭窄が挙げられる。このことは、来院後急変し、その後に高吸気圧での人工換気を要する患者の存在からもよく認識されているといえよう［27］。このような状況では、気胸などの他の病態の合併も考慮する必要がある。実際、気管支喘息で死亡した13名のうち、2名に気胸が認められた、とのケースシリーズ研究報告も存在している［15］。重積発作時に、気胸に加えて空気塞栓をきたすこともある［28］。

喘息発作による死亡事例の中には、電解質異常が主たる機序であったと思われる事例もある［29］。β2受容体アゴニストの働きにより低カリウム血症が生じうるが、それが低酸素血症やアシドーシスの増悪因子として働くこともあれば、それ自身が心筋へのダメージを引き起こすこともある。また、低カリウム血症は筋力低下を招き、胸郭や呼吸筋の動きを低下させうる［30］。

他の肺疾患が併存している場合、気管支喘息発作が増悪しうる。例えば、気管支喘息発作中に予期せぬ突然死をきたした13名のケースシリーズ研究では、うち3名が気管支肺炎に罹患していたり、肺塞栓症の既往があった、と報告されている［15］。同様に、ウイルス性の呼吸器感染症に罹患している場合、喘息発作が急激に増悪し致死的となりやすいとの研究報告も存在している［31］。ウイルス感染は細菌感染とともに、気管支喘息による死亡事例の発生に季節変動が認められることを説明しうる要因であるといえよう［32］。薬剤過敏症も、頻度は稀ではあるが、喘息死との関連が指摘されている［33］。小児は喘息発作の際にしばしば嘔気や嘔吐を認め、また治療薬によりそれらの症状が増悪することや、胃内容物を誤嚥し呼吸器症状の増悪をきたすこともあるが、通常それらが死因となることはない。

喘息発作の際に突然死をきたすリスクを増大させている要因として、副腎不全の可能性も挙げられる［31］。特に長期にステロイド投与がなされていた思春期の喘息児が突然死をきたした場合、副腎不全の可能性も考慮しなくてはならない［34］。

病理所見

気管支喘息発作による死亡が疑われる子どもの剖検時に、死亡前の急速進行性の呼吸症状の増悪の病歴が明らかであれば、臨床経過と剖検／病理所見との相関につき確認することができるであろう。しかし、症状が明らかとなってから死亡するまでの時間が非常に短時間な事例もあれば、低酸素血症により失禁、意識障害をともなうけいれんをきたした、など経過が非典型的な事例もあるであろう［5］。

致死的な気管支喘息をきたす主たる要因としては、気管支れん縮、粘稠性の高い分泌物による気道塞栓、粘膜浮腫という3つの要素が挙げられ、これらの存在により低酸素血症は増悪し、心肺停止を引き起こすこととなる。後2者の要因の存在については、剖検で明らかにしうる場合がある。また、肥満細胞や好酸球由来のヒスタミン、プロスタグランジン、血小板活性化因子、ロイコトリエン、好酸球由来カチオン性蛋白質などの炎症メディエーターに応答して気道に病理組織学的変化が認められる場合もある［9］。気管支喘息に緊張性気胸を併発することは稀ではあるが、致死的事例においては、常にその可能性を考慮する必要がある。気胸を確認する最も正確な方法はあくまで胸部レントゲン撮影である。また必ずしも鋭敏とはいえないが剖検中に胸壁内を水で満たし、側方から肋間隙に鈍的に切開を加えていく際に空気の泡が生じるか否かを確認することで、縦隔気腫の有無につき確認することができることもある。

喘息発作で死亡した事例の肺は通常、著明な過膨張をきたしており、両側が中心で接していたり、摘出後もその形態を保ったりする（写真7.1、7.2）。剖検時に肉眼的に確認できる所見で最も特徴的なのは、気管支や細気管支に充満する粘稠度の高い粘液栓であろう（写真7.3）。他にも気管支拡張症や気腫が認められることもある。

第4部 自然死（内因死）

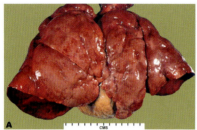
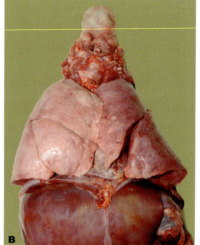

写真 7.1　喘息による肺過膨張は、あらゆる年齢で認められる所見である。A は 19 歳男性の、B は 3 歳男児の肺の剖検所見であるが、空気のトラッピングにより肺が膨張し、心臓前面を完全に覆っているのが確認できる。

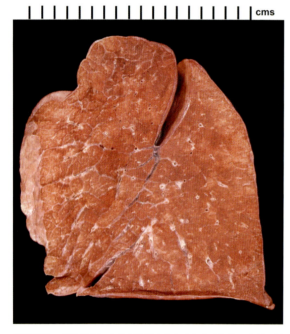

写真 7.2　喘息発作により心肺停止をきたした 19 歳の事例の肺切除標本。粘液塞栓により過膨張をきたしており、肺は虚脱せずに形態を維持している。

表 7.2　小児および若年成人に致死的な上気道閉塞をもたらしうる病態

後鼻孔閉鎖

鼻孔狭窄

鼻咽頭腫瘍／分離腫（Choristoma）

舌後方腫瘤（例：甲状舌管嚢胞）

巨舌

小顎症候群（例：Pierre Robin 症候群、Goldenhar 症候群、Treacher Collins 症候群、Apert 症候群、Crouzon 症候群）

異所性組織

上気道感染症

上気道低形成

声門上部隔膜症

木質性結膜炎（偽膜性結膜炎）

異常楔状軟骨

喉頭閉鎖症

喉頭隔膜症

喉頭嚢胞、喉頭ヘルニア

喉頭軟化症

喉頭乳頭腫症

声門下狭窄

声門下血管腫／分離腫

気道構造異常（例：気管軟化症、気管支軟化症）

気管狭窄症／閉鎖症

血管輪

上部縦隔腫瘍

その他

　気管支喘息による死亡事例の病理組織所見は、典型的には気管支壁の浮腫、好酸球主体の炎症細胞浸潤、上皮下基底膜の肥厚、平滑筋の過形成などを呈する（写真 7.4）。また粘膜下粘液腺の肥大／過形成をともなう胚細胞過形成、気道全体の肥厚などの所見を認めることもある［36］。死亡の契機となったウイルス感染に起因して、粘膜下の慢性炎症性細胞の増加所見が認められることもある。時に、好酸

第 7 章　呼吸器疾患

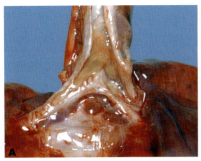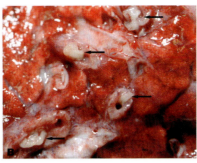

写真 7.3　気管支喘息事例の気管支の剖検所見。高粘稠度の粘液栓が、気管下部から主気管支に確認される（A）。肺の割断面では、押出した粘液栓が確認される（矢印）（B）。

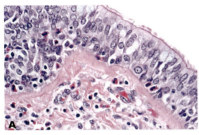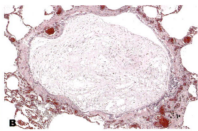

写真 7.4　気管支喘息発作で突然死をきたした 10 歳女児の肺の病理組織所見。好酸球優位の炎症細胞浸潤をともなう基底膜の著明な肥厚が確認される（A）。末梢気道は粘液により充満している（B）。

球や剥離した繊毛上皮細胞が房状になり形成された、Curschmann らせん体からなる粘液栓が、気管支腔内に認められることもある。粘液の増加による粘膜クリアランスの低下、繊毛上皮の喪失、咳嗽による呼気の気流制限によるクリアランスの低下、などのさまざまな機序で気道塞栓が引き起こされうる［37］。好酸球の増加に関連し、Charcot–Leyden 結晶を認めることもある。重積発作で死亡した小児において、心筋の収縮帯壊死（CBN: contraction band necrosis）が認められたとの報告事例も存在している［24］。

　病理組織所見上、気管支喘息として典型的といえる像はあるものの、致死的事例において死因を判断するための特異的所見というものはなく、肺組織切片がむしろ正常のようにみえる死亡事例も存在している［35］。さらに組織学的に病的といえる所見を呈する範囲はさまざまであり、必ずしもすべての気管支で確認されるわけではない。気管支喘息の重症度が増すと病理学的所見も増加するとの考え方もある［37］が、著者の経験では、気管支喘息の発作中に死亡したことが明らかな事例よりも、気管支喘息発作を偶発していた他の原因による死亡事例において、より明確な所見を認める傾向にあると感じている。このようなことから、剖検時に適切な臨床経過情報の入手を行うことと、他の病態による死亡の可能性の除外を行うことは、極めて重要である。

上気道閉塞

　小児における気道閉塞の主たる原因は異物であるが、他にも内因性／外因性のさまざまな病変によって、急性の気道閉塞は生じうる［38］。上気道閉塞は、閉塞が生じた解剖学的位置によって分類される。表 7.2 に上気道閉塞をきたす原因につき列記した。これらすべてが突然死をきたした原因として報告されているわけではないが、重篤な呼吸困難や吸気性喘鳴（stridor）をきたしうる病態や、緊急に気管内挿管を要するような病態は、すべて致死的な経過をたどる可能性がある。後鼻孔閉鎖などの先天性奇形の多くは、新生児期から症状を呈するが、不完全閉塞の事例の場合には、成人期以降に診断が下されることもある。

後鼻孔閉鎖

　後鼻孔閉鎖による気道閉塞は、片側性や部分的閉塞の場合もあれば、両側性の完全閉塞の場合もある。完全閉塞の事例では、膜性閉塞が 10％、骨性閉塞が 90％ を占めており、出生直後から呼吸器症状が出現し、致死的経過をたどることもありうる［39］。不完全閉塞の場合、致死的とはならず、授乳時のみ気道閉塞症状を呈するという場合もありうる［40］。このような事例における気道閉塞機転は、Pierre Robin 症候群における閉塞機転に類する

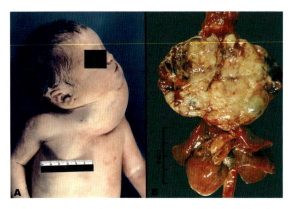

写真 7.5　上気道閉塞による突然死をきたした、先天性頸部奇形腫（A）の新生児。B は腫瘍の割断表面である（上部は舌、下部は肺である）。

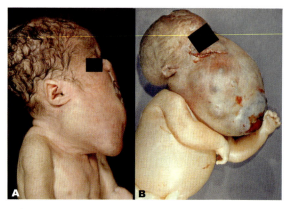

写真 7.6　写真 7.5 とはまた別の、生後早期に上気道閉塞から致死的な経過をたどった、先天性巨大頸部奇形腫の 2 名の新生児。

もので、舌の後方への偏位をともなったものである [41]。後鼻孔閉鎖は最も頻度の高い先天性上気道奇形の 1 つであり、出生約 8000 人あたり 1 人の発生頻度である [42]。

中には、明確な後鼻孔閉鎖がないにもかかわらず、鼻気道の機能的閉塞をきたす事例もあり、いわゆる先天性鼻腔狭窄と呼称されている [43]。先天性鼻腔狭窄の症状は後鼻孔閉鎖に類似しており、このことから後鼻孔閉鎖と先天性鼻腔狭窄は、異なる症状を呈する同一疾患である可能性が示唆されている。鼻腔全体が狭窄している事例もあれば、狭窄が鼻腔前部、あるいは後鼻孔にとどまる事例もあるなどの多様性があることも、このことを裏づけているといえよう [44]。先天性鼻腔狭窄を認めていた事例を剖検する際には、鼻腔から鼻咽頭へプローブが通過できる場合であっても機能的には気道閉塞が生じていた可能性があることも念頭に置いておく必要がある。

後鼻孔閉鎖を有する新生児の 60 〜 70% に、剖検時に CHARGE 症候群（眼球コロボーマ・小眼球症：Coloboma of the eyes、心疾患：Heart disease〈Fallot 四徴症、心房／心室中隔欠損症、心内膜床欠損症、大動脈狭窄症、両大血管右室起始症、動脈管開存症〉、後鼻孔閉鎖：Atresia choanae、成長障害：Retarded growth、外性器低形成：Genital hypoplasia、耳奇形・難聴：Ear cartilage deformities and deafness）などのその他の先天奇形が認められるとされている。

鼻咽腔の占拠性病変／腫瘍

奇形腫、神経線維腫、神経芽腫、脊索腫、横紋筋肉腫、頭蓋咽頭腫、リンパ管腫、血管腫、平滑筋腫、上皮腫や類上皮腫、神経膠腫、髄膜癌、髄膜脳瘤などの種々の腫瘍や奇形により、上部気道／消化管の圧迫性閉塞をきたしうる [42, 45–47]。先天性奇形腫は、気道の圧排や偏位により呼吸不全の原因となるが、通常そのような症状は生下時より認められる。また奇形腫は、死産や肺低形成の原因となることもあり、症候性の場合には緊急の外科的介入が必要となる [48, 49]。これらの腫瘍のほとんどは組織学的には良性であるが（写真 7.5–7.7）、後に悪性化することもある [50]。

扁桃アデノイド増殖症も、上気道閉塞、呼吸不全、無呼吸の原因となりうる。時に、慢性の低酸素血症のために、肺高血圧症や肺性心をきたすこともある [51, 52]。有茎化した扁桃が声門狭窄の原因となることもあり、また扁桃摘出術後に凝血塊を吸引することで、重篤な気道狭窄をきたすこともある [53, 54]。扁桃摘出後の出血は、通常は 24 時間以内にきたすが、遅発性のものは術後 5 〜 10 日後に起こることもある。いずれも発生は稀であり、その頻度は 1% 未満である [55]。

新生児期に特有の腫瘍性の気道閉塞は、唾液腺原基腫瘍（先天性多形腺癌）などのその他の腫瘍でもきたしうる [56, 57]。良性上皮性乳頭腫や血管腫などの咽喉頭部のポリープ状腫瘍も、致死的な気道閉塞をきたしうる [58–61]。ポリープ状の炎症性偽腫瘍も細菌感染を併発することで、サイズが増大し気道閉塞をきたすリスクが上昇する [62]。通常、上

第 7 章　呼吸器疾患

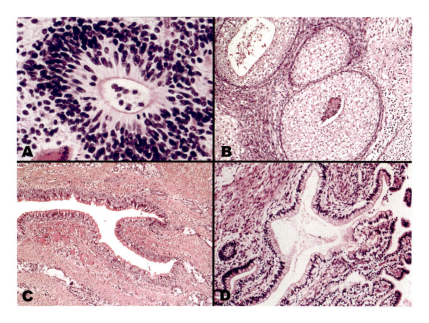

写真 7.7　先天性奇形腫の特徴的病理組織所見：（A）未発達の神経組織、（B）島状の扁平上皮、（C）繊毛気道上皮、（D）腺上皮。

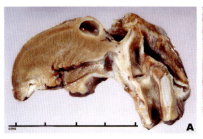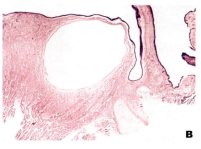

写真 7.8　ベッド上で仰臥位で死亡した状態で発見された、生後 3 か月齢の男児の舌咽頭部の剖検所見。舌盲孔部に甲状舌管囊胞の存在が確認された（A）。B は SIDS と臨床診断されていた。また別の生後 3 か月齢の男児の甲状舌管囊胞の横断面の病理組織所見。

部気道／消化管の線維性血管ポリープは成人において認められる病変であるが、小児期発症の症例報告も散見される［63, 64］。Prader–Willi 症候群における成長ホルモン療法は、軟部組織の過成長を促進することで、閉塞性無呼吸を引き起こしたり、突然死をきたすリスクを増大させる、との研究報告も存在している。

甲状腺舌管囊胞

甲状腺原基は胎生期に咽頭前方の舌根部から頸部に向けて移動していくが、甲状舌管遺残（甲状舌管囊胞）はそれと関連して発生する。甲状舌管囊胞は通常、小児期の前頸部正中の囊状の腫脹として確認され、しばしば反復性の感染や炎症をきたす［66］。時に囊胞が舌後方部の盲孔に近接して存在し、上気道閉塞を引き起こし、乳幼児期の予期せぬ突然死の原因となることもありうる［67–69］。症候性の気道閉塞症状をきたした、甲状舌管囊胞の 26 歳男性例の報告も存在している［70］。

甲状舌管囊胞を有する乳児は、仰臥位の際に呼吸困難や吸気性喘鳴を認めることもある［71］が、致死的なエピソードを呈するまで何らの気道狭窄症状も認められないこともありうる。本症では病態的に、仰臥位より腹臥位のほうが呼吸困難が低減する。

乳児を剖検する際には、本症の見逃しを防ぐために、上気道や咽頭部に注意深く切開を加える必要がある。剖検的には喉頭蓋を閉塞させるように存在する、舌後方部の盲孔に近接した正中性の囊胞性腫瘤として確認されるであろう（写真 7.8）。病理組織学的には、気道上皮もしくは扁平上皮に覆われた単房性の囊胞であることが確認される。

巨 舌

巨舌症とは、自然な状態で舌が歯あるいは歯槽堤を超えて突き出ている状態と定義される。舌の肥大が全体に及ぶ場合や、後方に肥大が認められる場合、致死的な気道狭窄の原因となりうる［72］。筆者は哺乳瓶による哺乳中に窒息死をきたした、巨舌

第4部 自然死（内因死）

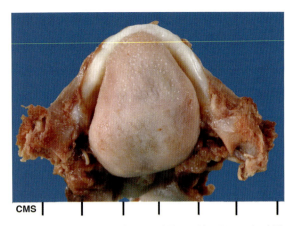

写真 7.9　Pierre Robin 症候群の生後 5 週齢の女児の舌の剖検所見（上方からみた所見）。舌が後方に偏位しているのが確認される。

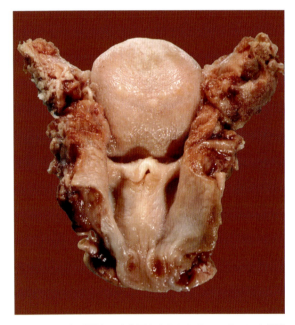

写真 7.11　気道閉塞で突然死をきたした Pierre Robin 症候群の生後 3.5 か月齢の男児の舌の剖検所見。喉頭蓋は肥厚し変形をきたしており、舌も後方に偏位している。

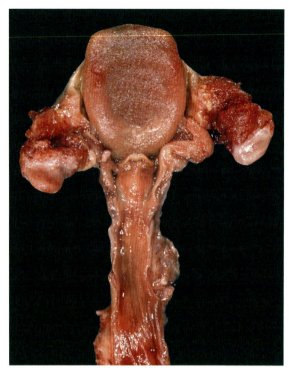

写真 7.10　下顎低形成を認め反復性のチアノーゼを認めていた Pierre Robin 症候群の乳児の、舌の剖検所見（舌と上気道が一塊切離されている）。舌が後方に偏移し、喉頭口をふさいでいることがみてとれる。

症を併発していた生後 6 か月齢の先天性甲状腺機能低下症の事例を経験している。ミルクを誤嚥した所見は認められない一方で、舌は巨大で歯より前方へ突き出し、口腔底は下方へ圧排されていた。これらの所見より、巨舌により気道狭窄をきたし突然死したと診断した。SIDS と診断された乳児において、巨舌による気道狭窄の寄与が考えられる事例も報告されている。このような事例として、Beckwith–Wiedemann 症候群と診断された事例も存在している［73, 74］。

小顎症ならびに関連する症候群

　小顎症／顎後退症を呈する種々の症候群に罹患している乳幼児は、舌が後方に位置することにより、急性の気道狭窄をきたすリスク下にある（写真 7.9）。このような上気道の解剖学的異常の影響は、写真 7.10 に提示した剖検写真でよく示されている。これは Pierre Robin 症候群の乳児の写真であるが、舌により喉頭が完全に閉塞していることが確認される。時に、喉頭蓋の狭小化（写真 7.11）や後鼻孔の狭窄化などの他の異常も関連し、気道閉塞症状が増悪することもある［75］。

　Pierre Robin 症候群は、小顎症と舌下垂を特徴的とする症候群であるが、口蓋裂をともなうこともある（写真 7.12）。四肢の異常を併発することも多く、先天性心疾患をともなうこともある。Pierre Robin 症候群は、Stickler 症候群、Möbius 症候群、Joubert 症候群、Brachmann–de Lange 症候群、Marden–Walker 症候群の一部分症として生じることも多く、剖検を行う際にはこれらの症候群としての徴候の有無につき確認する必要がある［76, 77］。

第 7 章　呼吸器疾患

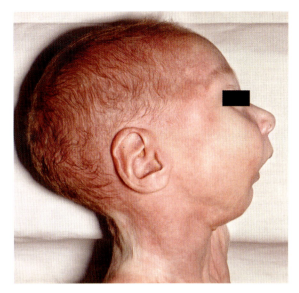

写真 7.12　ベッド上で死亡した状態で発見された、Pierre Robin 症候群の生後 3 か月齢の男児。典型的な顔貌を認めている。

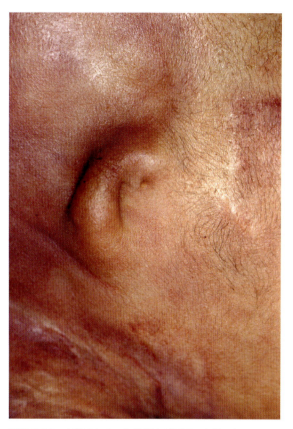

写真 7.13　小顎症による気道閉塞が原因で突然死をきたした Goldenhar 症候群の子どもに認められた、外耳道閉鎖をともなう片側性耳介奇形。

　小顎症の乳児は入院中であっても予期せぬ突然死をきたしうる。死因は上気道閉塞である可能性が最も高いと想定されているが、当初は原因を明らかにしえないことも多い [78]。窒息、チアノーゼ、嚥下困難などの典型的症状を認めていた場合、上気道閉塞で死亡した可能性が強く示唆される。また Pierre Robin 症候群の乳児は、睡眠中に中枢性無呼吸を合併することも知られており、このことも致死的エピソードに何らの影響を及ぼしていると考えられている [79]。年齢が長じ下顎が成長するとともに症状は軽減するが、中には閉塞症状が慢性化し、肺性心に至ることもある [42]。小顎症に関連して致死的経過をたどるその他の症候群として、Treacher Collins 症候群や Goldenhar 症候群が挙げられる。後者では、顔面奇形と耳介奇形が認められる（写真 7.13）。急性気道閉塞は、Crouzon 症候群、Pfeiffer 症候群、Apert 症候群などの、上顎骨低形成をともなう他の顔面骨格形成異常症候群でも起こりうる [80, 81]。

　胎児性アルコール症候群は、上顎／下顎骨の低形成、声門下狭窄、喉頭隔膜症、鼻腔／咽頭低形成などの先天奇形をともない、子宮内発育不全や出生後成長障害を認めることを特徴とする [82]。

異所性組織

　異所性に存在する組織学的に非特異的な組織集塊を分離腫（Choristoma）と呼称する。通常は臨床的意義には乏しいものではあるが、上気道などの重要な部位に生じることで、生体の機能を損なうこともありうる。このような事例として、気管内や咽頭後部の胸腺組織、気管内や舌の甲状腺組織、下咽頭の胃粘膜組織、などが挙げられる [83–88]。後者は、原前腸嚢胞の一種であり、舌、口腔底や前頸部に発生し、新生児期の気道閉塞の原因となりうる [89, 90]。食道の重複嚢胞により新生児期に呼吸不全を生じることもある [91]。

　有毛ポリープは中咽頭にできる先天性の有茎性病変で、咽頭には存在しない中胚葉由来の脂肪・軟骨・平滑筋・骨格筋などとそれを覆う角質層をともなう扁平上皮正常組織などの正常組織からなるため、これらもまた分離腫といえる [92, 93]。有毛ポリープもまた、急性上気道狭窄の原因となりうる。

449

第4部　自然死（内因死）

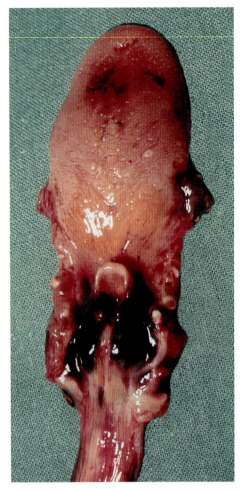

写真 7.14　急性喉頭蓋炎で突然死をきたした幼児の舌咽喉頭部の剖検所見。間質出血が認められた。

舌リンパ管腫

舌リンパ管腫は稀な病態であるが、ほとんどが舌前方に生じる。舌根部に病変が及んだ場合、哺乳不良、上気道狭窄、喉頭機能障害をきたし臨床経過は複雑となり、致死的な気道閉塞をきたすリスクとなる［94］。

上気道感染症

すべての小児の剖検時に、喉頭蓋を観察することは必須といえる。急性喉頭蓋炎では、喉頭蓋は発赤、腫脹し、喉頭口が完全に閉塞していることもある（写真 7.14）。病理組織学的には、著明な好中球の浸潤に加え、時に細菌の集塊が認められることもある。剖検時に咽頭培養や血液培養を行うことも重要であり、ワクチン未接種の子どもにおいては、イ

ンフルエンザ桿菌 b 型が起因菌として同定される場合が多い。他の原因により喉頭蓋基部の軟部組織に急性の出血をきたした場合も、気道の急性閉塞をきたしうる（写真 9.15）。

急性喉頭蓋炎よりは頻度は低いものの、扁桃炎、扁桃周囲膿瘍、咽後膿瘍、舌扁桃腺炎、舌後部膿瘍など、他の急性上気道感染によっても気道閉塞をきたし突然死することはありうる［95］。ジフテリアや伝染性単核症など、ある種の感染症によって偽膜形成をきたすこともある。診断に特異的な症状が認められなかった場合であっても、これらの徴候を有していた児を剖検する際には、注意深い上気道の観察を行うことが極めて重要である。剖検時に舌、扁桃腺、Waldeyer 咽頭輪を一塊にして切除を行うことで、咽頭部の炎症性病変を最も適切に観察することが可能となる。免疫不全状態にある患者では、通常ではみられない感染症の可能性も疑う必要がある。例えば、気管ムコール症に続発して急性上気道閉塞を呈した 20 歳のインスリン依存性糖尿病患者のような事例も報告されている［96］。

気管軟化症／気管支軟化症

これらの疾病は、「種々の解剖学的レベルで上気道の構造的欠陥をきたし、気道の虚脱／閉塞を引き起こす疾病群」として捉えることができる［97］。

気管軟化症は原発性の場合もあれば、気管食道瘻、血管輪、先天性軟骨軟化症、多発軟骨炎、Ehlers–Danlos 症候群、Larsen 症候群に続発して発症することもある［98, 99］。また、例えば気管支肺異形性の乳児の場合のように、長期の人工呼吸管理に続発して発生することもある。本症は、気管における軟骨輪の欠損を特徴としており、気管の先天奇形で最も頻度が高い（写真 7.15）。男児において発症頻度が高く、一般的には良性の経過をたどり生後 18 か月齢までには自然軽快するものの、気道の虚脱により乳児期に予期せぬ突然死をきたしうる［100–103］。

気管支軟化症は孤発例の場合もあれば、家族性の症候群の一部分症として認める場合もある。本症は、軟骨の不完全な発生を特徴とし、下気道壁の脆弱性や虚脱が認められる。出生直後から呼吸不全を呈することもあり［104］、稀ではあるが乳児期の突然死の原因ともなりうる［105］。Williams–Campbell

第 7 章　呼吸器疾患

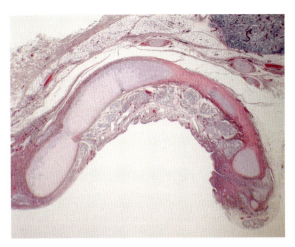

写真 7.15　呼吸困難をきたし突然死した、喉頭気管気管支軟化症の生後 15 か月齢の男児の病理組織所見。気管支軟骨が島状に点在しているのが確認される。

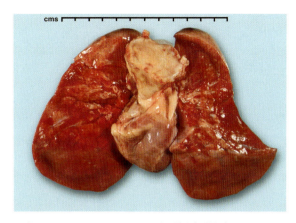

写真 7.16　縦隔リンパ腫により致死的上気道閉塞をきたした 2 歳女児の肺の剖検所見。

症候群（遠位気管支の軟骨形成不全による気管支拡張症を呈する疾患）を基礎疾患に持つ 6 歳男児がアデノイド扁桃腺摘出術後に、気道圧が低下して脆弱な気管支壁が虚脱し、突然死をきたしたとの症例報告も存在している［106］。

気管狭窄症

　気管狭窄症を基礎疾患に持つ子どもでは、粘液塞栓やその他の管腔狭窄を増悪させる局所性炎症などの他の要因が加わることで、突然の気道閉塞が引き起こされうる。気管狭窄症は先天性の場合もあれば、後天性に生じる場合もある。先天性気管狭窄症は、(1) 全般型、(2) 漏斗形、(3) 限局型、の 3 群に分類される。また、本症に声門下狭窄、気管支狭窄、気管軟化症、気管食道瘻、骨格異常、先天性心疾患などを合併することもある［107］。

血管輪

　血管輪などの異常血管により上気道が圧迫され、乳児期に呼吸不全を呈することがある［40, 103］。また非チアノーゼ型先天性心疾患を有する乳児において、続発した肺高血圧症により気管が圧迫され呼吸不全をきたすこともある。無名動脈による気管圧迫は、反射性の無呼吸（致死性発作：dying spells）の原因となりうる。時に拡張した心臓が肺を圧迫することもありうる［107, 108］。血管輪については第 6 章で詳述する。

縦隔腫瘍

　リンパ腫、胚細胞腫、脂肪芽細胞腫、筋線維腫などの上縦隔腫瘍や頸部腫瘍によって、気管・主気管支・肺が圧迫され、上気道狭窄をきたし致死的経過をたどることがある。縦隔に病変を呈した場合、同様のことは白血病が原因でも起こりうる［109］。第 9 章でも紹介しているが、呼吸不全症状が気管支喘息発作と誤診されていた縦隔リンパ腫の 2 歳女児例が報告されている（写真 7.16）。このような子どもに対して全身麻酔を施行することは、時に致死的となりうる［110–112］。

肺腫瘍

　右肺の下葉のほとんどを占拠する巨大な肺芽腫を認め、突然死した日齢 32 の乳児例の症例報告が存在している。詳細な死亡のメカニズムについては記載されていないが、おそらく腫瘍の圧迫による呼吸機能障害が関連していたものと推察される［113］。巨大な空間占拠性病変である先天性嚢胞状腺腫様形成異常でも、同様のメカニズムで致死的経過をたどりうる（写真 7.17）。

その他

　異常血管による外側からの気管圧排と同様に、食道内の食物や異物、あるいは頸部や縦隔の腫瘤により気道が内側から圧排されることもありうる［47, 114–116］。このような事例として、食道アカラシアによる気管圧迫により吸気性喘鳴を呈した 7 歳半の男児例が報告されている［117］。また Canavan 症候

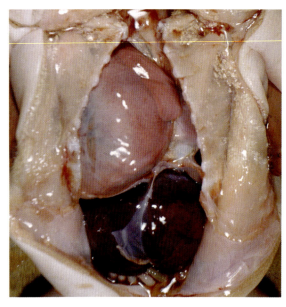

写真 7.17 巨大先天性囊胞性腺腫様奇形により肺と胸郭が圧排され、気道閉塞から突然死をきたした乳児の剖検時所見。横隔膜が下方転移しているのが確認される。

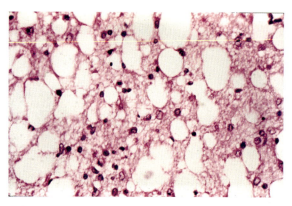

写真 7.18 Canavan 症候群（上気道異常をともなう神経変性疾患）の大脳白質の病理組織所見。著明な海綿状変性が認められている。

群（乳児期から筋緊張低下、けいれん、れん縮を認める神経変性疾患）の 4 歳男児が上気道の解剖学的異常から呼吸困難をきたした、との症例報告も存在している（写真 7.18）［118］。

　急性上気道閉塞を特徴的臨床徴候とする病態は数多い。中には極めて稀な病態もあれば、致死的とはならない病態もあるが、気道狭窄をきたしうる病態はすべて、突然の気道閉塞をきたすリスクを高めることとなる。例えば、局所性の炎症が偶発した場合や、麻酔や鎮静を行った場合、特に麻薬を使用した場合などには、そのリスクはさらに上昇することとなる［119–122］。例えば脳性麻痺、小頭症、二分脊椎症、水頭症などの神経疾患、心室中隔欠損や心房中隔欠損、弁膜奇形、Fallot 四徴症、大動脈弓異常、大血管転位症などの循環器疾患、21 トリソミーなどの染色体異常症に、先天性の気道奇形が合併することもある［100, 123］。

　上気道低形成は重篤な気流制限の原因となりうるが、この病態は喉頭に限局した孤立性の先天異常の場合もあれば（写真 7.19）、Freeman–Sheldon 症候群などの稀な症候群に合併し、声門上部構造の異常をともなうこともある［124］。声門上部隔膜症は、先天性喉頭隔膜症〔訳注：声帯の腹側から背側にかけて、可変性の結合織に覆われた粘膜を認める先天奇形〕のうち 2％以下の頻度であり、致死的窒息をきたした事例はこれまで報告されてはいない［80］。

　声帯麻痺は先天性の喉頭異常のおよそ 5 分の 1 を占める病態であるが、片側性の場合もあれば両側性の場合もある。後者の場合、Arnold–Chiari 奇形、脊髄髄膜瘤、脳瘤、水頭症、出生時低酸素血症、重

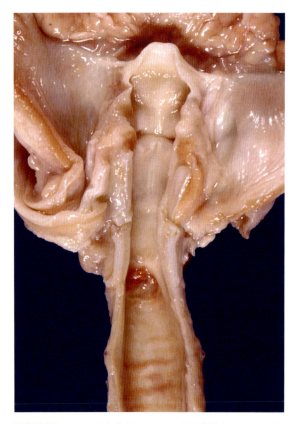

写真 7.19 おそらく気管カニューレの粘液性閉塞により、予期せぬ突然死をきたした喉頭低形成の生後 4 か月齢の女児の喉頭の剖検所見。

第 7 章　呼吸器疾患

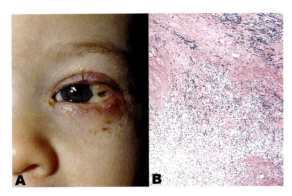

写真 7.20　木質性結膜炎（偽膜性結膜炎）の幼児。病理組織所見では典型的な結膜の炎症性細片が認められている。

症筋無力症に合併して生じることが多い［125］。頭蓋底の平坦化（扁平頭蓋底）や心拡大による喉頭神経の圧迫も声帯麻痺の原因となりうるが、このような病態は Werdig–Hoflmann 病や Down 症候群で認められる［42］が、Rothmund–Thomson 症候群でも報告されている［126］。鉗子分娩、骨盤位分娩などの分娩異常や心臓手術などの外傷に声帯麻痺が合併することもある［47］。

関節リウマチ事例において、病変が輪状披裂関節に及び急性気道閉塞をきたしたとの報告が散見されているが、このような事例は小児では極めて稀である［128］。

木質性結膜炎（偽膜性結膜炎）は、稀な家族性の病態であり、原因は不明であるが結膜や鼻咽頭、喉頭、気管、気管支に反復性の偽膜形成をきたす［129］。本症は 3 歳未満の女児に多く、重篤な気道閉塞をきたしうる。組織学的には、慢性炎症と血管新生をともなう偽膜形成が確認される（写真 7.20）［130］。

例えばジフテリア、麻疹、化学療法中の粘膜炎症など原因は何であれ、偽膜形成をきたす疾患であれば、偽膜が剥がれて気道を閉塞することで窒息死しうる。ブドウ球菌、セレウス菌（*Bacillus cereus*）、インフルエンザ桿菌などの感染症によって、いわゆる膜様喉頭気管気管支炎（MLTB: membranous laryngotracheobronchitis）をきたすこともある［125, 131］。長期にわたる気管内挿管によって外傷性の膜様気管喉頭炎をきたしたり、圧迫性の粘膜壊死により粘膜脱落をきたすこともありうる。このような状態は閉塞性気管偽膜と呼称されており、時に致死的となりうる［132, 133］。

先天性声門下狭窄症は、声門下の狭窄により喘鳴や呼吸不全を呈する疾病である。声門下の大きさが成熟児で 4mm 未満、未熟児で 3mm 未満の場合に本症との診断が下されることとなるが、重症度は狭窄の程度が 50% 未満のグレード I から、管腔構造を認めないグレード IV までの四段階に分類される［134］。声門下の狭窄は、輪状軟骨の形態異常を反映したものである［135］。本症は、先天性の喉頭奇形の約 10% を占めており、Down 症候群、Fraser 症候群やその他の先天性疾患に合併することがある［123, 125, 136］。

軽微な炎症であっても、喉頭の炎症に続発して急性気道閉塞が惹起されることがあり、そのような状態となった乳児の多くが気管切開を必要とすることとなる［137］。そしてそのような乳児は、たとえ気管切開を施行したとしても、突然死をきたす高リスク群である。病理組織学的にはそのような狭窄は、声門下領域の軟部組織や軟骨組織の変化によるものであることが多い［138］。

後天性の声門下狭窄は、小児期発症の Wegener 肉芽腫症などに続発して生じることもある。Wegener 肉芽腫症は、小血管の血管炎に起因する壊死性肉芽を特徴とする疾患であり、主に肺や腎、上気道に病変が生じる。原因は不明であるが、自己免疫性疾患と考えられており、抗好中球細胞質プロテアーゼ 3 抗体（PR3-ANCA）が陽性となる［139, 140］。本症の 20 歳未満の患者の 48% に声門下狭窄を認めるが、急激な気道閉塞から、時に予期せぬ突然死をきたしうる。例えば、呼吸不全で入院加療されていた 17 歳女児の突然死事例が報告されているが、剖検時に喉頭ならびに上部気管を閉塞するポリープ様腫瘤が認められ、病理組織学的に典型的な非乾酪性肉芽腫性炎症が確認された、とのことである［141］。

喉頭軟化症は、吸気時に喉頭蓋やその近傍の声門上周辺組織が軟化し、喉頭入り口へ引き込まれることを特徴とする病態である。本症は最も頻度の高い先天性気道疾患であり、先天性喘鳴の 50 〜 75% を占めているとされている。喉頭軟化症が乳児期の無呼吸を引き起こしうるか否かについては議論のあるところであるが、Sivan、Ben-Ari、Schonfeld らの反復性の無呼吸を呈する 6 名の乳児を対象とした研究報告では、「喉頭軟化症が原因で喉頭で気道閉塞をきたしていることが喉頭ファイバーで確認された」

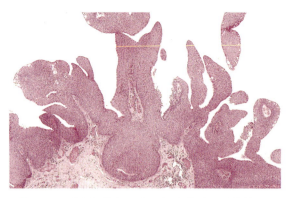

写真 7.21　反復性気道乳頭腫症の病理組織所見。特徴的な上皮過形成が認められる。

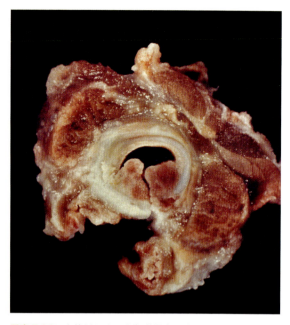

写真 7.22　血管腫による上気道閉塞で突然死をきたした事例の、気管の剖検所見。血管腫により、気道が著明に狭小化しているのが確認される。

との記載がなされている［142］。喉頭軟化症の中には、時に気管切開を必要とする事例もあるが、通常は2〜4歳までに自然軽快する［100, 143］。喉頭軟化症に漏斗胸を合併した事例［107］や、常染色体優性遺伝形式の家族性の事例［144］も報告されている。二分喉頭蓋によっても喉頭軟化症類似の症状をきたすが、本症はPallister–Hall症候群や内分泌異常症に合併して認められることがある［107］。

喉頭隔膜症や喉頭閉鎖症も、気道閉塞の原因となりうる。先天性喉頭隔膜症は、出生約1万人あたり1人の頻度で発症するが、発生段階における胎児気道の再疎通障害に起因して生じる病態である［145］。気管内挿管による喉頭外傷やジフテリア菌感染症に続発して、後天性の喉頭隔膜症が生じることもある［146］。先天性の喉頭隔膜症は出生直後より症状が顕在化するが、Fraser症候群などの稀な疾病に合併して発生することもある［47, 136］。喉頭閉鎖症は、気管食道瘻などの合併症がない限り、生存はしえない［107］。

喉頭裂は、喉頭後部に裂開を認める稀な先天奇形であり、喉頭前部の軟部組織が逸脱することで気道閉塞をきたす。本症は通例、誤嚥や嚥下困難をきたすこととなるが、口唇裂、口蓋裂、尿道下裂、鎖肛、さらには大血管転位症などの肺・心血管系の先天奇形を合併することもある。喉頭裂は、Pallister–Hall症候群やCHARGE症候群などの先天奇形症候群に合併することもある［107, 147］。喉頭気管裂は、I型（披裂軟骨間筋の欠損）からIV型（病変が気管内の気管食道壁の広範に及ぶ）まで、重症度に応じて4つのタイプに分類されている［126］。

喉頭乳頭腫は、ヒトパピローマウイルス感染による喉頭・咽頭内の広範性の乳頭腫である。腟コンジローマに罹患した母から出生した児1000人あたりおよそ7人に発症するとされる、最も頻度の高い喉頭の良性腫瘍である［148］。病理組織学的には空胞形成細胞をともなう上皮の過形成が認められる（写真7.21）。PCRで原因ウイルスであるヒトパピローマウイルスが同定されうる。喉頭乳頭腫、別名「反復性呼吸器乳頭腫（RRP: recurrent respiratory papillomatosis）」は、気道の著明な狭窄をきたすこともあり、外科的切除後に再発することも多く、罹患した子どもの5人に1人は外科的処置を40回程度行う必要があるとされている［149］。ほとんどの事例では症状は嗄声のみで、時に呼吸困難をきたす程度であるが、乳児・小児・若年成人といったあらゆる年齢層で、急性気道閉塞をきたし突然死をきたした事例の報告がなされている［150–153］（第4章参照）。呼吸器乳頭腫症から扁平上皮癌が発生し気道狭窄をきたすことがもありうるが、小児期にこのようなことをきたすことは極めて稀である［154］。

楔状軟骨の異常によって重篤な気道狭窄をきたし、乳児期に気管切開を必要とすることもある［107］。

声門下血管腫は良性の腫瘍であるが、生じた部位によっては呼吸不全を引き起こしうる（写真7.22, 7.23）。本症による呼吸器症状も、喘息と誤診され

第7章　呼吸器疾患

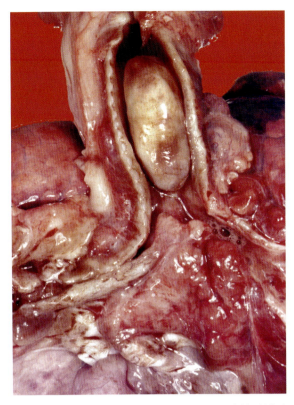

写真 7.23　血管腫による上気道閉塞で突然死した事例の剖検時所見。血管腫が、気管内腔のほとんどを占めた状態となっているのが確認される。

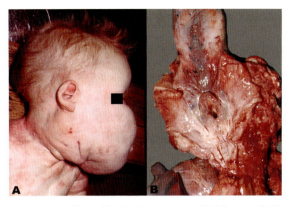

写真 7.24　広範浸潤性の囊胞性ヒグローマ（囊胞性リンパ管腫）の事例の剖検所見。顔面の高度の腫脹を認め（A）、喉頭口は狭小化している（B）。

ることがある［155］。小児期早期に生じたその他の部位の血管腫と同様に、声門下血管腫は自然軽快が期待できる。ただし、気道狭窄をきたしたり出血をきたしたような場合には、外科的手術が必要となる［155–157］。囊胞性ヒグローマ（囊胞性リンパ管腫）などの病変も、喉頭蓋や喉頭に病変が及んでいる場合には、上気道狭窄をきたしうる（写真 7.24）［94］。

液状物で充満した喉頭囊胞が、新生児期や乳児期早期に気道閉塞をきたすこともある［158］。喉頭囊胞はほとんどの場合、喉頭蓋谷、披裂喉頭蓋ひだ、喉頭小囊に発生するが、ごく稀に喉頭蓋に発生することもある。囊胞は先天性の場合もあれば、貯留性や封入性の場合もあるが、喉頭小囊の開放障害もしくは粘液下導管の閉塞が原因で発生すると考えられている［159］。喉頭ファイバー検査に続発した浮腫や出血によって、気道の完全閉塞に至り突然死をきたすこともありうる［47］。

Marshall–Smith 症候群は、小顎症、後鼻孔閉鎖症、喉頭軟化症、肺高血圧を呈する非常に稀な病態であるが、そのいずれの所見も突然死の原因となりう

る。本症候群に喉頭低形成を合併することもある［160, 161］。

Harpey と Renault は、過剰に長い口蓋垂を有する乳児は、それが突然死の原因となりうると提唱している［162］が、このことを明確に示すデータは存在していない。

表皮水疱症はサブタイプによっては、上気道／咽頭部に水疱形成をきたすことがあり、浮腫や炎症性粘膜の脱落によって、急性の上気道閉塞をきたしうる（写真 7.25）。気管喉頭部の狭窄をきたすこともある［163］。

Steven–Johnson 症候群は全身性の皮疹をきたす病態であるが、病変が上気道粘膜にも及び、気道の狭窄や閉塞をきたしうる。このような事例として睡眠中に呼吸停止をきたした 28 歳男性の症例報告があるが、剖検では気道粘膜の浮腫ならびに脱落粘膜による気道閉塞という典型的所見が認められた、とのことである［164, 165］。Steven–Johnson 症候群では、他にも感染症、反復性気胸、消化管出血などが死因となりうる［166］。

重篤な上気道狭窄をきたしうる先天性疾患や奇形症候群につき、表 7.2 にまとめて掲示した。また、このような症例の剖検時に行うべき事項を表 7.3 にまとめている［80］。

気管支肺異形成症

気管支肺異形成症（BPD: Bronchopulmonary dysplasia）は、1967 年に初めて報告された慢性肺疾患であるが、高濃度酸素／人工換気療法により治療された、重症の呼吸窮迫症候群の新生児において認める病態で

第 4 部　自然死（内因死）

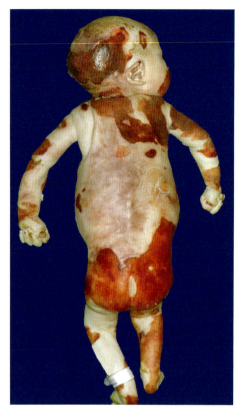

写真 7.25　先天性表皮水疱症の乳児。上皮の喪失をともなう、特徴的な表皮水疱形成が確認される。

表 7.3　先天性の気道病変の存在が疑われる小児および若年成人の突然死事例における、剖検時アプローチ法

臨床病歴の検証
　死亡直前の経過
　呼吸窮迫症状の有無
　体位性の吸気性喘鳴の有無
　生前に診断されていた病態／症候群
　レントゲン／内視鏡などの生前検査の実施の有無
　外科手術の既往
　家族歴

体表診察
　下顎／顔面正中部の低形成をともなう奇形症候群の有無
　気道／頸部の腫瘍
　後鼻孔閉鎖／狭窄（丁寧にプローブを使い、鼻腔を探索）
　舌の大きさ

体内診察
　頸部の皮膚軟部組織の層別切除
　上気道／咽頭部切開
　舌／軟口蓋を含めた上気道／咽頭部の一塊切離
　食道／気管の背側部切離
　病変部と気道の位置関係についての詳細な記述
　写真撮影
　組織学的検討のための組織サンプリング

出典：Rohde, Banner, & Byard [80].

ある［167］。その後の研究で、栄養欠乏や肺浮腫を含む、多因子の寄与する病態であることが判明してきている［168］。

頻　度

　人工換気療法を行った新生児における BPD の頻度は低いもので 4% との報告もあれば、2 週間以上人工換気療法を行った新生児を対象にした研究で、70% にまで及んでいたとの報告もあり、発症頻度は報告によりさまざまである［169, 170］。

突然死の発生

　BPD を発症した乳児は突然死のリスクが高いことが知られているが、このような事例が SIDS と誤診されることもしばしばである［171］。BPD を持つ乳児は、健常乳児に比して突然死をきたすリスクは 7 倍にものぼると推測されている［172］。入院中に呼吸循環モニタリングを行っていた BPD 事例が、予期せぬ突然死をきたしたとの症例報告も存在している［173］。

病理学的特徴

　病理学的には BPD の発症は急性期、回復期、慢性期の 3 段階に分けられている［174］。肉眼的には、発症初期には肺の表面は平滑であるが腫大し、重量が増加しているが、時間とともに瘢痕化が進行し、最終的には著しい亀裂を特徴とした外観を呈するようになる（写真 7.26）。病期の進行した事例では、両心室性の心肥大を認めることもある［175］。

　病理組織学的には、初期から潰瘍形成をともなった肺上皮細胞の壊死性変化を認めるが、病期が進むにつれ、肺胞にもそのような病変が及ぶようになる。重症事例では壊死は気管軟骨に及び、気管軟化症を生じることもある。修復が生じるにつれて、扁平上皮化生、上皮異形成、粘膜下線維症、末梢気道の筋肥大などを認めるようになる。治癒状態となった事例では、外観上は比較的正常にみえる過膨張性肺胞に隣接して、末梢気道の線維性閉塞をともなう著明な中隔線維化を認める肺胞が存在しており、損傷所見は斑状となっている。肺胞中隔の線維化所見は、治癒状態となった BPD に特徴的な所見とされている（写真 7.27）［175］。肺動脈はグレード I ～ II

第 7 章　呼吸器疾患

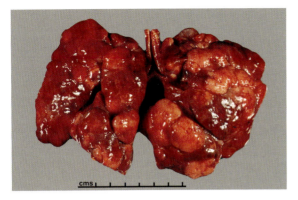

写真 7.26　気管支肺異形成症の事例の肺の剖検所見。肺の不規則瘢痕化と不均等膨張が認められる。

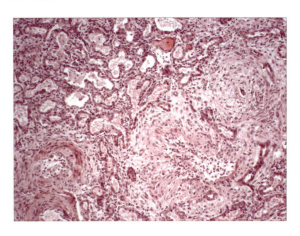

写真 7.27　予期せぬ突然死をきたした、気管支肺異形成症の生後 6 か月齢の男児の肺の病理組織所見。肺胞中隔や間質の著明な線維化が確認される。本児は在胎 26 週で出生し、長期間人工換気が施行されていた。

の肺高血圧と同等の変化をきたしており、心臓には二次的変化として、心筋細胞の肥大や間質の線維化が認められる。

病態生理学

　中等度から重症の BPD をきたすも生存しえた乳児では、頭部の成長障害、発育不全、肺高血圧、気道抵抗の増加、肺コンプライアンスの低下、気管支過敏性の亢進、著明な換気不均衡、炭酸ガス貯留、代謝性アルカローシスをともなう低塩素血症、低酸素血症、睡眠時の動脈血酸素飽和度低下、神経発達遅滞、などのさまざまな異常を呈することが多い[176–178]。このような症状を認め、肺の病理組織学的所見に異常が認められた場合には、SIDS との診断にはなりようがない。

急性肺炎

　肺や末梢気道の急性細菌性感染症は、非特異的な症状や所見を呈していたにすぎなかった小児における予期せぬ突然死の原因となりうる。本症の診断の困難さに関しては、第 4 章で詳述している。

急性間質性肺炎

　急性間質性肺炎、別名「Hamman–Rich 症候群」は、数日前からの発熱、倦怠感、咳嗽といったインフルエンザ様の前駆症状に引き続き、急性の呼吸不全をきたすことを特徴とした、致死的となりうる病態である。小児や若年成人において、突然の臨床症状の悪化からわずか数時間で致死的経過をたどった事例の症例報告も複数存在している[179]。本症の病因は明らかではないが、明らかな発症誘因が存在していないという点を除けば、成人の急性呼吸窮迫症候群と病像が類似している。病理組織学的には、肺はびまん性の肺胞障害性変化をきたしている[180]。

嚢胞性線維症

　嚢胞性線維症に関しては、第 10 章で詳述している。本症の呼吸器症状は慢性の経過をたどることが多いが、小児においては電解質の不均衡、敗血症、消化管合併症などにより、突然死をきたすこともある。本症の罹患児では、ばち状指が認められる（写真 7.28）。病態が進行した事例の肺では、気管支拡張症に類似する気道の粘液塞栓をともなう、広範性の瘢痕化が認められることが多いが（写真 7.29）、上述した合併症で小児期早期に突然死をきたした場合には、このような肺病理組織所見が認められないこともある。このような事例として、著者はベビーベッド上で心肺停止の状態で発見され、病院に救急搬送された生後 4 か月齢の男児例を経験している。本事例は、膵臓の著明な萎縮と線維化を認め、膵導管は濃縮性の好酸球性分泌物で充満しているという、嚢胞性繊維症に典型的な所見が認められたため、生前未診断の嚢胞性線維症と診断したが、肺には明らかな異常所見は認められていなかった。

第4部　自然死（内因死）

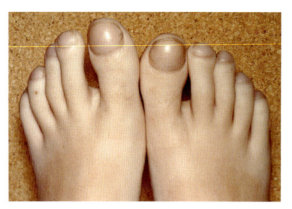

写真 7.28　嚢胞性線維形成の小児に認められた足趾の著明なばち状変化。

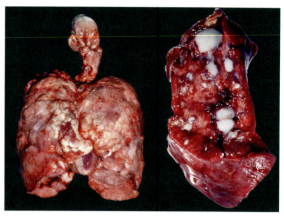

写真 7.29　嚢胞性線維症の事例の肺の剖検所見。肺は、瘢痕化と続発性の気管支拡張症により、不規則に膨張している。拡張気管支は、濃縮した膿性粘液分泌物で満たされている。

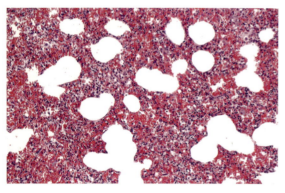

写真 7.30　広範性の肺出血により突然死をきたした日齢11の女児の肺の病理組織所見。肺胞内が赤血球で充満しているのが確認される。

広範性肺出血

　病因の明らかでない広範性の肺出血が、乳幼児の予期せぬ突然死をもたらすことがある（写真 7.30）。本症はショック状態で発症し、少なくとも肺の2つの分葉にまたがる赤血球の溢血をともなう病巣が認められる場合に診断されるが、出血源は口・鼻・気管と推察されている［181］。本症を発症するリスク因子としては、子宮内発育遅延、感染症、凝固障害、早産児、出生時仮死、骨盤位分娩、帝王切開による出産、多子出産、動脈管開存症を含む先天性心疾患、肺硝子膜症（新生児呼吸窮迫症候群）などが挙げられる［182, 183］。しかし、これらのリスク因子を何ら持たなくても、本症を発症することもありうる。年長児においては、遺伝性出血性毛細管拡張症（Osler–Weber–Rendu 症候群）の基礎疾患がある場

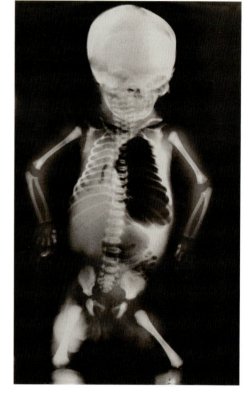

写真 7.31　蘇生が実施された正期産児のレントゲン（ベビーグラム）。蘇生時にきたした左肺の緊張性気胸により、縦隔が右方に偏位している。

合に、肺内に多量出血し致死的転帰をとることもある［184, 185］。

第 7 章　呼吸器疾患

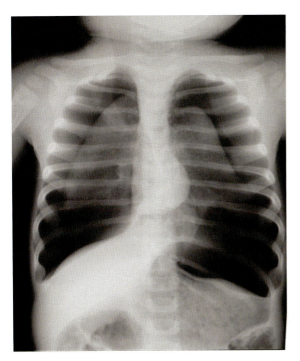

写真 7.32　心肺蘇生が行われた生後 11 か月齢の女児の胸部レントゲン写真。蘇生に続発した、両側性の緊張気胸が確認される。横隔膜の円蓋部が両側性に下方偏位をきたしている。

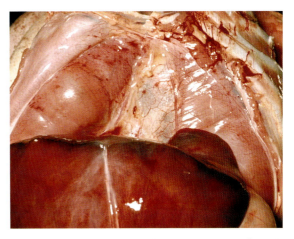

写真 7.33　広範性の両側性緊張気胸をきたし死亡した事例の剖検時所見。横隔膜が下方に偏位しているのが確認される。

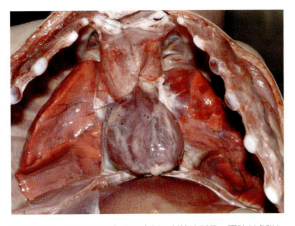

写真 7.34　両側性緊張気胸の事例の剖検時所見。両肺が虚脱しているのが確認される。

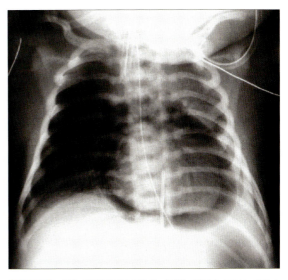

写真 7.35　新生児呼吸窮迫症候群（肺硝子膜症）に対しての人工換気療法施行中に、緊張性心囊内気腫をきたした新生児の胸部レントゲン写真。

特発性肺ヘモジデローシス

突然死は、突発性肺ヘモジデローシスの合併症としてよく知られている［186］。このような事例として、本症の診断精査を行っている期間中に、町を歩いている際に突然、循環虚脱に陥り、致死的経過をたどった 7.5 歳女児の症例報告がある。剖検時には、多量の鉄沈着をともなう典型的な慢性の肺ヘモジデリン沈着所見が認められた、とのことである。

緊張性気胸

緊張性気胸は、気管支喘息やブドウ球菌性肺炎など、胸腔に圧力がかかりエアートラッピングが生じうるあらゆる病態できたしうる。本症を発症した場合、肺の圧排と縦隔偏移の結果、突然死をきたしうる（写真 7.31, 7.32）。剖検時には、腹腔内臓器の下垂や横隔膜ドームの腹腔方向への偏位や肺虚脱が、明らかな所見として真っ先に確認できるであろう（写真 7.33, 7.34）。時に、心囊内に空気が入り込み緊張性心囊内気腫をきたし、心タンポナーデ症状が引き起こされることもある（写真 7.35）。

Pickwick 症候群／肥満

　高度の肥満により、慢性の肺胞低換気をきたし、心肺機能の低下から突然死をきたすことがあるが、このような病態については第 10 章で詳記している。近年、小児でも成人でも平均の BMI（体格指数）は上昇の傾向にあり、2001 年には全世界で過体重の状態の 5 歳未満児は推定で 2200 万人も存在していると推定されている［187–189］。呼吸器系に与える影響の観点から述べると、肥満は小児期の閉塞性睡眠時無呼吸とも関係しており、肺機能に対しても負の影響を及ぼしていることが判明している。動物実験においても、幼若動物において肥満が肺機能を減弱させていることが示されている［190, 191］。肥満により胸壁のコンプライアンスは減少し、咽頭組織の脂肪沈着が増加し、横隔膜は上方に圧排されることとなる。このように肥満は上気道の狭小化や肺機能の低下をもたらすことで、既に何らかのリスクを抱えている乳幼児において、突然死をきたすリスクを増大させることとなる［192］。

参考文献

1. Molander, N. (1982). Sudden natural death in later childhood and adolescence. *Archives of Disease in Childhood*, **57**, 572–6.
2. Siboni, A. & Simonsen, J. (1986). Sudden unexpected natural death in young persons. *Forensic Science International*, **31**, 159–66.
3. Byard, R. W. (2000). Accidental childhood death and the role of the pathologist. *Pediatric and Developmental Pathology*, **3**, 405–18.
4. McFadden, E. R. & Gilbert, I. A. (1994). Exercise-induced asthma. *The New England Journal of Medicine*, **330**, 1362–7.
5. Friday, G. A. & Fireman, P. (1988). Morbidity and mortality of asthma. *Pediatric Clinics of North America*, **35**, 1149–62.
6. Larsen, G. L. (1992). Asthma in children. *The New England Journal of Medicine*, **326**, 1540–5.
7. Robin, E. D. (1988). Death from bronchial asthma. *Chest*, **93**, 614–18.
8. Wasserfallen, J.-B., Schaller, M.-D., Feihl, F., & Perret, C. H. (1990). Sudden asphyxic asthma: a distinct entity? *American Review of Respiratory Disease*, **142**, 108–11.
9. Champ, C. S. & Byard, R. W. (1994). Sudden death in asthma in childhood. *Forensic Science International*, **66**, 117–27.
10. Becker, J. M., Rogers, J., Rossini, G., Mirchandani, H., & D'Alonzo, G. E., Jr. (2004). Asthma deaths during sports: report of a 7-year experience. *The Journal of Allergy and Clinical Immunology*, **113**, 264–7.
11. Bateman, J. R. M. & Clarke, S. W. (1979). Sudden death in asthma. *Thorax*, **34**, 40–4.
12. Roberts, G., Patel, N., Levi-Schaffer, F., Habibi, P., & Lack, G. (2003). Food allergy as a risk factor for life-threatening asthma in childhood: a case-controlled study. *The Journal of Allergy and Clinical Immunology*, **112**, 168–74.
13. Hetzel, M. R., Clark, T. J. H., & Branthwaite, M. A. (1977). Asthma: analysis of sudden deaths and ventilatory arrests in hospital. *British Medical Journal*, **i**, 808–11.
14. Robertson, C. F., Rubinfeld, A. R., & Bowes, G. (1992). Pediatric asthma deaths in Victoria: the mild are at risk. *Pediatric Pulmonology*, **13**, 95–100.
15. Kravis, L. P. & Kolski, G. B. (1985). Unexpected death in childhood asthma: a review of 13 deaths in ambulatory patients. *American Journal of Diseases of Children*, **139**, 558–63.
16. Zach, M. S. & Karner, U. (1989). Sudden death in asthma. *Archives of Disease in Childhood*, **64**, 1446–51.
17. Cushley, M. J. & Tattersfield, A. E. (1983). Sudden death in asthma: discussion paper. *Journal of the Royal Society of Medicine*, **76**, 662–6.
18. Barnes, P. J. (1994). Blunted perception and death from asthma. *The New England Journal of Medicine*, **330**, 1383–4.
19. Rubinstein, S., Hindi, R. D., Moss, R. B., Blessing-Moore, J., & Lewiston, N. J. (1984). Sudden death in adolescent asthma. *Annals*

20. Grubb, B. P., Wolfe, D. A., Nelson, L. A., & Hennessy, J. R. (1992). Malignant vasovagally mediated hypotension and bradycardia: a possible cause of sudden death in young patients with asthma. *Pediatrics*, **90**, 983–6.
21. Spitzer, W. O., Suissa, S., Ernst, P., *et al.* (1992). The use of β-agonists and the risk of death and near death from asthma. *The New England Journal of Medicine*, **326**, 501–6.
22. Johnson, A. J., Nunn, A. J., Somner, A. R., Stableforth, D. E., & Stewart, C. J. (1984). Circumstances of death from asthma. *British Medical Journal*, **288**, 1870–2.
23. Morild, I. & Giertsen, J. C. (1989). Sudden death from asthma. *Forensic Science International*, **42**, 145–50.
24. Drislane, F. W., Samuels, M. A., Kozakewich, H., Schoen, F. J., & Strunk, R. C. (1987). Myocardial contraction band lesions in patients with fatal asthma: possible neurocardiologic mechanisms. *American Review of Respiratory Disease*, **135**, 498–501.
25. Wilson, J. D., Sutherland, D. C., & Thomas, A. C. (1981). Has the change to beta-agonists combined with oral theophylline increased cases of fatal asthma? *The Lancet*, **i**, 1235–7.
26. Molfino, N. A., Nannini, L. J., Martelli, A. N., & Slutsky, A. S. (1991). Respiratory arrest in near-fatal asthma. *The New England Journal of Medicine*, **324**, 285–8.
27. Wood, D. W. & Lecks, H. J. (1976). Deaths due to childhood asthma: are they preventable? *Clinical Pediatrics*, **15**, 677–87.
28. Segal, A. J. & Wasserman, M. (1971). Arterial air embolism: a cause of sudden death in status asthmaticus. *Radiology*, **99**, 271–2.
29. Haalboom, J. R. E., Deenstra, M., & Struyvenberg, A. (1985). Hypokalaemia induced by inhalation of fenoterol. *The Lancet*, **i**, 1125–7.
30. Knochel, J. P. (1982). Neuromuscular manifestations of electrolyte disorders. *The American Journal of Medicine*, **72**, 521–35.
31. Las Heras, J. & Swanson, V. L. (1983). Sudden death of an infant with rhinovirus infection complicating bronchial asthma: case report. *Pediatric Pathology*, **1**, 319–23.
32. Preston, H. V. & Bowen, D. A. L. (1987). Asthma deaths: a review. *Medicine, Science and the Law*, **27**, 89–94.
33. Benatar, S. R. (1986). Fatal asthma. *The New England Journal of Medicine*, **314**, 423–9.
34. Busuttil, A. (1991). Adrenal atrophy at autopsy in two asthmatic children. *The American Journal of Forensic Medicine and Pathology*, **12**, 36–9.
35. Robin, E. D. & Lewiston, N. (1989). Unexpected, unexplained sudden death in young asthmatic subjects. *Chest*, **96**, 790–3.
36. Carroll, N., Elliot, J., Morton, A., & James, A. (1993). The structure of large and small airways in nonfatal and fatal asthma. *American Reviews of Respiratory Disease*, **147**, 405–10.
37. Rubin, B. K., Tomkiewicz, R., Fahy, J. V., & Green, F. H. Y. (2001). Histopathology of fatal asthma: drowning in mucus. *Pediatric Pulmonology* (Suppl.), **23**, 88–9.
38. Byard, R. W. (1996). Mechanisms of unexpected death in infants and young children following foreign body ingestion. *Journal of Forensic Sciences*, **41**, 438–41.
39. Canby, J. P. (1962). Choanal atresia and sudden death. *Medical Bulletin of the U. S. Army, Europe*, **19**, 57–8.
40. Strife, J. L. (1988). Upper airway and tracheal obstruction in infants and children. *Radiologic Clinics of North America*, **26**, 309–22.
41. Cozzi, F. & Pierro, A. (1985). Glossoptosis–apnea syndrome in infancy. *Pediatrics*, **75**, 836–43.
42. Dinwiddie, R. (2004). Congenital upper airway obstruction. *Paediatric Respiratory Reviews*, **5**, 17–24.
43. Knegt-Junk, K. J., Bos, C. E., & Berkovits, R. N. P. (1988). Congenital nasal stenosis in neonates. *The Journal of Laryngology and Otology*, **102**, 500–2.
44. Leiberman, A., Carmi, R., Bar-Ziv, Y., & Karplus, M. (1992). Congenital nasal stenosis in newborn infants. *The Journal of Pediatrics*, **120**, 124–7.
45. Eze, N., Pitkin, L., Crowley,

46. S., Wilson, P., & Daya, H. (2004). Solitary infantile myofibroma compromising the airway. *International Journal of Pediatric Otorhinolaryngology*, **68**, 1533–7.

46. Kotler, H. S., Gould, N. S., & Gruber, B. (1994). Leiomyoma of the tongue presenting as congenital airway obstruction. *International Journal of Pediatric Otorhinolaryngology*, **29**, 139–45.

47. Richardson, M. A. & Cotton, R. T. (1984). Anatomic abnormalities of the pediatric airway. *Pediatric Clinics of North America*, **31**, 821–34.

48. Byard, R. W., Jimenez, C. L., Carpenter, B. F., & Smith, C. R. (1990). Congenital teratomas of the neck and nasopharynx: a clinical and pathological study of 18 cases. *Journal of Paediatrics and Child Health*, **26**, 12–16.

49. Byard, R. W., Jimenez, C. L., & Moore, L. (1992). Mechanisms of sudden death in patients with congenital teratoma. *Pediatric Surgery International*, **7**, 464–7.

50. Byard, R. W., Smith, C. R., & Chan, H. S. L. (1991). Endodermal sinus tumour of the nasopharynx and previous mature congenital teratoma. *Pediatric Pathology*, **11**, 297–302.

51. Bland, J. W., Jr., Edwards, F. K., & Brinsfield, D. (1969). Pulmonary hypertension and congestive heart failure in children with chronic upper airway obstruction: new concepts of etiologic factors. *The American Journal of Cardiology*, **23**, 830–7.

52. Suzuki, T., Yoshikawa, K., & Ikeda, N. (1992) Sudden infant death syndrome and hypertrophy of the palatine tonsil: reports on two cases. *Forensic Science International*, **53**, 93–6.

53. Byard, R. W. (2008). Tonsillitis and sudden childhood death. *Journal of Forensic and Legal Medicine*, **15**, 516–18.

54. Byard, R. W., Williams, D., James, R. A., & Gilbert, J. A. (2001). Diagnostic issues in unusual asphyxial deaths. *Journal of Clinical Forensic Medicine*, **8**, 214–17.

55. Verghese, S. T & Hannallah, R. S. (2001). Pediatric otolaryngologic emergencies. *Anesthesiology Clinics of North America*, **19**, 237–56.

56. Cohen, E. G., Yoder, M., Thomas, R. M., Salerno, D., & Isaacson, G. (2003). Congenital salivary gland anlage tumor of the nasopharynx. *Pediatrics*, **112**, e66–9.

57. Dehner, L. P., Valbuena, L., Perez-Atayde, A., *et al.* (1994). Salivary gland anlage tumor ("congenital pleomorphic adenoma"): a clinicopathologic, immunohistochemical, and ultrastructural study of nine cases. *The American Journal of Surgical Pathology*, **18**, 25–36.

58. Desai, S. & Rajaratnam, K. (1989). Pedunculated squamous papilloma of the laryngopharynx. *The Journal of Laryngology and Otology*, **103**, 209–10.

59. Juhlin-Dannfelt, M. & Densert, O. (1987). Life-threatening laryngeal polyp in a child. *The Journal of Laryngology and Otology*, **101**, 293–5.

60. Nakashima, T. & Watanabe, Y. (1985). Sudden airway obstruction due to a benign hemangioendothelioma of the larynx. *The Laryngoscope*, **95**, 849–50.

61. Schaab, K. & Verdile, V. P. (1994). Solitary papilloma of the larynx as the precipitant of sudden death: an unusual cause of acute upper airway obstruction. (Letter.) *The American Journal of Emergency Medicine*, **12**, 605–7.

62. Rodgers, J. L. (1980). Lethal inflammatory pseudotumor masquerading as "laryngitis." *Annals of Emergency Medicine*, **9**, 532–3.

63. Levine, M. S., Buck, J. L., Pantongrag-Brown, L., *et al.* (1996). Fibrovascular polyps of the esophagus: clinical, radiographic, and pathologic findings in 16 patients. *American Journal of Roentgenology*, **166**, 781–7.

64. Seshul, M. J., Wiatrak, B. J., Galliani, C. A., & Odrezin, G. T. (1998). Pharyngeal fibrovascular polyp in a child. *The Annals of Otology, Rhinology, and Laryngology*, **107**, 797–800.

65. Sacco, M. & Di Giorgio, G. (2005). Sudden death in Prader–Willi syndrome during growth hormone therapy. (Letter.) *Hormone Research*, **63**, 29–32.

66. Santiago, W., Rybak, L. P., & Bass, R. M. (1985). Thyroglossal duct cyst of the tongue. *The Journal of Otolaryngology*, **14**, 261–4.

67. Byard, R. W., Bourne, A. J., & Silver, M. M. (1990). The association of lingual thyroglossal duct remnants with sudden death in infancy. *International Journal of Pediatric Otorhinolaryngology*, **20**, 107–12.
68. Hanzlick, R. L. (1984). Lingual thyroglossal duct cyst causing death in a 4-week-old infant. *Journal of Forensic Sciences*, **29**, 345–8.
69. Müller-Holve, W., Kirchschläger, H., Weber, J., & Saling, E. (1975). Neonatal asphyxia immediately following birth due to thyroglossal cyst blocking the larynx. *Zeitschrift für Geburtshilfe und Perinatologie*, **179**, 147–50.
70. Colohan, D. P. & Hillborn, M. (1993). An unusual case of intermittent upper airway obstruction. *The Journal of Emergency Medicine*, **11**, 157–60.
71. Lewison, M. M. & Lim, D. T. (1965). Apnea in the supine position as an alerting symptom of a tumor at the base of the tongue in small infants. *The Journal of Pediatrics*, **66**, 1092–3.
72. Murthy, P. & Laing, M. R. (1994). Macroglossia. *British Medical Journal*, **309**, 1386–7.
73. Herrmann, M. E., Mileusnic, D., Jorden, M., & Kalelkar, M. B. (2000). Sudden death in an 8-week-old infant with Beckwith–Wiedemann syndrome. *The American Journal of Forensic Medicine and Pathology*, **21**, 276–80.
74. Siebert, J. R. & Haas, J. E. (1991). Enlargement of the tongue in sudden infant death syndrome. *Pediatric Pathology*, **11**, 813–26.
75. Byard, R. W. & Kennedy, J. D. (1996). Diagnostic difficulties in cases of sudden death in infants with mandibular hypoplasia. *The American Journal of Forensic Medicine and Pathology*, **17**, 255–9.
76. Sheffield, L. J., Reiss, J. A., Strohm, K., & Gilding, M. (1987). A genetic follow-up study of 64 patients with the Pierre Robin complex. *American Journal of Medical Genetics*, **28**, 25–36.
77. Vodopich, D. J & Gordon, G. J. (2004). Anesthetic management in Joubert syndrome. *Pediatric Anesthesia*, **14**, 871–3.
78. Williams, A. J., Williams, M. A., Walker, C. A., & Bush, P. G. (1981). The Robin anomalad (Pierre Robin syndrome): a follow up study. *Archives of Disease in Childhood*, **56**, 663–8.
79. Guilleminault, C. (1989). Sleep-related respiratory function and dysfunction in postneonatal infantile apnea. In *Sudden Infant Death Syndrome: Medical Aspects and Psychological Management*, ed. J. L. Culbertson, H. K. Krous, & R. D. Bendell. London: Edward Arnold, pp. 94–120.
80. Rohde, M., Banner, J., & Byard, R. W. (2005). Congenital lesions associated with airway narrowing, respiratory distress, and unexpected infant and early childhood death. *Forensic Science, Medicine, and Pathology*, **1**, 91–6.
81. Shah, F. A., Ramakrishna, S., Ingle, V., et al. (2000). Treacher Collins syndrome with acute airway obstruction. *International Journal of Pediatric Otorhinolaryngology*, **54**, 41–3.
82. Usowicz, A. G., Golabi, M., & Curry, C. (1986). Upper airway obstruction in infants with fetal alcohol syndrome. *American Journal of Diseases of Children*, **140**, 1039–41.
83. Chanin, L. R. & Greenberg, L. (1985). Intratracheal thyroid: an unusual cause of upper airway obstruction in a newborn. *The Laryngoscope*, **95**, 214–18.
84. Marín Gabriel, M. A., Medina López, C., Delgado Muñoz, M. D., & Rodriguez Gil, Y. (2004). Gastric heterotopia in the nasopharynx causing airway obstruction in the newborn. *International Journal of Pediatric Otorhinolaryngology*, **68**, 961–4.
85. Johnston, C., Benjamin, B., Harrison, H., & Kan, A. (1989). Gastric heterotopia causing airway obstruction. *International Journal of Pediatric Otorhinolaryngology*, **18**, 67–72.
86. Larochelle, D., Arcand, P., Belzile, M., & Gagnon, N.-B. (1979). Ectopic thyroid tissue: a review of the literature. *The Journal of Otolaryngology*, **8**, 523–30.
87. Martin, K. W. & McAlister, W. H. (1987). Intratracheal thymus: a rare cause of airway obstruction. *American Journal of Roentgenology*, **149**, 1217–18.
88. Shah, S. S., Lai, S. Y.,

Ruchelli, E., Kazahaya, K., & Mahboubi, S. (2001). Retropharyngeal aberrant thymus, *Pediatrics*, **108**, e94.

89. Citardi, M. J., Traquina, D. N., & Eisen, R. (1994). Primitive foregut cysts: a cause of airway obstruction in the newborn. *Otolaryngology – Head and Neck Surgery*, **111**, 533–7.

90. Lipsett, J., Sparnon, A. L., & Byard, R. W. (1993). Embryogenesis of enterocystomas-enteric duplication cysts of the tongue. *Oral Surgery, Oral Medicine, and Oral Pathology*, **75**, 626–30.

91. Stewart, R. J., Bruce, J., & Beasley, S. W. (1993). Oesophageal duplication cyst: another cause of neonatal respiratory distress. *Journal of Paediatrics and Child Health*, **29**, 391–2.

92. Jarvis, S. J. & Bull, P. D. (2002). Hairy polyps of the nasopharynx. *The Journal of Laryngology and Otology*, **116**, 467–9.

93. Walsh, R. M., Philip, G., & Salama, N. Y. (1996). Hairy polyp of the oropharynx: an unusual cause of intermittent neonatal airway obstruction. *International Journal of Pediatric Otorhinolaryngology*, **34**, 129–34.

94. Azizkhan, R.G., Rutter, M. J., Cotton, R.T., *et al.* (2006). Lymphatic malformations of the tongue base. *Journal of Pediatric Surgery*, **41**, 1279–84.

95. Byard, R. W. & Silver, M. M. (1994). Sudden infant death and acute posterior lingual inflammation. *International Journal of Pediatric Otorhinolaryngology*, **28**, 77–82.

96. Schwartz, J. R. L., Nagle, M. G., Elkins, R. C., & Mohr, J. A. (1982). Mucormycosis of the trachea: an unusual case of upper airway obstruction. *Chest*, **81**, 653–4.

97. Rohde, M. & Banner, J. (2006). Respiratory tract malacia: possible cause of sudden death in infancy and early childhood. *Acta Paediatrica*, **95**, 867–70.

98. Benjamin, B. (1984). Tracheomalacia in infants and children. *The Annals of Otology, Rhinology and Laryngology*, **93**, 438–42.

99. Zalzal, G. H. (1989). Stridor and airway compromise. *Pediatric Clinics of North America*, **36**, 1389–401.

100. Altman, K. W., Wetmore, R. F., & Marsh, R. R. (1997). Congenital airway abnormalities requiring tracheotomy: a profile of 56 patients and their diagnosis over a 9-year period. *International Journal of Pediatric Otorhinolaryngology*, **41**, 199–206.

101. Altman, K. W., Wetmore, R. F., & Marsh, R. R. (1999). Congenital airway abnormalities in patients requiring hospitalization. *Archives of Otolaryngology – Head and Neck Surgery*, **125**, 525–8.

102. Emery, J. L., Nanayakkara, C. F., & Wailoo, M. P. (1984). Tracheomalacialethal factor in a 17 month old child. *Pediatric Pathology*, **2**, 259–65.

103. Jeffery, H. E., Rahilly, P., & Read, D. J. C. (1983). Multiple causes of asphyxia in infants at high risk for sudden infant death. *Archives of Disease in Childhood*, **58**, 92–100.

104. Agosti, E., DeFilippi, G., Fior, R., & Chiussi, F. (1974). Generalized familial bronchomalacia. *Acta Paediatrica Scandinavica*, **63**, 616–18.

105. Beal, S. M. & Blundell, H. K. (1988). Recurrence incidence of sudden infant death syndrome. *Archives of Disease in Childhood*, **63**, 924–30.

106. Kirse, D. J., Tryka, A. F., Seibert, R. W., & Bower, C. M. (1996). Mortality following adenotonsillectomy in a patient with Williams–Campbell syndrome. *Archives of Otolaryngology – Head and Neck Surgery*, **122**, 1007–10.

107. Wiatrak, B. J. (2000). Congenital anomalies of the larynx and trachea. *Otolaryngologic Clinics of North America*, **33**, 91–110.

108. Stanger, P., Lucas, R. V., Jr., & Edwards, J. E. (1969). Anatomic factors causing respiratory distress in acyanotic congenital cardiac disease: special reference to bronchial obstruction. *Pediatrics*, **43**, 760–9.

109. Hon, K. L., Leung, A., Chik, K. W., *et al.* (2005). Critical airway obstruction, superior vena cava syndrome, and spontaneous cardiac arrest in a child with acute leukemia. *Pediatric Emergency Care*, **21**, 844–6.

110. Akhtar, T. M., Ridley, S., & Best, C. J. (1991). Unusual presentation of acute upper airway obstruction caused by an anterior mediastinal mass. *British Journal of Anaesthesia*, **67**, 632–4.

111. Morikawa, N., Honna, T., Kuroda, T., et al. (2005). Life-threatening airway obstruction caused by mediastinal germinoma in a 9-year-old girl. *Journal of Pediatric Surgery*, **40**, 588–90.
112. Rasmussen, L. S., Kirkegaard, J., & Kaasbol, M. (1997). Intermittent airway obstruction in a child caused by cervical lipoblastoma. *Acta Anaesthesiologica Scandinavica*, **41**, 945–6.
113. Ashworth, T. G. (1983). Pulmonary blastoma, a true congenital neoplasm. *Histopathology*, **7**, 585–94.
114. Byard, R. W., Moore, L., & Bourne, A. J. (1990). Sudden and unexpected death: a late effect of occult intraesophageal foreign body. *Pediatric Pathology*, **10**, 837–41.
115. Joseph, C. A. & Fidos, M. H. (1990). Acute airway obstruction in children with benign head and neck tumours. *South African Journal of Surgery, Suid-Afrikaanse Tydskrif vir Chirurgie*, **28**, 102–4.
116. Todres, I. D., Reppert, S. M., Walker, P. F., & Grillo, H. C. (1976). Management of critical airway obstruction in a child with a mediastinal tumor. *Anesthesiology*, **45**, 100–2.
117. Chapman, S., Weller, P. H., Campbell, C. A., & Buick, R. G. (1989). Tracheal compression caused by achalasia. *Pediatric Pulmonology*, **7**, 49–51.
118. Francois, J. & Manaligod, J. M. (2002). Upper airway abnormalities in Canavan disease. *International Journal of Pediatric Otorhinolaryngology*, **66**, 303–7.
119. Byard, R. W. & Gilbert, J. D. (2005). Narcotic administration and stenosing lesions of the upper airway: a potentially lethal combination. *Journal of Clinical Forensic Medicine*, **12**, 29–31.
120. Dahm, M. C., Panning, B., & Lenarz, T. (1998). Acute apnea caused by an epiglottic cyst. *International Journal of Pediatric Otorhinolaryngology*, **42**, 271–6.
121. Holinger, P. H. & Brown, W. T. (1967). Congenital webs, cysts, laryngoceles and other anomalies of the larynx. *The Annals of Otology, Rhinology and Laryngology*, **76**, 744–52.
122. Kilham, H., Gillis, J., & Benjamin, B. (1987). Severe upper airway obstruction. *Pediatric Clinics of North America*, **34**, 1–14.
123. Byard, R. W. (2007). Forensic issues in Down syndrome fatalities. *Journal of Forensic and Legal Medicine*, **14**, 475–81.
124. Robinson, P. J. (1997). Freeman–Sheldon syndrome: severe upper airway obstruction requiring neonatal tracheostomy. *Pediatric Pulmonology*, **23**, 457–9.
125. Sichel, J.-Y., Dangoor, E., Eliashar, R., & Halperin, D. (2000). Management of congenital laryngeal malformations. *American Journal of Otolaryngology*, **21**, 22–30.
126. Hafidh, M. A., Sheahan, P., & Russell, J. D. (2004). Multiple airway abnormalities in a patient with Rothmund–Thomson syndrome. *International Journal of Pediatric Otorhinolaryngology*, **68**, 469–72.
127. Hammer, J. (2004). Acquired upper airway obstruction. *Paediatric Respiratory Reviews*, **5**, 25–33.
128. Goldhagen, J. L. (1988). Cricoarytenoiditis as a cause of acute airway obstruction in children. *Annals of Emergency Medicine*, **17**, 532–3.
129. Babcock, M. F., Bedford, R. F., & Berry, F. A. (1987). Ligneous tracheobronchitis: an unusual cause of airway obstruction. *Anesthesiology*, **67**, 819–21.
130. Cohen, S. R. (1990). Ligneous conjunctivitis: an ophthalmic disease with potentially fatal tracheobronchial obstruction – laryngeal and tracheobronchial features. *The Annals of Otology, Rhinology and Laryngology*, **99**, 509–12.
131. Gallagher, P. G. & Myer, C. M., III (1991). An approach to the diagnosis and treatment of membranous laryngotracheobronchitis in infants and children. *Pediatric Emergency Care*, **7**, 337–42.
132. Chaimberg, K. H. & Cravero, J. P. (2004). Mucositis and airway obstruction in a pediatric patient. *Anesthesia and Analgesia*, **99**, 59–61.
133. Deslée, G., Brichet, A., Lebuffe, G., Copin, M. C., & Ramon, P. (2000). Obstructive fibrinous

tracheal pseudomembrane: a potentially fatal complication of tracheal intubation. *American Journal of Respiratory and Critical Care Medicine*, **162**, 1169–71.
134. Myer, G. M., III, O'Connor, D. M., & Cotton, R. T. (1994). Proposed grading system for subglottic stenosis based on endotracheal tube sizes. *The Annals of Otology, Rhinology and Laryngology*, **103**, 319–23.
135. Holinger, L. D. (1999). Histopathology of congenital subglottic stenosis. *The Annals of Otology, Rhinology and Laryngology*, **108**, 101–11.
136. Crowe, S., Westbrook, A., Bourke, M., Lyons, B., & Russell, J. (2004). Impossible laryngeal intubation in an infant with Fraser syndrome. *Pediatric Anesthesia*, **14**, 276–8.
137. Holinger, P. H., Kutnick, S. L., Schild, J. A., & Holinger, L. D. (1976). Subglottic stenosis in infants and children. *The Annals of Otology, Rhinology and Laryngology*, **85**, 591–9.
138. Tucker, G. F., Ossoff, R. H., Newman, A. N., & Holinger, L. D. (1979). Histopathology of congenital subglottic stenosis. *The Laryngoscope*, **89**, 866–77.
139. Frosch, M. & Foell, D. (2004). Wegener granulomatosis in childhood and adolescence. *European Journal of Pediatrics*, **163**, 425–34.
140. Jagiello, P., Gross, W. L., & Epplen, J. T. (2005). Complex genetics of Wegener granulomatosis. *Autoimmunity Reviews*, **4**, 42–7.
141. Matt, B. H. (1996). Wegener's granulomatosis, acute laryngotracheal airway obstruction and death in a 17-year-old female: case report and review of the literature. *International Journal of Pediatric Otorhinolaryngoly*, **37**, 163–72.
142. Sivan, Y., Ben-Ari, J., & Schonfeld, T. M. (1991). Laryngomalacia: a cause for early near miss for SIDS. *International Journal of Pediatric Otorhinolaryngology*, **21**, 59–64.
143. DeBeer, D. & Chambers, N. (2003). Double trouble: prolapsing epiglottis and unexpected dual pathology in an infant. *Paediatric Anaesthesia*, **13**, 448–52.
144. Shohat, M., Sivan, Y., Taub, E., & Davidson, S. (1992). Autosomal dominant congenital laryngomalacia. *American Journal of Medical Genetics*, **42**, 813–14.
145. Wyatt, M. E. & Hartley, B. E. J. (2005). Laryngotracheal reconstruction in congenital laryngeal webs and atresias. *Otolaryngology – Head and Neck Surgery*, **132**, 232–8.
146. Siggers, B. R. C., Ross, O., Randall, C., & Connett, G. (2003). A rare cause of upper airway obstruction in a 5-year-old girl: a laryngeal web. *Paediatric Anaesthesia*, **13**, 722–4.
147. Holinger, L. D., Tansek, K. M., & Tucker, G. F. (1985). Cleft larynx with airway obstruction. *The Annals of Otology, Rhinology and Laryngology*, **94**, 622–6.
148. Wiatrak, B. J. (2003). Overview of recurrent respiratory papillomatosis. *Current Opinion in Otolaryngology and Head and Neck Surgery*, **11**, 433–41.
149. Reeber, C. B., Truemper, E. J., & Bent, J. P. (1999). Laryngeal papillomatosis presenting as acute airway obstruction in a child. *Pediatric Emergency Care*, **15**, 419–21.
150. Balažic, J., Mašera, A., & Poljak, M. (1997). Sudden death caused by laryngeal papillomatosis. *Acta Oto-Laryngologica* (Suppl.), **527**, 111–13.
151. Helmrich, G., Stubbs, T. M., & Stoerker, J. (1992). Fatal maternal laryngeal papillomatosis in pregnancy: a case report [corrected]. *American Journal of Obstetrics and Gynecology*, **166**, 524–5.
152. Newberg, L. B., High, H. C., Lehman, R. H., & Tang, T. T. (1967). A fatality from juvenile laryngeal papillomatosis. *Archives of Otolaryngology*, **86**, 681–4.
153. Sperry, K. (1994). Lethal asphyxiating juvenile laryngeal papillomatosis: a case report with human papillomavirus *in situ* hybridization analysis. *The American Journal of Forensic Medicine and Pathology*, **15**, 146–50.
154. Siddiqui, F., Sarin, R., Agarwal, J. P., *et al.* (2003). Squamous carcinoma of the larynx and hypopharynx in children: a distinct entity? *Medical and Pediatric Oncology*, **40**, 322–35.
155. Rodriguez, L. R., DiMaio,

M., Kidron, D., & Kattan, M. (1992). Late presentation of a subglottic hemangioma masquerading as asthma. *Clinical Pediatrics*, **31**, 753–5.

156. Byard, R. W., Burrows, P. E., Izakawa, T., & Silver, M. M. (1991). Diffuse infantile haemangiomatosis: clinicopathological features and management problems in five fatal cases. *European Journal of Pediatrics*, **150**, 224–7.

157. Leikensohn, J. R., Benton, C., & Cotton, R. (1976). Subglottic hemangioma. *The Journal of Otolaryngology*, **5**, 487–92.

158. Vanhoucke, F. & Minnigerode, B. (1989). Plostselinge dood ten Gevolge van een onopgemerkte congenitale Larynxcyste. *Acta Otorhinolaryngologica Belgica*, **43**, 125–9.

159. Lee, W.-S., Tsai, C.-S. S., Lin, C.-H., Lee, C.-C. & Hsu, H.-T. (2000). Airway obstruction caused by a congenital epiglottic cyst. *International Journal of Pediatric Otorhinolaryngology*, **53**, 229–33.

160. Cullen, A., Clarke, T. A., & O'Dwyer, T. P. (1997). The Marshall–Smith syndrome: a review of the laryngeal complications. *European Journal of Pediatrics*, **156**, 463–4.

161. Yoder, C. C., Wiswell, T., Cornish, J. D., Cunningham, B. E., & Crumbaker, D. H. (1988). Marshall–Smith syndrome: further delineation. *Southern Medical Journal*, **81**, 1297–300.

162. Harpey, J.-P. & Renault, F. (1984). The uvula and sudden infant death syndrome. *Pediatrics*, **74**, 319–20.

163. Fine, J. D., Johnson, L. B., Weiner, M., & Suchindran, C. (2007). Tracheolaryngeal complications of inherited epidermolysis bullosa: cumulative experience of the National Epidermolysis Bullosa Registry. *The Laryngoscope*, **117**, 1652–60.

164. Bhoopat, T. & Bhoopat, L. (1994). Sudden death in Stevens–Johnson syndrome: a case report. *Forensic Science International*, **67**, 197–203.

165. Koch, W. M. & McDonald, G. A. (1989). Stevens–Johnson syndrome with supraglottic laryngeal obstruction. *Archives of Otolaryngology – Head and Neck Surgery*, **115**, 1381–3.

166. Letko, E., Papaliodis, D. N., Papaliodis, G. N., et al. (2005). Stevens–Johnson syndrome and toxic epidermal necrolysis: a review of the literature. *Annals of Allergy, Asthma and Immunology*, **94**, 419–36.

167. Northway, W. H., Jr. (1991). Bronchopulmonary dysplasia and research in diagnostic radiology. *American Journal of Roentgenology*, **156**, 681–7.

168. Northway, W. H., Jr. (1990). Bronchopulmonary dysplasia: then and now. *Archives of Disease in Childhood*, **65**, 1076–81.

169. Bancalari, E., Abdenour, G. E., Feller, R., & Gannon, J. (1979). Bronchopulmonary dysplasia: clinical presentation. *The Journal of Pediatrics*, **95**, 819–23.

170. Greenough, A. (1990). Bronchopulmonary dysplasia: early diagnosis, prophylaxis, and treatment. *Archives of Disease in Childhood*, **65**, 1082–8.

171. Sauve, R. S. & Singhal, N. (1985). Long-term morbidity of infants with bronchopulmonary dysplasia. *Pediatrics*, **76**, 725–33.

172. Werthammer, J., Brown, E. R., Neff, R. K., & Taeusch, H. W., Jr. (1982). Sudden infant death syndrome in infants with bronchopulmonary dysplasia. *Pediatrics*, **69**, 301–4.

173. Abman, S. H., Burchell, M. F., Schaffer, M. S., & Rosenberg, A. A. (1989). Late sudden unexpected deaths in hospitalized infants with bronchopulmonary dysplasia. *American Journal of Diseases of Children*, **143**, 815–19.

174. Anderson, W. R. (1990). Bronchopulmonary dysplasia: a correlative study by light, scanning, and transmission electron microscopy. *Ultrastructural Pathology*, **14**, 221–32.

175. Stocker, J. T. (1986). Pathologic features of long-standing "healed" bronchopulmonary dysplasia: a study of 28 3- to 40-month-old infants. *Human Pathology*, **17**, 943–61.

176. Garg, M., Kurzner, S. I., Bautista, D. B., & Keens,

T. G. (1988). Clinically unsuspected hypoxia during sleep and feeding in infants with bronchopulmonary dysplasia. *Pediatrics*, **81**, 635–42.

177. Northway, W. H., Jr., Moss, R. B., Carlisle, K. B., *et al.* (1990). Late pulmonary sequelae of bronchopulmonary dysplasia. *The New England Journal of Medicine*, **323**, 1793–9.

178. Perlman, J. M., Moore, V., Siegel, M. J., & Dawson, J. (1986). Is chloride depletion an important contributing cause of death in infants with bronchopulmonary dysplasia? *Pediatrics*, **77**, 212–16.

179. Turillazzi, E., Di Donato, S., Neri, M., Riezzo, I., & Fineschi, V. (2007). An immunohistochemical study in a fatal case of acute interstitial pneumonitis (Hamman–Rich syndrome) in a 15-year-old boy presenting as sudden death. *Forensic Science International*, **173**, 73–7.

180. Bouros, D., Nicholson, A. C., Polychronopoulos, V., & du Bois, R. M. (2000). Acute interstitial pneumonia. *European Respiratory Journal*, **15**, 412–18.

181. Lewis, M. J., McKeever, P. K., & Rutty, G. N. (2004). Patent ductus arteriosus as a natural cause of pulmonary hemorrhage in infants. *The American Journal of Forensic Medicine and Pathology*, **25**, 200–4.

182. Coffin, C. M., Schechtman, K., Cole, F. S., & Dehner, L. P. (1993). Neonatal and infantile pulmonary hemorrhage: an autopsy study with clinical correlation. *Pediatric Pathology*, **13**, 583–9.

183. Sly, P. D. & Drew, J. H. (1981). Massive pulmonary haemorrhage: a cause of sudden unexpected deaths in severely growth retarded infants. *Australian Paediatric Journal*, **17**, 32–4.

184. Byard, R. W., Schliebs, J., & Koszyca, B. A. (2001). Osler–Weber–Rendu syndrome: pathological manifestations and autopsy considerations. *Journal of Forensic Sciences*, **46**, 698–701.

185. Reyes-Mújica, M., López-Corella, E., Pérez-Fernández, L., Cuevas-Schacht, F., & Carillo-Farga, J. (1988). Osler–Weber–Rendu disease in an infant. *Human Pathology*, **19**, 1243–6.

186. Jacobsen, K. B. (1971). Sudden death in idiopathic hemosiderosis. *Nordisk Medicin*, **86**, 978–80.

187. Deckelbaum, R. J. & Williams, C. L. (2001). Childhood obesity: the health issue. *Obesity Research*, **9** (Suppl. 4), 239–43S.

188. Heslehurst, N., Ells, L. J., Simpson, H., *et al.* (2007). Trends in maternal obesity incidence rates, demographic predictors, and health inequalities in 36,821 women over a 15-year period. *BJOG: An International Journal of Obstetrics and Gynaecology*, **114**, 187–94.

189. Kim, J., Peterson, K. E., Scanlon, K. S., *et al.* (2006). Trends in overweight from 1980 through 2001 among preschool-aged children enrolled in a health maintenance organization. *Obesity (Silver Spring)*, **14**, 1107–12.

190. Inselman, L. S., Chander, A., & Spitzer, A. R. (2004). Diminished lung compliance and elevated surfactant lipids and proteins in nutritionally obese young rats. *Lung*, **182**, 101–17.

191. Muzumdar, H. & Rao, M. (2006). Pulmonary dysfunction and sleep apnea in morbid obesity. *Pediatric Endocrinology Reviews*, **3** (Suppl. 4), 579–83.

192. Byard, R. W. (2007). Marked obesity in infancy and relationship to sudden infant death. (Letter.) *Journal of Paediatrics and Child Health*, **43**, 649–50.

第8章 神経疾患

はじめに…470
脳卒中…470
 血液学的疾患　471
  出血性素因　471
  血栓性疾患　473
  異常ヘモグロビン症　474
 心血管系疾患　474
  血栓症と血栓塞栓症　474
  血管形成異常　476
   臨床徴候　476
   病理学的特徴　476
   突然死の発生　477
  動脈瘤　478
  結合組織疾患　479
  もやもや病　479
   臨床徴候　480
   病因　480
   病理学的特徴　480
   鑑別診断　480
 CADASIL　481
 CARASIL　481
  線維筋性異形成　481
  血管炎　481
   感染性血管障害　481
   炎症性血管障害　481
  神経皮膚症候群　481
  毛細血管拡張性運動失調症　482
   von Hippel-Lindau 症候群　482
   PHACES 症候群　482
   Proteus 症候群　483
   色素失調症　483
   Wyburn-Mason 症候群　483
  その他　483
   動脈ねじれ　483
   片頭痛　483
   僧帽弁逸脱症　483
   不整脈　484
   薬物の過量内服　484
   その他の要因　484
腫瘍…484
 出血　485
  病態生理学　485
  病理学的特徴　485
 脳脊髄液の閉塞／コロイド嚢胞　486
  臨床徴候　486
  病態生理学　486
  突然死の発生　486
  病理学的特徴　487
 Lhermitte-Duclos 病　488
 その他　488
てんかん…488
 頻度　489
 突然死の病態生理　489
 剖検所見　490
 てんかんの突然死の特徴　492
 結語　492
代謝疾患…492
 壊血病　492
 ホモシスチン尿症　492
 Fabry 病　493
 Leigh 脳症　493
  臨床徴候　493
  疫学　494
  病理学的特徴　494
  突然死の発生　494
 他のミトコンドリア病　494
 その他の代謝疾患　495
感染症…495
中枢神経系の構造異常、発達異常…495
 Arnold-Chiari 奇形　497
 先天性毛細血管拡張性大理石様皮膚症　497
 脳性まひ　497
 水頭症　497
  Dandy-Walker 奇形　498
 知的障害　499
Rett 症候群…500
 概説　500
 臨床徴候　500
 病因　500
 病理学的特徴　500
 突然死の発生　501
 関連する症候群　501
Lafora 病…501
 臨床徴候　501

第4部　自然死（内因死）

  病　因　502
  病理学的特徴　502
  突然死の発生　502
 Friedreich 失調症…503
 結節性硬化症（Bourneville-Pringle 病）…503
  臨床徴候　503
  病　因　504
  病理学的特徴　505
  突然死の発生　505
  剖検調査　505
 神経線維腫症…506
  神経線維腫症 1 型　506
   発生率　506
   臨床徴候　506
   病　因　508
   診　断　508
   突然死の発生　509
   関連する症候群　510
  神経線維腫症 2 型　510

   発生率　510
   臨床徴候　510
   病　因　511
   診　断　511
   突然死の発生　512
 透明中隔 - 視神経異形成症…512
 多発性硬化症…512
 急性出血性白質脳炎（Hurst 病）…512
 Guillain–Barré 症候群…514
 Déjérine–Sottas 病…514
 Joubert 症候群…515
 筋ジストロフィー…515
 白質ジストロフィー…515
 家族性自律神経失調症…515
 先天性中枢性低換気症候群…516
 嚥下性失神…516
 新生児驚愕症…516
 低酸素性虚血性脳症…516
 乳児突然死症候群（SIDS）…516

はじめに

　本章では小児や若年成人の神経系に起因する内因性突然死につき論ずる。それらのうちほとんどは中枢神経系の血管障害や炎症疾患に起因して生ずるものである。ただし、剖検の際に頭蓋内出血を偶発的に認めた場合、外傷による出血の可能性を常に疑う必要がある。このような場合には、詳細な現病歴の聴取に加え、包括的な全身レントゲン撮影を必ず行う必要がある。外傷性の要因を除外した後に、脳血管性疾患を鑑別することとなる。

脳卒中

　脳卒中は「急速に進行する局所的な（もしくは広範性の）脳機能障害を示す臨床症状が、少なくとも 24 時間持続しているか、死亡の要因となった状態であり、脳血管に異常を認める他の明らかな原因が認められないもの」と定義される［1］。小児期に脳卒中をきたすことは一般的ではないが、何らかの閉塞性血管障害や出血性血管障害が原因で、脳卒中をきたし予期せぬ突然死が引き起こされることはありうる。小児の脳卒中の発生頻度は人種によっても異なるが、年間小児人口 10 万人あたり 2.1 〜 13 人の割合で発生している。動脈性の虚血性脳卒中の 33 ％以上は新生児期に認められ、約 50 ％は乳児期に認められる。男女比は 1.5 : 1 と報告されている［2, 3］。

　脳血管系の異常としては、狭窄、動脈解離、もやもや病、血管炎などが挙げられ、虚血性の脳卒中をきたした子どもの 80 ％にはこれらの病態が認められる。椎骨脳底動脈や頸動脈の解離は、外傷や運動の結果として生じ、頸部の失調性運動障害をともなう脳性麻痺をきたすこともある。他にも脳卒中をきたしうる病態として、脊椎の徒手整復術、感染症、高ホモシスチン血症、α1 アンチトリプシン欠損症などが挙げられる。感染や鎌状赤血球症の結果、頭蓋内血管壁の増殖をきたすことがあり、特にホモ接合性の鎌状赤血球症の子どもは 25 ％までもの比率で、20 歳までの間に無症候性の脳梗塞を起こすとされている。先天性心疾患は小児期の脳卒中の原因疾患の 15 〜 30 ％を占めているが、これは赤血球増加症、鉄欠乏性貧血、塞栓形成、カテーテル検査、手術などの侵襲的手技によると説明される［1］。

　脳静脈洞血栓は、脳・頸部の局所性炎症、低酸素症、脱水、敗血症をきたす全身性疾患に続発し発症するがその他のリスク要因としては、高血圧、凝固障害、免疫不全、脂質代謝異常なども挙げられる

[1]。脳卒中をきたしうる基礎疾患を認めていた場合、反復性の脳卒中を認めたり、剖検時に脳卒中の既往の証拠所見が認められることもある [4]。動脈性の虚血性脳卒中の原因血管は、椎骨脳底系ではなく頸動脈であることが多い。脳卒中をきたした子どもの半数以上は、それまでに何らの既往も認めていない [3]。若年の成人患者で脳卒中が認められた場合、コカインなどの薬物による影響の可能性も考慮する必要がある。

小児期に突然死や脳卒中の原因となりうる病態を表 8.1 と表 8.2 にまとめ、掲示した [5–10]。

血液学的疾患

乳児期以降には頭蓋骨の縫合線の癒合が起こり、著明な出血をきたした場合、柔軟な周囲の頭蓋内組織を圧迫しながら、拡大していく。出血の結果、重症の脳浮腫をきたし、脳ヘルニア（小脳扁桃ヘルニアなど）を続発し、急速に死に至る。一度外傷が除外できたとしても、小児期に頭蓋内出血をきたす診断困難な内因疾患は数多く存在する。

出血性素因

出血性素因に関しては第 9 章で詳述している。頭蓋内以外の部位に特発性の出血を起こす病態の多くが、頭蓋内出血をともなう重篤な状況を引き起こしうる。臨床現場で出血による突然死を起こす最多の内因性の病態は、急性白血病の患者が、悪性細胞の骨髄浸潤や化学療法の二次障害により血小板減少を起こし、頭蓋内出血をきたすというものである（写真 8.1, 8.2）。特発性の頭蓋内出血は、その他の血小板減少性疾患である再生不良性貧血や Wiskott–Aldrich 症候群の子どもで生じうる（写真 9.21, 9.22）。剖検時に、急性の脳内出血による頭蓋内圧上昇を示唆する所見として、神経原性肺水腫をきたしたことによる鼻腔からの貯留液体の流出が認められることもある（写真 8.3）。

凝固第 VIII 因子の減少による出血性疾患である血友病 A などの凝固異常がある場合、軽微な外傷にともなって頭蓋内出血が出現しうる（写真 9.14）[11]。

頭蓋内出血は播種性血管内凝固症候群（DIC）（写真 8.4）でも生じうる。DIC は重症な外傷や感染を機に発症するが、予期せずに広範性の出血を生じる

表 8.1　小児に突然死を引き起こす中枢神経系疾患

血液疾患
　出血素因
　血栓性障害
　異常血色素症

心血管疾患
　血栓症／血栓塞栓症
　脈管奇形
　動脈瘤
　結合組織異常
　もやもや病
　線維筋性形成異常
　脈管炎

神経皮膚症候群

腫瘍

てんかん

代謝性疾患

感染症
　髄膜炎
　脳炎
　ポリオ灰白髄炎

構造異常

Rett 症候群

Lafora 症候群

Friedreich 失調症（遺伝性脊髄性失調症）

結節性硬化症

von Recklinghausen 病

中隔視覚異形成症

多発性硬化症

急性出血性白質脳炎

Guillain–Barré 症候群

Déjérine–Sottas 病

Joubert 症候群

筋ジストロフィー

白質ジストロフィー

家族性自律神経失調症

先天性中枢性低換気症候群

新生児驚愕症

その他種々の疾患

第4部　自然死（内因死）

表 8.2　乳幼児・小児期に脳血管障害をきたす病態

血液
- 血小板減少症
- 血小板増多症
- 赤血球増加症
- 白血病
- 凝固障害
- ループス抗凝固物質
- プロトロンビン障害
- 播種性血管内凝固症候群（DIC）
- 異常ヘモグロビン症
- 重症貧血
- 溶血性尿毒症症候群

循環器
- チアノーゼ性先天性心疾患
- 感染性心内膜炎
- 心筋炎
- リウマチ熱
- 粘液腫
- 人工弁
- 不整脈
- 心筋症
- 心筋梗塞
- 僧帽弁逸脱

血管
- 血管奇形
- 動脈瘤
- 切開
- もやもや病
- CADASIL[a]
- CARASIL[b]
- 線維筋性形成異常
- 膠原血管病
- 結合組織異常
- 高山病
- 高血圧
- 急激な低血圧
- 血栓塞栓症
- 遺伝性出血性毛細管拡張
- 神経皮膚症候群
- 動脈の捻転
- 片頭痛
- 血管の外部の圧縮
- 上大静脈症候群
- 動脈の無形成または形成不全

消化管
- 炎症性腸疾患

代謝
- 糖尿病
- ホモシスチン尿症
- 高脂血症
- Fabry 病
- 先天性副腎過形成
- 壊血病
- ビタミン K 欠乏症
- 肝臓疾患
- 先天性 C2 欠損症

感染症
- 局所性感染症
  - 耳、鼻、咽頭の化膿性感染症
  - 海綿静脈洞血栓性静脈炎
  - ムコール菌症
  - 髄膜炎
  - マラリア
  - ヘルペス眼炎
- 全身性感染症
  - ウイルス性疾患
  - マイコプラズマ感染症
  - 細菌性感染症
  - 真菌感染症
  - 結核菌感染症
  - 梅毒感染症
  - 包虫感染症

外傷
- 非開放性頭部損傷
- 頸部または口内損傷
- 異物塞栓症

薬剤関連
- 動脈れん縮
- 壊死性血管炎
- 敗血症性塞栓

骨格的素因
- Klippel–Ferl 奇形

医原性素因
- 血管造影
- 放射線治療

特発性

[a]CADASIL: cerebral autosomal dominant adenopathy with subcortical infarcts ana eukoencephalopathy.
[b]CARASIL: cerebral autosomal recessive adenopathy with subcortical infarcts and leukoencephalopathy.

第 8 章　神経疾患

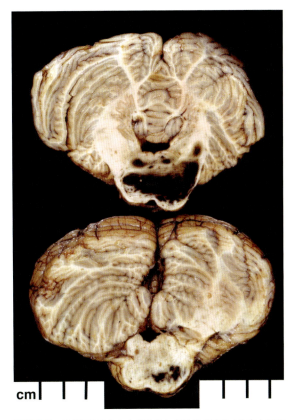

写真 8.1　突然死をきたした急性リンパ性白血病の 10 歳女児の小脳脳幹部の剖検所見（横断面）。橋出血により実質が崩壊していることが確認できる。

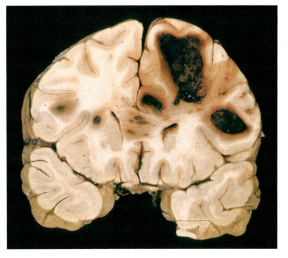

写真 8.2　突然死をきたした急性骨髄性白血病の子どもの脳の剖検所見。致死的脳内出血が認められる。

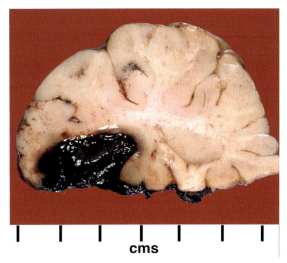

写真 8.4　DIC に続発した出血性梗塞。

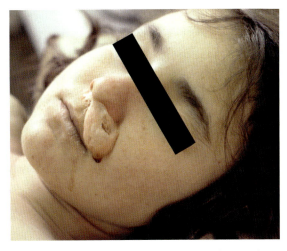

写真 8.3　致死的脳内出血により突然死した 12 歳女児。続発した神経原性肺水腫によって、鼻孔から泡沫状の液体が吹き出している。

ことも少なくない。

血栓性疾患

　特発性血栓症に関しては第 9 章で詳述している。特定の遺伝性のプロトロンビン障害によって、血管血栓症や虚血性脳卒中をきたすことがある。アンチトロンビン III、プラスミノーゲン、プロテイン C、プロテイン S の各種欠乏症、ならびに第 V 因子ライデン変異、プロトロンビン 20210 遺伝子変異（20210G ＞ A 変異）、高ホモシスチン血症、抗リン脂質抗体、異常フィブリノーゲン血症、リポ蛋白の増加は、動脈／静脈血栓の原因となる［12–14］。抗

473

第 4 部　自然死（内因死）

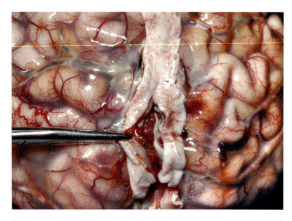

写真 8.5　細菌性肺炎に罹患中に死亡した 6 歳男児の剖検時脳所見。上矢状静脈洞を切開した際に内部に塞栓物が確認された。

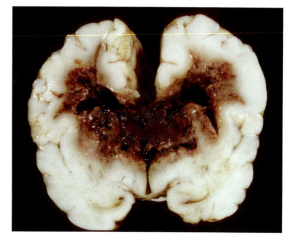

写真 8.6　敗血症・脱水に続発して静脈洞血栓症をきたした、生後 2 週齢の女児の剖検所見。対称性の脳梗塞をともなっている。

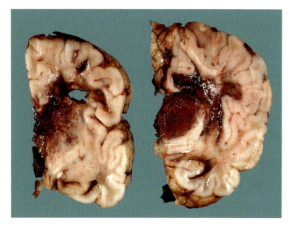

写真 8.7　突然死をきたした、チアノーゼ性先天性心疾患の基礎疾患を持つ生後 1 か月齢男児の脳の剖検所見。静脈洞血栓所見と続発性の脳梗塞所見が確認された。

リン脂質抗体症候群も同様に、思春期発症の脳卒中の原因となる [15]。これらの事例では家系の遺伝学的な詳細精査を行う必要があるが、これら疾患の多くは非常に発生率が低く、小児期発症の脳卒中にどの程度寄与しているのかは明らかとはなっていない [16]。

異常ヘモグロビン症

虚血性の大脳病変は、鎌状赤血球症の合併症として知られている。これは鎌状赤血球が静脈閉塞を起こすことによるもので、頭蓋内出血やくも膜下血腫、脳梗塞を起こすことで突然死をきたしうる [17–19]。大脳静脈閉塞は鎌状赤血球症を持つ子どもの 17％でみられ、第 V 因子ライデン変異やプラスミノーゲン欠乏症がある場合には、過凝固状態により増悪する [20]。鎌状赤血球症を持つ小児の脳卒中は、頸動脈の血管内膜線維増殖に合併して生じるとの報告もある [21, 22]。小児において大脳虚血の程度は貧血が存在することにより増悪し、また貧血は症候性の低酸素症の原因にもなる [23]。

心血管系疾患

血栓症と血栓塞栓症

大脳の静脈洞血栓症は小児では稀であり、小児人口 10 万人あたり年間 0.67 人の発生率であるが、大多数が新生児例である [24]。臨床症状は非特異的であり、食欲減退、頭痛、嗜眠、嘔吐などが出現する。突然死した子どもの剖検時には、片側もしくは両側の深部灰白質に、塞栓・血腫が認められる。救命しえた事例でも、てんかん、認知障害、行動障害、片側不全麻痺、視覚障害、偽性脳腫瘍などの重大な問題を引き起こすことが多い [25]。

小児期の脳静脈洞血栓症による脳卒中は、頭部・頸部の解剖的異常や、急性／慢性の全身性疾患、プロトロンビン異常、などが原因で発生しうる（写真 8.5, 8.6）。他にもチアノーゼ性先天性心疾患に続発した赤血球増加や血小板増加症もリスク因子であり、家族性の凝固亢進症や、敗血症などに続発する凝固亢進状態もリスク因子となる（写真 8.7）[26–28]。脱水や貧血もリスク因子であり、胃腸炎に罹患した小児に続発して大脳静脈血栓症が生ずることもあり、動脈血栓症を併発することもある。

第 8 章　神経疾患

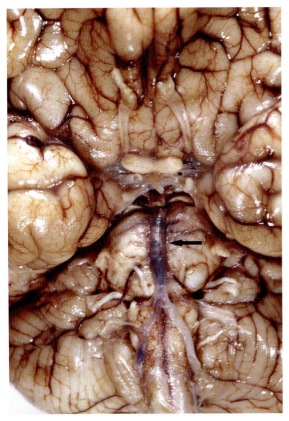

写真 8.8　ウイルス性肺炎後に脳底動脈塞栓（矢印）をきたした、1 歳男児の剖検時脳所見。後頭葉と小脳の梗塞も認められた。

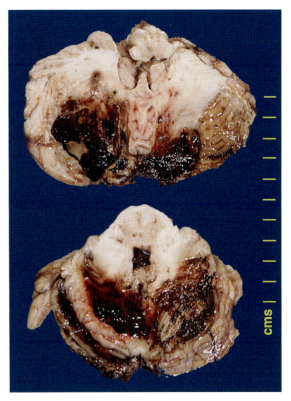

写真 8.9　急性細菌性心内膜炎に罹患後死亡した、11 歳女児の脳の剖検所見。塞栓性小脳梗塞が認められた。

　中耳炎や副鼻腔炎などの局所性の重症感染症が、頭蓋骨に浸潤し頭蓋内腔に達することがあり、その結果、髄膜炎（写真 4.36）だけでなく、静脈洞血栓症をも引き起こすことがある [29]。さらには、動脈内の感染症が血栓症や脳卒中を引き起こすこともありうる [30]。ウイルス性の気管感染に続発して脳動脈血栓症をきたすこともありうる（写真 8.8）が [31, 32]、なぜ血管閉塞をきたすのかの機序についてはほとんど判明しておらず、詳細な病理組織学的検討を行ったとしても脳動脈血栓の原因が判明しない事例も少なくない [33]。

　脳塞栓は、左心系から、もしくは右‐左シャントを通して、逆行性に塞栓物が飛ぶことにより起こる。先天性心奇形や人工的な補綴物に起因して細菌性心膜炎を発症し、脳塞栓症を続発することもある（写真 8.9）。左心系に病変をきたし脳虚血を引き起こしうるその他の病態としては、リウマチ熱、粘液腫、包虫囊胞、心内膜炎、心筋症 [5, 34, 35]、心臓移植後を含む不整脈や心筋梗塞、などが挙げられる [36]（ただし、小児において致死性不整脈や心筋炎が実際に脳卒中の原因になりうるかは明確とはなっていない）。先天性や後天性の心疾患を持つ子どもは、他のリスク因子の影響を調整した後でも、反復性の脳卒中をきたすリスクは 5 倍にのぼると報告されている [37]。

　理論的には、心房中隔欠損症や心室中隔欠損症のような心臓内の左右短絡が存在する場合、静脈内におけるあらゆる塞栓の原因となりうる物質は、逆行性の塞栓を引き起こしうる。塞栓の原因となる物質には、血栓、空気、腫瘍が挙げられる。著者らは、Wilms 腫瘍の断片が術中に心室中隔欠損を介して左内頸動脈を閉塞し、広範性の脳梗塞をきたした 8 歳男児例を経験している（写真 10.44）[38]。遺伝性出血性毛細管拡張症（Osler–Weber–Rendu 症候群）のような肺疾患や動静脈瘻の基礎疾患がある子どもも、逆行性の脳塞栓をきたしうる（表 8.2）[39]。

第4部　自然死（内因死）

表8.3　中枢神経系出血による予期せぬ突然死をきたした、小児事例10名の臨床経過と剖検所見

事例	年齢（歳）	性別	発症から死亡までの時間	先行症状	部位
1	3	男	22時間	−	AVM（動静脈奇形）──頭頂葉
2	8	女	1.5時間	−	血管奇形？──小脳
3	11.5	男	5時間	−	血管奇形？──小脳
4	8	男	6時間	−	血管奇形？──小脳
5	9	女	DIB（ベッド上死亡）	−	血管奇形？──小脳
6	11.75	女	＜1時間	−	動脈瘤──中大脳動脈
7	7.25	女	8時間（心肺停止直後に死亡）	−	髄芽腫──小脳
8	5.25	女	17時間	−	星状細胞腫──視交叉
9	9	男	＜10時間	1年前より軽度頭痛、思春期早発	奇形腫──松果体
10	2.5	男	DIB（ベッド上死亡）	2週間前より、憤怒けいれん	上衣腫──第4脳室

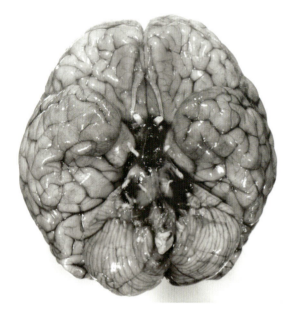

写真8.10　剖検時最初に確認される、脳動静脈奇形による広範性の脳内出血を示唆する所見は、ここで示したような脳底部のくも膜下出血である。

血管形成異常

剖検時に非外傷性頭蓋内出血を認めた小児突然死事例（臨床的に脳内病変があると疑われていなかった事例）10名のうち、頭蓋内出血の最多の原因は血管形成異常と腫瘍であった［40］。これらの症例の臨床像と組織像につき表8.3に掲示した。

臨床徴候

頭蓋内の異常形成血管からの出血をきたした子ども が突然死をきたすことは稀である。通例は頭蓋内圧亢進に基づく症状や局所的な脳神経的症状を認めるが、時には何らの症状も認めないこともある［41］。ただ、予期せぬ突然死をきたしたような事例の場合、何らかの特徴的な症状が存在していたと推察される。

病理学的特徴

剖検時に、脳血管形成異常を疑わせる最初の所見は、脳底部の限局性のくも膜下出血と脳浮腫であろう（写真8.10）。明らかなくも膜下出血を認めないにもかかわらず頭蓋内出血が認められる場合には、硬膜下血腫が存在している可能性が高い。脳動静脈奇形から出血をきたし死亡した3歳男児の剖検時所見を写真8.11に提示した。

剖検時に血管奇形の疑われる事例を病理組織学的に確定診断しようとする時に生じる問題として、1つには出血が起きること自体で二次的に血管の自壊が生じてしまう、という問題が挙げられる（写真8.12）。実際、血管奇形が疑われた事例のうち、病理組織学的に診断可能な証拠所見が認められるのは、70〜80％にすぎないと報告されている［42］。それゆえに、凝血の有無にかかわらず出血部位の病理組織標本を慎重にサンプリングすることは極めて重要であり、このような標本の中に脳血管奇形の証拠となる異常所見は見出されるのである。もちろん、脳血管奇形を示唆する証拠所見が何ら認められない場合には、その他の病因による出血の可能性も

第 8 章　神経疾患

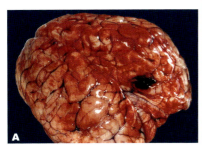
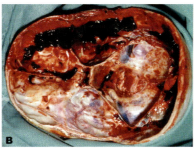

写真 8.11　脳動静脈奇形の破裂により、右頭頂後頭葉内に出血をきたした、3 歳男児の脳の剖検所見。脳表からの観察では軽度のくも膜の伸展を認めるのみであったが（A）、硬膜下には多量の血塊が確認された（B）。

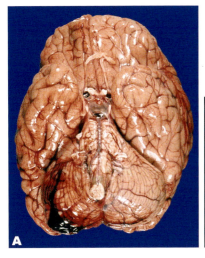
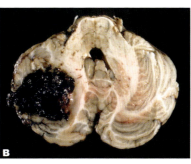

写真 8.12　ベッド上で死亡しているのが確認された、9 歳女児の脳の剖検所見。脳の外表観察では硬膜下血腫が確認された（A）が、出血は小脳内に広範に広がっていた（B）。

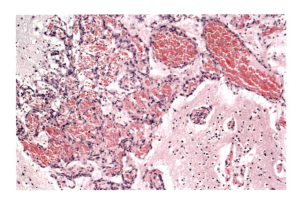

写真 8.13　脳動脈静脈奇形の典型的な病理組織所見。脳組織内に拡張した異常血管が入り込んでいることが確認できる。

合わせて検討することが重要である。

　脳血管奇形の病理組織学的形態は極めて幅広いが、最も一般的な所見は細動脈と細静脈の異常吻合（動静脈奇形）であり、「動脈・静脈・毛細血管が密接に混合した、不整形の異常に拡張した異常血管（しばしば脳組織の断片の混在もともなっている）が、正常血管間に散在して認められる」というものである（写真 8.13）［43, 44］。長期に生存していた事例では、異常血管周囲のヘモジデリン沈着、カルシウム沈着、脱髄、神経細胞脱落、グリオーシス（星状膠細胞の増多）が、病理組織学的に認められる［45］。骨化生〔訳注：代謝異常の結果、異所性に骨組織ができること〕をきたした事例の症例報告もある［46］。頭蓋内の血管奇形は遺伝性出血性毛細管拡張症（Osler–Weber–Rendu 症候群）のような疾患においては主要徴候の 1 つでもあるが、このような事例では血管奇形は脳だけではなく肺、腸管などのさまざまな臓器に認めうる（第 6 章参照）［47］。

突然死の発生

　著者と Bourne、Hanieh［40］は脳血管奇形を認める症例の約半数近くが急性の出血症状をきたす、との報告を行っている。例えば著者は、症状出現後 1 時間 30 分以内に救急外来を訪れ救命しえた事例や、就眠時には何らの前駆症状も認めていなかったが、ベッド上で死亡した状態で発見された事例などを経験している。同様の突然死症例の報告は他にも多数存在している［48］。血管奇形が、脳底部付近や後頭蓋窩や延髄などに存在する場合、より突然死をきたしやすい（写真 8.14）［49］。ただし、テント上の

血管奇形であっても、急激な臨床経過をたどることもある（写真 8.15）。脈絡叢の脳血管奇形からの出血で突然死をきたした小児の報告例もある [50]。

動脈瘤

　頭蓋内の動脈瘤からの出血で死に至るのは、たいていは成人である。しかし突然の動脈瘤の破裂と続発する死亡が、稀に乳幼児期や小児期に認められることもある（写真 8.16）[40, 51–53]。例えば、あるケースシリーズ研究では 20 歳以下の突然死症例 219 名のうち 1.5％が頭蓋内動脈瘤の破裂が原因であった、と報告されている [54]。小児では Willis 動脈輪周囲より、椎骨脳底系に動脈瘤が認められることが多い。また男児においてより起こりやすく、成人に比しより末梢側に認められる傾向にある。病理組織学的に先天性動脈瘤は、平滑筋の炎症所見をともなわない萎縮とともに、動脈の弾性層の欠如や分裂が認められることが特徴である [55]。稀ではあるが、動脈瘤に粘液変性が認められることもある [56]。

　いちご状動脈瘤を形成する病因は明らかとはなっていないが、血管壁の萎縮、高血圧による動脈壁の局所的脆弱化、III 型コラーゲン欠損にともなう先天的な動脈弾性層の欠損、などの可能性が挙げられている [57]。腎嚢胞により腎臓が肥大し、完全な腎機能の消失をともなうような成人の多嚢胞性疾患の患者では、頭蓋内に動脈瘤が認められることが多い。症状の出現はおそらく小児期から始まっており、肝臓の多発性嚢胞はサイズを増していき肝腫大

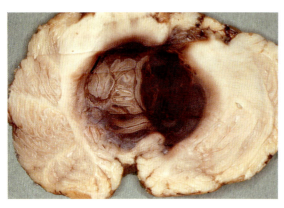

写真 8.14　突然死した 8 歳女児の脳の剖検所見。おそらく脳動静脈奇形の破裂によると思われる、広範性の小脳出血が確認された。

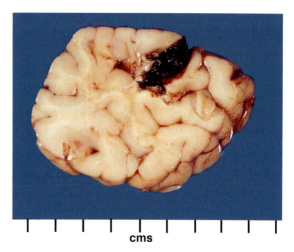

写真 8.15　脳動脈奇形の破綻により突然死をきたした、3 歳男児の脳の剖検所見。後頭葉に広範性の脳内出血が確認された。

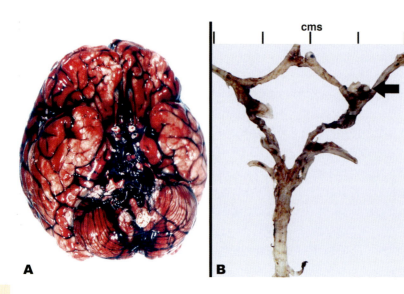

写真 8.16　脳底部を中心に広範性のくも膜下出血をきたし、症状出現から 1 時間以内に循環虚脱をきたし突然死した 12 歳女児の脳の剖検所見（A）。Willis 動脈輪を切り出し確認したところ、左中大脳動脈と左前大脳動脈の接合部に破裂した動脈瘤（矢印）が確認された（B）。

第 8 章 神経疾患

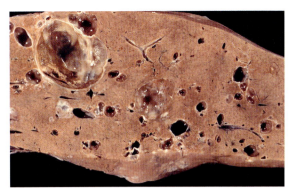

写真 8.17　動脈瘤破綻により突然死をきたした事例の肝臓の剖検所見。肝囊胞を認めている。肝囊胞と頭蓋内動脈瘤とは、関連性が指摘されている。

を併発し、Meyenberg 複合体（胆管微小過誤腫）を形成する（写真 8.17）。Meyenberg 複合体は、病理組織学的には繊維組織に囲まれた増殖胆管の集簇像として確認される。多囊胞性疾患の患者では、剖検時に腎臓と肝臓の詳細な評価が必要である。成人の多囊胞腎や多囊胞肝の遺伝形式は、いずれも常染色体優性遺伝である [58-60]。

　大動脈狭窄症、膠原病、Marfan 症候群、Ehlers–Danlos 症候群、結節性硬化症、もやもや病、繊維筋性形成異常、結核、梅毒に罹患している子どもは、頭蓋内動脈瘤を有している比率が高い [61]。その他にも、軟骨異形成症、アルカプトン尿症、Cohen 症候群、Fabry 病、Kahn 症候群、Noonan 症候群、Osler–Weber–Rendu 症候群、骨形成不全症 1 型、Pompe 病、偽性弾性黄色腫、Rambaud 症候群、Wermer 症候群、3M 症候群、α-1 アンチトリプシン欠損症などの遺伝性疾患も、頭蓋内動脈瘤を合併する比率が高い [62]。これらの疾患を持つ子どもでは、動脈瘤が多数みつかることもある [63]。小児事例を含め、家族性の事例は稀とされてはいるが [64, 65]、動脈瘤が小児に認められた場合には、「家族のスクリーニングを行うことが正当化されるほど、家族内に動脈瘤が潜在している頻度が高い」とされている [57]。明らかな基礎疾患のない患者でも、時に剖検時に脳動脈瘤を認めることがある [66]。

　頭部外傷・銃による頭部損傷・脳外科手術後に、動脈瘤が小児期に後天的に形成されることがある。このような動脈瘤を形成する事例は男児に多く、頭蓋底や前・中動脈の末梢側に認められることが多い。すべての小児の頭蓋内動脈瘤のうち、外傷性動脈瘤は 14 ～ 39％を占めていると推測されている [67]。

　ガレン静脈瘤と呼ばれる静脈瘤では、内頸動脈もしくは後大脳動脈の分枝が、直接ガレン静脈に短絡している。本疾患の子どもは、乳幼児期からの高拍出心不全や水頭症を有していることが多く、年長児や思春期の子どもではくも膜下出血をきたしやすい。

結合組織疾患

　結合組織疾患は頻度的には稀ではあるが、どの年齢層の子どもであっても頭蓋内出血を認めた場合には、鑑別として考慮する必要がある。結合組織疾患は Ehlers–Danlos 症候群などの原発性のものと、壊血病などの二次性のものに分類することができる。例えば IV 型の Ehlers–Danlos 症候群の患者では容易に挫傷が形成されることをきっかけに全身の結合組織の脆弱性に気づかれることもあるが [68, 69]、このようなケースは決して多いわけではなく、致死的な頭蓋内出血が初発症状となることもありうる（写真 12.8）[70]。剖検時に頭蓋内出血の原因がすぐにわからなかった場合、皮膚や大動脈などの新鮮凍結標本を採取しておくことで、後にコラーゲンの分析や細胞培養分析を追加で行うことが可能となる。頭蓋内出血以外にも多臓器に出血が認められていた場合には、ことさらに重要である。また、結合組織疾患との診断を行う上で DNA 検査も極めて有用である。著者らは、剖検時にくも膜下出血と多臓器出血を認めた生後 5 か月齢の女児に対し、コラーゲン分析を行い、3 型コラーゲンの欠損が確認されたことで、Ehlers–Danlos 症候群 4 型と診断した事例を経験している [70]。

もやもや病

　もやもや病は、頭蓋内に動脈増殖が起き、それが閉塞することで種々の徴候をきたす疾病であり、頭蓋底にくもの巣状の血管網を認めることが特徴である。血管造影による画像所見は極めて特徴的で、「たばこの煙を宙に吹かせたような霞み」と表現される像を呈する [71]（写真 8.18）。「もやもや」とはこの病像の日本語の表現描写であるが、今では全世界に浸透した病名となっている [72, 73]。

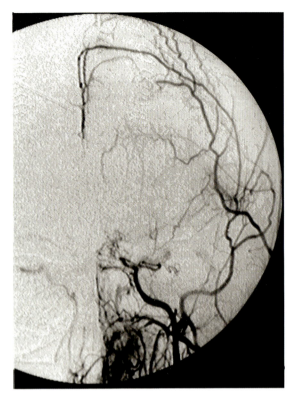

写真 8.18　もやもや病患者の内頸動脈の血管造影。特徴的な puff of smoke（もやもやと煙がたちこめるような）と呼称される所見が確認された。

臨床徴候

　もやもや病には 2 つの異なる臨床像があり、1 つは年長児においてくも膜下出血を起こすパターン、もう 1 つは幼少児において運動誘発性の虚血症状を起こすパターンである。血管造影所見は両者とも同様の特徴を示し [74]、いずれも通常は死亡に至る前に診断が確定されている。小児期の脳卒中の原因としてのもやもや病の発生率は報告によっても異なっているが、4〜50％とされている。本症では側副動脈由来の頭蓋内出血を認めることもあり [75]、多発性の解離動脈瘤を認めることもある。家族性の事例は 12％以上存在すると報告されており [76]、この点からも剖検時に本症の確定診断を行うことは極めて重要である。もやもや病は原発性の疾患であるが、全身性の血管障害を有する事例など、さまざまな先天性／後天性の疾患に続発して発症することもある。

病　因

　家族性の原発性のもやもや病は、基盤となる遺伝子異常を 10〜12％の症例で認め、一卵性双胎児においては一方の子どもがもやもや病の場合、もう一方の子どもの 80％はもやもや病であるとされている。染色体 12p12、8q23、3p24.2–26、6q25、17q25 の異常により発症するとされており、常染色体優性遺伝形式であるが、浸透度は不完全である [1, 77]。

病理学的特徴

　病変は主に内頸動脈、前・中大脳動脈、後交通動脈、前脈絡膜動脈に認められる [5]。これら動脈のすべてに対し、剖検時にサンプリングを行う必要がある。病理組織学的には、罹患した血管は内膜増殖をともなって内腔狭窄をきたしており、内弾性膜の分裂や重複が認められる [78]。微小動脈瘤をともなう血管も認められ、血管壁に限局した線維素沈着をともなっており、血管壁は脆弱化している [79]。稀に頭蓋内に囊状動脈瘤をともなうこともあるが、その場合も思春期後半以降や成人期に認める傾向にある [80]。

鑑別診断

　もやもや病の診断は、両側性に脳血管病変が認められることで下される。もし片側性の病変であれば、以下に示すような、二次的にこのような病変をきたす疾患を鑑別する必要がある（ただし、これらの疾患で両側病変をきたすこともありうる）。

(ⅰ) 感染症 —— 結核、梅毒、レプトスピラ症、水痘帯状疱疹、EB ウイルスなど。
(ⅱ) 代謝・内分泌疾患 —— ホモシスチン尿症、糖尿病、原発性シュウ酸血症、糖原病 Ia 型、高ホスファターゼ血症。
(ⅲ) 血液疾患 —— 鎌状赤血球症、サラセミア、遺伝性球状赤血球症、発作性夜間ヘモグロビン尿症、Fanconi 貧血、プロテイン S・C 欠損症、第 V 因子欠損症のようなプロトロンビン時間の延長をきたす疾患。
(ⅳ) 自己免疫疾患 —— 全身性エリテマトーデス、関節リウマチ、Grave 病（Basedow 病）、潰瘍性大腸炎、Sjögren 症候群など。
(ⅴ) 免疫不全状態 —— HIV 感染症、IgA 欠損症、Schimke 免疫骨異形成など。
(ⅵ) 腫瘍 —— 視床下部星細胞腫、脳幹グリオーマ、

視神経グリオーマ、頭蓋咽頭腫、下垂体腺腫、Wilms 腫瘍など。
(vii) 遺伝疾患——Marfan 症候群、Ehlers–Danlos 症候群、Down 症候群、Noonan 症候群、Turner 症候群、William 症候群、Prader–Willi 症候群、Apert 症候群、Alport 症候群、Alagille 症候群、骨形成不全症など。
(viii) 神経皮膚症候群——結節性硬化症、神経線維腫症 1 型、伊藤母斑症、Harlequin 症候群、先天性皮膚形成不全症、CFC（Cardio-facio-cutaneous）症候群。
(ix) その他——放射線照射、外傷、動脈狭窄、二尖大動脈弁、サルコイドーシス、腎血管性高血圧、Hirschsprung 病 [1, 79, 81, 82]。

CADASIL

CADASIL（Cerebral Autosomal Dominant Arteriopathy with Subcortical Infarcts and Leukoencephalopathy: 皮質下梗塞と白質脳症をともなう常染色体優性遺伝性脳動脈症）は当初高齢者で報告された、気分障害、片頭痛、進行性認知症、再発性皮質下脳梗塞などの症状を呈する疾患である。現在では、小児期にも偶発的な脳血管損傷の原因となるもので、高頻度で脳卒中を引き起こす遺伝性疾患であると報告されている [83]。本症の病因は染色体 19q13.1–13.2 に存在する NOTCH3 遺伝子の変異とされており、頭蓋内外の動脈に病変が出現する。確定診断は、皮膚生検でアミロイドを含まない PAS 染色陽性基質の沈着、ならびに平滑筋の破裂と変性をともなう動脈壁の肥厚が認められた場合に下される。電子顕微鏡では、特徴的な顆粒状オスミウム酸親和性物質が認められる [84, 85]。

CARASIL

CARASIL（Cerebral Autosomal Recessive Arteriopathy with Subcortical Infarcts and Leukoencephalopathy: 皮質下梗塞と白質脳症をともなう常染色体劣性遺伝性脳動脈症）、別名「Maeda 症候群」は 25 〜 30 歳代に発症する疾患であるが、CADASIL と比較し脳卒中の発症率は低く、片頭痛との関連も認めない [77, 86]。

線維筋性異形成

本疾患は、脳を還流する主要血管に病変をきたし、血管の閉塞やそれに引き続く脳の虚血性疾患を引き起こす。血管造影検査では、単発性もしくは多発性の狭窄所見や動脈瘤が確認され、動脈が数珠状の外観を呈することもある [89]。病理組織学的には、動脈の弾性板の分裂や外膜線維症をともなう、中膜の著明な過形成が認められる。本疾患は一般的には老年期の疾患であるが小児での報告事例もあり [90, 91]、頸動脈系・椎骨動脈系いずれの動脈でも病変を認めうる。本症に罹患した小児が、大脳梗塞や小脳梗塞をきたしたとの報告もある [92, 93]。

血管炎

感染性血管障害

第 4 章で述べたように、細菌性髄膜炎によって、脳血管に炎症をきたし脳梗塞を続発することがある。AIDS に罹患した子どもが血管炎や血管周囲炎をきたし、脳出血や脳卒中を続発することも知られている [94]。その他にも水痘ウイルスのようなウイルス感染によって血管炎をきたし、脳卒中が続発することもある [95]。

炎症性血管障害

小児期に頭蓋内に炎症性の血管障害を認めることは極めて稀であるが、時にそれによる神経学的後遺障害が引き起こされることもある。そのような炎症性血管障害の原因疾患として、SLE や肉芽腫性動脈炎などが知られている [96, 97]。中枢神経系の孤発性の動脈炎（IACNS: Isolated angitis of the central nervous system）は、病理組織学的には Langhans 巨細胞と異物巨細胞の両者を認める、原因不明の鮮紅色の肉芽腫性動脈炎である。本症は脳実質内出血やくも膜下出血をきたし、あらゆる年齢層の小児において突然死の原因となりうる [98]。

川崎病に罹患した際に、脳神経系の異常を時にともなうこともあるが、これは脳血管の炎症による症状というよりも、血栓塞栓性の病態による症状とされている [99, 100]。高安動脈炎が乳幼児期に脳卒中の原因となることは稀である [101]。血管炎による脳神経系の合併症に関しては、Moore と Cupps による総説に詳しい [102]。

神経皮膚症候群

神経皮膚症候群（母斑症）は、神経外胚葉性の異

常に基づく不均質な（症状に個体差の大きい）疾患で、皮膚、脳、肺やその他の臓器に病変を認めうる。本症の小児の突然死はおそらくはてんかんや脳出血に続発したものである。本症は小児期の脳卒中の3.9％を占めていると報告されている。

　神経皮膚症候群には40種もの疾患が含まれているが、その分類法に関してはいまだにコンセンサスの形成されたものはない。例えば、結節性硬化症、神経線維腫症、von Hippel–Lindau 症候群、Sturge–Weber 症候群は通常、神経皮膚症候群に含めるが、一方で Osler–Weber–Rendu 症候群、Klippel–Trénaunay 症候群、Proteus 症候群は、通常神経皮膚症候群には含めないことが多い。神経皮膚症候群の診断や分類に関するもう1つの問題点としては、本症候群に認める血管病変に対してさまざまな専門用語があてられていることが挙げられる［108］。結節性硬化症と神経線維腫症に関しては本章で後に詳述する。Sturge–Weber 症候群、Osler–Weber–Rendu 症候群、Klippel–Trénaunay 症候群に関しては、第6章で詳述している。

毛細血管拡張性運動失調症

　毛細血管拡張性運動失調症（Ataxia–telangiectasia）、別名「Louis-Bar 症候群」は、眼球と皮膚の毛細血管拡張症であり、反復性の副鼻腔・肺感染、進行性の免疫不全、運動失調、電離放射線への過敏性といった症状を認め、リンパ網内系悪性腫瘍の高リスク群でもある。典型的な臨床像として生後3歳頃までに歩行失調を認め、学齢期早期には嚥下障害、眼球運動失調、構音障害を認め、四肢の運動失調は増悪し、末梢性の神経障害を認める。このような臨床症状に加え、1歳を過ぎる頃からの α フェトプロテイン値の上昇、眼球の毛細血管拡張症、自然もしくは放射線誘発性の染色体破壊像の少なくとも1つ以上が認められた場合、診断は確定される［109, 110］。

　本症の平均寿命は短く、およそ25歳前後で死に至る。本症の死因は、ほとんどが悪性腫瘍によるものか、肺炎に続発した敗血症か、脳神経系の毛細血管拡張性の血管異常に続発した頭蓋内出血である。本症は保因者も悪性腫瘍や虚血性心疾患に罹患する頻度が高く、平均寿命は健常人に比し短いとされている［111, 112］。

von Hippel–Lindau 症候群

　von Hippel–Lindau 症候群は、腫瘍抑制遺伝子である 3p25 の欠失や変異により生じる常染色体優性遺伝性疾患である。本症は、小脳・脳幹・脊髄・網膜に好発する多発性血管腫瘍（通常は良性の血管芽細胞腫）を特徴とする（ただし腫瘍は中枢神経系のどこでも生じうる）。その他にも、内臓の血管芽細胞腫、内リンパ管嚢腫、褐色細胞腫（特定の遺伝子異常の時のみ）、腎嚢胞、肝嚢胞、精巣上体嚢胞、膵嚢胞、腎細胞腫などさまざまな良性・悪性腫瘍を併発しうる［113–115］。

　von Hippel–Lindau 症候群の診断は、小脳の血管芽細胞腫を認め、網膜血管芽細胞腫、膵嚢胞、腎病変、精巣上体病変のいずれかを認めた場合に下される。家族歴のある場合には、これら病変のいずれか1つが認められた場合でも、診断を下すことができる［114, 116］。

　頭蓋内の血管芽細胞腫の大きさは小さく（8～11mm 程度）、てんかんを合併することは稀である。頭蓋内出血をきたすことはありうるが、そのリスクはそれほど高くなく一患者あたり年間 0.0024 回という低い確率である。腫瘍の大きさが、最も重要な予後規定因子とされている［117, 118］。

PHACES 症候群

　PHACES 症候群は、後頭蓋窩の脳奇形（Posterior fossa brain malformation）、顔面血管腫（facial Hemangioma）、脳内動脈奇形（Arterial cerebrovascular anomaly）、心血管奇形（Cardiovascular anomaly）、眼奇形（Eye anomaly）、正中腹側の奇形／欠損（胸骨欠損：Sternal defect、もしくは臍上部の縫線：Supraumbilical raphe など）といった異常所見を呈する不均質な（症状に個体差の大きい）疾患である。脳血管の異常は 57～100％の患者に認め、脳卒中のリスク因子となっている。特徴的な動脈異常として、椎骨動脈の低形成、内頸動脈の分枝異常や低形成、脳血管の動脈瘤性拡張、頸動脈閉塞をともなうこともある。心血管奇形の存在も突然死のリスクを上昇させている。合併する心血管奇形としては、Fallot 四徴症、心房中隔欠損症、心室中隔欠損症、肺動脈狭窄症、大動脈縮窄症、動脈管開存症などが挙げられる［119–121］。

Proteus 症候群

Proteus 症候群は文献報告が 200 例程度しかない稀な疾病である。本症の患者のうち最も知られた存在として、エレファントマンと呼ばれた John Merrick がおり、彼の物語は 19 世紀にロンドンの Sir Frederick Treves 卿により小説化された。なお彼は 29 歳でこの世を去っている [122]。本症の原因はわかっていない。

本症は、片側肥大、長骨過成長、大頭症、脊柱側彎症、脂肪腫、海綿状血管腫、手や足の部分的肥大症をともなう、皮膚軟部組織の進行性の過成長を特徴とする症候群である。重度の進行性気腫性肺疾患を併発することもある [123]。診断基準については Turner、Cohen、Bieseker の総説に詳しい [124]。最近では、病変が散在性に存在し進行性の経過をとること、ならびに病変がモザイク状に分布していることが診断に必須の徴候とされている。非モザイク性の分布をとるタイプの本症は、子宮内で致死的経過をとると考えられている。

Proteus 症候群の小児が突然死をきたしたとする報告は数多く、血管奇形に基づくものと推測される肺血栓塞栓症や、てんかん発作によって致死的経過をたどったとするものが多い。ただ、本症候群の患者に脳血管奇形を認めることは稀である。心筋症による死亡例も報告されており、また免疫不全を合併し敗血症で死亡することもある [125–130]。

色素失調症

色素失調症、別名「Bloch–Sulzberger 症候群」は、X 連鎖優性遺伝形式の稀な疾患で、男性では子宮内で致死的となるため、女性においてのみ認める疾患であるが、幅広い表現形を示す。本症の原因遺伝子は、染色体 Xq28 上の NEMO/IKK 遺伝子であり、その変異により発症する。皮膚病変は、メラニン沈着が表皮の基底層からより上方で起こるようになることで生ずる。皮膚病変の他には、歯牙・毛髪・爪の形成異常や、てんかんの原因となる中枢神経系奇形、発達遅滞、小脳失調症、痙性麻痺、小頭症などの症状を呈する。小 - 中型の動脈病変により、新生児期に広範性脳梗塞をきたすこともある [131, 132]。

Wyburn-Mason 症候群

Wyburn-Mason 症候群、別名「脳 - 網膜 - 顔面血管腫症」は、これまでの症例報告が 30 例に満たない極めて稀な先天性疾患である。本症は中脳の動静脈奇形と、同側の視覚伝導路の血管奇形を特徴とし、しばしば顔面母斑をともなう。本症は、頭蓋内の動静脈奇形の破裂による脳内出血、くも膜下出血により突然死する可能性がある [133]。

その他
動脈ねじれ

小児期に脳梗塞をきたしうる病態として、arterial kinking（動脈ねじれ）という概念（内頸動脈がコイル状となっている小児は散見されるが、そのような状態は一過性の血管内腔閉鎖を引き起こしやすく、脳の虚血／梗塞を引き起こしうる、という議論）は、臨床的・放射線医学的にさまざまに議論されてきた [134–136]。しかし、小児期脳卒中をきたした子どもの症例報告を行っている研究者のすべてがこの「動脈ねじれ」につき記載をしているわけではなく [137]、頸動脈の延伸所見が認められたとの報告を行っているわけでもない [138]。剖検時に内頸動脈の「ねじれ部位」を評価することは困難であり、「その他の脳虚血／梗塞をきたしうる疾病は除外される」との報告を行う以外に、病理組織学的にこの議論に何らかの参考となる知見を提供することも困難である。

片頭痛

非常に稀ではあるが、片頭痛が大脳梗塞や小脳梗塞の原因となったと思われる小児例の報告が複数あり [139–143]、中には死亡事例も報告されている [144]。また片頭痛とてんかんの間には関連性があるとされており [145]、上述した通り片頭痛は CADASIL（Cerebral Autosomal Dominant Arteriopathy with Subcortical Infarcts and Leukoencephalopathy: 皮質下梗塞と白質脳症をともなう常染色体優性遺伝性脳動脈症）の一徴候でもある。

僧帽弁逸脱症

若年発症の塞栓性脳卒中と明らかな関連性を認める、家族性の僧帽弁逸脱症の一家系例が報告されている。その家系で塞栓性脳卒中をきたした患者に

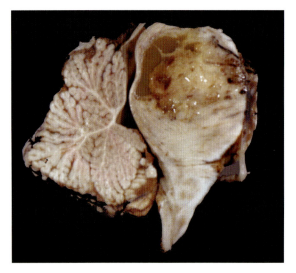

写真 8.19　星状細胞腫により死亡した3歳男児の脳の剖検所見。腫瘍が脳幹を浸潤・圧迫していることが確認できる。

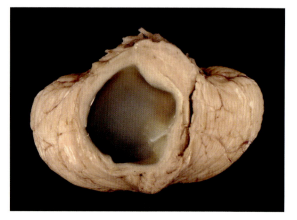

写真 8.20　小脳星状細胞腫により死亡した小児の脳の剖検所見。囊胞性の腫瘍が脳幹を圧迫していることが確認できる。

は、生後6か月齢の乳児や10歳の小児も含まれている［146］。その他にも僧帽弁逸脱症の基礎疾患を持ち、思春期に塞栓性脳卒中をきたしたという症例の報告例が散見されている［147］。

不整脈

稀ではあるが小児期の不整脈によって、おそらく塞栓症を原因とする、急性片麻痺をきたすことがある［148］。

薬物の過量内服

フェニルプロパノールアミン（PPA）の過量内服によって出血性脳卒中をきたした思春期事例の報告［149］や、接着剤の匂いを嗅いでいた12歳の子どもが虚血性脳卒中をきたしたとの症例報告もあり［150］、病因が不明の小児期の脳卒中による死亡事例の剖検時には、薬毒物スクリーニング検査を行うことが推奨される。

その他の要因

その他の、小児期の出血性／虚血性の脳血管障害の原因としては、急性低血圧、膠原病性血管障害［5, 151］などが挙げられる。ただし、詳細な死後精査を行ったとしても、小児期の虚血性脳卒中の一定程度は、何らの原因も見出せないものである［152］。

腫　瘍

一般的に、脳腫瘍やその他の頭蓋内占拠性病変が引き起こす頭痛や意識状態の変化などの症状や徴候は、頭蓋内圧亢進によるものである。乳幼児期には食欲低下をともなう頭囲拡大を認めることも多く、頻度は低下するが嗄声・嚥下困難・鼻漏などの症状を認めることもある。ただ一般的に出現する症状は非特異的であり、胃腸炎で認めるような嘔吐や片頭痛のような頭痛が主訴となる［153, 154］。血液や脳脊髄液の流れに急激な障害が起きると、より激しい症状が出現することもある。［153, 155］。また、新生物が後頭蓋窩に存在していた場合、脳幹の呼吸中枢を直接圧迫し、突然死を引き起こすこともある（写真 8.19、8.20）［40, 156–159］。小児期に突然死を引き起こす脳腫瘍は、良性のこともあれば悪性のこともある。また、神経線維腫症のような腫瘍症候群に合併して生ずる場合もある［160, 161］。予期せぬ突然死をきたした生後3か月齢の女児で下垂体腺腫が確認されたとの報告もあるが［162］、脳腫瘍患者のすべてでこの事例のように突然死の原因が特定できるわけではない［162］。小児期の転移性脳腫瘍は脳血管障害をきたしやすく、特に神経芽細胞腫の場合、そのような傾向がある。その他の腫瘍関連合併症としては、Lアスパラギナーゼなどの化学療法や播種性血管内凝固症候群（DIC）により引き起こされる頭蓋内出血や血栓症などが挙げられる［163］。

出 血

　報告によっても異なるが、脳腫瘍患者のうちおよそ 3 〜 10 ％ に出血が併発するとされており［164, 165］、それによって乳幼児期や小児期に突然死をきたした事例も複数報告されている［166, 167］。

病態生理学

　新生物内に出血が起きると、腫瘍サイズは急激に増大し、周囲の脳実質を圧迫するようになる。髄芽腫・悪性星細胞腫・上衣腫・乏突起膠腫などの腫瘍では、腫瘍が血管壁に浸潤しやすく、また腫瘍内の複雑な新生血管が破綻して出血が引き起こされやすく、腫瘍内出血をきたしやすい［165, 167］。外傷により、出血が突然起きることもある［168］。

病理学的特徴

　剖検時に、頭蓋冠や硬膜を取り除いた途端に、著明な脳回の平坦化が確認され、頭蓋内圧亢進が明らかとなることも多い。脳浮腫所見にともなって、テント切痕ヘルニアや小脳扁桃ヘルニアが認められる場合もある（写真 8.21）。表 8.3 に、頭蓋内に大量出血を引き起こした事例を一覧（腫瘍の種類、腫瘍の位置、生前の症状）にして掲示した。写真 8.22 には本表の事例 7（小脳髄芽腫、7 歳女児）の写真を、写真 8.23 には事例 8（視交叉の星細胞腫、5 歳女児）の写真を、写真 8.24 には事例 9（思春期早発症をともなった松果体奇形腫、9 歳男児）の写真を、写真 8.25 には事例 10（第 4 脳室の上衣腫、2.5 歳男児）［40］の写真を提示している。ここで提示した事例から明らかなように、頭蓋内出血は新生物の悪性度の高低に関係なく引き起されるものである。年齢が長じるにつれ、致死的な出血は転移性脳腫瘍に合併しやすい傾向にある（写真 8.26）。

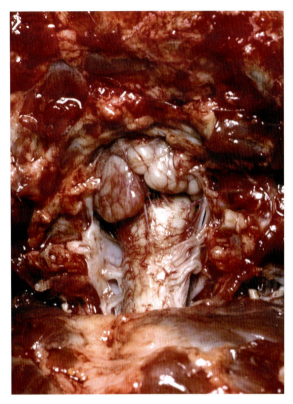

写真 8.21　上衣腫により死亡した 2.5 歳男児の剖検時脳所見。第 4 脳室の上衣腫内から新鮮な出血が起こっている。また著明な脳浮腫を認め、大後頭孔から小脳扁桃ヘルニアが生じている。

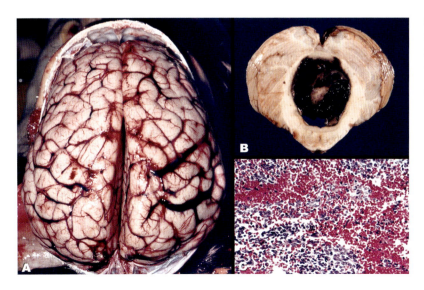

写真 8.22　髄芽腫により死亡した 7 歳女児の脳の剖検所見。臨床的には生前に脳腫瘍は疑われていなかった。A では著明な脳腫脹が確認される。B は脳内出血の肉眼写真であり、C は病理組織学標本であるが、髄芽腫からの出血が確認できる。

第4部　自然死（内因死）

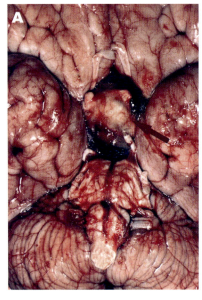
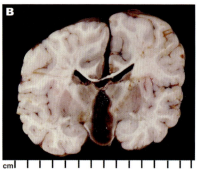

写真8.23　星状細胞腫により死亡した5歳女児の脳の剖検写真。死亡前には何らの症状を認めていなかった。Aは視交叉部の低悪性度の星状細胞腫を示している（矢印）。Bは脳の冠状切断面であるが、著明な出血が確認される。

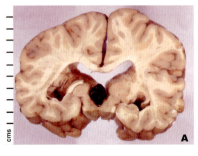
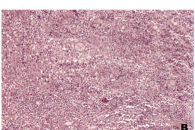

写真8.24　奇形腫により死亡した9歳男児。生前に軽度の頭痛と性早熟症を認めていた。Aは脳の冠状切断面であるが、閉塞性水頭症が確認される。Bは松果体の組織標本写真であるが、奇形腫からの出血が確認される。

脳脊髄液の閉塞／コロイド嚢胞

小児期に突然死を引き起こすその他の稀な脳疾患として、第3脳室にできるコロイド嚢胞のような、脳脊髄液の循環を閉塞する腫瘍がある［169］。通常これらの上皮性嚢胞は透明中隔の下部から発生し、脳弓柱の間や第3脳室前半部に突出するため、モンロー孔を閉塞する。稀ではあるが、側脳室や第4脳室から嚢胞が発生することもある［170］。発生機序はよくわかっていないが、神経上皮性、上衣性、脈絡叢、内胚葉系の組織などに由来して発生すると推測されている［171］。

臨床徴候

コロイド嚢胞は通常は小児期後期から成人早期に多く認められ、体位に関連した嘔吐や頭痛を呈することが特徴的である［172］。このような症状は年齢が低いほど起こりやすいが、中には生前にウイルス感染や胃腸炎と誤診され続けてきた事例も存在している［168, 173, 174］。突然死をきたしたコロイド嚢胞事例98名のレビュー報告では、年齢幅は6～79歳（平均29.6歳）で、死亡数時間前に初めて症状が出現した事例から、17年間も持続して症状を認めていた事例まで幅広かった、と報告されている［175］。

病態生理学

本症では、第3脳室前半部の病変部位が、脳脊髄液の水道を閉塞することにより、臨床徴候は引き起こされる［176］。その結果、急性水頭症をきたし脳脊髄液圧が上昇することとなる［177］。

突然死の発生

小児期にコロイド嚢胞による突然死をきたしたとの症例報告は散見されるが、たいていの事例では死亡の数日前から何らかの体調不良を訴えていた、と報告されている［173, 178, 179］。

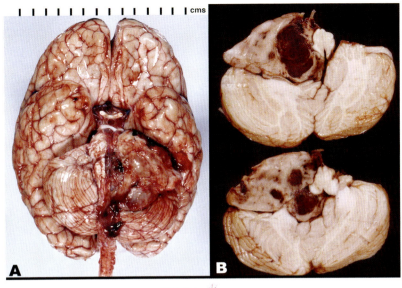

写真 8.25　生前に未診断であった上衣腫で突然死した、2歳男児の脳の剖検所見。Aは脳の下面表面、Bは小脳の横断面、Cは該当箇所の病理組織学的全載標本であるが、広範性の出血をともなう腫瘍の全景が確認できる。

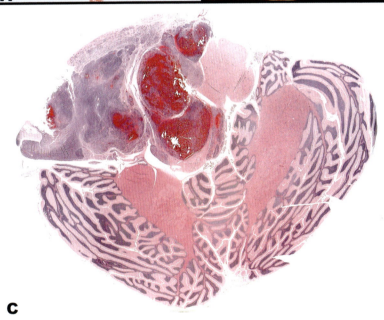

病理学的特徴

本症では単房性の嚢腫が髄液水道の入り口に発生しており、それにより側脳室と第3脳室が対称性に拡大しているのが特徴的である（写真 8.27）。病理組織学的には、嚢胞は上皮細胞が一層性に並んだ構造をしている。その他のモンロー孔の周囲で生じた新生物によって閉塞性水頭症が引き起こされることがあるが、そのような事例の場合、通例は遷延性の経過をたどる場合が多い［180］。ただこのような事例で、突然死した4歳男児例が報告されている。児は死亡の6週間前から眠気の増大と体重減少が認められていた。剖検では、中脳水道に接する第3脳室壁から有茎性の腫瘤が発生していることが確認され、これによる急性閉塞が死因と判断したとのことである（残念ながら、病理組織学的検討結果に関しては記載されていない）。中枢神経系のいずれの場所であれ、中脳水道を塞ぐほどの占拠性病変が生じた場合には、脳脊髄液の循環障害は生じうる。このような事例として、小脳橋角部の毛様細胞性星状細胞腫による事例や、脳幹のサルコイドーシスによる事例が報告されている。透明中隔腔の拡大により脳脊髄液の循環障害をきたしたとの報告例も存在している［181, 182］。

Lhermitte–Duclos 病

本症は小脳皮質のびまん性過形成を特徴とする過誤腫形成性疾患であり、小脳異形成性神経節細胞腫（dysplastic gangliocytoma of the cerebellum）やプルキンエ腫瘍とも呼称されている。病理組織学的にはプルキンエ細胞は欠損しており、顆粒細胞層の過形成と分子層の肥厚をともなう異常神経節細胞が確認される。本症は、若年成人において急激な神経機能の低下を認めうる疾病であり、急性の閉塞性水頭症を起こし突然死することもある［183, 184］。

その他

末梢神経腫瘍が間質内出血を引き起こし、容態の急変を引き起こすことがある。例えば、生来健康であった生後 3.5 か月齢の女児が夜間急に不機嫌となり、急激な容態急変をともない 7 時間後に亡くなった、との事例が報告されている。剖検で重度の腹腔内出血が認められたが、転移性の神経芽細胞腫が肝臓に浸潤していたために生じたものであった。その他にも、予期せぬ突然死をきたした 12 歳男児の剖検時に、後縦隔の傍神経節腫による肺や気道の圧迫が確認されたとの症例報告も存在している［185］。

てんかん

てんかんは、けいれん発作を繰り返すことを特徴とする、小児期のありふれた神経学的疾患である。原因が明らかであるのは全事例の 4 分の 1 から 3 分の 1 にすぎず、その他の事例は特発性である［186］。てんかんを基礎疾患に持つ小児の死亡リスクは神経学的異常をともなわない場合、健常児と変わらないと断言した報告もある［187］が、著者はてんかん以外に何らの基礎疾患を持たない小児が、予期せぬ突然死をきたした状態で発見された、という事例を複数経験している。国によって報告されている死亡率には極めて幅があるものの、てんかんの小児は健常児と比較して、死亡率は高いということができよう。実際にある報告では、てんかんを基礎疾患に持つ思春期の子どもと若年成人では、一般人口に比して 24 倍も予期せぬ突然死をきたしていた、と報告されている［188, 189］。ただ、小児期発症のてんかんによる死亡の大半は成人期に起こっており、自殺、服薬／治療関連死が多いことが問題となっている［190］。

てんかんにおける突然死（SUDEP: sudden death in epilepsy）は、「発作にともなう外傷や溺水によらない予期せぬ突然の死亡であり、死亡時にけいれん発

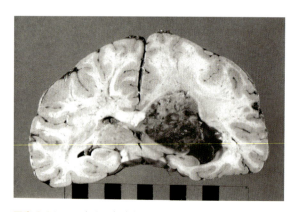

写真 8.26　21 歳時に左腋窩の原発性黒色腫を摘出した既往がある 22 歳女性の脳の剖検所見（冠状断面）。右視床に転移性の腫瘍を認め、出血をともなっていることが確認された。

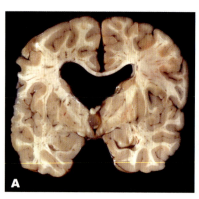
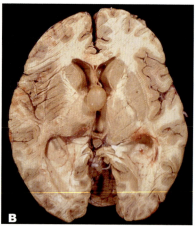

写真 8.27　コロイド嚢胞により死亡した 2 名の脳の剖検所見。A は 9 歳男児例で両側性の脳室拡大が認められる。B は 23 歳男性例で、20 歳時より頭痛とめまい発作を認めていた。

作をきたしていたか否かや目撃者の有無は問わない。薬物検査に異常を認めず、剖検によっても原因は明らかにならない。明らかな重積発作の証拠がある場合には除外される」と定義されている［191］。SUDEPをきたすリスク因子としては、早期発症、男性、発作コントロール不良で多剤併用している、強直間代性のけいれん発作、アルコール中毒、内服コンプライアンス不良、死後薬物検査で抗けいれん薬の血中濃度の低い事例、などが挙げられる［192］。イングランドとウエールズの16〜50歳のてんかん患者を対象とした研究では、SUDEPはてんかん関連死のうちで最も一般的なものであった、と報告されている［193］。てんかんによるその他の死因は、気道閉塞、誤嚥、外傷、溺水によるものと、重大な潜在的心臓疾患や呼吸器疾患によるものとに分けられる［194］が、てんかん重積により死亡することもある。Terrence、Wisotzkey、Perperによる文献レビュー報告では、てんかんの基礎疾患を持つ突然死例で、死因が判明した事例の割合は剖検事例の4〜30％であった、と報告されている［195］。

てんかんと熱性けいれんの関係性については明らかとはされていない。しかし、単純性熱性けいれんの子どもがひきつけを起こした際に死亡することは極めて稀であり、てんかん患者の突然死は単純なひきつけによるものではなく、その他のメカニズムが働いていることが示唆される。一方で、熱性けいれんをきたした小児の一定頻度で、その後てんかんを発症する事例は存在している［196］。熱性けいれんの家族歴や現病歴があり小児期前半に突然死したグループにおいて、海馬の異常が認められたとの報告が、近年なされている［197, 198］。

てんかんと突然死との関係性についての研究は、対象患者が成人に偏りがちであり、特に多数のアルコール中毒患者が含まれやすい、といわれている［199］。研究によっては、先天的な神経学的欠損により生じるてんかんの一群を除外する目的で、あえて幼小児例を対象群に含めていないものも存在している［200］。それゆえ、てんかんと突然死につき検討した論文の結果が、そのままあらゆる点で小児例に適合しうるわけではない。ただし、たとえ成人におけるリスク因子は小児におけるリスク因子とは異なっているとはいえ、小児を母集団としたより最近の研究でも、特に症候性てんかんの小児は突然死のリスクが高いというエビデンスが集積されつつある［201–203］。

頻度

小児や若年成人のてんかん患者の予期せぬ突然死の正確な発症頻度は不明であるが、てんかん患者の200〜680人に1人と推定されている［204］。また、すべてのてんかん患者の死亡のうち予期せぬ突然死は10〜30％を占めているとの報告もあるが、これはすべての自然死の1〜1.5％に相当し、またすべての予期せぬ突然死の8〜12％に相当する（ただこれらのデータは、やはり主に成人事例から推定されたものである）［205］。スイスのとある病院で行われた研究では、SUDEPの発症頻度はてんかん患者1万人あたり年間4.3人と推定されている［206］。小児剖検の現場では、知的障害をともなうてんかんの小児が予期せぬ突然死をきたし発見されたが、体表面には非特異的な微細な損傷を認めるのみで、剖検時にも異常を認めない、というのが典型的なパターンである。脳性麻痺、精神遅滞のある、多剤併用の難治性てんかんの子どもは、最も死亡率が高い［189］。

突然死の病態生理

突然死と睡眠との関係性については注目すべきであり、睡眠中は発作閾値の低下をともない、てんかん発作波が増加していた可能性がある［200, 207］。てんかんの突然死事例のうち40〜79％は寝室で死亡しているのが発見されている［207, 208］。著者を含め多くの専門家の経験に基づくならば、そのような患者の多くはうつぶせ寝の状態で発見されている［209］。

てんかんにおける突然死の原因となっている可能性のある病態については、睡眠中の気道閉塞、窒息、肺水腫、不整脈など、さまざまな説明がなされてきた（表8.4）。ただ、剖検時に食物や異物の誤嚥を認めることは稀である［200］。LeestmaはSUDEPをきたしうる病態を、(i)心律動異常を引き起こす交感神経性の病態、(ii)徐脈や心停止を引き起こす副交感神経性の病態、(iii)無呼吸／呼吸不全、(iv)不整脈と無呼吸の組み合わせ、(v)心不全にともなう神経原性肺水腫、の5つに分類しているが［205］、明確にこれらのどれかに該当すると判断しうる事例は多くはない。

表 8.4　てんかんで想定される突然死の原因

外傷
頸部絞扼
窒息
不整脈（交感神経系により誘発）
徐脈／収縮不全（副交感神経系により誘発）
無呼吸／呼吸不全
神経原性肺水腫

　臨床的に安定していると思われるてんかんの子どもがなぜ突然死の高リスク群であるのかを説明する最も一般的な説は、てんかん発作の際には自律神経系の不安定性が増し、徐脈性不整脈、頻拍性不整脈、房室ブロック、心室細動、心停止までをも含む心拍異常をきたしうる、というものである［186］。てんかんモデルの猫を用いた動物実験では、迷走神経と交感神経の活動は、大脳皮質の放電と同期しているとの結果が出ており、この説を支持しているといえる［210, 211］。交感神経系が優位になると頻脈、心室不整脈、心停止が引き起こされやすくなるとされている［208］。明らかな心筋の収縮をともなわなくとも、このような同期は生じうる。迷走神経の活動による心停止と徐脈性不整脈は、交感神経の活動による不整脈に比して、ほとんど起こらないとされている［205］。心伝導系の神経活動が増すことで、発作により生じている低酸素症は増悪しうる。また、側頭葉てんかんの事例では喉頭けいれんをきたすことが知られているが、それも相まって、発作時の低酸素血症がさらに増悪する可能性もある［212］。ただし、てんかんによる突然死や心停止をきたした事例で実際に不整脈が記録されていた事例は極めて稀であり［213–215］、またてんかん発作に関連して生ずる不整脈は、臨床的にも動物実験においても、致死的なものではない［216, 217］。Keilsonらは338名のてんかん患者のモニタリングを行い、てんかん患者では一般人口と比較して不整脈の増加は認められず、リスクの高い不整脈を認めた比率は5％にすぎなかった、と報告している［218, 219］。

　不整脈患者はてんかん発作をきたす割合が低いとの報告もあるが、遺伝性のQT延長症候群の患者ではてんかんの発症率が高いことが知られている［220］。このことからは、てんかん発作は一次的な現象ではなく、心室頻拍に続発して大脳が低酸素にさらされたことによる、二次的現象として起こる可能性が示唆される。イオンチャネルをコードする遺伝子のSCN1AやSCN1B、KCNQ2やKCNQ3の突然変異という、てんかんの小児で認めることのある遺伝子異常と、QT間隔の延長との間に関連性があることも、このことを示唆しているといえる［186］。このようなケースとして、てんかんと診断されていた12歳の男児が運動中に倒れ、そのまま死亡したという事例が報告されている。本児の病歴を検証したところ、これまで3回の発作をきたしていたが、そのいずれもが運動中に起こっており、2回は水泳中であったことが判明した。本児の新生児マススクリーニング時に採血されていたろ紙血を詳細に分析したところ、QT延長症候群タイプ1に関連するKCNQ1遺伝子のエクソン5にミスセンス変異のあることが判明した、とのことである［221］。潜在的に生命を脅かしうる不整脈を持った小児事例において、てんかん発作のような徴候をともなうような場合、自動除細動器を埋め込むことも選択肢の1つとなりうる［222］。

　ターミナルの際に患者が無呼吸をきたしていたとしても、その意義を判断することは困難である。てんかん発作として遅発性呼吸停止を生じることがありうる、との主張を行っている研究者も存在している［223］。これは、てんかん発作の強直相で認める無呼吸は単に二次的に生じたものである、との意見と相対するものである［205］。複雑な病態生理学的過程を持つその他のさまざまな状況と同様、最終的な結論は多くの要因を総合的に判断して下すべきものであり、個々の要因を単独で評価し下すべきものではない（図8.28）。

剖検所見

　死亡現場検証で寝床に乱れがなく、尿や便の失禁も確認されず、剖検時に舌に咬傷が認められず、口腔や気管内に泡も確認されないような場合であっても、てんかん発作が生じていた可能性が否定されるわけではない。目撃者がいた致死的なてんかん発作の事例でも、このような所見を欠くことは稀ではない［192］。突然死に先行しうる発作型は全般性強直間代けいれんだけでない［216］。外表所見に乏しく

第 8 章　神経疾患

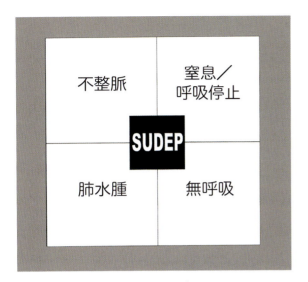

図 8.28　てんかんにともなう突然死（SUDEP: Sudden death in epilepsy）は図で示したように、さまざまなメカニズムが複合して発生する。

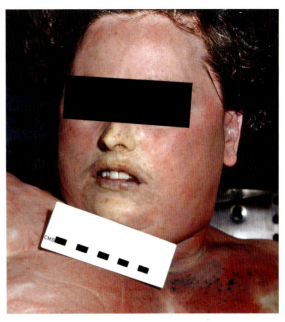

写真 8.29　ベッド上で死亡していたてんかんの 24 歳女性。顔面を下にして死亡しており、顔面には多発斑状出血をともなう死斑が認められ、圧迫性の白化をともなっている。このことから、死亡時のエピソードには窒息性の機序が関与していると推察された。

ともてんかん発作の可能性は十分残るのである。てんかんによる突然死の可能性が考慮された場合には、舌の咬傷の有無は必ず検索されるが、この所見はてんかんに特異的な所見なわけでは全くない。てんかんにより突然死した患者の多くはうつぶせで死亡しており、死斑は腹側で固定されており、顔面を下にしていた影響で、顔面のうっ血、顔面・頸部前面・上胸部の点状／斑状出血が認められる（写真 8.29）。

剖検の際に、慢性脳障害、先天奇形、手術痕、過去の低酸素による海馬の二次的な神経脱落やグリオーシスが確認されることもある。また急性期病変が認められることは通常ないが、最近発症したばかりのてんかんであった場合、新生物や感染性の脳占拠性病変が認められることもありうる。上述したように、報告されている多くの事例は加齢の影響や飲酒の影響下にあり、剖検時に確認された所見と文献にある剖検データとを突き合わせる際には慎重を期する必要がある。例えば、Leestma らのケースシリーズ研究では、外傷性病変の残存所見、硬膜下血腫、Wernicke 脳症を多くの事例で認めていたと報告されている [208]。予期せぬ死亡をきたしたてんかん患者 70 名（年齢 16 〜 71 歳）を対象とした研究では、年齢と性別を合致させたコントロール群と比較して、グリオーシス、ニューロンのクラスター形成、嚢胞状の神経膠病変、血管周囲のオリゴデンドログリアの増加、ミエリンの減少、小脳皮質のアストログリオーシス（Bergmann gliosis）、小脳回萎縮の発生率が高かった、と報告されている [224]。

心臓の拡大や間質内／動脈内の線維化が認められたとしても、その意義については、患者の年齢や病歴がどうあれ、特定することは困難である [199, 225]。一方で、遷延性の交感神経刺激が加わった場合、同様の心病変をきたすことはありうるとされている [199]。

神経原性肺水腫が認められた場合、それは死因というよりも二次的現象である。肺水腫が完成するまでにはある程度の時間がかかるため、本所見が認められる場合、即死ではなかったと推測される [226]。気道に液体が貯留することで、低酸素が増悪しうるか否かは、はっきりとはしていない。

内服コンプライアンスが不良であった可能性がある場合には、抗けいれん薬の血中濃度を調べるため、剖検時に血清採取を行うことが重要である [195, 199]。ただし、Schwender と Troncoso の行った研究では、突然死をきたした症例のうち 44% は抗けいれん薬の血中濃度は治療域にあったと報告されており [207]、血中濃度の高低のみで抗けいれん

てんかんの突然死の特徴

　小児期のてんかんによる突然死の特徴として、重度の重複する神経障害を有する子どもに多いという点が挙げられる。患者の基礎疾患が重度の知的障害の場合であれ、運動障害のみの場合であれ、てんかん発作の後に突然死した場合、急性の病理学的所見をともなうことはほとんどないというのは、極めて重要な特徴である。乳幼児や小児期の脳性麻痺児が突然死した場合にも、同様に病理学的異常を認めないことはしばしばである[227]。稀ではあるが、Ehlers–Danlos症候群のような遺伝性の結合組織疾患にてんかんを合併していることもある[228]。残念なことに乳幼児の虐待による窒息死事例においても、明らかな病理学的所見は認めないことが多く、乳幼児期のけいれん後の突然死事例の剖検時には、虐待により死亡した事例が潜在しているという可能性を常に念頭に置いておく必要がある。

結　語

　要約すると、原因が何であれ、てんかんを有する小児・思春期の子どもや若年成人は突然死のリスクが高いことに疑いの余地はない。突然死はしばしば睡眠中に起こり、剖検では大きな急性期病変はみつからないことがほとんどである。寝床の乱れ、失禁、舌咬傷などの発作関連性の所見が認められなかったとしても、てんかんを除外することはできない。死因となりうる病態として、致命的な不整脈の可能性が挙げられるが、これは低酸素症により増悪する可能性も指摘されている。文献における医学的エビデンスは完全なものとは限らず、多くの研究は主に成人の事例を対象として行われたものであることを念頭に置き、解釈する必要がある。剖検でも有意な所見が認められないことがほとんどのため、診断は難治性てんかんの既往歴や、死亡時の状況に関する信頼性の高い情報に裏づけられた臨床情報と病理組織学的情報とが合致するか、といった観点からの除外診断とせざるをえないこともしばしばである。

代謝疾患

　糖尿病、ホモシスチン尿症、先天性副腎過形成、Menkes症候群（Menkes kinky hair syndrome）、家族性高脂血症、Fabry病などのさまざまな先天性（家族性）や後天性の代謝疾患は、小児期の突然死の原因となりうる。

　また、血管の維持や造血に必要なビタミンの利用障害をともなう疾患は、致命的な出血を引き起こし突然死の原因となりうる。このような事例として、ビタミンK吸収阻害を引き起こす肝疾患や、ビタミンC摂取量低下により起こる壊血病などが挙げられる。

壊血病

　本症に罹患した子どもは易刺激性を示し、皮膚粘膜の点状出血や、骨痛による偽性麻痺を認める。今日西欧諸国ではそれほど多くはみられなくなったが、貧困層においてはまだまだ認めうる疾患である。硬膜下出血や脳内出血を合併することは稀であるが、合併した場合、突然死をきたしうる。本症はビタミンC摂取不足により、正常なコラーゲン生成がうまくいかず、結果として血管が脆弱となり、易出血性をきたすこととなる。写真8.30に、壊血病によって右頭頂葉出血をきたし突然死した生後10か月齢の子どもの脳を提示している。剖検所見としてはその他にも、歯肉の腫脹／出血、肋骨軟骨関節腫脹による壊血病ロザリオなどが認められうる。

ホモシスチン尿症

　本症は、シスタチオニン-β合成酵素欠損による、先天性代謝疾患である。本疾患の患児にはさまざまな程度の知的障害があり、血栓塞栓症を高率にきたす[229]。血栓塞栓症を繰り返すのは、血管内皮細胞の脱落や上皮コラーゲンの露出により細胞増殖反応が起こるためとされており、それらは血流減少や臓器虚血にも影響を及ぼしている。血液凝固異常を併発することもあり、脳塞栓や致命的な脳梗塞はよく知られた合併症である[229–231]。

第 8 章　神経疾患

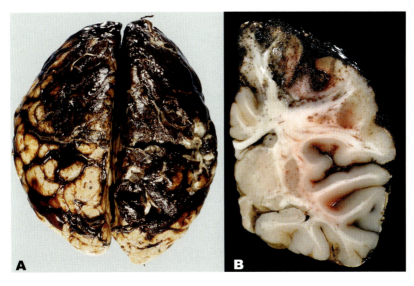

写真 8.30　壊血症により、くも膜下出血と脳内出血をきたし死亡した、生後 10 か月齢の女児の脳の剖検所見（A・B）。

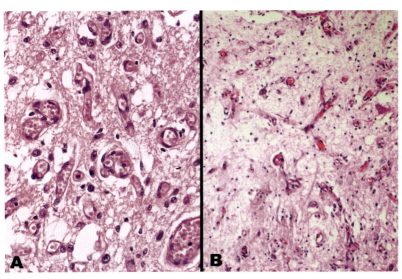

写真 8.31　Leigh 脳症で死亡した事例の、脳の病理組織所見。A は、乳児例であるが、典型的な毛細血管増生とグリオーシス（星状膠細胞の増多）が認められた。B は神経症状発症後、短期間で死亡した 21 歳女性例であるが、限局性の壊死領域が確認された。

Fabry 病

　Fabry 病は、angiokeratoma corporis diffusum universale（全身性びまん性被角血管種）とも呼称される、X 連鎖性劣性遺伝形式の先天性代謝疾患である［232, 233］。リソソーム代謝酵素のガラクトシダーゼ A の欠損により起こるリソソーム病の 1 つである。心血管系の合併症がよくみられ、成人例では急性心筋梗塞により死亡することが多い。小児期に脳虚血発作をきたした事例も、報告されている［5］。

Leigh 脳症

　Leigh 脳症は亜急性壊死性脳脊髄症（subacute necrotizing encephalopathy）とも呼称される、先天性、遺伝性、進行性の脳変性疾患である。本症では髄膜や視床などで微小血管やグリア細胞の増殖を認め、神経退縮をともなう（写真 8.31）［234］。本疾患は 1951 年に Denis Leigh により初めて報告されたが、Leigh の報告した事例は盲と聾をあわせ持った生後 7 か月齢の男児で、傾眠、痙直を認め、剖検では視床、脳幹、脊髄の血管増生と壊死が認められていた。

臨床徴候

　本疾患のほとんどは乳幼児期に発症し、進行性の退行が認められる。ただし、21 歳女性の成人発症例もあり、その女性は症状から多発性硬化症が疑われていた。頭痛と呼吸困難で発症し、自宅で突然死したが、剖検における特徴的所見から初めて Leigh

表 8.5　Leigh 脳症が疑われる事例での死後検索の評価項目

臨床経過の再検証 —— 運動失調、筋緊張低下、先行感染など
体表観察 —— 特異的顔貌
マクロ剖検 —— 心肥大、肺浮腫、脳浮腫
神経病理所見 —— 両側対称性病変
繊維芽細胞培養 —— 酵素活性値
その他の組織での酵素活性値 —— 脳、肝臓、筋肉
血液／組織検体の DNA 解析

出典：Wick, Scott, & Byard [237].

脳症であることが判明した［237］。

　乳幼児期発症型は 2 歳までに食事摂取障害、筋緊張低下、発達遅滞などで発症する。通常、発症前までの発達は正常である。学童期発症型は症状はさまざまで、幼児期後期や思春期に発症することもある。筋硬直やジストニアなどの錐体外路症状で発症し、精神発達遅滞、けいれん、成長障害の既往歴を認めることが多い［238, 239］。

　発症後、発達遅滞、精神活動の退行、運動失調、てんかんなどは通常、進行性の経過をたどる。臨床症状は脳の障害部位によりさまざまであるが、時には多発性硬化症と鑑別を要することもある。また感染症などの発熱性消耗性疾患の罹患時に、症状が急激に増悪することもある［236, 240］。

疫　学

　Leigh 脳症は、*MTATP6* 遺伝子や *MPDHA1* 遺伝子などのミトコンドリア DNA 遺伝子変異によってきたす事例もあれば、核 DNA 遺伝子変異によってきたす事例もあることが特徴の、ミトコンドリア脳筋症である。ミトコンドリアの酵素異常により、酸化的リン酸化によるエネルギー産生（ATP 産生）が障害され、さまざまな臨床症状をきたす［241–243］。多くの症例で、チトクローム C 酸化酵素（ミトコンドリア呼吸鎖複合体 IV）欠損の他、NADH ユビキノン酸化還元酵素（複合体 I）、ピルビン酸脱水素酵素、ATP 合成酵素の欠損が認められる［238, 243, 244］。核 DNA 遺伝子の変異としては、*SURF1* 遺伝子（染色体 9q34）や SDH 遺伝子（染色体 5p15, 5q11.1, 11q13）が同定されている［245–248］。

　症例は孤発性の場合もあれば遺伝性の場合もあり、遺伝性の場合には X 染色体劣性遺伝例、常染色体劣性遺伝例、母由来ミトコンドリア遺伝例の報告がそれぞれ存在している［249］。成人発症例はおそらく孤発性であるが、家族内に複数の患者が発症したとの症例報告も存在する［237, 250］。また遺伝子変異が多い地域の報告がなされており、ケベック州のサグネ・ラック・サン・ジャン地域では、チトクローム C 酸化酵素欠損型の遺伝子保因者が 23 人に 1 人おり、発症率は出生 2063 人あたり 1 人と高いことが知られている［251］。

病理学的特徴

　Leigh 脳症の剖検所見として最も特徴的な所見は基底核、視床、小脳、脳幹、脊髄などの脳の限局した部位が両側対称性に侵されるというものである。それらの部位では壊死、脱髄、スポンジ様変性、グリオーシス、微小血管の増生が認められる。神経細胞には通常、異常は認められない。その他の所見としては、特異的顔貌が認められたり、肝臓、腎臓、心臓の障害を併発していることもある。表 8.5 に、Leigh 脳症の剖検時に確認すべき項目の概要をまとめて掲示した。剖検所見と臨床病理学的所見の相関関係については、Vogel の総説で詳細に記載されている［252］。

突然死の発生

　Leigh 脳症の患者の多くは進行性の症状経過をたどるが、通例は死亡前に確定診断がなされている。しかし中には生来健康でほとんど症状を認めていなかったにもかかわらず、急激な経過をたどって突然死に至る場合もある［253］。フランス系カナダ人型 Leigh 脳症は死亡率が高く、著明な代謝性アシドーシスをきたし、昏睡、死亡に至ることが知られている［251］。突然死が、脳壊死や浮腫による脳幹中枢の破綻、てんかん重積、肥大型心筋症によって生ずることもある（写真 8.32）［237, 254］。Leigh 脳症における突然死の要因につき、表 8.6 に掲示した。

他のミトコンドリア病

　Leigh 脳症だけではなく、主に脳灰白質が侵される MELAS（Mitochondrial Myopathy, Encephalopathy, Lactic Acidosis, and Stroke：ミトコンドリア脳筋症・乳酸アシドーシス・脳卒中様発作）症候群、MERRF

第 8 章　神経疾患

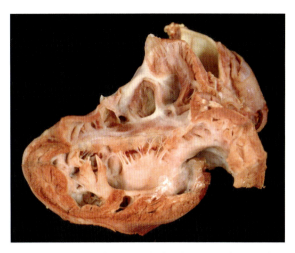

写真 8.32　Leigh 脳症による心筋症で突然死した生後 1 週齢の女児の心臓の剖検所見。左室肥大が認められた。

表 8.6　Leigh 脳症における予期せぬ突然死の要因

劇症型の代謝性アシドーシス

脳壊死／浮腫

けいれん：
　不整脈
　無呼吸／呼吸不全
　誤嚥
　窒息／低酸素状態
　外傷

肥大型心筋症

出典：Wick, Scott, & Byard［237］．

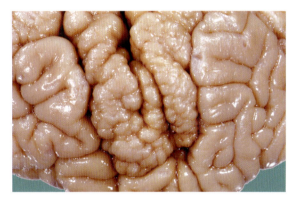

写真 8.33　多小脳回は、先天性脳奇形の診断の糸口となることがある。

感染症

　西欧諸国において、ナイセリアは劇症型髄膜炎の主要な起因菌の 1 つとして知られており、時に致死的転帰をとる。そのような事例では、広範性脳浮腫による脳幹ヘルニアが死因となることも多い。小児の予期せぬ突然死の原因になりうる感染症のうち髄膜炎、脳炎、脊髄炎などについては第 4 章で述べている。

中枢神経系の構造異常、発達異常

　小頭症、水頭症、脳回肥厚症、多小脳回症（写真 8.33）、全前脳胞症などの脳奇形を有する乳幼児や小児が突然死をきたした場合、時に死因特定が困難となりうる［260］。発達の遅れや精神遅滞を生じる遺伝子異常は多く知られており、分子学的解析を行うことで、死亡児の呈していた症候に合致する遺伝子座を同定することが可能なこともある。遺伝子診断の精度は近年、目覚ましく向上しており、死亡児の家族への遺伝学的カウンセリングを行う上で有用となりうる。特異的な疾病の確定診断を行うことは、臨床徴候を理解することにつながり、突然死の危険因子やメカニズムを同定していく一助ともなる。生前の診断が不十分であった発達遅滞児／者の死亡に際して、医師は遺伝的要因の可能性について念頭に置く必要があり、必要に応じてその後の精査を行うために必要な検査試料の採取を行わなければならない。

（Myoclonus Epilepsy with Ragged Red Fibers：赤色ぼろ線維・ミオクローヌスてんかん）症候群、Alpers 症候群と、主に脳白質が侵される Kearns–Sayre 症候群など、他にもさまざまなミトコンドリア呼吸鎖異常症が存在する。病理組織所見としては、神経細胞の脱落、グリオーシス、脱髄、スポンジ様変性が共通して認められる［255］。脳卒中、けいれん、心筋症、不整脈をきたし、致死的転帰をとることもある。

その他の代謝疾患

　糖尿病や先天性副腎過形成の小児では、急性脳血管障害をきたすことがある［256, 257］。また家族性高脂血症は、早発性のアテローム塞栓をきたしやすく、脳虚血性発作のリスクが高い［258, 259］。

第4部　自然死（内因死）

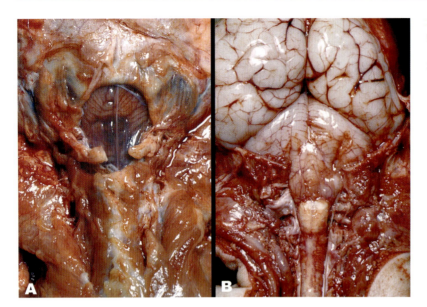

写真 8.34　Arnold–Chiari 奇形の事例の剖検時所見。A、Bともに背面からの写真であるが、延髄と小脳扁桃が下垂していることが確認される。

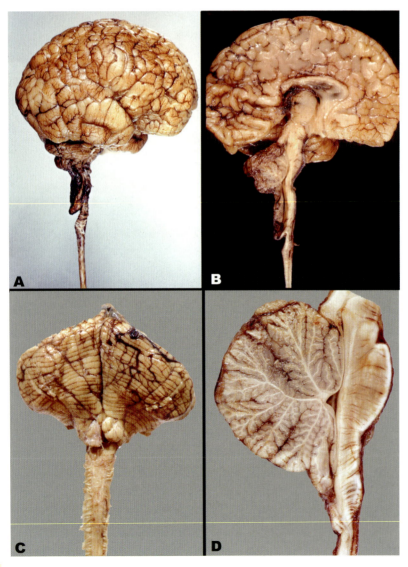

写真 8.35　Arnold–Chiari 奇形の脳の剖検所見。A・Bは側面所見および矢状断であるが、小脳扁桃の下垂が確認される。C・DはA、Bとは別の症例の小脳の背面所見および矢状断であるが、小脳扁桃に同様の奇形が確認される。

発達の遅れを有する子どもは、高度な医療的ケアや見守りを必要とし、虐待を受けた場合に加害行為から逃げることもできない。このような児が突然死をきたした場合、常に虐待による死亡の潜在的可能性について考慮しなくてはならない。致死量の薬物中毒や、抗けいれん薬の血中濃度低下によるけいれんが死因となっている可能性もある。

Arnold–Chiari 奇形

Arnold–Chiari 奇形は、神経管癒合不全による扁平頭蓋底と後頭蓋窩の形成異常をきたす疾患である。延髄・小脳の発達不良、ならびに同部位の頸部脊柱管への下垂をともない、高頻度に睡眠時無呼吸を合併し、脳幹の圧迫により突然死をきたすリスクを有している（写真8.34、8.35）［261-263］。突然死を契機として Arnold–Chiari 奇形の診断がつくこともある［264］。

Chiari 奇形 I 型は、小脳扁桃の慢性的な大後頭孔への落ち込みを特徴とする。一方、多くみられる Chiari 奇形 II 型は、小脳虫部の頸椎管内への陥入、延髄の変形や嵌入、脊髄髄膜瘤を認める。合併症として、大脳多小脳回症、部分もしくは完全脳梁欠損、多発性脳室奇形をともなうこともある［265］。III 型と IV 型はより少なく、前者は高位の脊髄髄膜瘤もしくは後頭部の脳瘤、後者は小脳形成不全を有する〔訳注：現在、脊柱管内への菱脳の陥入をともなわない IV 型はキアリ奇形に含めないこともある〕。

Chiari 奇形 I 型における突然死は、手術、外傷、アルコール摂取などに関連して発生することが多い［266］。ごく軽微な頭部外傷後に突然死した3歳男児例も報告されている。Chiari 奇形 I 型では受傷前から既に頭蓋内圧亢進が存在し、そのため軽微な頭部外傷によるわずかな脳の腫脹が大きな影響を及ぼしたと推測された［267］。本症小児に突然死を引き起こしうるその他の問題点としては、反回神経麻痺による喉頭閉塞（声帯麻痺）が挙げられる。

先天性毛細血管拡張性大理石様皮膚症

先天性毛細血管拡張性大理石様皮膚症（Macrocephaly–cutis marmorata telangiectatica congenita）は大頭症、巨人症、半身肥大、非閉塞性水頭症、発達遅滞、筋緊張低下、前額突出、薄い皮膚と脆弱な皮下組織、合指症、軸後性多指症、関節過伸展、全身もしくは顔面の毛細血管異常、人中の火炎状母斑、といった症状を呈する稀な疾患である。本症に大後頭孔の狭窄、Chiari 奇形 I 型を合併することもある。また頸部延髄の圧迫、無呼吸、不整脈によって、乳幼児期に突然死をきたすこともある［268, 269］。

脳性まひ

脳性まひは、診断名ではなく、中枢神経障害に起因する運動障害を認める場合に、臨床的に便宜上使用されてきた用語である。一般的には、新生児期までに生じた脳の障害による非進行性の運動障害を指し、脊髄や筋肉の障害によるものは含めない［270］。脳性まひの児では、胃食道逆流による誤嚥や細菌性肺炎を生じやすく、生命予後に影響する［271, 272］。脳性まひ児の呈する嚥下障害、浅い呼吸、咳嗽反射・嘔吐反射の障害、免疫異常などは、すべて致死的感染症をきたす原因となりうる［273, 274］。自律神経系の障害も、心停止、呼吸停止の引き金となると考えられている。脳性まひ児の死亡率は、知能障害や運動障害の程度と正の相関を示し、5歳までの死亡率は1％を超えている。オーストラリア西部で行われた研究報告によると、IQ 20 未満の群では成人期まで生存するのが50％であるのに対し、IQ 20 から34の群では76％であったと報告されている［275］。脳性まひ児に異常な頭部の運動に起因するとされる反復性の脳動脈解離を認めることもある［276］。また幼少期に溺水や交通外傷などの外因死をきたす高リスク群でもある。

水頭症

二分脊椎を併発する水頭症患者において、脳室心房シャント関連の肺塞栓症やシャント不全による突然死が146名中12名（8％）に認められた、との報告がある。なお、シャント不全の原因としては、シャントの閉塞（写真8.36）や接続不良によるものであった、とのことである［278］。慢性的なシャント不全や一時的なシャント不全では、その症状がはっきりとしない場合もあり［279］、シャントを有する児が頭痛を訴えた場合には慎重に対応する必要がある。

シャントを有する児は肺塞栓症をきたすことがあるが、そのリスク要因としては長期臥床や心房内シャントや中心静脈カテーテルの留置が挙げられる

(写真 8.37)。シャントやカテーテルの留置はそれ自体が血栓形成促進に働くだけではなく、血管内皮細胞を損傷し、血流障害を生じさせることとなりうる [280]。経静脈栄養カテーテルを留置した小児を対象としたある研究では、肺塞栓症を発症した場合の 5 年生存率は 74％であったと報告されている [281]。心房内シャントや中心静脈カテーテルを有する子どもでは、敗血症を併発したり、肺高血圧症が増悪した場合には、さらにその存在が予後不良因子として働くこととなる（写真 8.38）[261, 282]。心カテーテル検査は肺高血圧症を有する子どもにはリスクが高く、心カテーテル検査の実施が突然死の誘因となることもある [261, 283]。

脳室腹腔内シャントを行っている事例では腸管穿孔、上行性感染をきたすリスクがあり、このような事例として著者らは Arnold–Chiari 奇形の 10 歳男児例を経験している（写真 8.39）[284]。死後の剖検時に、シャントの開存が確認されたとしても、生前にシャント機能不全が存在していたことを否定することはできない [285]。

Dandy–Walker 奇形

Dandy–Walker 奇形は、第 4 脳室と連続する拡張性嚢胞、ならびにそれによる小脳半球離断（小脳虫部欠損）、水頭症を特徴とする。本症の小児は、上記のようなシャント関連の問題に加え、扁桃ヘルニアや血管障害により突然死をきたすリスクを有する

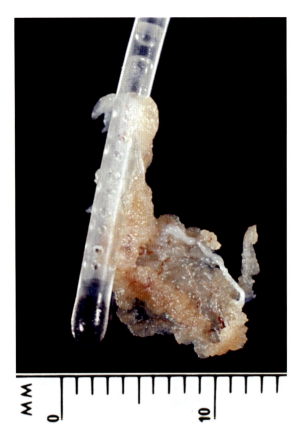

写真 8.36　脈絡叢組織によって閉塞した脳室内シャント。

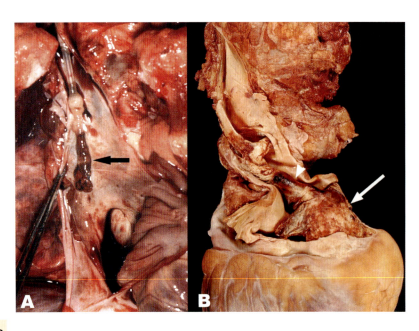

写真 8.37　A は、カテーテル関連の肺塞栓を繰り返し、続発した肺高血圧症で死亡した水頭症の 3 歳女児の剖検時脳所見。脳室心房シャントカテーテルに付着した血栓（矢印）が確認される。B はまた別の、脳室心房シャントを施行していた事例の脳の剖検所見であるが、右房内に巨大血栓が認められた（矢印）。矢頭はカテーテルを指している。

第 8 章　神経疾患

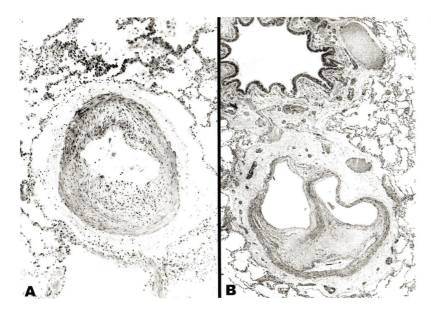

写真 8.38　脳室心房シャントカテーテルにより血栓塞栓症を繰り返し、続発性肺高血圧症を生じた 2 症例の肺の小血管の病理組織所見。著明な血管内皮過形成（A）を認め、複数の細い管腔の形成や再開通所見も確認された（B）。

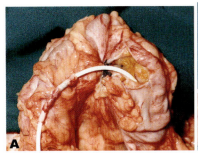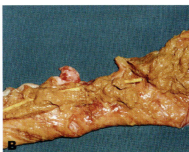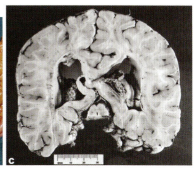

写真 8.39　水頭症で脳室腹腔内シャントを施行していた 10 歳男児の剖検所見。横行結腸中央部でシャントカテーテルが結腸壁を貫通している（A）。34cm にわたって、結腸腸管腔内をカテーテルが走行していた（B）。脳の冠状断面。脳室は軽度拡大し、膿性の浸出液に覆われていた（C）。

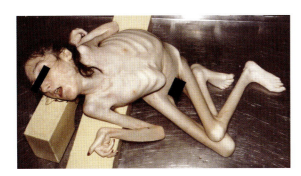

写真 8.40　重症心身障害児では、しばしば著しい脊柱後側彎によって拘束性呼吸障害を生じる。

［286］。橋小脳低形成を合併することは稀ではあるが、このような中枢神経奇形を基礎疾患に有する子どもは、てんかんや胃食道逆流をきたすハイリスク群でもある［287］。

知的障害

　知的障害を有する患者では、コミュニケーション障害のみならず、痛み刺激への奇異な反応、運動感覚障害、行動異常、併存する病態や先天奇形などにより、救急医療の場で診断に困難が生じやすい［288］。したがって重大な病態が隠れていても病歴は不確かで、ショック状態に陥って初めて症状に気づかれることもある［289］。

　また、嚥下反射障害や自律神経失調などの種々の問題も併発しており、そのことが重篤な病態につながってしまうこともある。高度の脊柱後側彎がある

場合は、呼吸運動が制限されうる（写真 8.40）。また過食症などの摂食障害を併発することで、食物片による窒息や誤嚥性肺炎をきたし、致死的となることもある。薬物によって呼吸抑制をきたすこともある［290］。異食症などのその他の食行動異常もしばしば認められ、気道閉塞、血管穿孔、腸捻転、偽性腸閉塞、腸管穿孔やそれにともなう敗血症によって、死の転帰をたどることもありうる。前駆症状として、食思不振、嘔吐、腹部膨満、発熱、便秘の遷延、易刺激性の亢進などが認められることもあるが、このような前駆症状を認めないこともある［288, 289］。

急性腹症をきたした知的障害患者 27 名の原因につき報告したある論文では、腸捻転（22％）や偽性腸閉塞（18.5％）が原因として多かったと報告されている。腸間膜が余剰性に富んでいる患者に、筋緊張低下に基づく便秘症が生じた場合に結腸の拡張が生じることがあるが、腸捻転をきたすこともある。逆流性食道炎に関連して上部消化管出血をきたす場合もあり、そのような患者ではバレット食道の発生率が高い［289］。重度の精神発達遅滞の患者では、呑気症と胃内容排泄遅延によって急性の胃拡張や胃破裂をきたすこともある［291］。

Rett 症候群

概　説

本症候群は 1966 年 Rett により初めて報告された疾患であり、一時期までは正常発達を遂げていた児に進行性の発達遅滞が認められるようになる［292］。本症は Hagburg によりイタチ病（weasel disease）とも呼ばれている。家族発症の事例も存在するが、ほとんどは孤発性で女性のみに発症する。人種間の発症率に差異はなく、女児 1〜2 万人あたり 1 人の発症率である［293, 294］。

臨床徴候

本症の患者には筋緊張低下、一度獲得していた手の機能の消失、揺れながら手を揉むような動きや手でしぼるような動きなどの手の常同運動、歩行異常、覚醒時の過呼吸、小頭症をともなった成長障害、脊柱側弯症、けいれんなどの症状が認められる。骨量減少が原因となり、四肢の骨折をきたすことも稀ではない。また本症は感情表現が乏しく、視線が合わないといった自閉症状がみられ、睡眠中に笑っていたり、じろじろみつめたり、歯ぎしり、金切り声、息止め発作、呑気症による腸管拡張などを認めることもある［294, 295］。典型的な脳波異常を認めることもあるが、それが直接診断に有用となるわけではない［296］。典型的な Rett 症候群の診断要件に関しては、「Rett 症候群診断基準グループ」が要約を発表している。会話が可能な事例、肥満の事例、正常頭囲の事例も報告されている［295, 297］。

他の神経変性疾患では通常、症状は経時的に徐々に増悪していくが、本症候群では乳児期や幼児期早期に急速に退行（症状悪化）が生じる、という特徴がある［298］。臨床的には 4 つのステージに分けられており、ステージ I（発症早期の停滞期）は生後 6〜18 か月の間であり、発達の遅れを認め始める時期である。ステージ II（急速な崩壊期）は 1〜4 歳頃であり、これまでに獲得していた機能、能力が失われ、精神発達遅滞を認める時期である。ステージ III（仮性安定期）は、歩行は保持できているが、ゆっくりと運動神経の退行がみられる時期である。そして、ステージ IV（晩期の運動機能低下）は重篤な機能能力の障害をきたし、車椅子に依存する時期であり、この状態がおよそ何十年にもわたり、続くこととなる［292］。

病　因

Rett 症候群の原因遺伝子は X 染色体上の Xq28 にあり、この遺伝子はシナプス形成や伝達に重要なメチル CpG 結合蛋白（MECP2）をコードしている。*MECP2* 遺伝子には少なくとも 225 の変異が知られており、うち最も頻度の高い 8 つの変異で Rett 症候群患者の 70％を占めている。しかしながら、*MECP2* の変異は無症候性の女性や男性でも同定されているものであり、遺伝子変異のみで患者個人の予後につき予測することは困難である［294, 297, 298］。

病理学的特徴

本症患者は低身長で、かつ脊柱側弯症や四肢の屈曲拘縮を認めるのが一般的である。脳幹の呼吸循環を司る神経が未熟であり、神経病理組織学的には前頭・側頭葉皮質の第 III／IV 層にある錐体路

神経の樹状突起が小さいという特徴があり、神経細胞の成熟に欠陥または遅延があったことは明らかである。これらの所見から本症では、神経線維網内（ニューロピル）の軸索‐樹状突起間の結合の発達に異常があることが示唆されている。また、ドーパミン、コリン、アセチルコリントランスフェラーゼ、セロトニン、ノルエピネフリンなどの神経伝達物質の濃度減少も報告されている［295, 299, 300］。

突然死の発生

平均死亡年齢は20歳とされており、ほとんどの患者は7～35歳までの間に死亡するが、稀に老年期まで生存する事例も存在している。本症候群の死亡事例のうち22～26％が突然死であると報告されており、これは1～22歳における人口10万人あたり1.3人の割合に相当する［301–303］。なお、一般人口における突然死の発生率は、それぞれの年代の死亡事例の2.3％である。Rett症候群の50～90％にてんかん発作（部分発作または全般発作）を合併する。けいれんのコントロールは難渋することも多く、そのことが突然死と関連するとされている［201, 203, 296］。

自律神経系障害に関連した心血管系症状として、徐脈性不整脈を含む致死的な心室性不整脈や、心房結節障害や心拍変動の減少などを認めることもある［301, 302］。本症に特異的な異常ではないが、QT延長やT波異常を併発する事例もあり、ステージIVの患者では直接的な心臓への障害によって、もしくは頭側延髄腹外側野の神経細胞の変化による中枢性自律神経障害によって、全例に心電図異常が認められるとされている［303］。

後側弯症による胸郭の拡張性の減少、頻回な胃内容の誤嚥による呼吸器症状を認めることもあり、自発呼吸のコントロール障害により無呼吸発作をきたすこともある。反復する過呼吸発作を75％の患者に認め、そのうちの75％に無呼吸発作をともなうとされている［304］。麻酔時に呼吸器合併症をきたす頻度も高いとされている［305］。

残念ながらこのような神経系・心臓の機能的な障害は、剖検時に構造的な欠陥として確認しうるものではなく、目撃者がいない状態で死亡していた場合には、推論を働かせ除外診断を行っていくよりない。このような診断の流れについて、著者は21歳のRett症候群の女性の症例報告を行っている。彼女はベッド上で突然死していたのを発見されたのだが、前夜まで体調はよく、最近は明らかな症状の悪化も認めていなかった。剖検においても、突然死をきたす急性期の病的所見は何も確認しえなかった［292］。Rett症候群における突然死の原因となりうる病態について、表8.7にまとめ掲示した。

表8.7　Rett症候群の突然死の原因

てんかん
脳幹機能不全： 　呼吸不全／無呼吸 　不整脈
肺炎／誤嚥／敗血症
急性胃拡張および胃破裂
外傷
薬剤性

出典：Byard［292］.

関連する症候群

非典型的なRett症候群において*MECP2*遺伝子変異を認めることがある。ただこの遺伝子異常はAngelman症候群の女性、Klinefelter症候群の男性、家族性X連鎖精神遅滞の患者、致死性脳症の患者に認められたとの報告もある［294］。

Lafora病

Lafora病はMERRF（Myoclonus Epilepsy with Ragged Red Fibers: Ragged Red Fiber: 赤色ぼろ線維・ミオクローヌスてんかん）症候群やUnverricht–Lundborg病、神経セロイドリポフスチン沈着症、歯状核赤核淡蒼球ルイ体萎縮症、シアリドーシス1型（cherry-red spot陽性ミオクローヌス症候群）などを含む進行性ミオクローヌスてんかん症候群の1つである［306–308］。

臨床徴候

Lafora病は、てんかん大発作やミオクローヌスけいれん、失調、随意運動障害、進行性の認知症を特徴とする。突然に転倒発作を起こすこともあり、運動や興奮状態が引き金となりミオクローヌス発作が生ずることもある。通常6～19歳の間に発症し、発症後2～10年で死亡するとされている［309］。

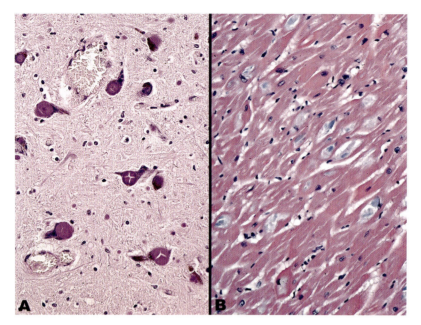

写真8.41 Lafora病の23歳女性の脳の病理組織学的所見。核偏位をともなった神経細胞や隣接するニューロピルに、特徴的な同心円層状構造体の典型的なLafora小体が存在している（A）。同症例の心臓の病理組織学的所見（PAS染色）。細胞質内に不規則にPAS染色陽性物質が存在している。

大部分の患者は慢性進行性の臨床経過をたどるが、NHLRCL変異を有する患者はゆっくりと症状が進行し、時に予期せぬ突然死をきたすこともある［310］。

病因

Lafora病で最初に確認された遺伝子変異は6q24染色体上の EPM2A 遺伝子であるが、その他にも多くの遺伝的異常が確認されている。EPM2A 遺伝子は、蛋白質チロシンホスファターゼである laforin をコードしている［311］。EPM2A 遺伝子上に、欠失、ミスセンス変異、ナンセンス変異、フレームシフト変異などの遺伝子異常が少なくとも43箇所で確認されているが、本遺伝子は本症の48〜70%の患者の責任遺伝子とされている［312］。Lafora病に関連するその他の遺伝子としては、6p22.3染色体上にある NHLRC1 遺伝子や EPM2B 遺伝子が挙げられる。これらの遺伝子は27〜40%の患者の責任遺伝子とされている。なおこれらの遺伝子は malinという蛋白質をコードしている［313］。NHLRC1 遺伝子には23箇所の変異が確認されている。laforinと malin はともに小胞体に存在しており、ポリグリコサンの堆積を防ぐ働きがあると考えられている［314］。しかし、3〜12%の家系では6q24染色体と6p22染色体上のマイクロサテライトマーカー解析で異常はなく、EPM2A 遺伝子や NHLRC1 遺伝子の変異が認められない［315］。

病理学的特徴

通常、Lafora病の診断は生前の皮膚生検で、アポクリン腺周囲の筋上皮細胞やエックリン腺の導管細胞内に、卵円形でPAS陽性かつジアスターゼ耐性の、異染性の細胞質内封入体を認めることにより確定される［316］。剖検時に同様の封入体は脳、心臓、神経、脊髄神経、網膜、横紋筋、肝臓に認められる（写真8.41）［317］。

ポリグリコサン凝集体（Lafora小体）は1991年に最初に報告された小体であるが、アミロイド小体と類似した構造、組成をしている。この小体は歯状核、橋、網様体核、黒質、上オリーブ核、基底核、大脳皮質などの神経細胞の細胞質内に認められ、樹上突起だけでなく軸索にも管状顆粒として確認される。また電子顕微鏡所見では、細胞膜との結合は認められず、細胞質内の短い線維や顆粒物質の集合体として確認される［307, 318］。

突然死の発生

臨床的には慢性進行性の経過をたどるため、死亡時には臨床医によって心疾患、肝疾患、誤嚥性肺炎、けいれん重積などの内因疾患による死亡と推定され、大部分の患者は法医学者や監察医のもとで剖検されることはない［309］。Lafora病の患者がてんかん発作によって予期せぬ突然死をきたす可能性はあるが、通例は剖検時に異常所見を認めるため、定

第 8 章　神経疾患

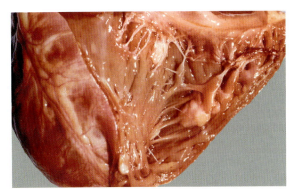

写真 8.42　結節性硬化症の児の心臓の剖検所見。結節性心内膜下横紋筋腫が認められた。

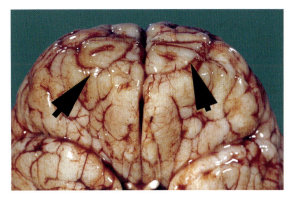

写真 8.43　結節性硬化症の児の脳の剖検所見。2 個の大脳皮質結節（矢印）が認められた。非常に微細な変化であることに注意していただきたい。本児は生前には結節性硬化症は未診断であった。

義上は「てんかんによる突然死」または「てんかん患者に起きる予期せぬ突然死（SUDEP）」の要件のすべてを満たすものとはならない。突然死のメカニズムとしては、中枢性無呼吸や神経因性の致死的不整脈が原因と考えられている。その他の突然死をきたす原因として、窒息、神経学的な調節障害が原因で生じる嚥下障害や摂食障害による胃内容物の誤嚥、直接的な心臓障害による不整脈、なども可能性として挙げられる。著しい精神運動発達遅滞をともなうため、危険な状況を回避できず、体位性の窒息が生じ、突然死をきたすこともありうる［310, 319］。

Friedreich 失調症

本症は、通常思春期前に発症する遺伝性の脊髄小脳変性疾患であり、四肢の失調、構音障害、側弯症、凹足、眼振などの症状を呈する。心循環器系の異常を高率に合併し、突然死をきたすリスクも高い［320, 321］。

遺伝形式は常染色体劣性遺伝であり、98％の患者では 9q13 染色体上の FRDA 遺伝子に異常が認められるが、遺伝的異質性があることも判明しており、9p23–p11 上にも遺伝子変異部位があると報告されている。FRDA 遺伝子は frataxin というタンパク質をコードしているが、これはミトコンドリア内に確認される可溶性タンパク質である［322, 323］。

患者は通例 40 ～ 50 代で死亡するが、小児期から不整脈、大動脈弁下狭窄、拡張型心筋症、肥大型心筋症を呈することもある［325–327］。心臓は病理組織学的には、冠動脈の血管内膜繊維の増生、びまん性の心筋線維化、心筋の脂肪変性などの非特異的所見しか認められない［328］。

本症は、糖尿病の合併頻度が高く、ケトアシドーシスをきたしやすいとされている。また本症では頭蓋内の血栓塞栓症や頭蓋内出血をきたしやすいとされている［329］。

結節性硬化症（Bourneville-Pringle 病）

本症は、精神発達遅滞、てんかん、顔面血管繊維腫（脂腺腫）を特徴とする常染色体優性遺伝性疾患である［330, 331］。本症は、hamartin と tuberin という 2 種の蛋白が複合体を形成することができないために、多岐にわたる組織や臓器系の細胞の遊走・増殖・分化に異常が生じることが原因である。遺伝子浸透度はさまざまであり、多彩な臨床症状を呈する［332–335］。発生率は、出生 6000 人あたり 1 人の頻度とされているが、その大半は突然変異が原因の孤発例とされている［336］。

臨床徴候

大症状としては、顔面血管繊維腫や前額部皮疹、白斑、非外傷性多発性爪囲線維腫、心臓横紋筋腫（写真 8.42）、Shagreen パッチ（隆起革様皮）、網膜巨細胞性星細胞腫、網膜過誤腫、大脳皮質／皮質下グリア神経細胞（結節性）過誤腫（写真 8.43）、上衣下巨細胞性星細胞腫（SEGA: subependymal giant cell astrocytomas）、上衣下結節、肺リンパ脈管筋腫

第 4 部　自然死（内因死）

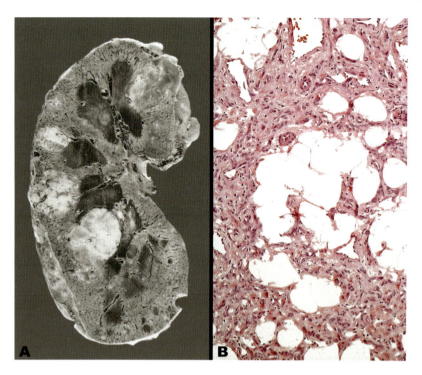

写真 8.44　結節性硬化症の 24 歳女性の腎臓の剖検所見（横断面）。多発血管筋脂肪腫を認めている（A）。本事例は、一部の腫瘍からの腫瘍内出血により死亡した。B は病理組織学的標本であるが、腎血管筋脂肪腫に特徴的な成熟した脂肪細胞とともに、平滑筋と血管が散在している所見が確認される。

表 8.8　結節硬化症における、突然死と関連する要因

心	脳	腎	血管	肺
不整脈	てんかん	腫瘍内出血	動脈瘤破裂	気胸
流出路障害	腫瘍内出血			乳糜胸水
	閉塞性水頭症			

出典：Byard, Blumbergs, & James [333].

症、腎血管筋脂肪腫（写真 8.44）が挙げられる。小症状としては、放射状大脳白質神経細胞移動線、骨嚢胞、歯エナメル質の多発性小腔、直腸過誤腫性ポリープ、歯肉繊維腫、腎以外の過誤腫、散在性小白斑、腎嚢胞、網膜無色素斑が挙げられる［335, 337］。3 〜 5％の患者には多嚢胞性腎疾患が認められ、ごく稀に巨大膀胱短小結腸腸管蠕動不全症、大動脈・末梢動脈・頭蓋内の動脈瘤を認めることもある［338–341］。主症状であるてんかんは、大脳皮質結節などの中枢神経領域の病変が原因である。若年者に予期せぬ突然死をもたらすという点では、心臓横紋筋腫はより重要な症状といえる。結節性硬化症における突然死の原因を表 8.8 にまとめ、掲示した。年齢別にみると、横紋筋腫は小児により多く認められ、肺リンパ筋腫症は成人女性により多く認められている［333］。

病　因

現在、本症は TSC1 遺伝子と TSC2 遺伝子という 2 つの原因遺伝子が特定されている。以前は 11 番染色体に関連があるのではないかとされていたが［346］、TSC1 遺伝子は染色体 9q34 に存在し、TSC2 遺伝子は 16p13.3 に存在することが判明している［343–345］。TSC1 遺伝子、TSC2 遺伝子はどちらもがん抑制遺伝子であり、それぞれ hamartin と tuberin というタンパク質を産生することが、大脳皮質結節から得られた神経細胞で証明されている［347］。しかし 15％の症例ではそれらの遺伝子異常は認められず、2％の症例では生殖細胞系列モザイクを呈している。このため、遺伝子異常がないという理由で結節性硬化症を否定することはできない［348］。

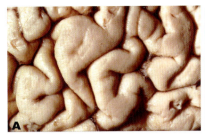
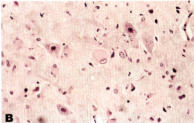

写真 8.45　結節性硬化症の13歳男児の脳の剖検所見。Aは肉眼的所見であるが、異常脳回が確認される。Bは病理組織学的所見であるが、巨大異型細胞が確認される。

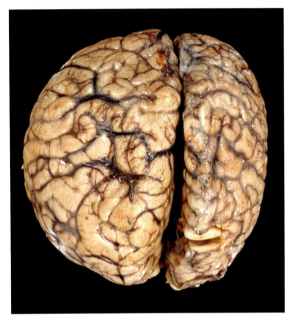

写真 8.46　結節性硬化症の11歳男児の左右非対称性の大脳。

病理学的特徴

　剖検を行うと、骨格筋を除くほぼすべての臓器組織において、これまで細かく述べたさまざまな病変が観察される［333, 349, 350, 351］。脳所見としては、脳室拡大や中枢神経の脱髄が認められ、正常なニューロンやアストロサイトの組織中に、大型異型細胞が集結した皮質結節が散在し（写真 8.45）、また上衣下結節とともに巨細胞性星細胞腫が認められる［331, 352］。大脳が左右非対称性を呈することもある（写真 8.46）。

　心臓横紋筋種は、グリコーゲンに覆われた肥大筋細胞からなる［352］。細胞内にグリコーゲンが沈着することで細胞質や細胞内小器官は中央に密集し、その特徴的な形態は星状細胞（spider cell）と呼称される（写真 5.51）。横紋筋種は通常直径1〜10mm程度で多発性であり、心室内に突出していることが多い［353］。

突然死の発生

　心臓横紋筋腫の症例の中には結節性硬化症の不完全型が隠れている場合がある［354］。無症状の場合もあり、幼小児の剖検で偶然みつかる場合もあるため［352］、突然死の原因を考察する上で重要な疾患である［339, 355–359］。心臓横紋筋腫は左室流出障害や冠動脈血流障害の原因となり、また伝導路を障害することで不整脈を引き起こすこともありうる［360–362］。WPW症候群との関連性について指摘する研究報告もある［336］。また腫瘍塞栓をきたし、脳虚血が引き起こされることもありうる［363］。

　若い女性で、腎血管脂肪腫からの出血により突然死したとの事例も報告されている［333］。また稀ではあるが、幼小児では増加したムコ多糖体が沈着することで膠原繊維が断片化し、それにより動脈の破綻が生じることもある。頭蓋内外の小動脈に多発性に動脈瘤が形成されることもある［364–367］。

剖検調査

　剖検により正確な診断を下すことは、結節性硬化症の遺伝的な特性を考えると非常に重要である。本症は、家族歴がなく突然変異による孤発例と診断されている事例が80％を占めているが、一見異常がないと思われる同胞や両親にも、心エコーや放射線検査を行うと結節性硬化症に一致する所見がみつかることもある［332］。必ずしも全例に該当するわけではないが［368］、その可能性を認識しておくことで、必要性を感じた際に、保存した死亡児の組織や体液を用いて、さらなる精査を行うことにつながる。例えば、患者から採取し培養した繊維芽細胞を用いることで、遺伝子異常を診断することができる［369］。一方、遺伝異常が明らかでない症例でも、遺伝性が判明している症例と同様に遺伝医学者との連携を行うことが非常に重要である。

神経線維腫症

神経線維腫症1型と2型は多岐にわたる臨床徴候を持つ遺伝性の神経皮膚疾患であり、突然死をきたすこともある［370］。このように事例による差異が大きい神経線維腫症や結節性硬化症を概念化する際には、これらの疾病を「多様な疾患の集合体を表す用語」と捉えることが有用である［371］。一般的に、神経線維腫症の確定診断は生前に下されているが、剖検されるまで診断がついていない事例も存在する。およそ50％の事例では遺伝性疾患の性質があり、正確な診断を下すことはそのような観点からも重要である。

神経線維腫症1型

発生率

神経線維腫症1型は1849年にSmithによって初めて報告され、一般にvon Recklinghausen病という病名で知られている。出生3000～4000人あたり1人の割合で認められ、性別や人種による差は認められない［372, 373］。

臨床徴候

神経線維腫症の臨床的特徴は非常に多様であり、同一家族にあっても個人差が非常に大きいため、形態的な特徴から予後を予測することは困難である。また、剖検所見も非常に多様性がある。低身長・脊柱後側彎症・下位肋骨の突出をともなう胸郭の非対称な変形といった骨格異常を認めることも多く、髄内線維化や骨皮質の菲薄化をともなう長管骨の内反が生じ、蝶形骨の異形成を認めることもある。病的長管骨に、修復の過程で偽関節が生じることもある［372］。頭蓋内所見として、Chiari奇形1型、中脳水道狭窄に関連した水頭症、白質の増加にともなう大頭などを認める場合もある［374］。皮質形成異常を認めない事例であっても、軽度の知的障害やてんかんが約4％に認められる［375］。

皮膚の所見は、日光露出部で目立たずに鼠径部や腋窩の小斑点のみという場合もあるため、剖検時には全身の皮膚表面の注意深い診察が必要である。これらの小斑点は90％の症例で認められ、びまん性の色素沈着をともなっていることが多い。その他の皮膚所見としては、色素性蕁麻疹、特徴的な色素沈着斑、いわゆるカフェオレ斑（CALM: café-au-lait macule）が挙げられる（写真8.47）。このような皮膚所見は多くの場合、神経線維腫症の事例で最初に気づかれる徴候であり、幼少期から10～40mmの大きさの卵円形の色素沈着斑が認められることが多い。皮膚の色素斑の大きさや数は思春期に増加し、成人以降はその色合いは薄れていく。皮膚の色素斑は神経線維腫症1型に特徴的ではあるが特異的ではなく、罹患者の95％で認められる一方で一般人口の25％でも認められる所見である。80％の事例では、眼に明らかな低色素あるいは過剰色素の虹彩過誤腫（虹彩結節）が認められる［376, 377］。

視交叉の腫瘍により視床下部・下垂体軸（hypothalamic–pituitary axis）の恒常性維持機構が破綻し、思春期早発などの小児期内分泌異常をきたすこともある。稀に前思春期の男児に女性化乳房を認めることもある［378］。

腫瘍形成もまた特徴的な所見であり、皮膚／皮下の神経線維腫、叢状神経線維腫、悪性の末梢神経鞘腫（MPNST: malignant peripheral nerve sheath tumor）、髄膜腫、脊髄・視神経膠腫、横紋筋肉腫、褐色細胞腫、慢性骨髄性白血病などを合併する（写真8.48–8.50）［372, 379］。神経膠腫は年齢とともに発症するリスクが上昇する。一方、星細胞腫をきたすこともあり、その場合には小児期に生じることがほと

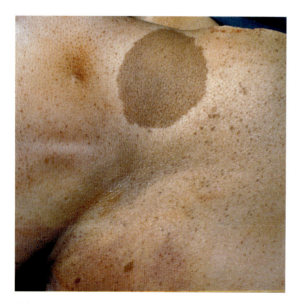

写真8.47　神経線維腫症1型における典型的なcafé-au-lait斑。周囲に多数の雀卵斑様色素斑をともなっている。

第 8 章　神経疾患

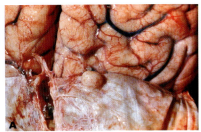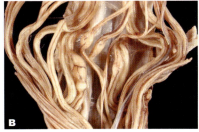

写真 8.48　神経線維腫症 2 型の 16 歳女児の剖検所見。傍矢状髄膜腫が確認された（A）。B はまた別の症例の剖検所見であるが、馬尾に多数のシュワン細胞腫が認められた。

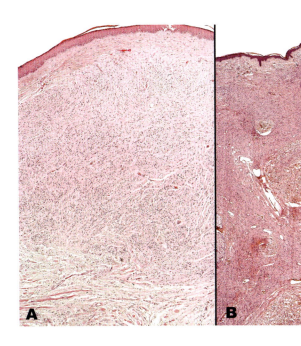

写真 8.49　A は典型的な皮下神経線維腫の病理組織学的標本であるが、紡錘形細胞がシート上に広がっている。一方、B は典型的な叢状神経線維腫の病理組織学的標本であるが、紡錘形細胞は島状に離散している。

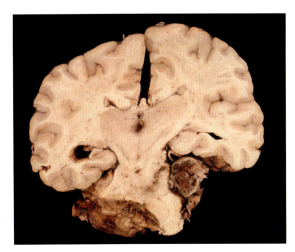

写真 8.50　神経線維腫症 2 型の事例の脳の剖検所見。小脳橋角部に悪性のシュワン細胞腫が認められ、腫瘍が隣接した脳を圧迫しているのが確認される。

んどである。また合併する星細胞腫は、一般に低悪性度の毛様細胞性星細胞腫であり、通常は視床下部、視神経、視交叉に生じるが、稀に脳幹や小脳にも生じうる［380］。神経線維腫症 1 型における最も一般的な中枢神経腫瘍は、低悪性度の視神経膠腫であり、本症の小児の 15% で認められる。神経線維腫症 1 型における視神経膠腫は通常ゆっくりと成長し、徐々に視力障害をきたすようになる［374］。また骨髄の悪性腫瘍の発症リスクは、正常の小児に比し 200 ～ 500 倍高い［381］。

末梢神経腫瘍として神経線維腫を発生することもあるが、これはシュワン細胞、線維芽細胞、周皮細胞が増殖し、混在したものからなる。腫瘍は皮膚にできることもあれば皮下にできることもあり、また腫瘍は叢状となるが、結節性の場合もあればびまん性の場合もある。皮膚の神経線維腫は多くの場合、柔らかく、皮膚に固着し、有茎性で、非常に巨大な大きさとなる。皮下の神経線維腫は一般的に固い

が、時に柔らかい結節を形成することもある。どちらの型の腫瘍も良性でゆっくりと拡大するが、皮下の神経線維腫であること、ならびに男性であることは、年齢調整後の独立した予後不良因子であると報告されている［382］。

叢状神経線維腫は、結節性かびまん性のいずれかのパターンとなるが、独立した腫瘍を形成する前者は、神経根の周囲に群発して発生する。結節性の叢状神経線維腫が神経根に沿って成長してきた場合、椎間孔の中で神経根や脊髄が圧迫され、神経障害を引き起こすこともあり、典型的な「ダンベル型腫瘍」と呼称される形態を呈することもある。びまん性の叢状神経線維腫はより広範囲に広がり、時に悪性化して隣接した臓器・組織に浸潤し、機能障害を引き起こすこともある（5～13％）［375, 383］。神経線維腫症は、（i）カフェオレ斑、間擦部のしみ、Lisch 結節、（ii）皮膚・皮下・叢状神経線維腫、（iii）大頭症、視神経膠腫、その他の腫瘍、の 3 つの群に分けられる［384］。

神経線維腫と平滑筋腫を併発した事例の 11～25％で消化管障害が生じるが、閉塞や穿孔まできたすことは稀である。ただ消化管出血をきたすことはあり、突然、大量の出血をきたす場合もあるが、慢性的に出血を生じることもあり、その場合には鉄欠乏性貧血をきたす［385］。

血管奇形として、血管拡張や動脈瘤形成を認めることもあり、血管狭窄や線維筋性異形成をともなうこともある。動静脈瘻やその他の血管奇形を含むびまん性の血管障害を認め、破裂や致死的出血をきたすこともある［386, 387］。小児においては、腎実質内を含む腎動脈病変によって、著明な高血圧が引き起こされることもある［388, 389］。稀ではあるが神経線維腫症 1 型や 2 型の事例に、軟膜の血管増殖（いわゆる髄膜血管腫症）をともなうこともある。髄膜血管腫症は時にけいれんの原因となるが、神経線維腫症にともなう場合、通常は無症状である［390］。もやもや病は、脳の基底部の網状の動脈血管増殖性疾患であり、"puff of smoke（もやもやと煙がたちこめるような）"と呼称される血管造影所見を呈する。もやもや病の病的血管では著明な内膜増殖を認め、血管内腔の狭小化をきたしたり、微小動脈瘤をきたし、くも膜下出血、脳虚血、脳実質内出血を引き起こすことがある。神経線維腫症 1 型の罹患者はもやもや病の発症率が高く、異常血管に関する脳 MRI 研究ではおよそ 2.5％の患者で確認されたと報告されている［391, 392］。神経線維腫症 1 型は生前にはしばしば無症状であるため、本症における正確な血管奇形の発生率を推測することは難しい［393, 394］。そのため剖検時に病理学的な変化の範囲を正確に評価し、知見を集積することが望まれる。

肺の異常として、重症な肺高血圧をともなう線維筋性異形成や、ブラの形成をともなう間質性線維性肺胞炎などを認めうる［395, 396］。妊娠によって重症肺高血圧が引き起こされ、著明な子宮発育遅延をきたしたり、胎児死亡に至ることもある［397, 398］。

病因

神経線維腫症 1 型は、17q11.2 に存在する *NF1* 遺伝子に変異や欠失がある場合に生じる。*NF1* 遺伝子は GTPase 活性化タンパクの調整や、ニューロフィブロミン（*ras* 癌原遺伝子を不活化状態に保つことで腫瘍抑制性の働きをしている）の調整を行う役割を担っている。*ras* 癌原遺伝子は一旦活性化されると、神経皮膚の組織に対し、細胞増殖や腫瘍形成を引き起こす。*NF1* 遺伝子の変異は、これまで 250 部位以上報告されている。

神経線維腫症 1 型の遺伝様式は常染色体優性遺伝であるが、およそ半数の症例が突然変異による事例である。浸透率は 100％であるにもかかわらず、遺伝的モザイクのため 8 歳までの表現型には非常に多様性がある［399–401］。

診断

神経線維腫症 1 型と診断するためには、7 つの診断基準（①2 つかそれ以上の典型的な神経線維腫、または 1 つの叢状神経線維腫、②少なくとも 6 つのカフェオレ斑または色素沈着斑〈思春期前の小児期には直径 5mm 以上、思春期後においては 15mm 以上〉、③腋窩または鼠径の小斑点、④2 つかそれ以上の虹彩過誤腫、⑤視神経膠腫、⑥皮質の菲薄化などの長管骨異常〈偽関節の有無を問わない〉、蝶形骨の形成異常、⑦第一度近親者〈きょうだい、両親、子ども〉の神経線維腫症の患者の存在）のうち 2 つを満たす必要がある［402］。

剖検時に、もし診断基準に挙げられている各種所

見のいずれかが認められた場合、神経線維腫症が存在する可能性を考慮する必要がある。確定診断がなされていた場合は、カルテからその情報が得られるであろうが、臨床医によって診断がなされていない事例の場合、家族への問診、臨床経過、遺伝子検査などによって確定診断を行うこととなるであろう。ただ、たとえこれらの症状が複数認められたとしても、神経線維腫症1型の予後は一般的に良好である。例えば6つ以上のカフェオレ斑とその他の所見を認め、神経線維腫症1型と診断された成人患者の40%では、診断時に呈していた所見以外の合併症を認めることはない。ただ神経線維腫症1型の小児は、時間経過が短くこれらの症状の多くがまだ発現していないため、臨床経過中にその他の合併症を認めるようになることは十分に考えられる［403］。

突然死の発生

神経線維腫症1型と確定診断された場合、主に合併する血管疾患や悪性疾患のため、統計的には健常人に比して、寿命は15年程度短い［404, 405］。高血圧症が単独で生じることもあれば、妊娠、カテコラミン分泌性の褐色細胞腫、線維筋性異形成による腎動脈狭窄などに続発して生じることもあり、それにより脳内出血、大動脈解離、代償性心肥大にともなう不整脈などをきたし、予期せぬ突然死が引き起こされることもある［377, 406, 407］。

線維筋性異形成による血管狭窄の結果、脳血液環流が減少し、けいれんや虚血性脳梗塞が引き起こされることもある。これらの血管狭窄性病変は、程度や増殖のタイプに基づいて、限局型、結節型、拡散型（びまん性）と分類されたり、血管内膜型、血管内膜性動脈瘤型、血管周囲結節型、類上皮型と分類される［408］。心外膜や壁内の冠動脈も、線維筋性異形成にともない狭窄をきたすことがあり、急性心筋虚血を引き起こし、突然死をきたしうる［409］。剖検時に以前の虚血のエピソードによる瘢痕所見が認められることもある［394］。肺血管に狭窄をきたすことで著明な肺高血圧を認めることもあり、末梢血管に狭窄をきたすことで壊疽が引き起こされることもある［410］。

その他の心臓の合併症としては、肥大型心筋症（写真8.51）、僧帽弁逸脱症などが挙げられる［411, 412］。胸部大動脈瘤が解離・破裂することで、胸郭

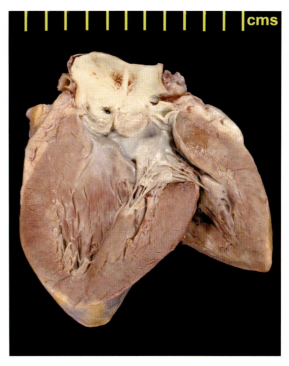

写真8.51　神経線維腫症の事例に認められた、著明な左室肥大。

内に大量出血をきたし、突然死をきたすこともある［413, 414］。頸部／上縦隔の軟部組織に出血をきたし、血管周囲に血腫が形成されることで、隣接した血管や気道に重度の圧迫を引き起こすこともある。消化管などに発生した腫瘍が血管内に浸潤したり、血管への圧迫を引き起こすこともある。喉頭部の叢状神経腫によって重大な気道狭窄をきたした小児の症例報告も存在している［415］。頭蓋内外の腫瘍内に自然出血をきたし、突然死をきたすこともある（写真8.52）［416-419］。神経線維腫症1型の神経膠腫は通常は低悪性度であるが、脳実質内に自然出血をきたし突然死した小児の症例報告も存在している［40］。

稀ではあるが神経線維腫によって、上部脊髄の圧迫をきたしたり［400］、気道や迷走神経の圧迫［420, 421］をきたすことで突然死した症例も報告されている（これらの突然死例は重度の脊椎側彎症の有無にかかわらず報告されている）。腫瘍が大血管や心臓を直接的に圧迫することで血流障害をきたすこともありうる［393, 422］。

けいれんをきたすことは比較的稀であり、きたしたとしても通常は内服治療によりコントロールされる。てんかんを合併する他の疾患と同様、予期せぬ

第 4 部　自然死（内因死）

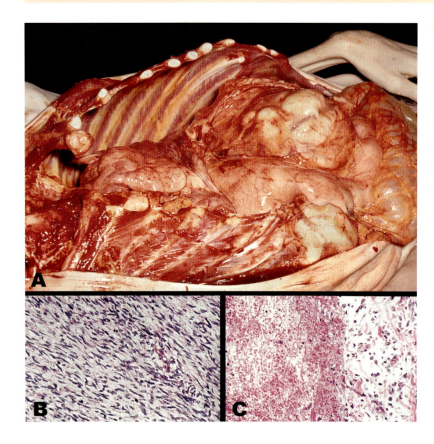

写真 8.52　von Recklinghausen 病の 15 歳女児の剖検時所見。A はマクロ所見であるが、後腹膜に巨大な神経線維腫を認めており、致死的な出血を引き起こした悪性化領域も確認された。B、C は病理組織学的所見であるが、紡錘形腫瘍細胞（B）と、腫瘍実質内の出血をともなう広範な壊死領域（C）が確認される。

突然死をきたすことがありうるが、やはり同様に剖検時に何らの急性所見も認められないことがほとんどである。本症患者の剖険時の薬毒物スクリーニング検査で抗けいれん剤が検出されることがあり、その場合、病歴聴取で明らかになっていなくても、てんかんを合併しており治療を受けていたことが示唆される。もちろんこの場合であっても、血中濃度が治療濃度以下のこともある。神経線維腫症 1 型の予期せぬ突然死の際に認めうる所見を表 8.9 にまとめ、掲示した。

関連する症候群

Noonan 症候群は、眼瞼裂斜下、両眼隔離、後方に回転した耳、短い頸部、胸骨の変形、肺動脈弁狭窄・心房中隔欠損・肥大型心筋症などの心疾患をともなう症候群であるが、神経線維腫症 1 型との関連性が指摘されている（第 12 章参照）。このような事例は、神経線維腫症 1 型のうち Watson タイプと分類されている（Watson 症候群と呼称される）が、その頻度は稀である。例えば、神経線維腫症基金国際データベースに登録されている 2322 名の患者調査では、Watson 症候群に該当したのは 4 名のみであった。単独に肺動脈弁狭窄を合併した事例は 25 名おり、5 名が大動脈縮窄を合併していた。また動脈円錐異常症の合併も稀であり、総じて本研究では、神経線維腫症の患者における先天性心疾患の合併比率は 0.4 〜 6.4％ のみであったと報告されている ［393, 423］。

神経線維腫症 2 型

発生率

神経線維腫症 2 型は、1981 年に初めて、神経線維腫症 1 型と明白に区別されたが、最初に神経線維腫症 2 型と思われる事例（Wishart による報告事例）が報告されたのは、1820 年にさかのぼる。本症は出生約 4 〜 5 万人あたり 1 人の割合で発生し、性別や人種による差異は認めない ［401, 424, 425］。

臨床徴候

神経線維腫症 2 型は末梢神経系と中枢神経系に腫瘍を形成することが特徴であり、特に第 VIII 脳神経（内耳神経）の分枝にシュワン細胞腫を形成することが特徴的である。これらの腫瘍によって、平衡

表 8.9　神経線維腫症 1 型の予期せぬ突然死事例に認めうる剖検所見

血管系
- 血管障害
  - 動脈瘤解離／破裂
    - 軟部組織の出血
    - 血胸
    - 脳内出血
  - 血管内膜線維過形成
    - 腎動脈狭窄
    - 冠動脈狭窄
    - 脳動脈狭窄／もやもや病
    - 肺高血圧症
- 髄膜血管腫症
- 先天奇形
  - 大動脈縮索

頭蓋外腫瘍
- 褐色細胞腫
  - 高血圧
    - 頭蓋内出血
    - 大動脈解離
    - 心拡大
- 神経／間質性腫瘍
  - 血管侵入／圧迫／異常血管
    - 縦隔／軟部組織／消化管出血
    - 血胸
  - 局所での拡大
    - 迷走神経圧迫
    - 気道閉塞

中枢神経系
- 腫瘍
  - 出血
  - 脳幹圧迫
  - 水頭症
- 血管障害
- 先天奇形
  - Chiari 奇形 1 型

心臓
- 冠動脈の血管障害
  - 急性心筋梗塞
  - 心筋線維症
- 肥大型心筋症
- 僧帽弁逸脱
- 先天奇形
  - Watson 症候群
  - 肺動脈弁狭窄

その他
- 妊娠
  - 高血圧の増悪
    - 脳内出血
    - 大動脈解離
    - 心拡大
  - 胎盤病理
  - 胎内死亡

出典：Byard［370］.

障害と進行性難聴をともなう前庭機能障害が引き起こされる［424］。シュワン細胞腫が小脳橋角に両側性に形成された場合、水頭症をともなう脳幹の著明な圧迫をきたしうる。頭蓋内新生物の約 8% を神経線維腫症 2 型の腫瘍が占めており、診断に結びつく特徴的な所見である［426, 427］。神経線維腫症 2 型に悪性の腫瘍が発生することもある。

脊髄神経根のシュワン細胞腫は通常は無症候性だが、ある程度大きくなると脊髄を圧迫する可能性もある。本症患者の約半数で、末梢神経のシュワン細胞腫や髄膜腫が認められる。剖検時、シュワン細胞腫は皮膚の結節や隆起として確認される。髄膜腫は通常は良性で成長が緩徐であるため、以前に外科的治療を受けていた場合、その痕跡が確認できるであろう。上衣腫、星細胞腫を含むその他の腫瘍も、本症患者の 3 分の 1 程度に認められる。前者は通常脊髄内や馬尾に発生するが、時に脳内に認められることもある。剖検時に標準的な神経病理学的な精査を行うことで、より微細な所見を明らかにすることができるであろう。眼の異常として、白内障と網膜過誤腫を認めることもある［428］。

神経線維腫症 2 型に特徴的といえる前庭神経のシュワン細胞腫を欠く、多発性のシュワン細胞腫は「シュワン細胞腫症」と呼称されているが、シュワン細胞腫症が致死的となることはないとされている［429, 430］。

病　因

神経線維腫症 2 型は、染色体 22q12.2 に位置する *NF2* 遺伝子の変異や欠失により発症する。*NF2* 遺伝子は、細胞外の分裂促進シグナルを修飾することで細胞のリモデリング・運動・成長を調整するタンパク質である merlin をコードしている。遺伝形式は常染色体優性遺伝であるが、50% の症例が突然変異である。60 歳までにほぼ全例が発症するが、神経線維腫症 1 型と同じように、遺伝的モザイクがあり、表現型には極めて幅広い多様性がある［427］。

診　断

神経線維腫症 2 型の確定診断は、30 歳未満での両側性もしくは片側性の第 VIII 神経（内耳神経）のシュワン細胞腫の存在を認める、もしくはシュワン細胞腫、髄膜腫、神経膠腫、若年性後部嚢下水晶体

突然死の発生

　神経線維腫症 2 型の患者は、頭蓋内新生物の合併症のために平均死亡時年齢は 36 歳と短命である［432］。ただ臨床的な経過は通常は慢性であり、突然死をきたす場合、水頭症の有無にかかわらず、腫瘍による脳幹圧迫が原因となる。また神経線維腫症 2 型において、てんかん合併は多くはなく一般的には認められないとの報告例もあれば、8％の事例でてんかんが認められたとの報告例もある［374, 432］。予後不良因子としては、診断年齢が早いこと、ならびに多発性の髄膜腫の存在が挙げられる［433］。神経線維腫症 2 型における突然死と関連する剖検所見を表 8.10 にまとめ、掲示した。また神経線維腫症 1 型・2 型の両方で考慮すべき剖検の検討事項の一覧を表 8.11 に掲示した。さらに、死亡原因や死亡機序の一覧を表 8.12 にまとめ、掲示している。

透明中隔 - 視神経異形成症

　透明中隔 - 視神経異形成症（Septo-Optic Dysplasia）、別名「de Morsier 症候群」は、視床下部異常や視神経低形成を含む脳正中部の構造異常により、さまざまな臨床徴候を認める稀な疾病である［434, 435］。重度の事例では低身長、全盲、精神運動発達遅滞、ホルモン欠損症をきたす［436］。多くの事例では病因は不明であるが、遺伝性であることが明確な事例も稀ながら存在しており、そのような事例では染色体 3p21 のホメオボックス遺伝子である *HESX1* に変異が認められる［437, 438］。本症で予期せぬ突然死をきたす場合はたいていが青年期早期以降であるが、小児期にきたすこともあり、その場合、合併する尿崩症、ACTH 欠損症、体温調節中枢の不安定性が複雑に絡み合い生じることが多い。ウイルス感染に続発した副腎不全の結果、低血糖をきたし致死的経過をとることもある［439, 440］。剖検時、脳神経の病理組織学的精査を行うことで視神経萎縮、透明中隔欠損、神経崩壊所見、視床下部のグリオーシス（星状膠細胞の増多）が確認され、加えて網膜異形成、副腎皮質の萎縮も確認されるであろう（写真 8.53）［436, 441］。

多発性硬化症

　多発性硬化症は、中枢神経系の慢性反復性の脱髄疾患であり、通例 20 〜 40 歳で発症し、女性に発症頻度が高い。予後は予測困難であり、脳幹に病変が生ずることで窒息や誤嚥が生じ、予期せぬ突然死をきたすこともありうる。神経病変により筋力の低下が起こることで、体位性の窒息や事故による溺死をきたすこともある。視床下部や延髄に病変が生じることで、心循環器系や呼吸器系の調節中枢に異常をきたし、肺塞栓症や気管支肺炎により致死的経過をたどることもある。本症では、事故死や自殺の比率も上昇することが知られている［442, 443］。

急性出血性白質脳炎（Hurst 病）

　本症は、脳のびまん性の出血性壊死を特徴とする、稀な脱髄性疾患である。典型的な発症時の臨床経過は、「上気道炎やワクチン接種後に、けいれんや局所的神経症状とともに頭痛、発熱、項部硬直をきたす」というものである。発症時の年齢は極めて幅広いが幼小児例の報告もあり、急性の死亡をきたす症例も少なくない。病因は不明であるが、感染性因子とミエリン塩基性蛋白（MBP: myelin basic protein）との自己免疫性の交差反応により生じる急性散在性脳脊髄炎（ADEM: acute disseminated encephalomyelitis）の劇症型が急性出血性白質脳炎ではないかと考えられている。また本症の発症には、特定の主要組織適合遺伝子複合体（MHC: major histocompatibility complex）のハプロタイプに関連した遺伝的素因が存在すると考えられている。脳の病理組織学的所見としては、非特異的な脳浮腫所見とともに、白質の小静脈や毛細血管の壊死性血管炎と血管周囲の脱髄所見、ならびに球状／環状の間質内出血が認められる。診断の際には、その他の脱髄性疾患や、アメーバ性脳脊髄炎などの感染性疾患を除外することが重要である［444–446］。

表 8.10　神経線維腫症 2 型における突然死と関連する剖検所見

中枢神経系
　腫瘍
　　脳神経のシュワン細胞腫
　　　脳幹の圧迫
　　　水頭症
　　原発性脳腫瘍
　　　出血
　　　脳幹の圧迫
　　　水頭症

出典：Byard［370］.

表 8.11　神経線維腫症が疑われる事例の剖検時に行うべき事項

病歴／病院記録の再調査
皮膚の病変／結節の詳細な記載を含めた包括的な外表診察
頭囲計測
写真撮影
放射線学的検査
標準的な内臓剖検
生前の外科治療、化学療法、放射線治療の効果の考証
腫瘍の検査
脈管構造の特殊検査と検体採取（腎臓、脳、心臓）
脳、脊髄の標準的な神経病理学的検査
眼球の検査
消化管の検査
腫瘍、血管、消化管、骨髄を含む組織学的検査
抗けいれん剤の中毒検査
必要に応じて、血液・組織の細胞遺伝学的／分子学的評価
臨床遺伝学者とのリエゾン（含、家族のフォローアップ）

出典：Byard［370］.

表 8.12　神経線維腫症 1 型と 2 型における死因や死亡機序となりうる病態の要約

関連性のあるもの

腫瘍
　頭蓋内腫瘍
　　てんかん
　　出血
　　脳幹の圧迫
　　水頭症
　末梢神経の腫瘍
　　出血
　　迷走神経の阻害
　　気道の圧迫
　　血管の圧迫
　褐色細胞腫
　　高血圧クリーゼ
　悪性疾患
血管系
　高血圧
　　脳卒中
　　腫瘍内出血
　　心肥大／不整脈
　線維筋性異形成（血管障害）
　　高血圧（腎動脈狭窄）
　　脳卒中
　　心筋虚血
　　末梢壊疽
　　血胸
　動脈瘤（血管障害）
　　軟部組織の出血
　　脳内出血
　　血胸
　先天奇形
心臓
　肥大型心筋症
　僧帽弁逸脱症
　冠動脈の血管障害
　　急性心筋虚血／梗塞
　　心筋線維症
　先天奇形
妊娠合併症
　　高血圧
　　流産

関連性のないもの

その他の自然死や、非自然死

出典：Byard［370］.

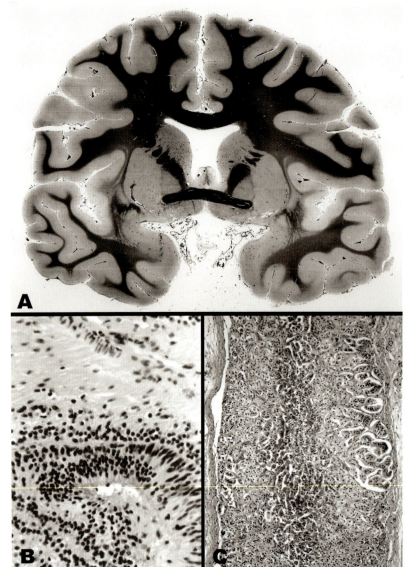

写真 8.53 Aは、突然死をきたした、透明中隔-視神経異形成症（Septo-Optic Dysplasia）、別名「de Morsier症候群」の20歳女性の脳の全載組織標本（Weil染色）であるが、透明中隔の欠損と両側性の視神経萎縮が確認される。Bは、透明中隔-視神経異形成症の4歳女児の網膜の病理組織標本であるが、典型的な網膜異形成像を呈しており、網膜は不規則で、折りたたみ構造を呈していることが確認される。CはBで提示した4歳女児の副腎の病理組織標本であるが、著明な皮質の萎縮が確認される。

Guillain–Barré 症候群

Guillain–Barré 症候群（感染性多発性神経炎）は、さまざまな感覚変化をともなう急性進行性の運動神経障害を特徴とする、急性脱髄性神経障害である。病因は明らかとはなっていないが、胃腸炎や上気道感染、ワクチン接種、外科手術などに関連して発症するとされている［447］が、何らの先行イベントなく発症する事例も存在する。臨床経過は、たいていは数日から数週で治癒するが、稀ではあるが突然死をきたす事例も存在している。このような事例として、2日前から下肢の筋力低下を認めた後に突然に呼吸停止をきたし死亡した、2.5歳の男児例が報告されている。死亡当日、筋力低下は上肢にまで進展しており、嚥下困難も認めるようになっていた。剖検の際の病理組織学的検討では、局所のリンパ球とマクロファージの浸潤をともなう末梢神経の脱髄所見が認められたとのことである［447］。また、伝染性単核球症の事例において呼吸器症状を認めた場合、Guillain–Barré症候群の合併の可能性を考慮しなくてはならない［448］。

Déjérine–Sottas 病

Déjérine–Sottas 病、別名「遺伝性運動神経障害III型」は、知覚運動神経障害、運動失調、骨格変形を

ともなう末梢神経肥大を特徴とする、末梢神経疾患である。常染色体劣性遺伝形式の疾病であり、小児期に発症するが、二次的に呼吸器症状を呈し早期に死亡することもある。突然死をきたすことは稀であるが、横隔膜神経に病変が及び睡眠中に突然死した12歳女児の症例報告も存在している［449］。病理組織学的所見としては、異常に菲薄したミエリン鞘をともなう神経繊維を、シュワン細胞の細胞体がタマネギの皮のように取り囲み、二重になった基底膜に沿って配列されている、いわゆるオニオンバルブ（onion bulb）と呼ばれる所見が確認される［447］。Charcot–Marie–Tooth病のような、その他のタイプの遺伝性運動神経障害の患者において横隔膜の機能障害を認めることもある。ただしその発症は成人期以降であり、急性症状を認めることはない［450, 451］。Charcot–Marie–Tooth病は、胎位異常や分娩後出血を含めた分娩時合併症のリスクを上昇させることが知られている［460］。

Joubert症候群

Joubert症候群は常染色体劣性遺伝性の、小脳虫部の無形成／低形成、発達遅滞、眼球運動異常、大臼歯形成異常、頻呼吸、無呼吸などの症状を呈し、精神運動発達遅滞をともなう症候群の1つである。その他にけいれん、顔貌異常、十二指腸閉鎖、顔面麻痺、先天性肝線維症、多指症、舌腫瘍、口蓋裂、眼球線維症、後頭部の髄膜脳瘤を認めることもある。本症候群は遺伝的不均質を認め、染色体9q34の異常により起こることもあれば、近年では*AHI1*遺伝子や*NPHP1*遺伝子の変異による症例も報告されている［452, 453］。無呼吸／頻呼吸の発作を繰り返し、入院での酸素療法を必要とすることもある。呼吸器系の異常は年齢が長ずるにつれ軽快する傾向があるが、呼吸不全や胃内容物誤嚥により致死的経過をたどる場合もある。剖検時には脳梁欠損や後頭葉低形成をともなう脳回欠損を認め、病理組織学的にはニューロンの低形成／異所形成や小脳異形成を認める［452, 454, 455］。

筋ジストロフィー

筋ジストロフィーは、病理組織学的には脂肪の浸潤と線維化をともなう筋繊維の壊死・萎縮を認める、進行性の筋力低下を特徴とした、臨床的にも遺伝学的にも不均質な病態の集合である。本症におけるさまざまな遺伝学的な病因部位の同定がなされていくにつれ、本症は再分類されるに至っている［456］。多くの筋ジストロフィー患者は慢性的な臨床経過をたどるが、骨格筋のみならず心筋に異常をきたす事例も存在している。このような事例は呈する心病変によって、(i) Duchenne型筋ジストロフィー、Becker型筋ジストロフィー、X染色体連鎖性拡張型心筋症のようなうっ血性心不全をきたす群と(ii) 筋緊張性ジストロフィー、肢帯筋ジストロフィーIB型、Emery–Dreifuss型筋ジストロフィーなどの不整脈、心ブロックをきたし突然死をきたしうる群の二群に分けられる。後者の病態では、突然死は事例全体の40％にまで生じうると報告されている（第12章参照）［457–459］。

白質ジストロフィー

白質ジストロフィーは、異染性白質ジストロフィー、副腎白質ジストロフィー、Pelizaeus–Merzbacher病、Krabbe病、Alexander病、Refsum病、Canavan病などの白質の髄鞘形成不全を特徴とする神経変性疾患の総称である。遺伝形式はさまざまであり、臨床経過は通常、緩徐であるが確実に進行する。てんかんに関連して突然死をきたすこともある。Canavan病では、口腔咽頭閉塞などの上気道異常を併発することもある［461］。

家族性自律神経失調症

家族性自律神経失調症は、中枢性ならびに末梢性の自律機能異常を特徴とする常染色体劣性遺伝疾患であり、遺伝性感覚性自律神経性ニューロパチー（HSAN: hereditary sensory and autonomic neuropathies）として知られる遺伝疾患群の1つである。本症では、胃食道逆流、胃内容物の誤嚥に加え、運動失調や腎不全といった症状を呈する［462, 463］。また低酸素血症をきたすこともあるが、これはおそらく肺胞低換気からの心肺機能調節異常によるものと考えられている。症状は徐々に改善していくことが多いが、不整脈（房室ブロック、QT延長、徐脈性不

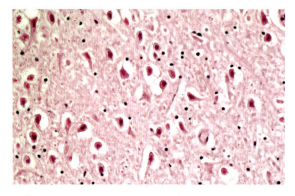

写真 8.54　溺水の 3 日後に低酸素性虚血性脳症で死亡した 13 歳男児の脳の病理組織所見。神経核濃縮、ならびに好酸球増多が認められる。

整脈、心静止）による突然死は、あらゆる年齢で起こりうる点に注意しなくてはならない。全事例の 32％が突然死をきたすとされており、突然死した事例の 30％は睡眠中に起きていると報告されている [464–466]。

先天性中枢性低換気症候群

先天性中枢性低換気症候群、旧称「オンディーヌの呪い」は、自律神経機能異常による中枢性呼吸調節障害を特徴とする病態である。覚醒時の呼吸は正常であるが睡眠中に低換気となるという事例もあれば、常に呼吸機能不良を呈しており、進行性の低酸素血症と高炭酸ガス血症を呈し、気管切開や補助換気を要する事例もある。多くの事例（90％以上）では PHOX2B 遺伝子の変異を認めるが、その多くが突然変異である。この遺伝子変異に関連するそれ以外の病態として、Hirschsprung 病や、神経芽腫、神経節細胞腫などの神経堤起源腫瘍を認めることもあるが、心拍変動の減少、散発性の多汗、食道運動障害、低体温といった他の自律神経失調症状を呈することもある。QT 延長やそれにともなう心停止を認めることもあり、その際には突然死を防ぐために心臓ペーシングが必要となる [467–470]。

嚥下性失神

嚥下性失神は、嚥下の際に失神をきたすことを特徴とする疾病であるが、通常は治療可能な病態で、予後は良好である。しかしながら完全房室ブロックを併発することがあり注意を要する。本症はリウマチ熱や心筋梗塞、ジゴキシン中毒、アカラシア、裂孔ヘルニアとの関連性が指摘されている。大半は成人発症であるが、小児期発症事例も報告されている [471, 472]。

新生児驚愕症

本症はかつて stiff baby（硬直乳児）症候群や、excessive startle（過剰びっくり）症候群と呼称されていた疾病であり、過度の驚愕反応、筋緊張亢進、強直性けいれん、歩行異常を特徴とする。遺伝形式は常染色体優性遺伝形式であるが孤発例も多い。本症に罹患した乳幼児は、ほとんどの場合、自然軽快していくが、無呼吸や徐脈、もしくはけいれん様のエピソードと関連した完全房室ブロックにより突然死をきたした、との症例報告も存在している。剖検を行っても、通常は診断に結びつく所見は認められない [473, 474]。

低酸素性虚血性脳症

乳幼児や小児は種々の原因で心停止を起こしうるが、その後に蘇生されることもある。病院でしばらく蘇生行為を受け、呼吸・循環が回復したとしても、各種臓器不全の徴候を認めることがあり、低酸素性虚血性脳症はその一徴候である。低酸素性虚血性脳症によりその後死亡した事例の肉眼的剖検所見では、脳はたいていの場合、浮腫が認められ軟化しており、病理組織学的には好酸球増多と神経細胞脱落の所見が認められる（写真 8.54）。直接的な死因は低酸素性虚血性脳症であったとしても、剖検での評価で最も重要な点は、そのもとになった病態を明らかにすることである。ただ残念ながら、剖検を行っても低酸素性虚血性脳症の原因が特定できないこともある。

乳児突然死症候群（SIDS）

SIDS の病因の 1 つとして、脳や神経の生化学的、生理学的機能の微細な異常があることは明らかである [475–477]。脳や自律神経の受容体や経路に欠陥が潜在していることで、人生のうちで最も脆弱と

いえる時期（生後2～4か月齢）に、突然死をきたす高リスクとなっていると考えられている [478]。SIDS 事例の病理組織学的所見として、脳幹のグリオーシス（星状膠細胞の増多）を認めることがあるが、このような所見と SIDS を引き起こしうると想定される機能異常との間の関連性について、今後解明されていくことが期待される。SIDS の原因として考えられる神経学的メカニズムについては、14章でまとめている。

参考文献

1. Kirkham, F. J. & Hogan, A. M. (2004). Risk factors for arterial ischemic stroke in childhood. *CNS Spectrums*, **9**, 451–64.
2. Chung, B. & Wong, V. (2004). Pediatric stroke among Hong Kong Chinese subjects. *Pediatrics*, **114**, e206–12.
3. MacKay, M. T. & Monagle, P. (2008). Perinatal and early childhood stroke and thrombophilia. *Pathology*, **40**, 116–23.
4. Fullerton, H. J., Wu, Y. W., Sidney, S., & Johnston, S. C. (2007). Risk of recurrent childhood arterial ischemic stroke in a population-based cohort: the importance of cerebrovascular imaging. *Pediatrics*, **119**, 495–501.
5. Ausman, J. I., Diaz, F. G., Ma, S. H., Dujovny, M., & Sadasivan, B. (1988). Cerebrovascular occlusive disease in children: a survey. *Acta Neurochirurgica*, **94**, 117–28.
6. Harvey, F. H. & Alvord, E. C., Jr. (1972). Juvenile cerebral arteriosclerosis and other cerebral arteriopathies of childhood: six autopsied cases. *Acta Neurologica Scandinavica*, **48**, 479–509.
7. Pascual-Castroviejo, I. (1992). Clinical pictures of vascular pathology in children. In *Cerebrovascular Diseases in Children*, ed. A. J. Raimondi, M. Choux, & C. Di Rocco. New York: Springer-Verlag, pp. 38–49.
8. Raybaud, C. A., Livet, M.-O., Jiddane, M., & Pinsard, N. (1985). Radiology of ischemic strokes in children. *Neuroradiology*, **27**, 567–78.
9. Roach, E. S., Garcia, J. C. & McLean, W. T., Jr. (1984). Cerebrovascular disease in children. *American Family Physician*, **30**, 215–27.
10. Ross, C. A., Curnes, J. T., & Greenwood, R. S. (1987). Recurrent vertebrobasilar embolism in an infant with Klippel–Feil anomaly. *Pediatric Neurology*, **3**, 181–3.
11. Eyster, M. E., Gill, F. M., Blatt, P. M., *et al.* (1978). Central nervous system bleeding in hemophiliacs. *Blood*, **51**, 1179–88.
12. Abrantes, M., Lacerda, A. F., Abreu, C. R., *et al.* (2002). Cerebral venous sinus thrombosis in a neonate due to factor V Leiden deficiency. *Acta Paediatrica*, **91**, 243–5.
13. Nestoridi, E., Buonanno, F. S., Jones, R. M., *et al.* (2002). Arterial ischemic stroke in childhood: the role of plasma-phase risk factors. *Current Opinion in Neurology*, **15**, 139–44.
14. Verdú, A., Cazorla, M. R., Granados, M. A., *et al.* (2001). Basilar artery thrombosis in a child heterozygous for factor V Leiden mutation. *Pediatric Neurology*, **24**, 69–71.
15. Kelley, R. E. & Berger, J. R. (1987). Ischemic stroke in a girl with lupus anticoagulant. *Pediatric Neurology*, **3**, 58–61.
16. Chan, A. K. C. & deVeber, G. (2000) Prothrombotic disorders and ischemic stroke in children. *Seminars in Pediatric Neurology*, **7**, 301–8.
17. Grotta, J. C., Manner, C., Pettigrew, L. C., & Yatsu, F. M. (1986). Red blood cell disorders and stroke. *Stroke*, **17**, 811–17.
18. Mills, M. L. (1985). Life threatening complications of sickle cell disease in children. *The Journal of the American Medical Association*, **254**, 1487–91.
19. Powars, D., Wilson, B., Imbus, C., Pegelow, C., & Allen, J. (1978). The natural history of stroke in sickle cell disease. *The American Journal of Medicine*, **65**, 461–71.
20. Gerald, B., Sebes, J. I. & Langston, J. W. (1980). Cerebral infarction secondary to sickle cell disease: arteriographic findings. *American Journal of Roentgenology*, **134**,

21. Seeler, R. A., Royal, J. E., Powe, L., & Goldbarg, H. R. (1978). Moyamoya in children with sickle cell anemia and cerebrovascular occlusion. *The Journal of Pediatrics*, **93**, 808–10.
22. Stockman, J. A., Nigro, M. A., Mishkin, M. M., & Oski, F. A. (1972). Occlusion of large cerebral vessels in sickle cell anemia. *The New England Journal of Medicine*, **287**, 846–9.
23. Young, R. S. K., Rannels, D. E., Hilmo, A., Gerson, J. M., & Goodrich, D. (1983). Severe anemia in childhood presenting as transient ischemic attacks. *Stroke*, **14**, 622–3.
24. DeVeber, G., Andrew, M., Adams, C., *et al.* (2001). Cerebral sinovenous thrombosis in children. *The New England Journal of Medicine*, **345**, 417–23.
25. Sebire, G., Tabarki, B., Saunders, D. E., *et al.* (2005). Cerebral venous sinus thrombosis in children: risk factors, presentation, diagnosis and outcome. *Brain*, **128**, 477–89.
26. Berlin, N. I. (1975). Diagnosis and classification of the polycythemias. *Seminars in Hematology*, **12**, 339–51.
27. Konishi, Y., Kuriyama, M., Sudo, M., *et al.* (1987). Superior sagittal sinus thrombosis in neonates. *Pediatric Neurology*, **3**, 222–5.
28. Phornphutkul, C., Rosenthal, A., Nadas, A. S., & Berenberg, W. (1973). Cerebrovascular accidents in infants and children with cyanotic congenital heart disease. *The American Journal of Cardiology*, **32**, 329–34.
29. Janaki, S., Baruah, J. K., Jayaram, S. R., *et al.* (1975). Stroke in the young: a fouryear study, 1968 to 1972. *Stroke*, **6**, 318–20.
30. Shillito, J., Jr. (1964). Carotid arteritis: a cause of hemiplegia in childhood. *Journal of Neurosurgery*, **20**, 540–51.
31. Blennow, G., Cronqvist, S., Hindfelt, B., & Nilsson, O. (1978). On cerebral infarction in childhood and adolescence. *Acta Paediatrica Scandinavica*, **67**, 469–75.
32. Eeg-Olofsson, O. & Ringheim, Y. (1983). Stroke in children: clinical characteristics and prognosis. *Acta Paediatrica Scandinavica*, **72**, 391–5.
33. Isler, W. (1984). Stroke in childhood and adolescence. *European Neurology*, **23**, 421–4.
34. Byard, R. W. & Bourne, A. J. (1991). Cardiac echinococcosis with fatal intracerebral embolism. *Archives of Disease in Childhood*, **66**, 155–6.
35. Kelley, R. E. (1986). Hemorrhagic cerebral infarction in pediatric patients. *Pediatric Neurology*, **2**, 111–14.
36. Adair, J. C., Call, G. K., O'Connell, J. B., & Baringer, J. R. (1992). Cerebrovascular syndromes following cardiac transplantation. *Neurology*, **42**, 819–23.
37. Brankovic-Sreckovic, V., Milic-Rasic, V., Jovic, N., Milic, N., & Todorovic, S. (2004). The recurrence risk of ischemic stroke in childhood. *Medical Principles and Practice*, **13**, 153–8.
38. Moore, L. & Byard, R. W. (1992). Fatal paradoxical embolism to the left carotid artery during partial resection of Wilms' tumor. *Pediatric Pathology*, **12**, 371–6.
39. Pellegrino, P. A., Zanesco, L., & Battistella, P. A. (1992). Coagulopathies and vasculopathies. In *Cerebrovascular Diseases in Children*, ed. A. J. Raimondi, M. Choux, & C. Di Rocco. New York: Springer-Verlag, pp. 189–204.
40. Byard, R. W., Bourne, A. J., & Hanieh, A. (1991–2). Sudden and unexpected death due to hemorrhage from occult central nervous system lesions: a pediatric autopsy study. *Pediatric Neurosurgery*, **17**, 88–94.
41. Mori, K., Murata, T., Hashimoto, N., & Handa, H. (1980). Clinical analysis of arteriovenous malformations in children. *Child's Brain*, **6**, 13–25.
42. Dehner, L. P. (1987). *Pediatric Surgical Pathology*, 2nd edn. Baltimore, MD: Williams & Wilkins, p. 1034.
43. McCormick, W. F. (1966). The pathology of vascular ("arteriovenous") malformations. *Journal of Neurosurgery*, **24**, 807–16.
44. Rosen, R. S., Armbrustmacher, V., &

Sampson, B. A. (2003). Spontaneous cerebellar hemorrhage in children. *Journal of Forensic Sciences*, **48**, 177–9.

45. Takashima, S. & Becker, L. E. (1980). Neuropathology of cerebral arteriovenous malformations in children. *Journal of Neurology, Neurosurgery and Psychiatry*, **43**, 380–85.

46. McCormick, W. F., Hardman, J. M., & Boulter, T. R. (1968). Vascular malformations ("angiomas") of the brain, with special reference to those occurring in the posterior fossa. *Journal of Neurosurgery*, **28**, 241–51.

47. Byard, R. W., Schliebs, J., & Koszyca, B. A. (2001). Osler–Weber–Rendu syndrome: pathological manifestations and autopsy considerations. *Journal of Forensic Sciences*, **46**, 274–7.

48. Schejbal, V. & Oellig, W.-P. (1979). Sudden death of children by hemorrhage from a cerebral angioma. *Klinische Paediatrie*, **191**, 498–500.

49. Demick, D. A. (1991). Cerebrovascular malformation causing sudden death: analysis of three cases and review of the literature. *The American Journal of Forensic Medicine and Pathology*, **12**, 45–9.

50. Van Rybroek, J. J. & Moore, S. A. (1990). Sudden death from choroid plexus vascular malformation hemorrhage: case report and review of the literature. *Clinical Neuropathology*, **9**, 39–45.

51. Meldgaard, K., Vesterby, A., & Østergaard, J. R. (1997). Sudden death due to rupture of a saccular intracranial aneurysm in a 13-year-old boy. *The American Journal of Forensic Medicine and Pathology*, **18**, 342–4.

52. Plunkett, J. (1999). Sudden death in an infant caused by rupture of a basilar artery aneurysm. *The American Journal of Forensic Medicine and Pathology*, **20**, 211–14.

53. Schulz, E., Hermann, G., & Metter, D. (1981). Sudden death from natural causes among children of preschool age and school age. *Münchener medizinische Wochenschrift*, **123**, 1443–6.

54. Gonsoulin, M., Barnard, J. J., & Prahlow, J. A. (2002). Death resulting from ruptured cerebral artery aneurysm in 219 cases. *The American Journal of Forensic Medicine and Pathology*, **23**, 5–14.

55. Prahlow, J. A., Rushing, E. J., & Barnard, J. J. (1998). Death due to a ruptured berry aneurysm in a 3.5-year-old child. *The American Journal of Forensic Medicine and Pathology*, **19**, 391–4.

56. Fujita, K., Yanaka, K., Kamezaki, T., Noguchi, M., & Nose, T. (2003). Ruptured middle cerebral artery aneurysm with intramural myxoid degeneration in a child. *Pediatric Neurosurgery*, **39**, 108–11.

57. Minyard, A. N. & Parker, J. C., Jr. (1997). Intracranial saccular (berry) aneurysm: a brief overview. *Southern Medical Journal*, **90**, 672–7.

58. Geevarghese, S. K., Powers, T., Marsh, J. W., & Pinson, C. W. (1999). Screening for cerebral aneurysm in patients with polycystic liver disease *Southern Medical Journal*, **92**, 1167–70.

59. Schievink, W. I. & Spetzler, R. F. (1998). Screening for intracranial aneurysms in patients with isolated polycystic liver disease. *Journal of Neurosurgery*, **89**, 719–21.

60. Wakabayashi, T., Fujita, S., Ohbora, Y., *et al.* (1983). Polycystic kidney disease and intracranial aneurysms: early angiographic diagnosis and early operation for the unruptured aneurysm. *Journal of Neurosurgery*, **58**, 488–91.

61. Choux, M., Lena, G., & Genitori, L. (1992). Intracranial aneurysms in children. In *Cerebrovascular Diseases in Children*, ed. A. J. Raimondi, M. Choux, & C. Di Rocco. New York: Springer-Verlag, pp. 123–31.

62. Schievink, W. I. (1997). Genetics of intracranial aneurysms. *Neurosurgery*, **40**, 651–63.

63. Kato, T., Hattori, H., Yorifuji, T., Tashiro, Y., & Nakahata, T. (2001). Intracranial aneurysms in Ehlers–Danlos syndrome type IV in early childhood. *Pediatric Neurology*, **25**, 336–9.

64. Graf, C. J. (1966). Familial intracranial aneurysms: report of four cases. *Journal of Neurosurgery*, **25**, 304–8.

65. McKusick, V. A. (1964). Intracranial aneurysm and heredity. *The Journal of the American Medical*

Association, **190**, 791.

66. Manz, H. J., Vester, J., & Lavenstein, B. (1979). Dissecting aneurysm of cerebral arteries in childhood and adolescence: case report and literature review of 20 cases. *Virchows Archiv (Pathological Anatomy and Histology)*, **384**, 325–35.
67. Ventureyra, E. C. G. & Higgins, M. J. (1994). Traumatic intracranial aneurysms in childhood and adolescence: case reports and review of the literature. *Child's Nervous System*, **10**, 361–79.
68. Hollister, D. W. (1978). Heritable disorders of connective tissue: Ehlers–Danlos syndrome. *Pediatric Clinics of North America*, **25**, 575–91.
69. Owen, S. M. & Durst, R. D. (1984). Ehlers–Danlos syndrome simulating child abuse. *Archives of Dermatology*, **120**, 97–101.
70. Byard, R. W., Keeley, F. W., & Smith, C. R. (1990). Type IV Ehlers–Danlos syndrome presenting as sudden infant death. *American Journal of Clinical Pathology*, **93**, 579–82.
71. Suzuki, J. & Takaku, A. (1969). Cerebrovascular "Moyamoya" disease. *Archives of Neurology*, **20**, 288–99.
72. Morgan, M. K., Besser, M., & Procopis, P. G. (1987). Moyamoya disease: presentation and treatment of two cases by surgery. *The Medical Journal of Australia*, **146**, 381–3.
73. Schoenberg, B. S., Mellinger, J. F., & Schoenberg, D. G. (1978). Moyamoya disease in children. *Southern Medical Journal*, **71**, 237–41.
74. Suzuki, J. & Kodama, N. (1983). Moyamoya disease: a review. *Stroke*, **14**, 104–9.
75. Oka, K., Yamashita, M., Sadoshima, S., & Tanaka, K. (1981). Cerebral haemorrhage in Moyamoya disease at autopsy. *Virchows Archiv (Pathological Anatomy and Histology)*, **392**, 247–61.
76. Kitahara, T., Ariga, N., Yamaura, A., Makino, H., & Maki, Y. (1979). Familial occurrence of Moya-moya disease: report of three Japanese families. *Journal of Neurology, Neurosurgery and Psychiatry*, **42**, 208–14.
77. Francis, J., Raghunathan, S., & Khanna, P. (2007). The role of genetics in stroke. *Postgraduate Medical Journal*, **83**, 590–5.
78. Yamashita, M., Oka, K., & Tanaka, K. (1983). Histopathology of the brain vascular network in Moyamoya disease. *Stroke*, **14**, 50–8.
79. Sato, K. & Shimoji, T. (1992). Moyamoya disease. In *Cerebrovascular Diseases in Children*, ed. A. J. Raimondi, M. Choux, & C. Di Rocco. New York: Springer-Verlag, pp. 227–43.
80. Adams, H. P., Jr., Kassell, N. F., Wisoff, H. S., & Drake, C. G. (1979). Intracranial saccular aneurysm and Moyamoya disease. *Stroke*, **10**, 174–9.
81. Woody, R. C., Perrot, L. J., & Beck, S. A. (1992). Neurofibromatosis cerebral vasculopathy in an infant: clinical, neuroradiographic, and neuropathologic studies. *Pediatric Pathology*, **12**, 613–19.
82. Yamashita, M., Tanaka, K., Kishikawa, T., & Yokota, K. (1984). Moyamoya disease associated with renovascular hypertension. *Human Pathology*, **15**, 191–3.
83. Granild-Jensen, J., Jensen, U. B., Schwartz, M., & Hansen, U. S. (2009). Cerebral autosomal dominant arteriopathy with subcortical infarcts and leukoencephalopathy resulting in stroke in an 11-year-old male. *Developmental Medicine and Child Neurology*, **51**, 754–7.
84. Kalaria, R. N., Viitanen, M., Kalimo, H., *et al.* (2004). The pathogenesis of CADASIL: an update. *Journal of the Neurological Sciences*, **226**, 35–9.
85. Louvi, A., Arboleda-Velasquez, J. F., & Artavanis-Tsakonas, S. (2006). CADASIL: a critical look at Notch disease. *Developmental Neuroscience*, **28**, 5–12.
86. Razvi, S. S. M. & Bone, I. (2006). Single gene disorders causing ischaemic stroke. *Journal of Neurology*, **253**, 685–700.
87. Emparanza, J. I., Aldamiz-Echevarria, L., Perez-Yarza, E., *et al.* (1989). Ischemic stroke due to fibromuscular dysplasia. *Neuropediatrics*, **20**, 181–2.
88. Pilz, P. & Hartjes, H. J. (1976). Fibromuscular dysplasia and multiple dissecting aneurysms of intracranial arteries: a further case of Moyamoya syndrome. *Stroke*, **7**, 393–8.
89. Lüscher, T. F., Lie, J. T., Stanson, A. W., *et al.* (1987). Arterial fibromuscular dysplasia. *Mayo Clinic Proceedings*, **62**, 931–52.

90. Lemahieu, S. F. & Marchau, M. M. B. (1979). Intracranial fibromuscular dysplasia and stroke in children. *Neuroradiology*, **18**, 99–102.

91. Shields, W. D., Ziter, F. A., Osborn, A. G., & Allen, J. (1977). Fibromuscular dysplasia as a cause of stroke in infancy and childhood. *Pediatrics*, **59**, 899–901.

92. Llorens-Terol, J., Sole-Llenas, J., & Tura, A. (1983). Stroke due to fibromuscular hyperplasia of the internal carotid artery. *Acta Paediatrica Scandinavica*, **72**, 299–301.

93. Perez-Higueras, A., Alvarez-Ruiz, F., Martinez-Bermejo, A., *et al.* (1988). Cerebellar infarction from fibromuscular dysplasia and dissecting aneursym of the vertebral artery: report of a child. *Stroke*, **19**, 521–4.

94. Mizusawa, H., Hirano, A., Llena, J. F., & Shintaku, M. (1988). Cerebrovascular lesions in acquired immune deficiency syndrome (AIDS). *Acta Neuropathologica*, **76**, 451–7.

95. Walker, R. J., III, El Gammal, T., & Allen, M. B., Jr. (1973). Cranial arteritis associated with herpes zoster: case report and angiographic findings. *Radiology*, **107**, 109–10.

96. Sabharwal, U. K., Keogh, L. H., Weisman, M. H., & Zvaifler, N. J. (1982). Granulomatous angitis of the nervous system: case report and review of the literature. *Arthritis and Rheumatism*, **25**, 342–5.

97. Yancey, C. L., Doughty, R. A., & Athreya, B. H. (1981). Central nervous system involvement in childhood systemic lupus erythematosus. *Arthritis and Rheumatism*, **24**, 1389–95.

98. Kumar, R., Wijdicks, E. F. M., Brown, R. D., Jr., Parisi, J. E., & Hammond, C. A. (1997). Isolated angiitis of the CNS presenting as subarachnoid haemorrhage. *Journal of Neurology, Neurosurgery and Psychiatry*, **62**, 649–51.

99. Lapointe, J. S., Nugent, R. A., Graeb, D. A., & Robertson, W. D. (1984). Cerebral infarction and regression of widespread aneurysms in Kawasaki's disease: case report. *Pediatric Radiology*, **14**, 1–5.

100. Laxer, R. M., Dunn, H. G., & Flodmark, O. (1984). Acute hemiplegia in Kawasaki disease and infantile polyarteritis nodosa. *Developmental Medicine and Child Neurology*, **26**, 814–21.

101. Kohrman, M. H. & Huttenlocher, P. R. (1986). Takayasu arteritis: a treatable cause of stroke in infancy. *Pediatric Neurology*, **2**, 154–8.

102. Moore, P. M. & Cupps, T. R. (1983). Neurological complications of vasculitis. *Annals of Neurology*, **14**, 155–67.

103. Salih, M. A., Murshid, W. R., Zahraa, J. N., *et al.* (2006). Congenital and genetic cerebrovascular anomalies as risk factors for stroke in Saudi children. *Saudi Medical Journal*, **27**, S53–60.

104. Anderson, F. H. & Duncan, G. W. (1974). Sturge–Weber disease with subarachnoid hemorrhage. *Stroke*, **5**, 509–11.

105. Gomez, M. R. (1996). Neurocutaneous diseases. In *Neurology in Clinical Practice*, 2nd edn, ed. W. G. Bradley. Boston, MA: Butterworth-Heinemann, pp. 1561–81.

106. Herron, J., Darrah, R., & Quaghebeur, G. (2000). Intra-cranial manifestations of the neurocutaneous syndromes. *Clinical Radiology*, **55**, 82–98.

107. Miller, V. S. & Roach, E. S. (2000). Neurocutaneous syndromes. In *Neurology in Clinical Practice*, 3rd edn, ed. W. G. Bradley. Boston, MA: Butterworth-Heinemann, pp. 1665–700.

108. Jensen, L., Heath, K. J., Scott, G., & Byard, R. W. (2009). Sudden death and the forensic evaluation of neurocutaneous syndromes. *Journal of Forensic and Legal Medicine*, **16**, 369–74.

109. Cabana, M. D., Crawford, T. O., Winkelstein, J. A., Christensen, J. R., & Lederman, H. M. (1998). Consequences of the delayed diagnosis of ataxia–telangiectasia. *Pediatrics*, **102**, 98–100.

110. Palau, F. & Espinos, C. (2006). Autosomal recessive cerebellar ataxias. *Orphanet Journal of Rare Diseases*, **1**, 47.

111. Crawford, T. O., Skolasky, R. L., Fernandez, R., Rosquist, K. J., & Lederman, H. M. (2006). Survival probability in

112. Su, Y. & Swift, M. (2000). Mortality rates among carriers of ataxia–telangiectasia mutant alleles. *Annals of Internal Medicine*, **133**, 770–8.
113. Friedrich, C. A. (1999). Von Hippel–Lindau syndrome: a pleomorphic condition. *Cancer*, **86**, 2478–82.
114. Friedrich, C. A. (2001). Genotype–phenotype correlation in von Hippel–Lindau syndrome. *Human Molecular Genetics*, **10**, 763–7.
115. Maher, E. R., Yates, J. R. W., Harries, R., et al. (1990). Clinical features and natural history of von Hippel–Lindau disease. *The Quarterly Journal of Medicine*, **77**, 1151–63.
116. Melmon, K. L. & Rosen, S. W. (1964). Lindau's disease: review of the literature and study of a large kindred. *The American Journal of Medicine*, **36**, 595–617.
117. Gläsker, S. & Van Velthoven, V. (2005). Risk of hemorrhage in hemangioblastomas of the central nervous system. *Neurosurgery*, **57**, 71–6.
118. Kim, J. M., Cheong, J. H., Bak, K. H., et al. (2006). Congenital supratentorial hemangioblastoma as an unusual cause of simultaneous supra- and infratentorial intracranial hemorrhage: case report. *Journal of Neuro-Oncology*, **77**, 59–63.
119. Drolet, B. A., Dohil, M., Golomb, M. R., et al. (2006). Early stroke and cerebral vasculopathy in children with facial hemangiomas and PHACE association. *Pediatrics*, **117**, 959–64.
120. Hartemink, D. A., Chiu, Y. E., Drolet, B. A., & Kerschner, J. E. (2009). PHACES syndrome: a review. *International Journal of Pediatric Otorhinolaryngology*, **73**, 181–7.
121. Poindexter, G., Metry, D. W., Barkovich, A. J., & Frieden, I. J. (2007). PHACE syndrome with intracerebral hemangiomas, heterotopia, and endocrine dysfunction. *Pediatric Neurology*, **36**, 402–6.
122. Treves, F. (1923). *The Elephant Man and Other Reminiscences*. London: Cassell.
123. Newman, B., Urbach, A. H., Orenstein, D., & Dickman, P. S. (1994). Proteus syndrome: emphasis on the pulmonary manifestations. *Pediatric Radiology*, **24**, 189–93.
124. Turner, J. T, Cohen, M. M., Jr., & Biesecker, L. G. (2004). Reassessment of the Proteus syndrome literature: application of diagnostic criteria to published cases. *American Journal of Medical Genetics Part A*, **130**, 111–22.
125. Biesecker, L. G., Happle, R., Mulliken, J. B., et al. (1999). Proteus syndrome: diagnostic criteria, differential diagnosis, and patient evaluation. *American Journal of Medical Genetics*, **84**, 389–95.
126. Cohen, M. M., Jr. (2001). Causes of premature death in Proteus syndrome. *American Journal of Medical Genetics*, **101**, 1–3.
127. Cohen, M. M., Jr. (2005). Proteus syndrome: an update. *American Journal of Medical Genetics Part C (Seminars in Medical Genetics)*, **137**, 38–52.
128. Eberhard, D. A. (1994). Two-year old boy with proteus syndrome and fatal pulmonary thromboembolism. *Pediatric Pathology*, **14**, 771–9.
129. Hodge, D., Misbah, S. A., Mueller, R. F., Glass, E. J., & Chetcuti, P. A. J. (2000). Proteus syndrome and immunodeficiency. *Archives of Disease in Childhood*, **82**, 234–5
130. Slavotinek, A. M., Vacha, S. J., Peters, K. F., & Biesecker, L. G. (2000). Sudden death caused by pulmonary thromboembolism in Proteus syndrome. *Clinical Genetics*, **58**, 386–9.
131. Ehrenreich, M., Tarlow, M. M., Godlewska-Janusz, E., & Schwartz, R. A. (2007). Incontinentia pigmenti (Bloch–Sulzberger syndrome): a systemic disorder. *Cutis*, **79**, 355–62.
132. Maingay-de Groof, F., Lequin, M. H., Roofthooft, D. W., et al. (2008). Extensive cerebral infarction in the newborn due to incontinentia pigmenti. *European Journal of Paediatric Neurology*, **12**, 284–9.
133. Dayani, P. N. & Sadun, A. A. (2007). A case report of Wyburn-Mason syndrome and review of the literature. *Neuroradiology*, **49**, 445–56.

134. Fisher, R. G. (1982). Strokes in children: their relationship to intrinsic pathology of the carotid artery. *American Heart Journal*, **48**, 344–50.
135. Parrish, C. M. & Byrne, J. P., Jr. (1971). Surgical correction of carotid artery obstruction in children. *Surgery*, **70**, 962–8.
136. Sarkari, N. B. S., Holmes, J. M., & Bickerstaff, E. R. (1970). Neurological manifestations associated with internal carotid loops and kinks in children. *Journal of Neurology, Neurosurgery and Psychiatry*, **33**, 194–200.
137. Hilal, S. K., Solomon, G. E., Gold, A. P., & Carter, S. (1971). Primary cerebral arterial occlusive disease in children. Part I. Acute acquired hemiplegia. *Radiology*, **99**, 71–86.
138. Perdue, G. D., Barreca, J. P., Smith, R. B., III, & King, O. W. (1975). The significance of elongation and angulation of the carotid artery: a negative view. *Surgery*, **77**, 45–52.
139. Barlow, C. F. (1984). Migraine with seizures, stroke and syncope. In *Headaches and Migraine in Childhood*. Oxford, UK: Blackwell Scientific Publications (Spastics International Medical Publications), pp. 146–51.
140. Castaldo, J. E., Anderson, M., & Reeves, A. G. (1982). Middle cerebral artery occlusion with migraine. *Stroke*, **13**, 308–11.
141. Dorfman, L. J., Marshall, W. H., & Enzmann, D. R. (1979). Cerebral infarction and migraine: clinical and radiologic correlations. *Neurology*, **29**, 317–22.
142. Dunn, D. W. (1985). Vertebrobasilar occlusive disease and childhood migraine. Pediatric *Neurology*, **1**, 252–4.
143. Isler, W. (1992). Acute hemiplegia and migraine. In *Cerebrovascular Diseases in Children*, ed. A. J. Raimondi, M. Choux, & C. Di Rocco. New York: Springer-Verlag, pp. 244–52.
144. Buckle, R. M., Du Boulay, G., & Smith, B. (1964). Death due to cerebral vasospasm. *Journal of Neurology, Neurosurgery and Psychiatry*, **27**, 440–4.
145. Basser, L. S. (1969). The relation of migraine and epilepsy. *Brain*, **92**, 285–300.
146. Rice, G. P. A., Boughner, D. R., Stiller, C., & Ebers, G. C. (1980). Familial stroke syndrome associated with mitral valve prolapse. *Annals of Neurology*, **7**, 130–4.
147. Tharakan, J., Ahuja, G. K., Manchanda, S. C., & Khanna, A. (1982). Mitral valve prolapse and cerebrovascular accidents in the young. *Acta Neurologica Scandinavica*, **66**, 295–302.
148. Atluru, V. L., Epstein, L. G., & Gootman, N. (1985). Childhood stroke and supraventricular tachycardia. *Pediatric Neurology*, **1**, 54–6.
149. Forman, H. P., Levin, S., Stewart, B., Patel, M., & Feinstein, S. (1989). Cerebral vasculitis and hemorrhage in an adolescent taking diet pills containing phenylpropanolamine: case report and review of literature. *Pediatrics*, **83**, 737–41.
150. Parker, M. J., Tarlow, M. J., & Milne Anderson, J. (1984). Glue sniffing and cerebral infarction. *Archives of Disease in Childhood*, **59**, 675–7.
151. Gold, A. P., Challenor, Y. B., Gilles, F. H., *et al.* (1973). Report of joint committee for stroke facilities. IX. Strokes in children (Part 1). *Stroke*, **4**, 834–93.
152. Bates, S. R., Daniels, S. R., & Benton, C. (1982). Childhood strokes. *Comprehensive Therapy*, **8**, 54–62.
153. Elgamal, E. A. & Richards, P. G. (2006). Sudden death in children due to intracranial mass lesion. *Child's Nervous System*, **22**, 305–9.
154. Hanieh, S., Hanieh, A., Bourne, A. J., & Byard, R. W. (1997). Brain tumours in infancy: a clinicopathological study. *Journal of Clinical Neuroscience*, **4**, 181–5.
155. Abu al Ragheb, S. Y. A., Koussous, K. J., & Amr, S. S. (1986). Intracranial neoplasms associated with sudden death: a report of seven cases and a review of the literature. *Medicine, Science and the Law*, **26**, 270–2.
156. Gleckman, A. M. & Smith, T. W. (1998) Sudden unexpected death from primary posterior fossa tumors. *The American Journal of Forensic Medicine*

and Pathology, **19**, 303–8.

157. Matturri, L., Ottaviani, G., & Rossi, L. (1999). Sudden and unexpected infant death due to an hemangioendothelioma located in the medulla oblongata. *Advances in Clinical Pathology*, **3**, 29–33.

158. Nelson, J., Frost, J. L., & Schochet, S. S., Jr. (1987). Sudden, unexpected death in a 5-year-old boy with an unusual primary intracranial neoplasm. *The American Journal of Forensic Medicine and Pathology*, **8**, 148–52.

159. Rajs, J., Råsten-Almqvist, P., & Nennesmo, I. (1997). Unexpected death in two young infants mimics SIDS: autopsies demonstrate tumors of medulla and heart. *The American Journal of Forensic Medicine and Pathology*, **18**, 384–90.

160. Krous, H. F., Chadwick, A. E., & Isaacs, H., Jr. (2005). Tumors associated with sudden infant and childhood death. *Pediatric and Developmental Pathology*, **8**, 20–5.

161. Losiniecki, A. & Prahlow, J. A. (2006). Sudden infant death due to neurofibromatosis type I. *The American Journal of Forensic Medicine and Pathology*, **27**, 317–19.

162. Matsuura, H., Kitazawa, Y., Tanaka, M., & Morooka, K. (1994). Pituitary adenoma and unexpected sudden infant death: a case report. *Medical and Pediatric Oncology*, **22**, 283–6.

163. Packer, R. J., Rorke, L. B., Lange, B. J., Siegel, K. R., & Evans, A. E. (1985). Cerebrovascular accidents in children with cancer. *Pediatrics*, **76**, 194–201.

164. Laurent, J. P., Bruce, D. A., & Schut, L. (1981). Hemorrhagic brain tumors in pediatric patients. *Child's Brain*, **8**, 263–70.

165. Park, T. S., Hoffman, H. J., Hendrick, E. B., Humphreys, R. P., & Becker, L. E. (1983). Medulloblastoma: clinical presentation and management – experience at the Hospital for Sick Children, Toronto 1950–1980. *Journal of Neurosurgery*, **58**, 543–52.

166. Aoki, Y., Terunuma, H., Iwasaki, Y., Nata, M., & Sagisaka, K. (1992). A case of sudden infant death due to massive hemorrhage in primitive neuroectodermal tumor. *The American Journal of Forensic Medicine and Pathology*, **13**, 199–203.

167. Poon, T. P. & Solis, O. G. (1985). Sudden death due to massive intraventricular hemorrhage into an unsuspected ependymoma. *Surgical Neurology*, **24**, 63–6.

168. Torrey, J. (1983). Sudden death in an 11-year-old boy due to rupture of a colloid cyst of the third ventricle following disco-dancing. *Medicine, Science and the Law*, **23**, 114–16.

169. Shemie, S., Jay, V., Rutka, J., & Armstrong, D. (1997). Acute obstructive hydrocephalus and sudden death in children. *Annals of Emergency Medicine*, **29**, 524–8.

170. Shaktawat, S. S., Salman, W. D., Twaij, Z., & Al-Dawoud, A. (2006). Unexpected death after headache due to a colloid cyst of the third ventricle. *World Journal of Surgical Oncology*, **4**, 47.

171. Aronica, P. A., Ahdab-Barmada, M., Rozin, L., & Wecht, C. H. (1998). Sudden death in an adolescent boy due to a colloid cyst of the third ventricle. *The American Journal of Forensic Medicine and Pathology*, **19**, 119–22.

172. Kavalar, M. S., Kavalar, R. & Strojnik, T. (2005). A colloid cyst of the third ventricle: the cause of episodic headache and sudden unexpected death in an adolescent girl. *Wiener klinische Wochenschrift – The Middle European Journal of Medicine*, **117**, 837–40.

173. Byard, R. W. & Moore, L. (1993). Sudden and unexpected death in childhood due to a colloid cyst of the third ventricle. *Journal of Forensic Sciences*, **38**, 210–13.

174. McDonald, J. A. (1982). Colloid cyst of the third ventricle and sudden death. *Annals of Emergency Medicine*, **11**, 365–7.

175. Büttner, A., Winkler, P. A., Eisenmenger, W., & Weis, S. (1997). Colloid cysts of the third ventricle with fatal outcome: a report of two cases and review of the literature. *International Journal of Legal Medicine*, **110**, 260–6.

176. Maeder, P. P., Holtas, S. L., Basibuyuk L. N., *et al.* (1990). Colloid cysts of the third ventricle: correlation of MR and CT findings with histology and chemical

analysis. *American Journal of Neuroradiology*, **11**, 575–81.

177. Camacho, A., Abernathey, C. D., Kelly, P. J., & Laws, E. R., Jr. (1989). Colloid cysts: experience with the management of 84 cases since the introduction of computed tomography. *Neurosurgery*, **24**, 693–700.

178. Read, E. J., Jr. (1990). Colloid cyst of the third ventricle. *Annals of Emergency Medicine*, **19**, 1060–2.

179. Saulsbury, F. T., Sullivan, J. S., & Schmitt, E. J. (1981). Sudden death due to colloid cyst of the third ventricle. *Clinical Pediatrics*, **20**, 218–19.

180. Ryder, J. W., Kleinschmidt-DeMasters, B. K., & Keller, T. S. (1986). Sudden deterioration and death in patients with benign tumors of the third ventricle area. *Journal of Neurosurgery*, **64**, 216–23.

181. Buzzi, S., Verdura, C., Arlati, S., & Colecchia, M. (1998). Sudden death in a child due to rare endocranial neoformation. *Medicine, Science and the Law*, **38**, 176–8.

182. Maisel, J. A. & Lynam, T. (1996). Unexpected sudden death in a young pregnant woman: unusual presentation of neurosarcoidosis. *Annals of Emergency Medicine*, **28**, 94–7.

183. Nowak, D. A. & Trost, H. A. (2002). Lhermitte–Duclos disease (dysplastic cerebellar gangliocytoma): a malformation, hamartoma or neoplasm? *Acta Neurologica Sandinavica*, **105**, 137–45.

184. Nowak, D. A., Trost, H. A., Porr, A., Stölzle, A., & Lumenta, C. B. (2001). Lhermitte–Duclos disease (dysplastic gangliocytoma of the cerebellum). *Clinical Neurology and Neurosurgery*, **103**, 105–10.

185. Hutchins, K. D., Dickson, D., Hameed, M., & Natarajan, G. A. (1999). Sudden death in a child due to an intrathoracic paraganglioma. *The American Journal of Forensic Medicine and Pathology*, **20**, 338–42.

186. Akalin, F., Tirtir, A., & Yilmaz, Y. (2003). Increased QT dispersion in epileptic children. *Acta Paediatrica*, **92**, 916–20.

187. Camfield, P. & Camfield, C. (2005). Sudden unexpected death in people with epilepsy: a pediatric perspective. *Seminars in Pediatric Neurology*, **12**, 10–14.

188. Cockerell, O. C., Johnson, A. L., Sander, J. W. A. S., *et al.* (1994). Mortality from epilepsy: results from a prospective populationbased study. *The Lancet*, **344**, 918–21.

189. Forsgren, L., Hauser, W. A., Olafsson, E., *et al.* (2005). Mortality of epilepsy in developed countries: a review. *Epilepsia*, **46** (Suppl. 11), 18–27.

190. Gaitatzis, A. & Sander, J. W. (2004). The mortality of epilepsy revisited. *Epileptic Disorders*, **6**, 3–13.

191. Nashef, L. & Brown, S. (1996). Epilepsy and sudden death. *The Lancet*, **348**, 1324–5.

192. Black, M. & Graham, D. I. (2002). Sudden unexplained death in adults caused by intracranial pathology. *Journal of Clinical Pathology*, **55**, 44–50.

193. Langan, Y., Nashef, L., & Sander, J. W. A. S. (2002). Certification of deaths attributable to epilepsy. *Journal of Neurology, Neurosurgery and Psychiatry*, **73**, 751–2.

194. Orlowski, J. P., Rothner, A. D., & Lueders, H. (1982). Submersion accidents in children with epilepsy. *American Journal of Diseases of Children*, **136**, 777–80.

195. Terrence, C. F., Jr., Wisotzkey, H. M., & Perper, J. A. (1975). Unexpected, unexplained death in epileptic patients. *Neurology*, **25**, 594–8.

196. Juul-Jensen, P. & Foldspang, A. (1983). Natural history of epileptic seizures. *Epilepsia*, **24**, 297–312.

197. Kinney, H. C., Armstrong, D. L., Chadwick, A. E., *et al.* (2007). Sudden death in toddlers associated with developmental abnormalities of the hippocampus: a report of five cases. *Pediatric and Developmental Pathology*, **10**, 208–23.

198. Kinney, H., Chadwick, A., Crandall, L. A., *et al.* (2009). Sudden death, febrile seizures, and hippocampal maldevelopment in toddlers: a new entity. *Pediatric and

199. Leestma, J. E., Walczak, T., Hughes, J. R., Kalelkar, M. B., & Teas, S. S. (1989). A prospective study on sudden unexpected death in epilepsy. *Annals of Neurology*, **26**, 195–203.
200. Hirsch, C. S. & Martin, D. L. (1971). Unexpected death in young epileptics. *Neurology*, **21**, 682–90.
201. Breningstall, G. N. (2001). Mortality in pediatric epilepsy. *Pediatric Neurology*, **25**, 9–16.
202. Callenbach, P. M. C., Westendorp, R. G. J., Geerts, A. T., *et al.* (2001). Mortality risk in children with epilepsy: the Dutch study of epilepsy in childhood. *Pediatrics*, **107**, 1259–63.
203. Donner, E. J., Smith, C. R., & Snead, O. C. (2001). Sudden unexplained death in children with epilepsy. *Neurology*, **57**, 430–4.
204. Jay, G. W. & Leestma, J. E. (1981). Sudden death in epilepsy: a comprehensive review of the literature and proposed mechanisms. *Acta Neurologica Scandinavica*, **63**, 1–66.
205. Leestma, J. E. (1988). Forensic aspects of complex neural dysfunctions. In *Forensic Neuropathology*. New York: Raven Press, pp. 396–428.
206. Weber, P., Bubl, R., Blauenstein, U., Tillmann, B. U., & Lutschg, J. (2005). Sudden unexplained death in children with epilepsy: a cohort study with an eighteen-year follow-up. *Acta Paediatrica*, **94**, 564–7.
207. Schwender, L. A. & Troncoso, J. C. (1986). Evaluation of sudden death in epilepsy. *The American Journal of Forensic Medicine and Pathology*, **7**, 283–7.
208. Leestma, J. E., Kalelkar, M. B., Teas, S. S., Jay, G. W., & Hughes, J. R. (1984). Sudden unexpected death associated with seizures: analysis of 66 cases. *Epilepsia*, **25**, 84–8.
209. McGregor, A. & Wheless, J. (2006). Pediatric experience with sudden unexplained death in epilepsy at a tertiary epilepsy center. *Journal of Child Neurology*, **21**, 782–7.
210. Lathers, C. M. & Schraeder, P. L. (1982). Autonomic dysfunction in epilepsy: characterization of autonomic cardiac neural discharge associated with pentylenetetrazol-induced epileptogenic activity. *Epilepsia*, **23**, 633–47.
211. Schraeder, P. L. & Lathers, C. M. (1983). Cardiac neural discharge and epileptogenic activity in the cat: an animal model for unexplained death. *Life Sciences*, **32**, 1371–82.
212. Ravindran, M. (1981). Temporal lobe seizure presenting as "laryngospasm." *Clinical Electroencephalography*, **12**, 139–40.
213. Dasheiff, R.M. & Dickinson, L. J. (1986). Sudden unexpected death of epileptic patient due to cardiac arrhythmia after seizure. *Archives of Neurology*, **43**, 194–6.
214. Liedholm, L. J. & Gudjonsson, O. (1992). Cardiac arrest due to partial epileptic seizures. *Neurology*, **42**, 824–9.
215. Oppenheimer, S. (1990). Cardiac dysfunction during seizures and the sudden epileptic death syndrome. *Journal of the Royal Society of Medicine*, **83**, 134–6.
216. Dasheiff, R.M. (1991). Sudden unexpected death in epilepsy: a series from an epilepsy surgery program and speculation on the relationship to sudden cardiac death. *Journal of Clinical Neurophysiology*, **8**, 216–22.
217. Kiok, M. C., Terrence, C. F., Fromm, G. H., & Lavine, S. (1986). Sinus arrest in epilepsy. *Neurology*, **36**, 115–16.
218. Keilson, M. J., Hauser, W. A., Magrill, J. P., & Goldman, M. (1987). ECG abnormalities in patients with epilepsy. *Neurology*, **37**, 1624–6.
219. Keilson, M. J., Hauser, W. A., & Magrill, J. P. (1989). Electocardiographic change during electrographic seizures. *Archives of Neurology*, **46**, 1169–70.
220. Bricker, J. T., Garson, A., Jr., & Gillette, P. C. (1984). A family history of seizures associated with sudden cardiac deaths. *American Journal of Diseases of Children*, **138**, 866–8.
221. Skinner, J. R., Chong, B., Fawkner, M., Webster, D. R., & Hegde, M. (2004). Use of the newborn screening card to define cause of death in a 12-yearold diagnosed with epilepsy. *Journal of Paediatrics and Child Health*, **40**, 651–3.
222. Campbell, R. M. (2005). The

treatment of cardiac causes of sudden death, syncope, and seizure. *Seminars in Pediatric Neurology*, **12**, 59–66.

223. Earnest, M. P., Thomas, G. E., Eden, R. A., & Hossack, K. F. (1992). The sudden unexplained death syndrome in epilepsy: demographic, clinical, and postmortem features. *Epilepsia*, **33**, 310–16.

224. Shields, L. B. E., Hunsaker, D. M., Hunsaker, J. C., & Parker, J. C., (2002). Sudden unexpected death in epilepsy: neuropathologic findings. *The American Journal of Forensic Medicine and Pathology*, **23**, 307–14.

225. Falconer, B. & Rajs, J. (1976). Post-mortem findings of cardiac lesions in epileptics: a preliminary report. *Forensic Science*, **8**, 63–71.

226. Terrence, C. F., Rao, G. R., & Perper, J. A. (1981). Neurogenic pulmonary edema in unexpected, unexplained death of epileptic patients. *Annals of Neurology*, **9**, 458–64.

227. Evans, P. M. & Alberman, E. (1990). Certified cause of death in children and young adults with cerebral palsy. *Archives of Disease in Childhood*, **65**, 325–9.

228. Jacome, D. E. (1999). Epilepsy in Ehlers–Danlos syndrome. *Epilepsia*, **40**, 467–73.

229. Harker, L. A., Slichter, S. J., Scott, C. R., & Ross, R. (1974). Homocystinemia: vascular injury and arterial thrombosis. *The New England Journal of Medicine*, **291**, 537–43.

230. Palareti, G., Salardi, S., Piazzi, S., *et al.* (1986). Blood coagulation changes in homocystinuria: effects of pyridoxine and other specific therapy. *The Journal of Pediatrics*, **109**, 1001–6.

231. Schwab, F. J., Peyster, R. G., & Brill, C. B. (1987). CT of cerebral venous sinus thrombosis in a child with homocystinuria. *Pediatric Radiology*, **17**, 244–5.

232. Dardir, M., Ferrans, V. J., & Roberts, W. C. (1989). Coronary artery disease in familial and metabolic disorders. In *Nonatherosclerotic Ischemic Heart Disease*, ed. R. Virmani & M. B. Forman. New York: Raven Press, pp. 185–235.

233. Mehta, A. & Ginsberg, L. (2005). Natural history of the cerebrovascular complications of Fabry disease. *Acta Padiatrica*, **94** (Suppl. 447), 24–7.

234. Pincus, J. H. (1972). Subacute necrotizing encephalomyelopathy (Leigh's disease): a consideration of clinical features and etiology. *Developmental Medicine and Child Neurology*, **14**, 87–101.

235. Leigh, D. (1951). Subacute necrotizing encephalomyelopathy in an infant. *Journal of Neurology, Neurosurgury and Psychiatry*, **14**, 216–21.

236. Malojcic, B., Brinar, V., Poser, C., & Djakovic, V. (2004). An adult case of Leigh disease. *Clinical Neurology and Neurosurgery*, **106**, 237–40.

237. Wick, R., Scott, G., & Byard, R. W. (2007). Mechanisms of unexpected death and autopsy findings in Leigh syndrome (subacute necrotising encephalomyelopathy). *Journal of Forensic and Legal Medicine*, **14**, 42–5.

238. Huntsman, R. J., Sinclair, D. B., Bhargava, R., & Chan, A. (2005). Atypical presentations of Leigh syndrome: a case series and review. *Pediatric Neurology*, **32**, 334–40.

239. Van Maldergem, L., Trijbels, F., DiMauro, S., *et al.* (2002). Coenzyme Q-responsive Leigh's encephalopathy in two sisters. *Annals of Neurology*, **52**, 750–4.

240. Goldenberg, P. C., Steiner, R. D., Merkens, L. S., *et al.* (2003). Remarkable improvement in adult Leigh syndrome with partial cytochrome *c* oxidase deficiency. *Neurology*, **60**, 865–8.

241. Dahl, H.-H. M. (1998). Getting to the nucleus of mitochondrial disorders: identification of respiratory chain-enzyme genes causing Leigh syndrome. *American Journal of Human Genetics*, **63**, 1594–7.

242. DiMauro, S., Andreu, A. L., & De Vivo, D. C. (2002). Mitochondrial disorders. *Journal of Child Neurology*, **17** (Suppl. 3), 3S35–47.

243. DiMauro, S. & De Vivo, D. C. (1996). Genetic heterogeneity in Leigh syndrome. *Annals of Neurology*, **40**, 5–7.

244. Oquendo, C. E.,

Antonicka, H., Shoubridge, E. A., Reardon, W., & Brown, G. K. (2004). Functional and genetic studies demonstrate that mutation in the *COX15* gene can cause Leigh syndrome. *Journal of Medical Genetics*, **41**, 540–4.

245. Gropman, A. L. (2001). Diagnosis and treatment of childhood mitochondrial diseases. *Current Neurology and Neuroscience Reports*, **1**, 185–94.

246. Robinson, B. H. (2000). Human cytochrome oxidase deficiency. *Pediatric Research*, **48**, 581–5.

247. Schon, E. A., Santra, S., Pallotti, F., & Girvin, M. E. (2001). Pathogenesis of primary defects in mitochondrial ATP synthesis. *Cell and Developmental Biology*, **12**, 441–8.

248. Santorelli, F. M., Shanske, S., Macaya, A., DeVivo, D. C., & DiMauro, S. (1993). The mutation at nt 8993 of mitochondrial DNA is a common cause of Leigh's syndrome. *Annals of Neurology*, **34**, 827–34.

249. Lerman-Sagie, T., Leshinsky-Silver, E., Watemberg, N., Luckman, Y., & Lev, D. (2005). White matter involvement in mitochondrial diseases. *Molecular Genetics and Metabolism*, **84**, 127–36.

250. Fulham, M., Lawrence, C., & Harper, C. (1988). Diagnostic clues in an adult case of Leigh's disease. *The Medical Journal of Australia*, **149**, 320–2.

251. Morin, C., Mitchell, G., Larochelle, J., *et al.* (1993). Clinical, metabolic, and genetic aspects of cytochrome c oxidase deficiency in Saguenay-Lac-Saint-Jean. *American Journal of Human Genetics*, **53**, 488–96.

252. Vogel, H. (2004). Burden of proof in the postmortem diagnosis of mitochondrial disease: Leigh disease. *Pediatric and Developmental Pathology*, **7**, 615–19.

253. Santorelli, F. M., Tanji, K., Shanske, S., *et al.* (1998). The mitochondrial DNA A8344G mutation in Leigh syndrome revealed by analysis in paraffin-embedded sections: revisting the past. *Annals of Neurology*, **44**, 962–4.

254. Martin, M. A., Blazquez, A., Gutierrez-Solana, L. G., *et al.* (2005). Leigh syndrome associated with mitochondrial complex I deficiency due to a novel mutation in the *NDUFS1* gene. *Archives of Neurology*, **62**, 659–61.

255. Filosto, M., Tomelleri, G., Tonin, P., *et al.* (2007). Neuropathology of mitochondrial diseases. *BioScience Reports*, **27**, 23–30.

256. Atluru, V. L. (1986). Spontaneous intracerebral hematomas in juvenile diabetic ketoacidosis. *Pediatric Neurology*, **2**, 167–9.

257. Cleveland, W. W., Green, O. C., & Wilkins, L. (1962). Deaths in congenital adrenal hyperplasia. *Pediatrics*, **29**, 3–17.

258. Daniels, S. R., Bates, S., Lukin, R. R., *et al.* (1982). Cerebrovascular arteriopathy (arteriosclerosis) and ischemic childhood stroke. *Stroke*, **13**, 360–5.

259. Glueck, C. J., Daniels, S. R., Bates, S., *et al.* (1982). Pediatric victims of unexplained stroke and their families: familial lipid and lipoprotein abnormalities. *Pediatrics*, **69**, 308–16.

260. Speights, V. O., Jr. & Bauserman, S. C. (1991). Sudden death in an infant with central nervous system abnormalities. *Pediatric Pathology*, **11**, 751–8.

261. Byard, R. W. (1996). Mechanisms of sudden death and autopsy findings in patients with Arnold–Chiari malformation and ventriculoatrial catheters. *The American Journal of Forensic Medicine and Pathology*, **17**, 260–3.

262. Friede, R. L. & Roessmann, U. (1976). Chronic tonsillar herniation: an attempt at classifying chronic herniations at the foramen magnum. *Acta Neuropathologica*, **34**, 219–35.

263. Ruff, M. E., Oakes, W. J., Fisher, S. R., & Spock, A. (1987). Sleep apnea and vocal cord paralysis secondary to type I Chiari malformation. *Pediatrics*, **80**, 231–4.

264. Martinot, A., Hue, V., Leclerc, F., *et al.* (1993). Sudden death revealing Chiari type 1 malformation in two children. *Intensive Care Medicine*, **19**, 73–4.

265. Stevenson, K. L. (2004). Chiari type II

266. James, D. S. (1995). Significance of chronic tonsillar herniation in sudden death. *Forensic Science International*, **75**, 217–23.

267. Tomaszek, D. E., Tyson, G. W., Bouldin, T., & Hansen, A. R. (1984). Sudden death in a child with an occult hindbrain malformation. *Annals of Emergency Medicine*, **13**, 136–8.

268. Franklin, B., Gasco, J., Rangel-Castilla, L., Haring, J. W. & Nauta, H. J. W. (2009). Apnea and macrocephaly–cutis marmorata telangiectatica congenita. *Brain and Development*, **31**, 706–9.

269. Yano, S. & Watanabe, Y. (2001). Association of arrhythmia and sudden death in macrocephaly–cutis marmorata telangiectatica congenita syndrome. *American Journal of Medical Genetics*, **102**, 149–52.

270. Badawi, N., Watson, L., Petterson, B., *et al.* (1998). What constitutes cerebral palsy? *Developmental Medicine and Child Neurology*, **40**, 520–7.

271. Hutton, J. L., Cooke, T., & Pharoah, P. O. D. (1994). Life expectancy in children with cerebral palsy. *British Medical Journal*, **309**, 431–5.

272. Norman, M. G., Taylor, G. P., & Clarke, L. A. (1990). Sudden, unexpected natural death in childhood. *Pediatric Pathology*, **10**, 769–84.

273. Eyman, R. K., Grossman, H. J., Chaney, R. H., & Call, T. L. (1990). The life expectancy of profoundly handicapped people with mental retardation. *The New England Journal of Medicine*, **323**, 584–9.

274. Eyman, R. K., Grossman, H. J., Chaney, R. H., & Call, T. L. (1993). Survival of profoundly disabled people with severe mental retardation. *American Journal of Diseases of Children*, **147**, 329–36.

275. Blair, E., Watson, L., Badawi, N., & Stanley, F. J. (2001). Life expectancy among people with cerebral palsy in Western Australia. *Developmental Medicine and Child Neurology*, **43**, 508–15.

276. Ganesan, V., Chong, W. K., Cox, T. C., *et al.* (2002). Posterior circulation stroke in childhood: risk factors and recurrence. *Neurology*, **59**, 1552–6.

277. Strauss, D., Cable, W., & Shavelle, R. (1999). Causes of excess mortality in cerebral palsy. *Developmental Medicine and Child Neurology*, **41**, 580–5.

278. Staal, M. J., Meihuizen-de Regt, M. J., & Hess, J. (1987). Sudden death in hydrocephalic spina bifida aperta patients. *Pediatric Neuroscience*, **13**, 13–18.

279. Tomlinson, P. & Sugarman, I. D. (1995). Complications of shunts in adults with spina bifida. *British Medical Journal*, **311**, 286–7.

280. David, M. & Andrew, M. (1993). Venous thromboembolic complications in children. *The Journal of Pediatrics*, **123**, 337–46.

281. Dollery, C. M., Sullivan, I. D., Bauraind, O., Bull, C., & Milla, P. J. (1994). Thrombosis and embolism in long-term central venous access for parenteral nutrition. *The Lancet*, **344**, 1043–5.

282. Shiba, E., Kambayashi, J.-I., Sakon, M., *et al.* (1992). Septic pulmonary emboli after prolonged use of central venous catheter for parenteral nutrition. *European Journal of Surgery*, **158**, 59–61.

283. Fuster, V., Steele, P. M., Edwards, W. D., *et al.* (1984). Primary pulmonary hypertension: natural history and importance of thrombosis. *Circulation*, **70**, 580–7.

284. Byard, R. W., Koszyca, B., & Qiao, M. (2001). Unexpected childhood death due to a rare complication of ventriculoperitoneal shunting. *The American Journal of Forensic Medicine and Pathology*, **22**, 207–10.

285. Sekhar, L. N., Moossy, J., & Guthkelch, A. N. (1982). Malfunctioning ventriculoperitoneal shunts: clinical and pathological features. *Journal of Neurosurgery*, **56**, 411–16.

286. Elterman, R. D., Bodensteiner, J. B., & Barnard, J. J. (1995). Sudden unexpected death in patients with Dandy–Walker malformation. *Journal of Child Neurology*, **10**, 382–4.

287. Grellner, W., Rohde, K., & Wilske, J. (2000). Fatal

287. ...outcome in a case of pontocerebellar hypoplasia type 2. *Forensic Science International*, **113**, 165–72.
288. Jancar, J. & Speller, C. J. (1994). Fatal intestinal obstruction in the mentally handicapped. *Journal of Intellectual Disability Research*, **38**, 413–22.
289. Khalid, K. & Al-Salamah, S. M. (2006). Spectrum of general surgical problems in the developmentally disabled adults. *Saudi Medical Journal*, **27**, 70–5.
290. Carter, G. & Jancar, J. (1984). Sudden deaths in the mentally handicapped. *Psychological Medicine*, **14**, 691–5.
291. Byard, R. W. & Couper, R. T. L. (2001). Acute gastric dilatation and spastic quadraparesis. *The Journal of Pediatrics*, **139**, 166.
292. Byard, R. W. (2006). Forensic issues and possible mechanisms of sudden death in Rett syndrome. *Journal of Clinical Forensic Medicine*, **13**, 96–9.
293. Hagberg, B. (2002). Clinical manifestations and stages of Rett syndrome. *Mental Retardation and Developmental Disabilities Research Reviews*, **8**, 61–5.
294. Percy, A. K. & Lane, J. B. (2004). Rett syndrome: clinical and molecular update. *Current Opinion in Pediatrics*, **16**, 670–7.
295. Jellinger, K. A. (2003). Rett syndrome: an update. *Journal of Neural Transmission*, **110**, 681–701.
296. Glaze, D. G. (2002). Neurophysiology of Rett syndrome. *Mental Retardation and Developmental Disabilities Research Reviews*, **8**, 66–71.
297. Neul, J. L. & Zoghbi, H. Y. (2004). Rett syndrome: a prototypical neurodevelopmental disorder. *Neuroscientist*, **10**, 118–28.
298. Naidu, S., Bibat, G., Kratz, L., et al. (2003). Clinical variability in Rett syndrome. *Journal of Child Neurology*, **18**, 662–8.
299. Armstrong, D. D. (2002). Neuropathology of Rett syndrome. *Mental Retardation and Developmental Disabilities Research Reviews*, **8**, 72–6.
300. Johnston, M. V., Mullaney, B., & Blue, M. E. (2003). Neurobiology of Rett syndrome. *Journal of Child Neurology*, **18**, 688–92.
301. Guideri, F., Acampa, M., Hayek, G., Zappella, M., & Di Perri, T. (1999). Reduced heart rate variability in patients affected with Rett syndrome: a possible explanation for sudden death. *Neuropediatrics*, **30**, 146–8.
302. Madan, N., Levine, M., Pourmoghadam, K., & Sokoloski, M. (2004). Severe sinus bradycardia in a patient with Rett syndrome: a new cause for a pause? *Pediatric Cardiology*, **25**, 53–5.
303. Sekul, E. A., Moak, J. P., Schultz, R. J., et al. (1994). Electrocardiographic findings in Rett syndrome: an explanation for sudden death? *The Journal of Pediatrics*, **125**, 80–2.
304. Julu, P. O. O., Kerr, A. M., Hansen, S., Apartopoulos, F., & Jamal, G. A. (1997). Immaturity of medullary cardiorespiratory neurones leading to inappropriate autonomic reactions as a likely cause of sudden death in Rett's syndrome. (Letter.) *Archives of Disease in Childhood*, **77**, 464–5.
305. Dearlove, O. R. & Walker, R. W. M. (1996). Anaesthesia for Rett syndrome. *Paediatric Anaesthesia*, **6**, 155–8.
306. Conry, J. A. (2002). Progressive myoclonic epilepsies. *Journal of Child Neurology*, **17**, S80–4.
307. Minassian, B. A. (2001). Lafora's disease: towards a clinical, pathologic, and molecular synthesis. *Pediatric Neurology*, **25**, 21–9.
308. Shahwan, A., Farrell, M., & Delanty, N. (2005). Progressive myoclonic epilepsies: a review of genetic and therapeutic aspects. *The Lancet Neurology*, **4**, 239–48.
309. Zupanc, M. L. & Legros, B. (2004). Progressive myoclonic epilepsy. *The Cerebellum*, **3**, 156–71.
310. Wick, R. & Byard, R. W. (2006). Mechanisms of unexpected and/or sudden death in Lafora disease. *Forensic Science International*, **163**, 144–7.
311. Sainz, J., Minassian, B. A., Serratosa, J. M., et al. (1997). Lafora progressive myoclonus epilepsy: narrowing the chromosome 6q24 locus by recombinations and homozygosities. *American Journal of Human Genetics*, **61**, 1205–9.
312. Chan, E. M., Andrade, D. M.,

Franceschetti, S., & Minassian, B. (2005). Progressive myoclonus epilepsies: *EPM1, EPM2A, EPM2B. Advances in Neurology*, **95**, 47–57.

313. Chan, E. M., Bulman, D. E., Paterson, A. D., *et al.* (2003). Genetic mapping of a new Lafora progressive myoclonus epilepsy locus (*EPM2B*) on 6p22. *Journal of Medical Genetics*, **40**, 671–5.

314. Lohi, H., Ianzano, L., Zhao, X.-C., *et al.* (2005). Novel glycogen synthase kinase 3 and ubiquitination pathways in progressive myoclonus epilepsy. *Human Molecular Genetics*, **14**, 2727–36.

315. Chan, E. M., Omer, S., Ahmed, M., *et al.* (2004). Progressive myoclonus epilepsy with polyglucosans (Lafora disease): evidence for a third locus. *Neurology*, **63**, 565–7.

316. Andrade, D. M., Ackerley, C. A., Minett, T. S. C., *et al.* (2003). Skin biopsy in Lafora disease: genotype–phenotype correlations and diagnostic pitfalls. *Neurology*, **61**, 1611–14.

317. Oksel, F., Tekgul, H., Genç, S., *et al.* (1999). A case of Lafora's disease associated with cardiac arrhythmia. *Journal of Child Neurology*, **14**, 745–6.

318. Minassian, B. A. (2002). Progressive myoclonus epilepsy with polyglucosan bodies: Lafora disease. *Advances in Neurology*, **89**, 199–210.

319. Amanuel, B. & Byard, R. W. (2000). Accidental asphyxia in bed in severely disabled children. *Journal of Paediatrics and Child Health*, **36**, 66–8.

320. Boyer, S. H., IV, Chisholm, A. W., & McKusick, V. A. (1962). Cardiac aspects of Friedreich's ataxia. *Circulation*, **25**, 493–505.

321. Zimmerman, M., Gabathuler, J., Adamec, R., & Pinget, L. (1986). Unusual manifestations of heart involvement in Friedreich's ataxia. *American Heart Journal*, **111**, 184–7.

322. Christodoulou, K., Deymeer, F., Serdaroglu, P., *et al.* (2001). Mapping of the second Friedreich's ataxia (*FRDA2*) locus to chromosome 9p23–p11: evidence for further locus heterogeneity. *Neurogenetics*, **3**, 127–32.

323. Palau, F. (2001). Friedreich's ataxia and frataxin: molecular genetics, evolution and pathogenesis. *International Journal of Molecular Medicine*, **7**, 581–9.

324. Patel, P. I. & Isaya, G. (2001). Friedreich ataxia: from GAA triplet-repeat expansion to frataxin deficiency. *American Journal of Human Genetics*, **69**, 15–24.

325. Alboliras, E. T., Shub, C., Gomez, M. R., *et al.* (1986). Spectrum of cardiac involvement in Friedreich's ataxia: clinical, electrocardiographic and echocardiographic observations. *The American Journal of Cardiology*, **58**, 518–24.

326. Boehm, T. M., Dickerson, R. B., & Glasser, S. P. (1970). Hypertrophic subaortic stenosis occurring in a patient with Friedreich's ataxia. *American Journal of the Medical Sciences*, **260**, 279–84.

327. Child, J. S., Perloff, J. K., Bach, P. M., *et al.* (1986). Cardiac involvement in Friedreich's ataxia: a clinical study of 75 patients. *Journal of the American College of Cardiology*, **7**, 1370–78.

328. Nadas, A. S., Alimurung, M. M., & Sieracki, L. A. (1951). Cardiac manifestations of Friedreich's ataxia. *The New England Journal of Medicine*, **244**, 239–44.

329. Hewer, R. L. (1968). Study of fatal cases of Friedreich's ataxia. *British Medical Journal*, **3**, 649–52.

330. Byard, R. W., Phillips, G. E., Dardick, I., *et al.* (1991). Two unusual tumours of the gastrointestinal tract in a patient with tuberous sclerosis. *Journal of Paediatrics and Child Health*, **27**, 116–19.

331. Fryer, A. E. & Osborne, J. P. (1987). Tuberous sclerosis: a clinical appraisal. *Pediatric Review Communication*, **1**, 239–55.

332. Al-Gazali, L. I., Arthur, R. J., Lamb, J. T., *et al.* (1989). Diagnostic and counselling difficulties using a fully comprehensive screening protocol for families at risk for tuberous sclerosis. *Journal of Medical Genetics*, **26**, 694–703.

333. Byard, R. W., Blumbergs, P. C., & James, R. A. (2003). Mechanisms of unexpected death in tuberous sclerosis. *Journal of Forensic Sciences*, **48**,

334. DiMario, F. J. (2004). Brain abnormalities in tuberous sclerosis complex. *Journal of Child Neurology*, **19**, 650–7.
335. Weiner, D. M., Ewalt, D. H., Roach, E. S., & Hensle, T. W. (1998) The tuberous sclerosis complex: a comprehensive review. *Journal of the American College of Surgeons*, **187**, 548–61.
336. O'Callaghan, F. J. K., Clarke, A. C., Joffe, H., *et al.* (1998). Tuberous sclerosis complex and Wolff–Parkinson–White syndrome. *Archives of Disease in Childhood*, **78**, 159–62.
337. Roach, E. S., Gomez, M. R., & Northrup, H. (1998). Tuberous Sclerosis Complex Consensus Conference: revised clinical diagnostic criteria. *Journal of Child Neurology*, **13**, 624–8.
338. Beltramello, A., Puppini, G., Bricolo, A., *et al.* (1999). Does the tuberous sclerosis complex include intracranial aneurysms? *Pediatric Radiology*, **29**, 206–11.
339. Couper, R. T. L., Byard, R. W., Cutz, E., Stringer, D. A., & Durie, P. R. (1991). Cardiac rhabdomyomata and megacystis–microcolon–intestinal hypoperistalsis syndrome. *Journal of Medical Genetics*, **28**, 274–6.
340. Franz, D. N. (2004). Non-neurologic manifestations of tuberous sclerosis complex. *Journal of Child Neurology*, **19**, 690–8.
341. Jost, C. J., Gloviczki, P., Edwards, W. D., *et al.* (2001). Aortic aneurysms in children and young adults with tuberous sclerosis: report of two cases and review of the literature. *Journal of Vascular Surgery*, **33**, 639–42.
342. Bender, B. L. & Yunis, E. J. (1982). The pathology of tuberous sclerosis. *Pathology Annual*, **17** (Part 1), 339–82.
343. Cheadle, J. P., Reeve, M. P., Sampson, J. R., & Kwiatkowski, D. J. (2000). Molecular genetic advances in tuberous sclerosis. *Human Genetics*, **107**, 97–114.
344. Connor, J. M., Pirrit, L. A., Yates, J. R. W., Fryer, A. E., & Ferguson-Smith, M. A. (1987). Linkage of the tuberous sclerosis locus to a DNA polymorphism detected by v-abl. *Journal of Medical Genetics*, **24**, 544–6.
345. Schnur, R. E. (2004). Genodermatoses 2003–2004. *Current Opinion in Pediatrics*, **16**, 678–88.
346. Smith, M. & Simpson, N. E. (1989). Report of the committee on the genetic constitution of chromosomes 9 and 10. *Cytogenetics and Cell Genetics*, **51**, 202–25.
347. Johnson, M. W., Emelin, J. K., Park, S.-H., & Vinters, H. V. (1999). Co-localization of TSC1 and TSC2 gene products in tubers of patients with tuberous sclerosis. *Brain Pathology*, **9**, 45–54.
348. Roach, E. S. & Sparagana, S. P. (2004). Diagnosis of tuberous sclerosis complex. *Journal of Child Neurology*, **19**, 643–9.
349. Cassidy, S. B. (1984). Tuberous sclerosis in children: diagnosis and course. *Comprehensive Therapy*, **10**, 43–51.
350. Monaghan, H. P., Krafchik, B. R., MacGregor, D. L., & Fitz, C. R. (1981). Tuberous sclerosis complex in children. *American Journal of Diseases of Children*, **135**, 912–17.
351. Sparagana, S. P. & Roach, E. S. (2000). Tuberous sclerosis complex. *Current Opinion in Neurology*, **13**, 115–19.
352. Byard, R. W., Smith, N. M., & Bourne, A. J. (1991). Incidental cardiac rhabdomyomas: a significant finding necessitating additional investigation at the time of autopsy. *Journal of Forensic Sciences*, **36**, 1229–33.
353. Freedom, R. M., Lee, K.-J., MacDonald, C., & Taylor, G. (2000). Selected aspects of cardiac tumors in infancy and childhood. *Pediatric Cardiology*, **21**, 299–316.
354. Osborne, J. P. (1988). Diagnosis of tuberous sclerosis. *Archives of Disease in Childhood*, **63**, 1423–5.
355. Böhm, N. & Krebs, G. (1980). Solitary rhabdomyoma of the heart: clinically silent case with sudden, unexpected death in an 11-month-old boy. *European Journal of Pediatrics*, **134**, 167–72.
356. Rigle, D. A., Dexter, R. D., & McGee, M. B. (1989). Cardiac rhabdomyoma presenting as sudden infant death syndrome. *Journal of*

Forensic Sciences, **34**, 694–8.

357. Williams, W. G., Trusler, G. A., Fowler, R. S., Scott, M. E., & Mustard, W. T. (1972). Left ventricular myocardial fibroma: a case report and review of cardiac tumors in children. *Journal of Pediatric Surgery*, **7**, 324–8.

358. Wilske, V. J. (1980). Tuberöse sklerose: ungewöhnlicher Fall eines plötzlichen Säuglingstodes. *Beitrage zurgerichtlichen Medizin*, **38**, 451–6.

359. Winstanley, D. P. (1961). Sudden death from multiple rhabdomyomata of the heart. *Journal of Pathology and Bacteriology*, **81**, 249–51.

360. Fenoglio, J. J., Jr., McAllister, H. A., Jr., & Ferrans, V. J. (1976). Cardiac rhabdomyoma: a clinicopathologic and electron microscopic study. *The American Journal of Cardiology*, **38**, 241–51.

361. Gibbs, J. L. (1985). The heart and tuberous sclerosis: an echocardiographic and electrocardiographic study. *British Heart Journal*, **54**, 596–9.

362. Smith, H. C., Watson, G. H., Patel, R. G., & Super, M. (1989). Cardiac rhabdomyomata in tuberous sclerosis: their course and diagnostic value. *Archives of Disease in Childhood*, **64**, 196–200.

363. Kandt, R. S., Gebarski, S. S., & Goetting, M. G. (1985). Tuberous sclerosis with cardiogenic cerebral embolism: magnetic resonance imaging. *Neurology*, **35**, 1223–5.

364. Calcagni, G., Gesualdo, F., Tamisier, D., *et al.* (2008). Arterial aneurysms and tuberous sclerosis: a classic but little known association. *Pediatric Radiology*, **38**, 795–7.

365. Freycon, F., Mollard, P., Hermier, M., *et al.* (1971). Anévrysme de l'aorte abdominale au cours d'une sclérose tubéreuse de Bourneville. *Pediatrie*, **26**, 421–7.

366. Hung, P.-C., Wang, H.-S., Chou, M.-L., & Wong, A. M. C. (2008). Tuberous sclerosis complex with multiple intracranial aneurysms in an infant. *Pediatric Neurology*, **39**, 365–7.

367. Larbre, F., Loire, R., Guibaud, P., Lauras, B., & Weill, B. (1971). Observation clinique et anatomique d'un anévrysme de l'aorte au cours d'une sclérose tubéreuse de Bourneville. *Archives françaises de Pédiatrie*, **28**, 975–84.

368. Fryer, A. E., Chalmers, A. H., & Osborne, J. P. (1990). The value of investigation for genetic counselling in tuberous sclerosis. *Journal of Medical Genetics*, **27**, 217–23.

369. Scappaticci, S., Cerimele, D., Tondi, M., *et al.* (1988). Chromosome abnormalities in tuberous sclerosis. *Human Genetics*, **79**, 151–6.

370. Byard, R. W. (2007). Forensic considerations in cases of neurofibromatosis: an overview. *Journal of Forensic Sciences*, **52**, 1164–70.

371. Korf, B. R. (2005). The phakomatoses. *Clinics in Dermatology*, **23**, 78–84.

372. Theos, A. & Korf, B. R. (2006). Pathophysiology of neurofibromatosis type 1. *Annals of Internal Medicine*, **144**, 842–9.

373. Zanca, A. & Zanca, A. (1980). Antique illustrations of neurofibromatosis. *International Journal of Dermatology*, **19**, 55–8.

374. Yohay, K. (2006). Neurofibromatosis types 1 and 2. *The Neurologist*, **12**, 86–93.

375. Kulkantrakorn, K. & Geller, T. J. (1998). Seizures in neurofibromatosis 1. *Pediatric Neurology*, **19**, 347–50.

376. Friedman, J. M. (1999). Epidemiology of neurofibromatosis type 1. *American Journal of Medical Genetics Part C (Seminars in Medical Genetics)*, **89**, 1–6.

377. Friedman, J. M. (2002). Neurofibromatosis 1: clinical manifestations and diagnostic criteria. *Journal of Child Neurology*, **17**, 548–54.

378. Tonsgard, J. H. (2006). Clinical manifestations and management of neurofibromatosis type 1. *Seminars in Pediatric Neurology*, **13**, 2–7.

379. Lenders, J. W. M., Eisenhofer, G., Mannelli, M., & Pacak, K. (2005). Phaeochromocytoma. *The Lancet*, **366**, 665–75.

380. Gutmann, D. H., Rasmussen, S. A., Wolkenstein, P., *et al.* (2002). Gliomas presenting after age 10 in individuals

with neurofibromatosis type 1 (NF1). *Neurology*, **59**, 759–61.

381. Izraeli, S. (2003). Congenital syndromes and leukemia: clues to pathogenesis. *Reviews in Clinical and Experimental Hematology*, **7**, 246–60.

382. Khosrotehrani, K., Bastuji-Garin, S., Zeller, J., Revuz, J., & Wolkenstein, P. (2003). Clinical risk factors for mortality in patients with neurofibromatosis 1: a cohort study of 378 patients. *Archives of Dermatology*, **139**, 187–91.

383. Poyhonen, M., Niemela, S., & Herva, R. (1997). Risk of malignancy and death in neurofibromatosis. *Archives of Pathology and Laboratory Medicine*, **121**, 139–43.

384. Szudek, J., Evans, D. G., & Friedman, J. M. (2003). Patterns of associations of clinical features in neurofibromatosis 1 (NF1). *Human Genetics*, **112**, 289–97.

385. Pinsk, I., Dukhno, O., Ovnat, A., & Levy, I. (2003). Gastrointestinal complications of von Recklinghausen's disease: two case reports and a review of the literature. *Scandinavian Journal of Gastroenterology*, **38**, 1275–8.

386. Lin, Y.-C. & Chen, H.-C. (1999). Rare complication of massive hemorrhage in neurofibromatosis with arteriovenous malformation. *Annals of Plastic Surgery*, **43**, 221–4.

387. Tatebe, S., Asami, F., Shinohara, H., Okamoto, T., & Kuraoka, S. (2005). Ruptured aneurysm of the subclavian artery in a patient with von Recklinghausen's disease. *Circulation Journal*, **69**, 503–6.

388. Fossali, E., Signorini, E., Intermite, R. C., *et al.* (2000). Renovascular disease and hypertension in children with neurofibromatosis. *Pediatric Nephrology*, **14**, 806–10.

389. Han, M. & Criado, E. (2005). Renal artery stenosis and aneurysms associated with neurofibromatosis. *Journal of Vascular Surgery*, **41**, 539–43.

390. Omeis, I., Hillard, V. H., Braun, A., *et al.* (2006). Meningioangiomatosis associated with neurofibromatosis: report of two cases in a single family and review of the literature. *Surgical Neurology*, **65**, 595–603.

391. Erickson, R. P., Woolliscroft, J., & Allen, R. J. (1980). Familial occurrence of intracranial arterial occlusive disease (Moyamoya) in neurofibromatosis. *Clinical Genetics*, **18**, 191–6.

392. Rosser, T. L., Vezina, G., & Packer, R. J. (2005). Cerebrovascular abnormalities in a population of children with neurofibromatosis type 1. *Neurology*, **64**, 553–5.

393. Friedman, J. M., Arbiser, J., Epstein, J. A., *et al.* (2002). Cardiovascular disease in neurofibromatosis 1: report of the NF-1 Cardiovascular Task Force. *Genetics in Medicine*, **4**, 105–11.

394. Hamilton, S. J., Allard, M. F., & Friedman, J. M. (2001). Cardiac findings in an individual with neurofibromatosis 1 and sudden death. *American Journal of Medical Genetics*, **100**, 95–9.

395. Samuels, N., Berkman, N., Milgalter, E., *et al.* (1999). Pulmonary hypertension secondary to neurofibromatosis: intimal fibrosis versus thromboembolism. *Thorax*, **54**, 858–9.

396. Zamora, A. C., Collard, H. R., Wolters, P. J., Webb, W. R., & King, T. E. (2007). Neurofibromatosis-associated lung disease: a case series and literature review. *The European Respiratory Journal*, **29**, 210–14.

397. Edwards, J. N. T., Fooks, M., & Davey, D. A. (1983). Neurofibromatosis and severe hypertension in pregnancy. *British Journal of Obstetrics and Gynaecology*, **90**, 528–31.

398. Hadi, H. A. (1995). Clinical significance of neurofibromatosis in pregnancy. *American Journal of Perinatology*, **12**, 459–61.

399. Gottfried, O. N., Viskochil, D. H., Fults, D. W., & Couldwell, W. T. (2006). Molecular, genetic, and cellular pathogenesis of neurofibromas and surgical implications. *Neurosurgery*, **58**, 1–16.

400. Khosrotehrani, K., Bastuji-Garin, S., Riccardi, V. M., *et al.* (2005). Subcutaneous neurofibromas are associated with mortality in neurofibromatosis 1: a cohort study of 703 patients. *American Journal of*

Medical Genetics Part A, **132**, 49–53.

401. Martin, J. B. (1993). Molecular genetics in neurology. *Annals of Neurology*, **34**, 757–73.
402. Neurofibromatosis Conference Statement (1998). National Institutes of Health Consensus Development Conference. *Archives of Neurology*, **45**, 575–8.
403. DeBella, K., Szudek, J., & Friedman, J. M. (2000). Use of the National Institutes of Health criteria for diagnosis of neurofibromatosis 1 in children. *Pediatrics*, **105**, 608–14.
404. Rasmussen, S. A., Yang, Q., & Friedman, J. M. (2001). Mortality in neurofibromatosis 1: an analysis using U.S. death certificates. *American Journal of Human Genetics*, **68**, 1110–18.
405. Zöller, M., Rembeck, B., Åkesson, H. O., & Angervall, L. (1995). Life expectancy, mortality and prognostic factors in neurofibromatosis type 1: a twelve-year follow-up of an epidemiological study in Göteborg, Sweden. *Acta Dermato-Venereologica*, **75**, 136–40.
406. Pellock, J. M., Kleinman, P. K., McDonald, B. M., & Wixson, D. (1980). Childhood hypertensive stroke with neurofibromatosis. *Neurology*, **30**, 656–9.
407. Wallis, K., Deutsch, V., & Azizi, E. (1970). Hypertension in a case of von Recklinghausen's neurofibromatosis. *Helvetica Paediatrica Acta*, **2**, 147–53.
408. Bueno, A., Acín, F., Rodríguez, J. M., *et al.* (2005). Ruptured popliteal aneurysm resulting from neurofibromatosis: a case report and review of the literature. *Vascular and Endovascular Surgery*, **39**, 449–55.
409. Ruggieri, M., D'Arrigo, G., Abbate, M., Distefano, A., & Upadhyaya, M. (2000). Multiple coronary artery aneurysms in a child with neurofibromatosis type 1. *European Journal of Pediatrics*, **159**, 477–80.
410. Kousseff, B.G. & Gilbert-Barness, E. F. (1989). "Vascular neurofibromatosis" and infantile gangrene. *American Journal of Medical Genetics*, **34**, 221–6.
411. Fitzpatrick, A. P. & Emanuel, R. W. (1988). Familial neurofibromatosis and hypertrophic cardiomyopathy. *British Heart Journal*, **60**, 247–51.
412. Scotto di Uccio, V., Petrillo, C., Chiosso, M., & De Tommasis, L. (1988). Prolasso mitralico e malattia di Recklinghausen: descrizione di un caso. *Minerva Cardioangiologica*, **36**, 331–3.
413. Griffiths, A. P., White, J., & Dawson, A. (1998). Spontaneous haemothorax: a cause of sudden death in von Recklinghausen's disease. *Postgraduate Medical Journal*, **74**, 679–81.
414. Miura, H., Taira, O., Uchida, O., *et al.* (1997). Spontaneous haemothorax associated with von Recklinghausen's disease: review of occurrence in Japan. *Thorax*, **52**, 577–8.
415. Ejnell, H., Jarund, M., Bailey, M., & Lindeman, P. (1996). Airway obstruction in children due to plexiform neurofibroma of the larynx. *The Journal of Laryngology and Otology*, **110**, 1065–8.
416. Keenan, R. A., Robinson, D. J., & Briggs, P. C. (1982). Fatal spontaneous retroperitoneal haemorrhage caused by von Recklinghausen's neurofibromatosis. *Journal of the Royal College of Surgeons of Edinburgh*, **27**, 310–12.
417. Koszyca, B., Moore, L., & Byard, R. W. (1993). Lethal manifestations of neurofibromatosis type-1 in childhood. *Pediatric Pathology*, **13**, 709–15.
418. Leier, C. V., DeWan, C. J., & Anatasia, L. F. (1972). Fatal hemorrhage as a complication of neurofibromatosis. *Vascular Surgery*, **6**, 98–101.
419. Unger, P. D., Song, S., Taff, M. L., & Schwartz, I. S. (1984). Sudden death in a patient with von Recklinghausen's neurofibromatosis. *The American Journal of Forensic Medicine and Pathology*, **5**, 175–9.
420. Chow, L. T.-C., Shum, B. S.-F., & Chow, W.-H. (1993). Intrathoracic vagus nerve neurofibroma and sudden death in a patient with neurofibromatosis. *Thorax*, **48**, 298–9.
421. Okoromah, C. N., Adegbola, T. A., & Ojuola, O. I. (2005). Neurofibromatosis with malignant transformation

presenting as an emergency in a Nigerian child: a case report. *The Nigerian Postgraduate Medical Journal*, **12**, 49–52.

422. Rosenquist, G.C., Krovetz, L. J., Haller, J. A., Jr., Simon, A. L., & Bannayan, G.A. (1970). Acquired right ventricular outflowobstruction in a child with neurofibromatosis. *American Heart Journal*, **79**, 103–8.

423. Lin, A. E., Birch, P. H., Korf, B. R., *et al.* (2000). Cardiovascular malformations and other cardiovascular abnormalities in neurofibromatosis 1. *American Journal of Medical Genetics*, **95**, 108–17.

424. Baser, M. E., Kuramoto, L., Joe, H., *et al.* (2004). Genotype–phenotype correlations for nervous system tumors in neurofibromatosis 2: a population-based study. *American Journal of Human Genetics*, **75**, 231–9.

425. Evans, D. G. R., Huson, S. M., Donnai, D., *et al.* (1992). A genetic study of type 2 neurofibromatosis in the United Kingdom. I. Prevalence, mutation rate, fitness, and confirmation of maternal transmission effect on severity. *Journal of Medical Genetics*, **29**, 841–6.

426. Baser, M. E., Friedman, J. M., Aeschliman, D., *et al.* (2002). Predictors of the risk of mortality in neurofibromatosis 2. *American Journal of Human Genetics*, **71**, 715–23.

427. Uppal, S. & Coatesworth, A. P. (2003). Neurofibromatosis type 2. *International Journal of Clinical Practice*, **57**, 698–703.

428. Ragge, N. K., Baser, M. E., Klein, J., *et al.* (1995). Ocular abnormalities in neurofibromatosis 2. *American Journal of Ophthalmology*, **120**, 634–41.

429. Baser, M. E., Friedman, J. M., & Evans, D. G. R. (2006). Increasing the specificity of diagnostic criteria for schwannomatosis. *Neurology*, **66**, 730–2.

430. MacCollin, M., Chiocca, E. A., Evans, D. G., *et al.* (2005). Diagnostic criteria for schwannomatosis. *Neurology*, **64**, 1838–45.

431. Gutmann, D. H., Aylsworth, A., Carey, J. C., *et al.* (1997). The diagnostic evaluation and multidisciplinary management of neurofibromatosis 1 and neurofibromatosis 2. *The Journal of the American Medical Association*, **278**, 51–7.

432. Evans, D. G. R., Huson, S. M., Donnai, D., *et al.* (1992). A clinical study of type 2 neurofibromatosis. *The Quarterly Journal of Medicine*, **84**, 603–18.

433. Baser, M. E., Friedman, J. M., Wallace, A. J., *et al.* (2002). Evaluation of clinical diagnostic criteria for neurofibromatosis 2. *Neurology*, **59**, 1759–65.

434. Ouvrier, R. & Billson, F. (1986). Optic nerve hypoplasia: a review. *Journal of Child Neurology*, **1**, 181–8.

435. Morgan, S. A., Emsellem, H. A., & Sandler, J. R. (1985). Absence of the septum pellucidum: overlapping clinical syndromes. *Archives of Neurology*, **42**, 769–70.

436. Gilbert, J. D., Scott, G., & Byard, R. W. (2001). Septooptic dysplasia and unexpected adult death: an autopsy approach. *Journal of Forensic Sciences*, **46**, 913–15.

437. Dattani, M. T., Martinez-Barbera, J. P., Thomas, P. Q., *et al.* (1999). HESX1: a novel gene implicated in a familial form of septo-optic dysplasia. *Acta Paediatrica Supplement*, **433**, 49–54.

438. Parks, J. S., Brown, M. R., Hurley, D. L., Phelps, C. J., & Wajnrajch, M. P. (1999). Heritable disorders of pituitary development. *The Journal of Clinical Endocrinology and Metabolism*, **84**, 4362–70.

439. Brodsky, M. C., Conte, F. A., Taylor, D., Hoyt, C. S., & Mrak, R. E. (1997). Sudden death in septo-optic dysplasia: report of five cases. *Archives of Ophthalmology*, **115**, 66–70.

440. Taback, S. P., Dean, H. J. and Members of the Canadian Growth Hormone Advisory Committee (1996). Mortality in Canadian children with growth hormone (GH) deficiency receiving GH therapy 1967–1992. *The Journal of Clinical Endocrinology and Metabolism*, **81**, 1693–6.

441. Roessman, U.,

Velasco, M. E., Small, E. J., & Hori, A. (1987). Neuropathology of "septo-optic dysplasia" (de Morsier syndrome) with immunohistochemical studies of the hypothalamus and pituitary gland. *Journal of Neuropathology and Experimental Neurology*, **46**, 597–608.

442. Koch-Henriksen, N., Bronnum-Hansen, H., & Stenager, E. (1998). Underlying cause of death in Danish patients with multiple sclerosis: results from the Danish Multiple Sclerosis Registry. *Journal of Neurology, Neurosurgery, and Psychiatry*, **65**, 56–9.

443. Riudavets, M. A., Colegial, C., Rubio, A., *et al.* (2005). Causes of unexpected death in patients with multiple sclerosis: a forensic study of 50 cases. *The American Journal of Forensic Medicine and Pathology*, **26**, 244–9.

444. Leake, J. A. D., Albani, S., Kao, A. S., *et al.* (2004). Acute disseminated encephalomyelitis in childhood: epidemiologic, clinical and laboratory features. *The Pediatric Infectious Disease Journal*, **23**, 756–64.

445. Takeda, H., Isono, M., & Kobayashi, H. (2002). Possible acute hemorrhagic leukoencephalitis manifesting as intracerebral hemorrhage on computed tomography. *Neurologia Medico-Chirurgica*, **42**, 361–3.

446. Tenembaum, S., Chitnis, T., Ness, J., & Hahn, J. S. (2007). Acute disseminated encephalomyelitis. *Neurology*, **68** (Suppl. 2), S23–36.

447. Thomas, P. K., Landon, D. N., & King, R. H. M. (1992). Diseases of the peripheral nerves. In *Greenfield's Neuropathology*, 5th edn, ed. J. H. Adams & L. W. Duchen. London: Edward Arnold, pp. 1116–245.

448. Wolfe, J. A. & Rowe, L. D. (1980). Upper airway obstruction in infectious mononucleosis. *The Annals of Otology, Rhinology and Laryngology*, **89**, 430–3.

449. Felice, K. J., Fratkin, J. D., Feldman, E. L., & Sima, A. A. F. (1994). Phrenic nerve involvement in Déjérine–Sottas disease: a clinicopathological case study. *Pediatric Pathology*, **14**, 905–11.

450. Chan, C. K., Mohsenin, V., Loke, J., *et al.* (1987). Diaphragmatic dysfunction in siblings with hereditary motor sensory neuropathy (Charcot–Marie–Tooth disease). *Chest*, **91**, 567–70.

451. Hardie, R., Harding, A. E., Hirsch, N., *et al.* (1990). Diaphragmatic weakness in hereditary motor and sensory neuropathy. *Journal of Neurology, Neurosurgery and Psychiatry*, **53**, 348–50.

452. Ishikawa, T., Zhu, B.-L., Li, D.-R., *et al.* (2008). An autopsy case of an infant with Joubert syndrome who died unexpectedly and a review of the literature. *Forensic Science International*, **179**, e67–73.

453. Louie, C. M. & Gleeson, J. G. (2005). Genetic basis of Joubert syndrome and related disorders of cerebellar development. *Human Molecular Genetics*, **14**, R235–42.

454. Hodgkins, P. R., Harris, C. M., Shawkat, F. S., *et al.* (2004). Joubert syndrome: longterm follow-up. *Developmental Medicine and Child Neurology*, **46**, 694–9.

455. Kumandas, S., Akcakus, M., Coskun, A., & Gumus, H. (2004). Joubert sydrome: review and report of seven new cases. *European Journal of Neurology*, **11**, 505–10.

456. Bushby, K. M. D. & Beckman, J. S. (1995). The limb-girdle muscular dystrophies: proposal for a new nomenclature. *Neuromuscular Disorders*, **5**, 337–43.

457. Cox, G. F. & Kunkel, L. M. (1997). Dystrophies and heart disease. *Current Opinion in Cardiology*, **12**, 329–43.

458. Fang, W., Huang, C.-C., Chu, N.-S., *et al.* (1997). Childhood-onset autosomal-dominant limbgirdle muscular dystrophy with cardiac conduction block. *Muscle and Nerve*, **20**, 286–92.

459. Merlini, L., Granata, C., Dominici, P., & Bonfiglioli, S. (1986). Emery–Dreifuss muscular dystrophy: report of five cases in a family and review of the literature. *Muscle and Nerve*, **9**, 481–5.

460. Hoff, J. M., Gilhus, N. E., & Daltveit, A. K. (2005). Pregnancies and deliveries in patients with Charcot–Marie–Tooth disease. *Neurology*, **64**, 459–62.

461. Francois, J. & Manaligod, J. M. (2002).

Upper airway abnormalities in Canavan disease. *International Journal of Pediatric Otorhinolaryngology*, **66**, 303–7.

462. Axelrod, F. B. (2004). Familial dysautonomia. *Muscle and Nerve*, **29**, 352–63.

463. Axelrod, F. B., Chelimsky, G. G., & Weese-Mayer, D. E. (2006). Pediatric autonomic disorders. *Pediatrics*, **118**, 309–21.

464. Axelrod, F. B., Goldberg, J. D., Ye, X. Y., & Maayan, C. (2002). Survival in familial dysautonomia: impact of early intervention. *The Journal of Pediatrics*, **141**, 518–23.

465. Rotstein, A., Charrow, J., & Deal, B. J. (2008). Documented transient third-degree atrioventricular block and asystole in a child with familial dysautomia. *Pediatric Cardiology*, **29**, 202–4.

466. Weese-Mayer, D. E., Kenny, A. S., Bennett, H. L., Ramirez, J. M., & Leurgans, S. E. (2008). Familial dysautonomia: frequent, prolonged and severe hypoxemia during wakefulness and sleep. *Pediatric Pulmonology*, **43**, 251–60.

467. Weese-Mayer, D. E., Berry-Kravis, E. M., Ceccherini, I., & Rand, C. M. (2008). Congenital central hypoventilation syndrome (CCHS) and sudden infant death syndrome (SIDS): kindred disorders of autonomic regulation. *Respiratory Physiology and Neurobiology*, **164**, 38–48.

468. Gaultier, C., Trang, H., Dauger, S., & Gallego, J. (2005). Pediatric disorders with autonomic dysfunction: what role for *PHOX2B*? *Pediatric Research*, **58**, 1–6.

469. Gronli, J. O., Santucci, B. A., Leurgans, S. E., Berry-Kravis, E. M., & Weese-Mayer, D. E. (2008). Congenital central hypoventilation syndrome: *PHOX2B* genotype determines risk for sudden death. *Pediatric Pulmonology*, **43**, 77–86.

470. Weese-Mayer, D. E., Rand, C. M., Berry-Kravis, E. M., *et al.* (2009). Congenital central hypoventilation syndrome from past to future: model for translational and transitional autonomic medicine. *Pediatric Pulmonology*, **44**, 521–35.

471. Kakuchi, H., Sato, N., & Kawamura, Y. (2000). Swallow syncope associated with complete atrioventricular block and vasovagal syncope. *Heart*, **83**, 702–4.

472. Omi, W., Murata, Y., Yaegashi, T., *et al.* (2006). Swallow syncope: a case report and review of the literature. *Cardiology*, **105**, 75–9.

473. McAbee, G. N., Kadakia, S. K., Sisley, K. C., & Delfiner, J. S. (1995). Complete heart block in nonfamilial hyperekplexia. *Pediatric Neurology*, **12**, 149–51.

474. Sharma, S. D., Sarna, A., & Mukhopadhyay, S. (2006). Neonatal hyperekplexia: the stiff baby syndrome. *Indian Pediatrics*, **43**, 539–41.

475. Becker, L. E. (1990). Neural maturational delay as a link in the chain of events leading to SIDS. *Canadian Journal of Neurological Sciences*, **17**, 361–71.

476. Kinney, H. & Filiano, J. J. (2001). Brain research in SIDS. In *Sudden Infant Death Syndrome: Problems, Progress and Possibilities*, ed. R. W. Byard & H. F. Krous. London: Edward Arnold, pp. 118–37.

477. Kinney, H. C., Filiano, J. J., & Harper, R. M. (1992). The neuropathology of the sudden infant death syndrome: a review. *Journal of Neuropathology and Experimental Neurology*, **51**, 115–26.

478. Byard, R. W. (1991). Possible mechanisms responsible for the sudden infant death syndrome. *Journal of Paediatrics and Child Health*, **27**, 147–57.

第9章 血液疾患

はじめに…539
異常ヘモグロビン症…539
　鎌状赤血球性貧血　539
　　臨床症状　540
　　血管閉塞性クリーゼ　540
　　骨髄無形成クリーゼ　541
　　溶血クリーゼ　541
　　脾臓血流阻害性クリーゼ　541
　　心血管系合併症　542
　　感染症の合併　543
　　呼吸器系合併症　543
　　剖検時所見　543
　その他の異常ヘモグロビン症　543
悪性血液腫瘍…544
　リンパ腫　544
　白血病　545
凝固異常症…547

先天性凝固因子欠乏症　547
続発性凝固因子欠乏　548
易血栓形成素因（Prothrombotic conditions）　548
血小板疾患…549
　突然死の発生　549
　遺伝性血小板異常症　550
　特発性血小板減少性紫斑病　550
　血栓性血小板減少性紫斑病　550
　Kasabach–Merritt 症候群　551
　原発性血小板血症　551
貧　血…552
溶血性尿毒症症候群…553
多血症…553
脾臓疾患…553
　脾臓無形成／低形成　553
　遊走脾　554
　脾破裂　554

はじめに

ほとんどの医師は鎌状赤血球性貧血の潜在的合併症として突然死がありうるという事実を知ってはいるが、実際に小児や若年成人の予期せぬ死亡事例を目の前にした際に、鑑別疾患として本症を挙げることは少ない。鎌状赤血球症において突然死をきたす病態生理は、多くの場合脾臓の血流閉塞による急速な血液貯留をともなうクリーゼによるものであるが、その他の合併症によって突然死をきたすこともある。他にも多くの血液疾患が、当初の診察時には予期しなかった大量出血、血栓症、脳卒中、重症感染症、気道閉塞、不整脈などを引き起こし、致死的となりうる。小児や若年成人の突然死の原因となりうる血液疾患を表 9.1 にまとめ、掲示した。

表 9.1　小児や若年成人に突然死をきたしうる血液疾患

異常ヘモグロビン症
血液悪性腫瘍
凝固異常症
血小板異常症
貧血
溶血性尿毒症症候群
多血症
脾臓疾患

異常ヘモグロビン症

鎌状赤血球性貧血

ヘモグロビン分子の構造的異常に起因するすべての疾病の中で、鎌状赤血球症は最も突然死をきたしやすい疾病である。鎌状赤血球性貧血は、11 番染

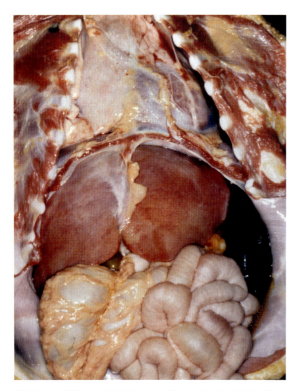

写真 9.1　脾臓の血流阻害性クリーゼにより死亡した生後 21 か月齢のジャマイカ人男児の剖検時所見。本児は生前に鎌状赤血球症との診断を受けていなかった。

色体にあるヘモグロビン β 鎖の 6 番目のアミノ酸に置換（グルタミン酸→バリン）が生じることで起こり、赤血球の可塑性が減弱することで伸長し、「鎌状」の形態を呈するようになる（写真 9.1）[1]。鎌状の赤血球はその形態から、正常の赤血球のようには血管網を移動していくことはできず、それゆえに破壊されやすく、かつ血管内閉塞をきたしやすい。

鎌状赤血球性クリーゼによる突然死は、感染、脳卒中、脾臓の血流閉塞による急速な血液貯留、肺動脈血栓塞栓症などが直接的な死因となる場合がほとんどである [2]。

臨床症状

特にホモ接合体の患者は、時に致死的なクリーゼで急性発症や急性増悪し、慢性で重度の貧血を呈するようになる [3]。鎌状赤血球形質はマラリア感染に抵抗性であり、白色人種に比し黒色人種でより広く認められる形質／疾病である。アフリカ系米国人の 650 人に 1 人（約 0.15％）はホモ接合体の患者であると推測されており、またおよそ 8％がヘテロ接合体の鎌状赤血球形質を持っていると推測されている。治療法の向上により致死的経過をとる患者が減っているため、おそらくこの比率は近年上昇しているのではないかとの指摘もある [4]。

ヘテロ接合体の患者はホモ接合体の患者に比し、一般的には良好な臨床経過をたどるが、一定の状況下においては、一般人口に比して突然死のリスクが上昇する [5]。例えば米軍の黒色人種の新人兵士では、鎌状赤血球形質を持つ場合、運動中の突然死の比率が 28 〜 40 倍まで上昇すると報告されている [6]。この傾向は特に年齢が 20 歳を超えている場合に、より顕著であった。運動を行うことにより体内は酸性に傾き、静脈内の酸素濃度は低下するが、それに脱水や熱疲労や低血圧とが相まって、赤血球の鎌状化が引き起こされる [7, 8]。これらの要因は鎌状赤血球形質を持つ乳児の赤血球の鎌状化を誘発しうるものであり [9]、例えばヘテロ接合体の小児患者が全身麻酔後に突然死したとの報告例もある [10]。成人のヘテロ接合体患者が、血流閉塞性クリーゼの際に凝固異常や運動誘発性横紋筋融解を併発して、突然死をきたすこともある [11-14]。20 歳未満の患者における死亡は、1 〜 3 歳の間にピークがあり、敗血症が最多の死因である [15]。鎌状赤血球性クリーゼは、鎌状赤血球症の患者に生じることとなったさまざまな顕著な症候を表す用語である [16]。

血管閉塞性クリーゼ

血管閉塞性クリーゼ、別名「有痛性クリーゼ」はホモ接合体患者に相対的に多く認められるもので、しばしば感染を契機に発症し、小児期に致死的な経過をとることもある。奇形赤血球による小血管閉塞がその根底にあり、それにより末梢の虚血や梗塞が生ずることとなる。四肢は最も症状を呈しやすい部位であり、「手足症候群」や「鎌状赤血球症性指炎」とも呼称されるが、手足の小骨の梗塞にともなった特徴的なレントゲン像を呈する[1]。成人患者では、急性骨髄梗塞をきたすことにより、脂肪塞栓や骨髄壊死を広範にきたし致死的となることもある [17]。

梗塞をきたしたヘテロ接合体の小児患者のおよそ 7％に、頭蓋内出血やくも膜下出血といった頭蓋内合併症を併発しうる。ホモ接合体の鎌状赤血球症の小児のおよそ 4 人に 1 人は、思春期になるまでに無

第 9 章 血液疾患

症候性の梗塞をきたす。これは健常の子どもの 250 倍の頻度であり、高齢者の梗塞発生率に匹敵する高さである。45 歳までに、ホモ接合体の鎌状赤血球症患者の 25％、ヘモグロビン SC 病患者の 10％は、脳卒中に罹患すると報告されている [18]。鎌状赤血球症の小児は、出血性脳卒中をきたした既往のある思春期／青年期の患者と比較しても、血栓性脳卒中をよりきたしやすい [2, 19–22]。致死的な頭蓋内静脈洞血栓症をきたした小児事例の報告例もある [23]。鎮痛性の麻酔薬の使用により、低酸素血症をともなう呼吸抑制をきたし、急速に血管閉塞性クリーゼをきたすことがあり、また妊娠を契機に血管閉塞性クリーゼをきたすこともある [24, 25]。

骨髄無形成クリーゼ

骨髄無形成クリーゼにおいては、赤血球産生の一時的な停止によって、著明なヘモグロビン値の低下をきたす。原因がはっきりしない特発性の場合もあれば、感染にともない発症する場合もある。葉酸欠乏が誘引になることや、ある種の薬剤により誘発される場合もある [1]。

溶血クリーゼ

溶血クリーゼは感染によって誘発される場合もあれば、グルコース 6 リン酸デヒドロゲナーゼ（G6PD）欠損症などの別の血液学的な異常が併存している事例に、抗酸化剤が使用されることで誘発されることもある。溶血性クリーゼによる急性増悪は、既に溶血性貧血に対しての治療が奏功していた事例であってもきたしうる。

脾臓血流阻害性クリーゼ

鎌状赤血球症の最も危惧すべき病態として脾臓血流阻害性クリーゼがある [26, 27]。一旦発症した場合、脾臓内に血液の著明な貯留が生じ、急速な循環虚脱が生じることで致死的となりうる [28]。生前に鎌状赤血球症の診断がついていなかった、脾臓の血流阻害性クリーゼにより死亡した生後 21 か月齢のジャマイカ人男児の脾腫大の剖検時肉眼的所見を写真 9.1 に、顕微鏡所見を写真 9.2 に示す。脾臓血管網内で赤血球がうっ滞し、もつれ合った状態となっていることがみてとれる。この男児は軽症の熱性疾患に罹患後、母の腕の中で抱かれている際に突然死をきたした。剖検時、脾臓が著明にうっ血し腫大している一方で、その他のすべての臓器が蒼白状態であったと記録されていた。死後の血液検査で Hb 値は 18g/L であるがその 87％はヘモグロビン S（HbS）であった。本児の成長に異常はなく生来健康と思われていたが、心肥大を認め骨髄では赤血球増多を認めていた。このことは、本児が反応性の貧血状態にこれまでに幾度となく陥っていたことを示唆している。

剖検時に脾臓が著明に腫大していたり、鎌状赤血球のうっ滞により紫色調を呈していた場合には、脾

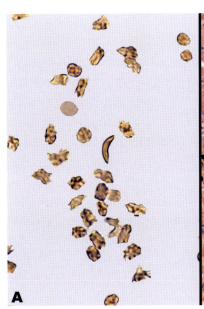
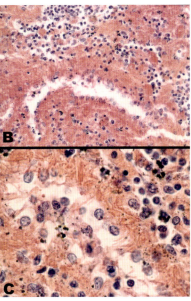

写真 9.2　写真 9.1 で示した子どもの病理組織所見。血液スメア所見では、鎌状赤血球症に特徴的な鎌状赤血球が認められる（A）。病理組織標本では脾実質がうっ血し、脾洞内腔まで鎌状赤血球で満ちていることが確認される（B・C）。

第 4 部　自然死（内因死）

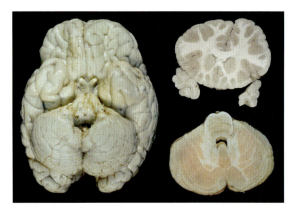

写真 9.3　鎌状赤血球症に続発した急性の血流阻害により死亡した事例の脳の剖検所見。脳が蒼白化し、「陶器様」の外観を呈している。

臓の急性血流阻害性クリーゼをきたしていた可能性を考慮しなければならない。その他の臓器は蒼白化し、脳は「陶磁器様」と表現される色調を呈するようになる（写真 9.3）。臓器固定前の組織の酸素化の程度によっては死後に赤血球の鎌状化が起きることもあるため、鏡検によって鎌状赤血球が認められたことが必ずしも死亡前にクリーゼが起こっていたことの証拠所見であるとはいい切れない［6, 30］が、急性の血流阻害所見にともなって広範に鎌状赤血球が認められた場合、診断特異的といえる。致死的経過をたどった鎌状赤血球症の剖検所見としては、他にも脾梗塞や骨髄過形成が挙げられる（写真 9.4）。

脾臓の血流阻害性クリーゼは、特に 2 歳未満の患児に認めやすく、あるケースシリーズ報告では、2 歳未満の事例が 3 分の 1 を占めていた［31］。この報告ではその他の死因として肺炎球菌性敗血症や脳血管障害が挙げられていたが、24％の患者は最初の臨床症状出現時に致死的経過をたどっていた（15％は心肺停止〈CPA: Cardiopulmonary arrest〉で救急搬送されていた）。鎌状赤血球症の患児は症状が何ら認められないか、極めて軽微な症状を呈するのみの場合であっても突然死しうるという事実［32］は、診断を確定する上で剖検が極めて重要であるということを表しているといえる。

心血管系合併症

鎌状赤血球症の患者では、頸動脈ならびに頭蓋内の動脈分枝の動脈壁に、もやもや病の動脈性病変と類似した増殖病変が認められる。そのような血管で

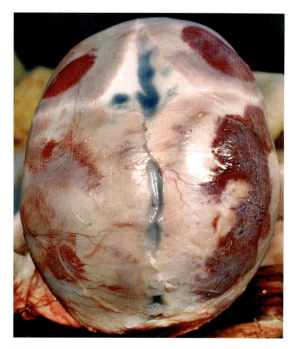

写真 9.4　鎌状赤血球症の乳児の剖検時所見。骨髄増殖による頭蓋骨隆起が認められた。

は、病理組織学的所見として内弾性膜の断片化、内皮細胞および線維芽細胞の増殖、ヒアリン化（ガラス質化）が確認される［18, 33–35］。脳の病理組織学的検討を行う際には、局所の鎌状化赤血球やうっ血所見だけをみるのではなく、血管についても丁寧にサンプリングを行い、検討を行う必要がある。冠動脈閉塞による急性心筋梗塞が原因の突然死は、小児期の鎌状赤血球症患者では稀であるが、若年成人例では起こりうる［36, 37］。鎌状赤血球症の年長児においては、慢性貧血と高拍出性心不全の影響によって、しばしば心肥大が確認される［38］。剖検時に心肥大が認められた突然死事例の場合、その死因は血流阻害性クリーゼではなく虚血性不整脈が死因である可能性もある。ただし、鎌状赤血球症患者における冠動脈壁内の血栓性閉塞が生じることで虚血性の左室機能不全が生じたり、心筋症が誘発されうるという仮説は、後の研究で否定的とされている［39, 40］。具体的には、52 例のケースシリーズ検討で、剖検時に冠動脈閉塞症や虚血性心筋障害の所見を呈している事例は 1 例も認められていなかったと報告されており、「鎌状赤血球症性心肥大」という概念にはエビデンスがなく、観察された所見は急性合併症により繰り返し増悪する慢性貧血の結果生じたも

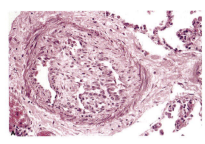 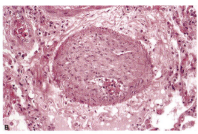

写真 9.5 ヘモグロビン S-βサラセミアの 9 歳男児の突然死症例の肺細動脈の病理組織所見。阻血後再開通所見ならびに偏心性の線維内膜増殖が認められている（A・B）。

のである、と結論づけられている。鎌状赤血球症の「急性胸部症候群」の一症候として出現する肺動脈血栓塞栓症による突然死は、成人患者においてより認められやすく、肺高血圧や肺性心をともなうことが多い［41–44］。ただし、病理組織学的な血管変化はより早期から認められうる（写真 9.5）。

感染症の合併

鎌状赤血球症の子どもに感染症を併発した場合、時に重症化し突然死をきたしうる［45］。特に幼児期には、肺炎球菌性敗血症と髄膜炎菌感染により、突然死をきたすリスクが著明に高い［46, 47］。おそらくこれは、反復性の脾梗塞と関連した脾機能不全による機能的無脾状態によって、補体活性化の副経路の欠如、好中球活性の変容、血清中の肺炎球菌のオプソニン化の減弱、慢性溶血による網内系の機能障害などが組み合わさり生じているものと思われる［48–51］。小児においては、気道が微生物の主な侵入門戸であり、致死的症例においては肺炎球菌やインフルエンザ桿菌が最多の分離菌である［2］。異常ヘモグロビン症の小児においては、パルボウイルス B 19 感染によって、赤血球の広範性の鎌状化をきたしたり、広範性の骨髄壊死による脂肪塞栓をきたしたり、肺結核の活性化をきたしたりして、致死的となりうる［52, 53］。

呼吸器系合併症

急性胸部症候群（ACS: Acute sickle chest syndrome）は、鎌状赤血球症の患者が胸痛、喘鳴、呼吸窮迫、発熱、胸部レントゲン上の浸潤影などの急性呼吸器徴候を示した際に用いられる臨床用語である。ACS は予期せぬ突然死の原因となりうる。病理組織学的に広範性の肺梗塞が認められているにもかかわらず、血栓が必ずしも認められないことから、主たる病態生理が血管内での赤血球の鎌状化であるのか、感染であるのか、血管れん縮であるのかは議論のあるところである［16］。鎌状赤血球性クリーゼをきたした患者にみられるその他の肺合併症としては、肺水腫、肺血栓塞栓、肺脂肪塞栓などが挙げられる［4］。

成人の場合、鎌形赤血球症による急性胸部症候群に続発して慢性肺疾患をきたすことがある。続発性の慢性肺疾患は肺高血圧と肺線維形成によって特徴づけられ、主たる死因となりうる［54］。ただし小児の事例で慢性肺疾患を認めることは、極めて稀である［55］。

剖検時所見

特にアフリカ人種や地中海人種の乳幼児が突然にショック状態に陥り死亡した場合、鎌状赤血球症を鑑別に挙げる必要がある。剖検時には、髄液培養と血液培養を含む敗血症のワークアップと、ヘマトクリット値、ヘモグロビン値測定、ならびに可能であればヘモグロビンの電気泳動検査を行う必要がある。肺組織のオイルレッド・オー染色を行うことで、脂肪塞栓を明らかにしうる。また肺高血圧症により生じた変化を確認する上で、エラスチン染色を行うことが有用となりうる［4］。鎌状赤血球症の乳児では SIDS の発生率がより高いとの報告もある［56］が、このような事例ではさまざまな機序により突然の予期せぬ死亡が生じうること、ならびに病理組織学的検討を加えることでそれが診断可能であること、などから SIDS を第一義的に考えるべきではない［57］。剖検によって明らかな原因が確認されない場合には、「鎌状赤血球症の乳児に認められた突然死」と診断することが望ましい。

その他の異常ヘモグロビン症

その他の異常ヘモグロビン症と突然死との関連性についてはあまり研究がなされてはいないが、ヘモ

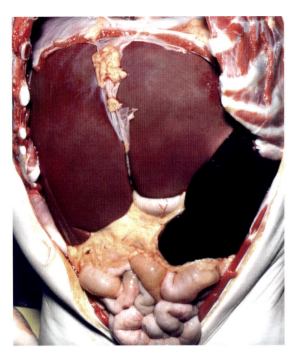

写真9.6 ヘモグロビンS-βサラセミアの8歳のギリシャ人男児の剖検時所見。脾臓血流阻害性クリーゼにより、脾臓が著明に腫大していることが確認された。

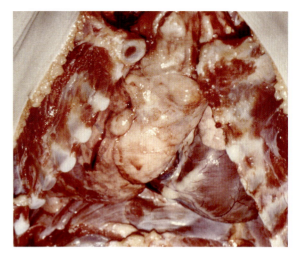

写真9.7 突然死をきたした2歳女児の剖検時所見。縦隔リンパ腫が認められた。肺ならびに気道の圧迫を認めており、これが致死的経過をたどった原因であった。

グロビンSC病やヘモグロビンS-βサラセミアの患児においても突然死はきたしうる[58]。致死的な肺血栓塞栓症は、ヘモグロビンS-βサラセミアの患者よりも、ヘモグロビンSC病の患者でよりきたしやすいと報告されている[2]。地中海人種〔訳注：白色人種からさらに細分化された人種区分〕においてはヘモグロビンS-βサラセミアの罹患頻度は決して稀ではないため、白色人種であることは剖検時に急性の脾臓血流阻害性クリーゼを除外する根拠にはならない（写真9.6）。いずれのサラセミア（地中海貧血症）の小児でも、鉄過剰により不整脈をともなう難治性心不全が生じうるが、その場合は突然死の形ではなく、通例は1～2日の末期症状を呈し死亡する[59]。

悪性血液腫瘍

リンパ腫

治療反応性に乏しい小児の悪性血液腫瘍の臨床経過は、突然の予期せぬ死亡の形ではなく、通常長期的経過をたどる。ただし重症細菌感染や重度の出血症状により予期せぬ死亡が生ずることがあり、また治療による免疫抑制の結果、真菌性血栓塞栓症により死亡をきたすこともある。遷延性発熱や抗生剤の使用、副腎皮質ステロイド剤の使用、著明な好中球減少などの臨床病歴があった場合、剖検実施前に真菌性敗血症が存在していた可能性を踏まえて剖検を行う必要がある。

稀ではあるが、縦隔に生じたリンパ腫が上気道を閉塞し、急性呼吸障害により致死的となることもありうる（上縦隔症候群）[60]。このような事例として、知的障害を持った2歳女児例の剖検時写真を示した。本児は死亡前に喘息によるとされた喘鳴を認めていたが、剖検によって気道を圧迫する巨大な前縦隔大細胞リンパ腫の存在が確認された。この事例は知的障害の存在が、正確な臨床評価を行うことを困難にさせていたといえる。縦隔腫瘍に罹患した小児は、麻酔導入時に気道閉塞が生じる場合もあり[61, 62]、また心臓マッサージとして仰臥位で胸部圧迫を受けた際、肺動脈圧縮により突然死をきたすリスクがある[63-65]。腫瘍効果としての気管圧迫に加えて、リンパ腫が気管壁に直接浸潤し、内腔狭窄をきたすこともありうる。例えば、770gもの大きさのリンパ芽球性リンパ腫により、気道閉塞をきたし死亡した7歳男児の報告例があるが、生前の唯一の主訴は運動時の呼吸困難のみであったと報告されている。剖検時、増大した腫瘍による気道断面の著明な狭小化が認められたとのことである[66]。

その他のリンパ腫に罹患した小児が突然死をきた

第 9 章　血液疾患

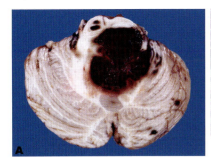
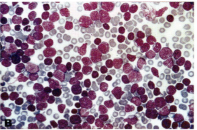

写真 9.8　突然死をきたした急性白血病の 3 歳女児の脳の剖検所見（A）。生命中枢に隣接する脳幹部に出血が認められた。脳出血で初発したが、死亡前に白血病が疑われることはなかった。末梢血液塗抹標本（ギムザ染色）（B）では、多数の芽球が確認された。

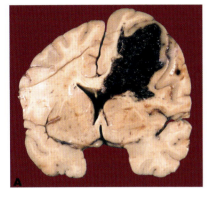
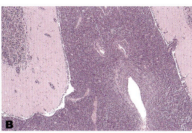

写真 9.9　突然昏睡状態に陥り死亡した、急性リンパ芽球性白血病の 13 歳の男児の脳の剖検所見（A）。前頭頭頂部の大量出血が認められた。病理組織所見では軟髄膜に広範性の白血病細胞の浸潤が認められた（B）。

す潜在的原因として、急性代謝障害が挙げられる［67］。これは、治療感受性の高い腫瘍が化学療法により急速に崩壊し、著明な高カリウム血症や低カルシウム血症を生じ、致死的となるものである［68］。

稀に脾臓破裂による急性死亡がリンパ腫の最初の臨床徴候である場合もあり、このような事例として、腹痛を訴えた直後に死亡した 15 歳女児例が報告されている。剖検時に Hodgkin 病が発見されたとのことである［69］。

白血病

白血病に罹患した小児が突然死をきたした場合、原発性もしくは続発性の血小板減少による頭蓋内出血や、白血球停滞による過粘調度症候群が死因であることが多い。過粘調度症候群は、末梢血中の白血球数が 10 万 /mm³ を超えて著増した場合にきたしうるものである［70］。急性前骨髄球性白血病に罹患した小児は、特に出血性症状の合併症をきたしやすい。真菌症感染による閉塞性血栓塞栓症で死亡する場合もある［71］。また、アスパラギナーゼやメソトレキセートなどの特定の化学療法によって、血栓症や出血症状をきたし致死的となる場合もある［20］。

著者は本書執筆に際し、臨床的に突然のショック症状で発症し、剖検時に急性白血病との診断が下された複数の患者の再検証を行った。入院当日に傾眠と易刺激性亢進を認め、入院直後昏睡状態となり死亡した 9 歳男児の剖検では、多病巣性の大脳白質出血が認められ、基礎疾患としての急性骨髄性白血病の存在が確認された。橋内部にも出血が認められていたが、広範性であり周囲組織の圧迫をともなっていた。他には頸部リンパ節腫脹と急性上気道炎と診断され、抗生剤による加療を受けていた最中に突然死した 3 歳女児の剖検では、多量の橋出血が認められ、基礎疾患としての急性骨髄性白血病が確認された（写真 9.8）。同様の致死的脳内出血は、急性リンパ性白血病に罹患していることが判明した 13 歳男児においても確認されている（写真 9.9）。その他にも脳内出血をきたし急死した事例として、多病巣性の脳内出血をきたした急性骨髄性白血病の基礎疾患を持つ 14 歳男児例があった（写真 9.10）。また特発性脳挫傷によりショック状態となり 2 週間後に死亡した 21 歳女性の事例もあったが、この事例は剖検時に広範性の前頭葉出血が認められ、基礎疾患としての急性リンパ性白血病の存在が確認された（写真 9.11）。このように、医学的には病勢が安定してい

第4部　自然死（内因死）

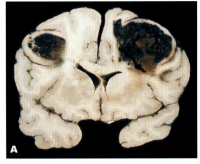
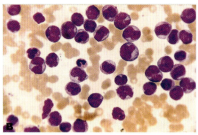

写真9.10　急性骨髄性白血病で突然死した14歳男児の脳の剖検所見。多病巣性の脳内出血が認められた（A）。末梢血塗抹標本（ギムザ染色）では、無数の芽球が確認された（B）。

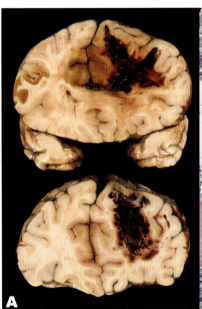
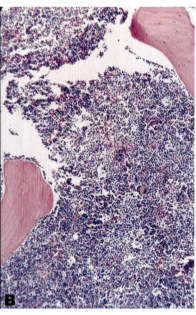

写真9.11　突然死をきたした21歳女性の脳の剖検所見。特発性脳挫傷と、併発する多病巣性の前頭葉出血が確認された（A）。病理組織学的検討で、無数のリンパ芽球性白血病細胞によって大脳白質が菲薄化している所見が確認された（B）。

たと思われる場合や、時に生前に未診断である場合であっても、小児・若年成人において白血病による突然死は起こりうる。出血は多臓器に及ぶ場合もあれば、1つの臓器で多病巣性に認められる場合もある。

　白血病細胞の心筋への浸潤により、突然死をきたすこともある。このような事例として著者は、生後16週齢で突然死をきたした男児で、剖検時に多臓器に浸潤した前駆B細胞急性リンパ芽球性白血病であることが判明した事例を経験している（写真9.12）［72］。特に急性骨髄単球性白血病や急性単球性白血病の小児においては、リンパ腫と同様に、化学療法によって著明な腫瘍細胞の崩壊をきたし、致死的となる場合もある（腫瘍崩壊症候群）。崩壊した細胞から放出される細胞内容物によって、全身性炎症反応症候群（SIRS: systemic inflammatory response syndrome）類似のびまん性肺胞障害をきたすこととなる［73］。医学的治療を開始したことにより死に至る病態としては他にも肺出血、後腹膜出血、拡張型心筋症などが挙げられる［74］。出血は他にもあらゆる部分で生じうるものであり、例えば写真9.13に示した急性リンパ性白血病で死亡した20歳女性では結腸に出血が認められた。

　稀ではあるがリンパ腫と同様に、急性白血病においても上縦隔症候群の形で急性の気道閉塞をきたしうる。このような事例として著者は、急性呼吸急迫症状で発症し、ほどなく心肺停止に陥った12歳女児例を経験している。剖検によって急性リンパ性白血病が判明したが、縦隔内組織に浸潤した白血病細胞によって、上大静脈と大動脈弓に覆いかぶさるように腫瘤が形成されており、それが後方から気管を圧排していた。このような事例では、急激に生じた

第 9 章　血液疾患

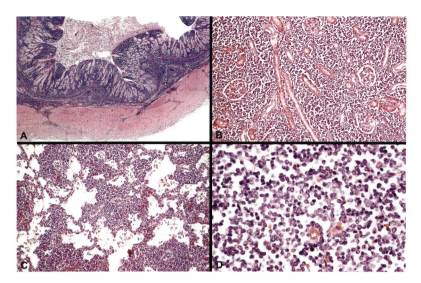

写真 9.12　ベビーベッドで死亡した状態で発見された生後 4 か月齢の男児の病理組織所見。胃（A）、腎臓（B）、肺（C）、骨髄（D）に広範性の白血病細胞浸潤が認められた。浸潤細胞は後の免疫化学染色で、前駆 B 細胞性のリンパ芽球性白血病細胞であることが確認された。

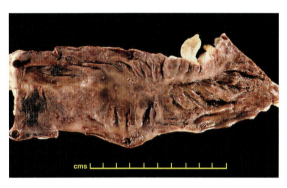

写真 9.13　急性リンパ芽球性白血病の 20 歳女性の腸の剖検所見。大腸に潰瘍と出血が認められた。

気道の圧迫、もしくは右室流出路／肺流出路の圧迫によって、心肺停止をきたすこととなる [75]。

凝固異常症

凝固経路に異常をきたす病態は、第 VIII 因子欠乏や第 IX 因子欠乏のような先天的な遺伝性疾患による場合もあれば、肝疾患や食事性のビタミン K 欠乏による後天性の場合（第 II・VII・IX・X の低下をきたす）もある。原因が何であれ、凝固因子異常をきたしている患者は、自然に、もしくは軽微外力が働くことにより、顕性の出血をきたす高リスク群である。

先天性凝固因子欠乏症

遺伝性の凝固因子異常症としては、第 VIII 因子欠乏症（血友病 A）、第 IX 因子欠乏症（血友病 B、別名「クリスマス病」）、von Willebrand 因子欠乏症（von Willebrand 病）などが挙げられるが、その他にも稀ではあるが、さまざまな凝固因子の欠乏症が報告されている。凝固因子欠乏症の詳細については Miller による優れた総説がある [76]。血友病 A は、最も頻度の高い遺伝性凝固因子異常症である。遺伝形式は X 染色体連鎖性であり、10 万男児出生あたり 20 人の発生率と報告されている [77]。

血友病 A ならびに血友病 B の患者の特発性出血として最も多い部位は軟部組織や関節内であるが、治療前に致死的となる出血として最も多いのは頭蓋内出血である [76]。血友病患者で頭蓋内出血をきたす比率は 2.2 〜 7.8% とされているが、きたした場合の致死率は 25 〜 30% とされている [78]。血友病に罹患している場合、外科手術や歯科処置や軽微な外傷で著明な出血をきたしうる。例えば鉛筆を咥えていて転んで後咽頭を損傷した小児患者が、後に巨大な咽後血腫が形成され気道狭窄により致死的経過をたどる、ということもありうる。von Willebrand 病の患者では頭蓋内出血をきたすことは稀であるが、致死的な出血性合併症をきたすリスクは、健常に比べると依然として高い [79]。

以下に提示する 14 歳の血友病 A の男児の臨床経過は、この疾病を基礎疾患に持つ患者を診察する際には細心のフォローアップが求められるということをよく表しているといえる。この少年は自転車を乗っていて転倒し軽度の脳震盪をきたしたが、その際には意識は全く清明であった。頭蓋骨レントゲン撮影で骨折は認めなかったものの、基礎疾患の存在

第4部　自然死（内因死）

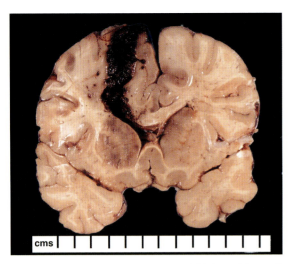

写真 9.14　血友病 A の 14 歳男児の脳の剖検所見。本児は頭蓋内出血により突然の意識障害をきたし、その後 24 時間以内に死亡した。この致死的エピソードは極めて軽微な外傷を負った 1 週間後にきたしたものである。

表 9.2　小児および若年成人における血栓症の原因疾患

原発性
　第 V 因子ライデン変異（活性化プロテイン C 抵抗性）
　アンチトロンビン III 欠損症
　プロトロンビン *G20210A* 遺伝子変異（*20210G* ＞ A 変異）
　プラスミノーゲン欠損症
　プロテイン C 欠損症
　プロテイン S 欠損症
　抗リン脂質症候群（APS: Antiphospholipid syndrome）

二次性
　血管内ライン留置
　敗血症
　周産期仮死
　母体糖尿病
　先天性心疾患
　悪性腫瘍
　炎症性疾患
　ホモシスチン尿症
　ネフローゼ症候群
　Behçet 症候群
　全身性血管炎

を考慮し、3 日間の経過観察入院がなされることとなった。退院時、児は元気で全く問題はなかったが、退院したその週末に意識低下と片麻痺が出現し、その後 24 時間以内に死亡した。完全には除外しえなかったものの、調査ではさらなる頭部損傷を負ったという事実は確認されていない。剖検では、脳室の牽引をともなう広範性の左前頭葉出血が認められた（写真 9.14）。

von Willebrand 症候群の患者では易出血傾向に加え、僧帽弁逸脱症を合併する頻度が高いとの研究報告もある [80]。ただこの研究報告は、全例が生存中の患者（1 名は思春期の患者、14 名は成人患者）を対象とした研究であり、特に小児症例における突然死との関連性は不明である。先天性無フィブリノゲン血症、第 VII 因子欠乏症、第 XIII 因子欠乏症といったその他の凝固因子欠乏症においても、小児期に頭蓋内出血をきたしうるとされている [20]。

続発性凝固因子欠乏

後天的に凝固異常をきたす基礎疾患にはさまざまなものがあるが、最も多い原因としては敗血症や悪性腫瘍や外傷に続発する播種性血管内凝固症候群（DIC）と、出産時合併症である。このような状況下では通常、患者は危機的状況下にあり、出血はしばしば致死的で多病巣性であり、循環動態や代謝の状態は破綻した状態にある。

易血栓形成素因（Prothrombotic conditions）

乳幼児や小児の血栓症は、成人の血栓症の発症頻度（老年者 100 人あたり 1）に比して、極めて稀（10 万人あたり 1）である。その一因としては凝固タンパク質の血漿濃度の違いが挙げられる。易血栓形成素因とは、先天性もしくは後天性の血栓形成をきたす閾値が低下した状態である。易血栓形成性をきたす原因には、血管内皮の異常や血小板の異常、凝固系の異常や線溶系の異常などが挙げられる [81–83]。

先天的な易血栓形成素因には、第 V 因子ライデン変異（活性化プロテイン C への抵抗性をきたす）、とプロトロンビン *20210* 遺伝子変異（*20210G* ＞ A 変異）、ならびにアンチトロンビン III 欠乏、プロテイン C 欠乏、プロテイン S 欠乏、抗リン脂質抗体症候群などが挙げられる（第 12 章参照）（表 9.2）。このような遺伝子変異の、特定集団におけるヘテロ接合体の頻度は、決して低いわけではなく、例えばあるコーカサス人種の一群では、一般人口の 1 ～ 7％に及んでいる。剖検時に肺血栓塞栓が確認された若年成人に対して、そのような凝固素因が基礎疾患として潜在していた可能性を検索することの有用性は証明されており、そのようなスクリーニング検査を実施するための選択基準も確立されている [83]。

先天性の易血栓形成素因を持つ患者では、血漿ホモシステイン値の増加や血漿リポプロテイン値の増加をともなっていることが多く、また第 VII 因子、第 IX 因子、第 XI 因子の血漿濃度の増加と小児における血栓形成との関連性も指摘されているが、一方で易血栓形成素因を持つ小児の線維素溶解異常や異常フィブリノゲン血症がどのような役割を果たしてるのかは、現時点では明らかとはなっていない。種々の欠乏症におけるヘテロ接合体の小児における血栓形成のリスクに関しても、ほとんどが未解明の状態である [84–88]。おそらく抗リン脂質抗体症候群の患者や、ホモシステイン血症の患者では、血管内皮の機能不全や外傷が血栓形成に何らかの役割を担っているものと思われる。また、メチレンテトラヒドロ葉酸還元酵素（MTHFR: methylenetetrahydrofolate reductase）をコードする遺伝子の変異は血中ホモシステイン値の上昇を介して、小児期の血栓形成リスクを上昇させるものと考えられている。小児期の血栓形成に血小板がどのような役割を果たしているのかは、いまだ不明である [82]。

小児期に二次的に血栓症をきたす要因としては、中心静脈ライン留置、悪性腫瘍、先天性心疾患などのよりありふれた病態が挙げられる。血栓症の原因としてはその他にも、敗血症、重症外傷、全身性エリテマトーデス（SLE）、周産期仮死、腎不全、母体糖尿病などが挙げられる。中心静脈ライン留置は、血液の層流が阻害されたり、血管内皮に損傷をきたすなど、複合的原因により、血栓症をきたす要因となる [81, 89–91]。

血栓形成は動脈で生じる場合もあれば静脈で生じる場合もある。また肺、心臓、脳、腹部に限局して起こりやすい。頭蓋内動脈の血栓による虚血性脳梗塞や、脳静脈洞血栓症が原因となり、突然死をきたすこともありうる。易血栓形成素因は虚血性脳梗塞をきたした小児の 20 ～ 50% で認められ、第 V 因子ライデン変異やプロトロンビン遺伝子変異が確認される場合もあれば、プロテイン C 欠乏、プロテイン S 欠乏、アンチトロンビン III 欠乏が確認される場合もある。ただ脳血栓症をはじめとする全身性静脈血栓症におけるこれらの要因の詳細な役割については、いまだ不明な点も多い [82, 89, 92–96]。

表 9.3　血小板減少症の原因一覧

産生の低下
　巨核球の減少
　　再生不良性貧血、薬剤、化学物質、白血病／リンパ腫、神経芽細胞腫などの固形腫瘍、大理石病、蓄積性代謝疾患
　無効血小板産生
　　巨核芽球性貧血、遺伝性血小板減少症
異常分布や異常希釈
　脾腫大事例におけるプーリング
　貯蔵血の輸血後
破壊の亢進
　免疫学的
　　特発性血小板減少性紫斑病
　非免疫学的
　　血栓性血小板減少性紫斑病、播種性血管内凝固症候群（DIC）、溶血性尿毒症候群、人工心臓

血小板疾患

いかなる原因で生じたものであれ、血小板減少は易出血性の原因となる。血小板減少をきたしうる原因を表 9.3 にまとめ、掲示した。

突然死の発生

出血が頭蓋内など、致命的となりうる部位に出現した場合、血小板疾患は致命的となりうる。稀に、喉頭口周囲の軟部組織に出血を起こし、気道閉塞によって死の転機をたどる場合もある。喉頭口周囲に出血をきたし窒息死した 1 歳女児（神経芽細胞腫に対して加療中に骨髄低形成をきたし、緑膿菌感染を併発していた）の喉頭の剖検所見を、写真 9.15 に提示した。

小児期に血小板減少を引き起こし、頭蓋内出血による突然死をきたす病態として最も知られているものは急性白血病である。白血病では、悪性腫瘍細胞によって骨髄内の造血細胞が置換されること、ならびに治療にともなう骨髄抑制の両面から、循環血液中の血小板数の低下が引き起こされることとなる。

多くの小児期悪性腫瘍では、原疾患そのものからくる食思不振に加え化学療法による食思不振が相まって食事が不十分となることで凝固因子の欠乏に陥ったり、加療中に生じた敗血症に続発して播種性

第 4 部　自然死（内因死）

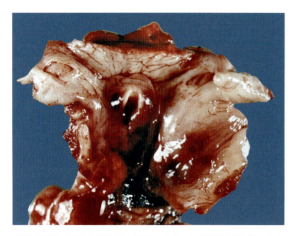

写真 9.15　神経芽細胞腫の治療による、化学療法誘発性の血小板減少症を発症し、急速に吸気性喘鳴、チアノーゼをきたし死亡した 1 歳女児の咽頭の剖検所見。喉頭周囲の広範性出血による喉頭口の閉塞が認められた。

血管内凝固症候群（DIC）をきたすなど、血小板減少のみならず多くの要因が合わさり、易出血性をきたし自然出血が起こりうる。

遺伝性血小板異常症

　血小板の機能異常や数的減少を引き起こす遺伝性の血小板異常症は、後天性の血小板異常症に比して頻度は低いが、同様に乳幼児期に致死的な出血をきたしうるものである。Miller は先天性の血小板異常症を、(i) 血小板膜表面の異常をともなう群、(ii) von Willebrand 病による血小板異常、(iii) Wiskott–Aldrich 症候群（X 連鎖遺伝の血小板減少症であり、湿疹を併発する）などの、血小板内の顆粒欠損をともなう群、(iv) アラキドン代謝不全をともなう群、(v) その他の血小板異常をきたす群（先天性心疾患、Down 症候群、代謝異常症に併発する血小板異常など）、の 5 つの主要な群に分けている [97]。

　遺伝性血小板異常症の突然死の一例として、Wiskott–Aldrich 症候群の生後 5 か月齢の男児例を著者は経験している。本児は、血小板輸血のために病院内にいる際に、突然増悪しそのまま死亡した。剖検によって、小脳内出血と脳底部のびまん性のくも膜下出血が確認された。

特発性血小板減少性紫斑病

　特発性血小板減少性紫斑病（ITP: idiopathic thrombocytopenic purpura）は、血中の血小板数の減少、骨髄中の巨核球の増加、粘膜出血を特徴とす

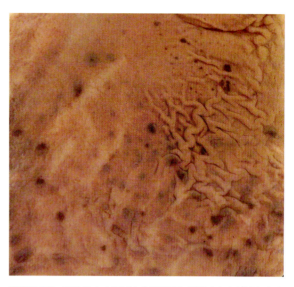

写真 9.16　特発性血小板減少性紫斑病に罹患中に突然死をきたした 21 歳女性の剖検時所見。胃粘膜下の多発性出血（写真）と頭蓋内出血が認められた。

る、小児期に最も頻度の高い血小板減少性の紫斑病である。その病態生理は血小板への自己免疫学的機序による破壊と考えられており、先行するウイルス感染が引き金になることが多い。ITP は広範性の粘膜出血をきたしうる。ITP により頭蓋内出血と広範性の胃粘膜出血をきたし突然死した 21 歳女性の剖検時所見を写真 9.16 に示した。ただし、ITP で頭蓋内出血をきたす事例は 1 〜 2 ％にすぎないとされている [20]。

血栓性血小板減少性紫斑病

　小児期の血栓性血小板減少性紫斑病（TTP: thrombotic thrombocytopenic purpura）は非常に稀であり、その病態生理についてはあまり判明していない。臨床症状は溶血性尿毒症症候群（HUS: hemolytic–uremic syndrome）に類似し、発熱、腎機能障害、血小板減少性紫斑病、細血管障害性溶血性貧血、けいれん、脳卒中などの神経障害をきたし、死亡することもある [98]。思春期の子どもや若年成人において急死に至った事例も報告されており、また罹患した場合、その後の妊娠は困難となる [99–102]。末梢血塗抹標本が入手可能であれば、分裂赤血球（ヘルメット細胞）や血小板減少といった細血管障害性溶血性貧血の特徴が確認されるであろう。病理組織所見としては骨髄、膵臓、リンパ節、脾臓、肝臓、卵巣、副腎、心臓、腎臓、脳といった

第 9 章　血液疾患

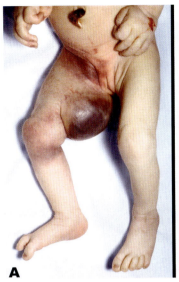
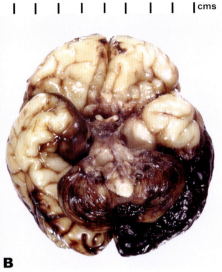

写真9.17　右下肢に巨大血管腫（A）を有していた日齢4の女児。Kasabach–Merritt症候群を発症し、くも膜下血腫（B）を続発して突然死した。

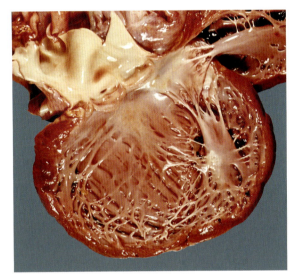

写真9.18　サラセミアを基礎疾患に持つ生後7か月齢の男児の心臓の剖検所見。房室の拡大をともなう著明な心肥大が認められた。

臓器の細動脈内に広範性のヒアリン化血栓が確認される［102］。

TTPと病態は異なっていても、溶血性尿毒症症候群、播種性血管内凝固症候群（DIC）、ヘパリン誘発性血小板減少症、抗リン脂質抗体症候群、Evans症候群、子癇前症／子癇、HELLP症候群（Hemolysis〈溶血〉、Elevated Liver enzymes〈肝酵素増加〉、Low Platelet〈血小板減少〉）、妊娠時急性脂肪肝を含むさまざまな疾患で、TTPと類似する臨床症状や検査所見を呈する。TTPとこれら疾患の鑑別する上での特徴に関しては、Baron, J. MとBaron, B. Wによって書かれたレビュー論文が有用である［103］。

Kasabach–Merritt症候群

本症は、巨大血管腫内で血小板が補足され破壊を受けることによる、血小板減少性の消費性凝固障害を特徴とする症候群である［104］。基礎疾患が血管腫であることには間違いないが、小児期に通例認められる典型的な血管腫とは異なり、房状血管腫やカポジ肉腫様血管腫と呼ぶべき特徴を有すると考えている研究者もいる［105, 106］。血管腫は体のあらゆる部位に生じうる。本症候群の子どもの生命予後は一般に良好であるが、写真9.17に示した子どものように致死的経過をたどることもある。この子どもは日齢4の新生児で、下肢に巨大な海綿状血管腫を有していたが、血小板減少とくも膜下出血を突然にきたし、死亡した。Kasabach–Merritt症候群の乳児に生ずる過度の赤血球破壊に続発して高カリウム血症が生じ、致死的不整脈が続発し、不幸な転帰をとりうることも指摘されている［107］。

原発性血小板血症

原発性血小板血症（血小板増加症）は骨髄増殖性疾患との関連があるとされ、成人に比し小児では極めて稀である。本症は、通例致死的とはならないが、小児患者において非致死性の急性心筋梗塞をきたしたとの症例報告（8歳女児例や17歳の思春期事例）も存在している［108, 109］。二次性の血小板血症は、一般的に予後良好である［110］。

第 4 部　自然死（内因死）

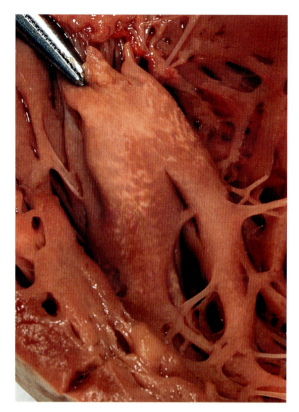

写真 9.19　急性リンパ芽球性白血病を再発した 9 歳男児の剖検時所見。心筋には貧血による、いわゆる「胸部カンジダ様」所見と呼ばれるまだら状の脂肪沈着が認められた。

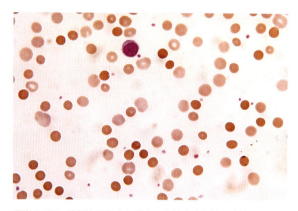

写真 9.20　遺伝性球状赤血球症の基礎疾患を持つ生後 4 か月齢の男児の末梢血塗抹標本標。ギムザ染色で不均質に染色される、高色素性の小球状の赤血球が認められたが、これは遺伝性球状赤血球症に特徴的である。本児は突然死をきたしたが、剖検で心肥大が確認された。

程度を判断することは困難な場合が多い。しかし、逆にこれらの所見が認められた場合、低酸素血症をともなう不整脈と心肥大の関係性は明白となっており、貧血の原因が何であれ、貧血が死亡に寄与した可能性が示唆される。重症貧血時に認められるその他の所見としては、房室の拡張、心筋梗塞／虚血、死亡の浸潤が挙げられ、心筋に「胸部カンジダ様」と呼ばれる変化が認められることもある（写真 9.19）[111, 112]。突然死した乳児の剖検時にこれらの所見が認められた場合、死因を SIDS と診断することは是認できない。当初 SIDS による死亡と考えられていた生後 4 か月齢の男児が、後に遺伝性球状赤血球症と診断されたという事例（写真 9.20）は、この点をよく表している。本児は進行性の溶血のため輸血を要する状態であったが、剖検によって心肥大と骨髄の赤血球過形成が判明したため、SIDS の診断が除外されることとなった。貧血で死亡した乳児と SIDS で死亡した乳児とを鑑別する上で、貧血の乳児にはしばしば ALTE（乳幼児突発性危急事態）の既往が認められる、という点も参考になる [113]。

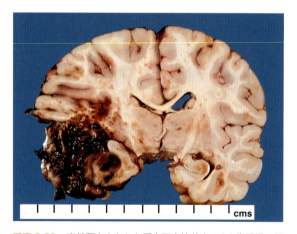

写真 9.21　突然死をきたした再生不良性貧血の 10 歳男児の脳の剖検所見。著明な頭蓋内出血が確認された。

貧　血

剖検時に著しい心肥大（写真 9.18）などの高拍出性心不全の所見や、骨髄における赤血球過形成などが認められない場合、生前の貧血が死亡に寄与した

重症貧血で突然死をきたしうるその他の機序としては、脳虚血 [114] やチアノーゼ性の憤怒けいれん発作の増加 [115] などが挙げられる。また、貧血そのものが死因というわけではないが、貧血が既存の疾患の増悪因子として働くこともありうる。このような事例として、単冠動脈症の基礎疾患を持つ重症貧血の 13 歳女児が心停止をきたした、という症例報告がある [116]。

第9章 血液疾患

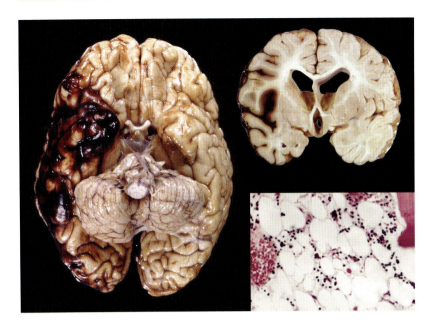

写真9.22 再生不良性貧血の2歳男児の脳の剖検所見。特発性くも膜下出血が認められた。骨髄の病理組織学的検討では、著明な細胞減少が認められた（囲み写真）。

　再生不良性貧血や巨赤芽球性貧血のように、貧血と血小板減少とが合併している場合があり、そのような場合、易出血性傾向に基づく出血が致死的になる［117］。例えば著者は、頭蓋内出血の既往を持つ再生不良性貧血の生後10か月齢の男児で、急激な頭痛で発症しすぐに昏睡状態になった事例を経験している。剖検では、くも膜下腔にまで穿破した左頭頂側頭葉を中心とした広範性の頭蓋内出血が認められた（写真9.21）。同様に、再生不良性貧血の基礎疾患を持つ2歳男児が非外傷性の自然くも膜下出血をきたし急死した事例も報告されている（写真9.22）。

溶血性尿毒症症候群

　溶血性尿毒症症候群（HUS: hemolytic–uremic syndrome）は血管内皮損傷を背景として、溶血性貧血、血小板減少、尿毒症を突然に発症する。臨床的には約3分の1の患者で、微小血管血栓、代謝異常、全身性高血圧の結果、昏睡、けいれん、片麻痺などの神経学的合併症をきたす［118, 119］。HUSの患者で突然死をきたす病態として、頭蓋内出血［120］やけいれん重積［20］がよく知られている（写真10.45）。HUSの詳細については、「第10章：消化器疾患、および泌尿生殖器疾患」でより詳細に記載している。

多血症

　小児における多血症の原因として最も多いのは、先天性チアノーゼ性心疾患や慢性肺疾患に続発した二次性多血症であり、原発性多血症は極めて稀である。囊胞性腎疾患、小脳血管芽腫、Pickwick症候群のような疾病においても、著明な赤血球増多を認めることがあり［121, 122］、その場合基礎疾患が何であれ、致死的な脳血栓症をきたすリスクがある。

脾臓疾患

脾臓無形成／低形成

　無脾症は先天性の場合もあれば、後天性の場合もあり、脾臓が存在していても機能的無脾状態の場合もある。先天性無脾症は症候群の一徴候の場合もあれば、孤発性の場合もある。非症候群性の先天性無脾症は散発性の場合もあれば、家族性の場合もある［123］。脾臓の無形成や低形成は、内臓錯位（右側相同）にともなって認められる場合もあり（写真9.23）、その場合心血管の先天異常をともない、劇症型敗血症をきたすリスクが高い。154名の無脾症と心血管異常をともなう患者の研究では、生後1か月から生後36か月までの乳幼児の22名に突然死が認められていたと報告されている。心疾患が死因となった事例が77％、劇症型敗血症が死因となった

第4部　自然死（内因死）

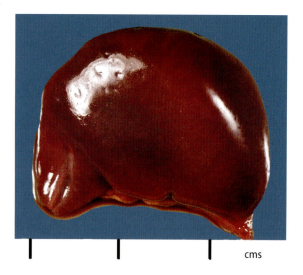

写真 9.23　複雑性先天性心疾患で死亡した生後 14 か月齢の女児の脾臓の剖検所見。著明な脾臓低形成が認められた。脾臓の臓器重量はわずか 3g であった（この月齢の正常の臓器重量は 26g）。

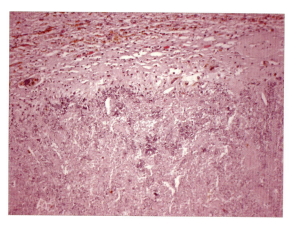

写真 9.24　特発性脾臓梗塞をきたし、その後劇症型溶連菌感染症で死亡した生後 10 か月齢の女児の遊走脾の病理組織所見。異栄養性石灰化ならびにヘモジデリン沈着をともなう、びまん性凝固壊死が認められた。

事例が 23％を占めていたとも報告されている [124]。無脾症にともなう先天性心疾患として頻度が高い異常としては、大血管転位症、肺動脈狭窄症、肺動脈閉鎖症、全肺静脈還流異常症などが挙げられる [125]。無脾症にともなう感染症や心血管異常については、第 4 章ならびに第 6 章でそれぞれ詳細に記載している。

遊走脾

　遊走脾は、脾腎襞などの脾臓を固定する間膜の形成異常により生ずる稀な病態で、長い脾茎でつながった状態で脾臓が腹腔内で遊離した状態で存在している。遊走脾は通常 20 〜 40 歳の間に診断されることが多く、女性に多いとされているが、21 歳未満で診断された事例も 130 例報告されており、11 歳未満で診断された小児患者も少なくとも 50 名存在している [126, 127]。

　予後は通常良好であるが、外傷性脾破裂をきたすリスクが高いことが指摘されている。遊走腎の基礎疾患を持つ生後 10 か月齢の女児が特発性の脾臓梗塞をきたし、機能的無脾状態となり、後に劇症型溶連菌感染症に罹患し死亡した、との症例報告もある（写真 9.24）[128, 129]。

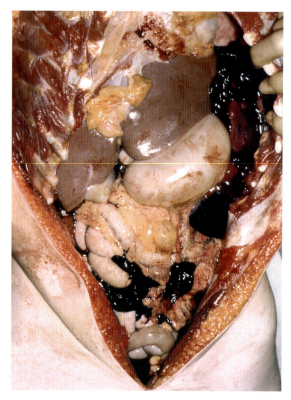

写真 9.25　脾臓の外傷性破裂により突然死をきたした、伝染性単核症に罹患していた思春期女児の剖検時所見。

脾破裂

　原因が何であれ脾腫をきたした場合、脾破裂をきたし失血により突然死する可能性がある。世界的にはマラリア感染が脾腫の原因として最多のものであ

るが、西欧諸国においては伝染性単核症と白血病がより一般的な脾腫の原因である。著明な脾腫を認める場合、軽微な外力であっても脾破裂が生じうる。写真 9.25 に示した事例は伝染性単核症に罹患した思春期女児例であるが、明らかな外傷の病歴を欠いていたものの、脾破裂による大量腹腔内出血で突然死をきたした。ただし初期に出血が被膜内に限局し、全身状態が安定している場合もあり、緊急脾摘で救命しえたとの報告例（17歳女児例）もある [130]。ただし、伝染性単核症に罹患していた18歳の思春期事例で、出血は被膜下にとどまっていたが、腹痛の増悪にともない急激にショック症状をきたし死亡したという事例も報告されている。この事例では進展した被膜が裂けタンポナーデ効果を失い、腹腔内に大量出血をきたしていた（写真 4.35）。

伝染性単核症の患者で脾破裂をきたす頻度はおよそ 0.5% と推察されている [131]。脾破裂をきたした患者の誘引となった外力は、排便時のいきみ、嘔吐、咳嗽、運動、医学的診察などの軽微外力の場合もありうる [132–134]。Hodgkin 病の初発症状が脾破裂であった思春期症例も報告されている [69]。極めて稀ではあるが、特発性脾破裂をきたしうる疾病として、血管腫、嚢胞、Ehlers–Danlos 症候群などが挙げられる [135]。

またやはり極めて稀ではあるが、脾腫を認めない正常の脾臓が重度の咳嗽に続発して破裂をきたすこともある [136]。ただし特発性脾破裂と診断するためには、外傷の病歴がなく、普段と異なる身体活動を行ったという病歴もなく、剖検の際に臓器に異常所見を認めず、手術痕や腹腔内の癒着の所見もなく、脾腫の原因となりうるウイルス感染を示唆する抗体価の上昇もないことが要件となる。さらに病理組織学的検討で、脾臓組織に何らの異常を認めないことを確認する必要もある。このような特発性脾破裂は主に成人で報告されているものではあるが、報告例の年齢幅は 2～81 歳までと幅広い。特発性脾破裂の死亡率は 8% と報告されている [136]。

参考文献

1. Nelson, D. A. & Davey, F. R. (1984). Erythrocytic disorders. In *Clinical Diagnosis and Management by Laboratory Methods*, 17th edn, ed. J. B. Henry. Philadelphia, PA: W. B. Saunders, pp. 652–703.
2. Manci, E. A., Culberson, D. E., Yang, Y.-M., et al. (2003). Cause of death in sickle cell disease: an autopsy study. *British Journal of Haematology*, **123**, 359–65.
3. Powars, D. R. (1975). Natural history of sickle cell disease: the first ten years. *Seminars in Hematology*, **12**, 267–85.
4. Graham, J. K., Mosunjac, M., Hanzlick, R. L., & Mosunjac, M. (2007). Sickle cell lung disease and sudden death. *The American Journal of Forensic Medicine and Pathology*, **28**, 168–72.
5. Mease, A. D., Longo, D. L., & Hakami, N. (1976). Sicklemia and unexpected death in sickle cell trait: observations of five cases. *Military Medicine*, **141**, 470–4.
6. Kark, J. A., Posey, D. M., Schumacher, H. R., & Ruehle, C. J. (1987). Sicklecell trait as a risk factor for sudden death in physical training. *The New England Journal of Medicine*, **317**, 781–7.
7. Jones, S. R., Binder, R. A., & Donowho, E. M., Jr. (1970). Sudden death in sickle-cell trait. *The New England Journal of Medicine*, **282**, 323–5.
8. Koppes, G. M., Daly, J. J., Coltman, C. A., Jr., & Butkus, D. E. (1977). Exertion-induced rhabdomyolysis with acute renal failure and disseminated intravascular coagulation in sickle cell trait. *The American Journal of Medicine*, **63**, 313–17.
9. Ragab, A.-S. H., Stein, M. R., & Vietti, T. J. (1970). Severe complications in an infant due to sickle-cell trait. *Clinical Pediatrics*, **9**, 416–18.
10. McGarry, P. & Duncan, C. (1973). Anesthetic risks in sickle cell trait. *Pediatrics*, **51**, 507–12.
11. Dudley, A. W., Jr. & Waddell, C. C. (1991). Crisis in sickle cell trait. *Human Pathology*, **22**, 616–18.
12. Hynd, R. F., Bharadwaja, K.,

Mitas, J. A., & Lord, J. T. (1985). Rhabdomyolysis, acute renal failure, and disseminated intravascular coagulation in a man with sickle cell trait. *Southern Medical Journal*, **78**, 890–1.

13. Rickles, F. R. & O'Leary, D. S. (1974). Role of coagulation system in pathophysiology of sickle cell disease. *Archives of Internal Medicine*, **133**, 635–41.

14. Sateriale, M. & Hart, P. (1985). Unexpected death in a black military recruit with sickle cell trait: case report. *Military Medicine*, **150**, 602–5.

15. Platt, O. S., Brambilla, D. J., Rosse, W. F., *et al.* (1994). Mortality in sickle cell disease: life expectancy and risk factors for early death. *The New England Journal of Medicine*, **330**, 1639–44.

16. Athanasou, N. A., Hatton, C., McGee, J. O., & Weatherall, D. J. (1985). Vascular occlusion and infarction in sickle cell crisis and sickle chest syndrome. *Journal of Clinical Pathology*, **38**, 659–64.

17. Garza, J. A. (1990). Massive fat and necrotic bone marrow embolization in a previously undiagnosed patient with sickle cell disease. *The American Journal of Forensic Medicine and Pathology*, **11**, 83–8.

18. Kirkham, F. J. & Hogan, A. M. (2004). Risk factors for arterial ischemic stroke in childhood. *CNS Spectrums*, **9**, 451–64.

19. Mills, M. L. (1985). Life-threatening complications of sickle cell disease in children. *The Journal of the American Medical Association*, **254**, 1487–91.

20. Pellegrino, P. A., Zanesco, L., & Battistella, P. A. (1992). Coagulopathies and vasculopathies. In *Cerebrovascular Diseases in Children*, ed. A. J. Raimondi, M. Choux, & C. Di Rocco. New York: Springer-Verlag, pp. 188–203.

21. Portnoy, B. A. & Herion, J. C. (1972). Neurological manifestations in sickle-cell disease: with a review of the literature and emphasis on the prevalence of hemiplegia. *Annals of Internal Medicine*, **76**, 643–52.

22. Powars, D., Wilson, B., Imbus, C., Pegelow, C., & Allen, J. (1978). The natural history of stroke in sickle cell disease. *The American Journal of Medicine*, **65**, 461–71.

23. Schenk, E. A. (1964). Sickle cell trait and superior longitudinal sinus thrombosis. *Annals of Internal Medicine*, **60**, 465–70.

24. Gerber, N. & Apseloff, G. (1993). Death from a morphine infusion during a sickle cell crisis. *The Journal of Pediatrics*, **123**, 322–5.

25. Pastorek, J. G. & Seiler, B. (1985). Maternal death associated with sickle cell trait. *American Journal of Obstetrics and Gynecology*, **151**, 295–7.

26. Rogers, D. W., Clarke, J. M., Cupidore, L., *et al.* (1978). Early deaths in Jamaican children with sickle cell disease. *British Medical Journal*, **i**, 1515–16.

27. Seeler, R. A. & Shwiaki, M. Z. (1972). Acute splenic sequestration crises (ASSC) in young children with sickle cell anemia: clinical observations in 20 episodes in 14 children. *Clinical Pediatrics*, **11**, 701–4.

28. Emond, A. M., Collis, R., Darvill, D., *et al.* (1985). Acute splenic sequestration in homozygous sickle cell disease: natural history and management. *The Journal of Pediatrics*, **107**, 201–6.

29. Byard, R. W., Jimenez, C. L., Carpenter, B. F., Cutz, E., & Smith, C. R. (1991). Four unusual cases of sudden and unexpected cardiovascular death in infancy and childhood. *Medicine, Science and the Law*, **31**, 157–61.

30. Sears, D. A. (1978). The morbidity of sickle cell trait: a review of the literature. *The American Journal of Medicine*, **64**, 1021–36.

31. Bainbridge, R., Higgs, D. R., Maude, G. H., & Serjeant, G. R. (1985). Clinical presentation of homozygous sickle cell disease. *The Journal of Pediatrics*, **106**, 881–5.

32. Topley, J. M., Rogers, D. W., Stevens, M. C. G., & Serjeant, G. R. (1981). Acute splenic sequestration and hypersplenism in the first five years in homozygous sickle cell disease. *Archives of Disease in Childhood*, **56**, 765–9.

33. Garza-Mercado, R. (1982). Pseudomoyamoya in sickle cell anemia. *Surgical Neurology*, **18**, 425–31.

34. Seeler, R. A., Royal, J. E., Powe, L., & Goldbarg, H. R. (1978). Moyamoya in

children with sickle cell anemia and cerebrovascular occlusion. *The Journal of Pediatrics*, **93**, 808–10.
35. Stockman, J. A., Nigro, M. A., Mishkin, M. M., & Oski, F. A. (1972). Occlusion of large cerebral vessels in sickle-cell anemia. *The New England Journal of Medicine*, **287**, 846–9.
36. Jenkins, M. E., Scott, R. B., & Baird, R. L. (1960). Studies in sickle cell anemia. XVI. Sudden death during sickle cell anemia crises in young children. *The Journal of Pediatrics*, **56**, 30–38.
37. Martin, C. R., Cobb, C., Tatter, D., Johnson, C., & Haywood, L. J. (1983). Acute myocardial infarction in sickle cell anemia. *Archives of Internal Medicine*, **143**, 830–1.
38. Seeler, R. A. (1972). Deaths in children with sickle cell anemia: a clinical analysis of 19 fatal instances in Chicago. *Clinical Pediatrics*, **11**, 634–7.
39. Fleischer, R. A. & Rubler, S. (1968). Primary cardiomyopathy in nonanemic patients: association with sickle cell trait. *The American Journal of Cardiology*, **22**, 532–7.
40. Gerry, J. L., Jr., Bulkley, B. H., & Hutchins, G. M. (1978). Clinicopathologic analysis of cardiac dysfunction in 52 patients with sickle cell anemia. *The American Journal of Cardiology*, **42**, 211–16.
41. Collins, F. S. & Orringer, E. P. (1982). Pulmonary hypertension and cor pulmonale in the sickle hemoglobinopathies. *The American Journal of Medicine*, **73**, 814–21.
42. Rogers, J. & Brunt, E. N. (1992). Sudden death in a young woman with sickle cell anemia. *The American Journal of Medicine*, **92**, 556–60.
43. Rubler, S. & Fleischer, R. A. (1967). Sickle cell states and cardiomyopathy: sudden death due to pulmonary thrombosis and infarction. *The American Journal of Cardiology*, **19**, 867–73.
44. Young, R. C., Jr., Castro, O., Baxter, R. P., *et al.* (1981). The lung in sickle cell disease: a clinical overview of common vascular, infectious, and other problems. *Journal of the National Medical Association*, **73**, 19–26.
45. Roberts, G. J., Haas, R. A., & King, F. M. (1973). Emergency-room crises in sickle-cell disease. *The Lancet*, **i**, 1511.
46. Barrett-Connor, E. (1971). Bacterial infection and sickle cell anemia: an analysis of 250 infections in 166 patients and a review of the literature. *Medicine*, **50**, 97–112.
47. Powars, D., Overturf, G., Weiss, J., Lee, S., & Chan, L. (1981). Pneumococcal septicemia in children with sickle cell anemia: changing trend of survival. *The Journal of the American Medical Association*, **245**, 1839–42.
48. Johnston, R. B., Jr., Newman, S. L., & Struth, A. G. (1973). An abnormality of the alternative pathway of complement activation in sickle-cell disease. *The New England Journal of Medicine*, **288**, 803–8.
49. Overturf, G. D., Powars, D., & Baraff, L. J. (1977). Bacterial meningitis and septicemia in sickle cell disease. *American Journal of Diseases of Children*, **131**, 784–7.
50. Pearson, H. A., Spencer, R. P., & Cornelius, E. A. (1969). Functional asplenia in sickle-cell anemia. *The New England Journal of Medicine*, **281**, 923–6.
51. Pegelow, C. H., Wilson, B., Overturf, G. D., Tigner-Weekes, L., & Powars, D. (1980). Infection in splenectomized sickle cell disease patients. *Clinical Pediatrics*, **19**, 102–5.
52. Attah, E. B. & Ekere, M. C. (1975). Death patterns in sickle cell anemia. *The Journal of the American Medical Association*, **233**, 889–90.
53. Kolquist, K. A., Vnencak-Jones, C. L., Swift, L., *et al.* (1996). Fatal fat embolism syndrome in a child with undiagnosed hemoglobin S/beta + thalassemia: a complication of acute parvovirus B19 infection. *Pediatric Pathology and Laboratory Medicine*, **16**, 71–82.
54. Powars, D., Weidman, J. A., Odom-Maryon, T., Niland, J. C., & Johnson, C. (1988). Sickle cell chronic lung disease: prior morbidity and the risk of pulmonary failure. *Medicine*, **67**, 66–76.
55. Pianosi, P., D'Souza, S. J. A., Charge, T. D., Esseltine, D. E., & Coates, A. L. (1993).

55. Pulmonary function abnormalities in childhood sickle cell disease. *The Journal of Pediatrics*, **122**, 366–71.
56. Vix, J., Buguet, A., Staboni, S., & Beidari, H. (1987). Sudden infant death syndrome and sickle cell anemia in Sahelian Africa. *Médecine Tropicale*, **47**, 153–9.
57. Gozal, D., Lorey, F. W., Chandler, D., *et al.* (1994). Incidence of sudden infant death syndrome in infants with sickle cell trait. *The Journal of Pediatrics*, **124**, 211–14.
58. Tuttle, A. H. & Koch, B. (1960). Clinical and hematological manifestations of hemoglobin CS disease in children. *The Journal of Pediatrics*, **56**, 331–42.
59. Modell, B. & Berdoukas, V. (1984). Death and survival. In *The Clinical Approach to Thalassaemia*. London: Grune & Stratton, p. 161.
60. Jeffery, G. M, Mead, G. M., & Whitehouse, J. M. A. (1991). Life-threatening airway obstruction at the presentation of Hodgkin's disease. *Cancer*, **67**, 506–10.
61. Bray, R. J. & Fernandes, F. J. (1982). Mediastinal tumour causing airway obstruction in anaesthetised children. *Anaesthesia*, **37**, 571–5.
62. Keon, T. P. (1981). Death on induction of anesthesia for cervical node biopsy. *Anesthesiology*, **55**, 471–2.
63. Halpern, S., Chatten, J., Meadows, A. T., Byrd, R., & Lange, B. (1983). Anterior mediastinal masses: anesthesia hazards and other problems. *The Journal of Pediatrics*, **102**, 407–10.
64. Levin, H., Bursztein, S., & Heifetz, M. (1985). Cardiac arrest in a child with an anterior mediastinal mass. *Anesthesia and Analgesia*, **64**, 1129–30.
65. Yamashita, M., Chin, I., Horigome, H., Umesato, Y., & Tsuchida, M. (1990). Sudden fatal cardiac arrest in a child with an unrecognised anterior mediastinal mass. *Resuscitation*, **19**, 175–7.
66. Somers, G. R., Smith, C. R., Perrin, D. G., Wilson, G. J., & Taylor, G. P. (2006). Sudden unexpected death in infancy and childhood due to undiagnosed neoplasia. *The American Journal of Forensic Medicine and Pathology*, **27**, 64–9.
67. Robertson, C. M., Stiller, C. A., & Kingston, J. E. (1992). Causes of death in children diagnosed with non-Hodgkin's lymphoma between 1974 and 1985. *Archives of Disease in Childhood*, **67**, 1378–83.
68. Cohen, L. F., Balow, J. E., Magrath, I. T., Poplack, D. G., & Ziegler, J. L. (1980). Acute tumor lysis syndrome: a review of 37 patients with Burkitt's lymphoma. *The American Journal of Medicine*, **68**, 486–91.
69. Schulz, E. V. (1969). Uber besondere Fälle von plotzlichem naturlichem Tod im Jugend-und Erwachsenenalter. *Beitrage zur gerichtlichen Medizin*, **30**, 400–2.
70. Dearth, J.C., Fountain, K. S., Smithson, W.A., Burgert, E. O., & Gilchrist, G. S. (1978). Extreme leukemic leukocytosis (blast crisis) in childhood. *Mayo Clinic Proceedings*, **53**, 207–11.
71. Byard, R.W., Jimenez, C. L., Carpenter, B. F., & Hsu, E. (1987). Aspergillus-related aortic thrombosis. *Canadian Medical Association Journal*, **136**, 155–6.
72. Whybourne, A., Zillman, M. A., Miliauskas, J., & Byard, R. W. (2001). Sudden and unexpected infant death due to occult lymphoblastic leukaemia. *Journal of Clinical Forensic Medicine*, **8**, 160–2.
73. Hijiya, N., Metzger, M. L., Pounds, S., *et al.* (2005). Severe cardiopulmonary complications consistent with systemic inflammatory response syndrome caused by leukemia cell lysis in childhood acute myelomonocytic or monocytic leukemia. *Pediatric Blood and Cancer*, **44**, 63–9.
74. Riley, L. C., Hann, I. M., Wheatley, K., & Stevens, R. F. (1999). Treatment-related deaths during induction and first remission of acute myeloid leukaemia in childen treated on the Tenth Medical Research Council Acute Myeloid Leukaemia Trial (MRC AML10). *British Journal of Haematology*, **106**, 436–44.
75. Hon, K.-L. E., Leung, A., Chik, K.-W., *et al.* (2005). Critical airway obstruction, superior vena cava syndrome, and spontaneous cardiac arrest in a child with

76. Miller, J. L. (1984). Blood coagulation and fibrinolysis. In *Clinical Diagnosis and Management by Laboratory Methods*, 17th edn, ed. J. B. Henry. Philadelphia, PA: W. B. Saunders, pp. 765–87.
77. Hoyer, L. W. (1994). Hemophilia A. *The New England Journal of Medicine*, **330**, 38–47.
78. Eyster, M. E., Gill, F. M., Blatt, P. M., *et al.* (1978). Central nervous system bleeding in hemophiliacs. *Blood*, **51**, 1179–88.
79. Zimmerman, T. S. & Ruggeri, Z. M. (1987). Von Willebrand disease. *Human Pathology*, **18**, 140–52.
80. Pickering, N. J., Brody, J. I., & Barrett, M. J. (1981). Von Willebrand syndromes and mitral-valve prolapse: linked mesenchymal dysplasias. *The New England Journal of Medicine*, **305**, 131–4.
81. Anton, N. & Massicotte, M. P. (2001). Venous thromboembolism in pediatrics. *Seminars in Vascular Medicine*, **1**, 111–22.
82. Barnes, C. & deVeber, G. (2006). Prothrombotic abnormalities in childhood ischaemic stroke. *Thrombosis Research*, **118**, 67–74.
83. Ely, S. F. & Gill, J. R. (2005). Fatal pulmonary thromboembolism and hereditary thrombophilias. *Journal of Forensic Sciences*, **50**, 411–18.
84. Nuss, R., Hays, T., & Manco-Johnson, M. (1995). Childhood thrombosis. *Pediatrics*, **96**, 291–4.
85. Ravelli, A. & Martini, A. (2005). Antiphospholipid syndrome. *Pediatric Clinics of North America*, **52**, 469–91.
86. Revel-Vilk, S. & Kenet, G. (2006). Thrombophilia in children with venous thromboembolic disease. *Thrombosis Research*, **118**, 59–65.
87. Segel, G. B. & Francis, C. A. (2000). Anticoagulant proteins in childhood venous and arterial thrombosis: a review. *Blood, Cells, Molecules and Diseases*, **26**, 540–60.
88. Thomas, R. H. (2001). Hypercoagulability syndromes. *Archives of Internal Medicine*, **161**, 2433–9.
89. Atalay, S., Akar, N., Tutar, H. E., & Yilmaz, E. (2002). Factor V 1691 G-A mutation in children with intracardiac thrombosis: a prospective study. *Acta Paediatrica*, **91**, 168–71.
90. Gaston, L. W. (1966). Studies on a family with an elevated plasma level of factor V (proaccelerin) and a tendency to thrombosis. *The Journal of Pediatrics*, **68**, 367–73.
91. Heller, C., Schobess, R., Kurnik, K., *et al.* (2000). Abdominal venous thrombosis in neonates and infants: role of prothrombotic risk factors – a multicentre case-control study. *British Journal of Haematology*, **111**, 543–9.
92. Abrantes, M., Lacerda, A. F., Abreu, C. R., *et al.* (2002). Cerebral venous sinus thrombosis in a neonate due to factor V Leiden deficiency. *Acta Paediatrica*, **91**, 243–5.
93. Chan, A. K. C. & deVeber, G. (2000). Prothrombotic disorders and ischemic stroke in children. *Seminars in Pediatric Neurology*, **7**, 301–8.
94. Chan, A. K., Deveber, G., Monagle, P., Brooker, L. A., & Massicotte, P. M. (2003). Venous thrombosis in children. *Journal of Thrombosis and Haemostasis*, **1**, 1443–55.
95. Nestoridi, E., Buonanno, F. S., Jones, R. M., *et al.* (2002). Arterial ischemic stroke in childhood: the role of plasma-phase risk factors. *Current Opinion in Neurology*, **15**, 139–44.
96. Verdu, A., Cazorla, M. R., Granados, M. A., Alonso, J. A., & Casado, L. F. (2001). Basilar artery thrombosis in a child heterozygous for factor V Leiden mutation. *Pediatric Neurology*, **24**, 69–71.
97. Miller, J. L. (1984). Blood platelets. In *Clinical Diagnosis and Management by Laboratory Methods*, 17th edn, ed. J. B. Henry. Philadelphia, PA: W. B. Saunders, pp. 749–64.
98. Amorosi, E. L. & Ultmann, J. E. (1966). Thrombotic thrombocytopenic purpura: report of 16 cases and review of the literature. *Medicine*, 45, 139–59.
99. Bell, M. D., Barnhart, J. S., Jr., & Martin, J. M. (1990). Thrombotic thrombocytopenic purpura causing sudden, unexpected death: a series of eight patients. *Journal of Forensic Sciences*, **35**, 601–13.
100. Kemp, W. L., Barnard, J. J., & Prahlow, J. A. (1999). Death

due to thrombotic thrombocytopenic purpura during pregnancy: case report with review of thrombotic microangiopathies of pregnancy. *The American Journal of Forensic Medicine and Pathology*, **20**, 189–98.
101. Khoo, U. S., Dickens, P., & Cheung, A. N. Y. (1992). Rapid death from thrombotic thrombocytopenic purpura following Caesarian section. *Forensic Science International*, **54**, 75–80.
102. Ross, W. K., Newton, N. E., & Stivers, R. R. (1987). Sudden death due to thrombotic thrombocytopenic pupura. *The American Journal of Forensic Medicine and Pathology*, **8**, 158–63.
103. Baron, J. M. & Baron, B. W. (2005). Thrombotic thrombocytopenic purpura and its look-alikes. *Clinical Advances in Hematology and Oncology*, **3**, 868–74.
104. Sencer, S., Coulter-Knoff, A., Day, D., *et al.* (1987). Splenic hemangioma with thrombocytopenia in a newborn. *Pediatrics*, **79**, 960–6.
105. Enjolras, O., Wassef, M., Mazoyer, E., *et al.* (1997). Infants with Kasabach–Merritt syndrome do not have "true" hemangiomas. *The Journal of Pediatrics*, **130**, 631–40.
106. Powell, J. (1999). Update on hemangiomas and vascular malformations. *Current Opinion in Pediatrics*, **11**, 457–63.
107. Vellodi, A. & Bini, R. M. (1988). Malignant ventricular arrhythmias caused by hyperkalaemia complicating the Kasabach–Merritt syndrome. *Journal of the Royal Society of Medicine*, **81**, 167–8.
108. Host, N. B., Hasselbalch, H., & Feldt-Rasmussen, B. (1988). Letter to editor. *European Journal of Haematology*, **141**, 511.
109. Spach, M. S., Howell, D. A., & Harris, J. S. (1963). Myocardial infarction and multiple thromboses in a child with primary thrombocytosis. *Pediatrics*, **31**, 268–76.
110. Vora, A. J. & Lilleyman, J. S. (1993). Secondary thrombocytosis. *Archives of Disease in Childhood*, **68**, 88–90.
111. Bor, I. (1969). Myocardial infarction and ischaemic heart disease in infants and children: analysis of 29 cases and review of the literature. *Archives of Disease in Childhood*, **44**, 268–81.
112. Ferrans, V. J. & Boyce, S. W. (1983). Metabolic and familial diseases. In *Cardiovascular Pathology*, vol. 2, ed. M. D. Silver. New York: Churchill Livingstone, pp. 945–1004.
113. Kelly, D. H. & Shannon, D. C. (1988). The medical management of cardiorespiratory monitoring in infantile apnea. In *Sudden Infant Death Syndrome: Medical Aspects and Psychological Management*, ed. J. L. Culbertson, H. F. Krous, & R. D. Bendell. London: Edward Arnold, pp. 139–54.
114. Young, R. S. K., Rannels, E., Hilmo, A., Gerson, J. M., & Goodrich, D. (1983). Severe anemia in childhood presenting as transient ischemic attacks. *Stroke*, **14**, 622–3.
115. Poets, C. F., Samuels, M. P., Wardrop, C. A. J., Picton-Jones, E., & Southall, D. P. (1992). Reduced haemoglobin levels in infants presenting with apparent life-threatening events: a retrospective investigation. *Acta Paediatrica*, **81**, 319–21.
116. Gonzalez-Angulo, A., Reyes, H. A., & Wallace, S. A. (1966). Anomalies of the origin of coronary arteries (special reference to single coronary artery). *Angiology*, **17**, 96–103.
117. Arey, J. B. & Sotos, J. (1956). Unexpected death in early life. *The Journal of Pediatrics*, **49**, 523–39.
118. Sheth, K. J., Swick, H. M., & Haworth, N. (1986). Neurological involvement in hemolytic–uremic syndrome. *Annals of Neurology*, **19**, 90–3.
119. Steinberg, A., Ish-Horowitcz, M., El-Peleg, O., Mor, J., & Branski, D. (1986). Stroke in a patient with hemolytic–uremic syndrome with a good outcome. *Brain and Development*, **8**, 70–2.
120. Crisp, D. E., Siegler, R. L., Bale, J. F., & Thompson, J. A. (1981). Hemorrhagic cerebral infarction in the hemolytic–uremic syndrome. *The Journal of Pediatrics*, **99**, 273–6.
121. Berlin, N. I. (1975). Diagnosis and classification of the polycythemias.

Seminars in Hematology, **12**, 339–51.

122. Grotta, J. C., Manner, C., Pettigrew, L. C., & Yatsu, F. M. (1986). Red blood cell disorders and stroke. *Stroke*, **17**, 811–17.

123. Kanthan, R., Moyana, T., & Nyssen, J. (1999). Asplenia as a cause of sudden unexpected death in childhood. *The American Journal of Forensic Medicine and Pathology*, **20**, 57–9.

124. Wu, M.-H., Wang, J.-K., & Lue, H.-C. (2002). Sudden death in patients with right isomerism (asplenism) after palliation. *The Journal of Pediatrics*, **140**, 93–6.

125. Rose, V., Izukawa, T., & Möes, C. A. F. (1975). Syndromes of asplenia and polysplenia: a review of cardiac and non-cardiac malformations in 60 cases with special reference to diagnosis and prognosis. *British Heart Journal*, **37**, 840–52.

126. Brown, C. V., Virgilio, G. R., & Vazquez, W. D. (2003). Wandering spleen and its complications in children: a case series and review of the literature. *Journal of Pediatric Surgery*, **38**, 1676–9.

127. Rodkey, M. L. & Macknin, M. L. (1992). Pediatric wandering spleen: case report and review of literature. *Clinical Pediatrics*, **31**, 289–94.

128. Breisch, E. A. & Krous, H. F. (2005). Autoinfarcted wandering spleen and fatal pneumococcal sepsis in an infant. *Pediatric and Developmental Pathology*, **8**, 132–5.

129. Horwitz, J. R. & Black, C. T. (1996). Traumatic rupture of a wandering spleen in a child: case report and literature review. *The Journal of Trauma*, **41**, 348–50.

130. Halkic, N., Jayet, C., Pezzetta, E., & Mosimann, F. (2003). Spontaneous splenic haematoma in a teenager with infectious mononucleosis. *Chirurgia Italiana*, **55**, 929–30.

131. Greco, L., De Gennaro, E., Degara, A., & Papa, U. (2003). Rottura splenica spontanea in corso di mononuleosi infettiva acuta: descrizione di un caso. *Annali Italiani Chirurgia*, **74**, 589–91.

132. Bell, J. S. & Mason, J. M. (1980). Sudden death due to spontaneous rupture of the spleen from infectious mononucleosis. *Journal of Forensic Sciences*, **25**, 20–4.

133. Molander, N. (1982). Sudden natural death in later childhood and adolescence. *Archives of Disease in Childhood*, **57**, 572–6.

134. Springate, C. S., II & Adelson, L. (1966). Sudden and unexpected death due to splenic rupture in infectious mononucleosis. *Medicine, Science and the Law*, **6**, 215–16.

135. Harris, S. C., Slater, D. N., & Austin, C. A. (1985). Fatal splenic rupture in Ehlers–Danlos syndrome. *Postgraduate Medical Journal*, **61**, 259–60.

136. Wehbe, E., Raffi, S., & Osborne, D. (2008). Spontaneous splenic rupture precipitated by cough: a case report and review of the literature. *Scandinavian Journal of Gastroenterology*, **43**, 634–7.

第4部　自然死（内因死）

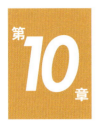

第10章 消化器疾患、および泌尿生殖器疾患

消化器疾患…562
　はじめに　562
　胃腸炎　562
　腸閉塞　562
　　腸重積　564
　　腸軸捻転　565
　　先天性腸間膜欠損症　566
　急性胃拡張・胃破裂　566
　急性食道破裂　567
　消化管穿孔　567
　腸管重複症　568
　胃食道逆流／誤嚥　569
　異物による消化管塞栓　570
　腫瘍による急性気道閉塞　570
　遅発性先天性横隔膜ヘルニア　571
　　発生　571
　　臨床症状　571
　　剖検／病理学的特徴　572
　　病態生理　572
　消化管出血　574
　囊胞性線維症　575

　　突然死の発生　575
　膵炎　576
　神経性食思不振症／神経性大食症／栄養失調症　576
　　臨床像　576
　　剖検／病理学的特徴　576
　　突然死の発生　576
　微絨毛封入体病　577
　Pickwick 症候群　577
　精神遅滞と関連する消化器系の種々の問題　578
　腹膜内腺癌　578
泌尿生殖器疾患…578
　腎実質性疾患　578
　　塩類喪失性尿細管疾患　578
　尿路閉塞　579
　Wilms 腫瘍　579
　溶血性尿毒症症候群　580
　血液透析　581
　卵巣捻転　581
　妊娠合併症　581

消化器疾患

はじめに

　小児および若年成人における突然の予期せぬ死亡の原因としては、腸重積症・腸軸捻転・小腸閉塞などが挙げられるが、消化器疾患によって小児期に死に至ることは頻度的には稀である（表10.1）[1]。これら疾患にともなう臨床所見は非特異的であり、剖検なしに診断することは容易ではない。しかし、剖検により腹腔検索を行えば、死因特定は比較的容易である。特に知的障害を有する患者においては、診断の遅れが特有の問題となりうる。

胃腸炎

　胃腸炎による脱水・電解質異常は、特に乳児期早期の突然死の原因となりうる。胃腸炎の原因としてはウイルス感染が最も多く、水分摂取不良、暑い天候、家族の不注意などにより、重篤化しやすくなる[2]。突然死における胃腸炎の関与については、第4章で詳述している。

腸閉塞

　小児における急性の腸閉塞は腸重積症や腸軸捻転により起こり、敗血症にともなう電解質異常や腸管穿孔などを併発することもある。外ヘルニア・内ヘルニアの嵌頓にともなう梗塞が原因で、腸閉塞が引き起こされることもある（写真10.1）。腸閉塞が引き起こされた場合、特徴的な疝痛および嘔吐を認めるため、突然死の原因となるとは通常考えにくいが、劇症の経過をとった事例報告も散見され

第 10 章　消化器疾患、および泌尿生殖器疾患

表 10.1　小児や若年成人における、死因となりうる消化器疾患

胃腸炎

腸閉塞
　　腸重積
　　腸軸捻転
　　腸ヘルニア

急性胃拡張、急性胃破裂

急性食道破裂

腸穿孔

腸管重複症

胃食道逆流症、胃内容物誤飲

異物による消化管塞栓

腫瘍

遅発性先天性横隔膜ヘルニア

消化管出血

嚢胞線維症

膵炎

神経性食思不振症／過食症／栄養過誤

微絨毛封入体病

Pickwick 症候群

腹膜内腺癌

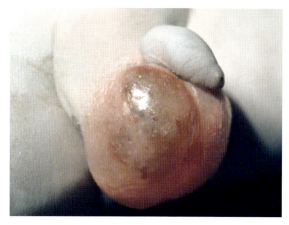

写真 10.1　鼠径ヘルニアの嵌頓に続発して生じた梗塞により死亡した乳児の鼠径部。陰嚢部に著明な腫脹が認められた。

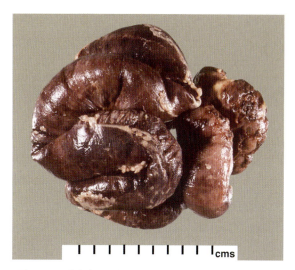

写真 10.3　食中毒と診断を受けた後に急変し死亡した、14 歳女児の小腸の剖検所見（壊疽性小腸）。小腸梗塞が確認されたが、本児には虫垂炎で手術を行った既往があり、腹腔内に癒着も確認され、それが誘引となり生じたものと推測された。

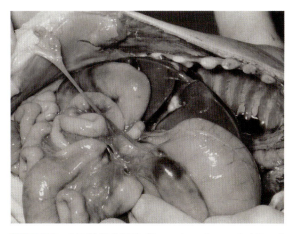

写真 10.2　先天性異常腸索（Anomalous Congenital Band）により、反復性の腸閉塞をきたし死亡した 3 か月齢男児の剖検時所見。

る［3–5］。養育者の受療行動の遅れによって治療開始が遅れたり、行われた治療が不適切なために、早期死亡に至る事例も存在する。例えば地域の二次病院から三次病院に転院直後に死亡した事例として、先天性異常腸索（Anomalous Congenital Band）（写真 10.2 にその一例を提示している）による虚血性腸炎を発症し、腹膜炎を併発し突然循環虚脱をきたし死亡した生後 17 か月齢の男児例や、術後癒着によって小腸閉塞をきたし、脱水を併発し死亡した 5 歳女児例などを我々は経験しているが、これらの事例は早期に適切な治療がなされていれば、致死的とはならなかった可能性が高い。他にも初期に食中毒と誤診され、治療が遅れ死亡した 14 歳女児例を著者らは経験している。写真 10.3 に、この女児の梗塞した小腸を提示した。以前に行われた虫垂切除のため、腸管に癒着を認めており、このことが腸閉塞の原因になったと考えられる。毛髪胃石や慢性便秘症

第4部　自然死（内因死）

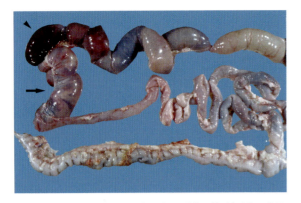

写真10.4　近位腸管の一部（矢頭）が遠位腸管（矢印）に嵌り込むことで腸閉塞をきたした、腸重積の典型例の剖検所見。近位腸管は著明に拡張し斑状外観を呈している。

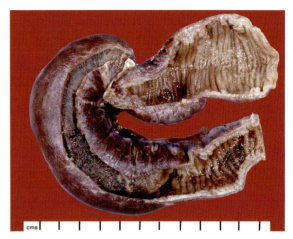

写真10.5　腸重積により死亡した事例の腸管の剖検所見（切開写真）。外鞘となった遠位腸管部が拡張し、内管となった近位腸管を取り囲んでいる状態が確認される。

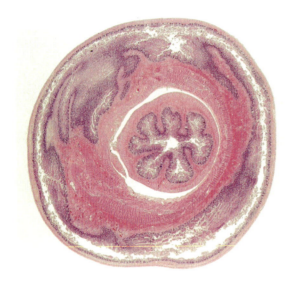

写真10.6　腸管の重積部の全周の横断面の病理組織所見。近位腸管が遠位腸管内に嵌入していることが確認できる。著明なうっ血、間質性出血所見が認められている。

による便塞栓によって、小児期に腸閉塞をきたすこともある［6］。

腸重積

　腸重積は、近位の腸管がより遠位の腸管に嵌り込むことによって起こり、小児期の腸閉塞の最も多い原因である（写真10.4–10.6）［7］。女児に比し男児に発生頻度が高く、また乳児期に最も多く発症する。腸重積症は通常致死的な経過をたどることはないが、腸重積による死亡事例も散見される［8, 9］。臨床症状としては、腹痛・嘔吐・下血・腹部腫瘤などが挙げられる［10］。しかし症状が明確でないこ

ともあり、時に診断は困難となりうる。13〜20％の小児例では明らかな腹痛や違和感をともなわない「痛みのない腸重積症（painless intussusception）」として発症すると報告されている［10, 11］。

　腸重積は、パイエル板〔訳注：腸間膜の対側に位置する哺乳類固有の免疫器官〕の過形成・メッケル憩室・腸管重複症・術後縫合線・虫垂・腸間膜嚢胞・臍腸管遺残・腸間膜欠損・ポリープ・新生物・壁在血管腫などの構造異常・状態・疾患などが原因となり生じる［12–15］。アデノウイルスやロタウイルスへの感染、セファロスポリン系抗生物質の使用との関連性につき言及している研究報告も存在している［16］。さらには嚢胞性線維症、血管性紫斑病、血友病、血液悪性疾患に続発して、腸重積が発症することもある［17–20］。これら疾患の中には、遺伝性を有するものもあり、確実に診断を行い、必要時には遺伝カウンセリングを行うことが重要である。ほとんどの事例で重積が生じるのは小腸‐大腸間であり、小腸‐小腸／十二指腸間や大腸‐大腸間の重積の報告は稀である［21］。

　臨床症状が非特異的で腸重積と診断されなかった場合、血管の循環不全から腸管虚血をきたしうる。このような事例において、臨床的な症状の変化に乏しいまま敗血症が進行し、突然死をきたすことがある。小腸‐小腸間の腸重積による死亡事例を写真10.7に、小腸‐大腸間の腸重積による死亡事例を写真10.8に提示した。それぞれ生後5か月齢と生後6か月齢で、突然の循環虚脱をきたし死亡したが、症

第 10 章 消化器疾患、および泌尿生殖器疾患

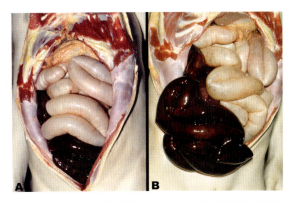

写真 10.7　回腸 - 回腸部重積をきたし、急性の呼吸窮迫症状を呈して突然死した生後 5 か月齢の女児。遠位部回腸が部分的に壊死していることが確認された（A・B）。

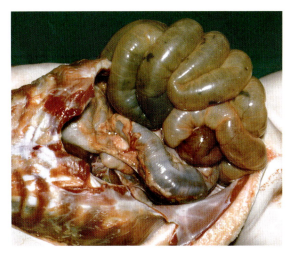

写真 10.8　血便をきたし、医療機関を受診する途中で突然死をきたした生後 6 か月齢の女児の剖検時所見。回腸 - 結腸部重積により回腸遠位部は壊死し、腸管は著明に拡張している。

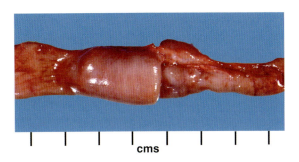

写真 10.9　幼児の死亡事例に認めた死戦期腸重積の剖検所見。この所見は死因とは無関係である。

状・所見に乏しく上気道感染と診断されていた。

　腸重積による死亡事例の場合、剖検を含めた死後検索を行うことで、閉塞部位のみならず、閉塞の原因となったと考えられる局所性疾患や全身性の要因を明らかにしうる。血液培養を行うことは敗血症の診断に有用であり、硝子体液の電解質測定は脱水の評価に有用である。疾患罹患時に死亡児が受けた家庭や医療機関における対応の質の評価を行うためには、詳細な病歴聴取を行う必要がある [9]。

　ここで、死線期の腸重積についても言及する。死線期腸重積は、乳幼児の死亡事例の剖検時に認められる偶発的事象であり、これまで述べてきた腸重積とは明瞭に区別される必要がある。死線期腸重積は、終末期の消化管運動の異常や蠕動調節の異常によって生じるものであり、決して稀な現象ではない。このような現象により生じた腸重積の場合、腸管色調は良好であり、血管閉塞・敗血症・腸管虚血・腸管閉塞の所見は認められない（写真 10.9）。このように死線期腸重積は死亡時に認める生理的現象であるわけだが [22]、他の致死的要因が同定えなかった場合、死線期腸重積との確定診断を下すことは、実際には容易ではない。

腸軸捻転

　腸軸捻転は、消化管の胃から S 状結腸までのいずれの部位にも起こりうる、稀な乳幼児期・小児期疾患である。胃軸捻転や小腸軸捻転をきたした場合、胆汁性嘔吐を認めることが多いが、大腸軸捻転の場合、臨床症状が非特異的で治療介入が遅れがちである [23, 24]。多くの事例においては、罹患素因は明らかではないが、結腸ループが長い・腸管重複症・腸間膜嚢胞・腸間膜欠損・腸回転異常症・慢性便秘などが誘因と考えられたとの症例報告も散見される [25–28]。嚢胞性線維症の患者において腸軸捻転に胎便性イレウスを併発することがあるが、その頻度は精神発達遅滞の患者でより多いとされている（嚢胞線維症のセクションで後述する）。腸軸捻転の小児は、捻転にともなう腸管の血流障害に続発して虚血性腸管壊死・腹膜炎・循環血液量減少性ショック・敗血症などをきたし、急速に死に至る可能性がある [29]。

　右側結腸軸捻転を発症した生後 7 週齢の男児の剖検時所見を写真 10.10 に提示した。拡張し黒色調に変色した腸管が確認された。本児は活気良好だった状態から数時間後に急変し、発見された。既往歴としては、生後 2 週齢時に授乳後に少量の嘔吐を認めたというエピソードがあったのみであった。

565

血液・髄液・肺組織の各種培養で、ウェルシュ菌（*Clostridium perfringens*）が検出された。

先天性腸間膜欠損症

　先天性腸間膜欠損症は、円形〜楕円形の2〜10cm以上の大きさの腸間膜欠損を呈する先天異常であり、回腸末端に最も多く認められる。欠損は単発のこともあれば、複数存在することもある。成因は明らかではないが、虚血による壊死や背側腸間膜の退縮などが原因と考えられている。あらゆる年齢において、先天性腸間膜欠損症を基礎疾患として致死的な内ヘルニアを生じうるが、頻度的には腸閉塞全体の0.9〜1.8％を占めるにすぎない。一旦嵌頓を起こすと、腸管内容物や空気により充満した嵌頓部腸管によって血管が圧迫され、嵌頓部腸管や腸間膜欠損部の辺縁に虚血性の壊死が生じることとなる（写真10.11, 10.12）。腸間膜欠損部位への嵌頓は、圧迫力が働くことにより生じるわけではなく、腸管蠕動によって引き起こされると考えられている［3, 30, 31］。

　Abdominal cocoon（AC）は、小腸をはじめとする腹腔内臓器が、胚外体腔や背側腹膜から発生した線維性皮膜によって繭状に覆われる、原因不明の稀な疾患である。通常は無症状で成人期に偶発的に発見されるが、時に小児期の急性腸閉塞の原因となりうる［32］。

急性胃拡張・胃破裂

　梗塞をともなう急性胃拡張や胃破裂は、主に成人に認める稀な病態であり、過食・空気嚥下・炭酸水素ナトリウム（重曹）の摂取・妊娠など、多くの誘因が挙げられている［33–36］。胃破裂は、外傷・心肺蘇生・ハイムリッヒ法・虐待などによっても生じる［37–39］。一旦発症した場合、外科的手術を行っても成人で65％の致死率と報告されている。

　胃拡張をともなう胃破裂が脳性麻痺児に生じることがあり（写真10.13–10.15）、空気嚥下や神経‐筋の調節障害・自律神経障害などが原因として考えられている。このような事例の場合、胃の変形をともなっていることも多く、自発的な除圧がうまく行いえない。臨床所見の把握も困難であり、死亡直前まで症状・所見が明確でない場合もありうる［40］。重度の痙性四肢麻痺児における胃拡張や胃破裂は、呼吸障害や敗血症などによっても起こりうる［34, 41］。知的障害のある小児では異物誤飲も、急性の胃拡張や胃破裂の原因となりうる［42］。Prader–Willi症候群の症例では、食欲過多・嘔吐反射の減弱・疼痛閾値の上昇などが複合して、急性胃拡張をきたすことがある［36］。Rett症候群の17歳女児に多量の空気嚥下による重度の胃拡張を認めたとの症

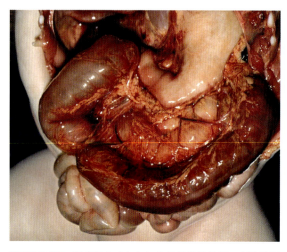

写真10.10　突然死をきたした生後7週齢男児の剖検時所見。右側腸捻転による結腸拡張が認められる。死亡当日の寝かしつけの際には、明確な異常は認められていなかった。血液培養、脳脊髄液培養、肺組織培養ではいずれもウェルシュ菌（*Clostridium perfringens*）が検出された。

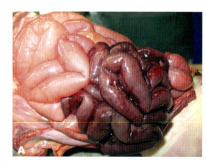
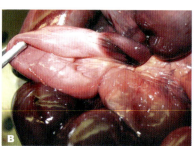

写真10.11　先天性の腸間膜欠損部をヘルニア門とし致死的腸ヘルニアをきたした2歳半の女児の剖検時所見。壊死小腸は120cmの長さに及んだ（A）。腸を一側に挙上させることで、ヘルニア門で圧迫され壊死をきたした腸管部位と正常の腸管部位との境界が可視された（B）。

例報告も存在している［43］。

急性食道破裂

急性食道破裂は1724年にBoorhaaveにより初めて報告された疾患である。成人において、強制的な嘔吐による食道内圧の上昇に引き続き、突然に発症することが最も多く、時に急性アルコール中毒に関連して発症する。ただし成人期以外にも、新生児を含めたすべての年齢層において本疾患は生じうる。重量挙げの際の息こらえ・けいれん・排便・分娩時のいきみ、重症喘息によって生じることもあれば、過食後の嘔吐・長く続く咳嗽・吃逆・大笑いなどによって生じることもある。急性食道破裂の合併症として、敗血症と膿気胸などが挙げられる［44］。

消化管穿孔

非外傷性の消化管の穿孔の原因としては、機械的イレウスに続発する虚血壊死や、虫垂炎などに関連して生じる限局性炎症などが挙げられる［45］。誤飲した異物の遠位側に外傷性の穿孔を認めることもある［42］。消化管穿孔は、腹膜炎や限局性の敗血症をきたしうるが、古くは1736年に発行された外科医Cladius Amyandによる論文「腸管損傷の観察（Observations on wounds in the guts）」の中に、このような事例としてピンによる虫垂穿孔の11歳男児例が記載されている［46］。

消化管塞栓による消化管拡張に続発して生じる、劇症型敗血症を併発した消化管穿孔は未治療のHirschsprung病の事例（写真10.16）や、毛髪胃石の事例などで報告されている。毛髪胃石は胃内にとどまることもあれば（写真10.17）、近位小腸から結腸に及んで存在することもある。後者はRapunzel症候群と呼ばれているが、この名称はグリム童話に登場する髪の長い若い女性の名前に由来している。

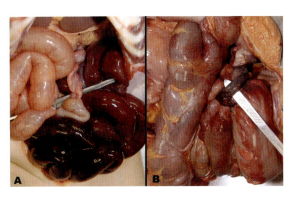

写真10.12　先天性の腸間膜欠損部をヘルニア門とした致死的腸ヘルニアの2名の小児の剖検時所見。Aに提示した事例の、鉗子で挙上させている欠損部に隣接している腸管は、壊死を免れていた。Bに提示した事例では、メスハンドルで挙上させている欠損孔部腸管は、壊死をきたしていた。

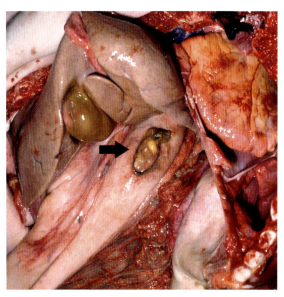

写真10.13　胃破裂をきたし突然死した重症の痙性四肢不全麻痺と精神遅滞を持つ20歳男性の剖検時所見。肝臓ならびに胆嚢は、破裂部位（矢印）を明瞭化するために、一側に挙上させている。胃は著明に拡張しており、腹腔内には約1500mlの暗褐色の液体と食物残渣が認められた（写真10.14, 10.15と同一の事例）。

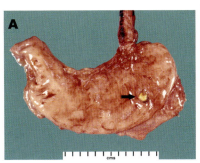 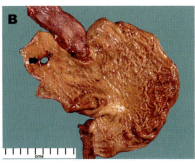

写真10.14　写真10.13で提示した事例から摘出した胃の切開前の剖検所見（A）ならびに切開後の剖検所見（B）。破裂部を矢印で示している。

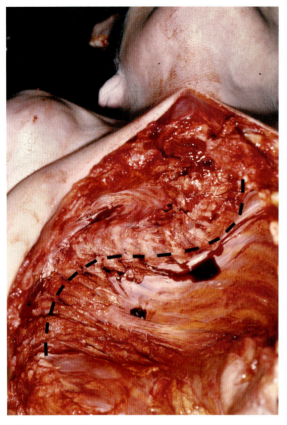

写真 10.15　写真 10.13 ならびに写真 10.14 で提示した事例の剖検時脊柱所見。著明な脊柱後側彎（破線）を認め、両側の胸膜および腹膜腔にも重篤な変形が生じていた。

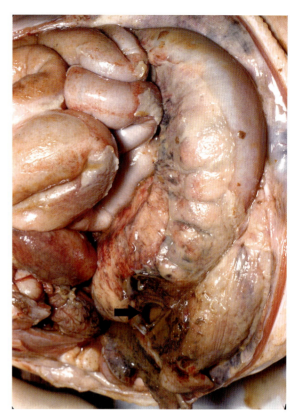

写真 10.16　未治療の Hirschsprung 病の突然死例の剖検時所見。下行結腸が著明に拡張し、遠位部には穿孔（矢印）が認められた。

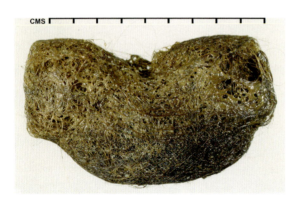

写真 10.17　除去後も胃の形状を保った状態の、悪臭を放つもつれた毛からなる、巨大な毛髪胃石。

グリム童話の Rapunzel は黄金の巻き毛であったが、胃石に含まれる毛髪は黒色化し悪臭をともなったものである［47］。毛髪胃石は、精神発達遅滞や抜毛症などの行動異常にともなって生じる。消化管塞栓による拡張腸管が壊死により穿孔をきたすと、致死率は 83％に及ぶとされている。その他にも胃炎・胃潰瘍・腸閉塞などに続発し、消化管穿孔が生じることもある［48］。

　胃石の臨床症状は非特異的であり、知的障害を有する事例の場合、特にわかりづらい［49］。医療機関で加療中の 14 歳女児が、十二指腸穿孔による予期せぬ心停止をきたしたが、剖検で胃から横行結腸までの毛髪胃石を認めた、との報告例もある［50］。

　メッケル憩室炎が臨床的に診断できず穿孔をきたし、写真 10.18 や写真 10.19 で提示した事例のような致死的経過をたどることがある。乳幼児期・小児期に消化管穿孔をきたすその他の原因として、稀ではあるが壊死性腸炎・皮膚筋炎・Ehlers–Danlos 症候群・先天性小腸筋層欠損などが挙げられる。

腸管重複症

　腸管重複症は、前腸と神経管が不完全に分かれることにより生じる、先天性の腸管発生異常である。腸管の重複は 1 箇所だけの場合もあれば、複数箇所に及ぶこともあり、時に腸閉塞の原因となることも

第10章　消化器疾患、および泌尿生殖器疾患

あるとされている。腸重積や腸捻転をきたし突然死することもありうるが、極めて稀である［9, 25］。重複腸管が食道に発生し、新生児期に呼吸窮迫を呈した症例も報告されている［51］。写真 10.20 に、縦隔後部に生じた巨大重複腸管の症例を提示した。

胃食道逆流／誤嚥

胃食道逆流が乳児に無呼吸、徐脈、アナフィラキシーなどを引き起こし、突然死の原因となるメカニズムについては、第 14 章で詳述する。

胃内容物は、死後に逆流したり［52］、蘇生時に逆流したり、さまざまな疾病の死戦期に逆流したりするため［53］、突然死症例において胃内容物の誤嚥がどの程度死に寄与していたのかを判断することは困難であるが、気管支末梢まで広がる主気道支内の大量の食物の存在は、誤嚥による致死的窒息のエピソードと合致する所見である。嘔吐中に突然に循

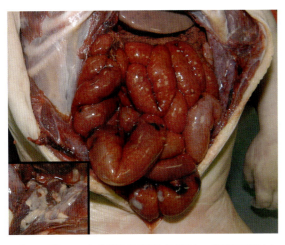

写真 10.18　メッケル憩室炎が穿孔を起こし、腹膜炎で死亡した生後 18 か月齢男児の剖検時所見。左下の囲み写真は、化膿性漿膜滲出物を提示したものである。

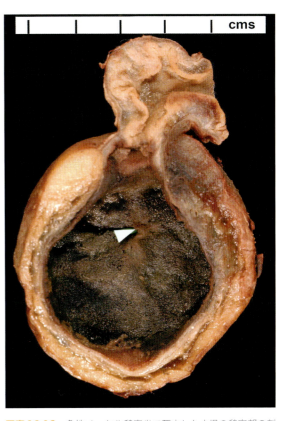

写真 10.19　急性メッケル憩室炎で死亡した小児の憩室部の剖検所見。腸管は肥厚しており、粘膜の潰瘍と穿孔（矢頭）が認められた。

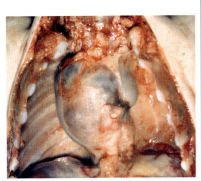

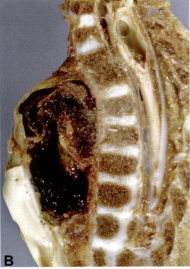

写真 10.20　突然死をきたした乳児の剖検時所見。巨大後縦隔神経腸管嚢腫が認められ、心臓と大血管、ならびに肺を圧迫していることが確認される（A）。矢状断では、きたしたばかりの出血も確認された（B）。

第 4 部　自然死（内因死）

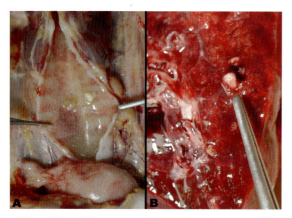

写真 10.21　胃内容物の誤飲で突然死した小児の剖検時所見。自然位の状態で気管支を切開することで、胃内容物の誤嚥が確認された（A）。肺を切開し確認した際には、胃内容物が末梢気道を閉塞していることが確認された（B）。

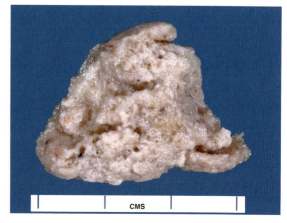

写真 10.22　食事中に倒れ、そのまま死亡した生後 19 か月齢の男児の食道内に確認された巨大なソーセージ塊。

環虚脱をきたした子どもや、嚥下に問題を抱えていた脳性麻痺児や、精神発達遅滞を認めていた子どもなどの場合、実際に誤嚥により死亡した可能性がより高いといえる [54] が、実際にこれを死因と断定するためには、組織病理学的にも矛盾がないことを確認する必要がある [45]。誤飲により死亡した思春期小児や若年成人においては、急性アルコール中毒や薬物中毒の既往を認めることが多い。他の死因が除外された場合には、胃内容物の誤嚥が死因の可能性はより高まる。ただし、死亡児がこれまで健康であり、神経学的な異常や基礎疾患などを何ら認めていなかった場合、死因を誤嚥とすることには疑義が残る。上気道内に胃内容物が誤嚥されたことを実証する最も有用な方法は、剖検時に気管を摘出する前に、自然位の状態で切開し確認を行うことである（写真 10.21）。

SIDS リスク低減のための仰向け寝キャンペーンが実施されることで、胃内容物の誤嚥による死亡が増加するのではないかとの懸念が 1990 年代初めに持ち上がったが、結果として誤嚥による死亡の増加は認められなかった。実際、ある研究では 3 歳未満の乳幼児死亡例 196 名中、誤嚥に関連して死亡した事例はわずかに 3 名のみであり、その 3 名はいずれも顔を下にして寝ていて、吐物から顔を上げられない状況下での死亡事例であった、と報告されている [55]。

時に子どもの突然死例で、気管内や食道内に食物塊が認められることがある。例えば写真 10.22 で提示した生後 19 か月の事例は、保育園で食事をとっている際に突然死した事例であるが、剖検時に食道から巨大なソーセージ塊が発見された [56]。いわゆる「喫茶店発作（cafe coronary: 食べ物がのどに詰まって生じる致死的症状のこと）」の際と同様に、合わない歯科補綴物・食べられると思って大きな食塊を飲み込む・嚙まずに飲み込む、といった要因により「保育所発作（crèche coronary）症候群」とも呼べる状況が発生しうるのである。

異物による消化管塞栓

嚥下した異物が即座に徴候を出すことなしに消化管内で詰まってしまうことは極めて稀である。もしこのような事態が食道で発生した場合、気管を進行性に圧迫し窒息に至ったり、食道動脈瘻を形成し失血死を引き起こしうる [57, 58]。異物誤飲の合併症については、第 2 章で詳述している。

腫瘍による急性気道閉塞

極めて稀ではあるが、異物による消化管塞栓だけではなく、声門や喉頭に遡上したり逸脱するような有茎の食道腫瘍によって、致死的な経過をたどる症例が存在する。このような腫瘍は乳幼児期を含むあらゆる年代に生じうるものであり、繊維血管ポリープの場合がほとんどである。繊維血管ポリープは細い茎を有し、繊維血管と脂肪組織からなるポリープであるが、ポリープとしては極めて大きく長径は 2.5cm にも至る。頻度としては食道腫瘍全体の 1% 以下の極めて稀な病変である。気道閉塞以外にも、

第 10 章　消化器疾患、および泌尿生殖器疾患

壊死と出血をともなう捻転をきたすことがある［44, 59］。

遅発性先天性横隔膜ヘルニア
発　生
　横隔膜は、胎生期に胸膜腹膜腔管が延伸し、横中隔および食道間膜と癒合することで形成される。癒合が完全に行われなかった場合、裂孔を形成することとなり、腸管が脱出することで肺の形成が阻害されてしまうこととなる［60］。この裂孔（ヘルニア）は大部分が横隔膜の後外側に生じ（Bochdalek 孔）、出生後ないし出生直後に臨床症状が出現する。

臨床症状
　通常、罹患児は肺の圧迫や低形成による呼吸障害の症状や徴候を認め、胎児循環の遷延によって悪化する［61］。罹患児の腹部には、しばしば陥凹が認められる。生直後発症の致死的横隔膜ヘルニアの典型的な剖検時所見を写真 10.23 と写真 10.24 に提示した。しかし、時に欠損孔が被膜に覆われていたり、欠損孔が小さく、脾臓などの腹腔内臓器によってふさがれていることで、典型的な症状を呈さない場合もある［62］。このような児は、年長となってからヘルニアが進行するリスクがあり、時に成人期に入ってから症状が出現することもある。このような事例として、例えば先天的な欠損孔から腹腔臓器が脱出して死亡した、妊娠 25 週の 19 歳妊婦の事例が報告されている［63］。

　新生児期以降に発見された横隔膜ヘルニアは手術で修復可能であり、予後良好と考えられている［64, 65］。ただし、時に診断される前に急激な悪化をきたし突然死する事例があるのもまた事実であ

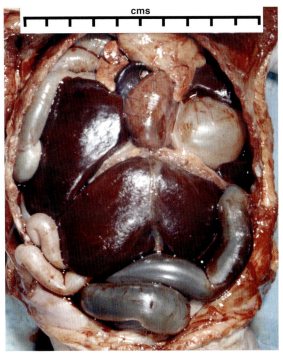

写真 10.23　新生児期発症の先天性横隔膜ヘルニアの典型例の剖検時所見。胸腔内に大量の腹腔内容物が脱出し、肺は著明に圧排されている。

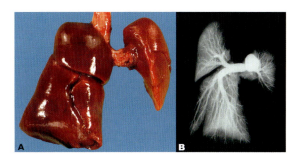

写真 10.24　先天性横隔膜ヘルニアで死亡した新生児の肺の剖検所見。著明な左肺形成不全が認められた（A）。死後血管造影で、肺脈管の成長が強く阻害されていることも確認できた（B）。

表 10.2　遅発性先天性横隔膜ヘルニアの死亡例 6 名の臨床症状、ならびに剖検所見

症例	年齢	性別	初期症状	臨床診断	剖検所見
1	2 か月	男	いわゆる臍仙痛	SIDS	左横隔膜の 2cm 大の欠損
2	3 か月	男	嘔吐	クループ	左横隔膜の 3cm 大の欠損
3	4 か月	男	易刺激性亢進	心原性ショック	左横隔膜の 3cm 大の欠損
4	2 歳	女	「インフルエンザによる」嘔吐（1 日前より）	不明	剖検未施行。胸部レントゲンで左横隔膜のヘルニアの確定診断
5	4 歳	男	嗜眠、嘔吐、腹痛（2 日前より）	中耳炎	左横隔膜の 4cm 大の欠損
6	13 歳	女	腹痛（1 週間前より）、嘔吐（1 日前より）	胃腸炎	左横隔膜のヘルニア修復術痕

る［66–68］。遅発発症事例の場合、臨床症状や徴候は非典型例であることが多く、しばしば誤診につながっている。このような事例に認められる症状としては、成長障害、反復する胸部感染症、反復性の呼吸困難、下痢、便秘、嘔吐、嚥下障害、上腹部疝痛などが挙げられる。

肺の圧迫による呼吸器症状が、喘息と誤診されることもある［69］。また気胸と誤診されたために、胸腔穿刺を施行されてしまうこともあるが、空気ではなく腹部内容物がドレナージされることとなり、このことが正しく診断がなされる契機となる場合もある［70］。

表10.2に小児期に横隔膜ヘルニアを通じて消化管が脱出し、予期せぬ突然死をきたした6名の児の臨床的・病理学的特徴を列記した。これらの症例ではさまざまな症状や徴候を呈し、クループ・中耳炎・SIDSなどさまざまな初期診断が下されていることがみてとれるであろう。別のケースシリーズ研究報告では5名中4名で剖検をするまで横隔膜ヘルニアという診断は全く想定されていなかった、と報告されている［71］。また、横隔膜ヘルニアとは無関係に発症した呼吸器疾患や消化器疾患による咳嗽や嘔吐の症状が先行することで腹腔内圧が上昇し、欠損孔からのヘルニアが誘発されたと思われる事例も存在する［67］。

剖検／病理学的特徴

剖検では通例、脱出腸管に比し相対的に小さい横隔膜の欠損孔を通り、小腸ないし大腸が脱出しているのが確認される（写真10.25, 26）。これにより相当程度の縦隔変位をきたす（通常は右側）こととなり、表10.2の13歳女児で認められたようなレントゲン所見（写真10.27）を呈する。腸管脱出側の肺は無気肺となるが、脱出した胃が著明に拡張することが増悪因子として働くこととなる。この現象は緊張性胃胸（tension gastrothorax）と呼ばれ、致命的となりうる合併症である（写真10.28）［72］。

病態生理

一般的な死因は、未治療の緊張性気胸に類したものであるが、長期的な経過をたどった事例では、脱出腸管の虚血性壊死が進行し、穿孔や敗血症をともなうこともある（写真10.29–10.31）。

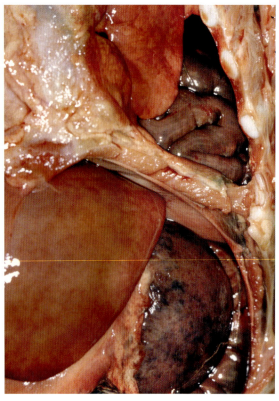

写真10.25　突然死をきたした遅発性先天性横隔膜ヘルニアの4か月齢男児の剖検時所見。左横隔膜の小ヘルニア裂孔から小腸が脱出していることが確認された。

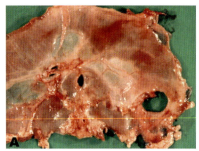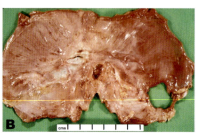

写真10.26　遅発性の横隔膜ヘルニア事例では、横隔膜を切除し確認することで小裂孔が確認される。Aはクループと臨床診断されていた3か月齢の乳児の横隔膜の剖検所見。Bは臍仙痛と臨床診断されていた2か月齢の乳児の横隔膜の剖検所見。

第10章　消化器疾患、および泌尿生殖器疾患

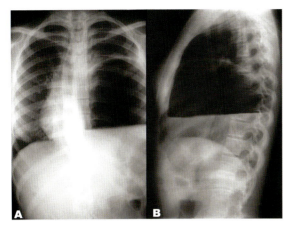

写真10.27　先天性横隔膜ヘルニアで死亡した13歳女児（表10.2の事例6）のレントゲン所見。ショック状態に陥る前には特異的な症状は何ら認められなかった。正面像では著明な縦隔右方変異が確認された（A）。側面像では、左胸腔内で著明に拡張した胃の内容物による水平水位線が確認できる（B）。

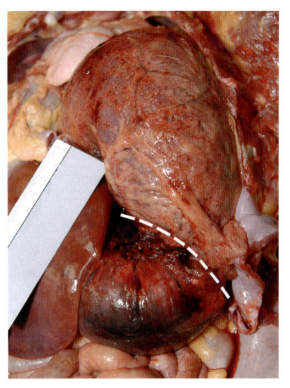

写真10.28　遅発性の先天性横隔膜ヘルニアの事例の剖検時所見。本事例のように、胃の著明な拡張によって、重篤な呼吸困難症状をきたすことがある（緊張性胃胸〈tension gastrothorax〉と呼称される）。なお横隔膜の位置を破線で示している。

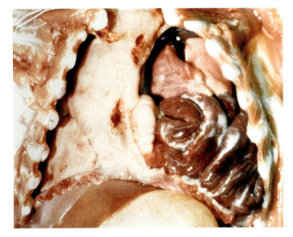

写真10.29　先天性横隔膜ヘルニアの生後2か月齢の女児の剖検時所見。壊疽性脱出腸管が認められた。漿膜表面には膿性のフィブリン滲出物が確認された。

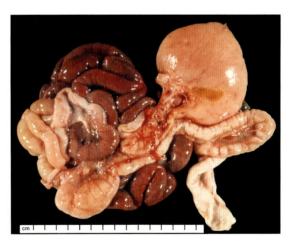

写真10.30　写真10.29とは別の、遅発性の先天性横隔膜ヘルニアの事例の剖検所見。脱出した小腸が梗塞をきたしているのが確認される。

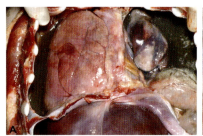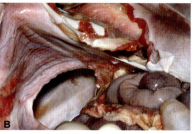

写真10.31 劇症型敗血症を併発した、遅発性の先天性横隔膜ヘルニアの4歳男児の剖検時所見。胃穿孔により、胃内容物が胸膜腔内に播種している（A）。写真Bでは横隔膜左側の小ヘルニア裂孔部を提示している。

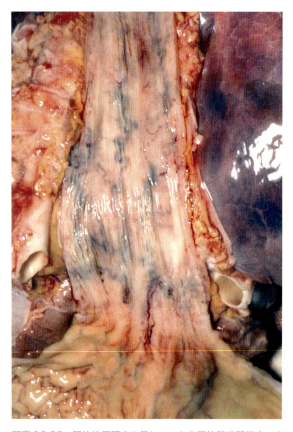

写真10.32 胆汁性肝硬変を呈していた先天性胆道閉鎖症の9歳男児の剖検時所見。本児は、下部食道静脈瘤の破裂による上部消化管出血により死亡した。

消化管出血

小児および若年成人における消化管由来の大量出血は、全身性疾患、局所病変のどちらからでも生じうる。腸管出血は稀に悪性疾患、特に白血病やリンパ腫の末期でみられるが、その場合、通例は多臓器不全による全身状態の悪化の最終的な徴候として認めるものである。

小児においては、上部消化管の消化性潰瘍が活動性出血となり、緊急手術を要することもある。一方で、メッケル憩室の異所性胃粘膜に生じた潰瘍由来の出血は、大量出血にはなりにくいことが知られている。いずれにしろ、消化管潰瘍は、穿孔した事例であれ、穿孔のない事例であれ、失血により死亡をきたしうる［73］。

遷延する嘔吐によって消化管の圧が上昇することで胃食道接合部に引き起こされる縦走裂傷をマロリー・ワイス裂傷と呼ぶが、このマロリー・ワイス裂傷から重篤な出血が起こることもありうる。マロリー・ワイス裂傷は、アルコール中毒（この場合、嘔吐性外傷とも呼称される）、妊娠、頭蓋内圧亢進、催吐剤、化学療法、などが引き金となることがほと

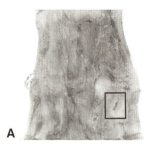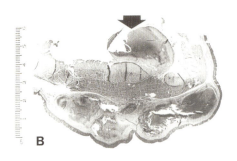

写真10.33 出血多量で死亡した、食道静脈瘤をともなう先天性門脈閉鎖症の20歳女性の食道の剖検所見。外表面観察で裂傷が確認された（A）。裂傷部位の組織病理学的検討では、拡張した外膜静脈の破綻が確認された（B）。

第10章　消化器疾患、および泌尿生殖器疾患

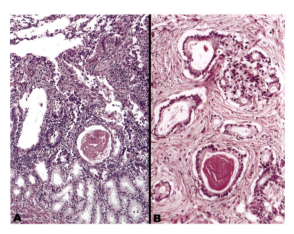

写真10.34　乗用車の中で数時間放置され死亡した5歳男児。死後剖検で潜在性の嚢胞線維症であったと診断された。Aは十二指腸の病理組織標本であるが、嚢胞線維症を示唆する陰窩内の濃縮粘液が確認される。Bは膵臓の病理組織標本であるが、特異的な繊維瘢痕をともなう好酸性凝集像が確認される。

んどである［44］。

　門脈圧亢進症を有する小児においては、食道静脈瘤が致死的な出血の原因となりうる（写真10.32）。先天性門脈閉鎖症を基礎疾患として持ち、食道静脈瘤を有する若年成人において、一般的には認めがたいマロリー・ワイス現象が認められた、との報告例もある［74］。この事例は硬化療法を受けた直後の若い女性であったが、嘔吐の後に食道外壁に線状裂傷が生じ胸腔内出血をきたし、循環虚脱に陥り死亡した（写真10.33）。このような事例では剖検時に十分に静脈瘤を同定するために、食道の近位部をクランプまたは結紮し、（脈管内に血液を保持するため）上下反転させる必要がある。

　Osler–Weber–Rendu症候群（遺伝性出血性毛細血管拡張症）や血管異形成などのような動静脈奇形を有する患者は、重篤な消化管出血をきたすハイリスク群ではあるが、一般的には高齢となるまでに消化管出血をきたすことはない［75］。

嚢胞性線維症

　嚢胞性線維症は、7番染色体に位置している*CFTR*遺伝子変異を原因とする、常染色体劣性遺伝性疾患である。これまでに1000箇所以上の遺伝子変異部位が報告されている［76–78］。本疾患では外分泌液が著しく粘稠となることにより、特に膵臓・肝臓・消化管・肺に影響が生じることとなる。肺病変としては主に、反復性・持続性の細菌／真菌感染

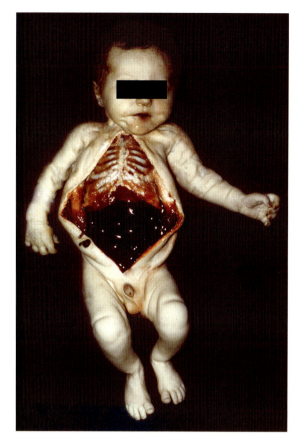

写真10.35　胎便性イレウスをともなう腸軸捻転による小腸梗塞により死亡した、嚢胞線維症の乳児の剖検時所見。

による気管支拡張や肺組織破壊が認められる。原因病原体として最も多いのは、黄色ブドウ球菌、インフルエンザ桿菌、緑膿菌などである［76］。

突然死の発生

　嚢胞性線維症において、中腸軸捻転、消化管梗塞、胎便性イレウスによる腸穿孔、電解質異常や脱水（年長児以降に多い）、などにより突然の予期せぬ死亡が起こることがある。嚢胞線維症の患者は、気温の高い時に過剰な発汗により脱水症状をきたしやすい［79］。気温の高い時に循環虚脱をきたして死亡し、剖検で腸粘膜、膵臓、唾液腺の濃縮分泌液が認められ、本症との診断に至ることもある（写真10.34）。

　写真10.35に提示した事例は日齢11に腸捻転をきたし死亡した新生児例であるが、突然の嘔吐とペダル漕ぎ様動作が認められた直後に突然死に至っていた。剖検時に、胎便性イレウスによる壊死をとも

なう小腸捻転が認められ、小腸、膵臓、顎下腺の組織病理学的検査では囊胞性線維が認められた。

膵炎

小児期において急性膵炎は稀である。しかし、ステロイド依存性の気管支喘息の10歳児が、膵炎により突然死したとの報告事例も存在しており、プレドニゾンの投与と死亡との間に何らかの因果関係があったと推察されている［80］。急性膵炎による突然死が常にステロイド療法に関係しているとは限らないが、乳幼児においてこのような事例報告が、いくつか存在している［81, 82］。

神経性食思不振症／神経性大食症／栄養失調症

法医／病理医は臨床医と異なり、神経性食思不振症を消化管機能障害と分類している。もちろん摂食障害は明らかに精神科疾患ではあるものの、慢性的な低栄養を背景として、さまざまな身体的所見を呈し、突然死をきたすこともある。摂食障害における死亡率は5.9〜20%と報告されているが、剖検実施後も死亡に至った直接的原因が不明瞭である事例は少なくはない［83–85］。

臨床像

典型的な臨床像はWilliam Gull卿が1874年の論文に記したように［86］、「思春期女児に著明な体重減少をともなう、反復性の食行動異常や体重コントロール行動を認める」というものである。特徴的な臨床像として、自己誘発性嘔吐、下剤／利尿剤／ダイエットピルの誤用／乱用、過度の運動、浣腸の乱用、過度の反芻、断食、嚥下をしない噛み吐き、などが挙げられる。体重を減らすために過度のサウナ利用を行う場合も、時に見受けられる［87］。

剖検／病理学的特徴

死亡児は通例BMIが18.5を下回っており、著しく憔悴しているようにみえ、年齢に比し著明に老齢である印象を受ける（写真10.36）。剖検において診断特異的といえる所見はないが、大脳皮質のびまん性萎縮、大脳白質のコリン濃度低下、樹状突起細胞の減少をともなう神経構造異常、などの神経学的な変化を呈することが報告されている［85］。

突然死の発生

稀ではあるが、神経性食思不振症の患者が、主にダイエットにより誘発されたQT延長によると考えられる不整脈で、突然死することが報告されている。その他の心電図異常として、洞性頻脈／徐脈、ST低下、P波平定化、QRS複合群、などが生じると報告されている［84, 88–90］。栄養失調症でも同様の心電図変化が認められる、と報告されている［91］。電解質異常をともなわない事例においても心電図変化を認めうるが、嘔吐や下剤の乱用により生じるカリウム値異常は、心筋の易刺激性を亢進させると考えられる。また、くる病など栄養失調をともなう子どもは、致死的な肺塞栓症をきたしうる（写

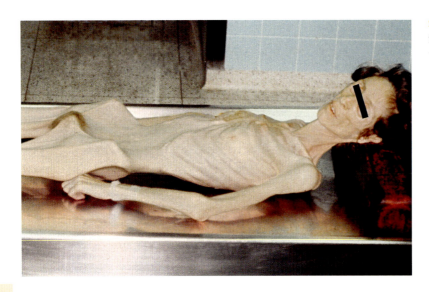

写真10.36　著明な消耗状態で悪液質をともなった、老人様外観を呈する神経性食思不振症の若年成人女性。

第 10 章　消化器疾患、および泌尿生殖器疾患

真 10.37）。

　神経性食思不振症の患者の心臓の大きさは減少しているとの報告もあり［92］、たこつぼ心筋症を合併していたとの報告例も散見される（第 5 章参照）。稀ではあるが、重度の低血糖や敗血症で突然死することもありうる［93–95］。摂食障害の女児が過食（むちゃ食い）により致死的な胃壊死や胃穿孔を起こした、との報告例も存在している［33, 96］。その他の栄養失調症については第 3 章に詳述している。

微絨毛封入体病

　微絨毛封入体病（Microvillus inclusion disease）は、出生直後から重度の分泌性下痢を呈し、経口栄養摂取により下痢の増悪を認める疾患である［97］。腸粘膜細胞の細胞骨格機能障害とそれにともなう形質膜蛋白の輸送系の機能不全がその病態と推測されている［98］。常染色体劣性遺伝形式の家系も存在しており［99］、一部の家系では、タイプ Vb のミオシンモーター蛋白をコードする MYO5B の変異が原因と判明している［100］。臨床経過は一般的には慢性に進行していくが、稀に経過とともに改善を示す事例も報告されている［101］。一方で、安定していた新生児において急速に呼吸障害と代謝性アシドーシスが出現した、との事例報告［102］もあり、突然死をきたす原因疾患ともなりうる。

　絨毛萎縮をともなう小腸粘膜のびまん性の菲薄化、腺窩低形成、表層の腸細胞の構造破壊、などの特徴的とされる病理組織学的異常を明らかにすることは、時に困難である。頂端側の電子密度の高い分泌顆粒の増加をともなった、典型的な微絨毛封入体をともなう腸細胞を電子顕微鏡検査で確認することは、診断確定に不可欠である（写真 10.38、10.39）［98, 102］。あらためて強調しておくが、死後組織変化が相当程度生じてしまっている場合、微絨毛封入体病の診断が不可能であることもありうる。

Pickwick 症候群

　高度肥満は、肺胞低換気、傾眠、二次性多血症、チアノーゼ、肺性心、右心室肥大を引き起こしうる［103］。Dickens の記した『ピックウィック・ペーパーズ（Pickwick Papers）』というタイトルの小説に傾眠傾向のある赤ら顔の肥満少年が登場するが、心肺機能不全により突然死した 6 歳の肥満児の報告例［104］においてそのことが言及されると、以降、Pickwick 症候群という用語が用いられるようになった。

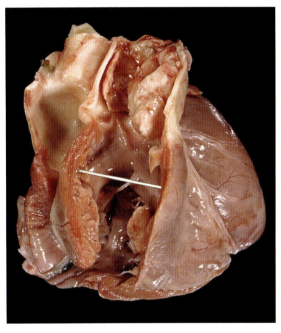

写真 10.37　跨状肺血栓塞栓により突然死をきたした、くる病男児の右心室／肺動脈弁の剖検所見（切開を加えたところ）。肺流出路が完全に閉塞しているのがみてとれる。

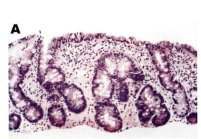
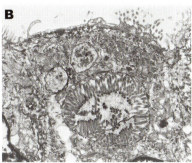

写真 10.38　微絨毛封入体病の事例の小腸の病理組織所見。絨毛萎縮と陰窩形成不全をともない粘膜の菲薄化が認められる。粘膜固有層には炎症細胞の増加は認められていない（A）。電子顕微鏡では、特徴的な細胞質内封入体をともなう微絨毛の減少が確認された（B）。

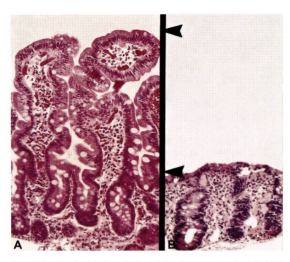

写真10.39 正常な十二指腸の絨毛の組織所見（A）と微絨毛封入体病の萎縮した絨毛の病理組織所見（B）。上下の矢頭は萎縮した絨毛の量を表している。

精神遅滞と関連する消化器系の種々の問題

前述したように精神遅滞の患者は、胃拡張や異物による消化管穿孔の発生率が高い。精神遅滞の患者は、空気嚥下、腸内圧低下、便秘、巨大結腸、冗長性結腸間膜、などの発生率も高く、一般人口におけるこれらの発生率が0.17%であるのに対し、精神遅滞の患者では5.8%であったとの研究報告もある。その報告では、最もリスクの高い群は、異常食行動（異食、過食）、腹痛、嘔吐、腹部膨満の既往がある若年男性の精神発達者であったとも報告されている[105, 106]。精神遅滞の患者における腸閉塞の原因としては、腸軸捻転症が最も多いとされている[107]。また、Down症候群のような特定の患者においては、腸閉塞の原因となりうる十二指腸狭窄のような解剖学的異常を有している頻度が高い[108]。

腹膜内腺癌

小児期に腹膜内腺癌をきたすことは極めて稀であるが、おそらく胃に原発したと思われる急速進行性の播種性腹膜内腺癌で死亡した11歳女児の報告例がある。肺に播種した腫瘍が微小塞栓を起こし、それにより急性肺高血圧、広範性肺出血をきたしたことが死因と判断された、とのことである[109]。

表10.3 小児および若年成人における死因となりうる泌尿生殖器疾患

腎実質性疾患
塩類喪失性尿細管疾患
尿路閉塞
Wilms腫瘍
出血
塞栓
溶血性尿毒症症候群（HUS: Hemolytic-uremic syndrome）
血液透析関連死
卵巣捻転
妊娠合併症

泌尿生殖器疾患

腎実質性疾患

突然死の原因となりうる腎尿路疾患について表10.3に掲示しているが、実際に腎尿路疾患で突然死をきたした小児事例の臨床症状や法医／病理学的情報の詳細について入手することは困難である[110, 111]。著者は、前日に嘔吐症状を認めたのみで、数時間で急速に腎不全が進行して死亡した6歳女児例を、1例のみ経験している。肉眼的剖検では腎臓は蒼白であり、病理組織学的には糸球体の過形成が認められ、急性増殖性糸球体腎炎と診断した。慢性腎不全の子どもにおいて、稀ではあるが高血圧性クリーゼが原因となり突然死をきたすことがある。明らかに病状が安定していたネフローゼ症候群の子どもにおいて、塩分制限、嘔吐、高気温などの条件が重なり、重度の低ナトリウム血症が生じ突然死をきたすこともありうる[112]。このような事例の場合、硝子体液中の電解質測定は必須である。

塩類喪失性尿細管疾患

先天性の塩類喪失性尿細管疾患は、尿細管の電解質輸送の障害により、致死的な低カリウム血症を呈しうる疾病であり、原因部位によっていくつかのサブグループに分かれている。小児期に突然死した本症の事例報告もあり、おそらく致死的不整脈により死亡したと推察されている。本症患者の血中カリウム濃度は慢性的に低いが（< 2.5mmol/l）、下痢と嘔吐をきたした場合、さらに低下しうる。本症は古典

第 10 章　消化器疾患、および泌尿生殖器疾患

Wilms 腫瘍

　Wilms 腫瘍（腎芽細胞腫）は腎原発性の腫瘍であり、小児期固形腫瘍の中で最多の疾患で、15 歳未満の子ども 1 万人に 1 人が発症する。ほとんどの事例は生後 4 歳未満で発症し、無虹彩症、トリソミー症候群、泌尿生殖器奇形、片側性肥大症をともなう Beckwith–Wiedemann 症候群、Frasier 症候群、WAGR 症候群（Wilms 腫瘍〈*Wilms tumor*〉、無虹彩症〈*aniridia*〉、泌尿生殖器形成異常〈*genitourinary malformation*〉、精神遅滞〈*mental retardation*〉のうち 2 つ以上を認める症候群）、Denys–Drash 症候群などとの関連が指摘されている。家族例、多発例、両側例も存在する。遺伝的背景は複雑である。最初に同定された Wilms 腫瘍遺伝子として *WT1* 遺伝子と *WT2* 遺伝子があるが、それぞれ 11 番染色体上の、11p13 と 11p15 に位置している。家族性 Wilms 腫瘍の原因遺伝子として *FWT1* と *FWT2* がその後発見されたが、それぞれ 17 番染色体長腕、19 番染色体長腕に位置している。他にも、1 番染色体短腕、7 番染色体短腕、16 番染色体長腕に異常が確認された症例が報告されている。変異は細胞を接着する役割を果たしているタンパク質である β カテニンをコードする遺伝子上でも変異が確認されている。β カテニンはその他の悪性腫瘍でもその関連が示唆されている［114, 115］。

　Wilms 腫瘍の予後は一般的に極めて良好であることが知られているが、二次的に生じた出血や腫瘍塞栓によって、突然の予期せぬ死亡が生じることもありうる［116］。Wilms 腫瘍による大量出血は、腫瘍内部で生じることもあれば、隣接する後腹膜組織や腹腔に波及する場合もある［109］。適切な補液や緊急手術が行われない場合、循環血液量減少性ショックをきたし死亡しうる。写真 10.41 に、Wilms 腫瘍内部に広範性の実質出血をきたし、循環血液量減少性ショックにより死亡した乳児例を提示した。腫瘍の血管内浸潤や肝臓などの周辺臓器への浸潤によって出血をきたすこともあり（写真 10.42）、播種性血管内凝固症候群（DIC）に続発して生じる消費性の凝固異常にともなって、さらなる増悪を認めうる。

　Wilms 腫瘍は血管侵襲性の性質があり、腫瘍断片による塞栓が特に問題となりうる［117］。写真 10.43 に、隣接する下大静脈に浸潤し主肺動脈に塞栓形成をきたした、3 歳の女児の Wilms 腫瘍の断面

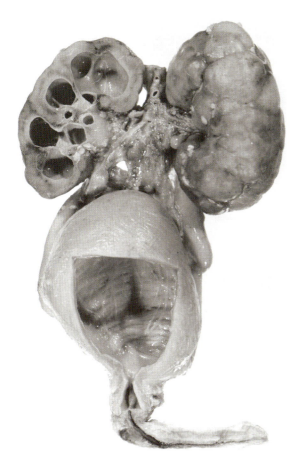

写真 10.40　後部尿道弁による、両側性の水尿管腎盂をともなう肥大性膀胱を認めた生後 4 か月齢の男児の剖検所見。本児は著明な代謝性アシドーシスで発症し、発症後 12 時間以内に死亡した。剖検前の臨床診断は、髄膜炎の疑いであった。

的 Bartter 症候群に加え、新生児 Bartter 症候群、聴覚障害をともなう新生児 Bartter 症候群、Gitelman 症候群、分類不能群の 5 つのサブグループに分かれている。Gitelman 症候群において認められるマグネシウム欠乏は、不整脈の発生のさらなるリスク因子となりうる［113］。

尿路閉塞

　尿路閉塞は未治療の場合、慢性腎不全類似の症状をともなう、進行性の腎不全低下をきたしうる。時に臨床症状が急速に進行し、剖検時に初めて診断が下される症例も存在している。例えば、写真 10.40 に提示した後部尿道弁の男児は、このような臨床経過をたどり死亡している。

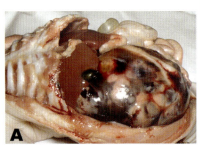
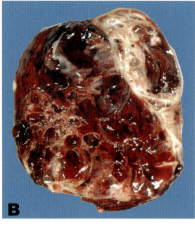

写真 10.41　予期せぬ突然死をきたした新生児の剖検時所見（腹膜腔を切開したところ）(A)。巨大腹腔内腫瘤が認められた。腫瘤は先天性の囊胞性 Wilms 腫瘍であった。B は腫瘍を切開した所見であるが、腫瘍内に広範性に出血をきたしていることが確認された。

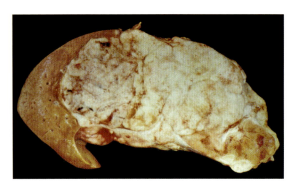

写真 10.42　肝臓に浸潤した Wilms 腫瘍。肝臓の対側に、残存する腎臓組織が確認される。

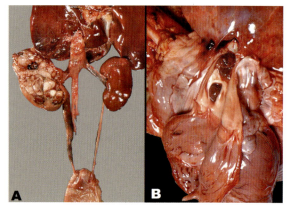

写真 10.43　突然死をきたした Wilms 腫瘍の 3 歳女児の剖検所見。腫瘍は腎静脈に沿って下大静脈にまで広がっており、尿管は拡張している（A）。肺流出路は跨状になった腫瘍により塞栓されている（B）。

を提示した。より遠位の肺動脈分枝に壊死した腫瘍部位が稽留することがあるが、左右の心臓に交通がある事例の場合、逆行性に梗塞が形成される可能性がある。写真 10.44 に提示した 8 歳の男児例はそのような経過で死亡した事例であり、心室中隔欠損を通じて脳梗塞をきたしていた［118］。

　Beckwith–Wiedemann 症候群にともなって生じた Wilms 腫瘍の場合、巨舌、腹壁欠損をともなうその他の臓器肥大を認めることがある。肝芽細胞腫、横紋筋肉腫、副腎皮質癌、脳幹部神経膠腫、性腺芽細胞腫など、その他の腫瘍を併発することもあり、その他の徴候として、眼窩下形成不全、直線状耳溝を認める場合もあり、周産期に羊水過多、早産、低血糖の既往を認めることもある。原因遺伝子は 11 番染色体短腕 15.5 領域（11p15.5）であり、重複や転座を含む複雑な遺伝学的異常により発生する。巨舌症による急性気道閉塞に起因した突然死例も報告されている［119］。

溶血性尿毒症症候群

　溶血性尿毒症症候群（HUS: Hemolytic–uremic syndrome）は、急性発症の微小血管性溶血性貧血、血小板減少、腎機能不全を三主徴とする全身性の微小血管障害性疾患である［120］。典型的には、ベロ毒素産生性の大腸菌（最も一般的には O157: H7）や志賀赤痢菌 type1 による急性胃腸感染症に続発して発症するが、薬剤、腫瘍、他の感染症（肺炎連鎖球菌、EB ウイルスなど）による場合もあり、ワクチン接種との関連を示唆する研究報告も存在している［121 123］。組織損傷をきたす機序については明らかとはなっていないが、内毒素血症により惹起されるとの推察がなされている［124］。5 歳未満の子どもは、特に HUS に罹患するリスクが高い。

　ほとんどの患者は後遺症なく回復するが、中には慢性腎不全を呈するものもいる［125］。血管内血

第 10 章　消化器疾患、および泌尿生殖器疾患

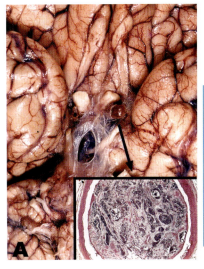

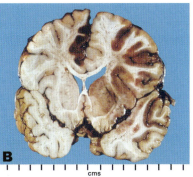

写真 10.44　巨大 Wilms 腫瘍の切除術後に死亡した 8 歳男児の脳底部の剖検所見（A）。心室中隔欠損を通じ逆行性に塞栓形成した腫瘍の一部が左中大脳動脈から突出していることが確認される（囲み写真は動脈の病理組織所見であるが、腔内が腫瘍で満たされていることがみてとれる）。脳の冠状断では、左中大脳動脈ならびに右前大脳動脈によって栄養される領域に、腫瘍塞栓により生じた急性梗塞像が確認される（B）。

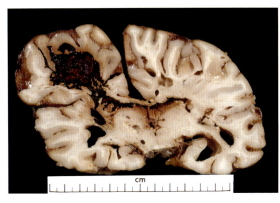

写真 10.45　ベロ毒素産生性病原性大腸菌感染によって発症した溶血性尿毒症症候群（HUS）の 4 歳女児の脳の剖検所見（冠状断面）。前頭葉後側に出血性梗塞が認められた。

栓、全身性高血圧、低カルシウム血症や低ナトリウム血症などの代謝障害によって、呼吸抑制、けいれん、昏睡のような中枢神経症状を呈することもある［126］。HUS の致死率は最大 10％にまで及ぶが、その内訳は中枢神経系合併症（47％）、不詳（16％）、ショック／敗血症（12％）、心血管系合併症（6％）、消化器系合併症（6％）、医原性（6％）と報告されている［127］。突然死は稀であるが、心筋炎、心筋症、てんかん発作、頭蓋内の出血性梗塞などによる死亡例が報告されている（写真 10.45）［122, 128, 129］。

血液透析

慢性腎不全患者が血液透析施行中に突然死をきたすことがありうることはよく知られているが、たいていは血液透析歴の長い成人患者に起こるものである。アナフィラキシーショック、電解質異常、空気塞栓、脳浮腫、感電、出血などの透析過程中の合併症による死亡が多いが、このような死亡が発生した場合、透析機器の精査を行う必要がある。極めて稀ではあるが、血液透析中に致死的な卵巣出血が生じることがあり、このような事例として凝固異常症の基礎疾患を持つ、慢性腎盂腎炎に続発した慢性腎不全で血液透析療法中であった 21 歳女性の症例報告がある［130］。

卵巣捻転

卵巣の捻転と梗塞により突然死をきたしうるということは広く知られているが、新生児期や乳幼児期にこれらの原因により突然死をきたすことは稀である。卵巣嚢腫の手術中に嚢腫が破裂し大量出血をきたすことがあるが、同様の嚢腫の破裂は手術中でなくても生じうる［131］。卵巣捻転は、卵巣と卵管が付着部を中心に捻転する病態であり、通常は片側性である［132］。リスク要因として、卵巣嚢胞、卵巣腫瘍、卵管留水腫、卵管留膿腫、冗長性卵管、腹部外傷などが挙げられる。破裂や梗塞に至らずとも、捻転により生ずる強度の痛みによって反復性の無呼吸や徐脈をきたし、致死的な経過をたどりうるとの研究報告も存在する［133］。

妊娠合併症

妊娠合併症については、第 13 章で詳述している。

参考文献

1. Jorgensen, I. M. & Gregersen, M. (1990). Sudden death in children with gastrointestinal disease: reports of 24 medico-legal cases. *Ugeskrift for Lager*, **152**, 2233–7.
2. Whitehead, F. J., Couper, R. T. L., Moore, L., Bourne, A. J., & Byard, R. W. (1996). Dehydration deaths in infants and children. *The American Journal of Forensic Medicine and Pathology*, **17**, 73–8.
3. Pershad, J., Simmons, G. T., Chung, D., Frye, T., & Marques, M. B. (1998). Two acute pediatric abdominal catastrophes from strangulated left paraduodenal hernias. *Pediatric Emergency Care*, **14**, 347–9.
4. Powley, J. M. (1965). Unexpected deaths from small bowel obstruction. *Proceedings of the Royal Society of Medicine*, **58**, 870–3.
5. Pfalzgraf, R. R., Zumwalt, R. E., & Kenny, M. R. (1988). Mesodiverticular band and sudden death in children: a report of two cases. *Archives of Pathology and Laboratory Medicine*, **112**, 182–4.
6. Aronica-Pollak, P. A., Titus, J. M., & Fowler, D. M. (2009). Two fatal pediatric cases of bowel obstruction due to fecal impaction (one due to a mixed trichobezoar). Poster presented to National Association of Medical Examiners 43rd Annual Meeting, San Francisco, 11–16 September.
7. DiFiore, J. W. (1999). Intussusception. *Seminars in Pediatric Surgery*, **8**, 214–20.
8. Atkinson, M. C. & Busuttil, A. (1994). Two undiagnosed cases of intussusception. *Medicine, Science and the Law*, **34**, 337–9.
9. Byard, R. W. & Simpson, A. (2001). Sudden death and intussusception in infancy and childhood: autopsy considerations. *Medicine, Science and the Law*, **41**, 41–5.
10. Pollack, C. V., Jr. & Pender, E. S. (1991). Unusual cases of intussusception. *The Journal of Emergency Medicine*, **9**, 347–55.
11. Stringer, M. D., Pledger, G., & Drake, D. P. (1992). Childhood deaths from intussusception in England and Wales, 1984–9. *British Medical Journal*, **304**, 737–9.
12. Ein, S. H. (1976). Leading points in childhood intussusception. *Journal of Pediatric Surgery*, **11**, 209–11.
13. Little, K. J. & Danzl, D. F. (1991). Intussusception associated with Henoch–Schönlein purpura. *The Journal of Emergency Medicine*, **9**, 29–32.
14. Ong, N.-T. & Beasley, S. W. (1990). The leadpoint in intussusception. *Journal of Pediatric Surgery*, **25**, 640–3.
15. St-Vil, D., Brandt, M. L., Panic, S., Bensoussan, A. L., & Blanchard, H. (1991). Meckel's diverticulum in children: a 20-year review. *Journal of Pediatric Surgery*, **26**, 1289–92.
16. Ng'walali, P. M., Yonemitsu, K., & Tsunenari, S. (2003). Fatal intussusception in infancy: an experience in forensic autopsy. *Legal Medicine*, **5**, 181–4.
17. Ein, S. H. & Stephens, C. A. (1971). Intussusception: 354 cases in 10 years. *Journal of Pediatric Surgery*, **6**, 16–27.
18. Ein, S. H., Stephens, C. A., Shandling, B., & Filler, R. M. (1986). Intussusception due to lymphoma. *Journal of Pediatric Surgery*, **21**, 786–8.
19. Holmes, M., Murphy, V., Taylor, M., & Denham, B. (1991). Intussusception in cystic fibrosis. *Archives of Disease in Childhood*, **66**, 726–7.
20. Lipsett, J. & Byard, R. W. (1995). Small bowel stricture due to vascular compromise: a late complication of Henoch–Schönlein purpura. *Pediatric Pathology and Laboratory Medicine*, **15**, 333–40.
21. Alford, B. A. & McIlhenny, J. (1992). The child with acute abdominal pain and vomiting. *Radiologic Clinics of North America*, **30**, 441–53.
22. Cox, D. E. (1997). Intussusception: agonal phenomenon or cause of death? *Medicine, Science and the Law*, **37**, 355–8.
23. Andersen, J. F., Eklöf, O., & Thomasson, B. (1981). Large bowel volvulus in children: review of case material and the literature.

Pediatric Radiology, **11**, 129–38.

24. Upadhyaya, V. D., Gangopadhyay, A. N., & Pandey, A. (2008). Acute gastric volvulus in neonates: a diagnostic dilemma. *European Journal of Pediatric Surgery*, **18**, 188–91.

25. Byard, R. W. (2000). Sudden infant death, large intestinal volvulus, and a duplication cyst of the terminal ileum. *The American Journal of Forensic Medicine and Pathology*, **21**, 62–4.

26. Campbell, J. R. & Blank, E. (1974). Sigmoid volvulus in children. *Pediatrics*, **53**, 702–5.

27. Spigland, N., Brandt, M. L., & Yazbeck, S. (1990). Malrotation presenting beyond the neonatal period. *Journal of Pediatric Surgery*, **25**, 1139–42.

28. Wong, S. W. & Gardner, V. (1992). Sudden death in children due to mesenteric defect and mesenteric cyst. *The American Journal of Forensic Medicine and Pathology*, **13**, 214–16.

29. Atamanalp, S. S., Yildirgan, M. I., Başoğlu, M., Kantarci, M., & Yilmaz, I. (2004). Sigmoid colon volvulus in children: review of 19 cases. *Pediatric Surgery International*, **20**, 492–5.

30. Byard, R. W. & Wick, R. (2008). Congenital mesenteric defects and unexpected death: a rare finding at autopsy. *Pediatric and Developmental Pathology*, **15**, 205–9.

31. Merrot, T., Anastasescu, R., Pankevych, T., Chaumoître, K., & Alessandrini, P. (2003). Small bowel obstruction caused by congenital mesocolic hernia: case report. *Journal of Pediatric Surgery*, **38**, 11–12.

32. Sahoo, S. P., Gangopadhyay, A. N., Gupta, D. K., *et al.* (1996). Abdominal cocoon in children: a report of four cases. *Journal of Pediatric Surgery*, **31**, 987–8.

33. Abdu, R. A., Garritano, D., & Culver, O. (1987). Acute gastric necrosis in anorexia nervosa and bulimia. *Archives of Surgery*, **122**, 830–2.

34. Byard, R. W., Couper, R. T. L., & Cohle, S. D. (2001). Gastric distension, cerebral palsy and unexpected death. *Journal of Clinical Forensic Medicine*, **8**, 81–5.

35. Lazebnik, N., Iellin, A., & Michowitz, M. (1986). Spontaneous rupture of the normal stomach after sodium bicarbonate ingestion. *Journal of Clinical Gastroenterology*, **8**, 454–6.

36. Wharton, R.H., Wang, T., Graeme-Cook, F., Briggs, S., & Cole, R. E. (1997). Acute idiopathic gastric dilation with gastric necrosis in individuals with Prader–Willi syndrome. *American Journal of Medical Genetics*, **73**, 437–41.

37. Reiger, J., Eritscher, C., Laubreiter, K., *et al.* (1997). Gastric rupture: an uncommon complication after successful cardiopulmonary resuscitation – report of two cases. *Resuscitation*, **35**, 175–8.

38. Schechner, S. A. & Ehrlich, F. E. (1974). Gastric perforation and child abuse. *The Journal of Trauma*, **14**, 723–5.

39. Van der Ham, A. C. & Lange, J. F. (1990). Traumatic rupture of the stomach after Heimlich maneuver. *The Journal of Emergency Medicine*, **8**, 713–15.

40. Byard, R.W. & Couper, R. T. L. (2001). Acute gastric dilatation and spastic quadraparesis. *The Journal of Pediatrics*, **139**, 166.

41. Del Beccaro, M. A., McLaughlin, J. F., & Polage, D. L. (1991). Severe gastric distension in seven patients with cerebral palsy. *Developmental Medicine and Child Neurology*, **33**, 912–29.

42. Byard, R. W. (1996). Mechanisms of unexpected death in infants and young children following foreign body ingestion. *Journal of Forensic Sciences*, **41**, 438–41.

43. Baldassarre, E., Capuano, G., Valenti, G., *et al.* (2006). A case of massive gastric necrosis in a young girl with Rett Syndrome. *Brain and Development*, **28**, 48–51.

44. Byard, R. W. (2006). Esophageal causes of sudden and unexpected death. *Journal of Forensic Sciences*, **51**, 390–5.

45. Arey, J. B. & Sotos, J. (1956). Unexpected death in early life. *The Journal of Pediatrics*, **49**, 523–39.

46. Amyand, C. (1736). Of an inguinal rupture, with a pin in the appendix cæci incrusted with stone; and some observations on

wounds in the guts. *Philosophical Transactions*, **39**, 329–36.

47. Vaughan, E. D., Jr., Sawyers, J. L., & Scott, H. W., Jr. (1968). The Rapunzel syndrome: an unusual complication of intestinal bezoar. *Surgery*, **63**, 339–43.

48. Erzurumlu, K., Malazgirt, Z., Bektas, A., *et al.* (2005). Gastrointestinal bezoars: a retrospective analysis of 34 cases. *World Journal of Gastroenterology*, **11**, 1813–17.

49. Avissar, E., Goldberg, M., & Lernau, O. (1994). Bezoar-induced ulceration and perforation of the upper gastrointestinal tract in mentally retarded patients. *Pediatric Surgery International*, **9**, 279–80.

50. Deslypere, J. P., Praet, M., & Verdonk, G. (1982). An unusual case of trichobezoar: the Rapunzel syndrome. *American Journal of Gastroenterology*, **77**, 467–70.

51. Stewart, R. J., Bruce, J., & Beasley, S. W. (1993). Oesophageal duplication cyst: another cause of neonatal respiratory distress. *Journal of Paediatrics and Child Health*, **29**, 391–2.

52. Gardner, A. M. N. (1958). Aspiration of food and vomit. *The Quarterly Journal of Medicine*, **27**, 227–42.

53. Knight, B.H. (1975). The significance of the post mortem discovery of gastric contents in the air passages. *Forensic Science*, **6**, 229–34.

54. Einfeld, S. L., Fairley, M. J., Green, B. F., & Opitz, J. M. (1987). Sudden death in childhood in a case of the G syndrome. *American Journal of Medical Genetics*, **28**, 293–6.

55. Byard, R. W. & Beal, S. M. (2000). Gastric aspiration and sleeping position in infancy and early childhood. *Journal of Paediatrics and Child Health*, **36**, 403–5.

56. Byard, R. W. (1994). Unexpected death due to acute airway obstruction in daycare centers. *Pediatrics*, **94**, 113–14.

57. Byard, R. W., Moore, L., & Bourne, A. J. (1990). Sudden and unexpected death: a late effect of occult intraesophageal foreign body. *Pediatric Pathology*, **10**, 837–41.

58. Grey, T. C., Mittleman, R. E., Wetli, C. V., & Horowitz, S. (1988). Aortoesophageal fistula and sudden death: a report of two cases and review of the literature. *The American Journal of Forensic Medicine and Pathology*, **9**, 19–22.

59. Carrick, C., Collins, K. A., Lee, C. J., Prahlow, J. A., & Barnard, J. J. (2005). Sudden death due to asphyxia by esophageal polyp: two case reports and review of asphyxial deaths. *The American Journal of Forensic Medicine and Pathology*, **26**, 275–81.

60. Kluth, D., Peterson, C., Zimmerman, H. J., & Muhlhaus, K. (1989). The embryology of congenital diaphragmatic hernia. *Modern Problems in Paediatrics*, **24**, 7–21.

61. Cullen, M. L., Klein, M. D., & Philippart, A. I. (1985). Congenital diaphragmatic hernia. *Surgical Clinics of North America*, **65**, 1115–39.

62. Lynch, J. M., Adkins, J. C., & Wiener, E. S. (1982). Incarcerated congenital diaphragmatic hernias with bowel obstruction (Bochdalek). *Journal of Pediatric Surgery*, **17**, 537–40.

63. Browning, D. J. (1973). Maternal death and diaphragmatic hernia. *The Medical Journal of Australia*, **2**, 297.

64. Hight, D. W., Hixon, S. D., Reed, J. O. Watts, F. B., Jr., & Hertzler, J. H. (1982). Intermittent diaphragmatic hernia of Bochdalek: report of a case and literature review. *Pediatrics*, **69**, 601–4.

65. Storm, W., Gisbertz, K. H., & Steiger, H. (1987). Delayed onset of left-sided diaphragmatic hernia in a newborn. *Acta Paediatrica Hungarica*, **28**, 261–6.

66. Byard, R. W., Bourne, A. J., & Cockington, R. A. (1991). Fatal gastric perforation in a 4-year-old child with a late-presenting congenital diaphragmatic hernia. *Pediatric Surgery International*, **6**, 44–6.

67. Byard, R. W., Bohn, D. J., Wilson, G., Smith, C. R., & Ein, S. H. (1990). Unsuspected diaphragmatic hernia: a potential cause of sudden and unexpected death in infancy and early childhood. *Journal of Pediatric Surgery*, **25**, 1166–8.

68. Chhanabhai, M., Avis, S. P., & Hutton, C. J. (1995). Congenital diaphragmatic hernia: a case of sudden unexpected death in childhood. *The American Journal of Forensic Medicine and Pathology*, **16**, 27–9.
69. Singer, J. I. (1987). Herniation of abdominal contents simulating status asthmaticus. *Pediatric Emergency Care*, **3**, 250–2.
70. Berman, L., Stringer, D. A., Ein, S., & Shandling, B. (1988). Childhood diaphragmatic hernias presenting after the neonatal period. *Clinical Radiology*, **39**, 237–44.
71. Booker, P. D., Meerstadt, P. W. D., & Bush, G. H. (1981). Congenital diaphragmatic hernia in the older child. *Archives of Disease in Childhood*, **56**, 253–7.
72. Horst, M., Sacher, P., Molz, G., Willi, U.V., & Meuli, M. (2005). Tension gastrothorax. *Journal of Pediatric Surgery*, **40**, 1500–4.
73. Seagram, C. G. F., Stephens, C. A., & Cumming, W. A. (1973). Peptic ulceration at the Hospital for Sick Children, Toronto, during the 20-year period 1949–1969. *Journal of Pediatric Surgery*, **8**, 407–13.
74. Bramwell, N. H. & Byard, R. W. (1989). Hemothorax from external rupture of esophageal varices: an unusual fatal complication. *Canadian Journal of Gastroenterology*, **3**, 58–60.
75. Byard, R. W., Schliebs, J., & Koszyca, B. A. (2001). Osler–Weber–Rendu syndrome: pathological manifestations and autopsy considerations. *Journal of Forensic Sciences*, **46**, 698–701.
76. Brennan, A. L. & Geddes, D. M. (2002). Cystic fibrosis. *Current Opinion in Infectious Diseases*, **15**, 175–82.
77. Riordan, J. R., Rommens, J. M., Kerem, B.-S., *et al.* (1989). Identification of the cystic fibrosis gene: cloning and characterization of complementary DNA. *Science*, **245**, 1066–73.
78. Rommens, J. M., Iannuzzi, M. C., Kerem, B.-S., *et al.* (1989). Identification of the cystic fibrosis gene: chromosome walking and jumping. *Science*, **245**, 1059–65.
79. Morales, A. R., Kulesh, M., & Valdes-Dapena, M. (1984). Maximising the effectiveness of the autopsy in cases of sudden death. *Archives of Pathology and Laboratory Medicine*, **108**, 460–1.
80. Richards, W. & Patrick, J. R. (1965). Death from asthma in children. *American Journal of Diseases of Children*, **110**, 4–20.
81. Marczynska-Robowska, M. (1957). Pancreatic necrosis in a case of Still's disease. *The Lancet*, **i**, 815–16.
82. Tada, T., Wakabayashi, T., Kishimoto, H., Nishino, R., & Hayashi, K. (1982). Sudden death due to infantile pancreatitis. *Acta Pathologica Japonica*, **32**, 917–23.
83. Bruch, H. (1971). Death in anorexia nervosa. *Psychosomatic Medicine*, **33**, 135–44.
84. Cooke, R. A., Chambers, J. B., Singh, R., *et al.* (1994). QT interval in anorexia nervosa. *British Heart Journal*, **72**, 69–73.
85. Neumärker, K.-J., Dudeck, U., Meyer, U., *et al.* (1997). Anorexia nervosa and sudden death in childhood: clinical data and results obtained from quantitative neurohistological investigations of cortical neurons. *European Archives of Psychiatry and Clinical Neuroscience*, **247**, 16–22.
86. Gull, W. W. (1874). Anorexia nervosa. *Transactions of the Clinical Society*, **7**, 22–8.
87. Mitchell, J. E., Pyle, R. L., & Eckert, E. (1991). Sauna abuse as a clinical feature of bulimia nervosa. *Psychosomatics*, **32**, 417–19.
88. Cooke, R. A. & Chambers, J. B. (1995). Anorexia nervosa and the heart. *British Journal of Hospital Medicine*, **54**, 313–17.
89. Isner, J. M., Roberts, W. C., Heymsfield, S. B., & Yager, J. (1985). Anorexia nervosa and sudden death. *Annals of Internal Medicine*, **102**, 49–52.
90. Thurston, J. & Marks, P. (1974). Electrocardiographic abnormalities in patients with anorexia nervosa. *British Heart Journal*, **36**, 719–23.
91. Isner, J. M., Sours, H. E., Paris, A. L., Ferrans, V. J., & Roberts, W. C. (1979). Sudden, unexpected death in avid dieters using the liquid-protein-modified-fast diet:

92. Gottdiener, J. S., Gross, H. A., Henry, W. L., Borer, J. S., & Ebert, M. H. (1978). Effects of selfinduced starvation on cardiac size and function in anorexia nervosa. *Circulation*, **58**, 425–33.

93. Ratcliffe, P. J. & Bevan, J. S. (1985). Severe hypoglycaemia and sudden death in anorexia nervosa. *Psychological Medicine*, **15**, 679–81.

94. Rich, L. M., Caine, M. R., Findling, J. W., & Shaker, J. L. (1990). Hypoglycemic coma in anorexia nervosa: case report and review of the literature. *Archives of Internal Medicine*, **150**, 894–5.

95. Warren, M. P. & Vande Wiele, R. L. (1973). Clinical and metabolic features of anorexia nervosa. *American Journal of Obstetrics and Gynecology*, **117**, 435–49.

96. Sinicina, I., Pankratz, H., Buttner, A., & Mall, G. (2005). Death due to neurogenic shock following gastric rupture in an anorexia nervosa patient. *Forensic Science International*, **155**, 7–12.

97. Davidson, G. P, Cutz, E., Hamilton, J. R., & Gall, D. G. (1978). Familial enteropathy: a syndrome of protracted diarrhea from birth, failure to thrive, and hypoplastic villus atrophy. *Gastroenterology*, **75**, 783–90.

98. Cutz, E., Rhoads, J. M., Drumm, B., *et al.* (1989). Microvillus inclusion disease: an inherited defect of brush-border assembly and differentiation. *The New England Journal of Medicine*, **320**, 646–51.

99. Candy, D. C. A., Larcher, V. F., Cameron, D. J. S., *et al.* (1981). Lethal familial protracted diarrhoea. *Archives of Disease in Childhood*, **56**, 15–23.

100. Muller, T., Hess, M. W., Schiefermeier, N., *et al.* (2008). MYO5B mutations cause microvillus inclusion disease and disrupt epithelial cell polarity. *Nature Genetics*, **40**, 1163–5.

101. Croft, N. M., Howatson, A. G., Ling, S. C., *et al.* (2000). Microvillous inclusion disease: an evolving condition. *Journal of Pediatric Gastroenterology and Nutrition*, **31**, 185–9.

102. Byard, R. W., Moore, L., Jaunzems, A., & Davidson, G. P. (1992). Test and teach number 68 (microvillus inclusion disease). *Pathology*, **24**, 170–1, 224–5.

103. MacGregor, M. I., Block, A. J., & Ball, W. C., Jr. (1970). Serious complications and sudden death in the Pickwickian syndrome. *Johns Hopkins Medical Journal*, **126**, 279–95.

104. Jenab, M., Lade, R. I., Chiga, M., & Diehl, A. M. (1959). Cardiorespiratory syndrome of obesity in a child: case report and necropsy findings. *Pediatrics*, **24**, 23–30.

105. McLoughlin, I. J. (1988). Pica as a cause of death in three mentally handicapped men. *The British Journal of Psychiatry*, **152**, 842–5.

106. Roy, A. & Simon, G. B. (1987). Intestinal obstruction as a cause of death in the mentally handicapped. *Journal of Mental Deficiency Research*, **31**, 193–7.

107. Jancar, J. & Speller, C. J. (1994). Fatal intestinal obstruction in the mentally handicapped. *Journal of Intellectual Disability Research*, **38**, 413–22.

108. Byard, R.W. (2007). Forensic issues in Down syndrome fatalities. *Journal of Forensic and Legal Medicine*, **14**, 475–81.

109. Somers, G. R., Smith, C. R., Perrin, D. G., Wilson, G. J., & Taylor, G. P. (2006). Sudden unexpected death in infancy and childhood due to undiagnosed neoplasia: an autopsy study. *The American Journal of Forensic Medicine and Pathology*, **27**, 64–9.

110. Canby, J. P. & Jaffurs, W. J. (1963). Sudden and unexpected death in childhood: a four year study in a United States Army station hospital in Germany. *Military Medicine*, **128**, 613–16.

111. Rabson, S. M. (1949). Sudden and unexpected natural death. IV. Sudden and unexpected natural death in infants and young children. *The Journal of Pediatrics*, **34**, 166–73.

112. Hagge, W. W., Burke, E. C., & Stickler, G. B. (1967).

Sudden death in the nephrotic syndrome: salt depletion as a probable mechanism. *Clinical Pediatrics*, **6**, 524–7.

113. Cortesi, C., Bettinelli, A., Emma, F., *et al.* (2005). Severe syncope and sudden death in children with inborn salt-losing hypokalaemic tubulopathies. *Nephrology, Dialysis, Transplantation*, **20**, 1981–3.

114. Dome, J. S. & Coppes, M. J. (2002). Recent advances in Wilms tumor genetics. *Current Opinion in Pediatrics*, **14**, 5–11.

115. McLorie, G. A. (2001). Wilms tumor (nephroblastoma). *Current Opinion in Urology*, **11**, 567–70.

116. van den Heuvel-Eibrink, M.M., Lankhorst, B., Egeler, R.M., Corel, L. J. A., & Kollen, W. J.W. (2008). Sudden death due to pulmonary embolism as presenting symptom of renal tumors. *Pediatric Blood and Cancer*, **50**, 1062–4.

117. Zakowski, M. F., Edwards, R. H., & McDonough, E. T. (1990). Wilms tumor presenting as sudden death due to tumor embolism. *Archives of Pathology and Laboratory Medicine*, **114**, 605–8.

118. Moore, L. & Byard, R. W. (1992). Fatal paradoxical embolism to the left carotid artery during partial resection of Wilms tumor. *Pediatric Pathology*, **12**, 371–6.

119. Herrmann, M. E., Mileusnic, D., Jorden, M., & Kalelkar, M. B. (2000). Sudden death in an 8-week-old infant with Beckwith–Wiedemann syndrome. *The American Journal of Forensic Medicine and Pathology*, **21**, 276–80.

120. Gallo, G. E. & Gianantonio, C. A. (1995). Extrarenal involvement in diarrhoea-associated haemolytic–uraemic syndrome. *Pediatric Nephrology*, **9**, 117–19.

121. Gianantonio, C. A., Vitacco, M., Mendilaharzu, F., Gallo, G. E., & Sojo, E. T. (1973). The hemolytic–uremic syndrome. *Nephron*, **11**, 174–92.

122. Manton, N., Smith, N. M., & Byard, R. W. (2000). Unexpected death due to hemolytic uremic syndrome. *The American Journal of Forensic Medicine and Pathology*, **21**, 90–2.

123. Simonetti, G. D., Dumont-Dos Santos, K., Pachlopnik, J. M., Ramelli, G., & Bianchetti, M. G. (2003). Hemolytic uremic syndrome linked to infectious mononucleosis. *Pediatric Nephrology*, **18**, 1193–4.

124. Richardson, S. E., Karmali, M. A., Becker, L. E., & Smith, C. R. (1988). The histopathology of the hemolytic uremic syndrome associated with verocytotoxin-producing *Escherichia coli* infections. *Human Pathology*, **19**, 1102–8.

125. Habib, R., Lévy, M., Gagnadoux, M.-F., & Broyer, M. (1982). Progress of the hemolytic uremic syndrome in children. *Advances in Nephrology*, **11**, 99–128.

126. Sheth, K. J., Swick, H. M., & Haworth, N. (1986). Neurological involvement in hemolytic–uremic syndrome. *Annals of Neurology*, **19**, 90–3.

127. Robson, W. L. M., Leung, A. K. C., & Montgomery, M. D. (1991). Causes of death in hemolytic uremic syndrome. *Child Nephrology and Urology*, **11**, 228–33.

128. Abu-Arafeh, I., Gray, E., Youngson, G., Auchterlonie, I., & Russell, G. (1995). Myocarditis and haemolytic uraemic syndrome. *Archives of Disease in Childhood*, **72**, 46–7.

129. Crisp, D. E., Siegler, R. L., Bale, J. F., & Thompson, J. A. (1981). Hemorrhagic cerebral infarction in the hemolytic–uremic syndrome. *The Journal of Pediatrics*, **99,** 273–6.

130. Glass, J., Imrie, A., & Gabriel, R. (1976). Fatal ovarian haemorrhage associated with haemodialysis. (Letter.) *British Medical Journal*, **2**, 1448–9.

131. Alrabeeah, A., Galliani, C. A., Giacomantonio, M., Heifetz, S. A., & Lau, H. (1988). Neonatal ovarian torsion: report of three cases and review of the literature. *Pediatric Pathology*, **8**, 143–9.

132. Havlik, D.M. & Nolte, K. B. (2002). Sudden death in an infant resulting from torsion of the uterine adnexa. *The American Journal of Forensic Medicine and Pathology*,

23, 289–91.
133. Kasian, G. F., Taylor, B.W., Sugarman, R.G., & Nyssen, J.N. (1986). Ovarian torsion related to sudden infant death. *Canadian Medical Association Journal*, **135**, 1373.

第11章 代謝疾患、および内分泌疾患

代謝疾患…590
 頻　度　590
 病理所見　590
 剖検時検体採取　590
脂肪酸酸化異常症…590
 アシル CoA 脱水素酵素欠損症　592
 中鎖アシル CoA 脱水素酵素欠損症　592
  頻　度　592
  病　因　593
  病態生理　593
  病理所見　593
  診　断　594
 その他のアシル CoA 脱水素酵素欠損症　594
 原発性カルニチン欠乏症　595
  臨床的徴候　595
  病理所見　595
 カルニチンアシルカルニチントランスロカーゼ欠損症　595
 カルニチンパルミトイル転移酵素 II 欠損症　595
炭水化物代謝異常症…595
 糖原病　596
 糖原病 II 型　596
  臨床的徴候　596
  診　断　596
 先天性グリコシル化異常症　597
アミノ酸代謝異常症…597
 ホモシスチン尿症　597
  突然死の発生　597
  病態生理　597
 メープルシロップ尿症　597
 シスチン症　598
尿素サイクル異常症…598
有機酸代謝異常症…598
 グルタル酸尿症 I 型　598
 L-2 水酸化グルタール酸尿症　598
その他の代謝異常症…598
 ビオチニダーゼ欠損症　598
 ガングリオシドーシス　599
 ムコ多糖症　599
  病理所見　599
  突然死の発生　600
  病態生理　601
 Lesch-Nyhan 症候群　601

高脂血症…601
 I 型高脂血症　601
 II 型高脂血症　601
 III 型・V 型高脂血症　602
 その他の高脂血症　602
Menkes 症候群…602
Reye 症候群…603
 臨床的徴候　603
 病理所見　603
 突然死の発生　605
 剖検検索　605
出血性ショック脳症症候群…605
 臨床徴候　605
 病理所見　605
 突然死の発生　605
 剖検検索　605
その他の疾患…606
 ミトコンドリア脳筋症　606
内分泌疾患…606
 インスリン依存性糖尿病　606
  病　因　606
  病態生理　607
  臨床徴候　607
  合併症　607
  病理所見　607
  突然死の発生　608
  睡眠時死亡症候群（Dead-in-bed 症候群）　608
 Addison 病　608
  病　因　608
  臨床徴候　609
  病理所見　609
  突然死の発生　609
 先天性副腎低形成　609
 先天性副腎皮質過形成　610
  病　因　610
  臨床徴候　610
  病理所見　610
 褐色細胞腫　611
 副腎皮質癌　611
 膵島細胞症　611
 甲状腺疾患　612
 多発性内分泌腺腫症　613

代謝疾患

多くの先天代謝異常は幼少期に、主にけいれん発作、急性脳症、心疾患に由来する予期せぬ死亡を引き起こしうる（表 11.1）。乳幼児期に認められる他の臨床症状としては、成長障害、筋緊張低下、精神運動遅滞、異様な体臭、嘔吐、下痢が挙げられ、遺伝性代謝異常症の家族歴や、同胞の乳幼児期や小児期の死亡といった家族歴を認めることもある。遺伝性疾患の場合、その遺伝形式はたいていは常染色体劣性遺伝か X 染色体連鎖性遺伝である。先天代謝異常症は 400 種以上の多様な疾患単位が存在する [1, 2] が、本書ではより一般的といえる疾患につき詳細に述べる。後天性の代謝異常症についても、重要性に基づき言及している。代謝異常症は乳幼児期に診断されるよりも、学童期や思春期で診断される場合が多く、新生児期や乳児期などのより早期に診断を行う上で、剖検は極めて重要であると考えられる。時に、先天代謝異常症が成人期になっても診断されていなかった事例も認められる [3]。表 11.2 に臨床症状から考えうる先天代謝異常症のリストを、表 11.3 に代謝異常を疑った場合の剖検時アプローチ法のリストを、それぞれ掲示した。

頻 度

予期せぬ突然死をきたした乳児のうち、代謝疾患によるものの割合がどのぐらいを占めているかについては明確な見解はないが、5 〜 20% を占めていると主張している研究者もいる [4–6]。ただ実際の臨床感覚からして、この割合はいささか高すぎるように思える [7–9]。実際、SIDS との診断を受けた 70 名を対象に行った培養線維芽細胞を用いた検討では、中鎖アシル CoA 脱水素酵素（MCAD）欠損症と同定された事例は 1 名も存在しておらず、また 88 名を対象とした、尿・脳脊髄液・硝子体液を用いた有機酸代謝産物異常の検討でも異常は 1 名も認めなかった、と報告されている。同様に、SIDS との診断を受けた 47 名を対象としたまた別の研究では、組織がアシデミア（酸性）に傾いていたという証拠は何も得られなかったと報告されており [10]、また Miller らが行った 67 名を対象に行った研究では、MCAD 欠損症に多く認められる G985 変異のホモ接合事例は 1 名も認められなかったと報告されている [11]。米国ヴァージニア州で 1996 〜 2001 年の間に死亡した 3 歳未満事例 793 名に対してスクリーニング検査を行った研究では、8 名（1%）で代謝異常の可能性が示唆される結果であったと報告されている [12]。これらの研究結果からは、小規模の非専門施設では過小診断されている可能性はあるものの、乳幼児期の突然死に占める代謝異常症の割合は、実際には 1 〜 5%、もしくはそれ以下、と推察される。

病理所見

代謝疾患の病態はさまざまであり、それゆえに剖検時に呈する所見も極めて多彩である。ただし、「乳幼児期にこれらの所見があれば代謝疾患の潜在が示唆される」という所見もいくつか知られている。表 11.4 には、心肥大、肝臓・心臓・平滑筋・骨格筋、尿細管の脂肪変性を含む、そのような所見をリストアップしている（写真 11.1, 11.2）[14]。ただ残念ながら、剖検で認める所見のほとんどは特異的とはいえない。例えば脳浮腫はさまざまな病態で出現するものであり、外傷事例でも認められるし、SIDS 事例でも認められる。心筋の脂肪変性も、感染や先天奇形を含む多くの疾患で認められる所見である [15]。肥大型心筋症や拡張型心筋症も、特定の代謝疾患に特定的な病態であるということはできない（表 11.5）[16]。

剖検時検体採取

代謝疾患が疑われる事例の剖検時に採取すべき検体とその採取方法については、巻末の補足 IX にリストアップしている。代謝性疾患の検査医学的診断や検体採取法のさらなる詳細については、他の参考文献を参照していただきたい [17–20]。

脂肪酸酸化異常症

脂肪酸はミトコンドリアに取り込まれて、β 酸化される。脂肪酸は細胞質内ではアシル CoA として存在しているが、ミトコンドリア内膜を通過するためには、カルニチンパルミトイル基転移酵素（CPT）によって、カルニチンと結合したアシルカルニチンの状態になる一連のステップが必要である。現在、少なくとも 12 種の脂肪酸酸化異常症が、乳幼児期

第 11 章　代謝疾患、および内分泌疾患

表 11.1　小児期・若年成人期に予期せぬ突然死をきたす先天代謝異常症

脂肪酸酸化異常症	炭水化物代謝異常症	アミノ酸代謝異常症	尿素サイクル異常症	有機酸代謝異常症	その他の疾患
アシル CoA 脱水素酵素欠損症	フルクトース 1,6 ジホスファターゼ欠損症	ホモシスチン尿症	アルギニノコハク酸分解酵素欠損症	グルタル酸尿症（I 型、II 型）	ビオチニダーゼ欠損症
中鎖アシル CoA 脱水素酵素（MCAD）欠損症	ガラクトース血症	イソバレリン酸尿症	カルバミルリン酸合成酵素欠損症	グルタコン酸尿症	シトクローム酸化酵素欠損症
極長鎖アシル CoA 脱水素酵素（VLCAD）欠損症	糖原病	リシン尿性蛋白質不耐症	オルニチンカルバモイル基転移酵素欠損症	ヒドロキシルカルボン酸尿症	電子伝達フラビンタンパク質脱水酵素欠損症
長鎖アシル CoA 脱水素酵素（LCAD）欠損症	遺伝性果糖不耐症	メープルシロップ尿症		3 ヒドロキシ 2 メチル酪酸尿症	グリセロールリン酸化酵素欠損症
	ミトコンドリアホスホエノールピルビン酸カルボキシル基転移酵素欠損症	チロシン血症		3 ヒドロキシ 3 メチルグルタリル CoA 分解酵素欠損症	GM ガングリオシド蓄積症
原発性カルニチン欠乏症（カルニチン輸送体欠乏症）				プロピオン酸尿症	ホロカルボキシル基転移酵素欠損症
カルニチンアシルカルニチントランスロカーゼ欠損症				乳酸脱水素酵素複合体欠損症	ムコ多糖症
カルニチンパルミトイル転移酵素 II 欠損症				3 メチルクロトニル CoA カルボキシル基転移酵素欠損症	Niemann-Pick 病 C 型
多種アシル CoA 脱水素酵素欠損症				メチルマロン酸血症	ホスホエノールピルビン酸カルボキシル基転移酵素欠損症
					シスチン症

出典：Clayton ら [241]；Emery ら [14]；Norman, Taylor, & Clarke [242].

第4部　自然死（内因死）

表11.2　臨床症状とそこから考えられる代謝異常症

筋緊張低下	先天性グリコシル化異常症 II型糖原病 先天性乳酸アシドーシス ペルオキシソーム病 非ケトン性低血糖症
急性脳症	
——低血糖を 　ともなうもの	糖原病 脂肪酸酸化異常症 遺伝性果糖不耐症 糖新生異常症 有機酸血症
——ケトーシスを 　ともなうもの	メープルシロップ尿症
——けいれんを 　ともなうもの	ペルオキシソーム病 非ケトン性高血糖症 グルコース輸送体異常症
——高アンモニア血症を 　ともなうもの	尿素サイクル異常症
——酸塩基平衡異常を 　ともなうもの	有機酸血症 ピルビン酸異常症 呼吸鎖異常症
非免疫性胎児水腫	呼吸鎖異常症 IV型糖原病 ライソゾーム病
急性肝障害	呼吸鎖異常症 脂肪酸酸化異常症 ガラクトース血症 先天性グリコシル化異常症 ペルオキシソーム病 遺伝性果糖不耐症 Niemann-Pick病C型 チロシン血症I型

出典：Christodolou & Wilken [18].

表11.4　先天性代謝異常症を示唆する剖検所見

類似の突然死の家族歴、特に同胞例
顔貌などの特徴的外観
肝、脾、心の肥大
肝、心、筋の白色化
脳浮腫
肝、心、筋、腎の脂肪変性

表11.3　代謝異常症を疑う症例の剖検の際のアプローチ法

詳細な家族歴と医学病歴の聴取
臨床遺伝学者／地域の臨床遺伝部門との協議
全身骨レントゲン撮影
詳細な体表観察と写真撮影
詳細な肉眼的剖検と写真撮影
組織や体液の適切な採取（補足IX参照）
家族の医学的評価や臨床遺伝学的フォローアップ

の予期せぬ突然死の原因となりうると報告されている [21]。

アシル CoA 脱水素酵素欠損症

脂肪酸酸化異常を含む代謝異常症は、SIDSと区別がつかない乳幼児期の予期せぬ突然死をきたす病態として、特に注目がなされてきた。アシルCoA脱水素酵素は、脂肪組織由来の長鎖脂肪酸が、ミトコンドリアでβ酸化される際に必要な脱水素酵素である。アシルCoA脱水素酵素の欠損症である本症は、脂質からの糖新生が障害されているため、グリコーゲンが枯渇した場合、低血糖をきたすこととなる [20, 22]。

中鎖アシル CoA 脱水素酵素欠損症

中鎖アシルCoA脱水素酵素（MCAD: Medium-chain acyl-CoA dehydrogenase）欠損症は、脂肪酸のβ酸化が障害されており、低血糖、嗜眠、嘔吐、けいれん、昏睡、呼吸抑制、無呼吸、さらには突然死を呈する [23]。肝細胞の脂肪変性による肝腫大や脳症を呈し、生前に臨床診断しうる場合もあるが、乳児期に予期せぬ突然死の形で発症する場合もありうる [24]。生来健康であると思われていた成人が、神経学的異常を呈してほどなく死亡し、死後にMCAD欠損症と診断された、との症例報告も稀ながら存在している [25]。

頻　度

本症は最もよく知られた先天性代謝異常症であり、出生9000～2万2000人あたり1人の発生頻度と推察されている。また北欧系の人種に発生頻度が高いとされている [26–28]。

第 11 章　代謝疾患、および内分泌疾患

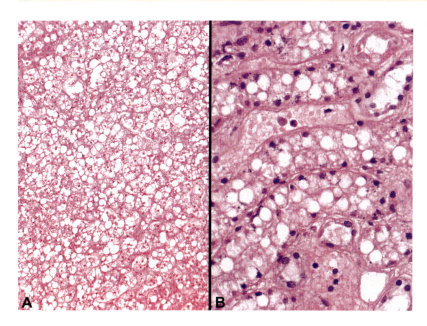

写真 11.1　乳幼児の予期せぬ突然死事例の病理組織学的検討の際に、肝の細滴状／粗大滴状脂肪変性の混在（A）、腎尿細管の脂肪小滴（B）といった所見が認められた場合、児が先天性代謝異常症であった可能性が示唆される。

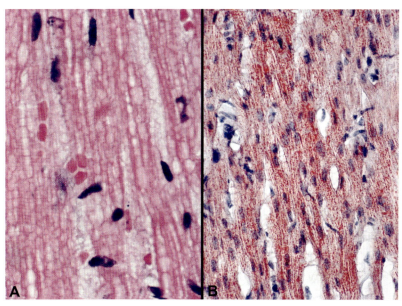

写真 11.2　代謝異常症が疑われた事例の心臓の病理組織学所見。脂肪小滴が認められている（オイルレッド・オー染色）。

病因

本症の遺伝形式は常染色体劣性遺伝であり、責任遺伝子は染色体 1p31 上に存在している［29］。最も多い変異は、c.985A＞G であり、患者の 89％に認められる（この変異によって MCAD の前駆蛋白の 329 番目のグルタミン酸がリジンに置換される）［30］。

病態生理

本症の患者は、ウイルス感染、手術、飢餓などを経緯に、低血糖、低ケトン血症、代謝性アシドーシスなどをきたす（代謝性クリーゼ）［27］。クリーゼは、ワクチン接種で惹起されることもあり［31, 32］、下痢や嘔吐などが先行して認められることが多い［33］。このような代謝代償不全としてのクリーゼは、たいてい生後 2 年以内に発症する［34］が、新生児期に認めることもある［35］。

病理所見

本症の呈する剖検所見は多様である。ほとんどの事例で脳浮腫を認め、肝細胞や心筋の脂肪変性を認めることが特徴的である（写真 11.3）が、これらの所見を有するだけで本症と診断することはできない

表11.5　小児期に心筋症をきたす先天代謝異常症

ムコ多糖症
　Ⅰ型（Hurler 症候群）──肥大型と拡張型
　Ⅱ型（Hunter 症候群）──肥大型
　Ⅲ型（Sanfilippo 症候群）──肥大型
　Ⅳ型（Morquio 症候群）──肥大型
　Ⅵ型（Maroteaux–Lamy 症候群）──拡張型
　Ⅶ型（Sly 症候群）──肥大型

糖原病
　Ⅱ型（Pompe 病）──肥大型
　Ⅲ型（Cori 病）──肥大型
　Ⅳ型（Andersen 病）──拡張型
　Ⅺ型（心ホスホリラーゼキナーゼ欠損症）──肥大型
　酸性マルターゼ欠損をともなう糖原病──肥大型

先天性グリコシル化異常症

ガングリオシド／ムコ多糖／オリゴ糖分解異常症
　GM_1 ガングリオシドーシス──肥大型と拡張型
　GM_2 ガングリオシドーシス（Sandhoff 病）
　　　──肥大型と拡張型

フィタン酸酸化異常症（Refsum 病）──肥大型と拡張型

脂肪酸異常症
　原発性カルニチン欠乏症──肥大型と拡張型
　筋カルニチン欠乏症──肥大型と拡張型
　極長鎖アシル CoA 脱水素酵素（VLCAD）欠損症
　　　──肥大型と拡張型
　長鎖アシル CoA 脱水素酵素（LCAD）欠損症──肥大型
　長鎖3ヒドロキシアシル CoA 脱水素酵素欠損症
　　　──肥大型と拡張型
　カルニチンアシルカルニチントランスロカーゼ欠損症
　　　──肥大型
　カルニチンパルミトイル転移酵素Ⅱ欠損

ピルビン酸代謝異常
　ピルビン酸脱水素酵素欠損複合体（Leigh 脳症を発症）
　　　──肥大型

酸化的リン酸化障害（ミトコンドリア病）
　複合体Ⅰ欠損──拡張型
　複合体Ⅱ欠損
　複合体Ⅲ欠損（組織球性心筋症を発症）──肥大型
　複合体Ⅳ欠損（筋症と Leigh 脳症を発症）──肥大型
　複合体Ⅴ欠損──肥大型
　複合型呼吸鎖異常症
　　ミトコンドリア DNA 異常
　　　Kearns–Sayre 症候群──肥大型
　　ミトコンドリア転移 RNA 変異
　　　MERRF（赤色ぼろ線維・ミオクローヌスてんかん）
　　　　症候群──肥大型と拡張型
　　　MELAS（ミトコンドリア脳筋症・乳酸アシドーシス・
　　　　脳卒中様発作）症候群──肥大型
　　Senger 症候群──肥大型
　　Barth 症候群（β メチルグルタコン酸尿症Ⅱ型）
　　　──肥大型と拡張型

アミノ酸代謝異常
　プロピオン酸血症

その他

出典：Antozzi, Zeviani [44]；Guertl, Noehammer, Hoefler [45]；Kohlschütter, Hausdorf [16]；Pande [60]；Schwartz ら [66].

し、これらの所見がないからといって本症を除外することもできない。例えば、Carter と Variend は MCAD 欠損症と診断した3名のうち、心筋の脂肪変性を認めたのはわずか1名であったと報告している [15]。同様に、肝臓のびまん性の脂肪変性も β 酸化異常を示唆する所見であるが、死亡例においてこの所見が認められないこともある [36]。逆に、肝臓の脂肪変性は代謝異常症以外の原因で死亡した多くの小児でも認められるため、Bonnel と Beckwith はこの所見を「普遍的所見」と表現し、非特異的な所見であり鑑別にはほとんど有用ではないとの考察を行っている [37]。このように MCAD 欠損症の診断を行うためには、肉眼的剖検以外の種々の検査が必要である。

診　断

従来から MCAD 欠損症の診断には、ガスクロマトグラフィを用いた質量解析による尿中有機酸分析、もしくは培養した皮膚線維芽細胞の酵素活性測定が用いられてきた [38]。家族内スクリーニングとして血中ドデカン酸（ラウリン酸）を測定することもある [39] が、DNA の分子学的解析を行うことがより有用である。出生前診断が可能な疾患であり、剖検事例であれば凍結血液、肝抽出物、パラフィン包埋ホルマリン固定標本から DNA 検査が可能であるが、新生児期に採取した濾紙血検体からも DNA を抽出することが可能である [29, 40–43]。

その他のアシル CoA 脱水素酵素欠損症

極長鎖アシル CoA 脱水素酵素（VLCAD: Very-long-chain acyl-CoA dehydrogenase）欠損症は、肥大型心筋症や拡張型心筋症を合併することがあり（表11.5）、乳児期に不整脈や心停止をきたしうる。本症の責任遺伝子は、染色体17p11.13–11.2 上に存在する [44–48]。

長鎖アシル CoA 脱水素酵素（LCAD: Long-chain acyl-CoA dehydrogenase）欠損症は、MCAD 欠損症よりも頻度は少ないが、同様に、SIDS と鑑別が困難な経過をとりうる。他にも新生児期に低血糖をきたしたり、筋緊張低下、心筋症、脳炎をきたすこともあるが、これら所見は全例に認められるわけではない [49–51]。責任遺伝子は染色体2q34–35 上に存在する。長鎖3ヒドロキシアシル CoA 脱水素酵素欠

第 11 章　代謝疾患、および内分泌疾患

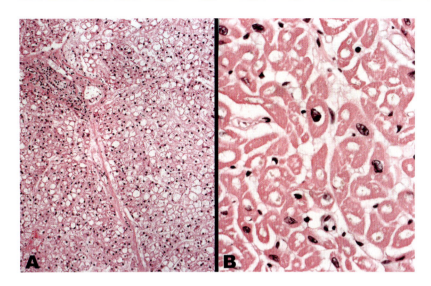

写真 11.3　MCAD 欠損症により新生児期に死亡した事例の病理組織所見。A は肝切片、B は心切片であるが、多数の脂肪小滴の集積が認められる。

損症（ミトコンドリア三頭酵素欠損症）も乳児突然死の原因となりうる［52］。短鎖アシル CoA 脱水素酵素（SCAD）欠損症も、頻度は稀であるがやはり突然死の原因となりうる。

原発性カルニチン欠乏症

原発性カルニチン欠乏症は脂肪酸代謝異常症の一種であり、カルニチン受容体の機能的欠損により脂肪酸のミトコンドリア膜通過障害をきたすものである。症状は筋症状が主体の場合もあれば、全身性に症状を呈する場合もある［53］。遺伝形式は常染色体劣性であるが、常染色体優性遺伝形式の報告例もある［44］。染色体 5q31.2–32 に位置する *OCTN2* 遺伝子に、多数の変異が報告されている［48］。

臨床的徴候

原発性カルニチン欠乏症の症状は Reye 症候群（後述）に類似しており、急性脳症、進行性拡張型心筋症、心不全、心内膜の線維弾性化、などの症状を呈する［54, 55］。診断後長期間経過した後に、突然死をきたすこともある［56, 57］。

病理所見

剖検時の際には拡張型心筋症や肥大型心筋症を認め、病理組織学的的には心筋細胞の脂肪変性が認められる［44, 58］。ただ、時に心筋変性を認めない事例も存在している［59］。

カルニチンアシルカルニチントランスロカーゼ欠損症

カルニチンアシルカルニチントランスロカーゼ欠損症もまた、ミトコンドリア脂肪酸酸化異常をきたす、常染色体劣性遺伝性疾患である。本症の乳児は低血糖、嗜眠、不整脈、昏睡、けいれんなどの症状をきたし、突然死をきたすこともある。剖検の際には肥大型心筋症や、腎・肝・筋の脂肪変性が認められる［60, 61］。

カルニチンパルミトイル転移酵素 II 欠損症

カルニチンパルミトイル転移酵素は、長鎖脂肪酸をミトコンドリア膜内に輸送する際に働く酵素である。カルニチンパルミトイル転移酵素 II 欠損症の典型的な臨床経過は、思春期以降に運動誘発性の横紋筋融解症を繰り返すというものであるが、稀ながら乳児期から低血糖、不整脈、心筋症を認め、突然死をきたす事例も知られている［62］。マクロ剖検では心、肝、腎、骨格筋の脂肪変性が認められる（写真 11.4）［63］。

炭水化物代謝異常症

炭水化物代謝異常症には糖原病に加え、グリコーゲン／ガラクトース／フルクトースの代謝経路の欠損症が含まれる。

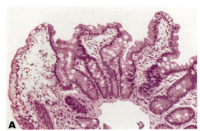
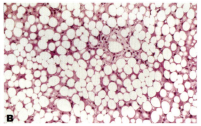

写真 11.4　けいれんをきたした後に突然死した、CPTII 欠損症の生後 4.5 か月齢の女児の病理組織所見。A は生前の十二指腸生検の病理組織所見であるが、絨毛先端の脂肪集積が確認される。B は死後の肝臓の病理組織所見であり、著明な粗大滴状脂肪変性が確認される。

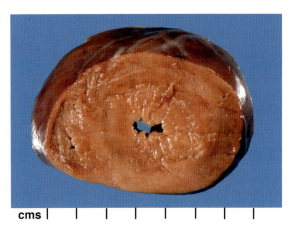

写真 11.5　Pompe 病（II 型糖原病）の生後 5 か月齢の女児の心臓の剖検所見（横断面）。著明な心肥大が認められている。

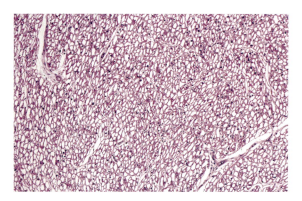

写真 11.6　Pompe 病の事例の病理組織所見。心筋細胞に大量の空胞化が認められる。これはグリコーゲンの分解異常により、ライソゾームに正常グリコーゲンが蓄積したためのものである。

糖原病

予期せぬ突然死が糖原病 Ic 型と II 型で報告されており、糖原病は SIDS の鑑別診断として挙げられる [8, 64]。SIDS と診断されていた 38 名のうち、8 名がグルコース 6 リン酸欠損（糖原病 Ia 型）、2 名が輸送蛋白 T2 欠損（糖原病 Ic 型）であったとの研究報告も存在する。ただしこの研究報告には信頼性に疑義が残るとされている [9]。糖原病 II 型、III 型、IV 型、IX 型では心筋症が認められる。なお、酸性マルターゼ値が正常な糖原病も存在している（表 11.5）[66]。

糖原病 II 型

糖原病 II 型（Pompe 病）は常染色体劣性遺伝性のライソゾーム病であり、酸性 α グルコシダーゼ（酸性マルターゼ）欠損により生じる。臨床症状は多彩であり、乳児期発症型と思春期／成人期発症型とがある。典型的な乳児発症型（IIa 型）では、筋緊張低下と心肥大を呈し、通例生後 1 年以内に死亡し、1 歳以上まで生存するのはわずか 5 〜 8 ％のみである（写真 11.5）[67, 68]。変性していない筋組織が多ければ多いほど、生存率が高まるという比例関係にある。責任遺伝子は染色体 17q25.2–25.3 に位置しているが、30 以上の変異が報告されている [69]。

突然死は、IIa 型においてよく知られた症状であり [64]、代謝異常や心機能異常によりきたすと考えられている [70, 71]。脳底動脈瘤破裂により予期せぬ突然死をきたした酸性マルターゼ欠損症（糖原病 II 型）の 2 例報告（同胞例）が存在している [72] が、本症に存在している代謝異常が血管異常の原因になったか否かは不明である。

臨床的徴候

本症に特徴的な所見としては、骨格筋障害、肝腫大、心肥大をともなう発育不全が挙げられる。心肥大は心拍出障害をきたすほど重度ともなりうる。心筋細胞の細胞質内の遊離型グリコーゲンの増加とともに、骨格筋や心筋の細胞質内において、膜付着型グリコーゲンの増加が認められる（写真 11.6）。

診断

細胞内のグリコーゲンの増加は全例に認められるわけではないため、診断には特異的酵素欠損を証明するための生化学的検査や分子学的解析が必要とな

第 11 章 代謝疾患、および内分泌疾患

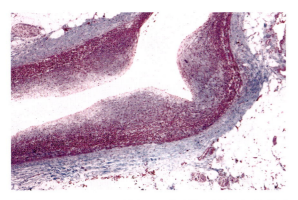

写真 11.7 ホモシスチン尿症の 14 歳女児の動脈の病理組織所見。動脈内膜線維筋の肥厚が確認される（マッソン・トリクローム染色）。

る [73, 74]。

先天性グリコシル化異常症

従前、糖タンパク質糖鎖不全症候群と呼称されていた先天性グリコシル化異常症（CDG: Congenital disorders of glycosylation）は全身の多臓器に異常をきたす全身性疾患である。N結合型糖タンパク質（Nグリカン）の合成不全により脂質やタンパク質のグリコシル化異常をきたすことにより発症する。合計 21 もの酵素が発症に関与している可能性が示唆されている。本症は I 型（CDGI）と II 型（CDGII）の大きく二群に分けられている。どちらにも多数のサブタイプがあるが、いずれも稀少であるため、はっきりと特徴が判明しているわけではない。I 型は N 結合型糖タンパク質の前駆体としての、ドリコールリン酸と結合したオリゴ糖の合成・輸送に異常を認める疾患であり、II 型はタンパク質が結合した糖タンパク質のプロセシングに異常を認める疾患である。最も多いのは、CDGIa 型と呼ばれるタイプの異常症である。本症の遺伝形式は常染色体劣性遺伝であり、症状として筋緊張低下、成長障害、知的障害を呈し、低血糖、タンパク漏出性胃腸炎、凝固異常を呈することもある。肥大型心筋症や拡張型心筋症を認めることもあり、この場合、心原性の突然死をきたす可能性もある [75–77]。

アミノ酸代謝異常症

ホモシスチン尿症

ホモシスチン尿症の原因となる酵素欠損には、シスタチオニン合成酵素欠損やメチレンテトラヒドロ葉酸還元酵素（MTHFR）など、複数の存在が知られている。遺伝形式は常染色体劣性遺伝である。本症では血清と尿中のホモシスチンが増加し [78]、Marfan 症候群に似た表現型を呈することが特徴とされている。本症と Marfan 症候群との相違は、血漿中や尿中のホモシスチン濃度、さまざまな程度の知的障害の存在、全身の骨粗しょう症、頬部紅潮、ならびに血管障害のパターンの違いなどが挙げられる [79]。

突然死の発生

ホモ接合性のホモシスチン尿症では、合併症として心筋梗塞、脳血管障害、肺血栓をきたすことがあり、小児期・思春期に死亡をきたすことがある。これらの合併症がみられる患者のうち、約半数が 20 歳までに死亡するとされている [79–82]。脳の動脈・静脈・静脈洞のいずれの部位においても血栓症をきたすリスクがある。

病態生理

ホモシスチン尿症で血栓ができる原因は、内皮下結合組織が剥離し露出してしまうことによる血管内皮細胞の脆弱性の亢進によるものである [83]。これは実験動物を高濃度のホモシスチン下に暴露させた場合にも観察される所見である [84, 85]。血液凝固異常を併発することもあるが、そのことがより易血栓形成性を亢進させると考えられる [86]。血管内膜の線維筋の肥厚も認められ（写真 11.7）、若年性アテローム性動脈硬化症や心内膜線維弾性症を引き起こすことにつながっている [87]。病理組織学的には大動脈の内膜拡張がみられるが、これは内弾性板が断片化することによるものであり、「籠目織り様（basket weave pattern）」の所見を呈する [88]。ヘテロ接合性の患者では、成人期に若年性若年性アテローム性動脈硬化症が認められるが、通常小児期には大きな問題は認めない [89]。剖検時に著明な脳の海綿化が認められることもある（写真 11.8）。

メープルシロップ尿症

本症は常染色体劣性遺伝性疾患であり、分枝鎖アミノ酸（バリン、ロイシン、イソロイシン）が蓄積されることにより発症する。本症患者の尿はメープ

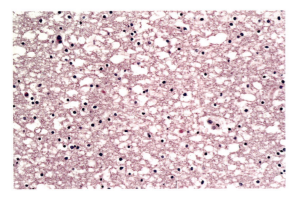

写真 11.8　ホモシスチン尿症の事例の脳の病理組織所見。大脳白質の著明な海綿状化が認められる。

ルシロップに似た甘い匂いがすることより、この病名がついている。本症の臨床徴候としては、新生児期からの哺乳不良、嘔吐、筋緊張低下、傾眠、けいれんが挙げられるが、遅発性の発症をきたす事例の存在も知られている。本症を潜在的に有していた生来健康であった乳児が、予期せぬ突然死をきたす可能性も指摘されている［90］。

シスチン症

本症は常染色体劣性遺伝性のライソゾーム蓄積症であり、ライソゾーム膜の通過障害によりライソゾームにシスチンが蓄積されることで発症する［91］。乳幼児期、思春期、成人期のいずれのタイプの発症型も存在するが、若年発症型の最重度の症状は Fanconi 症候群と進行性腎不全である。本症の原因は、cystinosis をコードする染色体 17p13 上の CTNS 遺伝子の変異である［92, 93］。臨床経過は、通例は徐々に進行していくものであるが、敗血症や電解質異常をきたし、幼小児期に死亡することもある。ごく稀に小児期に予期せぬ突然死をきたすこともあるが、その原因は不明である［94］。

尿素サイクル異常症

尿素サイクルは、アンモニアを尿素として排泄するという極めて重要な役割を担っている。アルギニノコハク酸分解酵素欠損、アルギニノコハク酸合成酵素欠損、カルバミルリン酸合成酵素欠損、オルニチントランスカルバミラーゼ欠損といった尿素サイクル異常症は、すべて乳幼児に予期せぬ突然死をきたしうる（表 11.1）。これらの酵素欠損症はアンモニア値を上昇させ、著しい脳浮腫を引き起こす。乳児期発症型、小児期発症型、思春期発症型でそれぞれ症状は若干異なるが、乳児期に傾眠、摂食低下、けいれんを認め、急速に脳症、昏睡をきたし、致死的転帰をたどる場合もある［95］。

有機酸代謝異常症

これらの疾患は分枝鎖アミノ酸代謝異常によるものであり、その結果、尿中にアミノ酸以外の有機酸が排泄されることとなる［20］。

グルタル酸尿症 I 型

本症は常染色体劣性遺伝性のトリプトファン、リジン、ヒドロキシリジンの代謝異常症であり、ミトコンドリアのグルタリル CoA 脱水素酵素の欠損が原因である。臨床症状は極めて多彩であり、同一家系内でも呈する症状は異なり、乳児期に脳症や重度発育不全をきたす場合もあれば、軽度の脳性麻痺にとどまる場合もある。突然死をきたす場合もあり、小児期後期に反復性のてんかん発作をきたす場合もある［96–98］。

L-2 水酸化グルタール酸尿症

本症では L-2 水酸化グルタール酸値が上昇するが、症状としては大頭症、運動失調、発達遅延、錐体路徴候、けいれんなどを呈する。ほとんどの事例では神経症状は緩徐に進行するが、軽微な症状しか呈していなかった生後 11 か月齢の女児が突然死をきたした、との症例報告も存在している［99］。

その他の代謝異常症

ビオチニダーゼ欠損症

ビオチニダーゼ欠損症は頻度の高い小児期の代謝異常症であり、カルボキシラーゼの欠損にともない、遅発性にさまざまな症状を呈する。けいれん、発達遅延、筋緊張低下、難聴、脱毛、運動失調、紅疹が主要な症状である［100］が、臨床症状は極めて多彩である。未診断例において、急速に代謝性アシドーシスが引き起こされ、予期せぬ突然死をきたす場合もある［101］。

ガングリオシドーシス

本症は、糖を含有するセレブロサイドの代謝輸送障害による、常染色体劣性遺伝性疾患である。脳内へのガングリオシド蓄積による進行性の認知症など、典型例では慢性の経過をたどるが、GM_1 ガングリオシドーシスの事例では、不整脈による突然死をきたすことがある［102］。心筋症は、GM_1、GM_2 ガングリオシドーシスのどちらにも認めうる合併症である（表 11.5）。

ムコ多糖症

本症はライソゾーム酵素異常による疾患であり、加水分解酵素の欠損により種々の組織に酸性ムコ多糖が異常蓄積されることを特徴とする。本症は大きく6つの型に分類されているが、さらに多数のサブタイプに分けられている。これら各サブタイプの詳細については参考文献を参照していただきたい［103］。6つの型のうち Hurler 症候群、Sanfilippo 症候群、Morquio 症候群、Sly 症候群、Maroteaux–Lamy 症候群は常染色体劣性遺伝だが、Hunter 症候群は伴性劣性遺伝である。心筋症はいずれのサブタイプでも認めうるが（表 11.5）、特に Hurler 症候群（MPS 1）、Scheie 症候群（MPS IH）、Hurler–Scheie 症候群（MPS 1HS）、Hunter 症候群（MPS II）、Sanfilippo 症候群（MPS IIIAD）では顕著な心筋の変化が認められる［88］。最も重篤な心血管異常をきたすのは Hurler 症候群である［104］が、本症候群は a-L イズロニダーゼの欠損により発症する。以下、主に Hurler 症候群につき論じていく。Hurler 症候群の責任遺伝子は染色体 4p16.3 上に存在している。

病理所見

剖検では、冠動脈、弾性動脈、心内膜、心筋、心臓弁を含むさまざまな組織に病変が認められ、病理組織学的には病変部に蓄積細胞（strage cell）が確認される（写真 11.9）。冠動脈は全体にわたって変化が顕著であり、内膜の肥厚によってびまん性に管腔が狭窄化している。内膜には、細胞質の空胞をともなう細胞、膠原線維、酸性ムコ多糖が多数認められる（写真 11.10）［105］。中膜にも病変が認められ、また壁内動脈にも同様の変化が認められる。コレステロールの沈着はなく、同心円状に管腔が狭窄化していることで、若年性の粥状硬化症との区別は容易である［103］。狭窄の程度は著しく、ある横断研究では71％の動脈において76〜100％の狭窄が認められた、と報告されている［105］。ごく稀に冠動脈の石灰化が認められることもあり、内膜の局所的変化は大動脈や肺動脈でも認められる［106］。

本症では心臓の重量は必ずしも増加しないが、心内膜がびまん性に肥厚することにより心室壁、特に左室壁のコンプライアンスは著しく低下している。病理組織学的には、心筋細胞には大きな空胞と膠原

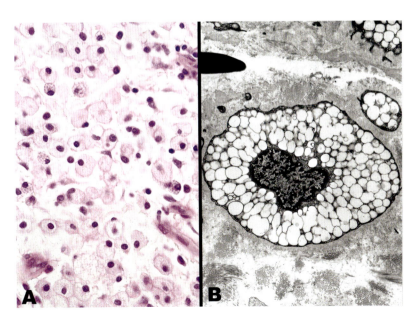

写真 11.9　ムコ多糖症の病理組織所見。典型的な細胞質空胞化をともなう蓄積細胞が認められる（A）。B は蓄積細胞の電子顕微鏡所見であるが、ライソゾームの膨化をともなっていることが確認できる。

第4部　自然死（内因死）

質の沈着が認められる［107］。電子顕微鏡では、特徴的な蓄積所見が認められる（写真11.11）。本症では、肥大型心筋症、拡張型心筋症のいずれの病態も呈しうる。同様の蓄積性病変は心臓弁膜にも認めうるが、特に僧帽弁において顕著である［108］。僧帽弁の狭窄や大動脈の狭窄をきたし、大動脈の機能不全を併発しうることもある［106, 109］。肉眼的剖検では心臓弁は肥厚しており、腱索は短縮している（写真11.12, 11.13）。

突然死の発生

本症では重度の精神発達遅滞を呈し、肝脾腫、骨格異常をきたすことはよく認識されているが、突然死の発生に寄与している症状は心血管疾患や上気道狭窄である［110, 111］。Hunter症候群やHurler症候群で亡くなった87名の小児を検討した研究報告で

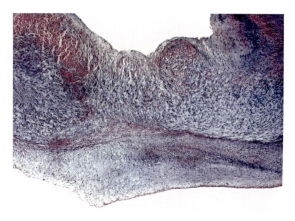

写真11.10　Sanfilippo症候群の14歳女児の動脈の病理組織所見。蓄積物質と膠原線維により、動脈内膜と中膜の肥厚が認められている（マッソン・トリクローム染色）。

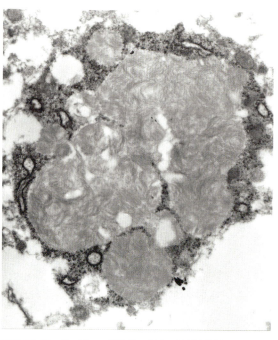

写真11.11　Sanfilippo症候群の心筋の電子顕微鏡所見。典型的な積層状の蓄積物の沈着所見が認められる。

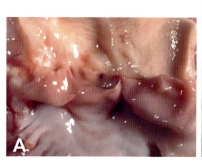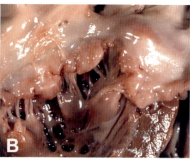

写真11.12　Hurler症候群の心臓の剖検所見。大動脈弁肥厚（A）、ならびに僧帽弁肥厚（B）が認められる。

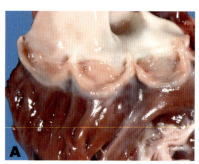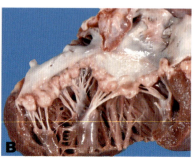

写真11.13　Sanfilippo症候群における心臓の剖検所見。大動脈弁肥厚（A）、ならびに僧帽弁肥厚（B）が認められる。

第 11 章　代謝疾患、および内分泌疾患

は、10 名（12％）が突然死であったと報告されているが、実際に詳細な死因を特定することは困難であることが多い［106］。

病態生理

突然死の原因は、直感的には冠動脈の狭窄によると思われるかもしれないが、実際の死亡児には心筋梗塞の徴候は通例認められない［103, 105］。これは心筋の組織学的変化が生じる前に死亡したためかもしれないし、心筋梗塞による永続性障害がない状態で致死的な不整脈が生じて死亡したためかもしれない。弁膜病変や大動脈狭窄、心筋の蓄積細胞の増多、高血圧、呼吸機能不全、栄養性貧血、などの因子がすべて複合して、心筋障害を増悪させた結果突然死をきたす、という可能性もありうる［107, 112, 113］。本症患児では肺高血圧も認めうる［114］。本症の患者で術後の急性期に突然死をきたしたとの症例報告が 1 例存在している［115］。

ムコ多糖の蓄積による上気道狭窄は、全身麻酔時に挿管困難をきたす高リスクとなる。また上気道閉塞は、睡眠時無呼吸を引き起こすこととなる。気管軟骨や気管支軟骨の奇形や、扁桃やアデノイドや舌の肥大も、気道の狭窄を引き起こす［111］。Krovetz と Schiebler［106］は、全身麻酔を行った 87 名の本症小児例の検討を行い、2 名がこの気道狭窄の問題によって麻酔導入時に死亡していた、との報告を行っている。また、Morquio 症候群に認められる脊椎異常は、脊髄圧迫や呼吸障害を引き起こしうる。

Lesch–Nyhan 症候群

本症は稀な伴性遺伝性のプリン体代謝異常症であり、ヒポキサンチン・グアニン・ホスホリボシルトランスフェラーゼ（HGPRT）の欠損により、尿酸値の上昇をきたす。責任遺伝子は Xq2.6–2.7 上に存在する。臨床症状としては精神発達遅滞、不随意運動、脳性麻痺が挙げられるが、手指や口唇を咬むという自傷行為が特徴的である。本症患者は疼痛に対して無感覚であるわけではなく、疼痛時には悲鳴を上げ、概してこの破壊的行為を行ってしまうことに、恐れを感じているとされている。本症患者では、中枢性無呼吸、誤嚥、上位頸髄損傷などを原因として、予期せぬ突然死はあらゆる年齢層で起こりうる［2, 116, 117］。

高脂血症

高脂血症は先天性の場合もあれば、後天性の場合もある。Frederickson 分類により 5 つのカテゴリーに分類されているが、それぞれ生化学的にも病因学的にも異質の疾患である。小児期の突然死は、I 型高脂血症と II 型高脂血症の患者できたしうる。若年の脳血管虚血発作は、低 HDL コレステロール血症で生じうるが、時に高トリグリセリド血症の患者でもきたしうる［118, 119］。

I 型高脂血症

I 型高脂血症は遺伝性高脂血症の中で最も稀な疾病であり、肝外の LPL の欠損、もしくはその活性物質のアポ C-II の欠損により、血中カイロミクロンの排出が遅延するために生じると考えられている。本症では進行性の粥状動脈硬化症をきたすわけではないが、6 歳で脳梗塞をきたした事例［120］や、生後 2 か月齢で脳梗塞をきたした事例［121］の症例報告がある。後者の事例では、カイロミクロンの高値により血液粘性が極度に高まり、それにより脳梗塞をきたし突然死した、と推察されている。引き続き行われた家族検索で、LPL 欠損として矛盾のない潜在的な脂質異常症が証明された、とのことである。

II 型高脂血症

家族性高コレステロール血症は最も頻度の高い高脂血症であり、LDL 受容体の欠損によって LDL コレステロールが上昇する。本症は常染色体優性遺伝であり、米国における発症頻度はホモ接合患者はわずか 100 万人あたり 1 人であるが、ヘテロ接合患者は 500 人あたり 1 人の頻度と推察されている［122］。

ホモ接合は臨床的に最重症であり、小児期に粥状動脈硬化が進み、結果として若年で心筋梗塞により死亡しうる［123, 124］。事例によっては、予期せぬ突然死の形で死亡する［125］。ヘテロ接合の小児に対して行った非侵襲的な血管評価の研究報告では、頸動脈の内膜 - 中膜の肥厚と動脈内皮機能の異常を認めた、と報告されている［122］。

剖検では、腹部大動脈に比べ、上行大動脈に重度の粥状硬化を認める。これは血管造影で大動脈弁上部の狭窄所見として確認されるほど重度のものであ

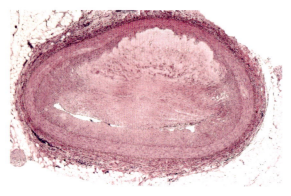

写真 11.14　心筋梗塞で突然死をきたした 24 歳女性の冠動脈の病理組織所見。冠動脈左前下行枝に、著明な粥状動脈硬化による狭窄が認められる。詳細な病歴の確認はしえなかったものの、遺伝性脂肪代謝疾患を強く疑わせる事例である。

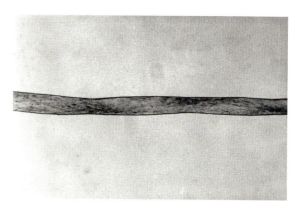

写真 11.15　Menkes 症候群における典型的な軸状毛髪捻転。

る。冠動脈起始部に病変が及んでいる場合［126］、冠動脈疾患を合併していなくても、心筋梗塞をきたしやすい（写真 11.14）（ただ、たいていは冠動脈にも粥状動脈硬化による狭窄がびまん性に認められる）。著明な狭窄をともなう大動脈弁・僧帽弁病変、ならびに肺動脈の粥状硬化性病変も特徴的である。病理組織学的には、本症による粥状硬化のプラークは、加齢による一般的なアテローマと類似した所見を示す。

剖検をしなければならない事態になる前に家族性高コレステロール血症を発見する手がかりとしては、幼少期から認められる皮膚黄色腫、腱鞘黄色種、角膜老人環が挙げられる。黄色種により、アキレス腱の著明な肥厚を認めることもある［127］。

III 型・V 型高脂血症

III 型高脂血症、ならびに IV 型高脂血症は β-VLDL の異常であり、VLDL の上昇を認める。ともに粥状動脈硬化が高頻度で認められるが、III 型や V 型の高脂血症で小児期に突然死をきたすことは稀である［128, 129］。V 型高脂血症（血漿 VLDL とカイロミクロンが上昇する高脂血症）でも、小児期の突然死事例はこれまでに報告はない［73, 129］。

その他の高脂血症

例えばフィンランドなどには、上述した高リポプロテイン血症がなくても若年性粥状動脈硬化症をきたし、思春期後期から成人期初期の間に心原性の突然死をきたしやすい集団が存在している［130］。若年性の粥状動脈硬化症は Cockayne 症候群、Hutchinson–Gilford（Progeria）症候群、Werner 症候群にも認められる徴候である［103］。

Menkes 症候群

本症は X 連鎖劣性遺伝性疾患であり、精神遅滞、成長障害、毛髪異常（特徴的な「縮れ毛」）（写真 11.15）、進行性神経学的障害を認め、通例 1 〜 2 歳で死亡する。他にも低体温、けいれん、硬膜下血腫、動脈瘤、動脈狭窄、血栓などを呈することもある［131］。脳萎縮を認めることもある（写真 11.16）。発生頻度は出生 10 〜 25 万人あたり 1 人とされている［132］。本症で突然死をきたすことはありうるが、実際の報告例は Danks らが行った本症の 6 例報告中の 2 症例のみである［133］。

本症の責任遺伝子は、X 染色体上の *ATP7A* 遺伝子であり、多くの変異例が報告されている。この遺伝子異常の結果、銅吸収に必要な銅輸送 P 型 ATPase の低下をきたし、血清銅ならびに血清セルロプラスミンの値が低下する［134］。本症では血管病変を併発することが多く、浅在性の動脈に瘤形成をともなう拡張や蛇行が認められる。病理組織学的には、冠動脈を含むさまざまな血管の内膜弾性板の破壊をともなう線維筋性内膜の増殖［135］や、中膜平滑筋細胞の減少を認める［136］。動脈の変化にともない血管腔の閉塞をきたすこともあり［131, 133］、また動脈のみならず静脈にも同様の病変が認められる［137］。

第11章　代謝疾患、および内分泌疾患

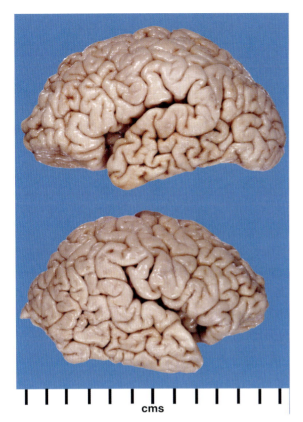

写真11.16　Menkes症候群の脳の剖検所見。脳溝拡大をともなう大脳萎縮が認められる。

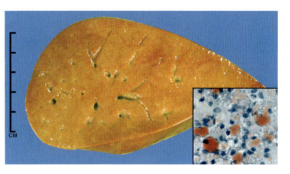

写真11.17　Reye症候群で死亡した6歳女児の肝臓の剖検所見（断面）。脂肪蓄積によるびまん性の斑点が認められる。囲み写真は病理組織所見であるが、肝細胞の脂肪沈着が確認される（オイルレッド・オー染色）。

Reye症候群

Reye症候群は、かつてはその疾患概念の明確化のための議論がなされていたが、近年ではさまざまな感染症、中毒、代謝異常を病因とする非特異的な病態であるとみなされている［138］。本症は急性発症の脳症を特徴とする疾病であり、しばしば低血糖、高アンモニア血症、肝不全、ミトコンドリア機能不全による内臓の脂肪変性などの症状を併発する［139, 140］。

臨床的徴候

たいていは10歳未満の小児に発症し、臨床経過は極めて重篤である。しばしばウイルス感染症、特にインフルエンザや水痘に引き続き発症し、比較的軽微で非特異的と思われていた症状しか呈していなかった事例に、突然死を引き起こしうる［141］。嘔吐、傾眠、興奮、せん妄、昏睡といった症状を呈し、臨床的に中毒が疑われることもある。疫学的に、アセチルサリチル酸（アスピリン）の投与を受けた患者でReye疾患を発症するリスクが高いことから、本薬剤の使用がReye症候群の発症要因として最も可能性が高いとされていた。ただ疫学的には、フェノチアジン系薬剤や鎮吐剤の使用も、Reye疾患を発症するリスクを上昇させることが判明している［138, 142–145］。本症の発生率を低減するためには、発症を促進する因子の正確な臨床学的検索［138］、ならびに潜在性代謝異常を有する事例の同定が求められる。

臨床徴候に関するレビュー研究では、軽度の疾患や飢餓によって低血糖やアシドーシスが惹起された既往のある幼小児にReye症候群を発症する頻度が高いわけではない、と推察されている。なお、同胞にReye症候群に類似する遺伝性代謝異常症による死亡事例を認めている場合、遺伝性疾患である可能性がより高いと推察されている。

病理所見

剖検時には肝臓は肥大しており、切断面は黄色調を呈する（写真11.17）。頭蓋骨をはずすと、著しい脳浮腫が確認されるであろう（写真11.18）。病理組織学的には肝臓への微小胞性の脂肪沈着が認められるが、これは多くの疾患でも認める非特異的所見であり、この所見のみで本症と診断することはできない。組織の保存状態が良ければ電子顕微鏡上、綿毛状のマトリックス物質蓄積をともなうミトコンドリアの腫大や、ミトコンドリア内の緻密体の減少といった診断確定的な所見を確認しうる（剖検時に採取した検体よりも、生検検体のほうがより確認可能な

603

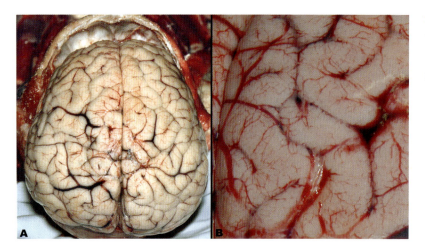

写真11.18　突然死をきたした事例の脳の剖検所見。脳回の平坦化をともなう脳浮腫が認められる。脳浮腫は非特異的所見ではあるが、代謝性脳症が示唆される所見である。

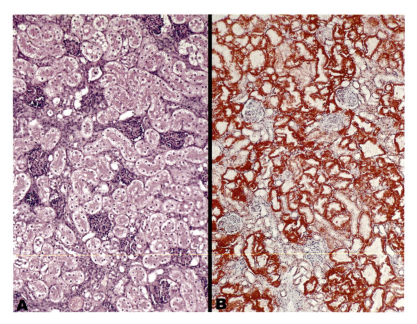

写真11.19　写真11.17で提示した事例の腎臓の病理組織所見。腎尿細管上皮細胞に著明な脂肪蓄積を認め（A）、オイルレッド・オー染色では糸球体と無関係に、尿細管周囲に脂肪小滴が認められた（B）。

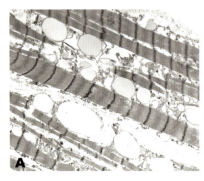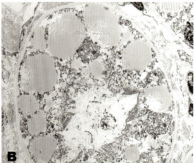

写真11.20　Reye症候群の事例の電子顕微鏡像。Aは心臓、Bは腎尿細管であるが、いずれにも脂肪の蓄積が認められる。

確率が高い）[146]。このような所見は、MCAD 欠損症や LCAD 欠損症の小児には認められない [38]。脂肪沈着は心臓や腎尿細管（写真 11.19）などの他臓器でも確認しうる。これらの所見は、電子顕微鏡で最も明確に確認できる（写真 11.20）。

突然死の発生

劇症型で突然死をきたす事例の場合、アシル CoA 脱水素酵素欠損症や SIDS と誤診される可能性がある [147, 148]。しかし本症では臨床経過上、死亡前に進行性の神経障害を疑わせる症状が認められていたことが多い。

剖検検索

Meier、Baron、Greenberg [143] は、死後に血清トランスアミナーゼ、クレアチニンキナーゼ、血中アンモニアを測定し、それらが上昇していれば、血清アルカリフォスファターゼ、γグルタミルトランスペプチターゼ、ビリルビンが正常であったとしても、Reye 症候群の可能性を考慮することを推奨している。本症や類似症状を呈する他の代謝異常症を鑑別するために必要な、より詳細な検査プロトコルについては、Green と Hall の総説に詳しい [149]。

出血性ショック脳症症候群

出血性ショック脳症（HSE: Hemorrhagic shock and encephalopathy）症候群は、1983 年に Levin らによって初めて報告された、幼小児が罹患する致死的疾患である [150]。中枢神経系の多彩な症状を呈するが、その原因は依然として不明である。本症は先天性代謝異常症ではないが、症状が先天性代謝障害に酷似すること、異常なプロテアーゼの産生や分泌が病因になっていると推定されていることから [151]、本章で記載することとした。

臨床徴候

本症に罹患した子どもは、発症前にはたいてい健康であるが、突然の発熱、下痢、けいれん、昏睡、ショックなどの症状で発症する。肝腎不全をともなう重度の代謝性アシドーシスや、出血症状などを呈することもある [152]。多臓器不全をきたすこともあり、けいれん・脳浮腫といった脳症状を呈し、急速に致死的な転機をたどることもある [153–155]。

鑑別疾患としては、劇症型敗血症、毒素性ショック症候群、溶血性尿毒症症候群、Reye 症候群、先天性代謝異常症などが挙げられる。微生物学的検索や代謝学的検索を行っても原因は特定しえず、薬毒物スクリーニング検査も陰性である。乳児期に熱中症で死亡した場合にも類似の所見を認めることもあるが、本症として報告されている事例で着すぎや暖めすぎが死因に寄与したと推察されている事例はない [151, 156]。ただし、本症が多くの環境要因が寄与した結果により発症する可能性や、多くの疾患の最終的臨床像の 1 つである可能性は完全には否定しえない [157, 158]。

病理所見

剖検時に認められる所見は、ショック、低酸素、播種性血管内凝固症候群を反映した、非特異的なものである。広範囲に及ぶ血管内微小血栓や出血をともなう脳浮腫が認められ、広範性の梗塞をともなっていることもある。肝臓では小葉中心性の壊死、ならびに大小混在した小胞性の脂肪変性が認められる。腸管の炎症、出血、絨毛萎縮所見を認めることもあり、副腎出血、下垂体壊死、急性尿細管壊死を認めることもある [151, 158–160]。

突然死の発生

本症は急速な臨床経過をたどり、罹病率と死亡率は極めて高い。乳児期や幼小児期に、突然の循環虚脱や死亡をきたした事例も報告されている [158, 161, 162]。

剖検検索

HSE 症候群の診断は、除外診断である。死亡現場検証を行い、寝具類や家庭用暖房器具の使用状況や高体温を引き起こす可能性のある薬物治療の既往などを包括的に評価し、熱中症による死亡を除外する必要がある。また包括的な微生物学的検討を行い、ウイルスや細菌による敗血症を除外する必要がある。皮膚や粘膜に損傷がなく、黄色ブドウ球菌が培養されなければ、毒素性ショック症候群は除外できる。

高体温は通例、尿素サイクル異常症、有機酸血症、脂肪酸酸化異常などの先天代謝異常症の徴候で

はない。また本症の年齢分布、症状、病理組織学的所見は、Reye症候群や溶血性尿毒症症候群とは異なっている。薬物や毒劇物による死亡の可能性を除外するため、血中の薬毒物学的スクリーニング検査を行うことは必須事項である［158］。

その他の疾患

ミトコンドリア脳筋症

Leigh脳症やMELAS（mitochondrial myopathy, encephalopathy, lactic acidosis, and stroke）、Barth症候群、MERRF（Myoclonus Epilepsy with Ragged Red Fibers）といったミトコンドリア脳筋症は多様な病態の一群であり、ミトコンドリアの酸化的代謝異常をともない、ミトコンドリアの形態学的異常が認められる。通例、臨床経過は筋緊張低下をともなう慢性的なものであるが、心筋症（表11.5）、けいれん、脳卒中様のエピソードをともなうこともあり、そのような場合、突然死をきたす高リスクとなる［163, 164］。ミトコンドリア脳筋症の複雑な分類や確立されている診断基準の詳細に関しては、参考文献として掲げたレビュー文献を参照していただきたい［165–167］。

心筋症やその他の心病変は、Refsum病（フィタン酸α水酸化酵素欠損症）、Cori–Forbes病（III型コラーゲン蓄積病、アミロ1,6グルコシダーゼ欠損症）、原発性シュウ酸症など、本症以外の多くの遺伝性代謝異常症でも認めうる所見である［103, 168–170］が、本症の場合、慢性の臨床経過をたどることが多く、心病変は重要な徴候ではあるが、成人期以前に死亡することはほとんどない。

内分泌疾患

内分泌疾患は、通例は診断を受けてから死亡するまでに慢性の経過をたどる疾患であり、予期せぬ突然死事例の鑑別診断として検討されることは少ない。しかし極めて稀ではあるものの、予期せぬ突然死が初発症状である場合や、臨床的に安定していると思われた患者にストレスが偶発的に加わり、劇症かつ致死的な経過をたどる場合もある。小児に突然死をもたらす可能性のある内分泌疾患につき、表11.6にまとめた。

表11.6 小児期に突然死をきたしうる内分泌疾患

インスリン依存性糖尿病
副腎機能亢進症／低下症
褐色細胞腫
膵島細胞症
甲状腺機能亢進症／低下症
多発性内分泌腺腫症

インスリン依存性糖尿病

糖尿病は炭水化物、タンパク質、脂質といった多系統の代謝が障害される慢性疾患である。1型糖尿病（インスリン依存性糖尿病）は、インスリンが相対的もしくは絶対的に不足することにより発症し、小児期の代謝性障害として最も一般的な疾患である。2型糖尿病（インスリン非依存性糖尿病）は、さまざまな病態によりもたらされたインスリン抵抗性により発症し、主に成人期にみられる疾患である。重篤な合併症をきたしやすいのは1型糖尿病であり、以下、1型糖尿病につき論じていく。

病因

1型糖尿病は自己免疫性疾患と考えられており、遺伝的に感受性のある人物が環境的なストレス要因にさらされることで発症すると考えられている。一卵性双生児の一方が1型糖尿病に罹患した場合、もう一方が糖尿病に罹患する確率は60％である。本症の発症には、ヒト白血球抗原（HLA: human leukocyte antigens）のDR3とDR4が強く関与していると考えられており、実際、1型糖尿病患児の90％がDR4-DQ8もしくはDR4-DQ2を持っていたと報告されている。11番染色体に位置するインスリン遺伝子の遺伝子多型は、本症の10％もに確認しうるものであり、HLAに次ぐ遺伝的重要性を有しているとの報告もある［171］。また本症では、甲状腺機能低下症、甲状腺機能亢進症、Addison病、celiac病などの、他の自己免疫性疾患に罹患する確率が高いとされている。本症の発症に寄与する環境因子としては、風疹ウイルスのようなウイルス感染、食事などが挙げられている。また囊胞性線維症、Prader–Willi症候群、Wolfram症候群、Turner症候群、Down症候群の事例では、1型糖尿病を発症す

る確率が高いと報告されている［172］。

病態生理

インスリンは炭水化物・タンパク質・脂質の代謝に必要なホルモンで、膵臓のランゲルハンス島のβ細胞で産生され、細胞のグルコースの取り込み促進、ならびにグリコーゲンの産生を行う。その結果、血糖は低下し脂肪が蓄積されることとなる。またインスリンは、肝からのグリコーゲン放出（グリコーゲン分解）、脂質やタンパク質のグルコースへの変換（糖新生）、脂質のケトン体と中性脂肪への分解を抑制する作用も持っている。それゆえにインスリン分泌能が低下した場合、高血糖とケトアシドーシスをきたすこととなる。1型糖尿病は、ランゲルハンス島のβ細胞がCD4+/8+T細胞とマクロファージにより破壊されてしまうことで発症するとされている［171］。

臨床徴候

米国では現在、小児期の糖尿病は1型も2型もいずれも増加している。米国における1型糖尿病の発症率は10万人あたり24.3人であり、思春期年齢の子どもの1型糖尿病の有病率は、0.17%とされている［122］。発生率には地域差があり、アジアで低く北欧で高い。1型糖尿病の症状は年齢によって異なる。乳児期発症例は稀であるが、体重増加不良、傾眠、口渇、重度のカンジダ性おむつ皮膚炎などを認めた場合、1型糖尿病の可能性を考慮する必要がある。より年長の子どもや成人では、多飲多尿や繰り返す感染症が主訴となりうる。脱水、傾眠、嘔吐、Kussmaul呼吸をともなうケトアシドーシスなどを合併している場合、全身状態は不良で、呼気からケトン臭がするであろう［172］。

合併症

急性合併症として、低血糖や高血糖、糖尿病性ケトアシドーシスをきたしうる。長期的な慢性合併症はたいていの場合は成人期以降に認められ、高血圧、糖尿病性腎症、心筋梗塞・末梢循環不全・脳梗塞をともなう進行性粥状動脈硬化、神経症、網膜症、易感染性などが挙げられる。小児期や思春期の患者で、微小血管障害としての腎症や網膜症などを認めることもあり、若年成人に粥状プラークが認められることもある［122］。

病理所見

死後も細菌の活動や組織の糖分解によって、血糖や脳脊髄液中のグルコース濃度は継続的に低下していくため、剖検時の測定値には信頼性がなく、剖検のみで高血糖やケトアシドーシスをともなった糖尿病との診断を下すことは困難である［173］。このような事例の可能性がある場合には、硝子体液を検体としてグルコース値やβヒドロキシ酪酸値の上昇の有無を評価することが有用となりうる［174］。ケトン体は尿中にも出現するため、剖検時の尿中ケトン体のスクリーニングは有用となりうる。インスリンの怠薬によるケトアシドーシスや、食事の未摂取による低血糖などの問題が、薬毒物の影響によって生じて致死的となった可能性も否定しえないため、中毒スクリーニング検査も必須である［175］。

病理組織学的には、腎尿細管上皮の空胞化（Armanni-Ebstein腎症と呼ばれる）のような高血糖にともなう形態学的所見を認めた場合、診断の一助にはなるが、この所見は糖尿病に特異的とまではいえない。電子顕微鏡検査では、空胞はグリコーゲンではなく脂肪であることが確認できる（写真11.21）。肝臓でも非特異的な微小空胞変性が認めら

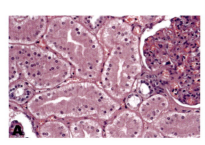
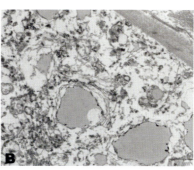

写真11.21 糖尿病性ケトアシドーシスで死亡した16歳男性の腎臓の病理組織所見。Aでは、腎基底膜空胞化が認められており、Armanni-Ebstein腎症と呼ばれる状態にあることが確認される。Bは、電子顕微鏡であるが、グリコーゲンよりも脂肪小滴が目立って確認される。

れるが、電子顕微鏡では核内のグリコーゲン合成（glycogenation）が確認できる。膵臓は自己消化により病理組織学的な評価を行うことは困難であるが、ランゲルハンス島の数やサイズの減少、細胞間の炎症と線維化などの所見が確認できるであろう［173］。小児期に血管合併症を認めることは稀であるが、合併していた場合、心筋梗塞や脳梗塞をきたしうる［176–178］。ケトアシドーシスを併発した重症例では、しばらくの間病院で加療を受けた後に死亡した場合には、著明な脳浮腫が認められることもある［179］。

突然死の発生

診断が遅れたことにより死亡する場合や、合併症への適切な治療がなされなかったことにより死亡する場合もあるが、突然死をきたす理由のほとんどは糖尿病性ケトアシドーシスや対処がなされなかった低血糖である。1～4歳までの小児、ならびに思春期の子どもは、特に突然死のリスクが高い［179］。生前に未診断であったケトアシドーシスによる突然死事例の報告は、ほとんどは成人例である［174, 181］が、小児例の報告例も散見される［173, 180］。ただ、ケトアシドーシスに対して適切な治療がなされていたと思われるにもかかわらず、突然死をきたした小児糖尿病の事例の症例報告も存在する［182］。なぜこのような事例で突然死をきたすのか、正確なメカニズムはよくわかっていないが、過剰輸液にともなう脳浮腫や不整脈をともなう低カリウム血症の関与が示唆されている［179, 183, 184］。インスリン過剰投与による低血糖が突然死を惹起することもある。この場合、インスリンの過剰投与は意図的になされた場合もあれば、故意ではない場合もある。このような事例の可能性がある場合、血清インスリン値の測定を行う必要があり、さらに可能であれば注射部位の組織中のインスリン値と、その他の部位の組織のインスリン値を比較することが望まれる。Cペプチド値を測定することで、自身の膵島から分泌されたインスリンであったか、外来性のインスリンであったかを判別することは可能である［185］。1型糖尿病の若者は、事故、自殺、殺人により死亡する頻度が高いとの研究報告も存在する［186］が、一般的に認められる知見として確立しているものとはいえない［187］。

睡眠時死亡症候群（Dead-in-bed 症候群）

稀ではあるものの、若年の糖尿病患者が睡眠中に予期せぬ突然死をきたすことがあり、睡眠時死亡症候群（Dead-in-bed 症候群）と呼称されている。このような形の死亡は、1型糖尿病患者の死亡の5～6％を占めており、その発生率は年間患者1万人あたり2～6人である［188–190］。このような事例は、生前に合併症が合ったわけでもなく、健康状態は良好であり、近々にインスリン療法を変更した既往もないのが一般的である。前夜にいつも通り床に就き、翌朝死亡した状態で発見されるという臨床経過であるが、けいれんをきたした痕跡や死亡直前に何らかの体動があった痕跡も認められない。死亡はすべて睡眠中に起こっており、夜間低血糖が原因であると推察されている［191］。終末期のメカニズムとしては、急速な低血糖の際に糖尿病性自律神経障害やその他の遺伝的な影響が関与することで、交感神経の過活性化が生じ、QT間隔延長が惹起されることで致死的となる、という機序が推察されている［192］。インスリン誘発性低血糖が二次性QT延長症候群を惹起することは複数の研究から支持されている。また、夜間低血糖は1型糖尿病患者の29～56％に認める現象である［193］。残念ながら、硝子体のグルコース値は死後に低下するため、剖検時に施行した硝子体液中のグルコース濃度が低値であったとしても、生前の低血糖の存在を立証することにはならない。僧帽弁逸脱も、睡眠時死亡症候群の要因と推察されている［194］が、このことを証明する臨床研究や剖検研究はない。

Addison 病

Addison 病は原発性副腎皮質不全をきたす稀な疾患であり、下垂体から適量のACTHが分泌されているにもかかわらず、副腎皮質から糖質コルチコイドや鉱質コルチコイドが産生されない、という病態である。本症は30～50歳に発症のピークがあるが、小児および若年成人にも発症しうる。人種間による発生率の差異はない［195］。

病因

Addison 病の原因は、（i）先天性副腎過形成、ACTH不応症、SF-1遺伝子異常症などの副腎発生異常、（ii）自己免疫疾患・癌転移・出血・サルコイドー

シス・アミロイドーシス・感染・副腎白質ジストロフィーによる副腎の破壊、(iii) 先天性副腎過形成・Smith–Lemli–Opitz 症候群・無βリポタンパク血症・ある種のミトコンドリア病、などによるステロイド合成障害、などが挙げられる［196］。

　西欧諸国における Addison 病の最多の原因は、自己免疫性疾患による原発性副腎皮質機能不全である。副腎の破壊をきたす感染症としては、マイコバクテリウム属、細菌、真菌、ウイルス感染症などが挙げられるが、HIV 感染により生じることもありうる［197］。肺癌、乳癌、大腸癌、腎臓癌由来の転移性の悪性腫瘍による副腎皮質不全は、主に成人期に生じる。白血病やリンパ腫といった造血器腫瘍でも出血傾向のある場合、副腎皮質の実質内出血をきたし、副腎皮質不全が生じうる。他にも、腹部への放射線照射、極長鎖脂肪酸酸化異常、薬剤などが影響し、副腎出血をきたすことがある。Allgrove 症候群は副腎の ACTH 感受性の欠損による疾患であり、小児期に発症し、成長障害と低血糖を引き起こす。先天性の副腎低形成や副腎過形成については、別途記述する。

臨床徴候

　Addison 病において認める徴候は、嗜眠、進行性の筋力低下、起立性低血圧、筋痛症、食欲低下、体重減少、嘔吐下痢など、実に非特異的である。ACTH がメラノサイトを刺激することにより、皮膚の色素沈着や白斑が認められる。急性副腎不全は、感染や外傷によるストレスが加わった場合や、両側性に副腎出血をきたした場合に惹起される。特に前者ではステロイド内服を適切に増量し損ねることによって呈する場合が多い。副腎不全をきたした場合、混迷、ショック状態に陥るが、発症初期に非特異的な腹痛などの腹部症状を訴えることもある［198］。

病理所見

　自己免疫性の副腎疾患の場合、慢性炎症による皮質の線維化や萎縮が認められるが、髄質には病変はほとんど認められない。甲状腺炎、副甲状腺機能低下症、セリアック病、慢性活動性肝炎、原発性胆汁性肝硬変など、他の自己免疫性疾患を合併することもある（多腺性自己免疫症候群：APS〈autoimmune polyglandular syndrome〉）。副腎破壊による Addison 病症例の場合、慢性肉芽腫性炎症、転移性悪性腫瘍、実質内出血が認められることもある［196］。

突然死の発生

　本症は余命を短縮させるだけでなく、小児や若年成人における突然死をきたしうる原因疾患としてよく知られている［199］。Addison 病では、激しい運動の最中に急速に循環虚脱に陥り死亡する事例もあり、このような事例として、例えばクロスカントリー競技中に死亡した 19 歳の事例の症例報告が存在している。剖検時に認められた唯一の有意な所見としては、副腎の線維化と石灰化が挙げられていた［177］。死亡前の先駆症状は、筋力低下、嗜眠、嘔吐、下痢といった症状の場合も多く、胃腸炎と誤診されていることもある［200–202］。

先天性副腎低形成

　副腎低形成は、遺伝性原発性の場合もあれば、汎下垂体機能低下症による下垂体の ACTH 合成障害、ACTH 不応症に続発する場合もある［203］。後者では特に、副腎クリーゼにより乳幼児期や小児期に予期せぬ突然死をきたすことがあり、SIDS との鑑別が問題となる［202, 204–208］。

　先天性副腎低形成は、2 つのタイプに分類されている。1 つは、副腎は形態学的には健常の副腎と類似するものの、サイズが極めて小さい、というタイプである（写真 11.22）。このタイプは下垂体低形成や無脳症にともない発生し、常染色体劣性遺伝形式をとる。もう 1 つのタイプは、巨大細胞からなる胎児副腎皮質の遺残組織が認められるというタイプであり、このタイプでは長期間の生存が期待できる［209］。遺伝形式は X 連鎖劣性遺伝形式であり、染色体 Xp21.3 にある核内受容体 DAX1（NROB1）の変異よるものである。ただ 2 つのタイプともに臨床症状は実に多彩であり、組織学的にもかなりの程度のオーバーラップが認められる。グリセロールキナーゼ欠損症をともなう伴性劣性遺伝性の副腎低形成も存在する。また副腎低形成は、IMAGe 症候群（Intrauterine growth retardation〈子宮内発育不全〉、Metaphyseal dysplasia〈骨幹端異形成〉、Adrenal hypoplasia〈副腎低形成〉、Genitourinary anomalies〈外陰部異常〉）、Pena–Shokeir 症候群 1 型、Meckel 症候

群、偽13トリソミー症候群（全前脳症 - 多指症候群）などの一部分として認めることもある。Duchenne型筋ジストロフィーを合併する伴性遺伝性の副腎低形成の事例も報告されている［196, 203, 210, 211］。

先天性副腎皮質過形成

先天性副腎過形成は、コルチゾール合成経路における酵素欠損が原因の疾病であり、ACTH分泌が上昇する［212］。

病因

本症は常染色体劣性遺伝形式であり、酵素欠損としては21水酸化酵素欠損症が最も多い。本症ではアルドステロン欠乏も認められ、それにより多量のナトリウム喪失をきたし、急激なショックから死に至ることもある［213, 214］。

臨床徴候

本症の女児では、さまざまな程度の陰核肥大や陰唇陰嚢襞の癒合などの男性化徴候が認められるため、男児に比しより早期に診断される傾向にある（写真11.23）［215, 216］。男児では致命的なエピソードが生じるまで、未診断であることもある。重度の副腎不全をきたす前に、食欲低下、成長障害、嘔吐などを認める場合もあるが、これらの症状が常に先行しているとは限らない［217］。副腎不全をきたす前に、頻脈性不整脈が認められることもある。特に11-β水酸化酵素欠損症の場合、著明な高血圧が認められるが、それにより若年発症の脳卒中をきたすことがある［213］

病理所見

剖検の際に、乳幼児期や小児期の事例では脱水所見が認められ、女児では男性化や囊胞性卵巣を認めることもある。内性器は外観上、正常である。乳幼児期の男児では停留精巣と尿道下裂を認めることがあり、小児期の男児には性早熟徴候が認められることもある［218］。結節状もしくはびまん性の皮質過形成により、副腎は肥大している（写真11.24）。病理組織学的には皮質は均質化しており、索状層と網状層の区別がなくなっている。

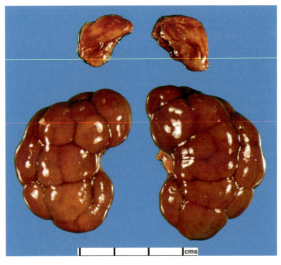

写真11.22　先天性副腎低形成事例の副腎所見。副腎のサイズは極めて小さく、また腎臓は機能的には正常であったが、著明な胎児性分葉を認めている。

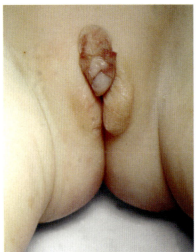

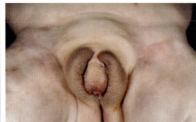

写真11.23　先天性副腎過形成の乳児（女児）に認めた、陰核肥大をともなう男性化。

第 11 章　代謝疾患、および内分泌疾患

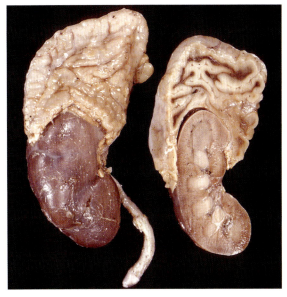

写真 11.24　先天性副腎過形成症事例の副腎の剖検所見。副腎の著明な腫大を認め、正常な腎臓は下方に位置している。

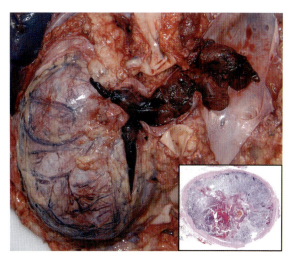

写真 11.25　悪性の左副腎腫瘍により死亡した 26 歳男性の剖検所見。腫瘍は 1264g と巨大であり、下大静脈（切開してある）にまで浸潤している。囲み写真は、腫瘍と血栓で充満した腎静脈である。

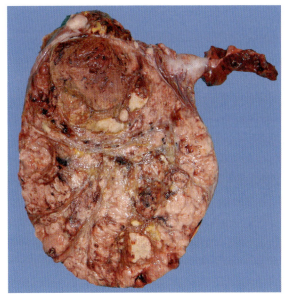

写真 11.26　写真 11.25 で示した事例の腫瘍結節の割面。サイズは 190×130×80mm。内部の出血巣と壊死巣が確認できる。

Recklinghausen 病）、von Hippel–Lindau 病に合併して本症が発症することもあるが、このような症候群としての発症ではなくとも、家族歴が認められることもある［221, 222］。本症の合併妊娠は、母体と胎児双方の死亡リスクを増加させるが、血栓傾向の存在もさらなるリスク因子となる［223–225］。

副腎皮質癌

　副腎皮質癌は厳密には内分泌疾患とはいえないが、副腎から発生すること、また内分泌への影響があることから、本章で記述を行った。小児期に発症することは稀ではあるが、臨床的に悪性度が高く、しばしば男性化／女性化をきたしたり、Cushing 症候群をきたしたりする［226］。腫瘍が下大静脈への直接浸潤をきたすことも多く、肺の血栓や腫瘍性塞栓により突然死をきたすこともある（写真 11.25, 11.26）［227］。

膵島細胞症

　膵島細胞症（Nesidioblastosis/nesidiodysplasia）は膵島細胞の成熟不全であり、膵臓にはさまざまな組織学的変化を認め、臨床的には高インスリン血症性低血糖をきたす［228］。高インスリン血症性低血糖の乳児の膵臓の病理組織学的所見には多様性があり、一見正常な形態にみえる事例もあれば、膵島の過形成を認める事例もあり、膵島細胞症と診断しうる病

褐色細胞腫

　小児期に副腎髄質にカテコラミン産生腫瘍が発生することもあり、未治療の高血圧により予期せぬ突然死をきたしうる。本症では他にも、脳内出血、脳塞栓、心筋症、心不全、心筋梗塞を認めることもある［219, 220］。多発性内分泌腺腫症（MEN: multiple endocrine neoplasia）、神経線維腫症（von

第 4 部　自然死（内因死）

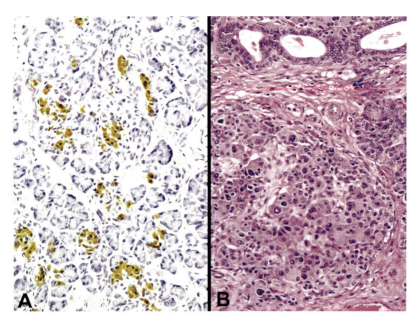

写真 11.27　反復性の低血糖発作を認め、生後 3 か月齢で突然死した男児の膵臓の病理組織所見。免疫ペルオキシダーゼ染色では、膵実質全体に内分泌細胞がびまん性に広がっていることが確認できる（A）。強拡大では、内分泌細胞の核が、さまざまなサイズを呈していることが確認できる（B）。

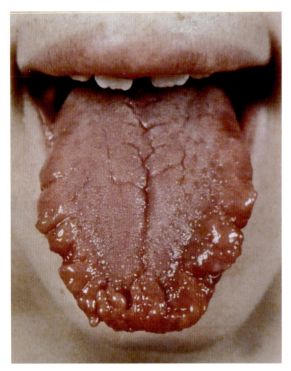

写真 11.28　MEN-IIB 型の事例に認めた、舌の結節性粘膜下神経腫。

理組織所見を呈する事例もある［229］。膵島細胞症では、膵島細胞が増殖し小管と腺房から膵実質内にびまん性に内分泌細胞が拡散している（写真 11.27）［230］。他に認めうる病理組織所見としては、膵島細胞の過増殖をともなう腺腫症、膵島細胞の異形成（小葉中心性の膵島の形態が失われている）、β 細胞の巨大化などが挙げられる。いずれにしても、本症では内分泌細胞の総量が増加することが特徴的である［230，231］。

かつて、SIDS 事例に膵島細胞の組織破壊所見を認めたとの報告がなされ、膵島細胞症は SIDS のリスク因子と考えられていた［232］が、現在ではこの所見は成熟にともなう正常変異所見と考えられている［228］。実際、著者の経験上も、（膵臓所見以外には）典型的な SIDS と判断される乳児例の多くに、この所見は認められる（写真 14.37）。それゆえ本所見は、高インスリン血症や低血糖が証明された場合のみ、有意所見と捉えるべきであろう。膵島細胞症は肥大型心筋症の発症のリスク因子とされているが、突然死のリスクという観点から生理学的にどの程度の重要性があるのかは、不明瞭な点も多い［233］。

甲状腺疾患

Hashimoto 甲状腺炎（橋本病）の小児患者の剖検報告で極めて興味深い事例が 1 例存在している。この事例は 15 歳の女児であるが、急激に状態が悪化し突然死をきたしたが、症候性甲状腺機能低下症の基礎疾患を認めていたため、死因は甲状腺機能低下症に関連した特発性心室性不整脈と推察された、とのことである［234］。先天性甲状腺機能低下症の乳児では、巨舌が併存している場合、稀ではあるが致死性上気道閉塞をきたしうる。

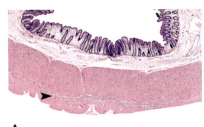
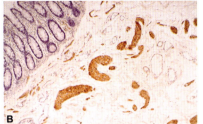

写真 11.29　MEN-IIB 型患者の大腸の病理組織所見。大腸の全範囲に顕著な筋層内神経組織（矢頭）が認められる（A）。また、S100 タンパクに対する免疫ペルオキシダーゼ染色でも、粘膜下叢の顕著な神経回路が確認された（B）。

多発性内分泌腺腫症

　多発性内分泌腺腫症（MEN: Multiple endocrine neoplasia）は、MEN-I 型（Wermer 症候群）と MEN-II 型（Sipple 症候群）の 2 つのカテゴリーに分類される。どちらのタイプも、少なくとも 2 つの内分泌器官由来の良性／悪性の腫瘍、筋、神経、結合組織の変化を認める [235]。MEN-I 型は主に成人期に発症するが、MEN-IIB 型の中には、小児期に Marfan 体型、筋緊張低下、関節の過弛緩、脊柱後側彎、甲状腺髄様癌、多発性粘膜神経節細胞腫、褐色細胞腫などの徴候で発症するサブグループが存在している（写真 11.28, 11.29）[236, 237]。遺伝形式は常染色体優性遺伝形式であるが、ほとんどの事例は散発例である。本症は、RET 癌遺伝子の活性化により発症するとされている [235]。文献的には、突然死は MEN-IIB 型の特徴とはされていないが、褐色細胞腫を併発するため、理論的には致命的な高血圧クリーゼをきたしうる。褐色細胞腫による症候性の高血圧症は、高齢者における突然死の原因病態として広く認識されている [238, 239]。残念ながら死後の尿中カテコラミン測定値は、褐色細胞腫を同定する上で有用ではなく、このような症例を評価する際にその有用性は限定的である [240]。

参考文献

1. Dionisi-Vici, C., Rizzo, C. Burlina, A. B., et al. (2002). Inborn errors of metabolism in the Italian pediatric population: a national retrospective survey. *The Journal of Pediatrics*, **140**, 321–7.
2. Gilbert-Barness, E. & Barness, L. A. (2000). *Metabolic Diseases: Foundations of Clinical Management, Genetics, and Pathology.* Natick, MA: Eaton Publishing.
3. Pien, K., van Vlem, B., van Coster, R., Dacremont, G., & Piette, M. (2002). An inherited disorder presenting as ethylene glycol intoxication in a young adult. T*he American Journal of Forensic Medicine and Pathology*, **23**, 96–100.
4. Emery, J. L., Chandra, S., & Gilbert-Barness, E. F. (1988). Findings in child deaths registered as sudden infant death syndrome (SIDS) in Madison, Wisconsin. *Pediatric Pathology*, **8**, 171–8.
5. Harpey, J.-P., Charpentier, C., & Paturneau-Jouas, M. (1990). Sudden infant death syndrome and inherited disorders of fatty acid β-oxidation. *Biology of the Neonate*, **58** (Suppl. 1), 70–80.
6. Vawter, G. F., McGraw, C. A., Hug, G., et al. (1986). An hepatic metabolic profile in sudden infant death (SIDS). *Forensic Science International*, **30**, 93–8.
7. Arens, R., Gozal, D., Jain, K., et al. (1993). Prevalence of medium-chain acyl-coenzyme A dehydrogenase deficiency in the sudden infant death syndrome. *The Journal of Pediatrics*, **122**, 715–18.
8. Holton, J. B., Allen, J. T., Green, C. A., Gilbert, R. E., & Berry, P. J. (1991). Inherited metabolic diseases in the sudden infant death syndrome. *Archives of Disease in Childhood*, **66**, 1315–17.
9. Rebuffat, E., Sottiaux, M., Goyens, P., et al. (1991). Sudden infant death syndrome, as first expression of a metabolic disorder. In *Inborn Errors of Metabolism*, vol. 24, ed. J. Schaub,

F. Van Hoof, & H. L. Vis. New York: Raven Press, pp. 71–80.

10. Divry, P., Vianey-Liaud, C., Jakobs, C., et al. (1990). Sudden infant death syndrome: organic acid profiles in cerebrospinal fluid from 47 children and the occurrence of N-acetylaspartic acid. *Journal of Inherited Metabolic Diseases*, **13**, 330–2.

11. Miller, M. E., Brooks, J. G., Forbes, N., & Insel, R. (1992). Frequency of medium-chain acyl-CoA dehydrogenase deficiency G-985 mutation in sudden infant death syndrome. *Pediatric Research*, **31**, 305–7.

12. Centers for Disease Control and Prevention (2003). Contribution of selected metabolic disease to early childhood deaths: Virginia, 1996–2001. *Morbidity and Mortality Weekly Report*, **52**, 677–9.

13. Bennett, M. J. & Powell, S. (1994). Metabolic disease and sudden, unexpected death in infancy. *Human Pathology*, **25**, 742–6.

14. Emery, J. L., Variend, S., Howat, A. J., & Vawter, G. F. (1988). Investigation of inborn errors of metabolism in unexpected infant deaths. *The Lancet*, **i**, 29–31.

15. Carter, N. & Variend, S. (1992). Fatty change of the pediatric myocardium. *Pediatric Pathology*, **12**, 325–31.

16. Kohlschütter, A. & Hausdorf, G. (1986). Primary (genetic) cardiomyopathies in infancy: a survey of possible disorders and guidelines for diagnosis. *European Journal of Pediatrics*, **145**, 454–9.

17. Applegarth, D. A., Dimmick, J. E., & Toone, J. R. (1989). Laboratory detection of metabolic disease. *Pediatric Clinics of North America*, **36**, 49–65.

18. Christodoulou, J. & Wilcken, B. (2004). Perimortem laboratory investigation of genetic metabolic disorders. *Seminars in Neonatology*, **9**, 275–80.

19. Ellaway, C. J., Wilcken, B., & Christodoulou, J. (2002). Clinical approach to inborn errors of metabolism presenting in the newborn period. *Journal of Paediatrics and Child Health*, **38**, 511–17.

20. Olpin, S. E. & Evans, M.-J. (2004). The investigation of inherited metabolic disease after death. In *Essentials of Autopsy Practice: Recent Advances, Topics and Developments*, ed. G. N. Rutty. London: Springer-Verlag, pp. 17–44.

21. Boles, R. G., Martin, S. K., Blitzer, M. G., & Rinaldo, P. (1994). Biochemical diagnosis of fatty acid oxidation disorders by metabolite analysis of postmortem liver. *Human Pathology*, **25**, 735–41.

22. Howat, A. J., Bennett, M. J., Variend, S., Shaw, L., & Engel, P. C. (1985). Defects of metabolism of fatty acids in the sudden infant death syndrome. *British Medical Journal*, **290**, 1771–3.

23. Iafolla, A. K., Thompson, R. J., & Roe, C. R. (1994). Medium-chain acyl-coemzyme A dehydrogenase deficiency: clinical course in 120 affected children. *The Journal of Pediatrics*, **124**, 409–15.

24. Roe, C. R., Millington, D. S., Maltby, D. A., & Kinnebrew, P. (1986). Recognition of medium-chain acyl-CoA dehydrogenase deficiency in asymptomatic siblings of children dying of sudden infant death or Reye-like syndromes. *The Journal of Pediatrics*, **108**, 13–18.

25. Wilhelm, G. W. (2006). Sudden death in a young woman from medium chain acyl-coenzyme A dehydrogenase (MCAD) deficiency. *The Journal of Emergency Medicine*, **30**, 291–4.

26. Gordon, N. (2005). Acyl-CoA dehydrogenase deficiency: varieties with neurological involvement. *Developmental Medicine and Child Neurology*, **47**, 207–10.

27. Touma, E. H. & Charpentier, C. (1992). Medium chain acyl-CoA dehydrogenase deficiency. *Archives of Disease in Childhood*, **67**, 142–5.

28. Wang, S. S., Fernhoff, P. M., Hannon, W. H., & Khoury, M. J. (1999). Medium chain acyl-CoA dehydrogenase deficiency: human genome epidemiology review. *Genetics in Medicine*, **1**, 332–9.

29. Matsubara, Y., Narisawa, K., & Tada, K. (1992). Medium-chain acyl-CoA dehydrogenase deficiency: molecular

aspects. *European Journal of Pediatrics*, **151**, 154–9.

30. Gregersen, N., Andresen, B. S., & Bross, P. (2000). Prevalent mutations in fatty acid oxidation disorders: diagnostic considerations. *European Journal of Pediatrics* (Suppl. 3), **159**, S213–18.

31. Harpey, J.-P., Charpentier, C., & Paturneau-Jouas, M. (1987). Erreurs innées du métabolisme et mort subite 'inexpliquée' du nourisson. *Bulletin de l'Académie nationale de Médecine*, **2**, 261–9.

32. Harpey, J.-P., Charpentier, C., Coude, M., Divvy, P., & Paturneau-Jouas, M. (1987). Sudden infant death syndrome and multiple acyl-coenzyme A dehydrogenase defiency, ethylmalonic–adipic aciduria, or systemic carntine deficiency. *The Journal of Pediatrics*, **110**, 881–4.

33. Allison, F., Bennett, M. J., Variend, S., & Engel, P. C. (1988). Acylcoenzyme A dehydrogenase deficiency in heart tissue from infants who died unexpectedly with fatty change in the liver. *British Medical Journal*, **296**, 11–12.

34. Duran, M., Hofkamp, M., Rhead, W. J., Saudubray, J.-M., & Wadman, S. K. (1986). Sudden child death and "healthy" affected family members with medium-chain acyl-coenzyme A dehydrogenase deficiency. *Pediatrics*, **78**, 1052–7.

35. Wilcken, B., Carpenter, K. H., & Hammond, J. (1993). Neonatal symptoms in medium chain acyl coenzyme A dehydrogenase deficiency. *Archives of Disease in Childhood*, **69**, 292–4.

36. Losty, H. C., Lee, P., Alfaham, M., Gray, O. P., & Leonard, J. V. (1991). Fatty infiltration in the liver in medium chain acyl CoA dehydrogenase deficiency. *Archives of Disease in Childhood*, **66**, 727–8.

37. Bonnell, H. J. & Beckwith, J. B. (1986). Fatty liver in sudden childhood death: implications for Reye's syndrome? *American Journal of Diseases of Children*, **140**, 30–3.

38. Treem, W. R., Witzleben, C. A., Piccoli, D. A., *et al.* (1986). Medium-chain and longchain acyl CoA dehydrogenase deficiency: clinical, pathologic and ultrastructural differentiation from Reye's syndrome. *Hepatology*, **6**, 1270–8.

39. Kemp, P. M., Little, B. B., Bost, R. O., & Dawson, D. B. (1996). Whole blood levels of dodecanoic acid, a routinely detectable forensic marker for a genetic disease often misdiagnosed as sudden infant death syndrome (SIDS): MCAD deficiency. *The American Journal of Forensic Medicine and Pathology*, **17**, 79–82.

40. Bennett, M. J., Rinaldo, P., Millington, D. S., *et al.* (1991). Medium-chain acyl-CoA dehydrogenase deficiency: postmortem diagnosis in a case of sudden infant death and neonatal diagnosis of an affected sibling. *Pediatric Pathology*, **11**, 889–95.

41. Ding, J.-H., Roe, C. R., Iafolla, A. K., & Chen, Y.-T. (1991). Medium-chain acyl-coenzyme A dehydrogenase deficiency and sudden infant death. *The New England Journal of Medicine*, **325**, 61–2.

42. Gregersen, N., Winter, V., Jensen, P. K. A., *et al.* (1995). Prenatal diagnosis of medium-chain Acyl-CoA dehydrogenase (MCAD) deficiency in a family with a previous fatal case of sudden unexpected death in childhood. *Prenatal Diagnosis*, **15**, 82–6.

43. Kelly, D. P., Hale, D. E., Rutledge, S. L., *et al.* (1992). Molecular basis of inherited medium-chain acyl-CoA dehydrogenase deficiency causing sudden child death. *Journal of Inherited Metabolic Diseases*, **15**, 171–80.

44. Antozzi, C. & Zeviani, M. (1997). Cardiomyopathies in disorders of oxidative metabolism. *Cardiovascular Research*, **35**, 184–99.

45. Guertl, B., Noehammer, C., & Hoefler, G. (2000). Metabolic cardiomyopathies. *International Journal of Experimental Pathology*, **81**, 349–72.

46. Mathur, A., Sims, H. F., Gopalakrishnan, D., *et al.* (1999). Molecular heterogeneity in very-long-chain acyl-CoA dehydrogenase deficiency causing pediatric cardiomyopathy and sudden death. *Circulation*, **99**, 1337–43.

47. Strauss, A. W., Powell, C. K., Hale, D. E., *et al.* (1995). Molecular basis of human mitochondrial very-long-chain acyl-CoA dehydrogenase deficiency causing cardiomyopathy and sudden death in childhood. *Proceedings of the National*

48. Treem, W. R. (2000). New developments in the pathophysiology, clinical spectrum, and diagnosis of disorders of fatty acid oxidation. *Current Opinion in Pediatrics,* **12**, 463–8.
49. Duran, M., Wanders, R. J. A., deJager, J. P., et al. (1991). 3-Hydroxydicarboxylic aciduria due to long-chain 3-hydroxyacyl-coenzyme A dehydrogenase deficiency associated with sudden neonatal death: protective effect of medium-chain triglyceride treatment. *European Journal of Pediatrics,* **150**, 190–5.
50. Elpeleg, O. N. (1992). Sudden infant death syndrome in neonates. *American Journal of Diseases of Children,* **146**, 903–4.
51. Treem, W. R., Stanley, C. A., Hale, D. E., Leopold, H. B., & Hyams, J. S. (1991). Hypoglycemia, hypotonia, and cardiomyopathy: the evolving clinical picture of long-chain acyl-CoA dehydrogenase deficiency. *Pediatrics,* **87**, 328–33.
52. Pollitt, R. J. (1993). Defects in mitochondrial fatty acid oxidation: clinical presentations and their role in sudden infant death. *Paediatrica–Paedologica,* **28**, 13–17.
53. Breningstall, G. N. (1990). Carnitine deficiency syndromes. *Pediatric Neurology,* **6**, 75–81.
54. Chapoy, P. R., Angelini, C., Brown, W. J., et al. (1980). Systemic carnitine deficiency: a treatable inherited lipid-storage disease presenting as Reye's syndrome. *The New England Journal of Medicine,* **303**, 1389–94.
55. Ino, T., Sherwood, W. G., Benson, L. N., et al. (1988). Cardiac manifestations in disorders of fat and carnitine metabolism in infancy. *Journal of the American College of Cardiology,* **11**, 1301–8.
56. Legge, M. (1985). Systemic carnitine deficiency as the cause of a prolonged illness and sudden death in a six-year-old child. *Journal of Inherited Metabolic Disorders,* **8**, 159.
57. Tripp, M. E., Katcher, M. L., Peters, H. A., et al. (1981). Systemic carnitine deficiency presenting as familial endocardial fibroelastosis: a treatable cardiomyopathy. *The New England Journal of Medicine,* **305**, 385–90.
58. Gilbert, E. F. (1985). Carnitine deficiency. *Pathology,* **17**, 161–9.
59. Karpati, G., Carpenter, S., Engel, A. G., et al. (1975). The syndrome of systemic carnitine deficiency: clinical, morphologic, biochemical and pathophysiologic features. *Neurology,* **25**, 16–24.
60. Pande, S. V. (1999). Carnitine–acylcarnitine translocase deficiency. *American Journal of the Medical Sciences,* **318**, 22–7.
61. Stanley, C. A., Hale, D. E., Berry, G. T., et al. (1992). Brief report: a deficiency of carnitine–acylcarnitine translocase in the inner mitochondrial membrane. *The New England Journal of Medicine,* **327**, 19–23.
62. Demaugre, F., Bonnefont, J.-P., Colonna, M., et al. (1991). Infantile form of carnitine palmitoyltransferase II deficiency with hepatomuscular symptoms and sudden death: physiopathological approach to carnitine palmitoyltransferase II deficiencies. *Journal of Clinical Investigation,* **87**, 859–64.
63. Hug, G., Bove, K. E., & Soukup, S. (1991). Lethal neonatal multiorgan deficiency of carnitine palmitoyltransferase II. *The New England Journal of Medicine,* **325**, 1862–4.
64. Berry, C. L. (1989). Causes of sudden natural death in infancy and childhood. In *Paediatric Forensic Medicine and Pathology*, ed. J. K. Mason. London: Chapman & Hall Medical, pp. 165–77.
65. Burchell, A., Busuttil, A., Bell, J. E., & Hume, R. (1989). Hepatic microsomal glucose-6-phosphatase system and sudden infant death syndrome. *The Lancet,* **ii**, 291–3.
66. Schwartz, M. L., Cox, G. F., Lin, A. E., et al. (1996). Clinical approach to genetic cardiomyopathy in children. *Circulation,* 94, 2021–38.
67. McKusick, V. A. (1990). *Mendelian Inheritance in Man: Catalogs of Autosomal Dominant, Autosomal Recessive, and X-linked Phenotypes*, 9th edn. Baltimore, MD: Johns Hopkins University Press, pp. 1215–18.
68. van den Hout, H. M. P., Hop, W., van

Diggelen, O. P., et al. (2003). The natural course of infantile Pompe's disease: 20 original cases compared with 133 cases from the literature. *Pediatrics*, **112**, 332–40.

69. Elpeleg, O. N. (1999). The molecular background of glycogen metabolism disorders. *Journal of Pediatric Endocrinology and Metabolism*, **12**, 363–79.

70. Bulkley, B. H. & Hutchins, G. M. (1978). Pompe's disease presenting as hypertrophic myocardiomyopathy with Wolff–Parkinson–White syndrome. *American Heart Journal*, **92**, 246–52.

71. Tripathy, D., Coleman, R. A., Vidaillet, H. J., Jr., et al. (1988). Complete heart block with myocardial membranebound glycogen and normal peripheral α-glucosidase activity. *Annals of Internal Medicine*, **109**, 985–7.

72. Makos, M. M., McComb, R. D., Hart, M. N., & Bennett, D. R. (1987). Alpha-glucosidase deficiency and basilar artery aneurysm: report of a sibship. *Annals of Neurology*, **22**, 629–33.

73. Ferrans, V. J. & Boyce, S. W. (1983). Metabolic and familial diseases. In *Cardiovascular Pathology*, vol. 2, ed. M. D. Silver. New York: Churchill Livingstone, pp. 945–1004.

74. Raben, N., Plotz, P., & Byrne, B. J. (2002). Acid α-glucosidase deficiency (glycogenosis type II, Pompe disease). *Current Molecular Medicine*, **2**, 145–66.

75. Gehrmann, J., Sohlbach, K., Linnebank, M., et al. (2003). Cardiomyopathy in congenital disorders of glycosylation. *Cardiology in the Young*, **13**, 345–51.

76. Marquardt, T. & Denecke, J. (2003). Congenital disorders of glycosylation: review of their molecular bases, clinical presentations and specific therapies. *European Journal of Pediatrics*, **162**, 359–79.

77. Schachter, H. (2001). Congenital disorders involving defective *N*-glycosylation of proteins. *Cellular and Molecular Life Sciences*, **58**, 1085–104.

78. Carson, N. A. J., Dent, C. E., Field, C. M. B., & Gaull, G. E. (1965). Homocystinuria: clinical and pathological review of ten cases. *The Journal of Pediatrics*, **66**, 565–83.

79. Schimke, R. N., McKusick, V. A., Huang, T., & Pollack, A. D. (1965). Homocystinuria: studies of 20 families with 38 affected members. *The Journal of the American Medical Association*, **193**, 711–19.

80. Dettmeyer, R., Varchmin-Schultheiss, K., & Madea, B. (1998). Sudden death of an 18-year-old man with homocystinuria and intracranial inflammatory pseudotumor (IPT). *Forensic Science International*, **94**, 19–24.

81. Grieco, A. J. (1977). Homocystinuria: pathogenetic mechanisms. *American Journal of the Medical Sciences*, **273**, 120–32.

82. James, T. N., Carson, N. A. J., & Froggatt, P. (1974). De subitanies mortibus. IV. Coronary vessels and conduction system in homocystinuria. *Circulation*, **49**, 367–74.

83. Almgren, B., Eriksson, I., Hemmingsson, A., et al. (1978). Abdominal aortic aneurysm in homocystinuria. *Acta Chirurgica Scandinavica*, **144**, 545–8.

84. Harker, L. A., Slichter, S. J., Scott, C. R., & Ross, R. (1974). Homocystinemia: vascular injury and arterial thrombosis. *The New England Journal of Medicine*, **291**, 537–43.

85. McCully, K. S. & Wilson, R. B. (1975). Homocysteine theory of arteriosclerosis. *Atherosclerosis*, **22**, 215–27.

86. Palareti, G., Salardi, S., Piazzi, S., et al. (1986). Blood coagulation changes in homocystinuria: effects of pyridoxine and other specific therapy. *The Journal of Pediatrics*, **109**, 1001–6.

87. Gibson, J. B., Carson, N. A. J., & Neill, D. W. (1964). Pathological findings in homocystinuria. *Journal of Clinical Pathology*, **17**, 427–37.

88. Gilbert-Barness, E. (2004). Metabolic cardiomyopathy and conduction system defects in children. *Annals of Clinical and Laboratory Science*, **34**, 15–34.

89. Mudd, S. H., Skovby, F., Levy, H. L., et al. (1985). The natural history of homocystinuria due to cystathionine β-synthase deficiency. *American Journal of Human Genetics*, **37**, 1–31.

90. Hallock, J., Morrow, G., III,

90. Karp, L. A., & Barness, L. A. (1969). Postmortem diagnosis of metabolic disorders: the finding of maple syrup urine disease in a case of sudden and unexpected death in infancy. *American Journal of Diseases of Children*, **118**, 649–51.
91. Thoene, J. G. (1995). Cystinosis. *Journal of Inherited Metabolic Disease*, **18**, 380–6.
92. Gahl, W. A., Thoene, J. G., & Schneider, J. A. (2002). Cystinosis. *The New England Journal of Medicine*, **347**, 111–21.
93. Kalatzis, V. & Antignac, C. (2003). New aspects of the pathogenesis of cystinosis. *Pediatric Nephrology*, **18**, 207–15.
94. Lettgen, B., Bald, M., & Rascher, W. (1992). Sudden death in cystinosis. *Child Nephrology and Urology*, **12**, 228–30.
95. Olpin, S. E. (2004). The metabolic investigation of sudden infant death. *Annals of Clinical Biochemistry*, **41**, 282–93.
96. Gordon, N. (2006). Glutaric aciduria types I and II. *Brain and Development*, **28**, 136–40.
97. McClelland, V. M., Bakalinova, D. B., Henriksz, C., & Singh, R. P. (2009). Glutaric aciduria type 1 presenting with epilepsy. *Developmental Medicine and Child Neurology*, **51**, 235–9.
98. Morton, D. H., Bennett, M. J., Seargeant, L. E., Nichter, C. A., & Kelley, R. I. (1991). Glutaric aciduria type I: a common cause of episodic encephalopathy and spastic paralysis in the Amish of Lancaster County, Pennsylvania. *American Journal of Medical Genetics*, **41**, 89–95.
99. Jequier Gygax, M., Roulet-Perez, E., Meagher-Villemure, K., et al. (2009). Sudden unexpected death in an infant with L-2-hydroxyglutaric aciduria. *European Journal of Pediatrics*, **168**, 957–62.
100. Wolf, B., Heard, G. S., Weissbecker, K. A., et al. (1985). Biotinidase deficiency: initial clinical features and rapid diagnosis. *Annals of Neurology*, **18**, 614–17.
101. Burton, B. K. & Wolf, B. (1987). Sudden death associated with biotinidase deficiency. *Pediatrics*, **79**, 482–3.
102. Patterson, K., Donnelly, W. H., & Dehner, L. P. (1992). The cardiovascular system. In *Pediatric Pathology*, vol. 1, ed. J. T. Stocker & L. P. Dehner. Philadelphia, PA: J. B. Lippincott, pp. 575–651.
103. Dardir, M., Ferrans, V. J., & Roberts, W. C. (1989). Coronary artery disease in familial and metabolic disorders. In *Nonatherosclerotic Ischemic Heart Disease*, ed. R. Virmani & M. B. Forman. New York: Raven Press, pp. 185–235.
104. Factor, S. M., Biempica, L., & Goldfischer, S. (1978). Coronary intimal sclerosis in Morquio's syndrome. *Virchows Archiv – Pathological Anatomy and Histology*, **379**, 1–10.
105. Brosius, F. C., III & Roberts, W. C. (1981). Coronary artery disease in the Hurler syndrome: qualitative and quantitative analysis of the extent of coronary narrowing at necropsy in six children. *The American Journal of Cardiology*, **47**, 649–53.
106. Krovetz, L. J. & Schiebler, G. L. (1972). Cardiovascular manifestations of the genetic mucopolysaccharidoses. *Birth Defects*, **8**, 192–6.
107. Renteria, V. G., Ferrans, V. J., & Roberts, W. C. (1976). The heart in the Hurler syndrome: gross, histologic and ultrastructural observations in five necropsy cases. *The American Journal of Cardiology*, **38**, 487–501.
108. Goldfischer, S., Coltoff-Schiller, B., Biempica, L., & Wolinsky, H. (1975). Lysosomes and the sclerotic arterial lesion in Hurler's disease. *Human Pathology*, **6**, 633–7.
109. Krovetz, L. J., Lorincz, A. E., & Schiebler, G. L. (1965). Cardiovascular manifestations of the Hurler syndrome: hemodynamic and angiocardiographic observations in 15 patients. *Circulation*, **31**, 132–41.
110. Lindsay, S. (1950). The cardiovascular system in gargoylism. *British Heart Journal*, **12**, 17–32.
111. Shapiro, J., Strome, M., & Crocker, A. C. (1985). Airway obstruction and sleep apnea in Hurler and hunter syndromes. *The Annals of Otology, Rhinology and Laryngology*,

94, 458–61.
112. Hayflick, S., Rowe, S., Kavanaugh-McHugh, A., Olson, J. L., & Valle, D. (1992). Acute infantile cardiomyopathy as a presenting feature of mucopolysaccharidosis VI. *The Journal of Pediatrics*, **120**, 269–72.
113. Taylor, D. B., Blaser, S. I., Burrows, P. E., et al. (1991). Arteriopathy and coarctation of the abdominal aorta in children with mucopolysaccharidosis: imaging findings. *American Journal of Roentgenology*, **157**, 819–23.
114. Emanuel, R. W. (1954). Gargoylism with cardiovascular involvement in two brothers. *British Heart Journal*, **16**, 417–22.
115. Schenk, E. A. & Haggerty, J. (1964). Morquio's disease: a radiologic and morphologic study. *Pediatrics*, **34**, 839–50.
116. Neychev, V. K. & Jinnah, H. A. (2006). Sudden death in Lesch–Nyhan disease. *Developmental Medicine and Child Neurology*, **48**, 923–6.
117. Nyhan, W. L. (1997). The recognition of Lesch–Nyhan syndrome as an inborn error of purine metabolism. *Journal of Inherited Metabolic Disease*, **20**, 171–8.
118. Daniels, S. R., Bates, S., Lukin, R. R., et al. (1982). Cerebrovascular arteriopathy (arteriosclerosis) and ischemic childhood stroke. *Stroke*, **13**, 360–5.
119. Glueck, C. J., Daniels, S. R., Bates, S., et al. (1982). Pediatric victims of unexplained stroke and their families: familial lipid and lipoprotein abnormalities. *Pediatrics*, **69**, 308–16.
120. Berger, G. M. B. & Bonnici, F. (1977). Familial hyperchylomicronaemia in four families: problems in diagnosis, management and aetiology reviewed. *South African Medical Journal*, **51**, 623–8.
121. Potter, J.M. & Hilton, J.M.N. (1983). Type 1 hyperlipoproteinemia presenting as sudden death in infancy. *Australian and New Zealand Journal of Medicine*, **13**, 381–3.
122. Kavey, R.-E. W., Allada, V., Daniels, S. R., et al. (2006). Cardiovascular risk reduction in high-risk pediatric patients. *Circulation*, **114**, 2710–38.
123. Mabuchi, H., Miyamoto, S., Ueda, K., et al. (1986). Causes of death in patients with familial hypercholesterolemia. *Atherosclerosis*, **61**, 1–6.
124. Sprecher, D. L., Schaefer, E. J., Kent, K. M., et al. (1984). Cardiovascular features of homozygous familial hypercholesterolemia: analysis of 16 patients. *The American Journal of Cardiology*, **54**, 20–30.
125. Williams, M. L. (1989). Death of a child as a result of familial hypercholesterolaemia. *The Medical Journal of Australia*, **150**, 93–4.
126. Allen, J. M., Thompson, G. R., Myant, N. B., Steiner, R., & Oakley, C. M. (1980). Cardiovascular complications of homozygous familial hypercholesterolaemia. *British Heart Journal*, **44**, 361–8.
127. Yamamoto, A., Kamiya, T., Yamamura, T., et al. (1989). Clinical features of familial hypercholesterolemia. *Arteriosclerosis* (Suppl. I), **9**, I-66–74.
128. Morganroth, J., Levy, R. I., & Fredrickson, D. S. (1975). The biochemical, clinical and genetic features of type III hyperlipoproteinemia. *Annals of Internal Medicine*, **82**, 158–74.
129. Roberts, W. C., Ferrans, V. J., Levy, R. I., & Fredrickson, D. S. (1973). Cardiovascular pathology in hyperlipoproteinemia: anatomic observations in 42 necropsy patients with normal or abnormal serum lipoprotein patterns. *The American Journal of Cardiology*, **31**, 557–70.
130. Koskenvuo, K., Karvonen, M. J., & Rissanen, V. (1978). Death from ischemic heart disease in young Finns aged 15–24 years. *The American Journal of Cardiology*, **42**, 114–18.
131. Pellegrino, P.A., Zanesco, L., & Battistella, P. A. (1992). Coagulopathies and vasculopathies. In *Cerebrovascular Diseases in Children*, ed. A. J. Raimondi, M. Choux, & C. Di Rocco. New York: Springer-Verlag, pp. 189–204.
132. Kodama, H., Murata, Y., & Kobayashi, M. (1999). Clinical manifestations and treatment of Menkes disease and its variants. *Pediatrics International*, **41**, 423–9.
133. Danks, D. M.,

Campbell, P. E., Stevens, B. J., Mayne, V., & Cartwright, E. (1972). Menkes's kinky hair syndrome: an inherited defect in copper absorption with widespread effects. *Pediatrics*, **50**, 188–201.

134. Kaler, S. G. (1998). Metabolic and molecular bases of Menkes disease and occipital horn syndrome. *Pediatric and Developmental Pathology*, **1**, 85–98.

135. Martin, J. J., Flament-Durand, J., Farriaux, J. P., *et al.* (1978). Menkes kinky-hair disease: a report on its pathology. *Acta Neuropathologica*, **42**, 25–32.

136. Uno, H., Arya, S., Laxova, R., & Gilbert, E. F. (1983). Menkes' syndrome with vascular and adrenergic nerve abnormalities. *Archives of Pathology and Laboratory Medicine*, **107**, 286–9.

137. Wheeler, E. M. & Roberts, P. F. (1976). Menkes's steely hair syndrome. *Archives of Disease in Childhood*, **51**, 269–74.

138. Casteels-Van Daele, M., Van Geet., C., Wouters, C., & Eggermont, E. (2000). Reye syndrome revisited: a descriptive term covering a group of heterogeneous disorders. *European Journal of Pediatrics*, **159**, 641–8.

139. Larsen, S. U. (1997). Reye's syndrome. *Medicine, Science and the Law*, **37**, 235–41.

140. Starko, K. M., Ray, C. G., Dominguez, L. B., Stromberg, W. L., & Woodall, D. F. (1980). Reye's syndrome and salicylate use. *Pediatrics*, **66**, 859–64.

141. Young, T. W. (1992). Reye's syndrome: a diagnosis occasionally first made at medicolegal autopsy. *The American Journal of Forensic Medicine and Pathology*, **13**, 21–7.

142. Halpin, T. J., Holtzhauer, F. J., Campbell, R. J., *et al.* (1982). Reye's syndrome and medication use. *The Journal of the American Medical Association*, **248**, 687–91.

143. Meier, F. A., Baron, J. A., & Greenberg, E. R. (1983). Reye's syndrome: a review from the forensic viewpoint. *The American Journal of Forensic Medicine and Pathology*, **4**, 323–9.

144. Rennebohm, R. M., Heubi, J. E., Daugherty, C. C., & Daniels, S. R. (1985). Reye syndrome in children receiving salicylate therapy for connective tissue disease. *The Journal of Pediatrics*, **107**, 877–80.

145. Starko, K. M. & Mullick, F. G. (1983). Hepatic and cerebral pathology findings in children with fatal salicylate intoxication: further evidence for a causal relation between salicylate and Reye's syndrome. *The Lancet*, **i**, 326–9.

146. Partin, J. C., Schubert, W. K., & Partin, J. S. (1971). Mitochondrial ultrastructure in Reye's syndrome (encephalopathy and fatty degeneration of the viscera). *The New England Journal of Medicine*, **285**, 1339–43.

147. Glasgow, J. F. & Moore, R. (1993). Current concepts in Reye's syndrome. *British Journal of Hospital Medicine*, **50**, 599–604.

148. Mason, J. K. & Bain, A. D. (1982). Reye's syndrome presenting as atypical sudden infant death syndrome? *Forensic Science International*, **20**, 39–44.

149. Green, A. & Hall, S. M. (1992). Investigation of metabolic disorders resembling Reye's syndrome. *Archives of Disease in Childhood*, **67**, 1313–17.

150. Levin, M., Kay, J. D. S., Gould, J. D., *et al.* (1983). Haemorrhagic shock and encephalopathy: a new syndrome with a high mortality in young children. *The Lancet*, **ii**, 64–7.

151. Levin, M., Pincott, J. R., Hjelm, M., *et al.* (1989). Hemorrhagic shock and encephalopathy: clinical, pathologic, and biochemical features. *The Journal of Pediatrics*, **114**, 194–203.

152. Ince, E., Kuloglu, Z., & Akinci, Z. (2000). Hemorrhagic shock and encephalopathy syndrome: neurologic features. *Pediatric Emergency Care*, **16**, 260–4.

153. Gefen, R., Eshel, G., Abu-Kishk, I., *et al.* (2008). Hemorrhagic shock and encephalopathy syndrome: clinical course and neurological outcome. *Journal of Child Neurology*, **23**, 589–92.

154. Trounce, J. Q., Lowe, J., Lloyd, B. W., & Johnston, D. I. (1991). Haemorrhagic shock encephalopathy and sudden

infant death. *The Lancet*, **337**, 202–3.

155. Rinka, H., Yoshida, T., Kubota, T., *et al.* (2008). Hemorrhagic shock and encephalopathy syndrome: the markers for an early HSES diagnosis. *BMC Pediatrics*, **8**, 43.

156. Bacon, C. J. & Hall, S. M. (1992). Haemorrhagic shock encephalopathy syndrome in the British Isles. *Archives of Disease in Childhood*, **67**, 985–93.

157. Chesney, P. J. & Chesney, R. W. (1989). Hemorrhagic shock and encephalopathy: reflections about a new devastating disorder that affects normal children. *The Journal of Pediatrics*, **114**, 254–6.

158. Little, D. & Wilkins, B. (1997). Hemorrhagic shock and encephalopathy syndrome: an unusual cause of sudden death in children. *The American Journal of Forensic Medicine and Pathology*, **18**, 79–83.

159. Bratton, S. L. & Jardine, D. S. (1992). Cerebral infarction complicated hemorrhagic shock and encephalopathy syndrome. *Pediatrics*, **90**, 626–8.

160. Chaves-Carballo, E., Montes, J. E., Nelson, W. B., & Chrenka, B. A. (1990). Hemorrhagic shock and encephalopathy: clinical definition of a catastrophic syndrome in infants. *American Journal of Diseases of Children*, **144**, 1079–82.

161. Pollack, C. V., Jr. & Pender, E. S. (1991). Hemorrhagic shock and encephalopathy syndrome. *Annals of Emergency Medicine*, **20**, 1366–70.

162. Weibley, R. E., Pimentel, B., & Ackerman, N. B. (1989). Hemorrhagic shock and encephalopathy syndrome of infants and children. *Critical Care Medicine*, **17**, 335–8.

163. Cornelio, F. & DiDonato, S. (1985). Myopathies due to enzyme deficiencies. *Journal of Neurology*, **232**, 329–40.

164. Pavlakis, S. G., Phillips, P. C., DiMauro, S., De Vivo, D. C., & Rowland, L. P. (1984). Mitochondrial myopathy, encephalopathy, lactic acidosis and strokelike episodes: a distinctive clinical syndrome. *Annals of Neurology*, **16**, 481–8.

165. Bernier, F. P., Boneh, A., Dennett, X., *et al.* (2002). Diagnostic criteria for respiratory chain disorders in adults and children. *Neurology*, **59**, 1406–11.

166. Morava, E., van den Heuvel, L., Hol, F., *et al.* (2006). Mitochondrial disease criteria: diagnostic applications in children. *Neurology*, **67**, 1823–16.

167. Thorburn, D. R. & Smeitink, J. (2001). Diagnosis of mitochondrial disorders: clinical and biochemical approach. *Journal of Inherited Metabolic Disease*, **24**, 312–16.

168. Allen, I. V., Swallow, M., Nevin, N. C., & McCormick, D. (1978). Clinicopathological study of Refsum's disease with particular reference to fatal complications. *Journal of Neurology, Neurosurgery and Psychiatry*, **41**, 323–32.

169. Colucci, W. S., Lorell, B. H., Schoen, F. J., Warhol, M. J., & Grossman, W. (1982). Hypertrophic obstructive cardiomyopathy due to Fabry's disease. *The New England Journal of Medicine*, **307**, 926–8.

170. Coltart, D. J. & Hudson, R. E. B. (1971). Primary oxalosis of the heart: a cause of heart block. *British Heart Journal*, **33**, 315–19.

171. Gillespie, K. M. (2006). Type 1 diabetes: pathogenesis and prevention. *Canadian Medical Association Journal*, **175**, 165–70.

172. Porter, J. R. & Barrett, T. G. (2004). Acquired non-type 1 diabetes in childhood: subtypes, diagnosis, and management. *Archives of Disease in Childhood*, **89**, 1138–44.

173. Rozin, L., Perper, J. A., Jaffe, R., & Drash, A. (1994). Sudden unexpected death in childhood due to unsuspected diabetes mellitus. *The American Journal of Forensic Medicine and Pathology*, **15**, 251–6.

174. DiMaio, V. J. M., Sturner, W. Q., & Coe, J. I. (1977). Sudden and unexpected deaths after the acute onset of diabetes mellitus. *Journal of Forensic Sciences*, **22**, 147–51.

175. Byard, R. W., Riches, K. J., Kostakis, C., & Felgate, H. E. (2006). Diabetic ketoacidosis: a possible complicating factor in deaths associated with drug overdose: two case reports. *Medicine, Science and the Law*, **46**, 81–4.

176. Atluru, V. L. (1986). Spontaneous intracerebral

hematomas in juvenile diabetic ketoacidosis. *Pediatric Neurology*, **2**, 167–9.
177. Molander, N. (1982). Sudden natural death in later childhood and adolescence. *Archives of Disease in Childhood*, **57**, 572–6.
178. Shivelhood, E. K. (1947). Myocardial infarction in a twelve-year-old boy with diabetes. *American Heart Journal*, **35**, 655–61.
179. Edge, J. A., Ford-Adams, M. E., & Dunger, D. B. (1999). Causes of death in children with insulin dependent diabetes 1990–96. *Archives of Disease in Childhood*, **81**, 318–23.
180. Neuspiel, D. R. & Kuller, L. H. (1985). Sudden and unexpected natural death in childhood and adolescence. *The Journal of the American Medical Association*, **254**, 1321–5.
181. Irwin, J. & Cohle, S. D. (1988). Sudden death due to diabetic ketoacidosis. *The American Journal of Forensic Medicine and Pathology*, **9**, 119–21.
182. Hayes, T. M. & Woods, C. J. (1968). Unexpected death during treatment of uncomplicated diabetic ketoacidosis. *British Medical Journal*, **4**, 32–3.
183. Buchino, J. J., Corey, T. S., & Montgomery, V. (2002). Sudden unexpected death in hospitalized children. *The Journal of Pediatrics*, **140**, 461–5.
184. Glaser, N., Barnett, P., McCaslin, I., *et al.* (2001). Risk factors for cerebral edema in children with diabetic ketoacidosis. *The New England Journal of Medicine*, **344**, 264–9.
185. Knight, B. (1996). Poisoning by medicines. In *Forensic Pathology*, 2nd edn. London: Arnold, pp. 565–6.
186. Tu, E., Twigg, S. M., Duflou, J., & Semsarian, C. (2008). Causes of death in young Australians with type 1 diabetes: a review of coronial postmortem examinations. *The Medical Journal of Australia*, **188**, 699–702.
187. Dahlquist, G. & Källén, B. (2005). Mortality in childhood-onset type 1 diabetes: a population based study. *Diabetes Care*, **28**, 2384–7.
188. Koltin, D. & Daneman, D. (2008). "Dead-in-bed" syndrome: a diabetes nightmare. *Pediatric Diabetes*, **9**, 504–7.
189. Sartor, G. & Dahlquist, G. (1995). Short-term mortality in childhood onset insulin-dependent diabetes mellitus: a high frequency of unexpected deaths in bed. *Diabetic Medicine*, **12**, 607–11.
190. Thordarson, H. & Søvik, O. (1995). Dead in bed syndrome in young diabetic patients in Norway. *Diabetic Medicine*, **12**, 782–7.
191. Tattersall, R. B. & Gill, G. V. (1991). Unexplained deaths of type 1 diabetic patients. *Diabetic Medicine*, **8**, 49–58.
192. Tu, E., Twigg, S. M., & Semsarian, C. (2009). Sudden death type 1 diabetes: the mystery of the "dead in bed" syndrome. *International Journal of Cardiology*, **138**, 91–3.
193. Start, R. D., Barber, C., Kaschula, R. O. C., & Robinson, R. T. C. E. (2007). The "dead in bed syndrome": a cause of sudden death in Type 1 diabetes mellitus. *Histopathology*, **51**, 843–5.
194. Bell, D. S. H. (2006). Dead in bed syndrome: a hypothesis. *Diabetes, Obesity and Metabolism*, **8**, 261–3.
195. De Herder, W. W. & van der Lely, A. J. (2003). Addisonian crisis and relative adrenal failure. *Reviews in Endocrine and Metabolic Disorders*, **4**, 143–7.
196. Ten, S., New, M., & MacLaren, N. (2001). Addison's disease 2001. *The Journal of Clinical Endocrinology and Metabolism*, **86**, 2909–22.
197. Alevritis, E. M., Sarubbi, F. A., Jordan, R. M., & Peiris, A. N. (2003). Infectious causes of adrenal insufficiency. *Southern Medical Journal*, **96**, 888–90.
198. Nieman, L. K. & Chanco Turner, M. L. (2006). Addison's disease. *Clinics in Dermatology*, **24**, 276–80.
199. Erichsen, M. M., Løvås, K., Fougner, K. J., *et al.* (2009). Normal overall mortality rate in Addison's disease, but young patients are at risk of premature death. *European Journal of Endocrinology*, **160**, 233–7.
200. Al Sabri, A. M., Smith, N., & Busuttil, A. (1997). Sudden death due to auto-immune Addison's disease in a 12-year-old girl. *International Journal of Legal Medicine*, **110**, 278–80.
201. Burke, M. P. & Opeskin, K.

201. (1999). Adrenocortical insufficiency. *The American Journal of Forensic Medicine and Pathology*, **20**, 60–5.
202. Russell, M. A., Opitz, J. M., Viseskul, C., Gilbert, E. F., & Bargman, G. J. (1977). Sudden infant death due to congenital adrenal hypoplasia. *Archives of Pathology and Laboratory Medicine*, **101**, 168–9.
203. Ferraz-de-Souza, B. & Achermann. J. C. (2008). Disorders of adrenal development. In *Disorders of the Human Adrenal Cortex*, vol. 13, ed. C. E. Flück & W. L. Miller. Basel, Switzerland: Karger, pp. 19–32.
204. Batch, J. A., Montalto, J., Yong, A. B. W., *et al.* (1991). Three cases of congenital adrenal hypoplasia: a cause of salt-wasting and mortality in the neonatal period. *Journal of Paediatrics and Child Health*, **27**, 108–12.
205. Favara, B. E., Fransciosi, R. A., & Miles, V. (1972). Idiopathic adrenal hypoplasia in children. *American Journal of Clinical Pathology*, **57**, 287–96.
206. Jindrich, E. J. (1984). Adrenal hypofunction and sudden death. *Journal of Forensic Sciences*, **29**, 930–3.
207. O'Donohoe, N. V. & Holland, P. D. J. (1968). Familial congenital adrenal hypoplasia. *Archives of Disease in Childhood*, **43**, 717–23.
208. Sperling, M. A., Wolfsen, A. R., & Fisher, D. A. (1973). Congenital adrenal hypoplasia: an isolated defect of organogenesis. *The Journal of Pediatrics*, **82**, 444–9.
209. Kerenyi, N. (1961). Congenital adrenal hypoplasia. *Archives of Pathology*, **71**, 336–43.
210. Lin, L., Ferraz-de-Souza, B., & Achermann, J. C. (2007). Genetic disorders involving adrenal development. *Endocrine Development*, **11**, 36–46.
211. Stuhrmann, M., Heilbronner, H., Reis, A., *et al.* (1991). Characterization of a Xp21 microdeletion syndrome in a 2-year-old boy with muscular dystrophy, glycerol kinase deficiency and adrenal hypoplasia congenita. *Human Genetics*, **86**, 414–15.
212. New, M. I. & Levine, L. S. (1981). Congenital adrenal hyperplasia. *Clinical Biochemistry*, **14**, 258–72.
213. Cleveland, W. W., Green, O. C., & Wilkins, L. (1962). Deaths in congenital adrenal hyperplasia. *Pediatrics*, **29**, 3–17.
214. Gassner, H. L., Toppari, J., Quinteiro González, S., & Miller, W. L. (2004). Nearmiss apparent SIDS from adrenal crisis. *The Journal of Pediatrics*, **145**, 178–83.
215. Marshall, W. N., Jr. & Lightner, E. S. (1980). Congenital adrenal hyperplasia presenting with posterior labial fusion without clitoromegaly. *Pediatrics*, **66**, 312–14.
216. New, M. I. & Levine, L. S. (1984). Recent advances in 21-hydroxylase deficiency. *Annual Review of Medicine*, **35**, 649–63.
217. Gozzi, T. G., Harris, N. P., McGown, I. N., *et al.* (2005). Autopsy diagnosis of 21-hydroxylase deficiency CAH in a case of apparent SIDS. *Pediatric and Developmental Pathology*, **8**, 397–401.
218. White, P. C., New, M. I., & Dupont, B. (1987). Congenital adrenal hyperplasia (first of two parts). *The New England Journal of Medicine*, **316**, 1519–24.
219. Dagartzikas, M. I., Sprague, K., Carter, G., & Tobias, J. D. (2002). Cerebrovascular event, dilated cardiomyopathy, and pheochromocytoma. *Pediatric Emergency Care*, **18**, 33–5.
220. D'Errico, S., Pomara, C., Riezzo, I., *et al.* (2009). Cardiac failure due to epinephrine-secreting pheochromocytoma: clinical, laboratory and pathological findings in a sudden death. *Forensic Science International*, **187**, e13–17.
221. Inabnet, W. B., Caragliano, P., & Pertsemlidis, D. (2000). Pheochromocytoma: inherited associations, bilaterality, and cortex preservation. *Surgery*, **128**, 1007–11.
222. Reddy, V. S., O'Neill, J. A., Jr., Holcomb, G. W., III, *et al.* (2000). Twenty-five-year surgical experience with pheochromocytoma in children. *American Surgeon*, **66**, 1085–91.
223. Botchan, A., Hauser, R., Kupfermine, M., *et al.* (1995). Pheochromocytoma in pregnancy: case report and review of the literature. *Obstetrical and Gynecological*

224. Jessurun, C. R., Adam, K., Moise, K. J., Jr., & Wilansky, S. (1993). Pheochromocytoma-induced myocardial infarction in pregnancy: a case report and literature review. *Texas Heart Institute Journal*, **20**, 120–2.

225. Zangrillo, A., Valentini, G., Casati, A., & Torri, G. (1999). Myocardial infarction and death after caesarian section in a woman with protein S deficiency and undiagnosed phaeochromocytoma. *European Journal of Anaesthesiology*, **16**, 268–70.

226. Moore, L., Barker, A. P., Byard, R. W., Bourne, A. J., & Ford, W. D. A. (1991). Adrenal cortical tumors in childhood:clinicopathological features of six cases. *Pathology*, **23**, 94–7.

227. Marshall, D. T., Gilbert, J. D., & Byard, R. W. (2007). Adrenocortical carcinoma and sudden death. *Forensic Science, Medicine, and Pathology*, **3**, 53–5.

228. Jaffe, R., Hashida, Y., & Yunis, E. J. (1982). The endocrine pancreas of the neonate and infant. *Perspectives in Pediatric Pathology*, **7**, 137–65.

229. Thomas, C. G., Jr., Underwood, L. E., Carney, C. N., Dolcourt, J. L., & Whitt, J. J. (1977). Neonatal and infantile hypoglycemia due to insulin excess: new aspects of diagnosis and surgical management. *Annals of Surgery*, **185**, 505–17.

230. Gould, V. E., Memoli, V. A., Dardi, L. E., & Gould, N. S. (1983). Nesidiodysplasia and nesidioblastosis of infancy: structural and functional correlations with the syndrome of hyperinsulinemic hypoglycemia. *Pediatric Pathology*, **1**, 7–31.

231. Jack, M. M., Walker, R. M., Thomsett, M. J., Cotterill, A. M., & Bell, J. R. (2000). Histologic findings in persistent hyperinsulinemic hypoglycemia of infancy: Australian experience. *Pediatric and Developmental Pathology*, **3**, 532–47.

232. Hirvonen, J., Jantti, M., Syrjala, H., Lautala, P., & Akerblom, H. K. (1980). Hyperplasia of islets of Langerhans and low serum insulin in cot deaths. *Forensic Science International*, **16**, 213–26.

233. Harris, J. P., Ricker, A. T., Gray, R. S., Steed, R. D., & Gutai, J. J. P. (1992). Reversible hypertrophic cardiomyopathy associated with nesidioblastosis. *The Journal of Pediatrics*, **120**, 272–5.

234. Guthrie G. P., Jr., Hunsaker, J. C., III, & O'Connor, W. N. (1987). Sudden death in hypothyroidism. *The New England Journal of Medicine*, **317**, 1291.

235. Fassbender, W. J., Krohn-Grimberghe, B., Görtz, B., et al. (2000). Multiple endocrine neoplasia (MEN): an overview and case report – patient with sporadic bilateral pheochromocytoma, hyperparathyroidism and marfanoid habitus. *Anticancer Research*, **20**, 4877–88.

236. Byard, R. W., Thorner, P. S., Chan, H. S. L., Griffiths, A. M., & Cutz, E. (1990). Pathological features of multiple endocrine neoplasia type IIB in childhood. *Pediatric Pathology*, **10**, 581–92.

237. Griffiths, A. M., Mack, D. R., Byard, R. W., Stringer, D. A., & Shandling, B. (1990) Multiple endocrine neoplasia IIb: an unusual cause of chronic constipation. *The Journal of Pediatrics*, **116**, 285–8.

238. Bravo, E. L. (2002). Pheochromocytoma. *Cardiology in Review*, **10**, 44–50.

239. Ciftci, A. O., Tanyel, F. C., Şenocak, M. E., & Büyükpamukçu, N. (2001). Pheochromocytoma in children. *Journal of Pediatric Surgery*, **36**, 447–52.

240. Tormey, W. P., Carney, M., & FitzGerald, R. J. (1999). Catecholamines in urine after death. *Forensic Science International*, **103**, 67–71.

241. Clayton, P. T., Hyland, K., Brand, M., & Leonard, J. V. (1986). Mitochondrial phosphoenolpyruvate carboxykinase deficiency. *European Journal of Pediatrics*, **145**, 46–50.

242. Norman, M. G., Taylor, G. P., & Clarke, L. A. (1990). Sudden, unexpected, natural death in childhood. *Pediatric Pathology*, **10**, 769–84.

第12章 その他の自然死

はじめに…626
結合織疾患…626
 Marfan 症候群　626
  概　説　626
  臨床徴候　626
  病　因　627
  病理所見　628
  突然死の発生　629
 Ehlers–Danlos 症候群 IV 型（血管型）　631
  概　説　631
  臨床徴候　631
  病　因　631
  病理所見　632
  突然死の発生　632
  診　断　632
  剖検時精査　632
  その他の関連徴候　633
 弾力線維性仮性黄色腫　633
  概　説　633
  臨床徴候　633
  病　因　633
  病理所見　633
  突然死の発生　634
 Loeys–Dietz 症候群　634
 動脈蛇行症候群　634
骨系統疾患…634
 軟骨無形成症　634
  概　説　634
  臨床徴候　634
  病　因　635
  突然死の発生　635
 変容性骨異形成症　635
 Ellis–van Creveld 症候群（軟骨外胚葉異形成症）　635
 Holt–Oram 症候群（心臓 - 手症候群）　636
 Hallerman–Streiff 症候群　636
 頭蓋骨縫合早期癒合症候群　636
  概　説　636
 胎児ワーファリン症候群　636
皮膚疾患…637
 無汗性外胚葉形成異常症　637
  概　説　637
  臨床徴候　637
  病　因　637
  突然死の発生　637
 表皮水疱症　637
 肥満細胞症　637
 MIDAS 症候群（小眼球 - 線状皮膚欠損症候群）　638
筋疾患…638
 悪性高熱　638
  臨床徴候　638
  病　因　638
  突然死の発生　638
  病理学的徴候　638
 Emery–Dreifuss 症候群　638
  概　説　638
 他の筋ジストロフィー　639
 横隔膜筋炎　639
染色体異常／発達遅滞…639
 トリソミー症候群　639
 Down 症候群　639
  概　説　639
  病　因　640
  病理学的徴候　640
  突然死の発生　642
 脆弱 X 症候群　644
  臨床徴候　644
  突然死の発生　644
 Turner 症候群　645
  臨床徴候　645
  病　因　645
  突然死の発生　645
 Noonan 症候群　645
 Costello 症候群　646
 LEOPARD 症候群　646
 Prader–Willi 症候群　646
 Cornelia de Lange 症候群　646
 硬結性骨化症　647
 Marshall–Smith 症候群　647
 Opitz–G/BBB 症候群　647
 部分皮膚低形成症　647
 McCune–Albright 症候群　647
 Beckwith–Wiedemann 症候群　648

第 4 部　自然死（内因死）

　　　　精巣発育異常をともなう乳児突然死症候群
　　　　　648
　　免疫系疾患…648
　　　　免疫欠損症　648
　　　　アナフィラキシー　648
　　　　　病理所見　648
　　　　全身性エリテマトーデス　650
　　　　重症筋無力症　650
　　　　抗リン脂質抗体症候群　650

　　サルコイドーシス　650
　　　　概　説　650
　　　　病　因　650
　　　　病理所見　651
　　　　突然死の発生　651
　　木村氏病　652
　　ランゲルハンス細胞組織球増加症　652
　　その他　653

はじめに

　本章では、他章で詳述していないその他のさまざまな病態につき、取り扱っている。具体的には、結合組織疾患、骨系統疾患、皮膚疾患、筋疾患、染色体疾患、免疫学的疾患、奇形症候群につき、概説している。

　病院外で剖検を行う際には詳細な病歴が不明なこともしばしばであり、顔貌異常をともなう死亡児を剖検する際には、正確な評価のため、「必要時に遺伝科専門医のレビューを行うための詳細な体表／内臓の写真撮影」「発生学的／分子生物学的検討を行うための皮膚や新鮮組織の無菌的生検」「生化学的検査や代謝に関する検査を行うための硝子体液の採取」「詳細な神経病理学的検査を行うための脳脊髄採取」などを、項目別にそれぞれルーチンに実施することが望まれる。

　遺伝子変異が特定された始めた当初は、遺伝子型と表現型の関連性に関する研究が進むことで、多くの遺伝疾患は患者本人の予後予測だけではなく、その家族が発症する可能性についても正確に予測可能となると期待され［1］、剖検後に分子生物学的検討を実施することは、遺伝相談を実施するための極めて重要な役割を担うことができると想定された。ただ残念ながら、実際には遺伝疾患の病態は極めて多岐に及んでおり、単一遺伝子異常の疾患だけではなく、多数の遺伝子が関与する複雑で膨大な遺伝子変異が原因と思われる疾患も少なくない。また遺伝子変位のみつかった家系であっても、その変異の有する意義が未解明の家系も数多く存在している。散発的な遺伝子変異による孤発例も少なくなく、遺伝子型と表現型とが一致していない事例も少なくない。

特にMarfan症候群では、そのような傾向があるとされている。剖検を行った死亡児が遺伝性疾患であった可能性が持ち上がった場合には、家族の医学的検索を行うことが推奨されるが、上述のように遺伝カウンセリングの有用性は、遺伝性疾患の持つ複雑性によっては限定的である。

結合織疾患

Marfan症候群

概　説

　Marfan症候群は常染色体優性遺伝性の結合組織疾患であり、糖タンパク質の一種であるフィブリリン1をコードする遺伝子の変異に起因する疾患である［2］。フィブリリン1は10～12nmの細胞外基質の微小繊維中にみられ、弾力繊維（エラスチン繊維）の生成・維持の役割を果たしている。本症候群はAntoine-Bernard Marfanにより「特徴的な長い指（クモ状指）を呈する背の高い5歳女児」として、1896年にパリで最初に報告された。全身の結合織に影響が及んでおり、その結果、全身にさまざまな特徴的な所見を認める疾患である。発生率は1万人あたり約1～3人であり、遺伝性の結合組織疾患として最も一般的な疾患の1つであり、あらゆる人種において認められる。本症候群は、家系によって表現型は極めて多様性があり、また同一家系内でも表現形に多様性がある［3–5］。

臨床徴候

　Marfan症候群における結合織の異常は、心臓、血管、眼、骨格系などのさまざまな器官で認められる。特徴的な症状としては、長い手指／足趾（クモ

第 12 章　その他の自然死

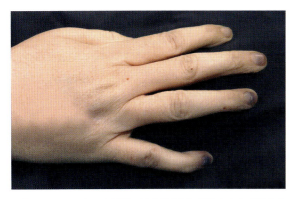

写真 12.1　Marfan 症候群の思春期女児に認められた典型的クモ状指。

状指）、漏斗胸や鳩胸、高いアーチ型の口蓋、脊柱後側彎症、長い手足（クモ状肢）、皮膚線条が挙げられる（写真 12.1）。また本症の患者は、長管骨の過成長により背が高くなり、腕長と身長比が 1.05 より大きく、細身になる傾向にある。再発性の脱臼をともなう関節の過伸展を認めることもある。さらに、長く狭い頭（長頭症）、頬骨の平坦化、下顎後退症／下顎骨低形成、硬膜拡張症、僧帽弁逸脱、上行大動脈径の拡大などを認めることもある。また眼異常として水晶体の亜脱臼（水晶体偏位）、瞳孔散大筋群の低形成、青色強膜、小型球状水晶体、緑内障、網膜剥離を認めることもある［6–8］。臨床診断は特徴的な症候を複数満たすことによりなされるが、「Ghent の診断基準」を満たしている必要がある［2］。

　鑑別診断としては、Stickler 症候群やホモシスチン尿症などが挙げられる。Stickler 症候群（遺伝性関節眼疾患）は、高身長、関節症状、網膜剥離をともなう常染色体優性遺伝形式の疾患である。網膜硝子体の変性、口蓋裂、難聴の家族歴などを有することで、Marfan 症候群とは鑑別される。ホモシスチン尿症は、常染色体優性遺伝性のアミノ酸代謝異常症である。血栓症や精神遅滞をともなう点が、Marfan 症候群とは異なっている［4］。

病因

　Marfan 症候群は、染色体 15q21.1 上の FBN1 遺伝子の異常によるものであるが、現在 500 以上の遺伝子変異部位が確認されている。多くの患者は家族例であり、その家系に特異的な遺伝子変異が認めら

れるが、25 〜 30％の患者は散発例である［9, 10］。FBN1 遺伝子異常により、異常フィブリリンが生成され、新生された微小繊維内に異常フィブリリンが統合されることとなり、細胞外基質内の機能低下を引き起こすと考えられている。ただし、これがどのように Marfan 症候群の発症につながっているのかについては、明確にはなっていない。なお、フィブリリンを包含した微小繊維は、サイトカインの調整や貯蔵において重要な役割を担っていると考えられている［3］。

　一部の Marfan 症候群では TGFβ との関連性が指摘されており、FBN1 遺伝子異常が認められなかった Marfan 症候群患者において、2 型 TGFβ 受容体（TGFBR2）遺伝子異常が認められる場合もある。TGFBR1 遺伝子と TGFBR2 遺伝子の突然変異は、Loeys–Dietz 症候群〔訳注：Marfan 症候群と共通の多くの所見を呈する症候群であり大動脈瘤をともなうが、動脈瘤の臨床経過は Marfan のそれとは大きく異なり、小児期から解離や破裂をきたす傾向にある〕においても確認されている。TGFBR2 遺伝子の欠失に起因する Marfan 症候群は、Marfan 症候群 2 型（MFS2）と分類されることもある。TGFBR2 遺伝子異常による Marfan 症候群は常染色体優性遺伝性であり、通常の Marfan 症候群と同様、胸部大動脈瘤や大動脈解離を含む主要心血管系の症状や骨格系の症状を認めるが、水晶体偏位は認められない［11–14］〔訳注：ただし、眼症状を認める MFS2 患者の存在も知られるようになり、現在では MFS2 と呼称することはなくなっている〕。TGFBR1 遺伝子の突然変異が、頭蓋骨早期癒合症を合併した Marfan 症候群の事例で報告されている［15］。MFS2 の原因遺伝子である TGFBR2 は、フランス人大家系の検討で、3p24.2–25 に異常があることが示唆されたことより発見につながった［16, 17］が、TGFBR1 遺伝子は 9 番染色体にコードされており、この領域との関連性はない。

　FB1 遺伝子変異が認められた Marfan 症候群の患者や家族の 90％は新規の変位であることも鑑みると、本症候群における遺伝子変異検索の役割には限界もある［18–22］。ありふれた変異を持つ罹患者でさえ表現型には極めて広い多様性があり、遺伝子変異部位と表現型との間の関係性につき評価することは難しい［23, 24］。

第 4 部　自然死（内因死）

病理所見

罹患者は高身長と皮下脂肪の減少による過度のるい瘦を認めるため、剖検時に容易に同定しうる。遠位長幹骨は不均衡に伸長するため、上肢長と下肢長は延長し、典型的には腕長は身長を超えている。主要な内部臓器所見としては、上行大動脈の解離、嚢状動脈瘤形成をともなう大動脈起始部の拡張、大動脈弁拡張、などの心血管系異常が挙げられる（写真12.2）。他にも、Valsalva洞の動脈瘤様の拡大、冠動脈瘤形成、僧帽弁拡張、三尖弁拡張などを認めることもある [25–28]。また本症の患者では、弁葉のサイズの増大、腱索の長さの増大、弁冠の拡張によって、僧帽弁逸脱（写真12.3）をきたす頻度が増加している [29, 30]。時に剖検時に、自然気胸を引き起こしたと思われる胸膜下肺嚢胞が確認されることも

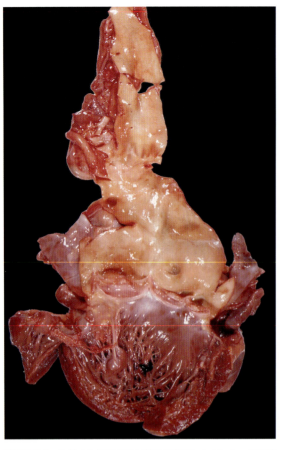

写真12.2　入浴中に循環虚脱に陥り突然死したMarfan症候群の6歳男児の心臓。大動脈起始部に著明な拡張が認められた。

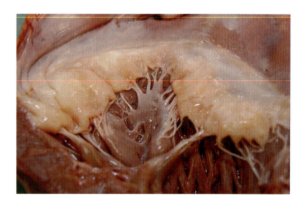

写真12.3　Marfan症候群の若年成人女性の心臓の剖検所見。逸脱性僧帽弁が認められ、弁葉と弁索の肥厚をともなっている。

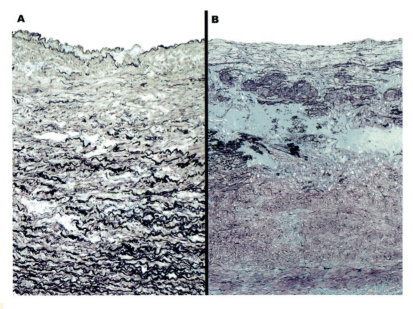

写真12.4　Marfan症候群の患者の大動脈の病理組織所見。典型的な嚢胞性中膜壊死像が認められた。弾性板の断片化が認められており（A）、間質のムコ多糖の蓄積量は、部位ごとに異なっている（B）（モバット・ペンタクローム染色）。

ある [29]。

病理組織学的には、エラスチン繊維の変性、コラーゲンの断裂、酸性ムコ多糖類の蓄積をともなう血管中皮の囊胞性壊死が認められる（写真12.4）[31]。心臓の弁膜にもムコ多糖類の中間産物の蓄積が認められる [32]。これらの凝集物の蓄積は、血流ストレスにさらされた血管の修復過程で、コラーゲンの架橋が不完全であるために生じる [33]。洞房結節や房室結節の栄養動脈、ならびに冠動脈の内膜と中膜の繊維過形成が認められることもある [34]。

突然死の発生

大動脈起始部置換術の発展や医学的管理技術の向上により、Marfan症候群の患者の平均寿命はここ30年で著明に改善しているが、依然としてあらゆる年齢において、健常人に比し突然死や予期せぬ死亡をきたすリスクが高い状況にある [23, 35, 36]。死因としては、依然として大動脈解離、動脈瘤破裂、不整脈、心不全、心筋梗塞の頻度が高い [37–39]。運動、外傷、覚醒剤使用、妊娠により、致死的事象が引き起こされることがあるが、このような突然死は、幼小児期を含む若年齢でもきたしうる（表12.1）[32, 40, 41]。

上述した通り死因として最も多いのは、大動脈中膜の脆弱性に関連した大動脈解離である。動脈の解離は、しばしば進行性の動脈拡張に先行して発生している。解離を認める部位は、たいていの場合、高圧かつ高張性のストレスのかかる上行大動脈である（写真12.5）。解離のリスクは大動脈径に比例して上昇するが、極めて幼い年齢の子どもにも生じうる。病理組織学的には血流に沿う形で血管壁に解離を認めるのみならず、囊胞性の中膜壊死の所見が認められる。解離が近位側に延伸し心膜腔が破裂することで、心囊血腫や心タンポナーゼをきたしたり、胸腔へ出血し血胸をきたすこともある。このような状況下では、血液減少性ショックの病態は、肺の虚脱によってさらに悪化することとなる。解離の影響は隣接する上大静脈に及ぶことはほとんどなく、動静脈シャントに起因した急性心不全により致死的となることは稀である [42]。

Marfan症候群の女性が妊娠した場合、1％の事例で大動脈起始部の拡張、進行性の大動脈弁閉鎖不

表12.1 予期せぬ突然死をきたしたMarfan症候群に認められる所見

直接的に症候群と関連している死因

動脈解離
 心囊血腫／心タンポナーデ
 血胸
 血管障害
  冠動脈閉塞
  その他の血管の閉塞
 動静脈シャント

その他の血管の解離
 心筋梗塞をともなう冠動脈解離
 動脈分枝の解離

出血をともなう動脈瘤破裂
 頭蓋内血管
 動脈管
 その他の血管

僧帽弁逸脱

左心不全をともなう大動脈拡張

心室性不整脈

心内膜炎
 自然弁
 人工弁

血管／弁に対する外科手術後の合併症

脳幹／頸椎に圧迫をともなう環椎後頭関節の不安定性

症候群の基礎的病態を増悪させる、状況／身体活動

妊娠

運動

外傷

薬物内服

必ずしも症候群と関連しない致死的事象

事故

殺人

偶発合併した内因疾患

出典：Byard [23].

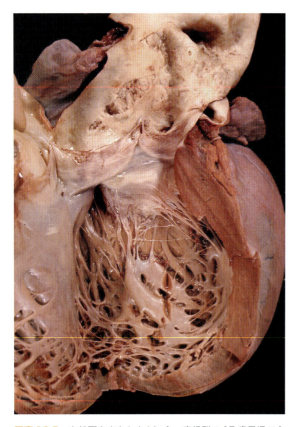

写真12.5 突然死をきたしたMarfan症候群の17歳男児の心臓の剖検所見。大動脈起始部の拡張が認められ、また解離にまでは至っていないものの、大動脈弓の内膜に裂傷が認められた。死因はうっ血性心不全と判断された。

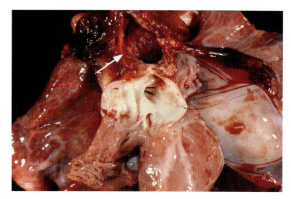

写真12.6 予期せぬ突然死をきたしたMarfan症候群の生後4か月齢の女児の剖検時心臓所見。動脈管の解離と破裂が認められ（矢印）、胸腔内には多量の出血が認められた。

全、分娩後出血などを合併し、致死的経過をたどるとされている。妊娠による血行動態の変化により、動脈解離が進行することもありうる。そのため、大動脈起始部の拡張が40mmを超える患者では妊娠を避けるべきであるとの推奨がなされている。ただし、心血管系の異常所見が何ら認められない患者であっても、妊娠することで大動脈解離をきたすリスクは増大する［23］。大動脈解離は、ほとんどの事例で妊娠第三期に生じる。他の問題点としては、Marfan症候群の妊婦では、頸管無力症による自然流産や早産のリスクが高いという点が挙げられる。子宮内反症や、結合組織異常による子宮収縮不全によって、分娩後出血が遷延することもある。結合組織は脆弱であり、分娩中の鉗子などの器具の使用によって、医原性の損傷をきたすリスクも高い［43–45］。

　大動脈解離は運動によっても誘発される。Marfan症候群の診断が生前になされていなかったスポーツ選手の突然死の症例報告は複数存在している。解離を誘発しやすいスポーツとしては、心拍数や血圧を増やす可能性の高い、感情的／物理的ストレスのかかりやすい競争性のスポーツや、接触や衝突をともなうスポーツなどが挙げられる［46］。大動脈が致死的となるほどに拡張するためにはある程度の時間がかかると思われ、ごく短時間の運動では大動脈の解離は誘発されないと考えられている［47］。また、アンフェタミンのような覚醒剤の影響下にあった可能性のある事例の場合、積極的に薬物学的検査を実施する必要がある。

　冠動脈や頸動脈のような中型の大動脈分枝にも動脈解離をきたす可能性があり、それにより血流減少や臓器虚血症状を認めうる。左室拡大と僧帽弁逸脱に続発した不整脈によって致死的経過をたどった、Marfan症候群の患者の症例報告も存在している［48］。繰り返しになるが、Marfan症候群と生前に診断されていなかった事例が、血管の解離によって突然死をきたすこともあり、このような血管の解離による突然死は幼小児にも生じうる。［49–51］。

　Marfan症候群の患者において、頭蓋内や頭蓋外の動脈瘤を合併し、それが破裂することで致死的出血をきたすこともある［52, 53］。大動脈解離とは無関係に、頭蓋内外の脳組織の栄養動脈の解離をきたすことがあり、冠動脈の解離により心筋梗塞をきたすこともある［54–58］。病理組織学的には、病的血管は内膜の増殖、中膜の変性、弾性層の分断をともない、引き伸ばされ、蛇行した状態となっている［59, 60］。動脈管に瘤や解離を認めることもあり、新生児期や胎児期に致死的経過をたどったとの症例

報告も散見される（写真 12.6）[32, 61]。

Marfan 症候群の患者に心内膜炎や心筋炎を合併したとの報告例もあるが、前者は僧帽弁逸脱症や弁置換術に関連して発症したと報告されている [62–64]。Marfan 症候群に動脈管開存症、肺動脈狭窄、Fallot 四徴症、心房中隔欠損症、心室中隔欠損症を合併したとの報告も稀ながら存在している [39] が、特に中隔欠損に関しては、偶発症であり本症候群との病態的関連性は低い、との研究報告もある [65]。非常に稀ではあるが、Marfan 症候群の患者に大動脈弁上狭窄を合併したとの報告例もある [66, 67]。

歯状突起の長さの増大にともなう可動域の増加による環椎後頭骨関節の不安定性は、Marfan 症候群に認めるもう 1 つの特徴的所見であり、これによる頸髄延髄接合部の圧迫が、突然死の原因となることもある [68]。環椎後頭骨関節の不安定性のため、全身麻酔時の挿管の際に問題が引き起こされることもある。環椎後頭骨関節の不安定性の存在が疑われる場合、環椎後頭部関節部位の死後画像検査を行うとともに、剖検時に慎重に同部位を切離し観察することで、異常に長い歯状突起と関節部の線維結合組織の弛緩が確認できるであろう。

Marfan 症候群では自然気胸を認めることがあるが、通常は致命的とはならない。ただし、与圧されていない航空機内やスキューバダイビング中にきたした場合など、特定の状況下では、自然気胸が致死的となりうる [69]。

Marfan 症候群の基礎疾患を持つ人物が死亡した場合、時に死因や死亡態様を決定することが難しいこともある。例えば Marfan 症候群の患者では、自動車事故の際に健常人ではまずきたさない程度の外力により大動脈弁の裂傷をきたすことはありうる。それゆえ、交通外傷の際に死亡した Marfan 症候群の基礎疾患を持つ運転者に大動脈裂傷が認められたとしても、大動脈損傷をきたしたために事故が引き起こされたのか、事故をきたしたことにより大動脈損傷が引き起こされたのか、鑑別を行うことは困難である [70, 71]。

Ehlers–Danlos 症候群 IV 型（血管型）

概　説

Ehlers–Danlos 症候群は、さまざまな臨床症状、生化学的欠損、遺伝形式を持つ、少なくとも 10 のサブグループからなる不均質な症候群である [72]。大多数の症例が旧分類の I・II 型（古典型）や III 型（関節可動亢進型）に属するが、血管型と分類される旧分類 IV 型では、予期せぬ突然死をきたしうる。以下は、この Ehlers–Danlos 症候群 IV 型（血管型）のサブグループにつき記載する。

Ehlers–Danlos 症候群 IV 型の特徴的症状としては、易挫傷形成性、ヘルニア、結腸憩室、細い顔貌が挙げられる。病理組織学的には、動脈の弾性繊維（エラスチン）のさまざまな程度の断片化が認められる。その他にも先天性心疾患、嚢状動脈瘤、気胸などを合併しうる。腹腔内の動脈瘤は、後角症候群（Occipital horn 症候群：Ehlers–Danlos 症候群 IX 型）でも報告されている [73]。

臨床徴候

Ehlers–Danlos 症候群 IV 型の罹患者は、手足の早老化（先端早老症）をともなう、薄く透けるような皮膚を呈している。学童期から成人期にかけて、皮下脂肪の欠乏のため、顔面は細くなるのが特徴的である。他のサブタイプとは異なり、皮膚や大関節の過伸展はごく軽度である。他にも、他の Ehlers–Danlos 症候群サブタイプでも認められる徴候として、幼小児期の直腸脱、多発性挫傷形成、皮膚瘢痕形成などを認めることがある [72, 74]。後腹膜や腹壁に血腫形成をともなう出血を認めるために、重度の腹痛のエピソードを認めることもある [75]。小児期には、その顕著な皮膚症状から虐待が疑われることもある [76, 77]。一方で、ほとんど正常の皮膚所見を呈する事例もある [78]。

頸動静脈洞瘻をきたした事例も報告されており [79]、また、時に頭蓋内の動脈や冠動脈に嚢状動脈瘤を認めることもある [80, 81]。なお妊娠中の問題としては、早産、骨盤位などの胎位異常、血管破裂、分娩後出血、子宮脱などが挙げられる [74, 82, 83]。

病　因

Ehlers–Danlos 症候群 IV 型は、常染色体優性遺伝性であるが、約 50％ が新規変異の散発例である。病因は、III 型コラーゲンのポリペプチド鎖をコードする染色体 2q31 上の COL3A1 遺伝子の異常であり、変異部位と表現型には連関が認められる [72,

第4部 自然死（内因死）

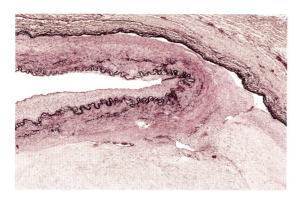

写真12.7 動脈解離の前段階にある、Ehlers–Danlos症候群の動脈の病理組織標本。中膜が内弾性板とともに内側に折りたたまれていることが確認される。

84, 85］。

病理所見

　Ehlers–Danlos症候群で最も重大な合併症は、大動脈の自然破裂、大動脈解離、左室破裂、脾臓破裂、腸管破裂である［86–88］。突然死の原因としては、腹部大動脈分岐部の破裂によるものが最も一般的である。妊娠の際の子宮破裂や気胸によって致死的経過をたどることもある［89, 90］。

　病理組織所見には多様性があり、肉眼的に確認可能な典型的徴候や、明らかな生化学的異常が認められたとしても、組織学的には異常が確認されない場合もあり、病理組織所見をもって信頼性の高い診断を行うということは不可能である［91］。事例によっては、大動脈における弾性繊維（エラスチン）の減少・欠損・断片化・無秩序化を認めたり、血管壁の菲薄化、間質の酸性ムコ多糖の増加を認めることもある［80, 92–94］。一方で何らの病理組織学的異常も認められない事例も存在する［95, 96］。電子顕微鏡検査で膠原線維径の縮小や［97］、小胞体の著明な拡大が認められることもあるが、常に認められるわけではない［98］。

突然死の発生

　Ehlers–Danlos症候群IV型の患者の平均寿命は35〜40歳とされている［72］が、幼少期に大動脈の破裂や解離によって予期せぬ突然死をきたすこともありうる（写真12.7）［91］。致死的な動脈破裂が、Ehlers–Danlos症候群における唯一の臨床徴候である場合もありうる。

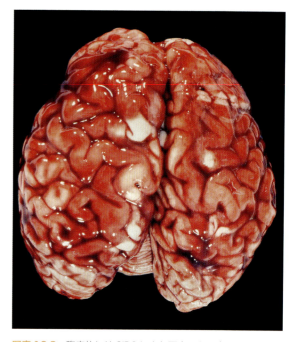

写真12.8 臨床的にはSIDSにより死亡したと考えられていた生後5か月齢の女児の脳の剖検所見。頭蓋骨を開いた際にびまん性のくも膜出血が確認された。家族歴は認められなかったものの、その後のコラーゲン分析により、Ehlers–Danlos症候群IV型に特徴的なIII型コラーゲンの欠損が確認された（図12.9参照）。

診断

　動脈破裂や内臓破裂は、III型コラーゲンの減少に起因する［98, 99］。それゆえ結合組織の分析によるIII型コラーゲンの確認と、線維芽細胞を用いた培養時のIII型コラーゲンの産生の低下などに基づいた非分子学的診断も行われている［100］。さらにDNA分析によって、染色体2q31上の変異が明らかとなれば、確定診断しうる。

剖検時精査

　局所に血腫を認める患者、特に多巣性の血腫を認める患者の剖検時に、医学病歴上も明らかな出血性素因が確認されない場合には、潜在性のEhlers–Danlos症候群IV型患者である可能性を考慮する必要がある（写真12.8）［91］。このような場合、新鮮凍結皮膚や大動脈組織を採取することでコラーゲンの分析が可能となり（図12.9）、血液や組織サンプルを採取することで分子遺伝学的な分析が可能となる。

第 12 章　その他の自然死

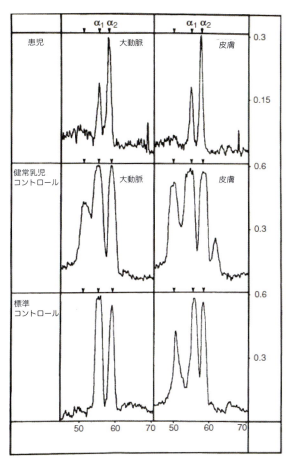

図 12.9　写真 12.8 で提示した乳児のコラーゲン分析結果（上段）、ならびに健常乳児のコラーゲン分析結果（中断）と標準コントロール検体のコラーゲン分析結果（下段）。検査を行った子どもの大動脈と皮膚では、Ⅲ型コラーゲンが欠如しており、Ehlers–Danlos 症候群 IV 型と確定診断された。

その他の関連徴候

　Ehlers–Danlos 症候群 IV 型の患者では、小児期に僧帽弁逸脱を認めうる［89］が、二尖弁や Fallot 四徴症のような先天性心疾患は偶発症と考えられている［101–105］。なお、その他のサブタイプでも先天性心疾患合併例は存在しており、小児期の大動脈起始部拡大も、Ⅰ 型や Ⅲ 型の Ehlers–Danlos 症候群で報告されている［106］。Ehlers–Danlos 症候群 IV 型の患者で、てんかんを認めることもあり、先天性や後天性の中枢神経系奇形に関連して発症している場合もある［107］。Ehlers–Danlos 症候群の患者と神経線維腫症の患者が混在している家系の報告例や、Marfan 症候群と Ehlers–Danlos 症候群の両者の症候を認める患者の報告例も存在している［108, 109］。

弾力繊維性仮性黄色腫
概　説

　弾力繊維性仮性黄色腫（PXE: Pseudoxanthoma elasticum）は、動脈・眼・皮膚の弾性繊維の石灰化を特徴とする、全身性結合組織疾患である。網膜色素線状症、動脈の石灰化などが合併症として挙げられる［110］。致死的となる病態として、心筋虚血と自然腸管出血をきたすことがあり、その他にも全身性の高血圧や僧帽弁逸脱症を認めることもある。

臨床徴候

　皮膚と眼の病変としては、皮膚皺下垂、直線状もしくは集簇性の黄色丘疹、放射状の網膜色素線状症が挙げられる。血管病変は極めて多様であり、血管狭小化に起因して虚血をきたしたり、自然出血、特に消化管出血、をきたすこともある［111, 112］。

病　因

　本症は染色体 16pl3.1 上に位置している ABCC6 遺伝子の変異により発症する。遺伝形式はさまざまであるが、90％の事例では常染色体劣性遺伝形式であり、他にも常染色体優性遺伝形式の事例も報告されている［113, 114］。ABCC6 遺伝子は、膜輸送体である ATP 結合カセットタンパク質スーパーファミリーの一部である MRP6 タンパク質をコードしている［115］。MRP6 は主に腎臓と肝臓で発現しており、本症はそもそもは代謝性疾患であり、二次的に結合組織の変化が生じたものであると推測されている［110］。

病理所見

　剖検時には、敷石状の皮膚病変、急性心筋梗塞、心筋障害、石灰化した心内膜プラーク、腸管出血、頭蓋内出血を認める。

　網膜、皮膚、脈管中の弾性繊維は断片化され、組織化されず無秩序化し、石灰化が認められる。皮膚病変は必ずしも明確でない場合もある。罹患した動脈では、内膜と中膜に石灰化が認められる。稀に心伝導路が繊維瘢痕組織によって取り囲まれ、成人期に予期せぬ突然死をきたす場合もある［27, 101, 116–119］。

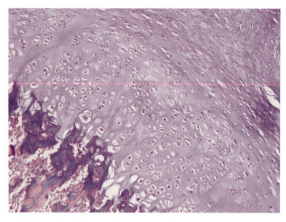

写真 12.10　軟骨無形成症の小児の成長板の病理組織標本。成長板に著明な断片化が生じ、無秩序化した状態にあることが確認される。

突然死の発生

本症の罹患児が突然死をきたすことは稀であるが、思春期に激しい運動をした際に発生することがある [120]。弾力繊維性仮性黄色腫症の母から生まれた生後 6 週齢の乳児が急性心筋梗塞で突然死をきたし、剖検によって動脈の石灰化が確認された、との事例も報告されている [121]。他にも、重篤な血管性病変が認められた小児例の報告が散見されている [122]。本症の患者は、全身性高血圧、腸管出血、僧帽弁逸脱症などの突然死につながりうる病態を合併することがある [123, 124]。本症に心内膜束の石灰化による肺水腫をともなう拘束性心筋症を併発した、若年成人例の症例報告も存在している [125]。稀に成人期に、血管破裂による脳虚血症状や脳出血症状を呈することもある [126]。

Loeys–Dietz 症候群

本症候群は、常染色体優性遺伝性の結合組織疾患であり、動脈の蛇行、動脈瘤形成、両眼隔離症、口唇口蓋裂などの症状を特徴とする。小児期に大動脈破裂や解離をともなうこともあり、Marfan 症候群とのオーバラップが指摘されている。胸部大動脈解離（67％）、腹部大動脈解離（22％）、脳出血（7％）により早期死亡をきたす傾向にあり、平均寿命は 26 歳と報告されている。Loeys–Dietz 症候群に認められる重要な所見として他にも、I 型の患者では Arnold–Chiari 奇形や水頭症を、II 型の患者では脾臓、腸管破裂、妊娠期や分娩直後の子宮破裂や動脈破裂を認めうる。本症候群の原因は、1 型や 2 型の TGFβ 受容体（*TGFBR1* と *TGFBR2*）をコードする遺伝子のヘテロ接合性変異であることが判明している [13]。

動脈蛇行症候群

動脈蛇行症候群（ATS: Arterial tortuosity syndrome）は、動脈瘤形成をともなう大中径動脈の全般的な蛇行と伸長を特徴とする、稀な常染色体劣性遺伝性の結合組織疾患である。大動脈や肺動脈の部分的狭窄をきたすこともあり、心室肥大を認めることもある。本症の患者は、細長い顔、鉤鼻、少顎症、高口蓋、瞼裂縮小、眼瞼裂斜下などの特徴を有する特異的顔貌を呈する。また Loeys–Dietz 症候群とかなりの症状が重複しており、程度はより軽度であるが、皮膚弛緩症も認められる [127, 128]。

本症では、乳幼児期から若年成人期にかけて虚血性の脳血管イベントをきたすが、5 歳前までの死亡率は 40％にも達する。病理組織学的には、罹患した動脈には弾性内膜の断片化が認められ、大血管の中膜の弾性繊維の断片化も認められる [129]。本疾患は、染色体 20q13 に位置するブドウ糖輸送（*GLUT10*）をコードしている遺伝子の変異に起因している [130]。

骨系統疾患

軟骨無形成症

概　説

軟骨無形成症（Achondroplasia）は、四肢短縮型の小人症として最も頻度の高い疾患であり、その発生率は出生 1 万人あたり 0.5 ～ 1.5 人にのぼる [131]。軟骨無形成症の特徴的症状としては、近位四肢の短縮（肢根型小人症）、中顔面形成不全、頭部伸長、三尖手、進行性の腰部脊柱前彎症ならびに胸部脊柱後彎症、などが挙げられる [132]。本症では軟骨内骨形成が阻害されており、病理組織学的には成長板の不規則化、軟骨細胞の正常の柱形成の欠如、骨幹端骨化の規律性の喪失などが認められる（写真 12.10）。

臨床徴候

本症の子どもでは短い四肢、ならびに大頭が認められる。頭蓋骨円蓋部は、相対的な頭蓋骨膜性骨化の亢進により、前頭骨突出、上顎骨低形成、下顎骨

第12章　その他の自然死

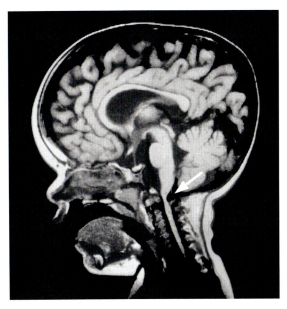

写真 12.11　軟骨無形成症の男児の頭部 MRI 画像所見。大後頭孔の狭小化により、上部頸髄が圧迫されているのが確認できる（矢印）。

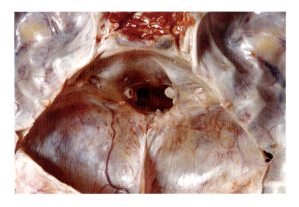

写真 12.12　突然死をきたした軟骨無形成症の小児の後頭蓋窩の剖検時所見。大後頭孔に、著明な背腹方向の狭小化が認められた。

突出をともなう特徴的な形態をしている［133］。頭蓋骨底部の大後頭孔と脊柱管の大きさは、軟骨の成長障害により縮小しており、頸静脈孔で静脈還流が妨げられることによって、水頭症をきたすこともある［134］。画像医学的所見については、参考文献を確認されたい［135］。

病因

本症は、染色体 4p16.3 上にある線維芽細胞成長因子受容体 III 型（FGFR3）遺伝子の変異が原因で発症する［131, 136］。遺伝形式は常染色体優性遺伝であるが、突然変異による孤発例の割合も高い。

突然死の発生

軟骨無形成症の患者は、脳幹下部／頸椎上部の圧迫のため、突然死をきたすリスクが増大している［137-139］。このことは、生前に明らかな無呼吸のエピソードを認めていた、突然死した13名の軟骨形成不全症の幼児の検討からも明らかにされており、全例で大後頭孔と脊柱管の狭窄が認められていた（写真 12.11, 12.12）［140］。その他に、明らかに生来健康であった軟骨形成不全症の幼児において、突然死をきたしたとの報告例もある［141, 142］が、おそらくは呼吸中枢の圧迫に関連して発生したと推定されている［143-145］。本症の子どもでは、胸郭奇形や睡眠関連性の上気道閉塞に起因して、動脈血の低酸素化をきたしやすい点が、リスク因子として挙げられる［146, 147］。また本症患者では、明らかな外傷歴が認められなくとも、おそらくはくも膜下腔の拡張と関連して、硬膜下血腫をきたすリスクが高いと考えられている［148］。

個々の本症患者の突然死のリスクがどの程度高いのかを、正確に評価することは困難である。本症患者の突然死の発症頻度は高いとはいえないものの、Hecht らの研究によれば、乳児期に 7.5％の患者が突然死していると報告されている［149］。この研究では、5歳未満で死亡した13名の本症患者のうち9名が突然死であり、剖検時に4分の3の患者で脳幹圧迫所見が認められたと報告されている。このように、本症患者が予期せぬ突然死をきたした場合には、頸髄と脳幹の詳細な検索を行うことが極めて重要である。

変容性骨異形成症

変容性骨異形成症（Metatropic dysplasia）は小人症の一類型であるが、特徴的な徴候として胸部脊柱後側彎症をともなう小胸郭、ならびに骨幹端のトランペット様拡大を呈する。本症では歯状突起の低形成や C1-C2 亜脱臼をともなう扁平椎骨を認めることがあり、頸髄の圧迫により突然死をきたすこともある［150, 151］。

Ellis-van Creveld 症候群（軟骨外胚葉異形成症）

本症候群は、常染色体劣性遺伝形式の骨格形成異

635

常症であり、遠位四肢の短縮をともなう不均衡性の小人症、多指症、薄毛をともなう発汗性の外胚葉形成異常、歯牙異常、爪部異常などの特徴的徴候が認められる。本症候群では先天性心疾患の合併を50〜60％に認め、それが死亡率の増加につながっている。合併する心疾患としては、単心室、心内膜床欠損症、上大静脈遺残、心房中隔欠損症、心室中隔欠損症、動脈管開存症などが挙げられる。染色体4p16に位置する遺伝子の変異が本症の原因とされている［152, 153］。

Holt–Oram 症候群（心臓 - 手症候群）

本症候群は常染色体優性遺伝性疾患であり、別名「心臓 - 手症候群」と呼称されているように、上肢の異常と心奇形を認めることが特徴である。四肢の異常は、手根骨の癒合といった比較的軽微な症状の場合もあれば、アザラシ肢状奇形といった重度の症状を認める場合もある。骨は低形成の場合や無形性の場合もあれば、癒合している場合もある。本症では75％の患者に心奇形を認め、通常は二次孔欠損型の心房中隔欠損症や筋性部の心室中隔欠損症などが認められる。他にも、左心低形成、肺静脈還流異常症、僧帽弁逸脱症、動脈管開存症、異常心室肉柱形成症などを呈することもある。心臓ブロックのような心伝導障害を認めることもあり、Eisenmenger症候群をともなう進行性の肺高血圧症を認めることもある。感染性心内膜炎をきたした事例も報告されている。これらはいずれも突然死をきたしうる病態である。本症候群は、12番染色体上に位置している転写制御因子であるTBX5をコードする遺伝子の変異により、発生するとされている［154, 155］。

Hallerman–Streiff 症候群

本症は、低身長、頬部低形成をともなう小顎症、骨化が不十分な巨大頭蓋骨、小眼症を特徴とする症候群であり、上気道閉塞や気管軟化症を併発することがある。気道狭窄が存在することで、特に全身麻酔下で挿管を行う際に問題となる場合もある［156, 157］。

頭蓋骨縫合早期癒合症候群
概 説

頭蓋縫合の早期癒合をきたす頭蓋骨早期癒合症は、出生2500人あたり1人に発生し、さまざまな遺伝性疾患に併発し、突然死とも関連している［158］。本症をともなう遺伝子疾患の中には遺伝子座が判明しているものもあり、例えばPfeiffer症候群では線維芽細胞成長因子受容体1型ならびに2型遺伝子（*FGFR1* 遺伝子、*FGFR2* 遺伝子）、Apert症候群とCrouzon症候群では *FGFR2* 遺伝子、Jackson–Weiss症候群では *FGFR2* 遺伝子、黒色表皮腫をともなうCrouzon症候群とMuenke craniosynostosis症候群では *FGFR3* 遺伝子、Saethre–Chotzen症候群では *TWIST* 遺伝子の変異や欠失により発症する。また本症は、22q11.2欠失症候群に併発することもある［159］。橈骨の形成不全と頭蓋骨癒合症を併発するBaller–Gerold症候群では、やはり乳児期に予期せぬ突然死をきたすリスクが有意に上昇している［160］。

本症を有する患者が突然死をきたす機序は明確とはなっていないが、顔面骨格の低形成による上気道閉塞、けいれん、水頭症、睡眠中の遷延性中枢性無呼吸が関与している可能性が指摘されている［161, 162］。本症に、総動脈管症のような心血管系の異常や喉頭横隔膜症のような上気道の異常を併発することがあり、それらが致死的な事象をきたすこともある［159］。

Carpenter症候群では、他の早期頭蓋骨癒合症とは異なり、矢状縫合の早期癒合が冠状縫合の癒合に先行して生じる。Carpenter症候群は、精神発達遅延、母指の多指症、合指症、停留精巣、肥満、臍帯ヘルニアを特徴とする症候群であり、責任遺伝子は染色体6p12.1–12に位置している。Carpenter症候群の事例に、稀に心室低形成、洞房結節動脈の繊維筋異型性などの心疾患を合併することもあるが、一般的に本症候群で心臓由来の突然死をきたすことは稀である［163］。

胎児ワーファリン症候群

妊娠第一期におけるワーファリンへの胎内暴露によって、鼻部低形成、骨端点状石灰化、末節骨低形成などの症状をともなう胎児ワーファリン症候群を発症することがある。本症では頚椎不安定性を併発

第12章　その他の自然死

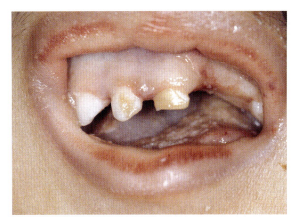

写真 12.13　外胚葉形成異常症の子どもに認められた、まばらな奇形歯。

することがあり、それにより乳幼児期に突然死をきたすことがある［164］。

皮膚疾患

無汗性外胚葉形成異常症

概説

外胚葉形成異常症は、皮膚と皮膚付属物の発達異常が特徴の疾患群であり、少なくとも200以上の疾患が確認されている。それらは臨床症状に基づき、9つのサブグループに分類されている［165］。Christ–Siemens–Touraine症候群は、最も頻度の高い外胚葉形成異常症であるが、発汗の減少、歯並びの異常、薄毛、特異的顔貌などが認められる。エクリン汗腺の欠損や低形成によって耐熱性が減弱している点が、臨床上の重大な問題となりえ、診断されなかった場合、2歳になるまでに制御不能な高熱のため、30％の事例が致死的経過をたどるとされている［166］。

臨床徴候

本症の子どもには前頭部隆起、耳介低位、頬骨低形成、平坦な鼻梁（鞍鼻）とともに、無汗症、歯数減少症（写真12.13）、減毛症などが認められる［167］。

病因

大部分の事例はXq12–13.1に責任遺伝子のあるX連鎖性遺伝形式であるが、常染色体優性や劣性の遺伝形式を示す事例も確認されている［166, 168］。

突然死の発生

本疾患は通常は致死的とはならないが、幼小児期には制御不能な高体温により致死的な経過をたどることがあるため、そのような状況を避ける必要がある［169, 170］。

表皮水疱症

表皮水疱症の患者において、急性の気道閉塞症状を認めうるという点については、既に第7章で記載している。ただし喉頭病変を持つ患者であっても、突然死は通常の場合、重篤な敗血症に起因して生じたものである［171］。

肥満細胞症

肥満細胞症は、皮膚やその他の器官に肥満細胞が浸潤する疾患群である。本症の呈する症状は幅広いが、(a) 通常幼児期に発生し、しばしば自然消褪する皮膚肥満細胞症、(b) 成人に発症する全身性肥満細胞症、(c) 皮膚以外の臓器に限局する悪性肥満細胞腫、の3つのグループに分類されている。成人期に発症する全身性肥満細胞症は、(i) 無痛性の皮膚病変と骨髄病変を認めるもの、(ii) 非肥満細胞性の血液疾患に合併して発症するもの、(iii) 一般的には皮膚病変を欠くが、進行の早いもの、(iv) 肥満細胞性白血病として症状を呈するもの、などが挙げられる。病因については諸説あるが、大部分の肥満細胞症はSCF受容体をコードする癌原遺伝子である*c-kit*の変異により発症する遺伝性疾患であると考えられている［172, 173］。

皮膚肥満細胞症で最もよくみられる症状は、色素性蕁麻疹である。肥満細胞症を発症したほとんどの子どもは予後良好であるが、突然死した事例の報告も存在している。臨床症状はヒスタミン、プロスタグランジン、ヘパリンのようなメディエーターの放出に起因して出現するが、突然死は、肥満細胞の脱顆粒化とアナフィラキシーに増発した2次的なショックにより生じると推察されている。無呼吸、低血圧に関連したけいれんや消化管出血などをきたした事例も報告されている［174–176］。肥満細胞の脱顆粒化は、ストレス、強い感情、熱水や冷水への暴露、外傷、イチゴやヘーゼルナッツのような特定の食品、アスピリンのような薬物、アルコール、コデイン、ミツバチ、スズメバチ、ヘビ毒、などによ

り促進される［177］。

病理組織学的には、皮膚にギムザ染色やトルイジンブルー染色で異染性を示す、肥満細胞の凝集をともなう水疱が認められる。

MIDAS 症候群（小眼球 - 線状皮膚欠損症候群）

MIDAS 症候群は、小眼球症と皮膚の異形成を特徴とする症候群である。本症候群は小頭症、精神遅滞をともなうが、心房中隔欠損症や心室中隔欠損症のような心奇形、不整脈、心筋症などの突然死をきたしうる心脈管系異常をともなうことがある［178］。

筋疾患

悪性高熱

臨床徴候

本症は骨格筋の異常なカルシウム代謝を特徴とする、常染色体優性遺伝形式の稀な疾病であり、脱分極性筋弛緩剤やハロゲン化麻酔薬に暴露された際に、筋けいれん、頻脈、高体温、酸血症をともなった致死的な異常代謝亢進が引き起こされる［179］。

病因

本症の発症には 19q13.1 に位置するリアノジン受容体の遺伝子異常が関与していると考えられており、26 箇所以上の遺伝子変異部位が報告されている。その他にも 1、3、5、7 番染色体異常が関与していると報告されているが、最も主要な遺伝子座は 19 番染色体にあり、他の遺伝子座は修飾因子と考えられている［180–183］。

突然死の発生

典型的にはハロタンのようなハロゲン化麻酔薬に暴露されてから 140 分以内、サクシニルコリン投与から 35 分以内に、筋固縮・高体温・不整脈といった症状が出現する。そのため手術中に発症することが多い［179］。時に麻酔薬の暴露なしに、予期せぬ突然死を含むその他の症状で発症する非典型例も報告されている［184］。家族歴が明確ではない患者に発症したり［185］、SIDS の臨床所見に類似する乳児期発症事例もあり［186］、注意を要する。

病理学的徴候

剖検時に診断特異的といえる所見はないが、一般的に肉眼的剖検では骨格筋は蒼白で浮腫状であり、ミクロ剖検（病理組織学的所見）では筋線維壊死ならびに尿細管内のミオグロビン円柱が認められる［179］。死亡児の家族から骨格筋生検を行い、ハロタンやカフェインによる筋収縮試験を実施することで、より詳細な情報が得られることもある。

Emery–Dreifuss 症候群

概説

本症は、小児期に近位筋の筋力低下で始まり、成人期には肩や骨盤腰帯を含む筋委縮を呈する、X 染色体劣性遺伝性の筋ジストロフィーである。肘、後頸部筋、アキレス腱の拘縮をきたすこともある。多くの事例ではエメリン蛋白をコードする Xq28 の遺伝子変異により発症するが、1q21.2–21.3 に位置するラミニン A/C（LMNA）をコードする遺伝子変異によって生じることもある［187］。筋生検を行うことで得られる所見は、非特異的なミオパチー所見とタイプ I 繊維萎縮所見を認めるのみで、診断特異的的とはいえない［188］。

症状の進行は緩徐であり、運動障害は Duchenne 型や Becker 型の筋ジストロフィーに比して軽度であり、Emery–Dreifuss 型は良性型筋ジストロフィーとも呼称される［189］。ただ残念ながら、すべての症例が緩徐な経過をたどるとは限らず、心筋の線維化や脂肪変性が進み、成人期に心房性や心室性の不整脈をきたしたり、房室解離をきたすこともある。心合併症の重症度は、骨格筋の重症度とは相関せず、不整脈のリスクは年齢依存性に上昇する。心房が収縮力を失い心房不全を呈した場合、やがて心室も同様の変化をきたすこととなる。LMNA をコードする遺伝子の変異事例において、非拡張型、拡張型、絞扼型の心筋症の合併が報告されている。不整脈に対してペースメーカーを挿入したにもかかわらず突然死をきたす場合もあり、また心症状を認めない運動症状だけの患者や、キャリアーの女性に突然死が生じることもありうる［187, 190］。本症において、その他の機序によって突然死をきたしたとの報告例もあり、例えば、12 歳時より房室ブロックを認め、34 歳時より徐脈を認めていた、房室結節に生じた囊胞性腫瘍に起因して死亡した 36 歳の女性

第12章　その他の自然死

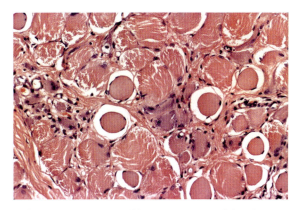

写真12.14　Duchenne型筋ジストロフィーの患者の病理組織所見。骨格筋萎縮が認められる。

例が報告されている［191］。

他の筋ジストロフィー

心筋の伝導障害をきたし、突然死のリスクのある他の筋ジストロフィーとしては、筋強直性ジストロフィー、Kearns–Sayre症候群、肢帯型筋ジストロフィーが挙げられる。Kearns–Sayre症候群では、麻酔時に突然の致死性房室ブロックを生じることもある［192］。重度の骨格筋病変をともなうDuchenne型やBecker型の筋ジストロフィーでは、左心室の線維化をきたすことがあり（写真12.14）［190, 193］、拡張型心筋症や肥大型心筋症をきたすこともある［194］。Duchenne型ジストロフィーでは、致死的な急性消化管拡張などの上部消化管障害をきたすことも知られている［195］。その他の問題として、気管切開を施行している筋ジストロフィーの患者に、致死的な気管動脈瘻をきたすことがあるという点が挙げられる。筋ジストロフィー患者では筋力低下により生じた脊柱の前彎と側彎によって、解剖学的な臓器の位置関係の変化が生じるが、気管動脈瘻は気管と、腕頭動脈や大動脈とが近接することにより生じるとされている［196］。

横隔膜筋炎

横隔膜筋炎は原発性疾患として発症することもあれば、多発性筋炎の一部分症として発症することもある［197］。成人の急性原発性横隔膜筋炎に対し、かつてはHedblom症候群という用語が用いられていた［198］。横隔膜の筋細胞壊死、急性／慢性の炎症所見、横隔膜の線維化といった所見を呈した乳幼児の突然死事例はこれまでにも報告されており、横隔膜筋炎は乳幼児の心肺停止や突然死の原因となりうるといえる［199］。

染色体異常／発達遅滞

トリソミー症候群

21トリソミー、18トリソミー、13トリソミーという3種の一般的なトリソミーの乳児は、いずれも早期死亡の原因となりうる先天性心疾患を有している可能性が高い。ただ18トリソミーや13トリソミーの子どもの多くは生後数か月以内に死亡することが予測されており、一般的にはそのような事例の突然死は予期しえなかったとはいえない性質のものである（例えばある人口ベース研究では、18トリソミーと13トリソミーの児の91％は、生後1年以内に死亡していた、と報告されている［200］）。21トリソミーであるDown症候群は、生命予後は一般に良好であるという点で、18トリソミーや13トリソミーとは異なっているといえよう。

Down症候群

概説

Down症候群、もしくは21トリソミー、は知的障害をきたす染色体異常症で最も頻度の高いものである。患者の知能指数（IQ）は、通例およそ20〜85の範囲にある。人種差はなく、男女比は1.15：1であり、発生率は出生1000人あたり1〜2人とされている［201］。

Down症候群の診断は、たいていの場合剖検前に下されているが、特に新生児例の場合、剖検時に診断がついていないこともある。確定診断がなされている事例でも、死亡前に特異的な症状や所見が認められずに死因が確定しえない場合や、療育施設でのケアや医療機関における治療（含、外科治療）などに疑義が生じている場合、司法解剖に回ってくることもある［202］。

療育施設や医療機関における健康観察記録やスタッフのコメント、投薬情報などの健康記録を注意深く検証する必要があるが、加えて、これまでの精査記録や評価記録を入手するために、地域の小児病院の遺伝科の医師とコンタクトを図ることは検討に値する。剖検時には、本症候群としての外表所見や

第 4 部　自然死（内因死）

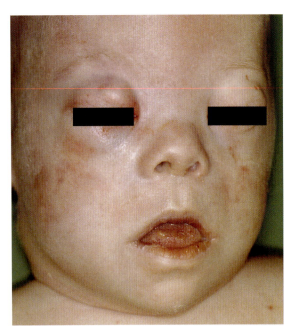

写真 12.15　典型的な Down 症候群の子どもの外表徴候（円形顔貌、開口、巨舌、内眼角贅皮）。

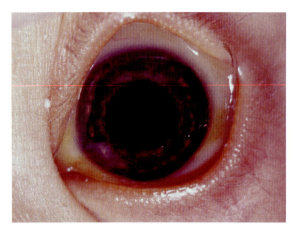

写真 12.16　Down 症候群の子どもに認められた、典型的な虹彩の Brushfield 斑。

内臓所見の有無につき明確化し、加えて外傷を含むその他の所見の有無についても明確化する必要がある。また、すべての所見は写真に記録を残し、臨床記録との突き合わせを行う必要がある。

そうすることで死因の特定が可能となり、本症候群に基づく死亡であったのか、加えられた治療による死亡であったのか、それ以外の偶発症による死亡であったのか、明確化することができるであろう[202]。

病因

Down 症候群は、染色体 21q22 の遠位部を余分に持つために発症する。先天性の心欠損は 21q22.1–22.3 領域、もしくは DSCR（Down syndrome critical region）の過剰によるものである。DSCR1 は 21q22.1–22.2 領域に位置し、知的障害や先天性心欠損に関連している[202]。

病理学的徴候

Down 症候群ではたいてい低身長と肥満をともなっており、小さい円形の頭部（小頭症）、後頭部の平坦化（短頭症）、前額傾斜（sloping forehead）などの極めて特徴的な形態学的所見が認められる。顔面は円形で、開口をともない、舌は突出し、口角炎や下口唇の亀裂を認めることが多い。舌に亀裂が認められることも多く、歯にも奇形を認めることも多く、咬合の不整や歯牙欠損や小歯などが認められる。過剰歯を認めることもあり、エナメル質石灰化不全を認めることもある。鼻梁の平坦化（鞍鼻）をともなう鼻骨低形成を認め、レントゲン上で蝶形骨洞・前額洞の欠損をともなう上顎洞の低形成が確認されることもある。眼裂は内眼角贅皮をともない上方に偏移している（写真 12.15）。

他にも眼徴候として Brushfield 斑〔訳注：虹彩辺縁周辺にできる塩粒に似た灰色ないし白色の斑点〕（写真 12.16）や白内障を認めることもある。耳徴候として小耳や過剰折込耳輪を認めることもあり、慢性中耳炎をともなうこともある。毛髪は粗で、特に思春期以降に全禿頭や部分禿頭をともなうこともある（幼少期より禿頭を認める事例も存在する）。大泉門は大きく、閉鎖が遅れる傾向にある。乳頭間距離は短い傾向にある。臍ヘルニアをともなうこともある。男児の場合、外性器は小さく、尿道下裂や停留精巣を認めることもある。手は小さい傾向にあり、幅広く湾曲した小さい指をしており、20％の患者で猿線が認められる。第一足趾と第二足趾の趾間距離が著明に開いていることも多い（写真 12.17）。皮膚所見として、蛇行性穿孔性弾性線維症（EPS: elastosis serpiginosa）、全禿頭、局所性角化性病変、白斑、皮膚乾燥症、反復性皮膚感染症をともなうこともある。

心疾患は 19 〜 43％の患者に認められる。最多の心疾患は心内膜床欠損症（43％）（写真 12.18）で、心室中隔欠損症（32％）（写真 12.19）、心房中隔欠損

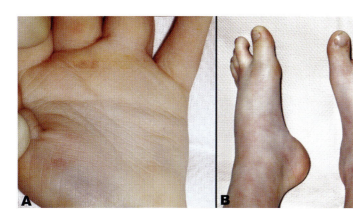

写真 12.17　先天性のチアノーゼ性心疾患を合併した 21 トリソミーの小児に認められた横断性の手掌皺（猿線）(A)、ならびに第一足趾・第二足趾間距離の幅広化 (B)。足趾がばち指を呈している点にも注目。

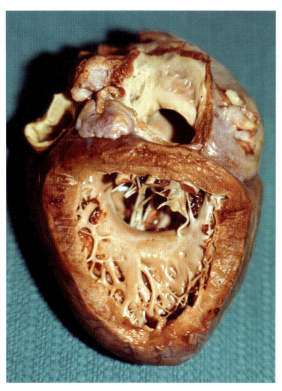

写真 12.18　10 歳の Down 症候群の児の心臓の剖検所見。巨大な心内膜床欠損が認められた。心房および心室の構成要素に関しては正常パターンである。

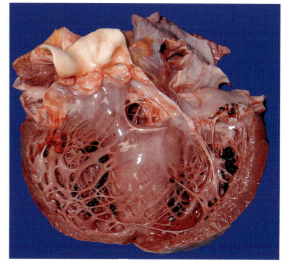

写真 12.19　Down 症候群の 25 歳の女性の心臓の剖検所見。心室中隔欠損が有窓性に確認される。

症（10％）、Fallot 四徴症（6％）と続き、単独で動脈管開存症を認めることや大動脈弓低形成性（写真 12.20）を認めることもある。3 分の 1 の事例では重複欠損症を認める。剖検時に心内膜床欠損症が認められた場合、70％は Down 症候群の患者である。肺高血圧症や肺性心にともなう右室肥大症をきたし、右 - 左シャントを呈することもある（写真 12.21）。睡眠時無呼吸をともなう上気道狭窄により、これらの徴候が増悪することもある [203, 205, 206]。染色体異常にともなう先天性心疾患については、Ferrans と Boyce によるレビュー文献に詳しい [80]。

上気道ならびに口腔咽頭の異常所見として、巨舌、アデノイド肥大、舌扁桃肥大（後鼻腔狭窄の原因となる）、舌下垂、声門下狭窄をともなうこともある。消化管所見として食道狭窄を認めることがあり、時に気管食道瘻をともなうこともある。他にも Hirschsprung 病や、十二指腸閉鎖を認めることもある [202]。

環椎横靱帯の弛緩による環椎後頭関節の不安定性を 14％の患者に認めるが、それにより脊髄圧迫症状を認めることもある。他にも Meckel 憩室、尿道腹膜瘻、尿道下裂、口蓋裂、白内障、視神経萎縮、血管輪などの所見を認めることもある（およそ 5％の患者に認められる）。その他にも、鼠径ヘルニア、合指症、停留精巣、膀胱憩室、股関節脱臼、膝蓋骨

第4部　自然死（内因死）

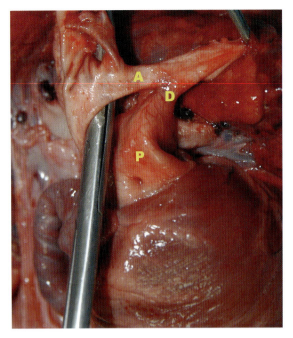

写真 12.20　生後3か月で死亡した Down 症候群の男児の剖検時心臓所見。大動脈弓（A）の低形成とともに、太く顕在化している動脈管（P）が確認される（P は肺動脈主管部を示している）。

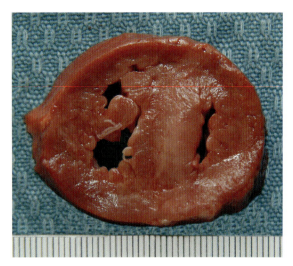

写真 12.21　巨大な心内膜床欠損をともなう Down 症候群の小児の心臓の剖検所見。著明な右室肥大所見が認められた。

脱臼などの所見を認めることもある（およそ5.5％の患者に認められる）[201]。ただし後者は致死的な原因とは通常なりえない。性腺機能低下症を認めることもあり、年齢が長じるにつれアルツハイマー型痴呆の頻度や血管変性疾患の頻度は増していく[204]。

Down 症候群において精巣癌、陰茎癌、肝癌、胃癌の発症頻度が高いとの報告もあるが、報告によってはその限りではなく、地域によって発生率は異なることが示唆されている [207-210]。ただし血液腫瘍による致死率が高いことは明確となっている。その他にも血液疾患として、新生児多血症、血小板減少症、類白血病反応（ストレスや感染時の急性骨髄性を疑わせる白血球の増多）、異型多形核白血球の増多、顆粒球前駆細胞の現象などを認めることがある[211]。典型的な外表奇形について、表12.2にまとめ、掲示した。

病理組織学的検討を行った場合、血管内膜繊維過形成やその他の肺高血圧性変化が認められることが多い。白血病の合併によって脾腫やリンパ節腫大を認めることもあるが、この場合、病理組織学的検討で確定診断できるであろう。また、胸腺組織では、Hassall 小体（胸腺小体）の早期退縮をともなう著明な腫大が認められるであろう [204, 212]。

突然死の発生

Down 症候群の患者は健常者に比べて、あらゆる年齢で依然致死率が高いが、近年では生前・生後の早期診断と早期治療により致死率は改善しており、身体的ケアの状況も改善し、生活の質は向上している [213-216]。特に感染症による死亡は減少しており、重度の先天性心疾患を合併する患者の長期生存率も上昇している [205, 211]。1929年には本症の平均余命は9歳であったが、1987年には61％の患者が50歳代以上まで生存しうるようになるなど、劇的な改善を遂げている [201]。ただし、年齢をマッチさせた健常群との比較ではその致死率は5.4倍と依然高く、特に1～4歳児では致死率は健常群の13倍に達している [214]。

不整脈誘発性の先天性心疾患は、よく知られた本症の若年齢での突然死の原因である [201, 214, 217]。上述した先天性心疾患の他にも、大動脈縮窄症、単心室症、肺動脈異常症、肺動脈狭窄症、僧帽弁狭窄症、三心房心、右室低形成などを合併することもあり、これらが突然死の原因となることもある。ただし本症に大血管転位症を合併することは稀である [201]。本症において、アテローム性動脈硬化症が小児期死亡の原因となりうるかについては、相矛盾する研究報告があり、明確とはなっていない [209, 211]。右室肥大をともなう肺性心によって肺

第 12 章　その他の自然死

表 12.2　Down 症候群に認められる形態的所見

外表所見

全身	低身長、肥満
頭頸部	小頭症、短頭症、前額部傾斜、後頭部平坦化、大きい大泉門、鼻梁の平坦化（鞍鼻）をともなう鼻骨の低形成／欠損、丸い顔、舌の突出、舌の亀裂、口角炎、奇形歯、内眼角贅皮、眼裂の上方偏移、Brushfield 斑、白内障、粗な毛髪／全禿頭、小さい耳、過剰折込耳輪
体幹	狭い乳頭間距離、臍ヘルニア、鼠径ヘルニア、尿道下裂、停留精巣、尿道腹膜瘻
四肢	短く幅広の手、斜趾症、合趾症、幅広い第一足趾・第二足趾間距離、猿線
皮膚	全禿頭、白斑、皮膚乾燥症、蛇行性穿孔性弾性線維症、膿瘍

内臓所見

上気道	アデノイド／扁桃肥大、舌扁桃腫大、後鼻孔狭窄、舌下垂、口蓋裂、声門下狭窄、気管食道瘻
心臓	心内膜床欠損症、心室中隔欠損症、心房中隔欠損症、Fallot 四徴症、動脈管開存症、右室肥大（肺性心）
血管	肺高血圧症、血管内膜繊維過形成、血管輪
眼	視神経萎縮、白内障、網膜芽細胞腫
耳	中耳炎
骨	環椎後頭関節の不安定性、股関節脱臼、膝蓋骨脱臼、上顎洞・蝶形骨洞、前頭洞の低形成
消化管	食道閉鎖症、気管食道瘻、十二指腸閉鎖、Meckel 憩室、Hirschsprung 病、肝癌、胃癌
外性器／膀胱	膀胱憩室、精巣癌、陰茎癌、卵巣低形成
脳	アルツハイマー病
造血器	リンパ節腫大、脾腫をともなう白血病、Hassall 小体の早期退縮をともなう胸腺腫大

出典：Byard [202].

高血圧症をきたした場合にも、致死的不整脈をきたし突然死しうる [218, 219]。

肺血管異常による致死的出血をきたした本症男児例の症例報告もある [220]。また本症に血管内膜繊維過形成や、もやもや病にともなう頭蓋内血管変性を認めることもある。本症において、びまん性血管内膜繊維過形成に続発して高血圧症をきたした事例も報告されている [221]。肺塞栓症は、肺動脈狭窄症や心房中隔欠損症や心室中隔欠損症に合併しうるが、本症では肺塞栓症による死亡は一般的ではない。同様に冠動脈塞栓で心筋梗塞をきたし死亡することも一般的ではない [222]。

Down 症候群では、いずれの年齢でも致死的な感染症をきたしうる。感染症罹患率はコントロール群の 50 倍、感染症による死亡率は 124 倍であったとの研究報告もある [204, 211]。施設などの環境因による病原体の暴露の増加、基礎疾患としての先天性心疾患、活動性の乏しさ、肺血管異常の存在、免疫機能の低下などの要因により、本症では感染症に罹患する確率が高い。本章で認めうる免疫学的異常としては、サイトカイン産生能の低下、B 細胞・T 細胞・ナチュラルキラー細胞の機能低下、好中球の遊走能・貪食能の低下、免疫グロブリンの低下、リンパ球数の減少などが挙げられる [203, 209]。T 細胞機能の低下は CD4 細胞の数的減少も関与している [204, 212]。知的障害の程度の強い患者において、より重篤な呼吸器感染症を認める傾向がある [205, 223–225]。

本症患者においては 35 歳以降で、抗リン脂質抗体と関連した β アミロイド蛋白産生性のアルツハイマー型変化をともなう脳血管障害などの中枢神経系疾病関連死をきたす傾向にある。他の精神発達遅滞をともなう症候群のけいれん発生頻度は 20 ～ 50% とされている一方で、Down 症候群患者において小児期にけいれんをきたすのはわずか 5 ～ 7% とされている。また、本症においては水頭症の発生率の上昇はない [203, 211]。

軸椎歯突起の奇形をともなう環軸椎の不安定性は、Down 症候群患者の 8.5 ～ 40% に認められると報告されている。そのような患者では、頸椎の圧迫

第4部　自然死（内因死）

表 12.3　Down 症候群の予期せぬ突然死の原因

原因となる状況

心　臓	先天性心疾患
呼吸器	上気道閉塞、誤嚥
消化器	消化管閉塞 異物嵌頓
造血器	白血病
骨	環椎後頭関節の不安定性
脈管	肺高血圧 血管内膜繊維過形成 肺動脈／冠動脈塞栓
内分泌	糖尿病
中枢神経系	痴呆 けいれん
免疫系	感染症
医原性	心臓手術の合併症

その他の状況

Down 症候群と関連性はない病態による自然死

自　殺

他　殺

出典：Byard [202].

によって突然死をきたす可能性があり、本症の患者に突然死が認められた場合、その可能性を考慮する必要がある [226–228]。

4 歳未満の Down 症候群の患者は、急性骨髄性白血病の発症率が健常児の 100 倍にものぼるが、その他の造血器腫瘍の発症率も高く、1～2％の患者で急性巨核芽球性白血病を発症する [205, 211, 229, 230]。このような造血器疾患による易出血傾向は頭蓋内出血を引き起こし、予期せぬ突然死の原因となりうる。

第 7 章で記載した通り、Down 症候群患者では、顔面中心部低形成、後鼻孔狭窄、巨舌、口蓋短縮、舌下垂、鼻咽腔狭窄、扁桃／アデノイド肥大、舌扁桃腫大などにより、上気道閉塞を認めることが多い。さらには、声門下狭窄、喉頭軟化症、気管軟化症、気管支軟化症、喉頭・咽頭・気管支の先天奇形による気道狭小化を認めることもある [231–233]。肥満や胃食道逆流症によって、睡眠時無呼吸をきたすこともある [211, 234]。

気管食道瘻、食道狭窄／閉鎖、幽門狭窄症、十二指腸閉鎖／閉塞、輪状膵、胆道閉鎖症、小腸低形成、腸回転異常、Hirschsprung 病、鎖肛などの先天性消化管奇形は、本症の 7.3～11％の患者に認められており、特に心奇形を合併した場合、致死率が高いとされている。本症では十二指腸潰瘍もきたしやすい [201, 211, 235]。近年では Down 症候群の患者が施設の不適切なケアや、終末期の病態の臨床評価の不正確により栄養過誤で死亡することは稀となっている [202]。

Down 症候群の患者が自殺をきたすことは稀である。また暴力関連死や事故で死亡することも健常群に比して少ない傾向にあると報告されている [211, 236]。本症患者において致死的となりうるメカニズムについて、表 12.3 にまとめ、掲示した。

脆弱 X 症候群
臨床徴候

脆弱 X 症候群は、遺伝性精神発達障害としてよく知られており、遺伝性症候群として臨床上遭遇する可能性の高い疾患の 1 つである。本症はさまざまな程度の知的障害と、突出した顎と前頭部、耳介の形態異常、巨精巣症、関節過伸展ならびに後側彎症や漏斗胸などのその他の結合織異常といった、典型的な形態異常をともなう症候群である [237]。本症は Xq27.3 に存在する FMR 遺伝子の染色体の短腕の繰り返し配列が延長し、FMR1 遺伝子の働きが悪くなり発症する。臨床徴候や遺伝的特徴については、Sutherland と Richards の総説に詳しい [238]。

突然死の発生

脆弱 X 症候群の 8 家系の観察研究では、出生した 68 名中 6 名（9％）が生後 1 年で突然死していた、と報告されている [239]。また 86 名の正常保因者の子孫を長期間フォローアップした観察研究では、生後 18 か月以内に 8％の男児（17/219）、ならびに 4％の女児（6/169）が突然死していた。残念ながらその研究では、1 名を除き法医／病理学的に意義のあるデータは示されておらず、突然死の原因については考察しえない。

死亡時年齢、剖検所見の欠如を考えるとこれらの死亡は SIDS に帰することはできず、視床下部‐下垂体系の異常や、一過性頭蓋内圧亢進などによる死亡の可能性も否定はできない [239]。いずれにせよ、

第 12 章　その他の自然死

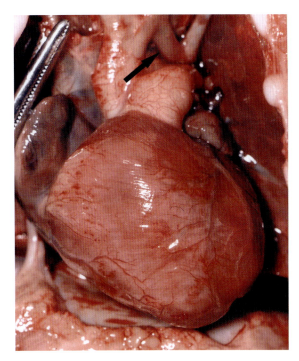

写真 12.22　Turner 症候群の患者の剖検時心臓所見。左心低形成ならびに大動脈弓低形成が認められる。

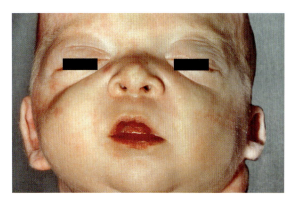

写真 12.23　肥大型心筋症により突然死をきたした Noonan 症候群の男児。Noonan 症候群に典型的な顔貌を認める。

本症候群の患者は乳幼児期に突然死をきたす高リスク群である可能性が強く示唆されるということはできるであろう。小児・思春期以降の本症患者に、僧帽弁逸脱症、大動脈起始部拡張症などの突然死をきたしうる心疾患の合併を認めたとの報告例も存在している［240］。

Turner 症候群

臨床徴候

Turner 症候群は、低身長、翼状頸、楯状胸、性腺機能不全を特徴とする症候群である。卵巣の発育不全や馬蹄腎をともなうこともある。

病因

本症候群は X 染色体短腕（Xp）の完全欠損もしくは部分欠失により、*SHOX*（short stature homeobox）遺伝子が欠失することで生じるとされている［241, 242］。

突然死の発生

上述の徴候に加え、本症候群の子どもたちは大動脈縮搾症、大動脈二尖弁、大動脈弁狭窄、肺静脈還流異常などの、突然死をきたしうるさまざまな心血管系異常を合併していることが多い［243, 244］。大動脈弓低形成や左心室低形成を認め、大動脈瘤破裂をきたすこともある（写真 12.22）。本症では、年齢とともに高血圧、糖尿病、脳卒中、虚血性心疾患をきたす可能性も上昇する［245］。

Noonan 症候群

Noonan 症候群は Turner 症候群とよく似た症状をきたすが、正常核型を示す常染色体優性遺伝性疾患である。本症候群で認める症状としては、翼状頸、乳頭間開離、鳩胸や漏斗胸、皮膚紋理異常、停留精巣、耳介低位、後方回転した耳、眼間開離などが挙げられる（写真 12.23）。出生頻度は 1/1000 ～ 2500 人／年とされているが、軽微な症状のものを含めると、もっと頻度は高い可能性もある［246］。

Noonan 症候群の表現型は、神経線維腫症 1 型遺伝子［247］の多様性の結果生じると考えられており［247］、30 ～ 60％の事例で 12 番染色体上の *PTPN11* 遺伝子の突然変異を認め、10％の事例で *SOS1* 遺伝子の変異を認めるとされている。また 5％未満の頻度であるが、*KRAS* 遺伝子の変異を認める事例も報告されている。

Noonan 症候群の患者では、50 ～ 90％に心血管系の異常が認められる。最も頻度が高いのは肺動脈狭窄症であるが、心室中隔欠損、心房中隔欠損、Fallot 四徴症、大動脈縮搾症、心内膜症欠損症、大動脈弁異形成症、動脈管開存症、肺静脈環流異常症を認めることもある。肥大型心筋症（写真 12.24）も 20 ～ 30％の事例で認められる。他にも、凝固系異常や血小板減少症などを認め、出血傾向をともなうこともある［248］。

645

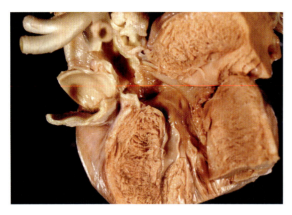

写真 12.24　Noonan 症候群の乳児突然死例の心臓の剖検所見。肥大型心筋症により心臓は著明に肥大している。切開を加えることで、著しい左室肥大がより明瞭化し、大動脈流出路が狭小化していることも確認された。

Costello 症候群

Costello 症候群は、大頭症、成長障害、発達遅滞、内眼角贅皮をともなう粗な顔貌、短頸、弛緩した皮膚、などの徴候を認める稀な常染色体優性遺伝性疾患である。Chiari 奇形を合併することがあり、また心房中隔欠損、心室中隔欠損、肺動脈弁狭窄症などの心血管系異常を認めることもある。肥大型心筋症をともない、突然死をきたすこともある［249-251］。

LEOPARD 症候群

LEOPARD 症候群は、低身長や、多発性の黒子症（Lentigenes）、心電図異常（ECG）、両眼隔離症（Ocular hypertelorism）、肺動脈狭窄（Pulmonary stenosis）、生殖器異常（Abnormal genitalia）、成長障害（growth Retardation）、感音性難聴（sensorineural Deafness）をともなう、稀な常染色体優性遺伝性疾患である。ほとんどの患者の生命予後は良好であるが、心血管系の異常を認めることがしばしばあり、特に肥大型心筋症は最大で 80％の患者に認めるとされており、時に 20 代で突然死をきたすことがある。その他にも心血管系異常として、肺動脈狭窄症、僧帽弁裂隙、心房・心室中隔欠損、冠動脈奇形（冠動脈拡張症を含む）、心内膜弾性線維症、左室緻密化障害を認めることもある［252, 253］。

85％の事例では、*PTPN11* 遺伝子のヘテロ接合性のミスセンス変異を認めるが、一部の患者では *RAF1* 遺伝子の異常が認められる。LEOPARD 症候群は Noonan 症候群や、神経線維腫症 1 型合併 Noonan 症候群とのオーバーラップが指摘されている。

Prader-Willi 症候群

Prader-Willi 症候群は、染色体 15q11-13 の欠損を原因とする、発生頻度 1/10000～15000 人の、稀な疾患である［256］。本症候群は、過食と病的肥満、乳幼児期の筋緊張低下を特徴としている。また発達遅滞、性腺機能低下もともなうことが多い。体重のコントロールをすることで、生命予後が延びる可能性は高くなるが、年間死亡率は 3％／年と、一般の 0.13％／年に比べ高い傾向にある（55 歳未満の症例での調査に基づく）。おそらくこれは、肥満にともなう糖尿病や、肺性心に起因する呼吸不全による影響が大きいものと推測されている［257］。

本症では、年齢とともに予期せぬ突然死をきたす事例が増加する。幼児期では筋緊張低下による低換気が、年長児であれば感染症が死因となることがある。また気道狭窄、舌扁桃やアデノイドの肥大、筋緊張低、視床下部や化学受容体の機能不全などが複雑に関与し、呼吸器感染をきたしやすい［258, 259］。高熱をともなう急性呼吸不全は、突然死をきたす高リスクといえ、また胃の壊死をともなう胃拡張やてんかんも、潜在的な死亡リスクを増大させるリスク要因と考えられている［260］。

本症に対して行うことがある成長ホルモン療法は、水分貯留傾向や、リンパ組織の増大を惹起し、突然死を引き起こすことがありうるとされている［261, 262］。また幼児期にミルク誤嚥により、突然死をきたすこともありうる［263］。不整脈により突然死をきたした 3 歳男児例の症例報告も存在している［264］。また感染ストレスによる副腎不全により突然死をきたしたと考えられる事例も、報告されている［265, 266］。

Cornelia de Lange 症候群

本症は Brachmann-de Lange 症候群としても知られており、発達遅滞、低身長、小頭症、上肢の異常に加え、多毛症、眉毛融合、長い睫毛による特異的顔貌を特徴とする症候群である。ほとんどの事例は散発例であるが、稀ではあるが常染色体優性遺伝性の家族例も存在している。本症は、*NIPBL* 遺伝子の突然変異により発症するとされている。大きな合

第 12 章　その他の自然死

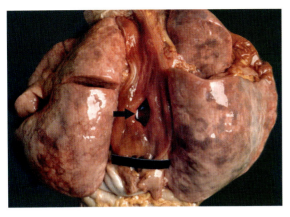

写真 12.25　突然死をきたした Cornelia de Lange 症候群の剖検時食道所見。食道潰瘍から穿孔をきたしていることが確認された。

併症がない限り、生命予後は悪くないとされているが、胃食道逆流や誤嚥をきたし、突然死をきたすこともある。また、心血管系異常として、Fallot 四徴症、心室中隔欠損症、肺動脈狭窄を合併することがあり、それにより突然死をきたすこともありうる［267-269］。食道潰瘍の穿孔による突然死事例も、稀ながら報告されている（写真 12.25）。

硬結性骨化症

硬結性骨化症（sclerosteosis）は、進行性骨格過成長による巨人症、脳神経頭蓋孔の狭小性脳神経障害、顔面歪化を認める、常染色体劣性遺伝性疾患である。合指症をともなうことが多く、南アフリカのアフリカーナ系住民において発生率が高い。本症の責任遺伝子は、染色体 17q12-21 に存在しているとされている。最も重篤となりうる徴候は頭蓋内圧亢進症状であり、わずか 5 歳で脳ヘルニアをきたし突然死した症例が報告されている［270, 271］。

Marshall–Smith 症候群

本症は、体重増加不良、骨年齢促進、精神発達遅滞、顔貌異常を特徴とした症候群であるが、通常突然死をきたすことはない。しかし、頸部脊椎狭窄や環軸椎亜脱臼を合併することがあり、それにより突然死をきたすことがある。さらに、小顎症や上気道狭窄をともなう場合もあり、それにより呼吸困難をきたし突然死をきたすこともありうる。また、肺高血圧症を併発し、突然死をきたすこともある［272］。

Opitz–G/BBB 症候群

本症は、口唇口蓋裂、両眼解離、喉頭気管食道欠損、尿道下裂などを含む、正中構造の欠損を特徴とする症候群である。軽度の精神発達遅滞を併発することもある。遺伝形式は X 連鎖性の場合もあれば、染色体 22q11.2 と関連した常染色体優性遺伝性の場合もある。Einfeld らは、本症に特徴的な喉頭食道機能不全にともなう誤嚥により死亡した、8 歳男児例の症例報告を行っている［273］。本症に、突然死の原因となりうる複雑心奇形を認めることもある［274］。

部分皮膚低形成症

部分皮膚低形成症（Goltz–Gorlin 症候群）は、皮膚の菲薄化や部分欠損をともなう非対称の色素沈着を特徴とする、稀な症候群である。X 連鎖性遺伝性疾患であり、男児の場合には胎児期に致死的となる。腹壁の皮膚欠損のために、腹壁ヘルニアを認めることもある。本症の皮膚欠損は、脂肪脱出をともなう皮膚の限局性の低形成ではなく、外中胚葉性形成異常により生じたものと考えられている。本症ではさらに、眼異常（無眼球や小眼球症）、肢異常（爪低形成、合指症や欠指症）、口腔異常（歯牙形成不全や口唇乳頭腫）を認めることもある。総動脈管、総肺静脈還流異常、肺動脈低形成などの心血管系異常を合併し、それにより突然死をきたすこともあり、また喉頭や下咽頭の乳頭腫などにより上気道閉塞をきたし、突然死することもありうる。本症の乳頭腫は増殖した疣贅塊とされており、皮膚や口腔粘膜に認められるが、中咽頭の乳頭腫は、反応性リンパ組織を核とし形成されていることもある［275-278］。

McCune–Albright 症候群

本症は、多骨性線維性骨異形成症、カフェオレ斑、思春期早発症・甲状腺機能亢進症・下垂体性巨人症・先端巨大症・副腎皮質機能亢進症を含むさまざまな内分泌異常を特徴とする症候群である。本症候群は、cAMP 形成に関与する G_s サブユニットをコードする遺伝子のミスセンス変異により発症するとされている。本症候群は通常致死的とはならないが、甲状腺機能亢進症による不整脈が突然死を引き起こしたとの症例報告も存在している［279］。

Beckwith–Wiedemann 症候群

本症は、巨舌、軟部組織過成長、腹壁欠損、臓器肥大、眼窩下低形成、火炎状母斑、耳垂の線状溝を特徴とする症候群である。生下時に、巨大な胎盤をともなう低血糖、早産をともなう羊水過多などを認めることがある。発生頻度は出生1万3700～1万7000人あたり1人とされており、家族性の場合もあれば、散発例の場合もある。遺伝形式は複雑であるが、染色体11p15.5の重複や転移を含み、その結果インスリン様成長因子2（IGF2）の過剰な発現が引き起こされるために発症するとされている。横紋筋肉腫、Willms腫瘍、肝芽腫、性腺芽細胞腫、脳幹神経膠腫と副腎皮質癌腫などの小児腫瘍の発生により致死的となることがあるが、加えて、巨舌による気道狭窄により突然死をきたすこともある[280]。

精巣発育異常をともなう乳児突然死症候群

精巣発育異常をともなう乳児突然死症候群（SIDDT: Sudden infant death with dysgenesis of the testis syndrome）は、オールド・オーダー・アーミッシュの家系で報告された極めて稀な症候群であり、生下時には何らの異常も見受けられないが、すぐに睡眠中の低体温、徐脈、気管支けいれん、異常呼吸循環パターンなどの自律神経系機能障害に気づかれる、という臨床経過をたどる。男児の場合には、胎児性精巣発育不全と外性器形成不全が認められる。本症候群の子どもはたいていの場合、生後1年以内に突然死をきたす。本症候群の責任遺伝子は染色体6q22.1–22.31にあるとされている[281]。

免疫系疾患

免疫欠損症

免疫反応の不全状態はSIDSの原因の1つとして提唱されてきたが、多くの研究がなされてきたものの、この仮説を立証するには至っていない。しかしながら、免疫不全症の子どもは、致死的な敗血症に罹患し突然死をきたすリスクが高いことに疑いの余地はない（第4章参照）。このような場合、常にとまではいえないものの、死亡前に診断がなされていることが多い。

アナフィラキシー

アナフィラキシーとは、外来性物質に対しての感受性がIgEにより亢進し、好塩基性細胞と組織肥満細胞からケミカルメディエーターが放出されることにより出現するI型アレルギー反応であり、重篤で致死的な経過をとりうる。成人に比べると、小児ではアナフィラキシーをきたす頻度は低い。通常、ペニシリンなどの薬物、食物、ミツバチやスズメバチの刺害などが原因となる[282–284]。ハチによるアナフィラキシーの場合、上気道周囲への刺害も存在していた場合、窒息により死亡しうる[285]。時に血管運動神経性浮腫により、致死的な喉頭蓋腫脹をきたす場合もある（写真12.26）[286]。あらゆるアレルギー性症状の既往に加え、以前の内服歴や直前の内服歴を確認することが、極めて重要となる。

小児においては、食物による致命的なアナフィラキシー反応をしばしば認めうるが、おそらくは過少報告されている。原因食品としては、ナッツ、卵、牛乳などが挙げられる。小児や若年成人女性は、最もアナフィラキシーをきたすリスクが高い。アナフィラキシーによる死亡は、気管支れん縮、浮腫による上気道閉塞、循環虚脱が組み合わさり発生する[287, 288]。アナフィラキシーに続発して生じた出血や血栓塞栓により、致死的経過をたどった成人例も報告されている[289]。非常に稀ではあるが、包虫嚢胞の破裂に続発して致命的なアナフィラキシーをきたした事例も報告されている[290]。

病理所見

アナフィラキシーにより死亡した場合、皮膚にじんま疹や腫脹を認めたり、上気道浮腫を認めたり、肺の過膨張が認められることもあるが、剖検所見はたいていの場合非特異的であり、診断を確定する上で有用となることは少ない。上気道の腫脹は、びまん性に生じることもあるが、中咽頭、鼻腔、喉頭蓋、喉頭、上部気管に限局して生じることもある[291, 292]。昆虫刺傷により死亡した場合には、刺傷痕が確認されることもある。病理組織学的には、上気道浮腫にともなう好酸球の浸潤やその他の喘息性の病理変化が認められることもある（写真12.27）。粘膜の免疫組織化学染色で、トリプターゼが確認される場合もある。トリプターゼは肥満細胞の広範な脱顆粒が認められた場合に確認される、肥

第 12 章　その他の自然死

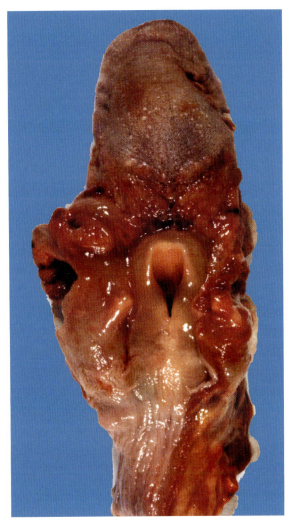

写真 12.26　アナフィラキシーにより、血管運動神経性浮腫をきたし死亡した事例の、咽頭の剖検所見。喉頭蓋に著明な腫脹が認められた。

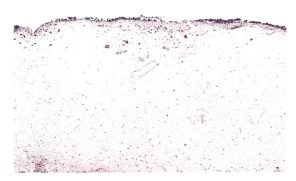

写真 12.27　上気道の著明な浮腫は、致命的アナフィラキシー事例において、病理組織学的に確認しうる唯一の所見ともいえるが、常に認められるわけではない。

満細胞由来の特異的酵素である。

　死後の血清検査でアレルゲン特異性 IgE の上昇を認めた場合、死亡前に感作を受けていたことを示すものであり、アナフィラキシーとの診断が示唆される [293–295]。ただ、より特異性が高い検査は、血清トリプターゼ値の測定である [296, 297]。血清トリプターゼ値が 10 μg/L を超えている場合、アナフィラキシーである感度は 86％、特異度は 88％である。また死後の血清トリプターゼ値は死後変化の影響を受けづらく、死亡前の値とよく一致する。研究者の中には、血清トリプターゼ値が 20 μg/L を超えた場合に、アナフィラキシーによる死亡と判断しているものもいる [298]。血清中のトリプターゼは、室温で最高 4 日間安定した状態ではあるが、分析を直ちに行うことができない場合には、検体を −20℃で凍結保存することが推奨されている [299, 300]。通常トリプターゼは血清中に存在しないが、外傷、SIDS、ヘロイン過量服用などによる死亡の際にも検出されうるとされており、完全にアナフィラキシーに特異的であるというわけではない [299]。ただ、これらの死亡事例で血清トリプターゼが検出された場合、何らかのアレルギー性機序が関与していた可能性もあるとの指摘がなされている [301]。血清トリプターゼ値と血清アレルゲン特異性 IgE 値は、死後時間が経って採血した場合にはいずれも上昇する。また敗血症や外傷で死亡した場合、血清総 IgE 値は上昇する [302]。血清ヒスタミン値は半減期が短く、好塩基球からの死後放出という死後変化の影響もあり、診断上あまり有益とはならない [303]。

　ただアナフィラキシーにより死亡したとの診断はたいていの場合、感作されていた人物が「何らかの物質への暴露後、呼吸困難や循環虚脱をきたした」という医学病歴からなされている。ある研究では、86％の事例では暴露後 20 分以内に症状が出現しており、33％の事例が 30 分以内に、50％の事例が 1 時間以内に死亡していた、と報告されている [282]。血清のアレルゲン特異性 IgE とトリプターゼの高値は、臨床診断を補強するものとなる。剖検所見は軽微であることが多く、他の死因を除外することが重要である。

全身性エリテマトーデス

全身性エリテマトーデス（SLE: Systemic lupus erythematosus）は、結合織疾患の中で最も頻度の高い疾患の1つであり、多臓器が侵される自己免疫性の慢性反復性炎症性疾患である。病因は不明であるが、微小循環系に影響を及ぼす種々の自己抗体が形成されることが確認されている。本症はあらゆる年齢層に発症しうるが、20％の事例は小児期発症例である。黒色人種に多く、また女性に多い傾向がある。死亡は多くの場合、腎合併症や中枢神経系合併症や敗血症による。剖検時には、皮膚病変（発疹、脱毛症）、呼吸器病変（胸水、胸膜炎、急性／慢性の肺実質疾患）、心臓病変（心内膜炎、心筋炎、心外膜炎）、腎臓病変（糸球体腎炎／血管炎）などが認められうる。気胸を認めることは稀である。突然死と関連した所見として、広範性肺胞出血、肺高血圧性変化、肺動脈血栓塞栓などが認められることもある。SLEの死亡事例の50～90％に肺出血が認められるとされている。本症の小児において、急性心筋梗塞を合併し突然死をきたした、との症例報告も存在している［304-306］。

重症筋無力症

重症筋無力症は、アセチルコリン受容体への自己抗体が生じることで神経筋接合の障害をきたし、進行性の筋力低下を呈する疾患である［307］。本症では胃内容物の誤嚥による反復性肺炎や、転倒による損傷などの重大な問題が引き起こされることとなる。本症は乳幼児期や小児期に発症することは稀ではあるが、致死的な呼吸器症状を呈するまでほとんど臨床的な症状を認めておらず、予期せぬ突然死で発症した幼小児例も報告されている［308, 309］。本症に罹患している年長児では、感染症に続発して重度の筋無力症性クリーゼをきたし、致死的となることもある。本症の中には、家族性発症の事例も一部存在している。

抗リン脂質抗体症候群

抗リン脂質抗体症候群は、LA（lupus anti-coagulant）陽性もしくは抗カルジオリピン抗体陽性となる、抗リン脂質抗体が生成されることによる自己免疫性疾患であり、反復性の動静脈血栓症や流産を特徴とする。診断は、動脈性／静脈性／毛細血管性の血栓症の存在、妊娠期の合併症（原因不明の流産、子宮内胎児死亡、未熟児出生）の存在、抗リン脂質抗体が陽性といった項目を満たした場合に下される［310, 311］。肺動脈血栓塞栓症をともなう深部静脈血栓症、大静脈血栓症、脳梗塞、心筋梗塞、肺高血圧、腸間膜動脈血栓症などを合併し、突然死をきたすこともありうる。その他にも、心臓弁膜の疣贅、下腿潰瘍、網状皮斑、指壊疽、逍遥性血管炎を認めることもある［311］。

ほとんどの患者は遷延性の経過をたどるが、「血栓の嵐（thrombotic storm）」とも呼称される、全身性の同時多発性血管内血栓形成をきたす劇症型抗リン脂質抗体症候群（CAS: catastrophic antiphospholipid syndrome）として急性の経過をたどることもありうる［312］。病変は大血管ではなく、小血管に認められる傾向にあり、多臓器不全をきたすこともある。CASは敗血症、悪性新生物、外科手術、ループスフレア（病勢の急性増悪）、経口避妊薬、ワーファリン療法の中断などにより誘発され、発症時年齢の範囲は7～76年であり、発症した場合の死亡率は約50％にのぼる［313］。小児や若年成人の事例において認めやすい症状としては、脳卒中、急性視力低下、急性腎不全、拡張型心筋症などが挙げられる［314-318］。

サルコイドーシス

概説

本症は、広範性の播種性非乾酪化肉芽腫を特徴とする、原因不明の慢性炎症性疾患である。発症時年齢のピークは20～40歳の間にあり、生涯発症率は0.85～2.4％である［319］が、時に小児期に発症することもある［320］。非常に稀ではあるが、本症が小児期の予期せぬ突然死の原因となることもある［321, 322］。

本症の発生率は国や人種により違いが認められており、発生率の低い日本では10万人あたり1人であるのに対し、最も発生率の高いスカンジナビアでは10万人あたり11.4～64人とされている。性差では、女性で発症率がより高いとされている［323］。

病因

本症の発症原因として、真菌、放線菌、ウイルス、スピロヘータ属、ノカルジア属、コリネバ

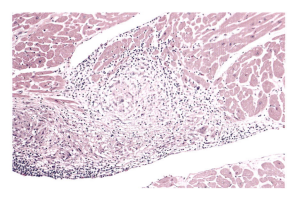

写真12.29 心サルコイドーシスの事例の病理組織所見。組織球・多核巨細胞・リンパ球の集簇をともなう特徴的な類上皮非乾酪性肉芽腫が認められた。

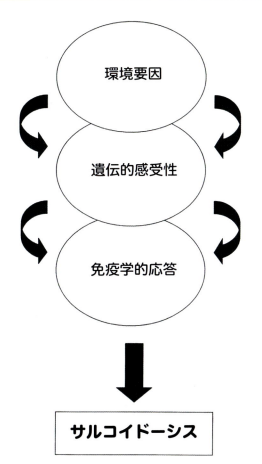

図12.28 サルコイドーシスの発症機序の模式図。遺伝的に感受性のある個人が、特定の環境内物質にさらされることで、慢性の免疫学的応答が引き起こされ、発症すると考えられている。

クテリウム、プロピオン酸菌属、リケッチア属、*Tropheryma whippelii*（放線菌近縁のグラム陽性桿菌）などへの感染の可能性が示唆されてはいるが、現在明らかにサルコイドーシスの発症に寄与していることが証明されている病原体はない。本症の患者ではT細胞の活性化や、CD45RO陽性メモリーTリンパ球やマクロファージの増加など、さまざまな免疫系の変容が認められる。本症には発症原因となる特異的な遺伝子欠損は認められないものの、特定の物質への暴露後に疾患に罹病しやすくするような遺伝子多型は存在している可能性がある。つまり後天的に獲得された、物質に対しての抗原提示細胞・抗原特異的Tリンパ球・免疫エフェクター細胞を含む細胞免疫によって、非特異的な炎症反応が引き起こされると考えられている（図12.28）[324, 325]。

病理所見

剖検時に病変は肺、脾臓、肝臓、リンパ節、中咽頭、副鼻腔、骨髄、心臓、骨格筋、脳、皮膚、粘膜、眼、涙腺、唾液線、内分泌腺を含む、あらゆるすべての器官で認められうる。心臓内に限ると、肉芽腫は左室自由壁（94％）、心室中隔底部（68％）、右室自由壁（45％）、心房壁（17％）などで確認され、冠動脈や弁膜に認める可能性は高くないと報告されている［326, 327］。

肉芽腫は、類上皮マクロファージと多核性ラングハンス型巨細胞や異物型巨細胞よりなっており（写真12.29）、シャウマン小体（タンパク質由来の細胞内層状凝集物で、カルシウムを含むためよく染色される）や星状小体（巨細胞内に認める星状の凝集物）を認めることもある。なぜ肉芽腫が形成されるのか、そしてなぜ持続的に形成されるのかについては判明していないが、おそらくサイトカインの蓄積効果により持続性の抗原刺激が生じ、HLAクラスIIに媒介されたT細胞反応により、慢性のマクロファージ刺激が起こっていると推察されている［323］。その他の原因により肉芽腫が形成されている可能性を考察するために、各種微生物に対しての特殊染色を行うことが有用となる。その他の組織も広範に標本抽出して検討を行わなかった場合、心サルコイドーシスは特発性巨細胞性心筋炎と誤診される可能性もある［328］。

突然死の発生

サルコイドーシスによる死亡のほとんどは、慢性の呼吸不全、腎不全、肝不全によるものであるが、

表12.4 予期せぬ突然死の原因となりうるサルコイドーシスの合併症

心血管合併症
以下による不整脈
　虚血
　心筋症
心破裂
肺高血圧症

呼吸器合併症
肺性心をともなう線維化
肺高血圧
上気道閉塞
出血

中枢神経合併症
以下をともなう視床下部／脳室周囲病変
　不整脈
　多食／カフェコロナリー（食べ物による窒息）
脳幹病変
閉塞性水頭症
てんかん

消化器合併症
肝硬変
　食道静脈瘤をともなう門脈圧亢進症

出典：Byard, Manton, & Tsokos [320].

心臓病変やその他多様な病態により、急性の経過をたどり死亡することもある（表12.4）。心サルコイドーシスによる死亡は、すべてのサルコイドーシスによる死亡の33〜66％を占めていたが、うち17〜35％は突然死が初発症状であったとの研究報告がある [328–330]。このような突然死は、小児・思春期の子どもや若年成人を含むあらゆる年齢層で生じる [331]。心臓に広範性に病変が認められるのにもかかわらず、他臓器には機能不全をきたしうる病変が何ら認められない場合もある。

心臓突然死をきたす機序としては、不整脈、乳頭筋機能不全、浸潤性の心筋症などが挙げられる [324]。急速進行性のうっ血性心不全、反復性の心膜液貯留、収縮性心膜炎、拡張型心筋症、心室瘤形成などが突然死の原因となることもある [332]。本症における致死的不整脈として最も多いのは心室性頻拍であるが、心伝導障害として最頻であるのは完全房室ブロックである。心サルコイドーシスの死亡原因として、両者で30〜65％を占めている [321]。

サルコイドーシスが心臓に及ぼす影響は、病変をきたした心筋の総量、心室壁の瘢痕の総量、ならびに心臓内の肉芽腫の位置により決まると考えられている [328]。

肉芽腫形成による肺高血圧症、もしくは肺門部リンパ節腫脹による血管圧迫に起因する肺高血圧症は、肺性心をきたし突然死の原因となりうる。肝臓実質への病変浸潤による門脈圧亢進症をきたすことで下部食道の静脈瘤が形成され、致死的出血が引き起こされることもある。びまん性肺サルコイドーシス患者が多量の喀血をきたし、突然死することもある [333]。小児期には稀ではあるが、喉頭病変により睡眠時無呼吸、呼吸困難、全身麻酔時の気道閉塞をきたしたとの症例報告も存在している [334, 335]。

傍室核を含む広範性の肉芽腫性病変が視床下部に生じることで、呼吸循環器系の自動調節能が障害され、予期せぬ突然死をきたすこともありうる。Gleckmanらは、このような機序で死亡したと推測された23歳の女性患者例の症例報告を行っている [336]。中枢神経系に病変を認めるサルコイドーシスにおけるてんかん発作が必ずしも難治性であるわけではないが、てんかんの存在自体が突然死のリスク要因となる。脳幹に病変が生じることで、致死性の閉塞性水頭症をきたすこともありうる [321, 337, 338]。

木村氏病

木村氏病（Kimura disease）は血清IgE値の著明上昇が特徴的な慢性炎症であり、頭頸部に片側性の無痛性のリンパ腫脹を認め、組織内や血中の好酸球増多を認める。原因は不明であるが、感染を契機とした一過性のアレルギー性／自己免疫性の機序によるものと考えられている。臨床経過は一般に良好であるが、冠動脈のれん縮による心室頻脈を併発し、致死的となった13歳男児の症例報告がある。リンパ節の病理組織学的検討では、著明な好酸球浸潤をともなう濾胞過形成を認め、好酸球性の微小膿瘍をともなった中心壊死が確認される。小児期の睡眠時無呼吸症候群との関連も指摘されている [339–341]。

ランゲルハンス細胞組織球増加症

ランゲルハンス細胞組織球増加症（LCH：

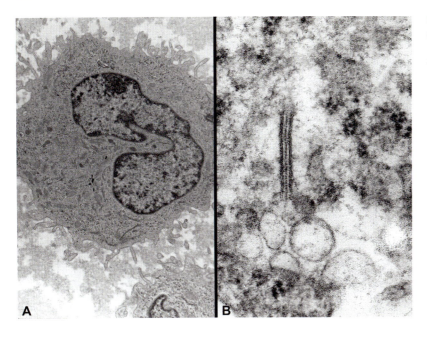

写真 12.30　ランゲルハンス組織球症の電子顕微鏡写真。深い切れ込みを持った特徴的な核を持つ組織球が確認された（A）。診断特異的なテニスラケット状の胞桿小体（バーベック顆粒）も認められた（B）。

Langerhans cell histiocytosis）は、表皮中のランゲルハンス細胞が、骨髄、皮膚、リンパ節、胸腺、肝臓、脳、肺などのさまざまな組織／臓器中に浸潤し、サイトカイン誘導によって組織破壊をきたすというものである。ランゲルハンス細胞は骨髄の CD34+ 幹細胞に由来するもので、免疫系の一部を構成している。LCH は 1 〜 4 歳の子どもに好発し、男児に多く、発生率は年間 100 万人あたり 2 〜 5 人とされている［342］。

従前、LCH は以下の 3 つの病態に分類されていた。

(1) 好酸球性肉芽腫症——15 歳未満の子どもに認められる、病変が骨や肺に限局する予後好の病態。
(2) Hand–Schüller–Christian 病——10 歳未満の子どもに認められる、成長障害、尿崩症、鱗屑性発疹、ならびに骨病変（好酸球性肉芽腫症の際の骨病変に比し、一般的に破壊性が強い）を特徴とする病態。
(3) Letterer–Siwe 病——最も稀であるが最も重度の病態。2 歳未満の子どもに認め、著明な成長障害をともない、内臓腫大とリンパ節腫大を併発する。

病理組織学的には、好酸球を含む種々の炎症細胞の浸潤をともなう組織球（細胞質に富み、深い切れ込みを持った特徴的な核を持つのが特徴）の集簇が認められる。電子顕微鏡でバーベック顆粒（Birbeck granules）と呼ばれるテニスラケット状の胞桿小体が確認された場合、確定診断が下される（写真 12.30）。また、免疫染色では S-100、CD1a、CD40、CD52、CD154 が陽性となる［343］。

稀ではあるが LCH が小児の突然死の原因となることがあり、例えば両側性気胸をきたし死亡した 16 歳女児例や、広範性肺出血をきたし死亡した生後 10 か月齢の男児例などの症例報告がある［344］。

その他

その他にもある種の血管炎や糸球体腎炎など、極めて多くの免疫学的病態が小児期に重症となりうるが、それらが突然死の原因となることは一般的とはいえない。

参考文献

1. Phillips, J. A. & Vnencak-Jones, C. L. (1993). Molecular genetics and prenatal diagnosis. *Baillière's Clinical Pediatrics*, **1**, 505–52.
2. Robinson, P. N. & Booms, P. (2001). The molecular pathogenesis of the Marfan syndrome. *Cellular and Molecular Life Sciences*, **58**, 1698–707.
3. Hirani, R., Koszyca, B., & Byard, R. W. (2008). Marfan syndrome and sudden death within a family: aetiologic, molecular and diagnostic issues at autopsy. *Journal of Forensic and Legal Medicine*, **15**, 205–9.
4. Pyeritz, R. E. (2000). The Marfan syndrome. *Annual Review of Medicine*, **51**, 481–510.
5. Robinson, P. N. & Godfrey, M. (2000). The molecular genetics of Marfan syndrome and related microfibrillopathies. *Journal of Medical Genetics*, **37**, 9–25.
6. Buntinx, I. M., Willems, P. J., Spitaels, S. E., et al. (1991). Neonatal Marfan syndrome with congenital arachnodactyly, flexion contractures, and severe cardiac valve insufficiency. *Journal of Medical Genetics*, **28**, 267–73.
7. Grahame, R. (2000). Heritable disorders of connective tissue. *Ballière's Clinical Rheumatology*, **14**, 345–61.
8. Salzberg, M. R. & Kramer, R. J. (1984). Dissecting thoracic aortic aneurysm in a 16-year-old. *Annals of Emergency Medicine*, **13**, 191–3.
9. Boileau, C., Jondeau, G., Mizuguchi, T., & Matsumoto, N. (2005). Molecular genetics of Marfan syndrome. *Current Opinion in Cardiology*, **20**, 194–200.
10. Judge, D. P. & Dietz, H. C. (2005). Marfan's syndrome. *The Lancet*, **366**, 1965–76.
11. Disabella, E., Grasso, M., Marziliano, N., et al. (2006). Two novel and one known mutation of the *TGFBR2* gene in Marfan syndrome not associated with *FBN1* gene defects. *European Journal of Human Genetics*, **14**, 34–8.
12. Gelb, B. D. (2006). Marfan's syndrome and related disorders: more tightly connected than we thought. *The New England Journal of Medicine*, **355**, 841–4.
13. Loeys, B. L., Schwarze, U., Holm, T., et al. (2006). Aneurysm syndromes caused by mutations in the TGF-β receptor. *The New England Journal of Medicine*, **355**, 788–98.
14. Mátyás, G., Arnold, E., Carrel, T., et al. (2006). Identification and in silico analysis of novel *TGFBR1* and *TGFBR2* mutations in Marfan syndrome-related disorders. *Human Mutation*, **27**, 760–9.
15. Adès, L. C., Sullivan, K., Biggin, A., et al. (2006). *FBN1*, *TGFBR1*, and the Marfan–craniosynostosis/mental retardation disorders revisited. *American Journal of Medical Genetics Part A*, **140**, 1047–58.
16. Collod, G., Babron, M.-C., Jondeau, G., et al. (1994). A second locus for Marfan syndrome maps to chromosome 3p24.2–p25. *Nature Genetics*, **8**, 264–8.
17. Nijbroek, G., Sood, S., McIntosh, I., et al. (1995). Fifteen novel *FBN1* mutations causing Marfan syndrome detected by heteroduplex analysis of genomic amplicons. *American Journal of Human Genetics*, **21**, 8–21.
18. Dietz, H. C., Pyeritz, R. E., Hall, B. D., et al. (1991). The Marfan syndrome locus: confirmation of assignment to chromosome 15 and identification of tightly linked markers at 15q15–q21.3. *Genomics*, **9**, 355–61.
19. Giampietro, P. F., Raggio, C., & Davis, J. G. (2002). Marfan syndrome: orthopedic and genetic review. *Current Opinion in Pediatrics*, **14**, 35–41.
20. Francke, U. & Furthmayr, H. (1994). Marfan's syndrome and other disorders of fibrillin. *The New England Journal of Medicine*, **330**, 1384–5.
21. Kainulainen, K., Pulkkinen, L., Savolainen, A., Kaitila, I., & Peltonen, L. (1990). Location on chromosome 15 of the gene defect causing Marfan syndrome. *The New England Journal of Medicine*, **323**, 935–9.
22. Liu, W., Schrijver, I., Brenn, T., Furthmayr, H., & Franke, U. (2001). Multiexon deletions of the *FBN1* gene in Marfan syndrome. *BMC Medical Genetics*, **2**, 11–19.
23. Byard, R. W. (2006).

24. Pereira, L., Levran, O., Ramirez, F., *et al.* (1994). A molecular approach to the stratification of cardiovascular risk in families with Marfan's syndrome. *The New England Journal of Medicine*, **331**, 148–53.
25. Bruno, L., Tredici, S., Mangiavacchi, M., *et al.* (1984). Cardiac, skeletal, and ocular abnormalities in patients with Marfan's syndrome and in their relatives: comparison with the cardiac abnormalities in patients with kyphoscoliosis. *British Heart Journal*, **51**, 220–30.
26. Buchanan, R. & Wyatt, G. P. (1985). Marfan's syndrome presenting as an intrapartum death. *Archives of Disease in Childhood*, **60**, 1074–6.
27. Dardir, M., Ferrans, V. J., & Roberts, W. C. (1989). Coronary artery disease in familial and metabolic disorders. In *Nonatherosclerotic Ischemic Heart Disease*, ed. R. Virmani & M. B. Forman. New York: Raven Press, pp. 185–235.
28. Pyeritz, R. E. (1993). The Marfan syndrome. In *Connective Tissue and Its Heritable Disorders: Molecular, Genetic and Medical Aspects*, ed. P. M. Royce & B. Steinmann. New York: Wiley-Liss, pp. 437–68.
29. Pyeritz, R. E. & McKusick, V. A. (1979). Sudden and unexpected death in Marfan syndrome. In *Forensic Pathology Reviews*, vol. 4, ed. M. Tsokos. Totowa, NJ: Humana Press, pp. 93–106.

The Marfan syndrome: diagnosis and management. *The New England Journal of Medicine*, **300**, 772–7.
30. Roberts, W. C. & Honig, H. S. (1982). The spectrum of cardiovascular disease in the Marfan syndrome: a clinicomorphologic study of 18 necropsy patients and comparison to 151 previously reported necropsy patients. *American Heart Journal*, **104**, 115–35.
31. Takebayashi, S., Kubota, I., & Takagi, T. (1973). Ultrastructural and histochemical studies of vascular lesions in Marfan's syndrome, with report of 4 autopsy cases. *Acta Pathologica Japonica*, **23**, 847–66.
32. Byard, R.W., Jimenez, C. L., Carpenter, B. F., Cutz, E., & Smith, C. R. (1991). Four unusual cases of sudden and unexpected cardiovascular death in infancy and childhood. *Medicine, Science and the Law*, **31**, 157–61.
33. Saruk, M. & Eisenstein, R. (1977). Aortic lesion in Marfan syndrome: the ultrastructure of cystic medial degeneration. *Archives of Pathology and Laboratory Medicine*, **101**, 74–7.
34. James, T. N., Frame, B., & Schatz, I. J. (1964). Pathology of cardiac conduction system in Marfan's syndrome. *Archives of Internal Medicine*, **114**, 339–43.
35. Silverman, D. I., Burton, K. J., Gray, J., *et al.* (1995). Life expectancy in the Marfan syndrome. *The American Journal of Cardiology*, **75**, 157–60.
36. Westaby, S. (1999). Aortic dissection in Marfan's syndrome. *The Annals of Thoracic Surgery*, **67**, 1861–3.
37. Crawford, E. S. (1983). Marfan's syndrome: broad spectral surgical treatment of cardiovascular manifestations. *Annals of Surgery*, **198**, 487–505.
38. Murdoch, J. L., Walker, B. A., Halpern, B. L., Kuzma, J. W., & McKusick, V. A. (1972). Life expectancy and causes of death in the Marfan syndrome. *The New England Journal of Medicine*, **286**, 804–8.
39. Phornphutkul, C., Rosenthal, A., & Nadas, A. S. (1973). Cardiac manifestations of Marfan syndrome in infancy and childhood. *Circulation*, **47**, 587–96.
40. Bain, M. A., Zumwalt, R. E., & van der Bel-Kahn, J. (1987). Marfan syndrome presenting as aortic rupture in a young athlete: sudden unexpected death? *The American Journal of Forensic Medicine and Pathology*, **8**, 334–7.
41. Pyeritz, R. E. (1981). Maternal and fetal complications of pregnancy in the Marfan syndrome. *The American Journal of Medicine*, **71**, 784–90.
42. Toyoda, Y., Yamashita, C., Yoshida, M., *et al.* (1997). Rupture of a dissecting aneurysm into the superior vena cava in Marfan's syndrome. *The Journal of Cardiovascular Surgery*, **38**, 411–13.
43. Child, A. H. (1997). Marfan syndrome: current medical

and genetic knowledge – how to treat and when. *The Journal of Cardiovascular Surgery*, **12**, 131–6.

44. Colman, J. M., Sermer, M., Seaward, P. G. R., & Siu, S. C. (2000). Congenital heart disease in pregnancy. *Cardiology in Review*, **8**, 166–73.

45. Rahman, J., Rahman, F. Z., Rahman, W., Al-Suleiman, S. A., & Rahman, M. S. (2003). Obstetric and gynecologic complications in women with Marfan syndrome. *The Journal of Reproductive Medicine*, **48**, 723–8.

46. Braverman, A. C. (1998). Exercise and the Marfan syndrome. *Medicine and Science in Sports and Exercise*, **30** (Suppl.), S387–95.

47. Maron, B. J. (1998). Heart disease and other causes of sudden death in young athletes. *Current Problems in Cardiology*, **23**, 477–529.

48. Yetman, A. T., Bornemeier, R. A., & McCrindle, B. W. (2003). Long-term outcome in patients with Marfan syndrome: is aortic dissection the only cause of sudden death? *Journal of the American College of Cardiology*, **41**, 329–32.

49. Gillan, J. E., Costigan, D. C., Keeley, F. W., & Rose, V. (1984). Spontaneous dissecting aneurysm of the ductus arteriosus in an infant with Marfan syndrome. *The Journal of Pediatrics*, **105**, 952–5.

50. Patton, D. J., Galliani, C. A., Johnson, W. H., Jr., & Hedlund, G. L. (1995). Sudden death in Marfan syndrome. *American Journal of Roentgenology*, **165**, 160.

51. Thilenius, O. G., Bharati, S., Arcilla, R. A., & Lev, M. (1980). Cardiac pathology of Marfan's syndrome: can dissection and rupture of aortic aneurysms be prevented? *Cardiology*, **65**, 193–204.

52. Bonardelli, S., Tiberio, G. A. M., Belloni, M., *et al*. (1998). The splanchnic aneurysms: 10 treated cases and review of literature. *Annali Italiani di Chirurgia*, **69**, 325–30.

53. Kieffer, E., Chiche, L., Koskas, F., & Bahnini, A. (2001). Aneurysms of the innominate artery: surgical treatment of 27 patients. *Journal of Vascular Surgery*, **34**, 222–8.

54. Bateman, A. C., Gallagher, P. J., & Vincenti, A. C. (1995). Sudden death from coronary artery dissection. *Journal of Clinical Pathology*, **48**, 781–4.

55. Finney, H. L., Roberts, T. S., & Anderson, R. E. (1976). Giant intracranial aneurysm associated with Marfan's syndrome. *Journal of Neurosurgery*, **45**, 342–7.

56. Klufas, R. A., Hsu, L., Barnes, P. D., Patel, M. R., & Schwartz, R. B. (1995). Dissection of the carotid and vertebral arteries: imaging with MR angiography. *American Journal of Roentgenology*, **164**, 673–7.

57. Latter, D.A., Ricci, M. A., Forbes, R.D.C., & Graham, A.M. (1989). Internal carotid artery aneurysm and Marfan's syndrome. *Canadian Journal of Surgery*, **32**, 463–6.

58. Sztajzel, R., Hefft, S., & Girardet, C. (2001). Marfan's syndrome and multiple extracranial aneurysms. *Cerebrovascular Diseases*, **11**, 346–9.

59. Schievink, W. I., Parisi, J. E., Piepgras, D. G., & Michels, V. V. (1997). Intracranial aneurysms in Marfan's syndrome: an autopsy study. *Neurosurgery*, **41**, 866–71.

60. Kondo, M., Itoh, S., Nagano, K., *et al*. (2001). A 10-year-old boy with Marfan syndrome exhibiting cerebrovascular abnormalities. *Brain and Development*, **23**, 251–4.

61. Dyamenahalli, U., Smallhorn, J. F., Geva, T., *et al*. (2000). Isolated ductus arteriosus aneurysm in the fetus and infant: a multi-institutional experience. *Journal of the American College of Cardiology*, **36**, 262–9.

62. Nambiar, P. & Ratnatunga, C. (2001). Prosthetic valve endocarditis in a patient with Marfan's syndrome following acupuncture. *The Journal of Heart Valve Disease*, **10**, 689–90.

63. Goh, K. L., Hassan, Z., & Tan, C. T. (1986). Infective endocarditis in Marfan's syndrome: a case report. *Singapore Medical Journal*, **27**, 446–9.

64. Yen, T.-C & Yeh, S.-H. (1993). Marfan syndrome with myocarditis demonstrated by $^{99}Tc^{m}$-HMPAO-labelled WBC and ^{201}Tl scintigraphy: report of three cases in a Chinese family. *Nuclear Medicine Communications*, **14**, 712–16.

65. Grondin, C. M., Steinberg, C. L., & Edwards, J. E. (1969). Dissecting aneurysm complicating Marfan's syndrome (arachnodactyly) in a mother and son. *American Heart Journal*, **77**, 301–6.

66. Burry, A. F. (1958). Supra-aortic stenosis associated with Marfan's syndrome. *British Heart Journal*, **20**, 143–6.

67. Grimm, T. & Wesselhoeft, H. (1980). Zur Genetik des Williams–Beuren-Syndromes und der isoloerten Form der supravalvularen Aortenstenose: Untersuchungen von 128 familien. *Zeitschrift für Kardiologie*, **69**, 168–72.

68. MacKenzie, J. M. & Rankin, R. (2003). Sudden death due to atlantoaxial subluxation in Marfan syndrome. *The American Journal of Forensic Medicine and Pathology*, **24**, 369–70.

69. Rigante, D., Segni, G., & Bush, A. (2001). Persistent spontaneous pneumothorax in an adolescent with Marfan's syndrome and pulmonary bullous dysplasia. *Respiration*, **68**, 621–4.

70. Antecol, D. H. & Roberts, W. C. (1990). Sudden death behind the wheel from natural disease in drivers of four-wheeled motorized vehicles. *The American Journal of Cardiology*, **66**, 1329–35.

71. Onorati, F., De Santo, L. S., Carozza, A., *et al.* (2004). Marfan syndrome as a predisposing factor for traumatic aorta insufficiency. *The Annals of Thoracic Surgery*, **77**, 2192–4.

72. Steinmann, B., Royce, P. M., & Superti-Furga, A. (1993). The Ehlers–Danlos syndrome. In *Connective Tissue and Its Heritable Disorders: Molecular, Genetic, and Medical Aspects*, ed. P. M. Royce & B. Steinmann. New York: Wiley–Liss, pp. 351–407.

73. Mentzel, H.-J., Seidel, J., Vogt, S., Vogt, L., & Kaiser, W. A. (1999). Vascular complications (splenic and hepatic artery aneurysms) in the occipital horn syndrome: report of a patient and review of the literature. *Pediatric Radiology*, **29**, 19–22.

74. Hollister, D. W. (1978) Heritable disorders of connective tissue: Ehlers–Danlos syndrome. *Pediatric Clinics of North America*, **25**, 575–91.

75. Barabas, A. P. (1972) Vascular complications in the Ehlers–Danlos syndrome, with special reference to the "arterial type" or Sack's syndrome. *The Journal of Cardiovascular Surgery*, **13**, 160–7.

76. Owen, S. M. & Durst, R. D. (1984). Ehlers–Danlos syndrome simulating child abuse. *Archives of Dermatology*, **120**, 97–101.

77. Roberts, D. L. L., Pope, F. M., Nicholls, A. C., & Narcisi, P. (1984). Ehlers–Danlos syndrome type IV mimicking non-accidental injury in a child. *British Journal of Dermatology*, **3**, 341–5.

78. Pope, F. M., Nicholls, A. C., Dorrance, D. E., Child, A. H., & Narcisi, P. (1983). Type III collagen deficiency with normal phenotype. *Journal of the Royal Society of Medicine*, **76**, 518–20.

79. Fox, R., Pope, F. M., Narcisi, P., *et al.* (1988). Spontaneous carotid cavernous fistula in Ehlers–Danlos syndrome. *Journal of Neurology, Neurosurgery and Psychiatry*, **51**, 984–6.

80. Ferrans, V. J., & Boyce, S. W. (1983). Metabolic and familial diseases. In *Cardiovascular Pathology*, vol. 2, ed. M. D. Silver. New York: Churchill Livingstone, pp. 945–1004.

81. Kato, T., Hattori, H., Yorifuji, T., Tashiro, Y., & Nakahata, T. (2001). Intracranial aneurysms in Ehlers–Danlos syndrome type IV in early childhood. *Pediatric Neurology*, **25**, 336–9.

82. Rudd, N. L., Holbrook, K. A., Nimrod, C., & Byers, P. H. (1983). Pregnancy complications in type IV Ehlers–Danlos syndrome. *The Lancet*, **i**, 50–3.

83. Snyder, R. R., Gilstrap, L. C., & Hauth, J. C. (1983). Ehlers–Danlos syndrome and pregnancy. *Obstetrics and Gynecology*, **61**, 649–51.

84. Burrows, N. P. (1999). The molecular genetics of the Ehlers–Danlos syndrome. *Clinical and Experimental Dermatology*, **24**, 99–106.

85. Milewicz, D. M. (1998). Molecular genetics of Marfan syndrome and Ehlers–Danlos type IV. *Current Opinion in*

86. Beighton, P.(1968). Lethal complications of the Ehlers–Danlos syndrome. *British Medical Journal*, **3**, 656–9.
87. Harris, S. C., Slater, D. N., & Austin, C. A. (1985). Fatal splenic rupture in Ehlers–Danlos syndrome. *Postgraduate Medical Journal*, **61**, 259–60.
88. Umlas, J. (1972). Spontaneous rupture of the subclavian artery in the Ehlers–Danlos syndrome. *Human Pathology*, **3**, 121–6.
89. Jaffe, A. S., Geltman, E. M., Rodey, G. E., & Uitto, J. (1981). Mitral valve prolapse: a consistent manifestation of type IV Ehlers–Danlos syndrome – the pathogenetic role of the abnormal production of type III collagen. *Circulation*, **64**, 121–5.
90. Thomas, I. T. & Frias, J. L. (1987). The cardiovascular manifestations of genetic disorders of collagen metabolism. *Annals of Clinical and Laboratory Science*, **17**, 377–82.
91. Byard, R. W., Keeley, F. W., & Smith, C. R. (1990). Type IV Ehlers–Danlos syndrome presenting as sudden infant death. *American Journal of Clinical Pathology*, **93**, 579–82.
92. Cikrit, D. F., Miles, J. H., & Silver, D. (1987). Spontaneous arterial perforation: the Ehlers–Danlos specter. *Journal of Vascular Surgery*, **5**, 248–55.
93. Kobayasi, T., Oguchi, M., & Asboe-Hansen, G. (1984). Dermal changes in Ehlers–Danlos syndrome. *Clinical Genetics*, **25**, 477–84.

Cardiology, **13**, 198–204.

94. Shohet, I., Rosenbaum, I., Frand, M., *et al.* (1987). Cardiovascular complications in the Ehlers–Danlos syndrome with minimal external findings. *Clinical Genetics*, **31**, 148–52.
95. Lach, B., Nair, S.G., Russell, N.A., & Benoit, B. G. (1987). Spontaneous carotid-cavernous fistula and multiple arterial dissections in type IV Ehlers–Danlos syndrome. *Journal of Neurosurgery*, **66**, 462–7.
96. Sulica, V. I., Cooper, P. H., Pope, F. M., *et al.* (1979). Cutaneous histologic features in Ehlers–Danlos syndrome. *Archives of Dermatology*, **115**, 40–42.
97. Gertsch, P., Loup, P.-W., Lochman, A., & Anani, P. (1986). Changing patterns in the vascular form of Ehlers–Danlos syndrome. *Archives of Surgery*, **121**, 1061–4.
98. Byers, P. H., Holbrook, K. A., McGillivray, B., MacLeod, P. M., & Lowry, R. B. (1979). Clinical and ultrastructural heterogeneity of type IV Ehlers–Danlos syndrome. *Human Genetics*, **47**, 141–50.
99. Pope, F. M., Martin, G. R., & McKusick, V. A. (1977). Inheritance of Ehlers–Danlos type IV syndrome. *Journal of Medical Genetics*, **14**, 200–4.
100. Byers, P.H., Barsh, G. S., & Holbrook, K. A. (1982). Molecular pathology in inherited disorders of collagen metabolism. *Human Pathology*, **13**, 89–95.
101. Becker, A. E. & Anderson, R. H. (1981). Inherited cardiovascular disease. In *Pathology of Congenital Heart Disease*. London: Butterworth, pp. 433–64.
102. Hernández, A., Aguirre-Negrete, M. G., Ramírez-Soltero, *et al.* (1979). A distinct variant of the Ehlers–Danlos syndrome. *Clinical Genetics*, **16**, 335–9.
103. Lees, M. H., Menashe, V. D., Sunderland, C. O., Morgan, C. L., & Dawson, P. J. (1969). Ehlers–Danlos syndrome associated with multiple pulmonary artery stenoses and tortuous systemic arteries. *The Journal of Pediatrics*, **75**, 1031–6.
104. Leier, C. V., Call, T. D., Fulkerson, P. K., & Wooley, C. F. (1980). The spectrum of cardiac defects in the Ehlers–Danlos syndrome, types I and III. *Annals of Internal Medicine*, **92**, 171–8.
105. Wallach, E. A. & Burkhart, E. F. (1950). Ehlers–Danlos syndrome associated with the tetralogy of Fallot. *Archives of Dermatology and Syphilology*, **61**, 750–52.
106. Tiller, G. E., Cassidy, S. B., Wensel, C., & Westrup, R. J. (1998). Aortic root dilatation in Ehlers–Danlos syndrome types I, II, and III: a report of five cases. *Clinical Genetics*, **53**, 460–65.
107. Jacome, D. E. (1999). Epilepsy in Ehlers–Danlos syndrome. *Epilepsia*, **40**, 467–73.
108. Goodman, R. M., Levitsky, J.M., & Friedman, I.A. (1962). The Ehlers–Danlos syndrome and multiple neurofibromatosis in a kindred of mixed derivation, with special emphasis on hemostasis in the Ehlers–Danlos syndrome. *The*

108. *American Journal of Medicine*, **32**, 976–83.
109. Goodman, R. M., Wooley, C. F., Frazier, R. L., & Covault, L. (1965). Ehlers–Danlos syndrome occurring together with the Marfan syndrome. *The New England Journal of Medicine*, **273**, 514–19.
110. Ringpfeil, F., Pulkkinen, L., & Uitto, J. (2001). Molecular genetics of pseudoxanthoma elasticum. *Experimental Dermatology*, **10**, 221–8.
111. Bete, J. M., Banas, J. S., Jr., Moran, J., Pinn, V., & Levine, H. J. (1975). Coronary artery disease in an 18-year-old girl with pseudoxanthoma elasticum: successful surgical therapy. *The American Journal of Cardiology*, **36**, 515–20.
112. Bowen, J., Boudoulas, H., & Wooley, C. F. (1987). Cardiovascular disease of connective tissue origin. *The American Journal of Medicine*, **82**, 481–8.
113. Pope, F. M. (1975). Historical evidence for the genetic heterogeneity of pseudoxanthoma elasticum. *British Journal of Dermatology*, **92**, 493–509.
114. Viljoen, D. L., Pope, F. M., & Beighton, P. (1987). Heterogeneity of pseudoxanthoma elasticum: delineation of a new form? *Clinical Genetics*, **32**, 100–5.
115. Uitto, J., Pulkkinen, L., & Ringpfeil, F. (2001). Molecular genetics of pseudoxanthoma elasticum: a metabolic disorder at the environment–genome interface. *Trends in Molecular Medicine*, **7**, 13–17.
116. Huang, S., Kumar, G., Steele, H. D., & Parker, J. O. (1967). Cardiac involvement in pseudoxanthoma elasticum: report of a case. *American Heart Journal*, **74**, 680–5.
117. Lebwohl, M., Phelps, R. G., Yannuzzi, L., *et al.* (1987). Diagnosis of pseudoxanthoma elasticum by scar biopsy in patients without characteristic skin lesions. *The New England Journal of Medicine*, **317**, 347–50.
118. Mendelsohn, G., Bulkley, B. H., & Hutchins, G. M. (1978). Cardiovascular manifestations of pseudoxanthoma elasticum. *Archives of Pathology and Laboratory Medicine*, **102**, 298–302.
119. Neldner, K. H. (1993). Pseudoxanthoma elasticum. In *Connective Tissue and Its Heritable Disorders: Molecular, Genetic, and Medical Aspects*, ed. P. M. Royce & B. Steinmann. New York: Wiley–Liss, pp. 425–36.
120. Wilhelm, K. & Paver, K. (1972). Sudden death in pseudoxanthoma elasticum. *The Medical Journal of Australia*, **2**, 1363–5.
121. Hamilton-Gibbs, J. S. (1970). Death from coronary calcinosis occurring in the baby of a mother presenting with pseudoxanthoma elasticum. *Australian Journal of Dermatology*, **11**, 145–8.
122. Schachner, L. & Young, D. (1974). Pseudoxanthoma elasticum with severe cardiovascular disease in a child. *American Journal of Diseases of Children*, **127**, 571–5.
123. Altman, L. K., Fialkow, P. J., Parker, F., & Sagebiel, R. W. (1974). Pseudoxanthoma elasticum: an underdiagnosed genetically heterogeneous disorder with protean manifestations. *Archives of Internal Medicine*, **134**, 1048–54.
124. Malcolm, A. D. (1985). Mitral valve prolapse associated with other disorders: casual coincidence, common link, or fundamental genetic disturbance? *British Heart Journal*, **53**, 353–62.
125. Challenor, V. F., Conway, N., & Monro, J. L. (1988). The surgical treatment of restrictive cardiomyopathy in pseudoxanthoma elasticum. *British Heart Journal*, **59**, 266–9.
126. Iqbal, A., Alter, M., & Lee, S. H. (1978). Pseudoxanthoma elasticum: a review of neurological complications. *Annals of Neurology*, **4**, 18–20.
127. Callewaert, B. L., Willaert, A., Kerstjens-Frederikse, W. S., *et al.* (2008). Arterial tortuosity syndrome: clinical and molecular findings in 12 newly identified families. *Human Mutation*, **29**, 150–8.
128. Franceschini, P., Guala, A., Licata, D., Di Cara, G., & Franceschini, D. (2000). Arterial tortuosity syndrome. *American Journal of Medical Genetics*, **91**, 141–3.
129. Wessels, M. W., Catsman-Berrevoets, C. E., Mancini, G. M. S., *et al.* (2004). Three new families with arterial tortuosity

syndrome. *American Journal of Medical Genetics Part A*, **131**, 134–43.
130. Coucke, P. J., Wessels, M. W., Van Acker, P., *et al.* (2003). Homozygosity mapping of a gene for arterial tortuosity syndrome to chromosome 20q13. *Journal of Medical Genetics*, **40**, 747–51.
131. Baitner, A. C., Maurer, S. G., Gruen, M. B., & Di Cesare, P. E. (2000). The genetic basis of the osteochondrodysplasias. *Journal of Pediatric Orthopaedics*, **20**, 594–605.
132. Shirley, E. D. & Ain, M. C. (2009). Achondroplasia: manifestations and treatment. *The Journal of the American Academy of Orthopaedic Surgeons*, **17**, 231–41.
133. Lemyre, E., Azouz, M., Teebi, A. S., Glanc, P., & Chen, M.-F. (1999). Achondroplasia, hypochondroplasia and thanatophoric dysplasia: review and update. *Canadian Association of Radiologists Journal*, **50**, 185–97.
134. Pierre-Kahn, A., Hirsch, J. F., Renier, D., Metzger, J., & Maroteaux, P. (1980). Hydrocephalus and achondroplasia: a study of 25 observations. *Child's Brain*, **7**, 205–19.
135. Langer, L.O., Jr., Baumann, P. A., & Gorlin, R. J. (1967). Achondroplasia. *American Journal of Roentgenology, Radium Therapy and Nuclear Medicine*, **100**, 12–26.
136. Horton, W. A. (1997). Fibroblast growth factor receptor 3 and the human chondrodysplasias. *Current Opinion in Pediatrics*, **9**, 437–42.
137. Horton, W. A. & Hecht, J. T. (1993). The chondrodysplasias. In *Connective Tissue and Its Heritable Disorders: Molecular, Genetic, and Medical Aspects*, ed. P. M. Royce & B. Steinmann. New York: Wiley–Liss, pp. 641–75.
138. Hunter, A. G. W., Bankier, A., Rogers, J. G., Sillence, D., & Scott, C. I., Jr. (1998). Medical complications of achondroplasia: a multicentre patient review. *Journal of Medical Genetics*, **35**, 705–12.
139. Pauli, R. M., Conroy, M. M., Langer, L.O., Jr., *et al.* (1983). Homozygous achondroplasia with survival beyond infancy. *American Journal of Medical Genetics*, **16**, 459–73.
140. Pauli, R. M., Scott, C. I., Wassman, E. R., Jr., *et al.* (1984). Apnea and sudden unexpected death in infants with achondroplasia. *The Journal of Pediatrics*, **104**, 342–8.
141. Bland, J. D. & Emery, J. L. (1982). Unexpected death of children with achondroplasia after the perinatal period. *Developmental Medicine and Child Neurology*, **24**, 489–92.
142. Marin-Padilla, M. & Marin-Padilla, T. M. (1977). Developmental abnormalities of the occipital bone in human chondrodystrophies (achondroplasia and thanatophoric dwarfism). *Birth Defects*, **3**, 7–23.
143. Fremion, A. S., Garg, B. P., & Kalsbeck, J. (1984). Apnea as the sole manifestation of cord compression in achondroplasia. *The Journal of Pediatrics*, **104**, 398–401.
144. Nelson, F. W., Hecht, J. T., Horton, W. A., *et al.* (1988). Neurological basis of respiratory complications in achondroplasia. *Annals of Neurology*, **24**, 89–93.
145. Yang, S. S., Corbett, D. P., Brough, A. J., Heidelberger, K. P., & Bernstein, J. (1977). Upper cervical myelopathy in achondroplasia. *American Journal of Clinical Pathology*, **68**, 68–72.
146. Stokes, D. C., Phillips, J. A., Leonard, C. O., *et al.* (1983). Respiratory complications of achondroplasia. *The Journal of Pediatrics*, **102**, 534–41.
147. Waters, K. A., Everett, F., Sillence, D., Fagan, E., & Sullivan, C. E. (1993). Breathing abnormalities in sleep in achondroplasia. *Archives of Disease in Childhood*, **69**, 191–6.
148. Gordon, N. (2000). The neurological complications of achondroplasia. *Brain and Development*, **22**, 3–7.
149. Hecht, J. T., Francomano, C. A., Horton, W. A., & Annegers, J. F. (1987). Mortality in achondroplasia. *American Journal of Human Genetics*, **41**, 454–64.
150. Geneviève, D., Le Merrer, M., Feingold, J., *et al.* (2008). Revisiting metatropic dysplasia: presentation of a series of 19 novel patients and review of the literature. *American*

Journal of Medical Genetics Part A, **146**, 992–6.

151. Shohat, M., Lachman, R., & Rimoin, D. L. (1989). Odontoid hypoplasia with vertebral cervical subluxation and ventriculomegaly in metatropic dysplasia. *The Journal of Pediatrics*, **114**, 239–43.

152. Baujat, G. & Le Merrer, M. (2007). Ellis–van Creveld syndrome. *Orphanet Journal of Rare Diseases*, **2**, 27.

153. Piacentini, G., Digilio, M. C., Sarkozy, A., *et al.* (2007). Genetics of congenital heart diseases in syndromic and nonsyndromic patients: new advances and clinical implications. *Journal of Cardiovascular Medicine*, **8**, 7–11.

154. Bruneau, B. G., Logan, M., Davis, N., *et al.* (1999). Chamber-specific cardiac expression of Tbx5 and heart defects in Holt–Oram syndrome. *Developmental Biology*, **211**, 100–8.

155. Mori, A. D. & Bruneau, B. G. (2004). *TBX5* mutations and congenital heart disease: Holt–Oram syndrome revealed. *Current Opinion in Cardiology*, **19**, 211–15.

156. Cohen, M. M., Jr. (1991). Hallermann–Streiff syndrome: a review. *American Journal of Medical Genetics*, **41**, 488–99.

157. Salbert, B. A., Stevens, C. A., & Spence, J. E. (1991). Tracheomalacia in Hallermann–Streiff syndrome. *American Journal of Medical Genetics*, **41**, 521–3.

158. Rabl, V. W., Tributsch, W., & Ambach, E. (1990). Prämature Kraniosynostosis: Ursache plötzlicher Todesfälle im kindes- und jungen Erwachsenenalter. *Beitrage zur gerichtlichen Medizin*, **48**, 217–21.

159. McDonald-McGinn, D. M., Gripp, K. W., Kirschner, R. E., *et al.* (2005). Craniosynostosis: another feature of the 22q11.2 deletion syndrome. *American Journal of Medical Genetics Part A*, **136**, 358–62.

160. Van Maldergem, L., Verloes, A., Lejeune, L., & Gillerot, Y. (1992). The Baller–Gerold syndrome. *Journal of Medical Genetics*, **29**, 266–8.

161. Guilleminault, C. (1989). Sleep-related respiratory function and dysfunction in postneonatal infantile apnea. In *Sudden Infant Death Syndrome: Medical Aspects and Psychological Management*, ed. J. L. Culbertson, H. F. Krous, & R. D. Bendell. London: Edward Arnold, pp. 94–120.

162. Katzen, J. T. & McCarthy, J. G. (2000). Syndromes involving craniosynostoses and midface hypoplasia. *Otolaryngologic Clinics of North America*, **33**, 1257–84.

163. Ramos, J. M., Davis, G. J., Hunsaker, J. C., & Balko, M. G. (2009). Sudden death in a child with Carpenter syndrome: case report and review of the literature. *Forensic Science, Medicine, and Pathology*, **5**, 313–17.

164. Howe, A. M., Lipson, A. H., de Silva, M., Ouvrier, R., & Webster, W. S. (1997). Severe cervical dysplasia and nasal cartilage calcification following prenatal warfarin exposure. *American Journal of Medical Genetics*, **71**, 391–6.

165. Mills, R., Montague, M.-L., & Naysmith, L. (2004). Ear, nose and throat manifestations of ectodermal dysplasia. *The Journal of Laryngology & Otology*, **118**, 406–8.

166. Itin, P. H. & Fistarol, S. K. (2004). Ectodermal dysplasias. *American Journal of Medical Genetics Part C*, **131**, 45–51.

167. Reed, W. B., Lopez, D. A., & Landing, B. (1970). Clinical spectrum of anhidrotic ectodermal dysplasia. *Archives of Dermatology*, **102**, 134–43.

168. Kruse, T. A., Kolvraa, S., Bolund, L., *et al.* (1989). X-linked anhidrotic ectodermal dysplasia (EDA): multipoint linkage analysis. *Cytogenetics and Cell Genetics*, **51**, 1026.

169. Bernstein, R., Hatchuel, I., & Jenkins, T. (1980). Hypohidrotic ectodermal dysplasia and sudden infant death syndrome. *The Lancet*, **ii**, 1024.

170. Bernstein, M. L. & Weakley-Jones, B. (1987). "Sudden infant death" associated with hypohidrotic ectodermal dysplasia. *The Journal of the Kentucky Medical Association*, **85**, 191–4.

171. Liu, R. M., Papsin, B. C., & de Jong, A. L. (1999).

Epidermolysis bullosa of the head and neck: a case report of laryngotracheal involvement and 10-year review of cases at the Hospital for Sick Children. *The Journal of Otolaryngology*, **28**, 76–82.

172. Horny, H. P., Sotlar, K., & Valent, P. (2007). Mastocytosis: state of the art. *Pathobiology*, **74**, 121–32.

173. Valent, P., Horny, H.-P., Escribano, L., *et al.* (2001). Diagnostic criteria and classification of mastocytosis: a consensus proposal. *Leukemia Research*, **25**, 603–25.

174. Ben-Amitai, D., Metzker, A., & Cohen, H. A. (2005). Pediatric cutaneous mastocytosis: a review of 180 patients. *Israeli Medical Association Journal*, **7**, 320–2.

175. Murphy, M., Walsh, D., Drumm, B., & Watson, R. (1999). Bullous mastocytosis: a fatal outcome. *Pediatric Dermatology*, **16**, 452–5.

176. Valent, P., Sperr, W. R., Schwartz, L. B., & Horny, H. P. (2004). Diagnosis and classification of mast cell proliferative disorders: delineation from immunologic diseases and non-mast cell hematopoietic neoplasms. *The Journal of Allergy and Clinical Immunology*, **114**, 3–11.

177. Puretić, Ŝ. & Milavec, D. (2001). Clinical varieties of mastocytoses. *Acta Medica Croatica*, **55**, 61–6.

178. Happle, R., Daniëls, O., & Koopman, R. J. (1993). MIDAS syndrome (microphthalmia, dermal aplasia, and sclerocornea): an X-linked phenotype distinct from Goltz syndrome. *American Journal of Medical Genetics*, **47**, 710–13.

179. Christiansen, L. R. & Collins, K. A. (2004). Pathologic findings in malignant hyperthermia: a case report and review of literature. *The American Journal of Forensic Medicine and Pathology*, **25**, 327–33.

180. MacLennan, D. H., Duff, C., Zorzato, F., *et al.* (1990). Ryanodine receptor gene is a candidate for predisposition to malignant hyperthermia. *Nature*, **343**, 559–61.

181. McCarthy, T. V., Healy, J. M. S., Heffron, J. J. A., *et al.* (1990). Localization of the malignant hyperthermia susceptibility locus to human chromosome 19q12–13.2. *Nature*, **343**, 562–4.

182. Robinson, R. L. & Hopkins, P. M. (2001). A breakthrough in the genetic diagnosis of malignant hyperthermia. *British Journal of Anaesthesia*, **86**, 166–8.

183. Wappler, F. (2001). Malignant hyperthermia. *European Journal of Anaesthesiology*, **18**, 632–52.

184. Wingard, D. W. (1974). Malignant hyperthermia: a human stress syndrome? *The Lancet*, **ii**, 1450–1.

185. Ranklev, E., Fletcher, R., & Krantz, P. (1985). Malignant hyperpyrexia and sudden death. *The American Journal of Forensic Medicine and Pathology*, **6**, 149–50.

186. Denborough, M. A., Galloway, G. J., & Hopkinson, K. C. (1982). Malignant hyperpyrexia and sudden infant death. *The Lancet*, **ii**, 1068–9.

187. Sanna, T., Dello Russo, A., Toniolo, D., *et al.* (2003). Cardiac features of Emery–Dreifuss muscular dystrophy caused by lamin A/C gene mutations. *European Heart Journal*, **24**, 2227–36.

188. Zacharias, A. S., Wagener, M. E., Warren, S. T., & Hopkins, L. C. (1999). Emery–Dreifuss muscular dystrophy. *Seminars in Neurology*, **19**, 67–79.

189. Buckley, A. E., Dean, J., & Mahy, I. R. (1999). Cardiac involvement in Emery–Dreifuss muscular dystrophy: a case series. *Heart*, **82**, 105–8.

190. Fishbein, M. C., Siegel, R. J., Thompson, C. E., & Hopkins, L. C. (1993). Sudden death of a carrier of X-linked Emery–Dreifuss muscular dystrophy. *Annals of Internal Medicine*, **119**, 900–5.

191. Strøm, E.H., Skjorten, F., & Stokke, E. S. (1993). Polycystic tumor of the atrioventricular nodal region in a man with Emery–Dreifuss muscular dystrophy. *Pathology, Research and Practice*, **189**, 960–4.

192. Lauwers, M. H., Van Lersberghe, C., & Camu, F. (1994). Inhalation anaesthesia and the Kearns–Sayre syndrome. *Anaesthesia*, **49**, 876–8.

193. Fang, W., Huang, C.-C., Chu, N.-S., *et al.* (1997). Childhood-onset autosomal-dominant limbgirdle

muscular dystrophy with cardiac conduction block. *Muscle and Nerve*, **20**, 286–92.

194. Sachdev, B., Elliott, P. M., & McKenna, W. J. (2002). Cardiovascular complications of neuromuscular disorders. *Current Treatment Options in Cardiovascular Medicine*, **4**, 171–9.

195. Jaffe, K. M., McDonald, C. M., Ingman, E., & Haas, J. (1990). Symptoms of upper gastrointestinal dysfunction in Duchenne muscular dystrophy: case-control study. *Archives of Physical Medicine and Rehabilitation*, **71**, 742–4.

196. Saito, T., Sawabata, N., Matsumura, T., *et al.* (2006). Tracheo-arterial fistula in tracheostomy patients with Duchenne muscular dystrophy. *Brain and Deveolpment*, **28**, 223–7.

197. Teixeira, A., Cherin, P., Demoule, A., *et al.* (2005). Diaphragmatic dysfunction in patients with idiopathic inflammatory myopathies. *Neuromuscular Disorders*, **15**, 32–9.

198. Joannides, M. (1946). Acute primary diaphragmitis (Hedblom's syndrome). *Chest*, **12**, 89–110.

199. Sundararajan, S., Ostojic, N. S., Rushton, D. I., Cox, P. M., & Acland, P. (2005). Diaphragmatic pathology: a cause of clinically unexplained death in the perinatal/paediatric group. *Medicine, Science and the Law*, **45**, 110–14.

200. Rasmussen, S. A., Wong, L.-Y. C., Yang, Q., May, K. M., & Friedman, J. M. (2003). Population-based analyses of mortality in trisomy 13 and trisomy 18. *Pediatrics*, **111**, 777–84.

201. Frid, C., Drott, P., Lundell, B., Rasmussen, F., & Annerén, G. (1999). Mortality in Down's syndrome in relation to congenital malformations. *Journal of Intellectual Disability Research*, **43**, 234–41.

202. Byard, R. W. (2007). Forensic issues in Down syndrome fatalities. *Journal of Forensic and Legal Medicine*, **14**, 475–81.

203. Hunter, A. G. W. (2001). Down syndrome. In *Management of Genetic Syndromes*, ed. S. B. Cassidy & J. E. Allanson. New York: Wiley–Liss, pp. 103–29.

204. Tolksdorf, M. & Wiedemann, H.-R. (1981). Clinical aspects of Down's syndrome from infancy to adult life. *Human Genetics* (Suppl.), **2**, 3–31.

205. Fryers, T. (1986). Survival in Down's syndrome. *Journal of Mental Deficiency Research*, **30**, 101–10.

206. Tubman, T. R. J., Shields, M. D., Craig, B. G., Mulholland, H. C., & Nevin, N. C. (1991). Congenital heart disease in Down's syndrome: two year prospective early screening study. *British Medical Journal*, **302**, 1425–7.

207. Hasle, H., Clemmensen, I. H., & Mikkelsen, M. (2000). Risks of leukaemia and solid tumours in individuals with Down's syndrome. *The Lancet*, **355**, 165–9.

208. Hermon, C., Alberman, E., Beral, V., & Swerdlow, A. J. (2001). Mortality and cancer incidence in persons with Down's syndrome, their parents and siblings. *Annals of Human Genetics*, **65**, 167–76.

209. Hill, D.A., Gridley, G., Cnattingius, S., *et al.* (2003). Mortality and cancer incidence among individuals with Down syndrome. *Archives of Internal Medicine*, **163**, 705–11.

210. Yang, Q., Rasmussen S. A., & Freidman, J. M. (2002). Mortality associated with Down's syndrome in the USA from 1983 to 1997: a population based study. *The Lancet*, **359**, 1019–25.

211. Scholl, T., Stein, Z., & Hansen H. (1982). Leukemia and other cancers, anomalies and infections as causes of death in Down's syndrome in the United States during 1976. *Developmental Medicine and Child Neurology*, **24**, 817–29.

212. Gatenby, P., Tuck, R., Andrews, C., & O'Neil, R. (2003). Antiphospholipid antibodies and stroke in Down syndrome. *Lupus*, **12**, 58–62.

213. Baird, P. A. & Sadovnick, A. D. (1988). Causes of death to age 30 in Down syndrome. *American Journal of Human Genetics*, **43**, 239–48.

214. Balarajan, R., Donnan, S. P. B., & Adelstein, A. M. (1982). Mortality and cause of death in Down's syndrome. *Journal of Epidemiology and Community Health*, **36**, 127–9.

215. Dupont, A., Vath M., &

Videbech, P. (1986). Mortality and life expectancy of Down's syndrome in Denmark. *Journal of Mental Deficiency Research*, **30**, 111–20.

216. Øster, J., Mikkelsen, M., & Nielsen, A. (1975). Mortality and life-table in Down's syndrome. *Acta Paediatrica Scandinavica*, **64**, 322–6.

217. Bittles, A. H., Bower, C., Hussain, R., & Glasson, E. J. (2007). The four ages of Down syndrome. *European Journal of Public Health*, **17**, 221–5.

218. Loughlin, G. M., Wynne, J. W., & Victorica, B. E. (1981). Sleep apnea as a possible cause of pulmonary hypertension in Down syndrome. *The Journal of Pediatrics*, **98**, 435–7.

219. Stebbens, V. A., Dennis, J., Samuels, M. P., Croft, C. B., & Southall, D. P. (1991). Sleep related upper airway obstruction in a cohort with Down's syndrome. *Archives of Disease in Childhood*, **66**, 1333–8.

220. Ogbuihi, S. & Zink, P. (1988). Tödliche Lungenblutung bei komplexer pulmonaler Angiodysplasie in einem Fall von Mongolismus. *Zeitschrift für Rechtsmedizin*, **101**, 255–63.

221. Fleisher, G. R., Buck, B. E., & Cornfeld, D. (1978). Primary intimal fibroplasia in a child with Down's syndrome. *American Journal of Diseases in Children*, **132**, 700–703.

222. Stahl, J., Santos, L. D., & Byard, R. W. (1995). Coronary artery thromboembolism and unexpected death in childhood and adolescence. *Journal of Forensic Sciences*, **40**, 599–601.

223. Chaney, R. H., Eyman, R. K., & Miller, C. R. (1979). Comparison of respiratory mortality in the profoundly mentally retarded and in the less retarded. *Journal of Mental Deficiency Research*, **23**, 1–7.

224. Chaney, R. H., Eyman, R. K., & Miller, C. R. (1985). The relationship of congenital heart disease and respiratory infection mortality in patients with Down's syndrome. *Journal of Mental Deficiency Research*, **29**, 23–7.

225. O'Brien, K. F., Tate, K., & Zaharia, E. S. (1991). Mortality in a large southeastern facility for persons with mental retardation. *American Journal on Mental Retardation*, **95**, 397–403.

226. Alvarez, N. & Rubin, L. (1986). Atlantoaxial instability in adults with Down syndrome: a clinical and radiological survey. *Applied Research in Mental Retardation*, **7**, 67–78.

227. Hungerford, G. D., Akkaraju, V., Rawe, S. E., & Young, G. F. (1981). Atlanto-occipital and atlanto-axial dislocations with spinal cord compression in Down's syndrome: a case report and review of the literature. *The British Journal of Radiology*, **54**, 758–61.

228. Parfenchuck, T. A., Bertrand, S. L., Powers, M. J., et al. (1994). Posterior occipitoatlantal hypermobility in Down syndrome: an analysis of 199 patients. *Journal of Pediatric Orthopedics*, **14**, 304–8.

229. Creutzig, U., Ritter, J., Vormoor, J., et al. (1996). Myelodysplasia and acute myelogenous leukemia in Down's syndrome: a report of 40 children of the AML–BFM Study Group. *Leukemia*, **10**, 1677–86.

230. Izraeli, S. (2003). Congenital syndromes and leukemia: clues to pathogenesis. *Reviews in Clinical and Experimental Hematology*, **7**, 246–60.

231. Bertrand, P., Navarro, H., Caussade, S., Holmgren, N., & Sánchez, I. (2003). Airway anolmalies in children with Down syndrome: endoscopic findings. *Pediatric Pulmonology*, **36**, 137–41.

232. Rohde, M., Banner, J., & Byard, R. W. (2005). Congenital lesions associated with airway narrowing, respiratory distress, and unexpected infant and early childhood death. *Forensic Science, Medicine, and Pathology*, **1**, 91–6.

233. Jacobs, I. N., Gray, R. F., & Todd, N. W. (1996). Upper airway obstruction in children with Down syndrome. *Archives of Otolaryngology – Head and Neck Surgery*, **122**, 945–50.

234. Mitchell, R. B., Call, E., & Kelly, J. (2003). Diagnosis and therapy for airway obstruction in children with Down syndrome. *Archives of Otolaryngology – Head and Neck Surgery*,

129, 642–5.
235. Buchin, P. J., Levy, J. S., & Schullinger, J. N. (1986). Down's syndrome and the gastrointestinal tract. *Journal of Clinical Gastroenterology*, **8**, 111–14.
236. Walters, R. M. (1990). Suicidal behaviour in severely mentally handicapped patients. *The British Journal of Psychiatry*, **157**, 444–6.
237. Sutherland, G.R., Mulley, J. C., & Richards, R. I. (1993). Fragile X syndrome: the most common cause of familial intellectual handicap. *The Medical Journal of Australia*, **158**, 482–5.
238. Sutherland, G. R. & Richards, R. I. (1993). The fragile X syndrome. In *Baillière's Clinical Paediatrics*, ed. I. Young. London: Baillière Tindall Saunders, pp. 477–504.
239. Fryns, J.-P., Moerman, P., Gilis, F., d'Espallier, L., & Van den Berghe, H. (1988). Suggestively increased rate of infant death in children of FRA(X) positive mothers. *American Journal of Medical Genetics*, **30**, 73–5.
240. Crabbe, L. S., Bensky, A. S., Hornstein, L., & Shwartz, D. C. (1993). Cardiovascular abnormalities in children with fragile X syndrome. *Pediatrics*, **91**, 714–15.
241. Ranke, M. B. & Saenger, P. (2001). Turner's syndrome. *The Lancet*, **358**, 309–14.
242. Zinn, A. R. & Ross, J. L. (2001). Molecular analysis of genes on Xp controlling Turner syndrome and premature ovarian failure (POF). *Seminars in Reproductive Medicine*, **19**, 141–6.
243. Miller, M. J., Geffner, M. E., Lippe, B. M., *et al.* (1983). Echocardiography reveals a high incidence of bicuspid aortic valve in Turner syndrome. *The Journal of Pediatrics*, **102**, 47–50.
244. Moore, J. W., Kirby, W. C., Rogers, W. M., & Poth, M. A. (1990). Partial anomalous pulmonary venous drainage associated with 45,X Turner's syndrome. *Pediatrics*, **86**, 273–76.
245. DiGeorge, A. M. (1979). Endocrine system. In *Nelson Textbook of Pediatrics*, 11th edn, ed. V. C. Vaughan III, R. J. McKay, Jr., R. E. Behrman, & W. E. Nelson. Philadelphia, PA: W. B. Saunders, pp. 1611–704.
246. van der Burgt, I. (2007). Noonan syndrome. *Orphanet Journal of Rare Diseases*, **2**, 4.
247. Küster, W. & Happle, R. (1993). Neurocutaneous disorders in children. *Current Opinion in Pediatrics*, **5**, 436–40.
248. Allanson, J. E. (2007). Noonan syndrome. *American Journal of Medical Genetics Part C*, **145**, 274–9.
249. Delrue, M. A., Chateil, J. F., Arveiler, B., & Lacombe, D. (2003). Costello syndrome and neurological abnormalities. *American Journal of Medical Genetics Part A*, **123**, 301–5.
250. Hennekam, R. C. (2003). Costello syndrome: an overview. *American Journal of Medical Genetics Part C*, **117**, 42–8.
251. Philip, N. & Sigaudy, S. (1998). Costello syndrome. *Journal of Medical Genetics*, **35**, 238–40.
252. Iwasaki, Y., Horigome, H., Takahashi-Igari, M., *et al.* (2009). Coronary artery dilation in LEOPARD syndrome: a child case and literature review. *Congenital Heart Disease*, **4**, 38–41.
253. Limongelli, G., Pacileo, G., & Calabro, R. (2006). Is sudden cardiac death predictable in LEOPARD syndrome? *Cardiology in the Young*, **16**, 599–601.
254. Ogata, T. & Yoshida, R. (2005). *PTPN11* mutations and genotype–phenotype correlations in Noonan and LEOPARD syndromes. *Pediatric Endocrinology Reviews*, **2**, 669–74.
255. Sarkozy, A., Digilio, M. C., & Dallapiccola, B. (2008). Leopard syndrome. *Orphanet Journal of Rare Diseases*, **3**, 13.
256. Cassidy, S. B. (2001). Prader–Willi syndrome. In *Management of Genetic Syndromes*, ed. S. B. Cassidy & J. E. Allanson. New York: Wiley-Liss, pp. 301–22.
257. Riedl, S., Blumel, P., Zwiauer, K., & Frisch, H. (2005). Death in two female Prader–Willi syndrome patients during the early phase of growth hormone treatment. *Acta Paediatrica*, **94**, 974–7.
258. Schrander-Stumpel, C., Sijstermans, H., Curfs., L., & Fryns, J.-P. (1998). Sudden death in children with Prader–Willi syndrome: a call for collaboration. *Genetic Counselling*, **9**, 231–2.

259. Schrander-Stumpel, C. T. R. M., Curfs, L. M. G., Sastrowijoto, P., et al. (2004). Prader–Willi syndrome: causes of death in an international series of 27 cases. *American Journal of Medical Genetics Part A*, **124**, 333–8.

260. Wharton, R. H., Wang, T., Graeme-Cook, F., Briggs, S., & Cole, R. E. (1997). Acute idiopathic gastric dilation with gastric necrosis in individuals with Prader–Willi syndrome. *American Journal of Medical Genetics Part A*, **73**, 437–41.

261. Grugni, G., Livieri, C., Corrias, A., Sartorio, A., & Crino, A. (2005). Death during GH therapy in children with Prader–Willi syndrome: description of two new cases. *Journal of Endocrinological Investigation*, **28**, 554–7.

262. Sacco, M. & Di Giorgio, G. (2005). Sudden death in Prader–Willi syndrome during growth hormone therapy. *Hormone Research*, **63**, 29–32.

263. Nagai, T., Obata, K., Tonoki, H., et al. (2005). Cause of sudden, unexpected death of Prader–Willi syndrome patients with or without growth hormone treatment. *American Journal of Medical Genetics Part A*, **136**, 45–8.

264. Pomara, C., D'Errico, S., Riezzo, I., de Cillis, G. P., & Fineschi, V. (2005). Sudden cardiac death in a child affected by Prader–Willi syndrome. *International Journal of Legal Medicine*, **119**, 153–7.

265. de Lind van Wijngaarden, R. F., Otten, B. J., Festen, D. A., et al. (2008). High prevalence of central adrenal insufficiency in patients with Prader–Willi syndrome. *The Journal of Clinical Endocrinology and Metabolism*, **93**, 1649–54.

266. de Lind van Wijngaarden, R. F., Joosten, K. F., van den Berg, S., et al. (2009). The relationship between central adrenal insufficiency and sleep-related breathing disorders in children with Prader–Willi syndrome. *The Journal of Clinical Endocrinology and Metabolism*, **94**, 2387–93.

267. Beck, B. & Fenger, K. (1985). Mortality, pathological findings and causes of death in the de Lange syndrome. *Acta Paediatrica Scandinavica*, **74**, 765–9.

268. Gillis, L. A., McCallum, J., Kaur, M., et al. (2004). NIPBL mutational analysis in 120 individuals with Cornelia de Lange syndrome and evaluation of genotype–phenotype correlations. *American Journal of Human Genetics*, **75**, 610–23.

269. Kline, A. D., Krantz, I. D., Sommer, A., et al. (2007). Cornelia de Lange syndrome: clinical review, diagnostic and scoring systems, and anticipatory guidance. *American Journal of Medical Genetics Part A*, **143**, 1287–96.

270. Hamersma, H., Gardner, J., & Beighton, P. (2003). The natural history of sclerosteosis. *Clinical Genetics*, **63**, 192–7.

271. Stein, S. A., Witkop, C., Hill, S., et al. (1983). Sclerosteosis: neurogenetic and pathophysiologic analysis of an American kinship. *Neurology*, **33**, 267–77.

272. Adam, M. P., Hennekam, R. C. M., Keppen, L. D., et al. (2005). Marshall–Smith syndrome: natural history and evidence of an osteochondrodysplasia with connective tissue abnormalities. *American Journal of Medical Genetics Part A*, **137**, 117–24.

273. Einfeld, S. L., Fairley, M. J., Green, B. F., & Opitz, J. M. (1987). Sudden death in childhood in a case of the G syndrome. *American Journal of Medical Genetics*, **28**, 293–6.

274. Jacobson, Z., Glickstein, J., Hensle, T., & Marion, R. W. (1998). Further delineation of the Opitz G/BBB syndrome: report of an infant with complex congenital heart disease and bladder exstrophy, and review of the literature. *American Journal of Medical Genetics*, **78**, 294–9.

275. Gordjani, N., Herdeg, S., Ross, U. H., et al. (1999). Focal dermal hypoplasia (Goltz–Gorlin syndrome) associated with obstructive papillomatosis of the larynx and hypopharynx. *European Journal of Dermatology*, **9**, 618–20.

276. Howell, J. B. & Freeman, R. G. (1989). Cutaneous defects of focal dermal hypoplasia: an ectomesodermal dysplasia syndrome. *Journal of Cutaneous Pathology*, **16**, 237–58.

277. Han, X. Y., Wu, S. S., Conway, D. H., et al. (2000). Truncus arteriosus and other lethal internal anomalies in Goltz syndrome. *American Journal of Medical Genetics Part A*, **90**, 45–8.

278. Rosen, S. A., Bocklage, T., & Clericuzio, C. L. (2005). Mucocutaneous squamous papilloma with reactive lymphoid hyperplasia in two patients with focal dermal hypoplasia. (Letter.) *Pediatric and Developmental Pathology*, **8**, 250–2.

279. Shenker, A., Weinstein, L. S., Moran, A., et al. (1993). Severe endocrine and nonendocrine manifestations of the McCune–Albright syndrome associated with activating mutations of stimulatory G protein G_S. *The Journal of Pediatrics*, **123**, 509–18.

280. Hermann, M. E., Mileusnic, D., Jordan, M., & Kalelkar, M. B. (2000). Sudden death in an 8-week-old infant with Beckwith–Wiedemann syndrome. *The American Journal of Forensic Medicine and Pathology*, **21**, 276–80.

281. Puffenberger, E. G., Hu-Lince, D., Parod, J. M., et al. (2004). Mapping of sudden infant death with dysgenesis of the testes syndrome (SIDDT) by a SNP genome scan and identification of *TSPYL* loss of function. *Proceedings of the National Academy of Sciences USA*, **101**, 11 689–94.

282. Bennet, A. T. & Collins, K. A. (2001). An unusual case of anaphylaxis: mold in pancake mix. *The American Journal of Forensic Medicine and Pathology*, **22**, 292–5.

283. Delage, C. & Irey, N. S. (1972). Anaphylactic deaths: a clinicopathological study of 43 cases. *Journal of Forensic Sciences*, **17**, 525–40.

284. Jensen, O. M. (1962). Sudden death due to stings from bees and wasps. *Acta Pathologica et Microbiologica Scandinavica*, **54**, 9–29.

285. Mosbech, H. (1983). Death caused by wasp and bee stings in Denmark 1960–1980. *Allergy*, **38**, 195–200.

286. Strife, J. L. (1988). Upper airway and tracheal obstruction in infants and children. *Radiologic Clinics of North America*, **26**, 309–22.

287. Roberts, I. S. D. & Pumphrey, R. S. H. (2001). The autopsy in fatal anaphylaxis. In *Recent Advances in Histopathology 19*, ed. D. G. Lowe & J. C. E. Underwood. Edinburgh, UK: Churchill Livingstone, pp. 145–62.

288. Sampson, H. A., Mendelson, L., & Rosen, J. P. (1992). Fatal and near-fatal anaphylactic reactions to food in children and adolescents. *The New England Journal of Medicine*, **327**, 380–4.

289. Riches, K. J., Gillis, D., & James, R. A. (2002). An autopsy approach to bee sting-related deaths. *Pathology*, **34**, 257–62.

290. Madariaga, I., de la Fuente, A., Lezaun, R., et al. (1984). Cardiac echinococcosis and systemic embolism: report of a case. *The Thoracic and Cardiovascular Surgeon*, **32**, 57–9.

291. Pumphrey, R. S. & Roberts, I. S. (2000). Postmortem findings after fatal anaphylactic reactions. *Journal of Clinical Pathology*, **53**, 273–6.

292. Riches, K. J. & Byard, R. W. (2004). The detection of fatal anaphylaxis at autopsy: an overview. *Scandinavian Journal of Forensic Science*, **10**, 61–3.

293. Schwartz, H. J., Yunginger, J. W., Teigland, J. D., Suthmeimer, C., & Hiss, Y. (1984). Sudden death due to stinging insect hypersensitivity: postmortem demonstration of IgE antivenom antibodies in a fatal case. *American Journal of Clinical Pathology*, **81**, 794–5.

294. Schwartz, H. J., Sutheimer, C., Gauerke, M. B., & Yunginger, J. W. (1988). Hymenoptera venomspecific IgE antibodies in post-mortem sera from victims of sudden, unexpected death. *Clinical Allergy*, **18**, 461–8.

295. Yunginger, J. W., Nelson, D. R., Squillance, D. L., et al. (1991). Laboratory investigation of deaths due to anaphylaxis. *Journal of Forensic Sciences*, **36**, 857–65.

296. Ansari, M. Q., Zamora, J. L., & Lipscomb, M. F. (1993). Postmortem diagnosis of acute anaphylaxis by serum tryptase analysis. *American Journal of Clinical*

297. Fisher, M. M. & Baldo, B. A. (1993). The diagnosis of fatal anaphylactic reactions during anaesthesia: employment of immunoassays for mast cell tryptase and drug-reactive IgE antibodies. *Anaesthesia and Intensive Care*, **21**, 353–7.

298. Low, I. & Stables, S. (2006). Anaphylactic deaths in Auckland, New Zealand: a review of coronial autopsies from 1985 to 2005. *Pathology*, **38**, 328–32.

299. Edston, E. & van Hage-Hamsten, M. (1998). *β*-Tryptase measurements post-mortem in anaphylactic deaths and in controls. *Forensic Science International*, **93**, 135–42.

300. Prahlow, J. A. & Barnard, J. J. (1998). Fatal anaphylaxis due to fire ant stings. *The American Journal of Forensic Medicine and Pathology*, **19**, 137–42.

301. Fineschi, V., Cecchi, R., Centini, F., Reattelli, L. P., & Turillazzi, E. (2001). Immunohistochemical quantification of pulmonary mast-cells and post-mortem blood dosages of tryptase and eosinophil cationic protein in 48 heroin-related deaths. *Forensic Science International*, **120**, 189–94.

302. Horn, K. D., Halsey, J. F., & Zumwalt, R. E. (2004). Utilization of serum tryptase and immunoglobulin E assay in the postmortem diagnosis of anaphylaxis. *The American Journal of Forensic Medicine and Pathology*, **25**, 37–43.

303. Randall, B., Butts, J., & Halsey, J. F. (1995). Elevated postmortem tryptase in the absence of anaphylaxis. *Journal of Forensic Sciences*, **40**, 208–11.

304. Dinwiddie, R. & Sonnappa, S. (2005). Systemic diseases and the lung. *Paediatric Respiratory Reviews*, **6**, 181–9.

305. Ishikawa, S., Segar, W. E., Gilbert, E. F., et al. (1978). Myocardial infarct in a child with systemic lupus erythematosus. *American Journal of Diseases of Children*, **132**, 696–9.

306. Mulherin, E. & Bresnihan, B. (1993). Systemic lupus erythematosus. *Bailliére's Clinical Rheumatology*, **7**, 31–57.

307. Mahadeva, B., Phillips, L. H., II, & Juel, V. C. (2008). Autoimmune disorders of neuromuscular transmission. *Seminars in Neurology*, **28**, 212–27.

308. Baptist, E. C., Landes, R. V., & Sturman, J. K., Jr. (1985). Familial infantile myasthenia gravis: a preventable cause of sudden death. *Southern Medical Journal*, **78**, 201–2.

309. Conomy, J. P., Levinsohn, M., & Fanaroff, A. (1975). Familial infantile myasthenia gravis: a cause of sudden death in young children. *The Journal of Pediatrics*, **87**, 428–30.

310. Franchini, M. (2006). The antiphospholipid syndrome: an update. *Clinical Laboratory*, **52**, 11–17.

311. Ravelli, A. & Martini, A. (2005). Antiphospholipid syndrome. *Pediatric Clinics of North America*, **52**, 469–91.

312. Kitchens, C. S. (1998). Thrombotic storm: when thrombosis begets thrombosis. *The American Journal of Medicine*, **104**, 381–5.

313. Asherson, R. A. (2005). Multiorgan failure and antiphospholipid antibodies: the catastrophic antiphospholipid (Asherson's) syndrome. *Immunobiology*, **210**, 727–33.

314. Al-Kiyumi, W. A. S. & Venugopalan, P. (2003). Antiphospholipid syndrome presenting as dilated cardimyopathy in an 11-year-old boy. *Acta Cardiologica*, **58**, 359–61.

315. Muneta, S., Yokota, E., Watanabe, S., Matsumoto, I., & Yamashita, Y. (1995). Fatal cerebral infarction in an asymptomatic young patient with primary antiphospholipid syndrome. *Japanese Circulation Journal*, **59**, 641–5.

316. Tsirpanlis, G., Moustakas, G., Sakka, E., et al. (2005). Catastrophic antiphospholipid syndrome in a 14-year-old child. *Pediatric Nephrology*, **20**, 519–21.

317. Uysal, Z., Do–u, F., Kürekçi, A. E., et al. (2002). Recurrent arterial thrombosis in a child: primary antiphospholipid antibody syndrome. *Pediatric Hematology and Oncology*, **19**, 59–66.

318. Wang, H.-C., Tu, H.-C., & Choi, W.-M. (2000). Ischemic stroke in a teenage girl with primary

第 12 章　その他の自然死

antiphospholipid antibody syndrome. *Journal of the Formosan Medical Association*, **99**, 62–5.

319. Nunes, H., Soler, P., & Valeyre, D. (2005). Pulmonary sarcoidosis. *Allergy*, **60**, 565–82.

320. Fauroux, B. & Clément, A. (2005). Paediatric sarcoidosis. *Paediatric Respiratory Reviews*, **6**, 128–33.

321. Byard, R. W., Manton, N., & Tsokos, M. (2008). Sarcoidosis and mechanisms of unexpected death. *Journal of Forensic Sciences*, **53**, 460–4.

322. Virmani, R., Bures, J. C., & Roberts, W. C. (1980). Cardiac sarcoidosis: a major cause of sudden death in young individuals. *Chest*, **77**, 423–8.

323. Cox, C. E., Davis-Allen, A., & Judson, M. A. (2005). Sarcoidosis. *Medical Clinics of North America*, **89**, 817–28.

324. Newman, L. S., Rose, C. S., & Maier, L. A. (1997). Sarcoidosis. *The New England Journal of Medicine*, **336**, 1224–34.

325. Iannuzzi, M. C. & Rybicki, B. A. (2007). Genetics of sarcoidosis: candidate genes and genome scans. *Proceedings of the American Thoracic Society*, **4**, 108–16.

326. Boglioli, L. R., Taff, M. L., Funke, S., & Mihalakis, I. (1998). Sudden death due to sarcoid heart disease. *Journal of Forensic Sciences*, **43**, 1072–3.

327. Chapelon-Abric, C., de Zuttere, D., Duhaut, P., *et al.* (2004). Cardiac sarcoidosis: a retrospective study of 41 cases. *Medicine*, **83**, 315–34.

328. Bajaj, A. K., Kopelman, H. A., & Echt, D. S. (1988). Cardiac sarcoidosis with sudden death: treatment with the automatic implantable cardioverter defibrillator. *American Heart Journal*, **116**, 557–60.

329. Serwer, G.A., Edwards, S. B., Benson, D.W., Anderson, P.A.W., & Spach, M. (1978). Ventricular tachyarrhythmia due to cardiac sarcoidosis in a child. *Pediatrics*, **62**, 322–5.

330. Veinot, J. P. & Johnston, B. (1998). Cardiac sarcoidosis: an occult casue of sudden death – a case report and literature review. *Journal of Forensic Sciences*, **43**, 715–17.

331. Duke, C. & Rosenthal, E. (2002). Sudden death caused by cardiac sarcoidosis in childhood. *Journal of Cardiovascular Electrophysiology*, **13**, 939–42.

332. Syed, J. & Myers, R. (2004). Sarcoid heart disease. *The Canadian Journal of Cardiology*, **20**, 89–93.

333. Schourup, K. & Vimtrup, B. (1956). Sudden natural death caused by haemoptysis in Boeck's sarcoid: a case report. *Acta Medicinae Legalis et Socialis*, **9**, 261–8.

334. Kenny, T. J., Werkhaven, J., & Netterville, J. L. (2000). Sarcoidosis of the pediatric larynx. *Archives of Otolaryngology – Head and Neck Surgery*, **126**, 536–9.

335. Rybak, L. P. & Falconer, R. (1987). Pediatric laryngeal sarcoidosis. *The Annals of Otology, Rhinology and Laryngology*, **96**, 670–3.

336. Gleckman, A. M., Patalas, E. D., & Joseph, J. T. (2002). Sudden unexpected death resulting from hypothalamic sarcoidosis. *The American Journal of Forensic Medicine and Pathology*, **23**, 48–51.

337. Maisel, J. A. & Lynam, T. (1996). Unexpected sudden death in a young pregnant woman: unusual presentation of neurosarcoidosis. *Annals of Emergency Medicine*, **28**, 94–7.

338. Sponsler, J. L., Werz, M. A., Maciunas, R., & Cohen, M. (2005). Neurosarcoidosis presenting with simple partial seizures and solitary enhancing mass: case reports and review of the literature. *Epilepsy and Behaviour*, **6**, 623–30.

339. Horigome, H., Sekijima, T., Ohtsuka, S., & Shibasaki, M. (2000). Life threatening coronary artery spasm in childhood Kimura's disease. *Heart*, **84**, e5.

340. Okami, K., Onuki, J., Sakai, A., *et al.* (2003). Sleep apnea due to Kimura's disease of the larynx: report of a case. *Journal for Otorhinolaryngology and its Related Specialties*, **65**, 242–4.

341. Shetty, A. K., Beaty, M. W., McGuirt, W. F., Woods, C. R., & Givner, L. B. (2002). Kimura's disease: a diagnostic challenge. *Pediatrics*, **110**, e39.

342. Kilborn, T. N., Teh, J., & Goodman, T. R. (2003). Paediatric manifestations of Langerhans cell

histiocytosis: a review of the clinical and radiological findings. *Clinical Radiology*, **58**, 269–78.

343. Hoover, K. B., Rosenthal, D. I., & Mankin, H. (2007). Langerhans cell histiocytosis. *Skeletal Radiology*, **36**, 95–104.

344. Trotz, M., Weber, M. A., Jacques, T. S., Malone, M., & Sebire, N. J. (2009). Disseminated Langerhans cell histiocytosis-related sudden unexpected death in infancy. *Fetal and Pediatric Pathology*, **28**, 39–44.

第 5 部
母体疾患、胎児期疾患、および新生児疾患

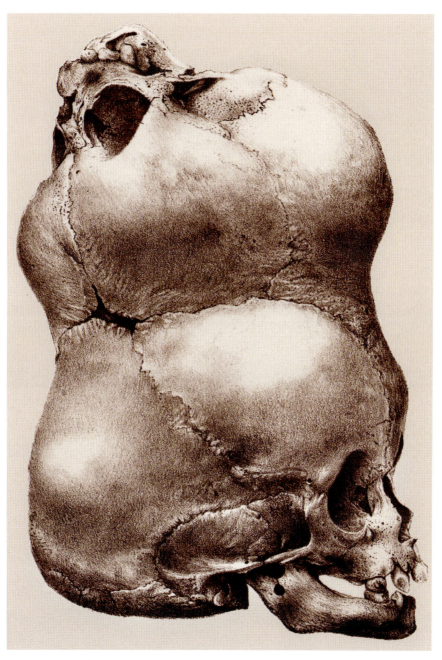

Hutchinson により報告された、重篤ではあるが生存可能であった 4 歳男児の頭蓋骨。
出典：Hutchinson, J., *A Smaller Atlas of Illustrations of Clinical Surgery*. London, West, Newman & Co. 1895.

第13章 母体疾患、胎児期疾患、および新生児疾患

はじめに…673
妊娠合併症：母体死亡…674
 専門用語について　674
 妊娠の基礎疾患に与える影響　675
 子癇前症（妊娠高血圧腎症）ならびに HELLP
  症候群　675
 播種性血管内凝固症候群　676
 子宮外妊娠　676
 羊水塞栓症　678
 空気塞栓症　678
 肺血栓塞栓症　678
 周産期心筋症　679
 心筋梗塞／心筋虚血／動脈解離　679
 QT 延長症候群　679
 敗血症　680
 妊娠性絨毛性疾患　680
 胎児付属物遺残　681
 その他の内因性疾患　681
 麻酔関連死　681
 母体の外傷　681
 女性器切除　682
 名誉殺人　682
妊娠合併症：胎児死亡…683
 内因疾患　683
 子宮内外傷性死亡　683
 分娩時外傷　685
 胎盤の検索　686
  出血　686
  胎盤の重量、胎盤色調　686
  臍帯　686
  母体側胎盤・子宮機能不全　688
  胎児側の血管病変　688
 前期破水　689
 感染症　689
 死亡時期推定ならびに胎児仮死所見　689
新生児殺…689
 在胎週数　692
 生産児　693
 浮遊試験　693
 母親の同定　695
 死因ならびに死亡態様　696
 胎盤と臍帯　697
 結語　698
水中出産による死亡…698
死後分娩（棺内分娩）…700

はじめに

　死産はよく知られた現象ではあるが、剖検が行われた後でさえ、そのメカニズムが判然としないことは少なくない。子宮内は、胎児側胎盤と母体側胎盤が相互作用しながら適切な生理的機能を発揮する必要があるという独特の状況下にあり、死産の事例の剖検を行う際には、胎児要因と母体要因を別々に考察する必要がある。加えて、妊娠はそれ自体が、母体に致死的となりうる多くの独特の疾病や病態を引き起こす。

　司法医学的にも死産児や妊娠母体の剖検を行う際には、実際に死産であったのか生産であったのか、生育限界週数を超えていたのか超えていなかったのか、母体外傷との関連があるのか否か、違法な堕胎行為が寄与したのか否か、など複雑で難しい判断が迫られることも少なくない。州により法律の詳細は異なっており、このような判断に迫られた法医学者に有用となる画一的なガイドラインを作成することは、実際あまり役には立たない。母体や胎児の剖検を行う場合、開始前に主治医、産科医、小児科医、麻酔医などの臨床医と議論を行うことは、臨床的なあらゆる可能性を明確化する上で極めて有用である。MRI をはじめとする高度な画像診断技術は、予期せぬ胎児死亡／新生児死亡の事例において極めて有用な知見を与えてくれることには疑いの余地はない［1, 2］が、包括的な死後評価として、その他にも剖検所見、病理組織学的所見、細菌学的検査、

染色体／遺伝検査を実施し、それらを統合して評価を行う必要がある。

不適切な子宮内環境や分娩時損傷が、脳性麻痺や発達障害などの発症に及ぼしうる影響に関しては、本書では言及していない。

妊娠合併症：母体死亡

妊娠合併症の多くが予期せぬ突然死をきたしうるため、妊娠可能年齢の女性が突然死をきたした場合、妊娠の有無について明確にする必要がある。現在、ほとんどの先進国では稀となっているが、違法な人工流産が母体死亡に寄与した可能性も考慮する必要がある。妊娠に関連した母体死亡は西欧諸国では減少しており、例えば英国では 1952 年には 10 万妊娠あたり 67.1 であったが、1997 ～ 1999 年にはその比率は 5.0 にまで減少している。一方で、マラウイ、エチオピア、インドなどの国々では、妊娠に関連した母体死亡は 10 万妊娠あたり、それぞれ 1800、850、540 と公表されている［3］。ただ、公式データは死亡診断書をもとに作成されているが、その際に妊娠関連死亡が過小報告されている可能性は除外できず、解釈を行う際にはその点に留意する必要がある［4］。

妊娠中の母体死亡は、妊娠そのものの直接的影響や、（堕胎など）妊娠に関連する介入行為により生じる場合もあれば、妊娠中に基礎疾患が増悪して生じる場合や、妊娠とは無関係な疾病が妊娠中に発生し、妊娠が増悪因子として働いた結果生じる場合もあれば、妊娠とは全く無関係に生じる場合もある。母体に死をもたらす最頻の病態としては、肺動脈血栓塞栓症、子宮外妊娠、妊娠高血圧症が挙げられる［5］。敗血症により母体死亡が生じる場合もあるが、その場合たいていは臨床的には症候性である。

突然死をきたしうる妊娠特有の合併症としては、羊水塞栓症、子宮外妊娠／腹腔内妊娠の破裂、子宮破裂による失血、前置胎盤または癒着胎盤（楔入胎盤／嵌入胎盤／穿通胎盤）、産褥性心筋症、転移性絨毛癌、子癇にともなう脳内出血、などが挙げられる［6–14］。死亡妊婦の剖検所見についての詳細は、産科学の標準テキストやレビュー文献を参照していただきたい［15, 16］。避妊行為に全くリスクがないわけではなく、経口避妊薬の使用により肺動脈塞栓症、心筋梗塞、くも膜下、脳内出血をきたす可能性があるという点には注意が必要である［17–19］。妊娠中に母体に予期せぬ突然死をもたらしうる病態について表 13.1 にまとめ、掲示した。

表 13.1 予期せぬ母体突然死をきたしうる病態

子癇前症、子癇、HELLP 症候群
播種性血管内凝固症候群（DIC）
子宮外妊娠
羊水塞栓症
空気塞栓症
肺動脈血栓塞栓症
産褥性心筋症
心筋虚血／梗塞
動脈解離／動脈瘤破裂
QT 延長症候群
敗血症／妊娠中絶術
妊娠性絨毛性疾患
外傷
前置胎盤、癒着胎盤などの病的胎盤、胎児付属物遺残

専門用語について

文献報告に用いられる専門用語はさまざまであり、それゆえ、文献ごとに若干のデータの相違が生じることとなってしまっている。例えば、妊娠連関死亡（pregnancy-associated death）は「妊娠中、もしくは妊娠後 1 年以内に生じたあらゆる女性の死亡で、妊娠期間や妊娠部位は問わない」と定義されており、妊産婦死亡（maternal death）は「妊娠が原因で生じた、もしくは妊娠やその管理により基礎疾患が増悪した、妊娠中もしくは分娩後 42 日以内の女性の死亡で、妊娠期間や妊娠部位は問わない。事故などの外因性死亡は除外される」と定義されている。また、妊娠関連死亡（pregnancy-related death）は「妊娠中もしくは分娩後 42 日以内の女性の死亡で、死因は問わない」と定義されており、後発妊産婦死亡は「分娩後 42 日以上 1 年未満の、直接的もしくは間接的な産科的原因による死亡」と定義されている［20, 21］。

第 13 章　母体疾患、胎児期疾患、および新生児疾患

表 13.2　妊娠期の死亡率を高める心血管病変

低リスク	中等度リスク	高リスク
他の合併症のない心房／心室の中隔欠損症	僧帽弁狭窄症	重度の肺高血圧症
他の合併症のない動脈管開存症	大動脈弁狭窄症	重度の大動脈狭窄症
他の合併症のない二尖大動脈弁	根治術未施行のチアノーゼ性心疾患	合併症をともなう大動脈縮窄症
修復術を行い心機能が正常化した心疾患の既往	大動脈縮窄症	大動脈基部異常や大動脈弁異常をともなう Marfan 症候群
僧帽弁逸脱症候群	人工弁	
肺動脈弁疾患、もしくは三尖弁疾患	重度の肺動脈狭窄症	
心室機能の正常な、大動脈弁逆流症もしくは僧帽弁逆流症	根治術未施行の Fallot 四徴症	
	心筋梗塞の既往	
少量の左 - 右シャント	明らかな心疾患のない Marfan 症候群	
	多量の左 - 右シャント	

出典：Clark［23］；Colman ら［24］.

妊娠の基礎疾患に与える影響

　妊娠中には、血漿ならびに赤血球容積の著明な増加や心拍数増加を認め、それにより血管内の血行力学的ストレスが増加する。それゆえに、妊娠は心臓弁膜症、大動脈縮窄、結合組織疾患、脳動脈瘤、脳動静脈奇形などの基礎疾患を増悪させうる。大動脈基部や大動脈弁に病変を認める Marfan 症候群、重症大動脈弁狭窄症、重症肺高血圧症、重度の左室機能不全症の場合、妊娠は禁忌である。また、妊娠によりてんかんは増悪する可能性があるが、てんかん合併妊娠は先天性横隔膜ヘルニア、褐色細胞腫、鎌状赤血球症を合併することもある［6, 22–29］。

　心疾患は、妊娠期に母体死亡をもたらす基礎疾患の大半を占めている。妊娠中に母体死亡をもたらしうる心血管系の病態について、表 13.2 にまとめ、掲示した。Clark は妊娠期死亡をきたしうる心疾患のリスク分類を行っているが、心房／心室の中隔欠損症などの死亡率が 1％未満の群を低リスク群と定義しており、僧帽弁狭窄症や大動脈弁狭窄症などの死亡率が 5〜15％程度の群を中等度リスク群と定義しており、重度肺高血圧症や重篤な流出路障害などの死亡率が 25〜50％にのぼる群を高リスク群と定義している［23］。川崎病の既往歴を持つ女性では、妊娠中の麻酔薬使用の際に、特別な配慮を必要とする場合もある［30］。

子癇前症（妊娠高血圧腎症）ならびに HELLP 症候群

　子癇前症、子癇を含む妊娠誘発性の高血圧症は、周産期死亡率を 5 倍に上昇させる。子癇前症は妊娠の 5％で生じるが、通常 32 週以降の妊娠第三期に生じ、高血圧、浮腫、蛋白尿症を引き起こす。子癇はけいれんを特徴とする病態であり、妊娠中、分娩中、もしくは分娩 1 週以内に発症するが、子癇前症に続発して生ずる場合もあれば、何らの前兆もなく起こることもある［31］。

　フィブリン微小塞栓による組織灌流量の低下は全身性に影響を及ぼし、胎盤梗塞、胎盤後出血、糸球体内皮腫脹、肺水腫、肝臓の出血や梗塞（写真 13.1）、心内膜下の火炎状出血（写真 13.2）などを引き起こす。著明な血小板数減少をともなう播種性血管内凝固症候群（DIC）が続発し、致死的脳出血をきたすこともある（写真 13.3）。絨毛の微小塞栓は、子癇前症／子癇のマーカーとなりうるとの研究報告もある［31, 32］。

　HELLP 症候群は、溶血（Hemolysis）、肝酵素増加（Elevated Liver enzymes）、血小板減少（Low Platelets）を特徴とする、重篤な子癇前症の亜型である。HELLP 症候群の 70％は、妊娠 27〜37 週の間、もしくは分娩後 48 時間以内に発症する［33］。本症候群による死亡は通常、腎不全、急性呼吸窮迫症候群、脳浮腫、低血糖により起こり、突然死をきたしうる。本症候群は全出生の 0.17〜0.85％で生じる

が、子癇前症／子癇の女性では 4 〜 18.9％に認められる。突然死は脳内出血（写真 13.4）、被膜下肝臓出血、肝臓破裂が原因で生じることもある［34–36］。妊娠中の自然肝臓破裂は極めて稀であり、分娩 4 〜 25 万件あたり 1 例程度の発生率であるが、子癇前症や HELLP 症候群の徴候を何ら認めていなかった事例に発生する場合もある。肝破裂が発生した場合の母体死亡率は 59％であり、胎児死亡率は 42％であると報告されている［37, 38］。

播種性血管内凝固症候群

妊娠中に、稽留流産、敗血症、子癇、複数回の輸血、胎盤剥離、羊水塞栓、絨毛膜性塞栓などに続発し、致死的な播種性血管内凝固症候群（DIC: Disseminated intravascular coagulation）をきたすことがある。妊娠中に DIC をきたしうる病態として、他にも血栓性血小板減少性紫斑病、溶血性尿毒症症候群、全身性エリテマトーデス、妊娠性急性脂肪肝が挙げられる［39］。これらの病態は血栓形成物質を循環血中に放出し、それにより全身性内皮細胞障害をきたすこととなる。肺、腎臓、脳の微小血管中のフィブリン血栓の沈着は、呼吸窮迫、腎不全、昏睡を引き起こす。DIC を合併した場合、著明な症状として、一次性分娩後出血（PPH: primary postpartum hemorrhage: 分娩後 24 時間以内の出血）をきたしうる［31］。

子宮外妊娠

子宮外妊娠は、着床が子宮内腔の外側で起こる異常妊娠である。ほとんどの場合、着床は卵管内に生じるが、稀に腹腔や頸部や卵巣に生じる場合もある。臨床的には、β-hCG の高値を認めるにもかか

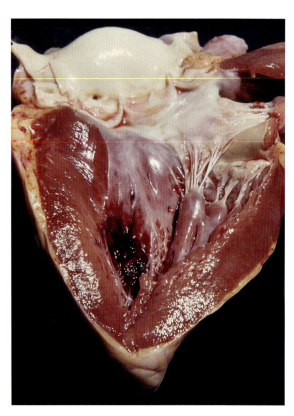

写真 13.2　子癇により突然死をきたした事例の心臓の剖検所見。左心室内の心内膜下に出血が認められている。

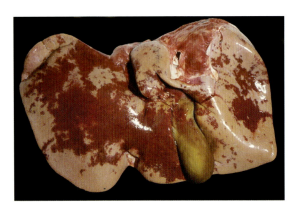

写真 13.1　子癇により突然死をきたした事例の肝臓の剖検所見。広範性の肝梗塞が確認される。

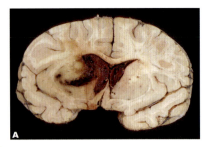
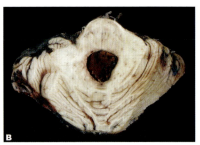

写真 13.3　分娩後に子癇をきたし突然死した事例の脳の剖検所見。右脳に線条体出血を認め、脳室に穿破している。

第 13 章　母体疾患、胎児期疾患、および新生児疾患

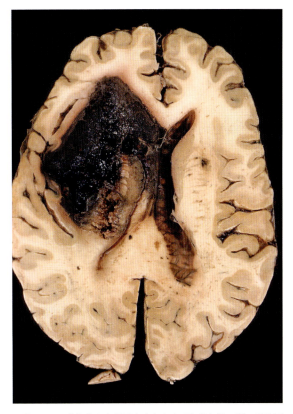

写真 13.4　分娩後に突然死をきたした 26 歳女性の脳の剖検所見。広汎性の脳内出血が確認される。

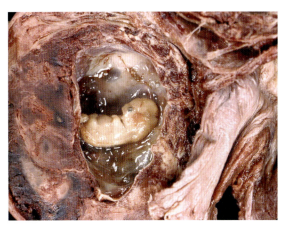

写真 13.6　子宮外妊娠で死亡した妊婦の剖検時所見。卵管切開を行い、さらに胎嚢に切開を加えることで、凝血塊の付着と生育限界以前の胎児が確認された。

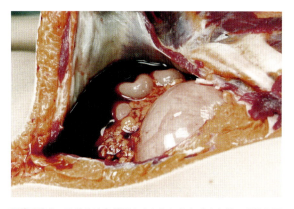

写真 13.5　予期せぬ突然死をきたした若年成人女性の剖検時写真。腹腔内に出血を認めたが、子宮外妊娠が原因であることが判明した。

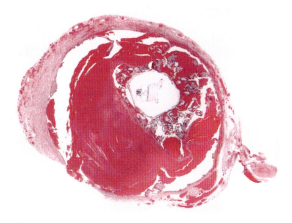

写真 13.7　子宮外妊娠により卵管破裂をきたし突然死した事例の、病変部の全積載病理組織標本。卵管内に、凝血塊に包埋された状態の妊娠産物が確認される。

わらず、子宮内に胎嚢が認められないことで診断される。卵管の子宮外妊娠は、より早期に診断し治療がなされるようになったことで死亡率は改善しているものの、いまだ多くの国々で妊娠第一期における妊婦死亡の最多の原因となっている。子宮外妊娠を初めて報告したのは 11 世紀のアラブ人医師 Albucasis であるが、母体の化膿した臍洞から胎児骨が発見された、との記載がなされている [40]。子宮内妊娠をきたすリスク要因としては、骨盤内炎症性疾患、子宮内膜症、骨盤内手術や卵管手術の既往、子宮外妊娠の既往、などが挙げられている [41]。近年、クラミジア感染の増加により、子宮外妊娠の発生率は増加している。

　古典的な徴候である無月経・腹痛・出血は、子宮外妊娠患者の 50％未満にしか認められない。一

第 5 部　母体疾患、胎児期疾患、および新生児疾患

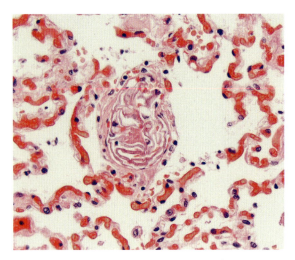

写真 13.8　羊水塞栓症により突然死をきたした事例の肺の病理組織学的所見。胎児成分の凝集塊が認められている。

方、剖検時に腹腔内出血が確認されることが、子宮外妊娠破裂を疑う最初の徴候であることもある（写真 13.5）。卵管妊娠の事例の場合、剖検時に卵管の検索を行うことで破裂部位の確認がなされるが、慎重な卵管切除と血塊除去を行うことで、妊娠産物の確認ができることもある（写真 13.6, 13.7）。特に不妊性の治療歴がある場合には、子宮内外同時妊娠（Heterotopic Pregnancy）の可能性を常に考慮する必要がある [41]。稀に、子宮外妊娠が腹膜腔内に生じることがあり、その場合致死的な出血をきたしうるが、稀ながら分娩にまで達した事例も報告されている [42]。

羊水塞栓症

出産時もしくは出産直後に血圧低下、凝固障害、けいれんをきたし突然死した場合、その原因として最も多いのは羊水塞栓症である。羊水塞栓症の発生率は、文献によって 8000 妊娠につき 1 例との報告から 8 万妊娠につき 1 例との報告まで幅広いが、診断定義が文献ごとに異なっていたり、診断で定義が不明確であったりするため、実際にははっきりとは判明していない。致死率は 61 〜 86% と高く、心肺虚脱の 5 時間以内にほとんどの事例が死亡するとされており、生存しえたとしても 85% という高い確率で神経学的後遺症が残るとされている。本症は米国における妊産婦死亡の 10% を占めているとされており、全世界の妊産婦死亡の原因の第 5 位を占めている [43, 44]。

羊水塞栓症は高齢経産婦で主に問題となると考えられていたが、特定のリスク因子は明確ではないとする報告も複数存在している。母体循環への羊水流入は、出産時に生じた子宮下部の小さな裂傷を通して生じると考えられている。流入する羊水中には、剥がれた皮膚、産毛、頭髪、プロスタグランジン、亜鉛コプロポルフィリン（Zn-CP）、そしてアラキドン酸代謝産物などを含有している。

羊水塞栓症による死亡は、右室代償不全をともなう肺高血圧が原因と従来考えられてきたが、現在は肺高血圧は一過性の病態であり、羊水の影響により直接的に心筋抑制が生じ、急性左室不全を続発することが主因と考えられている。本症の臨床症状は、IgE により惹起されるアナフィラキシーの可能性を示唆する研究報告もあれば、非免疫性のアナフィラキシー様反応による可能性を示唆する研究報告もある。凝固障害をきたす病因については、いまだに判明はしていない [45, 47, 48]。

Attwood 染色、アルシアンブルー PAS 染色、オイルレッド・オー染色などによる母体の肺組織の病理組織学的検討では、肺血管内に胎児の皮膚（扁平上皮）、産毛、胎脂、ムチン、胆汁色素などが存在することが明らかになることもある（写真 13.8）[12, 49, 50]。また、抗ケラチン免疫組織化学染色や胎児性同種抗原への免疫組織化学染色を行うことで、胎児由来組織が母体血管内に存在することを示す一助となる [51–53]。心臓、副腎、脳といった臓器に、全身性に塞栓症をきたすことは稀である [47]。

空気塞栓症

空気塞栓症は、妊娠中に母体に突然死を引き起こすまた別の病態である。本症は帝王切開や円錐切除のような外科処置、違法な中絶（医学的に適切な処置が実施できる地域では、極めて稀である）、もしくは膣への空気混入をきたすようなある種の性的行為や薬物摂取行動などの結果、生じうる病態である [54–57]。

肺血栓塞栓症

肺血栓塞栓症は、先進国における母体死亡の最多の原因となっており、米国やヨーロッパでは 10 万出産あたり 1.1 〜 1.5 例が本症により死亡している。この死亡率は、非妊娠者のおよそ 4 倍に該当す

第 13 章　母体疾患、胎児期疾患、および新生児疾患

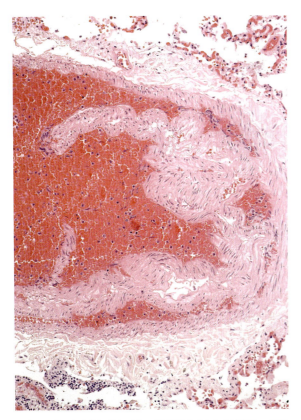

写真 13.9　出産後ほどなくして突然死をきたした事例の、肺動脈遠位部の病理組織学的所見。動脈の内膜と中膜が解離をきたしているのが確認される。

る数値である［58］。妊娠中は、繊維素溶解の減少、フィブリン産生の増加、プロテイン S の減少、第 II、VII、VIII、X 因子の増加、活性化プロテイン C への抵抗性の獲得などが生じることで血栓形成傾向となるため、妊娠女性は血栓塞栓症に罹患する高リスク群である。妊娠子宮により下肢からの静脈血流が圧迫されることも、さらにリスクを高める要因である。妊娠 25 〜 29 週では、下肢からの静脈血流は最大 50％減少し、出産後 6 週間までは血流の低下が認められるとされている。その他にも、肥満、喫煙、黒色人種、SLE の既往、複数回の妊娠歴、帝王切開の既往などがリスク要因として挙げられている。注目すべき点としては、血栓症のほとんど（70 〜 80％）は左足に発生している点が挙げられる。これは、腸骨動脈により左腸骨静脈が圧迫されることによると考えられている［58］。

周産期心筋症

　周産期心筋症は、分娩 1 か月前から出産後 5 か月以内の間に発症し、左室機能不全が進行し心不全に至る、稀な病態である。ウイルス感染や自己免疫性のメカニズムが原因として想定されているが、詳しい病因については判明していない。本症は、周産期に明らかになる特発性拡張型心筋症の一類型である可能性も示唆されている。本症を発症した患者は冠動脈／肺動脈／脳動脈の血栓塞栓症を合併するリスクも高く、致死率は 18 〜 56％とされている。病理組織学的には、心筋の繊維化や慢性炎症細胞の散在といった極めて非特異的な所見を認めるが、本症に特異的な病理組織学的特徴というものは認められない［59–61］。

心筋梗塞／心筋虚血／動脈解離

　妊娠中に急性心筋梗塞をきたすことは稀であるが、実際には妊娠中に心筋虚血のイベントが起こるリスクは 3 〜 4 倍に増加するとされており、特に母体の年齢が 30 歳を超えている場合、そのリスクは増大する。妊娠中に急性心筋梗塞をきたした事例に対し血管造影を施行した研究では、血栓の有無にかかわらず、アテローム性動脈硬化が 40％の事例に認められ、27％に冠動脈解離が認められたと報告されている。冠動脈解離の発生と血中プロゲステロンの増加とは有意な関連が認められ（プロゲステロンは血管壁の強度を変化させるとされている）、また血流量の増加や心拍数の増加も発生に寄与しているとも報告されている。また、動脈解離は同時に複数の血管でも生じており、冠動脈血栓が認められた事例のうちアテローム性動脈硬化を認めていなかった事例は 8％にすぎなかった、とも報告されている［62］。糖尿病、高血圧、血栓形成傾向、分娩後の感染症罹患、喫煙といった要因もリスクを増大させる。心筋梗塞が生じる部位としては、前壁梗塞が最も一般的であるとされている［63］。妊娠・分娩に関連した動脈解離は、心外血管でもよく認められ、動脈瘤の破裂をきたすこともある（写真 13.9）。

QT 延長症候群

　妊娠は QT 延長症候群による不整脈発生のリスクを減弱させる要因であるとされているが、出産後にそのリスクは 4.2 倍にまで増加すると報告されており、特に LQT2 遺伝子の異常による QT 延長症候群では突然死をきたすリスクが高い。妊娠中、妊娠後

第 5 部　母体疾患、胎児期疾患、および新生児疾患

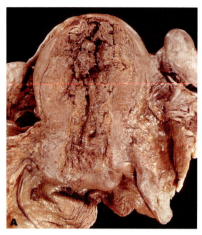
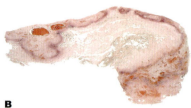

写真 13.10　違法な人工流産後にガス壊疽をきたし死亡した事例の子宮の剖検所見（横断面）（A）。貫壁性子宮壊死をきたしているのが確認される。全積載標本による病理組織学的検討では、無数の細菌コロニーの存在とともに、全層性に凝固壊死をきたしていることが確認された（B）。

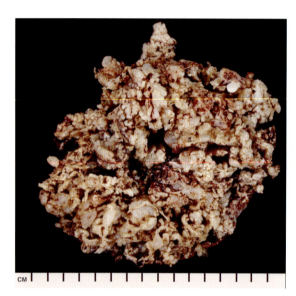

写真 13.11　胞状奇胎の事例における、水腫様の胎盤絨毛。

の心拍数の生理的な変化が、このようなリスクの変動の主要因であると考えられている［64］。

敗血症

　感染は、歴史的にも妊産婦の死亡原因の主たる原因の 1 つであり続けており、現在でもいまだに多くの地域で極めて重要な病態であるということができる。A 群 β 溶血性連鎖球菌感染症は、重篤な毒素性ショックを引き起こしうる。また違法な妊娠中絶手術では、破膜し胎児を娩出するために、子宮口からハンガーのワイヤーや編み棒のような物質が子宮口から挿入されていることも少なくなく、術後に子宮内膜炎や子宮内膜膿瘍をきたし、ウェルシュ菌（*Clostridium perfringens*）によるガス壊疽を続発することもある（写真 13.10）［31］。稀な事例としては、流産を誘発するために恥骨上部に縫い針を刺された 23 歳の妊婦の症例報告が存在している。本事例は、縫い針挿入後しばらくして、胎児娩出に至ったが、胎児剖検の際に腹腔内に縫い針の混入が認められていた［65］。

妊娠性絨毛性疾患

　妊娠性絨毛性疾患（GTD: Gestational trophoblastic disease）は、胎盤から生じる新生物であるが、その状態により、胞状奇胎（全胞状奇胎、部分胞状奇胎）（写真 13.11）、侵入奇胎、絨毛癌、胎盤性絨毛腫瘍などに分けられている。奇胎妊娠の発生率は、ヨーロッパや北米（1000 妊娠あたり 0.6 ～ 1.1 例）に比べて日本で発生率が高い（1000 妊娠あたり 2 例）など、国によりその発生率は大きく異なっている［66］。部分胞状奇胎の場合には胎児組織を包含しているが、完全胞状奇胎の場合、病理組織学的に胎児組織が欠如しており、水腫様絨毛や異形成胎盤性絨毛のびまん性の過形成像が認められることが特徴的である。絨毛癌では絨毛組織は認められず、未分化の合胞体性栄養膜と細胞性栄養膜の層から構成されている。

　妊娠性絨毛性疾患ではさまざまな問題が生じるが、胎児、母体、もしくはその両者に予期せぬ突然死を引き起こしうる。侵入奇胎の治療により子宮壁が弱くなり、その後の妊娠の際に子宮破裂をきたすこともある［67］。胞状奇胎を認め、子宮切開と内容物掻爬の施行中に、絨毛組織による塞栓症をきたした 16 歳女児の症例報告も存在している［68］。癒

第 13 章　母体疾患、胎児期疾患、および新生児疾患

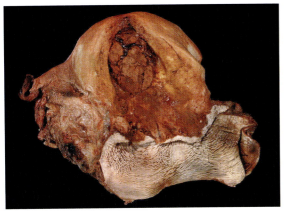

写真 13.12　突然死をきたした事例の子宮の剖検所見（横断面）。妊娠付属物の遺残が確認され、確定診断に至った。

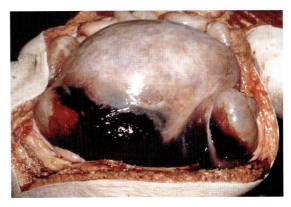

写真 13.13　致死的子宮破裂による、著明な後腹膜出血。

着胎盤のために帝王切開を施行した際に、子宮破裂をきたした事例も報告されている [69]。

絨毛癌は、絨毛性組織が絨毛間腔へ浸潤する浸潤性腫瘍であるが、大量の胎児母胎間輸血が引き起こされ胎児死亡をきたすことがある [70, 71]。絨毛癌の発生率はコーカサス系の人種では低率であるとされており、米国では 2 万出生あたり 1 人の割合とされている。胞状奇胎妊娠後の絨毛癌の発生リスクは正常妊娠と比べて 1000 〜 2000 倍にのぼる。また、15 歳未満・41 歳以上の発生リスクは、20 〜 24 歳の女性と比べ、それぞれ 2.5 倍・8 倍であるとされている。本症は急速に転移をきたし、脳内へ二次的に浸潤して脳出血をきたし、予期せぬ突然死に至ることもある [8]。

胎児付属物遺残

胎児付属物遺残は、流産であれ正常分娩であれ生じうる病態であるが、致死的となりうる著明な出血を引き起こすこともある（写真 13.12）。

その他の内因性疾患

喉頭乳頭腫による急性気道閉塞をきたし、妊娠 20 週で突然死した 24 歳女性の症例報告が存在している。女性のコンジローマが、妊娠中にサイズ増大を認めることは少なくはなく、本事例も妊娠が急性増悪の原因となった可能性が示唆されている [72]。

麻酔関連死

妊婦が麻酔関連死をきたした場合、妊娠以前から存在していた心疾患や他の病態が関与した可能性もある。麻酔関連死については、第 2 章で詳述している。

母体の外傷

さまざまな外傷やそれを引き起こしうる状況は、母体、ひいては胎児が疾病に罹患する比率を高め、死亡率も上昇させうる。外傷を引き起こしうる状況とは、「妊娠という現象によって子宮破裂をきたしやすくなっている。内臓の変位が生じている」などの直接的状況や、「妊娠による母体変化の結果、外因への感受性が亢進している」という状況を指している。

子宮破裂は全出産例の 0.1％ に生じる稀な病態で、激烈な大量出血を招きうる（写真 13.13）。子宮破裂の誘因としては、子宮手術や帝王切開の既往、先天的子宮形成不全、外傷、分娩誘発、などが挙げられる [73, 74]。子宮内反症も、大量出血によってショックから死につながる緊急性の高い産科疾患である。誘因としては、過度の子宮底部への圧迫、臍帯の牽引、墜落分娩、癒着胎盤、巨大児分娩などが挙げられる。初産婦、底部胎盤、子宮奇形も同様にリスク因子である [75]。剖検時に死因が明確化されていることも多いであろうが、臨床記録や分娩時の病歴を詳細に検索することが、死亡に至った病態を正確に理解する上で不可欠である。

妊娠時は外傷に対する脆弱性が亢進しており、外傷を受ける妊婦は全妊婦の 6 〜 7％ である一方で、その 46％ は母体死亡につながっていたとの研究報告もある [76]。特に交通事故においては、シート

第 5 部　母体疾患、胎児期疾患、および新生児疾患

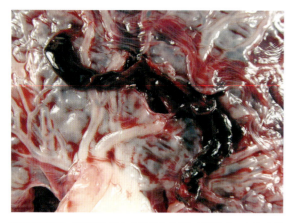

写真 13.14　自動車事故による鈍的外傷に起因した、子宮内胎児死亡をともなう胎盤の裂傷。

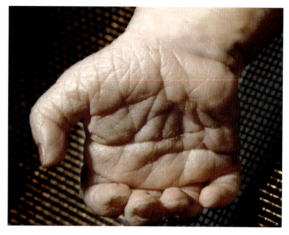

写真 13.15　染色体異常を背景とした体表奇形は、この横断性手掌皺（猿線）のように非常に軽微なこともある。

ベルトの有無にかかわらず、車内にいた妊婦が子宮損傷をきたすことで、出血、胎盤剥離、胎盤裂傷、胎児死亡などを続発する可能性がある（写真13.14）。車両の衝突によって鈍的外傷を生じることとなり、シートベルト損傷やエアバッグ損傷という形で受傷することもある［77, 78］。鈍的外傷により、脊椎損傷や後腹膜出血をきたすこともある。骨盤骨折や寛骨臼骨折をきたすことは稀だが、これらの骨折をきたしていた事例では35％で胎児死亡を認め、9％で母体死亡を認めたとの報告もなされている［73］。

妊娠中は暴力による損傷を受けるリスクも増加しており、米国では妊娠女性に対する暴力事件は毎年33万5000件近く報告されている［79–81］。米国メリーランド州の調査では、妊娠女性の殺人被害率は非妊娠女性の2倍であり、その割合は妊婦が思春期女児の場合、3倍にまで跳ね上がると報告されている。殺人による死亡は出生10万件あたり10.5人の割合で生じており、妊娠に関連する妊産婦死亡の中で最多の要因となっていたとも報告されている［4, 82, 83］。リスク要因としては、20歳以下、黒色人種、妊婦検診未受診などが挙げられており、大部分は銃火器により殺害されている［84］。殴打や蹴りなどによる腹部の鈍的外傷は、子宮破裂を起こしうる。またそのような鈍的外傷を受けた結果、早産や低出生体重児出産をきたすこともある［80］。非常に稀ではあるが、妊婦の腹部を切開して殺害し、胎児を盗んだという殺害例も複数例報告されている（たいていの場合、加害者は精神疾患を抱えた女性である）［85］。

1997 〜 1999 年の間に行われた英国の調査（Confidential Inquiry into Maternal Deaths）では、自殺も母体死亡の28％を占める主要な原因であることが判明している。86％の事例では、縊頸や高所からの飛び降りなど、暴力的な手段を用いて自殺を行っていた、とのことである［86］。

女性器切除

女性器の切除は、主にアフリカ諸国においてみられる行為であり、全世界ではおよそ1億人の女性が受けていると推測されている。性器切除の程度は世界保健機関（WHO）によって、(I) 陰核包皮、または陰核の切除、(II) 陰核および小陰唇の切除、(III) 女性器の全切除および膣口の縫合、の3つに分類されている。このような女性器切除術を受けた既往のある女性では、帝王切開、周産期死亡、分娩後出血の頻度が高率であることが判明している［87］。

名誉殺人

特定の文化圏において、女性の行動が性的・社会的に不品行だとして、男性親族によって女性が殺害されることがある。これはイスラム文化圏で最も頻繁に認める事象であり、被害者の兄弟が加害者となることが多い。ヨルダンなどの殺人率の比較的低い国では、その大部分を名誉殺人が占めている［88］。

表 13.3　出生前後に胎児仮死をきたしうる各種要因

胎児側異常
　未熟／過熟
　羊水過少症／羊水過多
　巨大児／発育遅延児
　胎児水腫
　アシドーシス

分娩時異常
　骨盤位やその他の異常胎位
　帝王切開
　鉗子などの器具使用分娩
　児頭骨盤不適合／肩甲難産などによる遷延分娩
　臍帯圧迫

母体異常
　高血圧／子癇前症
　糖尿病
　貧血
　胎盤早期剥離
　前置胎盤
　薬物乱用
　早期破水／絨毛羊膜炎
　心疾患
　以前の周産期胎児死亡の既往

出典：Pinar［89］．

妊娠合併症：胎児死亡

内因疾患

　出生前後に児が突然死をきたす原因としては、先天奇形、感染症、先天性代謝異常、周産期仮死などの場合が多い。出生前後の突然死の事例の中には、診断を行う上での特徴的所見が認められない場合や、極めて微細なため剖検によっても発見されにくい場合もある（写真 13.15）。周産期仮死と関連する徴候について表 13.3 にまとめ、掲示している［89］。

　死産率は 20 世紀半ばから後半にかけて低下したとはいえ、西欧諸国における死産率は過去 20 年間は出生 1000 人あたり 6 人程度で下げ止まっている。心血管疾患、腎疾患、甲状腺疾患、肥満、糖尿病、高血圧、喘息などの基礎疾患合併妊娠は、およそ 10％の胎児死亡の原因となっている。胎児死亡のリスクは、母体の年齢が長ずるに連れ増加し、特に 36 歳以上は高リスク群である。その他の胎児死亡に関連する母体合併症としては、敗血症、全身性エリテマトーデス、抗リン脂質抗体症候群、そして第 5 因子ライデン変異、プロテイン S 欠損症、プロテイン C 欠損症、アンチトロンビン III 欠乏症などの遺伝性血栓性素因、などが挙げられる。また喫煙やコカインの使用は、ともに胎児死亡のリスクを高める。麻薬の離脱時にも胎児死亡のリスクは上昇する。Rh 不適合に関連して起こる問題については、免疫学的予防治療の普及によって、近年大幅な減少を認めている［77, 90, 91］。

　胎児要因による死亡の原因としては、染色体異常（死産数の 6〜12％）や敗血症（10〜25％）が挙げられる。その他のリスク因子としては、子宮内発育遅延、多胎妊娠、胎児母体出血、胎盤異常（下記参照）などが挙げられる［90］。最も頻度の高い核型異常である 45X や、最も頻度の高い常染色体トリソミーの 21、18、13 などの事例を評価する上で、胎盤や胎児組織の細胞遺伝学的評価を行うことは極めて重要である［92, 93］。

子宮内外傷性死亡

　上記の環境因子以外にも、さまざまな要素が母体、胎盤、臍帯に加わった結果、子宮内死亡は生じうる。胎児が死亡してから実際に娩出されるまでには間隔があり、また胎児に明らかな損傷が認められない場合もあるため、母体の外傷と胎児死亡との因果関係を評価するのは困難である。検討すべき項目としては、(i) 外傷が直接胎児死亡を引き起こしたか否か、(ii) そうであればどのようなメカニズムによるものか、そして(iii) それ以外に原因や誘因となりうる要素は存在したか否か、といった点が挙げられる。

　胎盤の検索を行うことは、死産した時期の正確な割り出しに有効であるとされている［94］。しかしながら、子宮内で死亡した胎児の絨毛幹の動脈に認められる進行性の線維筋性硬化は、より限局性であるとはいえ生産児の胎盤でも認められるものであり［95］、胎盤の検索のみで生産か死産かを推定することには信頼性がないとされている［96］。

　同様に、胎児造血の状態や体表の胎便汚染の状況から、胎児仮死の有無を断定することにも問題がある。胎便は、妊娠 35 週以降の成熟した胎児において認めるようになる。胎児が低酸素状態になると有核赤血球が増加するが、その後どのようなタイミングで起こってくるかは判然としていないものの、全

第5部　母体疾患、胎児期疾患、および新生児疾患

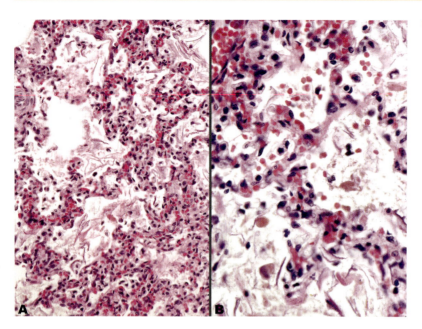

写真13.16　仮死をきたし死亡した新生児の、肺の病理組織所見。肺胞内に異物（A）および胎便（B）が認められた。

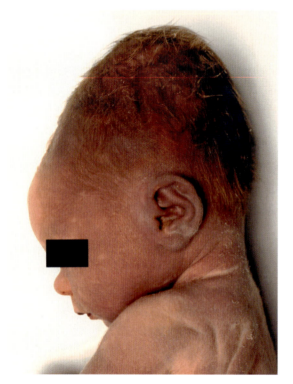

写真13.17　頭位分娩時の産瘤による著明な頭蓋の変形所見。

表13.4　生後1週間以内に新生児頭蓋内出血をきたすリスク要因

新生児
　APGARスコア低値
　出生時外傷
　出生時の蘇生行為
　血栓性血球減少症
　凝固異常／播種性血管内凝固症候群
　ビタミンK添加なしの母乳栄養
　脳血管奇形

出産時
　帝王切開
　器械分娩（鉗子分娩、吸引分娩など）
　遷延分娩

母体
　高血圧
　胎盤早期剥離
　処方薬（アスピリンなど）
　違法薬物（コカインなど）
　自己免疫疾患
　血小板の同種免疫

出典：Gupta, Kechli, & Kanamalla [107].

分娩の9～20％に胎便汚染が生じるとされており、その多くは胎児に何らの基礎的病態を認めるわけでもない。また致死的低酸素に陥った乳児のすべてに、胎便による体表汚染が必ず認められるわけでもない［95, 97, 98］。肺内に皮膚片や胎便が多量に認められた場合、胎内でストレス下にあったことを示唆するが、その時期を特定することは不可能である（写真13.16）。このように、組織学的所見だけでストレスの原因となった特定の事象と胎児死亡とを関連づけることは、ほとんどの場合、不可能である。

銃弾やナイフなどによる穿通性外傷があるような状況では、原因や死亡時期の特定はそれほど困難で

第 13 章　母体疾患、胎児期疾患、および新生児疾患

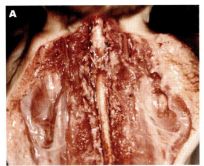
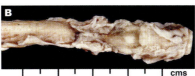

写真 13.18　骨盤位分娩の児に認めた、分娩時損傷としての上部胸髄の外傷性裂傷。剖検時の自然位の所見（A）、ならびに摘出後の所見（B）。

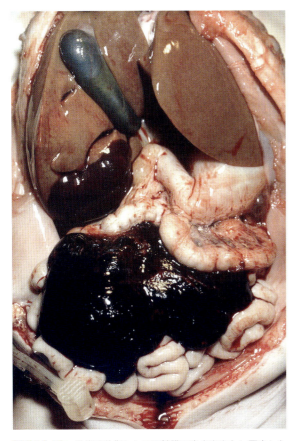

写真 13.19　分娩時外傷として肝被膜下出血をきたし死亡した児の剖検時所見。後腹膜に多量の凝血塊が認められた。

ない。ただ胎児皮膚の銃創は、不規則な穿孔と放射状に伸びる線状裂傷とが混在した、非定型な創傷を呈することが多い。胎児の皮膚の構造、子宮壁と胎児の位置関係、打ち込まれた銃弾がとどまること、などによる影響のため、このような非定型的な創傷をきたすとされている［99］。出生前の胎児の殺害が殺人にあたるかについてはその管轄区の法律によるところが大きく［100］、州によっては乳児が母体から完全に分離した状態で殺害されて始めて、殺人

と認定しているところもある。

分娩時外傷

　分娩時外傷は、墜落分娩、巨大児分娩、胎位異常、鉗子／吸引分娩などの際にきたすが、今日の先進国では、分娩時外傷による新生児死亡の割合は 2% 未満である［101］。巨大児は母体糖尿病の有無にかかわらず、それ自体が分娩外傷のリスクとなり、経腟分娩がなされた場合、体重が 4499g を超える場合には、予後が不良となるリスクが高い［102］。腹腔内奇形腫などの先天性腫瘍を認める場合、異常分娩、腫瘍破裂、失血などをともなう分娩外傷をきたす高リスク群である［103］。

　吸引器具や鉗子を使用した分娩で、児が頭蓋骨骨折、脳挫傷を負うことがあり、また稀ではあるが胎児死亡も起こりうる。吸引カップの位置を正しい位置に装着していない場合、吸引を複数回施行した場合、初産婦へ施行した場合などでは帽状腱膜下出血のリスクが高まる。頭血腫は頭蓋冠の骨膜の下に出血をきたすものであるが、生産児の 0.4 〜 2.9% に起こるとされている。また頭血腫をきたした事例のうち、10 〜 25% では骨折にともなって出現するとされている［104］。反対に産瘤は、骨膜より上層の軟部組織内の出血や浮腫であり、極めて一般的に認められる所見である（写真 13.17）［105, 106］。

　頭蓋内出血は鉗子／吸引分娩の重篤な合併症の 1 つであり、正常分娩の際に頭蓋内出血を合併する頻度が 1900 分娩あたり 1 件である一方で、鉗子分娩では 664 件あたり 1 件、吸引分娩では 860 件あたり 1 件の割合で発生すると報告されている［107］。生後 1 週間以内に新生児頭蓋内出血をきたすリスク要因につき表 13.4 にまとめ、掲示した。鉗子分娩における頭蓋内出血は硬膜静脈洞の破綻によって起こ

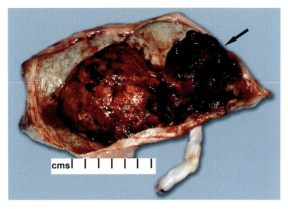

写真 13.20　妊娠 35 週齢で便器に産み落とされ、死亡した児の胎盤所見。胎盤後方に凝血塊（矢印）が認められており、胎盤早期剥離をきたしていたことが確認された。

り、稀ではあるが肺血栓塞栓症を合併しうる［108］。脳梗塞をともなう頸動脈の解離が鉗子／吸引分娩によって起こる可能性もあり［109］、同様に脊椎の亜脱臼や肝破裂が鉗子／吸引分娩の際に起こることもある（写真 13.18, 13.19）［110］。

胎盤の検索

　胎盤は、母体側と胎児側の両者の血液循環を受ける、複雑な臓器である。出生直後の新生児の剖検を行う際には、入手可能な限り全例に胎盤の検索をルーチンで行う必要がある。出産時の胎盤に行うことが推奨される検索項目については、既に確立している［98］。法医学者は通例、胎盤検索を行い鑑定を実施といった経験に乏しい。それゆえに胎盤の検索は、周産期／小児を専門とする経験豊富な病理学者によって行われるか、少なくともコンサルトのもとで行われることが望まれる。胎盤の肉眼的検索、病理組織学的検索の標準的プロトコルが設定されているが、そのプロトコルでは臍帯の色調や長さ、血管数、付着位置、卵膜の色調、胎盤の重量や大きさ、胎児や母体の状態、臍帯の切断面、などにつき記載することが定められている［111］。胎盤の法医学的検索は通常、胎児の生存に対し悪影響を及ぼした原因が胎児側にあるのか母体側にあるのかを究明することを目的としている［112］。胎盤組織を採取する際には、臍帯から 2 箇所、卵膜から 1 箇所の採集を行い、また 3 〜 4 箇所の胎盤柔組織全層採取（うち 1 箇所は必ず基底脱落膜側を含める）を行う。

出 血

　胎盤の病理組織学的検索では、胎盤下出血などの胎盤早期剥離の所見の有無について、特に注意して検索を行う必要がある（写真 13.20）。胎盤早期剥離のリスク要因としては、母体の胎盤早期剥離の既往、糖尿病、高齢化、たばこ・コカイン・アンフェタミンなどの薬物使用や多胎妊娠などが挙げられる。血栓は剥離しやすく、また臨床側が事前に手を加えてしまうことも少なくないため、残念ながら胎盤母体面の血栓の発見は必ずしも容易とは限らない。慢性的に経過した事例では、胎盤実質に著明な嵌入像が認められることがある。産道の入り口に胎盤もしくは臍帯が位置している場合（前置胎盤または前置血管）にも同様に、致死的な重篤出血をきたす高リスクとなる［113］。

胎盤の重量、胎盤色調

　在胎週数の 95 パーセンタイル以上の重量の胎盤は、母体糖尿病によって起こることもあるが、胎児／胎盤水腫、三倍体、Beckwith–Wiedemann 症候群などの可能性も示唆される。一方、在胎週数の 10 パーセンタイル未満の重量の胎盤は、慢性感染症、慢性子宮胎盤不全、染色体異常、たばこ煙への暴露などが示唆される。胎盤の色調変化も異常を見分ける上で有用である。胎便汚染をきたしていた場合、胎盤は緑色調となり、感染症をきたしていた場合は黄色調、ヘモジデリン沈着をきたしていた場合は茶色調を呈する［111］。胎便混濁によって胎盤の色調が変化していく過程は、胎便の暴露量、羊水量、炎症の有無により影響を受ける。ある研究によると、胎便に暴露されてから 3 時間で絨毛膜にマクロファージの侵入が確認されるようになり、著明な臍帯血管の筋壊死をともなう胎便混濁までには少なくとも 16 時間を要すると報告されている［98］。

臍 帯

　臍帯長の平均は 54 〜 61cm とされているが、個人差が非常に大きい。30cm 未満の極端に短い臍帯の場合、出産時に過伸展の結果窒息する可能性が高いことが判明している。反対に、100cm を超える臍帯の場合、結節形成、頸部巻絡、捻転、脱出などのリスクが生じることとなる［114］。

　臍帯は 2 本の臍帯動脈と 1 本の臍帯が、ワルトン

第 13 章　母体疾患、胎児期疾患、および新生児疾患

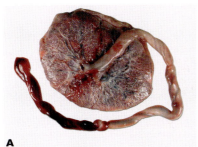
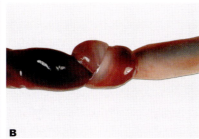

写真 13.21　臍帯の真結節（A）。結節の一側はうっ血し、対側は蒼白化していることが確認できる（B）。

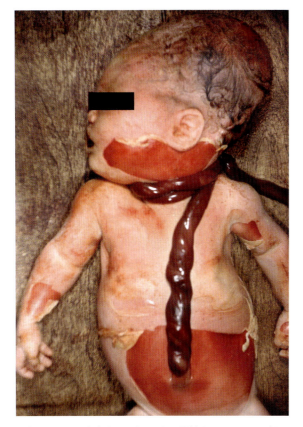

写真 13.22　子宮内胎児死亡をきたし浸軟を認めている死産児。臍帯は頸部にきつく巻きついていた。

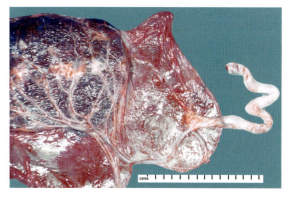

写真 13.23　臍帯の卵膜付着。胎盤に向かって、卵膜間を血管が走行しているのがみてとれる。

出生時にアシドーシスを認める高リスクともされている［115–117］。単一臍帯動脈は全分娩数の 0.2 〜 1.1％に認められるが、剖検に回った新生児においては、その比率は 12％程度と上昇している。機能的に明らかに問題となる所見が認められなかったとしても、単一臍帯動脈は染色体異常が潜在している可能性を示す所見と考えられている［95］。

　臍帯結節の意義については解釈することは困難である。臍帯が固く結ばれることにより生じた真結節は、血管の狭窄を引き起こし、結節の一方ではうっ血と浮腫を認め、もう一方では蒼白化を認める（写真 13.21）。臍帯血管の内部に血栓をともなうこともある。臍帯に著明な捻転が生じていた場合、死後もその状態が続くため、臍帯に著明なうっ血や浮腫が認められることもある。臍帯の長い胎児の出産時には、臍帯の頸部巻絡を認めることは珍しいことではなく、全出産の 0.1 〜 0.2％で臍帯巻絡が生じるとされている［95］。臍帯巻絡が胎児死亡の原因と判断するには、臍帯が分娩後にしっかりと頸部に巻きついた状態であることが確認されなければならないが（写真 13.22）、出産時に立ち会った人物や母親によって、分娩後にはずされていることがほとんどで

膠質に包まれて形成されている。これらの血管はらせん状に走行しているため、臍帯はコイル状を呈しているが、その結果臍帯は伸展などの外力にも耐えることが可能となっている。捻転数をへその緒の長さ（cm）で割った値を coiling index と呼称するが、正常は 0.017 〜 0.37 の範囲にある。臍帯の捻転数の減少は、子宮内胎児死亡、トリソミー、卵膜付着、単一臍帯動脈、羊水混濁、染色体異常、APGAR スコア不良、早産などと関連するとされている。対して臍帯の過捻転は、胎児の仮死、低体重、トリソミー、単一臍帯動脈などと関連するとされており、

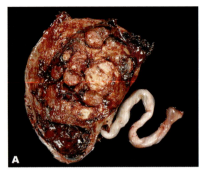
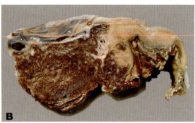

写真13.24 胎盤母体側の広範性梗塞（A）。無血管性の結節が広範に散在して確認される。Bは固定後の胎盤切片であるが、梗塞巣は特徴的な蒼白性の楔形病変として確認される（B）。

ある。

臍帯が胎盤の中央部ではなく辺縁に付着すること、特に卵膜に付着することで、分娩時に血管断裂が生じ、致死的な出血をきたすことがある（写真13.23）。その場合の致死率は60〜70％とされている。臍帯に自然に血腫が形成されることで臍帯血管が圧排され、その結果、胎児循環不全をきたしたり、血管破綻が続発したとの報告例も存在している。このような臍帯内血腫形成は、臍帯長異常、絨毛膜羊膜炎、臍帯炎、血管壁の菲薄化、羊水穿刺などに関連して生じうるとされている［118］。その他にも、臍帯血管の破綻の原因として吸引／鉗子分娩や分娩時の臍帯の過剰牽引などが挙げられているが、先天的な臍帯血管壁異常やワルトン間質の低形成などが背景にある場合もある［119］。

母体側胎盤・子宮機能不全

母体側胎盤の血管異常によって胎盤の血流減少をきたした結果、胎盤内に楔形の梗塞巣が形成されることは、分娩時には極めて一般的に認められる現象である（写真13.24）。しかしながら、梗塞巣が胎盤組織の5％以上を占めた場合、胎児の酸素化や栄養状態に悪影響が及ぶこととなる。胎盤のサイズが小さい場合には、より梗塞の影響を受けやすい。胎盤全体に虚血が生じた結果、多発性の小梗塞をきたしたり、巨大な合胞体結節（syncytial knots）をともなう絨毛サイズの減少を認めることもある［111］。

絨毛間組織におけるフィブリンの増加は、母体に血管内血栓形成をきたしやすい先天的要因や後天的要因がある可能性を示唆する。母体側の胎盤床梗塞（MFI: maternal floor infarct）は、胎盤の母体側が厚いフィブリン層に覆われた状態を指し、その結果、血液灌流が著明に阻害されることで、胎児死亡の高リスクとなる。絨毛間腔のフィブリン浸潤やCD68陽性の組織球浸潤をともなう広範性の慢性絨毛間炎と胎児死亡との関連性について指摘する研究報告も存在している［111］。

胎児側の血管病変

胎児側胎盤の血管異常も胎児の血流減少の原因となるが、絨毛内の血管数の減少を病理組織学的に確認しうる場合もある。この所見は全出生児の胎盤のうち5％に認められるが、死産児の胎盤ではこの比率は15％にまで上昇すると報告されている［95］。胎児血栓性脈管障害という用語には一般に、胎児への血流減少の原因となる血栓症や塞栓症をきたしうる、結節による臍帯血管閉塞、胎児の血管内血栓、心不全、慢性絨毛炎、急性絨毛膜羊膜炎などの状況が含まれている。

いわゆる出血性血管内皮炎は、重篤な低酸素による血管内皮障害や血液再環流をともなう塞栓症により起こる病態であり、病理組織学的には赤血球の血管外漏出や、血管壁への核の変性した細胞の浸潤（絨毛間質内血管内の核崩壊像）が認められる。残念ながら正常血管の死後変化でも同様の変化が生じるため、死産を引き起こした原因を病理組織学的に検索していくことは非常に困難である［120］。胎便性筋細胞壊死は、長時間胎便を多量に含む状況に臍帯がさらされた場合に生じうるもので、血管壁の中膜の筋細胞が損傷を起こすことがその原因である。赤血球の増加によっても血流阻害が生じうるが、白血病や類白血病状態の21トリソミーの児、もしくは母体糖尿病の児にこのような現象が認められることがある［111］。

第 13 章　母体疾患、胎児期疾患、および新生児疾患

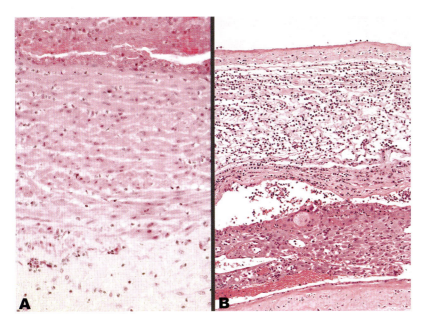

写真 13.25　臍帯炎をきたし、びまん性の多核白血球浸潤を認める、臍帯動脈壁の病理組織像（A）。同部位の基底膜では、急性の炎症細胞浸潤をともなう絨毛膜羊膜炎が認められた（B）。

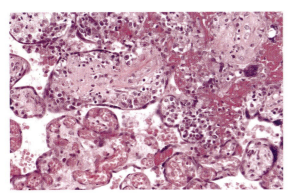

写真 13.26　慢性絨毛膜炎における単核性炎症細胞の増殖像。

前期破水

前期破水（PROM: premature rupture of membrane）とは、陣痛開始前の卵膜の破綻を指す用語であり、妊娠 37 週以前に起こった場合、preterm PROM と呼称する。前期破水は全妊婦の 3％に認められ、早産の主要な原因となっている。合併症として、母体および胎児の敗血症、呼吸窮迫症候群、胎盤早期剥離、胎児死亡などが起こりうる［121, 122］。その他、羊水過少症や臍帯脱出にともなう臍帯圧迫を合併することもある［123］。

感染症

産道からの逆行性感染は、臍帯や卵膜の急性炎症（臍帯炎や絨毛膜羊膜炎）（写真 13.25）を引き起こし、胎児死亡につながる場合がある。感染と早期破水との間には強い相関関係が確認されている。産道感染症の原因病原体としては、B 群連鎖球菌、フゾバクテリウム属、リステリア菌、カンジダなどが挙げられる。慢性絨毛炎は稀な病態ではなく、母体の免疫応答によって生じると考えられているが、約 1％は感染が原因と考えられている（写真 13.26）。経胎盤感染を起こす微生物の中で最も一般的な病原体としては、サイトメガロウイルス、パルボウイルス、単純ヘルペスウイルス、B 型および C 型肝炎ウイルス、梅毒トレポネーマが挙げられる［111］。児の胃内容物を染色し好中球を確認することは、絨毛膜羊膜炎の迅速診断検査として有用である［124］。

死亡時期推定ならびに胎児仮死所見

前述の通り、胎盤検索によって必ずしも正確な死亡時期推定を行いうるわけではなく、胎児仮死の痕跡所見がみつかるとも限らない。新生児殺が疑われる事例において起こるさらなる問題点については、以下に言及する。

新生児殺

非常に幼い子どもが殺害された現象を表す言葉にはさまざまな表現が存在している。乳児殺は生後 1 か月以降 1 年以内の子どもが殺害された場合を指し、新生児殺は生後 24 時間以内に子どもが殺害された場合を指す場合もあれば、生後 28 日以内も

第5部　母体疾患、胎児期疾患、および新生児疾患

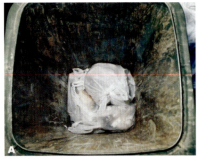
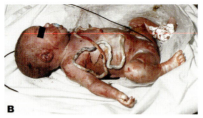

写真13.27　ビニール袋に入れられて捨てられた、血液の付着した出生後間もない新生児の遺体が発見されたごみ箱（A）。鼠径部の皺襞中には胎脂が観察される（B）。死因としては窒息死や失血死が考えられる。

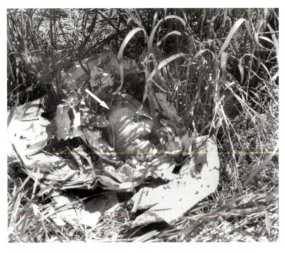

写真13.28　新聞紙と段ボールにくるまれ低木地に隠されていた、出生後間もない新生児の遺体（矢印）。

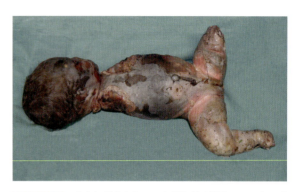

写真13.29　土中に埋められていた新生児の遺体。ペットの犬により掘り起こされ、部分的に食べられてしまった。犬の飼い主は当初、犬が人形をみつけたと思っていた。

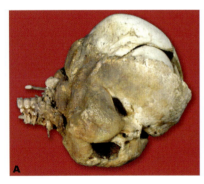
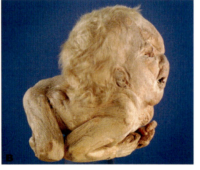

写真13.30　遺棄された児の遺体が長期間発見されなかった場合、死蠟化（A）やミイラ化（B）を認める場合もある。

しくは生後30日以内に殺害された場合を指す場合もあり、管轄区によって用語の定義が異なっている〔訳注：本邦では前者を嬰児殺と呼称することも多いが、後者を嬰児殺と呼称している場面もあり、混在しているのが実情である。本書ではいずれの場合も新生児殺と訳出した〕［125–127］。実際には、ほとんどの新生児殺は出生直後に発生している。典型的には妊娠や出産の事実を隠したい母親や、もしくは妊娠に気づかなかったとする母親により行われるものである［128］。母親はたいていは若く、未婚で、教育水準が低く、前科のない場合が多い［129, 130］。母親に妊娠中絶を試みた既往を認めることはほとんどない。児は秘密裏に分娩され、授乳などの適切なケアがなされずに自然死するまで放置されるか、窒息・扼頸／絞頸・頭部外傷・溺水などの作為行為により殺害される［127, 131, 132］。新生児殺の正確な発生率は特定困難であり、相当数が公的な統計に報告されていないと推察されている［133, 134］。

第 13 章　母体疾患、胎児期疾患、および新生児疾患

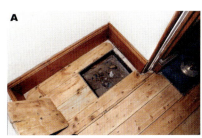
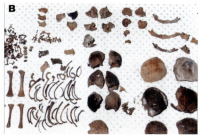

写真 13.31　築 100 年の家屋の改装の際、床板の下（A）から新生児 3 体分の骨が発見された（B）。詳細な月齢や死因や死亡態様は判明しえなかった。

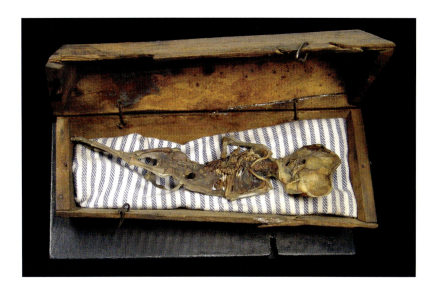

写真 13.32　母親によってミニチュアの棺の中に長い年月にわたって保管され、ミイラ化した胎児。

　新生児殺の歴史は長く、ゴール、ケルト、ヴァイキングなど多くの民族において神の怒りを鎮めるために行われてきたとの記録もある［135］。さまざまな文化圏で過去には、奇形を有する児や疾病を有する児、ならびに家族や共同体にとって経済的負担となりうる児が排除されることが許容されてきた［136］。昨今、SIDS による死亡数の低下によって相対的に乳児殺の比率が増加しているが、絶対数自体は増加している傾向はない［137］。

　新生児殺を行う理由としては、失業への恐怖、子どもを養育したくない、中絶が間に合わなかった、貧困、精神疾患などが挙げられる。未婚の若年女性の場合、羞恥心や処罰・拒絶への懸念から、家族に妊娠が発覚することを恐れ、また既婚女性の場合でも婚外交渉による望まない妊娠を排除したいと考え、犯行に及ぶ傾向にある［127, 132, 138］。新生児殺の加害者に精神疾患はないと考えている研究者もいれば［131］、ほとんどすべての加害女性は離人症、解離性幻覚を有していたり、分娩の際に一時的な健忘・解離状態を経験している、と考えている研究者もいる［139］。実際、母親たちは無関心な様子で妊娠していたことも否定し、出産の際自分の姿を「観察していた」と表現することもしばしばである。英国において 1938 年に制定された乳児殺法（Infanticide Act）では、「（加害者としての）母親は、出産や授乳の影響下にあるため正常な精神の均衡を欠く」と記載されており、すべて精神障害の状態にあるとみなしている［126, 135］。しかし、妊娠から出産に至る期間の長さや、死亡した新生児の遺体を隠している期間の長さを考えると、精神障害の存在を前提とするのにはやや難があるといえる。1 人の母親が 9 人もの児を殺害したという報告事例も存在している［140］。

　遺体はしばしばごみ箱や、学校やショッピングモールのトイレに遺棄されたり、森林に埋められたりする（写真 13.27, 13.28）。死体遺棄の方法は、加害者が実施可能な状況によりさまざまであり、日本では駅のコインロッカーに遺棄された例も報告されている［141］が、近年では監視が強化されるようになったことより減少したとのことである［142］。

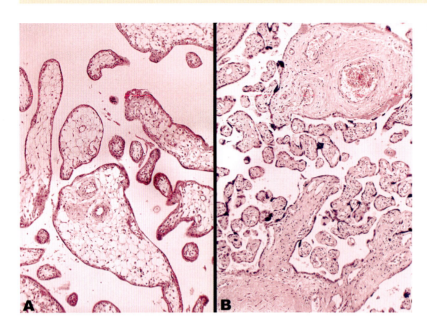

写真 13.33　典型的な妊娠初期胎盤の絨毛の組織所見（A）。増殖した合胞体性結節をともなう、小さく成熟し血管の発達した妊娠後期の絨毛の組織所見（B）と比較していただきたい。

隠蔽された遺体が動物に食べられることがきっかけで発見された場合も、法医学的評価が複雑化する一因となる（写真 13.29）。遺体がすぐに発見されない場合、ミイラ化や死臘化、白骨化などの変化をきたすこととなる（写真 13.30, 13.31）。母親が児の遺体を数十年にわたって保管しているような場合もある（写真 13.32）。

新生児殺は、損傷がほとんど認められないか存在しないことも多く、生産児であったか否かの証明が不可能であることも少なくなく、捜査・調査を行う上での困難事例となることはしばしばである。胎児がいつ独立した存在である「人間」とみなされるかの法的定義は管轄区によりさまざまであるが、産道から完全娩出され、心拍・呼吸努力の存在の確認がなされることをもって定義している管轄区が多い。世界保健機関（WHO）による生産の定義は次の通りである。

　生産とは、在胎週数に関わりなく、母体からの胎児が完全娩出された後、呼吸もしくはその他の生命の徴候（例：心拍、臍帯の拍動、もしくは明確な随意筋の運動）をみるものであり、臍帯が切断されているか胎盤が付着しているかには拠らない。これらの特徴を備えるものを生産児とみなす［143］。

ただしこのように生産児が定義されているからといって、あえぎによる一時的な呼気の排出や、心室細動としての心筋収縮や、筋収縮による非合目的な運動などが認められた死亡児が死産であったと明確に判断しうるようになるわけではない。

新生児殺の調査を統括する法医学者にとってのゴールは、児の在胎週数を推定し、生産であったか否かを証明し、母親を同定し、死因と死亡態様を明確にすることである［135］。

在胎週数

在胎週数の推定は、胎児と胎盤を評価することで行う。胎児の成長評価による在胎週数の評価は、頭殿長、頭踵長、胸囲、頭囲、足長、体重を測定することでなされる。在胎週数とこれらの指標の標準相関表に関しては、さまざまなテキストに記載されており、ウェブサイトからも広く閲覧が可能である。胎児の成長評価のためにレントゲンを撮影して、骨化中心の同定を行う必要もあるが、この場合、放射線科医にコンサルトを行うことが望まれる。胎盤の絨毛は胎児の成長にともなって成熟するため、組織学的検索を行うことで、正確ではないにせよ、ある程度の在胎週数の推定が可能である（写真 13.33）。他にも在胎週数を推定する方法として、脊椎や門歯の計測による方法も報告されている［144, 145］。

胎児の生存能力は在胎週数の経過につれて増加し、今日では重篤な生命に関わる病態が存在しない限り、在胎 28 週以降に出生した児のほとんどで生

第 13 章　母体疾患、胎児期疾患、および新生児疾患

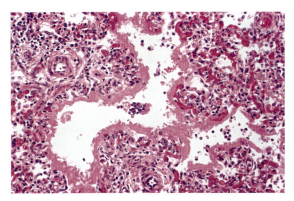

写真 13.34　新生児肺硝子膜症（新生児呼吸窮迫症候群）の児の肺の病理組織学的所見。よく発達した硝子膜の存在は、いくばくか生存時間があったことを示す所見である。

存が期待できる。英国では、生存可能な在胎週数の下限は 24 週とされている［146］。

生産児

　児が完全に産道から娩出され、独立した存在として生存可能であったか否かを剖検によって決定することは、非常に困難な作業であり、不可能なこともしばしばである。この問題は数百年前から認識されており、1783 年 William Hunter がロンドン医学会において発表した On the Uncertainty of the Signs of Murder, in the Case of Bastard Children （「非嫡出子の事例における、殺人の所見の不確実性に関して」）の中でも、既に言及されている［136］。それ以降も、さまざまな医学文献がこの問題について警告を発しており、生産児であるか否かを診断する際には、細心の注意が必要であると述べられている。新生児肺硝子膜症（新生児呼吸窮迫症候群）などの診断的所見が認められることが、児が生存していた証拠所見となる場合もある（写真 13.34）。

　児が子宮内で死亡した場合、死が分娩に先行していたことを示す死後変化所見が認められる（写真 13.35）。死後変化の過程で無菌の胎児組織は崩壊・浸軟し、皮膚の赤色化・脱落・剥離が死後 6 〜 12 時間で認められるようになる。24 時間後には斑状の紫色変化をともなう皮膚の水疱化が認められるようになり、48 時間後には胸腔および腹腔内に赤色の液体が貯留するようになる。関節は過伸展を呈し、数日後には頭蓋が崩壊し各頭蓋骨が重なりあうようになる［114］。これらの所見は画像上、Spalding 徴候として観察される。

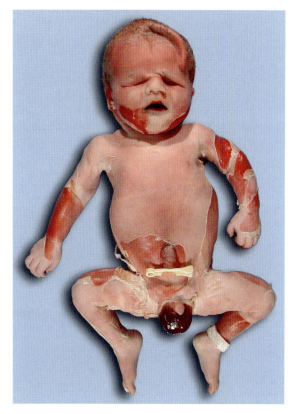

写真 13.35　出産間近に死亡した胎児における、典型的な浸軟の所見。皮膚剥離所見が著しく、暗色で光沢のある真皮から、表皮が分離している。浸軟所見は、胎児が子宮内で死亡していたことを示すものである。

　胎脂は、胎児の体表に付着している白色の物質である。胎脂や血液が児に付着していることは分娩直後であることを示す所見であるが、それらが認められなかったとしても、単に児が分娩後に清拭されたことを表すにすぎない。

浮遊試験

　生産児の場合、画像検査では肺の含気と胃泡を観察しうる（写真 13.36）。生産児であるか否かの確認法として広く行われている試験として浮遊試験があるが、この試験は賛否が分かれている。本法は肺を水中に入れて浮遊するか沈降するかを調べる検査であるが、1667 年 Swammerddam によって「新生児肺検査」もしくは「沈降試験」として最初に記載された（写真 13.37）［135］。それ以前の 1663 年にも Bartholin が「子宮内の児の肺は圧縮され厚いため、水中に置くと沈降する」との記載を残している。1681 年のシレジア（現在のポーランド南西部

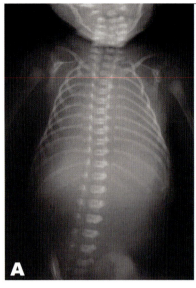
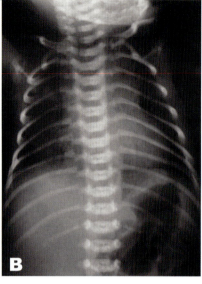

写真13.36 Aは死産児のレントゲン写真である。肺は圧縮され、胃泡は認められない。一方、Bは、死産と申し立てられていた正期産児のレントゲン写真であるが、肺に含気がみられ、胃泡の存在も明らかである。死亡児の遺体は腐敗しておらず、心肺蘇生処置が行われたヒストリーも認められず、本児は生産であったと判断された。

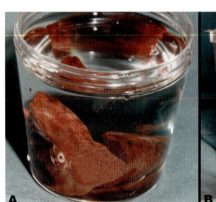
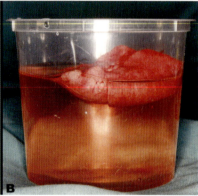

写真13.37 肺の浮遊試験の際の写真。Aは、腐敗を認めない死産児の肺で行った際のものであり、水底に沈降しているのが確認される。Bは、死産と申し立てられていた正期産児の肺で行った際のものであるが、肺は一様によく拡張しており、水にも浮遊した。児の遺体は腐敗しておらず、心肺蘇生処置も行われていなかった。後に母親は、児の殺害を認めた。

からチェコ北東部にあたる地域）において、Schreyerによって初めて本法が法廷で用いられた（新生児の肺が水中で沈降したことにより死産であったことが証明されたとして、15歳の少女が新生児殺の容疑を免れた、とのことである）[136]。より最近ではSaukkoとKnightが、肺単独よりも心臓と肺を一塊として摘出した組織の浮遊を示すことが、より肺の含気膨張の証明になるとの提唱を行っている[146]。

浮遊試験の原理は、新生児が呼吸をすると肺は膨脹し、スポンジ様でピンク色を呈し、末梢の気道の拡張が認められるため、水に浮遊するというものである。これに比し死産児の肺は、非常に密で重く、虚脱し暗赤色であるとされている[146]。気道内の泡沫状の分泌物は、肺水腫による分泌液と吸気との混合を表し、凍結された遺体の解凍後であっても生産であった証明に有効とされる[147]が、腐敗によるアーチファクトの可能性も考慮する必要がある。

浮遊試験陽性所見の解釈には、いくつかの留意点がある。腐敗で発生したガスや、心肺蘇生時に体内に入った空気によって、死産でも浮遊試験で陽性所見を示すことがありうる[135, 146]。また、仮死により瀕死の状態で生まれた児があえぎ呼吸を行うことがあるが、それにより肺が含気されるわけではない。このような場合、虚脱し含気のない領域に隣接して、斑状に膨脹した領域が病理組織学的に確認されるものの、常に肺が水に浮遊するとは限らない。つまり死産児の肺が浮くことも、生産児の肺が沈むこともありうるのである。組織学的に一様に膨脹した肺は自発呼吸があった場合や、効果的な心肺蘇生処置がなされた場合に認められる。死産児を生産児と区別するにあたって問題となるのは、主に含気のある領域と虚脱した領域が混在する場合である。肺間

第 13 章　母体疾患、胎児期疾患、および新生児疾患

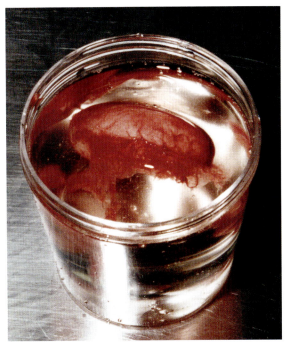

写真 13.38　死産と申し立てられていた児の、胃の浮遊試験の際の写真。胃は浮遊し、空気で満たされていたことが示唆された。本児には心肺蘇生処置が行われたヒストリーはない。

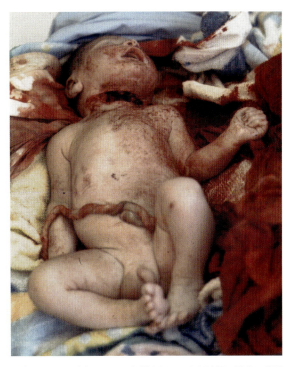

写真 13.39　毛布にくるまれ隠されていた新生児の遺体。前頸部の切創を認めており、頭蓋骨骨折も確認された。

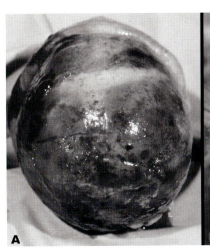
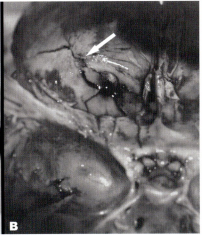

写真 13.40　ショベルで殴られたことによる致死的頭部損傷で死亡した児の剖検時所見。右前頭部と左側頭部に少量の帽状腱膜下血腫が認められた（A）。その他にも、左眼窩板（B）、左前頭骨、右眼窩板、両頭頂骨に多発頭蓋骨骨折が認められた。

質の気腫が、生産であったマーカーとして有用であるか否かは、まだ確立されてはいない［148］。

　胃内にミルクが認められた場合、新生児が哺乳できる程度、長い時間生存していたことを表す。新生児が出生後空気を嚥下した（すなわち生産児であった）場合や、蘇生処置により空気が体内に送り込まれた場合や、腐敗によりガスが発生したりした場合のいずれも、胃内や近接する小腸内にガスが認められる（写真 13.38）。児に啼泣を認めたり、運動やその他の生命の徴候があったという母親（もしくは目撃者）による証言は、生産児であった信憑性のある証拠となりうる。児に絞頸や刺殺の証拠所見を認めたり、頭頸部外傷の証拠所見が認められた場合も、児が出産された後も生きており、致命的な攻撃を受けたことを表すものである（写真 13.39, 13.40）。

母親の同定

　母親の可能性のある人物が判明している場合、胎

盤や死亡児からDNA検査のための組織採取を行うことでそれを明確化しうるが、そのような人物が判明している状況は多くはない。母親の同定や出生日時の推定を行う上での手掛かりが、児に付帯している物質の中にみつかることもある。死亡児が発見された際にスーパーのレジ袋などに包まれていた場合、それがどこのものであるかを追跡することができるし、ATMの明細書やクレジットカードの領収書などがみつかれば、個人を同定しうる多くの情報が得られるであろう。死亡児が新聞紙に包まれていた場合、産み落とされた可能性のある最も古い日時を同定する一助となる [149]。

死因ならびに死亡態様

新生児殺で最も多い死因はネグレクト、遺棄、低体温症であり、次いで窒息（主に鼻口部閉塞や扼頚）と鈍的頭部外傷である。稀ではあるが刺殺、窓からの投げ捨て、路上への投げ捨てなども死因として挙げられる。助産師が新生児の瞼の下や大泉門に針を刺し込んで殺害するという行為は、近年までずっと行われてきたと報告されている [127, 131, 135, 140]。

剖検時に鼻口部閉塞や溺水の徴候を同定することは困難であり、このような事例では母親の供述が唯一の死因決定方法となりうる。手段としては手指による扼頚や紐による絞頚の場合が多い。しかし扼頚ではなくとも、分娩時に母親が児の頚部や頭部をつかんで引き出そうとして、児の頚部に爪痕がつくこともありうる。絞頚の場合、顎下や側頚部に細長い線状の表皮剥脱が認められることが多い。明らかな絞頚の痕である表皮剥脱を、臍帯の頚部への巻絡による死後のアーチファクトと誤診してはならない [135]。

前述した通り、長時間にわたる難産や、骨盤位分娩などの胎児位置異常をともなう場合には、出産の経過中に事故として損傷をきたすこともありうる。こうした損傷を故意に加えられた損傷と区別する為には、損傷パターンを詳細に記録し、胎児位置（頭位であったか骨盤位であったかなど）を含めて、分娩歴を詳細に確認する必要がある。ただ残念ながら、これらの情報はほとんど得られない場合が多い。巨大児が子宮内で嵌頓を起こすことでも、小さい胎児が墜落分娩をきたすことでも、新生児仮死は生じうる。

分娩時の損傷として、産瘤や頭血腫などの頭部外傷が認められることもある。これら2つの損傷形態は、しばしば認められる死亡とは無関係の所見である。しかし、著明に突出した産瘤は長時間の分娩経過でしか形成されないものであり、墜落分娩の可能性を否定しうる有用な所見である [150]。分娩時に硬膜外出血を生じることもあるが、通常は少量であり、頭蓋骨骨折をともなっている。分娩時に硬膜下出血をきたすこともありうる。頭蓋骨骨折をきたすことは稀であるが、生じた場合もほとんどは頭頂骨の線状骨折である。難産の骨盤位分娩において、頭蓋の後方で後頭骨が分離してしまうと（後頭骨分離）、静脈洞の裂傷による重度の硬膜下血腫や小脳裂傷など、時に致命的となる重篤な損傷が後頭部に発生しうる [114]。胎児が地面に衝突するほど臍帯が長かった場合、母親が立位の時に墜落分娩が起こることで、頭部外傷をきたすこともありうる。

長管骨骨折や鎖骨骨折、骨盤位分娩における脊椎損傷、肝臓、脾臓、腎臓などの内臓損傷など、他の部位にも分娩時外傷は発生しうる。トイレで産み落とされた場合、溺死が死因のこともある [151]。

胎児仮死が先行していた満期産の死亡児では、先行する慢性ストレスの存在を表す発育不良や、皮下脂肪厚の減少、手指の爪の胎便汚染などが認められうる。分娩中に急性の仮死をきたした事例では、胸腺・心・肺に点状出血が認められることがあり、また病理組織学的検索では、末梢小気道内に胎便や脱落した上皮を混じた出血所見が認められることがある [114]。

無脳症や横隔膜ヘルニアなど、児に生存が不可能な疾病や、生存の為には緊急に医療の介入を要する疾病が認められる場合もある。致命的な先天異常として多いものとして、染色体異常疾患、先天性心欠損、肺低形成、重度の神経管欠損などが挙げられる。これらの疾患であることが疑われた場合、そのことは明確に剖検レポートに記載する必要がある（写真13.41）。重度の骨格筋形成不全症や、B群溶連菌感染症なども致死的となりうる疾病である [89]。しかし時には、非常に重篤な異常を有していても、長期間の生存が可能なこともありうる。口絵に示した副頭を持ちながら4歳で蛇咬傷で死亡するまで生存していた男児は、その一例である。

臍帯に結紮やクランプがなされていない場合に新

第13章 母体疾患、胎児期疾患、および新生児疾患

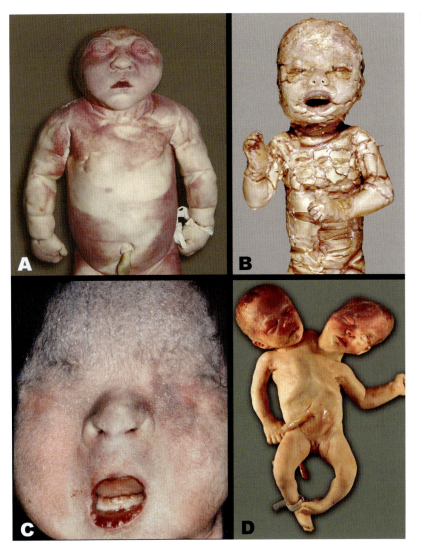

写真13.41 子宮内死亡や分娩時死亡の原因となる先天異常には、さまざまな病態がある。Aは無脳症の児、Bは魚鱗癬の児、Cは埋没眼球を認めるFraser症候群の児、Dは癒合双生児である。

生児が失血死しうるのか否かについては明らかとなっていないが、腹壁からどのくらいの距離で臍帯が切断されたかや、分娩後どれ位経ってから切断されたかなど、さまざまな条件により影響を受けるものと推測される。臍帯を結紮する習慣を持たない部族では、新生児は重度の貧血をきたすことがあり、時に緊急の輸血を要することがあるとも報告されている［152］。臍帯が綺麗に切断されるより引きちぎれた形のほうが、動脈のれん縮による止血効果で出血が少ない可能性がある。臍帯に潰瘍が形成されたり血管腫が形成された場合、致死的出血をきたすこともありうるが、このような潰瘍や血管腫は通常は子宮内で発症し、また剖検時に肉眼的にも組織学的にも容易に確認される［153, 154］。

胎盤と臍帯

前述した通り、胎盤と臍帯の検索は、予期せぬ子宮内胎児死亡の背景となった状況を同定する上で、極めて有用である［155］。加えて、新生児殺を疑った場合には、臍帯の詳細観察を行う上で、下記の事項にも留意する必要がある。

- 生活反応の有無：すなわち、新生児が24〜48時間は生存していたとすると、腹壁側に付着した臍帯は、赤色化・乾燥などの、脱落の徴候をみせ始めているはずである。病理組織学的には出生の数時間後より、臍帯断端に炎症細胞の反応が認められる。出産直後に死亡した場合には、これらの所見は認められない。免疫組織化学的検索では、死産であったか生産であったか

第 5 部　母体疾患、胎児期疾患、および新生児疾患

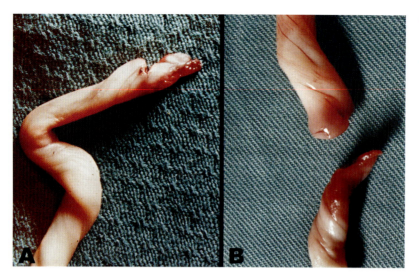

写真 13.42　秘密裏に妊娠出産されその後死亡した新生児の、クランプされずに不整に切断された、臍帯の断端（A・B）。

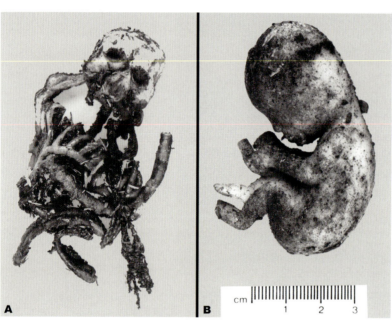

写真 13.43　長期にわたり地中に埋められ、死蠟化していた児（写真）。本児は、飼い犬により掘り起こされたが、その後の調査で、近くのゴミ捨て場よりミイラ化した別の児の遺体（B）も発見された。生産であったか死産であったのかの確認を警察は当初、当番の臨床医に鑑定依頼していた。法医学者に連絡がなされる前に、Bの事例の臍帯は切断され、細胞遺伝学的検査に提出されていた。

によって、CD68、α-1アンチキモトリプシンなどの臍帯肥満細胞トリプターゼの発現に違いが認められるとの報告もある。ただし、現時点では標準化された検査法とはいえない［156］。

- 臍帯の断端：臍帯の断端の検索により、刃物で切断されたような状態であったり（写真13.42）、ちぎれた状態であった場合、墜落分娩であったことが示唆される。

結　語

出産が秘密裏に行われ、児が死産であったと申し立てられている事例を調査する場合、根本的な間違いを避けるためには（写真13.43）、産科／新生児領域における経験が豊富な人物により調査がなされなければならない。多くの場合、生産児であったかどうかという問いに確定的に回答を行うことは不可能であり、このような場合、死産であったことも想定して、対応を行う必要がある。

水中出産による死亡

水中での出産はフランスに起源を持つ出産法の一種であり、母体にとって快適であり、麻酔や器械の使用や外科的介入の減少につながるとされて

第13章　母体疾患、胎児期疾患、および新生児疾患

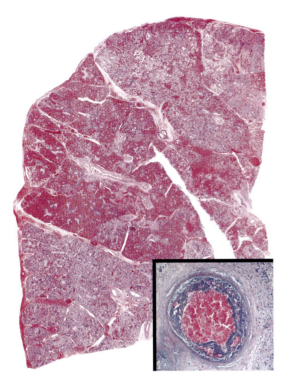

写真13.44　水中出産の後、肺炎敗血症で死亡した新生児の肺の全載組織標本。出血性壊死をきたしていることが確認できる。右下の囲み写真は、緑膿菌が血管内浸潤しコロニーを形成している像である。

表13.5　水中出産の死亡例の剖検所見

関連する所見
　含気不良／浮腫状の肺
　低ナトリウム血症
　敗血症
　　肺性
　　播種性
　低酸素性虚血性脳症
　断裂した臍帯

関連のない所見
　同時性の妊娠・分娩合併症

出典：Byard & Zuccollo［164］.

表13.6　水中出産の死亡例に行うべき調査事項ならびに検査項目

包括的な病歴聴取、ならびに徹底した死亡現場検証

全身の詳細な剖検（胎盤を含む）

下記すべてに対する微生物検査
　新生児
　胎盤
　浴槽ならびにその周辺設備

硝子体の電解質検査

珪藻検査のための水・組織資料の採取

出典：Byaid & Zuccollo［164］.

いる［157］。しかしこの分娩法には多くの異論があり、2004～2005年度の米国胎児新生児委員会（US Committee on Fetus and Newborn）は、「新生児に有益であるという説得力のあるエビデンスがないばかりか、重大な害を及ぼす恐れがある」との提言を行っており、あくまで「実験的方法」と考えられるべきと結論づけている［158］。

新生児は温水中にあっては呼吸や嚥下を行わず、冷気にさらされて初めて呼吸を開始するため安全であると主張されているが、これは誤りである。動物実験では、温水中でも呼吸・嚥下が発生し溺死しかけたり、水を吸引することにより呼吸不全をきたすことが示されている。他にも、感染、発熱、低ナトリウム血症／水中毒、けいれん、低酸素脳症、出血をともなう臍帯断裂、死亡などをよりきたしやすいとの問題点が挙げられている［159-161］。

水中出産による感染は汚染されたバスタブ、ホース、蛇口などが原因となり、臍帯炎や外耳炎から、致死的な敗血症や肺炎まで極めて幅広い。原因微生物としては、緑膿菌、クレブシエラ、レジオネラ、アメーバ、マイコバクテリウム・アビウムなどが挙げられる（写真13.44）［162-164］。

水中分娩中に死亡した事例では、溺水との診断を確定しうる所見が認められないこともあり、法医学的評価が困難となりうるが、死後の血液電解質濃度測定や微生物スクリーニング検査を行うことが有用となる。敗血症を疑った場合、水中分娩を行った場所の水のサンプリングや、水道管や蛇口からスワブを用いた細菌培養検査を行うなど、分娩ユニット周辺の詳細評価を行う必要がある。識別珪藻群法による水質調査を行うことも、この場合有用である。水中分娩の際に死亡した児の剖検時に確認すべき事項と行うべき検査所見につき、表13.5、表13.6にまとめ、掲示した。

「水中出産によって新生児および母親に有害事象が増えるというエビデンスはない」との主張もあるものの［163］、この出産方法が新生児にとってしばしば致命的となっていることに疑いの余地はない［164］。

死後分娩（棺内分娩）

　非常に稀ではあるが、死亡した妊婦の死体現象として、胎児が娩出されることがある。このような現象は、妊婦死体の腐敗が進行して体内にガスが貯留して押し出されたり、焼死の際に妊娠子宮が熱変性により収縮した場合に起こる［165, 166］。この現象であったと判断する上で重要な点は、妊婦が分娩中や分娩後の合併症により死亡したわけではないという点にある。死後分娩として生産児が娩出されることは極めて稀ではあるが、分娩中に縊頸を図った23歳の女性の事例が報告されている。生まれた男児は臍帯と胎盤が付着したまま母親の足下で発見された、とのことである［167］。

参考文献

1. Griffiths, P. D., Paley, M. N. J., & Whitby, E. H. (2005). Postmortem MRI as an adjunct to fetal or neonatal autopsy. *The Lancet*, **365**, 1271–3.
2. Huisman, T. A. G. M. (2004). Magnetic resonance imaging: an alternative to autopsy in neonatal death? *Seminars in Neonatology*, **9**, 347–53.
3. Sharma, B. R. & Gupta, N. (2009). Forensic considerations of pregnancy-related maternal deaths: an overview. *Journal of Forensic and Legal Medicine*, **16**, 233–8.
4. Horon, I. L. & Cheng, D. (2005). Underreporting of pregnancy-associated deaths. (Letter.) *American Journal of Public Health*, **95**, 1879.
5. Carter, N. & Rutty, G. N. (2004). The maternal death. In *Essentials of Autopsy Practice*, ed. G. N. Rutty. London: Springer-Verlag, pp. 73–92.
6. Biller, J. & Adams, H. P. (1986). Cerebrovascular disorders associated with pregnancy. *American Family Physician*, **33**, 125–32.
7. Clark, A. D. & McMillan, J. A. (1974). Maternal death due to primary peritoneal pregnancy. *The Journal of Obstetrics and Gynaecology of the British Commonwealth*, **81**, 652–4.
8. Filkins, J. A., Kalelkar, M. B., & Chambliss, M. J. (1998). Unexpected death due to gestational choriocarcinoma: a report of two cases. *The American Journal of Forensic Medicine and Pathology*, **19**, 387–90.
9. Gibb, D. (1990). Confidential inquiry into maternal death. *British Journal of Obstetrics and Gynaecology*, **97**, 97–101.
10. Gravanis, M. B. & Ansari, A. A. (1987). Idiopathic cardiomyopathies: a review of pathologic studies and mechanisms of pathogenesis. *Archives of Pathology and Laboratory Medicine*, **111**, 915–29.
11. Jehle, D., Krause, R., & Braen, G. R. (1994). Ectopic pregnancy. *Emergency Medicine Clinics of North America*, **12**, 55–71.
12. Lau, G. (1994). Amniotic fluid embolism as a cause of sudden maternal death. *Medicine, Science and the Law*, **34**, 213–20.
13. Matthews, N. M., McCowan, L. M. E., & Patten, P. (1996). Placenta praevia accreta with delayed hysterectomy. *Australian and New Zealand Journal of Obstetrics and Gynaecology*, **36**, 476–9.
14. Maymon, R. & Fejgin, M. (1990). Intracranial hemorrhage during pregnancy and puerperium. *Obstetrical and Gynecological Survey*, **45**, 157–9.
15. Rushton, D. I. & Dawson, I. M. P. (1982). The maternal autopsy. *Journal of Clinical Pathology*, **35**, 909–21.
16. Schandl, C. A. & Collins, K. A. (2003). Maternal autopsy. In *Autopsy Performance and Reporting*, 2nd edn, ed. K. A. Collins & G. M. Hutchins. Northfield, IL: College of American Pathologists, pp. 135–49.
17. Layde, P. M., Beral, V., & Kay, C. R. (1981). Further analyses of mortality in oral contraceptive users: Royal College of General Practitioners' oral contraception study. *The Lancet*, **i**, 541–6.
18. Stadel, B. V. (1981). Oral contraceptives and cardiovascular disease (first of two parts). *The New England Journal of Medicine*, **305**, 612–18.

19. Stadel, B. V. (1981). Oral contraceptives and cardiovascular disease (second of two parts). *The New England Journal of Medicine*, **305**, 672–7.
20. Atrash, H. K., Rowley, D., & Hogue, C. J. R. (1992). Maternal and perinatal mortality. *Current Opinion in Obstetrics and Gynecology*, **4**, 61–71.
21. World Health Organization (2004). *ICD-10: International Statistical Classification of Diseases and Related Health Problems: Tenth Revision*, 2nd edn. Geneva: World Health Organization.
22. Browning, D. J. (1973). Maternal death and diaphragmatic hernia. (Letter.) *Medical Journal of Australia*, **2**, 297.
23. Clark, S. L. (1991). Cardiac disease in pregnancy. *Obstetrics and Gynecology Clinics of North America*, **18**, 237–56.
24. Colman, J. M., Sermer, M. S., Seaward, P. G. R., & Siu, S. C. (2000). Congenital heart disease in pregnancy. *Cardiology in Review*, **8**, 166–73.
25. Lau, P., Permezel, M., Dawson, P., *et al.* (1996). Phaeochromocytoma in pregnancy. A*ustralian and New Zealand Journal of Obstetrics and Gynaecology*, **36**, 472–6.
26. Grimes, D. A. (1994). The morbidity and mortality of pregnancy: still risky business. *American Journal of Obstetrics and Gynecology*, **170**, 1489–94.
27. Pastorek, J. G. & Seiler, B. (1985). Maternal death associated with sickle cell trait. *American Journal of Obstetrics and Gynecology*, **151**, 295–7.
28. Pyeritz, R. E. (1981). Maternal and fetal complications of pregnancy in the Marfan syndrome. *The American Journal of Medicine*, **71**, 784–90.
29. Snyder, R. R., Gilstrap, L. C., & Hauth, J. C. (1983). Ehlers–Danlos syndrome and pregnancy. *Obstetrics and Gynecology*, **61**, 649–51.
30. Alam, S., Sakura, S., & Kosaka, Y. (1995). Anaesthetic management for caesarean section in a patient with Kawasaki disease. *Canadian Journal of Anaesthesia*, **42**, 1024–6.
31. Christiansen, L. R. & Collins, K. A. (2006). Pregnancy-associated deaths: a 15-year retrospective study and overall review of maternal pathophysiology. *The American Journal of Forensic Medicine and Pathology*, **27**, 11–19.
32. Baker, A. M., Morey, M. K., Berg, K. K., & Crosson, J. (2000). Trophoblastic microemboli as a marker for preeclampsia–eclampsia in sudden unexpected maternal death. *The American Journal of Forensic Medicine and Pathology*, **21**, 354–8.
33. Haram, K., Svendsen, E., & Abildgaard, U. (2009). The HELLP syndrome: clinical issues and management: a review. *BMC Pregnancy and Childbirth*, **9**, 8.
34. Catanzarite, V. A., Steinberg, S. M., Mosley, C. A., *et al.* (1995). Severe preeclampsia with fulminant and extreme elevation of aspartate aminotransferase and lactate dehydrogenase levels: high risk for maternal death. *American Journal of Perinatology*, **12**, 310–13.
35. Rath, W., Faridi, A., & Dudenhausen, J. W. (2000). HELLP syndrome. *Journal of Perinatal Medicine*, **28**, 249–60.
36. Simic, M., Tasic, M., Stojiljkovic, G., Draskovic, D., & Vukovic, R. (2005). HELLP syndrome as a cause of unexpected rapid maternal death: a case report and review of the literature. *International Journal of Legal Medicine*, **119**, 103–6.
37. Dessole, S., Capobianco, G., Virdis, P., *et al.* (2007). Hepatic rupture after cesarean section in a patient with HELLP syndrome: a case report and review of the literature. *Archives of Gynecology and Obstetrics*, **276**, 189–92.
38. Sutton, B. C., Dunn, S. T., Landrum, J., & Mielke, G. (2008). Fatal postpartum spontaneous liver rupture: case report and literature review. *Journal of Forensic Sciences*, **53**, 472–5.
39. Kemp, W. L., Barnard, J. J., & Prahlow, J. A. (1999). Death due to thrombotic thrombocytopenic purpura during pregnancy: case report with review of thrombotic microangiopathies of pregnancy. *The American Journal of Forensic Medicine and Pathology*, **20**, 189–98.
40. Nama, V. & Manyonda, I. (2009). Tubal ectopic

pregnancy: diagnosis and management. *Archives of Gynecology and Obstetrics*, **279**, 443–53.
41. Pisarska, M. D., Carson, S. A., & Buster, J. E. (1998). Ectopic pregnancy. *The Lancet*, **351**, 1115–20.
42. Zhang, J., Li, F., & Sheng, Q. (2008). Full-term abdominal pregnancy: a case report and review of the literature. *Gynecologic and Obstetric Investigation*, **65**, 139–41.
43. Moore, J. & Baldisseri, M. R. (2005). Amniotic fluid embolism. *Critical Care Medicine*, **33** (Suppl.), S279–85.
44. Ziadlourad, F. & Conklin, K. A. (1987). Amniotic fluid embolism. *Seminars in Anesthesia*, **6**, 171–5.
45. Davies, S. (2001). Amniotic fluid embolus: a review of the literature. *Canadian Journal of Anaesthesia*, **48**, 88–98.
46. Stafford, I. & Sheffield, J. (2007). Amniotic fluid embolism. *Obstetrics and Gynecology Clinics of North America*, **34**, 545–53.
47. Balažic, J., Rott, T., Jančigaj, T., et al. (2003). Amniotic fluid embolism with involvement of the brain, lungs, adrenal glands, and heart. *International Journal of Legal Medicine*, **117**, 165–9.
48. Gist, R. S., Stafford, I. P., Leibowitz, A. B., & Beilin, Y. (2009). Amniotic fluid embolism. *Anesthesia and Analgesia*, **108**, 1599–602.
49. Marcus, B. J., Collins, K. A. & Harley, R. A. (2005). Ancillary studies in amniotic fluid embolism: a case report and review of the literature. *The American Journal of Forensic Medicine and Pathology*, **26**, 92–5.
50. Price, T. M., Baker, V. V., & Cefalo, R. C. (1985). Amniotic fluid embolism: three case reports with a review of the literature. *Obstetrical and Gynaecological Survey*, **40**, 462–75.
51. Garland, I. W. C. & Thompson, W. D. (1983). Diagnosis of amniotic fluid embolism using an antiserum to human keratin. *Journal of Clinical Pathology*, **36**, 625–7.
52. Ishiyama, I., Mukaida, M., Komuro, E., & Keil, W. (1986). Analysis of a case of generalized amniotic fluid embolism by demonstrating the fetal isoantigen (A blood type) in maternal tissues of B blood type, using immunoperoxidase staining. *American Journal of Clinical Pathology*, **85**, 239–41.
53. Sinicina, I., Pankratz, H., Bise, K., & Matevossian, E. (2009). Forensic aspects of post-mortem histological detection of amniotic fluid embolism. *International Journal of Legal Medicine*, Epub.
54. Collins, K. A., Davis, G. J., & Lantz, P. E. (1994). An unusual case of maternal–fetal death due to vaginal insufflation of cocaine. *The American Journal of Forensic Medicine and Pathology*, **15**, 335–9.
55. Davies, D. E., Digwood, K. I., & Hilton, J. N. (1980). Air embolism during caesarean section. *The Medical Journal of Australia*, **1**, 644–6.
56. Fatteh, A., Leach, W. B., & Wilkinson, C. A. (1973). Fatal air embolism in pregnancy resulting from orogenital sex play. *Forensic Science*, **2**, 247–50.
57. Mitterschiffthaler, G., Berchtold, J. P., Anderl, P., & Unterdorfer, H. (1989). Letale "paradoxe Luftembolic" bei geburtschilflicher Routineoperation (Zervixcerclage). *Anaesthesist*, **38**, 29–31.
58. Marik, P. E. & Plante, L. A. (2008). Venous thromboembolic disease and pregnancy. *The New England Journal of Medicine*, **359**, 2025–33.
59. Abboud, J., Murad, Y., Chen-Scarabelli, C., Saravolatz, L., & Scarabelli, T. M. (2007). Peripartum cardiomyopathy: a comprehensive review. *International Journal of Cardiology*, **118**, 295–303.
60. Pearson, G. D., Veille, J.-C., Rahimtoola, S., et al. (2000). Peripartum cardiomyopathy: National Heart, Lung, and Blood Institute and Office of Rare Diseases (National Institutes of Health) Workshop recommendations and review. *The Journal of the American Medical Association*, **283**, 1183–8.
61. Ro, A. & Frishman, W. H. (2006). Peripartum cardiomyopathy. *Cardiology in Review*, **14**, 35–42.
62. Roth, A. & Elkayam, U. (2008). Acute myocardial infarction associated with

63. James, A. H., Jamison, M. G., Biswas, M. S., et al. (2006). Acute myocardial infarction in pregnancy: a United States populationbased study. *Circulation*, **113**, 1564–71.
64. Seth, R., Moss, A. J., McNitt, S., et al. (2007). Long QT syndrome and pregnancy. *Journal of the American College of Cardiology*, **49**, 1092–8.
65. Osuna, E., Toucedo, M. A., Sanchez-Espigares, G., et al. (2002). A case of selfinflicted wounding by the introduction of needles through the abdominal wall to induce abortion. *Forensic Science International*, **128**, 141–5.
66. Berkowitz, R. S. & Goldstein, D. P. (2009). Current management of gestational trophoblastic diseases. *Gynecologic Oncology*, **112**, 654–62.
67. Kaczmarek, J. C., Kates, R., Rau, F., Kohorn, E., & Curry, S. (1994). Intrapartum uterine rupture in a primiparous patient previously treated for invasive mole. *Obstetrics and Gynecology*, **83**, 842–4.
68. Cohle, S. D. & Petty, C. S. (1985). Sudden death caused by embolization of trophoblast from hydatidiform mole. *Journal of Forensic Sciences*, **30**, 1279–83.
69. Rashid, A.-M. H., Moir, C. L., & Butt, J. C. (1994). Sudden death following cesarian section for placenta previa and accreta. *The American Journal of Forensic Medicine and Pathology*, **15**, 32–5.
70. Lam, C. M., Wong, S. F., Lee, K. W., Ho, L. C., & Yu, V. S.-Y. (2002). Massive feto-maternal hemorrhage: an early presentation of women with gestational choriocarcinoma. *Acta Obstetrica et Gynecologica Scandinavica*, **81**, 573–6.
71. Nagel, H. T., Vandenbussche, F. P., Smit, V. T., Wasser, M. N., & Peters, A. A. (2007). Intraplacental choriocarcinoma as an unexpected cause of intrauterine death at term. *International Journal of Gynecological Cancer*, **17**, 1337–9.
72. Helmrich, G., Stubbs, T. M., & Stoerker, J. (1992). Fatal maternal laryngeal papillomatosis in pregnancy: a case report. *American Journal of Obstetrics and Gynecology*, **166**, 524–5.
73. Mirza, F. G. & Gaddipati, S. (2009). Obstetric emergencies. *Seminars in Perinatology*, **33**, 97–103.
74. Murphy, D. J. (2006). Uterine rupture. *Current Opinion in Obstetrics and Gynecology*, **18**, 135–40.
75. Watson, P., Besch, N., & Bowes, W. A., Jr. (1980). Management of acute and subacute puerperal inversion of the uterus. *Obstetrics and Gynecology*, **55**, 12–6.
76. Chames, M. C. & Pearlman, M. D. (2008). Trauma during pregnancy: outcomes and clinical management. *Clinical Obstetrics and Gynecology*, **51**, 398–408.
77. Sims, M. A. & Collins, K. A. (2001). Fetal death: a 10-year retrospective study. *The American Journal of Forensic Medicine and Pathology*, **22**, 261–5.
78. van Enk, A. & van Zwam, W. (1994). Uterine rupture: a seat belt hazard. *Acta Obstetrica et Gynecologica Scandinavica*, **73**, 432–3.
79. Fildes, J., Reed, L., Jones, N., Martin, M., & Barrett, J. (1992). Trauma: the leading cause of maternal death. *The Journal of Trauma*, **32**, 643–5.
80. El Kady, D., Gilbert, W. M., Xing, G., & Smith, L. H. (2005). Maternal and neonatal outcomes of assaults during pregnancy. *Obstetrics and Gynecology*, **105**, 357–63.
81. Shadigian, E. & Bauer, S. T. (2005). Pregnancyassociated death: a qualitative systematic review of homicide and suicide. *Obstetrical and Gynecological Survey*, **60**, 183–90.
82. Horon, I. L. & Cheng, D. (2001). Enhanced surveillance for pregnancy-associated mortality: Maryland, 1993–1998. *The Journal of the American Medical Association*, **285**, 1455–9.
83. Krulewitch, C. J., Roberts, D. W., & Thompson, L. S. (2003). Adolescent pregnancy and homicide: findings from the Maryland Office of the Chief Medical Examiner, 1994–1998. *Child Maltreatment*, **8**, 122–8.
84. Chang, J., Berg, C. J., Saltzman, L. E., & Herndon, J. (2005).

Homicide: a leading cause of injury deaths among pregnant and postpartum women in the United States, 1991–1999. *American Journal of Public Health*, **95**, 471–7.
85. Yutzy, S. H., Wolfson, J. K., & Resnick, P. J. (1993). Child stealing by cesarean section: a psychiatric case report and review of the child stealing literature. *Journal of Forensic Sciences*, **38**, 192–6.
86. Oates, M. (2003). Perinatal psychiatric disorders: a leading cause of maternal morbidity and mortality. *British Medical Bulletin*, **67**, 219–29.
87. Banks, E., Meirik, O., Farley, T., et al. (2006). Female genital mutilation and obstetric outcome: WHO collaborative prospective study in six African countries. *The Lancet*, **367**, 1835–41.
88. Kulwicki, A. D. (2002). The practice of honor crimes: a glimpse of domestic violence in the Arab world. *Issues in Mental Health Nursing*, **23**, 77–87.
89. Pinar, H. (2004). Postmortem findings in term neonates. *Seminars in Neonatology*, **9**, 289–302.
90. Silver, R. M. (2007). Fetal death. *Obstetrics and Gynecology*, **109**, 153–67.
91. Vinatier, D., Dufour, P., Cosson, M., & Houpeau, J. L. (2001). Antiphospholipid syndrome and recurrent miscarriages. *European Journal of Obstetrics and Gynecology and Reproductive Biology*, **96**, 37–50.
92. Baena, N., Guitart, M., Ferreres, J. C., et al. (2001). Fetal and placenta chromosome constitution in 237 pregnancy losses. *Annales de Genetique*, **44**, 83–8.
93. Wapner, R. J. & Lewis, D. (2002). Genetics and metabolic causes of stillbirth. *Seminars in Perinatology*, **26**, 70–4.
94. Genest, D. R. (1992). Estimating the time of death in stillborn foetuses. II. Histologic evaluation of the placenta: a study of 71 stillborns. *Obstetrics and Gynecology*, **80**, 585–92.
95. Khong, T. Y. (2006). The placenta in stillbirth. *Current Diagnostic Pathology*, **12**, 161–72.
96. Marchetti, D., Belviso, M., Marino, M., & Gaudio, R. (2007). Evaluation of the placenta in a stillborn fetus to estimate the time of death. *The American Journal of Forensic Medicine and Pathology*, **28**, 38–43.
97. Houlihan, C. M. & Knuppel, R. A. (1994). Meconium-stained amniotic fluid: current controversies. *The Journal of Reproductive Medicine*, **39**, 888–98.
98. Kaplan, C.G. (1995). Forensic aspects of the placenta. *Perspectives in Pediatric Pathology*, **19**, 20–42.
99. Catanese, C. A. & Gilmore, K. (2002). Fetal gunshot wound characteristics. *Journal of Forensic Sciences*, **47**, 1067–9.
100. Lifschultz, B.D. & Donoghue, E.R. (1991). Fetal death following maternal trauma: two case reports and a survey of the literature. *Journal of Forensic Sciences*, **36**, 1740–4.
101. Reichard, R. (2008). Birth injury of the cranium and central nervous system. *Brain Pathology*, **18**, 565–70.
102. Das, S., Irigoyen, M., Salvador, A., Patterson, M. B., & Schutzman, D. L. (2009). Neonatal outcomes of macrosomic births in diabetic and non-diabetic women. *Archives of Disease in Childhood, Fetal and Neonatal Edition*, **94**, F419–22.
103. Sheil, A. T. & Collins, K. A. (2007). Fatal birth trauma due to an undiagnosed abdominal teratoma: case report and review of the literature. *The American Journal of Forensic Medicine and Pathology*, **28**, 121–7.
104. Hughes, C. A., Harley, E. H., Milmoe, G., Bala, R., & Martorella, A. (1999). Birth trauma in the head and neck. *Archives of Otolaryngology – Head and Neck Surgery*, **125**, 193–9.
105. Doumouchtsis, S. K. & Arulkumaran, S. (2006). Head injuries after instrumental vaginal deliveries. *Current Opinion in Obstetrics and Gynecology*, **18**, 129–34.
106. Doumouchtsis, S. K. & Arulkumaran, S. (2008). Head trauma after instrumental births. *Clinics in Perinatology*, **35**, 69–83.
107. Gupta, S. N., Kechli, A. M., & Kanamalla, U. S. (2009). Intracranial hemorrhage in term newborns: management and outcomes. *Pediatric Neurology*, **40**, 1–12.
108. Clement, R., Bresson, C., Marcorelles, P., Rodat, O., & Lagarde, N. (2006). Cerebellar–pulmonary embolism, cause

of death in the newborn. *Journal of Clinical Forensic Medicine*, **13**, 361–5.
109. Lequin, M. H., Peeters, E. A. J., Holscher, H. C., de Krijger, R., & Govaert, P. (2004). Arterial infarction caused by carotid artery dissection in the neonate. *European Journal of Pediatric Neurology*, **8**, 155–60.
110. Pressler, J. L. (2008). Classification of major newborn birth injuries. *The Journal of Perinatal and Neonatal Nursing*, **22**, 60–7.
111. Roberts, D. J. (2008). Placental pathology, a survival guide. *Archives of Pathology and Laboratory Medicine*, **132**, 641–51.
112. Kidron, D., Bernheim, J., & Aviram, R. (2009). Placental findings contributing to fetal death, a study of 120 stillbirths between 23 and 40 weeks gestation. *Placenta*, **30**, 700–4.
113. Jantarasaengaram, S., Suthipintawong, C., Kanchanawat, S., & Thanagumtorn, K. (2007). Ruptured vasa previa in velamentous cord insertion placenta. *Journal of Perinatology*, **27**, 457–9.
114. Keeling, J. (1987). *Fetal and Neonatal Pathology*. London: Springer-Verlag.
115. de Laat, M. W. M., Franx, A., Bots, M. L., Visser, G. H. A., & Nikkels, P. G. J. (2006). Umbilical coiling index in normal and complicated pregnancies. *Obstetrics and Gynecology*, **107**, 1049–55.
116. Gordijn, S. J., Dahlstrom, J. E., Khong, T. Y., & Ellwood, D. A. (2008). Histopathological examination of the placenta: key issues for pathologists and obstetricians. *Pathology*, **40**, 176–9.
117. Gupta, S., Faridi,M.M.A., & Krishnan, J. (2006). Umbilical coiling index. *The Journal of Obstetrics and Gynaecology of India*, **56**, 315–19.
118. Gualandri, G., Rivasi, F., Santunione, A. L., & Silingardi, E. (2008). Spontaneous umbilical cord hematoma: an unusual cause of fetal mortality – a report of three cases and review of the literature. *The American Journal of Forensic Medicine and Pathology*, **29**, 185–90.
119. Naidu, M., Nama, V., Karoshi, M., Kakumani, V., & Worth, R. (2007). Umbilical cord rupture: a case report and review of the literature. *International Journal of Fertility*, **52**, 107–10.
120. Marchetti, D., Belviso, M., & Fulcheri, E. (2009). A case of stillbirth: the importance of placental investigation in medico-legal practice. *The American Journal of Forensic Medicine and Pathology*, **30**, 64–8.
121. Mercer, B. M. (2003). Preterm premature rupture of the membranes. *Obstetrics and Gynecology*, **101**, 178–93.
122. Simhan, H. N. & Canavan, T. P. (2005). Preterm premature rupture of membranes: diagnosis, evaluation and management strategies. *BJOG*, **112** (Suppl. 1), 32–7.
123. Lin, M. G. (2006). Umbilical cord prolapse. *Obstetrical and Gynecological Survey*, **61**, 269–77.
124. Peterson, D. C. & Davis, G. G. (2009). Analysis of gastric contents for the presence of neutrophils: a rapid test for chorioamnionitis. Poster presented to National Association of Medical Examiners 43rd Annual Meeting, San Francisco, 11–16 September.
125. Adelson, L. (1991). Pedicide revisited: the slaughter continues. *The American Journal of Forensic Medicine and Pathology*, **12**, 16–26.
126. Marks, M. N. & Kumar, R. (1996). Infanticide in Scotland. *Medicine, Science and the Law*, **36**, 299–305.
127. Pitt, S. E. & Bale, E. M. (1995). Neonaticide, infanticide and filicide: a review of the literature. *The Bulletin of the American Academy of Psychiatry and Law*, **23**, 375–86.
128. Wissow, L. S. (1998). Infanticide. *The New England Journal of Medicine*, **339**, 1239–41.
129. Hatters Friedman, S. & Resnick, P. J. (2009). Neonaticide: phenomenology and considerations for prevention. *International Journal of Law and Psychiatry*, **32**, 43–7.
130. Overpeck, M. D., Brenner, R. A., Trumble, A. C., Trifiletti, L. B., & Berendes, H. W. (1998). Risk factors for infant homicide in the United States. *The New England Journal of Medicine*, **339**, 1211–16.
131. Mendlowicz, M. V., Jean-Louis, G., Gekker, M., & Rapaport, M. H. (1999).

Neonaticide in the city of Rio de Janeiro: forensic and psycholegal perspectives. *Journal of Forensic Sciences*, **44**, 741–5.

132. Saunders, E. (1989). Neonaticides following "secret" pregnancies: seven case reports. *Public Health Reports*, **104**, 368–72.

133. Putkonen, H., Collander, J., Weizmann-Henelius, G., & Eronen, M. (2007). Legal outcomes of all suspected neonaticides in Finland 1980–2000. *International Journal of Law and Psychiatry*, **30**, 248–54.

134. Putkonen, H., Weizmann-Henelius, G., Collander, J., Santtila, P., & Eronen, M. (2007). Neonaticides may be more preventable and heterogeneous than previously thought: neonaticides in Finland 1980 – 2000. *Archives of Women's Mental Health*, **10**, 15–23.

135. Kellett, R. J. (1992). Infanticide and child destruction: the historical, legal and pathological aspects. *Forensic Science International*, **53**, 1–28.

136. Ober, W. B. (1986). Infanticide in eighteenthcentury England: William Hunter's contribution to the forensic problem. *Pathology Annual*, **21**, 311–19.

137. Krous, H. F., Nadeau, J. M., Silva, P. D., & Byard, R. W. (2002). Infanticide: is its incidence among postneonatal infant deaths increasing? An 18-year population-based analysis in California. *The American Journal of Forensic Medicine and Pathology*, **23**, 127–31.

138. Craig, M. (2004). Perinatal risk factors for neonaticide and infant homicide: can we identify those at risk? *Journal of the Royal Society of Medicine*, **97**, 57–61.

139. Spinelli, MG. (2001). A systemic investigation of 16 cases of neonaticide. *American Journal of Psychiatry*, **158**, 811–13.

140. Funayama, M., Ikeda, T., Tabata, N., Azumi, J.-I., & Morita, M. (1994). Case report: repeated neonaticides in Hokkaido. *Forensic Science International*, **64**, 147–50.

141. Kouno, A. & Johnson, C. F. (2001). Japan. In *Child Abuse: A Global View*, ed. B. M. Schwartz-Kenney, M. McCauley, & M. A. Epstein. Westport, CT: Greenwood Press, pp. 99–116.

142. Kouno, A. (2000). Coinoperated locker babies: murder of unwanted infants and child abuse in Japan. In *Child Suffering in the World: Child Maltreatment by Parents, Culture, and Governments in Different Countries and Cultures*, ed. J. A. Marvasti. Manchester, CT: Sexual Trauma Center Publication, pp. 285–98.

143. World Health Organization (2009). *Health Status Statistics: Mortality.* Geneva: World Health Organization. Available at www.who.int/healthinfo/statistics/indunder5mortality/en/. (Accessed 13 June 2009.)

144. Kosa, F. & Castellana, C. (2005). New forensic anthropological approachment for the age determination of human fetal skeletons on the base of morphometry of vertebral column. *Forensic Science International*, **147**(Suppl.), S69–74.

145. Sema, A. P., Nergis, C., Rukiye, D., & Murat, Y. (2009). Age determination from central incisors of fetuses and infants. *Forensic Science International*, **184**, 15–20.

146. Saukko, P. & Knight B. (2004). *Forensic Pathology*, 3rd edn. London: Edward Arnold.

147. Tabata, N., Morita, M., & Azumi, J. (2000). A frozen newborn infant: froth in the air passage after thawing. *Forensic Science International*, **108**, 67–74.

148. Lavezzi, W. A., Keough, K. M., Der'Ohannesian, P., Person, T. L. A., & Wolf, B. C. (2003). The use of pulmonary interstitial emphysema as an indicator of live birth. *The American Journal of Forensic Medicine and Pathology*, **24**, 87–91.

149. Ong, B. B. & Green, M. (2003). Infanticide in Malaysia: two case reports and a review of literature. *The American Journal of Forensic Medicine and Pathology*, **24**, 64–9.

150. Sauvageau, A., Belley-Côté, É. P., & Racette, S. (2007). Utility of the caput succedaneum in the forensic investigation of neonaticide: a case report. *Medicine, Science and the Law*, **47**, 262–4.

151. Mitchell, E. K. & Davis, J. H. (1984). Spontaneous births into toilets. *Journal of Forensic Sciences*, **29**, 591–6.

152. Jelliffe, D. B. & Bennett, F. J. (1975). Cultural problems in technical assistance. In *Cross Cultural Approach to Health Behavior*, ed.

L. R. Lynch. Madison, NJ: Fairleigh Dickinson University Press, pp. 43–58.
153. Miyachi, K., Kikuchi, A., Kitsunezaki, M., *et al.* (2007). Sudden fetal hemorrhage from umbilical cord ulcer associated with congenital intestinal atresia. *The Journal of Obstetrics and Gynaecology Research*, **33**, 726–30.
154. Vougiouklakis, T., Mitselou, A., Zikopoulos, K., Dallas, P., & Charalabopoulos, K. (2006). Ruptured hemangioma of the umbilical cord and intrauterine fetal death, with review data. *Pathology, Research and Practice*, **202**, 537–40.
155. Ito, Y., Tsuda, R., & Kimura, H. (1989). Diagnostic value of the placenta in medico-legal practice. *Forensic Science International*, **40**, 79–84.
156. Neri, M., D'Errico, S., Fiore, C., *et al.* (2009). Stillborn or liveborn? Comparing umbilical cord immunohistochemical expression of vitality markers (tryptase, alpha(1)-antichymotrypsin and CD68) by quantitative analysis and confocal laser scanning microscopy. *Pathology – Research and Practice*, **205**, 534–41.
157. Pinette, M. G., Wax, J., & Wilson, E. (2004). The risks of underwater birth. *American Journal of Obstetrics and Gynecology*, **190**, 1211–15.
158. Batton, D. G., Blackmon, L. R., Adamkin, D. H., *et al.* (2005). Underwater births. *Pediatrics*, **115**, 1413–14.
159. Bowden, K., Kessler, D., Pinette, M., & Wilson, E. (2003). Underwater birth: missing the evidence or missing the point? *Pediatrics*, **112**, 972–3.
160. Kassim, Z., Sellars, M., & Greenough, A. (2005). Underwater birth and neonatal respiratory distress. *British Medical Journal*, **330**, 1071–2.
161. Nguyen, S., Kuschel, C., Teele, R., & Spooner, C. (2002). Water birth: a near-drowning experience. *Pediatrics*, **110**, 411–13.
162. Nagai, T., Sobajima, H., Iwasa, M., *et al.* (2003). Neonatal sudden death due to *Legionella* pneumonia associated with water birth in a domestic spa bath. *Journal of Clinical Microbiology*, **41**, 2227–9.
163. Cluett, E. R. & Burns, E. (2009). Immersion in water in labour and birth. *Cochrane Database of Systematic Reviews*, **2**, CD000111.
164. Byard, R. W. & Zuccollo, J. M. (in press) Forensic issues in cases of water birth fatalities. *The American Journal of Forensic Medicine and Pathology*.
165. Schulz, F., Püschel, K., & Tsokos, M. (2005). Postmortem fetal extrusion in a case of maternal heroin intoxication. *Forensic Science, Medicine, and Pathology*, **1**, 273–6.
166. Vennemann, B., Bohnert, M., Pollak, S., & Perdekamp, M. G. (2008). Postmortem "delivery" in a pregnant fire victim. *International Journal of Legal Medicine*, **122**, 327–31.
167. Behera, C., Rautji, R., & Dogra, T. D. (2007). Full term delivery following suicidal hanging. *Forensic Science International*, **169**, e1–2.

第6部
乳児突然死症候群

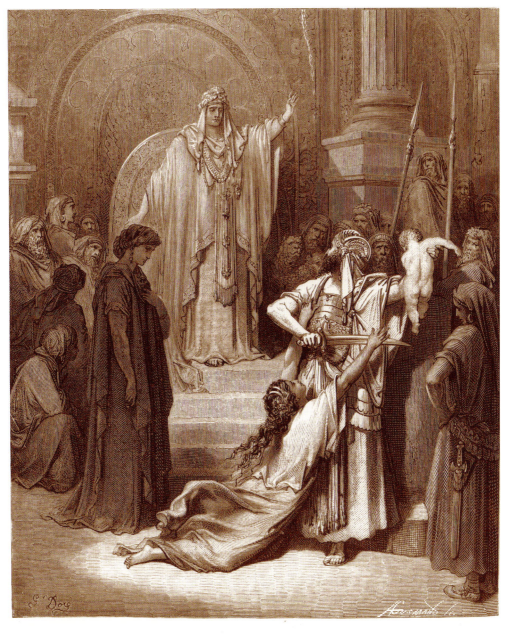

JUDGMENT OF SOLOMON.

「朝方に赤ちゃんにお乳をあげようと起きた時、何ということでしょう！ 死んでいたのです」
知者ソロモンの裁き（旧約聖書列王記 1 Kings 3: 16–28）

（19世紀のギュスターヴ・ドレの宗教画より）

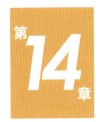

第14章 乳児突然死症候群

はじめに（歴史的背景を含めて）…712
  定　義　713
    カテゴリーIA SIDS（包括的調査がなされた、典型的〈古典的〉なSIDS事例）　714
    カテゴリーIB SIDS（典型的SIDS事例であるが、包括的調査が実施されていないもの）　714
    カテゴリーII SIDS　714
    分類不能の乳児突然死（USID: Unclassified Sudden Infant Deaths）　715
    蘇生実施後の事例　715
    SUID: Sudden Unexpected Infant Death（予期せぬ乳児突然死）　715
  SUDC: Sudden Unexpected Death in Children（予期せぬ小児突然死）　716
  学説の歴史的変遷　716
疫　学…719
  発生率　719
    診断上の変遷　719
  死亡乳児の特徴　720
  環境的要因　720
    うつぶせ寝　720
      斜頭（Plagiocephaly）　723
    うつぶせ寝により増悪しうるその他の病態　723
    たばこ煙への暴露　723
    高体温　724
    添い寝　726
  養育者の特徴　727
    母乳の役割　727
    母体の薬物摂取　728
    乳児の薬物への暴露　728
  地域差　728
    気候的要因　729
    人種差　729
    同胞の死亡　729
    最近の傾向　731
診　断…731
  剖検実施前の諸段階…732
    死亡現場検証　732
    医学病歴検証　734
  病理学的特徴…734
    肉眼的剖検所見　735

    顕微鏡的剖検所見　739
      点状出血　739
      肺うっ血ならびに肺水腫　739
      肺胞内出血　739
      ヘモジデリン沈着マクロファージ　739
      慢性炎症　740
      その他　740
SIDSを引き起こしうる各種病態…740
  「その原因となる病態は何か？」　740
  呼吸器系原因説　741
    乳幼児突発性危急事態　741
    閉塞性無呼吸　742
      解剖学的異常　742
      おしゃぶりの潜在的影響　744
      神経学的異常　744
      生理学的機序　744
    中枢性無呼吸　745
      睡眠状態の影響　745
      可能性が指摘されている障害部位　745
    呼気性無呼吸　746
    肺サーファクタント異常　746
    慢性低酸素血症の証拠所見　746
    気管支肺異形成症　747
    その他　747
    結　語　747
  心血管系原因説　747
    病理学的証拠所見　747
    QT延長症候群　748
    その他の調律異常　749
    潜水反射の活性化　749
    機械的障害原因説　749
    結　語　749
  中枢神経系ならびに末梢神経系原因説　749
    脳幹の神経膠症（グリオーシス）　750
    ニューロンの変性　750
    白質の変化　750
    神経伝達物質の異常　751
    セロトニン作動異常　751
    軸索の変化　752
    化学受容体の変化　752
    睡眠状態の影響　753
    その他　753

第 6 部　乳児突然死症候群

　　　　結　語　753
　　消化器系原因説　753
　　　　胃内容物の誤嚥　753
　　　　胃食道逆流　754
　　　　病理学的所見　754
　　微生物感染原因説　754
　　　　RS ウイルス　755
　　　　サイトメガロウイルス　755
　　　　その他　755
　　　　百日咳菌　756
　　　　毒素産生菌　756
　　　　　可能性のある病態生理　757
　　　　感染症の診断を明確にする　757
　　免疫系原因説　757
　　　　免疫不全症　757
　　　　免疫反応性の亢進　757
　　　　予防接種　758
　　代謝疾患原因説　759

　　　　頻　度　759
　　　　病理学的特徴　759
　　　　電解質異常　759
　　内分泌学的要因説　760
　　　　甲状腺機能異常　760
　　　　その他のホルモン異常　760
　　栄養因説　760
　　　　微量金属欠乏　760
　　　　ビタミン欠乏症　761
　　血液疾患原因説　761
　　遺伝要因説　761
　　環境因説　762
　　　　毒物暴露　762
　　　　マットレス内の毒物　762
　　　　その他のマットレス内の汚染物質　762
　　虐待／殺人による死亡…762
　　結　語…763

はじめに（歴史的背景を含めて）

　乳児突然死症候群（SIDS: Sudden infant death syndrome）、通称「揺りかご死／ベビーベッド死」は、生来健康であった乳児が、睡眠後に全く予期しえずに死亡した状態で発見され、精査によっても原因が証明しえないものである［1–3］。本書の初版以来、この症候群のプロファイルは劇的に変化してきた。特定の環境リスク因子が同定されたことにより、多くの地域で SIDS 防止キャンペーンが実施されることとなり、その結果 SIDS の発生率は劇的に減少することとなった［4, 5］。例えば、カリフォルニア州における SIDS の出生 10 万人あたりの発生率は 1990 年の 100.5 から 47.2 まで減少している［3］。また、オーストラリアの SIDS の死亡数は 1998 年には約 500 名であったが、1999 年には 134 名まで減少している［6］。発生率で換算すると、1980 年代のオーストラリアの SIDS 発生率は出生 10 万人あたり 196 であったが、1997 ～ 2002 年の 5 年間では 52 にまで減少している［7］。

　複雑な発達段階上の脆弱性（個人的要因）と環境要因との因果関係を統合して理解するために、「トリプルリスクモデル」や「死のトライアングルモデル」と呼ばれるモデルが提唱され、SIDS のメカニズムの分類がなされてきた（図 14.1）［8–10］。しかしながらこのモデルは、「死に寄与しうる多くの要因を幅広く同定していくことができるような、より有用な理論的枠組が提案されるべきである」との示唆とともに、批判にさらされてもいる［11］。

　このように、SIDS の発生率は著明に減少を認めているものの、いまだ解決しない問題も残っている。多くの地域では乳児死亡はいまだ満足な調査がなされているとはいえず、提唱されているプロトコルに基づいた剖検や現場検証が行われることなく、定義を満たしていない状況にもかかわらず、死因が SIDS に帰されている事例も少なくない。中には剖検すらなされていない事例も存在している［6,

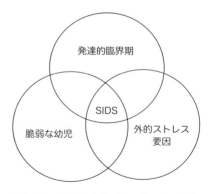

図 14.1　SIDS のトリプル・リスクモデル。「致命的となりうる発達時期」に、「脆弱な乳児」に、「外因性のストレス」が加わることにより生じるということを表している。

12, 13]。まともな医学監修なしにマスコミによって単一原因論的に SIDS が語られ、親にとって多くの混乱や不安を引き起こされている状況も継続している。また十分に SIDS であるということができないような事例に基づいた研究報告も少なくない。近年、SIDS と診断される乳児において、社会的に不利な状況下に置かれていた乳児の比率が増加しており、調査やカウンセリングを行うことが困難な事例も増加している [14, 15]。SIDS の診断基準からして、剖検時に致死的な疾患が発見された場合にSIDS は除外されるべきものであるが、文献によっては心筋炎、先天性心疾患、横紋筋腫、心筋梗塞、大動脈弁狭窄症による突然死を「心源性 SIDS」として記載しているものがあったり、死亡した一群に対して言及する際に "SIDSplus" という特異的な用語を当て込んだりしているものもある [16–18]。

予期せぬ乳児死亡事例に対する我々の診断・評価技術はだいぶ高まってはきているものの、SIDS という病名は今後も、調査の不完全性や不正確な結論というものを覆い隠す、難解で、議論の多い、感情を揺さぶるような「ゴミ箱診断病名」として用いられ続けていくものと予測される [19]。

定 義

〔訳注：日本では SIDS を「それまでの健康状態および既往歴からその死亡が予測できず、しかも死亡状況調査および解剖検査によってもその原因が同定されない、原則として1歳未満の児に突然の死をもたらした症候群」と定義しており、1歳を超える場合でも年齢以上の定義を満たす場合に限り「乳幼児突然死症候群」としている。しかし米国では SIDS を「1歳未満」と定義しており、本書では「乳児突然死症候群」と訳出した。以下の定義は、あくまでも諸外国における定義であるという点を念頭に置き、本書を読み進めていただきたい〕

残念ながら、最も適切な SIDS の定義はどのようなものであるべきかという議論については、いまだに結論が出ていない状態である。1969年に開催された、乳児における突然死の死因に関する第2回国際会議ではSIDS は「病歴からは予期することができなかった、乳児もしくは幼児早期の突然の死亡であり、包括的な死後検査によっても何ら適切な死因を同定することが不可能であるもの」と定義された [20]。

その後、米国小児保健発育研究所（NICHD: National Institute of Child Health and Human Development）のグループは、SIDS の定義を「包括的な剖検、詳細な現場検証、臨床病歴の検討を行った後にも説明のできない、1歳未満の乳児の突然の死亡」と定義した [21]。後者の定義の主な特徴は、年齢を1歳未満に限定したこと、ならびに死亡現場検証の重要性につき強調した点にある。この定義は有用なものであったが国際的にはあまり採用されることなく、その他にも多くの定義が提案されてきた。それらはそれぞれ、年齢の範囲、睡眠との関係性、死亡現場検証、病歴検証、補助的検査の施行、軽微な病理所見の有無など、さまざまに力点が置かれていたが、残念ながら我々の SIDS に対する理解を深めることにはつながらなかった [17, 22–24]。基礎的研究の推進のために、SIDS の中でも典型的でない事例や包括的調査が行われていない事例と、古典的・典型的な SIDS 症例とをはっきりと分けることができるよう、診断に必要な事項を2層もしくは3層に分けて定義すべきであるとの提案もなされてきた [25, 26]。

NICHD の定義に対する懸念の1つとして、対象年齢を1歳未満に限定している点が挙げられた。ただし SIDS は 95% が生後1か月から6か月の間に生ずる乳児早期の病態であり、1歳を超えて発症するものは非典型例として捉えるべきものである（図 14.2）。内因死であれ外因死であれ、乳児の突然の予期せぬ死亡を引き起こす病態の中には、ほとんどもしくは何らも徴候を認めないものもあり、かつ剖検時にもほとんど（もしくは何らも）所見を認めないものもあるため、SIDS による死亡と判断するためには剖検だけでは不十分である、という認識が定義の形成に大きく影響を与えている [27–32]。

2004年には、CJ 財団（1994年に、自身の娘〈Carly Jenna〉を SIDS で失った Hollander 夫妻により設立された、SIDS の研究を目的とした財団）の支援を受け、専門委員会が立ち上がり、「最新の情報を継続的に共有し診断・治療を行う枠組みを整理し、SIDS の定義の問題を前に進める」ための取り組みが始まった。サンディエゴで行われたこの委員会で提示された SIDS の定義は「包括的な剖検・詳細で包括的な死亡状況の検証・臨床病歴の検討を行った後にも説明のできない、明らかに就寝中に生じた、1歳未満の乳児の突然の死亡」というものである [33]。NICHD の定義と唯一異なる点は、睡眠との明確な関連につき言及した点にあり、また死亡現場検証の

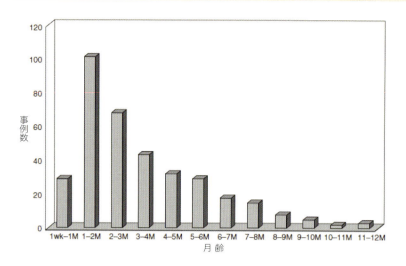

図 14.2　南オーストラリア州における、SIDS 事例 351 名の月齢別分布。

概念をより広く、詳細で包括的な死亡状況の評価まで求める定義となった。

また、事例の評価・分類・診断を行う際の補助として、一連のサブカテゴリー分類が示されることとなった。このように、年齢を限定し、調査を行う上で必要とされる情報について明確化することで、研究者は最も典型的な（それゆえに研究を行う上で最善の）SIDS 事例をカテゴライズすることができ、報告された文献を読み解く際にも有用となる。

以下に委員会で提示されたサブカテゴリーを提示する。

カテゴリー IA SIDS（包括的調査がなされた、典型的〈古典的〉な SIDS 事例）

以下の定義のすべてを満たした乳児死亡をカテゴリー IA SIDS と診断する。

臨床像：日齢 22 以上、月齢 9 未満であり、それまでの病歴に何らの問題も認められず、周産期にも異常を認められない（在胎週数 > 37 週）。成長・発達にも異常が認められず、同胞や近親者（おじ、おば、いとこ）に同様の死亡例もなく、同一養育者のもとで養育された非血縁者の死亡も認められない。

状況：死亡につながった事象が起こったと思われる死亡現場の調査を尽くしても、死亡との因果関係が明確でない（就寝環境は安全であり、事故の可能性を示す証拠が皆無である）との判断がなされたもの。

剖検：病理組織学的検索においても、致死的となりえたと思われる病態を示唆する所見がない。呼吸器系に軽度の炎症性細胞の浸潤を認めたとしても致死的とはいえない。胸腔内の点状出血は、窒息の診断の補助的所見ではあるが、それのみでは診断確定的所見とはいえない。説明困難な外傷は認められない。虐待による損傷やネグレクトに起因する損傷も認められない。事故によると思われる損傷も認められない。慢性の強度のストレスに起因する胸腺の病理組織学的変化（胸腺重量 < 15g もしくは中等度から重度の皮質リンパ球枯渇）を認めない。時にマクロファージの starry sky 像（星空像：皮質リンパ球の散在性脱落による所見）や皮質の菲薄化が認められることがあるが、これは異常所見とまではいえない。薬毒物検査、細菌検査、画像診断検査、硝子体液の生化学的検査、代謝疾患スクリーニングのいずれも陰性である。

カテゴリー IB SIDS（典型的 SIDS 事例であるが、包括的調査が実施されていないもの）

一般的な SIDS の定義や上述のカテゴリー IA SIDS のクライテリアを概ね満たすが、死亡につながった事象が起こったと思われる包括的死亡現場調査の実施を欠く乳児の死亡、かつ／もしくは薬毒物検査、細菌検査、画像診断検査、硝子体液の生化学的検査、代謝疾患スクリーニングのいずれかの検査の実施を欠く乳児の死亡。

カテゴリー II SIDS

以下に提示した要件以外にはカテゴリー I のクラ

イテリアを満たしている乳児の死亡。

臨床像：年齢の範囲がカテゴリーⅠから逸脱している乳児の死亡（生後0日から21日までに発生した事例もしくは270日から365日までに発生した事例）。もしくは、虐待死は否定されたが、何らかの遺伝性疾患とされた同胞や近親者が存在している乳児の死亡。もしくは、血縁関係の有無を問わず、同一養育者のもとで養育を受けていた乳児が死亡していたという既往を認める乳児の死亡。もしくは、医学的に問題がないと判断されていたとしても、未熟児出生などの周産期既往のある事例。

状況：覆いかぶさり（overlaying）などによる物理的な口鼻閉塞が否定しえない場合や、頸部圧迫による死亡が否定しえない場合など。

剖検：死亡に寄与したとは考えられないが、成長や発達に問題が指摘されていた事例。明らかな死因とは判断されないものの、病理組織学的検討で著明な炎症性変化や異常所見が認められた事例。

分類不能の乳児突然死（USID: Unclassified Sudden Infant Deaths）

　カテゴリーⅠSIDSやカテゴリーⅡSIDSの基準を満たさないものの、内因死や外因死であるとの確定診断をしえなかった乳児死亡。剖検が行われなかった症例もこのカテゴリーに含まれる。

蘇生実施後の事例

　心肺停止状態で発見され蘇生には反応したものの、その後に死亡した乳児死亡例（一時中断性SIDS〈temporarily interrupted SIDS〉）は、特定の基準を満たしている場合には、上述のカテゴリー分類の中にカテゴライズされることとなる［33］。

　このサンディエゴのSIDS定義が公表され、学術集会の場で発表されたことで盛んな議論がなされるようになったが、この定義はさまざまな司法管轄区でその有用性が証明されつつある［34, 35］。ただ、この標準的定義が幅広く受け入れられている一方で、SIDSに関する50の論文を検証した2005年の研究報告では、58％の文献ではSIDSと診断する上で使用した定義を明確化していないか、標準的とは されていない定義や独自の定義を用いていた、と報告されている［36］。

SUID: Sudden Unexpected Infant Death（予期せぬ乳児突然死）

〔訳注：原著ではSUDI〈Sudden Unexpected Death in Infancy〉であるが、本翻訳書ではCDCの表記に合わせSUIDに統一した。またSUDIの用語は、Sudden Unexpected Infant DeathとSudden Unexplained Infant Deathの両者として使われており、若干の混乱があるものの最近では、前者がより適切とされている〕

　SUIDは、SIDSを含めたすべての予期されていなかった乳児の突然死を包含する用語である。このSUIDという専門用語を用いることによって、病理組織学的診断の意義が明確でない場合などの潜在的に混乱をもたらすような事例を含め、すべての乳児死亡を研究や分析の対象として捉えることができるようになるであろう。例えば、SIDSや不詳死や窒息死との診断がついたとしても、その事例をSUID事例として研究や分析の対象とすることもできる。このような用語を用いる際の問題点として、用語の定義が変遷したり一貫性を欠くことがありうるという点が挙げられる。ただし、英国のCESDI研究（Confidential Enquiry into Stillbirths and Deaths in Infancy study：死産／乳児死亡事例に関する秘密調査）で示されているガイドラインは極めて有用であることが判明している。そのガイドラインでは、生後7日〜365日の間に発生し、以下のクライテリアを満たす事例を、SUID事例と分類している［37］。

- 予期されていなかった死亡で、剖検によっても原因が判明しない場合。
- 致死的であると認識されていなかった急性疾患罹患中に死亡した場合。
- これまで健康であった乳児に発生した急性疾患により、発症後24時間以内に死亡した場合（集中治療によって死亡までの時間が24時間を超えた事例も含む）。
- 不顕性の致死的疾患により死亡した場合。
- あらゆる事故・外傷・中毒による死亡事例。

　またSUID事例は死因の確度に基づいて、グレードⅠaからグレードⅢまでに分類がなされている。

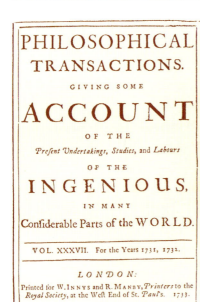
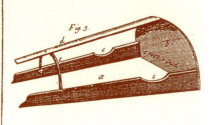

図14.3 18世紀の木製器具「アルクッチョ（arcuccio）」。この器具は、母乳養育中の母親が乳児へ覆いかぶさってしまうことを防止するために設計されたものである（『哲学紀要』1773年刊行より引用）。

最近では重要な情報が欠けている事例を「説明不可能事例」と分類したり、逆に説明可能事例と分類することは望ましくないとの理由から、調査が不十分と思われるSUID事例に対し「グレード0」と分類することが提唱されている［38］。

SUDC: Sudden Unexpected Death in Children（予期せぬ小児突然死）

SUDCという用語はあまり一般的とはいえないが、「1歳以上の小児における予期せぬ突然死」を示す用語として、サンディエゴSIDS/SUDC研究プロジェクトなどの研究チームにより用いられ、近年、積極的な調査が行われている［39］。その詳細な定義としては、「1歳以上の小児に認められた、詳細な病歴の検証・死亡現場検証や適切な補助的検査を含む完全な剖検の実施などの包括的な調査を行っても説明ができない、突然の予期せぬ死亡」との定義がKrousらによって提唱されている［40］。2001年の米国におけるSUDC事例の発生率は、出生10万人あたり1.5であった（同年の米国におけるSIDSの発生率は、出生10万人あたり56である）。熱性けいれんの家族歴や既往を持つSUDC事例の中に、海馬に異常所見が認められる一群が存在していたとの報告もあり、SUDC事例の一部にはてんかんのメカニズムが寄与しているという可能性が指摘されている［41, 42］。

学説の歴史的変遷

SIDS事例を含む予期せぬ乳児死亡は何千年もの間、「添い寝しているベッド内で、睡眠中の養育者が覆いかぶさることによって発生している」と考えられてきた。最も古くには、聖書においてそのような事例が言及されており、知者ソロモンの裁き（旧約聖書列王記 1 Kings 3:19）に、「……そして、この女性の子どもは夜の間に死亡していた。それは、彼女がその子どもに覆いかぶさってしまったからである」との記載がある（本章の口絵参照）。聖書の記載からずっと後の記述となるが、6世紀から7世紀の書物においても、「覆いかぶさり死（overlaying）」の記述を確認することができる。両親には罰則として、1年に及びパンと水のみしか口にしてはならないという罰や、添い寝の禁止、肉食禁止、禁酒などの刑罰がいい渡されていたようである［43, 44］。

乳児の突然死が「覆いかぶさり死」、すなわち乳児圧迫（oppressio infants）によるものであるという考えは、ヨーロッパにおいて中世期以降も続いており、フィレンツェではその発生を防ぐためのアルクッチョ（arcuccio）と呼ばれる木製の器具が製造されていた（図14.3）。母親や乳母がこの器具を使用せずに添い寝をし、乳児がベッド内で突然死していた場合には、教会から破門されうるという厳しい罰則が用意されていた［45］。1632年に施行されたロンドン市の死亡に関する法律（Bills of Mortality for the City of London in 1632）の中では、「乳母によって

もたらされた覆いかぶさり死および餓死」が、独立した死因分類項目として確認されており[46]、また19世紀のトスカーナ州では依然としてアルクッチョに類する器具が頻用されていたことが確認されている[47]。ただ、それらの時代のSUID事例に対する調査水準の低さに鑑みると、それらの時代のSIDSの発生率や発生数を正確に導き出すことは不可能である。

19世紀に発行されているLancet誌の記述をみれば、「乳児の突然死のすべてが添い寝の際の覆いかぶさりによるものである」という信念がいかに強固であったのかを確認することができる[48]。Fearnによってなされたその事例報告では、母親が添い寝をしていないと主張している乳児突然死事例に対して、「母親がそのように証言していたとしても、第一印象はおそらく覆いかぶさり死であったのであろう、というものである」と記載されているが、加えて「ただ一人寝をさせていた2番目の乳児が、同様の状況で死亡したという事実は、その信念を大いに揺さぶるものである」とも記載されている。

1889年にYeatsが記した「モル・マギィの唄（The Ballad of Moll Magee）」を読むと、SIDSがどのように受け止められていたのかが、はっきりとみてとれる。その詩の中では、子どもを失った母親（マギィ）に対しての夫（父親）や周囲の人々の関わりについて、表現されている[49]。

> 気づいた時には私は坊やに覆いかぶさっていた。ああいとしの坊やよ、夜が明け霧が消え去り明るくなった時、あなたは冷たくなっていた。女は疲れ果てると深く深く寝入ってしまうの！　夫はこのことに気づくと真っ赤になり、その後真っ青になった。彼は私にお金を握らせ、故郷であるキンセールに戻るように命じた。彼は私を追い払い、ドアを閉め、汚く私を罵った。近所の誰の目をみることもできず、私は静かに立ち去った。ああいとしの坊やよ。あなたは私に石を投げつけることはしないでしょう。その代わりにとびきりの笑顔を向け、この可哀想なモル・マギィを憐れんでくれるの。

19世紀後半に警察医として活躍したCharles Templemanは、乳幼児死亡の主因は覆いかぶさり死であるとの信念を持ち、乳幼児が同じベッド内で両親と添い寝をすることを違法とすべきであると主張していた[50]。また彼は、酔っ払った状態で子どもと添い寝をした両親は、告訴されるべきであるとの主張も行っている。実際1897年のオーストラリアでは、後の控訴審で無罪となっているが、自身の子ども（乳児）を「飲酒の影響下で覆いかぶさり死させた」母親が過失致死罪で起訴され、一審で有罪判決を受けたという事例も存在する[51, 52]。その後も英国児童少年法のもとでは約100年間に及び、酩酊状態で乳児と同一のベッドで添い寝することは、刑事犯罪であると考えられてきた[53]。

英国ダンディー市のビクトリア病院で実施された研究では、乳児死亡は土曜日に極端に偏って発生していた（46％）と報告されており、このことはTemplemanの主張を若干裏づけているともいえる。なお彼は、覆いかぶさり死の主要なリスク要因として、①母親の無知と不注意、②酩酊状態までの飲酒、③ベッド上の過密状況、などを挙げていた。今日においては、乳児突然死事例が「覆いかぶさり死」と診断されることは稀である。ただし、成人と同一のベッドで添い寝をしている状況下で乳児が突然死した場合、特に成人が肥満者であったり、睡眠剤を使用していたり、アルコールを摂取していた場合には、覆いかぶさり死を完全に除外することは時に不可能である[54–56]。

乳児突然死が覆いかぶさり以外の要因で引き起こされうるという最初期の学説の1つとして、Koppが1830年に「胸腺喘息」という言葉を用いて報告したことで着目を集めるようになったモルス・チミカ（mors thymica）〔訳注：胸腺死。モルスとはローマの死神を指す〕という概念がある。これは、脆弱な乳児では胸腺の腫大が生じることで、気道の圧排・閉塞が生じるとの説である[57]。他にも19世紀には複数の研究者が、内因性もしくは原因不明の窒息性の機序が乳児突然死のメカニズムである、との指摘を行っている[48, 58]。またフランスの死亡調査員も、「突然死事例の多くは窒息性カタル（上下気道炎に続発して生じる過分泌による窒息）が原因である」との報告を行っていた[59]。もしこのような窒息性カタル症状を認めた場合には、「大量の蛭によって皮膚に火ぶくれを起こさせる、より望ましくは皮膚がうっ血し痕が生じるまで胸部にカッピング

（グラスを用いた吸引療法）を行う」ことが治療法として推奨されていた［60］。乳幼児突発性危急事態（ALTE: Apparent life-threatening events）という現象も19世紀の臨床医には既に知られていたが、それについては「切迫仮死」との表現が行われていた［61］。

民俗的な迷信として、猫が赤ん坊の吐息を吸い込むことで乳児突然死が生じうるため、ベビーベッドの中で猫と乳児を一緒にしてはならない、との迷信も存在している。このような迷信は、中世において猫に向けられていた根拠のない悪評がもとになっているのか、実際に猫が寝ている乳児に覆いかぶさり、窒息させた事例に尾ひれがついたのか、今となっては確かめようがない。ただ実際に、猫が乳児に覆いかぶさり口鼻閉塞をきたした、という報告事例は存在する［62, 63］。その他にも中世には、「魔女は誰にみつかることもなく子どもを殺害し、両親のベッドに戻すことができる」という迷信が信じられていた［64］。現代でも、メキシコの田舎町のような限られた地域では、「乳児の死は *tlaheulpuchi*（動物に姿を変え犠牲者から血液を吸引する魔女）によって引き起こされている」という信仰が根強く残っている［65］。紀元前のバビロニア人は乳児死亡を、彼らの宗教的概念の中の邪悪な神であるLarbatuのせいであると考えていた［53］。

迷信ほど奇抜な説ではないが、胸腺リンパ体質という少しばかり奇妙な学説があり、これは「SIDSにより死亡した乳児は、全身性のリンパ節腫脹と動脈/副腎の低形成をともなう、極めて肥大した胸腺を有している」というものである。この学説によると、突然死は「気道の圧迫や隣接する神経の圧排、あるいは原因不明の代謝の不均衡により発生する」と考えられていた［57］。この学説はその後に信憑性を失っていったわけではあるが、最初に提唱されてから34年間の間に820編の論文が発表され、つい最近の1950年代に出版された医学書においても、この学説の記載を確認することができる［66］。

Boydは1927年に発表されたGreenwoodとWoodsによる論文［67］を引用しながら、合理的に考えてこのような学説は否定的であるとの立場をとり、「胸腺リンパ体質という概念は、医療の世界でも真実を冷静にみつめることなく、憶測や不十分な観察に基づく無意味な知見を蓄積させ、急速に物事を一般論化し、妄信し、囚われ、増長させてしまうということを示すよい実例である。胸腺リンパ体質を死因とするのは、『神が命を持っていったことが死因である』とするぐらい意味をなさないものである」とのコメントを行っている［68］。このような主張がなされるようになった一方で、1945年にCarrは「胸腺リンパ体質などというものは存在しないという最近の一般的な意見は、小児の剖検を行っている検視官の知見を蓄積しさえすれば、すぐにでも消し去られることになるであろう」とのコメントを行っている［69］。長年信じられてきた概念というものを変えることは、なかなか難しいものなのであることを示しているコメントといえよう。

当初、胸腺リンパ体質という概念が確立していくことにつながった根本的な間違いは、コントロール群の不適切な選択にあった。SIDSで死亡した生来健康であった乳児のコントロール群とされたのは、感染や低栄養状態などの慢性疾患によって病院で死亡した乳児であり、それらの乳児の胸腺は異常に退縮していたわけであるが、正常大の胸腺とみなされた。不幸なことに、この研究に基づいて全く正常な胸腺を有する子どもに対してX線照射治療がなされ、一部の子どもには後に甲状腺腫瘍が発生してしまうことにつながった［70］。

20世紀後期になると、SIDSの発症機序となりうる多くの学説が提唱されることとなった［71–76］が、英国では1971年時点まで死亡診断書の診断名としてSIDSを用いることはできなかった。なお世界保健機関（WHO）の国際疾病分類（ICD: International Classification of Diseases）において乳児突然死に対し初めて独立したコード（コードナンバー798.0）が与えられたのは、1979年のことである［53］。

我々のSIDSの発生機序に対する理解はまだまだ不十分であり、最近でも相反する内容の論文が数多く発表されていることにもそのことは現れている。1977年にFroggattが行った「学術活動に真摯に取り組む科学者が提唱した学説も、いかさま師が流布する風説も、騙されやすい人の目には似たようなものに映るのである」とのコメント［77］は今日でもあてはまるものであり、文献検索を行う研究者はその点を肝に銘じるべきである。1960〜1983年の間に発表されたSIDSに関する文献やそれに関連する文献は1500編とされている［78］が、2010年5月の

時点では Pubmed で検索されるそれらの文献は 9322 編にまで達しており、文献レビューを行うだけでも大変骨の折れる、時間を浪費する作業であるということができるであろう。研究論文を評価する 1 つの方法は、初期調査がどの程度行われているかによって文献の信憑性をランクづけすることである。死亡現場検証や、剖検を含む包括的死後検査に不備がある文献や、それらの言及のない文献、あるいは科学的な裏づけのない根拠に基づいた文献を読み解く際には、批評的に行うことが重要である［79］。

疫 学

SIDS という用語はもはや用いるべきではないという報告も散見される［80–82］が、狭義の SIDS の診断基準を満たす典型的な事例は、現在でも継続して発生している。リスク要因がすべて揃っているという事例ばかりではない［83］が、リスク要因を多く持つハイリスク群においては、およそ 1％ の割合で SIDS が発生しているとされている［84］。

発生率

米国における SIDS の発生率は、かつては地域によっては出生 1000 人あたり年間 6 人以上とされており、損失生存可能年数（YPLL: years of potential life lost）の観点からいって、65 歳未満の集団における死因として 7 〜 8 番目に重要な死因と位置づけられていた［85, 86］。最近では、リスクキャンペーンが実施されている地域におけるその割合は、出生 1000 人あたり年間 1 人以下まで低下してきている［37, 87, 88］。SIDS の発生は比較的稀になっているといえるが、それでもなお西洋諸国では、依然として生後 1 週以降の乳児における予期せぬ死亡の原因として最多のものである。

診断上の変遷

このセクションでは、学術的な意味での「診断の変遷」に関して言及するのではなく、診断を行う際の「用語の運用の変遷」によって生じた、死亡診断書に SIDS と記載された事例の割合の変遷について言及する。1970 年代に「間質性肺炎」と診断していた死因を SIDS に分類するようになったのも、このような用語の運用の変遷の一例として挙げられる。その結果、当時 SIDS との診断を受ける乳児死亡が増加したが、真に SIDS が増加したわけではなく、診断分類が変化しただけの話であることは明らかである。最近、多くの法医／病理学者が SIDS という診断名を用いずに、"unascertained（判然としない）" "unknown cause（詳細不明の）" "asphyxiation（窒息性の）" "undetermined（特定不能の）" などとの用語を用いて不詳死との診断を下す傾向にあるとの懸念が表明されている［89］。このような事態は、法医／病理学者が、(i) 何らかの診断を下すための陽性所見がない場合に、ある特定の死亡診断名をつけることに懸念を抱いていたり、(ii) SIDS と診断すべき事例と考えていても、後に死因が他者が窒息させたものであることが判明することもありうるとの懸念を抱いているために発生している、と考えられている［90］。このような問題は、標準化されたプロトコルの使用や SIDS の定義の共有が促進されていくことで、解決されていくはずである。現在では、乳児突然死の多くは安全でない睡眠環境下で発生していることが明らかとなっている。特に、機械的窒息が原因となった突然死であれば、死亡現場検証の手順を標準化することで、明確とできる可能性が高まるであろう［91］。

ただ、法医／病理学者の診断を下す上での「好み」という問題を考慮に入れたとしても［92］、1960 年代から 1980 年代にかけていくつかの国々では、真の SIDS の発生率が上昇していたという報告［93, 94］や、その後 1990 年代に真の SIDS の発生率は低下したという研究報告［7, 95–98］の数々は、そのような「好み」では説明しえず、真の発生率が変化したのであろうと推察される。

南オーストラリア州における 10 年間にわたる SIDS 事例の発生数の推移を、図 14.2 と図 14.4 に示した。生後 1 か月未満を除くと月齢が低いほど発生率が高く、また季節では冬に多いことがみてとれる。この季節による発生率の差異は、SIDS の「リスク低減キャンペーン」の実施によりほとんどなくなり、SIDS 発生数そのものも減少している。また、その他にも SIDS は男児により発生しやすいことや、SIDS の発生率は年ごとに変動することも判明している［99, 100］。南オーストラリア州における検討では、最近の SIDS の発生率は出生 1000 人あたり年間 0.5 人であるが、年によっては出生 1000 人あ

第 6 部　乳児突然死症候群

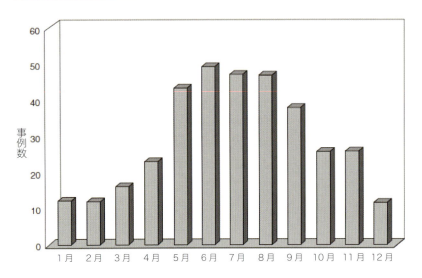

図14.4　南オーストラリア州におけるSIDSの「リスク減少キャンペーン」以前の1980年代のSIDSの月別発生件数。キャンペーン以前は、SIDSの発生は典型的にはこのように冬にSIDS発生のピークが認められていた（オーストラリアの冬は、5月から9月に該当する）。

たり年間2.5人にまで達した年もある［101］。ただ冬に発生のピークがあるのはSIDSに特有のものではなく、他の疾患で実証されたものも存在する、という点にも留意をする必要がある［102］。

死亡乳児の特徴

死亡乳児は、女児に比して男児に多く、未熟児出生の既往があることが多い［103, 104］。ただしこれらは明確に実証されているわけではない［105］。好発時期は生後2か月から4か月であり、妊婦健診が未受診であったり、妊娠期に長期入院の既往があることも高リスクとして挙げられている［106, 107］。

乳児はたいてい睡眠後に死亡しており、発見時は寝かされたベッドの中で発見される［108］が、SIDSはあらゆる時間で発生しうるものである［109］。また曜日でいうとSIDSの発生は、週末に多いとされている［110］。また死亡乳児は、出生順位が早い児であることが多く、死亡の数日前に軽微な呼吸器症状や消化器症状をともなっていた事例も散見される［111–113］。少ない体動、異常な啼泣、環境刺激に対する低反応性などの行動もSIDSの高リスクと報告されている［114］が、そもそもSIDSの臨床症状は非特異的であることが特徴であり、これらがSIDSの予測因子として有用であるとの見解は疑わしい［115］。双胎児の場合、SIDSの発生リスクが2〜4倍高いとの報告がある。おそらくこれは双胎児の場合、早産・低体重出生となることが多く、また同質の環境リスク要因へ暴露されていることが原因であろう［116, 117］。

SIDSが低出生体重児に多いことは明らかであるが、一方で肥満が乳児においても突然死のリスク要因になりうることが示唆されている。肥満の存在によって横隔膜が上方に圧迫され胸郭コンプライアンスが減少すること、咽頭への脂肪沈着を認めることなどにより呼吸機能が阻害されることが、その原因と推察されている。幼若動物の研究では、肥満の存在により呼吸機能が低減することが明らかとなっている［118］。

環境的要因

うつぶせ寝

睡眠時の体位と乳児突然死との関連性については、既に1944年にAbramsonによって報告されており、「通常の養育としてうつぶせの体勢で乳児を寝かせることは、児のそばでみていることができる場合を除き慎むべきであり、特に夜間うつぶせ寝で寝かせることは絶対に避けるべき行為である」とのコメントがなされている［119］。しかしながらこの助言は受け入れられることなく、1954〜1988年の間に出版された多くの標準的な教科書では、うつぶせ寝が推奨されていた。この過ちにより、およそ6万名もの乳児の命が不必要に損なわれたと試算されている［120］。

1980年代に入り南オーストラリア州のBeal［121］や、オランダのDejongeefaら［122］によって、再び睡眠時の体位と乳児突然死の間の関連性が着目さ

れることとなった。De JongeとEngelberts［123］は、オランダで乳児へのうつぶせ寝が勧奨された1970年代初期以降にSIDSの発生率が上昇していたことに気づき、1992年に報告を行っている。このDe Jongeらの報告を契機として、うつぶせ寝の実施率が約30％低下し、並行してSIDS発生率は40％低下した。同様の研究は引き続き英国でも実施され、乳児をうつぶせ寝にした場合のSIDSの相対発生リスクは、8.8倍であると判明した［124］。この研究は後方視的研究であるとの批判はあるものの［125］、後に行われた2つの研究によって、このような状況下においては、思い出しバイアス（recall bias）は主要な交絡因子ではない、ということが示されている［126, 127］。

睡眠時の体位とSIDSとの関連性についてはそれ以降もさまざまな議論がなされている［59, 128–132］が、多くの研究ではうつぶせ寝を「SIDS発生の相対リスクを3.5～9.3％程度上昇させる高リスク因子」として捉えており、現在ではうつぶせ寝とSIDSとの関連性は確立されたものとの認識に至っている［133–162］。

側臥位で寝かされた乳児も、結局転がってしまいうつぶせ寝となるため、SIDSのリスク因子と考えられており、さらには初めてうつぶせで寝かせられた乳児（「不慣れなうつぶせ〈unaccustomed prone〉」と俗称されている）は、SIDSを発症するリスクがより高いとされている［163–166］。後者は保育所におけるSIDS発生の主要因の1つであることが判明している［167］。

うつぶせ寝による死の機序は単なる窒息である、というあまりにも単純な仮説が、時に見受けられる。もちろん、もし乳児がマットレスとベッドの間に滑り落ち上気道が閉塞すれば、確かに窒息は発生しうる。上気道が閉塞したまま身動きがとれず長時間経過した場合、全例が死亡するであろうが、うつぶせ寝にされた乳児の99％以上は死亡するわけではない。うつぶせ寝をさせた場合に死に至る機序は、単純な窒息よりもより複雑であり、横隔膜の可動域制限とそのための努力呼吸による横隔膜疲労、二酸化炭素の再呼吸、血管運動神経性緊張反射の低下による代償性頻脈の欠如、聴覚刺激に対する心臓反応の低下を含む覚醒反応の鈍化、睡眠パターンの変化、脳血流の障害、鼻軟骨の歪曲による上気道閉塞、下顎骨の後方転位、柔らかい寝具、鼻咽頭細菌の過剰繁殖、加熱、など多くの因子が関与している。乳児のうつぶせ寝は好ましくない換気血流比をもたらしうる、との報告もある［158, 168–187］。

乳児が顔を下にして寝た時に生じうる有害作用を幅広く考えると、うつぶせ寝はSIDS以外の死亡も引き起こしうるということは驚くべきことでも何でもないといえる［188］。

腹臥位で死亡した乳児に対する実にもっともらしい説明として、「頭部重量による鼻の扁平化と舌の下方偏移により生ずる上気道閉塞」はまずはじめに言及されたものである［189］が、これだけでは説明困難な事実も多く存在している。例えば、あるケースシリーズ研究において、腹臥位で寝ている乳児が直接顔を下にしているのはたった3％であり、ほとんどは顔を横に向けた状態であったと報告されている［190］。Orrらは、無呼吸エピソードの長さや割合と睡眠姿勢との間に期待されるような関連性は確認されなかった、と報告している［191］。

うつぶせ寝にされた乳児は高い濃度の二酸化炭素に暴露されている［192］、という示唆は初期の文献で既に相反する研究報告がなされている［193］が、頭部周囲のカバーの下やクッションの中などに、ごく限局的に気流の変化が生じている可能性は否定できない［194–196］。キルト（掛け蒲団）がSIDSのリスクを上昇させる、という可能性も相反する研究結果が報告されており、SIDSで死亡した乳児の25～41％に頭部にキルトの覆いかぶさりがあったと報告されているものの（対照群の8倍）、これにより苦悶状況下でSIDS児が死亡したかどうかは、いまだ明らかとなってはいない［197–201］。家庭でファン（送風機）が回っている場合に、室内の気流が循環することで、再呼吸状態となっている場合であっても高濃度の二酸化炭素を呼吸しなくて済むようになるか否かも、依然としてはっきりしていない［202］。

酸素欠乏原因説は、昔から存在しているSIDSの原因説の1つであり、1869年にはW. W. Hall［203］が「多くの乳児がベッドの中で死亡した状態で発見され、両親による覆いかぶさりが原因であるとみなされている。ただし、何者かが（もしくは同じような大きさの何らかの物体が）、乳児の気道をふさぐ体勢でずっと覆いかぶさり続けていたと考えること

第 6 部　乳児突然死症候群

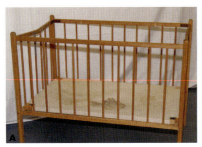 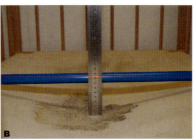

写真 14.5　底面がたわみ明らかな凹みが生じている古いベビーベッド（A）。このようなベビーベッドを乳児に使用した場合、この凹みによって致死的エピソードが生じうる（B）。

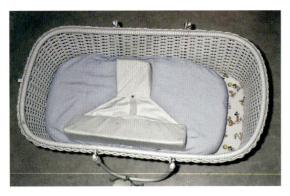

写真 14.6　腹臥位で乳児を固定するための楔形のプラスチック製器具。

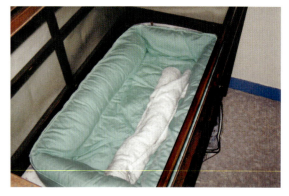

写真 14.7　滑らかな筒状のベビーベッドに巻いたタオルが置かれている。タオルとベッドの隙間に生じた空隙は、致死的エピソードを生じうる。

は馬鹿げている。乳児が死亡した原因は、物理的窒息ではなく綺麗な空気の欠乏、つまり酸素不足である」と端的に述べている。

　仰向け寝は胃内容物誤嚥のリスクを上昇させる、との研究報告もなされてきた。もちろん胃内容物の誤嚥が死を引き起こしうるということはよく知られている [204]。しかしながら、このような機序による致死的事例は、仰向け寝推奨キャンペーンが行われた以降も特に増加していない [205]。仰向け状態で死亡していた乳児は、何らかの致死的疾患が潜在的に存在していた可能性がより高いということができる [206]。

　乳児が成人と一緒にソファーで寝た場合に SIDS のリスクが上昇するという複数の研究報告がある [207–209] が、そのような事例の死因は嵌り込み（wedging）や覆いかぶさりによる窒息の可能性が高く、そもそも SIDS 事例に分類すべきではないと著者は考えている [210–213]。

　死亡現場検証を尽くし、睡眠時の体位の再現を行うことは、このような事例の死因を解明するためには必須の事項であり、その際の包括的評価には、死亡乳児の寝ていた寝具表面の易圧迫性の程度の確認も含まれる。例えば、柔らかく容易にたわむ寝具の場合、乳児が嵌り込む谷間が形成されてしまう可能性がある（写真 14.5）[214, 215]。乳児が腹臥位に転がることを防ぐために何らかの器具（写真 14.6, 14.7）を用いることは、残念ながら乳児が一旦寝返り腹臥位なってしまった場合に、その体位から戻れなくしてしまうので、使用すべきではない [216]。

　睡眠時の体位を評価する上での問題点として、養育者から得られる情報は信頼性が低いということが最近わかってきた。例えばある研究では、発見時の体位に関して最初に得られる養育者からの情報は、12.4％が不正確であったと報告されている [217]。また死亡時体位が記録されていた 32 名を検討した研究では、横向きあるいは仰向けで発見されたと説明された乳児のうち 6 名に、前面（胸側）に固定死斑が存在しており（写真 14.8）、説明とは異なり死亡児が死後しばらくの間うつぶせの状態であったことが示唆された、と報告されている [218]。剖検時に客観的に捉えられた所見と養育者の説明の食い違いが生じる理由としては、記憶違いの場合や、不用意に遺体が移動させられていた場合などが挙げられる。乳児をうつぶせに寝かせたままにしておいたと話すことで、乳児の安全性に留意していなかった養

第 14 章　乳児突然死症候群

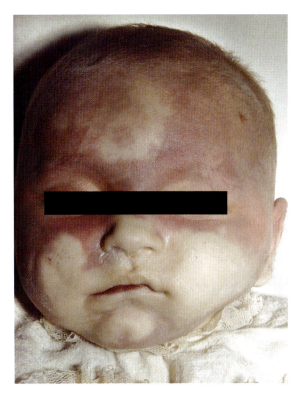

写真 14.8　顎・鼻・頬に死斑を認める乳児。本児は死亡した状態で発見されたが、死斑は既に固定しブランチング（白化部分）をともなっている。このことは、本児は死後かなりの時間うつぶせの状態で置かれていたことを示している。

究報告を受け、一部のグループからは頭蓋骨成形ヘルメットを装着することや、時には外科的矯正術の実施まで提唱された。ただし多くの事例で、睡眠中の乳児の頭位を交互に入れ替えたり、覚醒中にうつぶせの体位をとらせるといった簡単な方法を用いることで、年長児になれば頭蓋骨の変形は認められなくなったことから、長期的にみれば大した問題にはならないといえる［224］。健康な子どもにおける斜頭の発生率は生後 8 か月の時点で 19.7％と報告されているが、生後 24 か月時点ではその比率は 3.3％にまで減少していることからも、このことは明らかである［225］。

うつぶせ寝により増悪しうるその他の病態

うつぶせ寝により覚醒反応の低下や換気／血流比の悪化が生じることを考慮すると、心筋炎やうっ血性心不全などの致死的な臓器障害を発症している乳幼児をうつぶせ寝にさせることは、さらなるリスクの増大をもたらす可能性が考えられる。しかし、そのような事例においてうつぶせ寝がどの程度死に寄与したのかを判断することは困難である。

たばこ煙への暴露

相反する研究報告も存在するものの、一般的には出生前後にたばこ煙に暴露された乳幼児は、SIDS のリスクが 5 倍に増加するとされている［226–232］。正確なメカニズムは明らかとはなっていないが、SIDS で死亡した乳児は対照群に比して体重や胎盤重量が軽いと報告されており、喫煙は子宮内環境に有害な影響をもたらすことで、SIDS 発症のリスク因子となっていると考えられている［233–235］。死後の血液、硝子体液、尿、組織内のニコチンおよびコチニン濃度を評価することで、死亡前のたばこ煙への暴露の程度を客観的に評価することができる［236］。また SIDS で死亡した児は、たばこ煙や自動車の排気ガスの副産物である二酸化窒素の高濃度暴露を受けていた可能性がある、との研究報告も存在している［237］。

生後体重増加が少ない場合、SIDS のリスクが増加する［238］。動物実験では胎盤が小さいほど低体重や著明な低肺重量となることが示されている［239］。しかしながら、対照群と SIDS 群とで胎盤重量に変わりないとする研究もあり［240］、やは

育者であると思われることを危惧し、養育者がうつぶせ寝にしていたことを否認している可能性もある。理由は何であれ、腹臥位で死亡した乳児が仰臥位であったと報告される可能性は十分にあり、そのことが将来、疫学研究を行う際の交絡因子になる可能性が危惧されている［218］。

もう 1 つの問題点として、医療者が両親にいまだに乳児をうつぶせや横向きに寝かせるように助言し続けている、ということが挙げられている。超低体重出生児のケアにあたる医師や看護師の間でこのような問題があることは、米国や英国から報告されており［219, 220］、また南オーストラリア州において行われた助産師の運営するヘルプラインの調査研究でも、そのように報告されている［221］。

斜頭（Plagiocephaly）

Back to sleep キャンペーン（仰向け寝推奨キャンペーン）以降、新生児の頭蓋骨変形（骨癒合をともなわない斜頭）、多くは後頭部の片側の偏平化、の増加を認めたと報告されている［222, 223］。この研

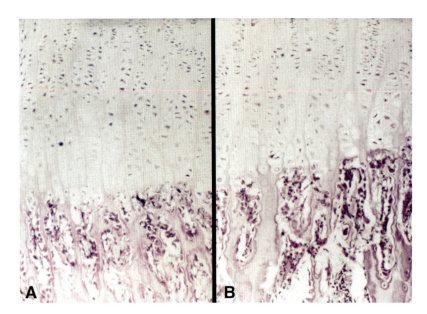

写真14.9　成長板の組織所見。構造物は整然と配列しており、骨新生の場である骨髄に隣接して肥大した軟骨細胞が認められる。SIDS事例（A）と対照事例（B）との間に明らかな違いは認められない。

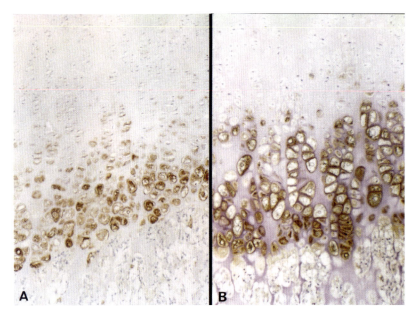

写真14.10　免疫染色でも、SIDS例（A）と対照例（B）とでは、成長板に明らかな違いは認められない。

り相反するエビデンスが存在している状況にある。SIDS事例では肋骨成長板の成長障害が認められるとの報告もあるが、これは組織学的にも形態計測学的にも証明されていない（写真14.9–14.10、図14.11）［241, 242］。

　たばこ煙に暴露された乳幼児で覚醒障害をきたすことは実証されているが、たばこによって心機能の自動調節能に変化が生じる可能性が指摘されている［178, 243–245］。さらに、出生前にたばこ煙に暴露された乳幼児では、賦活睡眠（深睡眠）中の閉塞性無呼吸のエピソードが増加するとともに、覚醒閾値の上昇が認められるとの研究報告もある［246］。ただ残念ながら、Avon両親・子ども縦断調査研究（ALSPAC: Avon Longitudinal Study of Parents and Children）では、英国や米国において妊娠中に喫煙する女性は減少している一方で、SIDSにより死亡した乳児の母親の喫煙率は57％から86％に増加していた、と報告されている［247］。

高体温

　SIDSで死亡した乳児には、体温上昇や夜間の大量発汗が認められていた可能性が指摘されており

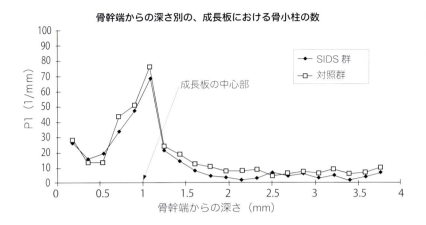

図14.11 骨幹端における成長板1mmあたりの骨小柱数を、SIDS事例と対照事例とで比較したグラフ。両者間で差異は認められなかった。

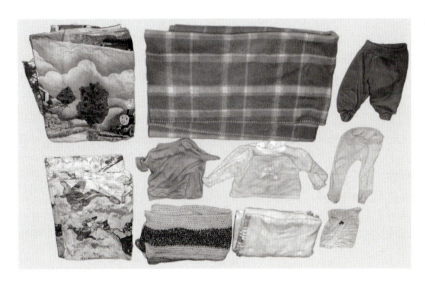

写真14.12 SIDSにより死亡した生後5か月齢の女児の死亡時の着衣。上下2枚ずつを重ね着した上に、厚手のキルトと毛布がかけられていた。警察官による死亡時の現場検証では、居室は暖かく、特に寒くはなかったとのことであった。

[248, 249]、これを受け高温環境とSIDSに関する研究がさまざまに行われてきた。悪性高熱の患者[250, 251]や無汗性外胚葉性形成異常の患者[252, 253]において、突然死と高体温との関連性が指摘されているが、SIDSによる死亡においてこれら疾病の占める頻度は極めて稀である。高温環境にさらされ高体温で死亡した乳幼児において胸腔内点状出血が認められたとの研究報告もあり、SIDSと高体温の関連性が示唆される[254]。ただしこの研究報告はSIDSと悪性高熱との関連性を示すことを主目的としたものであり、研究結果は選択的バイアスの影響を受けている可能性が指摘されている[255]。

SIDSにより死亡した乳児に認められる高体温は、感染に対する反応や褐色脂肪組織の増加などの内因性のものの可能性もあれば[256]、暖房や着せすぎなどの外因性のものの可能性もある[257–259]。寝具のかけすぎは、特に生後70日以降の乳児におけるSIDSの独立したリスク要因であるとされている[124]。BassはSIDSを同時に発生した双胎事例13名の検証を行い、8名（62％）において過度の暖房といった外的要因により高体温が起こった可能性がある、との報告を行っている[260]。ただ幸運なことに、多くの健常乳児には十分な体温調節能が備わっているということがさまざまな研究で示されている[261]。

乳幼児はその相対的に大きな頭部で多量の熱を放散するため、マットレスに顔の大半をつけてうつぶせに寝ている乳幼児の頭に帽子をかぶせたりブランケットをかけたりする行為は、熱交換を阻害してしまうこととなる[262, 263]。室温が上昇した場合、この傾向は41％の事例で顕著になり、特に感染症に罹患中の場合は50％の事例で顕著になった、と

の報告もある［264］。

乳幼児の「くるみすぎ」は、気温がやや低下した時に養育者が上着やブランケットを過剰にかけてしまうことで起こる傾向にある（写真14.12に一例を提示した）これは近年の新しい問題ではなく、1748年には既にWilliam Cadogan医師により「第一の大きな誤解は、新生児には着させすぎて困ることはない、と考えられていることである。この偏見が、かけたりくるんだり巻いたりといった過剰な行動につながっている」との言及が行われている［265］。

Wailooらの研究によると、わずか4.4℃の室温の低下に対しても、養育者は乳幼児に188％の防寒対策を行う、と報告されている［266］。養育者が発熱している乳幼児に対し、上着をさらに着せることも多い［267］が、これはある種の伝統的な医療行為として推奨すらされている。頭部が寝具で覆われた場合、深部体温が大幅に上昇することが動物実験で示されている［268］。

体温上昇が突然死の発生にどのような役割を果たすのかはよくわかっておらず、これまで迷走神経性の大脳虚血、サーファクタントの変性、喉頭閉鎖反射亢進、けいれん、無呼吸、呼吸失調、呼吸化学受容体機能不全など、さまざまな機序が考えられてきた［265, 269-274］。

しかしながらこれまでに得られたエビデンスをすべて斟酌した場合、高体温は主にうつぶせ寝の乳幼児のリスク修飾因子と考えられている［124, 199, 275-278］。

添い寝

親のそばで寝ている乳児は、覚醒頻度が高いためにSIDSのリスクが低減する、という研究報告が蓄積されつつある［279-285］。しかし一方でその機序は不明ながら、母が喫煙者の場合、添い寝での乳幼児死亡リスクは2倍に増えるとされている［286, 287］。非喫煙者の両親との添い寝がSIDSのリスクを増大させるという明らかなエビデンスはないと考えられている［207］一方で、ScraggとMitchellは、非喫煙者の母親との添い寝での乳幼児死亡の相対危険度は1.42（95% CI 1.12-1.79）である、と具体的な数字を出し報告している［166］。添い寝の状況下で発生した窒息死の症例報告も複数存在している。

世界のさまざまな国々で添い寝は日常的であり、特筆すべき乳幼児死亡率の増加も認められない。やわらかいマットレスの上で寝かせる、肥満の養育者・睡眠薬服用した養育者・酒に酔った養育者などと子どもを添い寝させるというような研究自体が危険であった可能性も指摘されている［288, 289］。異文化間研究を深めていくことで、これらの問題はより明確化していくものと思われる［290, 291］。アイルランドで実施された研究では、添い寝の死亡リスクは低出生体重児で増加し、さらに寝具が多いほど、一緒に寝る大人が多いほど、リスクが高まると報告されている［292］。常識的に考えて、これらの要因はすべて窒息のリスクを増大させるものと考えられる。

乳幼児は一過性上気道閉塞に続発する無呼吸や、低酸素による血中酸素濃度の低下に脆弱である可能性がある［293, 294］。ベッドで授乳中に母親が入眠してしまい、母親の乳房により窒息死する事例もある。このような事例が産院内で発生したとの報告もあり、古くは100年前の文献でもこのような症例報告がある［289, 295, 296］。残念ながら、このような事例の場合特異的所見に乏しく、剖検によっても窒息死であるかSIDSによる死亡であるかの鑑別を行うことは困難である［297, 298］。つまり、添い寝によって突然死の事例が増加する正確な機序は判明していないものの、事故による窒息死事例が一定の割合を占めていることは否定はできない。Blairら［208］は英国における添い寝中のSIDSの発生が、この20年間（1984～2003）で12％から50％に増加した、との報告を行っているが、同様に南オーストラリア州で行われた研究でも添い寝中のSIDSの発生は、1983～1990年の7.5％に比べて、1991～1993年の1990年代前半では32.3％と増加傾向にある、と報告されている［299］。

外的刺激により深睡眠が減少し、呼吸パターンが変わり、神経系の成熟が促進される、との報告もあり［300-302］、親との添い寝はより望ましく、SIDSのリスクの低減につながる可能性もある。それゆえに両親のベッドのそばにベビーベッドを設置し、その中に乳児を寝かせるというのが最も妥当なようである。そうすることにより、安全な環境下で両親の近くにいることができ、授乳にも便利である。重要なのは「ベッドシェア」ではなく、「ルームシェア」がなされるべきであるという点である［303, 304］。

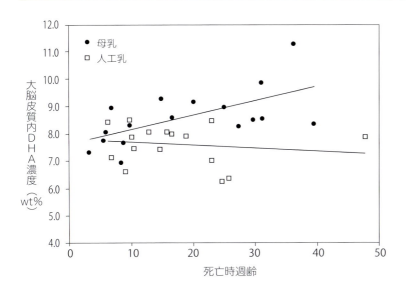

図14.13 母乳栄養児と人工乳栄養児の大脳皮質内DHA濃度。母乳栄養児で有意な増加が認められている。

窒息の可能性の増加とSIDSのリスク軽減とのバランスをとることが重要であり、ハイリスク群の乳幼児を正確に把握しうるようになるまで、そしてリスクを上昇させる状況の予測が正確になしうるようになるまで、ルームシェアという方法がおそらく最上の安全策であると思われる。ただもちろんそのようにしたとしても、SIDSで死亡することを完全には防ぎえないことには、疑いの余地はない。

養育者の特徴

SIDSの死亡児の母親は、20歳以下の若年、低所得層、短期間での繰り返す出産歴がある、といった傾向にあると報告されている［305–311］。父親が若年の場合も、リスク因子と考えられている［312］。

Kraus、Greenland、Bulterys［103］の研究では、世帯収入を補正した場合、母親の婚姻状況とSIDSとの間に関連性は認められなかった、と報告されている。この研究結果は、MehlとMalcolmがニュージーランドで実施した際の研究をもとに、シングルマザーであることがSIDSの3大リスクの1つ（残りの2つは、低出生体重児と母親がマオリ族であること）と報告しているのと、対照的である［313］。ニュージーランドで行われたもう1つの研究でもSIDSとシングルマザーとの間に関連性が認められたと報告されており［314］、Goldingによってなされた文献レビュー研究でもそのように報告されている［315］。なおSIDSにより死亡した子どもでは、早産や子宮内発育遅延などの妊娠／周産期合併症を認める割合が高いとも報告されている［316］。

母親の血液型とSIDS発症との関連性（O型とB型の場合、SIDSの発症率が高い）について報告している文献も存在している［105, 317］。ただしこれらの研究は、人種別のコントロール群の設定がないなどの不備も多く、血液型とSIDSとの関連性が証明されているわけではない［318］。また、両親の精神科入院治療歴はSIDSの高リスクであるとの報告もある［319］。

母乳の役割

母乳栄養児においてSIDS発生率が低いことを示した研究報告［320］が発表されたが、社会的／経済的状況や喫煙習慣についての調整がなされていないとの批判が寄せられ［315］、母乳がSIDSのリスクを低減するか否かについては、その後も活発に議論がなされてきた。ただ、母乳栄養児は人工乳栄養児に比べて明らかに覚醒状態が良好で、感染率が低く、保護的役割を果たしている可能性は十分にあると思われる［199］。

脳組織中のドコサヘキサエン酸（DHA）濃度は、母乳群に比べて人工乳群で低値であると報告されている。DHAは神経系の成熟に必要であることより、SIDSの発生に何らかの関与をしている可能性があると考えられている（図14.13）［321］。その他にも、人工乳栄養がSIDSのリスク因子であることを示す複数の研究報告がなされたものの［322］、一般的にこの考え方が受け入れられることはなかった［39,

母体の薬物摂取

前述のように、妊娠前後の母体の喫煙は SIDS のリスク因子とされている［325–327］。ただしニコチン以外の種々の違法薬物や処方薬物の乱用が SIDS に及ぼす潜在的影響を判断することは、それらがしばしば併用して使用されていることから、しばしば困難である。例えば、母親がコカイン使用者である子どもは、心肺機能の異常や心電図パターン異常を認める頻度が高く、突然死のハイリスク群であると報告されている［330–334］が、コカインと他の環境上のリスク因子とを完全に切り離して扱うことは困難であり、種々の研究で相反する結果を生み出すこととなっている［328, 329］。

オピオイドの乱用もまた、乳幼児死亡のリスクを増大させる［335–337］。母乳栄養児は母乳中のオピオイドに暴露されることとなり、呼吸停止のリスクが増加する［338］。アンフェタミンも母乳中に移行し、乳児に薬理効果を及ぼす。

SIDS 児の母親では乳幼児突発性危急事態（ALTE）のエピソードを持つ子どもの母親に比し、妊娠中のカフェイン摂取量が少なかったとの報告［341］は一編あるのみで、一般的には妊娠中のカフェイン摂取量と SIDS との間に関連性は認められていない［339, 340］。一方、産後のアルコール摂取は、乳幼児死亡のリスク増大に関与していることが判明している［342］。

乳児の薬物への暴露

Smialek と Monforte の研究［343］では、SIDS で死亡した乳児 103 名中、死後の薬毒物スクリーニングで陽性を呈した事例はなかったと報告されている。一方で、Hickson らは、薬物過量摂取により無呼吸を呈した乳児 9 名をまとめ、症例報告を行っている［344］。Kahn と Blum は、コントロール群に比し SIDS 群においてフェノチアジン系薬剤を含む薬物の陽性率が高かった、との報告を行っている［345］。ただこの報告は、Shannon と Bergman によって方法論的に致命的欠陥があるとの批判がなされている［346］。715 名のケースシリーズ検討では、コントロール群と比較して SIDS 群において薬物が同定された比率が低かったと報告されている［347］。この研究で薬物が同定されたのは月齢の高い乳児からであり、同定された薬剤量も異常な量といえるほどの量ではなかった、とのことである。このようにさまざまな研究が多様な結論を報告しており、SIDS と薬物暴露との関連につき評価することは困難である。研究対象とした母集団の違いにより薬物使用プロファイルが大きく異なっており、それが研究結果に大きく影響したとも推測される。しかし一方で、米国では 2004 ～ 2005 年の間に 2 歳未満の乳幼児約 1519 名が鎮咳薬や風邪薬に関連した有害事象を主訴に救急治療を受けていた、という気がかりな事実もある［348］。

多くの薬物で乳幼児に対する治療域というのは明確化しておらず、また乳幼児の薬物に対する反応も年長児と異なったものであることから、個々の事例における薬物血中濃度の持つ意味合いを解釈することは、しばしば困難である。乳児における低濃度での薬物使用が SIDS にどのような影響をもたらすのかも未解明のままである。乳幼児には全く安全とされている抗ヒスタミン薬のような鎮静剤でも、中には呼吸抑制作用が強く作用する事例が存在する可能性も否定はできない［349］。また、頻度の少ない有機系毒物はルーチンの薬毒物検査キットでは検出できないことが多く、個別に検出を試みたとしても可能性を完全に除外することは困難である［350］。

地域差

SIDS の発生率は地域により異なっており、北極や南極に近いより寒冷な気候で高い傾向にある［351, 352］。イスラエルや香港では出生 1000 人あたり 0.3 人の発生率であるのに対し［353］、南アイスランドやニュージーランドでは 7.3 と高くなっている［354］。

SIDS の全乳児死亡に占める割合は、他の疾患の死亡率により変化しうるものである。SIDS の発生率をヨーロッパの 2 か国（ドイツとフィンランド）で比較した調査では、フィンランドで SIDS の割合が高かった。診断方法の違いについても考慮する必要があるが、これは同国で呼吸器感染症による死亡数が少なかったためであった、と報告されている［355］。表 14.1 に諸外国における SIDS の発生率の違いを掲示した。

第 14 章 乳児突然死症候群

表 14.1 諸外国における SIDS の発生率の推移の違い

国 名	1000 生児あたりの SIDS 発生率（リスク低減キャンペーン前）	1000 生児あたりの SIDS 発生率（リスク低減キャンペーン後）
ニュージーランド	2.4–7.3	1.04
米国	1.7–3.06	0.77
英国	2.06–2.78	0.45
フランス	2.71	0.49
アイルランド	2.67	0.9
ノルウェー	2.34	0.6
スコットランド	2.3	0.6
ベルギー	1.72	0.6
カナダ	1.5	0.45
日本	1.2	0.3
スウェーデン	0.44–1.0	0.45
デンマーク	0.92	0.3
フィンランド	0.31–0.51	0.25
イスラエル	0.31	0.2
香港	0.3	0.1

出　典：Arneil ら [1059]；Biering-Sørensen ら [320]；Bloch [1060]；Fitzgerald [424]；Froggatt, Lynas, & MacKenzie [1061]；Hilton & Turner [1062]；Irgens, Skjaerven, & Lie [93]；Kahn ら [422]；Lee ら [1063]；Matthews, O'Brien [1064]；Nelson, &Taylor [354]；Newman [852]；Norvenius [1065]；Rintahaka, & Hirvonen [1066]；Shiono ら [1067]；Wagner, Samson-Dollfus,& Menard [1068]；Wennergren ら [1069]；Williams [353].

気候的要因

　SIDS は冬に多く発生し、気温の低さと関連があると推察されている [99, 356, 357]。オーストラリアでの SIDS 発生には地域差があるが、これは主に気温差によるものと考えられている [358]。このことから、低体温が SIDS のリスク要因でありうる可能性が示唆されている [359]。ただ、SIDS の発生率の季節差（冬のピーク）はいまだに存在するものの、SIDS リスク低減キャンペーン以降、その差は減少している [360]。一方で、1970 年代に行われたアラスカやスウェーデンの調査では、原因は不明であるが SIDS の発生率の季節差（冬のピーク）は認められていなかった [351]。なお、気圧と SIDS の発生との間の関連性は確認されていない [361]。

人種差

　人種間での SIDS 発生率に差異を認めたとの報告は多く [362, 363]、育児状況の違いに関係すると考えられてはいるものの、その原因は明らかではない [364–366]。東洋では SIDS の発生が少ないとするいくつかの報告がある [367] が、これはおそらく診断方法の違いによって SIDS ではなく窒息死として扱われた事例が少なくないため、との推察が行われている [368]。SIDS の発生率はアフリカ系米国人で高いとの研究報告もあったが、Kraus、Greenland、Bulterys の研究では収入や教育水準を調整することで、そのような有意差は消失したと報告されている [103]。同様に Kaplan、Bauman、Krous の研究では、これまで報告 [369] されていたようなアメリカ先住民での高い SIDS 発生率は指摘できなかったと報告されている [370]。Irwin、Mannino、Daling ら [371] の研究でも、ワシントン州在住のアメリカ先住民女性で SIDS が多いのは、遺伝的素因というよりむしろ、若年出産や多産などのリスク要因によるものであったと報告されており、この結果を支持するものであった。

　ただ一方で、一部の先住民やアフリカ系米国人において、乳幼児死亡率が高いのもまた事実である [372–377]。特に孤立した集落内で起きた死亡事例に関しては、十分な現場検証や剖検が常に行われているとはいえず、正確な死因を決定する事自体が困難である [6]。例えば、オーストラリアのクイーンズランド州北部では乳児の死亡は剖検をすることなしに SIDS と診断されてきた [378]。詳細な死因検証をすることなく乳児死亡を SIDS として扱うことは、残念ながら結局その地域に混乱をもたらすだけであろう。

　カリフォルニア州在住のアジア系乳児では、母国に比べ SIDS の発生率が高いと報告されており、環境や社会状況の変化が SIDS の発生に何らかの影響を及ぼしているということを示唆している [367]。表 14.2 にさまざまな人種、民族間における SIDS 発生率の違いを掲示した。

同胞の死亡

　SIDS で同胞 5 名が死亡したとの家族例の報告はあるものの [379]、同胞や双子が死亡した場合に SIDS 発生が 2～10 倍増加するという報告

表 14.2 人種間での SIDS 発生率の違い

人　種	発　生 (1000生児あたり)
アメリカ先住民	1.4–6.56
ニュージーランド在住のマオリ族	5.0–6.47
アラスカ先住民、イヌイット	2.17–6.28
英国在住のアフリカ系カリブ人	5.25
ニュージーランド在住のヨーロッパ人	1.8–3.86
ニュージーランド南部在住の太平洋諸島民（パシフィック・アイランダー）	1.2–1.86
カリフォルニア州在住のアジア人	0.51–1.5
英国在住のアジア人	1.18
香港人（98％が中国人）	0.04–0.3

出典：Adams [1070]；Blok [370]；Borman, Fraser, & de Boer [1071]；Bulterys [1072]；Davies [1073]；Fleshman & Peterson [1074]；Grether, Scnulman, & Croen [367]；Kraus & Borhani [1075]；Kyle et al. [1076]；Lee et al. [1063]；Tonkin [1077].

[380–383] は、母親の年齢や出産順位を補正し、環境危険因子を調整することで消失するとの報告 [384, 385] もあり懐疑的に捉えられていて、同胞における SIDS の発生率の高さは遺伝的要素よりむしろ同じ環境因子への暴露によると考えられている [386, 387]。一方、Peterson は SIDS が同胞に集積する原因として遺伝的要因は完全には除外しえないと述べており [388]、事例によっては遺伝的代謝性疾患などの可能性は残るといえる [389]。ミトコンドリア DNA の D ループにおける超可変領域 1（HV1）の塩基置換解析の結果からは、SIDS の一部の事例では遺伝的傾向がある可能性が高い、と報告されている [390]。ただマスメディアで報道されるような、「SIDS 遺伝子」というべき遺伝子が存在している可能性はまずないであろう。

同一家庭内で乳幼児死亡が繰り返される場合、意図的な上気道閉塞などの養育者の加害行為による死亡の可能性についても真剣に考慮する必要がある。繰り返しての受診歴があるような場合には、特に注意が必要である [391–394]。残念ながら、窒息死した乳幼児の剖検所見は SIDS 事例の剖検所見と何ら変わらない場合も多く、法医／病理所見のみを根拠に殺人の可能性を除外することは不可能である [260, 395–400]。窒息によって広範性の肺胞内出血は生じるものの [401]、点状出血、臓器うっ血、チアノーゼ、右心系うっ血、血液流動性、といった窒息の「古典的」所見は、診断の根拠になるわけではない [402]。

虐待死が予期せぬ乳児死亡の中に紛れている可能性はあり、DiMaio, D. J と DiMaio, V. J .M. は「SIDS が 3 例立て続くなどとは確率的にありえない。そのようなケースはまず間違いなく殺人である」と述べている [403]。ただ一部の研究者が提唱している「すべての SIDS 症例のうち 10 ％までもが gentle battering（口鼻閉塞による窒息死）による死亡である」との見解は、一般的な臨床的感覚を的確に表象しているとまではいいがたい [404, 405]。著者は、この「3 ストライク！　バッターアウト！」的な考え方には賛同できない。同一家族内で複数の SIDS の発生を認めた場合、QT 延長症候群の潜在や、先天性代謝障害などの先天性異常の潜在の可能性も考慮する必要がある。しかし、339 名の SUID（予期せぬ乳児死亡）事例を調査したドイツの研究では、17 名（5％）が非内因死であり、うち 12 名（3.5％）は当初 SIDS と診断されていたが、その後に殺人であることが判明した、と報告されている [406]。このことは、口鼻閉塞のような所見が残らない殺人や事故は、SIDS と誤診されうることを端的に表しているといえる。

同一家庭内で複数の乳幼児が死亡していた事例の研究で、Carpenter らは「繰り返す SUID 事例は、ほとんどの場合、内因死である」と結論づけている [407] が、データの再解析により内因死は 87％ から 43％ に減少したとの報告もあり [408]、批判にさらされている。この批判的論文の著者は、「Carpenter らの研究では、2 度目に生じていた SUID 事例の死因の多くは、情報不足のため確信をもって内因死と診断しうるものではなかった」と結論づけている。Carpenter の報告は、故 John Emery を共著者に据えた「同一家庭内の 2 回の SUID 事例の発生は、私の経験からすると 3 分の 1 の事例では明らかに異状死が疑われる」（もちろん、これは裏を返すと 3 分の 2 の事例では異状死を疑う所見は何ら認めないということを意味している）という研究論文とともに、「重大な誤誘導をもたらしうる論文」との指摘がなされているものである [409]。Bacon は、「同一家庭内で SIDS が立て続く確率は 200 分の 1 という報告もあれば、7 億 3000 万分の 1 という報告も

表 14.3　SIDS 事例の一般的な特徴

月齢 2 〜 4 児
男児
早産児
低出生体重児
生まれ順が早い
同胞が多い
妊娠の間隔が短い
うつぶせ寝
社会経済的地位が低い家庭
両親が若年（20 歳未満）
同胞に早産の既往がある
たばこ煙に暴露される環境
母体の薬物乱用
妊娠中の感染罹患の既往
母親の教育水準が低い

あり極めて幅広いが、いずれも正確であるとはいいがたい。ただいずれにしろ、『再発の可能性はあるがその確率が小さい』ことには間違いがない」と言及している [410]。

同胞が同時に突然死した場合には、一酸化炭素中毒、薬毒物中毒、熱中症、窒息、など考慮する必要がある [411–414]。

最近の傾向

SIDS の発生数の減少を受け、SIDS により死亡した乳児の家庭の社会経済的プロファイルに変化が生じており [208, 414]、SIDS が発生した家庭の多くは人並み以下の居住環境、家庭内暴力の存在、養育者の失業、不法薬物使用などの社会的問題を抱えた「カオスの状態（極めて混乱した無秩序の状態）」と称される状況にある、と報告されている [415–417]。複数のパートナーがいる、引っ越しを繰り返す、などの傾向も認められている。そのために十分な育児がなされていないと推測されるが、情報自体が得がたいため死亡時の検証には困難がともない、死因が不詳死にとどまりやすくなってしまうのである。劣悪な社会経済的状況は、乳幼児におけるその他のあらゆる死亡にとってもリスクとなりうる [418]。SIDS や予期せぬ子宮内胎児死亡との間には連続性があるとの示唆もこれまでなされてきたが、それぞれのリスク因子は異なっており、明確な連続性はなさそうである [419]。SIDS の疫学的特徴について、表 14.3 にまとめている。

診　断

現在の SIDS の定義が除外診断であるということを考えると、その他に突然死をきたしうるあらゆる疾患が考慮され、かつ剖検時に異常所見が認められた場合には、その所見に対して適切な解釈がなされた後に初めて、SIDS という診断が考慮されることとなる。それゆえに、特徴的ではあるものの決して診断的ではない病歴／剖検所見を呈する「典型的な」SIDS 事例に対応する際には、特にさまざまな困難に直面することとなる [420]。

剖検所見の比較対象となる適切なコントロール群が不足していることは、法医／病理学者や臨床家などにとって 100 年以上も前から大きな問題であり続けている。既に述べた、通常大の胸腺を異常腫大と判断してしまうといった、驚くべき誤診はその最たる例である。早期乳児期に事故で死亡した事例は適切なコントロール群となりうるが、そのような事例の発生は極めて稀である。適切な月齢のコントロール群との比較がなされるようになるまでは、SIDS の死後検査所見を過剰に有意な所見と捉えてしまう傾向は継続しかねない状況にあるのである。

国によっては、死後の検査／調査を実施しないまま、乳児死亡例を SIDS と診断してしまっているところも存在している。例えばオランダでは、かつて、生まれてから 1 年以内に死んだ子のわずか 50 〜 60％ しか剖検がなされていなかったと報告されており [421]、ベルギーでは乳児の剖検率は 25％ 未満であったと報告されている [422]。オーストラレーシア〔訳注：オーストラリアとニュージランドと近くの南太平洋の島々の全体を指す〕の一部では最近でも剖検なしで、あるいは法医／病理学者によらない剖検によって、死因を SIDS に帰してしまうことが起きており [6]、また最近まで乳児突然死症例に対しての開頭剖検は全例では行われていなかった [423]。その他の国々の乳児突然死症例に対する剖検率に関しては、0 〜 100％ まで非常に幅が広いとの報告がなされている [424]。

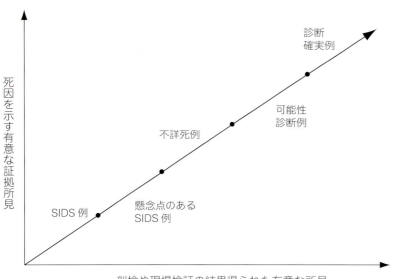

図14.14 SUID 事例における、現場検証・剖検と診断確実性との関係性を示したシェーマ。

　従前、剖検後に SIDS ではないとの診断が下される事例の割合は、乳児の突然死事例のうち 8～18％であった［425–427］。しかし、SIDS による死亡児の絶対数が減少し、相対的にその他の死因と判断される事例の割合が増加したことで、この割合はおそらく現在では 25％以上に増加していると思われる［428］。剖検が SIDS の診断に必須とされていない国や地域からの疫学的研究や病理組織学的研究の結果を解釈する際には、慎重さが求められる。とりわけ、少数の子どもを対象として導き出した病因論的な論述や結論についての文献解釈を行う際には、SIDS ではない症例が数例まぎれているだけでも、交絡的影響を与えうる潜在性が大きいため、特に注意が必要である。さらには、剖検は地域によって施行内容が異なるものであり、完全無欠の検査とは全くいえないものであるということも念頭に置く必要がある。

　SIDS の診断は、例えば心筋炎であれば組織の壊死と炎症細胞浸潤を認めることで診断しうる、というような「診断特異的徴候」をもって診断しうるものではない。それゆえに、おざなりにしか調査されなかった乳児の突然死例すべてが、無批判に SIDS との診断名を附せられるという可能性は極めて現実的なものなのである。Emery は、この SIDS という診断名があまりに性急に適用され、その他の内因死の可能性や、事故・殺人の事例が見逃されてしまう危険性について、指摘している［19, 429］。また剖検で生前の死亡児の様子を推定することには多くの困難があり、注意深く包括的な死後検査を行った事例ですら、当然のことながら見逃しは起こりうる。もちろん診断を確立する上で、剖検や現場検証の陽性所見が増えれば増えるほど、SUID（予期せぬ乳児死亡）事例に明確な診断が下される可能性は高まる（図 14.14）［90］。Avon〔訳注：英国の都市名〕の分類システムでは図 14.14 のような分類を採用しており、死亡原因が完全に不明な乳児突然死例を Grade Ia、明確な死因が特定した場合を Grade III としている［38］。

剖検実施前の諸段階

死亡現場検証

　乳幼児期・小児期に生じたすべての突然死事例に対して適切な現場検証を行うことの重要性は、強調して強調しすぎるということはない。米国小児保健発育研究所（NICHD）による SIDS の定義においてもこの点が、「包括的死後検査の中には、死亡現場検証が必ず含まれている必要がある」との文言で強調されている［21］。

　しかしながら死亡現場検証（DSI: Death scene investigation）はあらゆる地域や専門職に普遍的に受け入れられているわけではなく、「死亡現場検証を定義に加えることは当初いい考えだと思われたが、実際にはそれほど良いといえるものではなかっ

第 14 章 乳児突然死症候群

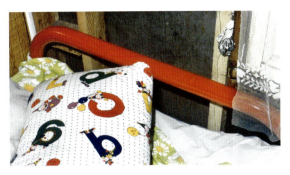

写真 14.15 突然死をきたした乳児の死亡現場検証の写真。本児は剖検までなされたが、当初の死因は SIDS とされていた。死亡現場検証を実施することで、本児は写真で示したベッドと壁の間に強く挟み込まれた状態で発見されていたこと、ならびに一度挟み込まれるとベッドを動かさない限り、体を動かすことができなかったということが判明し、「嵌り込み（wedging）による死亡」と診断変更がなされた。このような事例の存在は、適切な病歴聴取と死亡現場検証がいかに重要であるのか、改めて認識することにつながるであろう。

表 14.4　SIDS 事例の死亡現場検証において集めるべき重要な情報

乳児の月齢
医学上の既往歴
家族歴（含、同胞／同居乳幼児の死亡既往歴）
睡眠時にどのような配置で寝かされていたか（例：添い寝であったかどうかなど）
死亡前 24 時間の、すべての家族成員の詳細な行動記録
死亡時刻、死亡時の周辺環境
ベビーベッド／ベッドのタイプ
マットレスのタイプ（例：ベッドに対して大きいか小さいか、圧迫の際の復元の程度など）
プラスチック製のカバーの有無
着ていた衣服、寝具のタイプ
暖房器具のタイプ
死亡時に置かれていた体位
発見時の状況、ならびに蘇生実施の有無（実施していた場合、その詳細）
外傷の有無
その他、あらゆる気になる状況

た」とコメントされていることすらある［430］。ただし遺族感情に配慮しつつ、事故や虐待による死亡の可能性を示す証拠を的確に捉えるスキルと経験を身につけた人物による適切な死亡現場検証の実施がなければ、SIDS の診断や除外はしえず、死因の特定に重大な誤謬が生じることは明らかであり［431, 432］、そのような立場には同意しえない。例えば、嵌り込み（wedging）（写真 14.15）、覆いかぶさり、ビニール袋による窒息などの事故による乳児の窒息死亡例においては、剖検しても何らの所見も認められないことも多く、死亡現場検証が唯一の証拠となりえる［289, 433］。ウォーターベッド、やわらかい枕、羊皮のラグ、ポリスチレンのクッションなど、ある種の寝具は窒息と関連していることが明確となっており［54, 195, 434, 435］、壊れていたり、まともに組み立てられていないベビーベッドもまた潜在的に窒息を引き起こす可能性がある。その他に死亡現場検証で収集すべき情報としては、最終生存確認時間、発見時間、睡眠時の体位、寝具の量と質、ならびに各地域の SIDS データベースに列記されているその他の疫学的要因に関する事項、などが挙げられる［436］（表 14.4）。

　米国疾病対策センター（CDC: The Centers for Disease Control）が作成した、説明困難な乳児突然死調査（SUIDI: The Sudden Unexplained Infant Death Investigation）の報告様式は、予期せぬ乳児死亡の調査を行う際に行うべき標準的なステップがわかりやすく示されている［437］（巻末補足 II）。理想的には死亡現場検証は、トレーニングを受けた警察官と医療系専門職員が共同で、子どもがどのような状況で寝ていて、どのような状態で発見されたのか人形を使って再現提示しながら、写真やビデオの録取を含めて詳細に記録し、評価を行うべきものである。剖検を行う法医学者が死亡現場検証に立ち会っていない場合でも、そのような形で記録がなされていたならば、剖検前にそれらを参照することが可能となる。死亡現場検証を実施した人物と剖検を行う予定の法医学者の間で、議論を取り交わすこともまた重要である。そうすることで、特に気をつけておくべき問題点がないか、現場にあった寝具やベビーベッドなどを剖検実施の際に持ち込んだ上で確認や現場再現を実施する必要がないか、といった点について的確な意思決定を下すことが可能となる。そうすることで、養育者の供述の信頼性に関してのあらゆる問題点を明確化することができることとなる［214］。

　残念ながら、死後可能な限りすみやかに死亡現場検証がなされない限り、後日になってから正確な現場情報を入手し、原状復帰することはほぼ不可能である。確かに情報が多すぎると事例の評価がかえっ

第 6 部　乳児突然死症候群

表 14.5　SIDS 事例の医学的病歴を検証する際に留意すべき重要項目

詳細な妊娠・分娩歴
死亡するまでの成長・発達に関する記録
与えられていた食事のタイプ
ワクチン接種歴
既往病歴
死亡前の発熱の有無、呼吸器感染症状の有無、胃腸症状の有無
死亡前に投薬を受けていた場合、その内容
突然死の家族歴（特に乳児期や小児期の死亡履歴の有無）

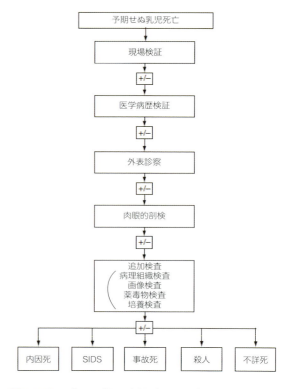

図 14.16　予期せぬ乳児死亡例に対する調査の各種段階。

て困難となる側面はあるが、一方で疑義のあるグレーな領域というのはより明確に線引きえるようになることが多い。他にも情報が少ないよりも多いほうが有益な点としては、第三者の視点からの再検証やピアレビューが行いやすいという点が挙げられる。専門職として何よりも苛立たしいのは、調査を行う上での重要な情報が欠けている複雑な事例のレビューを行わなければならない時である。

医学病歴検証

死亡した乳児の病歴の検証を行うことは、包括的剖検を実施する上での必須事項である。それにより先天性心疾患などの、特に剖検時に確認を行う必要のある潜在的に致死的な病態の把握を、剖検前に行うことができることとなる。特に死亡直近の病歴は非常に重要である。例えば、死亡前に軽微な上気道感染症や胃腸炎症状が認められていたという病歴は SIDS 事例において非常によくあることであるが、数日前から高熱が持続していたというような場合、致死的敗血症が潜在していた可能性を評価する端緒となる。

病歴聴取の際には、妊娠／分娩／出産歴、哺乳／離乳状況、ワクチン投与状況も詳細に聴取する（表 14.5）。また家族歴を聴取する際には、両親の基礎疾患／重大疾患罹患歴や、特に妊娠中の母親の喫煙歴などのたばこ習慣を含めた嗜癖／中毒の有無についても詳細に聴取する必要がある。同胞の基礎疾患／重大疾患罹患歴も詳細に聴取すべきであり、このことは代謝異常などの先天性の病態や、虐待の可能性を考えるきっかけとなりうる。ただし SIDS 事例から詳細に病歴を聴取したとしても、その他の SUID 事例と比して特に病歴上大きな差異が認められない、という場合がほとんどである［438］。

病理学的特徴

SUID 事例の調査を行う際には、死亡現場検証・医学病歴検証に加えて、可能な限り包括的な、広く受け入れられているプロトコルを利用した剖検が実施されなくてはならない［428, 439］。そのようなプロトコルとして、国際 SIDS 学会と米国小児保健発育研究所（NICHD）は共同で、国際標準化剖検プロトコル（ISAP: The International Standardized Autopsy Protocol）（巻末の補足 IV）を開発してきた。

体表診察、画像検査、体内診察（マクロ剖検）、病理組織学的検査（ミクロ剖検）、微生物学的検査、中毒検査、電解質／代謝異常検査、分子／遺伝学的検査など、プロトコルに明記されているすべての段階の検査が、診断に必要である（図 14.16）。危険な睡眠環境の影響下や何らかの薬物のリスク下で死に至る乳児死亡が少なくないことが徐々に判明してきている昨今、このようなプロトコルの使用が診断の

第14章　乳児突然死症候群

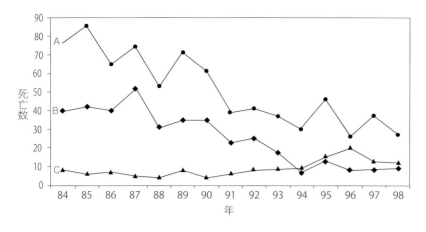

図14.17　1984〜1984年にかけての南オーストラリア州の年間乳児死亡者数の推移。乳児死亡総数（A）ならびにSIDSによる死亡数（B）は減っている。Cはその他のSUID事例の乳児死亡総数を示しており、事故による窒息事例や「不詳」と診断される事例が増えていることから、1994年以降上昇に転じている。

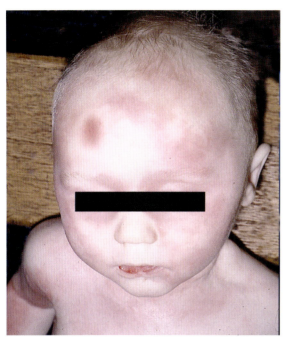

写真14.18　突然の予期せぬ死亡により剖検となった生後3か月齢の男児。前頭部の受傷機転不明の挫傷の存在は、虐待による死亡の可能性を示唆する。

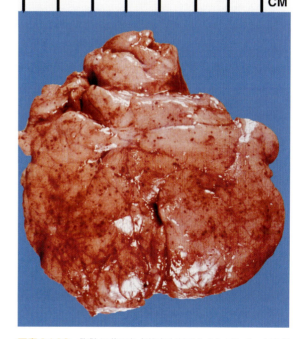

写真14.19　胸腺に著明な点状出血が認められている。本事例はSIDSではなく、肺炎球菌による敗血症による死亡事例である。

正確性を有意に向上させていることは明白である（図14.17）[428, 441–445]。プロトコルは、同一施設内の法医学者の間にすら生じかねない、剖検のやり方のばらつきを標準化することにも役立つ[446]。乳児死亡におけるプロトコルの重要性は既に証明されているにもかかわらず、米国のある調査では、ほぼ10％の法医学者が適切な形での全身骨レントゲン撮影の依頼をしていないと報告されている[447]。

肉眼的剖検所見

死亡後可能な限り早期に、適切な光源のもと、外性器肛門部、口腔、耳鏡／鼻鏡などを使った耳腔／鼻腔を含めた全身の包括的外表検査、を行う必要がある。死斑の分布やパターンにつき記載し、写真撮影を行う必要もある。またあらゆる形成異常に関してすべて記録に残す必要がある。受傷機転の説明が可能であるか否かにかかわらず、あらゆる外傷についても同様に記録に残す必要がある。乳児の挫傷は虐待の可能性を示唆する所見であり、認められた場合、必ず留意する必要がある（写真14.18）。潜在性の骨損傷の検索のために全身骨レントゲン撮影を行う必要があり、理想的にはトレーニングを受けた小

児放射線技師により撮影されることが望まれる。乳児の全身を1枚のフィルムで撮影する「ベビーグラム」には、潜在性骨損傷をスクリーニングする目的では望ましくないことは広く知られてきているが、米国の法医学者のいまだ30％が、全身骨レントゲン撮影としてベビーグラムを好んで用いている、との報告もある［447］。

最終的にSIDSで死亡したと考えられる乳児の肉眼的剖検所見は非特異的である（写真14.19）が、比較的認めやすい特徴的所見というものがいくつか存在する（表14.6）［448–451］。死亡乳児は一般的に栄養状態良好であり、蘇生行為によると考えられる医原性外傷を除き、外傷所見が認められない。医原性外傷の例としては、手首・肘・足などに認められる出血をともなう静脈穿刺痕、心電図パッドによる前胸部の圧痕、鼻孔周囲の挿管チューブに関連した圧痕、などが挙げられる。手はしばしば固く握りしめられており、寝具の繊維が指に握られていることもある。死後変化として、頸部皮膚が蒼白になり、衣服による圧迫にともなって皺壁ができていることもある。この所見を索状痕と誤診してはならない（写真14.20）［452］。

鼻孔や口の周りに、終末期の左室不全によると思われる肺水腫液が、白色の泡沫を混じた液体として観察されることがある（写真14.21）。水腫液は時に血性であることもあり、気管内に充満して認められることもある［453］。この液体内部に化膿した粘液が認められた場合、生前の上気道感染症が示唆される。口や鼻孔周囲に明らかに血液が付着している場合、心肺蘇生術が施行されていないならば、窒息の可能性が示唆される［454, 455］。上気道内の分泌物に血液が付着していた場合、程度によってその解釈は困難であり、疑義がある場合には、死亡現場や遺体安置所の寝具にどの程度血液が付着していたのかを精査する必要がある。

死斑とは、死後血液が死体の重力側に貯留していく過程をみているものである。循環停止直後から死斑は形成されるが、死後数時間は死体の体位変換によって「移動」する可能性がある。時間が経つと、死斑は「固定」され、変化しなくなる。これは死後に死体がどのような体位であったか示すのに役立つが、SIDSの乳児ではほとんどの場合、発見後に仰臥位にされるために、死斑は背側に出現しており、背臥位で死亡していたか、あるいは死後発見されて

表14.6　SIDS事例において認められる典型的肉眼剖検所見

形態学的に異常がない
栄養状態が良好である
蘇生行為による痕跡
鼻孔内の粘液
肛門周囲の糞便汚染
胸腺や胸腔内の点状出血
大きくうっ血した水腫状の肺
心臓内の流動性血液
固く締まった手指
空虚な膀胱

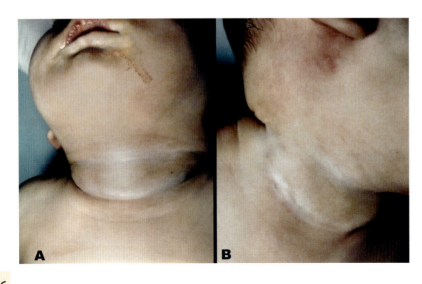

写真14.20　SIDS事例に認められた典型的な皮膚の皺壁形成。AとBはそれぞれ別の事例である。

第 14 章　乳児突然死症候群

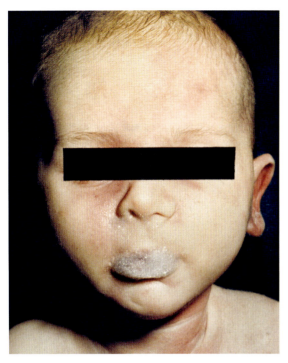

写真 14.21　SIDS により死亡した乳児。剖検時に口から泡沫を混じた肺水腫液の浸出が多量に認められた。

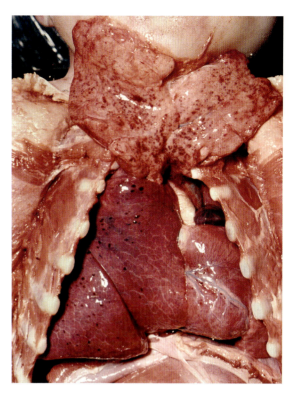

写真 14.22　SIDS の死亡児の剖検時胸部所見。胸腺や臓側胸膜上に、多数の点状出血が認められた。

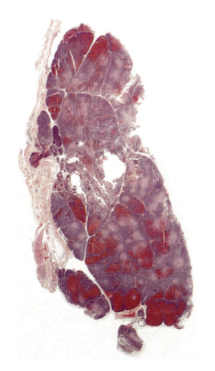

写真 14.23　SIDS 事例の胸腺の病理組織所見（全積載標本）。肉眼的に点状出血として確認された部位に一致して、多中心性の実質内出血が認められた。

すぐに背臥位にされたかは判然としない［218］。時に死斑の分布が、養育者の証言と合致しないこともある［218］。

開胸した際には、肺はたいてい腫大し、水腫状で、うっ血所見をともなっている。胸郭内の肉眼観察では、胸腺や心外膜や臓側胸膜の表面に多発する点状出血が認められることが多く（写真 14.22）、68〜95％の SIDS 事例にそのような所見が認められると報告されている［456］。点状出血の分布は、乳児の最終的な睡眠体位による影響を受けない［457］。点状出血を大動脈弓の基部や横隔膜天蓋部の胸膜面に認めることもあるが、胸腺頸葉の背部にはほとんど認められない［458］。胸腺の点状出血は、SIDS に特異的な所見ではなく、その成因は明らかとはなっていない。

顔面や頸部の皮膚の無数の点状出血や結膜出血の存在は、全身に点状出血が出現しうる髄膜炎菌感染、血液疾患、百日咳（強制的な嘔吐や咳嗽）などの状況が確認されない場合、胸部／頸部の圧迫による窒息を示唆する［398, 459–461］。多発性の点状出血が認められた場合にはその解釈はそれほど難し

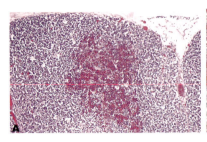 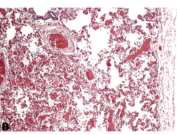

写真 14.24 SIDS事例の胸腺の病理組織所見（A）、ならびに肺胸膜下の病理組織所見（B）。肉眼的に点状出血が確認された部位に一致して、実質内出血、胸膜下肺胞内出血が認められた。

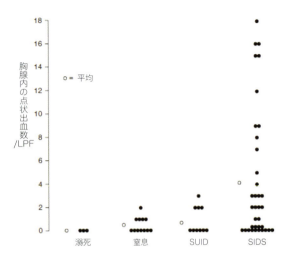

図 14.25 さまざまな病態において確認された胸腺内の点状出血の最大数を、低倍（LPF: low-power field）で確認し、比較したグラフ。オーバーラップはあるものの、SIDSにより死亡したグループが、一般的に点状出血の数が多いという結果であった。

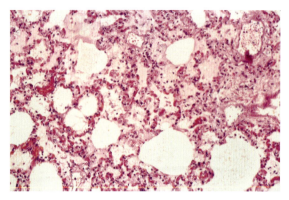

写真 14.26 SIDSにより死亡した乳児の肺の病理組織所見。うっ血所見とともに水腫液により肺胞が満たされている所見が認められ、所々にヘモジデリン沈着マクロファージが確認される。

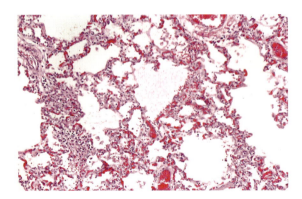

写真 14.27 SIDSにより死亡した乳児の肺の病理組織所見。肺のうっ血像や水腫像に加え、局所性の間質への慢性炎症細胞浸潤が認められる。

くはないが、1個や2個の点状出血しか認められないような場合その解釈が難しく、このような所見をもって窒息死が疑われるとの判断を、著者は行わないようにしている。その他にも、心臓内の流動性血液の存在や膀胱内が空虚であるという所見もSIDS事例で認める典型的所見であるが、やはり診断的所見とはいえない［462］。漏斗胸、多指症、湾足といった形成異常や、血管腫や母斑などの皮膚所見が、SIDSにより死亡した乳児に認められることがある［463–466］が、これらは全く特異的な所見とはいえない所見であり、またたいていは認められないものでもある。SIDSにより死亡した乳児に、ある種の形成異常と関連性があるとされる皮膚紋理パターンを認めたとの報告が散見されている。その頻度は文献によりさまざまであるが、このことからSIDSが子宮内因子や遺伝的背景因子を基盤とした症候群であるという推測もなされている［467］が、このような所見もまた、たいていは偶発的な合併であるという解釈が最も妥当なものであろう。

第 14 章　乳児突然死症候群

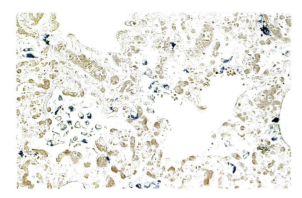

写真 14.28　SUID 事例の肺の病理組織所見。肺胞内の鉄沈着マクロファージが認められた（ベルリン・ブルー染色）。

顕微鏡的剖検所見
点状出血
　SIDS 事例の病理組織学的検討では、胸郭内組織、特に胸腺や肺組織に点状出血が認められることが多い（写真 14.23, 14.24）。点状出血は、窒息や溺死やその他の明らかな病死事例に比し、SIDS 事例で認められる頻度が高い（図 14.25）[468]。

肺うっ血ならびに肺水腫
　肺組織にはうっ血と水腫所見が認められることが多く、肺胞は好酸性のタンパク性の液体で満たされ、時に赤血球、マクロファージ、リンパ球の漏出所見を認めることもある（写真 14.26, 14.27）。

肺胞内出血
　肺胞内出血は覆いかぶさりや口鼻閉塞による上気道閉塞があった証左となりうる所見であるとの報告がある一方 [469]、死後に時間が経過した際に認めたり、蘇生行為によって認めたり、死後の乳児の体位などの影響によって認めうる所見であることが指摘されている [470]。肺組織採集を行う際に、重力側からの組織採取を行うことは、バイアスを生じうる。口鼻閉塞などの窒息によって死亡した場合、非常に強いうっ血所見が肺胞内出血の周囲に認められることが多い [469] が、肺胞内出血の量には非常に大きな多様性があるとも報告されている [470]。Berry が言及しているようには、「肺胞出血は……（中略）……故意であれ事故であれ、窒息診断に必須のマーカーでもなければ、特異的なマーカーでもない」のである [471]。

ヘモジデリン沈着マクロファージ
　ヘモジデリンは赤血球の変性による産物であり、組織内にヘモジデリン沈着が認められた場合、組織内に出血を認めたことを意味する。ヘモジデリンはマクロファージにより貪食され、分解される。そのため気道内で出血が認められた場合、必発ではないが肺組織の肺胞マクロファージ内にヘモジデリン沈着を認めることがある。肺内にこのような所見が認められた場合は、血液を吸引したための所見の可能性や、慢性肺うっ血を引き起こす病態（例：僧帽弁狭窄症や先天的心不全）が存在する可能性が示唆される。ヘモジデリンのマクロファージへの沈着がどの時点で生じるのかは明確とはなっていないが、出血後およそ 48 〜 72 時間後には検出できるようになると考えられている。

　胸膜下のヘモジデリン沈着マクロファージの集簇は、生前に間質内出血があったことを示唆しており、組織学的な低酸素状態の既往のマーカーになりうると提唱されている [472]。ただしそのような提唱を行っている文献で対象とされていた事例は、54％までもが極めて程度の強い低酸素状況にさらされたことが明確な事例であったという点には注意が必要である。

　肺胞内ヘモジデリン沈着マクロファージは（写真 14.28）、生前の外傷や窒息のマーカーであるとも提唱されている [473-476]。ただし典型的な臨床所見、病歴、剖検所見を呈した SIDS 事例においても、肺胞内ヘモジデリン沈着マクロファージは時に認められる所見であり、特異的な所見とはいえない。肺胞内のヘモジデリン沈着所見は、コントロール群に比して、乳幼児突発性危急事態（ALTE: apparent life-threatning events）の既往がある群に多く認められると報告されているが、ALTE の既往のない SIDS 事例でも 18％ で認められたとも報告されている [477]。

　2004 年に発表された Forbes と Acland のレビュー文献 [478] で彼らは「入手しえた文献の中で、肺内ヘモジデリンの存在が窒息性の虐待行為があった証拠所見である、と明確に示しているものはない」とコメントしているが、このように乳児や低年齢幼児における窒息死の診断は、特異的所見が乏しいため非常に困難であるといえる [396]。病理組織学的検索時に広範性のヘモジデリン沈着が認められた場合、さらに調査を進める必要があるとの根拠とはな

表 14.7 SIDS 事例に認められる、典型的病理組織所見

胸腺および臓側胸腔の点状出血

上気道粘膜下の慢性炎症細胞浸潤

肺水腫や肺うっ血

るものの、この所見のみから正確な出血原因の特定まではできないのである［479］。

慢性炎症

SIDS 事例の上気道内では、局所的な粘膜下の慢性炎症細胞の集簇がしばしば認められ、時には肺胞隔壁まで広がっている（写真 14.27）［480, 481］。これらの局所的炎症細胞浸潤は、致死的敗血症が背景にあったことを示唆するとの研究報告も存在している［482, 483］が、この仮説は十分に検証されているものとはいえず、各種の細菌培養検査が陰性で、臓器の損傷／出血／壊死もなく、血管にも損傷が認められない状態で、感染症が死因であると判断しうるとはとても思えない［484］。このような局所の炎症巣から放出されたサイトカインが死亡に何らかの寄与をしたという可能性は否定はできないが、単なる憶測の域を出ないものである［485-489］。このような炎症細胞浸潤は、感染症以外のさまざまな死亡事例でもしばしば認められるものであるし、呼吸器の症状や炎症所見は SIDS 死亡例であれ、事故死あれ、殺人であれ、乳児死亡例に有意差なく認められるものであるとの報告も存在している［490］。SIDS 事例に認められる典型的な病理組織所見について表 14.7 に掲示した。これらの所見が認められた際に、それぞれどのような調査を行い評価をすべきなのかについて、いくつかクライテリアが提案されている［491, 492］。

その他

その他に報告されている病理組織学的所見としては、例えば声帯のフィブリノイド壊死［493, 494］、心筋細胞融解［495］、肺のリンパ管拡張［496］などさまざまな所見が挙げられているが、いずれも診断特異的といえるものではない。声帯の変化については胃食道逆流現象のマーカーという仮説も提唱されている［497］。SIDS のマーカーとして、咽頭基底膜の肥厚が提唱されたことがあった［498］が、現在では SIDS によらない乳児死亡例にもしばしば認められる非特異的所見であることが判明している［499, 500］。

SIDS 事例の中には、病理組織所見で微細な構造異常や異形成性の所見が認められることがあり、そのことから「子宮内での何らかの有害事象が起こったことが後の突然死に結びついているのではないか」という推察を行っている文献もある［501］が、そのような事実は全く証明されていなし、実際そうである可能性も極めて低いと思われる。出生前の何らかの有害事象が脳幹の発達に影響を及ぼした可能性があるとの推察を行っている文献もあるが、やはり証明されているわけではない［502］。他にも SIDS 事例において、糸球体の硬化像や未成熟像が認められやすいのではないか、との視点からなされた研究報告もあったが、特に有意差は認められなかったとのことである［503-505］。SIDS 事例において横隔膜筋繊維壊死の所見を認めることがあるが、その頻度や機能的意義については明確とはなっていない［506］。長期間の低酸素状態にさらされたものの生存しえた乳児の横隔膜の張力を検討した研究では、特に異常は認められなかったと報告されている［507］。

SIDS を引き起こしうる各種病態

「その原因となる病態は何か？」

SIDS の成因に関してはさまざまな説が提唱されており、一方でその説に対する反証も数多くなされているような状況にあるが、本セクションでは、現在提唱されている成因論の中でも主なものについて、肯定的なエビデンスと否定的なエビデンスを同時に網羅的に呈示している。また現時点では確立されているとはいいがたいその他の仮説についても、紙面の許す限り言及した。既に 30 年前には、Luke、Blackbourne、Donovan が「SIDS とは、さまざまな異なった成因から生じた病態の、共通の最終経路を表しているものである」とコメントしている［508］が、著者もこの意見に同意している。SIDS は唯 1 つの原因から生じた、単一の病態とはとてもいえない。むしろ複数の背景因子、環境ストレス、潜在的な脆弱性などが複雑に混じり合った、さまざまな病態の共通した転帰であると推察される［509］。

さまざまな因子がそれぞれの方法でSIDSの発生に影響しているため、SIDSで死亡した集団は非常に不均一な集団であるが、独特の背景因子や特徴を持ったサブグループが構成されているようにも見受けられる [2, 90, 510]。SIDSの病態を考慮する際に、単一の原因を見出すことに尽力しているとしたら、紀元前550年に書かれたイソップ童話にある文言を気に留める必要がある。「影をつかんでいると実体が逃げてしまうから気をつけなさい」と。

呼吸器系原因説

呼吸調節機能不全・覚醒不全を背景とした気道閉塞よる呼吸不全がSIDSを引き起こしている、という説は数多く提唱されており、一定の妥当性をもって受け入れられている [511]。このようなSIDSの原因となりうる無呼吸は、閉塞性無呼吸、中枢性無呼吸、混合性無呼吸、呼気性無呼吸、などのように複数に分類されている [512, 513]。結局殺人であったことが後に判明した2名の乳児突然死事例について、Steinschneiderが1972年に「無呼吸発作を繰り返していたSIDS症例」として発表して以来、数多くの乳児の呼吸生理に関する研究が行われることとなったが、それらの研究の結果が正反対の結論を導き出していることも稀ではない [514]。ただし、無呼吸について精査を受けていた乳児が時にSIDSにより死亡することも確かにあり、無呼吸とSIDSとの間に関連性があることが強く示唆される [515, 516]。乳児の標準的な呼吸パターンの範囲というものが明確化されておらず、またSIDSで死亡した乳児の呼吸パターンがそのパターンから外れているのかを示すことが困難であることも、相反する種々の研究報告の解釈を難しくする要因の1つとなっている [517–519]。

乳幼児突発性危急事態

乳幼児突発性危急事態（ALTE: Apparent life-threatening events）に関しては、米国の国立衛生研究所（NIH: National Institutes of Health）の行った乳児の無呼吸に関する合意声明において、少しだけ言及がなされている [520]。この声明では、「乳児を養育し観察していた人物が全く予期せぬ状況下で、乳児が死亡してしまうのではないかという恐怖心を抱かせるような明白な危急状態（ALTE）として、20秒

表14.8 ALTEの原因となりうる各種病態

心血管系	消化器
不整脈	胃食道逆流／誤嚥
心筋症	幽門狭窄
先天性奇形	胃捻転
心筋炎	腸重積
血管輪	胃腸炎
呼吸器	臍疝痛（Colic）
感染症	食道機能不全
気道狭窄	**代謝内分泌**
閉塞性睡眠時無呼吸	低血糖
憤怒けいれん	低カルシウム血症
咽頭気管軟化症	甲状腺機能低下
先天性肺胞低換気	低ナトリウム血症
声帯麻痺	Reye症候群
異物誤嚥	カルニチン欠乏症
神経	フルクトース血症
てんかん	Leigh脳症
熱性けいれん	**機械的**
夜驚症	事故による窒息
硬膜下血腫	代理によるミュンヒハウゼン症候群
脳腫瘍	乳幼児揺さぶられ症候群
先天性奇形	**その他**
脳室腹腔シャント機能不全	貧血
水頭症	低体温
脳感染症	アナフィラキシー／アレルギー
感染症	医原性／投与薬物に対する反応
敗血症	**特発性**（23～50%を占める）

出典：Brooks [524]；DeWolfe [590]；Hall & Zalman [1078]；Kahn et at. [1079]；Kelly & Shannon [1080]；Rahilly [1081].

以上の無呼吸、もしくは20秒未満であってもチアノーゼ、皮膚蒼白、あるいは徐脈をともなう無呼吸が認められたという既往は、SIDSのリスクファクターである可能性がある」と記載されている［521, 522］。ただこのような特徴的なエピソードを生前に認めたSIDS事例の割合は、7％未満とごくわずかであるとされている［520］が、一方でALTEの発症率は全乳児の2～3％と報告されている［523］。しかしながら、ALTEをきたした事例が適切に報告されているとはいいがたく、これらの数字は正確性に欠ける可能性もある。また、気管軟化症、敗血症、脳幹悪性腫瘍、てんかん、夜驚症、胃食道逆流、低血糖、RSウイルス感染症、故意の窒息（虐待）、などのさまざまな特定可能の病態がALTEを引き起こしうる（表14.8）［524, 525］。治療可能なALTEを同定するためには、低酸素エピソード時の酸素飽和度、脳波、心電図などのモニタリングを行うことが有用である［526］。

ALTEやSIDSが後に殺人であったという事例が判明したことを契機に、今もこれらを巡る議論は尽きない状況にある［527–529］。ALTEのエピソードを繰り返す乳児を診た場合、養育者による意図的な窒息の可能性を想起しなければならないが、一方で自律調節機能に問題のある乳児はSIDSの高リスク群であり、そのような乳児がある種の環境ストレスにさらされることで致死的とならない程度の発作が生じうる、という推察には十分な妥当性があるといえるであろう。このような未熟性にともなうALTEのエピソードが生じうることは病院の新生児室からの報告事例の存在から明らかであるが、一方でそのような報告事例のほとんどはエピソード時の病院スタッフの監視がどの程度のものだったか、という点に関して明記されていない［530］。ALTEを認めていた場合には、虐待の可能性を含め、ALTEの徴候を呈しうるすべての疾患や病態を鑑別する必要がある。

SIDSのリスクの高い乳児に対する家庭内モニタリングは古くから行われているが、そのことにより罹患率、死亡率が減少したという明確なエビデンスは存在していない［531, 532］。家庭内モニタリングを行うことのメリットは、むしろ養育者への支援の増加と、モニタリングプログラムにともなって、症状の記録の機会が増加することにある［533, 534］。中には家庭内モニタリングを行うことで、かえって不安が強まる養育者もいるが、そのような不安の増強は全員に認められるわけではない［535］。原因不明のALTEをきたした乳児や、同胞が2人以上SIDSで死亡した家庭の乳児の場合、家庭内モニタリングを行うことが推奨されるが、これはあくまで診断目的であり、治療目的ではない。双子の場合や、SIDSで死亡した同胞が1人までであれば、家庭内モニタリングは必須とまではいえない［536］。家庭内モニタリングの使用の判断基準に関しては、米国小児学会（AAP: American Academy of Pediatrics）から発表がなされている［537］。

閉塞性無呼吸

閉塞性無呼吸とは、「継続的な呼吸努力はあるにもかかわらず、吸気流が障害されている状態」である。典型的には異物による主気管支の閉塞で生じるが、その他さまざまな原因／状況によって閉塞性無呼吸は生じうる。また主気管支だけではなく、気道のあらゆる部位の閉塞は、閉塞性無呼吸の原因となりうる。SIDSで死亡した乳児では、授乳中に閉塞性無呼吸のエピソードが認められていた比率が高い、との研究報告がある［538］。未熟児の場合、チャイルドシートの利用時に徐脈、無呼吸、酸素飽和度低下が発生したとの報告があり、チャイルドシートが致死的上気道閉塞リスクを上昇させる可能性が指摘されている［539］。

解剖学的異常

SIDSで報告されている呼吸器系の解剖学的異常は多岐にわたっているが、一方で解剖学的異常は全例で認められるわけではない。今まで報告のある解剖学的異常としては、鼻道の狭小、浅い顎関節、上顎の後方変位、短い下顎枝、軟口蓋と咽頭壁の高度近接、などが挙げられる［540–542］。乳児の首は比較的短く、喉頭が高い位置にあるため、舌や下顎が後方に変位している場合、気道閉塞が生じやすいと推察される［543］。閉塞性睡眠時無呼吸、ALTE、SIDSの家族歴を持つ5家系を対象とした研究ではすべての家系で上気道の狭小化が認められたと報告され、それにより家族性の解剖学的異常が閉塞性無呼吸の素因である可能性が提唱された［544］。ただしSIDSの死亡児のレントゲン写真上、ほとんどの事例では構造上の異常は認められない［545］。

第 14 章　乳児突然死症候群

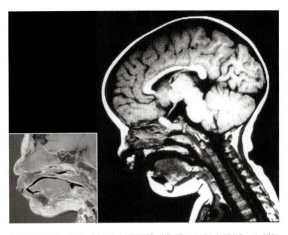

写真 14.29　正常乳児の中咽頭部／鼻部の MRI 矢状断。上部気道／消化管の狭小性がみてとれるであろう。特に咽頭の口腔・鼻腔接合部はスペースが極めて狭小である。

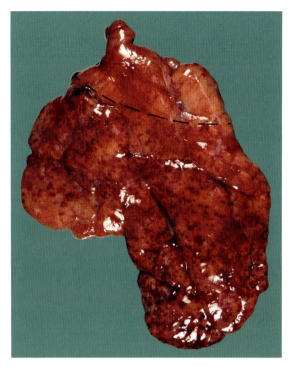

写真 14.30　SIDS 事例の胸腺の剖検所見。無数の点状出血が認められるが、左無名静脈（破線）より頭側では点状出血はほとんど認められない（Beckwith 徴候）。

　正常な乳児の喉頭から上気道にかけて、ならびに咽頭から食道にかけての通り道は極めて狭く（写真14.29）、睡眠により咽頭の緊張が低下した場合に、どれほど気道が狭小してしまうのかは、剖検を見たことがあれば一目瞭然であろう［546］。鼻咽頭炎により気道内の分泌物増加や粘膜下浮腫をきたした場合［547］や、扁桃やアデノイドの過形成を認めた場合には、気道の狭小化はさらに強くなる。閉塞性睡眠時無呼吸を認め ALTE を併発したためにアデノイド切除を受けた乳児の 4 事例では、全例に臨床症状の改善を認めたと報告されているが、このことは解剖学的異常が SIDS の一因であることの傍証であるといえる［548］。喉頭の粘液腺組織の増加を認めた場合、重篤な気道狭窄と過剰な粘液産生の両方をきたしうると思われる［549–551］。ただしこのような所見は、SIDS の剖検時に一般的に認める所見ではない。

　乳児の鼻軟骨は極めて柔軟性に富んでいる［552］が、このことがうつぶせ寝の際の鼻腔閉塞の原因（頭部の重みによる圧力が鼻腔を閉塞させる）と考えられてきた［553］。ただ乳児は鼻腔が閉塞した場合、口呼吸を開始できることが示されており［554］、鼻腔閉塞のみで死亡したと考えるのではなく、他の要因も併発していた可能性を考慮する必要がある［554］。SIDS で死亡した乳児の舌は、コントロール群の乳児に比して大きい傾向があり、そのことが上気道閉塞の素因となっている可能性がある、との研究報告もある［555］。一方、気道閉塞は主気管支ではなく、むしろ肺内気道を含む、より末梢レベルの気管支で発生している、と推察している研究報告もある［556］。SIDS で死亡した乳児に認めることがある、細気管支内における樹状細胞の増多は、末梢気道の狭窄やそれにともなう気流の減少の指標になる、との研究報告もある［557］。

　NICHD の研究によると、病理組織学的に確認される胸腺の点状出血は、コントロール群での観察比率は 25％であるのに対し、SIDS 群では 45％と報告されている［21］。SIDS により死亡した乳児と上気道閉塞により窒息死した乳児とでは、点状出血の分布が類似していることから、二者の病態生理学的基盤が共通しているとの推察を行っている研究者もいる［558–561］。Beckwith［456, 458］は、「上気道閉塞により生ずる胸腔内陰圧の増強は胸腺に保護的に働く。そのため SIDS 事例における胸腺の点状出血は、左無名静脈（腕頭静脈）より頭側で認めることは少ない」との指摘を行っている（写真 14.30）。ただ動物実験では、突然の主気管支の閉塞が生じた場合に、必ずしも点状出血が続発するとは限らないと報告されている［562］。一方で Winn は、ラット

743

第6部　乳児突然死症候群

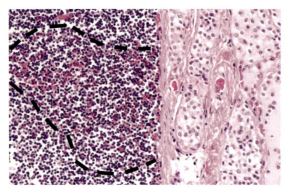

写真14.31　SIDSで死亡した乳児の甲状腺内に認めた、異所性胸腺（破線内）の病理組織所見。点状出血がびまん性に認められている。

を95%窒素へ暴露させ非気道閉塞性の低酸素症としたが、生存した個体を解剖したところ、胸郭に多数の点状出血が発現していた、との報告を行っている［563］。その他のラットを用いた動物実験の報告例としては、ウイルス感染が合併している時のみ、低酸素性窒息による点状出血は生じうるという報告も存在している［564］。胸郭より遥か頭側の頸部中央にある異所性胸腺組織で点状出血（写真14.31）が認められることから、上気道閉塞によって点状出血が生じる機序は、単なる胸腔内陰圧の増強ではなく、別のメカニズムも作用していることが示唆される。つまり点状出血は、血流がある状態での重篤な低酸素、終末期の左室不全、有効でない喘ぎ様の呼吸努力、などを含むさまざまな要素が複合的に作用した結果であると考えられ、特に感染の合併がある場合、より増悪するとの推測が行われている［459, 565, 566］。既知のリスク要因だけではなく、環境的要因も点状出血の発現頻度や分布に影響を与えるとの推察を行っている研究者もいる［567］。

おしゃぶりの潜在的影響

　おしゃぶりの使用によって気道張力が増加し、舌が前方に移動することで気道の開存が維持されるため、おしゃぶりはSIDSの発症に予防的効果がある、との示唆を行っている研究報告が複数ある。その他にもおしゃぶりがSIDSに予防的に働く機序として、覚醒閾値の低下、胃食道逆流の改善、無呼吸エピソードの減少、鼻呼吸から口呼吸への移行の促進、血中二酸化炭素濃度（呼吸刺激）の上昇、うつぶせへの体位変換の阻害、母親による監視回数の上昇、

などのさまざまなメカニズムが提唱されている。一方で、乳児が入眠した直後におしゃぶりが脱落することはしばしばであり、おしゃぶりの持つこれらの有益な効果はいずれも一時的なものにすぎないと思われる。このように、おしゃぶりが乳児のSIDSの予防に有効かどうかは、いまだに意見の一致をみていないのが実情である［568–574］。

神経学的異常

　動物実験の結果に基づき、喉頭の自律神経調節能の未熟性が、乳児における致死的な喉頭けいれんを引き起こし、それがSIDSの一因であるとする研究報告がある［575］。気道の神経調節に障害のある患者は、気道筋肉組織を除神経したウサギと同様、気道閉塞をきたしうることが知られている［576］。SIDSで死亡した乳児が、睡眠中に普段と異なる泣き方をしていた、との観察記録もある［577］が、上気道の筋肉組織の神経学的調節の異常が気道閉塞の原因となったとする説の傍証として、この記録が引用されている［578］。SIDSの高リスクと思われる、就寝中の気道閉塞に対する自律神経反射の減弱を認める乳児が存在するとの研究報告もある［579］。

　その他にも上気道閉塞をきたしうる神経学的メカニズムとして考慮に値するものが2つあるが、いずれもそれを支持するエビデンスはほとんどない状況である。1つはNaeye、Olsson、Combsが提唱した、「SIDS事例では舌下神経核の神経細胞の欠乏を認めることがあり、それにより舌の運動障害をきたし、上部気道／消化管の閉塞を引き起こしている」という説である［580］。しかしその後の研究では、SIDS事例で舌下神経核および迷走神経核の縮小は認めたものの、神経細胞数の減少は認めなかったと報告されており、この研究仮説は裏づけられているものではない［581］。もう1つは、「SIDS症例では左‐右シャントが存在しており、それによって肺動脈圧が上昇し、肺動脈が左反回神経を圧迫することで致死的な喉頭けいれんが生じうる」というものである［582］。しかし心臓に異常をともなわない事例の場合、このような病態がSIDSの原因であると考えることは困難である。

生理学的機序

　鼻腔の部分的閉塞をきたした乳児では、軟口蓋圧

が減少し舌が咽頭へ引き込まれることが証明されている［583］。つまり乳児の咽頭腔の陽圧が減弱した場合、気道閉塞が生じた際の再開通が阻害されることとなる。さらに粘膜には接着力があり、それらが組み合わさり、閉塞症状はさらに悪化していく［584, 585］。REM 睡眠（rapid eye moving sleep）中には、咽頭壁を構成する筋肉組織の弛緩が生じることが知られており、気道閉塞が特に起こりやすい［579, 586, 587］。ただ完全な上気道閉塞が生じた場合、当然乳児はしばらくの時間継続して呼吸努力を行うわけであり、無呼吸の発症には他のメカニズムも関与していることに疑いの余地はない［588］。ただ中には、上気道の気道抵抗の上昇が生じたとしても、適切な覚醒パターンを示さない乳児がいるのも事実である［589］。

中枢性無呼吸

中枢性無呼吸は、気流の障害と自発呼吸努力の障害の両者が生じることが特徴であり、その結果、不飽和ヘモグロビン濃度が 5g/dL 以上となり、中枢性チアノーゼとして口唇や舌が青色に変化する［590］。中枢性無呼吸は通常 REM 睡眠中に出現するもので、未熟児やけいれん発作中の患者で認められる異常呼吸に類似した呼吸パターンを示す。気流をともなわない呼吸努力に引き続く中枢性無呼吸は、混合性無呼吸と呼称される。中枢性無呼吸は、睡眠時に呼吸調節ニューロンの異常が生じることが原因である、と推測されている［591］。一部の研究者は乳児突然死の原因として、中枢性無呼吸に比し閉塞性無呼吸の頻度が多いとの意見を述べている［592］が、すべての研究者がそのように考えているわけではない［593］。

睡眠状態の影響

中枢性無呼吸は、特に REM 睡眠中に発生しやすい［594］。血中の炭酸ガス濃度が上昇することで呼吸運動は惹起されるが、REM 睡眠中にはその反応が低下し、REM 睡眠中に生ずる肋間筋の筋緊張低下と肺の膨張性の低下が相まって、低酸素血症が生じやすくなる［595］。仔猫を用いた動物実験では、睡眠不足の場合にも、REM 睡眠と似た無呼吸に対する覚醒反応の低下が認められた、と報告されている［596］。明らかな無呼吸をきたした乳児は、二酸化炭素の再吸入に対する呼吸応答［597］や低酸素に対する呼吸応答［598］が減弱している可能性が指摘されているが、このような呼吸応答の減弱は一次的異常ではなく、むしろ低酸素状態に対する二次的な反応により生じている可能性がある。睡眠・覚醒状態と呼吸循環器系の不安定性との連関関係は非常に複雑であり、さらには体温調節や自律神経系のフィードバックといった要因もそれを修飾している［599］。致死的となるエピソードをきたす直前に乳児が覚醒していたとされる SIDS 事例もごくわずかであるが報告されており、ごく少数の事例においては、睡眠とは何ら関連しないメカニズムがその発症に寄与しているものと推察される［600, 601］。

可能性が指摘されている障害部位

SIDS をきたしうる呼吸障害の原因部位としては、脳幹の神経核から末梢気道の伸展受容体、ならびに頸動脈小体などの化学受容体に至るまで、極めて広範な部位が可能性のある部位として挙げられている［602］。けいれん発作中のてんかん患者において、中枢性呼吸障害に類似の状況が観察されることや、頻度は低いものの睡眠時に ALTE の発作を認める事例も存在することより［604］、中枢性無呼吸の原因として、橋より上位の脳障害も関与しているであろうと推測されている［603］。

Goyco と Beckerman は乳児における中枢性無呼吸の原因となりうる障害につき下記のようにリストアップしているが、原因疾患の存在が確認されている最初に提示した一群を除き、すべてが SIDS の発生に寄与している可能性がある［605］。

- 中枢神経系の先天奇形、敗血症、外傷、脳腫瘍などの基礎疾患があり生じている呼吸中枢障害。
- 化学受容体の機能不全による、動脈血中の酸素／二酸化炭素濃度の変化に応じた換気応答の低下。
- C 線維の反応性の亢進による、声帯の内転による吸気阻害。
- 伸展受容体の感受性異常、すなわち Hering–Breuer 反射〔訳注：吸気時の肺の膨隆で気管支の伸展受容体が興奮し、迷走神経を介して延髄の吸気ニューロンが抑制されるネガティブフィードバック

機構〕の亢進による吸気阻害。
- 上気道の化学受容体異常による喉頭けいれん。
- 大脳辺縁系の活動亢進。

呼気性無呼吸

残る最後の乳児の呼吸パターン異常として、持続的な呼気努力があるものの吸気流がなく、著明な低酸素血症を呈する、「制動性無呼吸症候群（apnea braking syndrome）」という異常がある［606］。どうしてこのような呼気性無呼吸が引き起こされるのかはよくわかっていないが、肺内静脈血シャントをともなう突発的な肺胞虚脱が関係していることを示唆する研究報告が存在している［607］。いずれにしろ、無呼吸を認めた患者を診察する際には、中枢神経系腫瘍やてんかんなどの診断可能な器質的疾患が存在する可能性を、常に念頭に置いておく必要がある［608–612］。

肺サーファクタント異常

サーファクタントの量的・質的異常は、肺胞虚脱を引き起こしうる［613, 614］。肺サーファクタントは2型肺胞上皮細胞から分泌されるリン脂質複合体であり、通常肺胞内の表面張力を減少させ、肺コンプライアンスを低下させることで肺の膨張を助ける働きをしている［615］。SIDS事例では、新生児呼吸窮迫症（RDS、別名「肺硝子膜症」）の乳児に類するようなサーファクタント異常があることが示唆されている［616］が、研究報告により結果はさまざまである。

SIDSの死亡児の肺サーファクタントではリン脂質の絶対的な量的減少が認められた、との報告を行っている研究者もいる［617, 618］が、他の研究者の報告でそれは確認されておらず、代わりに生物学的活性成分である二飽和ホスファチジルコリンの濃度のみが低下していた、との報告も存在している［619, 620］。SIDS事例におけるサーファクタントの変性は二次的に生じたものであるとの報告もあり、ホスホリパーゼA2産生細菌の影響や高体温が相まって、サーファクタント内の活性リン脂質が減少するとの推察がなされている［621］［274］。生前に反復するチアノーゼ症状を認めていたSIDS事例2例において、サーファクタントの量と活性の異常を認めた、との報告例もある［622］。

一方で、死後に肺を膨張させコンプライアンスを比較した研究では、SIDSの死亡児とコントロール群とで肺コンプライアンスに有意差は認められず、サーファクタントの生物学的活性が著明に減少しておりコンプライアンス低下が予想された事例でも、同様の結果であった［623］。これらの結果からは、サーファクタントの量的・質的異常は死後変化や、摘出肺にかけられた非生理的な陽圧によって生じた可能性があるとも考えられる［624］。ただこれらの研究では、SIDSと診断した基準が明確にされておらず、また対象として2歳以上の幼児も含まれている。サーファクタントの特徴である表面張力特性の変化（ヒステレシス反転）がSIDSにおいてどれほど重要であるかは、いまだ不明確なままである［625］。

慢性低酸素血症の証拠所見

死亡前に著明な低酸素状態にあった乳児が、死後検索時に検出可能な特徴的病理組織学的変化をきたすであろうと考えることは理にはかなっているが、実際には死亡前に低酸素血症が存在していた場合に呈する証拠所見は極めて多様性のあるものである。

Naeyeは、SIDSで死亡した乳児には、死亡前に低酸素血症が存在していた証拠所見として、肺細動脈の肥厚、右室肥大、頸動脈小体の体積変化、骨髄の赤血球過形成、肝臓における髄外造血亢進、副腎周囲の褐色脂肪の増加、脳幹のグリオーシスなど、軽微な形態学的変化が複数認められるとの報告を行っている［626–630］。Rognumらは、SIDS事例では硝子体液中のヒポキサンチン濃度の上昇が認められるとの報告を行っており［631, 632］、Giulian、Gilbert、MossはSIDS事例で胎児型ヘモグロビン濃度の上昇を認めるとの報告を行っている［633］が、これらは慢性低酸素血症と関連した徴候である可能性が指摘されている［9, 632, 634］。SIDSで死亡した乳児では出生後に成長障害を認めていた比率が高いとの報告があるが、これは脳脊髄液中の血管内皮増殖因子（VEGF: vascular endothelial growth factor）濃度の上昇が一因である可能性が指摘されており［636］、潜在していた持続的低酸素状態の徴候である可能性がある［635］。

Naeyeらの主張を支持する研究報告もあるものの［637–641］、これらの所見とコントロール群との

重複は無視しえないほど大きく、矛盾する研究報告が存在しており、組織学的評価法が極めて主観的な性質である、などの理由からどの指標も確実な低酸素血症の証拠所見であるとの確証は得られていない [642–650]。SIDS 事例で胎児型ヘモグロビン濃度上昇は確認されなかったとの報告もあり [651]、またKozakewich らの報告では、長期的な低酸素状態への暴露で上昇すると推測される血清エリスロポエチン濃度の増加が、SIDS 事例では認められなかったと報告されている [652]。

つまり、これらの所見の多くには再現性がなく、いくつかの所見には統計学的有意性があったとしても [637, 653]、臨床的な診断にはほとんど有用でないと結論づけられる性質のものである。

その他の低酸素に特徴的な形態学的異常として、腎糸球体の増大や、脳脊髄液および脳実質内のマクロファージの脂肪貪食像などが報告されている [654] が、SIDS 事例の剖検時にこれらの所見が認められたとの報告はない [655, 656]。

気管支肺異形成症

気管支肺異形成症（BPD: Bronchopulmonary dysplasia）は未熟児に認める慢性の肺疾患であり、呼吸窮迫症候群（RDS: Respiratory Distress Syndrome、別名「肺硝子膜症」）などにより長期的な人工換気療法を要した場合の合併症として生ずる病態である。病理組織学的には肺の気腫性変化と間質の線維化で特徴づけられ、細気管支の扁平上皮化生と平滑筋の増生をともなう [657]。NICU 退院時に BPD を呈していた乳児では、SIDS の発症リスクが 7 倍上昇するとの研究報告がある [658]。重度の BPD を持つ患児が予期せぬ突然死のハイリスク群であることに疑いの余地はないが、明らかな BPD がありその他にも発達的、生理的、生化学的、代謝的に多岐にわたる障害を併発している乳児が突然死した場合、SIDS と診断名をつけることはあってはならない。ただ著明な肺間質の瘢痕化や、肺のモルフォメトリー（形態計測）でガス交換領域の著明な減少を併発しているにもかかわらず、正常な成長発達を遂げており、臨床的に問題を認めていないようにみえる BPD の子どもいるのも事実である。

その他

ALTE の既往のある乳児の横隔膜には機能的な障害があるという明確な証拠はないものの [507]、SIDS で死亡した乳児の横隔膜の病理組織学的検討で、I 型筋線維の数の減少や肥大が認められたとの研究報告がある [173, 659]。このような筋繊維の異常が潜在している場合、特に腹臥位において横隔膜が早期に疲労をきたしやすくなる可能性も否定はできないが、SIDS の事例全例で横隔膜に神経的な異常を認めるわけではない [660]。SIDS で死亡した乳児 10 名の肺の病理組織学的検討で、アスベスト小体が高頻度に認められたとの研究報告もある [661]。もちろん肺の自浄機構に問題があった可能性は否定はできないが、機能的異常とは無関係の環境的暴露が原因であった可能性のほうが遥かに高いであろう。

結語

これまで述べてきたように、いくつかの呼吸メカニズムは SIDS の病態に関与していると考えられるが、SIDS 事例のうちどのくらいの割合の乳児が、呼吸器系の問題を抱えていたのかは、現時点では明らかとはなっていない。

心血管系原因説

SIDS で最終的に致死的となる原因は無呼吸というよりもむしろ不整脈であるとの説があり、脳幹部の心臓調節中枢の機能不全、自律神経系の異常、異常伝導路、などの原因が SIDS の発症に寄与しているとの推察が行われてきた [662–665]。QT 延長症候群、先天性心ブロック、WPW（Wolff–Parkinson–White）症候群など、乳児突然死のリスク上昇と関連する心伝導系の異常が多数存在することは、この説を支持するものといえる。混合性無呼吸による ALTE を認めた乳児において、心臓不整脈の合併を認めたという症例報告も存在している [666]。

病理学的証拠所見

SIDS が心原性であったことを証明しようと試みたとしても、(1) 死亡前に心電図がとられていることはほとんどない、(2) ルーチンの病理組織学的検索に心臓の刺激伝導経路の評価は含まれていない、(3) 死因と心臓の形態学的所見とを関連づけること

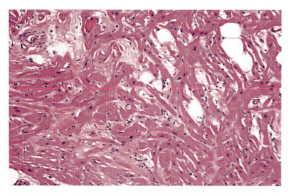

写真 14.32　典型的 SIDS 症例の心室中隔の病理組織所見。筋線維の錯綜配列がはっきりと認められているが、これは健常児の心室中隔でも認められる所見である。

が困難である、などさまざまな問題が存在している［667］。SIDS による死亡児の心臓の刺激伝導経路を詳細に検討した研究報告では、コントロール群との間に明確な差異は認められなかったと報告されている［668–670］。SIDS 事例において房室結節と His 束に著明なリモデリングが認められたとの報告もあるが、現在この所見は、乳児早期の正常な発達過程の一部をみたものであると考えられている［671, 672］。形態学的な異常がないことは、死亡前に重症な生理学的、生化学的異常があったことの否定にはならない。また固定した病理組織標本を詳細に観察したとしても、突然死のような動的なイベントを後方視的に説明することは、極めて困難である。

加えて、心臓の各種結節を支配する動脈枝の内膜肥厚や［673, 674］、心筋へのリンパ球浸潤［675］、副伝導路［676］などの明らかな心臓の解剖学的異常所見が認められたとしても、死因とは直接無関係の偶発的な合併であった可能性を念頭に置く必要がある。外傷死やその他の非心臓死をきたした若年者 30 名を調べた研究では、相当数に心筋の線維化や変性、副伝導路、限局性の心筋炎などの刺激伝導系の組織学的異常が認められたと報告されており［677］、このことをよく表しているといえよう。

SIDS で死亡した事例の心室中隔にはしばしば肥大型心筋症を思わせる心筋線維の配列の錯綜を認めるが（写真 14.32）、個々の心筋に肥大を認めることはなく、正常な発育過程の一部をみているにすぎない、と推測されている［678］。心内膜線維弾性症は突然死との関連が知られており［679］、この所見が顕著に認められた場合には、SIDS との診断を行ってはならない。Kariks が報告した局所的な無酸素性の組織変化や血管内膜の過形成は［495］、二次的な現象である可能性が高いと考えられている。

乳児の突然死では全例で剖検時に刺激伝導系の検索も行うべきであるとの提唱を続けている研究者もいる［680］が、一方で、そのような退屈で骨の折れる取り組みから得られるものはほとんどないであろうと感じている研究者もいる［681］。特に乳児においては、刺激伝導系に病理組織学的所見が認められたとしても、必ずしも死亡との因果関係が明確ではない点を考えると、後者の意見のほうが大勢である。

QT 延長症候群

SIDS で死亡した乳児やその近親者では、QT 間隔（心室の脱分極から再分極までの時間）延長などの心臓異常を認めた、という研究報告が数多くなされている［682, 683］。ただ Steinschneider によって行われた研究では、SIDS で死亡した乳児の死亡前の心電図では QT 間隔は正常であり、同様に SIDS 児の同胞や両親でも QT 延長は認めなかった、と報告されている［684–689］。

研究上の問題の 1 つとして、QT 延長症候群は遺伝性疾患であり、この遺伝性疾患を持つ家系が研究を行う際に母集団に多く含まれた場合、バイアスがかかってしまう、という点が挙げられる［690］。また Haddad らは ALTE の既往のあった SIDS 児 7 名に、死亡前の心電図で QT 時間短縮が認められたと報告している［691］が、この結果とその他の研究結果との間に整合性がとれるかどうかは、とても難しいといえる。対象症例の設定や解析方法の違い、心電図の評価者の解釈の差異なども、さまざまな研究で全く異なっており、紛らわしい結果が導かれる原因になっていると思われる［128, 692］。Schwarts らによって行われたより最近の研究では、SIDS で死亡した乳児の一部には生前に QT 間隔延長を認めており、実際に致死的不整脈の高リスク群であった可能性が示唆されている［693–695］。分子生物学的研究でも SIDS と QT 延長症候群との関連性が示唆されており、例えば日齢 44 に心停止をきたしたある乳児の報告例では QT 延長を生前に認めており、死後の解析で QT 症候群 3 型（LQT3）の責任遺伝子である *SCN5A* 遺伝子（心筋ナトリウムチャネル遺

伝子）の変異が認められたと報告されており［696］、別の生後7週齢のSIDS事例では*KCNH2*遺伝子（筋活動電位の再分極に関与するHERGカリウムチャネルをコード）に変異が認められていたと報告されている［697］。またSIDS乳児93名の心筋組織を検討した研究では、2名でQT延長に関与する心筋ナトリウムチャネル遺伝子の変異を認めたが、コントロール群400名ではこれを認めなかったと報告されている［698］（詳細は第5章参照）。これらの遺伝子異常を同定することで臨床的に高リスク患者をスクリーニングしうるか否かについてはいまだに不明確であり［699］、明確な病態生理学的関連性がないのに遺伝子変異の存在に基づいて臨床的決定を行うことに対しては、警告がなされている［700］。

その他の調律異常

SIDSで死亡した乳児、もしくはALTEを発症した乳児において、その他の調律異常として、平均脈拍数の上昇／変動、覚醒時の心拍変動の減少、REM睡眠における安眠時の心拍数変動の減少などが報告されている［701-705］。心ブロック、結節性補充調律、WPW症候群とSIDSとの関連を指摘する研究報告も数編存在している［706, 707］。Harperらは、SIDS児の同胞において心拍数の増加が認められたとの報告を行っている［708］が、後に行われた同様の研究では立証されていない［709］。RT間隔と心拍数の関連性について指摘する報告もあるが、これも確立されたものではない［710］。

潜水反射の活性化

死戦期にモニター観察がなされていた乳児3名において、無呼吸のあった例となかった例のいずれにも重度の徐脈を認めたとの報告がある［711］。潜水反射が不適切に活性化することが、無呼吸と関連して生じる徐脈の生理学的機序であるとの推察を行っている研究論文も存在している［712］。その他の考えられるメカニズムとしては、内因性の迷走神経の異常が挙げられており、これが一部の脆弱な乳児における突然死のリスク因子となり［713］、また睡眠関連性の不整脈の発生原因となっている［714］と推察されている。

機械的障害原因説

腹臥位の状態で心室が胸腺に圧迫される［715］、頭部の回旋や伸展により脊髄や椎骨動脈の圧迫や伸展が生じる、など心臓や脳幹や脈管に対する機械的障害が突然死の原因になりうるとの理論があるが、立証されているわけではない［2, 716-721］。例えば、新生児にレントゲンやドップラーエコーを用いた研究では、頭部の位置を変えても脳血流に変化はみられなかったと報告されている［722, 723］。なおSIDS児において椎骨動脈の直径のばらつきを認めるとの報告もあるが、SIDS児において神経病理学的な異常をともなうことは通例なく、その意義は不明である［724］。

結 語

ここまで述べてきた多くの知見は、心臓伝導障害が一部のSIDS死に関連している可能性があることを示唆するが、データに矛盾があるものも多い。ただこのような矛盾は、それぞれの研究が対象とした乳児の死亡背景となった病態生理が複数存在しており、そのことが反映されているにすぎない可能性もある。SIDSの呼吸器仮説と同様に、SIDSの何％が心臓の異常により引き起こされているかを明確化することは困難であるが、SIDSの約2％でQT間隔の延長を認めた、との報告例もある［698］。

中枢神経系ならびに末梢神経系原因説

中枢神経系および末梢神経系の機能障害は、これまで述べてきたSIDS児にみられるさまざまな心肺機能異常の原因となっていると考えられている［725, 726］。しかし神経生理学のメカニズムは非常に複雑であり、いまだ解明されていない点が多い。神経組織は死後に急激に崩壊するので、死後の所見の評価は特に困難を極めている。また正常なコントロール群が不足していることも、病理組織学的所見の解釈を難しくしている要因の1つである。しかしながら、ある所見が一次的に起こった現象であるのか、二次的に生じた現象であるのか、あるいは全く関係のない現象によるものであるかどうかを判別することは極めて重要である。このことは、一連の蘇生行為を受けた乳児を調査する際には特に重要である。これらの問題を解決することは、SIDS事例における神経病理学的異常に関しての、研究報告のさ

まざまな矛盾を説明することにつながっていくであろう。最近では、脳幹の呼吸調節機能を研究するために、動物モデルとしてノックアウトマウスが使われるようになってきている［727］。

脳幹の神経膠症（グリオーシス）

SIDS事例の脳幹に神経膠症が認められた、との研究報告がいくつかあり、特に迷走神経背側核、下オリーブ核、孤束核、網様核を含む髄質被蓋野で顕著に認められたと報告されている［628, 728, 729］。

死後血管造影を行った研究によって、この領域は周囲の脳幹部と比較して血流が悪いことが判明しており、神経膠症は生前に生じた虚血性変化によって生じたものであることが示唆されている［730］。この領域に虚血性壊死を認めた事例の症例報告も存在している［731］。Beckerは、神経膠症をきたしている場合に最も重要な所見はグリア瘢痕化ではなく、神経細胞の喪失であると述べている［730］。

種々の筋疾患や先天性中枢性低換気症候群（旧名：オンディーヌの呪い）患者において認められる神経膠症のパターンと、SIDS乳児にみられる神経膠症のパターンは類似していることから、基本的な機序はともに慢性的な低換気が関与したものであると推察されている［732, 733］。しかし、すべてのSIDS事例に神経膠症が確認されるわけではなく［734］、また正常コントロール群においても認めうることから［735］、これらの所見は診断に有用というわけではない。SIDSにおける神経膠症の病因と意義は今のところ不明であるとしかいえないのが実情である。

ニューロンの変性

SIDSで死亡した乳児では、脳幹網様体神経細胞の樹状突起棘の数が増加している、と報告されている［737-739］。この所見は、神経機能の成熟が遅延することで認められるものであるとの指摘がなされている［740, 741］。Schechtmらは、SIDSで死亡した乳児では心肺機能の統合において、未熟性のパターンを示していたとの研究報告を行っており［742］、やはりSIDSで死亡する乳児には神経学的な未熟性が背景にあることが示唆される。樹状突起棘の増加に対する他の説明としては、求心性神経の損失によるものであると推察している報告がある［743］。驚愕反射が過度に生じる過剰驚愕症の乳児では、皮質と脳幹との相互作用に異常が生じており、それによりALTEが引き起こされている可能性がある、との研究報告もある［744］。

またSIDS事例では舌下神経核（脳神経XII）の神経細胞の数が減少しており、そのことで舌の動きが悪くなり、上気道を閉塞させるという原因説も存在している［580］。しかし、SIDS事例では舌下神経核内の樹状突起棘の密度は通常か増加していた、という報告も存在している［745, 746］。

SIDSで死亡した乳児には神経細胞の成熟遅延ではなく神経細胞障害があり、それがSIDSの誘因となっているとの説もあり、これを裏づける研究報告として、モノクローナル抗体ALZ-50（アルツハイマー病患者の脳の抽出物を染色する目的で作成された抗体）を用いた検討で変性神経細胞の増加が認められた、との研究報告がある［747, 748］。弓状核（延髄の腹側部に位置する）の形成不全が、数名のSIDS事例において確認されたとの報告もあるが、この形成不全は呼吸中枢の調節を障害している可能性がある［749, 750］。ただしこの弓状核の形成不全と、ダイビング反射、母親の喫煙などとの間に関係があるかは判明していない［751, 752］。

ALTEをきたした乳児に異常な聴性誘発反応を示すような脳幹機能の変化が起こりうる、との報告を行っている研究者もいるが、その後に行われた研究ではそのような脳幹機能の存在を証明する検査異常は証明しえなかったこともあり、その意義は不明である［753-755］。このような変化は単に長期にわたる低酸素症の結果、二次的に生じたものであった可能性もある。SIDSで死亡した乳児では前庭機能障害として蝸牛障害があり、それが睡眠中の呼吸調節障害と関連しているとの報告もあるが、証明されているわけではない［756］。

白質の変化

脳室周囲および皮質下領域の白質軟化症などの白質変化がSIDSで死亡した乳児に認められた、との報告がある［757］。ただしその所見が認められた割合は、先天性心疾患により死亡した乳児に白質変化を認めた場合とほぼ同程度であったことから、この変化はSIDSの病因に直接関与する一次的異常というよりは、低酸素の結果生じた二次的所見であると考えられている［758］。ただすべての研究で、SIDS

で死亡した乳児の脳と低酸素性障害を受けた脳の所見が類似していたと報告されているわけではない［655］。SIDS乳児における中枢神経系の髄鞘形成は明らかに遅れており、それにより何らかの精神発達障害が潜在していた可能性があることが示唆されている［759］。

神経伝達物質の異常

重篤な無呼吸をきたした乳児の脳脊髄液中のβエンドルフィン濃度が上昇することで、脳内のβエンドルフィン濃度も上昇し、呼吸抑制や徐脈が引き起こされうる、との可能性が指摘されている［760–762］。この仮説は、βエンドルフィンを脳脊髄液中に投与した後に呼吸抑制が生じることを証明した動物実験で裏づけされている［763］。脳脊髄液中のβエンドルフィン濃度の増加と、硝子体液中のヒポキサンチン濃度の増加や脳幹神経膠症の発症率の増加とには相関関係があるとも報告されており、低酸素状態が背景にあることが示唆されている［764］。

ただし、SIDS事例における神経伝達物質や酵素濃度を検討した研究では、結果はさまざまに報告されており、例えばドーパミンβヒドロキシラーゼ濃度は減少、レボ脱炭酸酵素濃度は正常、P物質、チロシンヒドロキシラーゼ、オピオイド濃度は増加、などと報告されている［765–771］。脳幹のフェニルエタノールアミンNメチルトランスフェラーゼ（カテコラミン産生に関与する酵素）濃度は減少するという報告と正常との報告とがあり、メトエンケファリン濃度は増加するという報告、増加するかもしれないという報告、ならびに変化しないという報告とがある。［730, 766, 772］。

このように結果に一貫性がない理由の1つとしては、これらの研究は脳の中で解剖学的・機能的に異なるさまざまな部位を用いて分析した結果を組み合わせたものであるためである可能性が考えられており、生化学的分析だけではなく、病理組織学的所見やオートラジオグラフィーの結果を組み合わせることで、明確化は図れるようになると推察されている［730］。

セロトニン作動異常

前述したように、SIDSで死亡した乳児の中に弓状核に異常がある事例が報告されている。KinneyらはSIDS事例の弓状核を含む髄質において、ムスカリン受容体・カイニン酸受容体・セロトニン受容体とセロトニンとの結合が減少するといった、セロトニン作動ネットワークの異常が認められたと報告している［773, 774］。SIDS乳児の髄質内ではセロトニンおよび5ヒドロキシトリプタミン（HT）神経細胞が著明に増えており、$5-HT_{1A}$受容体結合部の密度が小さくなっていた、との報告もなされている［775］。これらの受容体は、二酸化炭素に対する反応に関与しており、低酸素状態や高炭酸ガス状態時に重要な役割を果たしている可能性がある。髄質中のセロトニンの結合異常は北米インディアンなどのSIDSの高リスク群においても存在することが確認されている［776］。この地域の乳児の一部は覚醒できなかったり、気道閉塞に対応できなかったり、あるいは仮死状態からの再呼吸ができないことがある、とされている［777–781］。このような異常はセロトニントランスポーター（5-HTT）遺伝子のプロモーター領域に異常がある場合に起こることがあるため、5-HTT遺伝子はSIDSのマーカーとなりうる可能性が指摘されている［782］。また、母親が妊娠中に喫煙していた場合、乳児の弓状核のニコチン性受容体の結合が減少する、とも報告されている［783］。

SIDSで死亡した乳児の脳幹の変化は、低酸素症の非特異的影響によるものとされてきた［11］が、死亡する前に生理的異常が微かに認められていたとの症例報告もある。例えば、Kinneyにより報告されている生後2週齢の男児は、賦活睡眠時には副交感神経の交感神経の緊張に対する比率が正常よりも高いことが判明していたが、安眠時になるとその比率が異常なまでに減少していたと報告されている。本児は後にSIDSで死亡したが、剖検で弓状核の形成不全を含む髄質のセロトニン系の異常があることが判明した、とのことである［784］。

その他にSIDS児に確認されている異常として、脳幹の孤束核および延髄腹外側野の異常が報告されている。同部位の解剖学的異常が存在する場合、α2アドレナリン受容体（α2-AR）に対する免疫反応の低下を引き起こし、心肺機能の制御が障害されうると推察される［785］。SIDS乳児の脳幹にみられる、呼吸中枢の制御異常の証拠でありうる所見

第 6 部　乳児突然死症候群

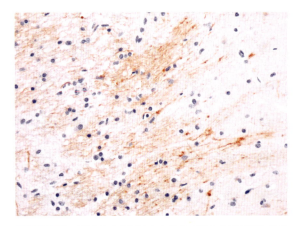

写真 14.33　SIDS により死亡した乳児の脳の免疫組織化学染色（β-APP 染色）。β アミロイド前駆体タンパク質が線状に集簇していることが確認できる。

としては、他にも微小管結合蛋白質 2（MAP2）陽性の樹状突起棘の密度の増加、TATA 結合タンパク質（TBP）陽性の神経細胞の密度の変動、ユビキチン陽性の細胞の密度の変動、トリプトファンヒドロキシラーゼ陽性の神経細胞の数の増加、タネル陽性の膠細胞細胞の数の増加、成長関連リン蛋白質 43（GAP43）陽性の神経細胞の樹状突起棘の数の増加、などが挙げられる［786–789］。

軸索の変化

　迷走神経の機能障害が生じた場合、低換気などの呼吸障害を惹起し、高炭酸ガス血症に対しての通常の反応の低下、Hering–Breuer 反射（肺伸展反射）の低下、咳反射の低下などが生じる可能性がある［318］。迷走神経機能障害は、ALTE の乳児において眼球心臓反射を増強させる理由の 1 つともなる。これは ALTE 患者において、眼球が圧迫された時に持続性の収縮不全発作が生じることで明らかとなったものである［790］。迷走神経機能障害は徐脈を惹起し、乳児の突然死の原因となる可能性があるため、そのような危険な状態にある乳児に対してアトロピンを投与することが提唱された［713, 791］が、実際に適用されるには至っていない。

　SIDS で死亡した乳児の迷走神経には構造的異常があるとの研究報告も散見されている。例えば Sachis は、SIDS 児では有髄線維の平均数は正常であったが、直径が 2μm 未満の繊維の数が有意に減少していた、との報告を行っている［792］が、これは神経機能の成熟遅延、もしくは発達障害による

ものと解釈されている［793］。同様の所見は、呼吸調節障害に続発する持続性肺胞低換気の乳児にも認められたとの報告もある［794］。一方、SIDS 事例の横隔神経を対象とした同様の研究においては、神経軸索の髄鞘形成に遅延は認められなかったと報告されている［792］。

　β アミロイド前駆体タンパク質（β-APP）は軸索内にある輸送糖タンパク質であり、免疫組織化学的に損傷部位やその付近の可視化することができるので、物理的外傷、低酸素症、虚血などで軸索が損傷された時の非特異的なマーカーとして使用することができる（写真 14.33）。β-APP 染色の潜在的有用性は、突然死した生後 5 か月齢の男児の脳がびまん性に染色されたことで実証された［795］。その男児に対しては、さらなる詳細な分析や調査が行われたが、外傷や損傷を受けた証拠はなく、染色された理由として、低酸素が最も可能性が高いと判断された。その後、その死亡児には弟が誕生した。アプガースコアは正常で、健康上の問題は特に認められなかった。その弟に対し出生後の病棟で、睡眠時の酸素飽和度を観察したところ、顔色不良となり酸素飽和度が 70％ まで低下するエピソードが認められた。その後、睡眠ポリグラフが施行されたが、中枢性無呼吸とともに酸素飽和度が何度も 80％ 程度まで低下していることが確認された。経鼻酸素吸入が施行されることとなり、その後状態は改善した、とのことである。このように、SIDS で死亡した乳児に β-APP 染色を行うことは、家族性中枢性無呼吸を発見する上で有用となる可能性がある［795］。

化学受容体の変化

　頸動脈小体やその周囲の化学受容体は、血液の pH や酸素濃度を監視して脳幹自律神経中枢へ直接フィードバックする、という重要かつ恒常的な役割を果たしている。それゆえに SIDS 児の頸動脈小体やその周囲の化学受容体に異常がないか否かについてはさまざまな研究が行われてきた［796, 797］。しかしその結果は、頸動脈小体の大きさに関しては正常との報告、肥大との報告、萎縮との報告が混在しており、神経分泌顆粒の数に関しても正常との報告と減少との報告があり、伝達物質の濃度に関しても正常との報告と上昇との報告があるなど、あらゆる領域で結果はばらばらであり、頸動脈小体と SIDS

との関連性については、判断することは不可能であった［798–803］。

SIDS事例において、ボンベシン含有肺神経内分泌細胞の数の増加を認めたとの報告もある。しかしこの所見は、末梢化学受容体が未成熟あるいは発達が遅延している状態を示している可能性はあるが、慢性低酸素症によって二次的に生じることもあり、マーカーとなりうるとはいい切れない［804–807］。

睡眠状態の影響

脆弱な乳児では睡眠の状態によっては、橋上部と心肺機能調節中枢の連関が変化したり、脳幹網様体を介して異常反応が惹起されることで［809］、突然死を招きやすくなる可能性がある［808］。SIDS児において睡眠中の覚醒反応不全があることを示す研究結果として、SIDSにより死亡した乳児はコントロール群と比較して、喘ぎにより自己回復を図る反応が脆弱であるとの研究報告や、SIDS児の同胞では安眠中に鼻が部分的に閉塞しても反応性に覚醒することが少ないとの研究報告がある［810, 811］。さらにSIDSで死亡した乳児は、生前に早朝覚醒している時間が短かったとの研究報告もある［812］。また睡眠不足の乳児は閉塞性無呼吸に陥りやすく、覚醒閾値が健常児に比べ高くなっているとの研究報告もある［813］。

「ニアミスSIDS」と呼ばれるALTEの乳児に認められる睡眠の質的・量的・時間的な異常は、脳の成熟遅延と脳機能障害の両者が原因で起こってくる、と考えられている［591］。

ALTEをきたした乳児において、低体温症を併発していたとの報告事例は複数あり、またよく知られた臨床徴候であるが、SIDSにより死亡した乳児では生前、睡眠中の多汗が認められる場合がある。これらのことからも、SIDS事例に何らかの自律神経機能障害が関与している可能性が示唆される［815］。

その他

自律神経節や感覚神経節の形態に関しては、SIDS児とコントロール群との間に差異は認められなかった、との研究報告がある［734］。一方でReadらは、SIDS児において上頚神経節における樹状突起の数が増加していたとの報告を行っており、この変化は神経機能の成熟が遅延しているのではなく、むしろ早熟の結果生じたものであるとの推察を行っている［816］。また、神経基質の早熟が脆弱な乳児の覚醒閾値を高める原因である、との推察を行っている研究グループも存在している［817］。

SIDSにおける松果体の役割は不明である［818–820］。SIDSの死亡児はコントロール群に比して脳重量が明らかに増加しているとの研究報告もあるが、やはりその意義も明らかにはなっていない［821–822］。

結 語

研究結果には一貫性がないものの、脳幹のセロトニン作動が不安定な乳児は一般に覚醒しにくく、神経機能の成熟も不安定となり、心肺機能が危機的状態に陥る可能性があると考えるのは理にかなっている［742, 823, 824］。特に心肺機能や睡眠周期が著しく変化する生後2〜4か月齢の乳児においては、なおさらであるといえるであろう［825, 826］。

消化器系原因説

胃内容物の誤嚥

乳児が胃内容物を肺内に大量に吸引し死亡することは非常に稀である。胃内容物が末梢の気道内で発見されることがあるが、たいていは致命的な事象が生じた後の死戦期に誤嚥されたものである。また稀ではあるが、死後に遺体が動かされた際に液体が気道内に入り込むこともある［827］。成人の遺体の胃内にバリウムを注入した研究があるが、そのバリウムが後に肺内で発見されたのは全体の70％に及んだと報告されている［828］。Knightは、成人の剖検の際に胃内容物が肺内で発見されたとしても、その25％は死因とは無関係であると報告している［829］が、SIDS事例においてもその割合は同様であるとも報告している。したがって、胃内容物が気道内、あるいは肺胞内でみつかったとしても、特に蘇生行為が実施されていた場合、その解釈は慎重である必要がある。ただし3歳未満の乳幼児死亡事例196名を調査した研究によると、気道内に胃内容物が著明に充填していた事例はわずか3名のみであった、と報告されている（写真14.34）。それら3名はすべてうつぶせ寝で死亡しており、少なくとも1名は顔面が吐瀉物に埋もれている状態で発見されたとのことである［205］。また、睡眠時の姿勢と誤嚥との間には関連

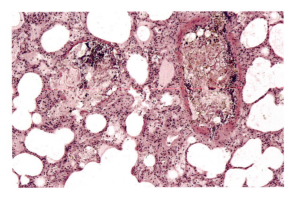

写真 14.34 誤嚥により死亡した乳児の肺の病理組織所見。気道内に胃内容物が充填していることが確認される。

性がないとの報告もある［830］。必要であれば、ミルクの誤嚥の程度は免疫組織化学染色を行うことで、病理組織学的に評価することが可能である［831］。

胃食道逆流

　肺への誤嚥をともなわずに、胃内容物が上気道や食道に逆流するすることがあり、このようなことを引き起こす機序としてさまざまな説が提唱されている。また、このような胃食道逆流現象がSIDSの成因に関与しているという説も提唱されている。重度の胃食道逆流をきたす乳児は、喘鳴、咳嗽、窒息、ALTE、呼吸停止、などのさまざまな呼吸障害を症状として呈するということは、一般的にも認識されている［832, 833］。賦活睡眠中に胃食道逆流の発生頻度が増加することや［834］、ベッドの頭側を高くすることでSIDSの発生率が減少することが報告されている［835］が、これらは胃食道逆流とSIDSとの間に相関関係があることを示唆しているといえる。

　胃食道逆流が突然死の原因となりうる機序としては、胃内容物が末梢の気道に充填するという機序以外にも、酸性の胃内容物が末梢食道受容体を刺激し、迷走神経を介して致死的な無呼吸あるいは徐脈を引き起こし死に至る、という機序も考えられる［836］。幼若動物の食道内に生理食塩水と希酸を入れると無呼吸や徐脈が生じる、との研究報告も存在している［837–841］。しかし、持続的食道内モニターや呼吸／循環モニターを用いた研究では、無呼吸と胃食道逆流との経時的な相関関係について明確に示すことはできなかった、と報告されている［842–844］。SIDSのリスク因子を持つ一部の乳児が喉頭刺激に対して異常な反応を示す、ということはありうる［845］。喉頭受容体は食道受容体よりも、酸に対する感受性が高いという可能性もある。数々の動物実験の結果からは、上気道へ液体を注入することにより、低換気や無呼吸が惹起されることが実証されている［846］。

　また、ミルク内のタンパク質が気道に逆流することにより、致命的なアナフィラキシーを引き起こすこともありうる［847］。胃食道逆流によりII型肺胞上皮細胞が酸で損傷されると、サーファクタント産生障害が生じ、肺胞が虚脱するとの報告もある［593］。

病理学的所見

　SIDSで死亡した乳児38名を対象とした調査では、胃食道逆流現象が死亡前に存在していたことが病理組織学的に明らかであったのは、8名のみであったと報告されている（写真14.35）［848］。このように有意な所見を呈した事例数が少ないのは、標準的な光学顕微鏡による検鏡では感度が低いという可能性や、胃食道逆流があっても病理組織学的検査で発見しうるほどの変化をきたさないという可能性もある。もちろん調査対象となったSIDSによる死亡児で、死亡前に慢性反復性の胃食道逆流を認めていた事例が非常に少なかったという可能性もある。いずれにしろ、胃食道逆流を反復している乳児は突然死のリスクが大きいということはできるであろう［832］。ただし、胃食道逆流は乳児期早期に起こる頻度が高いが、その大半は無呼吸を呈するわけではなく、同時に起きたとしても偶発的に無関係に生じた可能性が高い、と考えるべきである［849］。

微生物感染原因説

　SIDSの病因が微生物である可能性を示すもっともらしい要素として、冬になると発症率が上昇すること、上気道感染と閉塞性無呼吸とは関連性があるが、SIDSの死亡児の多くに上気道感染の所見が認められること、SIDSの死亡児にはしばしば発熱の既往があること、乳児はそもそもさまざまな感染症に罹患した際に突然死しうること、などが挙げられる［850–852］。しかし、SIDSにより死亡した乳児から常に単一の感染性病原体が分離されるわけではなく、進行性の敗血症が潜在していた証拠が認められる事例はほとんどないことが、さまざまな研究で

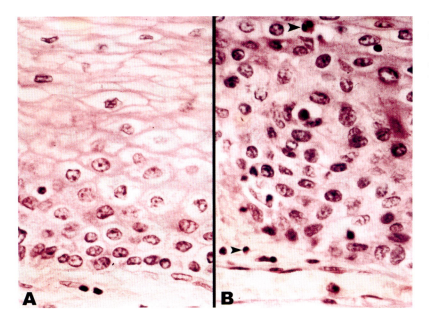

写真14.35 （A）正常の食道の組織学的所見、（B）胃食道逆流認めていた事例の食道の病理組織学的所見。基底層が肥厚し、好酸球（矢印）が散在している。

指摘されている［853］。そもそも、剖検の際に重篤な感染症に罹患していた証拠所見が得られた場合、SIDS と診断することはできない。すなわち、乳児の突然死の原因が心筋炎、肺炎、喉頭蓋炎、髄膜炎であった場合、死因はまさしくそのものであり、それらの症例は SIDS ではないということになる。

一方で、RS ウイルス（RSV）、サイトメガロウイルス（CMV）、ライノウイルス、アデノウイルス、百日咳菌などのさまざまなウイルスや細菌の感染がSIDS に関与している可能性を示唆する研究報告も存在している［854–857］。SIDS により死亡した乳児 62 名から採取した組織に対しポリメラーゼ連鎖反応（PCR）分析を実施したところ、14 名（22.5％）にエンテロウイルスが、7 名（11.2％）にパルボウイルス B19 が、3 名（4.8％）に Epstein-Barr ウイルス（EB ウイルス）が、2 名（3.2％）にアデノウイルスが検出されたが、コントロール群からは何らのウイルスも検出されなかった、との研究報告もある［858］。

RS ウイルス

RS（Respiratory syncytial）ウイルス感染症で入院している乳児は無呼吸をきたしやすく、RS ウイルスと SIDS との間には関連性があることも示唆されている［859–862］。しかし RS ウイルスに感染している患者は、何らかの明らかな死後徴候があるわけでもなく、インターフェロン濃度は正常であり、無呼吸を認める比率はそれほど高くないことなどから RS ウイルス感染が SIDS の原因として可能性の高いものであるとはいえない［863］。ブリストルで行われた研究では、SIDS で死亡した乳児はコントロール群と比較して、RS ウイルスをはじめとしたウイルス検索で特に有意差が認められなかった、と報告されている［864］。

サイトメガロウイルス

SIDS で死亡した乳児は、コントロール群の乳児に比してサイトメガロウイルス（CMV: Cytomegalovirus）の既感染率が高い、との研究報告がある［865］。CMV は感染治癒後にも脳幹小膠細胞節に潜伏し、脳炎の既往があったことを示すという性質がある［866］。ただし、唾液腺（写真 14.36）や脳幹小膠細胞小節に CMV が含まれている割合を比較したところ、SIDS 群と対照群との間に有意差はなかったとの研究報告もあり、CMV 感染と SIDS との間に関連性があるとはいい切れない［867］。また、DNA ハイブリダイゼーションを実施した研究報告もあるが、死亡前後に CMV 血症があった証拠は得られなかったと報告されている［868］。

その他

死後に細菌培養を施行した研究によると、黄色ブドウ球菌が検出された比率はコントロール群では 9％ であったのに対し、SIDS 群では 16％ であっ

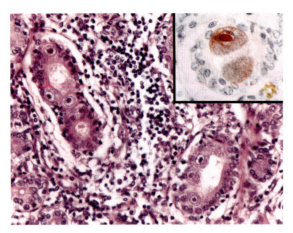

写真14.36　SIDSの死亡児の顎下腺の病理組織所見。「フクロウの目」と呼ばれる巨大な核内封入体が認められる。囲み写真は、免疫ペルオキシダーゼ染色。核内のCMV抗原が赤く染まっている。

たと報告されている。同様に大腸菌が検出された比率はコントロール群で1%であったのに対し、SIDS症例では6%であったとも報告されている［869］。ただSIDS群の血清CRP値は正常であり、重大な細菌性敗血症が生じていた可能性のある事例はほぼ存在しておらず、これら同定された細菌が死因と関係があるかは疑問がある［870］。

SIDSで死亡した乳児の保存胎盤には絨毛羊膜炎の所見が認められる頻度が高い、との研究報告がある［871］が、その後に行われた同様の研究ではそのような結果は得られておらず、前者の研究ではコントロール群の選定の際に未熟性の考慮がなされていなかった可能性があると指摘されている［872］。SIDSで死亡した乳児の肺切片の19.4%にクラミジア封入体が認められたとの報告が一編のみあるが、レビュー文献ではこの結果は疑わしいと指摘されている［873］。SIDSとヘリコバクターピロリ菌の関連を示唆した研究報告もあるが、社会経済的状況などを一致させた適切なコントロール群の設定をすることができていなかったと指摘されており［874］、またその後に行われた同様の研究では、関連性は認められなかったと報告されている［875,876］。

百日咳菌

百日咳菌（Bordetella pertussis）感染は時に致死的な無呼吸発作を惹起することが知られているが、疫学的研究によって、百日咳菌とSIDSとの間に関連性があることが示唆されている。ただし、上気道から採取した検体を用いてSUID（予期せぬ乳児死亡）事例234名を検証したドイツの研究では、百日咳菌のPCR検査で陽性であったのは12名（5.1%）にすぎなかったと報告されている［877］。

毒素産生菌

毒素産生クロストリジウムは蜂蜜摂取、環境汚染物質暴露、母乳不足と関連しているとの報告があり［878–882］、さらにはSIDSの病因に関与しているともされているが、その関連性を十分に実証した報告はない［353, 398, 399］。10年間以上にわたってSIDSで死亡した乳児258名から、小腸と大腸の内容物を採取し分析した研究報告では、ボツリヌス菌（Clostridium botulinum）は1例も検出しえなかったと報告されている［883］。無症候性の乳児の便からこれらの菌が分離されることがあり［884, 885］、これらの菌とSIDSとの関連性を指摘した報告は、単なる偶然であった可能性もある。特に、SIDSの死亡児からClostridium difficileが検出された場合、その関連性について明確にすることは、極めて困難である［886, 887］。

毒素産生性大腸菌とSIDSとの関連性に関しては、SIDSの死亡児からは検出されなかったという報告もあれば［888］、コントロール群に比し検出頻度が高かったとの報告もある［889–891］。ただ、毒素が血清中や組織中から常に検出されるわけではなく、検出頻度が高かったという研究結果は偶発的なものであった可能性も否定はできない。SIDS群とコントロール群の便からの毒素産生性大腸菌の検出頻度は同程度であった（それぞれ16.8%と16.5%）との報告が存在することに鑑みると、偶然であった可能性がより高いといえる［892］。また、SIDSで死亡した乳児の便からベロ毒素を産生する大腸菌が単離されたという報告例もある［893］が、この事例はSIDSではなく溶血性尿毒症症候群に続発した播種性血管内凝固症候群（DIC）で死亡した可能性が高い。

常在菌の産生する毒素が、母体由来の免疫グロブリンが低下してから獲得免疫が身につくまでの期間に起こるSIDSの病因に関与しているのではないか、との推察を行っている研究者もいる［894–895］。さらに、子どもの鼻咽頭の温度は高いことから、ブドウ球菌がコロニー形成し発熱性毒素を産生しやすいことが、SIDSの要因である可能性も指摘されてい

る［896］。ただ、SIDS で死亡した乳児の血液からブドウ球菌の産生する内毒素が検出されたという報告例はない［897］。

可能性のある病態生理

SIDS 児から分離された細菌毒素やウイルスが病態に作用した程度は事例によりさまざまであったと思われ、感染症が SIDS の原因のほとんどを占めているとは考えがたい。しかし、たとえ微生物検査の結果が SIDS 群とコントロール群との間で有意差がなかったとしても、SIDS の発症率に季節性があることを考慮すると、免疫系が十分に備わっていない乳児においては、軽度の感染を契機に死に至っている、という可能性はある。また動物実験で明らかになっていることであるが、細菌毒素はウイルスの同時感染により効果が増強する［898］。さらに、複数の細菌種が存在する時にも同様の効果増強が確認されている［899］。このように、環境因やその他のリスク要因により、複数の細菌やウイルスの同時感染をきたした場合、その効果は相乗的に増強され、死因となりうる可能性は否定はできない［900–907］。

感染症の診断を明確にする

症例によっては、感染症が死因となりうるほど重症であったのか否かを判断することが難しい場合がある。このことは、例えば軽度の呼吸器感染症であるにもかかわらず、致命的な細気管支炎と診断されてしまうなど、しばしば死亡診断書作成における誤診につながってしまう場合がある［484］。同様に SIDS 事例において、心筋内の T リンパ球やエンテロウイルスカプシド蛋白、壊死マーカーである C5b-9 の上昇が認められるとの報告もあるが、明確な心筋炎を認めた事例以外でのその臨床的意義はわかっていない［858］。1970 年に Beckwith によって、肺や気道に認められた組織学的変化の程度やタイプに基づいて、乳児死亡を分類するガイドラインが提唱されている［908］。死因を正確に特定することが不可能な事例はしばしばあり、そのような場合、"SUID（予期せぬ乳児突然死）" や「その他の突然死、原因不明」という病名をつけることが最も混乱を少なくする解決法となる。SIDS は除外診断であり、死亡に感染症が寄与した可能性を完全に除外することが困難な場合、死亡診断書に補足としてその旨のコメントを記載することが望ましい。

免疫系原因説

未熟児において SIDS の発症率が高いことから、未熟な免疫状態が SIDS のリスク因子と想定され、これまでにさまざまな研究が行われてきた。

免疫不全症

未熟児や喫煙妊婦から生まれた乳児では免疫グロブリン値が低いことから、これらの乳児では免疫が不全状態にあることが示唆されてきた。また、妊娠間隔が短い母親は蛋白不足である可能性が指摘されてきたが、幼若動物の実験結果からは、このような状態は出生児の免疫不全を引き起こすことが確かめられている［59］。ただし種々の臨床研究ではこの仮説は立証されておらず、SIDS で死亡した乳児において生前の感染症罹患率が増加していたという証拠は何もない。なお生後 2 〜 4 か月齢の間に SIDS で死亡した乳児では、血清補体価や細胞性免疫は概ね正常であったと報告されている［909］。

免疫反応性の亢進

その他にも、SIDS で死亡した乳児の免疫反応は敏感すぎるために、極めて多岐にわたる物質に対してアレルギー反応をきたし、それが予期せぬ死亡の原因となりうる、との研究報告も存在しており、子宮内のさまざまな病原菌、真菌、ハウスダスト、ダニ（ヤケヒョウダニ）、牛乳蛋白などを含む多くの物質が原因として提唱されている［910, 911］。牛乳蛋白については、SIDS で死亡した乳児に有意に胃食道逆流による牛乳の誤嚥が認められていることからも、その関与がうかがわれている。

牛乳への感受性の亢進が認められる証拠として、SIDS で死亡した乳児の一部で血清中の特異的抗牛乳蛋白抗体が上昇していたとの研究報告も存在している。SIDS 症例の約 40％で肺内にミルクが混入していることが観察されるが、モルモットを用いた動物実験では、気管にミルクを滴下し感作した状態の個体では、アナフィラキシーが起こることが証明されている［912］。ただ当初は人工乳を授乳することが SIDS のリスクを上げると考えられてきた［913］が、知見の集積により現在ではそれは否定的である［37, 59, 319］。さらに、実際に SIDS は母乳育児

中の乳児にも生じるものであり、SIDSで死亡した乳児で抗牛乳IgE高値が認められることもあるが全例に認めるわけではなく、SIDSで死亡した乳児の血清補体価はたいていの場合、正常である［59, 909, 914］。このことから、「SIDSの原因が牛乳アナフィラキシーによる」という仮説には、かなり疑義があるといえる。

病理組織学的検討で組織内に肥満細胞の脱顆粒が認められないことも、アレルギーに特異的な所見というわけではなく［915］、肺切片で好酸球の増加を認めたとの報告もある［916, 917］が、これも常に認められる所見ではない。他にもSIDSの原因の可能性となりうる刺激抗原としてダニやハウスダストが挙げられているが、血清IgE値の上昇や、それらに対する特異抗体の上昇が常に認められるわけではない［918］。

SIDSで死亡した乳児から採取した気管支洗浄液ではIgG、IgM、IgA値が上昇しており、また肺切片の免疫組織化学的染色でも免疫グロブリンの増加が認められたとの報告もある［919］。この研究グループは以前にも、SIDS事例から採取した気管支洗浄液内の細胞は、CD14A抗体で標識したマクロファージの抗原領域の発現が著明に減少しているなど細胞の表現型に違いが認められた、との報告を行っている［920］。CD14は細菌のエンドトキシンがマクロファージに結合する際に関与するとされてはいる［921］が、この研究グループの報告の意義するところはよくわかっておらず、気管支内の免疫グロブリンが増加する理由も判明していない。SIDS事例では気管支粘膜の分泌成分の減少を認めるとされているが、気管支洗浄液内のIgG値やIgM値は常に異常というわけではない［922］。他にも、SIDS群はコントロール群に比して、気管粘膜にIgMを含んだ形質細胞が増加し、十二指腸粘膜にIgAを含んだ形質細胞が増加しているとの研究報告も存在している。これらの結果からは、SIDSの乳児において粘膜免疫システムが刺激されている、という可能性を示唆しているのかもしれない［923］。SIDSの死亡児において、脳脊髄液中のインターロイキン6（IL6）高値が認められたとの報告もあり、IL6が呼吸抑制をきたしうる免疫活性化の指標となりうるとの考察を行っている研究者もいる［924, 925］。

予防接種

ワクチンがSIDSの原因となりうるという指摘は、1979年に米国テネシー州でDPT（ジフテリア／百日咳／破傷風）ワクチン接種後24時間以内に4名の乳児がSIDSで死亡したことを契機に初めてなされた［926］。その後、別の研究者からも6名の乳児がDPTワクチン接種後24時間以内に死亡したとの報告がなされ［927］、この理論を支持しているように思われたが、その後この研究報告には方法論的問題があったとの批判がなされた［928］。高体温がSIDSのリスクを上げる［273］とすると、67％以上の乳児がワクチン接種後に高熱（38℃以上）を出す［929］という研究報告は、ワクチンはSIDSのリスク因子であるとする仮説をある程度支持すると考えられる。しかし、複数の国々の関与した大規模多施設共同研究を含む多くの研究報告すべてで、予防接種とSIDSの間に偶然の関連性以外の因果関係を証明するに至っていない［930-938］。

米国において、米国小児保健発育研究所（NICHD）の実施したSIDSのリスク要因に関する共同疫学研究で得られた757名のSIDS群と、マッチングさせた対照群とのデータ比較では、DPTワクチンとSIDSとの間に関連性は認められなかった［939］。英国での1万28名の乳児を対象とした研究［940］や、それに続けて行われた米国テネシー州での12万9834名の乳児を対象としたコホート研究［941］でも、同様の結果となった。逆に、DPTワクチンの予防接種を受けた乳児においてSIDSの発症率がより低いという報告も複数存在している［942-946］。ただこれは、直接的な予防効果というよりも、養育者が積極的に医療を受けさせていることを反映しているにすぎない可能性もある［947］。

興味深いことに、Bealは南オーストラリア州での研究で、最初に予防接種を受ける月齢が生後3か月から生後2か月に早くなっても、SIDSを発症する月齢の中央値や平均値は早まらなかったとの報告を行っている［948］。同じく南オーストラリア州で行われた研究では、連続する115名のSIDS事例のうち、予防接種を受けていたのは53名（46％）にすぎなかった、との報告を行っている［949］。Steinschneiderら［950］は、DPTワクチン接種後にSIDSを発症した乳児の同胞100名を対象として遷延性無呼吸の頻度や重症度につき調査し、特にそ

れらとワクチンとの間に何らの関連性も認められなかったとの報告を行い、Keens らの初期の研究報告［951］を裏づけた。全く偶然にワクチン接種後に SIDS により死亡する可能性についての調査も行われており、オーストラリアでは毎年 SIDS が予防接種の 24 時間以内に 1.7 例、48 時間以内に 3.5 例起こる可能性があると試算されている［952］。

物議をかもした研究報告として、六価のワクチンはある種の乳児死亡を引き起こす役割を担っている可能性がある、との研究報告も存在している［953, 954］。しかしドイツで行われた SIDS のケースコントロール研究によると、乳児の突然死のリスク上昇に関与していると想定されていた破傷風、百日咳、ポリオ、インフルエンザ桿菌 b 型、B 型肝炎、ジフテリアに対する六価のワクチンの導入は、突然死の発症とは何らの関連も認められなかったと報告されている［955］。このように、さまざまな国々で数多くの研究がなされてきたが、予防接種は SIDS の原因とはならないということがほぼ証明されつつあるといえる。

代謝疾患原因説

近年、多岐に及ぶ先天性代謝異常症が、突然の予期せぬ死亡をもたらす可能性があることが判明してきている［426, 956, 957］。最も一般的に確認されている異常症としては、中鎖アシル CoA 脱水素酵素（MCAD）の欠損が挙げられる。この酵素は、ヒトの主要なエネルギー産生経路の 1 つである β 酸化経路において、C16–C20 の脂肪酸の分解を触媒する。代替エネルギーとなるグリコーゲンの貯蔵量は、脂肪の貯蔵量よりもずっと少ないため、この経路が遮断されると、ヒトは低血糖に陥りやすくなる。特に、同胞が乳幼児期に突然死したという家族歴のある乳児の場合、代謝障害の可能性について考慮しなければならない［958］。

頻度

SIDS であるとの初期診断が下された事例のうち、後に代謝障害によるものであったと判断された事例の推定割合は、報告によってかなりばらつきがある。研究報告の中には、SIDS 症例のうち 5～20% は何らかの潜在的な生化学的異常によるものであるとする報告もあり［426, 959, 960］、また代謝障害と乳幼児突発性危急事態（ALTE: Apparent Life-Threatening Events）との間に関連が認められたとの報告もある［961］。ただその比率はせいぜい約 2～3% 程度であろうとも報告されている［962–970］。

SIDS で死亡した乳児には著明な低血糖は認められなかったとの研究報告が数多く存在しており［971–973］、SIDS の死亡児から得られたパラフィン包埋組織から DNA を抽出した研究報告では、MCAD 欠損症は SIDS の病因にはそれほど関係していないと結論づけられている［974］。また SIDS 事例の硝子体液中の遊離アミノ酸の値は正常値であったとの報告例もあり、SIDS の原因としてのアミノ酸代謝異常症の可能性は否定的である［975］。ただし、小児期代謝疾患の専門部署のない施設においては、遺伝性代謝疾患の症例はより見過ごされやすい可能性が指摘されていることに留意が必要である［976］。

病理学的特徴

剖検時に代謝障害の存在の手掛かりとなりうる特徴としては、小奇形、肝腫大、肝蒼白、脾腫、心肥大、骨格筋蒼白、骨格筋弛緩などが挙げられる［605, 977］。SIDS の剖検例では時に肝臓に軽度の脂肪変性が認められうるが、心筋細胞や骨格筋や腎尿細管細胞内の脂肪滴の存在は、潜在的な代謝異常症の可能性を強く示唆する［978］（詳細については第 11 章を参照）。

電解質異常

SIDS で死亡した乳児において、種々の生化学的異常が認められたとの報告があるが、いずれも議論の余地があるものである。Richard、Fukumoto、Clardy らは SIDS 群と対照群との間に、硝子体液中のカリウムやカルシウム、リン、その他のさまざまな酵素の値に有意な差が認められたとの報告を行っている［979］。ただし、対照群とした事例は主に病院で加療を受けていた事例であったことを認め、「この得られた有意差が、明確な意義を持つといい切ることは不可能である」とのコメントを行っている。硝子体液中のナトリウム値の上昇は、食事で摂取したナトリウムが過度に濃縮されることによるものである、との報告もある［980］。水道水中のナトリウム濃度が高い場合も、死後の硝子体液中のナト

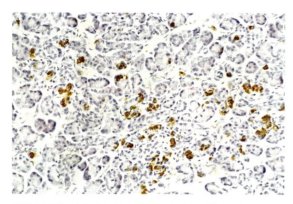

写真 14.37　生後 2 か月で突然死した乳児の膵臓の病理組織所見。膵実質全体に膵島細胞が散在性に認められている。本児はこの所見を除くと、典型的な SIDS と判断される事例であった。

リウム値の上昇を認めうる要因となる、との報告もある［981］。一方 Blumenfeld ら［982］は、SIDS 事例において死後の硝子体液中のナトリウム、カリウム、カルシウム、クレアチニン、総蛋白量の上昇は認められないとの報告を行っている。このような相反する研究結果を踏まえると、このような生化学的異常は、SIDS の発生には何らの寄与もしていないものと推察される。

内分泌学的要因説

視床下部 - 脳下垂体 - 末梢臓器系（副腎、副甲状腺、甲状腺など）のあらゆる内分泌機能の異常が、SIDS の潜在的な原因となりうるとの報告も散見される［983, 984］。ただ、SIDS 事例のうち内分泌機能異常が寄与したと考えられる事例はごくわずかであると思われる。

甲状腺機能異常

SIDS の乳児の血清中の T3（トリヨードサイロニン）値の上昇が認められた場合、甲状腺機能障害の存在も示唆されるものの［985, 986］、死亡の際に血清の T3 がどのような機能的意義を有しているのかは、いまだに判明していない。たとえ T3 の上昇を認めたとしてもたまたま上昇していただけであるか、死後の検査上のアーチファクトである可能性が高い［59］。乳幼児突発性危急事態（ALTE）として発症し、後に SIDS で死亡した乳児において甲状腺ホルモン値の上昇が認められた、との一例報告はあるものの［987］、ヒトにおいても動物においても、死亡してから検査を行うまでの経過が長い場合には、血清 T3 濃度は死後に上昇することが、質の高い研究で示されている［988, 989］。

その他のホルモン異常

コルチゾール値と成長ホルモン値については、SIDS 群とコントロール群とで差異はないと報告されている［990］。突然死した乳児の膵臓の病理所見において、膵島細胞症類似の所見が認められたとの報告もある［991, 992］が、調査された SIDS 事例のほとんどに重度低血糖の既往を認めないことから、このような報告を読み解く際には批判的に解釈する慎重さが求められる。その後に報告された文献では、「正常の成熟過程の一部として膵島細胞症類似の所見は認められうる」との記載がなされている［993, 994］（写真 14.37）。脳下垂体の病理組織学的および免疫組織学的研究では、SIDS 群において明らかな異常は証明されていない［995］。SIDS 群において血清テストステロン値の上昇を認めるとの報告もあるが、その病態的意義は明らかとはなっていない［996］。

栄養因説

微量金属欠乏

微量金属の欠乏、特にマグネシウムの欠乏が、SIDS 原因として提起されたことがある［997］。しかし、SIDS 事例において血清や肝組織での亜鉛、銅、マグネシウムの濃度が常に欠乏状況を示しているわけではない［998–1000］。中には硝子体液中のマグネシウム濃度が上昇していた、とする報告も存在している［982］。飲料水中のマグネシウムの濃度を上昇させることで、SIDS 発症リスクが低減するとの研究報告もあるが、それを支持するエビデンスは存在していない［1001］。SIDS 事例の血清銅濃度は正常範囲にあると報告されており［999］、銅欠乏が SIDS 発症の要因となっている可能性は考えがたいといえる［1002］。

セレン欠乏がブタにおいて突然死をきたしうると報告され［1003］、ヒトにおける風土病的セレン欠乏症である克山病（Keshan disease）の中国人の子どもにおいて、動物と同様の心筋障害を認めたため、セレン欠乏が SIDS の一要因であるとの説が提唱された。しかし、セレン欠乏と SIDS の関係性について実証する研究報告は存在していない［1000,

1004–1006］。

ビタミン欠乏症

　ビタミンA、C、D、Eの欠乏やビオチン（ビタミンB_7）やサイアミン（ビタミンB_1）などのさまざまなビタミン欠乏症がSIDSの病態に寄与しうるとの報告があるが、いずれも明らかな徴候が認められた事例は報告されていない。オーストラリア大学小児科学教室の行った研究では、SIDSはビタミンC欠乏によって生じうるという報告［1008］を支持する調査結果は得られなかった、と報告されている［1007］。ビタミンD欠乏症も、死後検査で特定の検査項目を提出すれば同定しうるというものではなく、診断を確定することが困難である［999, 1009］。

　ビタミンA欠乏によって下顎骨の低形成をきすことや、頸静脈孔の狭小化をきたしそこを通る神経の圧迫をきたす可能性が示唆されている［1010］が、実際にヒトにおいてビタミンAやビタミンEの欠乏が突然死の原因となることを示唆する明白な証拠はない。

　SIDSの乳児において肝細胞中のビオチン濃度が低下していたとの報告もある［1011］。ただビオチン欠乏によって死亡が生じるとするならば、続発する低血糖が主要因となると思われる。SIDSにより死亡した乳児に低血糖を認めることは一般的とはいえず、その病態的意義については明白であるとはいえない。

　Leigh脳症（亜急性壊死性脳脊髄症）患者において、脳幹のサイアミン依存状態が生じることで無呼吸発作を認めるということが判明しているが、このことからサイアミン欠乏がSIDSの発症誘引となりうる、との学説が提唱された［973］。ただ、その後に行われたSIDS群、SIDSの同胞群、ALTE既往群を対象としたサイアミンとその関連酵素に関する研究では、欠乏状態［1012, 1013］、正常範囲内［1014］、増加［1015, 1016］のいずれの報告も存在しており、結論を導き出すのは困難な状況である。さまざまな原因によって、死後アーチファクトとしてサイアミン値の上昇を認めることが報告されていることを考慮すると、死後にサイアミン値の上昇が認められたとしても、その解釈は慎重に行わなければならない［1017］。

血液疾患原因説

　SIDS症例の剖検時に静脈血栓が認められることはまずない。このことからして、血栓形成傾向を持つ家系で報告されている3箇所の主要な点変異の頻度が、SIDS群と対照群との間で有意差がないという報告［1018］は、特段驚くべきものではない。

遺伝要因説

　SIDSで死亡した乳児の中にはSIDSを発症しやすい遺伝的感受性を有する事例が存在する可能性はあるものの、同一家系内で複数のSIDSの発症を認めることは稀であり、遺伝的影響はそれほど強いものではないか、他の遺伝子によってかなり修飾されている可能性が高いものと推察される。SIDSを発症しやすい単一遺伝子異常が存在しているのか、それともそのような遺伝子はないが、複数の条件が加わることでSIDSを発症しやすくする遺伝子多型が存在しているのか、現時点では判明はしていない［1019］。

　SIDSで死亡した乳児の弓状核、不確縫線核、その他の延髄にある神経核において、セロトニンと結合するセロトニン作動性受容体が減少していたとの研究報告があり、セロトニントランスポーター（5-HTT）遺伝子の多型として、より長いL型遺伝子を持つ場合、SIDSをより発症しやすいとの研究報告も存在している［782, 1020］。また、SIDSで死亡した乳児92名のうち14名（15.2％）において、*PHOX2a*遺伝子、*RET*遺伝子、*ECE1*遺伝子、*EN1*遺伝子、*TLX3*遺伝子といった遺伝子に、蛋白質の変性をともなう特定の変異が認められた、との報告もある。ただ、これらの遺伝子変異がSIDSに特異的に関係している異常であるのか、それとも単なる遺伝子多型であるのかは、明らかとなってはいない［1021］。

　他にも、ミトコンドリアDNAやIL-10遺伝子の遺伝子多型がある場合に、うつぶせ寝、高温環境、感染症などの環境・内因性の要因が加わることで、SIDSを発症しやすくなるとの推察を行っている研究者もいる［10, 1022］。また、突然死群で低血糖を起こしやすくしたかもしれないグルコキナーゼ遺伝子の多型が認められた、との研究報告もある［1023］。証明されているわけではないが、Tourette症候群遺伝子の保因者とSIDSとの間に何らかの遺

伝学的関連があるとの推察を行っている研究報告もある［1024］。

環境因説
毒物暴露

乳児に突然死を引き起こしうる蓄積性毒物がSIDSの原因である、という可能性については幅広く調査がなされてきた。ある研究ではSIDS群で肺組織中の鉛濃度が上昇していたと報告され［1025］、その後に行われたある研究では、SIDS群で血清中鉛濃度の上昇が確認されたと報告されている［1026］。ただし、その後に行われた同様の研究では、そのような結果が得られることはなかった。鉛だけではなく、カドミウム、ディルドリン〔訳注：ドリン系有機塩素系農薬の1つ〕、DDTなどの塩化炭化水素についても検討がなされたが、SIDS群とコントロール群との間に何らの有意性も確認できなかったとのことである［1027］。

同一家庭内で複数人の死亡が認められたケースの場合、家庭用暖房器具の誤用や換気不足によって生じた一酸化炭素中毒の可能性を常に考慮しなければならない［1028］が、このような場合の死因はSIDSではなく、一酸化炭素中毒がSIDSの原因であるということはできない［1029］。

マットレス内の毒物

1990年頃よりRichardsonは、真菌の一種であるスコプラリオプシス - ブレビカウリス（*Scopulariopsis brevicaulis*）が、マットレスやそのポリ塩化ビニル製のカバーの中で、アンチモン系やヒ素系、亜リン酸系の難燃性化学物質を代謝し、致死量の毒性の強い3水和物ガスであるスチビン（水酸化アンチモン）、アルシン（ヒ化水素）、ホスフィン（リン化水素）を生成しているとの仮説を立て、乳児が睡眠中にこれらに暴露されることにより突然死すると提起した［1030–1033］。ただし、その後多くの追加調査が行われたにもかかわらず、この学説は証明されていない［1034–1038］。スコプラリオプシス - ブレビカウリスはマットレス内にいつも観察されるわけではなく、またSIDSの乳児が使用していたマットレスにより数多く存在しているというわけでもない。適切な条件で実験した場合、この真菌は3水和物ガスを作ることができず、またSIDSの乳児が有毒ガス中毒で死亡したと判断しうる明確な証拠は何もない。少量のアンチモンは食事から日常的に摂取されており、また環境中から試薬や組織に混入する可能性も十分に考えられ、組織中から検出されたとしても、その解釈は困難である［1039–1043］。マットレスをビニルで覆うことで乳児がマットレス内の毒物に暴露されるのを減らし、SIDSの発症率は減少するであろうとの提起もなされていたが、このような対応を行ったとしてもSIDSによる死亡の推移に何らの影響も及ぼすことはなかったことが示されている［1044］。同様にTylerによって、SIDSは尿から作られたアンモニアに暴露されることで引き起こされる、との学説が提起された［1045］が、それを支持する研究結果は何ら存在していない。

その他のマットレス内の汚染物質

いまだその理由が解明されているわけではないが、古いマットレスの上で寝かされていた乳児は、新しいマットレスを使用していた乳児に比してSIDSをきたすリスクが高いことが判明している［1046］。古いマットレスには黄色ブドウ球菌などの細菌が高濃度で存在しているものの［1047, 1048］、黄色ブドウ球菌による敗血症はSIDSと診断された乳児には認められない。

虐待／殺人による死亡

殴打や刺創、銃撃による殺人は、剖検時に明らかな損傷があるため診断は容易である。一方で、乳児が故意に窒息させられたり毒殺されたりした場合、容易にそれを証明できないこともある［1049］。ほとんどの法医／病理医や多くの臨床医は、当初SIDSと結論づけたが追加の情報入手によって、診断が虐待／殺人に変わったという経験がある［527］。広く世間に知られることとなったいくつかの事例を通じ、この問題についてはかなり注目されてきた［1050, 1051］。例えば、Steinschneiderが当初、ALTEを先行したSIDSの事例として発表した事例［1052］は現在では、うち2名が虐待／殺人被害児であったことが知られている［528］。剖検によって自然死と事故や殺人による死亡とを区別しえないグレーゾーンの事例が存在しているわけであるが、この問題は「トリプル・プロブレムモデル」という視点で捉え

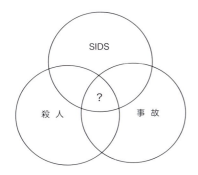

図 14.38　SIDS のトリプル・プロブレムモデル。SIDS 事例、事故事例、虐待／殺人死事例の間にはオーバーラップがある、ということを示している。

ることができよう（図 14.38）[1053]。

　過去に SIDS と誤診された潜在性の殺人事例の正確な数は決して知りえないものではあるが、それぞれの行政管轄区におけるそのような事例の総数は、おそらくは捜査の質に反比例している。Meadow は英国における 42 名の SIDS と誤診された乳児の殺人事例を報告し、そのような事例では初動捜査や剖検手順が至適水準以下のクオリティであった可能性が高い、との報告を行っている [82]。このような事例に対しての調査の質は一定しておらず、他の研究者からも「乳児の突然死事例に対する調査は、法医／病理学的にも現場調査の観点からも、たいていは専門性に欠いた不備の多いものである」とのコメントがなされている。このような事例では剖検時にかなりの手順が省略されており、例えばルーチンで実施すべき肺の病理組織学的検討はしばしば施行されずじまいとなっているとの報告もある [1054–1056]。より包括的な調査プロトコルを適応し、警察官やその他の乳児死亡調査員を対象とした専門的トレーニングを実施することで、このような状況の改善を図らなければならない。SIDS と虐待／殺人による死亡事例とを的確に鑑別することは困難であるとはいえ、的確な対応が行われた場合、これまで主張されてきた「SIDS 事例の約 10％は実際には殺人であった可能性がある」[1057] というパーセンテージほど、潜在性の殺人事例が多いわけではないことが明確化するであろうと、著者は考えている。

結　語

　本書は、乳児の突然死事例において原因を同定しうる事例と、調査を尽くしても十分に説明がしえない事例とを区別する一助となることも意図している。

　後者の場合こそが生理学的に SIDS になりやすい乳児に発症した、真に SIDS と呼ぶべき事例である。ただし後者の事例の中にも、いくつかのサブグループは明確に存在しているといえる。

　1 つ目のサブカテゴリー群は、「発症前は全く健康であった乳児が、ベビーベッド内で死んでいるのが発見された」というような臨床的には SIDS に完全に合致するパターンであったが、剖検時に致死的病変の存在が確認される群である。重症の敗血症や遺伝性代謝障害などの特定の状態は SIDS ではなく SUID（予期せぬ乳児突然死）事例の一群を形成しているものであり、発見しがたい「SIDS を引き起こしうる原因」とみなすべきではない。

　2 つ目のサブカテゴリー群は、剖検によっても何らの所見も認めることができない、真に SIDS との用語を適用しうる群である。このカテゴリーに属する乳児を対象とした研究結果から推察されている種々の発症メカニズムについて、表 14.9 にまとめ、掲示した。

　最後のサブカテゴリー群は、剖検で何らかの所見が認められたものの、その病態的意義について正確に判断を下すことが困難な群である。確認された病変は特徴的であったとしても、死亡にともない二次的に生じたものの可能性もあり、また全く偶発的に認められたものの可能性もある [1058]。例えば SIDS として典型的な臨床経過をたどった乳児に、剖検時に冠動脈高位分岐のような解剖学的病変がみつかった場合、特に心筋虚血の病理組織学的所見が認められなかった場合には、この所見が死に寄与した可能性を完全に除外することは不可能である。ただ、このような潜在的に致死的となりえた異常所見が認められた場合、定義上は SIDS の診断は除外される。このような何らかの病理組織学的所見を認める乳児をグレーゾーンの事例として、死因に関して「特定不能の死亡（undetermined）」「突然の予期せぬ死亡（sudden unexpected death）」のような表現で記載を行うことは、正確な死亡診断書を記入するという

表 14.9　SIDS の原因として想定される各種病態のまとめ

呼吸器
- 脳幹の呼吸調節中枢の機能不全
- 末梢の呼吸器受容体の機能不全
- 肺サーファクタント異常
- 呼吸器系の免疫学的異常
- 内因性の上気道閉塞
- 喉頭軟化症
- 喉頭けいれん
- 外因性の上気道閉塞
- 再呼吸／有毒ガスの吸入
- 掛け物が覆いかぶさったことによる窒息
- 体位による窒息
- 鼻口閉塞

循環器
- 脳幹の循環調節中枢の機能不全
- 異所性伝導路
- QT 延長
- 肺内静脈シャント
- 椎骨動脈の圧迫
- 心腔の圧迫

中枢および末梢神経系
- 自律神経調節機能の機能不全
- 脳幹の神経核の異常
- 迷走神経の機能障害
- 化学受容体の機能障害
- 覚醒／睡眠状態の障害
- 異常高熱
- 神経伝達物質の異常
- 脳発達・成長の不均衡
- 神経変性の進行
- 松果体異常
- 潜水反射（diving reflex）の亢進

消化器
- 胃内容物の吸引
- 胃食道逆流

微生物学
- ウイルス感染
- 細菌性敗血症
- 毒素産生性細菌
- ホスホリパーゼ A2 産生性細菌

免疫
- アナフィラキシー
- 免疫不全
- 予防接種の副反応

代謝
- 先天性酵素欠損

内分泌
- 副腎不全
- カルシウム代謝障害
- 甲状腺機能亢進症

栄養学
- ビタミン欠乏
- 微量金属の欠乏

環境
- 毒物への暴露
- 高環境温
- 睡眠時の体位

その他のさまざまな要因

目的を果たす上では望ましい対応といえる。このような記載がなされることで、「SIDS であった可能性は残るが、典型的な SIDS 事例とは異なり、より複雑な事例である」ということを示すことが可能となる。

　本章をここまで読み進めてきた方には、おわかりの通り、SIDS による死亡のメカニズムとして挙げられているさまざまな学説には、現時点では種々の程度の、時には極めて辛辣な、反対意見が挙げられている。このような反対意見があるのは、単に行われた研究の質がさまざまであることを反映しているのではなく、おそらく SIDS で死亡する乳児の病態生理学的異常がかなり不均質なものであり、すべての事例で同様の機能障害や発達上の問題が存在しているわけではないからであろう。SIDS を発症しやすいさまざまな素因の相互関係は極めて複雑であり、また種々の器官系におけるさまざまなストレスへの感受性は、個々の事例によっても大きく異なるものである。つまり、死亡に結びつくこととなった脆弱性を帯びた器官は、個々の事例によって異なっており、それゆえに個々の事例で死亡につながったメカニズムも異なるものであると推察される。このように考えるならば、我々が"SIDS"と呼称している得体のしれない「診断しえない病態」で死亡した事例に、あまたの矛盾が存在することも、部分的に説明できると思われる。

参考文献

1. Beckwith, J. B. (1970). Discussion of terminology and definition of the sudden infant death syndrome. In *Sudden Infant Death Syndrome*, ed. A. B. Bergman, J. B. Beckwith, & C.G. Ray. Seattle, WA: University of Washington Press, pp. 14–22.
2. Byard, R. W. & Krous, H. F. (2001). *Sudden Infant Death Syndrome: Problems, Progress and Possibilities*. London: Edward Arnold.
3. Byard, R. W. & Krous, H. F. (2003). Sudden infant death syndrome: overview and update. *Pediatric and Developmental Pathology*, **6**, 112–27.
4. Henderson-Smart, D. J., Ponsonby, A.-L., & Murphy, E. (1998). Reducing the risk of sudden infant death syndrome: a review of the scientific literature. *Journal of Paediatrics and Child Health*, **34**, 213–19.
5. Vennemann, M. M. T., Findeisen, M., Butterfass-Bahloul, T., *et al.* (2005). Modifiable risk factors for SIDS in Germany: results of GeSID. *Acta Paediatrica*, **94**, 655–60.
6. Byard, R. W. (2001). Inaccurate classification of infant deaths in Australia: a persistent and pervasive problem. *The Medical Journal of Australia*, **175**, 5–7.
7. Tursan d'Espaignet, E., Bulsara, M., Wolfenden, L., Byard, R. W., & Stanley, F. J. (2008). Trends in sudden infant death syndrome in Australia from 1980–2002. *Forensic Science, Medicine, and Pathology*, **4**, 83–90.
8. Filiano, J. J. & Kinney, H. C. (1994). A perspective on neuropathologic findings in victims of the sudden infant death syndrome: the triple risk model. *Biology of the Neonate*, **65**, 194–7.
9. Rognum, T.O. & Saugstad, O.D. (1993). Biochemical and immunological studies in SIDS victims: clues to understanding the death mechanism. *Acta Paediatrica*, **389** (Suppl.), 82–5.
10. Rognum, T. O., Vege, Å., Opdal, S. H., *et al.* (2004). The cause of death in SIDS: an unhealthy combination of external and genetic factors that occur in a vulnerable phase of life? *Scandinavian Journal of Forensic Sciences*, **2**, 25–56.
11. Guntheroth, W. G. & Spiers, P. S. (2002). The triple risk hypothesis in sudden infant death syndrome. *Pediatrics*, **110**, e64.
12. Burnell, R. H. & Byard, R. W. (2002). Are these really SIDS deaths? – not by definition. *Journal of Paediatrics and Child Health*, **38**, 623–4.
13. L'Hoir, M. P., Engelberts, A. C., van Well, G. T. J., *et al.* (1998). Case–control study of current validity of previously described risk factors for SIDS in the Netherlands. *Archives of Disease in Childhood*, **79**, 386–93.
14. Willinger, M., Hoffman, H. J., Wu, K. T., *et al.* (1998). Factors associated with the transition

to nonprone sleep positions of infants in the United States: the National Infant Sleep Position Study. *The Journal of the American Medical Association*, **280**, 329–35.
15. Willinger, M., Ko, C. W., Hoffman, H. J., Kessler, R. C., & Corwin, M. J. (2000). Factors associated with caregivers' choice of infant sleep position, 1994–1998: the National Infant Sleep Position Study. *The Journal of the American Medical Association*, **283**, 2135–42.
16. Freemantle, C. J., Read, A. W., de Klerk, N. H., et al. (2006). Sudden infant death syndrome and unascertainable deaths: trends and disparities among Aboriginal and non-Aboriginal infants born in Western Australia from 1980 to 2001 inclusive. *Journal of Paediatrics and Child Health*, **42**, 445–51.
17. Rambaud, C., Guilleminault, C., & Campbell, P. E. (1994). Definition of the sudden infant death syndrome. *British Medical Journal*, **308**, 1439.
18. Valdes-Dapena, M. & Gilbert-Barness, E. (2002). Cardiovascular causes for sudden infant death. *Pediatric Pathology and Molecular Medicine*, **21**, 195–211.
19. Emery, J. L. (1989). Is sudden infant death syndrome a diagnosis? Or is it just a diagnostic dustbin? *British Medical Journal*, **299**, 1240.
20. Beckwith, J. B. (1973). The sudden infant death syndrome. *Current Problems in Pediatrics*, **3**, 1–36.
21. Willinger, M., James, L. S., & Catz, C. (1991). Defining the sudden infant death syndrome (SIDS): deliberations of an expert panel convened by the National Institute of Child Health and Human Development. *Pediatric Pathology*, **11**, 677–84.
22. Cordner, S. M. & Willinger, M. (1995). The definition of the sudden infant death syndrome. In *Sudden Infant Death Syndrome: New Trends in the Nineties*, ed. T. O. Rognum. Oslo: Scandinavian University Press, pp. 17–20.
23. Mitchell, E. A., Becroft, D. M. P., Byard, R. W., et al. (1994). Definition of the sudden infant death syndrome. *British Medical Journal*, **309**, 607.
24. Sturner, W. Q. (1998). SIDS redux: is it or isn't it? *The American Journal of Forensic Medicine and Pathology*, **190**, 107–8.
25. Beckwith, J. B. (1993). A proposed new definition of sudden infant death syndrome. In *Second SIDS International Conference*, ed. A. M. Walker & C. McMillen. Ithaca, NY: Perinatology Press, pp. 421–4.
26. Beckwith, J. B. (2003). Defining the sudden infant death syndrome. *Archives of Pediatric and Adolescent Medicine*, **157**, 286–90.
27. Byard, R. W. (1996). Sudden infant death syndrome: the mystery continues. *Australian Family Physician*, **25**, 210–15.
28. Byard, R. W. (1996). Hazardous infant and early childhood sleeping environments and death scene examination. *Journal of Clinical Forensic Medicine*, **3**, 115–22.
29. Byard, R. W., Donald, T., & Chivell, W. (1999). Non-lethal and subtle inflicted injury and unexpected infant death. *Journal of Law and Medicine*, **7**, 47–52.
30. Byard, R. W. & Krous, H. F. (1999). Suffocation, shaking and sudden infant death syndrome: can we tell the difference? *Journal of Paediatrics and Child Health*, **35**, 432–3.
31. Moore, L. & Byard, R. W. (1993). Pathological findings in hanging and wedging deaths in infants and young children. *The American Journal of Forensic Medicine and Pathology*, **14**, 296–302.
32. Whybourne, A., Zillman, M. A., Miliauskas, J., & Byard, R. W. (2001). Sudden and unexpected infant death due to occult lymphoblastic leukaemia. *Journal of Clinical Forensic Medicine*, **8**, 160–2.
33. Krous, H. F., Beckwith, J. B., Byard, R. W., et al. (2004). Sudden infant death syndrome and unclassified sudden infant deaths: a definitional and diagnostic approach. *Pediatrics*, **114**, 234–8.
34. Bajanowski, T., Brinkmann, B., & Vennemann, M. (2006). The San Diego definition of SIDS: practical application and comparison with the GeSID classification. *International Journal of Legal Medicine*, **120**, 331–6.
35. Byard, R. W., Ranson, D.,

Krous, H. F., & Workshop Participants (2005). National Australian workshop consensus on the definition of SIDS and initiation of a uniform autopsy approach to unexpected infant and early childhood death. *Forensic Science, Medicine, and Pathology*, **1**, 289–92.

36. Byard, R. W. & Marshall, D. (2007). An audit of the use of definitions of sudden infant death syndrome (SIDS). *Journal of Forensic and Legal Medicine*, **14**, 453–5.

37. Fleming, P., Bacon, C., Blair, P., & Berry, P. J. (2000). *Sudden Unexpected Deaths in Infancy: The CESDI SUDI Studies 1993–1996*. London: The Stationery Office.

38. Blair, P. S., Byard, R. W., & Fleming, P. J. (2009). Proposal for an international classification of SUDI. *Scandinavian Journal of Forensic Sciences*, **15**, 6–9.

39. San Diego SIDS/SUDC Research Project (2007). *The Sudden Unexplained Death in Childhood Program*. Available at www.sudc.org/.

40. Krous, H. F., Chadwick, A. E., Crandall, L., & Nadeau-Manning, J. M. (2005). Sudden unexpected death in childhood: a report of 50 cases. *Pediatric and Developmental Pathology*, **8**, 307–19.

41. Kinney, H. C., Armstrong, D. L., Chadwick, A. E., *et al.* (2007). Sudden death in toddlers associated with developmental abnormalities of the hippocampus: a report of five cases. *Pediatric and Developmental Pathology*, **10**, 208–23.

42. Kinney, H., Chadwick, A., Crandall, L. A., *et al.* (2009). Sudden death, febrile seizures, and hippocampus maldevelopment in toddlers: a new entity. *Pediatric and Developmental Pathology*, **12**, 455–63.

43. Norvenius, S. G. (1988). The contribution of SIDS to infant mortality trends in Sweden. In *Sudden Infant Death Syndrome: Risk Factors and Basic Mechanisms*, ed. R. M. Harper & H. J. Hoffman. New York: PMA Publishing, pp. 27–52.

44. Norvenius, S. G. (1993). Some medico-historic remarks on SIDS. *Acta Paediatrica*, **389** (Suppl.), 3–9.

45. Limerick, S. R. (1992). Sudden infant death in historical perspective. *Journal of Clinical Pathology*, **45** (Suppl.), 3–6.

46. Peterson, D. R. (1980). Evolution of the epidemiology of sudden infant death syndrome. *Epidemiologic Reviews*, **2**, 97–112.

47. Anonymous (1895). The Arcuccio. *British Medical Journal*, **i**, 380.

48. Fearn, S. W. (1834). Sudden and unexplained death of children. *The Lancet*, **ii**, 246.

49. Yeats, W. B. (1962). The Ballad of Moll Magee. In *W.B. Yeats: Selected Poetry*, ed. A. N. Jeffares. London: Macmillan, pp. 7–9.

50. Templeman, C. (1892). Two hundred and fifty-eight cases of suffocation of infants. *Edinburgh Medical Journal*, **38**, 322–9.

51. Bowden, K. M. (1952). Overlaying of infants. *The Medical Journal of Australia*, **ii**, 609–11.

52. R. v. Egan (1897). *Australian Law Times*, **XVIII**, 271.

53. Russell-Jones, D. L. (1985). Sudden infant death in history and literature. *Archives of Disease in Childhood*, **60**, 278–81.

54. Gilbert-Barness, E., Hegstrand, L., Chandra, S., *et al.* (1991). Hazards of mattresses, beds and bedding in deaths of infants. *The American Journal of Forensic Medicine and Pathology*, **12**, 27–32.

55. Thach, B. T. (1986). Sudden infant death syndrome: old causes rediscovered? *The New England Journal of Medicine*, **315**, 126–8.

56. Thach, B. T. (1989). The potential role of airway obstruction in sudden infant death syndrome. In *Sudden Infant Death Syndrome: Medical Aspects and Psychological Management*, ed. J. L. Culbertson, H. F. Krous, & R.D. Bendell. London: Edward Arnold, pp. 62–93.

57. Krous, H. F. (1989). The pathology of sudden infant death syndrome: an overview. In *Sudden Infant Death Syndrome: Medical Aspects and Psychological Management*, ed. J. L. Culbertson, H. F. Krous, & R.D. Bendell. London: Edward Arnold, pp. 18–47.

58. Ross, F. D. (1862). Sudden death of a child. *The Lancet*, **i**, 54–5.

59. Golding, J., Limerick, S., & Macfarlane, A. (1985). *Sudden Infant Death: Patterns, Puzzles and Problems*. Shepton Mallet, UK: Open Books.

60. Laennec, R. T. H. (1834). *A

Treatise on the Diseases of the Chest and on Mediate Auscultation, 4th edn. London: Longman, Rees, Orme, Brown, Green & Longman; Whittaker and Co.; Simpkin and Marshall; J. Chidley; E. Portwine; and Henry Renshaw, pp. 81–2.

61. Beal, S. (1992). Apparent life threatening events with serious sequelae in infants and young children. *Journal of Paediatrics and Child Health*, **28**, 151–5.

62. Heaton, P. A. J. & Sage, M. D. (1995). Fatal smothering by a domestic cat. *New Zealand Medical Journal*, **108**, 62–3.

63. Kearney, M. S., Dahl, L. B., & Stalsberg, H. (1982). Can a cat smother and kill a baby? *British Medical Journal*, **285**, 777.

64. Savitt, T. L. (1979). The social and medical history of crib death. *Journal of the Florida Medical Association*, **66**, 853–9.

65. Fabrega, H. & Nutini, H. (1993). Witchcraft-explained childhood tragedies in Tlaxcala, and their medical sequelae. *Social Science and Medicine*, **36**, 793–805.

66. Bailey, H. & Love, M. (1959). *A Short Practice of Surgery*, 11th edn. London: H. K. Lewis & Co., p. 252.

67. Greenwood, M. & Woods, H. M. (1927). "Status thymico-lymphaticus" considered in the light of recent work on the thymus. *Journal of Hygiene*, **26**, 305–26.

68. Boyd, W. (1931). *The Pathology of Internal Diseases*. Philadelphia, PA: Lea & Febiger, pp. 675–6.

69. Carr, J. L. (1945). Status thymico-lymphaticus. *The Journal of Pediatrics*, **27**, 1–43.

70. Bergman, A. B. (1997). Wrong turns in sudden infant death syndrome research. *Pediatrics*, **99**, 119–21.

71. Byard, R. W. (1994). Sudden infant death syndrome: historical background, possible mechanisms and diagnostic problems. *Journal of Law and Medicine*, **2**, 18–26.

72. Kendeel, S. R. M. & Ferris, J. A. J. (1977). Sudden infant death syndrome: a review of literature. *Journal of the Forensic Science Society*, **17**, 223–55.

73. Merritt, T. A. & Valdes-Dapena, M. (1984). SIDS research update. *Pediatric Annals*, **13**, 193–207.

74. Valdes-Dapena, M. A. (1967). Sudden and unexpected death in infancy: a review of the world literature 1954–1966. *Pediatrics*, **39**, 123–38.

75. Valdes-Dapena, M. (1977). Sudden unexplained infant death, 1970 through 1975: an evolution in understanding. *Pathology Annual*, **12**, 117–45.

76. Valdes-Dapena, M. A. (1980). Sudden infant death syndrome: a review of the medical literature 1974–1979. *Pediatrics*, **66**, 597–614.

77. Froggatt, P. (1977). A cardiac cause in cot death: a discarded hypothesis? *Journal of the Irish Medical Association*, **70**, 408–14.

78. Kraus, J. F. (1983). Methodologic considerations in the search for risk factors unique to sudden infant death syndrome. In *Sudden Infant Death Syndrome*, ed. J. A. Tildon, L. M. Roeder, & A. Steinschneider. New York: Academic Press, pp. 43–58.

79. Byard, R. W. & Krous, H. F. (2004). Research and sudden infant death syndrome: definitions, diagnostic difficulties and discrepancies. *Journal of Paediatrics and Child Health*, **40**, 419–21.

80. Gilbert-Barness, E. (1993). Is sudden infant death syndrome a cause of death? *American Journal of Diseases of Children*, **147**, 25–6.

81. Gilbert-Barness, E. F. & Barness, L. A. (1993). Sudden infant death syndrome: is it a cause of death? *Archives of Pathology and Laboratory Medicine*, **117**, 1246–8.

82. Meadow, R. (1999). Unnatural sudden infant death. *Archives of Disease in Childhood*, **80**, 7–14.

83. Haas, J. E., Taylor, J. A., Bergman, A. B., *et al.* (1993). Relationship between epidemiologic risk factors and clinicopathologic findings in the sudden infant death syndrome. *Pediatrics*, **91**, 106–12.

84. Shannon, D. C. & Kelly, D. H. (1982). SIDS and near-SIDS (first of two parts). *The New England Journal of Medicine*, **306**, 959–65.

85. Centers for Disease Control and Prevention (1987). Premature mortality due to sudden infant death syndrome: United States, 1980–1986. *Morbidity and Mortality Weekly Report*, **36**, 236–9.

86. Centers for Disease Control and Prevention (1992). Sudden infant death syndrome: United States, 1980–1988. *Morbidity and Mortality Weekly Report*, **41**, 515–17.

87. Hauck, F. R. (2001).

Changing epidemiology. In *Sudden Infant Death Syndrome: Problems, Progress and Possibilities*, ed. R. W. Byard & H. F. Krous. London: Arnold, pp. 31–57.
88. Rognum, T. O. (1995). *Sudden Infant Death Syndrome: New Trends in the Nineties*. Oslo: Scandinavian University Press.
89. Malloy, M. H. & MacLorman, M. (2005). Changes in the classification of sudden unexpected infant deaths: United States, 1992–2001. *Pediatrics*, **115**, 1247–53.
90. Byard, R. W. & Jensen, L. L. (2008). Is SIDS still a "diagnosis" in search of a disease? *The Australian Journal of Forensic Sciences*, **40**, 85–92.
91. Shapiro-Mendoza, C. K., Kimball, M., Tomashek, K. M., Anderson, R. N., & Blanding, S. (2009). US infant mortality trends attributable to accidental suffocation and strangulation in bed from 1984 through 2004: are rates increasing? *Pediatrics*, **123**, 533–9.
92. Helweg-Larsen, K., Knudsen, L. B., Gregersen, M., & Simonsen, J. (1992). Sudden infant death syndrome (SIDS) in Denmark: evaluation of the increasing incidence of registered SIDS in the period 1972 to 1983 and results of a prospective study in 1987 through 1988. *Pediatrics*, **89**, 855–9.
93. Irgens, L. M., Skjaerven, R., & Lie, R. T. (1989). Secular trends of sudden infant death syndrome and other causes of post perinatal mortality in Norwegian birth cohorts 1967–1984. *Acta Paediatrica Scandinavica*, **78**, 228–32.
94. Mitchell, E. A. (1990). International trends in postneonatal mortality. *Archives of Disease in Childhood*, **65**, 607–9.
95. Adams, E. J., Chavez, G. F., Steen, D., *et al.* (1998). Changes in the epidemiologic profile of sudden infant death syndrome as rates decline among California infants: 1990–1995. *Pediatrics*, **102**, 1445–51.
96. Byard, R. W. (1997). Issues in diagnosis following the sudden infant death syndrome intervention campaigns. *Journal of Paediatrics and Child Health*, **33**, 467–8.
97. Byard, R. W. & Beal, S. M. (1995). Has changing diagnostic preference been responsible for the recent fall in incidence of sudden infant death syndrome in South Australia? *Journal of Paediatrics and Child Health*, **31**, 197–9.
98. Moon, R. Y., Horne, R. S. C., & Hauck, F. R. (2007). Sudden infant death syndrome. *The Lancet*, **370**, 1578–87.
99. Beal, S. & Porter, C. (1991). Sudden infant death syndrome related to climate. *Acta Paediatrica Scandinavica*, **80**, 278–87.
100. Douglas, A. S., Allan, T. M., & Helms, P. J. (1996). Seasonality and the sudden infant death syndrome during 1987–9 and 1991–3 in Australia and Britain. *British Medical Journal*, **312**, 1381–3.
101. South Australian Health Commission (1989). *Third Report of the Maternal, Perinatal and Infant Mortality Committee on Maternal, Perinatal and Post-neonatal Deaths in 1988*. Adelaide: South Australian Health Commission.
102. Spiers, P. S. & Guntheroth, W. G. (1997). The seasonal distribution of infant deaths by age: a comparison of sudden infant death syndrome and other causes of death. *Journal of Paediatrics and Child Health*, **33**, 408–12.
103. Kraus, J. F., Greenland, S., & Bulterys M. (1989). Risk factors for sudden infant death syndrome in the US collaborative perinatal project. *International Journal of Epidemiology*, **18**, 113–20.
104. Malloy, M. H. & Hoffman, H. J. (1995). Prematurity, sudden infant death syndrome, and age of death. *Pediatrics*, **96**, 464–71.
105. Naeye, R. L., Ladis, B., & Drage, J. S. (1976). Sudden infant death syndrome: a prospective study. *American Journal of Diseases of Childrenl*, **130**, 1207–10.
106. Hoffman, H. J. & Hillman, L. S. (1992). Epidemiology of the sudden infant death syndrome: maternal, neonatal and postneonatal risk factors. *Clinics in Perinatology*, **19**, 717–37.
107. Walker, A. M. & McMillen, C. (eds.) (1993). *Second SIDS International Conference*. Ithaca, NY: Perinatology Press.
108. Standfast, S. J., Jereb, S., Aliferis, D., & Janerich, D. T. (1983). Epidemiology of SIDS in upstate New York. In

109. Peterson, D. R. (1989). The epidemiology of sudden infant death syndrome. In *Sudden Infant Death Syndrome: Medical Aspects and Psychological Management*, ed. J. L. Culbertson, H. F. Krous, & R. D. Bendell. London: Edward Arnold, pp. 3–16.

Sudden Infant Death Syndrome, ed. J. A. Tildon, L. M. Roeder, & A. Steinschneider. New York: Academic Press, pp. 145–59.

110. Mitchell, E. A. & Stewart, A. W. (1988). Deaths from sudden infant death syndrome on public holidays and weekends. *Australian and New Zealand Journal of Medicine*, **18**, 861–3.
111. Carpenter, R. G., Gardner, A., Pursall, E., McWeeny, P. M., & Emery, J. L. (1979). Identification of some infants at immediate risk of dying unexpectedly and justifying intensive study. *The Lancet*, **ii**, 343–6.
112. Vennemann, M. M. T., Findeisen, M., Butterfass-Bahloul, T., *et al.* (2005). Infection, health problems, and health care utilization, and the risk of sudden infant death syndrome. *Archives of Disease in Childhood*, **90**, 520–2.
113. Ward Platt, M., Blair, P. S., Fleming, P. J., *et al.* (2000). A clinical comparison of SIDS and explained sudden infant deaths: how healthy and how normal? *Archives of Disease in Childhood*, **82**, 98–106.
114. Naeye, R. L., Messmer, J., III, Specht, T., & Merritt, T. A. (1976). Sudden infant death syndrome temperament before death. *The Journal of Pediatrics*, **88**, 511–15.
115. Gilbert, R. E., Fleming, P. J., Azaz, Y., & Rudd, P. T. (1990). Signs of illness preceding sudden unexpected death in infants. *British Medical Journal*, **300**, 1237–9.
116. Getahun, D., Demissie. K., Lu, S.-E., & Rhoads, G. G. (2004). Sudden infant death syndrome among twin births: United States, 1995–1998. *Journal of Perinatology*, **24**, 544–51.
117. Platt, M. J. & Pharoah, P. O. (2003). The epidemiology of sudden infant death syndrome. *Archives of Disease in Childhood*, **88**, 27–9.
118. Byard, R. W. (2007). Marked obesity in infancy and relationship to sudden infant death. (Letter.) *Journal of Paediatrics and Child Health*, **43**, 649–50.
119. Abramson, H. (1944). Accidental mechanical suffocation in infants. *The Journal of Pediatrics*, **25**, 404–13.
120. Gilbert, R., Salanti, G., Harden, M., & See, S. (2005). Infant sleeping position and the sudden infant death syndrome: systematic review of observational studies and historical review of recommendations from 1940 to 2002. *International Journal of Epidemiology*, **34**, 874–87.
121. Beal, S. M. (1986). Sudden infant death syndrome: epidemiological comparisons between South Australia and communities with a different incidence. *Australian Paediatric Journal*, **22** (Suppl.), 13–6.
122. De Jonge, G. A., Engelberts, A. C., Koomen-Liefting, A. J. M., & Kostense, P. J. (1989). Cot death and prone sleeping position in the Netherlands. *British Medical Journal*, **298**, 722.
123. De Jonge, G. A. & Engelberts, A. C. (1989). Cot deaths and sleeping position. *The Lancet*, **ii**, 1149–50.
124. Fleming, P. J., Gilbert, R., Azaz, Y., *et al.* (1990). Interaction between bedding and sleeping position in the sudden infant death syndrome: a population based case–control study. *British Medical Journal*, **301**, 85–9.
125. Southall, D., Stebbens, V., & Samuels, M. (1990). Bedding and sleeping position in the sudden infant death syndrome. *British Medical Journal*, **301**, 492.
126. Drews, C. D., Kraus, J. F., & Greenland, S. (1990). Recall bias in a case–control study of sudden infant death syndrome. *International Journal of Epidemiology*, **19**, 405–11.
127. Dwyer, T., Ponsonby, A.-L., Newman, N. M. & Gibbons, L. E. (1991). Prospective cohort study of prone sleeping position and sudden infant death syndrome. *The Lancet*, 337, 1244–7.
128. Guntheroth, W. G. (1989). Final pathways: theories of cardiovascular causes of SIDS. In *Crib Death: Sudden Infant Death Syndrome*, 2nd

edn. New York: Futura, pp. 165–94.
129. Guntheroth, W. G. & Spiers, P. S. (1990). Bedding and sleep position in the sudden infant death syndrome. *British Medical Journal*, **301**, 494.
130. Hunt, C. E. & Shannon, D. C. (1992). Sudden infant death syndrome and sleeping position. *Pediatrics*, **90**, 115–18.
131. Milner, A. D. & Ruggins, N. (1989). Sudden infant death syndrome: recent focus on the respiratory system. *British Medical Journal*, **298**, 689–90.
132. Naeye, R. L. (1988). Sudden infant death syndrome: is the confusion ending? *Modern Pathology*, **1**, 169–74.
133. Beal, S. (1986). Sudden infant death syndrome. MD thesis, Flinders University of South Australia, Australia.
134. Beal, S. (1986). Sudden infant death syndrome: epidemiological comparisons between South Australia and communities with a different incidence. *Australian Paediatric Journal*, **22** (Suppl.), 13–16.
135. Beal, S. (1988). Sleeping position and SIDS. *The Lancet*, **ii**, 512.
136. Beal, S. (1988). Sleeping position and sudden infant death syndrome. *The Medical Journal of Australia*, **149**, 562.
137. Beal, S. (1991). Sudden infant death syndrome related to sleeping position and bedding. *The Medical Journal of Australia*, **155**, 507–8.
138. Beal, S. M. (1996). Sudden infant death syndrome. *The Medical Journal of Australia*, **165**, 179–80.
139. Beal, S. M. & Finch, C. F. (1991). An overview of retrospective case–control studies investigating the relationship between prone sleeping position and SIDS. *Journal of Paediatrics and Child Health*, **27**, 334–9.
140. Brooke, H., Gibson, A., Tappin, D., & Brown, H. (1997). Case–control study of sudden infant death syndrome in Scotland, 1992–5. *British Medical Journal*, **314**, 1516–20.
141. Dwyer, T., Ponsonby, A.-L., Gibbons, L. E., & Newman, N. M. (1991). Prone sleeping position and SIDS: evidence from recent case–control and cohort studies in Tasmania. *Journal of Paediatrics and Child Health*, **27**, 340–43.
142. Dwyer, T., Ponsonby, A.-L., Blizzard, L., Newman, N. M., & Cochrane, J. A. (1995). The contribution of changes in the prevalence of prone sleeping position to the decline in sudden infant death syndrome in Tasmania. *The Journal of the American Medical Association*, **273**, 783–9.
143. Engelberts, A. C. (1991). *Cot Death in the Netherlands: An Epidemiological Study*. Amsterdam: VU University Press, pp. 119–22.
144. Engelberts, A. C. & de Jonge, G. A. (1990). Choice of sleeping position for infants: possible association with cot death. *Archives of Disease in Childhood*, **65**, 462–7.
145. Guntheroth, W. G. & Spiers, P. S. (1992). Sleeping prone and the risk of sudden infant death syndrome. *The Journal of the American Medical Association*, **267**, 2359–62.
146. Hoffman, H. J., Damus, K., Hillman, L., & Krongrad, E. (1988). Risk factors for SIDS: results of the National Institute of Child Health and Human Development SIDS Cooperative Epidemiological Study. *Annals of the New York Academy of Science*, **533**, 13–30.
147. Irgens, L. M., Markestad, T., Baste, V., et al. (1995). Sleeping position and sudden infant death syndrome in Norway 1967–91. *Archives of Disease in Childhood*, **72**, 478–82.
148. Markestad, T., Skadberg, B., Hordvik, E., Morild, I., & Irgens, L. M. (1995). Sleeping position and sudden infant death syndrome (SIDS): effect of an intervention programme to avoid prone sleeping. *Acta Paediatrica*, **84**, 375–8.
149. McGlashan, N. D. (1988). Sleeping position and SIDS. *The Lancet*, **ii**, 106.
150. Mitchell, E. A. (1991). Cot death: should the prone sleeping position be discouraged? *Journal of Paediatrics and Child Health*, **27**, 319–21.
151. Mitchell, E. A. (1993). Sleeping position of infants and the sudden infant death syndrome. *Acta Paediatrica*, **389** (Suppl.), 26–30.
152. Mitchell, E. A., Ford, R. P. K., Taylor, B. J., et al. (1992). Further evidence supporting a causal relationship between prone position and SIDS. *Journal of Paediatrics and*

153. Mitchell, E. A., Tuohy, P. G., Brunt, J. M., et al. (1997). Risk factors for sudden infant death syndrome following the prevention campaign in New Zealand: a prospective study. *Pediatrics*, **100**, 835–40.

154. Mitchell, E. A., Brunt, J. M., & Everard, C. (1994). Reduction in mortality from sudden infant death syndrome in New Zealand: 1986–92. *Archives of Disease in Childhood*, **70**, 291–4.

155. Mitchell, E. A. & Milerad, J. (1999). Smoking and sudden infant death syndrome. In *International Consultation on Environmental Tobacco Smoke (ETS) and Child Health*. Geneva: World Health Organization, pp. 105–29.

156. Nelson, E. A. S., Taylor, B. J., & Mackay, S. C. (1989). Child care practices and the sudden infant death syndrome. *Australian Paediatric Journal*, **25**, 202–4.

157. Nicholl, J. P. & O'Cathain, A. (1988). Sleeping position and SIDS. *The Lancet*, **ii**, 106.

158. Ponsonby, A.-L., Dwyer, T., Kasl, S. V., & Cochrane, J. A. (1995). The Tasmanian SIDS Case–Control Study: univariable and multivariable risk factor analysis. *Paediatric and Perinatal Epidemiology*, **9**, 256–72.

159. Taylor, B. J. (1991). A review of epidemiological studies of sudden infant death syndrome in Southern New Zealand. *Journal of Paediatrics and Child Health*, **27**, 344–8.

160. Taylor, J. A., Krieger, J. W., Reay, D. T., et al. (1996). Prone sleep position and the sudden infant death syndrome in King County, Washington: a case–control study. *The Journal of Pediatrics*, **128**, 626–30.

161. Tonkin, S. & Hassall, I. (1989). Infant sleeping position and cot death. *Australian Paediatric Journal*, **25**, 376–7.

162. Wigfield, R. E., Fleming, P. J., Berry, P. J., Rudd, P. T., & Golding, J. (1992). Can the fall in Avon's sudden infant death rate be explained by changes in sleeping position? *British Medical Journal*, **304**, 282–3.

163. Li, D.-K., Petitti, D. B., Willinger, M., et al. (2003). Infant sleeping position and the risk of sudden infant death syndrome in California, 1997–2000. *American Journal of Epidemiology*, **157**, 446–55.

164. Mitchell, E. A., Thach, B. T., Thompson, J. M., & Williams, S. (1999). Changing infants' sleep position increases risk of sudden infant death syndrome. *Archives of Pediatric and Adolescent Medicine*, **153**, 1136–41.

165. Øyen, N., Markestad, T., Skjaerven, R., et al. (1997). Combined effects of sleeping position and prenatal risk factors in sudden infant death syndrome: the Nordic Epidemiological SIDS Study. *Pediatrics*, **100**, 613–21.

166. Scragg, R. K. R. & Mitchell, E. A. (1998). Side sleeping position and bed sharing in the sudden infant death syndrome. *Annals of Medicine*, **30**, 345–9.

167. Moon, R. Y., Patel, K. M., & Shaefer, S. J. M. (2000). Sudden infant death syndrome in child care settings. *Pediatrics*, **106**, 295–300.

168. American Academy of Pediatrics Task Force on Infant Positioning and SIDS (1992). Positioning and SIDS. *Pediatrics*, **89**, 1120–66.

169. Bayes, B. J. (1974). Prone infants and SIDS. *The New England Journal of Medicine*, **290**, 693–4.

170. Bolton, D. P. G., Taylor, B. J., Campbell, A. J., Galland, B. C., & Cresswell, C. (1993). Rebreathing expired gases from bedding: a cause of cot death? *Archives of Disease in Childhood*, **69**, 187–90.

171. Chiodini, B. A. & Thach, B. T. (1993). Impaired ventilation in infants sleeping facedown: potential significance for sudden infant death syndrome. *The Journal of Pediatrics*, **123**, 686–92.

172. Chong, A., Murphy, N., & Matthews, T. (2000). Effect of prone sleeping on circulatory control in infants. *Archives of Disease in Childhood*, **82**, 253–6.

173. De Silva, R. E., Icke, G. C., & Hilton, J. M. (1992). Diaphragm fibre types in the sudden infant death syndrome. *The Medical Journal of Australia*, **156**, 886–8.

174. Franco, P., Groswasser, J., Sottiaux, M., Broadfield, E., & Kahn, A.

(1996). Decreased cardiac responses to auditory stimulation during prone sleep. *Pediatrics*, **97**, 174–8.
175. Galland, B. C., Reeves, G., Taylor, B. J., & Bolton, D. P. G. (1998). Sleep position, autonomic function and arousal. *Archives of Disease in Childhood*, **78**, F186–94.
176. Galland, B. C., Taylor, B. J., & Bolton, D. P. G. (2002). Prone verses supine sleep position: a review of physiological studies in SIDS research. *Journal of Paediatrics and Child Health*, **38**, 332–8.
177. Horne, R. S. C. (2006). Safe sleeping promotes protective arousal responses. *Pediatrics and Child Health*, **11** (Suppl. A), 4A–6A.
178. Horne, R. S. C., Ferens, D., Watts, A.-M., *et al.* (2002). Effects of maternal tobacco smoking, sleeping position, and sleep state on arousal in healthy term infants. *Archives of Disease in Childhood*, **87**, F100–5.
179. Kemp, J. S., Kowalski, R. M., Burch, P. M., Graham, M. A., & Thach, B. T. (1993). Unintentional suffocation by rebreathing: a death scene and physiologic investigation of a possible cause of sudden infant death. *The Journal of Pediatrics*, **122**, 874–80.
180. Kemp, J. S., Livne, M., White, D. K., & Arfken, C. L. (1998). Softness and potential to cause rebreathing: differences in bedding used by infants at high and low risk for sudden infant death syndrome. *The Journal of Pediatrics*, **132**, 234–9.
181. Kemp, J. S., Nelson, V. E., & Thach, B. T. (1994). Physical properties of bedding that may increase risk of sudden infant death syndrome in prone-sleeping infants. *Pediatric Research*, **36**, 7–11.
182. Kemp, J. S. & Thach, B. T. (1993). A sleep position-dependent mechanism for infant death on sheepskins. *American Journal of Diseases of Childrenl*, **147**, 642–6.
183. Mitchell, E. A., Scragg, L., & Clements, M. (1996). Soft cot mattresses and the sudden infant death syndrome. *New Zealand Medical Journal*, **109**, 206–7.
184. Morris, J. A. (1989). Sudden infant death syndrome. *British Medical Journal*, **298**, 958.
185. Myers, M. M., Fifer, W. P., Schaeffer, L., *et al.* (1998). Effects of sleeping position and time after feeding on the organization of sleep/wake states in prematurely born infants. *Sleep*, **21**, 343–9.
186. Stanley, F. & Byard, R. W. (1991). The association between the prone sleeping position and sudden infant death syndrome (SIDS): an editorial overview. *Journal of Paediatrics and Child Health*, **27**, 325–8.
187. Waters, K. A., Gonzalez, A., Jean, C., Morielli, A., & Brouillette, R. T. (1996). Face-straight-down and face-near-straight-down positions in healthy, prone-sleeping infants. *The Journal of Pediatrics*, **128**, 616–25.
188. Kemp, J. S., Unger, B., Wilkins, D., *et al.* (2000). Unsafe sleep practices and an analysis of bedsharing among infants dying suddenly and unexpectedly: results of a four-year, population-based, death-scene investigation study of sudden infant death syndrome and related deaths. *Pediatrics*, **106**, e41.
189. Simson, L. R. Jr., & Brantley, R. E. (1977). Postural asphyxia as a cause of death in sudden infant death syndrome. *Journal of Forensic Sciences*, **22**, 178–87.
190. Hassall, I. B. & Vandenberg, M. (1985). Infant sleep position: a New Zealand survey. *New Zealand Medical Journal*, **98**, 97–9.
191. Orr, W. C., Stahl, M. L., Duke, J., *et al.* (1985). Effect of sleep state and position on the incidence of obstructive and central apnea in infants. *Pediatrics*, **75**, 832–5.
192. Gale, R., Redner-Carmi, R., & Gale, J. (1977). Accumulation of carbon dioxide in oxygen hoods, infant cots and incubators. *Pediatrics*, **60**, 453–6.
193. Bolton, D. P. G., Cross, K. W., & McKettrick, A. C. (1972). Are babies in carry cots at risk from CO_2 accumulation? *British Medical Journal*, **4**, 80–1.
194. Kemp, J. S. (1996). Rebreathing of exhaled gases: importance as a mechanism for the causal association between prone sleep and sudden infant death syndrome. *Sleep*, **19**, S263–6.

195. Kemp, J. S. & Thach, B. T. (1991). Sudden death in infants sleeping on polystyrene-filled cushions. *The New England Journal of Medicine*, **324**, 1858–64.
196. Kemp, J. S. & Thach, B. T. (2001). Rebreathing of exhaled air. In *Sudden Infant Death Syndrome: Problems, Progress and Possibilities*, ed. R. W. Byard & H. F. Krous. London: Edward Arnold, pp. 138–55.
197. Blair, P. S., Mitchell, E. A., Heckstall-Smith, E. M. A., & Fleming, P. J. (2008). Head covering: a major modifiable risk factor for sudden infant death syndrome – a systematic review. *Archives of Disease in Childhood*, **93**, 778–83.
198. Kleemann, W. J., Schlaud, M., Fieguth, A., *et al.* (1998). Body and head position, covering of the head by bedding and risk of sudden infant death (SID). *International Journal of Legal Medicine*, **112**, 22–6.
199. Mitchell, E. A. (2007). Recommendations for sudden infant death syndrome prevention: a discussion document. *Archives of Disease in Childhood*, **92**, 155–9.
200. Mitchell, E. A., Williams, S. M., & Taylor, B. J. (1999). Use of duvets and the risk of sudden infant death syndrome. *Archives of Disease in Childhood*, **81**, 117–19.
201. Ponsonby, A.-L., Dwyer, T., Couper, D., & Cochrane, J. (1998). Association between use of a quilt and sudden infant death syndrome: case–control study. *British Medical Journal*, **316**, 195–6.
202. Coleman-Phox, K., Odouli, R., & Li, D.-K. (2008). Use of a fan during sleep and the risk of sudden infant death syndrome. *Archives of Pediatrics and Adolescent Medicine*, **162**, 963–8.
203. Hall, W. W. (1869). *The Guide-board to Health, Peace and Competence; or, the Road to Happy Old Age*. Springfield, MA: D. E. Fisk & Co., p. 400.
204. Thach, B. T. (2000). Sudden infant death syndrome: can gastroesophageal reflux cause sudden infant death? *The American Journal of Medicine*, **108** (Suppl.), 144–8S.
205. Byard, R. W. & Beal, S. M. (2000). Gastric aspiration and sleeping position in infancy and early childhood. *Journal of Paediatrics and Child Health*, **36**, 403–5.
206. Thogmartin, J. R., Siebert, C. F., & Pellan, W. A. (2001). Sleep position and bedsharing in sudden infant deaths: an examination of autopsy findings. *The Journal of Pediatrics*, **138**, 212–17.
207. Blair, P. S., Fleming, P. J., Smith, I. J., *et al.* (1999). Babies sleeping with parents: case–control study of factors influencing the risk of the sudden infant death syndrome. *British Medical Journal*, **319**, 1457–62.
208. Blair, P. S., Sidebotham, P., Berry, P. J., Evans, M., & Fleming, P. J. (2006). Major epidemiological changes in sudden infant death syndrome: a 20-year population-based study in the UK. *The Lancet*, **367**, 314–19.
209. Tappin D., Ecob, R., & Brooke, H. (2005). Bedsharing, roomsharing, and sudden infant death syndrome in Scotland: a case–control study. *The Journal of Pediatrics*, **147**, 32–7.
210. Beal, S. M. & Byard, R. W. (1995). Accidental death or sudden infant death syndrome? *Journal of Paediatrics and Child Health*, **31**, 269–71.
211. Beal, S. M. & Byard, R. W. (2000). Sudden infant death syndrome in South Australia 1968–1997. Part 3: is bed-sharing safer for infants? *Journal of Paediatrics and Child Health*, **36**, 552–4.
212. Byard, R. W., Beal, S., Blackbourne, B., Nadeau, J. M., & Krous, H. F. (2001). Specific dangers associated with infants sleeping on sofas. *Journal of Paediatrics and Child Health*, **37**, 476–78.
213. Byard, R. W., Beal, S. M., & Bourne, A. J. (1994). Potentially dangerous sleeping environments and accidental asphyxia in infancy and early childhood. *Archives of Disease in Childhood*, **71**, 497–500.
214. Byard, R. W. (2009). The value of death scene examination in the recognition of unsafe sleeping conditions in the young. *The Australian Journal of Forensic Sciences*, **41**, 147–53.
215. Combrinck, M. & Byard, R. W. (In press).

216. Mallak, C. T., Milch, K. S., & Horn, D. F. (2000). A deadly anti-SIDS device. *The American Journal of Forensic Medicine and Pathology*, **21**, 79–82.

217. Pasquale-Styles, M. A., Tackitt, P. L., & Schmidt, C. J. (2007). Infant death scene investigation and the assessment of potential risk factors for asphyxia: a review of 209 sudden unexpected infant deaths. *Journal of Forensic Sciences*, **52**, 924–9.

218. Byard, R. W. & Jensen, L. L. (2008). How reliable is reported sleeping position in cases of unexpected infant death? *Journal of Forensic Sciences*, **53**, 1169–71.

219. Blair, P. S., Ward Platt, M., Smith, I. J., Fleming, P. J., & the CESDI SUDI Research Group (2006). Sudden infant death syndrome and sleeping position in preterm and low birthweight infants: an opportunity for targeted intervention. *Archives of Disease in Childhood*, **91**, 101–6.

220. Vernacchio, L., Corwin, M. J., Lesko, S. M., *et al.* (2003). Sleep position of low birth weight infants. *Pediatrics*, **111**, 633–40.

221. Byard, R. W., Cains, G., Noblet, H., & Weber, M. (2007). Lack of consistency in safe-sleeping messages to parents. (Letter.) *The Medical Journal of Australia*, **187**, 62.

222. Losee, J. E. & Mason, A. C. (2005). Deformational plagiocephaly: diagnosis, prevention, and treatement. *Clinics in Plastic Surgery*, **32**, 53–64.

223. Persing, J., James, H., Swanson, J., & Kattwinkel, J. (2003). Prevention and management of positional skull deformities in infants. *Pediatrics*, **112**, 199–202.

224. Kattwinkel, J., Hauck, F. R., Keenan, M. E., Malloy, M., & Moon, R. Y. (2005). The changing concept of sudden infant death syndrome: diagnostic coding shifts, controversies regarding the sleeping environment, and new variables to consider in reducing risk. *Pediatrics*, **116**, 1245–55.

225. Hutchison, B. L., Hutchison, L. A. D., Thompson, J. M. D., & Mitchell, E. A. (2004). Plagiocephaly and brachycephaly in the first two years of life: a prospective cohort study. *Pediatrics*, **114**, 970–80.

226. Anderson, M. E., Johnson, D. C., & Batal, H. A. (2005). Sudden infant death syndrome and prenatal maternal smoking: rising attributed risk in the Back to Sleep era. *BMC Medicine*, **3**, 4.

227. Blair, P. S., Fleming, P. J., Bensley, D., *et al.* (1996). Smoking and the sudden infant death syndrome: results from 1993–5 case–control study for confidential inquiry into stillbirths and deaths in infancy. *British Medical Journal*, **313**, 195–8.

228. Haglund, B., Cnattingius, S., & Otterblad-Olausson, P. (1995). Sudden infant death syndrome in Sweden, 1983–1990: season at death, age at death, and maternal smoking. *American Journal of Epidemiology*, **142**, 619–24.

229. Klonoff-Cohen, H. S., Edelstein, S. L., Lefkowitz, E. S., *et al.* (1995). The effect of passive smoking and tobacco exposure through breast milk on sudden infant death syndrome. *The Journal of the American Medical Association*, **273**, 795–8.

230. Mitchell, E. A. (1995). Smoking: the next major and modifiable risk factor. In *Sudden Infant Death Syndrome: New Trends in the Nineties*, ed. T. O. Rognum. Oslo: Scandinavian University Press, pp. 114–18.

231. Milerad, J. & Sundell, H. (1993). Nicotine exposure and the risk of SIDS. *Acta Paediatrica*, **389** (Suppl.), 70–2.

232. Taylor, J. A. & Sanderson, M. (1995). A reexamination of the risk factors for the sudden infant death syndrome. *The Journal of Pediatrics*, **126**, 887–91.

233. Buck, G. M., Cookfair, D. L., Michaelek, A. M., *et al.* (1989). Intrauterine growth retardation and risk of sudden infant death syndrome (SIDS). *American Journal of Epidemiology*, **129**, 874–84.

234. Van Belle, G., Hoffman, H. J., & Peterson, D. R. (1988). Intrauterine growth retardation and the sudden infant death syndrome. In *Sudden Infant Death Syndrome: Risk Factors and*

235. Samet, J. M. (1991). New effects of active and passive smoking on reproduction? *American Journal of Epidemiology*, **133**, 348–50.
236. Rajs, J., Rasten-Almqvist, P., Falck, G., Eksborg, S., & Andersson, B. S. (1997). Sudden infant death syndrome: postmortem findings of nicotine and cotinine in pericardial fluid of infants in relation to morphological changes and position at death. *Pediatric Pathology and Laboratory Medicine*, **17**, 83–97.
237. Klonoff-Cohen, H., Lam, P. K., & Lewis, A. (2005). Outdoor carbon monoxide, nitrogen dioxide, and sudden infant death syndrome. *Archives of Disease in Childhood*, **90**, 750–3.
238. Blair, P. S., Nadin, P., Cole, T. J., et al. (2000). Weight gain and sudden infant death syndrome: changes in weight z scores may identify infants at increased risk. *Archives of Disease in Childhood*, **82**, 462–9.
239. Maloney, J. E., Brodecky, V., Wilkinson, M., Walker, A. M., & Bennett, K. (1983). Placental insufficiency and the development of the respiratory system "*in utero*". In *Sudden Infant Death Syndrome*, ed. J. A. Tildon, L. M. Roeder, & A. Steinschneider. New York: Academic Press, pp. 305–18.
240. Lewak, N., van den Berg, B. J., & Beckwith, J. B. (1979). Sudden infant death syndrome risk factors: prospective data review. *Clinical Pediatrics*, **18**, 404–11.
241. Byard, R. W., Byers, S., Moore, A., Leppard, P., & Fazzalari, N. (1997). Morphometric assessment of bone and growth plate in sudden infant death syndrome. *Journal of Sudden Infant Death Syndrome and Infant Mortality*, **2**, 151–60.
242. Byard, R.W., Foster, B. K., & Byers, S. (1993). Immunohistochemical characterization of the costochondral junction in SIDS. *Journal of Clinical Pathology*, **46**, 108–12.
243. Horne, R. S. C., Franco, P., Adamson, T. M., Groswasser, J., & Kahn, A. (2004). Influences of maternal cigarette smoking on infant arousability. *Early Human Development*, **79**, 49–58.
244. Kahn, A., Groswasser, J., Franco, P., et al. (2003). Sudden infant deaths: stress, arousal and SIDS. *Early Human Development*, **75** (Suppl.), S147–66.
245. Richardson, H. L., Walker, A. M., & Horne, R. S. C. (2009). Maternal smoking impairs arousal patterns in sleeping infants. *Sleep*, **32**, 515–21.
246. Sawnani, H., Jackson, T., Murphy, T., Beckerman, R., & Simakajornboon, N. (2004). The effect of maternal smoking on respiratory and arousal patterns in preterm infants during sleep. *American Journal of Respiratory and Critical Care Medicine*, **169**, 733–8.
247. Fleming, P. & Blair, P. S. (2007). Sudden infant death syndrome and parental smoking. *Early Human Development*, **83**, 721–5.
248. Nelson, E. A. S. (1996). *Sudden Infant Death Syndrome and Child Care Practices*. Hong Kong: E. A. S. Nelson.
249. Taylor, B. J., Williams, S. M., Mitchell, E. A., & Ford, R. P. K. (1996). Symptoms, sweating and reactivity of infants who die of SIDS compared with community controls. *Journal of Paediatrics and Child Health*, **32**, 316–22.
250. Denborough, M. A., Galloway, G. J., & Hopkinson, K. C. (1982) Malignant hyperpyrexia and sudden infant death. *The Lancet*, **ii**, 1068–9.
251. Peterson, D. R. & Davis, N. (1986). Sudden infant death syndrome and malignant hyperthermia diathesis. *Australian Pediatric Journal*, **22** (Suppl.), 33–5.
252. Bernstein, R., Hatchuel, I., & Jenkins, T. (1980). Hypohidrotic ectodermal dysplasia and sudden infant death syndrome. *The Lancet*, **i**, 1024.
253. Bernstein, M. L. & Weakley-Jones, B. (1987). "Sudden infant death" associated with hypohidrotic ectodermal dysplasia. *The Journal of the Kentucky Medical Association*, **85**, 191–4.
254. Krous, H. F., Nadeau, J. M., Fukumoto, R. I., Blackbourne, B. D., & Byard, R. W. (2001).

Environmental hyperthermic infant and early childhood death: circumstances, pathologic changes, and manner of death. *The American Journal of Forensic Medicine and Pathology*, **22**, 374–82.

255. Ellis, F. R., Halsall, P. J., & Harriman, D. G. F. (1988). Malignant hyperpyrexia and sudden infant death syndrome. *British Journal of Anaesthesia*, **60**, 28–30.

256. Lean, M. E. J. & Jennings, G. (1989). Brown adipose tissue activity in pyrexial cases of cot death. *Journal of Clinical Pathology*, **42**, 1153–6.

257. Kleemann, W. J., Schlaud, M., Poets, C. F., Rothamel, T., & Troger, H. D. (1996). Hyperthermia in sudden infant death. *International Journal of Legal Medicine*, **109**, 139–42.

258. Nelson, E. A. S., Taylor, B. J., & Weatherall, I. L. (1989). Sleeping position and infant bedding may predispose to hyperthermia and the sudden infant death syndrome. *The Lancet*, **i**, 199–201.

259. Stanton, A. N., Scott, D. J., & Downham, M. A. P. S. (1980). Is overheating a factor in some unexpected infant deaths? *The Lancet*, **i**, 1054–7.

260. Bass, M. (1989). The fallacy of the simultaneous sudden infant death syndrome in twins. *The American Journal of Forensic Medicine and Pathology*, **10**, 200–5.

261. Fleming, P., Young, J., & Blair, P. (2006). The importance of mother–baby interactions in determining nighttime thermal conditions for sleeping infants: observations from the home and the sleep laboratory. *Paediatrics and Child Health*, **11** (Suppl. A), 7A–10A.

262. Guntheroth, W. G. & Spiers, P. S. (2001). Thermal stress in sudden infant death: is there an ambiguity with the rebreathing hypothesis? *Pediatrics*, **107**, 693–8.

263. Sawczenko, A. & Fleming, P. J. (1996). Thermal stress, sleeping position, and the sudden infant death syndrome. *Sleep*, **19**, S267–70.

264. Stanton, A. N. (1984). Overheating and cot death. *The Lancet*, ii, 1199–201.

265. Bacon, C. J. (1983). Over heating in infancy. *Archives of Disease in Childhood*, **58**, 673–4.

266. Wailoo, M. P., Petersen, S. A., Whittaker, H., & Goodenough, P. (1989). The thermal environment in which 3–4 month old infants sleep at home. *Archives of Disease in Childhood*, **64**, 600–4.

267. Nelson, E. A. S. & Taylor, B. J. (1989). Infant clothing, bedding and room heating in an area of high postneonatal mortality. *Paediatric and Perinatal Epidemiology*, **3**, 146–56.

268. Galland, B. C., Peebles, C. M., Bolton, D. P. G., & Taylor, B. J. (1994). The micro-environment of the sleeping newborn piglet covered by bedclothes: gas exchange and temperature. *Journal of Paediatrics and Child Health*, **30**, 144–50.

269. Fleming, P. J., Levine, M. R., Azaz, Y., Wigfield, R., & Stewart, A. J. (1993). Interactions between thermoregulation and the control of respiration in infants: possible relationship to sudden infant death. *Acta Paediatrica*, **389** (Suppl.), 57–9.

270. Fleming, P. J., Azaz, Y., & Wigfield, R. (1992). Development of thermoregulation in infancy: possible implications for SIDS. *Journal of Clinical Pathology*, **45** (Suppl.), 17–19.

271. Gozal, D., Colin, A. A., Daskalovic, Y. I., & Jaffe, M. (1988). Environmental overheating as a cause of transient respiratory chemoreceptor dysfunction in an infant. *Pediatrics*, **82**, 738–40.

272. Haraguchi, S., Fung, R. Q., & Sasaki, C. T. (1983). Effect of hyperthermia on the laryngeal closure reflex: implications in the sudden infant death syndrome. *The Annals of Otology, Rhinology and Laryngology*, **92**, 24–8.

273. Sunderland, R. & Emery, J. L. (1981). Febrile convulsions and cot death. *The Lancet*, **ii**, 176–8.

274. Talbert, D. G. (1990). SIDS, surfactant, and temperature. *The Lancet*, **ii**, 690.

275. Fleming, P. J., Blair, P. S., Bacon, C., *et al.* (1996). Environment of infants during sleep and the risk of sudden infant death

275. syndrome: results of 1993–5 case–control study for confidential inquiry into stillbirths and deaths in infancy. *British Medical Journal*, **313**, 191–5.
276. Ponsonby, A.-L., Dwyer, T., Gibbons, L. E., *et al.* (1992). Thermal environment and sudden infant death syndrome: case control study. *British Medical Journal*, **304**, 277–82.
277. Ponsonby, A.-L., Dwyer, T., Gibbons, L. E., Cochrane, J. A., & Wang, Y. G. (1993). Factors potentiating the risk of sudden infant death syndrome associated with the prone position. *The New England Journal of Medicine*, **329**, 377–82.
278. Williams, S. M., Taylor, B. J., & Mitchell, E. A. (1996). Sudden infant death syndrome: insulation from bedding and clothing and its effect modifiers. The National Cot Death Study Group. *International Journal of Epidemiology*, **25**, 366–75.
279. McKenna, J. J., Thoman, E. B., Anders, T. F., *et al.* (1993). Infant–parent co-sleeping in an evolutionary perspective: implications for understanding infant sleep development and the sudden infant death syndrome. *Sleep*, **16**, 263–82.
280. McKenna, J. J., Mosko, S., Richard, C., *et al.* (1994). Experimental studies of infant–parent co-sleeping: mutual physiologic and behavioral influences and their relevance to SIDS (sudden infant death syndrome). *Early Human Development*, **38**, 187–201.
281. McKenna, J. J. & Mosko, S. (2001). Mother–infant cosleeping: toward a new scientific beginning. In *Sudden Infant Death Syndrome: Problems, Progress and Possibilities*, ed. R. W. Byard & H. F. Krous. London: Edward Arnold, pp. 258–74.
282. Mitchell, E. A. & Thompson, J. M. D. (1995). Co-sleeping increases the risk of SIDS, but sleeping in the parents' bedroom lowers it. In *Sudden Infant Death Syndrome: New Trends in the Nineties*, ed. T. O. Rognum. Oslo: Scandinavian University Press, pp. 266–9.
283. Mosko, S., Richard, C., McKenna, J., Drummond, S., & Mukai, D. (1997). Maternal proximity and infant CO_2 environment during bedsharing and possible implications for SIDS research. *American Journal of Physical Anthropology*, **103**, 315–28.
284. Mosko, S., Richard, C., & McKenna, J. (1997). Infant arousals during mother–infant bed sharing: implications for infant sleep and sudden infant death syndrome research. *Pediatrics*, **100**, 841–9.
285. Scragg, R. K. R., Mitchell, E. A., Stewart, A. W., *et al.* (1996). Infant room-sharing and prone sleep position in sudden infant death syndrome. *The Lancet*, **347**, 7–12.
286. Scragg, R., Mitchell, E. A., Taylor, B. J., *et al.* (1993). Bed sharing, smoking, and alcohol in the sudden infant death syndrome. *British Medical Journal*, **307**, 1312–18.
287. Scragg, R., Stewart, A. W., Mitchell, E. A., Ford, R. P. K., & Thompson, J. M. D. (1995). Public health policy on bed sharing and smoking in the sudden infant death syndrome. *New Zealand Medical Journal*, **108**, 218–22.
288. Byard, R. W. (1994). Is co-sleeping in infancy a desirable or dangerous practice? *Journal of Paediatrics and Child Health*, **30**, 198–9.
289. Byard, R. W. & Hilton, J. (1997). Overlaying, accidental suffocation, and sudden infant death. *Journal of Sudden Infant Death Syndrome and Infant Mortality*, **2**, 161–5.
290. Schluter, P. J., Paterson, J., & Percival, T. (2007). Infant care practices associated with sudden infant death syndrome: findings from the Pacific Islands families study. *Journal of Paediatrics and Child Health*, **43**, 388–93.
291. Willinger, M., Ko, C.-W., Hoffman, H. J., Kessler, R. C., & Corwin, M. J. (2003). Trends in infant bed sharing in the United States, 1993–2000. The National Infant Sleep Position Study. *Archives of Pediatrics and Adolescent Medicine*, **157**, 43–9.
292. McGarvey, C., McDonnell, M., Hamilton, K.,

O'Regan, M., & Matthews, T. (2005). An eight-year study of risk factors for SIDS: bedsharing vs. non bed-sharing. *Archives of Disease in Childhood*, **91**, 318–23.

293. Byard, R. W. & Burnell, R. H. (1995). Apparent life threatening events and infant holding practices. *Archives of Disease in Childhood*, **73**, 502–4.

294. Parkins, K. J., Poets, C. F., O'Brien, L. M., Stebbens, V. A., & Southall, D. P. (1998). Effect of exposure to 15% oxygen on breathing patterns and oxygen saturation in infants: interventional study. *British Medical Journal*, **316**, 887–91.

295. Anonymous (1892). The prevention of overlaying. *The Lancet*, **i**, 45.

296. Byard, R. W. (1998). Is breast feeding in bed always a safe practice? *Journal of Paediatrics and Child Health*, **34**, 418–19.

297. Krous, H. F. & Byard, R. W. (2010). Sudden infant death syndrome or asphyxia? In *Child Abuse and Neglect: Diagnosis, Treatment and Evidence*, ed. C. Jenny. Philadelphia, PA: Saunders/Elsevier.

298. Mitchell, E., Krous, H. F., & Byard, R. W. (2002). Pathological findings in overlaying. *Journal of Clinical Forensic Medicine*, **9**, 133–5.

299. Bourne, A. J., Beal, S. M., & Byard, R. W. (1994). Bed sharing and sudden infant death syndrome. *British Medical Journal*, **308**, 537–8.

300. McKenna, J. J. & Mosko, S. (1993). Evolution and infant sleep: an experimental study of infant–parent co-sleeping and its implications for SIDS. *Acta Paediatrica*, **389** (Suppl.), 31–6.

301. McKenna, J. J. & Mosko, S. S. (1994). Sleep and arousal, synchrony and independence, among mothers and infants sleeping apart and together (same bed): an experiment in evolutionary medicine. *Acta Paediatrica*, **397** (Suppl.), 94–102.

302. Richard, C. A., Mosko, S. S., & McKenna, J. J. (1998). Apnea and periodic breathing in bed-sharing and solitary sleeping. *American Journal of Applied Physiology*, **84**, 1374–80.

303. McKenna, J. J. & McDade, T. (2005). Why babies should never sleep alone: a review of the cosleeping controversy in relation to SIDS, bedsharing and breast feeding. *Paediatric Respiratory Reviews*, **6**, 134–52.

304. McKenna, J. J., Mosko, S. S., & Richard, C. A. (1997). Bedsharing promotes breastfeeding. *Pediatrics*, **100**, 214–19.

305. Arntzen, A., Moum, T., Magnus, P., & Bakketeig, L. S. (1995). Is the higher postneonatal mortality in lower social status groups due to SIDS? *Acta Paediatrica*, **84**, 188–92.

306. Babson, S. G. & Clarke, N. G. (1983). Relationship between infant death and maternal age: comparison of sudden infant death incidence with other causes of infant mortality. *The Journal of Pediatrics*, **103**, 391–3.

307. Byard, R. W. (1991). Possible mechanisms responsible for the sudden infant death syndrome. *Journal of Paediatrics and Child Health*, **27**, 147–57.

308. Daltveit, A. K., Irgens, L. M., Øyen, N., et al. (1998). Sociodemographic risk factors for sudden infant death syndrome: associations with other risk factors. The Nordic Epidemiologic SIDS Study. *Acta Paediatrica*, **87**, 284–90.

309. Ford, R. P. K. & Nelson, K. P. (1995). Higher rates of SIDS persist in low income groups. *Journal of Paediatrics and Child Health*, **31**, 408–11.

310. Kraus, J. F., Peterson, D. R., Standfast, S. J., van Belle, G., & Hoffman, H. J. (1988). The relationship of socio-economic status and sudden infant death syndrome: confounding or effect modification? In *Sudden Infant Death Syndrome: Risk Factors and Basic Mechanisms*, ed. R. M. Harper & H. J. Hoffman. New York: PMA Publishing, pp. 221–9.

311. Peterson, D. R., van Belle, G., & Chinn, N. M. (1982). Sudden infant death syndrome and maternal age: etiologic implications. *The Journal of the American Medical Association*, **247**, 2250–2.

312. Jørgensen, T., Biering-Sorensen, F., & Hilden, J. (1979). Sudden infant death in Copenhagen 1956–1971. III. Perinatal and perimortal

factors. *Acta Paediatrica Scandinavica*, **68**, 11–22.

313. Mehl, A. J. & Malcolm, L. A. (1990). Epidemiological factors in postneonatal mortality in New Zealand. *New Zealand Medical Journal*, **103**, 127–9.

314. Nelson, E. A. S., Williams, S. M., Taylor, B. J., *et al.* (1990). Prediction of possibly preventable death: a case–control study of postneonatal mortality in southern New Zealand. *Paediatric and Perinatal Epidemiology*, **4**, 39–52.

315. Golding, J. (1989). The epidemiology and sociology of the sudden infant death syndrome. In *Paediatric Forensic Medicine and Pathology*, ed. J. K. Mason. London: Chapman & Hall, pp. 141–55.

316. Smith, G. C. S., Wood, A. M., Pell, J. P., & Dobbie, R. (2005). Sudden infant death syndrome and complications in other pregnancies. *The Lancet*, **366**, 2107–11.

317. Arsenault, P. S. (1980). Maternal and antenatal factors in the risk of sudden infant death syndrome. *American Journal of Epidemiology*, **111**, 279–84.

318. Kelly, D. H. & Shannon, D. C. (1982). Sudden infant death syndrome and near sudden infant death syndrome: a review of the literature, 1964 to 1982. *Pediatric Clinics of North America*, **29**, 1241–61.

319. King-Hele, S. A., Abel, K. M., Webb, R. T., *et al.* (2007). Risk of sudden infant death syndrome with parental mental illness. *Archives of General Psychiatry*, **64**, 1323–30.

320. Biering-Sørensen, F., Jorgensen, T., & Hilden, J. (1978). Sudden infant death in Copenhagen 1956–71. I. Infant feeding. *Acta Paediatrica Scandinavica*, **67**, 129–37.

321. Byard, R. W., Makrides, M., Need, M., Neumann, M. A., Gibson, R.A. (1995). Sudden infant death syndrome: effect of breast and formula feeding on frontal cortex and brainstem lipid levels. *Journal of Paediatrics and Child Health*, **31**, 14–16.

322. Mitchell, E. A., Taylor, B. J., Ford, R. P. K., *et al.* (1992). Four modifiable and other major risk factors for cot death: the New Zealand study. *Journal of Paediatrics and Child Health*, **28** (Suppl. 1.), S3–8.

323. British Paediatric Association: Standing Committee on Nutrition (1994). Is breast feeding beneficial in the UK? *Archives of Disease in Childhood*, **71**, 376–80.

324. Gilbert, R. E., Wigfield, R. E., Fleming, P. J., Berry, P. J., & Rudd, P. T. (1995). Bottle feeding and the sudden infant death syndrome. *British Medical Journal*, **310**, 88–90.

325. Haglund, B. & Cnattingius, S. (1990). Cigarette smoking as a risk factor for sudden infant death syndrome: a population-based study. *American Journal of Public Health*, **80**, 29–32.

326. Malloy, M. H., Kleinman, J. C., Land, G. H., & Schramm, W. F. (1988). The association of maternal smoking with age and cause of infant death. *American Journal of Epidemiology*, **128**, 46–55.

327. McGlashan, N. D. (1989). Sudden infant deaths in Tasmania, 1980–1986: a seven year prospective study. *Social Sciences and Medicine*, **29**, 1015–26.

328. Bauchner, H., Zuckerman, B., McClain, M., *et al.* (1988). Risk of sudden infant death syndrome among infants with in utero exposure to cocaine. *The Journal of Pediatrics*, **113**, 831–4.

329. Davidson Ward, S. L., Bautista, D., Chan, L., *et al.* (1990). Sudden infant death syndrome in infants of substance-abusing mothers. *The Journal of Pediatrics*, **117**, 876–81.

330. Chasnoff, I. J., Hunt, C. E., Kletter, R., & Kaplan, D. (1989). Prenatal cocaine exposure is associated with respiratory pattern abnormalities. *American Journal of Diseases of Children*, **143**, 583–7.

331. Davidson Ward, S. L. & Keens, T. G. (1992). Prenatal substance abuse. *Clinics in Perinatology*, **19**, 849–60.

332. Durand, D. J., Espinoza, A. M., & Nickerson, B. G. (1990). Association between prenatal cocaine exposure and sudden infant death syndrome. *The Journal of Pediatrics*, **117**, 909–11.

333. Mehta, S. K., Finkelhor, R. S.,

Anderson, R. L., *et al.* (1993). Transient myocardial ischemia in infants prenatally exposed to cocaine. *The Journal of Pediatrics*, **122**, 945–9.

334. Roland, E. H. & Volpe, J. J. (1989). Effect of maternal cocaine use on the fetus and newborn: review of the literature. *Pediatric Neuroscience*, **15**, 88–94.

335. Chavez, C. J., Ostrea, E. M. Jr., Stryker, J. C., & Smialek, Z. (1979). Sudden infant death syndrome among infants of drug-dependent mothers. *The Journal of Pediatrics*, **95**, 407–9.

336. Kandall, S. R., Gaines, J., Habel, L., Davidson, G., & Jessop, D. (1993). Relationship of maternal substance abuse to subsequent sudden infant death syndrome in offspring. *The Journal of Pediatrics*, **123**, 120–66.

337. Rosen, T. S. & Johnson, H. L. (1988). Drug-addicted mothers, their infants, and SIDS. *Annals of the New York Academy of Science*, **553**, 89–95.

338. Naumberg, E. G. & Meny, R. G. (1988). Breast milk opioids and neonatal apnea. *American Journal of Diseases of Childrenl*, **142**, 11–12.

339. Bergman, A. B. & Wiesner, L. A. (1976). Relationship of passive cigarette-smoking to sudden infant death syndrome. *Pediatrics*, **58**, 665–8.

340. Kandall, S. R. & Gaines, J. (1991). Maternal substance use and subsequent sudden infant death syndrome (SIDS) in offspring. *Neurotoxicology and Teratology*, **13**, 235–40.

341. Kahn, A., Blum, D., Hennart, P., *et al.* (1984). A critical comparison of the history of sudden-death infants and infants hospitalized for near-miss for SIDS. *European Journal of Pediatrics*, **143**, 103–7.

342. Alm, B., Wennergren, G., Norvenius, G., *et al.* (1999). Caffeine and alcohol as risk factors for sudden infant death syndrome. *Archives of Disease in Childhood*, **81**, 107–11.

343. Smialek, J. E. & Monforte, J. R. (1977). Toxicology and sudden infant death. *Journal of Forensic Sciences*, **22**, 757–62.

344. Hickson, G. B., Altemeier, W. A., Martin, E. D., & Campbell, P. W. (1989). Parental administration of chemical agents: a cause of apparent life-threatening events. *Pediatrics*, **83**, 772–6.

345. Kahn, A. & Blum, D. (1982). Phenothiazines and sudden infant death syndrome. *Pediatrics*, **70**, 75–8.

346. Shannon, D. C. & Bergman, A. (1991). Nosedrops and SIDS. *Pediatrics*, **88**, 418–19.

347. Finkle, B. S., McCloskey, K. L., Kopjak, L., & Carroll, J. M. (1979). Toxicological analyses in cases of sudden infant death: a national feasibility study. *Journal of Forensic Sciences*, **24**, 775–89.

348. Centers for Disease Control and Prevention (2007). Infant deaths associated with cough and cold medications: two states, 2005. *Morbidity and Mortality Weekly Reports*, **56**, 1–4.

349. Rimsza, M. E. & Newberry, S. (2008). Unexpected infant deaths associated with use of cough and cold medications. *Pediatrics*, **122**, e318–22.

350. Byard, R. W., James, R. A., & Felgate, P. (2002). Detecting organic toxins in possible fatal poisonings: a diagnostic problem. *Journal of Clinical Forensic Medicine*, **9**, 85–8.

351. Dwyer, T. & Ponsonby, A.-L. (1992). Sudden infant death syndrome: insights from epidemiological research. *Journal of Epidemiology and Community Health*, **46**, 98–102.

352. Vege, Å., Rognum, T. O., & Opdal, S. H. (1998). SIDS: changes in the epidemiological pattern in Eastern Norway 1984–1996. *Forensic Science International*, **93**, 155–66.

353. Williams, A. L. (1990). Sudden infant death syndrome. *Australian and New Zealand Journal of Obstetrics and Gynaecology*, **30**, 98–107.

354. Nelson, E. A. S. & Taylor, B. J. (1988). Climatic and social associations with postneonatal mortality rates within New Zealand. *New Zealand Medical Journal*, **101**, 443–6.

355. Lignitz, E. & Hirvonen, J. (1989). Inflammation in the lungs of infants dying suddenly: a comparative study from two countries. *Forensic Science International*, **42**, 85–94.

356. Campbell, M. J., Rodrigues, L., Macfarlane, A. J., & Murphy, M. F. G. (1991). Sudden infant deaths and cold weather: was the rise in infant mortality in 1986 in England and Wales due to the weather? *Paediatric and Perinatal Epidemiology*, **5**, 93–100.

357. Ponsonby, A.-L., Dwyer, T., & Jones, M. E. (1992). Sudden infant death syndrome: seasonality and a biphasic model of pathogenesis. *Journal of Epidemiology and Community Health*, **46**, 33–7.

358. Ponsonby, A.-L., Jones, M. E., Lumley, J., Dwyer, T., & Gilbert, N. (1992). Climatic temperature and variation in the incidence of sudden infant death syndrome between the Australian States. *The Medical Journal of Australia*, **156**, 246–51.

359. Bonser, R. S. A., Knight, B. H., & West, R. R. (1978). Sudden infant death syndrome in Cardiff, association with epidemic influenza and with temperature: 1955–1974. *International Journal of Epidemiology*, **7**, 335–40.

360. Beal, S., Need, M., & Byard, R. W. (1994). Which infants are no longer dying because of avoidance of prone sleeping?\ *The Medical Journal of Australia*, **160**, 660.

361. Heaney, S. & McIntire, M. S. (1979). Sudden infant death syndrome and barometric pressure. *The Journal of Pediatrics*, **94**, 433–5.

362. Davies, D. P. (1994). Ethnicity and the sudden infant death syndrome: an introduction. *Early Human Development*, **38**, 139–41.

363. Mitchell, E. A. & Scragg, R. (1994). Observations on ethnic differences in SIDS mortality in New Zealand. *Early Human Development*, **38**, 151–7.

364. Nelson, E. A. S. (1996). Child care practices and cot death in Hong Kong. *New Zealand Medical Journal*, **109**, 144–6.

365. Nelson, E. A. S., Schiefenhoevel, W., & Haimerl, F. (2000). Child care practices in nonindustrialized societies. *Pediatrics*, **105**, e75.

366. Petersen, S. A. & Wailoo, M. P. (1994). Interactions between infant care practices and physiological development in Asian infants. *Early Human Development*, **38**, 181–6.

367. Grether, J. K., Schulman, J., & Croen, L. A. (1990). Sudden infant death syndrome among Asians in California. *The Journal of Pediatrics*, **116**, 525–8.

368. Knöbel, H. H., Yang, W.-S., & Chen, C.-J. (1996). Risk factors of sudden infant death in Chinese babies. *American Journal of Epidemiology*, **144**, 1070–3.

369. Kaplan, D. W., Bauman, A. E., & Krous, H. F. (1984). Epidemiology of sudden infant death syndrome in American Indians. *Pediatrics*, **74**, 1041–6.

370. Blok, J. H. (1978). The incidence of sudden infant death syndrome in North Carolina's cities and counties: 1972–1974. *American Journal of Public Health*, **68**, 367–72.

371. Irwin, K. L., Mannino, S., & Daling, J. (1992). Sudden infant death syndrome in Washington state: why are Native American infants at greater risk than white infants? *The Journal of Pediatrics*, **121**, 242–7.

372. Alessandri, L. M., Read, A. W., Dawes, V. P., et al. (1995). Pathology review of sudden and unexpected death in Aboriginal and non-Aboriginal infants. *Paediatric and Perinatal Epidemiology*, **9**, 406–19.

373. Alessandri, L. M., Read, A. W., Burton, P. R., & Stanley, F. J. (1996). An analysis of sudden infant death syndrome in aboriginal infants. *Early Human Development*, **45**, 235–44.

374. Mitchell, E. A., Stewart, A. W., Scragg, R., et al. (1993). Ethnic differences in mortality from sudden infant death syndrome in New Zealand. *British Medical Journal*, **306**, 13–16.

375. Øyen, N., Bulterys, M., Welty, T. K., & Kraus, J. F. (1990). Sudden unexplained infant deaths among American Indians and whites in North and South Dakota. *Paediatric and Perinatal Epidemiology*, **4**, 175–83.

376. Read, A. W. (2002). What are the national rates for sudden infant death syndrome for Aboriginal and Torres Strait Islander infants? *Journal of Paediatrics and Child Health*, **38**, 122–3.

377. Tipene-Leach, D., Everard, C., & Haretuku, R.

(2001). Taking a strategic approach to SIDS prevention in Maori communities: an indigenous perspective. In *Sudden Infant Death Syndrome: Problems, Progress and Possibilities*, ed. R. W. Byard & H. F. Krous. London: Edward Arnold, pp. 275–82.

378. Panaretto, K. S., Whitehall, J. F., McBride, G., Patole, S. K., & Whitehall, J. S. (2002). Sudden infant death syndrome in Indigenous and non-Indigenous infants in north Queensland: 1990–1998. *Journal of Paediatrics and Child Health*, **38**, 135–9.

379. Diamond, E. F. (1986). Sudden infant death in five consecutive siblings. *Illinois Medical Journal*, **170**, 33–4.

380. Beal, S. M. (1983). Some epidemiological factors about sudden infant death syndrome (SIDS) in South Australia. In *Sudden Infant Death Syndrome*, ed. J. A. Tildon, L. M. Roeder, & A. Steinschneider. New York: Academic Press, pp. 15–28.

381. Beal, S. (1989). Sudden infant death syndrome in twins. *Pediatrics*, **84**, 1038–44.

382. Beal, S. M. & Blundell H. K. (1988). Recurrence incidence of sudden infant death syndrome. *Archives of Disease in Childhood*, **63**, 924–30.

383. Oren, J., Kelly, D. H., & Shannon, D. C. (1987). Familial occurrence of sudden infant death syndrome and apnea of infancy. *Pediatrics*, **80**, 355–8.

384. Beal, S. M. (2001). Recurrence of sudden unexpected infant death in a family. In *Sudden Infant Death Syndrome: Problems, Progress and Possibilities*, ed. R. W. Byard & H. F. Krous. London: Edward Arnold, pp. 283–90.

385. Peterson, D. R., Sabotta, E. E., & Daling, J. R. (1986). Infant mortality among subsequent siblings of infants who died of sudden infant death syndrome. *The Journal of Pediatrics*, **108**, 911–14.

386. Beal, S. M. (1992). Siblings of sudden infant death syndrome victims. *Clinics in Perinatology*, **19**, 839–48.

387. Peterson, D. R., Chinn, N. M., & Fisher, L. D. (1980). The sudden infant death syndrome: repetitions in families. *The Journal of Pediatrics*, **97**, 265–7.

388. Peterson, D. R. (1988). Clinical implications of sudden infant death syndrome epidemiology. *Pediatrician*, **15**, 198–203.

389. Roe, C. R., Millington, D. S., Maltby, D. A., & Kinnebrew, P. (1986). Recognition of medium-chain acyl-CoA dehydrogenase deficiency in asymptomatic siblings of children dying of sudden infant death or Reye-like syndromes. *The Journal of Pediatrics*, **108**, 13–18.

390. Arnestad, M., Opdal, S. H., Musse, M. A., Vege, Å., & Rognum, T. O. (2002). Are substitutions in the first hypervariable region of the mitochondrial DNA displacement-loop in SIDS due to maternal inheritance? *Acta Paediatrica*, **91**, 1060–4.

391. Alexander, R., Smith, W., & Stevenson, R. (1990). Serial Munchausen syndrome by proxy. *Pediatrics*, **86**, 581–5.

392. Byard, R. W. & Beal, S. M. (1993). Munchausen syndrome by proxy: repetitive infantile apnoea and homicide. *Journal of Paediatrics and Child Health*, **29**, 77–9.

393. Meadow, R. (1990). Suffocation, recurrent apnea, and sudden infant death. *The Journal of Pediatrics*, **117**, 351–7.

394. Poets, C. F. & Southall, D. P. (1991). Control of breathing, apnea, and sudden infant death. *Current Opinion in Pediatrics*, **3**, 413–17.

395. Berry, P. J. & Keeling, J. W. (1989). The investigation of sudden unexpected death in infancy. In *Recent Advances in Histopathology*, vol. 14, ed. P. P. Anthony & R. N. M. MacSween. Edinburgh, UK: Churchill Livingstone, pp. 251–79.

396. Byard, R. W. & Jensen, L. L. (2007). Fatal asphyxial episodes in the very young: classification and diagnostic issues. *Forensic Science, Medicine, and Pathology*, **3**, 177–81.

397. Cashell, A. W. (1987). Homicide as a cause of the sudden infant death syndrome. *The American Journal of Forensic Medicine and Pathology*, **8**, 256–8.

398. Hilton, J. M. N. (1989). The pathology of the sudden infant death syndrome. In *Paediatric Forensic Medicine and Pathology*, ed. J. K. Mason. London: Chapman & Hall, pp. 156–64.

399. Smialek, J. E. & Lambros, Z. (1988). Investigation of sudden infant deaths. *Pediatrician*, **15**, 191–7.
400. Valdes-Dapena, M. (1982). The pathologist and the sudden infant death syndrome. *American Journal of Pathology*, **106**, 118–31.
401. Bohnert, M., Grosse Perdekamp, M., & Pollak, S. (2004). Three subsequent infanticides covered up as SIDS. *International Journal of Legal Medicine*, **119**, 31–4.
402. Byard, R. W. & Cains, G. (2007). Lethal asphyxia: pathology and problems. *Minerva Medica*, **127**, 273–82.
403. DiMaio, D. J. & DiMaio, V. J. M. (1989). Sudden infant death syndrome. In *Forensic Pathology*. New York: Elsevier, p. 291.
404. Emery, J. L. (1985). Infanticide, filicide, and cot death. *Archives of Disease in Childhood*, **60**, 505–7.
405. Southall, D. P., Samuels, M. P., & Stebbens, V. A. (1989). Suffocation and sudden infant death syndrome. *British Medical Journal*, **299**, 178.
406. Bajanowski, T., Vennemann, M., Bohnert, M., *et al.* (2005). Unnatural causes of sudden unexpected deaths initially thought to be sudden infant death syndrome. *International Journal of Legal Medicine*, **119**, 213–16.
407. Carpenter, R. G., Waite, A., Coombs, R. C., *et al.* (2005). Repeat sudden unexpected and unexplained infant deaths: natural or unnatural? *The Lancet*, **365**, 29–35.
408. Bacon, C. J. & Hey, E. N. (2007). Uncertainty in classification of repeat sudden unexpected infant deaths in Care of the Next Infant programme. *British Medical Journal*, **335**, 129–31.
409. Gornall, J. (2006). Was message of sudden infant death study misleading? *British Medical Journal*, **333**, 1165–8.
410. Bacon, C. (2008). Recurrence of sudden infant death syndrome. *Pediatrics*, **122**, 869–70.
411. Koehler, S. A., Ladham, S., Shakir, A., & Wecht, C. H. (2001). Simultaneous sudden infant death syndrome: a proposed definition and worldwide review of cases. *The American Journal of Forensic Medicine and Pathology*, **22**, 23–32.
412. Ladham, S., Koehler, S. A., Shakir, A., & Wecht, C. H. (2001). Simultaneous sudden infant death syndrome: a case report. *The American Journal of Forensic Medicine and Pathology*, **22**, 33–7.
413. Ramos, V., Hernandez, A. F., & Villanueva, E. (1997). Simultaneous death of twins: an environmental hazard or SIDS? *The American Journal of Forensic Medicine and Pathology*, **18**, 75–8.
414. Leach, C. E. A., Blair, P. S., Fleming, P. J., *et al.* (1999). Epidemiology of SIDS and explained sudden infant deaths. *Pediatrics*, **104**, e43.
415. Davies, D. P. (1999). Short QTc interval as an important factor in sudden infant death syndrome. *Archives of Disease in Childhood*, **80**, 105–9.
416. Mitchell, E., Krous, H. F., Donald, T., & Byard, R. W. (2000). Changing trends in the diagnosis of sudden infant death. *The American Journal of Forensic Medicine and Pathology*, **21**, 311–14.
417. Pickett, K. E., Luo, Y., & Lauderdale, D. S. (2005). Widening social inequalities in risk for sudden infant death syndrome. *American Journal of Public Health*, **95**, 1976–81.
418. Vennemann, M., Bajanowski, T., Butterfass-Bahloul, T., *et al.* (2007). Do risk factors differ between explained sudden unexpected death in infancy and sudden infant death syndrome? *Archives of Disease in Childhood*, **92**, 133–6.
419. Froen, J. F., Arnestad, M., Vege A., *et al.* (2002). Comparative epidemiology of sudden infant death syndrome and sudden intra-uterine unexplained death. *Archives of Disease in Childhood*, **87**, F118–22.
420. Sturner, W. Q. (1995). Sudden infant death syndrome: the medical examiner's viewpoint. *Perspectives in Pediatric Pathology*, **19**, 76–86.
421. Engelberts, A. C., de Jonge, G. A., & Kostense, P. J. (1991). An analysis of trends in the incidence of sudden infant death in The Netherlands 1969–89. *Journal of Paediatrics and Child Health*, **27**, 329–33.

422. Kahn, A., Wachholder, A., Winkler, M., & Rebuffat, E. (1990). Prospective study on the prevalence of sudden infant death and possible risk factors in Brussels: preliminary results (1987–1988). *European Journal of Pediatrics*, **149**, 284–6.

423. Armstrong, K. L. & Wood, D. (1991). Can infant death from child abuse be prevented? *The Medical Journal of Australia*, **155**, 593–6.

424. Fitzgerald, K. (2001). The "Reduce the Risks" campaign, SIDS International, the Global Strategy Task Force and the European Society for the Study and Prevention of Infant Death. In *Sudden Infant Death Syndrome: Problems, Progress and Possibilities*, ed. R. W. Byard & H. F. Krous. London: Edward Arnold, pp. 310–18.

425. Byard, R. W., Carmichael, E., & Beal, S. (1994). How useful is postmortem examination in sudden infant death syndrome? *Pediatric Pathology*, **14**, 817–22.

426. Emery, J. L., Chandra, S., & Gilbert-Barness, E. F. (1988). Findings in child deaths registered as sudden infant death syndrome (SIDS) in Madison, Wisconsin. *Pediatric Pathology*, **8**, 171–8.

427. Fleming, P. J., Berry, P. J., Gilbert, R., *et al.* (1991). Categories of preventable unexpected infant deaths. *Archives of Disease in Childhood*, **66**, 171–2.

428. Mitchell, E., Krous, H. F., Donald, T., & Byard, R. W. (2000). An analysis of the usefulness of specific stages in the pathological investigation of sudden infant death. *The American Journal of Forensic Medicine and Pathology*, **21**, 395–400.

429. Emery, J. L. (1983). The necropsy and cot death. *British Medical Journal*, **287**, 77–8.

430. Becroft, D. M. O. (2003). An international perspective. (Letter.) *Archives of Pediatrics and Adolescent Medicine*, **157**, 292.

431. Byard, R. W., Becker, L. E., Berry, P. J., *et al.* (1996). The pathological approach to sudden infant death: consensus or confusion? Recommendations from the 2nd SIDS Global Strategy Meeting, Stavangar, Norway, August 1994, and the 3rd Australasian SIDS Global Strategy Meeting, Gold Coast, Australia, May 1995. *The American Journal of Forensic Medicine and Pathology*, **17**, 103–5.

432. Hanzlick, R. (2001). Death scene investigation. In *Sudden Infant Death Syndrome: Problems, Progress and Possibilities*, ed. R. W. Byard & H. F. Krous. London: Edward Arnold, pp. 58–65.

433. Bass, M., Kravath, R. E., & Glass, L. (1986). Deathscene investigation in sudden infant death. *The New England Journal of Medicine*, **315**, 100–5.

434. Emery, J. L. & Thornton, J. A. (1968). Effects of obstruction to respiration in infants, with particular reference to mattresses, pillows, and their coverings. *British Medical Journal*, **3**, 209–13.

435. Gilbert-Barness, E. & Barness, L. A. (1992). Cause of death: SIDS or something else? *Contemporary Pediatrics*, **9**, 13–29.

436. Jones, A. M. & Weston, J. T. (1976). The examination of the sudden infant death syndrome infant: investigative and autopsy protocols. *Journal of Forensic Sciences*, **21**, 833–41.

437. Centers for Disease Control (2009). *The Sudden, Unexplained Infant Death Investigation (SUIDI) Reporting Form.* Available at www.cdc.gov/SIDS/.

438. Bartholomew, S. E. M., MacArthur, B. A., & Bain, A. D. (1987). Sudden infant death syndrome in south east Scotland. *Archives of Disease in Childhood*, **62**, 951–6.

439. Byard, R. W., Mackenzie, J., & Beal, S. M. (1997). Formal retrospective case review and sudden infant death. *Acta Paediatrica*, **86**, 1011–12.

440. Krous, H. F. (1995). The International Standardised Autopsy Protocol for sudden unexpected infant death. In *Sudden Infant Death Syndrome: New Trends in the Nineties*, ed. T. O. Rognum. Oslo: Scandinavian University Press, pp. 81–95.

441. Arnestad, M. (2002). *Sudden Unexpected Death in Intrauterine Life, Infancy and Early Childhood in Southeast Norway 1984–1999.* Oslo: University of Oslo Press.

442. Arnestad, M., Vege, Å., & Rognum, T. O. (2002). Evaluation of diagnostic tools applied in the

442. ...examination of sudden unexpected deaths in infancy and early childhood. *Forensic Science International*, **125**, 262–8.
443. Berry, J., Allibone, E., McKeever, P., *et al.* (2000). The pathology study: the contribution of ancillary pathology tests to the investigation of unexpected infant death. In *Sudden Unexpected Deaths in Infancy: The CESDI SUDI Studies 1993–1996*, ed. P. Fleming, P. Blair, C. Bacon, & J. Berry. London: The Stationery Office, pp. 97–112.
444. Langlois, N. E. I., Ellis, P. S., Little, D. L., & Hulewicz, B. (2002). Toxicologic analysis in cases of possible sudden infant death syndrome: a worthwhile exercise? *The American Journal of Forensic Medicine and Pathology*, **23**, 162–6.
445. McGraw, E. P., Pless, J. E., Pennington, D. J., & White, S. J. (2002). Postmortem radiography after unexpected death in neonates, infants, and children: should imaging be routine? *American Journal of Roentgenology*, **178**, 1517–21.
446. Ballenden, N. R., Laster, K., & Lawrence, J. A. (1993). Pathologist as gatekeeper: discretionary decision-making in cases of sudden infant death. *Australian Journal of Social Issues*, **28**, 124–39.
447. Laskey, A. L., Haberkorn, K. L., Applegate, K. E., & Catellier, M. J. (2009). Postmortem skeletal survey practice in pediatric forensic autopsies: a national survey. *Journal of Forensic Sciences*, **54**, 189–91.
448. Berry, P. J. (1992). Pathological findings in SIDS. *Journal of Clinical Pathology*, **45** (Suppl.), 11–16.
449. Rognum, T. O. (2001). Definition and pathologic features. In *Sudden Infant Death Syndrome: Problems, Progress and Possibilities*, ed. R. W. Byard & H. F. Krous. London: Edward Arnold, pp. 4–30.
450. Valdes-Dapena, M. (1992). A pathologist's perspective on the sudden infant death syndrome: 1991. *Pathology Annual*, 27 (Part 1), 133–64.
451. Valdes-Dapena, M. (1992). The sudden infant death syndrome: pathologic findings. *Clinics in Perinatology*, **19**, 701–16.
452. Byard, R. W. & Rognum, T. O. (2005). Autopsy, findings: sudden infant death syndrome. In *Encyclopedia of Forensic and Legal Medicine*, vol. 1, ed. J. Payne-James, R. W. Byard, T. Corey, & C. Henderson. Amsterdam: Elsevier, pp. 232–42.
453. Byard, R. W. & Krous, H. F. (2003). Sudden infant death syndrome: definition and diagnostic trends. *Journal of the Japanese SIDS Research Society*, **3**, 11–16.
454. Becroft, D. M., Thompson, J. M., & Mitchell, E. A. (2001). Nasal and intrapulmonary haemorrhage in sudden infant death syndrome. *Archives of Disease in Childhood*, **85**, 116–20.
455. Krous, H. F., Nadeau, J. M., Byard, R. W., & Blackbourne, B. D. (2001). Oronasal blood in sudden infant death. *The American Journal of Forensic Medicine and Pathology*, **22**, 346–51.
456. Beckwith, J. B. (1989). The mechanism of death in sudden infant death syndrome. In *Sudden Infant Death Syndrome: Medical Aspects and Psychological Management*, ed. J. L. Culbertson, H. F. Krous, & R. D. Bendell. London: Edward Arnold, pp. 48–61.
457. Byard, R. W., Stewart, W. A., & Beal, S. M. (1996). Pathological findings in SIDS infants found in the supine position compared to the prone. *Journal of Sudden Infant Death Syndrome and Infant Mortality*, **1**, 45–50.
458. Beckwith, J. B. (1988). Intrathoracic petechial hemorrhages: a clue to the mechanism of death in sudden infant death syndrome? *Annals of the New York Academy of Sciences*, **533**, 37–47.
459. Byard, R. W. & Krous, H. F. (1999). Petechial hemorrhages and unexpected infant death. *Legal Medicine*, **1**, 193–7.
460. Knight, B. (1983). *The Coroner's Autopsy: A Guide to Non-Criminal Autopsies for the General Pathologist*. Edinburgh, UK: Churchill Livingstone, p. 139.
461. Oehmichen, M., Gerling, I., & Meissner, C. (2000). Petechiae of the baby's skin as differentiation symptom of infanticide versus SIDS. *Journal of Forensic Sciences*, 45, 602–7.
462. Valdes-Dapena, M. (1983). The morphology of the

sudden infant death syndrome: an overview. In *Sudden Infant Death Syndrome*, ed. J. A. Tildon, L. M. Roeder, & A. Steinschneider. New York: Academic Press, pp. 169–82.

463. Biering-Sørensen, F., Jorgensen, T., & Hilden, J. (1979). Sudden infant death in Copenhagen 1956–71. II. Social factors and morbidity. *Acta Paediatrica Scandinavica*, **68**, 1–9.

464. Molz, G. & Hartmann, H. (1984). Dysmorphism, dysplasia, and anomaly in sudden infant death. *The New England Journal of Medicine*, **311**, 259.

465. Molz, G., Brodzinowski, A., Bar, W., & Vonlanthen, B. (1992). Morphologic variations in 180 cases of sudden infant death and 180 controls. *The American Journal of Forensic Medicine and Pathology*, **13**, 186–90.

466. Vawter, G. F. & Kozakewich, H. P. W. (1983). Aspects of morphologic variation amongst SIDS victims. In *Sudden Infant Death Syndrome*, ed. J. A. Tildon, L. M. Roeder, & A. Steinschneider. New York: Academic Press, pp. 133–44.

467. Kozakewich, H., Fox, K., Plato, C. C., *et al.* (1992). Dermatoglyphics in sudden infant death syndrome. *Pediatric Pathology*, **12**, 637–51.

468. Byard, R. W. & Moore, L. (1993). Can thymic petechiae be used to separate SIDS infants from controls? *Pathology*, **25** (Suppl.), 7.

469. Yukawa, N., Carter, N., Rutty, G., & Green, M. A. (1999). Intra-alveolar haemorrhage in sudden infant death syndrome: a cause for concern? *Journal of Clinical Pathology*, **52**, 581–7.

470. Hanzlick, R. (2001). Pulmonary hemorrhage in deceased infants: baseline data for further study of infant mortality. *The American Journal of Forensic Medicine and Pathology*, **22**, 188–92.

471. Berry, P. J. (1999). Intraalveolar haemorrhage in sudden infant death syndrome: a cause for concern? *Journal of Clinical Pathology*, **52**, 553–4.

472. Stewart, S., Fawcett, J., & Jacobson, W. (1985). Interstitial haemosiderin in the lungs of sudden infant death syndrome: a histological hallmark of "near-miss" episodes? *Journal of Pathology*, **145**, 53–8.

473. Becroft, D. M. & Lockett, B. K. (1997). Intra-alveolar pulmonary siderophages in sudden infant death: a marker for previous imposed suffocation. *Pathology*, **29**, 60–3.

474. Hanzlick, R. & Delaney, K. (2000). Pulmonary hemosiderin in deceased infants: baseline data for further study of infant mortality. *The American Journal of Forensic Medicine and Pathology*, **21**, 319–22.

475. Milroy, C. M. (1999). Munchausen syndrome by proxy and intra-alveolar haemosiderin. *International Journal of Legal Medicine*, **112**, 309–12.

476. Schluckebier, D. A., Cool, C. D., Henry, T. E., Martin, A., & Wahe, J. W. (2002). Pulmonary siderophages and unexpected infant death. *The American Journal of Forensic Medicine and Pathology*, **23**, 360–3.

477. Byard, R. W., Stewart, W. A., Telfer, S., & Beal S. M. (1997). Assessment of pulmonary and intrathymic hemosiderin deposition in sudden infant death syndrome. *Pediatric Pathology and Laboratory Medicine*, **17**, 275–82.

478. Forbes, A. & Acland, P. (2004). What is the significance of haemosiderin in the lungs of deceased infants? *Medicine, Science and the Law*, **44**, 348–52.

479. Weber, M. A., Ashworth, M. T., Risdon, R. A., Malone, M., & Sebire, N. J. (2009). The frequency and significance of alveolar haemosiderin-laden macrophages in sudden infant death. *Forensic Science International*, **187**, 51–7.

480. Emery, J. L. & Dinsdale, F. (1974). Increased incidence of lymphoreticular aggregates in lungs of children found unexpectedly dead. *Archives of Disease in Childhood*, **49**, 107–11.

481. Williams, A. L. (1980). Tracheobronchitis and sudden infant death syndrome. *Pathology*, **12**, 73–8.

482. Rambaud, C., Cieuta, C., Canioni, D., *et al.* (1992). Cot death and myocarditis. *Cardiology of the Young*, **2**,

483. Shatz, A., Hiss, J., & Arensburg, B. (1997). Myocarditis misdiagnosed as sudden infant death syndrome (SIDS). *Medicine, Science and the Law*, **37**, 16–18.
484. Byard, R. W. & Krous, H. F. (1995). Minor inflammatory lesions and sudden infant death: cause, coincidence or epiphenomena? *Pediatric Pathology*, **15**, 649–54.
485. Blackwell, C. C., Weir, D. M., Busuttil, A., *et al.* (1995). Infection, inflammation, and the developmental stage of infants: a new hypothesis for the aetiology of SIDS. In *Sudden Infant Death Syndrome: New Trends in the Nineties*, ed. T. O. Rognum. Oslo: Scandinavian University Press, pp. 189–98.
486. Blackwell, C. C., Moscovis, S. M., Gordon, A. E., *et al.* (2005). Cytokine responses and sudden infant death syndrome: genetic, developmental and environmental risk factors. *Journal of Leukocyte Biology*, **78**, 1242–54.
487. Blackwell, C. C., Weir, D. M., & Busuttil, A. (2001). A microbiological perspective. In *Sudden Infant Death Syndrome: Problems, Progress and Possibilities*, ed. R. W. Byard & H. F. Krous. London: Edward Arnold, pp. 182–208.
488. Guntheroth, W. G. (1989). Interleukin-1 as intermediary causing prolonged sleep apnea and SIDS during respiratory infections. *Medical Hypotheses*, **28**, 121–3.
489. Summers, A. M., Summers, C. W., Drucker, D. B., *et al.* (2000). Association of IL-10 genotype with sudden infant death syndrome. *Human Immunology*, **61**, 1270–3.
490. Krous, H. F., Nadeau, J. M., Silva, P. D., & Blackbourne, B. D. (2003). A comparison of respiratory symptoms and inflammation in sudden infant death syndrome and in accidental or inflicted infant death. *The American Journal of Forensic Medicine and Pathology*, **24**, 1–8.
491. Bajanowski, T., Vege, Å., Byard, R. W., *et al.* (2007). Sudden infant death syndrome (SIDS): standardized investigations and classification – Recommendations. *Forensic Science International*, **165**, 129–43.
492. Rognum, T. O., Arnestad, M., Bajanowski, T., *et al.* (2003). Consensus on diagnostic criteria for the exclusion of SIDS. *Scandinavian Journal of Forensic Sciences*, **9**, 62–73.
493. Cullity, G. J. & Emery, J. L. (1975). Ulceration and necrosis of vocal cords in hospital and unexpected child deaths. *Journal of Pathology*, **115**, 27–31.
494. Pinkham, J. R. & Beckwith, J. B. (1970). Vocal cord lesions in the sudden infant death syndrome. In *Sudden Infant Death Syndrome*, ed. A. B. Bergman, J. B. Beckwith, & C.G. Ray. Seattle, WA: University of Washington Press, pp. 104–7.
495. Kariks, J. (1988). Cardiac lesions in sudden infant death syndrome. *Forensic Science International*, **39**, 211–25.
496. Ogbuihi, S. & Zink, P. (1988). Pulmonary lymphatics in SIDS: a comparative morphometric study. *Forensic Science International*, **39**, 197–206.
497. Herbst, J. J., Book, L. S., & Bray, P. F. (1978). Gastroesophageal reflux in the "near miss" sudden infant death syndrome. *The Journal of Pediatrics*, **92**, 73–5.
498. Shatz, A., Hiss, Y., Hammel, I., Arensburg, B., & Variend, S. (1994). Age-related basement membrane thickening of the vocal cords in sudden infant death syndrome (SIDS). *The Laryngoscope*, **104**, 865–8.
499. Castro, E. C. C. & Peres, L. C. (1999). Vocal cord basement membrane in non-sudden infant death syndrome cases. *Pediatric and Developmental Pathology*, **2**, 440–5.
500. Krous, H. F., Hauck, F. R., Herman, S. M., *et al.* (1999). Laryngeal basement membrane thickening is not a reliable postmortem marker for SIDS: results from the Chicago Infant Mortality Study. *The American Journal of Forensic Medicine and Pathology*, **20**, 221–7.
501. Valdes-Dapena, M. (1988). A pathologist's perspective on possible mechanisms in SIDS. *Annals of the New*

York Academy of Sciences, **533**, 31–6.

502. Henderson-Smart, D. J., Pettigrew, A. G., & Campbell, D. J. (1983). Prenatal stress, brain stem neural maturation and apnea in preterm infants. In *Sudden Infant Death Syndrome*, ed. J. A. Tildon, L. M. Roeder, & A. Steinschneider. New York: Academic Press, pp. 293–304.

503. Hirvonen, J., Autio-Harmainen, H., & Nyblom, O. (1982). Immature glomeruli in cot death kidneys. *Forensic Science International*, **20**, 117–20.

504. Suzuki, T., Kashimura, S., & Umetsu, K. (1980). Sudden infant death syndrome: histological studies on adrenal gland and kidney. *Forensic Science International*, **15**, 41–6.

505. Valdes-Dapena, M., Hoffman, H. J., Froelich, C., & Requeira, O. (1990). Glomerulosclerosis in the sudden infant death syndrome. *Pediatric Pathology*, **10**, 273–9.

506. Kariks, J. (1989). Diaphragmatic muscle fibre necrosis in SIDS. *Forensic Science International*, **43**, 281–91.

507. Scott, C. B., Nickerson, B. G., Sargent, C. W., *et al.* (1982). Diaphragm strength in near-miss sudden infant death syndrome. *Pediatrics*, **69**, 782–4.

508. Luke, J. L., Blackbourne, B. D., & Donovan, J. W. (1974). Bed-sharing deaths among victims of sudden infant death syndrome: a riddle within a conundrum. *Forensic Science Gazette*, **5**, 3–4.

509. Kinney, H. C. & Thach, B. T. (2009). The sudden infant death syndrome. *The New England Journal of Medicine*, **361**, 795–805.

510. Byard, R. W. (1995). Sudden infant death syndrome: a "diagnosis" in search of a disease. *Journal of Clinical Forensic Medicine*, **2**, 121–8.

511. Keens, T. G. & Davidson Ward, S. L. (2001). Respiratory mechanisms and hypoxia. In *Sudden Infant Death Syndrome: Problems, Progress and Possibilities*, ed. R. W. Byard & H. F. Krous. London: Edward Arnold, pp. 66–82.

512. Baba, N., Quattrochi, J. J., Reiner, C. B., *et al.* (1983). Possible role of the brain stem in sudden infant death syndrome. *The Journal of the American Medical Association*, **249**, 2789–91.

513. Southall, D. P. (1988). Can we predict or prevent sudden unexpected deaths during infancy? *Pediatrician*, **15**, 183–90.

514. Southall, D. P., Richards, J. M., Stebbens, V., *et al.* (1986). Cardiorespiratory function in 16 full-term infants with sudden infant death syndrome. *Pediatrics*, **78**, 787–96.

515. Guilleminault, C., Ariagno, R. L., Forno, L. S., *et al.* (1979). Obstructive sleep apnea and near miss for SIDS. I. Report of an infant with sudden death. *Pediatrics*, **63**, 837–43.

516. Shannon, D. C., Kelly, D. H., & O'Connell, K. (1977). Abnormal regulation of ventilation in infants at risk for sudden-infant-death syndrome. *The New England Journal of Medicine*, **297**, 747–50.

517. Glotzbach, S. F., Baldwin, R. B., Lederer, N. E., Tansey, P. A., & Ariagno, R. L. (1989). Periodic breathing in preterm infants: incidence and characteristics. *Pediatrics*, **84**, 785–92.

518. Kahn, A., Blum, D., Rebuffat, E., *et al.* (1988). Polysomnographic studies of infants who subsequently died of sudden infant death syndrome. *Pediatrics*, **82**, 721–7.

519. Weese-Mayer, D. E., Morrow, A. S., Conway, L. P., Brouillette, R. T., & Silvestri, J. M. (1990). Assessing clinical significance of apnea exceeding fifteen seconds with event recording. *The Journal of Pediatrics*, **117**, 568–74.

520. Little, G. A., Ballard, R. A., Brooks, J. G., *et al.* (1987). Consensus statement: National Institutes of Health consensus development conference on infantile apnea and home monitoring, Sept 29 to Oct 1, 1986. *Pediatrics*, **79**, 292–9.

521. Brooks, J. G. (1982). Apnea of infancy and sudden infant death syndrome. *American Journal of Diseases of Childrenl*, **136**, 1012–23.

522. Brooks, J. G. (1992). Apparent life-threatening

events and apnea of infancy. *Clinics in Perinatology*, **19**, 809–38.

523. Brooks, J. G. (1988). Infantile apnea and home monitoring. *Pediatrician*, **15**, 212–16.

524. Brooks, J. G. (1998). SIDS and ALTE. In *Kendig's Disorders of the Respiratory Tract in Children*, 6th edn, ed. V. Chernick & T. F. Boat. Philadelphia, PA: W. B. Saunders, pp. 1166–72.

525. Kahn, A., Groswasser, J., Sottiaux, M., Rebuffat, E., & Franco, P. (1993). Clinical problems in relation to apparent life-threatening events in infants. *Acta Paediatrica*, **389** (Suppl.), 107–10.

526. Southall, D. P., Noyes, J. P., Poets, C. F., & Samuels, M. P. (1993). Mechanisms for hypoxaemic episodes in infancy and early childhood. *Acta Paediatrica*, **389** (Suppl.), 60–2.

527. Byard, R. W. & Burnell, R. H. (1994). Covert video surveillance in Munchausen syndrome by proxy: ethical compromise or essential technique? *The Medical Journal of Australia*, **160**, 352–6.

528. Pinholster, G. (1994). SIDS paper triggers a murder charge. *Science*, **264**, 197–8.

529. Reece, R. M. (1993). Fatal child abuse and sudden infant death syndrome: a critical diagnostic decision. *Pediatrics*, **91**, 423–9.

530. Burchfield, D. J. & Rawlings, D. J. (1991). Sudden deaths and apparent life-threatening events in hospitalized neonates presumed to be healthy. *American Journal of Diseases of Childrenl*, **145**, 1319–22.

531. Burnell, R. H. & Beal, S. M. (1994). Monitoring and sudden infant death. *Journal of Paediatrics and Child Health*, **30**, 461–2.

532. Byard, R. W. (2001). SIDS families. *Australian Doctor*, November 9, 1–8.

533. Emery, J. L., Waite, A. J., Carpenter, R. G., Limerick, S. R., & Blake, D. (1985). Apnoea monitors compared with weighing scales for siblings after cot death. *Archives of Disease in Childhood*, **60**, 1055–60.

534. Spitzer, A. R. (2005). Current controversies in the pathophysiology and prevention of sudden infant death syndrome. *Current Opinion in Pediatrics*, **17**, 181–5.

535. Grogaard, J. B. (1993). Apnea monitors. *Acta Paediatrica*, **389** (Suppl.), 111–13.

536. Poets, C. F. (2001). The role of monitoring. In *Sudden Infant Death Syndrome: Problems, Progress and Possibilities*. ed. R. W. Byard & H. F. Krous. London: Edward Arnold, pp. 243–57.

537. Blackmon, L. R., Batton, D. G., Bell, E. F., *et al.* (2003). Apnea, sudden infant death syndrome, and home monitoring. *Pediatrics*, **111**, 914–17.

538. Steinschneider, A., Weinstein, S. L., & Diamond, E. (1982). The sudden infant death syndrome and apnea/obstruction during neonatal sleep and feeding. *Pediatrics*, **70**, 858–63.

539. Côté, A., Bairam, A., Deschenes, M., & Hatzakis, G. (2008). Sudden infant deaths in sitting devices. *Archives of Disease in Childhood*, **93**, 384–9.

540. Rees, K., Wright, A., Keeling, J. W., & Douglas, N. J. (1998). Facial structure in the sudden infant death syndrome: case–control study. *British Medical Journal*, **317**, 179–80.

541. Tonkin, S. (1975). Sudden infant death syndrome: hypothesis of causation. *Pediatrics*, **55**, 650–61.

542. Tonkin, S. L., Davis, S. L., & Gunn, T. R. (1994). Upper airway radiographs in infants with upper airway insufficiency. *Archives of Disease in Childhood*, **70**, 523–9.

543. Beckwith, J. B. (1975). The sudden infant death syndrome: a new theory. *Pediatrics*, **55**, 583–4.

544. Guilleminault, C., Heldt, G., Powell, N., & Riley, R. (1986). Small upper airway in near-miss sudden infant death syndrome infants and their families. *The Lancet*, **i**, 402–7.

545. French, J. W., Beckwith, J. B., Graham, C. B., & Guntheroth, W. G. (1972). Lack of postmortem radiographic evidence of nasopharyngeal obstruction in the sudden infant death syndrome. *The Journal of Pediatrics*, **81**, 1145–8.

546. Cozzi, F., Albani, R., & Cardi, E. (1979). A common pathophysiology for sudden cot death and sleep apnoea: "The vacuum-glossoptosis syndrome." *Medical*

547. Steinschneider, A. (1977). Nasopharyngitis and the sudden infant death syndrome. *Pediatrics*, **60**, 531–3.
548. Guilleminault, C., Souquet, M., Ariagno, R. L., Korobkin, R., & Simmons, F. B. (1984). Five cases of near-miss sudden infant death syndrome and development of obstructive sleep apnea syndrome. *Pediatrics*, **73**, 71–8.
549. Fink, B. R. & Beckwith, J. B. (1980). Laryngeal mucous gland excess in victims of sudden infant death. *American Journal of Diseases of Childrenl*, **134**, 144–6.
550. Harrison, D. F. N. (1991). Histologic evaluation of the larynx in sudden infant death syndrome. *The Annals of Otology, Rhinology and Laryngology*, **100**, 173–5.
551. Harrison, D. F. N. (1991). Laryngeal morphology in sudden unexpected death in infants. *The Journal of Laryngology and Otology*, **105**, 646–50.
552. Harding, R. (1986). Nasal obstruction in infancy. *Australian Paediatric Journal*, **22** (Suppl.), 59–61.
553. Thach, B. T., Davies, A. M., & Koenig, J. S. (1988). Pathophysiology of sudden upper airway obstruction in sleeping infants and its relevance for SIDS. *Annals of the New York Academy of Sciences*, **533**, 314–28.
554. Rodenstein, D. O., Perlmutter, N., & Stanescu, D. C. (1985). Infants are not obligatory nasal breathers. *American Review of Respiratory Diseases*, **131**, 343–7.
555. Siebert, J. R. & Haas, J. E. (1991). Enlargement of the tongue in sudden infant death syndrome. *Pediatric Pathology*, **11**, 813–26.
556. Martinez, F. D. (1991). Sudden infant death syndrome and small airway occlusion: facts and a hypothesis. *Pediatrics*, **87**, 190–8.
557. Haque, A. K. & Mancuso, M. G. (1993). Proliferation of dendritic cells in the bronchioles of sudden infant death syndrome victims. *Modern Pathology*, **6**, 360–70.
558. Krous, H. F. (1984). The microscopic distribution of intrathoracic petechiae in sudden infant death syndrome. *Archives of Pathology and Laboratory Medicine*, **108**, 77–9.
559. Krous, H. F. & Jordan, J. (1984). A necropsy study of distribution of petechiae in non-sudden infant death syndrome. *Archives of Pathology and Laboratory Medicine*, 108, 75–6.
560. Krous, H. F. & Jordan, J. (1988). A comparison of the distribution of petechiae and their significance in sudden infant death syndrome (SIDS), lethal upper airway obstruction and non-SIDS. In *Sudden Infant Death Syndrome: Risk Factors and Basic Mechanisms*, ed. R. M. Harper & H. J. Hoffman. New York: PMA Publishing, pp. 91–113.
561. Krous, H. F., Nadeau, J. M., Silva, P. D., & Blackbourne, B. D. (2001). Intrathoracic petechiae in sudden infant death syndrome: relationship to face position when found. *Pediatric and Developmental Pathology*, **4**, 160–6.
562. Guntheroth, W. G., Breazeale, D., & McGough, G. A. (1973). The significance of pulmonary petechiae in crib death. *Pediatrics*, **52**, 601–3.
563. Winn, K. (1986). Similarities between lethal asphyxia in postneonatal rats and the terminal episode in SIDS. *Pediatric Pathology*, **5**, 325–35.
564. Guntheroth, W. G., Kawabori, I., Breazeale, D. G., Garlinghouse, L. E. Jr., & Van Hoosier, G. L. Jr., (1980). The role of respiratory infection in intrathoracic petechiae: implications for sudden infant death. *American Journal of Diseases of Children*, **134**, 364–6.
565. Farber, J. P., Catron, A. C., & Krous, H. F. (1983). Pulmonary petechiae: ventilatory–circulatory interactions. *Pediatric Research*, **17**, 230–3.
566. Poets, C. F., Meny, R. G., Chobanian, M. R., & Bonofiglo, R. E. (1999). Gasping and other cardiorespiratory patterns during sudden infant deaths. *Pediatric Research*, **45**, 350–4.
567. Becroft, D. M. O., Thompson, J. M. D., & Mitchell, E. A. (1998). Epidemiology of intrathoracic petechial hemorrhages in sudden infant death syndrome. *Pediatric and*

Developmental Pathology, **1**, 200–9.

568. Adair, S. M. (2003). Pacifier use in children: a review of recent literature. *Pediatric Dentistry*, **25**, 449–58.
569. Arnestad, M., Andersen, M., & Rognum, T. O. (1997). Is the use of dummy or carrycot of importance for sudden infant death? *European Journal of Pediatrics*, **156**, 968–70.
570. Fleming, P. J., Blair, P. S., Pollard, K., *et al.* (1999). Pacifier use and sudden infant death syndrome: results from the CESDI/SUDI case control study. *Archives of Disease in Childhood*, **81**, 112–16.
571. Hauck, F. R., Omojokun, O. O., & Siadaty, M. S. (2005). Do pacifiers reduce the risk of sudden infant death syndrome? A meta-analysis. *Pediatrics*, **116**, 716–23.
572. Mitchell, E. A., Taylor, B. J., Ford, R. P. K., *et al.* (1993). Dummies and the sudden infant death syndrome. *Archives of Disease in Childhood*, **68**, 501–4.
573. Righard, L. (1998). Sudden infant death syndrome and pacifiers: a proposed connection could be a bias. *Birth*, **25**, 128–9.
574. Zotter, H., Kerbl, R., Kurz, R., & Müller, W. (2002). Pacifier use and sudden infant death syndrome: should health professionals recommend pacifier use based on present knowledge? *Wiener Klinische Wochenschrift*, **114**, 791–4.
575. Taylor, E. M., Sutton, D., Larson, C. R., Smith, O. A., & Lindeman, R. C. (1976). Sudden death in infant primates from induced laryngeal occlusion. *Archives of Otolaryngology*, **102**, 291–6.
576. Brouillette, R. T. & Thach, B. T. (1979). A neuromuscular mechanism maintaining extrathoracic airway patency. *Journal of Applied Physiology*, **46**, 772–9.
577. Golub, H. L. & Corwin, M. J. (1982). Infant cry: a clue to diagnosis. *Pediatrics*, **69**, 197–201.
578. Shannon, D. C. & Kelly, D. H. (1982). SIDS and near-SIDS (second of two parts). *The New England Journal of Medicine*, **306**, 1022–8.
579. Franco, P., Szliwowski, H., Dramaix, M., & Kahn, A. (1999). Decreased autonomic responses to obstructive sleep events in future victims of sudden infant death syndrome. *Pediatric Research*, **46**, 33–9.
580. Naeye, R. L., Olsson, J. M., & Combs, J. W. (1989). New brainstem and bone marrow abnormalities in victims of sudden infant death syndrome. *Journal of Perinatology*, **9**, 180–3.
581. Konrat, G., Halliday, G., Sullivan, C., & Harper, C. (1992). Preliminary evidence suggesting delayed development in the hypoglossal and vagal nuclei of SIDS infants: a necropsy study. *Journal of Child Neurology*, **7**, 44–9.
582. Vesselinova-Jenkins, C. K. (1980). Model of persistent fetal circulation and sudden infant death syndrome (SIDS). *The Lancet*, **ii**, 831–4.
583. Tonkin, S. L., Partridge, J., Beach, D., & Whiteney, S. (1979). The pharyngeal effect of partial nasal obstruction. *Pediatrics*, **63**, 261–71.
584. Thach, B. T. (1983). The role of pharyngeal airway obstruction in prolonging infantile apneic spells. In *Sudden Infant Death Syndrome*, ed. J. A. Tildon, L. M. Roeder, & A. Steinschneider. New York: Academic Press, pp. 279–92.
585. Tonkin, S. & Beach, D. (1988). The vulnerability of the infant upper airway. In *Sudden Infant Death Syndrome: Risk Factors and Basic Mechanisms*, ed. R. M. Harper & H. J. Hoffman. New York: PMA Publishing, pp. 417–22.
586. Kahn, A., Groswasser, J., Rebuffat, E., *et al.* (1992). Sleep and cardiorespiratory characteristics of infant victims of sudden death: a prospective case–control study. *Sleep*, **15**, 287–92.
587. Tonkin, S. L., Stewart, J. H., & Withey, S. (1980). Obstruction of the upper airway as a mechanism of sudden infant death: evidence for a restricted nasal airway contributing to pharyngeal obstruction. *Sleep*, **3**, 375–82.
588. Milner, A. D., Saunders, R. A., & Hopkin, I. E. (1977). Apnoea induced by airflow obstruction. *Archives of Disease in Childhood*, **52**, 379–82.
589. Guilleminault, C.,

589. Stoohs, R., Skrobal, A., Labanowski, M., & Simmons, J. (1993). Upper airway resistance in infants at risk for sudden infant death syndrome. *The Journal of Pediatrics*, **122**, 881–6.
590. DeWolfe, C. C. (2005). Apparent life-threatening event: a review. *Pediatric Clinics of North America*, **52**, 1127–46.
591. Guilleminault, C. & Coons, S. (1983). Sleep states and maturation of sleep: a comparative study between full-term normal controls and near-miss SIDS infants. In *Sudden Infant Death Syndrome*, ed. J. A. Tildon, L. M. Roeder, & A. Steinschneider. New York: Academic Press, pp. 401–11.
592. Davies, P. A., Milner, A. D., Silverman, M., & Simpson, H. (1990). Monitoring and sudden infant death syndrome: an update. Report from the Foundation for the Study of Infant Deaths and the British Paediatric Respiratory Group. *Archives of Disease in Childhood*, **65**, 238–40.
593. Southall, D. P. (1988). Role of apnea in the sudden infant death syndrome: a personal view. *Pediatrics*, **80**, 73–84.
594. Read, D. J. C. & Jeffery, H. E. (1983). Many paths to asphyxial death in SIDS: a search for underlying neurochemical defects. In *Sudden Infant Death Syndrome*, ed. J. A. Tildon, L. M. Roeder, & A. Steinschneider. New York: Academic Press, pp. 183–200.
595. Read, D. J. C. (1978). The aetiology of the sudden infant death syndrome: current ideas on breathing and sleep and possible links to deranged thiamine neurochemistry. *Australian and New Zealand Journal of Medicine*, **8**, 322–36.
596. Hasselmeyer, E. G. & Hunter, J. C. (1975). The sudden infant death syndrome. *Obstetric and Gynecology Annual*, **4**, 213–36.
597. Shannon, D. C. & Kelly, D. (1977). Impaired regulation of alveolar ventilation and the sudden infant death syndrome. *Science*, **197**, 367–8.
598. Brady, J. P., Ariagno, R. L., Watts, J. L., Goldman, S. L., & Dumpit, F. M. (1978). Apnea, hypoxemia and aborted sudden infant death syndrome. *Pediatrics*, **62**, 686–91.
599. Ariagno, R. L. & Mirmiran, M. (2001). Arousal and brain homeostatic control. In *Sudden Infant Death Syndrome: Problems, Progress and Possibilities*, ed. R. W. Byard & H. F. Krous. London: Edward Arnold, pp. 96–117.
600. Krous, H. F., Chadwick, A. E., Haas, E., Masoumi, H., & Stanley, C. (2008). Sudden infant death while awake. *Forensic Science, Medicine, and Pathology*, **4**, 40–6.
601. Weinstein, S., Steinschneider, A., & Diamond, E. (1983). SIDS and prolonged apnea during sleep: are they only a matter of state? In *Sudden Infant Death Syndrome*, ed. J. A. Tildon, L. M. Roeder, & A. Steinschneider. New York: Academic Press, pp. 413–21.
602. Becker, L. E. (1983). Neuropathological basis for respiratory dysfunction in sudden infant death syndrome. In *Sudden Infant Death Syndrome*, ed. J. A. Tildon, L. M. Roeder, & A. Steinschneider. New York: Academic Press, pp. 99–114.
603. Harper, R.M. & Frysinger, R. C. (1988). Suprapontine mechanisms underlying cardiorespiratory regulation: implications for the sudden infant death syndrome. In *Sudden Infant Death Syndrome: Risk Factors and Basic Mechanisms*, ed. R.M. Harper & H. J. Hoffman. New York: PMA Publishing, pp. 399–414.
604. Clancy, R. R. & Spitzer, A. R. (1985). Cerebral cortical function in infants at risk for sudden infant death syndrome. *Annals of Neurology*, **18**, 41–7.
605. Goyco, P. G. & Beckerman, R. C. (1990). Sudden infant death syndrome. *Current Problems in Pediatrics*, **20**, 299–346.
606. Southall, D. P. & Talbert, D. G. (1987). Sudden atelectasis apnea breaking syndrome. In *Current Topics in Pharmacology and Toxicology*, vol. 3, ed. M. A. Hollinger. New York: Elsevier, pp. 210–89.
607. Southall, D. P.,

Samuels, M. P., & Talbert, D. G. (1990). Recurrent cyanotic episodes with severe arterial hypoxaemia and intrapulmonary shunting: a mechanism for sudden death. *Archives of Disease in Childhood*, **65**, 953–61.

608. Amir, J., Ashkenazi, S., Schonfeld, T., Weitz, R., & Nitzan, M. (1983). Laryngospasm as a single manifestation of epilepsy. *Archives of Disease in Childhood*, **58**, 151–3.

609. Byard, R. W. (1991). Recurrent cyanotic episodes with severe arterial hypoxaemia and intrapulmonary shunting: a mechanism for sudden death. *Archives of Disease in Childhood*, **66**, 369.

610. Kelly, D. H., Krishnamoorthy, K. S., & Shannon, D. C. (1980). Astrocytoma in an infant with prolonged apnea. *Pediatrics*, **66**, 429–31.

611. Southall, D. P., Lewis, G. M., Buchanan, R., & Weller, R. O. (1987). Prolonged expiratory apnoea (cyanotic "breathholding") in association with a medullary tumour. *Developmental Medicine and Child Neurology*, **29**, 789–93.

612. Southall, D. P., Stebbens, V., Abraham, N., & Abraham, L. (1987). Prolonged apnoea with severe arterial hypoxaemia resulting from complex partial seizures. *Developmental Medicine and Child Neurology*, **29**, 784–9.

613. Milner, A. D. (1987). Recent theories on the cause of cot death. *British Medical Journal*, **295**, 1366–8.

614. Talbert, D. G. & Southall, D. P. (1985). A bimodal form of alveolar behaviour induced by a defect in lung surfactant: a possible mechanism for sudden infant death syndrome. *The Lancet*, **i**, 727–8.

615. Gibson, R. A. & McMurchie, E. J. (1988). The role of pulmonary surfactant in SIDS. *Annals of the New York Academy of Sciences*, **533**, 296–300.

616. Morley, C., Hill, C., & Brown, B. (1988). Lung surfactant and sudden infant death syndrome. *Annals of the New York Academy of Sciences*, **533**, 289–95.

617. Hill, C. M., Brown, B. D., Morley, C. J., Davis, J. A., & Barson, A. J. (1988). Pulmonary surfactant. II. In sudden infant death syndrome. *Early Human Development*, **16**, 153–62.

618. Morley, C. J., Hill, C. M., Brown, B. D., Barson, A. J., & Davis, J. A. (1982). Surfactant abnormalities in babies dying from sudden infant death syndrome. *The Lancet*, **i**, 1320–2.

619. Gibson, R. A. & McMurchie, E. J. (1986). Changes in lung surfactant lipids associated with the sudden infant death syndrome. *Australian Paediatric Journal*, **22** (Suppl.), 77–80.

620. Gibson, R. A. & McMurchie, E. J. (1988). Decreased lung surfactant disaturated phosphatidylcholine in sudden infant death syndrome. *Early Human Development*, **17**, 145–55.

621. James, D., Berry, P. J., Fleming, P., & Hathaway, M. (1990). Surfactant abnormality and the sudden infant death syndrome: a primary or secondary phenomenon? *Archives of Disease in Childhood*, **65**, 774–8.

622. Hills, B. A., Masters, I. B., & O'Duffy, J. F. (1992). Abnormalities of surfactant in children with recurrent cyanotic episodes. *The Lancet*, **339**, 1323–4.

623. Fagan, D. G. & Milner, A. D. (1985). Pressure volume characteristics of the lungs in sudden infant death syndrome. *Archives of Disease in Childhood*, **60**, 471–85.

624. Southall, D. P. & Talbert, D. G. (1988). Mechanisms for abnormal apnea of possible relevance to the sudden infant death syndrome. *Annals of the New York Academy of Sciences*, **533**, 329–49.

625. Hills, B. A., Masters, I. B., Vance, J. C., & Hills, Y. C. (1997). Abnormalities in surfactant in sudden infant death syndrome as a postmortem marker and possible test of risk. *Journal of Paediatrics and Child Health*, **33**, 61–6.

626. Naeye, R. L. (1973). Pulmonary arterial abnormalities in the sudden-infant-death syndrome. *The New England Journal of Medicine*, **289**, 1167–70.

627. Naeye, R. L. (1974). Hypoxemia and the sudden infant death syndrome. *Science*, **186**, 837–8.

628. Naeye, R. L. (1976). Brainstem and adrenal

abnormalities in the sudden-infant-death syndrome. *American Journal of Clinical Pathology,* **66**, 526–30.

629. Naeye, R. L. (1978). The sudden infant death syndrome. In *The Lung: Structure, Function and Disease,* ed. W. M. Thurlbeck & M. R. Abell. Baltimore, MD: Williams & Wilkins, pp. 262–70.

630. Naeye, R. L. (1980). Sudden infant death. *Scientific American,* **242**, 52–8.

631. Rognum, T. O., Saugstad, O. D., Oyasaeter, S., & Olaisen, B. (1988). Elevated levels of hypoxanthine in vitreous humor indicate prolonged cerebral hypoxia in victims of sudden infant death syndrome. *Pediatrics,* **82**, 615–18.

632. Rognum, T. O. & Saugstad, O. D. (1991). Hypoxanthine levels in vitreous humor: evidence of hypoxia in most infants who died of sudden infant death syndrome. *Pediatrics,* **87**, 306–10.

633. Giulian, G. G., Gilbert, E. F., & Moss, R. L. (1987). Elevated fetal hemoglobin levels in sudden infant death syndrome. *The New England Journal of Medicine,* **316**, 1122–6.

634. Poulsen, J. P., Rognum, T. O., Hauge, S., Øyasaeter, S., & Saugstad, O. D. (1993). Post-mortem concentrations of hypoxanthine in the vitreous humor: a comparison between babies with severe respiratory failure, congenital abnormalities of the heart, and victims of sudden infant death syndrome. *Journal of Perinatal Medicine,* **21**, 153–63.

635. Peterson, D. R., Benson, E. A., Fisher, L. D., Chinn, N. M., & Beckwith, J. B. (1974). Postnatal growth and the sudden infant death syndrome. *American Journal of Epidemiology,* **99**, 389–94.

636. Jones, K. L., Krous, H. F., Nadeau, J., *et al.* (2003). Vascular endothelial growth factor in the cerebrospinal fluid of infants who died of sudden infant death syndrome: evidence for antecedent hypoxia. *Pediatrics,* **111**, 358–63.

637. Kinney, H. C., Burger, P. C., Harrell, F. E. Jr., & Hudson, R. P. Jr., (1983). "Reactive gliosis" in the medulla oblongata of victims of the sudden infant death syndrome. *Pediatrics,* **72**, 181–7.

638. Mason, J. M., Mason, L. H., Jackson, M., *et al.* (1975). Pulmonary vessels in SIDS. *The New England Journal of Medicine,* **292**, 479.

639. Valdes-Dapena, M. A., Gillane, M. M., Cassady, J. C., Catherman, R., & Ross, D. (1980). Wall thickness of small pulmonary arteries: its measurement in victims of sudden infant death syndrome. *Archives of Pathology and Laboratory Medicine,* **104**, 621–4.

640. Weiler, G. & de Haardt, J. (1983). Morphometrical investigations into alterations of the wall thickness of small pulmonary arteries after birth and in cases of sudden infant death syndrome (SIDS). *Forensic Science International,* **21**, 33–42.

641. Williams, A., Vawter, G., & Reid, L. (1979). Increased muscularity of the pulmonary circulation in victims of sudden infant death syndrome. *Pediatrics,* **63**, 18–23.

642. Emery, J. L. & Dinsdale, F. (1978). Structure of periadrenal brown fat in childhood in both expected and cot deaths. *Archives of Disease in Childhood,* **53**, 154–8.

643. Kendeel, S. R. & Ferris, J. A. J. (1977). Apparent hypoxic changes in pulmonary arterioles and small arteries in infancy. *Journal of Clinical Pathology,* **30**, 481–5.

644. Krous, H. F. (1984). Sudden infant death syndrome: pathology and pathophysiology. *Pathology Annual,* **19** (Part 1), 1–14.

645. Krous, H. F. (1988). Pathological considerations of sudden infant death syndrome. *Pediatrician,* **15**, 231–9.

646. Krous, H. F., Floyd, C. W., Nadeau, J. M., *et al.* (2002). Medial smooth muscle thickness in small pulmonary arteries in sudden infant death syndrome revisited. *Pediatric and Developmental Pathology,* **5**, 375–85.

647. Singer, D. B. & Tilly, E. (1988). Pulmonary arteries and arterioles: normal in the sudden infant death syndrome: In *Sudden Infant Death Syndrome: Risk*

Factors and Basic Mechanisms, ed. R. M. Harper & H. J. Hoffman. New York: PMA Publishing, pp. 101–13.

648. Valdes-Dapena, M. A., Gillane, M. M., Ross, D., & Catherman, R. (1979). Extramedullary hematopoiesis in the liver in sudden infant death syndrome. *Archives of Pathology and Laboratory Medicine*, **103**, 513–15.

649. Valdes-Dapena, M. A., Amazon, K., Gillane, M. M., Ross, D., & Catherman, R. (1980). The question of right ventricular hypertrophy in sudden infant death syndrome. *Archives of Pathology and Laboratory Medicine*, **104**, 184–6.

650. Valdes-Dapena, M. A., Gillane, M. M., & Catherman, R. (1976). Brown fat retention in sudden infant death syndrome. *Archives of Pathology and Laboratory Medicine*, **100**, 547–9.

651. Zielke, H. R., Meny, R. G., O'Brien, M. J., *et al.* (1989). Normal fetal hemoglobin levels in the sudden infant death syndrome. *The New England Journal of Medicine*, **321**, 1359–64.

652. Kozakewich, H., Sytkowski, A., Fisher, J., Vawter, G., & Mandell, F. (1986). Serum erythropoietin in infants with emphasis on sudden infant death syndrome. *Laboratory Investigation*, **54**, 5.

653. Beckwith, J. B. (1983). Chronic hypoxemia in the sudden infant death syndrome: a critical review of the data base. In *Sudden Infant Death Syndrome*, ed. J. A. Tildon, L. M. Roeder, & A. Steinschneider. New York: Academic Press, pp. 145–59.

654. Gadsdon, D. R. & Emery, J. L. (1976). Fatty change in the brain in perinatal and unexpected death. *Archives of Disease in Childhood*, **51**, 42–8.

655. Esiri, M. M., Urry, P., & Keeling, J. (1990). Lipid-containing cells in the brain in sudden infant death syndrome. *Developmental Medicine and Child Neurology*, **32**, 319–24.

656. Variend, S. & Howat, A. J. (1986). Renal glomerular size in infants with congenital heart disease and in cases of sudden infant death syndrome. *European Journal of Pediatrics*, **145**, 90–3.

657. Northway, W. H. Jr., (1990). Bronchopulmonary dysplasia: then and now. *Archives of Disease in Childhood*, **65**, 1076–81.

658. Werthammer, J., Brown, E. R., Neff, R. K., & Taeusch, H. W. Jr., (1982). Sudden infant death syndrome in infants with bronchopulmonary dysplasia. *Pediatrics*, **69**, 301–4.

659. Tennyson, S. A., Pereyra, P. M., & Becker, L. E. (1994). The development of the diaphragm in infants with sudden infant death syndrome. *Early Human Development*, **37**, 1–8.

660. Weis, J., Weber, U., Schroder, J. M., Lemke, R., & Althoff, H. (1998). Phrenic nerves and diaphragms in sudden infant death syndrome. *Forensic Science International*, **91**, 133–46.

661. Haque, A. K., Hernandez, J. C., & Dillard, E. A. III, (1985). Asbestos bodies found in infant lungs. *Archives of Pathology and Laboratory Medicine*, **109**, 212.

662. Bharati, S., Krongrad, E., & Lev, M. (1985). Study of the conduction system in a population of patients with sudden infant death syndrome. *Pediatric Cardiology*, **6**, 29–40.

663. Schwartz, P. J. (1976). Cardiac sympathetic innervation and the sudden infant death syndrome: a possible pathogenetic link. *The American Journal of Medicine*, **60**, 167–72.

664. Schwartz, P. J. (1987). The quest for the mechanisms of the sudden infant death syndrome: doubts and progress. *Circulation*, **75**, 677–83.

665. Schwartz, P. J. (1989). The cardiac theory and sudden infant death syndrome. In *Sudden Infant Death Syndrome: Medical Aspects and Psychological Management*, ed. J. L. Culbertson, H. F. Krous, & R. D. Bendell. London: Edward Arnold, pp. 121–38.

666. Guilleminault, C., Ariagno, R., Coons, S., *et al.* (1985). Near-miss sudden infant death syndrome in eight infants with sleep apnea-related cardiac arrhythmias. *Pediatrics*, **76**, 236–42.

667. Thiene, G. (1988). Problems in the interpretation of cardiac pathology in

668. Anderson, R. H., Bouton, J., Burrow, C. T., & Smith, A. (1974). Sudden death in infancy: a study of cardiac specialized tissue. *British Medical Journal*, **ii**, 135–9.
669. Ho, S. Y. & Anderson, R. H. (1988). Conduction tissue and SIDS. *Annals of the New York Academy of Sciences*, **533**, 176–90.
670. Lie, J. T., Rosenberg, H. S., & Erickson, E. E. (1976). Histopathology of the conduction system in the sudden infant death syndrome. *Circulation*, **53**, 3–8.
671. James, T. N. (1968). Sudden death in babies: new observations in the heart. *The American Journal of Cardiology*, **22**, 479–506.
672. James, T. N. (1976). Sudden death of babies. *Circulation*, **53**, 1–2.
673. Anderson, K. R. & Hill, R. W. (1982). Occlusive lesions of cardiac conducting tissue arteries in sudden infant death syndrome. *Pediatrics*, **69**, 50–2.
674. Kozakewich, H. P. W., McManus, B. M., & Vawter, G. F. (1982). The sinus node in sudden infant death syndrome. *Circulation*, **65**, 1242–6.
675. Jankus, A. (1976). The cardiac conduction system in sudden infant death syndrome: a report on three cases. *Pathology*, **8**, 275–80.
676. Marino, T. A. & Kane, B. M. (1985). Cardiac atrioventricular junctional tissues in hearts from infants who died suddenly. *Journal of the American College of Cardiology*, **5**, 1178–84.
677. Cohle, S. D. & Lie, J. T. (1990). Cardiac conduction system in young adults. Paper presented at the 12th World Triennial Meeting of the International Association of Forensic Sciences, Adelaide, Australia, 25–27 October 1990.
678. Maron, B. J. & Fisher, R. S. (1977). Sudden infant death syndrome (SIDS): cardiac pathologic observations in infants with SIDS. *American Heart Journal*, **93**, 762–6.
679. Valdes-Dapena, M. (1985). Are some crib deaths sudden cardiac deaths? *Journal of the American College of Cardiology*, **5**, 113–17B.
680. Ottaviani, G., Matturri, L., Rossi, L., & James, T. N. (2003). Crib death: further support for the concept of fatal cardiac electrical instability as the final common pathway. *International Journal of Cardiology*, **92**, 17–26.
681. Anderson, R. H. (2000). Sudden and unexpected death in infancy and the conduction system of the heart. *Cardiovascular Pathology*, **9**, 147–8.
682. Maron, B. J., Clark, C. E., Goldstein, R. E., & Epstein, S. E. (1976). Potential role of QT interval prolongation in sudden infant death syndrome. *Circulation*, **54**, 423–30.
683. Southall, D. P., Arrowsmith, W. A., Oakley, J. R., *et al.* (1979). Prolonged QT interval and cardiac arrhythmias in two neonates: sudden infant death syndrome in one case. *Archives of Disease in Childhood*, **54**, 776–9.
684. Steinschneider, A. (1978). Sudden infant death syndrome and prolongation of the QT interval. *American Journal of Diseases of Childrenl*, **132**, 688–91.
685. Kelly, D. H., Shannon, D. C., & Liberthson, R. R. (1977). The role of the QT interval in the sudden infant death syndrome. *Circulation*, **55**, 633–5.
686. Southall, D. P., Richards, J. M., de Swiet, M., *et al.* (1983). Identification of infants destined to die unexpectedly during infancy: evaluation of predictive importance of prolonged apnoea and disorders of cardiac rhythm or conduction. First report of a multicentred prospective study into the sudden infant death syndrome. *British Medical Journal*, **286**, 1092–6.
687. Southall, D. P., Richards, J. M., Shinebourne, E. A., *et al.* (1983). Prospective population-based studies into heart rate and breathing patterns in newborn infants: prediction of infants at risk of SIDS? In *Sudden Infant Death Syndrome*, ed. J. A. Tildon, L. M. Roeder, & A. Steinschneider. New York: Academic Press, pp. 621–52.
688. Southall, D. P., Arrowsmith, W. A., Stebbins, V., & Alexander, J. R. (1986). QT

interval measurements before sudden infant death syndrome. *Archives of Disease in Childhood*, **61**, 327–33.

689. Weinstein, S. L. & Steinschneider, A. (1985). QTc and R–R intervals in victims of the sudden infant death syndrome. *American Journal of Diseases of Children*, **139**, 987–90.

690. Guntheroth, W. G. (1989). Theories of cardiovascular causes in sudden infant death syndrome. *Journal of the American College of Cardiology*, **14**, 443–7.

691. Haddad, G. G., Epstein, M. A. F., Epstein, R. A., *et al.* (1979). The QT interval in aborted sudden infant death syndrome infants. *Pediatric Research*, **13**, 136–8.

692. Guntheroth, W. G. & Spiers, P. S. (1998). Prolongation of the QT interval and the sudden infant death syndrome. *The New England Journal of Medicine*, **339**, 1161.

693. Schwartz, P. J. (2001). QT prolongation: from theory to evidence. In *Sudden Infant Death Syndrome: Problems, Progress and Possibilities*, ed. R. W. Byard & H. F. Krous. London: Edward Arnold, pp. 83–95.

694. Schwartz, P. J., Stramba-Badiale, M., Segantini, A., *et al.* (1998). Prolongation of the QT interval and the sudden infant death syndrome. *The New England Journal of Medicine*, **338**, 1709–14.

695. Schwartz, P. J., Priori, S. G., Bloise, R., *et al.* (2001). Molecular diagnosis in a child with sudden infant death syndrome. *The Lancet*, **358**, 1342–3.

696. Schwartz, P. J., Priori, S. G., Dumaine, R., *et al.* (2000). A molecular link between the sudden infant death syndrome and the long-QT syndrome. *The New England Journal of Medicine*, **343**, 262–7.

697. Christiansen, M., Tonder, N., Larsen, L. A., *et al.* (2005). Mutations in the HERG K⁺-ion channel: a novel link between long QT syndrome and sudden infant death syndrome. *The American Journal of Cardiology*, **95**, 433–4.

698. Ackerman, M. J., Siu, B. L., Sturner, W. Q., *et al.* (2001). Postmortem molecular analysis of SCN5A defects in sudden infant death syndrome. *The Journal of the American Medical Association*, **286**, 2264–9.

699. Towbin, J. A. & Friedman, R. A. (1998). Prolongation of the QT interval and the sudden infant death syndrome. *The New England Journal of Medicine*, **338**, 1760–1.

700. Wedekind, H., Bajanowski, T., Friederich, P., *et al.* (2006). Sudden infant death syndrome and long QT syndrome: an epidemiological and genetic study. *International Journal of Legal Medicine*, **120**, 129–37.

701. Pincus, S. M., Cummins, T. R., & Haddad, G. G. (1993). Heart rate control in normal and aborted-SIDS infants. *American Journal of Physiology*, **264**, R638–46.

702. Schechtman, V. L., Harper, R. M., Kluge, K. A., *et al.* (1988). Cardiac and respiratory patterns in normal infants and victims of the sudden infant death syndrome. *Sleep*, **11**, 413–24.

703. Schechtman, V. L., Harper, R. M., Kluge, K. A., *et al.* (1989). Heart rate variation in normal infants and victims of the sudden infant death syndrome. *Early Human Development*, **19**, 167–81.

704. Schechtman, V. L., Raetz, S. L., Harper, R. K., *et al.* (1992). Dynamic analysis of cardiac R–R intervals in normal infants and in infants who subsequently succumbed to the sudden infant death syndrome. *Pediatric Research*, **31**, 606–12.

705. Southall, D. P., Talbert, D. G., Alexander, J. R., Stevens, A. V., & Wilson, A. J. (1988). Recordings of cardiorespiratory activity in relation to the problem of SIDS. In *Sudden Infant Death Syndrome: Risk Factors and Basic Mechanisms*, ed. R. M. Harper & H. J. Hoffman. New York: PMA Publishing, pp. 447–58.

706. Keeton, B. R., Southall, E., Rutter, N., *et al.* (1977). Cardiac conduction disorders in six infants with "near-miss" sudden infant deaths. *British Medical Journal*, **ii**, 600–1.

707. Lipsitt, L. P., Sturner, W. Q., Oh, W., Barrett, J., & Truex, R. C. (1979). Wolff–Parkinson–White and

sudden-infant-death syndromes. *The New England Journal of Medicine*, **300**, 1111.

708. Harper, R. M., Leake, B., Hodgman, J. E., & Hoppenbrouwers, T. (1982). Developmental patterns of heart rate and heart rate variability during sleep and waking in normal infants and infants at risk for the sudden infant death syndrome. *Sleep*, **5**, 28–38.

709. Southall, D. P., Alexander, J. R., Stebbens, V. A., Taylor, V. G., & Janczynski, R. E. (1987). Cardiorespiratory patterns in siblings of babies with sudden infant death syndrome. *Archives of Disease in Childhood*, **62**, 721–6.

710. Wynn, V. T. & Southall, D. P. (1992). Normal relation between heart rate and cardiac repolarisation in sudden infant death syndrome. *British Heart Journal*, **67**, 84–8.

711. Kelly, D. H., Pathak, A., & Meny, R. (1991). Sudden severe bradycardia in infancy. *Pediatric Pulmonology*, **10**, 199–204.

712. Lobban, C. D. R. (1991). The human dive reflex as a primary cause of SIDS: a review of the literature. *The Medical Journal of Australia*, **155**, 561–3.

713. Coryllos, E. (1982). Vagal dysfunction and sudden infant death syndrome: one possible cause and its management. *New York State Journal of Medicine*, **82**, 731–5.

714. Verrier, R. L. & Kirby, D. A. (1988). Sleep and cardiac arrhythmias. *Annals of the New York Academy of Sciences*, **533**, 238–51.

715. Hori, C. G. (1987). Pathology of sudden infant death syndrome. *The American Journal of Forensic Medicine and Pathology*, **8**, 93–6.

716. Deeg, K. H., Alderath, W., & Bettendorf, U. (1998). Basilar artery insufficiency: a possible cause of sudden infant death? Results of a Doppler ultrasound study of 39 children with apparent life-threatening events. *Ultraschall in der Medizin*, **19**, 250–8.

717. Gilles, F. H., Bina, M., & Sotrel, A. (1979). Infantile atlantooccipital instability: the potential danger of extreme extension. *American Journal of Diseases of Childrenl*, **133**, 30–7.

718. Krous, H. F., Nadeau, J. M., Silva, P. D., & Blackbourne, B. D. (2001). Neck extension and rotation in sudden infant death syndrome and other natural infant deaths. *Pediatric and Developmental Pathology*, **4**, 154–9.

719. Maslowski, H. A. (1996). A new hypothesis for sudden infant death syndrome: the occlusion of vertebral arteries as a major cause. *Journal of Clinical Forensic Medicine*, **3**, 93–8.

720. Pamphlett, R., Raisanen, J., & Kum-Jew, S. (1999). Vertebral artery compression resulting from head movement: a possible cause of the sudden infant death syndrome. *Pediatrics*, **103**, 460–8.

721. Saternus, K. S., Koebke, J., & Von Tamaska, L. (1986). Neck extension as a cause of SIDS. *Forensic Science International*, **31**, 167–74.

722. Lawson, B., Anday, E., Guillet, R., *et al.* (1987). Brain oxidative phosphorylation following alteration in head position in preterm and term neonates. *Pediatric Research*, **22**, 302–5.

723. Vanhatalo, S., Nikolajev, K., Kiekara, O., Seuri, R., & Riikonen, R. (2003). Vertebral artery insufficiency as a possible mechanism for sudden infant death: in vivo evidence does not support findings from post mortem studies. *Brain and Development*, **25**, 322–5.

724. Hebold, K., Saternus, K.-S., & Schleicher, A. (1986) Morphometric studies on the vertrebral arteries in infants. *Zeitschrift für Rechsmedizin*, **97**, 41–8.

725. Hunt, C. E. (1992). The cardiorespiratory control hypothesis for sudden infant death syndrome. *Clinics in Perinatology*, **19**, 757–71.

726. Matthews, T.G. (1992). The autonomic nervous system: a role in sudden infant death syndrome. *Archives of Disease in Childhood*, **67**, 654–6.

727. Blanchi, B. & Sieweke, M. H. (2005). Mutations of brainstem transcription factors and central respiratory disorders. *Trends in Molecular Medicine*, **11**, 23–30.

728. Summers, C. G. & Parker, J. C. Jr. (1981). The brain stem in sudden infant death syndrome: a postmortem survey. *The American Journal of*

Forensic Medicine and Pathology, **2**, 121–7.

729. Takashima, S., Armstrong, D., Becker, L., & Bryan, C. (1978). Cerebral hypoperfusion in the sudden infant death syndrome? Brainstem gliosis and vasculature. *Annals of Neurology*, **4**, 257–62.

730. Becker, L. E. (1990). Neural maturational delay as a link in the chain of events leading to SIDS. *Canadian Journal of Neurological Sciences*, **17**, 361–71.

731. Atkinson, J. B., Evans, O. B., Ellison, R. S., & Netsky, M. G. (1984). Ischemia of the brainstem as a cause of sudden infant death syndrome. *Archives of Pathology and Laboratory Medicine*, **108**, 341–2.

732. Becker, L. E. & Takashima, S. (1985). Chronic hypoventilation and development of brainstem gliosis. *Neuropediatrics*, **16**, 19–23.

733. Faigel, H. C. (1974). Ondine's curse and sudden infant death syndrome: teetering on the brink. *Clinical Pediatrics*, **7**, 567–8.

734. Pearson, J. & Brandeis, L. (1983). Normal aspects of morphometry of brain stem astrocytes, carotid bodies and ganglia in SIDS. In *Sudden Infant Death Syndrome*, ed. J. A. Tildon, L. M. Roeder, & A. Steinschneider. New York: Academic Press, pp. 115–21.

735. Ambler, M. W., Neave, C., & Sturner, W. Q. (1981). Sudden and unexpected death in infancy and childhood: neuropathological findings. *The American Journal of Forensic Medicine and Pathology*, **2**, 23–30.

736. Kinney, H. C. & Filiano, J. J. (1988). Brainstem research in sudden infant death syndrome. *Pediatrician*, **15**, 240–50.

737. Quattrochi, J. J., McBride, P. T., & Yates, A. J. (1985). Brainstem immaturity in sudden infant death syndrome: a quantitative rapid Golgi study of dendritic spines in 95 infants. *Brain Research*, **325**, 39–48.

738. Takashima, S. & Becker, L. E. (1991). Delayed dendritic development of catecholaminergic neurons in the ventrolateral medulla of children who died of sudden infant death syndrome. *Neuropediatrics*, **22**, 97–9.

739. Takashima, S., Yamanouchi, H., & Becker, L. E. (1993). Development of catecholaminergic neurons and substance P-positive nerve fibres in the brain stem of victims of sudden infant death syndrome. In *Sleep Apnea and Rhonchopathy*, ed. K. Togawa, S. Katayama, Y. Hishikawa, Y. Ohta, & T. Horie. Basel, Switzerland: Karger, pp. 13–18.

740. Quattrochi, J. J., Baba, N., Liss, L., & Adrion, W. (1980). Sudden infant death syndrome (SIDS): a preliminary study of reticular dendritic spines in infants with SIDS. *Brain Research*, **181**, 245–9.

741. Takashima, S. & Becker, L. E. (1985). Developmental abnormalities of medullary "respiratory centers" in sudden infant death syndrome. *Experimental Neurology*, **90**, 580–7.

742. Schechtman, V. L., Harper, R. M., Kluge, K. A., Wilson, A. J., & Southall, D. P. (1990). Correlations between cardiorespiratory measures in normal infants and victims of sudden infant death syndrome. *Sleep*, **13**, 304–17.

743. Kinney, H. C., Filiano, J. J., & Harper, R. M. (1992). The neuropathology of the sudden infant death syndrome: a review. *Journal of Neuropathology and Experimental Neurology*, **51**, 115–26.

744. Nigro, M. A. & Lim, H. C. N. (1992). Hyperekplexia and sudden neonatal death. *Pediatric Neurology*, **8**, 221–5.

745. O'Kusky, J. R. & Norman, M. G. (1992). Sudden infant death syndrome: postnatal changes in the numerical density and total number of neurons in the hypoglossal nucleus. *Journal of Neuropathology and Experimental Neurology*, **51**, 577–84.

746. Takashima, S., Mito, T., & Becker, L. E. (1990). Dendritic development of motor neurons in the cervical anterior horn and hypoglossal nucleus of normal infants and victims of sudden infant death syndrome. *Neuropediatrics*, **21**, 24–6.

747. Sparks, D. L. &

747. Hunsaker, J. C. III (1991). Increased ALZ-50-reactive neurons in the brains of SIDS infants: an indicator of greater neuronal death? *Journal of Child Neurology*, **6**, 123–7.
748. Sparks, D. L. & Hunsaker, J. C. III (2002). Neuropathology of sudden infant death (syndrome): literature review and evidence of a probable apoptotic degenerative cause. *Child's Nervous System*, **18**, 568–92.
749. Filiano, J. J. & Kinney, H. C. (1992). Arcuate nucleus hypoplasia in the sudden infant death syndrome. *Journal of Neuropathology and Experimental Neurology*, **51**, 394–403.
750. Filiano, J. J. (1994). Arcuate nucleus hypoplasia in sudden infant death syndrome: a review. *Biology of the Neonate*, **65**, 156–9.
751. Lavezzi, A. M., Ottaviani, G., Mauri, M., & Matturri, L. (2004). Hypoplasia of the arcuate nucleus and maternal smoking during pregnancy in sudden unexplained perinatal and infant death. *Neuropathology*, **24**, 284–9.
752. Matturri, L., Ottaviani, G., & Lavezzi, A. M. (2005). Sudden infant death triggered by dive reflex. *Journal of Clinical Pathology*, **58**, 77–80.
753. Orlowski, J. P., Nodar, R. H., & Lonsdale, D. (1979). Abnormal brainstem auditory evoked potentials in infants with threatened sudden infant death syndrome. *Cleveland Clinic Quarterly*, **46**, 77–81.
754. Gupta, P. R., Guilleminault, C., & Dorfman, L. J. (1981). Brainstem auditory evoked potentials in near-miss sudden infant death syndrome. *The Journal of Pediatrics*, **98**, 791–4.
755. Marx, J. L. (1981). Question marks for SIDS test. *Science*, **213**, 323.
756. Rubens, D. D., Vohr, B. R., Tucker, R., O'Neil, C. A., & Chung, W. (2008). Newborn oto-acoustic emission hearing screening tests: preliminary evidence for a marker of susceptibility to SIDS. *Early Human Development*, **84**, 225–9.
757. Takashima, S. Armstrong, D., Becker, L. E., & Huber, J. (1978). Cerebral white matter lesions in sudden infant death syndrome. *Pediatrics*, **62**, 155–9.
758. Kalnins, R. (1986). Neuropathological observations in the sudden infant death syndrome: a brief survey of the literature. *Australian Paediatric Journal*, **22** (Suppl.), 7–8.
759. Kinney, H. C., Brody, B. A., Finkelstein, D. M., *et al.* (1991). Delayed central nervous system myelination in the sudden infant death syndrome. *Journal of Neuropathology and Experimental Neurology*, **50**, 29–48.
760. Kuich, T. E. & Zimmerman, D. (1981). Endorphins, ventilatory control and sudden infant death syndrome: a review and synthesis. *Medical Hypotheses*, **7**, 1231–40.
761. Myer, E. C., Morris, D. L., Adams, M. L., Brase, D. A., & Dewey, W. L. (1987). Increased cerebrospinal fluid β-endorphin immunoreactivity in infants with apnea and in siblings of victims of sudden infant death syndrome. *Journal of Paediatrics*, **111**, 660–6.
762. Orlowski, J. P. (1986). Cerebrospinal fluid endorphins and the infant apnea syndrome. *Pediatrics*, **78**, 233–7.
763. Sitsen, J. M. A., Van Ree, J. M., & De Jong, W. (1982). Cardiovascular and respiratory effects of β-endorphin in anesthetized and conscious rats. *Journal of Cardiovascular Pharmacology*, **4**, 883–8.
764. Storm, H., Rognum, T. O., Saugstad, O. D., Skullerud, K., & Reichelt, K. L. (1994). Beta-endorphin immunoreactivity in spinal fluid and hypoxanthine in vitreous humour related to brainstem gliosis in sudden infant death victims. *European Journal of Pediatrics*, **153**, 675–81.
765. Bergstrom, L., Lagercrantz, H., & Terenius, L. (1984). Post-mortem analyses of neuropeptides in brains from sudden infant death victims. *Brain Research*, **323**, 279–85.
766. Denoroy, L., Gay, N., Gilly, R., *et al.* (1987). Catecholamine synthesizing enzyme activity in brainstem areas from victims of sudden infant death syndrome. *Neuropediatrics*, **18**, 187–90.
767. Frankfater, A. &

Wilcockson, D. (1983). Tissue levels of l-dopa decarboxylase and other putative markers of autonomic nervous control in SIDS. In *Sudden Infant Death Syndrome*, ed. J. A. Tildon, L. M. Roeder, & A. Steinschneider. New York: Academic Press, pp. 223–31.

768. Kalaria, R. N., Fiedler, C., Hunsaker, J. C. III, & Sparks, D. L. (1993). Synaptic neurochemistry of human striatum during development: changes in sudden infant death syndrome. *Journal of Neurochemistry*, **60**, 2098–105.

769. Kopp, N., Denoroy, L., Eymin, C., *et al.* (1994). Studies of neuroregulators in the brain stem of SIDS. *Biology of the Neonate*, **65**, 189–93.

770. Ozand, P. T. & Tildon, J. T. (1983). Alterations of catecholamine enzymes in several brain regions of victims of sudden infant death syndrome. *Life Sciences*, **32**, 1765–70.

771. Pasi, A., Foletta, D., Molz, G., *et al.* (1983). Regional levels of β-lipotropin and β-endorphin in the brain and the hypophysis of victims of sudden infant death syndrome. *Archives of Pathology and Laboratory Medicine*, **107**, 336–7.

772. Kopp, N., Chigr, F., Denoroy, L., Gilly, R., & Jordan, D. (1993). Absence of adrenergic neurons in nucleus tractus solitarius in sudden infant death syndrome. *Neuropediatrics*, **24**, 25–9.

773. Kinney, H. C., Filiano, J. J., Sleeper, L. A., *et al.* (1995). Decreased muscarinic receptor binding in the arcuate nucleus in sudden infant death syndrome. *Science*, **269**, 1446–50.

774. Kinney, H. C., Filiano, J. J., Assmann, S. F., *et al.* (1998). Tritiated-naloxone binding to brainstem opioid receptors in the sudden infant death syndrome. *Journal of the Autonomic Nervous System*, **69**, 156–63.

775. Paterson, D. S., Trachtenberg, F. L., Thompson, E. G., *et al.* (2006). Multiple serotonergic brainstem abnormalities in sudden infant death syndrome. *The Journal of the American Medical Association*, **296**, 2124–32.

776. Kinney, H. C., Randall, L. L., Sleeper, L. A., *et al.* (2003). Serotonergic brainstem abnormalities in Northern Plains Indians with the sudden infant death syndrome. *Journal of Neuropathology and Experimental Neurology*, **62**, 1178–91.

777. Kinney, H. C. (2005). Abnormalities of the brainstem serotonergic system in the sudden infant death syndrome: a review. *Pediatric and Developmental Pathology*, **8**, 507–24.

778. Kinney, H. C. (2009). Brainstem mechanisms underlying the sudden infant death syndrome: evidence from human pathologic studies. *Developmental Psychobiology*, **51**, 223–33.

779. Kinney, H. C. & Filiano, J. J. (2001). Brain research in sudden infant death syndrome. In *Sudden Infant Death Syndrome: Problems, Progress and Possibilities*, ed. R. W. Byard & H. F. Krous. London: Edward Arnold, pp. 118–37.

780. Panigrahy, A., Filiano, J. J., Sleeper, L. A., *et al.* (1997). Decreased kainate receptor binding in the arcuate nucleus of the sudden infant death syndrome. *Journal of Neuropathology and Experimental Neurology*, **56**, 1253–61.

781. Panigrahy, A., Filiano, J., Sleeper, L. A., *et al.* (2000). Decreased serotonergic receptor binding in rhombic lip-derived regions of the medulla oblongata in the sudden infant death syndrome. *Journal of Neuropathology and Experimental Neurology*, **59**, 377–84.

782. Weese-Mayer, D. E., Berry-Kravis, E. M., Maher, B. S., *et al.* (2003). Sudden infant death syndrome: association with a promotor polymorphism of the serotonin transporter gene. *American Journal of Medical Genetics Part A*, **117**, 268–74.

783. Nachmanoff, D. B., Panigrahy, A., Filiano, J. J., *et al.* (1998). Brainstem 3Hnicotine receptor binding in the sudden infant death syndrome. *Journal of Neuropathology and Experimental Neurology*, **57**, 1018–25.

784. Kinney, H. C., Myers, M. M., Belliveau, R. A., *et al.* (2005). Subtle autonomic and respiratory dysfunction in sudden infant syndrome associated with serotonergic

brainstem abnormalities: a case report. *Journal of Neuropathology and Experimental Neurology*, **64**, 689–94.

785. Ozawa, Y., Takashima, S., & Tada, H. (2003). α 2-Adrenergic receptor subtype alterations in the brainstem in the sudden infant death syndrome. *Early Human Development*, **75** (Suppl.), S129–38.

786. Sawaguchi, T., Franco, P., Kadhim, H., *et al.* (2003). The correlation between microtubule-associated protein 2 in the brainstem of SIDS victims and physiological data on sleep apnea. *Early Human Development*, **75** (Suppl.), S87–97.

787. Sawaguchi, T., Franco, P., Kadhim, H., *et al.* (2003). The presence of TATAbinding protein in the brainstem, correlated with sleep apnea in SIDS victims. *Early Human Development*, **75** (Suppl.), S109–18.

788. Sawaguchi, T., Franco, P., Kadhim, H., *et al.* (2003). The correlation between ubiquitin in the brainstem and sleep apnea in SIDS victims. *Early Human Development*, **75** (Suppl.), S75–86.

789. Sawaguchi, T., Kato, I., Franco, P., *et al.* (2005). Apnea, glial apoptosis and neuronal plasticity in the arousal pathway of victims of SIDS. *Forensic Science International*, **149**, 205–17.

790. Kahn, A., Riazi, J., & Blum, D. (1983). Oculocardiac reflex in near miss for sudden infant death syndrome infants. *Pediatrics*, **71**, 49–52.

791. Schey, W. L., Replogle, R., Campbell, C., Meus, P., & Levinsky, R. A. (1981). Esophageal dysmotility and the sudden infant death syndrome: clinical experience. *Radiology*, **140**, 67–71.

792. Sachis, P. N., Armstrong, D. L., Becker, L. E., & Bryan, A. C. (1981). The vagus nerve and sudden infant death syndrome: a morphometric study. *The Journal of Pediatrics*, **98**, 278–80.

793. Becker, L. E., Zhang, W., & Pereyra, P. M. (1993). Delayed maturation of the vagus nerve in sudden infant death syndrome. *Acta Neuropathologica*, **86**, 617–22.

794. Armstrong, D., Sachis, P., Bryan, C., & Becker, L. (1982). Pathological features of persistent infantile sleep apnea with reference to the pathology of sudden infant death syndrome. *Annals of Neurology*, **12**, 169–74.

795. Byard, R. W., Blumbergs, P., Scott, G., *et al.* (2006). The role of β-amyloid precursor protein (β-APP) staining in the neuropathologic evaluation of sudden infant death and in the initiation of clinical investigations of subsequent siblings. *The American Journal of Forensic Medicine and Pathology*, **27**, 340–1.

796. Heath, D. (1991). The human carotid body in health and disease. *Journal of Pathology*, **164**, 1–8.

797. Heath, D., Khan, Q., & Smith, P. (1990). Histopathology of the carotid bodies in neonates and infants. *Histopathology*, **17**, 511–20.

798. Cole, S., Lindenberg, L. B., Galioto, F. M. Jr., *et al.* (1979). Ultrastructural abnormalities of the carotid body in sudden infant death syndrome. *Pediatrics*, **63**, 13–17.

799. Dinsdale, F., Emery, J. L., & Gadsdon, D. R. (1977). The carotid body: a quantitative assessment in children. *Histopathology*, **1**, 179–87.

800. Lack, E. E., Perez-Atayde, A. R., & Young, J. B. (1986). Carotid bodies in sudden infant death syndrome: a combined light microscopic, ultrastructural and biochemical study. *Pediatric Pathology*, **6**, 335–50.

801. Naeye, R. L., Fisher, R., Ryser, M., & Whalen, P. (1976). Carotid body in the sudden infant death syndrome. *Science*, **191**, 567–9.

802. Perrin, D. G., Becker, L. E., Madapallimatum, A., *et al.* (1984). Sudden infant death syndrome: increased carotid-body dopamine and noradrenaline content. *The Lancet*, **ii**, 535–7.

803. Perrin, D. G., Cutz, E., Becker, L. E., & Bryan, A. C. (1984). Ultrastructure of carotid bodies in sudden infant death syndrome. *Pediatrics*, **73**, 646–51.

804. Cutz, E., Chan, W., & Perrin, D. G. (1988). Pulmonary neuroendocrine cells in SIDS: an immunohistochemical and quantitative study. *Annals of the New York Academy of Sciences*, **533**, 461–3.

805. Cutz, E. & Jackson, A. (2001). Airway inflammation and peripheral chemoreceptors. In *Sudden Infant Death*

第 6 部　乳児突然死症候群

Syndrome: Problems, Progress and Possibilities, ed. R. W. Byard & H. F. Krous. London: Edward Arnold, pp. 156–81.

806. Gillan, J. E., Curran, C., O'Reilly, E., Cahalane, S. F., & Unwin, A. R. (1989). Abnormal patterns of pulmonary neuroendocrine cells in victims of sudden infant death syndrome. *Pediatrics*, **84**, 828–34.

807. Perrin, D. G., McDonald, T. J., & Cutz, E. (1991). Hyperplasia of bombesin-immunoreactive pulmonary neuroendocrine cells and neuroepithelial bodies in sudden infant death syndrome. *Pediatric Pathology*, **11**, 431–47.

808. Gould, J. B. (1983). SIDS: a sleep hypothesis. In *Sudden Infant Death Syndrome*, ed. J. A. Tildon, L. M. Roeder, & A. Steinschneider. New York: Academic Press, pp. 443–52.

809. McGinty, D. J. & Hoppenbrouwers, T. (1983). The reticular formation, breathing disorders during sleep, and SIDS. In *Sudden Infant Death Syndrome*, ed. J. A. Tildon, L. M. Roeder, & A. Steinschneider. New York: Academic Press, pp. 375–400.

810. Newman, N. M., Frost, J. K., Bury, L., Jordan, K., & Phillips, K. (1986). Responses to partial nasal obstruction in sleeping infants. *Australian Paediatric Journal*, **22**, 111–16.

811. Sridhar, R., Thach, B. T., Kelly, D. H., & Henslee, J. A. (2003). Characterization of successful and failed autoresuscitation in human infants, including those dying of SIDS. *Pediatric Pulmonology*, **36**, 113–22.

812. Schechtman, V. L., Harper, R. M., Wilson, A. J., Hoffman, H. J., & Southall, D. P. (1992). Sleep state organization in normal infants and victims of sudden infant death syndrome. *Pediatrics*, **89**, 865–70.

813. Franco, P., Seret, N., Van Hees, J. N., *et al.* (2004). Decreased arousal among healthy infants after shortterm sleep deprivation. *Pediatrics*, **114**, e192–7.

814. Dunne, K. P. & Matthews, T. G. (1988). Hypothermia and sudden infant death syndrome. *Archives of Disease in Childhood*, **63**, 438–40.

815. Kahn, A., Van de Merckt, C., Dramaix, M., *et al.* (1987). Transepidermal water loss during sleep in infants at risk for sudden death. *Pediatrics*, **80**, 245–50.

816. Read, D. J. C., Gray, V. F., Zacharatos, D. T., Oliver, J. R., & Kariks, J. (1988). Immunohistochemical staining reveals an increased count of dendrites in the superior cervical ganglion cells of SIDS infants: an etiological clue, artifact, or epiphenomenon? In *Sudden Infant Death Syndrome: Risk Factors and Basic Mechanisms*, ed. R. M. Harper & H. J. Hoffman. New York: PMA Publishing, pp. 265–77.

817. Sterman, M. B. & Hodgman, J. (1988). The role of sleep and arousal in SIDS. *Annals of the New York Academy of Science*, **533**, 48–59.

818. Kocsard-Varo, G. (1991). The physiological role of the pineal gland as the masterswitch of life, turning on at birth breathing and geared to it the function of the autonomic nervous system: the cause of SIDS examined in this context. *Medical Hypotheses*, **34**, 122–6.

819. Pearson, R. D. & Greenaway, A. C. (1990). Sudden infant death syndrome and hibernation: is there a link? *Medical Hypotheses*, **31**, 131–4.

820. Sparks, D. L. & Hunsaker, J. C., III (1988). The pineal gland in sudden infant death syndrome: preliminary observations. *Journal of Pineal Research*, **5**, 111–18.

821. Aranda, F. J., Teixeira, F., & Becker, L. E. (1990). Assessment of growth in cases of sudden infant death syndrome. *Neuroepidemiology*, **9**, 95–105.

822. Kadlum, H., Sebire, G., Khalifa, M., *et al.* (2005). Incongruent cerebral growth in sudden infant death syndrome. *Journal of Child Neurology*, **20**, 244–6.

823. McCulloch, K., Brouillette, R. T., Guzzetta, A. J., & Hunt, C. E. (1982). Arousal responses in near-miss sudden infant death syndrome and in normal infants. *The Journal of Pediatrics*, **101**, 911–17.

824. Newman, N. M., Trinder, J. A., Phillips, K. A., Jordan, K., & Cruickshank, J. (1989).

Arousal deficit: mechanism of the sudden infant death syndrome? *Australian Paediatric Journal*, **25**, 196–201.
825. Gould, J. B., Lee, A. F. S., & Morelock, S. (1988). The relationship between sleep and sudden death. *Annals of the New York Academy of Sciences*, **533**, 62–77.
826. Kinney, H. C. (1988). The brainstem in the sudden infant death syndrome: a review. In *Sudden Infant Death Syndrome: Risk Factors and Basic Mechanisms*, ed. R. M. Harper & H. J. Hoffman. New York: PMA Publishing, pp. 115–34.
827. Alex, N., Thompson, J. M. D., Becroft, D. M. O., & Mitchell, E. A. (2005). Pulmonary aspiration of gastric contents and the sudden infant death syndrome. *Journal of Paediatrics and Child Health*, **41**, 428–31.
828. Gardner, A. M. N. (1958). Aspiration of food and vomit. *The Quarterly Journal of Medicine*, **27**, 227–42.
829. Knight, B. H. (1975). The significance of the postmortem discovery of gastric contents in the air passages. *Forensic Science*, **6**, 229–34.
830. Krous, H. F., Masoumi, H., Haas, E. A., *et al.* (2007). Aspiration of gastric contents in sudden infant death syndrome without cardiopulmonary resuscitation. *The Journal of Pediatrics*, **150**, 241–6.
831. Iwadate, K., Sakamoto, N., Park, S. H., *et al.* (1997). Immunohistochemical detection of human milk components aspirated in lungs of an infant. *Forensic Science International*, **90**, 77–84.
832. Jolley, S. G., Halpern, L. M., Tunell, W. P., Johnson, D. G., & Sterling, C. E. (1991). The risk of sudden infant death from gastroesophageal reflux. *Journal of Pediatric Surgery*, **26**, 691–6.
833. Leape, L. L., Holder, T. M., Franklin, J. D., Amoury, R. A., & Ashcraft, K. W. (1977). Respiratory arrest in infants secondary to gastroesophageal reflux. *Pediatrics*, **60**, 924–8.
834. Paton, J. Y., MacFadyen, U. M., & Simpson, H. (1989). Sleep phase and gastro-oesophageal reflux in infants at possible risk of SIDS. *Archives of Disease in Childhood*, **64**, 264–9.
835. Mitchell, E. A., Scragg, L., & Clements, M. (1997). Elevation of the head of the cot and sudden infant death syndrome. *Journal of Sudden Infant Death Syndrome and Infant Mortality*, **2**, 167–73.
836. De Bethmann, O., Couchard, M., de Ajuriaguerra, M., *et al.* (1993). Role of gastro-oesophageal reflux and vagal overactivity in apparent life-threatening events: 160 cases. *Acta Paediatrica*, **389** (Suppl.), 102–4.
837. Baccino, E., Le Goff, D., Lancien, G., *et al.* (1988). Exploration of acid gastroesophageal reflux by 24-H pH metry in infants at risk of sudden infant death syndrome: a study of 50 cases. *Forensic Science International*, **36**, 255–60.
838. Herbst, J. J., Minton, S. D., & Book, L. S. (1979). Gastroesophageal reflux causing respiratory distress and apnea in newborn infants. *The Journal of Pediatrics*, **95**, 763–8.
839. Kenigsberg, K., Griswold, P. G., Buckley, B. J., Gootman, N., & Gootman, P. M. (1983). Cardiac effects of esophageal stimulation: possible relationship between gastroesophageal reflux (GER) and sudden infant death syndrome (SIDS). *Journal of Pediatric Surgery*, **18**, 542–5.
840. Rimell, F., Goding, G. S., Jr., & Johnson, K. (1993). Cholinergic agents in the laryngeal chemoreflex model of sudden infant death syndrome. *The Laryngoscope*, **103**, 623–30.
841. Schey, W. L., Meus, P., Levinsky, R. A., Campbell, C., & Replogle, R. (1981). Esophageal dysmotility and the sudden infant death syndrome: experimental observations of neonatal puppies. *Radiology*, **140**, 73–7.
842. Ariagno, R. L., Guilleminault, C., Baldwin, R., & Owen-Boeddiker, M. (1982). Movement and gastroesophageal reflux in awake term infants with "near-miss" SIDS, unrelated to apnea. *The Journal of Pediatrics*, **100**, 894–7.
843. Kahn, A., Rebuffat, E.,

Sottiaux, M., Blum, D., & Yasik, E. A. (1990). Sleep apneas and acid esophageal reflux in control infants and in infants with an apparent life-threatening event. *Biology of the Neonate*, **57**, 144–9.

844. Kahn, A., Rebuffat, E., Sottiaux, M., *et al.* (1992). Lack of temporal relation between acid reflux in the proximal oesophagus and cardiorespiratory events in sleeping infants. *European Journal of Pediatrics*, **151**, 208–12.

845. Gomes, H., Menanteau, B., Motte, J., & Cymbalista, M. (1986). Laryngospasm and sudden unexpected death syndrome. *Annals of Radiology*, **29**, 313–20.

846. Gaultier, C. L. (1990). Interference between gastroesophageal reflux and sleep in near miss SIDS. *Clinical Reviews in Allergy*, **8**, 395–401.

847. Coombs, R. R. A. & McLaughlan, P. (1982). The enigma of cot death: is the modified-anaphylaxis hypothesis an explanation for some cases? *The Lancet*, **i**, 1388–9.

848. Byard, R. W. & Moore, L. (1993). Gastroesophageal reflux and sudden infant death syndrome. *Pediatric Pathology*, **13**, 53–7.

849. Walsh, J. K., Farrell, M. K., Keenan, W. J., Lucas, M., & Kramer, M. (1981). Gastroesophageal reflux in infants: relation to apnea. *The Journal of Pediatrics*, **99**, 197–201.

850. Abreu, E., Silva, F. A., MacFadyen, U. M., Williams, A., & Simpson, H. (1986). Sleep apnoea during upper respiratory infection and metabolic alkalosis in infancy. *Archives of Disease in Childhood*, **61**, 1056–62.

851. Naeye, R. L. (1983). Origins of the sudden infant death syndrome. In *Sudden Infant Death Syndrome*, ed. J. A. Tildon, L. M. Roeder, & A. Steinschneider. New York: Academic Press, pp. 77–83.

852. Newman, N. M. (1986). Sudden infant death syndrome in Tasmania, 1975–81. *Australian Paediatric Journal*, **22** (Suppl.), 17–19.

853. Carmichael, E. M., Goldwater, P. N., & Byard, R. W. (1996). Routine microbiological testing in sudden and unexpected infant death. *Journal of Paediatrics and Child Health*, **32**, 412–15.

854. Anonymous (1989). Respiratory infection and sudden infant death. *The Lancet*, **ii**, 1191–2.

855. Samuels, M. (2003). Viruses and sudden infant death. *Paediatric Respiratory Reviews*, **4**, 178–83.

856. Variend, S. (1990). Infant mortality, microglial nodules and parotid CMV-type inclusions. *Early Human Development*, **21**, 31–40.

857. Williams, A. L., Uren, E. C., & Bretherton, L. (1984). Respiratory viruses and sudden infant death. *British Medical Journal*, **288**, 1491–3.

858. Dettmeyer, R., Baasner, A., Schlamann, M., *et al.* (2004). Role of virus-induced myocardial affections in sudden infant death syndrome: a prospective postmortem study. *Pediatric Research*, **55**, 947–52.

859. Abreu, E., Silva, F. A., Brezinova, V., & Simpson, H. (1982). Sleep apnoea in acute bronchiolitis. *Archives of Disease in Childhood*, **57**, 467–72.

860. Anas, N., Boettrich, C., Hall, C. B., & Brooks, J. G. (1982). The association of apnea and respiratory syncytial virus infection in infants. *The Journal of Pediatrics*, **101**, 65–8.

861. Colditz, P. B., Henry, R. L., & de Silva, L. M. (1982). Apnoea and bronchiolitis due to respiratory syncytial virus. *Australian Paediatric Journal*, **18**, 53–4.

862. Lindgren, C. (1993). Respiratory syncytial virus and the sudden infant death syndrome. *Acta Paediatrica*, **389** (Suppl.), 67–9.

863. Southall, D. P., Stebbens, V. A., Alexander, J. R., Cardle, C. M., & Cogswell, J. J. (1986). Cardiorespiratory patterns occurring in infants during and after recovery from respiratory tract infection. *Pediatrics*, **78**, 37–43.

864. Gilbert, R., Rudd, P., Berry, P. J., *et al.* (1992). Combined effect of infection and heavy wrapping on the risk of sudden unexpected infant death. *Archives of Disease in Childhood*, **67**, 171–7.

865. Huff, D.S. & Carpenter, J. T. (1987). Cytomegalovirus inclusions in 401 consecutive autopsies on infants aged 2 weeks to 2 years: a high incidence in patients with sudden infant

death syndrome. *Pediatric Pathology*, **7**, 225.

866. Variend, S. & Pearse, R. G. (1986). Sudden infant death and cytomegalovirus inclusion disease. *Journal of Clinical Pathology*, **39**, 383–6.

867. Smith, N. M., Telfer, S. M., & Byard, R. W. (1992). A comparison of the incidence of cytomegalovirus inclusion bodies in submandibular and tracheobronchial glands in SIDS and non-SIDS autopsies. *Pediatric Pathology*, **12**, 185–90.

868. Coumbe, A., Fox, J. D., Briggs, M., Tedder, R. S., & Berry, C. L. (1990). Cytomegalovirus and human herpesvirus-6 in sudden infant death syndrome: an in situ hybridization study. *Pediatric Pathology*, **10**, 483–90.

869. Weber, M. A., Klein, N. J., Hartley, J. C., *et al.* (2008). Infection and sudden unexpected death in infancy: a systematic retrospective case review. *The Lancet*, **371**, 1848–53.

870. Benjamin, D. R. & Siebert, J. R. (1990). C-reactive protein and prealbumin in suspected sudden infant death syndrome. *Pediatric Pathology*, **10**, 503–7.

871. Naeye, R. L. (1977). Placental abnormalities in victims of the sudden infant death syndrome. *Biology of the Neonate*, **32**, 189–92.

872. Denmead, D. T., Ariagno, R. L., Carson, S. H., & Benirschke, K. B. (1987). Placental pathology is not predictive for sudden infant death syndrome (SIDS). *American Journal of Perinatology*, **4**, 308–12.

873. Lundemose, J. B., Lundemose, A. G., Gregersen, M., Helweg-Larsen, K., & Simonsen, J. (1990). *Chlamydia* and sudden infant death syndrome: study of 166 SIDS and 30 control cases. Paper presented at the 12th World Triennial Meeting of the International Association of Forensic Sciences, Adelaide, Australia, 25–27 October 1990.

874. Kerr, J. R., Al-Khattaf, A., Barson, A. J., & Burnie, J. P. (2000). An association between sudden infant death syndrome (SIDS) and *Helicobacter pylori* infection. *Archives of Disease in Childhood*, 83, 429–34.

875. Loddenkotter, B., Becker, K., Hohoff, C., Brinkmann, B., & Bajanowski, T. (2005). Real-time quantitative PCR assay for the detection of *Helicobacter pylori*: no association with sudden infant death syndrome. *International Journal of Legal Medicine*, **119**, 202–6.

876. Stray-Pedersen, A., Vege, A., & Rognum, T. O. (2008). *Helicobacter pylori* antigen in stool is associated with SIDS and sudden infant deaths due to infectious disease. *Pediatric Research*, **64**, 405–10.

877. Heininger, U., Kleemann, W. J., Cherry, J. D., & the Sudden Infant Death Syndrome Study Group (2004). A controlled study of the relationship between *Bordetella pertussis* infections and sudden unexpected deaths among German infants. *Pediatrics*, **114**, e9–15.

878. Arnon, S. S. (1983). Breast-feeding and toxigenic intestinal infections: missing links in SIDS? In *Sudden Infant Death Syndrome*, ed. J. A. Tildon, L. M. Roeder, & A. Steinschneider. New York: Academic Press, pp. 539–55.

879. Arnon, S. S., Damus, K., & Chin, J. (1981). Infant botulism: epidemiology and relation to sudden infant death syndrome. *Epidemiologic Reviews*, **3**, 45–66.

880. Murrell, W. G., Stewart, B. J., O'Neill, C., Siarakas, S., & Kariks, S. (1993). Enterotoxigenic bacteria in the sudden infant death syndrome. *Journal of Medical Microbiology*, **39**, 114–27.

881. Nevas, M., Lindstrom, M., Virtanen, A., *et al.* (2005). Infant botulism acquired from household dust presenting as sudden infant death syndrome. *Journal of Clinical Microbiology*, **43**, 511–13.

882. Sonnabend, O. A. R., Sonnabend, W. F. F., Krech, U., Molz, G., & Sigrist, T. (1985). Continuous microbiological and pathological study of 70 sudden and unexpected infant deaths: toxigenic intestinal *Clostridium botulinum* infection in 9 cases of sudden infant death syndrome. *The Lancet*, **i**, 237–41.

883. Byard, R. W., Moore, L., Bourne, A. J., Lawrence, A. J., & Goldwater, P. N. (1992). Clostridium botulinum and sudden infant death syndrome: a 10 year prospective study. *Journal of Pediatrics and Child Health*, **28**, 156–7.

884. Kahn, A., Demol, P., & Blum, D. (1985). Clostridium botulinum and near-miss SIDS. *The Lancet*, **i**, 707–8.

885. Thompson, J. A., Glasgow, L. A., Warpinski, J. R., & Olsen, C. (1980). Infant botulism: clinical spectrum and epidemiology. *Pediatrics*, **66**, 936–42.

886. Cooperstock, M. S., Steffen, E., Yolken, R., & Onderdonk, A. (1982). Clostridium difficile in normal infants and sudden infant death syndrome: an association with infant formula feeding. *Pediatrics*, **70**, 91–5.

887. Laughon, B., Bartlett, J. G., Kozakewich, H., Vawter, G. F., & Yolken, R. (1983). Role of *Clostridium difficile* in sudden infant death syndrome. In *Sudden Infant Death Syndrome*, ed. J. A. Tildon, L. M. Roeder, & A. Steinschneider. New York: Academic Press, pp. 557–66.

888. Gurwith, M. J., Langston, C., & Citron, D. M. (1981). Toxin-producing bacteria in infants: lack of an association with sudden infant death syndrome. *American Journal of Diseases of Childrenl*, **135**, 1104–6.

889. Bettelheim, K. A., Goldwater, P. N., Dwyer, B. W., Bourne, A. J., & Smith, D. L. (1990). Toxigenic *Escherichia coli* associated with sudden infant death syndrome. *Scandinavian Journal of Infectious Diseases*, **22**, 467–76.

890. Bettiol, S. S., Radcliff, F. J., Hunt, A. L. C., & Goldsmid, J. M. (1994). Bacterial flora of Tasmanian SIDS infants with special reference to pathogenic strains of *Escherichia coli*. *Epidemiology of Infection*, **112**, 275–84.

891. Goldwater, P. N. (1992). Reappraisal of the SIDS enigma: an epidemiological and clinicopathological approach. *Journal of Paediatrics and Child Health*, **28** (Suppl. 1), S21–5.

892. Bettelheim, K. A., Evangelidis, H., Pearce, J. L., Goldwater, P. N., & Luke, R. K. J. (1993). The isolation of cytotoxic necrotizing factor (CNF)-producing *Escherichia coli* from the intestinal contents of babies who died of sudden infant death syndrome (SIDS) and other causes as well as from the faeces of healthy babies. *Comparative Immunology, Microbiology and Infectious Diseases*, **16**, 87–90.

893. Paton, A. W., Paton, J. C., Heuzenroeder, M. W., Goldwater, P. N., & Manning, P. A. (1992). Cloning and nucleotide sequence of a variant Shiga-like toxin II gene from *Escherichia coli* OX3: H21 isolated from a case of sudden infant death syndrome. *Microbial Pathogenesis*, **13**, 225–36.

894. Malam, J. E., Carrick, G. F., Telford, D. R., & Morris, J. A. (1992). Staphylococcal toxins and sudden infant death syndrome. *Journal of Clinical Pathology*, **45**, 716–21.

895. McKendrick, N., Drucker, D. B., Morris, J. A., *et al.* (1992). Bacterial toxins: a possible cause of cot death. *Journal of Clinical Pathology*, **45**, 49–53.

896. Molony, N. C., Kerr, A. I. G., Blackwell, C. C., & Busuttil, A. (1996). Is the nasopharynx warmer in children than in adults? *Journal of Clinical Forensic Medicine*, **3**, 157–60.

897. Platt, M. S., Elin, R. J., Hosseini, J. M., & Smialek, J. E. (1994). Endotoxemia in sudden infant death syndrome. *The American Journal of Forensic Medicine and Pathology*, **15**, 261–5.

898. Jakeman, K. J., Rushton, D. I., Smith, H., & Sweet, C. (1991). Exacerbation of bacterial toxicity to infant ferrets by influenza virus: possible role in sudden infant death syndrome. *Journal of Infectious Diseases*, **163**, 35–40.

899. Lee, S., Barson, A. J., Drucker, D. B., Morris, J. A., & Telford, D. R. (1987). Lethal challenge of gnotobiotic weanling rats with bacterial isolates from cases of sudden infant death syndrome (SIDS). *Journal of Clinical Pathology*, **40**, 1393–6.

900. Blackwell, C. C.,

Saadi, A. T., Raza, M. W., Stewart, J., & Weir, D. M. (1992). Susceptibility to infection in relation to SIDS. *Journal of Clinical Pathology*, **45** (Suppl.), 20–4.

901. Blackwell, C. C., Weir, D. M., Busuttil, A., et al. (1994). The role of infectious agents in sudden infant death syndrome. *FEMS Immunology and Medical Microbiology*, **9**, 91–100.

902. Blackwell, C. C., Weir, D. M., & Busuttil, A. (1995). Infectious agents, the inflammatory responses of infants and sudden infant death syndrome (SIDS). *Molecular Medicine Today*, **1**, 72–8.

903. Blackwell, C. C., Weir, D. M., & Busuttil, A. (1997). Infectious agents and SIDS: analysis of risk factors and preventative measures. *Journal of Sudden Infant Death Syndrome and Infant Mortality*, **2**, 61–76.

904. Fleming, K. A. (1992). Viral respiratory infection and SIDS. *Journal of Clinical Pathology*, **45** (Suppl.), 29–32.

905. Kleemann, W. J., Hiller, A. S., & Troger, H. D. (1995). Infections of the upper respiratory tract in cases of sudden infant death. *International Journal of Legal Medicine*, **108**, 85–9.

906. Murrell, T. G. C., Murrell, W. G., & Lindsay J. A. (1994). Sudden infant death syndrome (SIDS): are common bacterial toxins responsible, and do they have a vaccine potential? *Vaccine*, **12**, 365–8.

907. Sayers, N. M., Drucker, D. B., Morris, J. A., & Telford, D. R. (1995). Lethal synergy between toxins of staphylococci and enterobacteria: implications for sudden infant death syndrome. *Journal of Clinical Pathology*, **48**, 929–32.

908. Beckwith, J. B. (1970). Observations on the pathological anatomy of the sudden infant death syndrome. In *Sudden Infant Death Syndrome*, ed. A. B. Bergman, J. B. Beckwith, & C.G. Ray. Seattle, WA: University of Washington Press, pp. 83–103.

909. Huang, S. W. (1983). Infectious diseases, immunology and SIDS: an overview. In *Sudden Infant Death Syndrome*, ed. J. A. Tildon, L. M. Roeder, & A. Steinschneider. New York: Academic Press, pp. 593–606.

910. Coombs, R. R. A. & McLaughlan, P. (1983). The modified anaphylactic hypothesis for sudden infant death syndrome. In *Sudden Infant Death Syndrome*, ed. J. A. Tildon, L. M. Roeder, & A. Steinschneider. New York: Academic Press, pp. 531–8.

911. Turner, K. J., Baldo, B. A., & Hilton, J. M. N. (1975). IgE antibodies to *Dermatophagoides pteronyssinus* (house-dust mite), *Aspergillus fumigatus*, and β-lactoglobulin in sudden infant death syndrome. *British Medical Journal*, **i**, 357–60.

912. Devey, M. E., Anderson, K. J., Coombs, R. R. A., Henschel, M. J., & Coates, M. E. (1976). The modified anaphylaxis hypothesis for cot death: anaphylactic sensitization in guinea-pigs fed cow's milk. *Clinical and Experimental Immunology*, **26**, 542–8.

913. Mitchell, E. A., Scragg, R., Stewart, A. W., et al. (1991). Results from the first year of the New Zealand cot death study. *New Zealand Medical Journal*, **104**, 71–6.

914. Boulloche, J., Mallet, E., Basuyau, J. P., Tayot, P., & Samson-Dollfus, D. (1986). The value of serum IgE assay in milk aspiration and the sudden infant death syndrome. *Acta Paediatrica Scandinavica*, **75**, 530–33.

915. Seto, D. S. Y., Uemura, H., & Hokama, Y. (1983). Viral hypersensitivity in sudden infant death syndrome. In *Sudden Infant Death Syndrome*, ed. J. A. Tildon, L. M., Roeder, & A. Steinschneider. New York: Academic Press, pp. 579–613.

916. Howat, W. J., Moore, I. E., Judd, M., & Roche, W. R. (1994). Pulmonary immunopathology of sudden infant death syndrome. *The Lancet*, **343**, 1390–2.

917. Roche, W. R. (1992). Immunopathology of SIDS. *Journal of Clinical Pathology*, **45** (Suppl.), 46–8.

918. Mirchandani, H. G., Mirchandani, I. H., & House, D. (1984). Sudden infant death syndrome: measurement of total and

918. specific serum immunoglobulin E (IgE). *Journal of Forensic Sciences*, **29**, 425–9.
919. Forsyth, K. D., Weeks, S. C., Koh, L., Skinner, J., & Bradley, J. (1989). Lung immunoglobulins in the sudden infant death syndrome. *British Medical Journal*, **298**, 23–6.
920. Forsyth, K. D., Bradley, J., Weeks, S. C., *et al.* (1988). Immunocytologic characterization using monoclonal antibodies of lung lavage cell phenotype in infants who have died from sudden infant death syndrome. *Pediatric Research*, **23**, 187–90.
921. Rietschel, E. T. & Brade, H. (1992). Bacterial endotoxins. *Scientific American*, **267**, 26–33.
922. Ogra, P. L., Ogra, S. S., & Coppola, P. R. (1975). Secretory component and sudden-infant-death syndrome. *The Lancet*, **ii**, 387–90.
923. Stoltenberg, L., Saugstad, O. D., & Rognum, T. O. (1992). Sudden infant death syndrome victims show local immunoglobulin M response in tracheal wall and immunoglobulin A response in duodenal mucosa. *Pediatric Research*, **31**, 372–5.
924. Vege, Å. (1998). *Clues to Understanding the Death Mechanism in Sudden Infant Death Syndrome (SIDS)*. Oslo: University of Oslo Press.
925. Vege, Å., Rognum, T. O., Scott, H., Aasen, A. O., & Saugstad, O. D. (1995). SIDS cases have increased levels of interleukin-6 in cerebrospinal fluid. *Acta Paediatrica*, **84**, 193–6.
926. Centers for Disease Control and Prevention (1979). DTP vaccination and sudden infant deaths: Tennessee. *Morbidity and Mortality Weekly Report*, **28**, 131–2.
927. Baraff, L. J., Ablon, W. J., & Weiss, R. C. (1983). Possible temporal association between diphtheria–tetanus toxoid–pertussis vaccination and sudden infant death syndrome. *Pediatric Infectious Disease*, **2**, 7–11.
928. Mortimer, E. A., Jr., Jones, P. K., & Adelson, L. (1983). DTP and SIDS. *Pediatric Infectious Disease*, **2**, 492–3.
929. Verschoor, P. L., Wilschut, J. T., de Jonge, G. A., & Kostense P. J. (1991). Frequent symptoms after DTPP vaccinations. *Archives of Disease in Childhood*, **66**, 1408–12.
930. Bernier, R. H., Frank, J. A., Jr., Dondero, T. J., Jr., & Turner, P. (1982). Diphtheria–tetanus toxoids–pertussis vaccination and sudden infant deaths in Tennessee. *The Journal of Pediatrics*, **101**, 419–21.
931. Byard, R. W., Bourne, A. J., Burnell, R. H., & Roberton, D. M. (1991). No association between DTP vaccination and SIDS. *The Medical Journal of Australia*, **155**, 135–6.
932. Byard, R. W., Mackenzie, J., & Beal, S. M. (1995). Vaccination and SIDS: information from the South Australian SIDS Database. *The Medical Journal of Australia*, **163**, 443–4.
933. Cherry, J. D., Brunell, P. A., Golden, G. S., & Karzon, D. T. (1988). Report of the task force on pertussis and pertussis immunization: 1988. *Pediatrics*, **81** (Suppl.), 939–84.
934. Flahault, A., Messiah, A., Jougla, E., *et al.* (1988). Sudden infant death syndrome and diphtheria/ tetanus toxoid/pertussis/ poliomyelitis immunisation. *The Lancet*, **i**, 582–3.
935. Jonville-Bera, A. P., Autret, E., & Laugier, J. (1995). Sudden infant death syndrome and diphtheria–tetanus–pertussis–poliomyelitis vaccination status. *Fundamentals of Clinical Pharmacology*, **9**, 263–70.
936. Jonville-Bera, A. P., Autret-Leca, E., Barbeillon, F., & Paris-Llado, J. (2001). Sudden unexpected death in infants under 3 months of age and vaccination status: a case–control study. *British Journal of Clinical Pharmacology*, **51**, 271–6.
937. Mortimer, E. A., Jr. (1987). DTP and SIDS: when data differ. *American Journal of Public Health*, **77**, 925–6.
938. Walker, A. M., Jick, H., Perera, D. R., Thompson, R. S., & Knauss, T. A. (1987). Diphtheria–tetanus–pertussis immunization and sudden infant death syndrome. *American Journal of Public Health*, **77**, 945–51.
939. Hoffman, H. J., Hunter, J. C., Damus, K., *et al.* (1987). Diphtheria–tetanus–pertussis

immunization and sudden infant death: results of the National Institute of Child Health and Human Development Cooperative epidemiological study of sudden infant death syndrome risk factors. *Pediatrics*, **79**, 598–611.

940. Pollock, T. M., Miller, E., Mortimer, J. Y., & Smith, G. (1984). Symptoms after primary immunisation with DTP and with DT vaccine. *The Lancet*, **ii**, 146–9.

941. Griffin, M. R., Ray, W. A., Livengood, J. R., & Schaffner, W. (1988). Risk of sudden infant death syndrome after immunization with the diphtheria–tetanus–pertussis vaccine. *The New England Journal of Medicine*, **319**, 618–23.

942. Fleming, P. J., Blair, P. S., Platt, M. W., *et al.* (2001). The UK accelerated immunisation programme and sudden unexpected death in infancy: case–control study. *British Medical Journal*, **322**, 822–5.

943. Mitchell, E. A., Stewart, A. W., Clements, M., & Ford, R. P. K. (1995). Immunisation and the sudden infant death syndrome. *Archives of Disease in Childhood*, **73**, 498–501.

944. Roberts, S. C. (1987). Vaccination and cot deaths in perspective. *Archives of Disease in Childhood*, **62**, 754–9.

945. Taylor, E. M. & Emery, J. L. (1982). Immunisation and cot deaths. *The Lancet*, **ii**, 721.

946. Valdes-Dapena, M. (1988). Sudden infant death syndrome: overview of recent research developments from a pediatric pathologist's perspective. *Pediatrician*, **15**, 222–30.

947. Damus, K., Pakter, J. Krongrad, E., Standfast, S. J., & Hoffman, H. J. (1988). Postnatal medical and epidemiological risk factors for the sudden infant death syndrome. In *Sudden Infant Death Syndrome: Risk Factors and Basic Mechanisms*, ed. R. M. Harper & H. J. Hoffman. New York: PMA Publishing, pp. 187–201.

948. Beal, S. M. (1990). SIDS and immunization. *The Medical Journal of Australia*, **153**, 117.

949. Byard, R. W., Mackenzie, J., & Beal, S. M. (1997). Immunization and sudden infant death syndrome in South Australia: report from the South Australian SIDS database. In *Current Topics in Forensic Science*, vol. 3. Ottawa, ON: Shunderson Communications, pp. 278–9.

950. Steinschneider, A., Freed, G., Rhetta-Smith, A. & Santos, V. R. (1991). Effect of diphtheria–tetanus–pertussis immunization on prolonged apnea or bradycardia in siblings of sudden infant death syndrome victims. *The Journal of Pediatrics*, **119**, 411–14.

951. Keens, T. G., Davidson Ward, S. L., Gates, E. P., Andree, D. I., & Hart, L. D. (1985). Ventilatory pattern following diphtheria–tetanus–pertussis immunization in infants at risk for sudden infant death syndrome. *American Journal of Diseases of Children*, **139**, 991–4.

952. Brotherton, J. M. L., Hull, B. P., Hayen, A., Gidding, H. F., & Burgess, M. A. (2005). Probability of coincident vaccination in the 24 or 48 hours preceding sudden infant death syndrome death in Australia. *Pediatrics*, **115**, 643–6.

953. Ottaviani, G., Lavezzi, A. M., & Matturri, L. (2006). Sudden infant death syndrome (SIDS) shortly after hexavalent vaccination: another pathology in suspected SIDS? *Virchows Archiv*, **448**, 100–4.

954. Zinka, B., Rauch, E., Buettner, A., Penning, R., & Rueff, F. (2006). Unexplained cases of sudden infant death shortly after hexavalent vaccination. (Letter.) *Vaccine*, **24**, 5779–80.

955. Vennemann, M. M. T., Butterfass-Bahloul, T., Jorch, G., *et al.* (2007). Sudden infant death syndrome: no increased risk after immunisation. *Vaccine*, **25**, 336–40.

956. Allison, F., Bennett, M. J., Variend, S., & Engel, P. C. (1988). Acylcoenzyme A dehydrogenase deficiency in heart tissue from infants who died unexpectedly with fatty change in the liver. *British Medical Journal*, **296**, 11–12.

957. Anonymous (1986). Sudden infant death and inherited

disorders of fat oxidation. *The Lancet*, **ii**, 1073–5.
958. Shekhawat, P. S., Matern, D., & Strauss, A. W. (2005). Fetal fatty acid oxidation disorders, their effect on maternal health and neonatal outcome: impact of expanded newborn screening on their diagnosis and management. *Pediatric Research*, **57**, 78R–86R.
959. Chace, D. H., DiPerna, J. C., Mitchell, B. L., *et al.* (2001). Electrospray tandem mass spectrometry for analysis of acylcarnitines in dried postmortem blood specimens collected at autopsy from infants with unexplained cause of death. *Clinical Chemistry*, **47**, 1166–82.
960. Vawter, G. F., McGraw, C. A., Hug, G., *et al.* (1986). An hepatic metabolic profile in sudden infant death (SIDS). *Forensic Science International*, **30**, 93–8.
961. Arens, R., Gozal, D., Williams, J. C., Davidson Ward, S. L., & Keens, T. G. (1993). Recurrent apparent life-threatening events during infancy: a manifestation of inborn errors of metabolism. *The Journal of Pediatrics*, **123**, 415–18.
962. Arens, R., Gozal, D., Jain, K., *et al.* (1993). Prevalence of mediumchain acyl-coenzyme A dehydrogenase deficiency in the sudden infant death syndrome. *The Journal of Pediatrics*, **122**, 715–18.
963. Bonham, J. R. & Downing, M. (1992). Metabolic deficiencies and SIDS. *Journal of Clinical Pathology*, **45** (Suppl.), 33–8.
964. Divry, P., Vianey-Liaud, C., Jakobs, C., *et al.* (1990). Sudden infant death syndrome: organic acid profiles in cerebrospinal fluid from 47 children and the occurrence of *N*-acetylaspartic acid. *Journal of Inherited and Metabolic Disease*, **13**, 330–2.
965. Dundar, M., Lanyon, W. G., & Connor, J. M. (1993). Scottish frequency of the common G985 mutation in the medium-chain acyl-coA dehydrogenase (MCAD) gene and the role of MCAD deficiency in sudden infant death syndrome (SIDS). *Journal of Inherited and Metabolic Disease*, **16**, 991–3.
966. Green, A. (1993). Biochemical screening in newborn siblings of cases of SIDS. *Archives of Disease in Childhood*, **68**, 793–6.
967. Holton, J. B., Allen, J. T., Green, C. A., *et al.* (1991). Inherited metabolic diseases in the sudden infant death syndrome. *Archives of Disease in Childhood*, **66**, 1315–17.
968. Lemieux, B., Giguere, R., Cyr, D., *et al.* (1993). Screening urine of 3-week-old newborns: lack of association between sudden infant death syndrome and some metabolic disorders. *Pediatrics*, **91**, 986–8.
969. Penzien, J. M., Molz, G., Wiesmann, U. N., *et al.* (1994). Medium-chain acyl-CoA dehydrogenase deficiency does not correlate with apparent life-threatening events and the sudden infant death syndrome: results from phenylpropionate loading tests and DNA analysis. *European Journal of Pediatrics*, **153**, 352–7.
970. Rebuffat, E., Sottiaux, M., Goyens, P., *et al.* (1991). Sudden infant death syndrome, as first expression of a metabolic disorder. In *Inborn Errors of Metabolism*, ed. J. Schaub, F. Van Hoof, & H. L. Vis. New York: Raven Press, pp. 71–80.
971. Sturner, W. Q. & Susa, J. B. (1980). Sudden infant death and liver phosphoenolpyruvate carboxykinase analysis. *Forensic Science International*, **16**, 19–28.
972. Sumbilla, C. M., Zielke, H. R., Krause, B. L., & Ozand, P. T. (1983). Gluconeogenic enzymes in fibroblasts from infants dying of the sudden infant death syndrome (SIDS). *European Journal of Pediatrics*, **140**, 276–7.
973. Tildon, J. T. & Roeder, L. M. (1983). Metabolic and endocrine aspects of SIDS: an overview. In *Sudden Infant Death Syndrome*, ed. J. A. Tildon, L. M. Roeder, & A. Steinschneider. New York: Academic Press, pp. 243–62.
974. Miller, M. E., Brooks, J. G., Forbes, N., & Insel, R. (1992). Frequency of medium-chain acyl-CoA dehydrogenase deficiency G-985 mutation in sudden infant death syndrome. *Pediatric Research*, **31**, 305–7.
975. Patrick, W. J. A. & Logan, R. W. (1988). Free amino acid content of the

vitreous humour in cot deaths. *Archives of Disease in Childhood*, **63**, 660–2.
976. Loughrey, C. M., Preece, M. A., & Green, A. (2005). Sudden unexpected death in infancy (SUDI). *Journal of Clinical Pathology*, **58**, 20–1.
977. Bennett, M. J., Hale, D. E., Coates, P. M., & Stanley, C. A. (1991). Postmortem recognition of fatty acid oxidation disorders. *Pediatric Pathology*, **11**, 365–70.
978. Howat, A. J., Bennett, M. J., Variend, S., Shaw, L., & Engel, P. C. (1985). Defects of metabolism of fatty acids in the sudden infant death syndrome. *British Medical Journal*, **290**, 1771–3.
979. Richards, R. G., Fukumoto, R. I., & Clardy, D. O. (1983). Sudden infant death syndrome: a biochemical profile of postmortem vitreous humor. *Journal of Forensic Sciences*, **28**, 404–14.
980. Emery, J. L., Swift, P. G. F., & Worthy, E. (1974). Hypernatraemia and uraemia in unexpected death in infancy. *Archives of Disease in Childhood*, **49**, 686–92.
981. Robertson, J. S. & Parker, V. (1978). Cot deaths and water-sodium. *The Lancet*, **ii**, 1012–14.
982. Blumenfeld, T. A., Mantell, C. H., Catherman, R. L., & Blanc, W. A. (1979). Postmortem vitreous humor chemistry in sudden infant death syndrome and in other causes of death in childhood. *American Journal of Clinical Pathology*, **71**, 219–23.
983. Geertinger, P. (1967). Sudden, unexpected death in infancy, with special reference to the parathyroids. *Pediatrics*, **39**, 43–8.
984. Tildon, J. T., Chacon, M. A., & Blair, J. D. (1983). Changes in hypothalamic–endocrine function as possible factor(s) in SIDS. In *Sudden Infant Death Syndrome*, ed. J. A. Tildon, L. M. Roeder, & A. Steinschneider. New York: Academic Press, pp. 211–19.
985. Chacon, M. A. & Tildon, J. T. (1981). Elevated levels of tri-iodothyronine in victims of sudden death syndrome. *The Journal of Pediatrics*, **99**, 758–60.
986. Peterson, D. R., Green, W. L., & van Belle, G. (1983). Sudden infant death syndrome and hypertriiodothyroninemia: comparison of neonatal and postmortem measurements. *The Journal of Pediatrics*, **102**, 206–9.
987. Ross, I. S., Moffat, M. A., & Reid, I. W. (1983). Thyroid hormones in the sudden infant death syndrome (SIDS). *Clinica Chimica Acta*, **129**, 151–5.
988. Lee, W. K., Strzelecki, J., & Root, A. W. (1983). Postmortem changes in serum concentrations of triiodothyronine in rats. *The Journal of Pediatrics*, **102**, 257–9.
989. Wellby, M. L., Farror, C. J., & Pannall, P. R. (1987). Importance of postmortem changes in measurements of thyroid function in studies of sudden infant death syndrome. *Journal of Clinical Pathology*, **40**, 631–2.
990. Naeye, R. L., Fisher, R., Rubin, H. R., & Demers, L. M. (1980). Selected hormone levels in victims of the sudden infant death syndrome. *Pediatrics*, **65**, 1134–6.
991. Aynsley-Green, A., Polak, J. M., Keeling, J., Gough, M. H., & Baum, J. D. (1978). Averted sudden neonatal death due to pancreatic nesidioblastosis. *The Lancet*, **i**, 550–1.
992. Polak, J. M. & Wigglesworth, J. S. (1976). Islet-cell hyperplasia and sudden infant death. *The Lancet*, **ii**, 570–1.
993. Ariel, I., Kerem, E., Schwartz-Arad, D., *et al.* (1988). Nesidiodysplasia: a histologic entity? *Human Pathology*, **19**, 1215–18.
994. Jaffe, R., Hashida, Y., & Yunis, E. J. (1982). The endocrine pancreas of the neonate and infant. *Perspectives in Pediatric Pathology*, **7**, 137–65.
995. Reuss, W., Saeger, W., & Bajanowski, T. (1994). Morphological and immunohistochemical studies of the pituitary in sudden infant death syndrome (SIDS). *International Journal of Legal Medicine*, **106**, 249–53.
996. Emery, M. J., Krous, H. F., Nadeau-Manning, J. M., Marck, B. T., & Matsumoto, A. M. (2005). Serum testosterone and estradiol in sudden infant death. *The Journal of Pediatrics*, **147**, 586–91.
997. Caddell, J. L. (1972). Magnesium deprivation in sudden unexpected infant death. *The Lancet*, **ii**, 258–62.

998. Erikson, M. M., Poklis, A., Gantner, G. E., Dickinson, A. W., & Hillman, L. S. (1983). Tissue mineral levels in victims of sudden infant death syndrome. II. Essential minerals: copper, zinc, calcium, and magnesium. *Pediatric Research*, **17**, 784–7.

999. Hillman, L. S., Erickson, M., & Haddad, J. G., Jr., (1980). Serum 25-hydroxyvitamin D concentrations in sudden infant death syndrome. *Pediatrics*, **65**, 1137–9.

1000. Lapin, C. A., Morrow, G., III, Chvapil, M., Belke, D. P., & Fisher, R. S. (1976). Hepatic trace elements in the sudden infant death syndrome. *The Journal of Pediatrics*, **89**, 607–8.

1001. Chiu, H.-F., Chen, C.-C., Tsai, S.-S., Wu, T.-N., & Yang, C.-Y. (2005). Relationship between magnesium levels in drinking water and sudden infant death syndrome. *Magnesium Research*, **18**, 12–18.

1002. Reid, G. M. (1987). Sudden infant death syndrome: congenital copper deficiency. *Medical Hypotheses*, **24**, 167–75.

1003. Money, D. F. L. (1970). Vitamin E and selenium deficiencies and their possible etiological role in the sudden death in infants syndrome. *The Journal of Pediatrics*, **77**, 165–6.

1004. McGlashan, N. D. (1991). Low selenium status and cot deaths. *Medical Hypotheses*, **35**, 311–14.

1005. Rhead, W. J. (1977). A final note on the lack of relationship of selenium, other trace elements, and vitamin E in the causation of SIDS. *The Journal of Pediatrics*, **90**, 500.

1006. Rhead, W. J., Cary, E. E., Allaway, W. H., Saltzstein, S. L., & Schrauzer, G. N. (1972). The vitamin E and selenium status of infants and the sudden infant death syndrome. *Bioinorganic Chemistry*, **1**, 289–94.

1007. Phelan, P. (1979). Vitamin C and sudden infant death syndrome. *The Medical Journal of Australia*, **ii**, 696.

1008. Kalokerinos, A. & Dettman, G. (1976). Sudden death in infancy syndrome in Western Australia. *The Medical Journal of Australia*, **2**, 31–2.

1009. Kraus, A. S., Steele, R., Thompson, M. G., & De Grosbois, P. (1971). Further epidemiologic observations on sudden, unexpected death in infancy in Ontario. *Canadian Journal of Public Health*, **62**, 210–19.

1010. Skinner, M. (1995). Hypovitaminosis A: a model for sudden infant death syndrome. *American Journal of Human Biology*, **7**, 381–99.

1011. Johnson, A. R., Hood, R. L., & Emery, J. L. (1980). Biotin and the sudden infant death syndrome. *Nature*, **285**, 159–60.

1012. Jeffrey, H. E., Rahilly, P., & Read, D. J. C. (1983). Multiple causes of asphyxia in infants at high risk for sudden infant death. *Archives of Disease in Childhood*, **58**, 92–100.

1013. Jeffrey, H. E., McCleary, B. V., Hensley, W. J., & Read, D. J. C. (1985). Thiamine deficiency: a neglected problem of infants and mothers – possible relationships to sudden infant death syndrome. *Australian and New Zealand Journal of Obstetrics and Gynaecology*, **25**, 198–202.

1014. Peterson, D. R., Labbe, R. F., van Belle, G., & Chinn, N. M. (1981). Erythrocyte transketolase activity and sudden infant death. *American Journal of Clinical Nutrition*, **34**, 65–7.

1015. Davis, R. E., Icke, G. C., & Hilton, J. M. (1982). High serum thiamine and the sudden infant death syndrome. *Clinica Chimica Acta*, **123**, 321–8.

1016. Davis, R. E., Icke, G. C., & Hilton, J. M. (1983). Sudden infant death and abnormal thiamin metabolism. In *Sudden Infant Death Syndrome*, ed. J. A. Tildon, L. M. Roeder, & A. Steinschneider. New York: Academic Press, pp. 201–10.

1017. Wyatt, D. T., Erickson, M. M., Hillman, R. E., & Hillman, L. S. (1984). Elevated thiamine levels in SIDS, non-SIDS and adults: postmortem artifact. *The Journal of Pediatrics*, **104**, 585–8.

1018. Larsen, T. B., Norgaard-Pedersen, B.,

1018. Lundemose, J. B., et al. (2000). Sudden infant death syndrome, childhood thrombosis, and presence of genetic risk factors for thrombosis. *Thrombosis Research*, **98**, 233–9.
1019. Hunt, C. E. (2005). Gene–environment interactions: implications for sudden unexpected deaths in infancy. *Archives of Disease in Childhood*, **90**, 48–53.
1020. Opdal. S. H., Vege, Å., & Rognum, T. O. (2008). Serotonin transporter gene variation in sudden infant death syndrome. *Acta Padiatrica*, **97**, 861–5.
1021. Weese-Mayer, D. E., Berry-Kravis, E. M., Zhou, L., et al. (2004). Sudden infant death syndrome: case–control frequency differences at genes pertinent to early autonomic nervous system embryologic development. *Pediatric Research*, **56**, 391–5.
1022. Opdal, S. H. & Rognum, T. O. (2004). The sudden infant death syndrome gene: does it exist? *Pediatrics*, **114**, e506–12.
1023. Forsyth, L., Hume, R., Howatson, A., Busuttil, A., & Burchell, A. (2005). Identification of novel polymorphisms in the glucokinase and glucose-6-phosphatase genes in infants who died suddenly and unexpectedly. *Journal of Molecular Medicine*, **83**, 610–18.
1024. Sverd, J. & Montero, G. (1993). Is Tourette syndrome a cause of sudden infant death syndrome and childhood obstructive sleep apnea? *The American Journal of Medical Genetics*, **46**, 494–6.
1025. Erickson, M. M., Poklis, A., Gantner, G. E., Dickinson, A. W., & Hillman, L. S. (1983). Tissue mineral levels in victims of sudden infant death syndrome. I. Toxic metals: lead and cadmium. *Pediatric Research*, **17**, 779–83.
1026. Drasch, G. A., Kretschmer, E., & Lochner, C. (1988). Lead and sudden infant death: investigations on blood samples of SID babies. *European Journal of Pediatrics*, **147**, 79–84.
1027. Kleemann, W. J., Weller, J.-P., Wolf, M., et al. (1991). Heavy metals, chlorinated pesticides and polychlorinated biphenyls in sudden infant death syndrome (SIDS). *International Journal of Legal Medicine*, **104**, 71–5.
1028. Cleary, J. (1984). Carbon monoxide and cot death. *The Lancet*, **ii**, 1403.
1029. Variend, S. & Forrest, A. R. W. (1987). Carbon monoxide concentrations in infant deaths. *Archives of Disease in Childhood*, **62**, 417–18.
1030. Richardson, B. A. (1990). Cot mattress biodeterioration and SIDS. *The Lancet*, **335**, 670.
1031. Richardson, B. A. (1994). Sudden infant death syndrome: a possible primary cause. *Journal of the Forensic Science Society*, **34**, 199–204.
1032. Richardson, B. A. (1995). Cot death and cot mattresses. *New Zealand Medical Journal*, **108**, 370.
1033. Richardson, B. A. (1995). Cot mattresses and the sudden infant death syndrome. *British Medical Journal*, **310**, 1071.
1034. Anonymous (1991). Mattresses and sudden infant death. *The Lancet*, **i**, 1537.
1035. Blair, P., Fleming, P., Bensley, D., et al. (1995). Plastic mattresses and sudden infant death syndrome. *The Lancet*, **345**, 720.
1036. Cullen, A., Kiberd, B., Devaney, D., et al. (2000). Concentrations of antimony in infants dying from SIDS and infants dying from other causes. *Archives of Disease in Childhood*, **82**, 244–7.
1037. Fleming, P. J., Cooke, M., Chantler, S. M., & Golding, J. (1994). Fire retardants, biocides, plasticisers, and sudden infant deaths. *British Medical Journal*, **309**, 1594–6.
1038. Warnock, D. W., Delves, H. T., Campell, C. K., et al. (1995). Toxic gas generation from plastic mattresses and sudden infant death syndrome. *The Lancet*, **346**, 1516–20.
1039. Beal, S. M. (2001). The rise and fall of several theories. In *Sudden Infant Death Syndrome: Problems, Progress and Possibilities*, ed. R. W. Byard & H. F. Krous. London: Edward Arnold, pp. 236–42.
1040. Byard, R. W., Palmer, L., & Towsty, A. (1995).

1040. Antimony detected in necropsy tissues may derive from contaminated formalin. *The Lancet*, **346**, 1633–4.

1041. Cullen, A., Kiberd, B., Matthews, T., *et al.* (1998). Antimony in blood and urine of infants. *Journal of Clinical Pathology*, **51**, 238–40.

1042. Howatson, A. G., Patrick, W. J. A., Fell, G. S., Lyon, T. D. B., & Gibson, A. A. M. (1995). Cot mattresses and sudden infant death syndrome. *The Lancet*, **345**, 1044–5.

1043. Kelley, J., Allsopp, D., & Hawksworth, D. L. (1992). Sudden infant death syndrome (SIDS) and the toxic gas hypothesis: microbiological studies of cot mattresses. *Human and Experimental Toxicology*, **11**, 347–55.

1044. Mitchell, E. A. (2008). Wrapping a cot mattress in plastic does not explain the continuing fall in SIDS mortality. *European Journal of Pediatrics*, **167**, 251–2.

1045. Tyler, J. W. (1983). *Cot-Death: The Ammonia Factor*. Hokianga, New Zealand: J. W. Tyler.

1046. Tappin, D., Brooke, H., Ecob, R., & Gibson, A. (2002). Used infant mattresses and sudden infant death syndrome in Scotland: case–control study. *British Medical Journal*, **325**, 1007.

1047. Jenkins, R. O. & Sherburn, R. E. (2005). Growth and survival of bacteria implicated in sudden infant death syndrome on cot mattress materials. *Journal of Applied Microbiology*, **99**, 573–9.

1048. Sherburn, R. E. & Jenkins, R. O. (2005). Aerial release of bacteria from cot mattress materials and the sudden infant death syndrome. *Journal of Applied Microbiology*, **98**, 293–8.

1049. Krous, H. F., Nadeau, J. M., Silva, P. D., & Byard, R. W. (2002). Infanticide: is its incidence among postneonatal infant deaths increasing? An 18-year population-based analysis in California. *The American Journal of Forensic Medicine and Pathology*, **23**, 127–31.

1050. Firstman, R. & Talan, J. (1997). *The Death of Innocents*. New York: Bantam Books.

1051. Firstman, R. & Talan, J. (2001). SIDS and infanticide. In *Sudden Infant Death Syndrome: Problems, Progress and Possibilities*, ed. R. W. Byard & H. F. Krous. London: Edward Arnold, pp. 291–300.

1052. Steinschneider, A. (1972). Prolonged apnea and the sudden infant death syndrome: clinical and laboratory observations. *Pediatrics*, **50**, 646–54.

1053. Byard, R. W. & Sawaguchi, T. (2008). Sudden infant death syndrome or murder? *Scandinavian Journal of Forensic Science*, **14**, 14–16.

1054. Anonymous (1999). Unexplained deaths in infancy. *The Lancet*, **353**, 161.

1055. Bacon, C. J. (1997). Cot death after CESDI. *Archives of Disease in Childhood*, **76**, 171–3.

1056. Landi, K., Gutierrez, C., Sampson, B., *et al.* (2005). Investigation of the sudden death of infants: a multicenter analysis. *Pediatric and Developmental Pathology*, **8**, 630–8.

1057. Taylor, B. J. (2003). Sudden infant death syndrome and sudden unexpected death in infancy. In *Practical Paediatrics*, ed. M. J. Robinson & D. M. Roberton. Edinburgh, UK: Churchill Livingstone, p. 102.

1058. Byard, R. W. (1997). Significant coincidental findings at autopsy in accidental childhood death. *Medicine, Science and the Law*, **37**, 259–62.

1059. Arneil, G. C., Gibson, A. A. M., McIntosh, H., *et al.* (1985). National post-perinatal infant mortality and cot death study, Scotland 1981–82. *The Lancet*, **i**, 740–3.

1060. Bloch, A. (1973). Sudden infant death syndrome in the Ashkelon district: a 10-year survey. *Israeli Journal of Medical Science*, **9**, 452–8.

1061. Froggatt, P., Lynas, M. A., & MacKenzie, G. (1971). Epidemiology of sudden unexpected death in infants ("cot death") in Northern Ireland. *British Journal of Preventative and Social Medicine*, **25**, 119–34.

1062. Hilton, J. M. N. & Turner, K. J. (1976).

Sudden death in infancy syndrome in Western Australia. *The Medical Journal of Australia*, **i**, 427–30.
1063. Lee, N. N. Y., Chan, Y. F., Davies, D. P., Lau, E., & Yip, D. C. P. (1989). Sudden infant death syndrome in Hong Kong: confirmation of low incidence. *British Medical Journal*, **298**, 721.
1064. Matthews, T. G. & O'Brien, S. J. (1985). Perinatal epidemiological characteristics of the sudden infant death syndrome in an Irish population. *Irish Medical Journal*, **78**, 251–3.
1065. Norvenius, S. G. (1987). Sudden infant death syndrome in Sweden in 1973–1977 and 1979. *Acta Paediatrica Scandinavica*, **333** (Suppl.), 5–119.
1066. Rintahaka, P. J. & Hirvonen, J. (1986). The epidemiology of sudden infant death syndrome in Finland in 1969–1980. *Forensic Science International*, **30**, 219–33.
1067. Shiono, H., Tabata, N., Fujiwara, M., Azumi, J.-I., & Morita, M. (1988). Sudden infant death syndrome in Japan. *The American Journal of Forensic Medicine and Pathology*, **9**, 5–8.
1068. Wagner, M., Samson-Dollfus, D., & Menard, J. (1984). Sudden unexpected infant death in a French county. *Archives of Disease in Childhood*, **59**, 1082–7.
1069. Wennergren, G., Milerad, J., Lagercrantz, H., *et al.* (1987). The epidemiology of sudden infant death syndrome and attacks of lifelessness in Sweden. *Acta Paediatrica Scandinavica*, **76**, 898–906.
1070. Adams, M. M. (1985). The descriptive epidemiology of sudden infant deaths among natives and whites in Alaska. *American Journal of Epidemiology*, **122**, 637–43.
1071. Borman, B., Fraser, J., & de Boer, G. (1988). A national study of sudden infant death syndrome in New Zealand. *New Zealand Medical Journal*, **101**, 413–15.
1072. Bulterys, M. (1990). High incidence of sudden infant death syndrome among northern Indians and Alaska Natives compared with southwestern Indians: possible role of smoking. *Journal of Community Health*, **15**, 185–94.
1073. Davies, D. P. (1985). Cot death in Hong Kong: a rare problem? *The Lancet*, **ii**, 1346–9.
1074. Fleshman, J. K. & Peterson, D. R. (1977). The sudden infant death syndrome among Alaskan natives. *American Journal of Epidemiology*, **105**, 555–8.
1075. Kraus, J. F. & Borhani, N. O. (1972). Post-neonatal sudden unexplained death in California: a cohort study. *American Journal of Epidemiology*, **95**, 497–510.
1076. Kyle, D., Sunderland, R., Stonehouse, M., Cummins, C., & Ross, O. (1990). Ethnic differences in incidence of sudden infant death syndrome in Birmingham. *Archives of Disease in Childhood*, **65**, 830–3.
1077. Tonkin, S. L. (1986). Epidemiology of cot deaths in Auckland. *New Zealand Medical Journal*, **99**, 324–6.
1078. Hall, K. L. & Zalman, B. (2005). Evaluation and management of apparent life-threatening events in children. *American Family Physician*, **71**, 2301–8.
1079. Kahn, A., Rebuffat, E., Sottiaux, M., & Blum, D. (1988). Management of an infant with an apparent life-threatening event. *Pediatrician*, **15**, 204–11.
1080. Kelly, D. H. & Shannon, D. C. (1988). The medical management of cardiorespiratory monitoring in infantile apnea. In *Sudden Infant Death Syndrome: Medical Aspects and Psychological Management*, ed. J. L. Culbertson, H. F. Krous, & R. D. Bendell. London: Edward Arnold, pp. 139–261.
1081. Rahilly, P. M. (1991). The pneumographic and medical investigation of infants suffering apparent life threatening episodes. *Journal of Paediatrics and Child Health*, **27**, 349–53.

補足

補足Ⅰ：剖検に関しての情報を記載したパンフレット

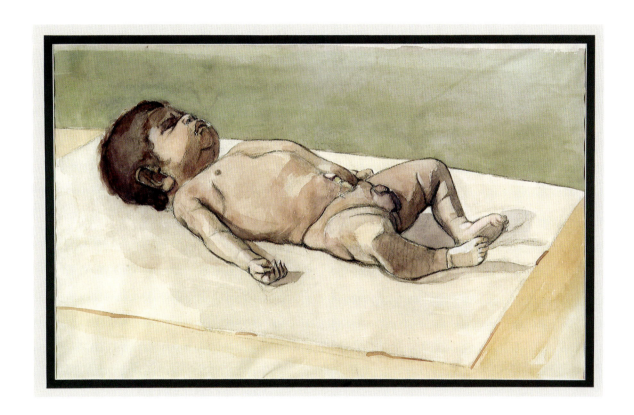

　本書で述べてきたさまざまな病態による死亡の多くは、その突然性や説明困難性から法医学的調査の対象となる。そのため剖検をするために親権者の同意を得る必要性は基本的にはないであろう。ただ、もし剖検の際に許諾が求められるような状況が生じた場合、以下の情報は、剖検の過程と目的について説明を行う際に有用となるであろう。この内容については、両親やその他の養育者に向けた病院向けの剖検情報提供パンフレットをもとにしている。

剖検について：一般的説明

　まず病院スタッフ一同、この度のお子さんの死について深く哀悼の意を表したいと思います。子どもの死亡というのは、ご家族にとって最も悲劇的な出来事であろうかと思います。この悲嘆にくれている最中に、何らかの意思決定を下さなくてはならないのは、時にとても難しい場合もあるかと思います。剖検の申し出は、死亡したお子さんに対して侵襲的で、不必要と感じるかもしれません。

　そのために、我々はこのパンフレットをご用意いたしました。このパンフレットには剖検についての詳細が書かれており、なぜ我々が剖検を行うことがとても大事であると考えているかについても記載しております。このパンフレットがあなたの中にある

補足 I

いくつかの質問の答えとなっており、あなたが意思決定を行う際の一助になることを願っております。州の監察医事務局のもとで法に基づき行われる剖検の対象となる乳児突然死症候群（SIDS）のような不詳死や、溺水のような事故による死亡の場合などを除き、剖検を実施するか否かを判断する権限はすべてあなたにあります。我々スタッフはその決定のもとで動きますし、必要であればあなたの決断をサポートさせていただきます。

剖検とは何ですか？

剖検とは、死亡前に診察を行っていた臨床医と協議のもとで行われる、法医学や病理学の専門医によって行われる、死亡者への系統的な法医／病理学的全身診察のことを指します。剖検は全身の詳細な体表観察から始まり、各種臓器の検索も引き続き行います。用いられる技術は、手術室で行われる手術と同様のものです。ただし剖検時には体のすべての部位に対して観察が行われます。剖検時には、例えば感染症検査など、必要に応じて特殊検査も行われます。また特定の疾病の有無を調べるため、顕微鏡を使った詳細な検査も行われることとなります。

剖検が終わった後には、法医／病理学者は剖検時に認めた所見についての詳細な報告書や詳細な医学病歴の要約を作成します。各種書類のコピーは病院の医師や、求められた場合には、かかりつけの医師にも送付がなされることとなります。

なぜ剖検が必要なのですか？

時にご家族は、お子さんの死亡にあたって何か自分たちで行っていれば防ぐことができたのではないか、という強い思いに駆られます。それは愛する者を失った際の正常な反応です。我々の経験からは、剖検を実施することは、病態が重度でお子さんの死亡は誰にも防ぐことができなかったことを示すこととなり、そのような罪悪感の低減につながるものと考えております。

中には子どもが死んでしまった以上、剖検をやることは何の救いにもならないと考える方もいらっしゃいますが、それは正しくはありません。医師は稀な疾患だけではなく、より一般的な疾患について常に研鑽を積む努力をしています。剖検はある疾病におけるさまざまな異なって特徴について、包括的な科学的理解を促進するものです。剖検を行うことにより、なぜこの子が亡くなってしまったのかをより深く理解することとなります。

より深くお子さんの死亡を理解することは、将来同じような疾病で苦しむ子どもたちを救う一助となりうる、と我々は考えています。剖検を実施することが、特に不可解な症状の原因につき解明する唯一の方法である場合もあります。時には剖検をするまで、正確な死因すらわからないこともあります。

病院では、常に新しい治療や検査方法が発展され、患者様に適用されていますが、新しい診断方法が正確なものであるのかや、新しい治療や外科手術が特定の疾患に有用であるのかを確実に判断する上で、剖検は唯一の方法ともなりえます。ご家族から剖検実施の許諾をしていただくことは、ご家族が医師にこのような貴重な情報をフィードバックとして与えることが可能となり、そのことは新しい診断・治療の技術への理解と発展向上につながっているのです。病態への完全な理解なくして医学の発展は望めないのです。

また剖検を行うことで、生前に判明していなかった異常が判明することがあり、そのことが残されたご家族にとり、極めて重要な情報であることもあります。

部分的剖検とは何でしょうか？

完全な形での剖検を望まない家族もいらっしゃいます。そのような場合、得られる情報は完全ではなくなってしまいますが、体の一部分のみの剖検には同意いただけるご家族もいらっしゃいます。例えば、心臓疾患や肺疾患を有していたお子さんの場合に、胸部の臓器に限って剖検に同意していただける場合もあれば、脳腫瘍で亡くなられたお子さんの場合に、頭部に限って同意していただける場合などがあります。このような方法も可能ですので、もし望まれる場合には主治医の先生ともよく話し合われるとよろしいかと思います。

剖検によって外観に変化はありますか？

近年行われている剖検であれば、体の外観は保持され、見た目上は何らわからない状態で実施することが可能です。体に切開が加えられていたとしても、みえないような場所で行われているため、目に

ついてしまうようなことはありません。また切開が加えられた箇所は、手術をした痕のような丁寧に処置がなされた状態となっています。剖検時のあらゆる過程において、ご遺体には最大限の敬意をもって対応がなされています。

臓器や組織は取り去られてしまうのでしょうか？

顕微鏡的検索やその他の解析のために、少量の組織採取や血液採取は行われます。さらに心臓や脳などの臓器は、必要時には、剖検後の特殊検査のために保存されることもあります。これは死因となった疾病により異なりますので、主治医とよく相談なさって下さい。

剖検をすることで葬式などに影響はありますか？

剖検は死亡後1日以内には終了させることが可能です。ですから葬式などの準備に影響を及ぼすことはございません。葬儀社の方は、法医／病理学者と働くことに慣れていらっしゃいますので、ご家族がご要望するであろうあらゆるサービスにつき、対応することができます。死化粧を施したり死体に防腐処理を行うことは、剖検の後でも十分に可能です。

剖検は宗教的信条に反しないでしょうか？

ご家族の中には、剖検を実施することは宗教的信条に反しないか、ご心配なさる方がいらっしゃいます。剖検はこれまでにもあらゆる宗教の信者の方に対して実施されてきました。ただ、あなたが意思決定を下す前に、あなたの宗教の教会の方や団体の方と話し合いの機会を持ったほうが良いと思われるのならば、そうすることが最善と思われます。我々スタッフは、適切な人物とあなたが接触を持つことができるよう、喜んでサポートいたします。

このパンフレットがあなたが剖検を実施することに価値を見出していただくことの一助となりましたら幸いです。さらなる疑問が生じたといたしましたら、お子さんの主治医や法医／病理学者におっしゃっていただけましたら、いつでもご対応させていただきます。

以下は、剖検スタッフに対する注記である。

この剖検パンフレットは、ご両親や家族と剖検の実施について協議する際の一助としていただけましたら幸いです。このパンフレットは、あらかじめご家族にお渡しし、時間をかけてお読みいただくことで、協議をより実りあるものとする補助ツールとなることを意図して作成いたしました。このパンフレットはあくまでも補助ツールであり、このパンフレットをご家族と剖検スタッフが協議を行う時間を省略するために用いることや、ご家族と剖検スタッフの意見を対立させることを意図して作成したものではありません。丁寧にご家族と協議を行うことは、剖検の許可を得る上で欠くことのできない極めて重要なプロセスと我々は考えております。

補足 II：突然の予期せぬ（説明困難な）乳児死亡調査——報告用紙

(http://www.cdc.gov/SIDS より引用)

SUIDI 報告用紙の使用法

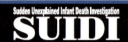

　米国では毎年 4500 名以上の乳児が、不詳死している。そのような突然の予期せぬ（説明困難な）乳児死亡（SUID: sudden unexplained/unexpected infant deaths）のうち半数は、乳児突然死症候群（SIDS: sudden infant death syndrome）であり、生後 1 か月から 1 歳未満の乳児死亡のうち最も多い死因となっている。徹底的な死亡現場検証、臨床医学病歴検証、包括的剖検を行ってもなお原因不明な乳児死亡のみが SIDS と分類されるべき病態である。しかし 1999 年以来、SIDS と分類された死亡児の中で、事故による窒息や虐待による窒息の可能性のある事例が混在していることが複数報告されてきた。乳児死因分類が不正確であったり矛盾しているとするならば、研究者は死亡児数の推移を正確にモニタリングしたり、リスク要因を同定したり、予防プログラムの効果を検証することは不可能であり、予防のための活動の効果が阻害されることとなる。

　乳児の突然死の調査、報告を標準化するために、米国疾病対策予防センター（CDC: Centers for Disease Control and Prevention）と乳児死亡の調査機関とが共同で、1996 年に作成した SUID 事例の調査報告様式の改定が行われ、乳児死亡調査者向けトレーニングプログラムや資料が開発された。現在我々はこの報告様式を広めており、またトレーナーを要請する講習会を全米で開催中である（www.cdc.gov/SIDS 参照）。

新しい SUIDI 報告様式は、さまざまな理由から重要である。
- 剖検を行う前に質問すべき 25 の質問を包含している。
- 調査者が調査を行う上で必要な過程についての指針を提供している。
- 調査者が確認した所見をより簡便に、包括的に記載することができる。
- 収集するデータを標準化することで、SIDS やその他の SUID 事例の分類を改善することができる。
- 研究者にとって、新規の健康に有害な影響を及ぼしうる因子や、乳児死亡を引き起こしうるその他のリスク因子を見出すことを可能とし、それを通し将来的な乳児死亡を予防することにつながる。

内容
1. SUIDI 報告様式の改善点について
2. SUIDI 報告様式：調査者向けガイドとして
3. SUIDI 報告様式の使用法
4. 「調査データ」
5. 「目撃者インタビュー」
6. 「死亡乳児の医学病歴」
7. 「在胎周生歴」
8. 「死亡現場調査」
9. 「死亡現場見取図」
10. 「調査者向けボディーダイアグラム（乳児人体略図）」
11. 「法医／病理学者との情報共有用サマリー」

1．SUIDI 報告様式の改善点

- 改訂版の報告様式は、死因と死亡態様を確立するための質問様式から成り立っており、また、法廷で調査者が調査した所見を反映することができるように構成されている。
- 改訂版では、新たに認識されるようになったリスク要因が、質問に反映されている。
- 質問に対しての回答は簡単に行えるようになっており、報告様式に沿って回答を記入することで一貫性のあるデータ収集ができるようになっている。
- 質問は、乳児死亡調査を行う上で効果的な順番で構成されている。
- 質問はセクションごとに分けられており、調査者がチームで対応する場合、セクション別に責任を分担して記載することが可能である。
- 標準化された書式を持っていない自治体であれば、必要な人物と面接した情報や、収集した証拠所見についての情報を集約するために、本報告様式の補足書式を用いることもできる。

2．SUIDI 報告様式：調査者向けガイドとして

SUIDI 報告様式は、乳児死亡調査に不慣れなものから熟練のものまでを対象としたガイドとなっている。報告様式は、すべての情報を包括的に、確実に、集めることができるように構成されている。記入方法を学ぶためのトレーニング資材はホームページから入手可能である。

3．SUIDI 報告様式の使用法

報告様式は質問紙形式で構成されており、インタビューを行う際には、報告様式の文をそのまま読み上げて使用することも可能である。ほとんどの質問は□に✓をつける形で回答が可能である。報告様式は8ページよりなるが、ページごとにセクションが分けられており、計8セクションで構成されている。

4．「調査データ」

このセクションは、目撃者と面接を行った調査者が記入する。

- 時間：時間は24時間表記で記載する（深夜の12時は00：00、午後の2時は14：00）。
- 現住所：死亡乳児が死亡時に生活実態のあった住所。
- インシデントの発生場所：乳児が死亡した場所、もしくは死に至る損傷を負った場所。
- 目撃者：乳児の死亡時の状況について知っている人物。1）乳児が心肺停止状態、もしくは呼吸不全に陥っていた場所、もしくはその近くに最後に乳児を置いた人物、2）乳児の生存を確認した最後の人物、3）乳児が心肺停止状態、もしくは呼吸不全に陥っていたのを最初に目撃した人物、などが該当する。

5．「目撃者インタビュー」

このセクションは、目撃者と面接を行った監察医、死亡現場調査員、警察官、検視官が記入する。

- 主たる養育者：乳児の養育を主に（50％以上）行っていた人物。
- 寝かせた場所：乳児が心肺停止状態、もしくは呼吸不全に陥る前に、養育者が乳児を寝かせた場所（例：ベビーベッド）。
- 最後に生存を確認した場所：生存していたことが確認されていた場所（例：リビングで子どもが泣いている声を聞いたのであれば、リビング）。
- みつけた場所：乳児が心肺停止状態、もしくは呼吸不全に陥っていた場所。
- ウェッジング：乳児の体や顔が狭い空間（例：マットレスとベッドのフレームの間など）に挟み込まれ胸郭の運動が制限されたり、通常な呼吸ができなくなった状態。

6．「死亡乳児の医学病歴」

このセクションは乳児の死亡現場検証を行った人物が記載する。この情報は乳児のかかりつけ医や、診療録、母親から得ることになるであろう。

- 出生時異常：出生時から乳児が持っていた身体的異常や機能的異常（例：二分脊椎、先天性心疾患、Down 症候群）。

7．「在胎周生歴」

このセクションは生物学的母親もしくはその他の死亡乳児の在胎周生歴をよく知っている人物（産科医、かかりつけ医、母方祖母）に面接を行った人物が、診療録なども参照に記載を行う。

補足 II

- 生物学的母親：死亡児を出産した人物。

8．「死亡現場調査」
このセクションは、死亡乳児の調査にあたった人物が記載する。

9．「死亡現場見取図」
このセクションは、死亡乳児の調査にあたった人物が記載する。現場の見取り図作成だけではなく、ボディーダイアグラムも記載することとなるであろう。死亡現場見取図には以下を併記する。
- 方位：例えばどの窓やどのドアが北に位置しているのかがわかるように記載する。
- 壁の長さ、天井の高さ。
- 家具の位置。特に乳児のベッドの位置を記入。寝床の表面がどのような性状であったのかも記載する。
- 発見された際の乳児の体の位置や向き。
- 乳児のそばにいた人物や動物の位置や向き。
- 暖房・冷房器具の場所。
- その他、乳児の死亡した部屋にあったあらゆるものと、その位置や向き。

10．「調査者向けボディーダイアグラム（乳児人体略図）」
- 顔面／鼻／口の蒼白があればそれを記載。
- 分泌物があればそれを記載（あらゆる分泌物を含む）。
- 皮膚の蒼白や死斑があればそれを記載。
- 圧迫痕があればそれを記載（蒼白や白化につき詳細に記載）。
- 紅斑や点状出血があればそれを記載。
- 皮膚変色などの皮膚病変（擦過傷、挫傷など）があればそれを記載。
- 体に医療器具が留置されていた場合、それを記載。
- 体温も記載。

11．「法医／病理学者との情報共有用サマリー」
このセクションは、目撃者との面接や死亡現場検証で得られた情報を要約するものである。このセクションは死亡調査にあたった人物が最後にまとめて記載する。
- **窒息**：即座に意識障害や死亡に結びつく急性の酸素供給停止に基づく病態（例：ウェッジングや成人の覆いかぶさりによる胸部圧迫など）。
- **覆いかぶさり**：人物や物が乳児に覆いかぶさった状態。
- **高体温**：深部体温が40℃（104°F）を超えた異常状態。
- **低体温**：深部体温が35℃（95°F）を下回った致死的状態。

突然の予期せぬ（説明困難な）乳児死亡調査——報告用紙

報告様式

SUIDI — Sudden Unexplained Infant Death Investigation

調査データ

死亡乳児情報　　姓 _____　名 _____　　症例番号 _____

性：　□ 男　　□ 女　　生年月日 ____/____/____　年　月　日　　月齢 _____ か月　　住基ネット番号# _____

人種：　□ 白人　　□ 黒人/アフリカ系　　□ アジア系　　□ インディアン/アラスカ系　　□ ヒスパニック/ラテン系　　□ その他

死亡乳児の現住所：
郵便番号 _____　住所 _____

死亡の発生場所：
郵便番号 _____　住所 _____

接触した目撃者の情報

死亡乳児との関係　　□ 実母　　□ 実父　　□ 祖母　　□ 祖父
　　　　　　　　　　□ 継親もしくは里親　　□ 医師　　□ 戸籍係　　□ その他

姓 _____　名 _____　　住基ネット番号# _____

自宅住所 _____

職場住所 _____

自宅電話番号 _____　職場電話番号 _____　生年月日 ____/____/____　年　月　日

目撃者インタビュー

1 子どもの養育者ですか？　　□ はい　　□ いいえ

2 何が起こったか話してください： _____
_____
_____
_____

3 亡くなる24時間前に何かいつもと違ったりしたことがありましたか？　　□ いいえ　　□ はい ⇒ 具体的に： _____

4 亡くなる72時間以内に転落したり損傷を負ったりしましたか？　　□ いいえ　　□ はい ⇒ 具体的に： _____

5 子どもが最後に寝かされたのはいつですか？……… ____/____/____ 　____:____ 　_____
　　　　　　　　　　　　　　　　　　　　　　　　　　　年　月　日　　時間（24時間表記）　場所（部屋）

6 最後に生存が確認されたのはいつですか？………… ____/____/____ 　____:____ 　_____
　　　　　　　　　　　　　　　　　　　　　　　　　　　年　月　日　　時間（24時間表記）　場所（部屋）

7 子どもを見つけたのはいつですか？………………… ____/____/____ 　____:____ 　_____
　　　　　　　　　　　　　　　　　　　　　　　　　　　年　月　日　　時間（24時間表記）　場所（部屋）

8 どうして子どもが生存していたことが確認されましたか？ _____

9 子どもはどこにいましたか―(P) 寝かせた場所、(L) 最後に生存を確認した場所、(F) 見つけた場所（P, L, Fに○をつける）

　　P L F：新生児用かご型ベッド　　　P L F：添い寝者の横　　　P L F：カーシート　　　P L F：椅子
　　P L F：揺りかご　　　　　　　　　P L F：幼児ベッド　　　　P L F：床　　　　　　　P L F：成人の腕の中
　　P L F：ボックススプリング　　　　P L F：マットレス　　　　P L F：ベビーサークル　P L F：ポータブルの幼児ベッド
　　P L F：ソファー/カウチ　　　　　 P L F：ベビーカー　　　　P L F：スイング　　　　P L F：ウォーターベッド
　　P L F：その他：具体的に _____

目撃者インタビュー（続き）

10 子どもはどの姿勢で最後に寝かせましたか？　☐ 座位　☐ 背臥位　☐ 側臥位　☐ 腹臥位　☐ 不明
それは子どものいつもの姿勢でしたか？　☐ はい　☐ いいえ ⇨ いつもの姿勢は？ _____

11 子どもの生存を最後に確認した際の姿勢は？　☐ 座位　☐ 背臥位　☐ 側臥位　☐ 腹臥位　☐ 不明
それは子どものいつもの姿勢でしたか？　☐ はい　☐ いいえ ⇨ いつもの姿勢は？ _____

12 子どもを見つけた際の姿勢は？　☐ 座位　☐ 背臥位　☐ 側臥位　☐ 腹臥位　☐ 不明
それは子どものいつもの姿勢でしたか？　☐ はい　☐ いいえ ⇨ いつもの姿勢は？ _____

13 最後に寝かせた際の顔の向きは？　☐ 下向き　☐ 上向き　☐ 右向き　☐ 左向き

14 最後に寝かせた際の首の向きは？　☐ 頭を後ろにした上向き　☐ 顎を胸に付けた下向き　☐ 自然位　☐ 横向き

15 最後に生存確認した際の顔の向きは？　☐ 下向き　☐ 上向き　☐ 右向き　☐ 左向き

16 最後に生存確認した際の首の向きは？　☐ 頭を後ろにした上向き　☐ 顎を胸に付けた下向き　☐ 自然位　☐ 横向き

17 子どもを見つけた際の顔の向きは？　☐ 下向き　☐ 上向き　☐ 右向き　☐ 左向き

18 子どもを見つけた際の首の向きは？　☐ 頭を後ろにした上向き　☐ 顎を胸に付けた下向き　☐ 自然位　☐ 横向き

19 子どもは何を着ていた？（例：Tシャツ、紙おむつ）_____

20 子どもはきつい服を着ていたり布でくるまれたりしていましたか？　☐ いいえ　☐ はい ⇨ 具体的に： _____

21 使用していた毛布のタイプと枚数（敷き、掛けの両方）は？（子どもを包んでいた毛布を除く）：

敷き寝具	なし	枚数	掛け寝具	なし	枚数
湯上り用おくるみ............	☐	___	湯上り用おくるみ............	☐	___
乳幼児用毛布................	☐	___	乳幼児用毛布................	☐	___
乳幼児用布団................	☐	___	乳幼児用布団................	☐	___
成人用布団/羽毛布団........	☐	___	成人用布団/羽毛布団........	☐	___
成人用毛布..................	☐	___	成人用毛布..................	☐	___
シーツ......................	☐	___	シーツ......................	☐	___
シープスキン................	☐	___	枕..........................	☐	___
枕..........................	☐	___	その他、具体的に： ___		
ゴムやプラスチックのシート..	☐	___			
その他、具体的に： ___					

22 下記のうち死亡児の部屋で動作していた機器は？
☐ なし　☐ 無呼吸モニタ　☐ 加湿器　☐ 噴霧器　☐ 空気清浄器　☐ その他 _____

23 死亡児のいた部屋の室温は？　☐ 高温　☐ 低温　☐ 適温　☐ その他 _____

24 下記のうち死亡児の顔、鼻、口の近くにあった物品は？
☐ バンパーパッド　☐ 乳児用枕　☐ 姿勢保持補助具　☐ 動物のぬいぐるみ　☐ おもちゃ　☐ その他 _____

25 下記のうち死亡児の手の届く範囲にあった物品は？　☐ 毛布　☐ おもちゃ　☐ 枕
☐ おしゃぶり　☐ なし　☐ その他 _____

26 誰か死亡児と一緒に寝ていましたか？　☐ いいえ　☐ はい ⇨ その人物の名前などを下記に記せ

死亡児と一緒に寝ていた人物の名前	年齢	身長	体重	死亡児との位置関係	薬物使用、疲労等での能力低下は？

27 ウェッジング（どこかに嵌り込むこと）をきたしていましたか？　☐ いいえ　☐ はい ⇨ 具体的に： _____

28 発見時子どもは息をしていましたか？　☐ していた　☐ していなかった
息をしていなかった場合、子どもの息が止まるのを目撃しましたか？　☐ いいえ　☐ はい

目撃者インタビュー（続き）

㉙ 子どもの状態を確認しようと思ったのはなぜですか？

㉚ 死亡児を発見した時の外観は？

　　　　　　　　　　　　　　　　　　　　　　　　　　不明　いいえ　はい　詳述し、部位を同定して下さい
- a) 顔/鼻/口周囲の変色................................ □　□　□ ⇒ _____
- b) 分泌物（泡を吹いていた）...................... □　□　□ ⇒ _____
- c) 皮膚変色（死斑）.................................... □　□　□ ⇒ _____
- d) 圧痕（蒼白部位）.................................... □　□　□ ⇒ _____
- e) 発疹や点状出（粘膜や結膜にも注意）...... □　□　□ ⇒ _____
- f) 体のパターン痕（擦過傷or挫傷）............. □　□　□ ⇒ _____
- g) その他... □　□　□ ⇒ _____

㉛ 発見時子どもはどのような状態でしたか？（該当項目すべてチェック）
- □ 発汗あり　　　　　□ 体熱感あり　　　　　□ 冷たかった
- □ 弛緩していた　　　□ 硬直していた　　　　□ 不明
- □ その他 ⇒ 具体的に：_____

㉜ 救急隊員以外の人物が蘇生を行おうとしましたか？　□ いいえ　□ はい ⇒ いつ・誰が？

誰が _____　___/___/___　___:___
　　　　　　　　　　　　　　　　　年　月　日　時間（24時間表記）

㉝ 蘇生の一環として、何が行われたか述べてください：
_____
_____

㉞ 親/養育者は、以前に突然の、予期せぬ子どもの死亡を経験していますか？ □ いいえ　□ はい ⇒ 説明してください
_____
_____

死亡乳児の医学病歴

① 死亡児の医学情報の情報源：　□ 医師　□ その他の医療従事者　□ 診療録
　□ 母親/主たる養育者　□ その他の家族　□ その他 _____

② 死亡の72時間以内に子どもは下記の症状を呈していましたか？

　　　　　　　　　　　　　不明 いいえ はい　　　　　　　　　　　　　　　不明 いいえ はい
- a) 発熱.......................... □　□　□　　h) 下痢........................... □　□　□
- b) 発汗過多.................. □　□　□　　i) 便性変化.................... □　□　□
- c) 傾眠傾向.................. □　□　□　　j) 呼吸困難.................... □　□　□
- d) 不機嫌/啼泣............. □　□　□　　k) 無呼吸....................... □　□　□
- e) 食欲低下.................. □　□　□　　l) チアノーゼ................. □　□　□
- f) 嘔吐......................... □　□　□　　m) けいれん................... □　□　□
- g) 窒息......................... □　□　□　　n) その他、具体的に _____

③ 死亡の72時間以内に、子どもは損傷を負ったり、その他の何らかのまだ医師に伝わっていない状態がありましたか？
　□ いいえ　□ はい ⇒ 具体的に：_____

④ 死亡の72時間以内に子どもは何らかのワクチン接種や、治療を受けていましたか？
　（家庭療法、漢方、処方薬、市販薬等すべてを含める）
　□ いいえ　□ はい ⇒ 下記に記してください

ワクチン名や薬剤名	最後の投与量	投与年月日 年/月/日	おおよその時間（24時間表記）	投与理由/特記事項
1.		___/___/___	___:___	
2.		___/___/___	___:___	
3.		___/___/___	___:___	
4.		___/___/___	___:___	

補足 II

死亡乳児の医学病歴（続き）

5 子どもには下記の既往がありましたか？
　　　　　　　　　　　　　　　　　　不明　いいえ　はい　具体的に
　a) アレルギー（食物、薬物、その他）…… □　　□　　□ ⇨ _____
　b) 成長異常、過体重や体重増加不良 …… □　　□　　□ ⇨ _____
　c) 無呼吸 ………………………………… □　　□　　□ ⇨ _____
　d) チアノーゼ …………………………… □　　□　　□ ⇨ _____
　e) けいれん ……………………………… □　　□　　□ ⇨ _____
　f) 心臓疾患 ……………………………… □　　□　　□ ⇨ _____
　g) 代謝疾患 ……………………………… □　　□　　□ ⇨ _____
　h) その他 ………………………………… □　　□　　□ ⇨ _____

6 子どもには何らかの先天異常がありましたか？　□ いいえ　□ はい

　具体的に：_____

7 死亡児が最後に、並びにその1回前に医療機関にかかった際の詳細につき記載してください：
　　（救急外来受診、診療所受診、病院入院、経過観察入院、電話問い合わせを含む）

　　　　　　　　　　　　　　最後の受診　　　　　　　　最後の1回前の受診
　a) 日付　　　　　　　　___/___/___　　　　　　　___/___/___
　　　　　　　　　　　　　年　月　日　　　　　　　　年　月　日
　b) 受診理由 ……………………… _____
　c) 行われた治療 ………………… _____
　d) 医師氏名 ……………………… _____
　e) 病院/診療所名 ………………… _____
　f) 郵便番号 ……………………… _____
　g) 住所 …………………………… _____
　h) 電話番号 ……………………… _____
　I) かかりつけでしたか？ ……… _____

8 出生した病院名：_____

　郵便番号 _____

　住所 _____

　退院した日付　___/___/___
　　　　　　　　年　月　日

9 死亡乳児の出生時身長は？　　　_____ インチ　or　_____ センチメートル

10 死亡乳児の出生時体重は？　　　_____ ポンド　_____ オンス　or　_____ グラム

11 子どもは正期産でしたか、早期産でしたか、過期産でしたか？
　□ 正期産　□ 早産 - 何週でしたか？ _____　□ 過期産 - 何週でしたか？ _____

12 死亡時は単胎でしたか、双胎でしたか、品胎でしたか、要胎かそれ以上でしたか？
　□ 単胎　□ 双胎　□ 品胎　□ 要胎かそれ以上

13 出産時に何らかの合併症がありましたか？（例：帝王切開だった、酸素投与を要した）
　□ いいえ　□ はい ⇨ 具体的な合併症状につき記載 _____
　_____
　_____

14 法医/病理学者に警告すべき項目がありますか？（以前の突然死の既往あり、新生児スクリーニング異常等）
　□ いいえ　□ はい ⇨ 具体的に _____
　_____
　_____

4ページ

突然の予期せぬ（説明困難な）乳児死亡調査──報告用紙

死亡乳児の食事歴

1 いつ、何時ごろ死亡乳児は最後に、哺乳、食事をとりましたか？
　　＿＿／＿＿／＿＿　　＿＿：＿＿
　　年　月　日　　時間（24時間表記）

2 死亡乳児に最後に食事を与えた人物の氏名は？＿＿＿＿＿＿＿＿＿＿

3 その人物と死亡乳児との関係は？＿＿＿＿＿＿＿＿＿＿

4 死亡前24時間以内の食事や飲料は？

　　　　　　　　　　　　　　　　　　不明　いいえ　はい　　量　　　具体的な製品名など
- a) 母乳（片側/両方、哺乳時間）............□　□　□ ⇒ ＿＿ml　＿＿＿＿＿＿
- b) 粉ミルク（製品名、水一例；はぐくみ、水道水）..□　□　□ ⇒ ＿＿ml　＿＿＿＿＿＿
- c) 牛乳 ....□　□　□ ⇒ ＿＿ml　＿＿＿＿＿＿
- d) 水（ペットボトル、水道水、井戸水等）........□　□　□ ⇒ ＿＿ml　＿＿＿＿＿＿
- e) その他の液体（お茶、ジュース等）............□　□　□ ⇒ ＿＿ml　＿＿＿＿＿＿
- f) 固形物 ....□　□　□ ⇒ ＿＿＿＿＿＿＿＿＿
- g) その他 ....□　□　□ ⇒ ＿＿＿＿＿＿＿＿＿

5 死亡の24時間前までに何か新しい食品を食べましたか？
　　□いいえ　□はい ⇒ 具体的に（内容、量、粉ミルクの変更、離乳食の開始等）
　　＿＿＿＿＿＿＿＿＿＿＿＿＿＿＿＿＿＿＿＿＿＿＿＿
　　＿＿＿＿＿＿＿＿＿＿＿＿＿＿＿＿＿＿＿＿＿＿＿＿
　　＿＿＿＿＿＿＿＿＿＿＿＿＿＿＿＿＿＿＿＿＿＿＿＿

6 死亡児は寝かされる際に哺乳瓶と一緒に置かれましたか？
　　□はい　□いいえ ⇒ 質問 **9** に飛ぶ

7 哺乳瓶には何かで支えをしていましたか？（例：哺乳中に哺乳瓶を固定する器具が使われていた）
　　　　　□はい ⇒ 支えるのに使用されていたものは？＿＿＿＿＿＿＿＿

8 哺乳瓶の中の液体の量はどのくらいでしたか？

9 死亡は何の際に起きた？　□母乳の授乳中　□哺乳瓶での授乳中　□固形物摂取中　□食事中ではなかった

10 その他に、児の死亡に影響した可能性のある何らかの要因、状況、懸念される環境等はありましたか？
　　（例：周囲の喫煙者の存在、拘束具の使用など）
　　□いいえ　□はい ⇒ 具体的には＿＿＿＿＿＿＿＿＿＿＿＿
　　＿＿＿＿＿＿＿＿＿＿＿＿＿＿＿＿＿＿＿＿＿＿＿＿
　　＿＿＿＿＿＿＿＿＿＿＿＿＿＿＿＿＿＿＿＿＿＿＿＿
　　＿＿＿＿＿＿＿＿＿＿＿＿＿＿＿＿＿＿＿＿＿＿＿＿
　　＿＿＿＿＿＿＿＿＿＿＿＿＿＿＿＿＿＿＿＿＿＿＿＿

在胎周生歴

1 死亡児の実母の情報：
　　性　＿＿＿＿＿＿＿＿＿＿　　名　＿＿＿＿＿＿＿＿＿＿
　　旧姓　＿＿＿＿＿＿＿＿＿＿
　　生年月日　＿＿／＿＿／＿＿　　住基番号＃＿＿＿－＿＿＿－＿＿＿
　　　　　　年　月　日
　　現住所　＿＿＿＿＿＿＿＿＿＿＿＿＿＿＿＿＿＿＿＿＿＿＿
　　上記住居にどのぐらいの期間居住していますか？＿＿年　と　＿＿か月　　以前の住所＿＿都道府県＿＿市区町村

2 妊婦健診を初めて受診したのはいつでしたか？
　　＿＿週時　＿＿か月時　□未受診　□不明

3 どこで妊婦健診を受けていましたか？（医師名、医療機関名、住所を記載せよ）
　　医師/健診者氏名　＿＿＿＿＿　　病院/診療所名　＿＿＿＿＿　　電話（＿＿）＿＿＿
　　郵便番号＿＿＿＿　住所＿＿＿＿＿＿＿＿＿

補足 II

在胎周生歴（続き）

4 周産期に母親は医療ケアを受けていましたか？
（例：妊娠高血圧、出血、妊娠糖尿病）
☐ いいえ　☐ はい ⇨ 具体的に _____

5 死亡児の妊娠中に母親は何らかの損傷を負った既往はありますか？（例：自動車事故、転落）
☐ いいえ　☐ はい ⇨ 具体的に _____

6 下記のうち、死亡児の妊娠中に母親が使用したものは？

	不明	いいえ	はい	常用していましたか？		不明	いいえ	はい	常用していましたか？
a) 市販薬	☐	☐	☐	_____	d) タバコ	☐	☐	☐	_____
b) 処方薬	☐	☐	☐	_____	e) アルコール	☐	☐	☐	_____
c) 漢方薬	☐	☐	☐	_____	f) その他	☐	☐	☐	_____

7 最近養育者の中で下記のものを使用していた者はいましたか？

	不明	いいえ	はい	常用していましたか？		不明	いいえ	はい	常用していましたか？
a) 市販薬	☐	☐	☐	_____	d) タバコ	☐	☐	☐	_____
b) 処方薬	☐	☐	☐	_____	e) アルコール	☐	☐	☐	_____
c) 漢方薬	☐	☐	☐	_____	f) その他	☐	☐	☐	_____

死亡現場調査

1 死亡はどこ起こりましたか？ _____

2 そこは現住所でしたか？　☐ はい　☐ いいえ

3 そこは、保育所やその他の子ども保育の場所でしたか？
☐ はい　☐ いいえ ⇨ 質問 **8** へ

4 死亡時に何人の子ども（18歳未満）が保育の場所にいましたか？ _____ 人

5 何人の成人（18歳以上）が子どもの監督を行っていましたか？ _____ 人

6 保育所の認可番号と認可を行った機関は？
認可番号： _____　認可機関： _____

7 保育所の営業時間は？ _____

8 インシデント・死亡のあった場所には何人が生活していますか？
成人の数（18歳以上）： _____ 人　　子どもの数（18歳未満）： _____ 人

9 下記の冷暖房器具のうち使われていたものは？（該当するものをすべてチェック）

☐ セントラルエアコン　☐ ガス暖房　☐ 暖炉　☐ 窓の開放
☐ エアコン　☐ 電気暖房　☐ 石炭暖房　☐ 薪ストーブ
☐ シーリングファン　☐ 電気ヒーター　☐ 灯油ファンヒーター
☐ 扇風機　☐ 電気ベースボードヒーター　☐ その他 ⇨ 具体的に _____
☐ 窓のファン　☐ 電気式天井暖房　☐ 不明

10 子どもが無反応状態で発見された場所の温度はどのように確認していますか？
_____ サーモスタット設定温　_____ サーモスタットの表示確認　_____ 実際に室温測定　_____ 外気温測定

11 死亡があった場所の飲水源は？（該当項目すべてチェック）
☐ 水道水　☐ ペットボトルの水　☐ その他 ⇨ 具体的に _____
☐ 井戸水　☐ 不明

12 死亡があった場所は、下記の項目が認められていましたか？：（該当項目すべてチェック）
☐ 昆虫が多かった　☐ カビが生えていた　☐ 匂いがしていた ⇨ 具体的に _____
☐ タバコ臭かった　☐ ペットがいた　☐ アルコール類が多く保管されていた
☐ Dampness　☐ 塗装がはがれていた　☐ 麻薬用の道具があった
☐ 明らかに水が濁っていた　☐ ネズミや害獣がいた　☐ その他 ⇨ 具体的に _____

13 現場の全般的な外観につき述べてください：（例：散らかっていた、危険であった、人数超過状態であった）
_____
_____

突然の予期せぬ（説明困難な）乳児死亡調査——報告用紙

調査要約

1 現場調査において、児の死亡に影響した可能性のある何らかの要因、状況、懸念される環境等がありますか？

_____

_____

2 到着時刻　警察の現場到着：____：____　死亡調査官の現場到着：____：____　子どもの病院到着：____：____
　　　　　　　　　　　　　　　時間（24時間表記）　　　　　　　　　　時間（24時間表記）　　　　　　　　　時間（24時間表記）

調査者記入欄

遂行した事柄をチェック

- ☐ 他の現場確認（報告書記載）　　☐ 人形を用いた再現　　　　　　☐ 写真やビデオ記録を行い注釈をつけた
- ☐ 検体/資料採取、証拠記録付け　☐ カウンセリング記録の参照　　☐ 救急隊出動記録確認
- ☐ 最近親者への検証結果通知　　　☐ 911通話記録確認

1人以上の人物にインタビューを行っていた場合、情報に異なる点はありますか？

☐ いいえ　☐ はい ⇒ はいの場合、矛盾する情報につき、些細なことであれ記載してください：

_____

_____

_____

調査用略図

1 死亡現場見取図

2 乳児人体略図

7 ページ

補足 II

法医/病理学者との情報共有用サマリー

事例情報

調査者の情報　名前：_____　所属機関：_____　電話番号：_____

調査日時：____/____/____　____:____　　死亡宣告された日時：____/____/____　____:____
　　　　　　年　月　日　時間（24時間表記）　　　　　　　　　　　年　月　日　時間（24時間表記）

死亡乳児情報　　性_____　名_____　　症例番号_____

性：☐ 男　☐ 女　　生年月日 ____/____/____　月齢 ____ か月　　住基ネット番号# _____

人種：☐ 白人　☐ 黒人/アフリカ系　☐ アジア系　☐ インディアン/アラスカ系　☐ ヒスパニック/ラテン系　☐ その他

1　調査によって下記のいずれが該当すると示唆されたかチェックしてください：

はい　いいえ

睡眠環境

- ☐　☐　窒息（例、何かがかぶさった、何かに嵌り込んだ、チョーキング、口鼻異物、頸部圧迫、溺水）
- ☐　☐　睡眠時かけものを成人、他の子ども、ペットと共用していた
- ☐　☐　睡眠環境の変化があった（普段とは違う姿勢、場所、かけもの）
- ☐　☐　高体温/低体温（例：かけものをかけすぎ、着せすぎ/着せなさすぎ、環境温が高すぎ/低すぎ）
- ☐　☐　危険な環境下であった（例：一酸化炭素、NOXガス、化学物質、薬物やその器具）
- ☐　☐　安全ではない睡眠環境（例：ソファー、ウォーターベッド、ぬいぐるみ、枕、柔らかいベッド）

死亡児の病歴

- ☐　☐　食事（例：離乳食の導入等）
- ☐　☐　最近の入院
- ☐　☐　何らかの診断が下されていた
- ☐　☐　ALTEの既往（例：無呼吸、けいれん、呼吸困難）
- ☐　☐　診断はされていないが治療されていた
- ☐　☐　転落やその他の損傷の既往
- ☐　☐　宗教的、文化的、民族的な民間療法

家族情報

- ☐　☐　SIDSを除く自然死（例：先天異常、周産期合併症）
- ☐　☐　以前の同胞の死亡
- ☐　☐　以前に警察やソーシャルサービスの介入歴
- ☐　☐　組織や臓器の提供の申し出
- ☐　☐　剖検の拒否

診察

- ☐　☐　死亡前の挿管管理
- ☐　☐　外傷による死亡、毒物・薬物中毒死

調査者の見解

- ☐　☐　疑わしい状況
- ☐　☐　その他、法医/病理医へ伝えておくべき事項

"はい" の項目があれば、各々につき詳記してください：

_____
_____
_____
_____
_____
_____
_____

法医/病理医の情報

2　法医/病理医の情報：

名前 _____　所属機関 _____

電話番号 (_____)_____-_____　Fax (_____)_____-_____

8 ページ

補足Ⅲ：小児の司法解剖ガイドライン

はじめに

　SUID/SUDC（突然の予期せぬ乳児／幼小児死亡）事例に対し、司法医学的調査をどこまで、どの程度行うのかに関しては、世界的に一定の基準がなく極めて多様性があるのが実情である。南オーストラリア州の監察医事務局からの要請に応じ、監察医が関与することとなった乳幼児の死亡事例の調査や評価を行うため、1999年にアデレード市に法医学部門が設立された。人口約160万人の南オーストラリア州では、法医学部門は州の監察医と協力関係のもと剖検を実施しているが、州内の成人の司法解剖の95％、ならびにすべての小児の司法解剖は、この法医学部門で実施されている。

　法医学部門の設置により、SUID/SUDC事例は個々の機関で別々に対応すべきではないということが広く認識されてきた。以下に、このような事例をワンストップセンターで対応する際のプロトコルを、テンプレートとともに提示した。

　この調査プロトコルは、
　（1）SUIDI報告様式（補足Ⅱ参照）
　（2）国際標準化剖検プロトコル（補足Ⅳ参照）
をもとに、修正を加え作成したものである。

　その他にも周産期・小児の剖検ガイドラインにつき記した文献が存在しているので参照いただきたい[1]。

　法医学者のピアレビューの役割を果たす意味でも、小児法医学者と司法小児科医（子ども虐待専門医）の協力のもと、南オーストラリア州の法医学部門の下部に小児の司法解剖事例の登録検証委員会が設置され、定期的に委員会が開催されている。この委員会はプロトコル実施上の問題、公衆衛生上の問題、子どもの安全環境に関する問題、個々の事例の診断に関する問題、などの特定の問題についてシステマチックに検証を行う機会となっている。

突然の予期せぬ乳児／幼小児死亡事例

明らかに疑わしい事例

　現場に臨場した警察官と電話で協議を行った後、病院の中で死亡した事例でない限りは、通常法医学者は原則として現場に出向く必要がある。現場で法医学者は、鑑識課の警察官や捜査一課の警察官（私服刑事）や制服警察官と連携して対応を行うこととなる。まずは体表観察を行い、損傷の有無や損傷があった場合には、その性質につき暫定的に評価し、あわせて死因や死亡時刻を暫定的に評価する。

その他のすべての事例

　警察官と連携の上、現場もしくは最初に運ばれた便宜的な安置所で、体表診察を行う。剖検に先立ち、遺体が移動されていた可能性や、事前に投与された薬剤の有無や内容についてや、哺乳瓶のあった場所について、警察官に確認をしたり、安置所での診察をビデオに収めるのかについての協議を行う必要がある。

すべての事例

　すべての事例において、以下の詳細について確認を行う必要がある。

- 死亡状況と、死亡する前24時間以内に乳児に起こったあらゆる出来事
- 現病歴と既往歴（特に、蘇生時の状況について）
- 処方されていた薬剤、ならびに現場で発見されたあらゆる薬剤
- 睡眠環境の詳細
- 死亡児の生前の発達状況
- 基礎疾患の有無や、最近の何らかの疾病に罹患したのか否か
- 保健所の健診記録
- その他、臨場した警察官が疑義に感じた事柄すべ

他機関職員との接触

以下の人物と接触し情報を得る。

- 病院や児童相談所がさらなる情報を有していないかどうか、病院職員や児童相談所職員と接触を図り、確認する。剖検時の損傷評価を行う上で、必要時には病院職員や児童相談所職員に立ち会いを依頼することもありうる
- 特に死亡児の同胞など、他の小児の安全に対する懸念が家庭内にある場合、さらなる背景情報取得のため、地域の虐待通告センターとの接触を図る
- 地域の「SIDS親の会」などの支援者が立ち会っている場合、その人物から追加の情報入手を試みる
- さらなる現場情報の入手が必要であれば、救急隊職員との接触を図る
- さらなる医療情報入手の必要があれば、地域の医療者／看護スタッフとの接触を図る
- 剖検の際には、ケースディスカッションを行うために、可能であれば地域の子ども病院の病理医に立ち会いを依頼する

体表診察

詳細な体表診察を行い、虐待による損傷やネグレクトによる所見の有無につき確認を行う。四肢欠損、腫脹／浮腫、挫傷、裂傷、熱傷、擦過傷、点状出血（含、結膜の点状出血）などについて確認し、記載を行う。外耳道ならびに鼻中隔については、耳鼻科用スコープを用いるとよい。外性器肛門部／直腸の異常所見の有無についても記載し、深部体温の測定を行う。手掌／足底の熱傷や損傷の確認も忘れずに行う。

レントゲン撮影

剖検に先立ち、小児病院の放射線部門で全身骨のレントゲン撮影を実施する。小児放射線科医の読影レポートを入手し、損傷が認められた場合には法医学センターへ、遺体とともにその画像を持ち帰る（全身骨レントゲン撮影は2歳未満児では全例必須である。それ以上の年齢の子どもであれば、病歴、状況、体表診察結果に基づいて、実施の有無を検討する）。

写真撮影

剖検時の写真撮影だけではなく、剖検前の体表診察時にもすべての過程で、所見が陰性であれ陽性であれ、写真撮影を行う。写真撮影は、体の正面／背面、顔面（近接）、結膜（必要時には眼瞼を翻転させて撮影）、口唇の裏側を含む口腔、皮膚切開した頸部・胸部・腹部・背部・殿部に加え、胸腔・腹腔、頭蓋腔を各臓器が存在している状態（自然位）のまま、ならびに各臓器を摘除した状態で、撮影する。

剖検プロトコル

修正国際標準化プロトコルに準じて、3つの体腔（頭蓋腔、胸腔、腹腔）、軟部組織、四肢の剖検検索を行う。

ルーチンの組織採取

ボックス1を参照のこと。

- 薬毒物検査のために、腸骨静脈から末梢血を採取する。処方薬、違法薬物、アルコールを含めた薬毒物検査を行う。乳児の場合には末梢血からの採取が困難であり、心臓血を用いた検査しかしえない場合も少なくない
- 薬毒物検査を行うため、採取可能であれば尿検体を採取する
- 薬毒物検査を行うため、肝臓組織を採取する
- 心房中隔を熱したヘラで焼くかイソプロピルアルコールで洗浄した後に、心臓血を採取し、以下の検体採取を行う
  - 血液培養（好気性菌培養、嫌気性菌培養の両方実施）
  - 必要時にはDNA検査用の検体採取も行う

その他の組織

- 微生物学的検索のため、脳脊髄液を採取する（脳切除の前に、下部脊髄の腹側からアプローチし、採取する）
- 微生物的検索のため肺、脾臓の表面擦過検体を採取する
- ウイルス学的検索のため、心臓の組織採取を行う
- 代謝スクリーニング検査のため、ろ紙血採取を行う
- 代謝スクリーニング検査のため、硝子体液、肝臓組織の採取を行う

ボックス1　SUID（突然の予期せぬ乳児死亡）事例のチェックリスト

事例番号　　　　　　　　　　　　　　　　　日付

同席者　　　　　　　　　　　　　　　　　　[ ]
1. 警察官　　　　　　　　　　　　　　　　[ ]
2. 検視官　　　　　　　　　　　　　　　　[ ]
3. 子ども虐待専門医　　　　　　　　　　　[ ]
4. 小児法医学者　　　　　　　　　　　　　[ ]
5. その他（具体的に）　　　　　　　　　　[ ]

サンプル　　　　　　　　　　　　　　　　　[ ]
1. 血液/尿/肝臓―薬毒物スクリーニング検査用　[ ]
2. 血液/髄液―培養検査用　　　　　　　　　[ ]
3. 肺/脾臓のスワブ検体―培養検査用　　　　[ ]
4. 血液/硝子体液/肝臓/皮膚―代謝疾患検査用　[ ]
5. 血液―DNA検査用　　　　　　　　　　　 [ ]
6. 心筋組織―ウイルス検査用　　　　　　　 [ ]
7. 硝子体液―電解質測定用　　　　　　　　 [ ]
8. 肝臓/血液/腸内容物（必要時　−20℃で保存）[ ]
9. 検体保存：
　　血液（ろ紙血）　　　　　　　　　　　　[ ]
　　尿（必要時）　　　　　　　　　　　　　[ ]
　　毛髪（必要時）　　　　　　　　　　　　[ ]

検体組織
1. 脳―神経病理的評価　　　　　　　　　　　[ ]
2. 脊髄―神経学的評価　　　　　　　　　　　[ ]
3. 眼球（必要時）　　　　　　　　　　　　　[ ]

写真　　　　　　　　　　　　　　　　　　　[ ]
1. 正面、背面、顔面　　　　　　　　　　　　[ ]
2. 眼・口　　　　　　　　　　　　　　　　　[ ]
3. 皮膚軟部組織（切開した写真も撮影）　　　[ ]
4. 体腔　　　　　　　　　　　　　　　　　　[ ]
5. その他　　　　　　　　　　　　　　　　　[ ]

各関係機関/関係者の電場番号
　法医学教室受付　　　　　　　　　　　　　[ ]
　警察署　　　　　　　　　　　　　　　　　[ ]
　子ども虐待専門医　　　　　　　　　　　　[ ]
　子ども虐待通告窓口/犯罪被害者支援団体　　[ ]
　小児法医学者　　　　　　　　　　　　　　[ ]
　SIDS学会　　　　　　　　　　　　　　　　[ ]
　救急隊事務局　　　　　　　　　　　　　　[ ]

- 採取したあらゆる血液は遠心分離し−20℃で保存する。肝臓組織や腸内容物も−20℃で保管しておく
- 病院で採取されていた血液やその他の体液検体があれば、監察医の責任のもと入手し保管する

剖検時に通常のマクロ/ミクロ剖検に加えて実施すべき事柄

- 頂踵長、頭殿長、頭囲の測定（剖検報告書には月齢に応じた標準値からの標準偏差も記載する）、ならびに胸囲、腹壁の皮脂厚、大泉門の最大長の測定

- 頸部、胸壁、腹部、背部の皮膚軟部組織の層別切開を行う。挫傷を認めていた児の場合、殿部ならびに可能であれば下肢背側の切開も行う（切開部位はすべて写真撮影を行う）

- 臓器の摘除、特に心臓の動脈と静脈を含めた一塊摘除を行う前に、各臓器が存在している状態（自然位）での評価を行う。頭蓋冠は剖検助手が取り除いてもよいが、脳の摘除は法医学者が実施、もしくは法医学者の監督のもと実施する

- 胸腺、副腎、脾臓、膵臓を含めたすべての臓器は詳細に観察し、その後に重量測定を行う。肺、腎臓は左右それぞれ別々に計測を行う。年齢別の正常臓器重量は補足VIを参照（剖検報告書には月齢/年齢別の正常臓器重量からの標準偏差も記載する）。

- すべてのSUID/SUDC事例において、脳組織は地域の神経病理学者のもとで専門的評価を行い、組織標本を作成し、βアミロイド前駆体タンパク質染色をはじめとした染色を行う。病歴に疑義があったり、虐待による頭部外傷の可能性がある場合には、脊髄に関しても同様の対応を行う。このような事例の場合、眼球の摘除も行い、病理組織学的標本を作成し、ヘモジデリン検出のための組織染色を行う

- 異常を認めたあらゆる臓器に加え、心臓（2箇所）、肺（5箇所）、腎臓（2箇所）、副腎（2箇所）、下垂体、胸腺、顎下腺、扁桃、甲状腺（隣接する気管と食道を含めて）、肋骨（骨髄、成長板を含めて）、肝臓、胃、食道、小腸、大腸、虫垂、脾臓、膵臓、腸間膜の脂肪組織およびリンパ節、膀胱、性腺、子宮を含めて、病理組織学的検索のための切片を作成する。脳は、前頭葉、側脳室前角近傍の半卵円中心、脳梁と傍矢状白質、基底核、海馬、後頭葉、中脳、橋、小脳歯状核、延髄を含めて、病理組織学的検索のための切片を作成する。肺の代表的部位の組織切片もまた、ヘモジデリン検出のための組織

補足III

染色を行う
- 臓器ごとに、必要時には培養検査を行う。中耳に滲出液が認められた場合に、スワブ検体を採取し、培養検査を行う

組織保存

さらに各臓器の専門家へ臓器検索を依頼するために、脳、脊髄、眼、心臓など包括的な臓器保存を行う（南オーストラリア州の場合、検死官による特別許可が必要である）。

特殊な状況について
虐待による損傷

補足VIIIも参照のこと。
- 咬傷が認められた場合、DNA採取のためのスワブ検体採取、写真撮影、法歯学者による診察を行う
- 手指圧痕や手掌痕が認められた場合、DNA採取のためのスワブ検体採取を行う
- 性虐待事例（含、疑い事例）の場合、地域の子どもの権利擁護センターと協働し、写真撮影、ビデオコルポスコープ撮影、精子採取／培養検査のために外性器肛門部位、口腔、咽頭からのスワブ検体採取を行う
- 剖検時に発見した骨折部位、もしくはレントゲン上で確認された骨折部位の切除を行い、脱灰所見を含めた病理組織学的評価を行う
- 挫傷、熱傷を含む皮膚損傷部位は切除の上、ヘモジデリン検出のための組織染色を含めて病理組織学的検討を行う
- 将来のDNA採取に備えて、必要時には指爪ならびに毛髪の採取を行う

代謝疾患

補足IXも参照のこと。

事例の検討と検体の受け渡しのために、地域の小児代謝学専門医に、可能な限りすみやかに連絡をとる。代謝疾患が疑われる場合、剖検は可及的すみやかに実施する必要がある。組織検体採取を行う際には下記の検体を含めて実施する。

- 線維芽細胞培養のために、アルコールでの擦過消毒を行った後、無菌的に皮膚採取を行う。提出する際には凍結検体ではなく、新鮮採取検体を提出する
- 肝臓、骨格筋、心臓、脳の新鮮採取検体は、液体窒素で瞬間冷却し、保存する
- 尿
- 血液
- 硝子体液

すべての検体は最適な条件下で検査・保存がなされるように、すみやかに代謝検査ラボに提出する。

胃腸炎／心不全／脱水

以下の組織を含めて検体採取を行う。
- 便培養
- 電解質測定のための硝子体液

参考文献

1. Bove, K. E. and the Autopsy Committee of the College of American Pathologists (1997). Practice guidelines for autopsy pathology: the perinatal and pediatric autopsy. *Archives of Pathology and Laboratory Medicine*, **121**, 368–76.

補足Ⅳ：剖検に関する国際標準プロトコル

　SUID（突然の予期せぬ乳児死亡）事例に対しての国際標準化剖検プロトコルは、剖検の実践と診断の国際標準化を目的とした初の試みである。本プロトコルは、1990年代に国際SIDS学会とNICHDが合同で設立した専門調査委員会により開発された［1, 2］。本プロトコルは、
- 剖検の実践を改善し、診断の精度を向上する
- 臨床上得られた病歴情報や死亡現場検証で得られた情報を提供し、剖検時に参照する
- 将来的に乳児死亡率を減らすための取り組みを促進する、ならびに各研究間での死亡率の比較をより意義のあるものにする
- SUID事例に対しての研究の質を改善する

ことを目指し作成されたものである

　このプロトコルは、米国監察医検視官協会（NAME: National Association of Medical Examiners）と米国小児病理学会（SPP: Society for Pediatric Pathology）により承認されており、多くの国々で使用されている。

SUID事例に対する国際標準化剖検プロトコル

死亡児氏名　　　　　　　　　　事例番号
年齢／性別　　　　　人種
生年月日　　　　　　死亡年月日／死亡時刻
剖検開始日／時刻　　剖検執刀医
国／地域　　　　　　国籍

最終剖検診断
各種培養結果：
薬毒物スクリーニング結果：
生化学的検査結果：
　　　　　　　剖検執刀医 ＿＿＿＿＿＿

死亡児氏名　　　　　　＿＿＿＿＿＿
事例番号　　　　　　　＿＿＿＿＿＿
剖検実施場所　　　　　＿＿＿＿＿＿
剖検執刀医　　　　　　＿＿＿＿＿＿

培養検査　実施日時
剖検前に実施

ウイルス――気道、便	実施・未実施
細菌――血液、髄液	実施・未実施
真菌――必要時適宜	実施・未実施
抗酸菌――必要時適宜	実施・未実施

剖検中に実施

細菌――肝臓、肺、心筋	実施・未実施
ウイルス――肝臓、心筋	実施・未実施

写真撮影
名前・事例番号・実施場所・実施日時を記録
肉眼的な異常を認める部位には必ず実施

色調補正つき定規を添えて撮影	実施・未実施
複数の方向から全身各部位を撮影	実施・未実施

レントゲン撮影

全身骨スクリーニング撮影	実施・未実施
胸部や損傷疑い部位の複数枚撮影	実施・未実施

体表観察
観察実施日時を記録
性別（男・女）
人種（白人・黒人・アジア／アラブ系・太平洋諸島系・ヒスパニック系・その他：具体的に）
死後硬直：部位につき記載
死斑：部位につき記載。固定の有無も記載

補足IV

重量・サイズの測定

体重	g
頂踵長	cm
頭殿長	cm
前後径	cm
乳首レベルでの胸囲	cm
臍レベルでの腹囲	cm

死亡児氏名	_____
事例番号	_____
剖検実施場所	_____
剖検執刀医	_____

全身状態／発達

発達	正常・異常・未診察
栄養状態	正常・るい痩・肥満
外観	正常・脱水あり・浮腫あり・蒼白

頭部

頭部形状	正常・異常・未診察
頭皮・毛髪	正常・異常・未診察
骨密度	正常・異常・未診察
その他（　　）	正常・異常・未診察

損傷所見

挫傷	あり・なし・未診察
裂傷	あり・なし・未診察
擦過傷	あり・なし・未診察
熱傷	あり・なし・未診察
その他（　　）	あり・なし・未診察

外科手術歴

手術痕	あり・なし・未診察
その他（　　）	あり・なし・未診察

心肺蘇生実施証拠所見

フェイスマスク痕	あり・なし・未診察
口唇裂傷	あり・なし・未診察
胸部斑状出血	あり・なし・未診察
心電図モニターパッド痕	あり・なし・未診察
除細動痕	あり・なし・未診察
静脈穿刺痕	あり・なし・未診察
その他（　　）	あり・なし・未診察

先天奇形 あり・なし・未診察

外表奇形 あり・なし・未診察

表皮異常

黄疸	あり・なし・未診察
点状出血	あり・なし・未診察
紅斑	あり・なし・未診察
咬傷	あり・なし・未診察
その他の異常（　　）	あり・なし・未診察

眼（必要時、摘除）			
瞳孔色	茶・青・緑・榛		
白内障	あり・なし・未診察		
位置異常	あり・なし・未診察		
黄疸	あり・なし・未診察		
結膜異常	あり・なし・未診察		
点状出血	あり・なし・未診察		
その他の異常（　　）	あり・なし・未診察		

耳

耳介低位	あり・なし・未診察
回転耳介	あり・なし・未診察
その他の異常（　　）	あり・なし・未診察

鼻

分泌物 （認めた場合、性状を記載）	あり（性状：　　　　）・ なし・未診察
形態異常	あり・なし・未診察
鼻中隔湾曲	あり・なし・未診察
右後鼻孔閉鎖症	あり・なし・未診察
左後鼻孔閉鎖症	あり・なし・未診察
その他の異常（　　）	あり・なし・未診察

口

分泌物 （認めた場合、性状を記載）	あり（性状：　　　　）・ なし・未診察
口唇小帯異常	あり・なし・未診察
歯牙萌出	あり・なし・未診察
上歯列数　　本	
下歯列数　　本	

舌

巨舌	あり・なし・未診察
舌小帯異常	あり・なし・未診察
その他の異常（　　）	あり・なし・未診察

口蓋

口蓋裂	あり・なし・未診察
高口蓋	あり・なし・未診察
その他の異常（　　）	あり・なし・未診察

下顎

小顎症	あり・なし・未診察
その他の異常（　　）	あり・なし・未診察

頸部

頸部形態異常	あり・なし・未診察

胸部

胸部形態異常	あり・なし・未診察

腹部

腹部膨満	あり・なし・未診察
臍部形態異常	あり・なし・未診察
ヘルニア	あり・なし・未診察
その他の異常（　　）	あり・なし・未診察

外性器

外性器異常	あり・なし・未診察

肛門

肛門部異常	あり・なし・未診察

四肢

四肢異常	あり・なし・未診察

内部臓器診察

臍部皮下脂肪厚1cm以下	はい・いいえ・未診察
皮下気腫	あり・なし・未診察
内臓逆位	あり・なし・未診察

胸膜腔

異常所見	あり・なし・未診察
胸水 （認めた場合、性状を記載）	あり（性状：　　　　）・ 　右　　ml 　左　　ml なし・未診察

心膜腔

異常所見	あり・なし・未診察
心膜腔の水分貯留 （認めた場合、性状を記載）	あり（性状：　　　　）・ 　　ml なし・未診察
その他の異常（　　）	

腹膜腔

異常所見	あり・なし・未診察
腹水 （認めた場合、性状を記載）	あり（性状：　　　　）・ 　　ml なし・未診察

後腹膜

異常所見	あり・なし・未診察

点状出血（認めた場合、腹側か背側か記載）

壁側胸膜

右	あり（背側・腹側）・なし・ 未診察
左	あり（背側・腹側）・なし・ 未診察

臓側胸膜			胃内容物	あり・なし・未診察
右	あり（背側・腹側）・なし・未診察		炎症所見	あり・なし・未診察
左	あり（背側・腹側）・なし・未診察		**肺**	
心膜	あり（背側・腹側）・なし・未診察		重量	
心外膜	あり（背側・腹側）・なし・未診察		右	g
胸膜	あり（背側・腹側）・なし・未診察		左	g
壁側腹膜	あり（背側・腹側）・なし・未診察		異常所見	
臓側腹膜	あり（背側・腹側）・なし・未診察		うっ血（認めた場合、部位・重症度につき記載）	あり（部位：　　重症度：　）・なし・未診察
上気道閉塞			出血（認めた場合、部位・重症度につき記載）	あり（部位：　　重症度：　）・なし・未診察
異物	あり・なし・未診察		浮腫（認めた場合、部位・重症度につき記載）	あり（部位：　　重症度：　）・なし・未診察
粘液栓	あり・なし・未診察		肺硬変（認めた場合、部位・重症度につき記載）	あり（部位：　　重症度：　）・なし・未診察
その他（　　）	あり・なし・未診察		先天奇形	あり・なし・未診察
頸部軟部組織出血	あり・なし・未診察		肺動脈奇形	あり・なし・未診察
舌骨			肺血栓塞栓	あり・なし・未診察
異常所見	あり・なし・未診察		**胸膜**	
胸腺			異常所見	あり・なし・未診察
重量	g		**肋骨**	
萎縮	あり・なし・未診察		異常所見	あり・なし・未診察
その他の異常（　　）	あり・なし・未診察		骨折	あり・なし・未診察
喉頭蓋			出血	あり・なし・未診察
異常所見	あり・なし・未診察		仮骨形成	あり・なし・未診察
喉頭			**横隔膜**	
異常所見	あり・なし・未診察		異常所見	あり・なし・未診察
内腔狭窄	あり・なし・未診察		**心臓脈管系**	
気管			心臓重量	g
異常所見	あり・なし・未診察		左心室厚	cm
狭窄	あり・なし・未診察		右心室厚	cm
浸出液による閉塞	あり・なし・未診察		心室中隔最大厚	cm
胃内容物の誤嚥	あり・なし・未診察		僧帽弁周囲径	cm
挿管チューブ先端部付近の異常	あり・なし・未診察		大動脈弁周囲径	cm
気管分岐部			三尖弁周囲径	cm
異常所見	あり・なし・未診察		肺動脈弁周囲径	cm
浮腫液	あり・なし・未診察		心筋異常	あり・なし・未診察
粘液栓	あり・なし・未診察		心室流入出路狭小化	あり・なし・未診察
			弁疣贅／血栓	あり・なし・未診察
			大動脈狭窄	あり・なし・未診察
			動脈管開存	あり・なし・未診察

房室内血液	液体状・血餅状	
先天性心疾患		
心房中隔欠損	あり・なし・未診察	
心室中隔欠損	あり・なし・未診察	
肺静脈還流異常	あり・なし・未診察	
その他（　　）	あり・なし・未診察	
心カテーテル先端部付近の異常	あり・なし・未診察	
閉塞性静脈血栓（認めたら、部位も記載）	あり（部位：　　）・なし・未診察	
その他の異常（　　）	あり・なし・未診察	
食道		
異常所見	あり・なし・未診察	
胃		
異常所見	あり・なし・未診察	
胃内容物（認めたら、内容と量につき記載）	あり（内容：　　）・量：　　ml　なし・未診察	
小腸		
異常所見	あり・なし・未診察	
出血	あり・なし・未診察	
捻転	あり・なし・未診察	
内容物（内容につき記載）	あり（内容：　　）・なし・未診察	
大腸		
異常所見	あり・なし・未診察	
うっ血	あり・なし・未診察	
出血	あり・なし・未診察	
内容物（内容につき記載）	あり（内容：　　）・なし・未診察	
虫垂		
異常所見	あり・なし・未診察	
腸間膜		
異常所見	あり・なし・未診察	
肝臓		
異常所見	あり・なし・未診察	
重量	g	
胆嚢		
異常所見	あり・なし・未診察	
膵臓		
異常所見	あり・なし・未診察	

脾臓		
異常所見	あり・なし・未診察	
重量	g	
腎臓		
異常所見	あり・なし・未診察	
重量		
右	g	
左	g	
尿管		
異常所見	あり・なし・未診察	
膀胱		
異常所見	あり内容（　　）・ml　なし・未診察	
前立腺		
異常所見	あり・なし・未診察	
子宮、卵管、卵巣		
異常所見	あり・なし・未診察	
甲状腺		
異常所見	あり・なし・未診察	
副腎		
異常所見	あり・なし・未診察	
重量		
右	g	
左	g	
下垂体		
異常所見	あり・なし・未診察	
その他内部臓器の先天奇形	あり・なし・未診察	
中枢神経系		
全脳重量		
固定前	g	
固定後	g	
小脳脳幹部		
固定前	g	
固定後	g	
損傷所見	あり・なし・未診察	
頭皮異常	あり・なし・未診察	
帽状腱膜異常	あり・なし・未診察	
頭蓋骨骨折	あり・なし・未診察	
大泉門異常	あり・なし・未診察	

補足IV

頭囲異常	あり・なし・未診察
頭蓋冠異常	あり・なし・未診察
頭蓋縫合異常	
早期癒合	あり・なし・未診察
オーバーラップ	あり・なし・未診察
離開	あり・なし・未診察
頭蓋底異常	あり・なし・未診察
頭蓋骨形態異常	あり・なし・未診察
中耳異常	あり・なし・未診察
大後頭孔異常	あり・なし・未診察
出血（認めた場合、およその出血量）	
硬膜外	あり（　　ml）・なし・未診察
硬膜	あり（　　ml）・なし・未診察
硬膜下	あり（　　ml）・なし・未診察
くも膜	あり（　　ml）・なし・未診察
大脳間裂	あり（　　ml）・なし・未診察
小脳	あり（　　ml）・なし・未診察
脳幹	あり（　　ml）・なし・未診察
脊髄	あり（　　ml）・なし・未診察
脳室内	あり（　　ml）・なし・未診察
その他	あり（　　ml）・なし・未診察
硬膜裂傷	あり・なし・未診察
静脈洞血栓	あり・なし・未診察

脳──外表異常があれば脳切開前に評価

形態異常	あり・なし・未診察
水頭症	あり・なし・未診察
脳回パターン異常	あり・なし・未診察
脳浮腫	あり・なし・未診察
脳ヘルニア	あり・なし・未診察
鉤回異常	あり・なし・未診察
小脳扁桃異常	あり・なし・未診察
小脳扁桃壊死	あり・なし・未診察
脳軟膜浸出液（ありの場合、培養を実施のこと）	あり・なし・未診察
脳挫傷	あり・なし・未診察
脳奇形	あり・なし・未診察
脳神経異常	あり・なし・未診察
Willis動脈輪異常	あり・なし・未診察
脳室輪郭異常	あり・なし・未診察
脳梗塞	あり・なし・未診察
剪断裂傷	あり・なし・未診察
その他の異常	あり（　　）・なし・未診察

脊髄

炎症	あり・なし・未診察
挫傷	あり・なし・未診察
奇形やその他の異常	あり・なし・未診察

死亡児氏名　　　_____

事例番号　　　　_____

剖検実施場所　　_____

剖検執刀医　　　_____

必須切開組織

皮膚（所見を認めた場合）	実施・未実施
胸腺	実施・未実施
リンパ節	実施・未実施
喉頭蓋（縦切開）	実施・未実施
喉頭──声門上部（横切開）	実施・未実施
喉頭──声門部（横切開）	実施・未実施
気管──甲状腺レベル（横切開）	実施・未実施
気管──気管竜骨レベル（横切開）	実施・未実施
肺──すべての肺葉	実施・未実施
横隔膜	実施・未実施
心臓──心房ならびに心室	実施・未実施
食道──遠位端から3cm部位で切除	実施・未実施
回腸末端	実施・未実施
直腸	実施・未実施
肝臓	実施・未実施
十二指腸と膵臓（一塊摘除）	実施・未実施
脾臓	実施・未実施
被膜とともに腎臓を摘除	実施・未実施
副腎	実施・未実施
肋骨軟骨接合部と肋骨（一塊摘除）	実施・未実施
顎下腺	実施・未実施
頸髄	実施・未実施
延髄吻側接合部	実施・未実施
中脳	実施・未実施
海馬	実施・未実施
前頭葉	実施・未実施
小脳	実施・未実施
脈絡叢	実施・未実施

オイルレッド・オー染色（脂肪染色）：必要時

心臓	実施・未実施
肝臓	実施・未実施
筋肉	実施・未実施

顕微鏡検査（必要時）

声門上部軟部組織	実施・未実施
肺門部	実施・未実施
膵尾部	実施・未実施
腸間膜	実施・未実施
胃	実施・未実施
大腸	実施・未実施
盲腸	実施・未実施
精巣もしくは卵巣	実施・未実施
膀胱	実施・未実施
腰筋	実施・未実施
口蓋扁桃	実施・未実施
大脳基底核	実施・未実施

代謝疾患検査用検体採取──全例でろ紙に保存

全血──1滴	実施・未実施
尿──1滴	実施・未実施
毛髪──ろ紙に貼付	実施・未実施

薬毒物検査・電解質検査用検体保存──1年間保存

全血──−70℃と＋4℃で保存	実施・未実施
肝臓──100gを−70℃で保存	実施・未実施
前頭葉──−70℃で保存	実施・未実施
尿──−70℃で保存	実施・未実施
胆汁	実施・未実施
硝子体液	実施・未実施
血清	実施・未実施
腸内容液	実施・未実施

最低限、以下の薬物検査を実施

コカインとその代謝物	実施・未実施
モルヒネとその代謝物	実施・未実施
アンフェタミンとその代謝物	実施・未実施
エタノールと揮発性物質	実施・未実施
病歴・所見から疑われる他の薬物	実施・未実施

補足 IV

組織の凍結保存　−70℃

肺	実施・未実施
心臓	実施・未実施
肝臓	実施・未実施
リンパ節	実施・未実施

参考文献

1. Krous, H. (1995). An international standardised autopsy protocol for sudden unexpected infant death. In *Sudden Infant Death Syndrome: New Trends in the Nineties*, ed. T. O. Rognum. Oslo: Scandinavian University Press, pp. 81–95.

2. Krous, H. F. & Byard, R. W. (2001). International standardized autopsy protocol for sudden unexpected infant death. In *Sudden Infant Death Syndrome: Problems, Progress and Possibilities*, ed. R. W. Byard & H. F. Krous. London: Edward Arnold, pp. 319–33.

補足Ⅴ-1：CDC作成の成長曲線

(http://www.cdc.gov/growthcharts より引用)

CDCの成長曲線：米国

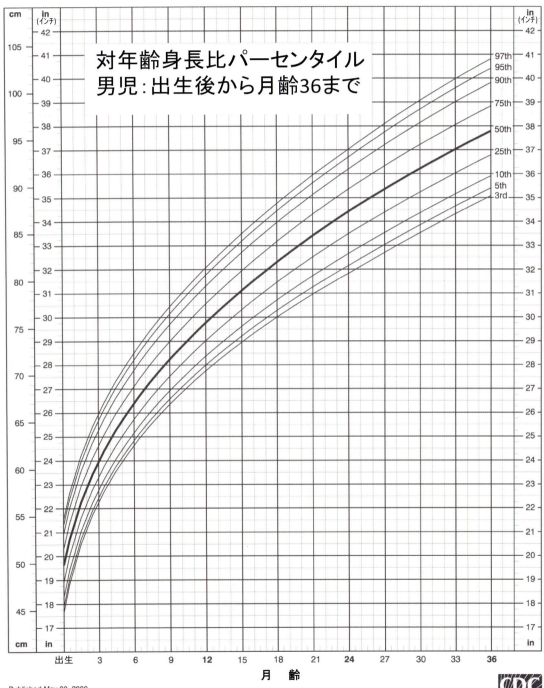

CDCの成長曲線：米国

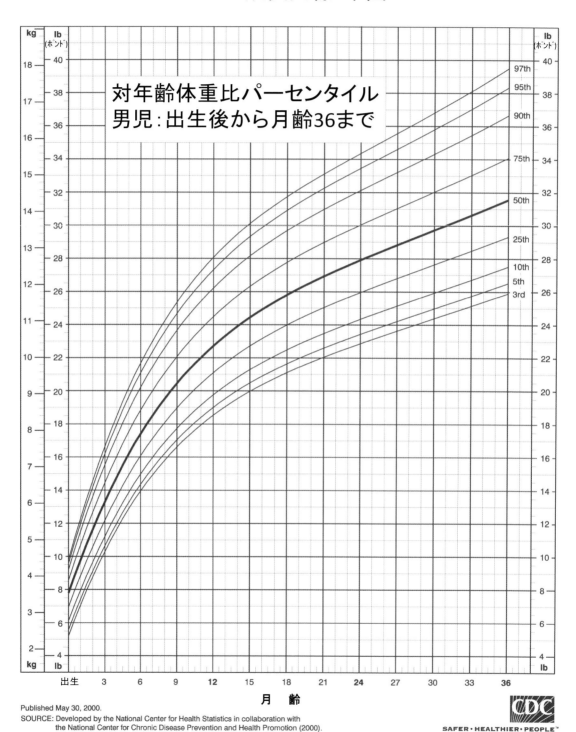

CDC 作成の成長曲線

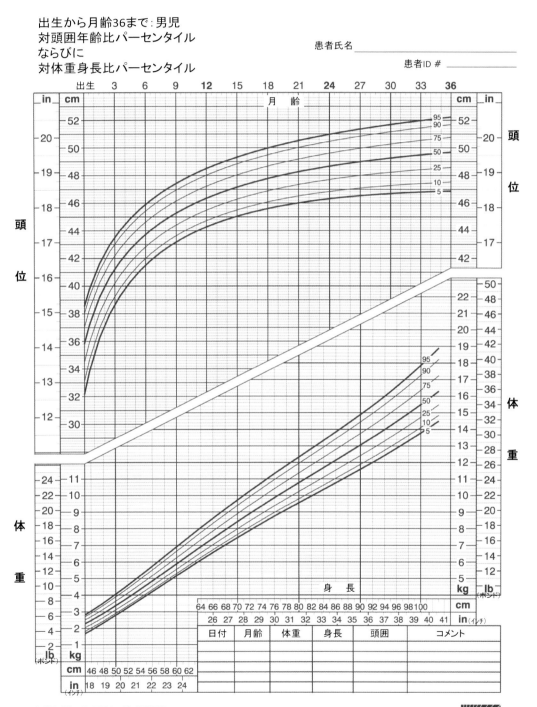

出生から月齢36まで：男児
対頭囲年齢比パーセンタイル
ならびに
対体重身長比パーセンタイル

847

CDCの成長曲線：米国

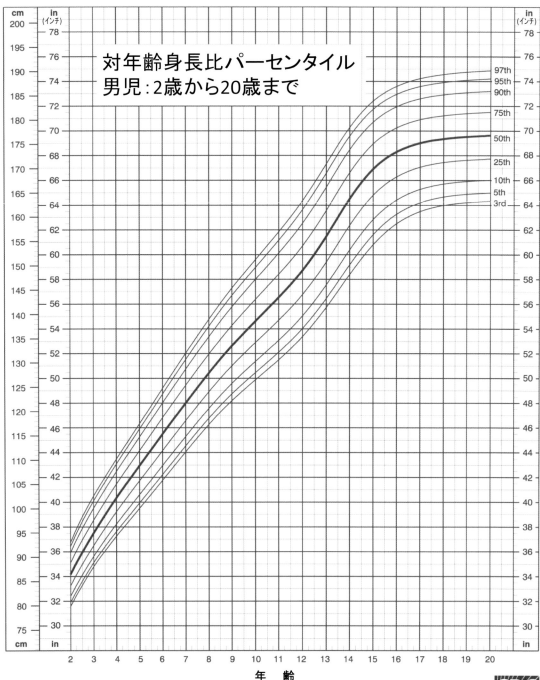

対年齢身長比パーセンタイル
男児：2歳から20歳まで

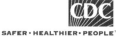

CDCの成長曲線：米国

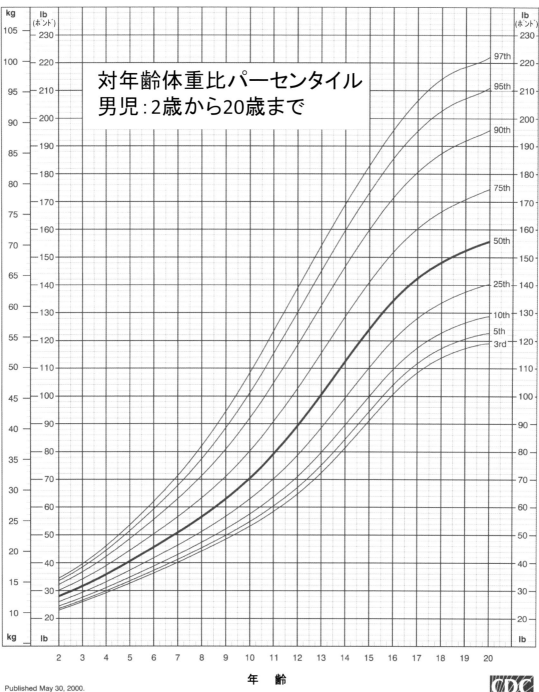

対年齢体重比パーセンタイル
男児：2歳から20歳まで

補足 V-1

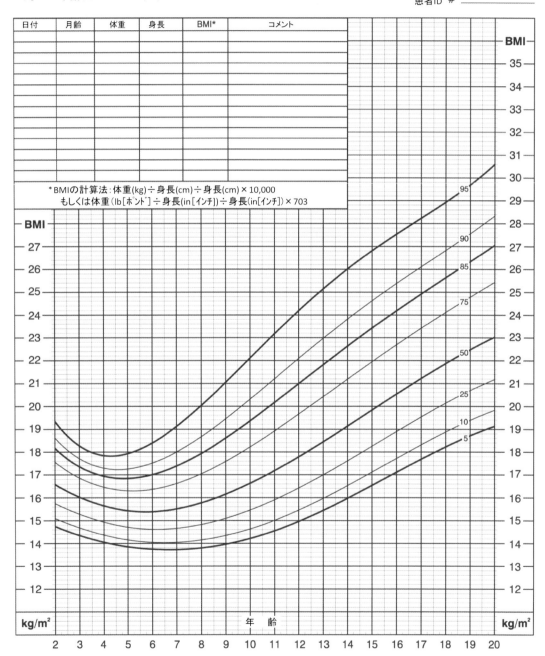

CDCの成長曲線：米国

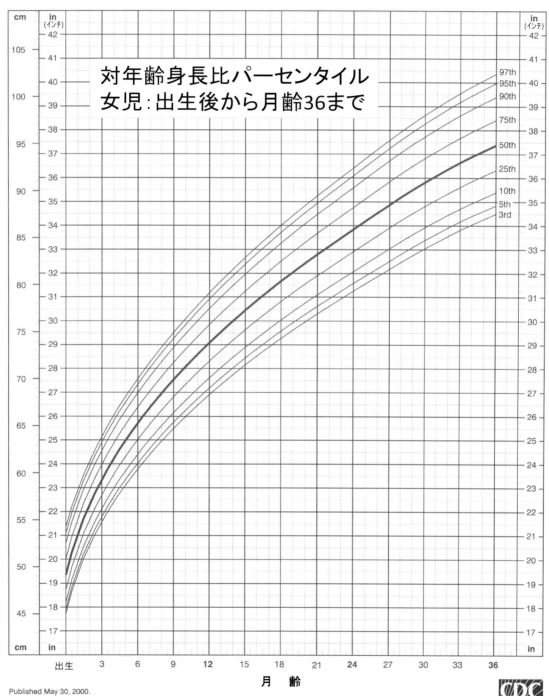

対年齢身長比パーセンタイル
女児：出生後から月齢36まで

Published May 30, 2000.
SOURCE: Developed by the National Center for Health Statistics in collaboration with
the National Center for Chronic Disease Prevention and Health Promotion (2000).

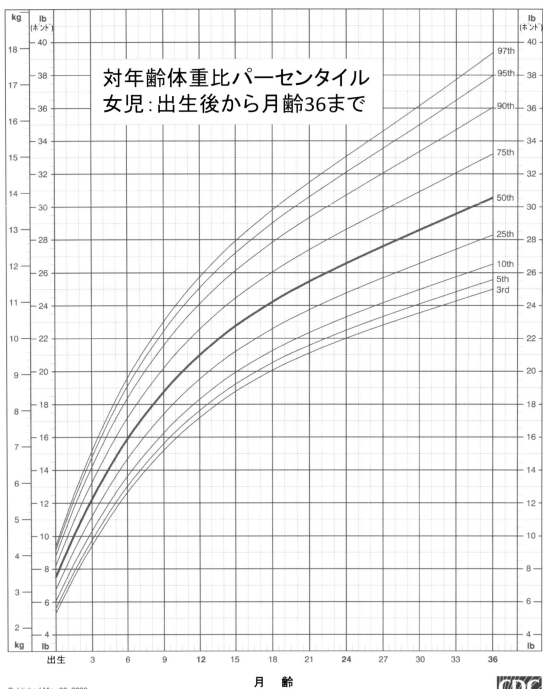

CDC 作成の成長曲線

出生から月齢36まで：女児
対頭囲年齢比パーセンタイル
ならびに
対体重身長比パーセンタイル

853

CDCの成長曲線：米国

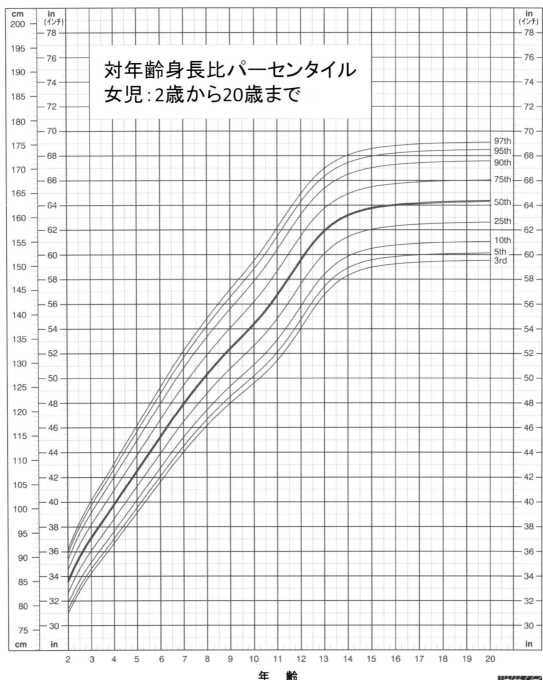

対年齢身長比パーセンタイル
女児：2歳から20歳まで

Published May 30, 2000.
SOURCE: Developed by the National Center for Health Statistics in collaboration with the National Center for Chronic Disease Prevention and Health Promotion

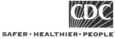

CDCの成長曲線：米国

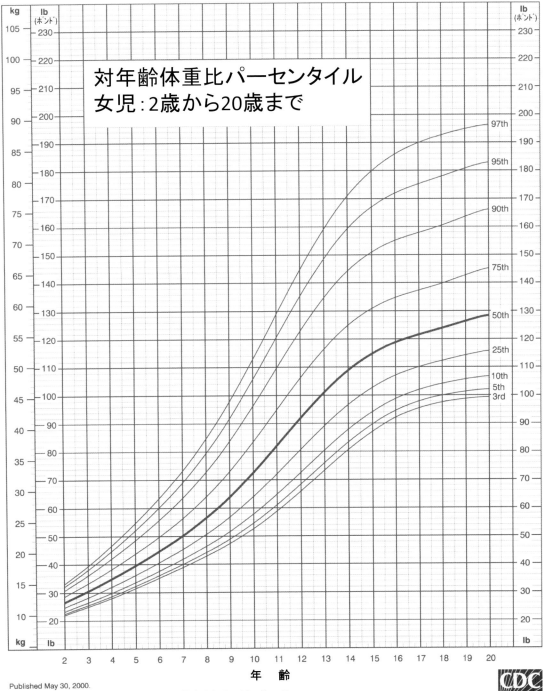

補足 V-1

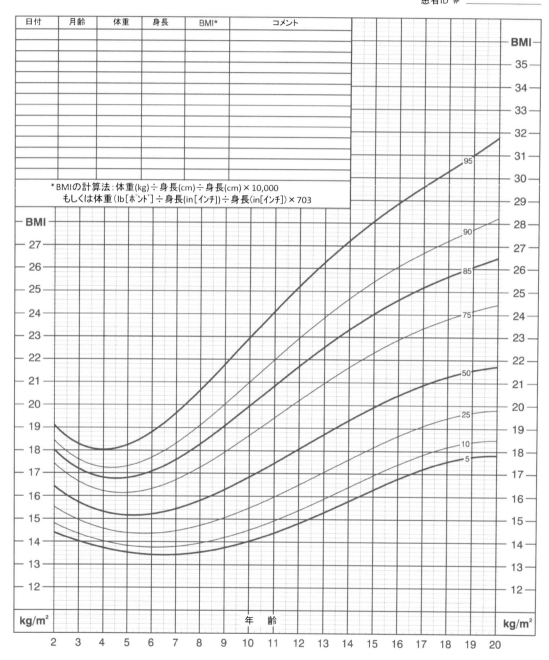

補足Ⅴ-2：日本の成長曲線

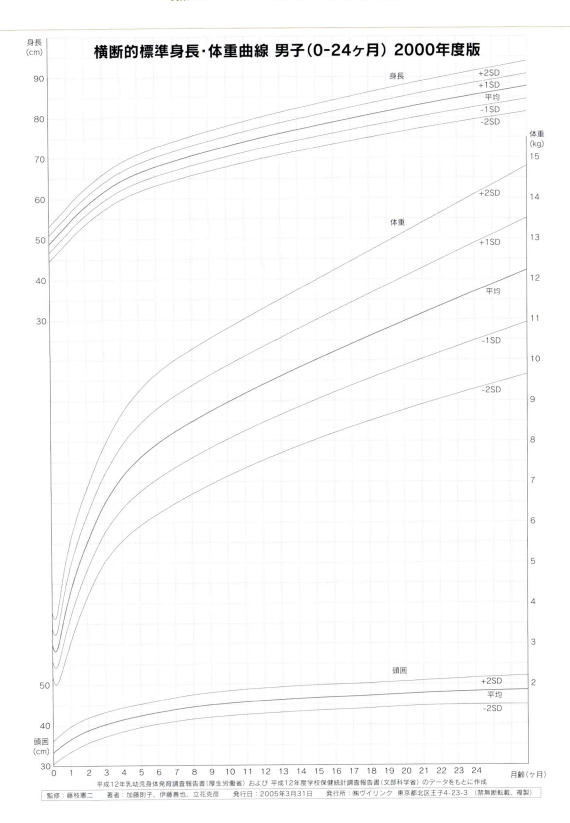

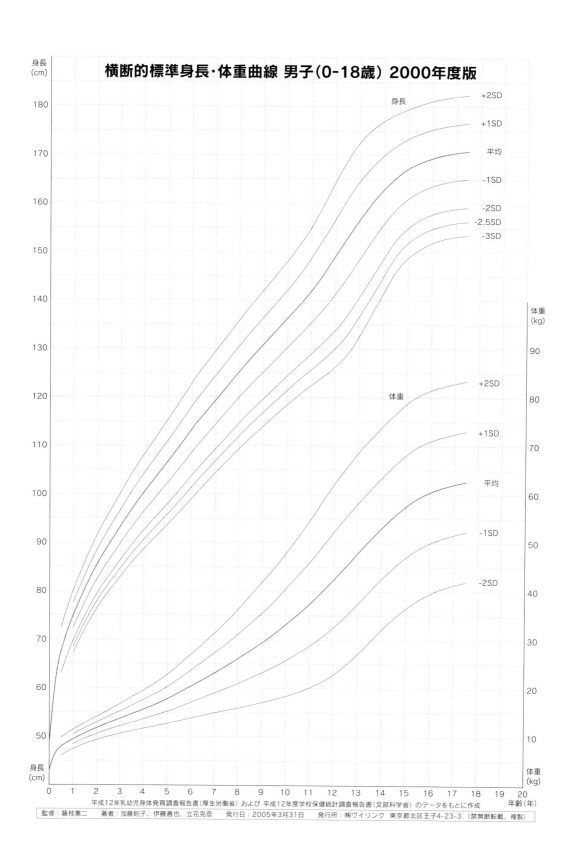

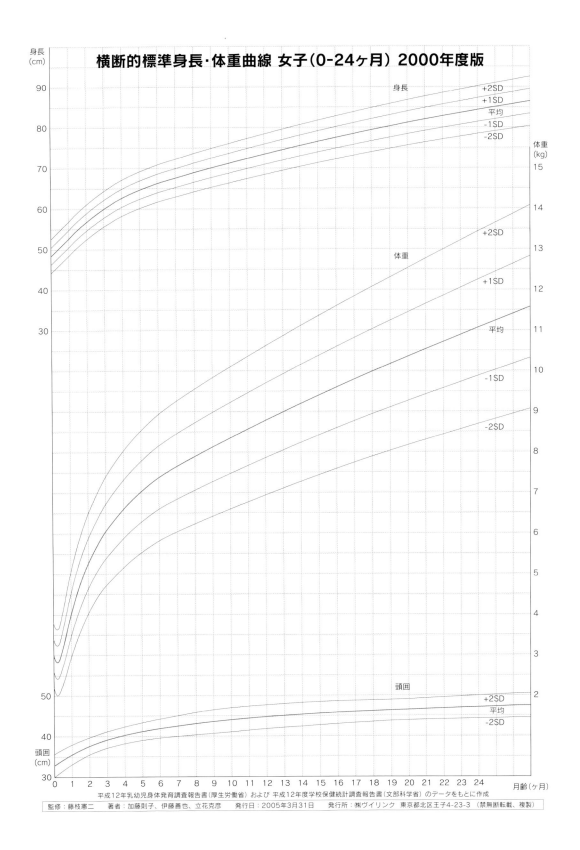

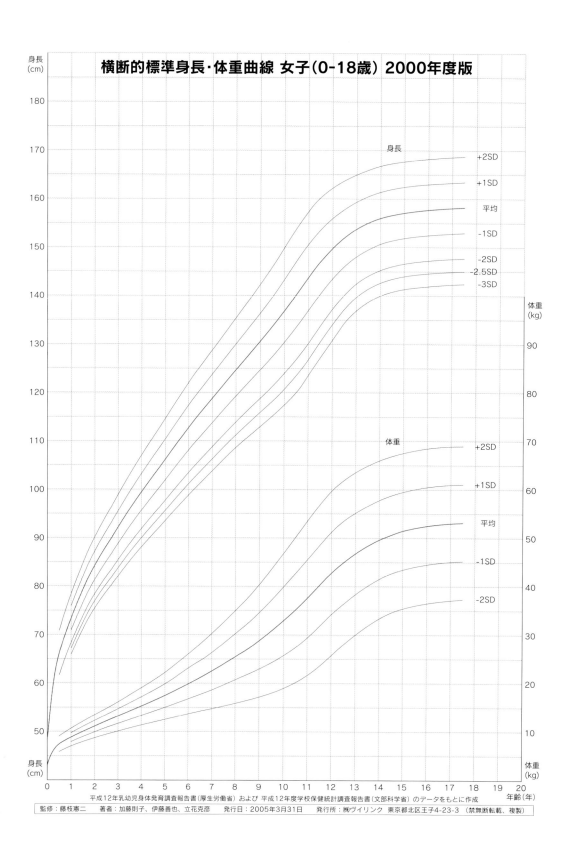

補足Ⅵ：乳児期の組織重量一覧

上段は臓器重量（g）
下段はSD（標準偏差）

月齢	脳	心臓	胸腺	肝臓	右肺	左肺	脾臓	右腎臓	左腎臓
1	482.4 (69.3)	23.4 (4.2)	22.3 (6.93)	160 (28)	52.35 (11.39)	44.5 (10.2)	14.2 (3.6)	17.1 (4.1)	18.1 (5.3)
2	540.4 (89.1)	29.0 (6.7)	29.33 (11.87)	178 (42)	59.11 (11.64)	51.2 (10.8)	16.6 (5.5)	19.7 (4.9)	19.1 (5.6)
3	611.4 (59.0)	31.2 (5.7)	29.64 (11.40)	197 (39)	65.27 (13.36)	56.7 (11.7)	18.6 (7.9)	19.5 (5.3)	19.7 (5.4)
4	680.4 (68.5)	31.7 (5.8)	35.38 (14.95)	216 (32)	70.88 (14.16)	59.3 (12.6)	21.3 (6.3)	22.5 (5.6)	22.9 (5.9)
5	775.3 (91.3)	34.2 (7.7)	37.47 (15.39)	249 (54)	71.21 (15.33)	61.2 (13.1)	22.6 (8.2)	22.8 (5.8)	23.3 (6.7)
6	801.1 (74.4)	35.1 (6.9)	31.56 (9.81)	280 (130)	74.96 (15.68)	63.0 (14.7)	27.0 (10.1)	23.9 (8.4)	24.6 (8.7)
7	795.1 (103.8)	37.7 (6.4)	32.76 (11.08)	280 (47)	80.21 (17.58)	67.6 (14.0)	28.8 (10.0)	25.8 (5.8)	26.6 (6.3)
8	932.5 (76.2)	39.3 (5.4)	37.21 (14.37)	311 (45)	80.60 (18.61)	68.6 (18.0)	28.9 (9.2)	27.0 (6.6)	27.6 (7.0)
9	935.5 (99.3)	40.4 (5.6)	32.83 (10.49)	313 (67)	87.75 (17.13)	73.7 (13.3)	32.5 (9.3)	24.9 (6.4)	26.4 (6.6)
10	1010.0 (155.1)	40.3 (7.1)	34.92 (15.08)	297 (105)	84.20 (11.65)	72.5 (7.5)	31.4 (8.4)	26.1 (5.1)	24.9 (3.9)
11	987.5 (113.0)	43.8 (7.8)	34.92 (9.89)	375 (178)	82.92 (21.92)	70.1 (16.5)	36.2 (10.7)	26.3 (3.8)	27.3 (4.6)
12	967.0 (61.9)	47.8 (11.4)	40.50 (20.82)	353 (45)	91.17 (20.62)	76.5 (18.4)	33.8 (10.2)	31.2 (7.8)	30.8 (6.9)

出典：Fracasso, T, et al. (2009). Organ weights in cases of sudden infant death syndrome: a German study. *The American Journal of Forensic Medicine and Pathology*, **30**, 231-4.

補足Ⅶ：20歳未満の体重別標準心臓重量

体重		心臓重量（g）		体重		心臓重量（g）	
kg	lb（ポンド）	男性	女性	kg	lb（ポンド）	男性	女性
3	7	16 (11–24)	19 (13–29)	36	79	153 (104–223)	142 (93–216)
4	9	21 (14–31)	24 (16–37)	38	84	160 (110–235)	148 (97–226)
5	11	26 (18–38)	29 (19–44)	40	88	168 (115–246)	154 (101–236)
6	13	30 (21–45)	33 (22–51)	42	93	175 (120–257)	160 (105–245)
7	15	35 (24–51)	38 (25–58)	44	97	183 (125–268)	166 (109–254)
8	18	39 (27–58)	42 (28–64)	46	101	190 (130–279)	172 (113–264)
9	20	44 (30–64)	46 (30–71)	48	106	198 (135–289)	179 (117–273)
10	22	48 (33–71)	50 (33–77)	50	110	205 (140–300)	184 (121–282)
12	26	57 (39–83)	58 (38–89)	55	121	224 (153–327)	199 (130–199)
14	31	65 (45–96)	66 (43–101)	60	132	242 (165–354)	214 (140–326)
16	35	74 (50–108)	74 (48–113)	65	143	260 (178–380)	228 (149–348)
18	40	82 (56–120)	81 (53–124)	70	154	278 (190–406)	242 (158–370)
20	44	90 (61–132)	88 (58–135)	75	165	295 (202–432)	256 (167–391)
22	49	98 (67–143)	95 (62–146)	80	176	313 (214–458)	269 (176–412)
24	53	106 (72–155)	102 (67–156)	85	187	331 (226–484)	283 (185–432)
26	57	114 (78–167)	109 (71–166)	90	198	348 (238–509)	296 (194–453)
28	62	122 (83–178)	116 (76–177)	95	209	365 (250–535)	309 (202–473)
30	66	130 (89–190)	122 (80–187)	100	220	383 (262–560)	322 (211–493)
32	71	137 (94–201)	129 (84–197)				
34	75	145 (99–212)	135 (88–207)				

出典：Scholz, D.G., et at. (1988). Age-related changes in normal human hearts during the first 10 decades of life. Part I (Growth). A quantitative anatomic study of 200 specimens from subjects from birth to 19 years old. *Mayo Clinics Proceedings*, **63**, 126–36.

補足Ⅷ：虐待の可能性がある場合の剖検時チェックリスト

特異的検査
- 全身骨レントゲン撮影
- 口腔、眼、手掌、足底、外性器・肛門部の診察
- すべての損傷疑い部位の写真撮影
- 毛髪を剃毛しての頭部皮膚診察
- 精子ならびに微生物検索のためのスワブ検査
- 皮膚表面の変色部位の切開
- 創傷、挫傷、骨折部位の病理組織学的サンプリング
- 創傷部位を一塊とした切除（AHTであれば頭頸部の一部切除）
- 乳幼児の場合、眼球摘出
- 薬毒物検査

補足IX：代謝性疾患の可能性がある場合の剖検時チェックリスト

　代謝性疾患の診断を行う上で、詳細な生化学的検査は光学顕微鏡や電子顕微鏡による病理組織学的検査の結果を受けて実施されることとなるものである。しかし病理組織学検査の結果が判明する前に、当初から可能な限りの組織検体や血液・髄液・組織液を含む体液検体を広範に採取しておくことは、極めて重要である。多くの検体は、結局は検査に提出されることはないかもしれない。しかし必要時に適切な検索を実施可能とするためには、広範な検体採取とその適切な保存が求められるのである [1–3]。

採取すべき組織
- 尿
- 血液（各10ml）：
    - EDTA血漿血
    - ヘパリン血漿血
    - 血餅成分
- 硝子体液
- 皮膚もしくは心膜
- その他の組織——脳、心臓、腎臓、肝臓、骨格筋、副腎

最小限採取する必要のある組織
　尿、血液、皮膚、肝臓

採取のタイミング
　皮膚の線維芽細胞は、組織培養液中であれば、死後も9日間にわたり成長を続けることがある [4] が、正確な酵素測定を行うためには、死後可能な限り早期、具体的には数時間以内に採取を行う必要がある。ただ、MCAD（中鎖アシルCoA脱水素酵素）やLCAD（長鎖アシルCoA脱水素酵素）は、遺体が冷蔵保存されていた場合には、死後100時間までは安定して存在しており、−70℃で凍結保存されていた場合には死後5年にわたり安定して存在するとされている [5]。

検体の採取法と保存法
尿
　剖検時、腹腔側よりシリンジを用いて膀胱から採取する。この方法で尿採取ができなかった場合、膀胱を切開して採取を試みたり、腎盂からの吸引採取を試みる。おむつが入手でき、汚染されていない状況であれば、おむつからスクイージングを行い採集を試みることもある。−70℃で最低1ml保存し、必要時にアミノ酸分析や有機酸分析を行う。

血 液
　全血保存の際にはEDTA血漿の形で保存する。ヘパリン血漿はすみやかに遠心分離し、血球成分と血漿成分にわけ、それぞれ最低1mlを−20℃、可能であれば−70℃で保存する。

硝子体液
　眼球からシリンジを用いて採取し、電解質ならびに血糖の評価を行う。

皮膚もしくは心膜
　皮膚をアルコール消毒後、最低3mm×3mmの大きさに切り出し、滅菌シャーレに移した後、線維芽細胞培養に提出。培養がすぐに行いえない場合、可能であれば−70℃で保存しておく。

その他の組織
- 電子顕微鏡検鏡用検体として、1mm大の立方形に切り出し、4％グルタルアルデヒド溶液につけ保存する。
- 生化学的分析やDNA解析用の検体として、各

組織を 1cm × 10cm 大に索状に切り出し、液体窒素で急冷し、-70℃で保存。
- 酵素組織化学分析用検体として、各組織を 1mm 大の立法形に切り出し、液体窒素で急冷し、-70℃で保存。
- オイルレッド・オー染色（脂肪染色）用検体として、心臓、肝臓、脳、筋肉、副腎、腎臓を 1cm 大の立法形に切り出し、液体窒素で急冷し -70℃で保存する。
- フレッシュな状態の脾臓、もしくは-70℃で保存していた脾臓を 5g 切り出し、DNA 検査用検体として提出する。

参考文献

1. Bennett, M. J. & Powell, S. (1994). Metabolic disease and unexpected death. *Human Pathology*, **25**, 742–6.
2. Green, A. & Hall, S. M. (1992). Investigation of metabolic disorders resembling Reye's syndrome. *Archives of Disease in Childhood*, **67**, 1313–17.
3. Moore, A., Debelle, G., Symonds, L., & Green, A. (2000). Investigation of sudden unexpected deaths in infancy. *Archives of Disease in Childhood*, **83**, 276.
4. Vernon-Roberts, E. (1993). Infant death due to congenital abnormalities presenting as homicide. *American Journal of Forensic Medicine and Pathology*, **14**, 208–11.
5. Bennett, M. J., Allison, F., Pollitt, R. J., & Variend, S. (1990). Fatty acid oxidation defects as causes of unexpected death in infancy. *Progress in Clinical and Biological Research*, **321**, 349–64.

監訳者あとがき

　監訳者である私は、ふとしたきっかけから10年ほど前から子どもの虐待問題につき、深い興味を持つようになった。虐待の問題は、しばしば「現代社会の闇」という文脈で語られる。しかしこの問題に対峙してきて強く感じるのは、この問題は闇として語るのではなく、光をあてるべきセーフティーネット側の問題として語り解決を図らない限り、一歩も対応が進まないという事実である。医療者が虐待に対応することを忌避し、原因追及に及び腰になるならば、虐待の医学診断スキルの向上は全く望めず、この問題は潜在し、虐待を受ける子どもを減らすことは到底かなわない。

　全く同じことが、子どもの死因究明の問題にもあてはまる。我々医療者が子どもの死亡を、極めて表現は悪いが「ゲームオーバー」と捉え、そこにエフォートを割くことを忌避するとしたら、我々の死因究明スキルは向上せず、予防可能性のある子どもの死亡を減らすことは困難となる。

　欧米諸国を中心として、子どもの死因を多機関連携で包括的に究明する「チャイルド・デス・レビュー」という取り組みが広がっている。この取り組みの端緒は確かに、子どもの虐待死の見逃しの防止であったが、研究が進むにつれ現在では事故・自殺・内因死にまで広がり、予防可能な子どもの死を防ぐために、実施が法的に義務づけるまでに至っており、さらに適切なグリーフ・ケアの提供についての議論が深まっている。この問題は「虐待問題に取り組むごく一握りの人間がやっていればよい問題」ではなく、オールジャパンで取り組むべき、大きな問題である。

　本邦でも同様の取り組みの模索は始まっており、例えば私の所属する小児科学会でも委員会（小児死亡登録・検証委員会）が立ち上がり、活動が開始されている。もちろん死因究明の不備は医療のみで解決できる問題ではない。ただし小児の死亡に最前線で関わる我々医療者の診断調査能力を上げることは極めて重要であり、遠いようでいてこの問題に対しての解決を求める上での近道なのだと考えている。もちろん、「個の力」を上げるだけでは不十分であることはいうまでもない。上げた個の力を生かし切る、諸機関との連携システムの構築が重要であることはいうまでもない。とりわけ同じ医療者である臨床医と警察医・法医学者との垣根を低くすることは喫緊の課題である。

　本書はその目的にかなう、現時点で最も優れた小児期死亡の「百科事典」である。私が本書に初めて出会ったのは第3版が発行された以降の2011年であるが、これだけの包括的な書籍が、小児法医学者であるバイアード医師の単著であることにも感銘を受けた。監訳者は一介の小児科医であり、かつ浅学の身なため、この優れた書を翻訳する上で、さまざまな分野で実践的な臨床活動を行っている先生方の協力が不可欠であった。この場を借りて改めて感謝申し上げる。

　また、わが国で脚光があたり始めたばかりのこの分野の、かつ大型本である本書の出版の英断をいただいた明石書店の大江道雅さん、および丁寧な編集作業で本書の価値を高めてくれた伊得陽子さんにも深謝申し上げる。

前橋赤十字病院小児科
溝口 史剛

索　引

*症候群と微生物に関しては、881頁以降に別途索引を設けている。

【あ】

亜急性壊死性脳脊髄症　493
亜急性心内膜炎　244
悪性高熱　638
アシル CoA 脱水素酵素欠損症　592
圧挫性窒息　49
圧挫損傷　30, 152
圧縮力　125
アテローム性動脈硬化症　401
アナフィラキシー　84, 648
アルコール　71
アンフェタミン　70

【い】

医学病歴　823
　　──検証　734
縊頸　39
医原性殺人　184
意識清明期　136
異常腸索　563
異常ヘモグロビン症　474
異食症（pica）　65
胃食道逆流　754
一次性分娩後出血　676
胃腸炎　262, 562
一過性骨脆弱症（TBBD）　151
遺伝性運動神経障害 III 型　514
遺伝性出血性毛細管拡張症　458, 477
遺伝要因説　761
胃内容物誤嚥　753
胃破裂　566
異物嵌頓　50
異物塞栓症　409
異物による消化管塞栓　570
医療関連死　82
医療的虐待（MCA: Medical Child Abuse）　189–190, 590–595,
　　605, 759（→ MSBP）
陰茎損傷　179
咽後膿瘍　250

インスリン依存性糖尿病　64, 606
喉頭隔膜症　452, 454
喉頭乳頭腫（症）258, 454
喉頭裂　454
陰嚢損傷　179

【う】

ウェッジング（wedging: 嵌り込み）40, 733
ウォーターハンマー効果　27
右室二腔症　314
うつぶせ寝　720

【え】

エアバッグ　22
嬰児殺　690
栄養因説　760
会陰溝（perianal groove）　182
液体熱傷　158
壊死性扁桃炎　248
嚥下性失神　516
炎症性筋線維芽細胞腫　318

【お】

横隔膜筋炎　639
横隔膜ヘルニア　571
横紋筋腫　313
応力波　29
覆いかぶさり　733
　　──死　47, 716
おしゃぶりの使用　744
オピオイド　70
オフロード車　24
『オンタリオ州小児法医／病医理学調査』　7
オンディーヌの呪い　516, 750（→中枢性無呼吸）

【か】

外陰腟炎　182
壊血病　492
外傷性胃破裂　156
海水溺水　37

外性器肛門部診察 173
外性器肛門部損傷 177
外性器の正常変異 174
階段転落損傷 121
灰白質白質剪断 126
解離性動脈瘤 480
カイロプラクティック 85
架橋静脈 126
拡張型心筋症 274, 301
過誤腫 503
火災 59
ガスクロマトグラフィ 594
家族性高コレステロール血症 402
家族性刺激伝導障害 321
家族性自律神経失調症 194, 515
家族性肉芽腫性動脈炎 362
ガソリン吸引 68
褐色細胞腫 611
家庭内モニタリング 742
カテコラミン誘発性多型性心室頻拍（CPVT: Catecholaminergic polymorphic ventricular tachycardia) 322–323, 325–326
化膿性髄膜炎 258
カフェオレ斑（CALM: café-au-lait macule) 506
鎌状赤血球症 270, 396, 474, 539
仮面状顔面溢血斑 170
カルニチンアシルカルニチントランスロカーゼ欠損症 595
カルニチンパルミトイル転移酵素 II 欠損症 595
カルトと関連する虐待 193
ガレン静脈瘤 479
川崎病 288, 327, 373
ガングリオシドーシス 599
間質性肺炎 256
肝静脈血栓症 402
感染性心内膜炎 288
感染性の大動脈内膜炎 248
完全房室ブロック 320, 326
肝臓紫斑病（Peliosis Hepatis) 390
肝臓損傷 28
感電 62, 168
冠動静脈奇形 381
冠動脈
　——炎 248, 373
　——解離 399
　——奇形 364
　——起始異常症 327
　——血栓塞栓症 406
　——重積 381
　——低形成 373
　——肺動脈幹起始症 369
　——閉塞 542
　——無形成 372
　——れん縮 329, 381
　——瘤 381
　——瘻 380
監督ネグレクト 157
棺内分娩 700

【き】

飢餓 165
気管狭窄症 451
気管支喘息 442
気管支肺異形成症（BPD: Bronchopulmonary dysplasia) 455–457, 747
気管軟化症 450
揮発性物質 66
揮発性物質のヘッドスペース分析 68
偽膜性喉頭炎 254
偽膜性結膜炎 453
木村氏病 652
虐待専門医 119, 172
虐待により生じる頭蓋骨骨折 118
虐待による眼損傷 131
虐待による頭部外傷（AHT: abusive head trauma) 117, 126, 128–132, 134–135, 137
急性胃拡張 566
急性喉頭気管気管支炎 253
急性灰白髄炎 261
急性間質性肺炎 457
急性散在性脳脊髄炎 512
急性出血性白質脳炎 512
急性食道破裂 567
急性心筋梗塞 679
急性大葉性肺炎 255
急性窒息性喘息 442
凝固因子異常症 547
胸腺リンパ体質 718
極長鎖アシル CoA 脱水素酵素（VLCAD) 欠損症 594
巨細胞性心筋炎 242
巨舌症 447
筋ジストロフィー 301, 305, 515
緊張性胃胸 572
緊張性気胸 459

【く】

空気塞栓（症）58, 409, 678
クー（coup) 損傷 31, 124
グリオーシス 750
グリコシル化異常症 597

クループ 254
グルタル酸尿症 I 型 197, 598
クワシオルコル 166

【け】

経口避妊薬 674
珪藻 37
頸動脈解離 399
頸動脈小体 752
血液透析 581
結核性心筋炎 257
血管炎 481
血管奇形 476
血管形成異常 476
血管閉塞性クリーゼ 540
血管輪 359, 451
血小板増加症 551
結節性硬化症 503
血栓症 548
血栓性血小板減少性紫斑病 550
血栓性疾患 473
血中 CO 濃度 60
血友病 547
現場再現検証 39
現場写真撮影 39
原発性カルニチン欠乏症 595
原発性血小板血症 551
原発性腹膜炎 264

【こ】

故意の窒息 168
誤飲 55
高インスリン血症性低血糖 611
高温関連死 79
硬化性萎縮性苔癬 182
航空機搭乗中の塞栓症 58
絞頸 39, 168, 696
高血圧 402
硬結性骨化症 647
好酸球性心筋炎 242
好酸球性肉芽腫症 653
甲状舌管嚢胞 447
甲状腺機能異常 760
甲状腺機能亢進症 310
口唇小帯裂傷 141
後舌膿瘍 252
拘束型心筋症 302
高体温 724
口底蜂窩織炎（Ludwig angina）252
高電圧感電 63

後天性声門下狭窄 453
後天性無脾症 273
喉頭軟化症 453
高度肥満 460
高ナトリウム性脱水症 166
後鼻孔閉鎖 445
口鼻閉塞による窒息死（gentle battering）730
後部尿道弁 579
硬膜外血腫 33
硬膜下血腫 118, 126
肛門 179
　　──縫合離開（Diastasis ani）182
誤嚥 570
コカイン 66
呼気性無呼吸 746
国際標準化剖検プロトコル（ISAP: The International Standardized Autopsy Protocol）734
跨状損傷 183
骨幹端骨折 146
骨髄塞栓 59
骨髄無形成クリーゼ 541
骨折組織学的検査 151
骨折脳挫傷 124
コルチゾール値 760
コルポスコープ 175
コロイド嚢胞 486
コンカレント・エビデンス方式 8
昆虫相遷移 117
コントラクー（contrecoup）損傷 31, 123–124

【さ】

災害被災者同定 86
細気管支炎 257
細菌性動脈炎 361
臍帯 686
　　──炎 689
　　──巻絡 687
在胎周生歴 823
催不整脈性右室心筋症 302
左室憩室症 296
左室心筋緻密化障害 304
挫傷 140
　　──受傷時期推定 143
　　──新旧混在性 145
　　──組織学的サンプリング 145
挫減損傷 30
サリー・クラーク（Sally Clark）の事例 7, 202
サルコイドーシス 328, 650
産科的塞栓症 409
三心房心 296

索引

酸性フォスファターゼ 177
三尖弁逸脱症 311
三尖弁閉鎖症 314
酸素欠乏原因説 721
産道感染 689
サンプリング 175
産瘤 685

【し】

シートベルト 20
　──損傷 26
自家融解 114
子癇 551, 675
色素失調症 483
子宮外妊娠 676
子宮内外傷性死亡 683
子宮内外同時妊娠 678
子宮内膜性出血 183
子宮破裂 681
刺激伝導障害 319
死後硬直 116
自己性愛的行動 56
事故による頭蓋骨骨折 118
死後分娩 700
死後レントゲン撮影 147
刺殺 163
自殺 199
　──の手段における性差 201
自傷 194
シスチン症 598
自然気胸 631
刺創 163
死斑 116, 736
紫斑病（Peliosis）390
死亡現場検証（DSI: Death scene investigation）39, 172, 490, 722, 732
死亡現場調査 113, 824
死亡現場見取図 824
脂肪酸酸化異常症 590
死亡時刻推定 115
司法小児科医 119, 172
脂肪塞栓（症）59, 409
射創 161
斜頭（Plagiocephaly）723
シャント不全 497
銃（火）器損傷 72, 161, 163
縦隔腫瘍 451
縦隔リンパ腫 544
宗教に関連する虐待（ritual abuse）193
周産期心筋症 679

重症筋無力症 650
重症複合型免疫不全症 270
十二指腸損傷 156
絨毛癌 680
絨毛膜羊膜炎 689
出血性素因 471
ジュニアシート 22
腫瘍塞栓 408
上衣下巨細胞性星細胞腫 503
消化管出血 574
消化管穿孔 567
上気道閉塞 445
衝撃波 29
証拠の採取 175
硝子体液 263
上室性頻脈 320
衝側脳挫傷 124
小児期殺人の成傷器 112
小児死亡事例検証委員会（チャイルド・デス・レビュー）5, 9
小児中毒事例登録システム（PedTox）64
食道 55
　──静脈瘤 575
　──裂傷 153
所見に乏しい虐待死 164
処女膜 178
女性器切除（FGM: Female genital mutilation）184, 682
腎盂腎炎 267
腎芽細胞腫 408, 579
心筋炎 239, 288
　──と診断する必須の要件 240
　──をきたしうる各種微生物 240
心筋梗塞 290, 327
心筋症 298
真菌性動脈瘤 245
真菌塞栓（症）396, 407
心筋の収縮帯壊死（CBN: contraction band necrosis）367, 445
神経芽細胞腫 484
神経原性肺水腫 471
神経線維腫症1型 506
神経線維腫症2型 510
腎血管筋脂肪腫 504
心血管系原因説 747
進行性家族性心臓伝導障害 326
人工弁置換術 244
心疾患の手術後の突然死 290
心室性不整脈 320
心室中隔欠損症 294, 310
心中（Murder-suicide）197
新生児驚愕症 516

新生児殺 689
新生児遷延性肺高血圧症 397
腎静脈血栓症 264
心臓
　——移植 328, 380
　——横紋筋種 505
　——横紋筋腫 314, 503
　——過誤腫 319
　——カテーテル検査 59, 83–84, 290, 293, 317, 328, 355, 358, 391
　——奇形腫 318
　——脂肪腫 319
　——振盪 152
　——震盪 27
　——線維種 315
　——弾性線維腫 318
　——内腫瘤 313
　——粘液腫 316
　——破裂 152
心臓蘇生
　——後網膜出血 190
　——時肋骨骨折 191
　——にともなう損傷 190
心タンポナーデ 328
伸張力 125
浸湯熱傷 158
心内膜炎 244, 288
心内膜床欠損症（ECD: endocardial cushion defects） 294
心内膜線維弾性症 327, 748
侵入奇胎 680
心房中隔欠損症 293, 310

【す】

膵炎 576
膵臓損傷 29
水中出産 698
膵島細胞症 611
水頭症 497
髄膜血管腫症 390
睡眠環境 41
スキューバダイビング 58
ストライピング 142
ストレス心筋症 329
スノーモービル 26
スポーツ関連死 80

【せ】

生活環 265
生活反応 697
性感染症 180
性虐待 171
生産の定義 692
声帯麻痺 452
成長ホルモン 760
性暴力被害 171
声門下狭窄症 453
絶縁破壊痕 63
接触熱傷 159
切創 163
説明困難な乳児突然死調査（SUIDI: Sudden Unexplained Infant Death Investigation） 733
舌リンパ管腫 450
セファロスポリン系抗生物質 564
セレン欠乏 760
セロトニン 751
　——トランスポーター（5-HTT）遺伝子多型 761
線維筋性異形成 481
繊維腫 313
前期破水（PROM: premature rupture of membrane） 689
穿刺創 163
全身骨レントゲン撮影 735
全身性エリテマトーデス（SLE: Systemic lupus erythematosus） 326, 404, 481, 549–650, 679
全身性の塞栓症 245
潜水反射 36
剪断外力性損傷 124
剪断性外力 126
剪断波 29
剪断力 125
穿通性損傷 72
先天性
　——異常腸索 563
　——喉頭隔膜症 452, 454
　——完全房室ブロック 326
　——冠動静脈奇形 381
　——冠動脈瘤 381
　——グリコシル化異常症 597
　——左室憩室症 296
　——心疾患の手術後の突然死 290
　——声門下狭窄症 453
　——大動脈弁上狭窄症 356
　——大動脈瘤 362
　——腸間膜欠損症 566
　——表皮水疱症 456
　——副腎低形成 609
　——副腎皮質過形成 610
　——無脾症 271
　——毛細血管拡張性大理石様皮膚症 497
　——門脈閉鎖症 575

【そ】

添い寝 48, 726
臓器保存 8
総動脈幹症 295
総肺静脈還流異常症（TAPVD: Total anomalous pulmonary venous drainage）382, 384–385, 391
僧帽弁逸脱症（候群）308, 483
僧帽弁狭窄症 310
側臥位 721
側頭葉てんかん 490
続発性 Addison 病 257
続発性凝固因子欠乏 548
組織塞栓症 409
組織崩壊 114

【た】

体位性窒息 49
大血管転位症 295
胎児付属物遺残 681
代謝疾患原因説 759
退縮球（retraction ball）31
対側脳挫傷 123–124
大動脈
　——炎 361
　——解離 398, 630, 634
　——縮窄症 248, 356
　——食道瘻 55
　——囊胞性中膜壊死 358
　——弁下狭窄症 312
　——弁狭窄症 306
　——弁上狭窄 310, 356
　——瘤 362
　——裂傷 26
胎盤 686
　——梗塞 688
　——床梗塞（MFI: maternal floor infarct）688
　——性絨毛腫瘍 680
高安動脈炎 361
多形紅斑 195
多血症 553
たこつぼ心筋症 329, 557
多小脳回症 495
脱水症 79
タナー分類 173
多囊胞性疾患 478
たばこ煙への暴露 723
多発性硬化症 512
多発性内分泌腫瘍症（MEN: Multiple endocrine neoplasia）611–613

タルク塞栓 396
短鎖アシル CoA 脱水素酵素（SCAD）欠損症 595
淡水溺水 37
弾力繊維性仮性黄色腫（PXE: Pseudoxanthoma elasticum）633

【ち】

致死的事故の発生率 16
腟 179
窒息 39
腟内異物 182
知的障害 499
遅発性先天性横隔膜ヘルニア 571
チャイルドシート 18
チャイルド・デス・レビュー（小児死亡事例検証委員会）5, 9
中鎖アシル CoA 脱水素酵素（MCAD）欠損症 592, 759
中枢性無呼吸 745
中腸軸捻転 575
中毒（死）64, 167, 188
腸管重複症 568
腸間膜欠損症 566
腸軸捻転 565
腸重積 564
チョウセンアサガオ 85
腸閉塞 562

【て】

低カリウム血症 443
低酸素性虚血性脳症 120, 516
低所転落 120
低体温症 79
溺死 34
溺水 34, 167
デグロービング損傷 72
電解質異常 759
てんかん 488
点状出血 739
伝染性単核症 249, 257
伝統医療 85
転落損傷 120

【と】

頭血腫 685
糖原病 596
糖尿病性ケトアシドーシス 608
動物の襲撃 73
動物の捕食による死後の死体損壊 77
頭部の絞扼 48
洞房結節病変 320

同胞の死亡 729
動脈開存症 310
動脈管遺残（PDA: Persistent ductus arteriosus）358
動脈性線維筋性異形成 399
動脈ねじれ 483
動脈瘤 478
透明中隔－視神経異形成症 512
特発性巨細胞性心筋炎 651
特発性血小板減少性紫斑病（ITP: idiopathic thrombocytopenic purpura）550
特発性線維筋性異形成 400
特発性動脈石灰沈着症 362
毒物暴露 762
ドコサヘキサエン酸（DHA: Docosahexaenoic acid）727
突発性肺ヘモジデローシス 459
トリプル・プロブレムモデル 762
トリプルリスクモデル 712

【な】

軟骨外胚葉異形成症 635
軟骨無形成症 634

【に】

肉腫 319
二分喉頭蓋 454
二分脊椎 497
乳児の薬物暴露 728
乳幼児突発性危急事態（ALTE: Apparent life-threatening events）117, 552
乳幼児の発育段階 140
尿細管疾患 578
尿素サイクル異常症 598
尿道脱 182
尿崩症 512, 644
妊娠合併症 674
妊娠性絨毛性疾患（GTD: Gestational trophoblastic disease）680
妊娠中絶手術 680
妊娠の基礎疾患 675

【ね】

ネグレクト 262, 267
熱傷 59, 157
熱性けいれん 489
熱中症 78
粘液腫 313
年齢別の事故死 16

【の】

脳炎 261

脳幹の神経膠症 750
脳幹網様体 753
脳血管障害 290
脳室周囲白質軟化症 750
脳室心房シャント 403, 406, 497–499
脳腫瘍 484
脳静脈洞血栓（症）402, 470, 474
脳性まひ 497
脳塞栓 475
脳卒中 470
脳動静脈奇形 477
脳浮腫 120, 126
脳ヘルニア 471
囊胞性
　——線維症 457, 575
　——ヒグローマ 455
　——リンパ管腫 455

【は】

肺アスペルギルス感染 272
肺うっ血 739
敗血症 268, 680
　——性塞栓症 245
肺血栓塞栓症 403
肺高血圧症 391
肺サーファクタント異常 746
肺出血 458
肺水腫 739
肺静脈閉塞性疾患 397
肺塞栓症 497
肺動脈狭窄 310
肺動脈弁欠損症 311
肺胞内出血 739
白質ジストロフィー 515
白質裂傷 126
白皮症（Albino）193
バケツ内溺死 38
橋本病 612
播種性非乾酪化肉芽腫 650
パターン痕 139
パターン損傷 24
発育不全（FTT: failure to thrive）164–166, 168
白血病 545
母親の同定 695
嵌り込み（ウェッジング：wedging）40, 733

【ひ】

ビオチニダーゼ欠損症 598
非器質性発育不全（NOFTT: non-organic failure to thrive）166

微絨毛封入体病　577
微生物感染原因説　754
脾臓
　——血流阻害性クリーゼ　541
　——損傷　28
　——摘出後重症感染症　273
　——破裂　545
　——無形成／低形成　553
肥大型心筋症　298
ビタミン欠乏症　761
脾破裂　261, 554
皮膚軟部組織損傷　139
肥満細胞症　637
びまん性軸索損傷（DAI: Diffuse Axonal Injury）　31, 125–128, 133, 135–139
びまん性乳児血管腫　387
表皮水疱症　455–456, 637
微量金属欠乏　760

【ふ】

ブースターシート　22
プールでの溺死　38
腹腔内臓器損傷　28
副腎低形成　609
副腎皮質過形成　610
副腎皮質癌　611
副腎不全　443
腹部損傷　153
腹膜内腺癌　578
不整脈　27–28, 56, 66–67, 79–80, 83, 152–153, 238, 240, 245, 264, 266, 269, 274, 442–443, 472, 475, 484, 489–490, 492, 495, 497, 501, 503–505, 509, 513, 515–516, 539, 542, 544, 551–552, 576, 578–579, 594–595, 599, 601, 608, 610, 612, 629–630, 638, 642–643, 646–647, 652, 679, 741, 747–749
腐敗　114, 174
ブフォテニン　85
部分皮膚低形成症　647
浮遊試験　693
ブラック・アイ　140
プルチェル網膜症（Purtscher retinopathy）　130
分節状中膜融解性動脈症　409
分娩時外傷　151, 685
分娩時損傷　152
分離腫　449
分類不能型原発性免疫不全症　271
分類不能の乳児突然死　715

【へ】

米国
　——監察医検視官協会（NAME: National Association of Medical Examiners）　64, 69, 79, 314
　——子ども虐待ネグレクト対策センター（NCCAN）　172
　——疾病対策センター（CDC: Centers for Disease Control）　112, 715, 733, 822
　——小児保健発育研究所（NICHD: National Institute of Child Health and Human Development）　713, 732, 734, 743, 758
　——胎児新生児委員会（US Committee on Fetus and Newborn）　699
　——保健社会福祉省（US Department of Health and Human Services）　5
閉塞性無呼吸　742
壁内冠動脈　381
ヘモグロビン SC 病　543
ヘモグロビン S-β サラセミア　544
ヘモジデリン沈着マクロファージ　739
片頭痛　483
扁桃
　——アデノイド増殖症　446
　——炎　248
　——周囲膿瘍　249
　——出血　249
　——摘出術　249
変容性骨異形成症　635

【ほ】

法医昆虫学　116
剖検情報提供パンフレット　819
房室結節の囊胞性腫瘍　316
房室結節病変　320
房室束とその束枝の病変　320
房室中隔欠損症　294
胞状奇胎　680
帽状腱膜下血腫／出血　140, 685
包虫症　265
母体死亡　674
母体の薬物摂取　728
ボタン電池　55
ホット・タブ　8
ボディーダイアグラム　824
母乳　727
　——移行性のある薬物　168
　——中のモルヒネ濃度　168
母斑症　481
ホモシスチン尿症　492, 597, 627

【ま】

麻酔関連死　81, 681
末梢神経腫瘍　488
マットレス内の毒物　762
マラスムス　166

マロリー・ワイス裂傷 574
慢性炎症 740
慢性低酸素血症 746

【み】

ミトコンドリア脳筋症 606
民間療法 85, 146, 196

【む】

無汗性外胚葉形成異常症 637
無呼吸 741
ムコ多糖症 599
無脾症 271

【め】

名誉殺人 682
メープルシロップ尿症 597
免疫
　——欠損症 648
　——反応性の亢進 757
　——不全症 757

【も】

毛細血管拡張性運動失調症（Ataxia-telangiectasia）482
毛細血管拡張性大理石様皮膚症 497
毛髪胃石 567
網膜出血 128
目撃者インタビュー 823
木質性結膜炎 453
もやもや病 470, 479, 508
門脈肺高血圧症 398
門脈閉鎖症 575

【や】

扼頚 39, 168, 696
薬毒物スクリーニング 177

薬物の過量内服 484

【ゆ】

遊走脾 554

【よ】

溶血クリーゼ 541
幼児型結節性多発動脈炎（IPAN: infantile polyarteritis nodosa）374
羊水塞栓症 678
予期せぬ小児突然死（SUDC: Sudden Unexpected Death in Children）716
予期せぬ突然死事例の3つのグループ 4
予期せぬ乳児突然死（SUID: Sudden Uneplained Infant Death, Sudden Unexpected Infant Death）5, 169, 715–717, 730, 732–735, 739, 756–757, 763, 822–823
浴槽内溺死 38
予防接種 758

【ら】

ランゲルハンス細胞組織球増加症 652
卵巣捻転 581

【り】

リウマチ熱 243–244, 288–289, 311, 380

【る】

類組織球性心筋症（HICMP: Histiocytoid cardiomyopathy）303

【ろ】

肋骨骨折 146, 152

【わ】

ワクチン接種 136

【A】

AAP: American Academy of Pediatrics（米国小児学会）168–169, 742
Abdominal cocoon 566
ABS: Australian Bureau of Statistics（オーストラリア統計局）199
ACTH 欠損症 512
Addison 病 608
ADEM: acute disseminated encephalomyelitis（急性散在性脳脊髄炎）512
AFIP: Armed Forces Institute of Pathology（米軍病理学研究所）318
AHT: abusive head trauma（虐待による頭部外傷）117, 126, 128–132, 134–135, 137
AIS: abbreviated injury scale（簡易損傷スケール）28
Albino（白皮症）193
ALSPAC: Avon Longitudinal Study of Parents and Children（Avon 両親・子ども縦断調査研究）724
ALTE: Apparent life-threatening events（乳幼児突発性危急事態）117, 552, 718, 728, 739, 741–743, 745, 747–750, 752–754, 759–762
Anitschkow 細胞 243
Arnold–Chiari 奇形 396, 452, 497, 634
arterial kinking 483
Aschoff 小体 243
Ataxia–telangiectasia（毛細血管拡張性運動失調症）482
Avon 両親・子ども縦断調査研究（ALSPAC）724

【B】

Back to sleep キャンペーン 723
BEAF（Benign Extra Axial Fluid）197
BECI（Benign Extra-axial Collections of Infantry）197
Becker 型筋ジストロフィー 639
Behçet 病 410
BESSI（Benign Enlargement of the Subarachnoid Space in Infancy）（乳児良性くも膜下腔拡大）197
Bochdalek 孔 571
Bourneville-Pringle 病 503
BPD: Bronchopulmonary dysplasia（気管支肺異形成症）455–457, 747
Brushfield 斑 640
BT シャント手術 291

【C】

CADASIL 481
CALM: café-au-lait macule（カフェオレ斑）506
CARASIL 481
CBN: contraction band necrosis（収縮帯壊死）367, 445
CCAVB: congenital complete atrioventricular block（先天性完全房室ブロック）326
CDC: Centers for Disease Control（米国疾病対策センター）112, 715, 733, 822
CDG: Congenital disorders of glycosylation（先天性グリコシル化異常症）597
CFB: central fibrous body（中心線維体）321
Charcot–Marie–Tooth 病 515
contrecoup（コントラクー）損傷 31, 123–124
coup（クー）損傷 31, 124
CPA: Cardiopulmonary arrest（心肺停止）193, 542
CPVT: Catechola-minergic polymorphic ventricular tachycardia（カテコラミン誘発性多型性心室頻拍）322–323, 325–326
CT 画像 138

【D】

DAI: Diffuse Axonal Injury（びまん性軸索損傷）31, 125–128, 133, 135–139
Dandy–Walker 奇形 498
Déjérine–Sottas 病 514
DHA: Docosahexaenoic acid（ドコサヘキサエン酸）727
DHHS: US Department of Health and Human Services（米国保健社会福祉省）5
Diastasis ani（肛門縫合離開）182
Discrete 型大動脈弁下膜型狭窄症 312
DSI: Death scene investigation（死亡現場検証）732
Duchenne 型筋ジストロフィー 639
DVI: Disaster victim identifi-cation（災害の被災者同定）86
DWI: Diffusion weighted imaging（拡散強調画像）139

【E】

Ebstein 奇形 310–311, 314
ECD: endocardial cushion defects（心内膜床欠損症）294
EPS: elastosis serpiginosa（蛇行性穿孔性弾性線維症）640

【F】

Fabry 病 493
Fallot 四徴症 292, 310
Fallot 心筋炎 242
FDP: factitious disorder by proxy（代理による虚偽性疾患）187
FGM: Female genital mutilation（女性器切除）184, 682
fibromuscular collar 型大動脈弁下狭窄症 312
Fontan 手術 292
Friedreich（運動）失調症 301, 503
FTT: failure to thrive（発育不全）164–166, 168

【G】

GBS: Group B Streptococcus（B 群連鎖球菌）258, 268
gentle battering（口鼻閉塞による窒息死）730

GTD: Gestational trophoblastic disease（妊娠性絨毛性疾患）680

【H】

Hand–Schüller–Christian 病 653
Heath–Edwards 分類 391
Hering–Breuer 反射 752
HICMP: Histiocytoid cardiomyopathy（類組織球性心筋症）303
Hirschsprung 病 567
HLA: human leukocyte antigens（ヒト白血球抗原）606, 651
HSAN: hereditary sensory and autonomic neuropathies（遺伝性感覚性自律神経性ニューロパチー）515
HSE: Hemorrhagic shock and encephalopathy（出血性ショック脳症）605
Hurst 病 512

【I】

IACNS: Isolated angitis of the central nervous system（中枢神経系の孤発性の動脈炎）481
ICD: International Classification of Diseases（国際疾病分類）718
IPAN: infantile polyarteritis nodosa（幼児型結節性多発動脈炎）374
ISAP: The International Standardized Autopsy Protocol（国際標準化剖検プロトコル）734
ITP: idiopathic thrombocytopenic purpura（特発性血小板減少性紫斑病）550

【J】

James 線維 321
Janeway 病変 245
Jatene 手術 295
Jones による診断基準 243

【K】

Kehr 徴候 28
Kent 線維 321

【L】

L-2 水酸化グルタール酸尿症 598
Lafora 病 501
LCAD: Long-chain acyl-CoA dehydrogenase（長鎖アシル CoA 脱水素酵素）591, 594, 605
LCAD 欠損症 605
LCH: Langerhans cell histiocytosis（ランゲルハンス細胞組織球増加症）652–653
Leigh 脳症 301, 493, 761
Lenegre 病 326
Letterer–Siwe 病 653
Lhermitte–Duclos 病 488
Lichtenberg 図形 63
Ludwig angina（口底蜂窩織炎）252

【M】

Mahaim 線維 321
MBP: myelin basic protein（ミエリン塩基性蛋白）185–189, 512
MCA: Medical Child Abuse（医療的虐待）189–190, 590–595, 605, 759
MCAD 欠損症 605
MDMA 70
MECP2 500
MELAS: mitochondrial myopathy, encephalopathy, lactic acidosis, and stroke（ミトコンドリア脳筋症・乳酸アシドーシス・脳卒中様発作）494, 594, 606
MEN: multiple endocrine neoplasia（多発性内分泌腺腫症）611–613
MERRF: Myoclonus Epilepsy with Ragged Red Fibers: Ragged Red Fiber（赤色ぼろ線維・ミオクローヌスてんかん）494, 501, 594, 606
Meyenberg 複合体 479
MFI: maternal floor infarct（胎盤床梗塞）688
MHC: major histocompatibility complex（主要組織適合遺伝子複合体）512
mixed-density 138
MLTB: membranous laryngotracheobronchitis（膜様喉頭気管気管支炎）453
MPNST: malignant peripheral nerve sheath tumor（悪性の末梢神経鞘腫）506
MTHFR: methylenetetrahydrofolate reductase（メチレンテトラヒドロ葉酸還元酵素）549, 597
Murder-suicide（心中）197
Mustard 手術 292, 295

【N】

NAME: National Association of Medical Examiners（米国監察医視官協会）64, 79, 314
Naxos 病 303
NCCAN: National Center for Child Abuse and Neglect（米国子ども虐待ネグレクト対策センター）172
negative autopsy 322
NICHD: National Institute of Child Health and Human Development（米国小児保健発育研究所）713, 732, 734, 743, 758
NIH: National Institutes of Health（国立衛生研究所）741
NISU: National Injury Surveillance Unit in Australia（オーストラリア外傷サーベイランス局）199
NOFTT: non-organic failure to thrive（非器質性発育不全）166

【O】

OPSI: overwhelming postsplenectomy infection（脾臓摘出後重症感染症）273
Osler 結節　245

【P】

PCCD: Progressive cardiac conduction defect（進行性家族性心臓伝導障害）326
PCF: pediatric condition falsification（小児科学的状況偽装）187, 189
PDA: Persistent ductus arteriosus（動脈管遺残）358
PedTox（小児中毒事例登録システム）64
pica（異食症）65
Plagiocephaly（斜頭）723
PPH: primary postpartum hemorrhage（一次性分娩後出血）676
preterm PROM　689
PROM: premature rupture of membrane（前期破水）689
Purtscher retinopathy（プルチェル網膜症）130
PXE: Pseudoxanthoma elasticum（弾力繊維性仮性黄色腫）633

【R】

retraction ball（退縮球）31
Riga-Fede 病　196
ritual abuse（宗教に関連する虐待）193
Roth 斑　245
RRP: recurrent respiratory papillomatosis（反復性呼吸器乳頭腫）454

【S】

Sally Clark（サリー・クラーク）の事例　7, 202
SAM: Segmental Arterial Mediolysis / SMA: Segmental mediolytic arterio-pathy（分節状中膜融解性動脈症）409
SEGA: subependymal giant cell astrocytomas（上衣下巨細胞性星細胞腫）503
Senning 手術　292, 295
Septo-Optic Dys-plasia　512
short-coupled 型 torsade de pointes　322
SLE: Systemic lupus erythematosus（全身性エリテマトーデス）326, 404, 481, 549–650, 679
Spalding 徴候　693
SUDC: Sudden Unexpected Death in Children（予期せぬ小児突然死）716
SUDEP: Sudden death in epilepsy（てんかんにともなう突然死）488–489, 491, 503
SUID: Sudden Unexplained Infant Death（乳児の予期せぬ突然死）5, 169, 715–717, 730, 732–735, 739, 756–757, 763, 822–823
SUIDI: Sudden Unexplained Infant Death Investigation（説明困難な乳児突然死調査）733
——報告様式　822

【T】

tache noire　117
TAPVD: Total anomalous pulmonary venous drainage（総肺静脈還流異常症）382, 384–385, 391
TBBD: Temporary Brittle Bone Disease（一過性骨脆弱症）151
TEN: toxic epidermal necrolysis（中毒性表皮壊死症）161, 195
TTP: thrombotic thrombocytopenic purpura（血栓性血小板減少性紫斑病）550–551

【U】

Uhl 病　302
US Committee on Fetus and Newborn（米国胎児新生児委員会）699
USID: Unclassified Sudden Infant Deaths（分類不能の乳児突然死）715

【V】

VEGF: vascular endothelial growth factor（血管内皮増殖因子）746
VLCAD: Very-long-chain acyl-CoA dehydrogenase（極長鎖アシル CoA 脱水素酵素）591, 594
von Recklinghausen 病　506
von Willebrand 症候群／病　310, 550, 548
VPD: Vaccine Preventable Diseases（ワクチンで防げる病気）261

【W】

Waldeyer 咽頭輪　450
wedging（ウェッジング：嵌り込み）40, 733
white cerebellum sign　139
WHO: World Health Organization（世界保健機関）184, 199, 243, 682, 692, 718
Wilms 腫瘍　408, 579

【X】

X 連鎖性無ガンマグロブリン血症　270

【Y】

YPLL: years of potential life lost（損失生存可能年数）719

【その他】

β アミロイド前駆体タンパク質（β-APP）31, 127, 752
β エンドルフィン　751
I 型高脂血症　601
1 型糖尿病　64, 606

II 型高脂血症 601
III 型高脂血症 602
III 型コラーゲン 632
IV 型高脂血症 602
21 水酸化酵素欠損症 610

症候群索引

【あ行】

円錐動脈幹異常顔貌症候群 361

【か行】

外胚葉性異形成症候群 183
家族性凝固亢進症候群 402
過粘調度症候群 545
カフェ・コロナリー症候群 51
顔面骨格形成異常症候群 449
奇形症候群 298, 322, 454–456, 626
急性胸部症候群（ACS: Acute sickle chest syndrome） 543
急性呼吸窮迫症候群 84, 457, 675
急性熱性皮膚粘膜リンパ節症候群 373
頸部脊髄症候群 133
原発性シェーグレン症候群 326
後角症候群 631
好酸球増多症候群 242
後天性免疫不全症候群（AIDS: Acquired immunodeficiency syndrome） 274, 288, 355, 364, 378, 381, 390, 402, 481
抗リン脂質抗体症候群 473, 548–549, 551, 650, 683
抗リン脂質症候群 410, 548
呼吸窮迫症候群（RDS: Respiratory Distress Syndrome） 84, 397, 455, 457–459, 675, 689, 693, 747

【さ行】

左室低形成症候群 385
左心低形成症候群 291, 296, 327
三尖弁逸脱症候群 288
脂質代謝異常症候群 328
失意症候群 329
出血性ショック脳症（HSE）症候群 605
腫瘍症候群 484
腫瘍崩壊症候群 546
小眼球-線状皮膚欠損症候群 638
上縦隔症候群 544, 546
小児注腸症候群 85
神経皮膚症候群 388, 471–472, 481–482
進行性ミオクローヌスてんかん症候群 501
新生児呼吸窮迫症候群 397, 458–459, 693

心尖部無収縮症候群 329
心臓-手症候群 636
睡眠時死亡症候群 608
睡眠時無呼吸症候群 652
頭蓋骨縫合早期癒合症候群 636
脆弱X症候群 644
成人揺さぶられ症候群（Shaken Adult Syndrome） 136
精巣発育異常をともなう乳児突然死症候群（SIDDT: Sudden infant death with dysgenesis of the testis syndrome） 648
制動性無呼吸症候群 746
セカンドインパクト症候群 81, 125–126
全身性炎症反応症候群 546
全前脳症-多指症候群 610
先天奇形症候群 454
先天性中枢性低換気症候群 471, 516, 750
先天性風疹症候群 356, 401
早期興奮症候群 320, 323, 327
爪・膝蓋骨症候群 305
僧帽弁逸脱症候群 288, 308–309, 329, 675

【た行】

第3・第4鰓囊症候群 360
胎児アルコール症候群 361
胎児性アルコール症候群 449
胎児ワーファリン症候群 636
大動脈炎症候群 361
代理によるミュンヒハウゼン症候群（MSBP: Munchausen syndrome by proxy） 164, 166–167, 169, 185, 187, 189
（→医療的虐待、MCA）
多腺性自己免疫症候群 609
多脾症候群 295, 385
短腸症候群 165
手足症候群 540
テルソン症候群（Terson syndrome） 130
糖タンパク質糖鎖不全症候群 597
洞不全症候群 320
動脈蛇行症候群（ATS: Arterial tortuosity syndrome） 634
毒素性ショック症候群（TSS: toxic shock syndrome） 195, 269, 605
トリソミー症候群 297, 579, 610, 639

【な行】

内臓錯位症候群 289, 295
軟口蓋心臓顔貌症候群 361
乳児突然死症候群（SIDS: Sudden infant death syndrome）
　4–5, 7, 40, 43, 54–55, 127, 164, 169–171, 186–188, 190, 239, 257, 261, 268–270, 304, 324–325, 327, 370, 447–448, 456–457, 516–517, 543, 552, 570–572, 590, 592, 594, 596, 605, 609, 612, 632, 638, 644, 648–649, 691
　環境因説 762
　気候的要因 729
　血液疾患原因説 761
　消化器系原因説 753
　中枢神経系ならびに末梢神経系原因説 749
　内分泌学的要因説 760
　——のカテゴリー分類 714
　——の定義 713, 731
　——の発生率 719
　——事例の典型的肉眼剖検所見 736
　——発生率 712、人種差 729
乳幼児突然死症候群 713
乳幼児揺さぶられ症候群（SBS: Shaken Baby Syndrome）
　128–129, 131, 202, 741
猫の目症候群 384, 386
ネフローゼ症候群 548, 578
粘液腫症候群 314

【は行】

播種性血管内凝固症候群（DIC: Disseminated intravascular coagulation）37, 70, 119–120, 135, 195, 268, 272, 471–472, 484, 548–549, 551, 579, 605, 674–676, 684, 756
脾臓摘出後性敗血症症候群 273
複合奇形症候群 298
ブドウ球菌性中毒性ショック症候群 375
ブドウ球菌熱傷様皮膚症候群 161, 196, 375
ブリキ耳症候群（tin ear syndrome）130–131
保育所発作（crèche coronary）症候群 570
ボール症候群 186
母斑性基底細胞がん症候群 314

【ま行】

無脾症候群 295–296, 384–385
メタボリック症候群 328

【や行】

揺さぶられ衝突症候群（SIS: Shaken Inpact Syndrome）127, 131
溶血性尿毒症症候群（HUS: Hemolytic–uremic syndrome）
　239, 267, 404, 472, 539, 549–551, 553, 578, 580–581, 605–606, 676, 756

【ら行】

離脱症候群 67
リフィーディング症候群 325
連鎖球菌性毒素性ショック症候群 195

【A】

ACS: Acute sickle chest syndrome（急性胸部症候群）543
AIDS: Acquired immunodeficiency syndrome（後天性免疫不全症候群）274, 288, 355, 364, 378, 381, 390, 402, 481
Alagille 症候群　356, 481
Allgrove 症候群　609
Alpers 症候群　495
Alport 症候群　401, 481
Andersen 症候群　324
Angelman 症候群　35, 501
Aniridia–Wilms' tumor 症候群　301
Apert 症候群　444, 449, 481, 636
APS: Antiphospholipid syndrome（抗リン脂質症候群）548, 609
ATS: Arterial tortuosity syndrome（動脈蛇行症候群）634

【B】

Baller–Gerold 症候群　636
Barth 症候群　301, 305, 327, 594, 606
Bartter 症候群　579
Beckwith–Wiedemann 症候群　448, 579–580, 648, 686
Behçet 症候群　548
Bland–White–Garland 症候群　369
Bloch–Sulzberger 症候群　483
Brachmann–de Lange 症候群　448, 646
Brugada 症候群　6, 288, 322–324
Budd–Chiari 症候群　402

【C】

Canavan 症候群　451–452
Carpenter 症候群　636
Carvajal 症候群　303, 329
CAS: catastrophic antiphospholipid syndrome（劇症型抗リン脂質抗体症候群）326, 650
CFC（Cardio-facio-cutaneous）症候群　481
Charcot–Marie–Tooth 症候群　196
CHARGE 症候群　446, 454
cherry-red spot 陽性ミオクローヌス症候群　501
Christ–Siemens–Touraine 症候群　637
Cockayne 症候群　402, 602
Cohen 症候群　479
Cornelia de Lange 症候群　194, 646–647
Costello 症候群　646
Crouzon 症候群　444, 449, 636
CTAFS: conotruncal anomaly face syndrome（円錐動脈幹異常顔貌症候群）361
Cushing 症候群　611

【D】

Dead-in-bed 症候群　608
de Morsier 症候群　512, 514
Denys–Drash 症候群　579
DIC: Disseminated intravascular coagulation（播種性血管内凝固症候群）37, 70, 119–120, 135, 195, 268, 272, 471–472, 484, 548–549, 551, 579, 605, 674–676, 684, 756
DiGeorge 症候群　271, 298, 305, 355, 360–361
Down 症候群　294–295, 297, 401, 406, 453, 481, 550, 578, 606, 639–644, 823

【E】

Ehlers–Danlos 症候群　195, 310, 381, 398, 402, 450, 479, 481, 492, 555, 568, 631–633
———Ⅳ型（血管型）631
Eisenmenger 症候群　6, 288, 293–295, 310, 406, 636
Ellis–van Creveld 症候群　297, 384–386, 635
Emery–Dreifuss 症候群　638
Evans 症候群　551
excessive startle（過剰びっくり）症候群　516

【F】

Fanconi 症候群　598
Fraser 症候群　453–454, 697
Frasier 症候群　579
Freeman–Sheldon 症候群　452

【G】

Gitelman 症候群　579
Goldenhar 症候群　444, 449
Goltz–Gorlin 症候群　647
Guillain–Barré 症候群　258, 404, 471, 514

【H】

Hallerman–Streiff 症候群　636
Hamman–Rich 症候群　457
happy puppet 症候群　35
Harlequin 症候群　481
Hedblom 症候群　639
HELLP 症候群　551, 674–676
Holt–Oram 症候群　297, 384–386, 636
HSE 症候群　605
Hunter 症候群　594, 599–600
Hurler 症候群　401, 594, 599–600
HUS: Hemolytic–uremic syndrome（溶血性尿毒症候群）239, 267, 404, 472, 539, 549–551, 553, 578, 580–581, 605–606, 676, 756
Hutchinson–Gilford 症候群　402
Hutchinson–Gilford（Progeria）症候群　602

883

【I】

IMAGe 症候群　609
Ivemark 症候群　271

【J】

Jackson–Weiss 症候群　636
Jervell 症候群　324–325
Joubert 症候群　448, 471, 515

【K】

Kahn 症候群　479
Kartagener 症候群　321
Kasabach–Merritt 症候群　387, 539, 551
Kearnes–Sayre 症候群　326
Kearns–Sayre 症候群　321, 495, 594, 639
Klinefelter 症候群　501
Klippel–Trénaunay 症候群　389, 482

【L】

LAMB 症候群　314
Lange–Nielsen 症候群　324–325
Larsen 症候群　450
Lemierre 症候群　239, 252
LEOPARD 症候群　301, 646
Lesch–Nyhan 症候群　194, 196, 601
LGL（Lown–Ganong–Levine）症候群　303, 321
Loeys–Dietz 症候群　627, 634
Louis-Bar 症候群　482

【M】

Maeda 症候群　481
Marden–Walker 症候群　448
Marfan 症候群　4, 310, 356, 358, 398–399, 402, 479, 481, 597, 626–631, 633–634, 675
Maroteaux–Lamy 症候群　594, 599
Marshall–Smith 症候群　455, 647
McCune–Albright 症候群　183, 647
Meckel 症候群　609
MELAS 症候群　494, 594
Melnick-Needles 症候群　305
Menkes 症候群　196–197, 492, 602–603
MERRF 症候群　494, 501, 594
MIDAS 症候群　638
Möbius 症候群　448
Morquio 症候群　594, 599, 601
MSBP: Munchausen syndrome by proxy（代理によるミュンヒハウゼン症候群）164, 166–167, 169, 185, 187, 189
　（→医療的虐待）
Muenke craniosynostosis 症候群　636

【N】

NAME 症候群　314
Noonan 症候群　297–298, 301–302, 305, 479, 481, 510, 645–646

【O】

Occipital horn 症候群　631
Opitz–G/BBB 症候群　647
Osler–Weber–Rendu 症候群　388–389, 397, 458, 475, 477, 479, 482, 575
Othello 症候群　198

【P】

Pallister–Hall 症候群　454
Parkes Weber 症候群　390
Pena–Shokeir 症候群　609
Pfeiffer 症候群　449, 636
PHACES 症候群　482
Pickwick 症候群　460, 553, 563, 577
Pierre Robin 症候群　444–445, 448–449
Prader–Willi 症候群　447, 481, 566, 606, 646
Proteus 症候群　482–483

【Q】

QT 延長症候群　6, 287–288, 321–325, 329, 490, 608, 674, 679, 730, 747–748
QT 短縮症候群　288, 325

【R】

Rambaud 症候群　479
Rapunzel 症候群　567
RDS: Respiratory Distress Syndrome（呼吸窮迫症候群）84, 397, 455, 457–459, 675, 689, 693, 747
Rett 症候群　324, 471, 500–501, 566
Reye 症候群　595, 603–606, 741
Riley-Day 症候群　324
Roifman 症候群　305
Romano–Ward 症候群　324
Rothmund–Thomson 症候群　453

【S】

Saethre–Chotzen 症候群　636
Sanfilippo 症候群　35–36, 594, 599–600
SBS: Shaken Baby Syndrome（乳幼児揺さぶられ症候群）131–136
　――事例の類型化　133
Scheie 症候群　599
Schmid–Fraccaro 症候群　384
Schwachman-Diamond 症候群　196

Scimitar 症候群 384–385
Senger 症候群 594
Shaken Adult Syndrome（成人揺さぶられ症候群）136
Shone 症候群 311
Shprintzen 症候群 361
SIDDT: Sudden infant death with dysgenesis of the testis syndrome（精巣発育異常をともなう乳児突然死症候群）648
SIDS: sudden infant death syndrome（乳児突然死症候群）4–5, 7, 40, 43, 54–55, 127, 164, 169–171, 186–188, 190, 239, 257, 261, 268–270, 304, 324–325, 327, 370, 447–448, 456–457, 516–517, 543, 552, 570–572, 590, 592, 594, 596, 605, 609, 612, 632, 638, 644, 648–649, 691
Sipple 症候群 613
SIRS: systemic inflammatory response syndrome（全身性炎症反応症候群）546
SIS: Shaken Infant Syndrome（幼児揺さぶられ症候群）131
SIS: Shaken Inpact Syndrome（揺さぶられ衝突症候群）127, 131
Sjögren 症候群 480
Sly 症候群 594, 599
Smith–Lemli–Opitz 症候群 296, 609
SSSS: staphylococcal scalded skin syndrome（ブドウ球菌性熱傷様皮膚症候群）161, 196
Steven–Johnson 症候群 455
Stevens–Johnson 症候群 195
Stickler 症候群 448, 627
stiff baby（硬直乳児）症候群 516
Stokes–Adams 症候群 287
Sturge–Weber 症候群 388, 390, 482

【T】

Terson syndrome（テルソン症候群）130
tin ear syndrome（ブリキ耳症候群）130

Timothy 症候群 324
Tourette 症候群 194, 761
Treacher Collins 症候群 444, 449
Triello-Carey 症候群 305
TSS: toxic shock syndrome（毒素性ショック症候群）195, 269, 605
Turner 症候群 296–398, 481, 606, 645

【V】

VCFS: velo-cardio-facial syndrome（軟口蓋心臓顔貌症候群）361
von Hippel–Lindau 症候群 482
von Willebrand 症候群／病 310, 550, 548

【W】

WAGR 症候群 579
Waterhouse-Friderichsen 症候群 259–261
Watson 症候群 510–511
Wermer 症候群 479, 613
Werner 症候群 402, 602
William 症候群 298, 327, 355–358, 481
Williams–Campbell 症候群 450
Wiskott–Aldrich 症候群 271, 471, 550
Wolfram 症候群 606
WPW（Wolff–Parkinson–White）症候群 301, 303, 310, 313, 321–322, 324, 326, 505, 747, 749
Wyburn-Mason 症候群 483

【その他】

13 トリソミー 296, 610, 639
18 トリソミー 296, 639
21 トリソミー 296
3M 症候群 479
5p- 症候群 35
22q11.2 欠失症候群 636

微生物索引

【あ行】

アスペルギルス 238, 271–272, 442
アデノウイルス 190, 240, 256–257, 268, 374, 564, 755
インフルエンザ（ウイルス）240, 245, 252–253, 255, 257–260, 262, 269, 271, 273, 288, 397, 441, 450, 453, 457, 543, 571, 575, 603, 759
インフルエンザ桿菌 245, 252–253, 255, 258–260, 262, 271, 273, 441, 450, 453, 543, 575, 759
ウェルシュ菌 248, 270, 566, 680
ウェルチ菌 270
エキノコックス 265
エコーウイルス 240, 375
壊死性桿菌 252
エンテロウイルス 261, 288, 755, 757
黄色ブドウ球菌（Staphylococcus aureus）202, 244, 246, 250, 254–255, 262, 269, 575, 605, 755, 762
黄熱病ウイルス 240

【か行】

回虫 267
蟯虫 267
化膿連鎖球菌 248, 250, 269
クラミジア 181, 240, 257, 288, 677, 756
グラム陰性桿菌の HACEK 群 245
クレブシエラ属 253
結核菌 257, 472
嫌気性菌 250
コクサッキーウイルス 238, 240, 288

【さ行】

サイトメガロウイルス 170, 240, 268–269, 274, 689, 755
ジフテリア 136, 239–240, 254–255, 258, 269, 326, 450, 453–454, 758–759
水痘 240, 269, 480–481, 603
水痘帯状疱疹ウイルス 269
髄膜炎菌 170, 238, 240, 258–260, 273, 543, 737
スコプラリオプシス - ブレビカウリス 762
赤痢菌 181, 262, 580

【た行】

大腸菌 250, 262, 264, 269, 405, 580–581, 756
多包条虫 265
単純ヘルペスウイルス 261, 268, 273, 689
単包条虫 265
天然痘ウイルス 240
毒素産生菌 756
毒素産生性大腸菌 267, 756

【な行】

ニューモシスチス・カリニ 273

【は行】

肺炎球菌 253, 260, 262, 264, 271, 542–543, 735
肺炎連鎖球菌 255, 258, 273, 580
破傷風菌 270
パラインフルエンザウイルス 253–254, 257, 374
パルボウイルス（B19）240, 374, 543, 689, 755
ヒトパピローマウイルス 258, 454
ヒト免疫不全ウイルス 180, 240, 392
百日咳 135–136, 257, 737, 755–756, 758–759
風疹ウイルス 240, 606
ブドウ球菌 161, 196, 245, 253–254, 269, 374–375, 453, 459, 756–757
　──性中毒性ショック症候群 375
　──性熱傷様皮膚症候群 161, 196, 375
ヘルペスウイルス 248, 257, 374
ボツリヌス菌 239, 264, 270, 756
ポリオウイルス 240, 261, 288

【ま行】

マイコプラズマ 256–257, 472
麻疹ウイルス 240
マラリア 239, 261–262, 407, 472, 540, 554
ムコール菌 272, 472

【ら行】

ライノウイルス 268, 755
リケッチア 195, 240, 257, 260, 288, 375, 651

リステリア菌 258, 689
緑色連鎖球菌（Streptococcus viridans）244
連鎖球菌 174, 195, 243, 251, 253, 255, 264, 269, 374, 680
ロタウイルス 375, 564

【わ行】

ワクシニアウイルス 240

【A】

A群溶連菌 181, 289
A群連鎖球菌 243

【B】

B型肝炎ウイルス 240
B群連鎖球菌（GBS）258, 260, 268–689

【C】

Capnocytophaga canimorstis 273
CMV: Cytomegalovirus（サイトメガロウイルス）755–756

【E】

EBウイルス 248, 261, 374, 480, 580, 755
Epstein-Barrウイルス 240, 248, 261, 755

【H】

HIV: human immunodeficiency virus（ヒト免疫不全ウイルス）180–181, 240, 392, 480, 609

【R】

RSウイルス 257, 742, 755

【S】

Staphylococcus aureus（黄色ブドウ球菌）244, 755
Streptococcus viridans（緑色連鎖球菌）244

【著者紹介】

ロジャー・W・バイアード（Roger W. Byard）
オーストラリアの南オーストラリア州の州都アデレードにあるアデレード大学のジョージ・リチャード・マークス病理診断部部長、および南オーストラリア州の法科学部門の上級法医科学専門アドバイザーを務める。専門は小児期突然死であり、これまでに同領域の専門誌に 600 編に及ぶ論文を発表している。2008 年から『法医学と病理学（Forensic Science Medicine and Pathology）』（Springer Publishers, New York）の編集長／編集主幹を務めている。
オーストラリア国家勲章（AO：Order of Australia）受章、オーストラリア国家公務員章（PSM：Public Service Medal）受章。

[主な著書]
共編書に、『乳児突然死症候群——これまでの進展と現在の問題点、および将来的な可能性（Sudden Infant Death Syndrome—Problems, Progress and Possibilities）』（Arnold, 2001）、『乳幼児期・小児期の病理／法医学（Forensic Pathology of Infancy and Childhood）』（Springer, 2014）、『法医学事典【第 2 版】（Encyclopedia of Forensic and Legal Medicine 2nd ed.）』（Elsevier/Academic Press, 2015）、単著に『小児および若年成人における突然死【第 3 版】（Sudden Death in the Young 3rd ed.）』（Cambridge University Press, 2010）、共著に『病理／法医学アトラス（Atlas of Forensic Pathology）』（Springer, 2012）などがある。

【監訳者紹介】

溝口　史剛（みぞぐち ふみたけ）
群馬県前橋赤十字病院　小児科副部長。
1999 年群馬大学医学部卒、2008 年群馬大学大学院卒、医学博士。
群馬大学附属病院ならびに群馬大学小児科関連病院をローテート勤務し、2015 年より現職。2012 年より群馬県児童虐待防止医療アドバイザー。
日本小児科学会認定小児科専門医、日本内分泌学会認定内分泌代謝科（小児科）専門医、日本小児科医会認定子どもの心相談医、日本小児科学会小児死亡登録・検証委員会委員長、日本子ども虐待医学会評議員、日本子ども虐待防止学会代議員。
NCPTC（米国子ども保護トレーニングセンター）認定 ChildFirst プロトコル® 司法面接研修講師。
RIFCR™ 通告義務者向け性虐待被害児面接研修講師。
認定 NPO 法人チャイルドファーストジャパン理事、一般社団法人ヤングアシスト理事。

[主な翻訳書]
『プラクティカルガイド　子どもの性虐待に関する医学的評価』（監訳、診断と治療社、2013 年）、『子ども虐待の身体所見』（明石書店、2013 年）、『子ども虐待医学——診断と連携対応のために』（明石書店、2013 年）などがある。

【訳者紹介】

[五十音順]
＊は翻訳担当章
†は監訳者

氏名	所属	担当章
安藤　桂衣	群馬県前橋赤十字病院小児科	＊第8章
石毛　崇	群馬大学大学院医学系研究科小児科学分野	＊第10章
井田　久仁子	群馬大学大学院医学系研究科小児科学分野	＊第8章
猪口　剛	千葉大学大学院医学研究院法医学	＊第6、14章
浦野　葉子	群馬大学大学院医学系研究科小児科学分野	＊第3章
大津　義晃	群馬大学大学院医学系研究科小児科学分野	＊第11章
緒方　朋実	群馬大学大学院医学系研究科小児科学分野	＊第8、12章
鏑木　多映子	群馬大学大学院医学系研究科小児科学分野	＊第8章
川戸　仁	成田赤十字病院新生児科	＊第13章
木下　あゆみ	四国こどもとおとなの医療センター育児支援対策室（小児科）	＊第12章
小林　美帆	群馬大学大学院医学系研究科小児科学分野	＊第8章
佐藤　厚夫	横浜労災病院小児科	＊第2章
佐藤　幸一郎	群馬大学大学院医学系研究科小児科学分野	＊第7章
杉立　玲	群馬県前橋赤十字病院小児科	＊第8章
鈴木　里伊奈	群馬大学大学院医学系研究科小児科学分野	＊第8章
関　満	群馬大学大学院医学系研究科小児科学分野	＊第5章
仙田　昌義	国保旭中央病院	＊第13章
滝沢　琢己	群馬大学大学院医学系研究科小児科学分野	＊第7章
千葉　文子	千葉大学大学院医学研究院法医学、東京大学大学院医学系研究科法医学	＊第6、14章
富田　桂子	群馬大学大学院医学系研究科小児科学分野	＊第8章
鳥光　優	千葉大学大学院医学研究院法医学、東京大学大学院医学系研究科法医学	＊第6、14章
中林　洋介	青梅市立総合病院救急科	＊第2章
迫　恭子	群馬大学大学院医学系研究科小児科学分野	＊第8章
橋本　茉莉	東京大学大学院医学系研究科法医学	＊第13章
星岡　佑美	千葉大学大学院医学研究院法医学	＊第6、14章
堀越　隆伸	群馬大学大学院医学系研究科小児科学分野	＊第3章
牧岡　西紀	群馬大学大学院医学系研究科小児科学分野	＊第8章
槇野　陽介	千葉大学大学院医学研究院法医学、東京大学大学院医学系研究科法医学	＊第6、14章
溝口　史剛†	群馬県前橋赤十字病院小児科、群馬大学大学院医学系研究科小児科学分野	＊第1、3、4、9章
村松　一洋	群馬大学大学院医学系研究科小児科学分野	＊第8章
本村　あゆみ	千葉大学大学院医学研究院法医学	＊第6、14章
山口　るつ子	東京大学大学院医学系研究科法医学	＊第13章

小児および若年成人における突然死
──病気・事故・虐待の適切な鑑別のために

2015年11月30日　初版第1刷発行

著　者　　　　　ロジャー・W・バイアード
監訳者　　　　　溝　口　史　剛
発行者　　　　　石　井　昭　男
発行所　　　　　　　株式会社　明石書店
　　　〒101-0021　東京都千代田区外神田6-9-5
　　　　　　　　　　電話　03（5818）1171
　　　　　　　　　　FAX　03（5818）1174
　　　　　　　　　　振替　00100-7-24505
　　　　　　　　　　http://www.akashi.co.jp

装丁・組版　　　明石書店デザイン室
印刷　　　　　　モリモト印刷株式会社
製本　　　　　　モリモト印刷株式会社

（定価はカバーに表示してあります）　　　ISBN978-4-7503-4254-2

子ども虐待の身体所見

クリストファー・J・ホップス、ジェーン・M・ウィニー 著
溝口史剛 訳

◎23000円　A4判／並製

身体的虐待、ネグレクトから性虐待まで、あらゆる虐待類型における身体所見を1000枚にもおよぶカラー写真と解説で示した虐待の医学的所見の集大成ともいえるカラーアトラス。虐待医学の専門家を志す医療者の入口として、虐待の啓発教育の資料としても最適の一冊。

●内容構成●

第1部：イントロダクション
1 虐待密見診察の方法／2 コルポスコープを用いた虐待被害児診察／3 虐待被害児の写真撮影

第2部：身体的虐待
4 挫傷および軟部組織損傷：手、指、蹴り、その他による損傷／5 器物による損傷／6 咬傷／7 口腔内損傷／8 眼損傷／9 頭部損傷および腹部の他の熱傷／摩擦熱傷・化学熱傷／10 致死的虐待／11 骨折／12 接触熱傷／13 液体熱傷／14 その他の熱傷／15 身体的虐待の鑑別診断

第3部：ネグレクト
16 ネグレクト／17 非器質性発育障害／18 心理的虐待

第4部：性虐待
19 性虐待に関連する非性器損傷／20 正常外性器・肛門所見／21 性虐待被害男児の外性器所見／22 性虐待被害女児の外性器・肛門所見／23 性虐待被害児の肛門所見／24 小児・思春期における性感染症／25 性虐待との鑑別疾患

子ども虐待医学
——診断と連携対応のために

ロバート・M・リース、シンディー・W・クリスチャン 編著
日本子ども虐待医学研究会 監訳　溝口史剛 訳

◎38000円　B5判／上製・函入

虐待やネグレクト被害を受けた子どもに関わる関係者のための医学書。子ども虐待の小児科的、外科的、放射線医学的、検査医学的概要を示し、その心理学的力動についても解説。図版・写真も多数収録する。虐待医学の最新知見を盛り込んだ原著第3版の日本語版。

●内容構成●

序論　虐待研究
序章　子ども虐待研究の展開

セクション1　身体的虐待
子ども虐待の皮膚病変／頭部外傷／子ども虐待の骨病変／子ども虐待の内臓徴候／子ども虐待の骨折における顎顔面頭部・歯の徴候／ほか

セクション2　性虐待
性虐待の可能性のある前思春期の子どもとの面接・前思春期の子どもの性虐待の医学的側面／思春期の性虐待：性暴力被害児の医学的管理／子どもの性虐待における感染症／ほか

セクション3　ネグレクト
子どものネグレクト／発育不全・体重増加不良

セクション4　その他の形態の子どもマルトリートメント
代理によるミュンヒハウゼン症候群／毒物を用いた子どもの虐待／子どもおよびネグレクトにおける溺水な稀な様態の子ども虐待

セクション5　子どもマルトリートメント
致死的虐待の病理学／乳幼突然死症候群と致死的子ども虐待

セクション6　子どもマルトリートメントの専門的問題
写真記録およびその他の技術／幼少期の虐待・ネグレクトの長期的影響と神経生物学／ほか

セクション7　予後
子どもの虐待・ネグレクトの医学的・心理学的後遺症

〈価格は本体価格です〉

新版 児童青年精神医学

マイケル・ラター、ドロシー・ビショップ、ダニエル・パイン、スティーブン・スコット、ジム・スティーブンソン、エリック・テイラー、アニタ・サーパー 編
長尾圭造、氏家武、小野善郎、吉田敬子 監訳

■A4判／上製／函入　◎40000円

概念的アプローチから治療的アプローチまで最新の知見を網羅。児童青年精神医学の臨床的メカニズムを理解するための指針を提示すると同時に科学性をどのように構築すべきかを示す研究指針盤となる世界的教科書。子どものメンタルヘルスに向き合うすべての人の羅針盤となる世界的教科書。

・内容構成・

Part 1　概念的アプローチ
過去50年間の児童青年精神医学の進歩／分類／神経発達障害：概念上の問題／臨床評価と診断の定式化／原因仮説を検討するための疫学的および縦断的方法／サービス立案のための疫学利用／概念上のアプローチ／子どもの証言／ほか

Part 2　臨床評価
臨床場面での構造化面接と観察評価法の利用／臨床における評価尺度の使用／臨床場面における心理学的評価／身体的診察と医学的検査

Part 3　精神病理の影響
遺伝学／行動の表現型と染色体異常／心理社会的逆境とレジリエンス／急性生活ストレス／親の精神障害と身体疾患の影響／子どものマルトリートメント／子どもの性的虐待／ほか

Part 4　臨床上の症候群
注意と活動の障害／児童青年期の素行障害／精神作用物質使用と精神作用物質使用障害／児童・青年期のうつ病性障害と精神作用物質の双極性障害／不安障害／自殺行動と自傷／摂食障害／ほか

Part 5　治療へのアプローチ
コミュニティに根ざしたサービス／対象を定めた予防介入の有用性についての明確化と最大化／行動療法／認知行動療法／養育プログラム／家族面接と家族療法／精神力動的治療／ほか

サイコパシー・ハンドブック

クリストファー・J・パトリック 編
田中康雄 監修
片山剛一、松井由佳、藪盛子、和田明希 訳

■A5判／上製　◎20000円

サイコパス的人格に関する最新の研究成果を伝えるハンドブック。同分野における54名の第一線の研究者が精神病質の理論モデルから概念上の諸問題、評価方法、病因、遺伝的要因や脳機能に関する項目まで包括的に解説。

・内容構成・

第Ⅰ部　理論的・経験的基盤
精神病質人格／サイコパシーの二重欠如モデル／サイコパシーに関するその他の理論的モデル／サイコパシーのPCL-Rによる評価

第Ⅱ部　概念と評価
臨床的サイコパシーの様相／サイコパシーの自己報告式評価／サイコパシーとパーソナリティ／サイコパシーとDSM-Ⅳの精神障害／サイコパシーを分類する視点／サイコパシーの概念化における視点

第Ⅲ部　病因
サイコパシーと反社会的行動に対する遺伝および環境の影響／家庭背景とサイコパシー／サイコパシーと関連障害の神経化学および薬理学／サイコパシーの皮質下の脳内システム／前頭葉の機能構造／サイコパシーの認知的側面による理解／ほか

第Ⅳ部　特異的課題
小児と青年におけるサイコパシー／女性におけるサイコパシー／サイコパシーにおける民族的および文化的多様性／ほか

第Ⅴ部　臨床的応用
物質使用障害／攻撃性／サイコパシーに対する性行為の強制におけるサイコパシーの役割／犯罪の常習リスク／サイコパシーの治療／ほか

第Ⅵ部　展望
故きを温めて、新しきを知る

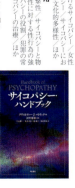

〈価格は本体価格です〉

日本の児童虐待防止・法的対応資料集成
児童虐待に関する法令・判例・法学研究の動向
吉田恒雄編著 ●20000円

虐待された子ども ザ・バタード・チャイルド
メアリー・エドナ・ヘルファー、ルース・S・ケンプ、リチャード・D・クルーグマン編
社会福祉法人子どもの虐待防止センター監修、坂井聖二監訳 ●9500円

虐待された子どもへの治療
精神保健・医療・法的対応から支援まで
ロバート・M・リース編　郭麗月監訳 ●6800円

マルトリートメント 子ども虐待対応ガイド
ジョン・E・B・マイヤーズ他編　小木曽宏監修
和泉広恵、小倉敏彦、佐藤まゆみ、御園生直美監訳 ●9800円

子ども虐待対応ハンドブック
通告から調査・介入 そして終結まで
庄司順一監訳 ●6800円

児童虐待とネグレクト対応ハンドブック
発見、評価からケースマネジメント、連携までのガイドライン
マリリン・S・ピーターソン、マイケル・ダーフィー編
ケビン・コルター(ME)、太田真弓、山田典子監訳 ●9500円

虐待的パーソナリティ
親密な関係における暴力とコントロールについての心理学
ドナルド・G・ダットン著　中村正監訳　松井由佳訳 ●3800円

DV・虐待 加害者の実体を知る
あなた自身の人生を取り戻すためのガイド
ランディ・バンクロフト著　髙橋睦子、中島幸子、山口のり子監訳 ●2800円

子ども虐待の発生予防と防止介入
エビデンスに基づく実践とさらなるエビデンスの創出に向けて
トニー・ケーン編　小林美智子監修、藤原武男、水木理恵監訳 ●2800円

DV・虐待にさらされた子どものトラウマを癒す
お母さんと支援者のためのガイド
ランディ・バンクロフト著　白川美也子、山崎知克監訳　阿部尚美、白倉三紀子訳 ●2800円

アタッチメント
子ども虐待・トラウマ・対象喪失・社会的養護をめぐって
庄司順一、奥山眞紀子、久保田まり編著 ●2800円

解離する子どもたち
ちぎれた心をつなぐ治療
リンダ・シラー著　郭麗月、岡田章子監訳　ハリス・淳子訳 ●3000円

心とからだと魂の癒し
トラウマから恢復するためのPTSDワークブック
メアリー・ベス・ウィリアムズ、ソイリ・ポイユラ著　グループウィズネス訳 ●2800円

性的虐待を受けた子ども・性的問題行動を示す子どもへの支援
児童福祉施設における生活支援と心理・医療的ケア
八木修司、岡本正子編著 ●2600円

性の問題行動をもつ子どものためのワークブック
発達障害・知的障害のある児童・青年の理解と支援
宮口幸治、川上ちひろ ●2000円

性問題行動のある知的障害者のための16ステップ[第2版]
「フットプリント」心理教育ワークブック
クリシャン・ハンセン、ティモシー・カーン著　本多隆司、伊庭千惠監訳 ●2600円

〈価格は本体価格です〉